특허로 만나는
우리 약초 3

과일·채소·곡물·해산물

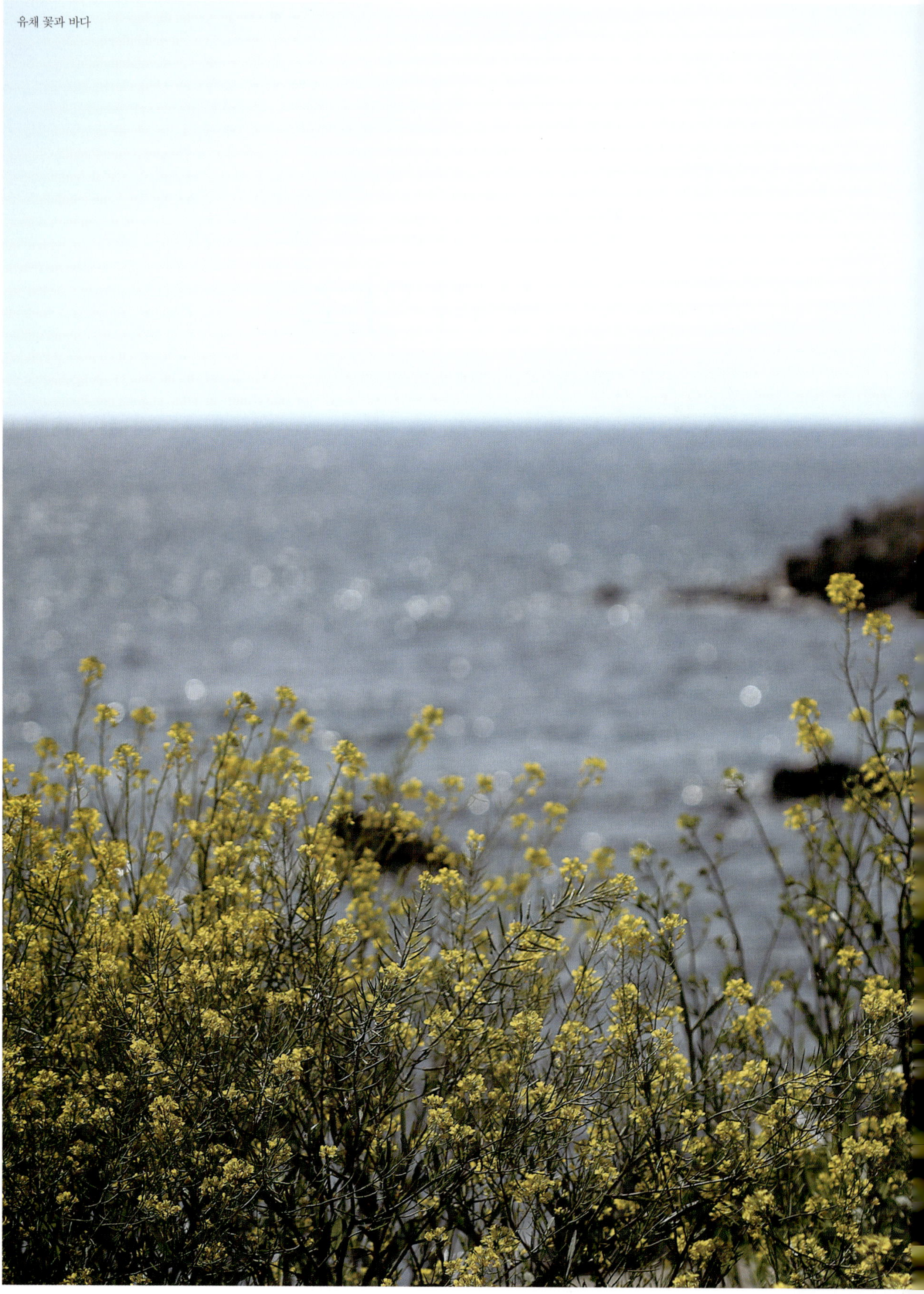
유채 꽃과 바다

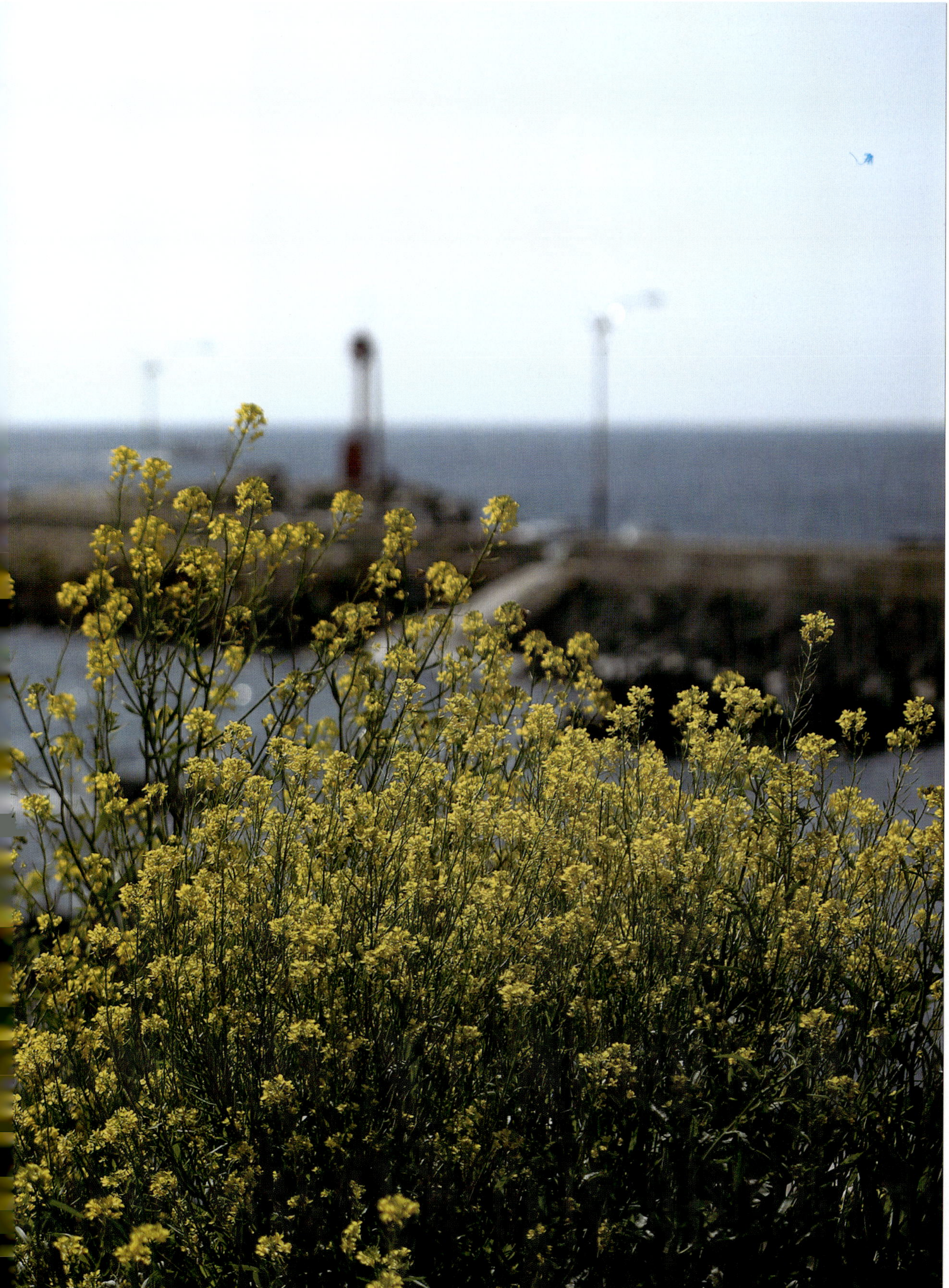

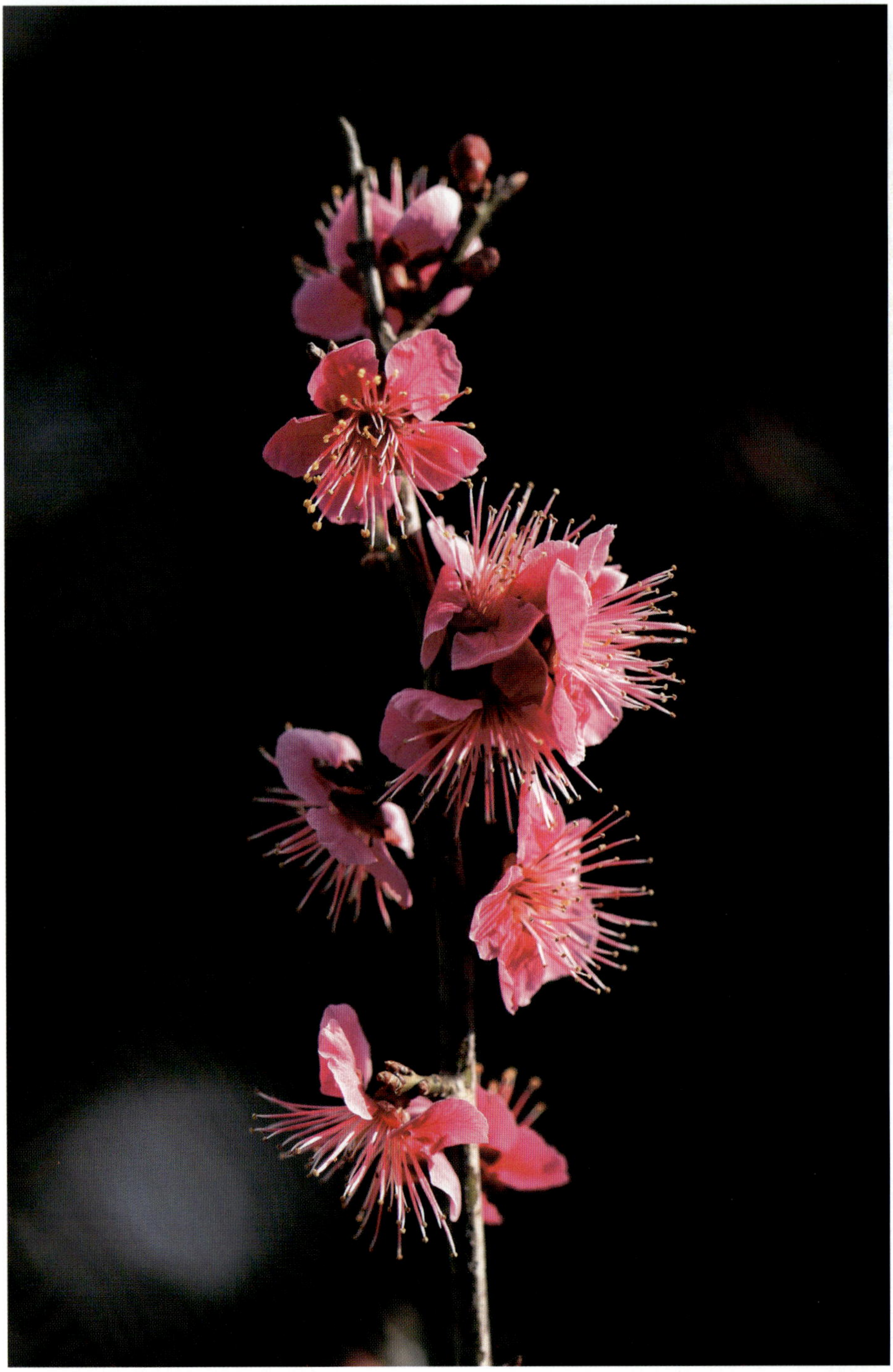

홍매화

매화는 남쪽 지방에서 봄을 가장 먼저 알려 주는 꽃이다.
꽃이 일찍 피어 조매早梅, 추운 계절에 피어 동매冬梅, 눈 속에 피어 설중매雪中梅라고 한다.
5~6월에 열매를 따서 약으로 쓴다. 꽃말은 '고결' '충실' '인내' '결백'

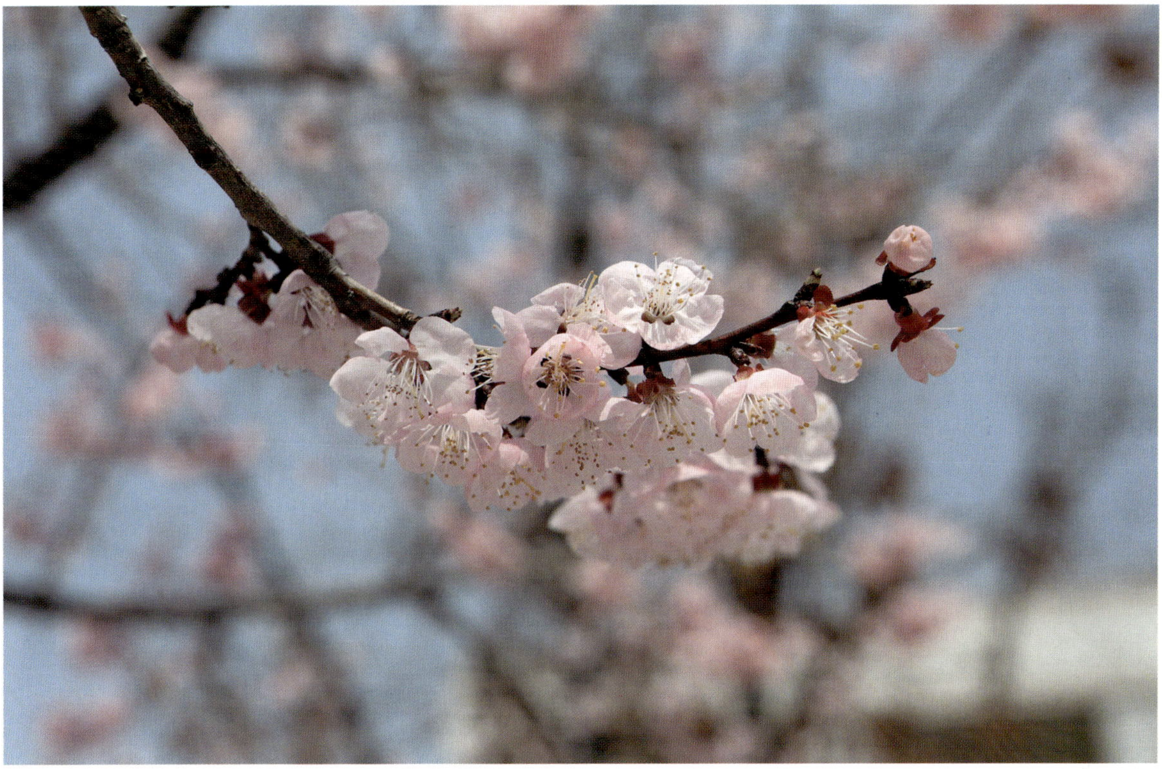

살구꽃

살구꽃은 봄을 알리는 대표적인 유실수 꽃이다. 살구씨는 행인杏仁이라 하여 한방에서 폐와 기관지 치료에 쓴다. 꽃말은 '처녀의 부끄러움'

복사꽃

초봄에 연분홍빛 꽃이 잎보다 먼저 묵은 가지에서 핀다. 열매는 7~8월에 익는다. 꽃말은 '희망' '용서' '사랑의 행복'

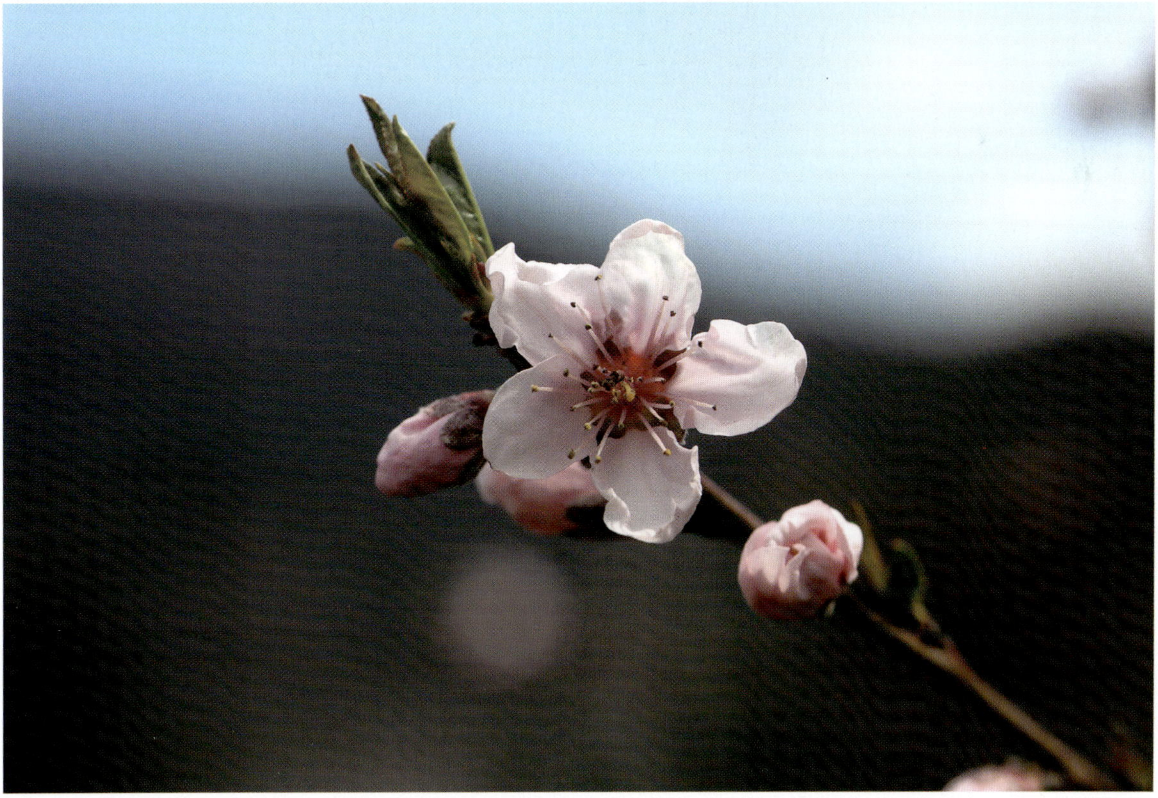

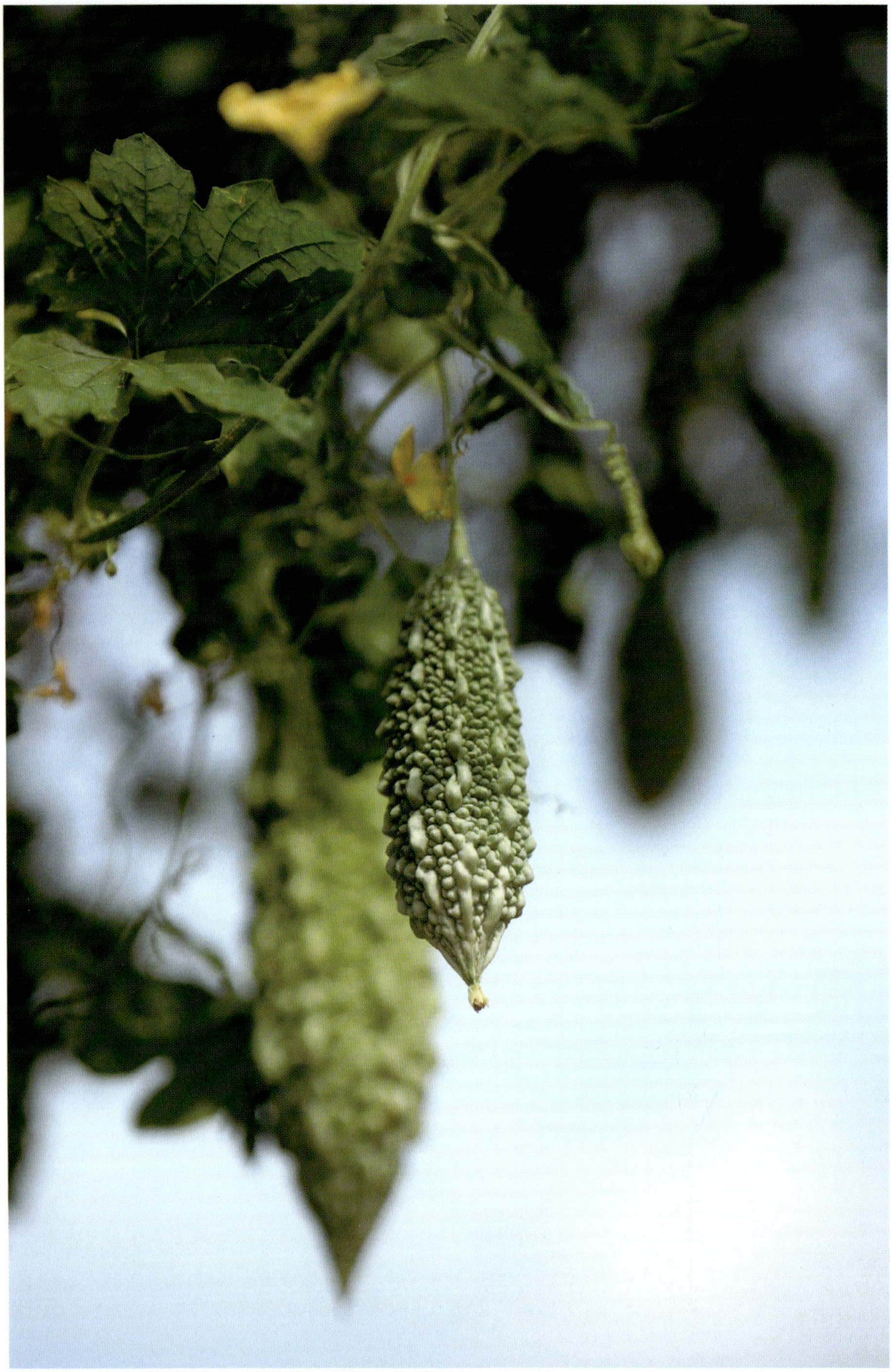

여주

한방에서 고과苦瓜라는 약재로 쓴다. 박과의 한해살이풀로,
동남아시아가 원산지이며, 고온다습한 기후에서 잘 자란다. 줄기 길이는 1~3m이고,
덩굴손으로 다른 물체를 감아 오른다.

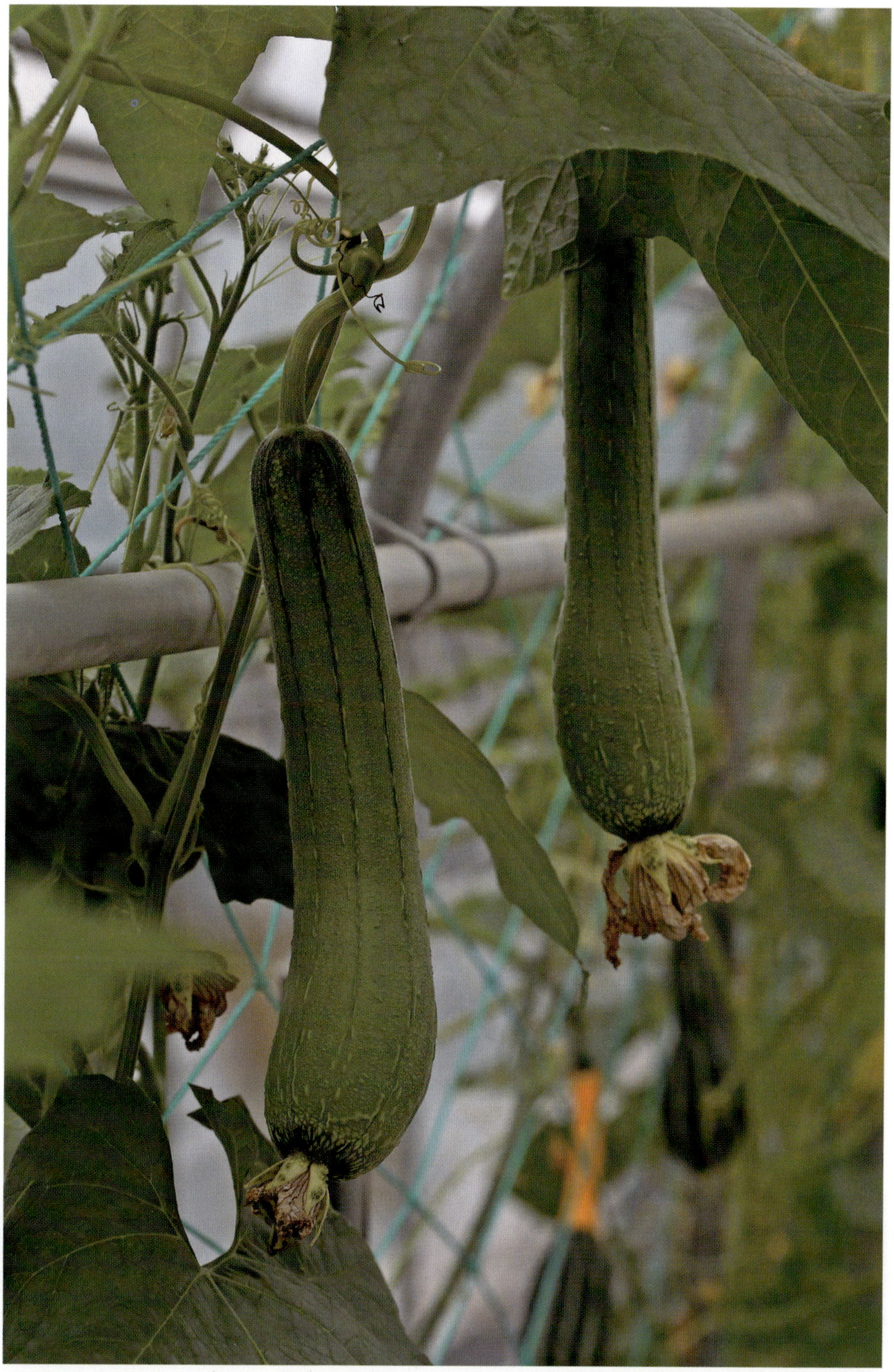

수세미오이

어린 열매는 식용하고, 줄기의 수액으로는 화장수를 만들고, 성숙한 열매 속으로 수세미를 만들어 쓴다.
한방에서 성숙한 열매를 사과絲瓜, 뿌리를 사과근絲瓜根이라 부르며, 약으로 쓴다.

1 바나나꽃
2 구아바
3 애플망고
4 아보카도
5 코코넛

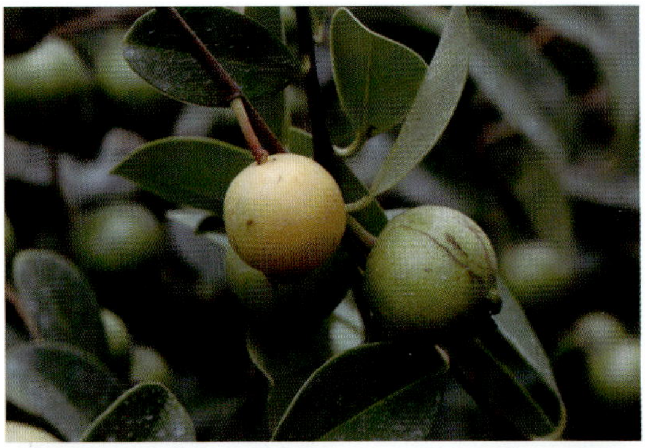

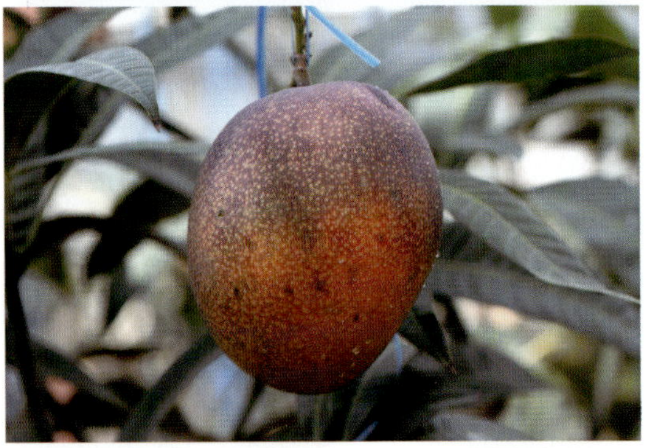

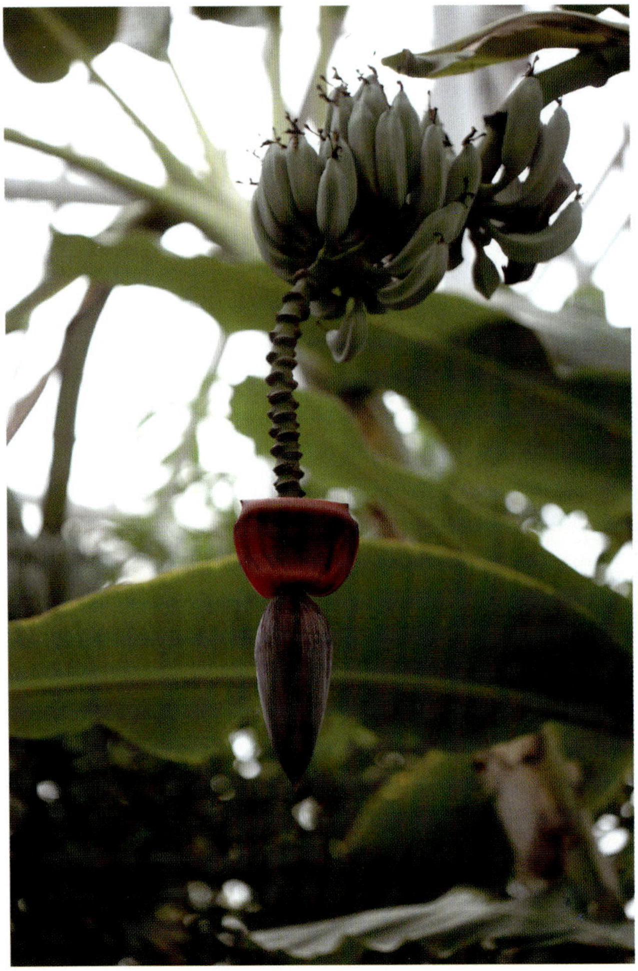

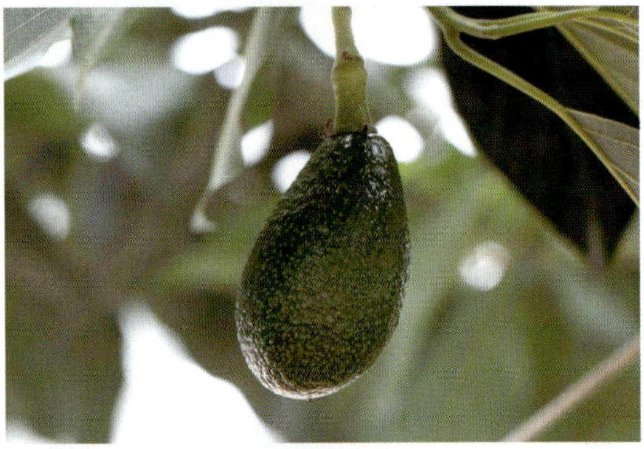

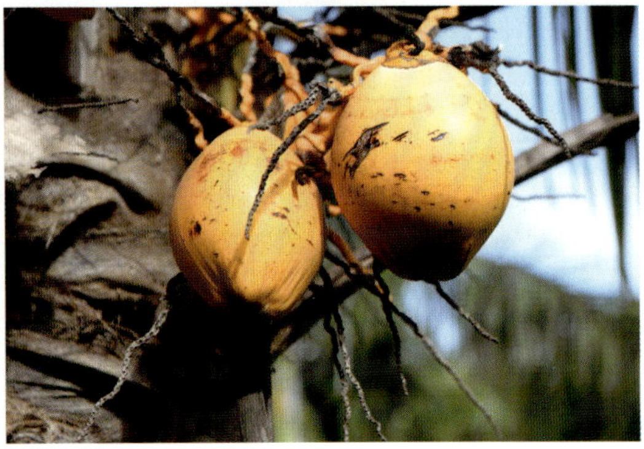

1 잭푸르트
2 용과
3 노니
4 체리모야

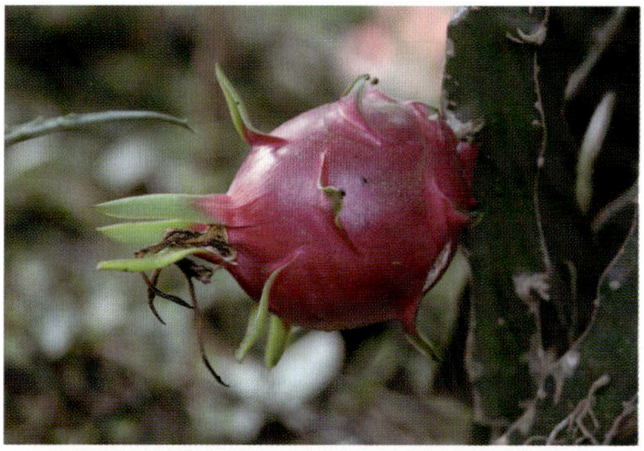

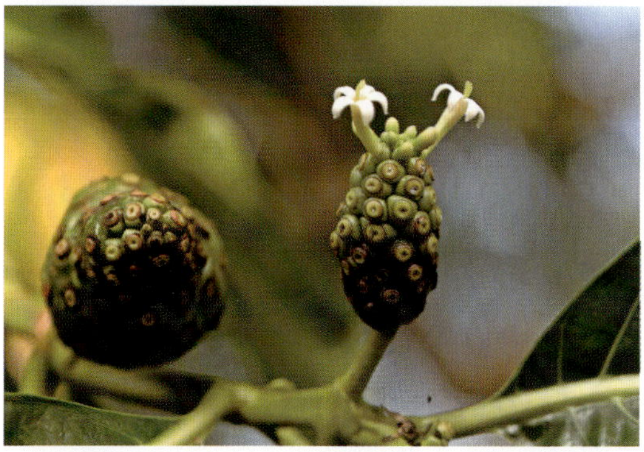

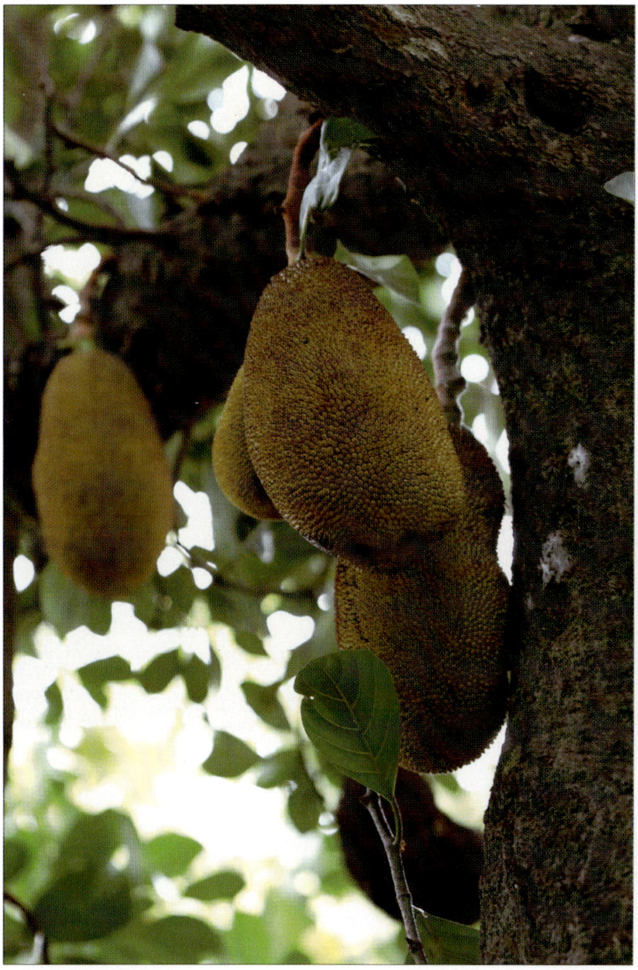

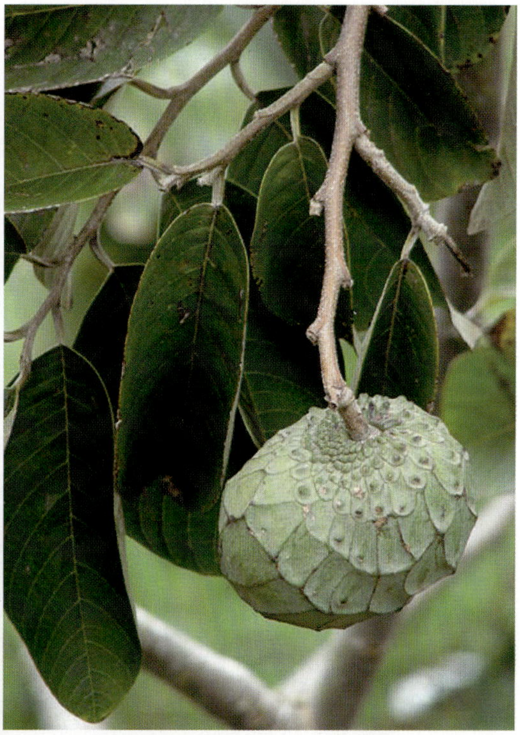

1 아마란스
2 야콘 꽃 3 야콘 뿌리
4 아피오스 5 아피오스 뿌리

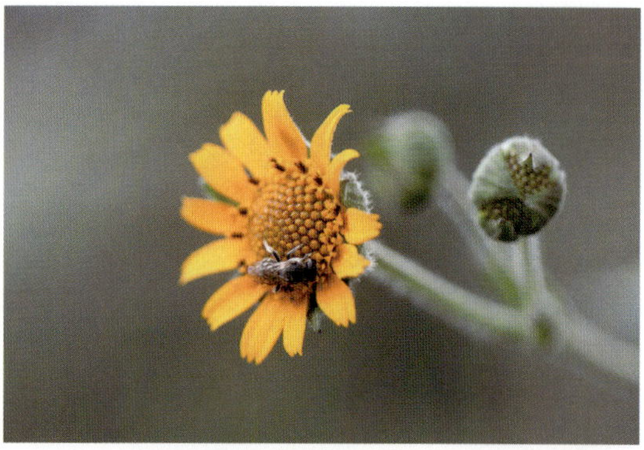

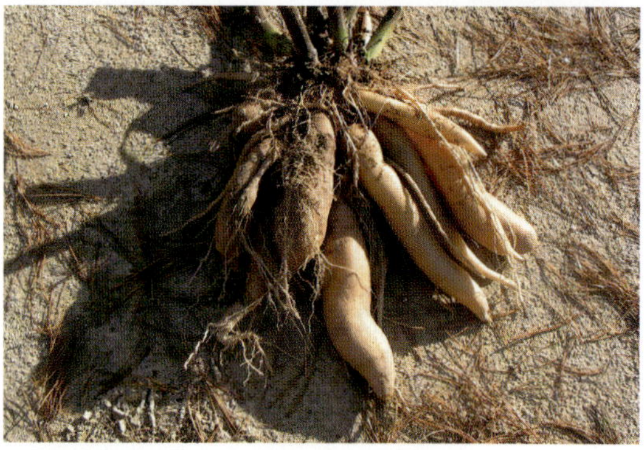

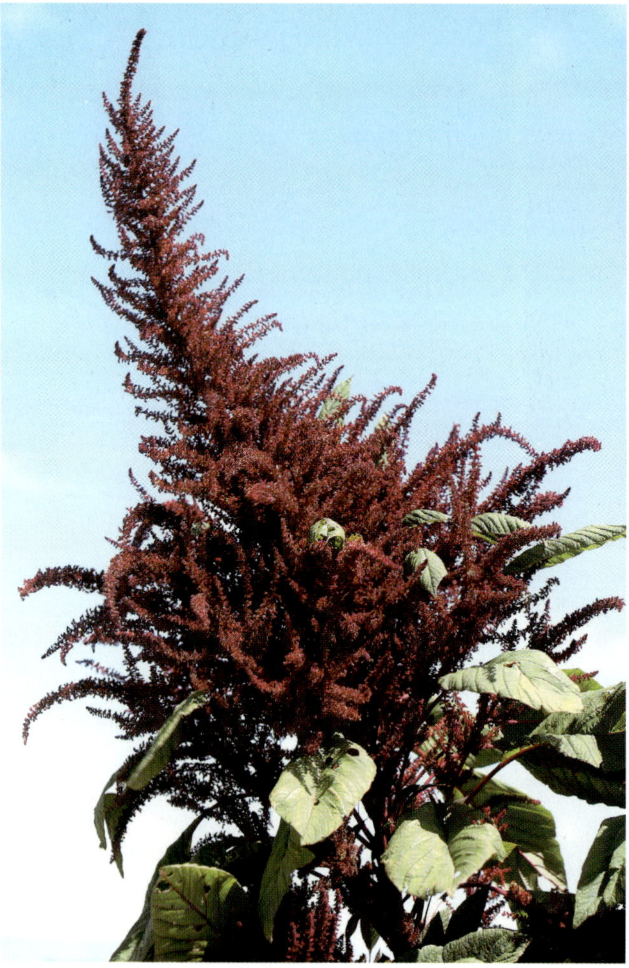

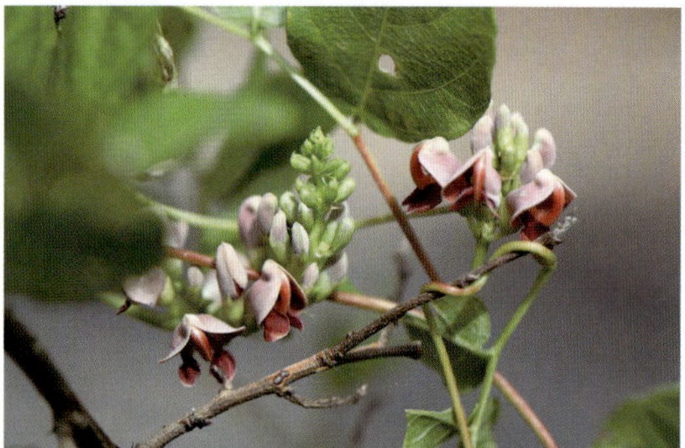

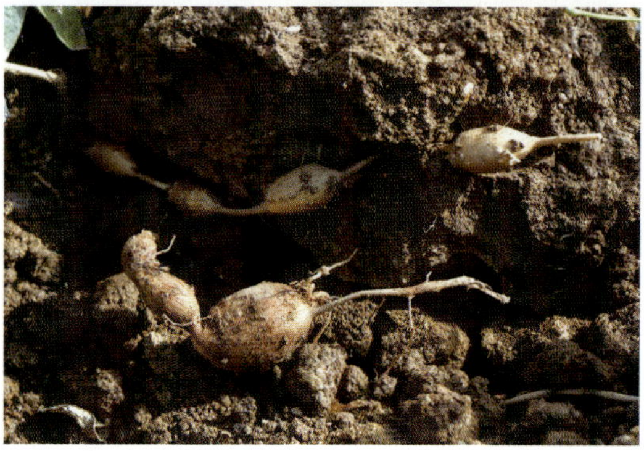

부추꽃

부추는 나물로 먹고 양념으로 쓴다. 강장 효과가 뛰어나 '기양초起陽草'라고 부른다. 씨앗은 한방에서 비뇨기성 질환을 치료하고 위장 기능을 개선하는 약으로 쓴다. 8~9월에 잎 사이에서 나온 긴 꽃줄기 끝에 흰색의 꽃이 산형꽃차례로 핀다.

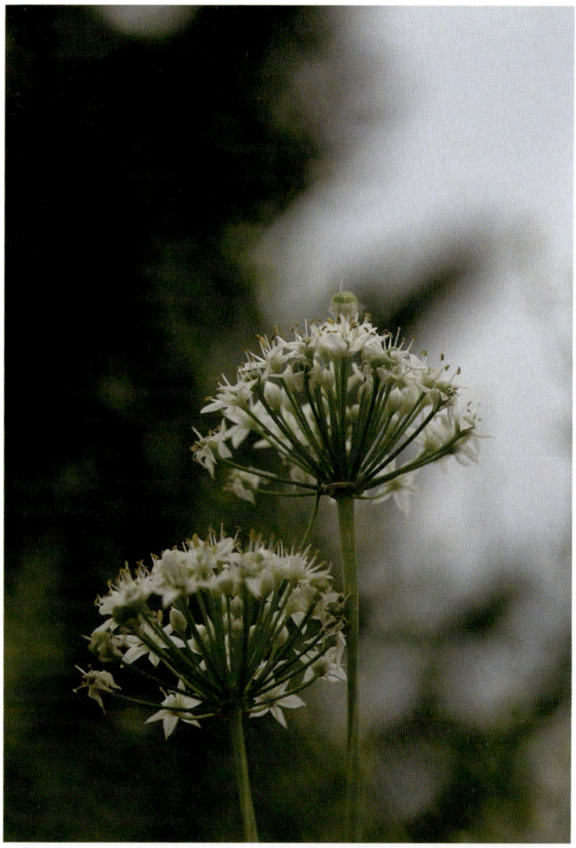

마늘꽃

마늘은 우리나라 음식에 빠지지 않는 양념이다. 한방에서는 마늘을 이뇨 · 거담, 살충 · 구충 · 건위 및 발한약으로 사용한다. 7월에 잎 사이에서 곧게 나온 꽃줄기 끝에 연한 홍자색의 꽃이 산형꽃차례로 핀다.

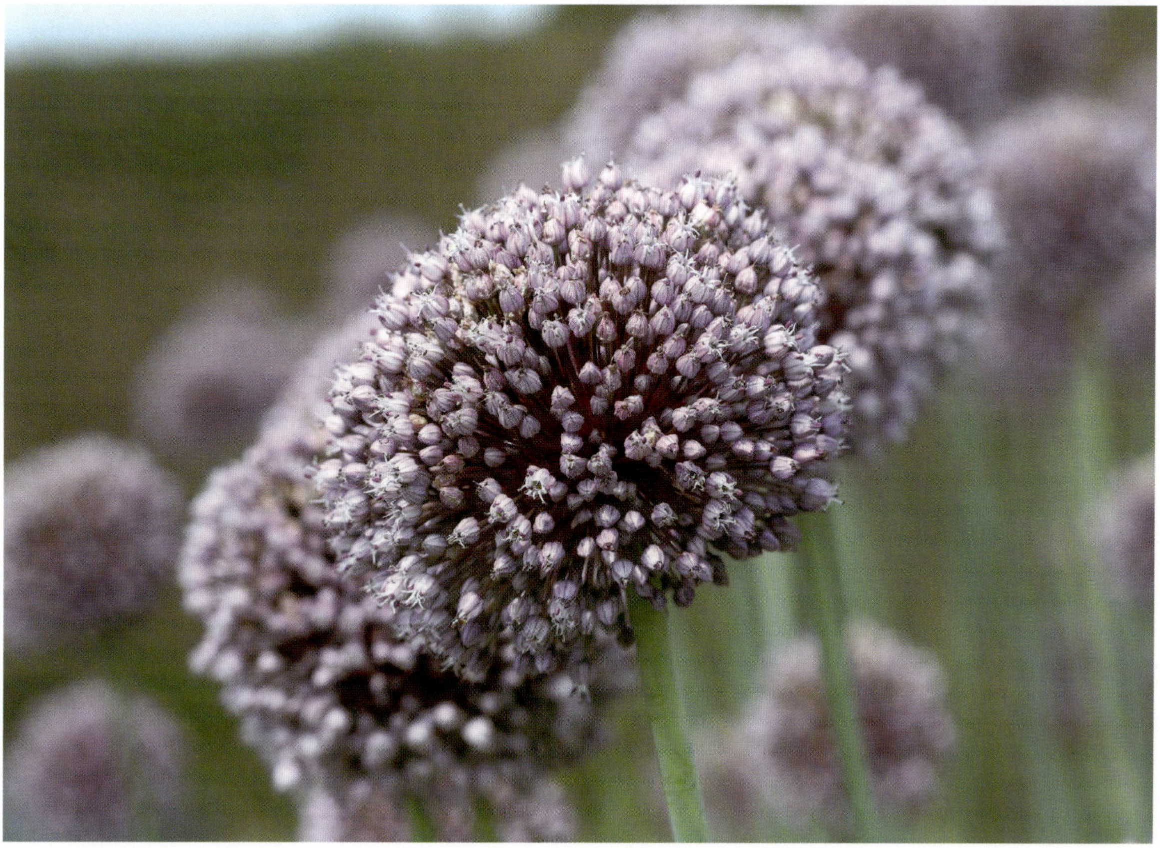

석류

별 모양의 꽃이 특색 있으며 무르익어 터지는 열매 또한 아름다워서 관상용으로도 재배한다. 루비처럼 붉은 알갱이는 상쾌한 단맛과 신맛, 독특한 식감이 있다. 6~7월에 꽃이 피고 9~10월에 열매가 붉게 익는다. 꽃말은 '원숙미'

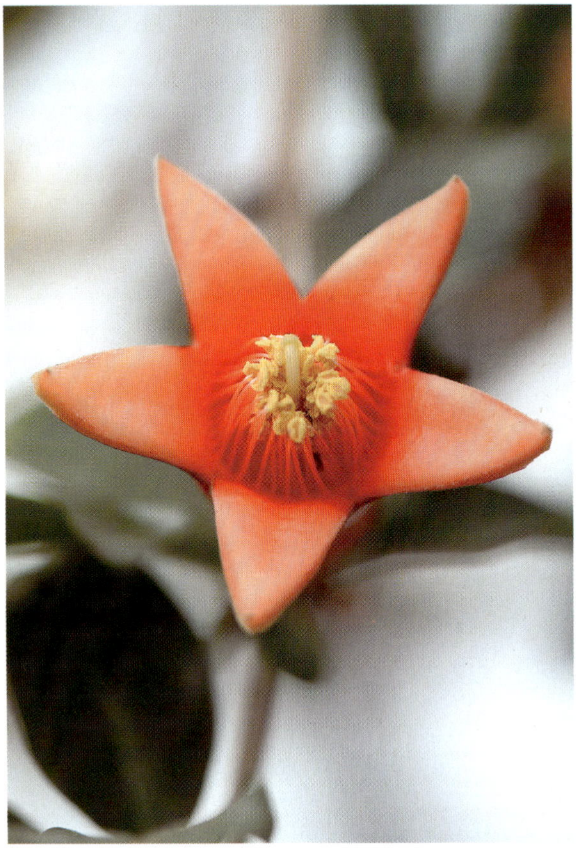

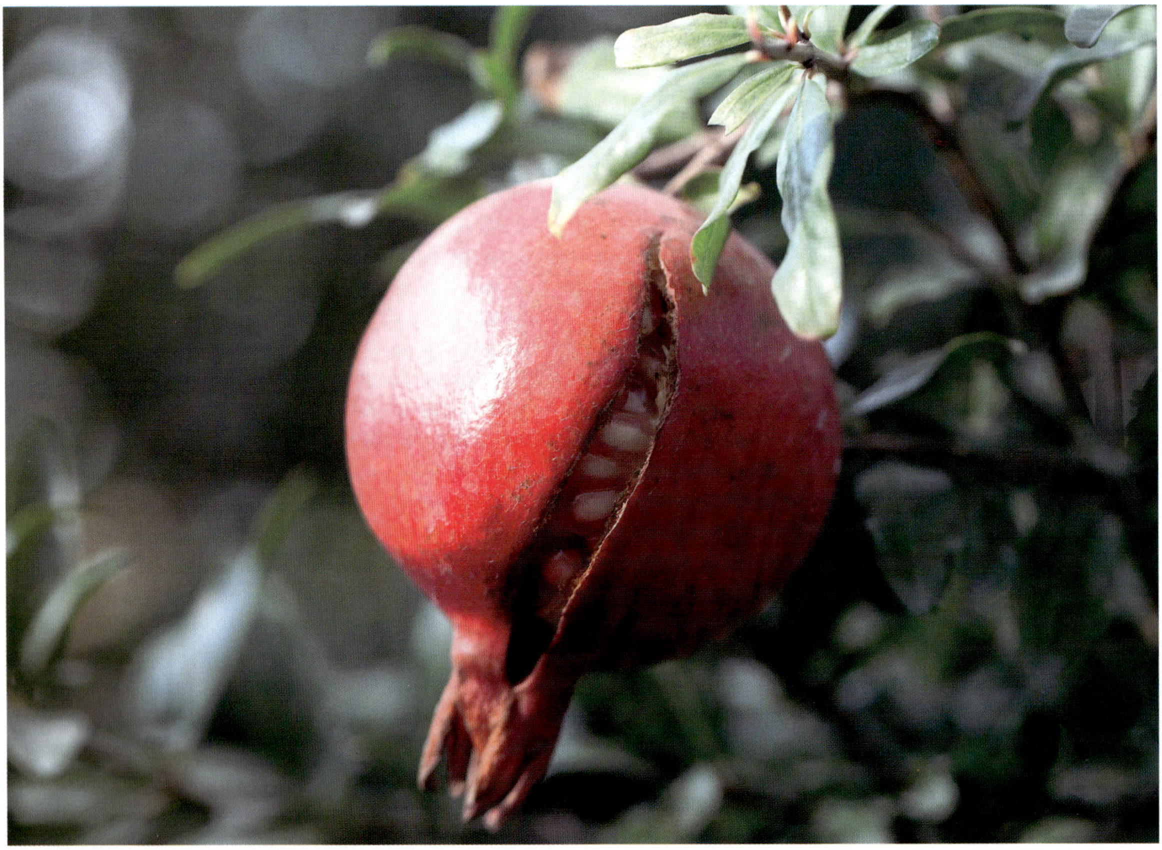

밤

밤은 우리나라 관혼상제에 필수적인 과실로, 예부터 우리나라 밤은 품질이 좋기로 유명하다. 6월 장마 무렵에 피는 꽃은 밀원 자원이다. 진한 갈색에 쌉싸름한 맛이 나는 밤꿀은 소화기와 호흡기 질환을 다스리는 약재로 쓰인다.
꽃말은 '진심' '고운 마음'

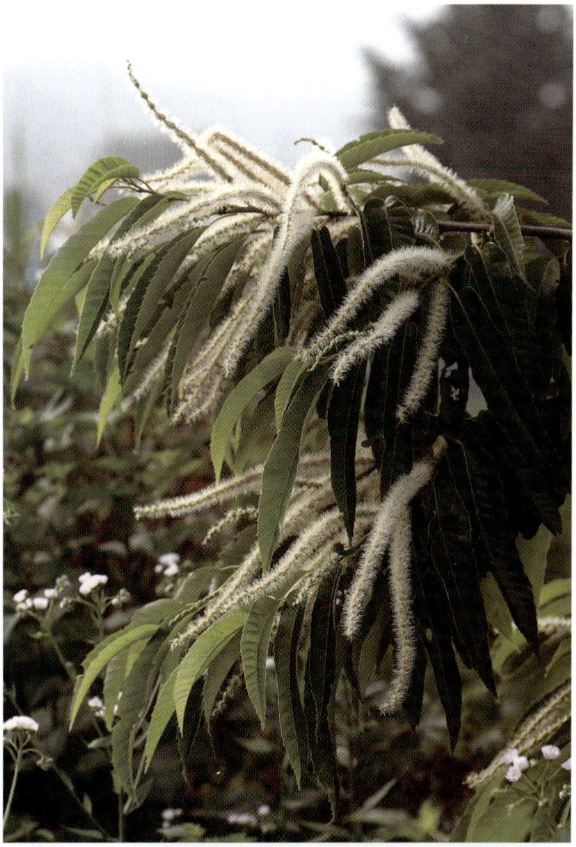

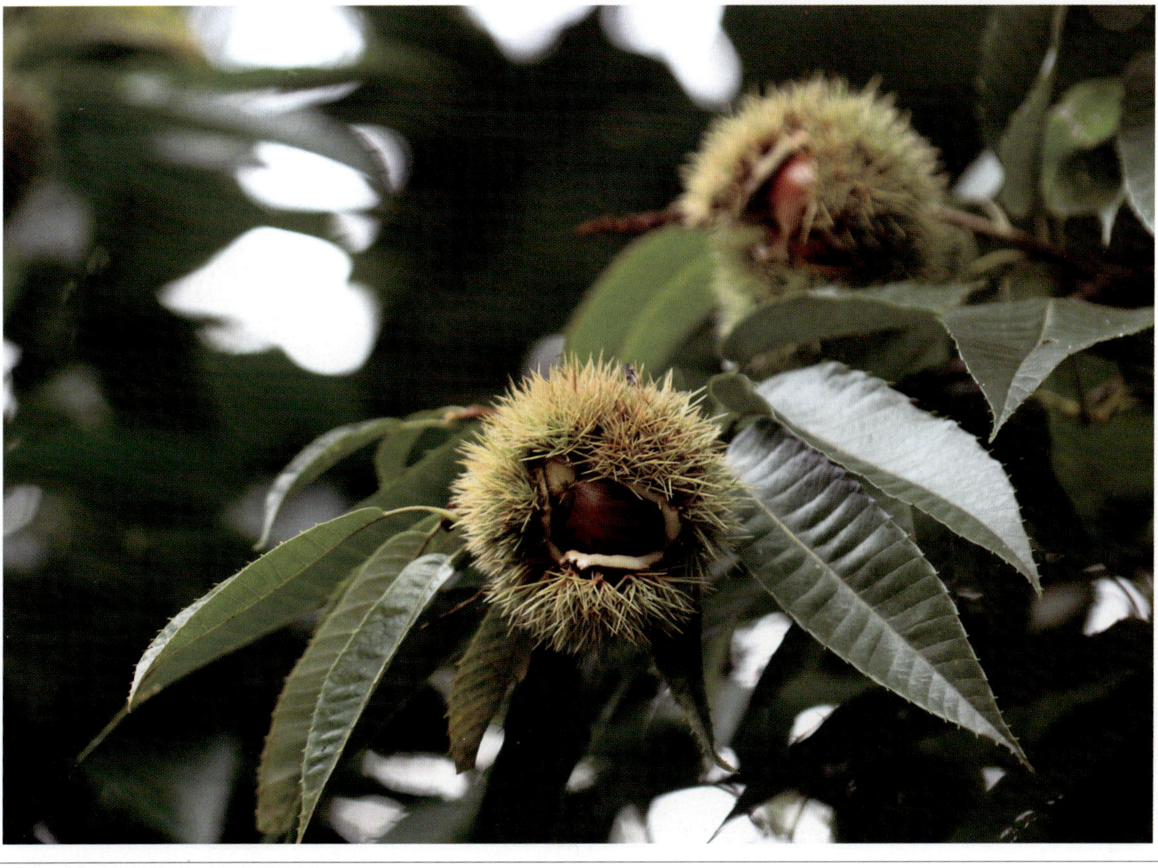

몽돌 해변

우리나라 바다의 미개발 자원을 주목할 때다.

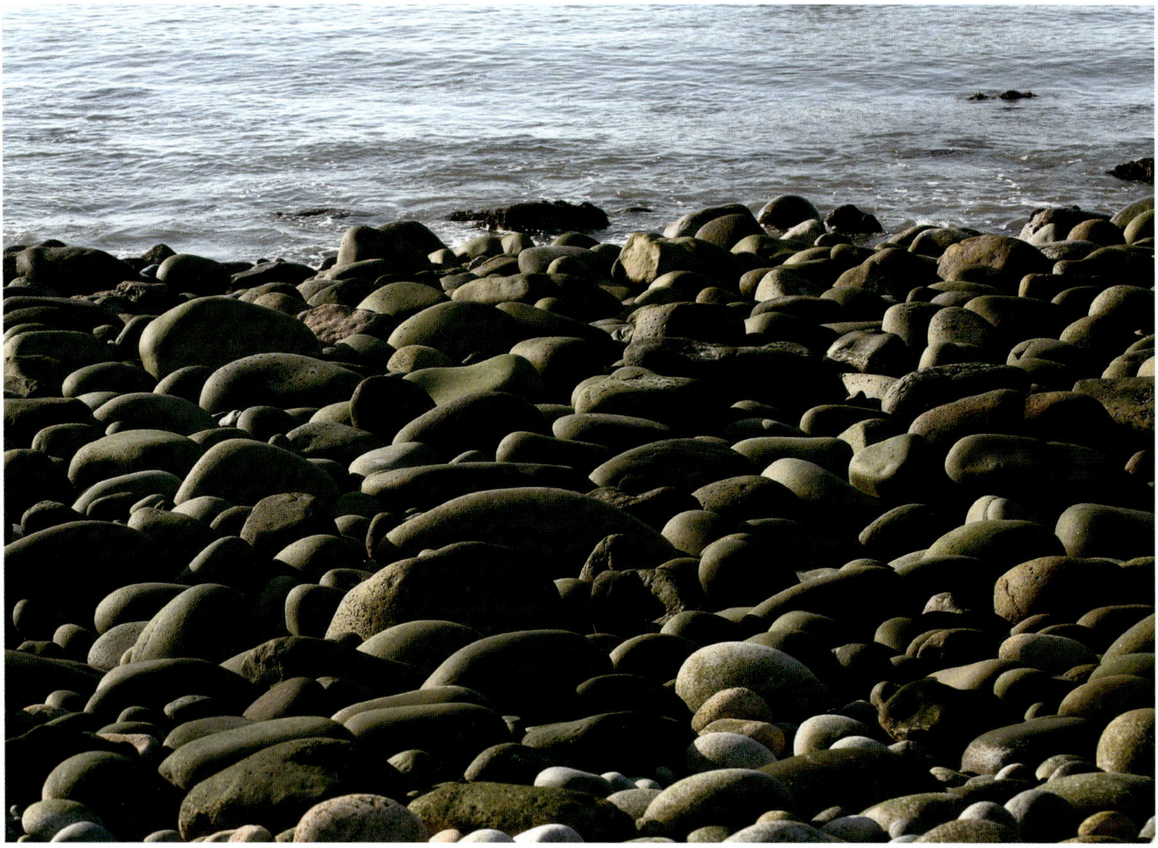

특허로 만나는
우리 약초 3

과일·채소·곡물·해산물

如雲 조식제

아카데미북

추천사

최근 삶의 질을 추구한다는 의미의 '웰빙Well-being'과 상처를 치유한다는 의미의 '힐링Healing'을 결합한 신조어인 '힐빙Heal-being'이라는 용어가 등장하였습니다. 이러한 용어의 등장은 물질문명의 홍수 속에서 일상생활에 지친 현대인들이 치유를 통해 건강한 삶을 살고 싶어 한다는 바람을 잘 보여 줍니다.

과거에 비해 우리의 삶은 매우 풍족해졌습니다. 대다수의 현대인들은 허기를 느껴서가 아니라, 맛을 즐기기 위해 또는 아침, 점심, 저녁이라는 정해진 시간에 따라 습관적으로 식사를 합니다. 우리는 많은 음식과 건강 정보를 접하고 있지만, 정작 무엇을 어떻게 먹어야 몸에 도움이 되는지 잘 모르는 경우가 많습니다.

무엇을 어떻게 먹는지 알면 누구인지 알 수 있다고 합니다. 이처럼 우리가 흔히 접하는 식재료에도 선조들의 오랜 역사에 걸친 지혜가 담겨 있습니다. 이런 일상의 음식으로 몸과 마음을 치유하고 삶의 질을 높일 수도 있습니다. 이 책은 채소 · 과일 · 곡식 · 해초 · 어패류를 아우르는, 우리가 일상생활에서 접하는 먹을거리 정보의 종합서입니다. 독자 여러분도 이 책을 통하여 '약식동원藥食同源' 즉 '음식이 곧 약藥'이라는 저자의 믿음에 공감할 수 있을 것입니다.

특허의 관점에서 일상으로 접하는 먹거리를 분석하였다는 점에서도 이 책은 큰 의미가 있습니다. 수많은 특허 문헌과 연구 결과를 근거로 저자는 일상의 먹거리가 가진 효능과 활용법을 알려 주며, 일상의 먹거리를 '힐빙'과 떼어서 생각할 수 없다고 말합니다.

"모든 발명은 무無에서 유有를 만들어 내는 것이라기보다는 기존의 것들을 모방하고 새로 조합해 낸 혁신이다"라는 말이 있습니다. 인류의 삶을 개선한 많은 아이디어가 앞선 연구 결과 또는 자연을 모방하여 만들어진 경우가 많습니다. 오늘날 의류를 비롯한 생활용품에 널리 쓰이는 벨크로 테이프Velcro tape도 가시 끝의 작은 갈고리로 옷에 쉽게 달라붙는 엉겅퀴 씨앗을 모방한 것입니다.

이 책은 우리의 삶에 밀접한 먹거리에 대한 연구 결과를 집대성하였습니다. 이 분야 연구자들이 이 책에서 많은 아이디어를 얻고, 먹거리의 새로운 기능과 쓰임새를 발명하여 우리의 삶이 보다 풍요로워질 수 있기를 바랍니다. 또한, 이 책에서 우리 먹거리에 대한 이해를 높이고, 힐빙 시대에 걸맞게 일상의 먹거리를 통해 개인과 가족의 건강도 챙기는 기회가 되기를 희망합니다. 아울러 지식산업시대의 핵심인 특허 제도에 대한 이해와 관심도 함께 가져 주시기를 기대합니다.

지금까지 약초 하나하나에 대한 연구와 한의학적 효능을 설명하는 책은 많았지만, 일상적인 식품과 관련하여 기존에 알려져 있던 기능뿐만 아니라 특허 문헌에 포함된 새로운 정보를 함께 정리한 책은 거의 없었습니다. 이러한 시도가 부족하여 아쉬워하던 차에 저자 개인의 노력으로 이 책을 완성했다는 점에서 경의를 표하는 바입니다. 이는 저자의 강한 지적 호기심과 끊임없는 열정의 결과이기도 합니다.

이제 저자는 변리사로 새롭게 출발하는 시점에 있습니다. 저자가 앞서 펴낸《특허로 만나는 우리약초》1, 2권과 이 책《특허로 만나는 우리약초 3-채소 · 과일 · 곡물 · 해산물》을 집필하면서 얻은 방대한 경험과 지식을 바탕으로, 식품 · 의약 분야의 산업재산권 발전에 많은 역할을 할 수 있으리라고 기대합니다.

저자의 앞날에 무궁한 발전과 영광이 있기를 기원하면서, 이 책을 출간하기 위해서 저자가 기울인 노력에 심심한 감사와 격려를 보냅니다.

2015년 3월

특허청장

저자의 말

2,400년 전, '의학의 아버지' 포크라테스Hippocrates는 "음식으로 다스리지 못하는 병은 약으로도 고치기 힘들다"라고 하였고, 동양권에서도 일찍이 '약식동원藥食同原'이라 하여 약藥과 음식[食]을 동일시하였습니다. '식보食補', '식치食治'라는 개념 역시, 건강을 위해서는 일상으로 섭취하는 먹거리가 가장 중요하다는 것입니다. 또, 자신이 거주하는 곳 사방 1백 리 안의 식재료가 자기 몸에 가장 잘 맞는다고 하는 신토불이身土不二 사상도 있습니다.

그런데 우리 식탁에 오르는 친근한 식품 대부분의 원산지가 외국입니다. 쌀은 동남아시아, 보리는 티베트 또는 홍해, 고추와 감자는 남아메리카, 생강은 인도, 콩은 만주가 원산지로, 수천 년 세월을 거치면서 한반도에 전래되어 정착된 것입니다.

최근 지구 온난화로 인해 생태 환경이 변하고 있으며, 작물의 재배 여건도 달라지고 있습니다. 보존법이나 수송 방법이 발전하고, 우리의 체질도 개선되고 있으므로, 외국의 우수한 과일이나 작물은 편견 없이 받아들이는 것이 식생활의 질을 개선하는 데 도움이 될 것입니다. 따라서 이 책에서는 우리의 전통적인 먹을거리를 기본으로 하되, 삼채 · 공심채 · 말라바시금치 · 모링가나무 등 각 나라에서 즐겨먹는 우수한 채소, 커피 · 망고 · 그라비올라 같은 열대 기호 식물, 마카 · 아피오스 · 아마란스처럼 오랜 역사 속에서 명맥을 이어 오다가 새롭게 조명되는 고대 잉카 의 작물에 대한 연구를 포함시켰습니다.

《특허로 만나는 우리 약초 1》은 산삼 · 하수오 · 상황버섯 같은 귀한 약초들을 다루었고, 《특허로 만나는 우리 약초 2》는 우리 주변에서 흔히 볼 수 있는 자원식물을 주요 소재로 했습니다. 이 책은 앞의 책과 맥락을 같이한다는 의미에서 《특허로 만나는 우리 약초 3》이라고 이름 붙인 뒤, 채소 · 과일 · 곡물 · 해산물 등 우리가 일상적으로 먹는 식재료의 효능과 이용법을 다루었습니다. 덧붙여, 가치가 제대로 알려지지 않은 소외 받는 식재료도 소개하였습니다.

예를 들면, '바다생물의 해적'으로 치부하던 불가사리에도 많은 연구가 있는데, 불가사리 연골은 골다공증을 치료하는 칼슘 보충제로 이용할 수 있고, 항혈전 물질이나 항알러 물질도 추출되며, 간암 및 직장암 전이 억제 물질도 추출할 수 있다는 특허가 있습니다. 또 불가사리를 이용하면 피부 미백제나 항비만 물질을 만들 수 있고, 칼슘 강화 콩나물을 재배할 수 있으며, 발효 추출물로 숙취

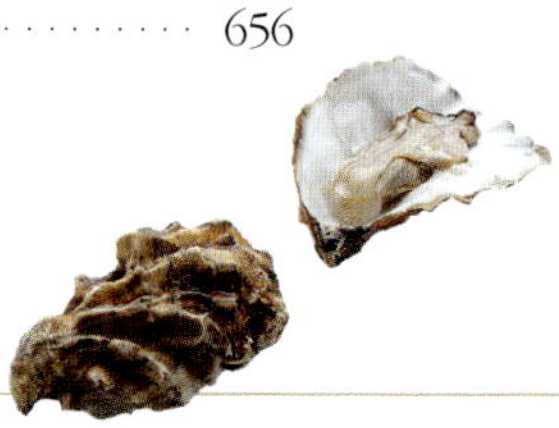

Part 1

특허로 만나는 채소

가지

가지과 / *Solanum melongena* L.
영명 Egg plant, Brinjal
약명 가자茄子
이명 과채, 왜과, 조채자, 낙소落蘇

가지는 가지과의 한해살이풀로서 열대에서 온대 지방에 걸쳐 널리 재배하는 채소로, 우리나라에서는 여름을 제철로 보고 있다. 키는 60~100㎝로, 전체에 회색털이 나 있으며, 잎은 어긋나고 달걀 모양으로 잎자루가 있고 끝이 뾰족하다. 6~9월에 줄기와 가지 마디 사이에서 나온 꽃대에 연보라색 꽃이 핀 뒤 열매가 맺힌다. 열매는 품종에 따라 달걀 모양, 공 모양, 긴 모양 등 다양하며, 우리나라에서는 주로 긴 모양의 가지를 많이 재배한다. 어느 정도 성숙한 열매를 쪄서 주로 나물로 무쳐 먹고, 냉국이나 찜, 전 등으로 조리해 먹는다.

보라색 가지의 색소인 안토시아닌anthocyanin은 각종 생활습관병의 예방과 치료에 도움이 되며, 노화 억제, 항암 작용, 혈중 콜레스테롤 저하 작용, 이뇨 작용을 한다. 또한 눈의 피로를 완화하고 시력 회복을 돕는 효과도 주목 받고 있다. 씨앗은 가자茄子, 뿌리는 가근茄根, 잎은 가엽茄葉, 꽃은 가화茄花, 꽃꼭지를 가체茄蔕라 하며 약용한다.

고서古書 · 의서醫書에서 밝히는 효능

동의보감 가자茄子는 성질이 차고 맛이 달며 독이 없다. 관장寬腸 · 산혈散血 · 소종消腫 · 지통止痛의 효능이 있다.

방약합편 가지는 맛은 달고 성질은 차다. 전시로傳尸勞를 다스리며, 다식하면 기가 동하고, 여자는 자궁을 상한다.

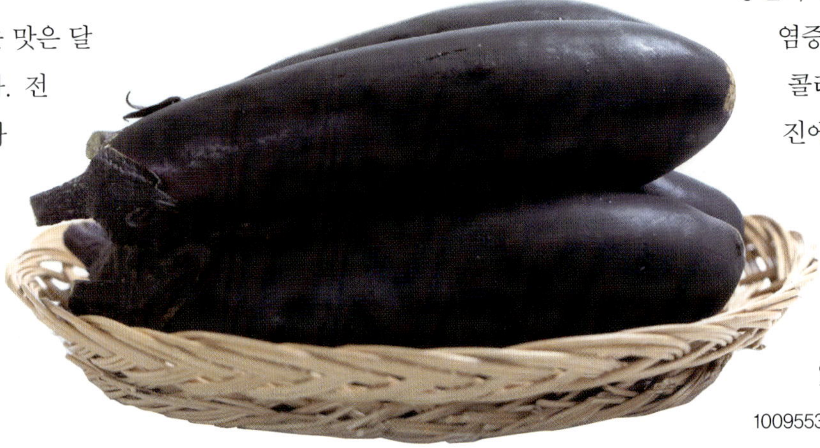

특허 · 논문

● 가지를 포함하는 약용 세정 조성물 : 본 발명은 무좀 또는 습진의 예방 및 치료에 효과가 있는 가지 추출물을 포함하는 약용 세정 조성물을 제공하여 세수, 세안 시에 언제나 용이하게 사용할 수 있도록 하여 무좀 또는 습진의 예방 및 치료 효과를 높이도록 한 가지 추출물을 포함하는 약용 세정 조성물에 관한 것으로서, 15 내지 20중량%의 가지, 1 내지 3중량%의 녹차, 1 내지 2중량%의 감초, 3 내지 6중량%의 백년초, 15 내지 17중량%의 식초, 3 내지 5중량%의 글리세린, 2 내지 4중량%의 코코베타인, 8 내지 12중량%의 물 및 잔량으로서 비누 베이스를 포함하여 이루어짐을 특징으로 한다. – 특허등록 제 1112071호, 주식회사 지오아메르 외 1

● 염증 및 피부 노화 방지용 화장료 조성물 및 그 제조 방법 : 본 발명은 염증 및 피부 노화 방지용 화장료 조성물 및 그 제조 방법에 관한 것으로, 팬지 추출물, 포도 추출물, 서양수수꽃다리 추출물 및 가지 추출물의 증류액을 함유하는 염증 및 피부 노화 방지용 화장료 조성물 및 그 제조 방법에 관한 것이다. 본 발명에 따른 염증 및 피부 노화 방지용 화장료 조성물은 피부 세포의 증식을 촉진하고, 항산화 효능이 있으며, 염증을 개선시키고, 콜라겐 합성의 촉진에 의한 피부 주름 개선 효과가 있어 피부 노화를 방지할 수 있다. – 특허등록 제 100955388호 주식회사 바이

● 솔라눔속 식물의 수용성 추출물, 그 제조방법, 및 그 수용성 추출물을 함유하는 약제학적 조성물 : Solanum 속 식물의 수용성 추출물은 필수적으로 60%-90%의 솔라마진 및 솔라소닌으로 구성된다. Solanum 속 식물로부터 수용성 추출물을 제조하는 방법은 산을 이용하는 가수분해 단계, 염기를 이용하는 침전 단계, 및 클로로포름, 알콜, 및 물을 추출 용매로 이용하는 분리 처리단계를 포함한다. 상기 방법으로부터 제조된 수용성 추출물은 순수한 물 또는 중성 pH의 물에 직접적으로 용해되어 2~20mg/mL의 수용해도를 갖는 노란색의 맑고 투명한 용액을 형성할 수 있다. 수용성 추출물은 약제학적 조성물에서 종양/암 세포, 특히 간암 세포, 폐암 세포, 및 유방암 세포의 증식을 억제하는 활성성분으로 사용될 수 있다. – 특허등록 제545723호, 쿠어 코우-화(대만)

● 두피용 화장료 조성물 : 가지(Solanum melongena L.)는 가지과(Solanaceae)의 식물로서 뿌리의 채취는 9~10월에 식물이 시들 때 뿌리째 뽑아 잎을 제거하고 흙을 깨끗이 씻어내 햇볕에 말려 사용하며 가지의 뿌리를 가근이라는 생약명으로 사용하고 있다. 가근은 에틸 카페아테(Ethyl Caffeate), 페룰산(Ferulic Acid), 이소스코포레틴(Isoscopoletin), 바닐린(Vanillin) 등의 성분을 함유하고 있으며, 민간 및 한방에서 항균, 만성 이질로 인한 변혈, 각기병, 치통, 동상 치료에 사용한 사례가 있다(중약대사전, 중약대사전 편찬위원회, 도서출판 정담, 1997, 신약품식물학, 도서출판 학창사, 1993). 본 발명은 비듬, 두피의 가려움 예방 및 완화 효과가 있는 가지 뿌리, 구절초, 고구마 껍질, 대추, 다시마 및 반하 혼합 추출물을 포함하는 두피용 화장료 조성물을 제공한다. – 특허공개 10-2010-0006238호, 꾸메화장품 주식회사

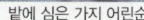

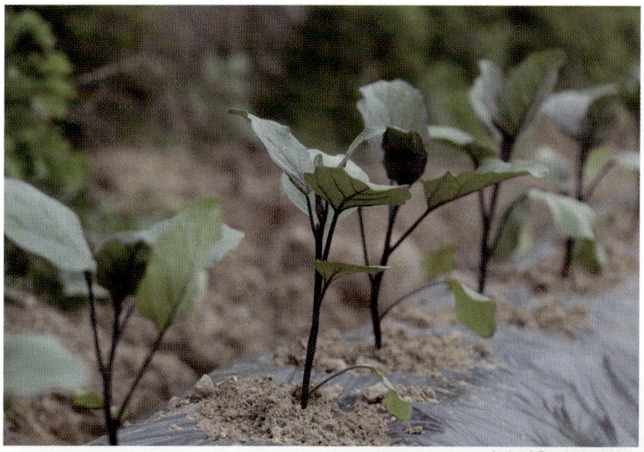

밭에 심은 가지 어린순

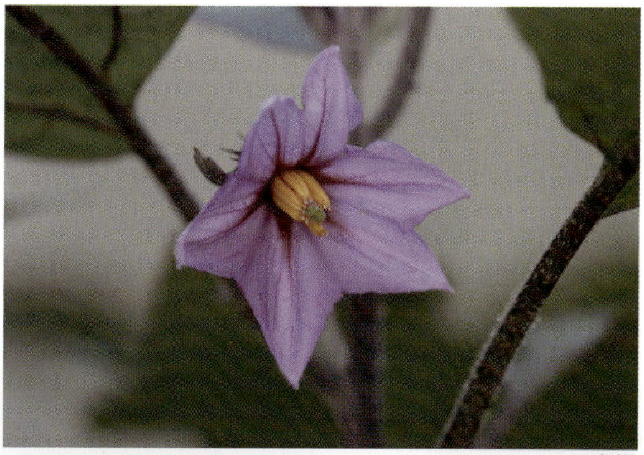

가지꽃

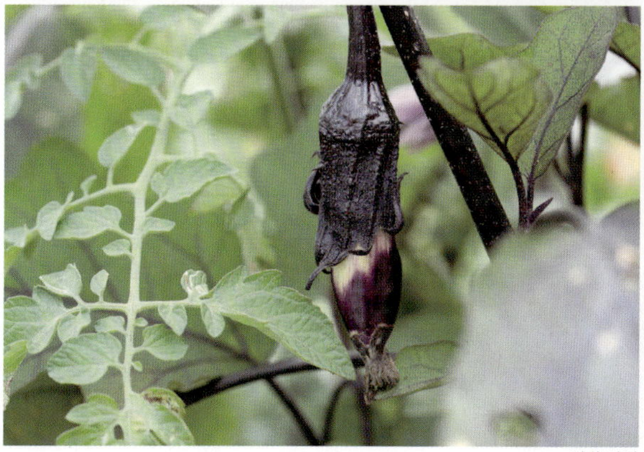

어린 가지

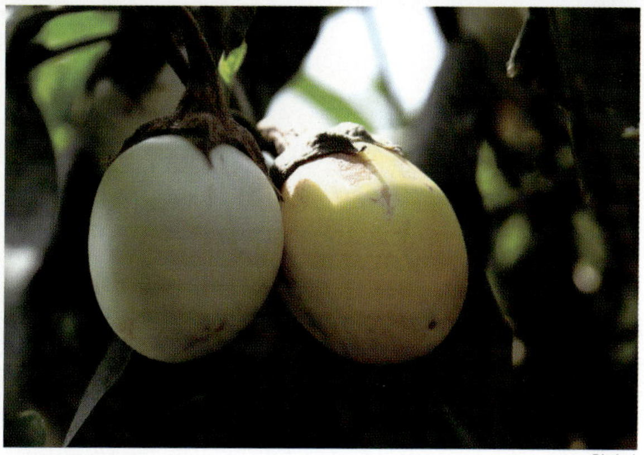

흰가지

감자

가지과 / *Solanum tuberosum* L.
영명 Potato
약명 양우洋芋
이명 마령서馬鈴薯, 북감저北甘藷, 하지감자

가지과의 여러해살이풀이지만 우리나라에서는 한해살이풀로 여긴다. 보통 60~100㎝까지 자라며, 땅속에 있는 줄기의 마디에서 가는 줄기가 나와 그 끝이 커지면서 덩이줄기를 형성하고, 덩이줄기에 오목하게 팬 눈 자국에서 어린 싹이 돋는다. 잎은 줄기의 마디에서 3~4쌍의 작은 잎으로 된 겹잎이 나오고 작은 잎 사이에는 작은 조각 잎이 생긴다. 6월 경에 잎겨드랑이에서 긴 꽃대가 나와 흰색 또는 자주색 꽃을 피우며, 열매는 노랗게 익는다.

감자는 '밭에서 자라는 사과'라고 할 만큼 비타민 C가 풍부하고 칼륨의 함량도 높다. 덩이줄기를 식용하며, 주로 삶거나 굽거나 기름에 튀겨 조리한다. 또한 소주와 알코올의 원료로 사용되고, 감자녹말은 당면, 공업용 원료 또는 사료로도 사용된다.

껍질 벗긴 감자를 공기 중에 놓아두면 갈변하므로 물에 담가 두거나 요리하기 직전에 껍질을 벗겨 쓰는 것이 좋다. 감자는 수확 후 3개월 정도의 휴면 기간이 있는데, 싹이 난 감자는 그 기간이 지난 것으로 양분이 손실되어 맛이 없다. 감자의 싹에는 솔라닌이라는 독소가 있으므로 조리를 할 때는 칼로 싹을 도려내야 한다.

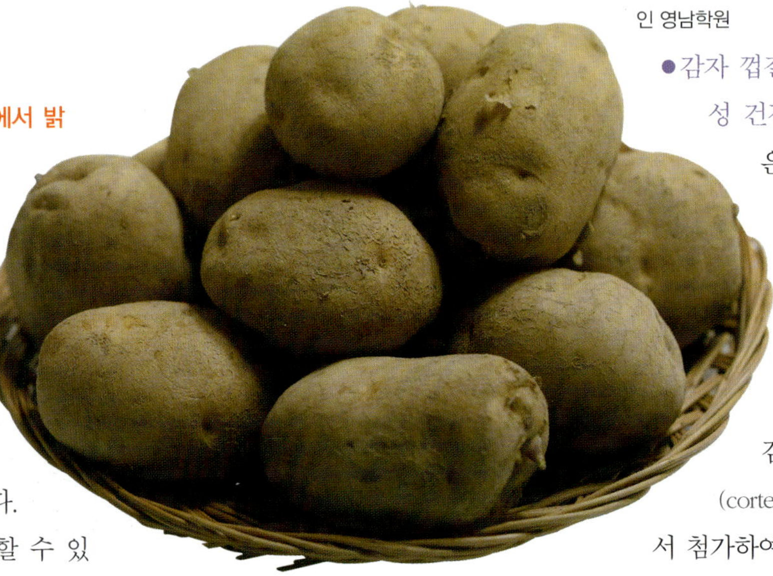

고서古書 · 의서醫書에서 밝히는 효능

동의학사전 기氣를 보하고 비장脾臟과 위장을 튼튼하게 한다.

방약합편 맛은 달고 성질은 평하다. 흉년에 기근을 구할 수 있고, 강신強腎 · 건비健脾 · 보허補虛 등에 좋다.

특허 · 논문

● 감자의 알파-솔라닌을 함유하는 간암 저해용 조성물 : 본 발명은 감자 유래 글리코알칼로이드인 α-솔라닌 또는 토마토 유래 글리코알칼로이드인 α-토마틴을 유효 성분으로 함유하는 간암 예방 및 치료용 조성물에 관한 것이다. 본 발명에서는 감자 및 토마토에 존재하는 서로 다른 구조의 여러 가지 글리코알칼로이드를 대상으로 결장암 세포 및 간암 세포에 대한 저해 활성을 측정한 결과, 감자 유래 글리코알칼로이드로서 사이드 체인이 삼당류인 α-차코닌, α-솔라닌과 토마토 유래 글리코알칼로이드로서 사이드 체인이 사당류인 α-토마틴이 가장 우수한 암세포 저해 활성을 나타내는 것을 확인할 수 있었으며, 상기 3가지 화합물을 대상으로 정상 간 세포에 대한 저해 활성을 측정한 결과, α-솔라닌과 α-토마틴이 정상 세포에 대한 적은 독성으로 간암 세포에 대한 선택적인 저해 활성을 나타내는 것을 확인할 수 있었다. – 특허공개 10-2006-0023400호, 학교법인 영남학원

●감자 껍질을 이용한 기능성 건강식품 : 본 발명은 감자 껍질을 이용한 기능성 건강식품에 관한 것이다. 더욱 상세하게는 본 발명은 감자의 외피 부분(cortex layer)을 원료로서 첨가하여 제조된 것을 특

징으로 하는 암 예방 효과가 있는 기능성 감자식빵, 감자쿠키, 감자수프 및 감자식초에 관한 것이다. 감자 껍질을 첨가하여 제조된 식빵, 쿠키, 수프 또는 식초는 암세포 성장 억제에 효과적인 글리코알칼로이드인 α-솔라닌과 α-차코닌을 안전성과 유효성이 입증되는 수치만큼 함유하고 있을 뿐만 아니라, 종합적인 맛이나 기호도에 있어서도 우수한 품질을 나타낸다. – 특허공개 10-2006-0045246호, 영남대학교 산학협력단

● 감자 추출물을 포함하는 피부 개선용 화장료 조성물 : 본 발명은 화장료 조성물에 관한 것으로서, 보다 상세하게는 감자 추출물을 포함하는 피부 개선용 화장료 조성물에 관한 것이다. 본 발명은 감자 추출물을 유효 성분으로 포함하는 피부 개선용 화장료 조성물을 제공한다. 본 발명의 감자 추출물을 포함하는 화장료 조성물은 피부 지질 성분의 합성을 촉진하여 피부 장벽을 강화함으로써 매우 우수한 피부 보습 효과를 나타내며, 피부의 항상성을 유지시켜 주고 피부 주름 개선 및 피부 탄력 개선에도 매우 효과적이다. 또한, 본 발명의 화장료 조성물은 제형 안정성 및 피부 자극에 대한 문제점들이 전혀 없어 효과적이고 안전한 피부 개선용 화장료로서 제공될 수 있다. – 특허공개 10-2004-0087443호, 주식회사 코리아나화장품

● 보라색 감자를 이용한 비만환자용 건강기능식품 : 본 발명은 비만 억제 활성 기능을 갖는 새로운 건강기능식품의 소재인 보라색 감자의 추출물 또는 생즙을 주·부원료로 이용하여 제조되거나 각종 기호성 식품에 첨가하여 제조된 건강기능식품에 관한 것이다. 본 발명에 따른 보라색 감자의 추출물은 비만세포가 분화되는 것을 차단하고 비만세포로 분화하는 렙틴(leptin) 단백질을 감소시킴으로써 비만억제 작용을 가지며 또한 고지혈증 유발인자인 유리지방산 및 혈중 콜레스테롤을 감소시키는 기능을 가지므로 본 발명의 보라색 감자의 추출물을 함유하는 건강기능식품은 청소년, 성인 및 노인층의 광범위한 계층까지

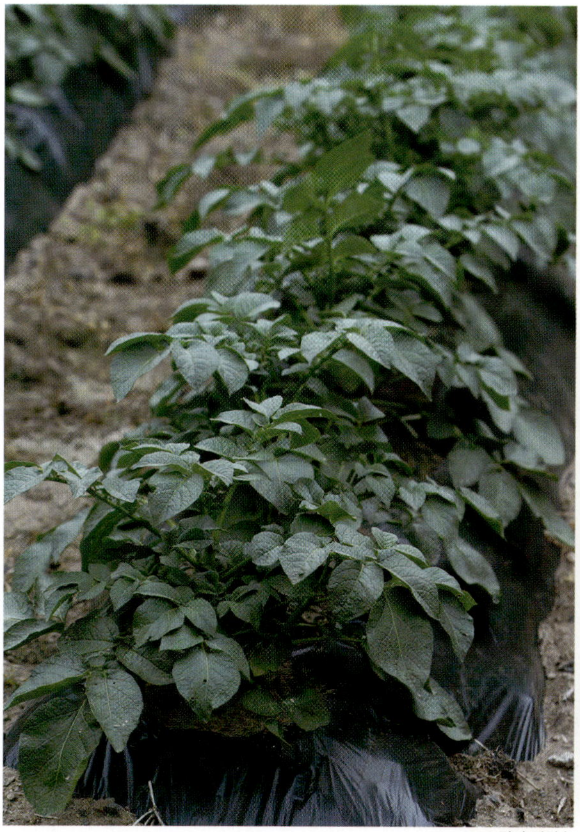
감자 어린순

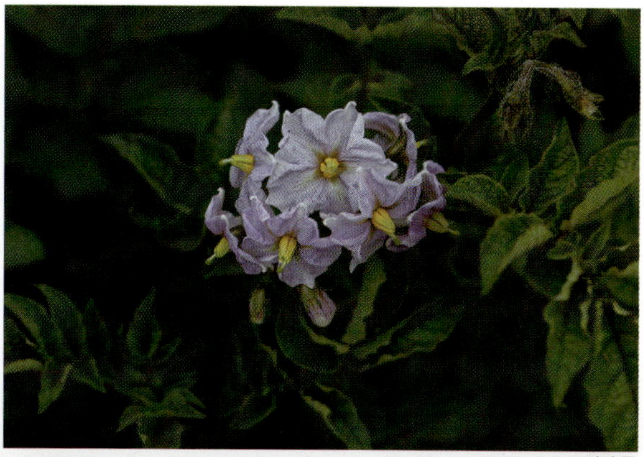
감자 꽃

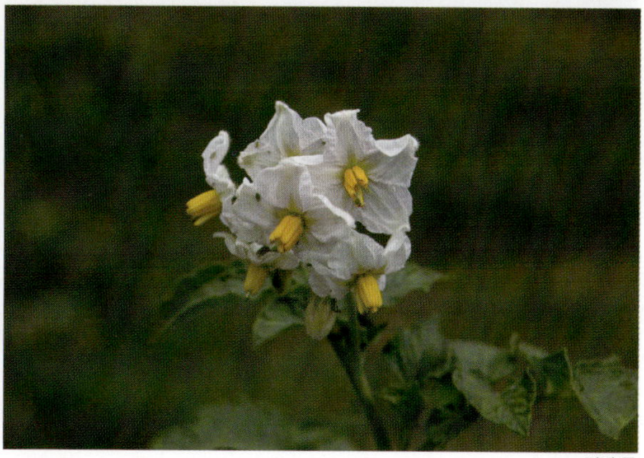
감자 꽃

비만환자를 위한 건강기능식품으로 유용하게 이용될 수 있다. – 특허등록 제709238호, 주식회사 메디트론바이오

● 감자 덩이줄기와 녹말에 의한 위궤양 억제 효과 : 본 논문은 감자 덩이줄기와 녹말에 의한 위궤양 억제 효과에 관한 것으로, 감자 덩이줄기의 항궤양 활성을 알고자 에탄올과 인도메타신으로 흰쥐의 위궤양을 유도하였다. 수미(감자품종 흰색 껍질과 감자 속)을 포함한 감자 덩이줄기의 다양한 종류와 보라밸리 감자 및 고구밸리 감자와 같은 두 가지 신종으로부터 감자 즙을 제조하였고, 각각의 즙에서 녹말을 여과와 건조를 통하여 얻었다. 흰쥐에 경구 투여한 경우 원 감자 즙이 더 또는 덜한 억제 활성을 보였다. 녹말은 높은, 용량의존적 억제 활성을 보였고, 이는 원 감자 즙에서 활성성분은 녹말임을 알 수 있다. 특히 자주색 Bora valley, 신종 녹말 덩이 줄기에서 얻은 녹말이 가장 높은 억제 활성을 보인 반면에(500㎎/㎏에서 62.4%와 37.1% 궤양 억제), 대조약인 omeprazole(proton pump inhibitor)은 에탄올과 인도메타신으로 유도한 궤양 형성에 대하여 20㎎/㎏에서 각각 74.4%와 75.7% 억제 활성을 보였다. 이는 원 감자 즙과 녹말의 항궤양 특성을 입증한 첫 번째 실험이다. 특히 보라밸리 감자에서 얻은 녹말이 흰쥐 궤양 형성에 억제력이 가장 강하였다. 감자가 음식 성분임을 고려할 때 이는 항궤양성 기능성 식품으로 안전할 것으로 여겨진다는 내용이다. – 강원대학교 약학대학 이전기 외 4, 생약학회지(2009. 9. 30)

● B형 간염 바이러스의 항원 유전자를 발현하는 형질 전환 감자 세포, 감자 및 이의 제조 방법 : 본 발명은 B형 간염 바이러스의 항원 유전자를 발현하는 형질전환 감자 세포, 감자 및 이의 제조 방법에 관한 것으로서, 보다 상세하게는 인체에 간염을 유발하는 간염 바이러스의 항원 유전자인 preS2 및 S 유전자를 동시에 발현하는 형질전환 감자 세포, 상기 세포를 조직 배양시켜 제조되는 감자 및 이의 제조 방법에

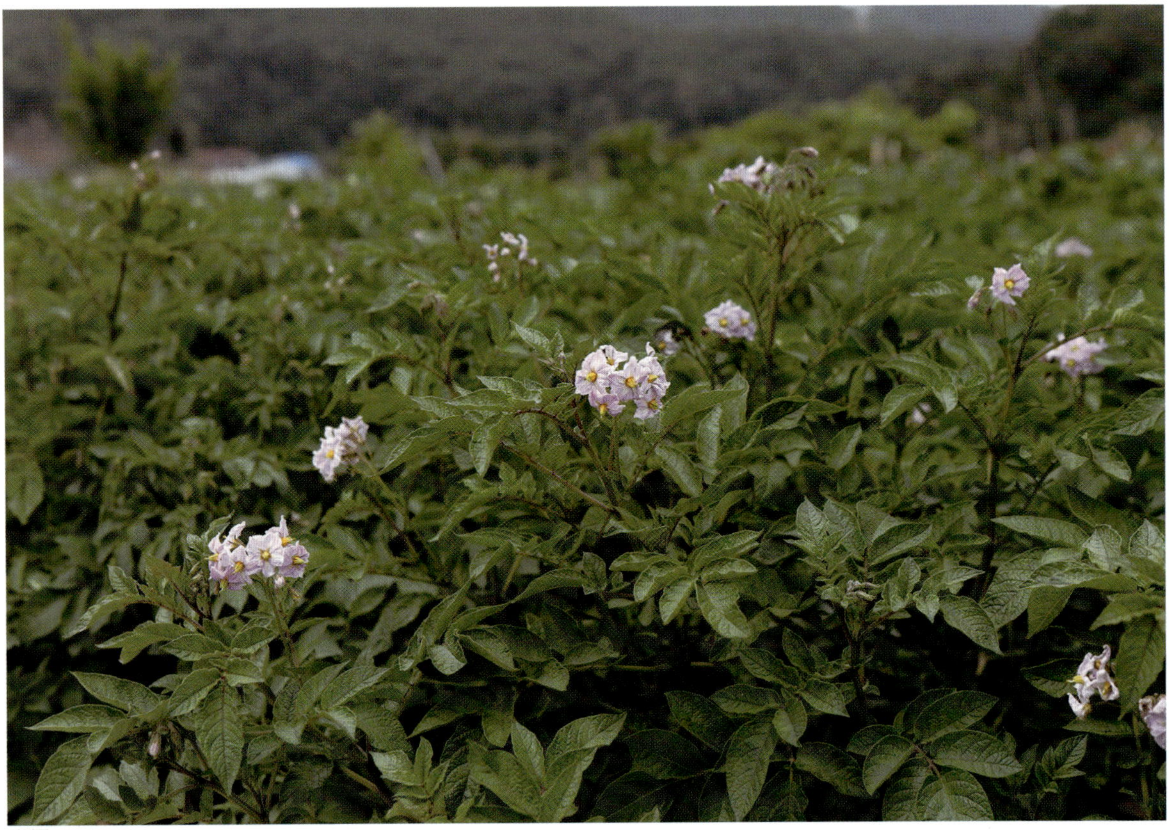

감자꽃

관한 것이다. 본 발명의 간염 바이러스의 항원 유전자를 발현하는 형질전환 감자는 간염 바이러스 유전자의 발현 효율이 매우 뛰어나므로, 경구용 간염 예방 백신 조성물 등으로 유용하게 사용될 수 있다. – 특허등록 제520983호, 한국생명공학연구원

● 밸리감자 품종으로부터 추출된 인체 장기능 강화용 감자 추출물 및 이를 이용한 기능성 식품 : 본 발명은 밸리감자 품종으로부터 추출된 인체 장기능 강화용 감자 추출물, 그의 제조 방법 및 이를 유효 성분으로 함유하는 기능성 식품에 관한 것이다. 본 발명의 밸리감자 추출물은 밸리감자의 과피를 포함하여 분쇄하여 슬러리를 얻고, 상기 슬러리를 정제수 또는 70~90% 에탄올 용액에 넣고 80~100℃에서 3~4시간 동안 열탕 추출하여 여과하고, 상기 여과된 여액을 감압 농축하여 제조된 것으로, 장내 유익균에 대하여 생육 촉진 활성을 갖는 동시에 장내 유해균에 대하여 성장 억제 활성을 가짐으로써, 상기 밸리감자의 물 추출물 또는 에탄올 추출물을 유효 성분으로 함유한 기능성 식품은 인체 장기능 강화 용도에 유용하다. – 특허등록 제628417호, 주식회사 메디트론바이오 외 1

● 보라밸리 품종의 감자로부터 추출된 항산화활성 물질의 제조 방법, 그를 함유하는 기능성 식품 및 화장품 : 본 발명은 보라밸리 품종의 감자로부터 추출된 항산화활성 물질의 제조 방법, 그를 이용한 기능성 식품 및 화장품에 관한 것으로서, 보라밸리 품종의 감자로부터 페룰릭 에시드, 카페익 에시드 및 클로로제닉 에시드로 이루어진 폴리페놀성 화합물을 추출하고, 상기에서 선택된 단독 또는 2종 이상의 항산화활성 물질을 유효 성분으로 함유하는 기능성 식품 및 화장품에 관한 것이다. 본 발명의 보라밸리 품종의 감자는 종래의 재배품종인 대서 및 수미와 대비하여 폴리페놀성 화합물의 항산화 활성물질 및 비타민 C를 고농도로 함유함으로써, 우수한 효능의 항산화효과를 기대할 수 있으며, 나아가 상기 '보라밸리' 품종의 감자로부터 추출된 폴리페놀성 화합물을 기능성 식품 및 화장품에 유용하게 이용될 수 있다. – 특허등록 제583192호, 주식회사 메디트론바이오

● 칼슘 감자 재배 방법 및 그를 이용하여 재배된 고칼슘 감자 : 본 발명은 감자 재배 기술에 관한 것이다. 고칼슘을 함유하는 감자 재배방법으로서, 패각을 원료로 하여 제조된 천연칼슘 소성분말을 물에 희석한 천연칼슘 수화제를 시비하되, 본 발명의 고칼슘 감자 재배방법으로서: 패각을 원료로 하여 제조된 천연칼슘 소성분말을 물에 희석하여 천연칼슘 수화제를 시비하되, (1) 싹이 10㎝ 정도 성장하였을 때, (2) 덩이줄기 형성기에, (3) 꽃봉우리 형성기부터 꽃이 만개하기 직전 사이에, 및 (4) 수확전 대략 20일에, 각각 적어도 1회 이상 엽면 살포하는 것을 포함한다. – 특허등록 제707740호, 뉴카리온 주식회사

● 구제역 바이러스에 대한 백신 효과를 유도하는 형질전환 감자 및 이의 제조 방법 : 본 발명은 구제역 바이러스(Food-and-Mouth Disease Virus)의 외막 재조합 단백질(Recombinant coat protein)을 발현할 수 있는 형질전환 감자의 제조 방법 및 이 형질전환 감자를 소, 돼지 등의 가축에서 구제역 바이러스에 대한 면역 효과를 유발하기 위해, 식물 유래 백신으로 사용하는 것에 관한 것이다. – 특허공개 10-2003-0012279호, 주식회사 바이오비전텍

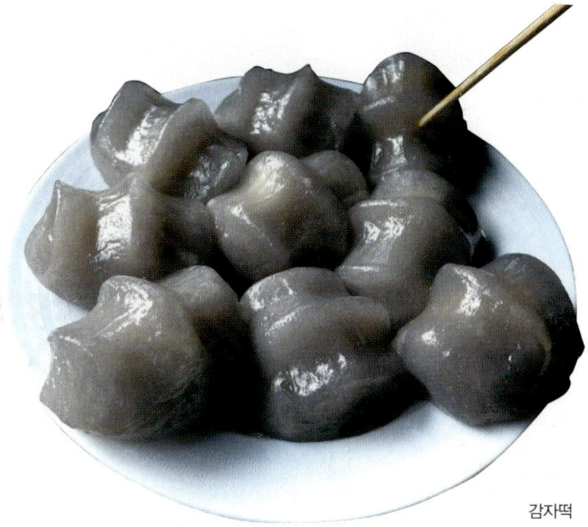

감자떡

갓

겨자과 / *Brassica juncea* var. integrifolia
영명 Leaf mustard, Mustard, Stalk and leaves
약명 황개자黃介子
이명 개채芥菜, 신채辛菜

겨자과의 한해살이풀로, 우리나라에서는 '갓' 또는 '겨자'라고 부른다. 매운맛이 강한 잎과 줄기는 주로 김치를 담가 먹고, 씨앗은 매운맛이 강하고 특유의 향기로운 맛이 있어서 양념과 약재로 쓴다. 잎 모양과 색깔에 따라 적색갓 · 청색갓 · 얼청갓 · 김치갓 등으로 나뉘는데, 김치를 담는 돌산갓(청색갓)과 김장 양념으로 쓰이는 얼청갓은 주로 가을에 재배된다. 노란색 종자는 구슬처럼 둥근데, 가루를 내어 향신료로 쓰거나 '황개자黃介子'로 약용한다.

잎과 씨앗에 함유된 매운맛의 주성분은 고추냉이와 같은 시니그린sinigrin이라는 성분이며, 미로시나제 myrosinase라는 효소의 작용으로 매운맛 성분이 생성된다.

갓에는 단백질과 칼슘이 풍부하고, 비타민 A의 전구체인 베타카로틴β-carotene이 매우 풍부하게 들어 있으며, 비타민 C 함유량은 사과의 3배에 달한다. 갓에 풍부한 루테인lutein은 카로티노이드carotinoid의 일종으로, 눈의 망막과 황반, 수정체의 색소 성분을 외부 자극으로부터 방어하는 작용을 통해 눈 질환을 예방하며, 동맥경화 위험을 감소시켜 심장의 건강에 도움이 된다. 또한 자외선에 의한 피부 손상을 예방하는 작용을 한다.

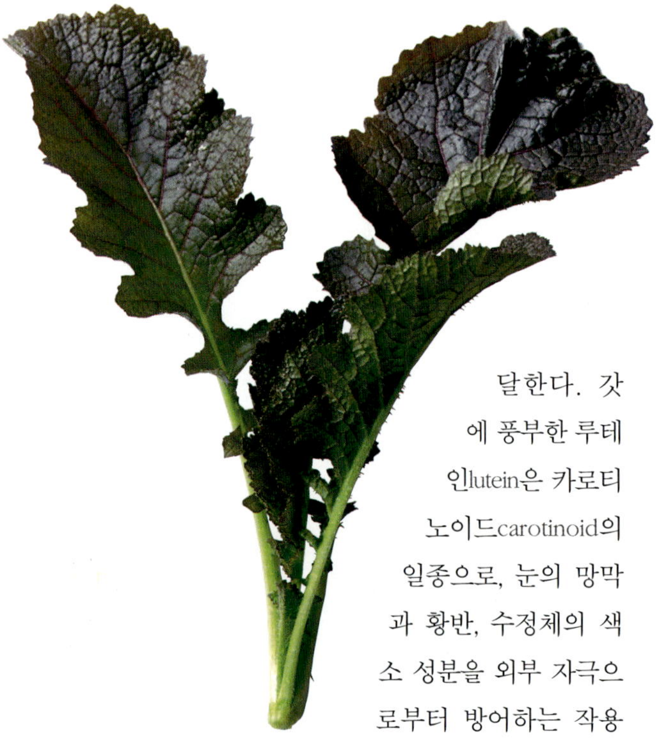

고서古書 · 의서醫書에서 밝히는 효능

본초강목 폐를 통하게 하며 가래를 삭이고 가슴을 이롭게 하며 식욕을 돋운다.

운곡본초학 개위開胃, 안중安中, 이격利膈, 통폐通肺, 하기下氣, 거냉기祛冷氣, 명이목明耳目, 이구규利九竅, 활한담豁寒痰, 제신경사기除腎經邪氣, 산결통락지통散結通絡止痛, 온폐활담이기溫肺豁痰利氣, 통리상초담체通利上焦痰滯의 효능이 있고, 칠창漆瘡, 두면풍頭面風, 비사입목飛絲入目, 상기해수上氣咳嗽를 치료한다.

특허 · 논문

● 갓 및 브로콜리를 이용한 갓 김치 제조 방법 : 본 발명 갓 및 브로콜리를 이용한 갓 김치 제조 방법은, 갓 100중량부를 세척한 후 소금물에 4시간 동안 절이는 갓 준비 단계; 브로콜리 20중량부를 세척하고 소금물에 2시간 동안 절이는 브로콜리 준비 단계; 절여진 상기 갓 및 상기 브로콜리를 소금물에서 건져내어 물에 세척한 후 물기를 빼는 탈수 단계; 찹쌀 풀 8중량부에 대하여 생새우 2중량부, 소금 15중량부, 멸치액젓 14중량부, 고춧가루 5중량부, 마늘 1.2중량부, 생강 1.2중량부, 양파 2중량부, 고추 3.5중량부를 혼합하여 양념 소를 준비하는 양념 소 준비 단계; 상기 절여진 갓 및 브로콜리를 혼합한 후 상기 준비된 양념 소를 버무리는 버무림 단계를 포함한다. 이에 의하면 갓 및 브로콜리가 가지는 유효 성분이 함유되고, 비타민 C 등의 필수 영양소의 함유량이 높아지며, 염도 및 열량이 낮아지므로 다이어트 건강식으로 섭취할 수 있으며, 영양이 풍미

한 갓 김치를 제조할 수 있다. – 특허등록 제1054256호, 여수시

● 갓 및 두릅을 이용한 갓 김치 제조 방법 : 본 발명 갓 및 두릅을 이용한 갓 김치 제조 방법은 갓 100중량부를 세척한 후 소금물에 4시간 동안 절이는 갓 준비 단계; 두릅 20중량부를 세척하고 소금물에 하루 동안 절이는 두릅 준비 단계; 절여진 상기 갓 및 상기 두릅을 소금물에서 건져내어 물에 세척한 후 물기를 빼는 탈수 단계; 찹쌀 풀 8중량부에 대하여 생새우 2중량부, 소금 15중량부, 멸치액젓 14중량부, 고춧가루 5중량부, 마늘 1.2중량부, 생강 1.2중량부, 양파 2중량부, 고추 3.5중량부를 혼합하여 양념 소를 준비하는 양념 소 준비 단계; 상기 절여진 갓 및 두릅을 혼합한 후 상기 준비된 양념 소를 버무리는 버무림 단계를 포함한다. 이에 의하면 갓의 유효 성분 및 두릅이 가지는 사포닌 등의 유효 성분이 함유될 수 있고, 비타민 C 등의 필수 영양소의 함유량이 높아지는 등 영양이 풍미한 갓 김치를 제조할 수 있다. – 특허등록 제1054255호, 여수시

● 식욕 억제제 조성물 : 본 발명은 고추의 추출물, 겨자잎의 추출물, 갓의 추출물, 마늘의 추출물, 생강의 추출물, 깻잎의 추출물, 미나리의 추출물, 부추의 추출물, 쑥갓의 추출물 및 파슬리의 추출물로 이루어진 군으로부터 선택되는 것을 유효 성분으로 포함하는 식욕 억제 조성물에 관한 것이다. 본 발명은 포만감을 유발하는 식물 소재의 향신료를 이용하여 부작용이 없고 섭취 후 포만감에 의한 심리적 안정감을 느낄 수 있는 향신료 추출물을 유효 성분으로 포함하는 식욕 억제 조성물, 식욕 억제 약학 조성물, 식욕 억제 건강기능식품 또는 식욕 억제 건강 음료에 관한 것이다. – 특허등록 제1122123호, 경희대학교 산학협력단

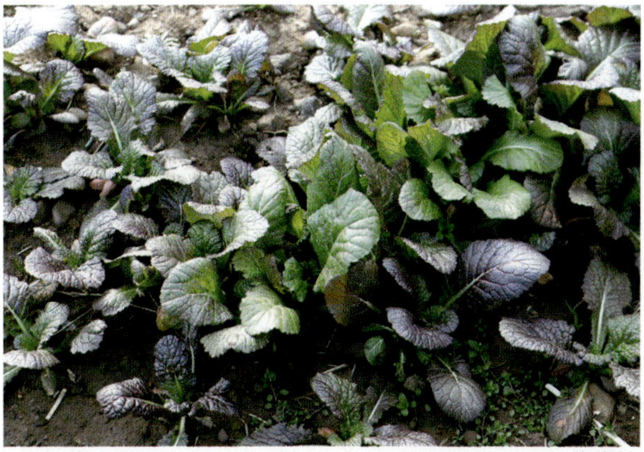
갓 어린순

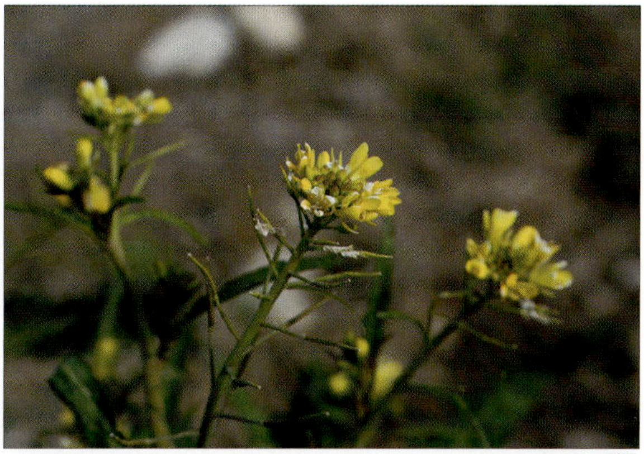
갓꽃

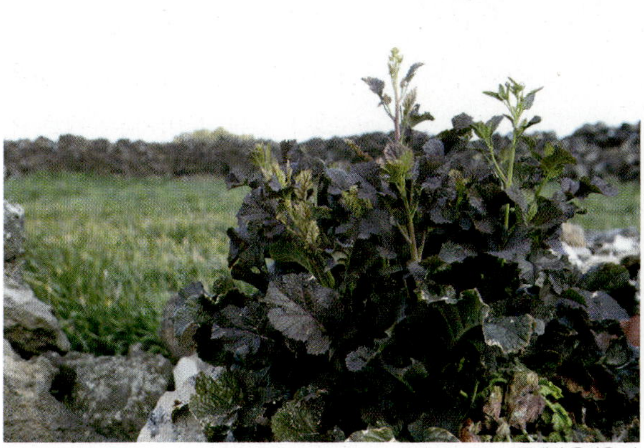
꽃대가 올라온 갓

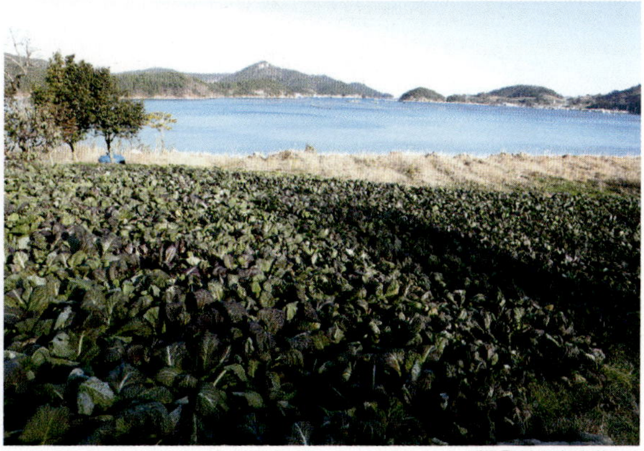
해풍을 맞으며 자라는 갓

겨자채

십자화과 / *Brassica juncea* (L.) Czern.
영명 Leaf mustard
약명 개자芥子
이명 산채, 경수채, 고채

겨자채는 중앙아시아가 원산지인 십자화과 채소로, '고채高菜'라고도 한다. 잎이 붉은 적겨자채와 녹색인 청겨자채로 구분된다. 잎은 폭이 넓고 둥글며, 잎면이 오글오글하여 갓과 매우 비슷하다.

겨자채는 추위에 강하고, 어느 토양에서든 잘 자란다. 키는 약 40㎝가량 되는데, 잎이 8~10매 정도 자라면 수확한다. 쌈 채소로 이용할 때는 잎 크기가 20㎝ 정도 된 것을 떼어 낸다. 잎에 윤기가 있고, 전체적으로 색이 검붉고 잎이 두툼한 것이 신선하다.

비타민 C와 카로틴, 칼슘과 철이 풍부하여 암이나 동맥경화 등의 생활습관병을 예방하는 효과가 있다. 눈과 귀를 밝게 하고, 마음을 안정시키며, 시금치·당근과 함께 갈아서 녹즙으로 마시면 치질과 황달이 개선된다.

톡 쏘는 매운맛과 향기가 특징이며, 주로 쌈 채소로 많이 이용한다. 샐러드·무침·샤브샤브로 이용하고, 겉절이를 담가 먹기도 한다. 일본에서는 요리의 색을 내는 절임용 채소로 쓴다. 씨앗의 기름을 짜서 식용유로 이용하기도 한다.

특허·논문

● 겨자채(Brassica juncea) 잎으로부터의 플라보놀 다이글루코사이드 : 본 논문으로는 겨자채(Brassica juncea) 잎으로부터의 플라보놀 다이글루코사이드를 연구한 논문으로 주요내용으로는 겨자채 잎으로부터 플라보놀 다이글루코사이드가 분리되었다. 화합물의 구조는 화학적 증거와 분광증거에 기초하여 isorhamnetin 3, 7-di-0-β-d-glucopyranoside (1)로 밝혀졌다는 내용이다. - 부경대학교 식품생명과학부 최재수 외 4, 생약학회지(2000. 12)

● 고랭지 쌈추, 로메인 상추 및 겨자채의 관비재배 효과 : 우리나라의 여름철 쌈 채소는 주로 고랭지의 시설 또는 노지에서 생산되고 있다. 대부분의 쌈 채소는 포기채로 수확하지 않고 잎이 쌈 싸먹기에 적당한 크기로 자라면 한 장씩 떼어 수확하므로 일반적인 시비방법으로는 기대한 만큼의 수량을 얻기가 매우 어렵다. 그러므로 지속적으로 균일한 양의 잎을 수확하기 위해서는 시비방법의 개선이 필요하다. 비교적 긴 기간 동안 작물이 필요로 하는 양의 비료를 지속적으로 공급할 수 있는 방법 중의 하나가 관비재배이다. 대관령에 위치한 시설과 노지에서 쌈 채소의 관비재배 효과를 검토하고, 관비재배에 적합한 비종의 선정을 위하여 관행시비와 각기 다른 비료(요소와 염화가리, 질산가리, 질산가리와 질산암모늄)로 관비하면서 쌈추, 겨자채 및 로메인 상추를 재배하였다. 수량은 세 작물 모두 노지재배에 비하여 시설재배에서, 관행재배에 비하여 관비재배에서, 요소와 염화가리 관비에 비하여 질산가리와 질산암모늄 관비에서 각각 월등히 많았다. 따라서 대관령에서 쌈 채소를 관비재배하려면 노지재배보다는 시설재배가 유리하고, 관비 비종으로는 질산가리와 질산암모늄이 적합하다는 사실을 확인할 수 있었다. - 이응호 외 4, 한국생물환경조절학회지(2005)

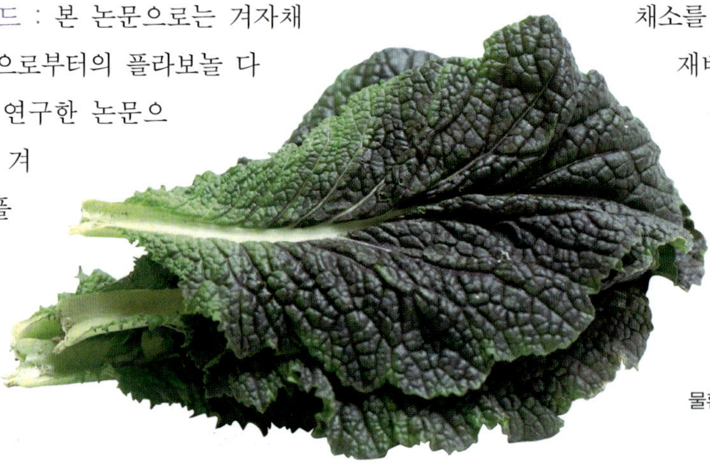

경수채

십자화과 / *Brassica rapa var. laciniifolia*
영명 Potherb Mustard
이명 교나京菜, 미즈나, 아삭채, 수채

십자화과의 한해살이 또는 두해살이 잎채소로, 비료를 사용하지 않고 물과 흙으로만 재배하는 채소라는 의미에서 '경수채京水菜'라는 이름이 붙었다. 씹는 질감이 아삭아삭해서 '아삭채'라고도 한다. 일본에서 특히 많이 재배하는데, 교토의 특산품이라서 '교나京菜', 흐르는 물에서 재배한다고 하여 '미즈나水菜'라고 부른다.

잎이 매우 가늘고 수분이 많으며, 잘라 내면 다시 자란다. 씹는 질감이 좋고 특유의 향이 고기의 누린내를 없애 주므로 고기에 곁들여 먹는 쌈 채소로 적합하다. 조림이나 전골, 절임 등의 요리 재료로도 활용하는데, 양념이 매우 쉽게 배어들므로 양념을 가볍게 하고, 지나치게 오래 삶지 않도록 주의한다.

베타카로틴, 비타민 B_2 · B_6 · C 등의 비타민을 풍부하게 함유하고 있으므로 겨울철 감기 예방에 도움이 되고, 생활습관병과 노화를 예방하고 개선하는 데 좋으며, 피부의 기미와 잡티를 없애는 데도 효과가 크다. 칼륨 · 칼슘 · 인 · 나트륨 등의 미네랄 성분이 많아 갱년기 이후의 골다공증 예방에도 좋으며, 어린이들에게도 도움이 되는 채소다.

특허 · 논문

● 빙결정화 저해 물질 : 본 발명은, 빙결정화(氷結晶化) 저해 물질, 당해 빙결정화 저해 물질의 제조 방법, 당해 빙결정화 저해 물질의 활성 부분인 폴리펩티드 및 당해 빙결정화 저해 물질 또는 폴리펩티드를 함유하는 빙결정화 저해 조성물, 식품, 생체 시료 보호제 및 화장품에 관한 것이다. 당해 빙결정화 저해 물질의 제조 방법, 당해 빙결정화 저해 물질의 활성 부분인 폴리펩티드, 및 당해 빙결정화 저해 물질 또는 폴리펩티드를 함유하는 빙결정화 저해 조성물, 식품, 생체 시료 보호제 및 화장품을 제공하는 것을 목적으로 한다. 발명자들은, 상기 과제를 해결하기 위해 예의 검토를 행하였다. 그 결과, 식물(배추, 무, 브로콜리, 청경채, 소송채(小松菜), 순무, 시로나, 노자와나, 히로시마나, 미즈나, 및, 머스터드로 이루어지는 군에서 선택되는 1 이상의 식물)로부터 용이하게 얻을 수 있고, 공업적으로 극히 간편한 방법으로 효율 좋게 제조할 수 있는 빙결정화 저해 물질을 알아내어, 본원발명을 완성시키기에 이르렀다. 저온 시의 생체 방어 물질의 하나로서, 빙결정화 저해 단백질이 알려져 있다. 빙결정화 저해 단백질은, 「부동(不凍) 단백질」이나 「Anti-Freeze Protein」으로도 불리고 있다. 이하, 이들을 「AFP」로 약기한다. AFP는, 물이 얼어버리는 빙점하의 온도역에 있어, 세포내에 생성하는 빙결정의 표면에 흡착하여 그 성장을 막아, 세포의 동결을 방해하는 기능을 갖는다. 이와 같은 AFP는, 예를 들면, 어류, 곤충, 식물, 균류, 미생물 등으로부터 발견되어 있다. – 특허공개 10-2012-0027232호, 가부시키가이샤 가네카(일본)

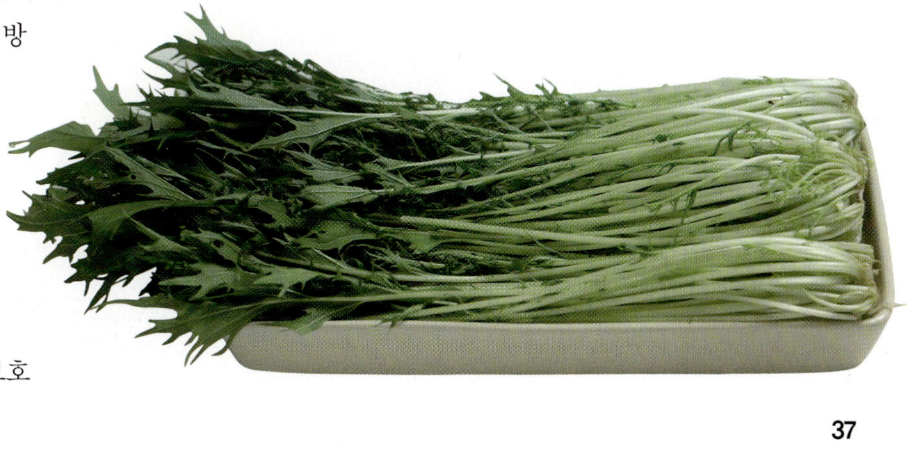

고구마

메꽃과 / *Ipomoea batatas* (L.) Lam.
영명 Sweet potato
약명 번서蕃薯
이명 감서甘署, 감저甘藷, 남감저, 단감자, 저우, 산우山芋, 고구마줄기

고구마는 메꽃과의 여러해살이풀로, 우리나라 전역에서 널리 재배한다. 길이는 약 3m 정도로 줄기가 길게 땅바닥을 따라 뻗으면서 뿌리를 내리며, 땅 속 뿌리의 일부가 굵어져서 길쭉한 타원형의 덩이를 이룬다. 꽃은 7~8월에 잎겨드랑이에서 나온 꽃자루에 연한 홍색의 나팔꽃 모양이 달린다. 따뜻한 기후에서 잘 자라며, 씨고구마를 심어 싹을 길러 이식하는 방법으로 재배한다. 가을에 잎과 줄기가 시들면 고구마를 캔다.

고구마는 주로 삶거나 구워 먹고, 쪄서 말리거나 생고구마 그대로 말려서 간식으로 먹기도 한다. 껍질의 자주색 색소 성분은 폴리페놀polyphenol의 일종인 안토시아닌anthocyanin으로, 항산화력이 있어 암 예방 등에 효과가 있다. 비타민 C가 풍부하고 칼로리는 낮은 알칼리성 식품으로, 항암·항산화 작용 및 혈중 콜레스테롤 감소 작용 등이 있다. 비타민 E가 많이 들어 있어 여성의 피부미용과 건강에 좋고, 특히 수용성 식이섬유의 함유량이 많아 쉽게 포만감을 느낄 수 있기 때문에 다이어트용 간식 및 변비 예방식으로도 적합하다.

고서古書·의서醫書에서 밝히는 효능

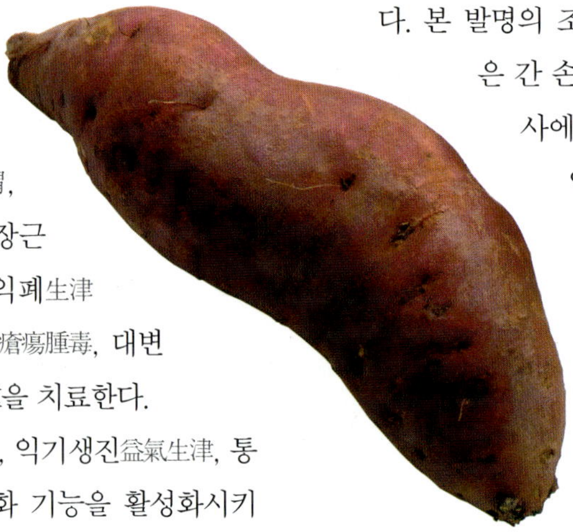

운곡본초학 맛이 달고 성질은 평하다. 보허補虛, 익신益腎, 청열清熱, 보비위補脾胃, 삽정기澁精氣, 윤피모潤皮毛, 장근골壯筋骨, 장기육長肌肉, 생진익폐生津益肺의 효능이 있고, 창양종독瘡瘍腫毒, 대변비결大便秘結, 비허수종脾虛水腫을 치료한다.

한국본초도감 보중화혈補中和血, 익기생진益氣生津, 통변비通便秘의 효능이 있어 소화 기능을 활성화시키고 기력을 증강시키며, 얼굴 피부를 곱게 한다. 변비와 갈증을 일으킬 때에도 효과가 있다.

특허·논문

● **자색 고구마로부터 분리된 자색 색소를 함유하는 통풍 예방 및 치료용 조성물** : 본 발명은 자색 고구마로부터 분리된 자색 색소를 함유하는 통풍 예방 및 치료용 조성물에 관한 것으로서, 더욱 상세하게는 자색 고구마 에탄올 추출물 또는 이로부터 분리된 자색 색소가 요산의 형성에 중요한 효소인 산틴 옥시다제를 저해하여 혈중 요산을 감소시켜 부작용 없이 항염증 작용을 나타내며 통풍성 관절염 환자에게 많이 발현되는 젤라틴나제 B의 발현을 억제하는 통풍 예방 및 치료 작용을 나타냄으로써 의약품 및 건강식품의 소재로서 유용하게 사용될 수 있는 자색 고구마 에탄올 추출물 또는 자색 색소의 새로운 의약용도에 관한 것이다. – 특허등록 제759468호, 한국생명공학연구원

● **자색 고구마 색소 추출물을 포함하는 간 질환의 예방 및 치료용 조성물** : 본 발명은 간질환의 예방 및 치료용 조성물에 관한 것으로서, 보다 상세하게는 자색고구마 색소 추출물을 유효 성분으로 함유하는 간 질환의 예방 및 치료용 조성물에 관한 것이다. 본 발명의 조성물은 아세트아미노펜과 같은 간 손상을 유발하는 화학물질의 대사에 관여된 간의 약물대사 효소인 시토크롬 P450의 효소들의 활성을 억제하고, 간 손상을 유발시키는 화학물질의 대사체의 포합반응을 통한 체외 방출을 촉진하는 해독효소를 증가시킴으로써, 간질환의 예방 및 치료에

유용하게 사용될 수 있다. – 특허등록 제792029호, 한국국제대학교 산학협력단

● 뇌 신경 세포 보호 활성을 갖는 고구마 추출물 및 그의 용도 : 본 발명은 고구마 추출물 또는 그로부터 분리된 2,4-다이-털트-뷰틸페놀(2,4-di-tert-butylphenol)을 포함하는 뇌 질환 예방 및 치료용 조성물에 관한 것으로, 상기 조성물은 알츠하이머 등의 뇌질환에 대해 우수한 효과를 발휘한다. 발명자들은 고령화 질환 중 그 심각성이 날로 증대되는 알츠하이머 병을 포함한 뇌질환의 예방 및 치료용 파이토케미컬(phytochemicals)을 탐색하고 이를 의약, 식품의약 및 건강기능식품의 원료로 소재화하기 위한 방법을 모색하였다. 그 결과, 오랫동안 식품으로 이용되어 온 고구마로부터 아밀로베타 펩티드-유도된 산화스트레스에 따른 뇌 신경 독성을 저해하는 미량소재를 검색하고 이를 분리 정제함으로써 본 발명을 완성하였다. – 특허등록 제1093413호, 고려대학교 산학협력단

● 고구마순 추출물을 함유한 유선 발달 촉진제 : 본 발명은 유선을 발달시켜 가슴을 크고 탄력있게 해줄 수 있는 유선 발달 촉진제에 관한 것이다. 본 발명에 따른 유선 발달 촉진제는 유선을 발달시켜 가슴을 크고 탄력있게 해줄 수 있는 유효 성분으로서 고구마순 추출물을 함유한다. 상기 고구마순 추출물은 정제수, 메탄올, 에탄올, 프로판올, 부탄올, 글리세롤, 프로필렌글리콜, 1,3-부틸렌글리콜, 메틸아세테이트, 에틸아세테이트, 벤젠, 헥산, 디에틸에테르 및 디클로메탄으로 이루어진 군중에서 선택된 하나 또는 두 종류의 이상의 용매를 혼합한 용매로 추출되며, 이러한 고구마순 추출물을 함유한 유선발달 촉진제의 성상은 크림상, 젤상, 액상, 페이스트상 및 고체상을 포함한다. 본 발명에 따른 유선발달 촉진제는 고구마순 추출물을 유효 성분으로 함유하여 인체에 부작용이 없으면서 유선발달을 촉진시켜 가슴을 크게 하고 탄력을 증진시키는 효과를 갖는다. – 특허공개 10-2004-0066941호, 주식회사 엘지생활건강

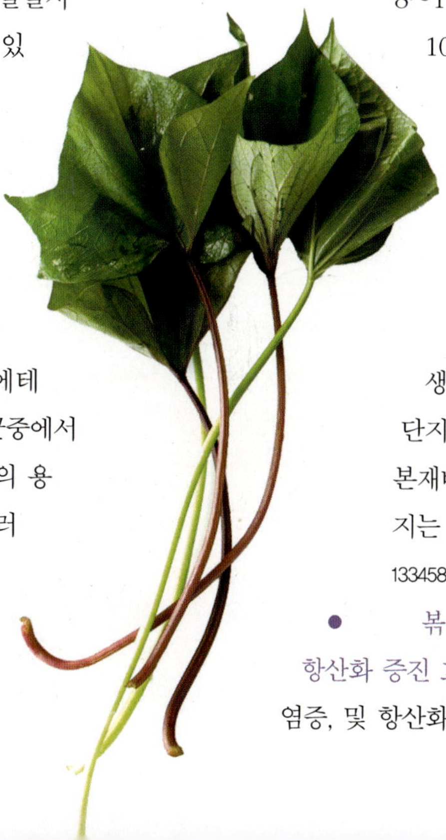

● 유기게르마늄을 함유한 고구마의 재배방법 : 본 발명에 따른 유기게르마늄을 함유한 고구마의 재배방법은 씨고구마 식재 전에 가축혈분 15~20%, 깻묵 15~20%, 골분 8~10%, 유박 8~10%, 부식산 8~10%, 미강 15~20%, 제올라이트 8~10%을 배합한 기능성 퇴비를 육묘단지에 투여하는 육묘단지 토양개선단계(S110), 가축의 혈장단백질 가수분해물에 유기게르마늄을 1000~3000ppm의 농도로 투여하여 생성된 유기게르마늄결합 펩타이드제를 물에 희석한 혼합물에 씨고구마를 침지시키는 씨고구마 침지단계(S120), 상기 단계 S110에서 토양이 개선된 육묘단지에 상기 단계 S120에서 침지된 씨고구마를 심고 고구마육묘를 키우는 육묘생산단계(S130), 상기 단계 S130에서 생산된 고구마육묘를 이식하기 전에 가축혈분 15~20%, 깻묵 15~20%, 골분 8~10%, 유박 8~10%, 부식산 8~10%, 미강 15~20%, 제올라이트 8~10%을 배합한 기능성 퇴비를 본재배단지에 투여하는 본재배단지 토양개선단계(S140) 및, 상기 단계 S140에서 토양이 개선된 본재배단지를 조성한 후부터 상기 단계 S130에서 생산된 고구마육묘를 상기 본재배단지에 이식하고 생육을 관리하는 본재배단계(S150)를 포함하여 이루어지는 것을 특징으로 한다. – 특허등록 제1334586호, 주식회사 그린드림

● 볶음처리에 의한 자색 고구마의 항산화 증진 효과 : 자색 고구마는 항당뇨, 항염증, 및 항산화 활성 등의 다양한 생리활성 효

과가 있다. 본 연구에서는 자색고구마의 볶음 처리 후 DPPH, ABTs 및 FRAP를 분석하여 항산화 활성을 비교하였다. 부가적으로 우리는 볶음 처리에 의한 자색 고구마의 항산화 활성 변화 요인을 확인하기 위해 총 phenolics와 flavonoids 함량, 갈변물질 및 phenolic acids 함량을 측정하였다. 볶은 자색 고구마는 볶지 않은 자색 고구마보다 상당히 높은 항산화 활성을 나타내었다. 특히, 200℃에서 10분간 볶음처리 한 자색 고구마는 다른 처리 조건들보다 높은 항산화 활성을 나타내었다. 볶음 처리 후 총 phenolic와 flavonoid 함량, 갈변물질 및 phenolic acids 함량이 현저하게 증가하였고, 이에 상응하여 항산화 활성이 증가하였다. 이 결과로부터 볶음 처리한 자색 고구마는 식품에서 잠재적인 천연 항산화제로 사용할 수 있을 것으로 판단되었다. – 경남과학기술대학교 식품과학부 조계만 외 1, 한국식품저장유통학회지(2012. 10. 30)

● 자색고구마 추출물을 함유하는 간섬유증 예방 및 치료용 조성물 : 본 발명은 자색고구마 색소 추출물을 유효 성분으로 함유하는 간 질환의 예방 및 치료용 조성물에 관한 것이다. 본 발명의 조성물은 아세트아미노펜과 같은 간 손상을 유발하는 화학물질의 대사에 관여된 간의 약물대사 효소인 시토크롬 P450의 효소들(P450 1A1, P450 2E1)의 활성을 억제하고, 간 손상을 유발시키는 화학물질의 대사체의 포합반응을 통한 체 외 방출을 촉진하는 해독효소를 증가시킴으로써, 간 질환의 예방 및 치료에 유용하게 사용될 수 있다. – 특허등록 제1210309호, 충남대학교 산학협력단

● 자색 고구마 추출물 발효액을 유효 성분으로 함유하는 지방 생성 및 축적 저해용 조성물 : 본 발명의 자색 고구마 추출물 발효액은 아지방세포를 이용한 항비만 실험에서 지방 세포로의 전환과 지방축적을 강하게 억제하고, 지방 세포 분화에 관련된 PPARγ와 C/EBPα의 발현을 감소시키고, 마우스 동물모델에서 고지방식이로 인한 체중 증가 및 피하지방의 증가

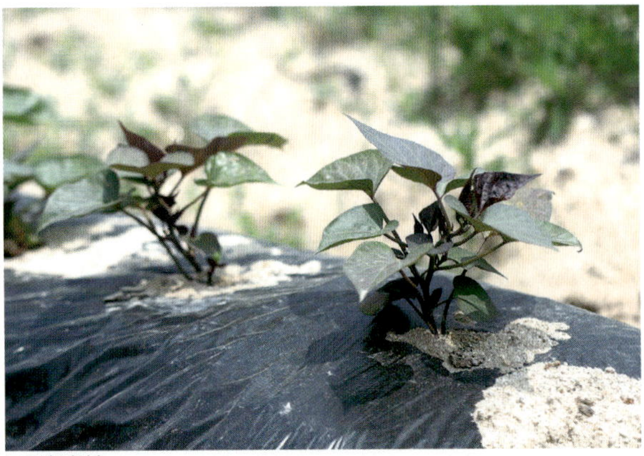
고구마 어린순

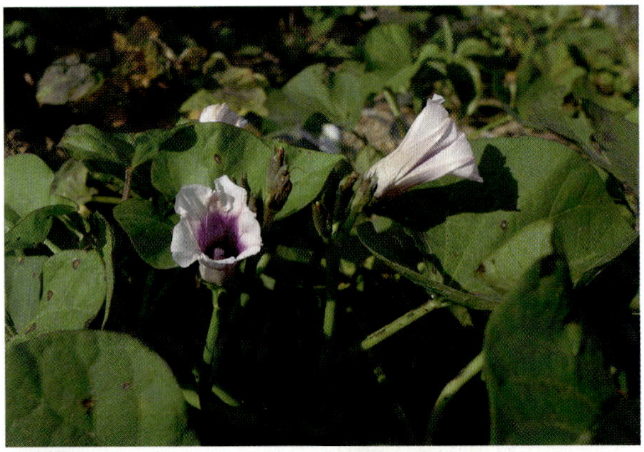
고구마꽃

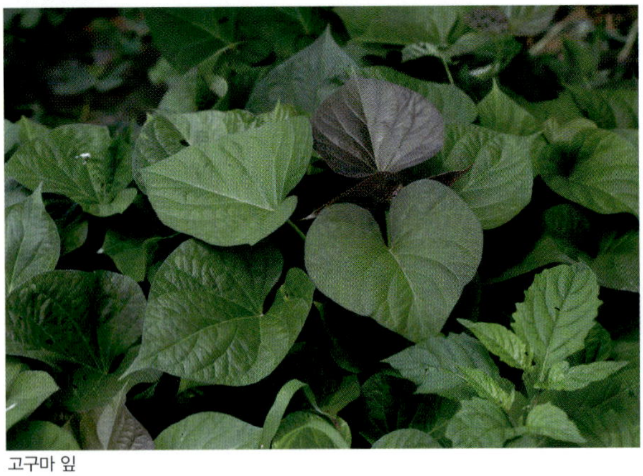
고구마 잎

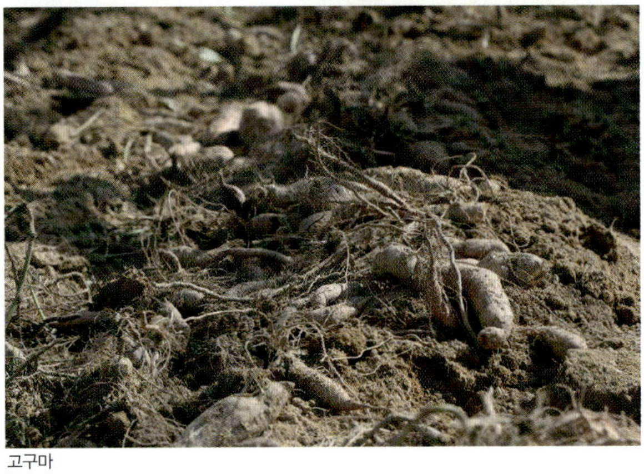
고구마

를 억제하고, 간조직의 무게, 간조직 내 트리글리세라이드 함량을 낮추며, 혈중 글루코오스 농도를 저하시키고, 간조직내 지방합성효소의 활성을 낮추고 AMPK 활성을 증대시켜, 지방 생성 및 축적 저해와 관련된 의약이나 건강기능식품의 제조에 활용될 수 있다. – 특허등록 제1282371호, 한아름영농조합법인, 재단법인 전남생물산업진흥원

● 고구마 원료의 세척 상태에 관계없이 고구마 소주를 제조하는 방법 및 그에 따라 얻어진 고구마 소주 : 고구마의 세척 상태와 곰팡이에 오염된 상태에 관계없이 고구마로부터 순수 분리하여 얻은 뮤코(Mucor)속 균 또는 라이조프스 스톨로니퍼(Rhizopus Stolonifer)를 고구마에 살포하고 상온에서 2~3일간 번식시키고 절단한 후 전분질 원료와 함께 액화당화법으로 고당도의 전분당액을 제조하고 이 전분당액을 발효시킨 다음, 단식증류기 또는 반연속식증류기인 배식(裵式)증류기를 이용하여 증류하여 고구마 소주를 제조하는 방법 및 그에 의해 얻어진 맛과 향이 우수한 고구마 소주이다. 본 발명의 방법에 의해 제조된 고구마 소주는 자연에서 자란 고구마 특유의 맛과 향이 살아있는 고품질의 소주로서 수입주들과 맛과 향에서 경쟁력이 있어 수입 대체 효과가 있을 뿐 아니라, 국산 고구마 판매증진 효과와 과잉 생산된 고구마, 저장 시설의 부족으로 곰팡이에 오염된 고구마를 사용할 수도 있어 고구마 재배 농민의 소득 증대를 줄 수 있는 효과를 갖는다. – 특허등록 제684133호, 배상면

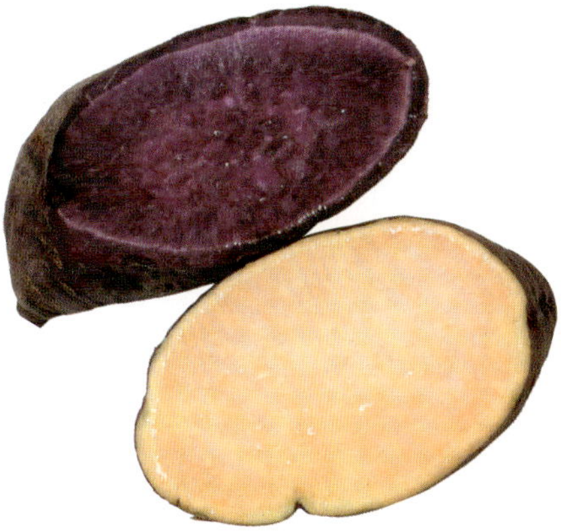

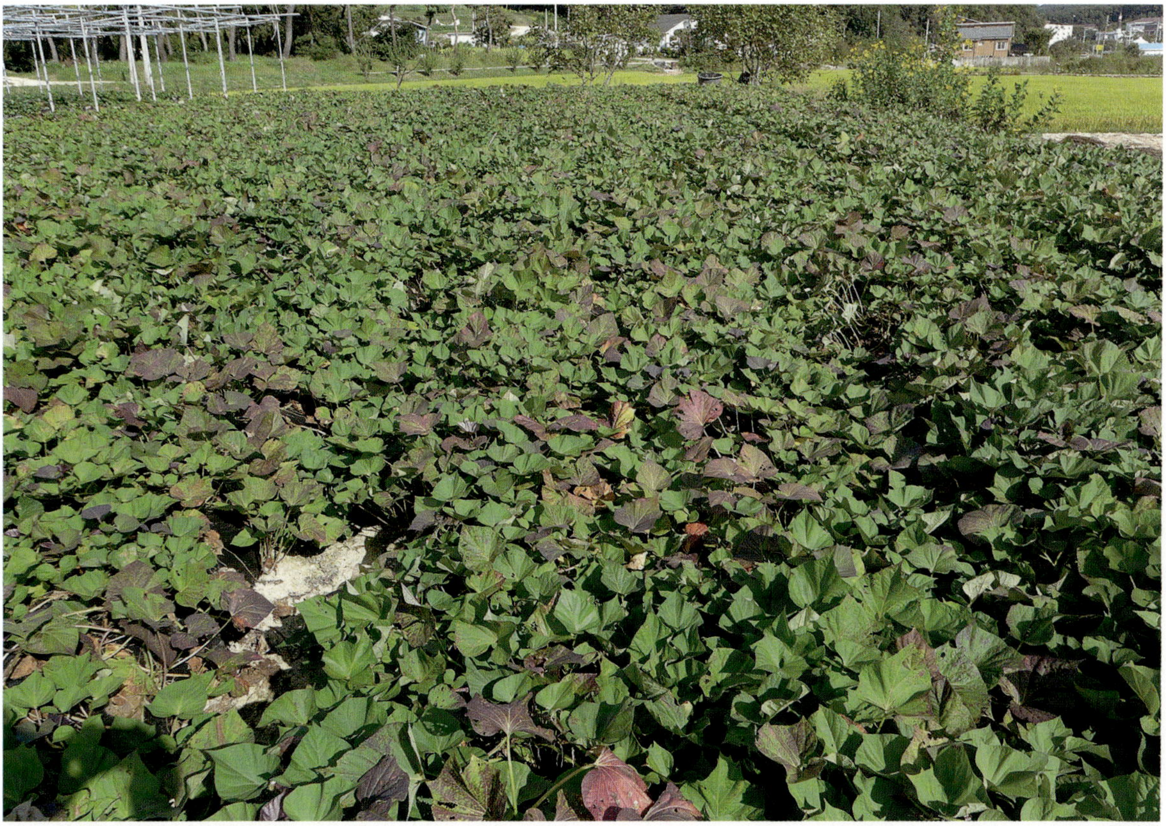

고구마 밭

고사리

고사릿과 / *Pteridium aquilinum var. latiusculum* (DESV.) UNDERW.
영명 Bracken
약명 궐蕨, 궐근蕨根
이명 고자리, 고사리밥, 층층고사리, 궐채아

고사리과의 여러해살이풀로, 전국 각지에서 자생한다. 키는 1m 정도로, 이른 봄에 뿌리줄기에서 싹이 돋아나며, 끝부분이 꼬불꼬불하게 말리고 흰 털이 덮여 있다. 꽃이 피지 않고 포자로 번식하는 양치식물로 뿌리를 양성하여 번식시킨다. 4~5월에 어린순을 꺾어서 삶은 후 나물로 볶아 먹거나, 데쳐 말린 뒤 저장해 두었다가 1년 내내 두고 먹는다.

항산화 작용을 하는 베타카로틴, 비타민 B_2를 함유하고 있어 동맥경화와 암을 예방하고 혈중 콜레스테롤을 낮추는 효과가 있다. 말린 고사리에는 칼륨·마그네슘·철 등의 무기질이 더욱 풍부하다.

한방에서는 어린잎을 궐蕨, 뿌리를 궐근蕨根이라 하며 열을 내리고 오장을 윤택하게 하고 몸속의 독을 풀어주고 가래를 삭이는 데 효능이 있다. 황달, 목이 아플 때, 고열이 날 때 줄기를 뿌리째 캐어 햇볕에 말려 약으로 처방하였다.

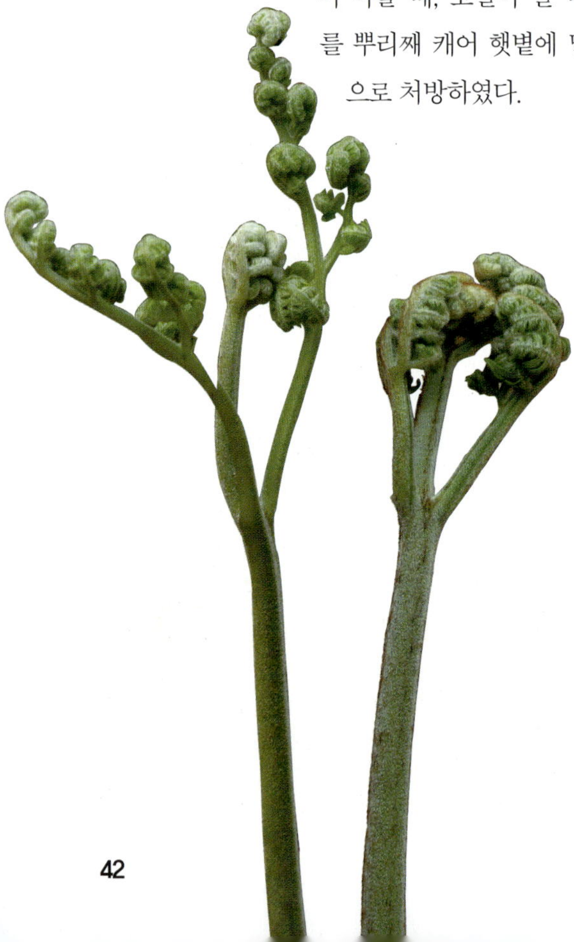

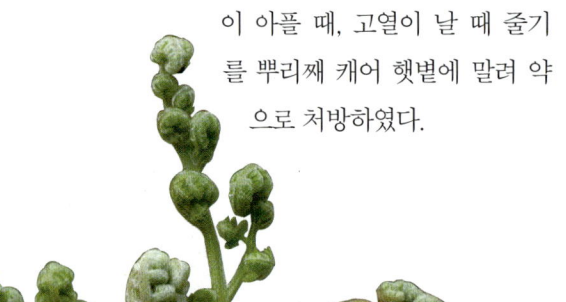

고서古書 · 의서醫書에서 밝히는 효능

방약합편 독과 폭열을 없애며, 오래 먹으면 양기陽氣가 사라져 도리어 다리가 약해진다.

특허 · 논문

● 개선된 보습 및 항균 작용의 윤활 조성물 : 본 발명은 고사리 추출물, 피뿌리풀 추출물, 참마, 알로에를 유효 성분으로 포함하는 윤활 조성물에 관한 것이다. 구체적으로 본 발명에 따른 윤활 조성물은 겔 타입 또는 오일 타입으로 제공되며, 겔 타입의 윤활 조성물은 고사리 추출물, 피뿌리풀 추출물, 참마, 알로에, 방부제, 습윤제, 겔화제 및 물의 조성으로 이루어지고, 오일 타입의 윤활 조성물은 고사리 추출물, 피뿌리풀 추출물, 참마, 알로에, 방부제, 습윤제, 올리브유, 유화제 및 물의 조성으로 이루어진다. 본 발명에 따른 겔 타입 또는 오일 타입의 윤활 조성물은, 여성의 질 점막이나 남성의 요도 점막에 대한 자극으로부터 자유로우므로 계속적, 반복적 사용에도 부작용이 전혀 없고, 기존의 윤활 조성물에 비해 현저히 개선된 보습 및 윤활 효과를 나타내며, 또한 뛰어난 항균 효과를 나타내므로 감염의 위험을 예방하고 위생적인 측면에서 매우 유리하다. – 특허등록 제872481호, 정** 외 2

● 고사리 장아찌 및 그 제조 방법 : 본 발명은 고사리 장아찌 제조 방법에 관한 것으로, 말린 고사리를 물에 불린 후 삶은 후 건조하고, 상기 건조된 고사리 30~40중량%와 고추장과 간장을 포함하여 이루어진 1차 양념장 60~70중량%를 혼합하고 14~21일간 1차 숙성시킨 후, 고추장, 간장, 된장, 물엿, 청주를 포함하여 이루어진 2차 양념장에 혼합하고 버무려준 후 다시 6개월 내지 12개월 동안 2차로 숙성시키는 단계를 포함하여 이루어지며, 고사리의 특유의

향과 맛을 유지하면서도, 여러 가지 양념이 되어 있어 다양한 맛을 낼 수 있는 장아찌를 제공할 수 있다.
– 특허등록 제1031623호, 전주대학교 산학협력단

● 고사리 열수추출물 발효액을 함유하는 화장료 조성물 및 이의 제조 방법 : 본 발명은 고사리 열수추출물 발효액 또는 고사리 열수추출물 발효액에 녹차 열수추출물 및 편백 열수추출물을 추가로 함유하는 천연물을 이용한 유아용 화장료 조성물 및 이를 제조하는 기술에 관한 것으로, 더욱 구체적으로는 고사리 열수추출물 발효액 또는 고사리 열수추출물 발효액, 녹차 열수추출물 및 편백 열수추출물 혼합 용액을 이용하여 제조한 화장료 조성물이 고보습, 항균 활성 또는 풍부한 거품 형성, 항균 활성 효과를 가지므로, 유아용 친환경 화장료 조성물로 이용 가능한 효과가 있다. – 특허공개 10-2014-0080095호, 강** 외 1

● 약선 고사리 및 이의 제조 방법 : 본 발명은 약선 고사리 및 이의 제조 방법에 관한 것으로, (a)물에 약초를 넣고 끓여서 약초물(약초로서 청미래, 황매목, 산사, 감초 및 삼백초를 사용하고, 물 1 l 에 대하여 청미래 5 내지 20g, 황매목 5 내지 20g, 산사 5내지 20g, 감초 5 내지 20g 및 삼백초 1 내지 10g을 혼합하여 끓이되, 105 내지 120℃에서 5 내지 15분 동안 가열한 다음, 다시 95 내지 105℃에서 10 내지 30분 동안 가열함)을 제조하는 단계; (b)약초 건더기를 제거한 후, 끓인 약초물을 냉각시키는 단계; (c)냉각시킨 약초물에 고사리를 담궈서 침지하는 단계; (d)침지한 고사리를 삶거나 찌는 단계; (e)삶거나 찐 고사리를 약초물로 헹구는 단계; 및 (f)헹군 고사리를 건조시키는 단계를 포함하는 약선 고사리의 제조 방법을 제공한다. – 특허등록 제1240252호, 김**

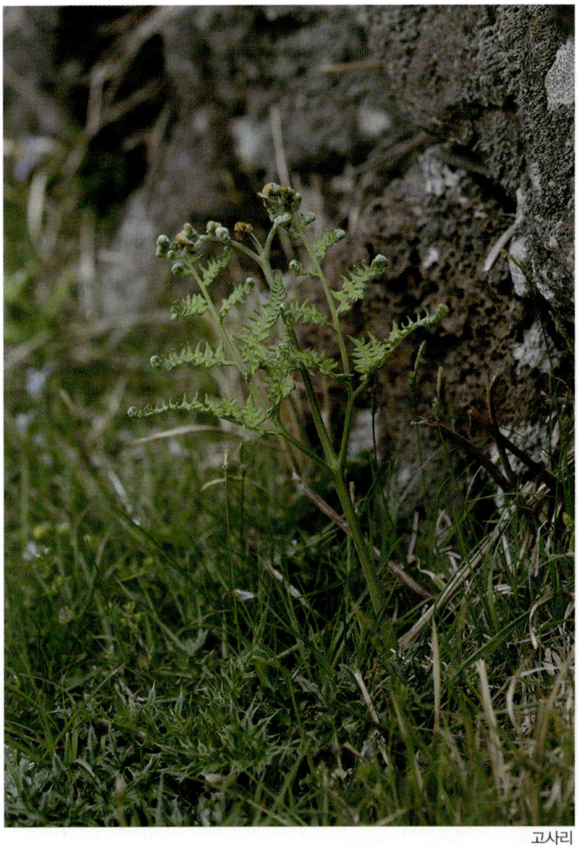
고사리

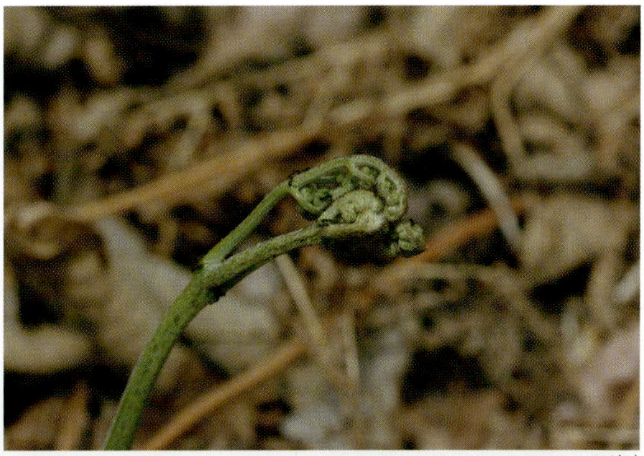
고사리

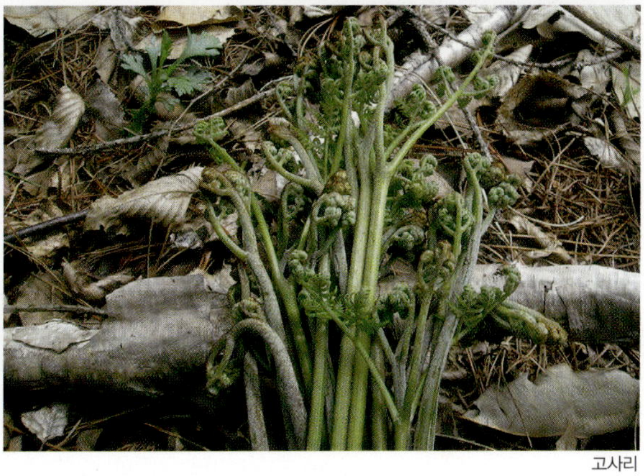
고사리

고수

미나리과 / *Coriandrum sativum* L.
영명 Coriander
약명 호채胡菜, 호유자胡荽子, 호유胡荽, 호수근胡荽根
이명 고수풀, 빈대풀, 고수잎, 고수열매, 샹차이, 팍치

미나리과의 한해살이풀로, 중국에서는 '샹차이香菜', 태국에서는 '팍치'라고 부르며, 영어로는 '코리앤더 Coriander'라고 하는데, 이는 '빈대'라는 뜻의 그리스어 'Koris'에서 유래했다. 우리나라에서도 '빈대풀'이러고 부르기도 한다.

우리나라에서는 특히 절에서 많이 심는다. 키는 30~60㎝로 자라고, 줄기는 곧고 가늘며, 잎에서 빈대 냄새가 난다. 6~7월에 흰색의 꽃이 가지 끝에 달리며, 열매는 둥글게 매다. 주로 방향 성분의 씨와 잎을 재배한다. 냄새가 강하여 호불호가 갈리지만 조리하거나 다른 향료와 배합하면 특유의 향미를 즐길 수 있다. 고기의 누린내를 없애는 데 중요한 역할을 하며, 유럽에서는 소스 제조용 향신료로 널리 알려져 있다. 쌀국수에 반드시 들어가는 향신채이다.

씨는 한방에서 건위健胃·구풍驅風·거담去痰 효과를 내는 약으로 쓰고, 열매는 건위제·해열제 등으로 쓰인다. 줄기와 잎은 고수강회(고수를 초고추장에 회처럼 찍어 먹는 것)·고수김치·고수쌈 등으로 먹는다.

고서古書·의서醫書에서 밝히는 효능

방약합편 호유胡荽는 맛이 시다. 두진(痘疹 : 천연두의 발진 증세)을 몹시 발표하게 하며 위胃에서는 두통을 멈추고 속에서는 식적食積을 소화시킨다. 씨도 발두發痘시킨다.

본초습유 오랫동안 먹으면 잊어버리는 병(건망증)에 걸린다. 뿌리는 고질痼疾을 나게 한다. 쑥과 함께 먹으면 좋지 않고 난산難産한다.

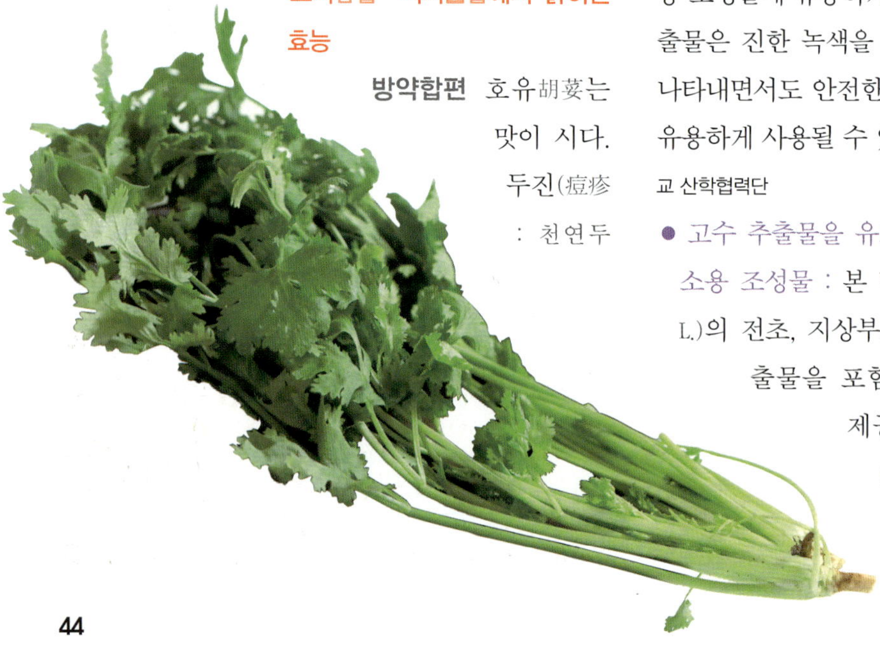

특허·논문

● 고수 추출물을 유효 성분으로 함유하는 피부 주름 개선 및 미백용 조성물 : 본 발명은 고수(*Coriandum sativum*. L) 추출물을 유효 성분으로 함유하는 피부 주름 개선 및 미백용 조성물에 관한 것으로, 더욱 상세하게는 고수 추출물은 HaCaT 세포에서 H_2O_2 자극에 대한 세포 보호 효과, ROS 억제 효과, SOD 및 CAT 활성 유도 효과 및 글루타치온(GSH) 증가 효과 등의 우수한 항산화 효과를 지니고 있을 뿐 아니라, UV-B에 의해 증가하는 MMP-1의 억제 활성 및 티로시나아제(tyrosinase) 억제 활성이 우수하므로, 피부 주름 개선, 노화 방지용 또는 미백용 조성물에 유용하게 사용될 수 있다. 또한, 고수 추출물은 진한 녹색을 띠고 있으므로, 우수한 효과를 나타내면서도 안전한 색조 화장료 조성물의 안료로 유용하게 사용될 수 있다. – 특허등록 제1249034호, 경희대학교 산학협력단

● 고수 추출물을 유효 성분으로 포함하는 숙취 해소용 조성물 : 본 발명은 고수(Coriandrum sativum L.)의 전초, 지상부, 또는 씨앗의 분쇄물 또는 추출물을 포함하는 숙취 해소용 조성물을 제공한다. 본 발명에 의한 고수(*Coriandrum sativum* L.)의 전초, 지상부, 또는 씨앗의 분쇄물 또는 추출물을 포함하

는 숙취 해소용 조성물은 혈중 알코올 농도의 저감 효과가 매우 우수하여 숙취 해소에 탁월한 효과를 발휘할 수 있고, 천연식품으로서 화학적으로 합성되어 판매되는 약물에 비하여 인체에 무해한 숙취 해소제를 제공할 수 있다. – 특허등록 제1131432호, 정**

● 고수 잎 분말과 브로콜리 줄기 분말을 혼합한 파운드케이크의 항산화 활성과 품질 특성 : 본 논문은 고수 잎 분말과 브로콜리 줄기 분말을 혼합한 파운드케이크의 항산화 활성과 품질 특성에 관한 내용으로 주요 내용은 다음과 같다. 고수 잎 분말과 브로콜리 줄기 분말 첨가가 파운드케이크의 품질 특성에 미치는 영향을 조사하였다. 고수 잎과 브로콜리 줄기 분말을 각각 10, 12.5와 15% 비율로 반죽에 첨가하였다. 고수 잎과 브로콜리 줄기 분말 및 파운드케이크에 각각의 DPPH 유리 라디칼 소거 활성, 총 페놀 화합물 함량과 플라보노이드 함량으로 항산화 활성을 측정하였다. 항산화 활성은 파운드케이크의 고수 잎과 브로콜리 줄기 분말 각각의 총 플라보노이드 함량과 매우 연관성이 있었다(r=0.9096). 고수 잎과 브로콜리 줄기 분말 파운드케이크의 품질 특성은 비용적, 경도, crumb과 crust의 헌터 색차계값 및 케이크의 관능적 품질로 측정하였다. 고수 잎과 브로콜리 줄기 분말 첨가량이 증가할수록 비용적이 유의하게 감소되었다($p<0.01$). 파운드케이크 crust와 crumb의 명도는 고수 잎과 브로콜리 줄기 분말 첨가량이 증가할수록 감소하였다($p<0.01$). 경도, 씹힘성과 검성은 감소하는 경향이었으며, 응집성이 두 분말에서 감소하였다. 10% 첨가군의 소비자 기호도 점수는 맛, 냄새와 색도에서 다른 실험군보다 유의하게 더 높았다($p<0.01$). 결론적으로, 고수 잎과 브로콜리 줄기 분말은 소비자 기호도와 건강을 증가시키는 우수한 재료라는 내용이다. – 가천대학교 식품영양학과 이혜정, 한국식품영양학회지(2012. 9. 30)

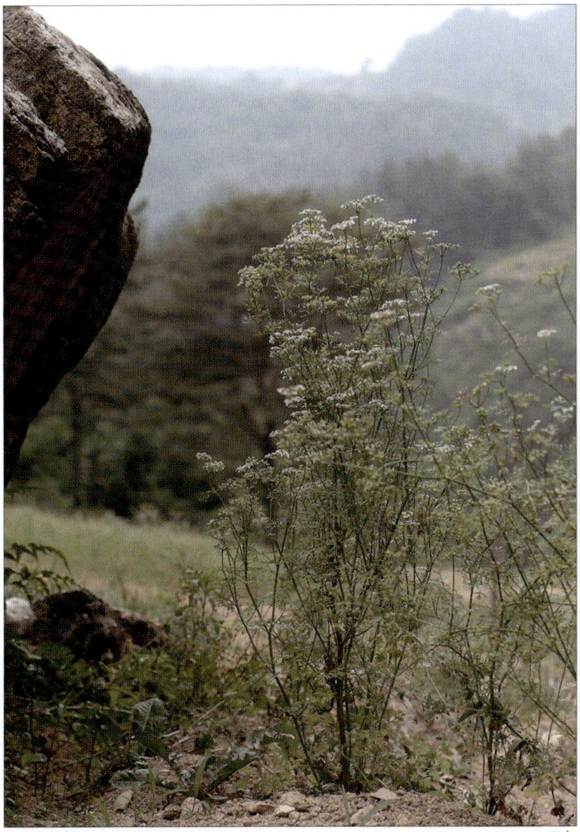
고수

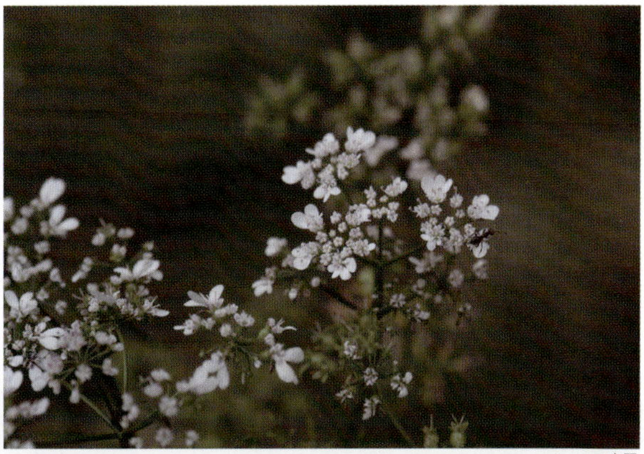
고수꽃

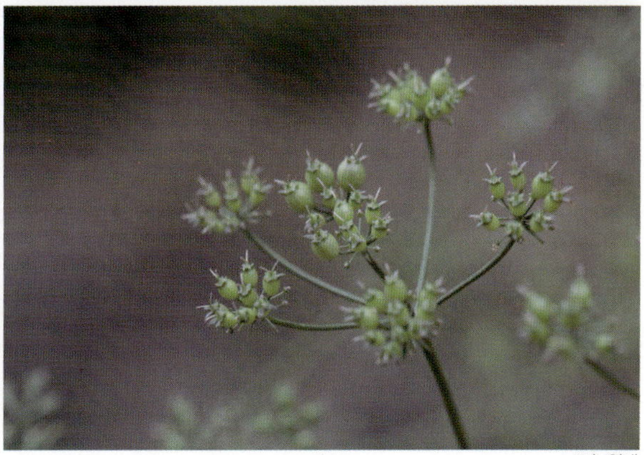
고수 열매

고추

가지과 / *Capsicum annuum* L.
영명 Hot pepper
약명 번초蕃椒
이명 파프리카, 고춧잎

풋고추와 붉은고추로 구분되는데, 풋고추는 여름철에 흔히 먹는 녹황색 채소로, 비타민 C가 사과보다 많고 비타민 E도 풍부하다. 붉은고추는 생것을 그대로 쓰기도 하지만 주로 말려서 고춧가루로 쓴다. 김치를 많이 먹는 우리나라 음식문화에서 없어서는 안 되는 식재료이다.

매운맛 성분인 캅사이신Capsaicine은 살균 · 항균 작용을 하며 자극적인 향이 위액의 분비와 소화를 촉진하고 식욕을 증진시키며 신진대사를 활발하게 한다. 콜레스테롤 감소와 지방 분해 효능이 있으며, 감기 등에도 효과가 있다.

고추는 가지과에 속하는 한해살이풀로, 주로 밭에서 재배한다. 키는 약 60㎝로, 식물 전체에 털이 약간 나 있다. 잎은 어긋나고, 초여름부터 서리 내리기 전까지 흰색의 꽃이 계속 피고 지며 열매가 맺히고 붉게 익는다. 열매는 긴 원뿔 모양으로, 8~10월에 익으며 속에 씨가 많이 들어 있다. 연한 고춧잎은 데쳐서 나물로 먹고, 단단해진 잎은 데쳐서 꾸덕꾸덕하게 말려 장아찌를 담그며, 풋고추는 생것 그대로 먹거나 조림, 부각으로 만들어 먹는 등 쓰임새가 다양하다.

고서古書 · 의서醫書에서 밝히는 효능

중화본초 성질은 뜨겁고 맛은 맵다. 중초中焦를 따뜻하게 하여 한기를 몰아내고 기를 내리게 하여 음식을 소화시키는 효능이 있다. 위가 차서 기가 체한 것, 완복脘腹이 창만脹滿하고 아픈 것 · 구토 · 사리 · 풍습통 · 동창凍瘡에 쓴다.

특허 · 논문

● 생장 증진, 내염성 및 노화 조절에 관여하는 고추의 CaHB1 유전자 및 그의 용도 : 본 발명은 고추 유래의 호메오박스 1(Capsicum annuum homeobox 1; CaHB1) 단백질, 상기 단백질을 코딩하는 유전자, 상기 유전자를 포함하는 재조합 식물 발현 벡터, 상기 벡터로 형질 전환된 식물체, 상기 벡터를 이용한 형질 전환 식물체의 제조 방법, 상기 벡터를 이용한 식물의 생장 및 내염성을 증가시키는 방법 및 노화를 조절하는 방법에 관한 것이다. 본 발명에 따르면, CaHB1 유전자를 통하여 생장 및 내염성이 증가된 식물체의 개발 및 노화 기작을 밝힐 수 있을 것으로 기대된다. – 특허등록 제1028113호, 서울대학교 산학협력단

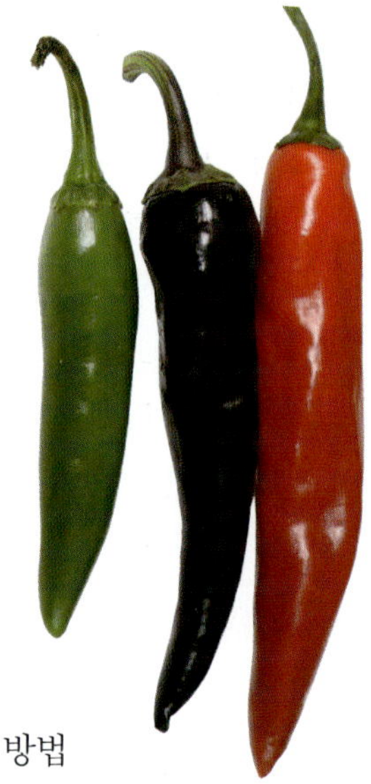

● 캡사이신을 유효 성분으로 함유하는 간질 예방 및 치료용 조성물 : 본 발명은 캡사이신을 함유하는 간질 예방 및 치료용 조성물에 관한 것으로, 더욱 구체적으로 간질을 효과적으로 억제할 수 있는 고추의 주요성분인 캡사이신을 유효 성분으로 함유하는 간질 예방 및 치료용 조성물에 관한 것이다. 본 발명에 따르면, 간질 예방 및 치료용 조성물의 유효 성분으로서 캡사이신은 항산화활성, 항염증능, 항세포 사멸능 및 체온 저하 기능을 통하여 간질을 효과적으로 억제할 수 있다. 따라서 본 발명의 캡사이신을 유효 성분으로 함유하는 조성물은 간질 발생에 대한 예방 효과, 및 간질 증상에 대한 치료 효과를 가지게 되어 간질 예방 및 치료용 약제 및 기능성 식품 분야에 적용할 수 있다. – 특허등록 제1075055호, 충북대학교 산학협력단

● 마라소스의 주성분인 고추 및 화초 추출물을 유효 성분으로 함유하는 비만 또는 고지혈증 예방 및 치료용 조성물 : 본 발명은 마라소스의 주성분인 고

추 및 화초 추출물을 유효 성분으로 함유하는 비만 또는 고지혈증 예방 및 치료용 조성물에 관한 것으로, 본 발명은 고추 및 화초 추출물을 유효 성분으로 함유하는 비만 또는 고지혈증 예방 및 치료용 약학적 조성물, 비만 또는 고지혈증 예방 및 개선용 식품 조성물 그리고 체중 감소용 식품 조성물을 제공한다. 상기 복합 추출물은 각 성분을 개별적으로 투여했을 시보다, 비만 또는 고지혈증 치료 효과에서 높은 효능을 보였으므로, 비만 또는 고지혈증 예방 및 치료용 약학적, 식품 조성물의 제조에 효과적이다. – 특허등록 제1344564호, 주식회사 풀무원홀딩스

● 고추, 검정깨, 치자, 백급, 쪽풀을 함유하는 발모 촉진용 조성물 : 본 발명은 두피의 탈모 부위에 도포하여 모발의 성장과 발모를 촉진하기 위한 것으로, 고추, 검정깨, 치자, 백급, 쪽풀을 아임계 추출법으로 추출한 혼합 조성물로, 이 조성물을 두발용 화장료에 혼합하여 탈모 부위에 적용하면 두피와 모발에 영양을 공급하고 두피 혈행을 도와 모발 성장과 발모 촉진에 효과가 있는 것을 특징으로 한다. – 특허공개 10-2012-0121272호, 노** 외 1

● 생 고추 추출물을 함유하는 숙취 해소제 및 이를 함유하는 건강보조식품 : 본 발명은 생 고추를 착즙한 후 증류한 생 고추 추출물을 함유하는 숙취 해소제 및 이를 함유하는 건강보조식품에 관한 것으로, 생 고추 추출물을 유효 성분으로 포함하는 것을 특징으로 하는 숙취 해소제 및 이를 함유하여 숙취해소 효과를 나타내는 건강보조식품을 제공한다. 본 발명에 따른 숙취 해소제는 알코올 농도를 저감시키는 등의 숙취 해소 효과가 있으며 복용이 용이하여 술에 첨가하여 마시거나, 음주 전 · 후에 간편하게 복용할 수 있다. – 특허등록 제789000호, 주식회사 젠트로 외 1

● 고추 추출물인 캡사이신이 함유된 졸음 방지 및 해소 츄잉껌 : 본 발명은 츄잉껌 조성물에 대한 것으로 츄잉껌에 고추 추출물 중 매운맛을 내는 캡사이

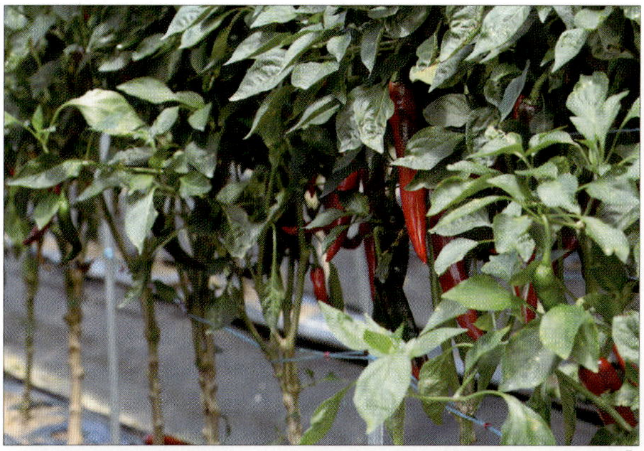
고추

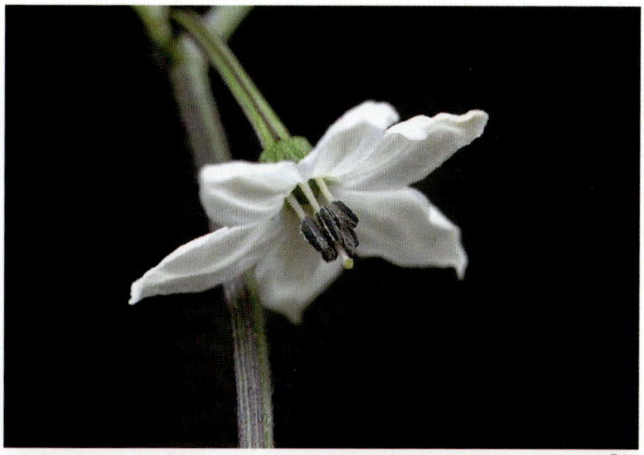
고추꽃

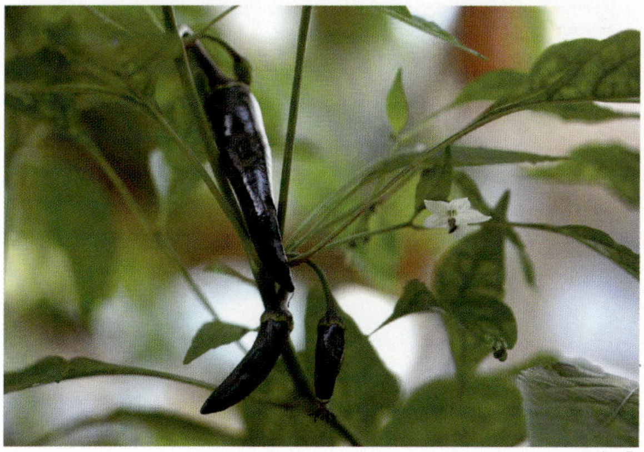
보라고추

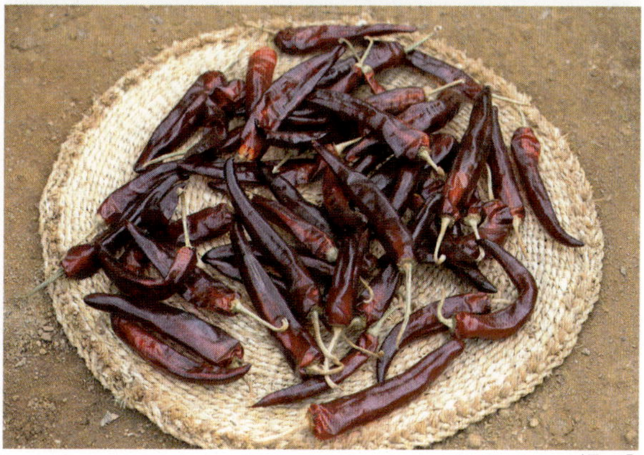
마른 고추

신을 함유시켜 껌을 씹을 때, 고추 추출물인 캡사이신의 작용으로 우리 몸의 감각기관인 혀의 통각을 자극하여 졸음 방지 및 해소 작용을 하며 특히, 졸음운전, 주의력 부족으로 인한 작업 중 사고 방지를 이룩하여 소중한 생명과 건강한 삶을 이룩하기 위한 기능성 껌에 대한 것이다. 고추 추출물인 캡사이신이 함유된 졸음 방지 및 해소 츄잉껌은 특히 운전 중 졸음에 아주 탁월한 효과가 있으며 또한, 휴대가 간편하여 누구나 부담 없이 쉽게 접하고 즐길 수가 있다.
– 특허공개 10-2006-0027008호, 문**

● 마늘, 양파, 생강, 고추즙의 항균작용 : 본 실험 결과 마늘이 다른 시료에 비해 가장 큰 항균력을 보였고 그 중 Vibrio parahaemolyticus에 대해서는 시료 1% 이상 농도에서 거의 100% 항균 효과를 보였고 다른 균에 대하여는 2.5% 농도에서 각 71.9~88.0%의 항균력을 나타내었다. 양파의 항균력은 동속식물 마늘(Alliium sp.)에서처럼 Salmonella enteritidis에 대해서는 비교적 약해 시료 2.5% 농도에서 불과 28.5% 항균력을 나타냈으나 Staphylococcus aureus와 Vibrio parahaemolyticus는 같은 농도에서 50% 이상 발육이 저지되었다. 생강의 항균력은 전반적으로 양파와 비슷한 수준이고 Staphylococcus aureus와 Enterobacter cloacae에 대해서는 비교적 약하나 Salmonella enteritidis와 Vibrio parahaemolyticus에 대해서는 50% 이상의 생육 저해 효과를 보였다. 고추의 항균 효과는 전반적으로 매우 낮고 마늘, 양파의 경우와는 달리 다른 균에 비해 Salmonella enteritidis균에 대해서만 약간 높고 Vibrio parahaemolyticus나 Enterobacter cloacae에 대해서는 매우 낮은 항균력을 나타내었다. – 조선대학교 식품영양학과 서화중, 한국식품영양과학회지(1999. 2. 27)

● 인삼 및 산삼 고추양념의 제조 방법 : 본 발명은 인삼 또는 산삼을 원료삼으로 하는 원료삼추출물을 고추양념에 포함시키되, 원료삼추출물인 원료삼배양

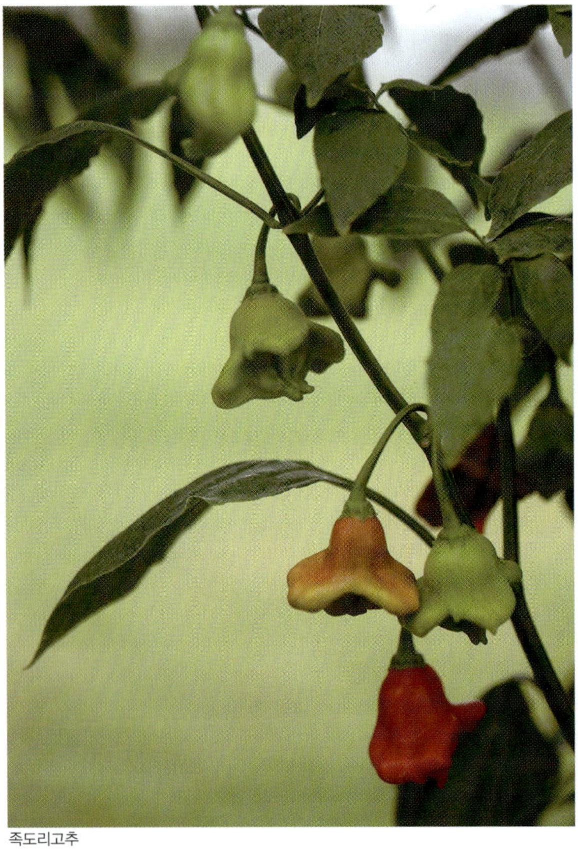
족도리고추

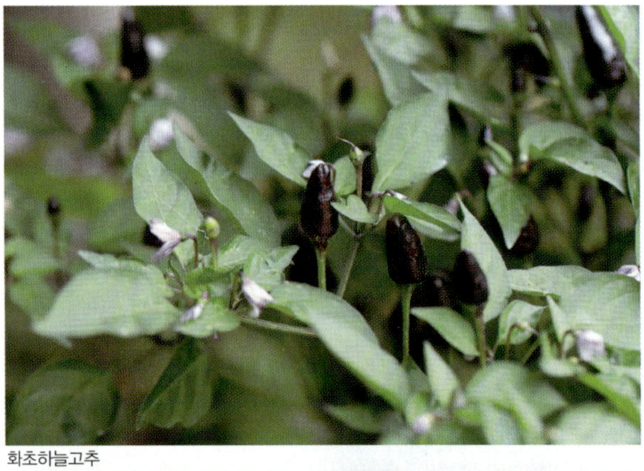
화초하늘고추

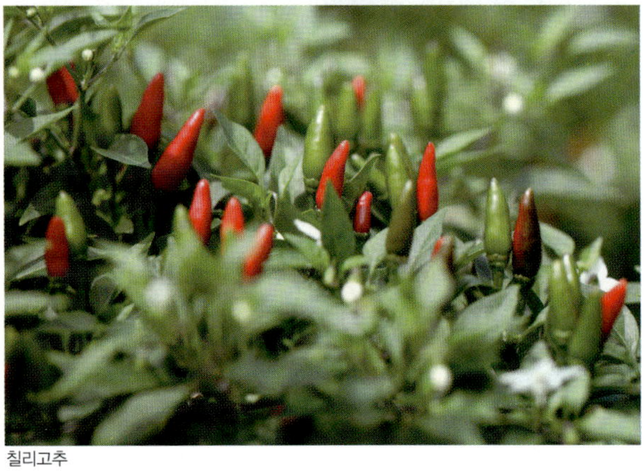
칠리고추

근액과 원료삼가루를 고추양념의 제조과정에서 고추분말 및 당화물과 함께 수차례 발효과정을 거쳐 원료삼의 유효 성분 함유율을 극대화한 인삼 및 산삼 고추양념의 제조 방법으로서, 건고추를 세척하고 분쇄하는 1차분쇄단계(S10);와, 분쇄된 고추분말의 이물질을 다수 차례 반복검출하는 이물질처리단계와, 원료삼배양근액을 조성하는 배양단계와, 소맥분, 증숙된 쌀, 정제염, 정제수와 물엿을 혼합하여 2차례 발효를 통해 당화물을 조성하는 당화단계(S40);와, 상기 원료삼배양근액 10 내지 20중량%에 당화물 45 내지 60중량%를 투입하여 발효시키는 1차 숙성단계와, 1차 숙성된 당화물에 고추분말 20 내지 30중량%와 원료삼가루 5 내지 10중량%를 침지하여 발효시키는 2차 숙성단계와, 2차 숙성된 고추혼합물을 수분 함유율을 25 내지 30%로 유지하는 건조단계와, 건조된 고추혼합물을 3단 자외선 살균기를 통해 살균 처리하는 살균 단계와, 상기 완성된 고추양념을 포장하는 포장단계로 구성되는 것을 특징으로 한다. – 특허공개 10-2013-0124872호, 농업회사법인 주식회사 선농

● 청양고추 추출물을 이용한 비만 억제 조성물 : 본 발명은 청양고추 추출물을 이용한 비만 억제 조성물에 대한 것으로, 더욱 상세하게는 청양고추 추출물 4~6중량%; 함초 8~12중량%; 하이드록시시트레이트(hydroxycitrate) 18~22중량%; 및 식이섬유 60~70중량%; 로 제조되는 것을 특징으로 하는 청양고추 추출물을 이용한 비만 억제 조성물에 대한 것이다. 청양고추 추출물을 이용한 비만 억제 조성물을 이용하는 경우, 과다한 식이섬유 섭취로 인한 부작용을 예방하고, 음식자원을 재활용하여 경제적 손실을 경감시킬 수 있을 것으로 기대된다. – 특허공개 10-2008-0114454호, 한국국제대학교 산학협력단

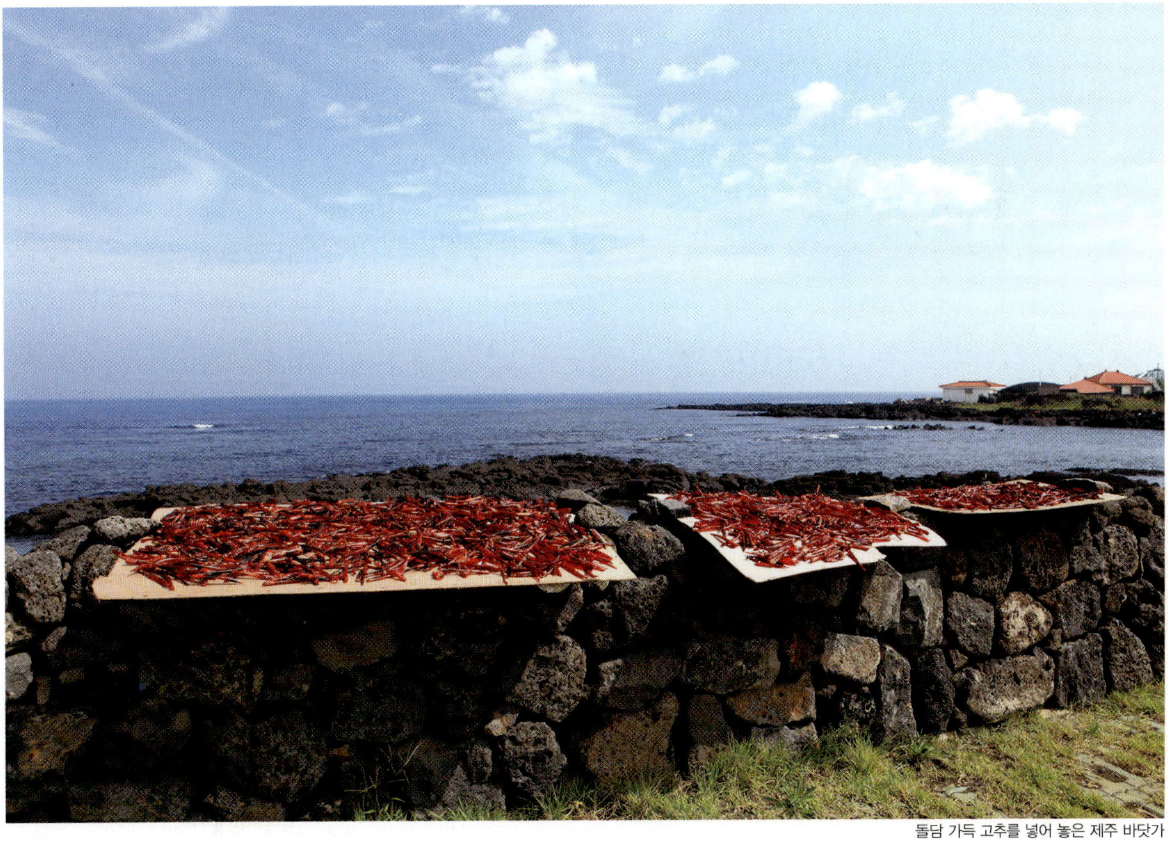

돌담 가득 고추를 널어 놓은 제주 바닷가

고추냉이

겨자과 / *Wasabia japonica* (Miq.) Matsum.
영명 Korean wasabi
약명 신엽辛葉, 산규근山葵根
이명 매운냉이, 겨자냉이, 와사비

겨자과의 여러해살이풀로, 우리나라 울릉도나 일본 등지의 맑은 물이 흐르는 계곡 주변에 서식한다. 더러 밭에서 재배하는 종류도 있다. 키는 20~40cm 정도이고 5~6월에 흰색 꽃이 핀다. 땅속줄기를 갈아서 양념으로 이용하거나 약재로 쓰며, 잎과 줄기도 쌈이나 나물, 장아찌로 먹는다.

봄에 고추냉이 뿌리를 잔뿌리를 떼어 내고 말린 것을 한방에서 '산규근山葵根' 또는 '산유채山萮菜'라고 하는데, 류머티즘이나 신경통을 완화시키는 데 쓰고, 식욕 증진제로 사용하기도 한다. 유사종으로 '참고추냉이(*Cardamine koreana*)'가 있는데, 평안남도 양덕 · 강원도 평창강 상류 등에 분포하며, 일본의 와사비와는 다른 식물이다.

코를 톡 쏘는 특유의 매운맛이 있으며 주성분인 아릴이소티오시아네이트allyl isothiocyanate는 뛰어난 항균 · 항암 작용을 하는 것으로 알려져 있다. 강한 살균력으로 식중독을 예방하고 곰팡이 발생을 억제하며, 생선의 비린내를 없애고 자극적인 향으로 타액의 분비를 촉진하여 음식물의 소화와 흡수를 돕는다. 일본에서는 식용으로 개발하여 회나 초밥을 먹을 때 많이 사용하며, 서양에서는 감기 · 열병 등의 치료에 쓰였다.

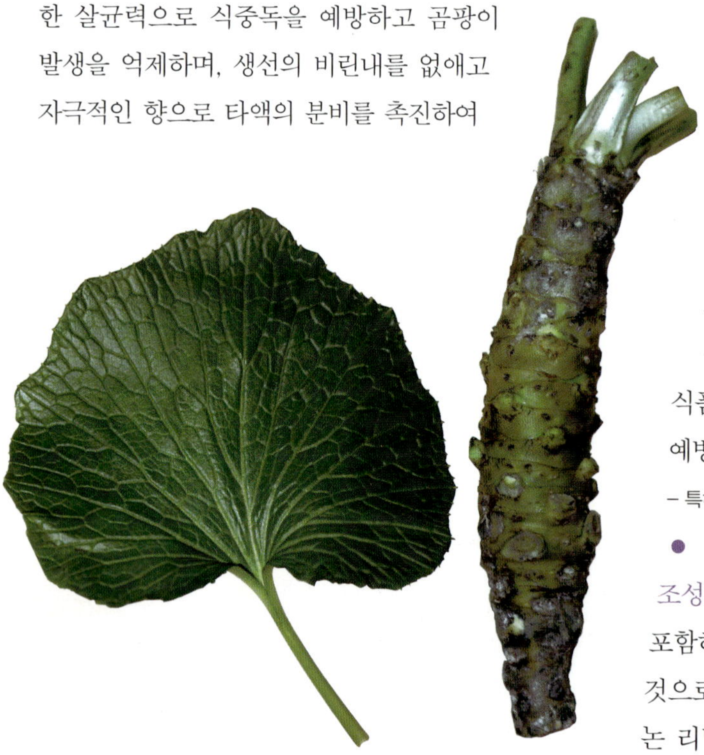

특허 · 논문

● **지방 대사 개선 효과가 있는 고추냉이를 함유하는 기능성 식품** : 본 발명은 지방 대사 개선 효과가 있는 고추냉이를 함유하는 기능성 식품에 관한 것으로서, 구체적으로 본 발명은 지방 대사를 개선하기 위하여 항산화 효과 및 항고지혈증 효과가 있는 고추냉이를 함유하는 기능성 식품에 관한 것이다. 본 발명에서 사용되는 고추냉이는 DPPH에 대한 수소 공여능이 뛰어나고, 직접적으로 산화 질소 생성을 억제하며, iNOS mRNA 발현 및 iNOS 발현을 억제하여 간접적으로 산화 질소 생성을 억제하고, 잔틴 산화제의 활성을 저해하여 슈퍼옥사이드 라디칼의 생성을 억제하는 항산화 효과를 가지고 있다. 또한, 본 발명에서 사용되는 고추냉이는 고밀도 지단백질-콜레스테롤의 함량은 증가시키고, 총 콜레스테롤 및 저밀도 지단백질-콜레스테롤의 함량은 감소시키는 항고지혈증 효과를 가지고 있다. 본 발명에서는 이러한 효과를 가지고 있는 고추냉이를 주성분으로 또는 부성분으로 함유하는 기능성 식품을 제공함으로써 지방 대사와 관련된 질병을 예방 또는 치료하는 데 사용할 수 있도록 하였다.

– 특허등록 제542731호, 배** 외 2

● **고추냉이 추출물을 포함하는 간암 예방용 조성물과 건강식품** : 본 발명은 고추냉이 추출물을 포함하는 간암 예방용 조성물과 건강식품에 관한 것으로서, 더욱 상세하게는 고추냉이 추출물의 퀴논 리덕타아제(Quinone reductase) 활성 유도물질로

서의 작용을 확인함으로써 이를 암 예방 및 치료용 조성물에 적용할 수 있고, 이러한 효과를 가진 고추냉이 추출물을 츄잉껌, 캔디, 비스켓, 아이스크림, 음료 및 초콜렛 등의 각종 식품에 함께 배합하여 청소년, 성인 및 노인층의 광범위한 계층까지 언제 어디서나 늘 간편하게 섭취할 수 있어서 지속적인 음용 효과를 기대할 수 있도록 한 고추냉이 추출물을 포함하는 간암 예방용 조성물과 건강식품에 관한 것이다. – 특허등록 제749941호, 롯데쇼핑 주식회사

● 고추냉이 추출물의 항균 효과에 관한 연구 : 본 논문은 고추냉이 추출물의 항균 효과를 연구한 논문으로 주요 내용으로는 증류와 에테르 추출을 통해 고추냉이로부터 휘발성 성분을 얻었으며, 추출물은 고추냉이 필수유의 주성분인 allylisothiocyanate와 색상, 냄새, 및 항균 효과와 유사한데, 추출물의 항균 작용을 평가한 결과 Staphylococcus, Escherichia, Pseudomonas 및 Salmonella와 같은 넓은 종류의 병원성 세균에 대해 항균 효과를 가진다는 내용이다. – 대구가톨릭대학교 화학과 서기림 외 2, 한국영양학회지(1995. 12. 31)

● 고추냉이 추출물의 복합 나노 입자화를 통한 식품 첨가용 천연 식용 항균제의 제조 방법 : 본 발명은 고추냉이 추출물의 복합 나노 입자화를 통한 식품 첨가용 천연 식용 항균제의 제조 방법 및 그 식용 항균제에 관한 것이다. 본 발명의 식품 첨가용 천연 식용 항균제 제조 방법은 레시틴으로 고추냉이의 추출물을 나노 입자화하는 것을 특징으로 한다. 본 발명은 homogenizer 공정과 microfluidizer 공정 그리고 초음파 분산 공정을 이용하고, 고추냉이 수용성 추출물을 식용에 적합하도록 레시틴을 이용하여 나노 입자화하는 방법으로서 비가열 처리가 요구되는 모든 식품 및 식품 설비 · 기구, 공정 등에 활용 가치가 높다. – 특허등록 제1259475호, 강원대학교 산학협력단

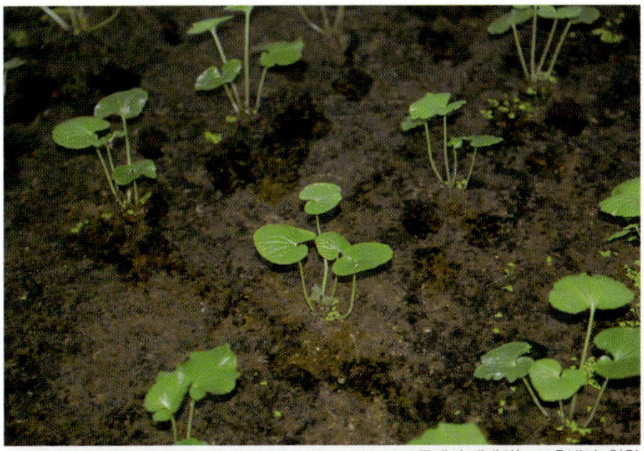
물에서 재배하는 고추냉이. 철원

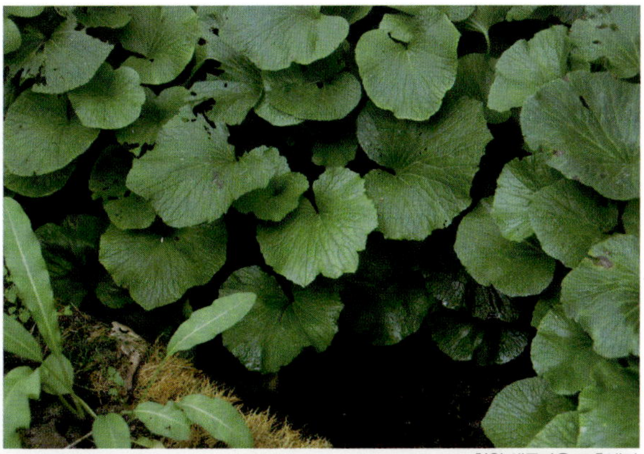
철원 샘통마을 고추냉이

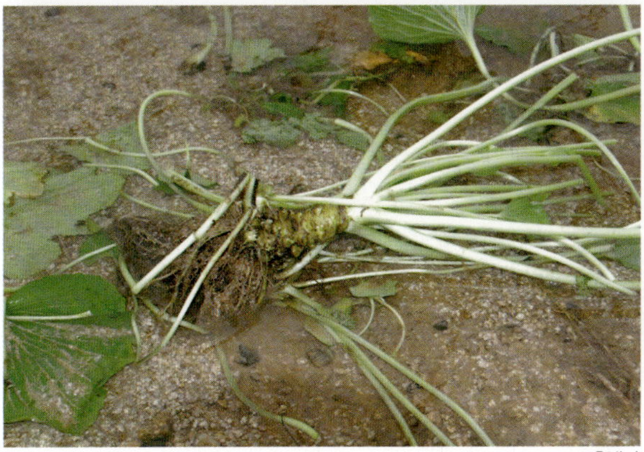
고추냉이

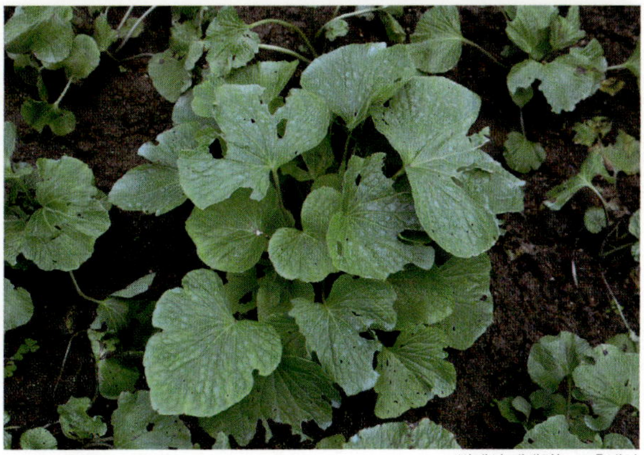
밭에서 재배하는 고추냉이

공심채

메꽃과 / *Ipomoea aquatica* Forsk
영명 Water convolvulus
이명 라우몽, 팍붕, 깡꽁, 물시금치

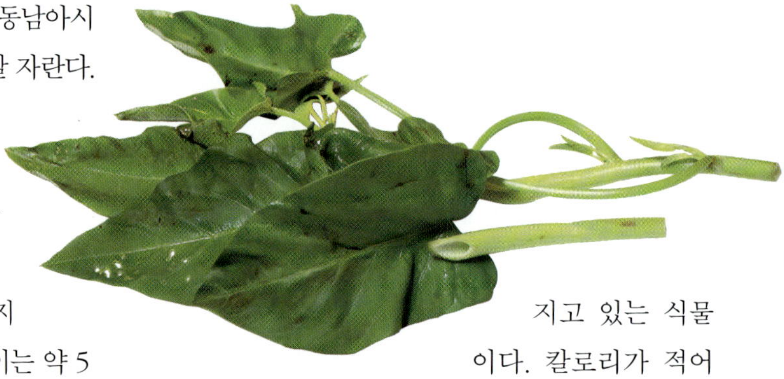

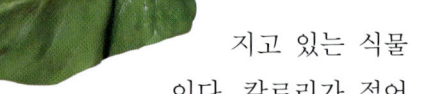

메꽃과의 한해살이풀로 태국 · 필리핀 등의 동남아시아와 중국 남부지방에 분포하며, 물가에서 잘 자란다. '공심채空心菜'라는 이름은 줄기의 속이 대나무처럼 비어 있기 때문에 붙여졌으며, 베트남에서는 '라우몽', 태국에서는 '팍붕', 필리핀에서는 '깡콩'이라고 한다. 영어로는 'Water Spinich' 즉 '물시금치'란 뜻이지만 외형상으로는 미나리와 닮았다. 잎의 길이는 약 5~12㎝, 너비는 4.5~7㎝이고 타원형이며 둥근 엽맥이 나 있다. 8월에 크고 긴 꽃자루에 작은 나팔꽃 모양의 보라색 꽃이 핀다.

공심채는 항산화 물질인 베타카로틴, 각종 비타민과 무기질이 풍부하다. 시금치와 비교해 비타민 B · B_2 등은 2배, 칼슘은 5배 정도 더 많이 함유하고 있어 성장기 청소년에게 좋고, 갱년기 골다공증을 예방하며, 피로 해소, 다이어트와 미용에도 좋다.

맛과 향이 강하지 않고 식감이 좋아 볶음요리 · 김치 · 셀러리 · 녹즙 등 다양한 요리법으로 활용할 수 있다. 맛이 달고 성질이 찬 편이므로 동남아 등 열대지방 사람들에게 적합하며, 몸이 찬 사람은 지나치게 많이 먹지 않는 것이 좋다.

특허 · 논문

● 공심채 추출물을 포함하는 중금속 체외 배출 및 중금속으로 말미암은 산화적 손상 억제용 식품 조성물 : 본 발명은 공심채 추출물을 포함하는 중금속 제거 및 산화적 손상 억제용 식품 조성물에 관한 것으로, 본 발명을 통해 공심채 추출물의 중금속 제거능 및 산화적 손상 억제능이 확인된 바, 식품 조성물로 개발되어, 중금속 제거 및 산화적 손상 억제를 위해 사용될 수 있다. 공심채(Water-convolvulus)는 아열대 기후 식물이며, 파이토케미칼을 많이 가지고 있는 식물이다. 칼로리가 적어 다이어트 식품으로 좋고, 빈혈에 좋은 철분이 많이 함유되어 있으며, 그 외에 다양한 무기질을 함유하고 있다. 또한, 항산화 효과가 있는 물질(ex. vit C, vit A, polyphenols, chlorophyll, etc.)을 많이 포함하고 있는 것으로 보고되어 있다. 파이토케미칼(phytochemical)은 식물이 고열, 독물질, 세균 또는 유해곤충 등으로부터 자신을 보호하기 위하여 스스로 만들어내는 방어물질이다. 현재 1,000종류가 넘는 파이토케미칼이 밝혀져 있으며, 이러한 물질들 중 다수가 우리의 몸을 질병으로부터 보호하는 기능을 수행할 수 있다. 파이토케미칼은 암의 원인이 되는 칼시노겐을 막아주고, DNA의 손상을 막으며, 손상된 DNA의 복원을 돕고, 산화와 노화를 일으키는 세포의 손상을 막아준다. 이런 유용한 기능을 하는 파이토케미칼은 단일 형태로 섭취되는 것보다 음식의 형태로 섭취되어야 다른 물질들과 함께 상호작용이 되어, 더욱 우수한 효과를 나타낸다고 보고되어 있다. 본 발명에서는 공심채 추출물에 중금속 제거능이 있는지를 확인하고자, 공심채 물 추출물과 공심채 에탄올 추출물을 제조하고, 중금속 처리된 세포에 처리해 보았는데, 공심채 에탄올 추출물이 공심채 물 추출물보다 우수한 중금속 제거 효능을 나타내었다. - 특허등록 제 1328107호, 세종대학교 산학협력단

● 단백질 미세어레이칩을 이용한 약용식물의 혈

관 생성 거제제와 촉진제에 대한 고처리율 선별 : 본 논문은 단백질 미세어레이칩을 이용한 약용식물의 혈관 생성 거제제와 촉진제에 대한 고처리율 선별을 연구한 내용으로 주요 내용으로는 단백질 칩은 단백질칩 기본판 위에 integrin $\alpha 5\beta_1$를 고정시켜 제조되었으며, 추출물 라이브러리로부터 integrin-fibronectinn 상호작용을 막는 활성 추출물을 선별하기 위해 이용하였다. 약용식물 100추출물을 얻었으며, 이 중 14개의 추출물이 integrin-fibronectin 사이의 상호작용을 위한 효율적인 억제 활성을 얻었다. 14개의 약용식물은 좀목형, 삼지구엽초, 참죽나무, 공심채(Ipomea aquatica), 오미자, 할미꽃, 작약, 달맞이꽃, 염교, 산마늘, 무늬둥글레, 산옥잠화, 짚신나물, 및 딱지꽃이다. 이 중 작약, 달맞이꽃 및 짚신나물은 integrin $\alpha 5\beta_1$에 대한 강력한 억제 활성을 보였다는 내용이다. - 주식회사 농우바이오 인동수 외 10, 한국약용작물학회지(2007. 4. 31)

● **공심채의 생육에 미치는 번식 방법, 재식밀도 및 시비량의 영향 :** 공심채는 25℃ 전후의 고온다습한 조건이 최적이며 더위에 극히 강해 한여름에 엽채류가 적어질 때 수확 최적기가 되므로 하절기 나물용 엽채류로서 소비가 늘어날 가능성이 있는 작물이다. 병충해 발생이 적고 재배 자체는 비교적 간단한 작물로서 시금치에 비해 비타민 A가 2배, 비타민 C가 1.5배 가량 많아 영양가가 많은 열대채소이다. 재배에 관한 연구를 보면, 삽목번식 시 삽수의 길이는 30㎝, 마디수는 6개 내외, 줄기의 굵기는 1㎝ 정도 되는 것이 양호하였다. 삽목 시의 배지로는 야마자키 양액이나 피트모스가 가장 양호하였으며, 물, 마사토, 흙, 모래 및 버미큐라이트 에서도 발근이 잘 이루어졌다. 재식간격에서는 30×30㎝ 처리구가 15×15㎝나 45×4㎝보다 수량이 많았다. - 박권우 외 2, 한국원예학회(1993)

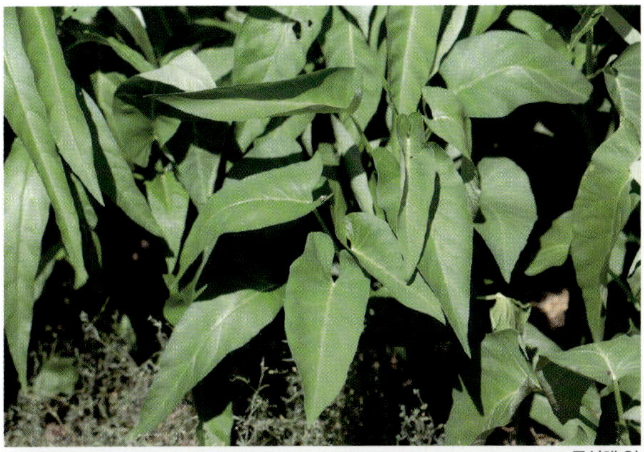

공심채 잎

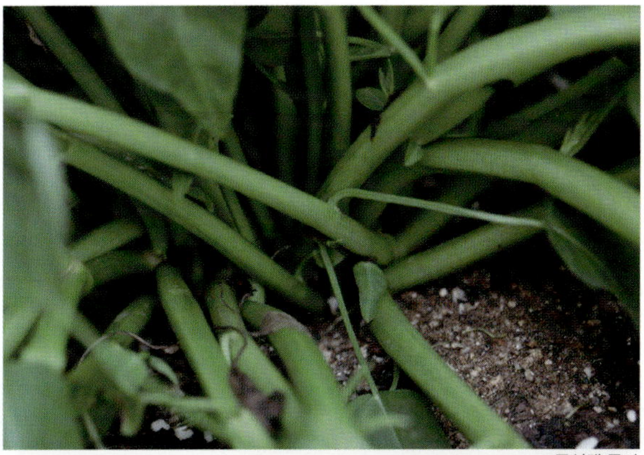

공심채 줄기

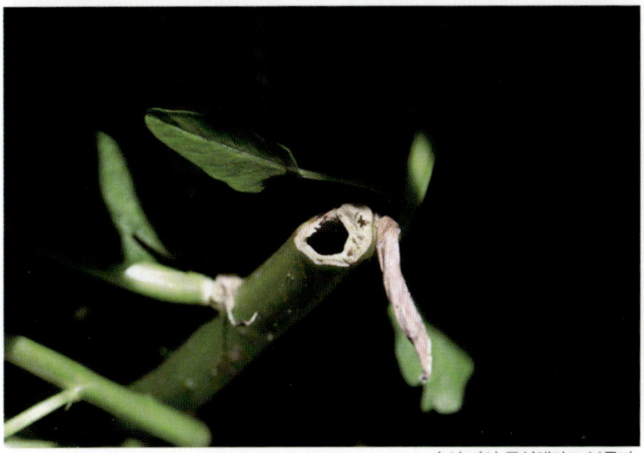

속이 비어 공심채라고 부른다.

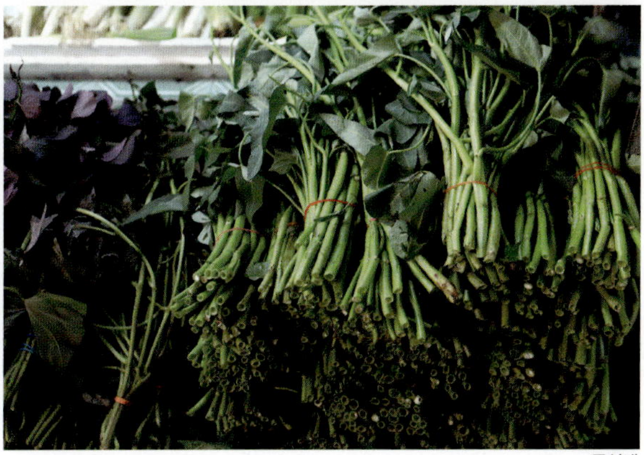

공심채

국화

국화과 / *Chrysanthemum morifolium* Ramat.
영명 Chrysanthemum
약명 감국甘菊, 감국엽甘菊葉
이명 절화節華, 금정金精, 감국甘菊, 진국眞菊

국화과의 여러해살이풀로 크기와 모양, 색깔은 종류에 따라 다양하며, 대체로 10~11월에 꽃이 핀다. 향기가 좋아 관상용으로 많이 재배하며, 원예 품종이 매우 다양하다. 꽃의 크기에 따라 대국, 중국, 소국으로 나뉜다. 감국은 산국에 비해 비교적 꽃이 크다. 여러 꽃들이 한데 엉겨 붙어 한 송이처럼 보이는 두상화 모양이 특징이다.

흔히 쑥부쟁이나 구절초 등을 '들국화'라고 부르기도 하지만, 들국화 품종은 따로 없다. 산지에 자생하는 산국, 비교적 따뜻한 곳에서 자라는 감국, 해안가 바위 절벽에 나는 해국 등이 우리나라에 자생하는 대표적인 국화라고 할 수 있다.

감국은 어린잎을 삶아 나물로 먹고, 꽃을 말려 한방 약재로 쓴다. 감국은 차의 재료, 대국은 화전의 재료, 소국은 약재로 이용한다. 국화차를 오랫동안 복용하면 혈기血氣가 왕성해져서 몸이 가벼워지고, 위장이 편안해진다. 또한 감기 · 두통 · 현기증을 개선하고 피로를 해소하는 효과가 있어 스트레스가 많은 현대인들에게 도움이 된다. 《방약합편》에서도 베개를 만들어 베면 눈이 밝아지고, 두현頭眩을 없앤다고 기록하고 있다.

고서古書 · 의서醫書에서 밝히는 효능

동의보감 열독熱毒 병증의 열을 내리고 독을 없애는 방법으로 치료한다. 양간養肝하여 눈을 밝게 하는 효능이 있다.

방약합편 국화菊花는 맛이 달다. 열熱과 풍風을 제거除去하여 두현頭眩과 안적眼赤을 다스리며, 눈물을 수렴收斂하는 효력이 있다. 흰 국화[白菊]는 풍風을 없애고, 머리가 희어지지 않게 한다. 야생국화[野菊]는 위를 상하게 하므로 옹저癰疽에만 붙이고 먹기도 한다.

특허 · 논문

● 국화추출물을 이용한 기능성 스트레스 해소 음료 : 본 발명은 국화추출물을 이용한 기능성 스트레스 해소 음료에 관한 것으로, 국화(chrysanthmum)의 에탄올 추출물을 주재료로 하고, 여기에 대두배아(soybean germ)와 죽순(bamboo shoots) 등의 12종의 식품성분을 혼합하여 제조된 것으로서 본 스트레스 해소 음료는 동물실험 결과, 성인병의 원인물질로 알려진 중성지질과 LDL-콜레스테롤을 유의적으로 억제하고 성인병을 예방하는 HDL-콜레스테롤의 함량이 증가하였고 또한 노화를 촉진하는 수퍼옥시드 라디칼(O2 - ·) 및 히드록시 라디칼(· OH) 등의 활성산소의 생성을 억제하며, 활성산소의 제거효소중에서 카탈라아제(catalase)의 활성을 효과적으로 증가하였다. 또 육체적 및 심리적 스트레스에 의해 감소되는 노르아드레날린(noradrenaline: NA)이 효과적으로 증가되었고, 육체적 및 심리적 스트레스에 의해 증가되는 MHPG-SO4(3-methoxy-4-hodroxyphenylethyleneglycol sulfate) 및 코르티코스테론(corticosteron)이 효과적으로 감소하였다. - 특허등록 제278203호, 유** 외 2

● 국화 및 주증대황의 혼합 추출물을 유효성분으로 함유하는 아토피 예방 및 치료용 조성물 : 본 발명은 국화 및 주증대황의 혼합 추출물을 유효성분으로 함유하는 아토피 피부염 예방 및 치료용 조성물에 관한 것으로, 구체적으로 국화 및 주증대황의 혼합 추출물은 국화 및 주증대황의 개별 추출물에 비해 집진드기 추출물에 의해 아토피가 유발된 피부 세포에서 싸이토카인의 분비를 현저히 감소시키고, 싸이토카인 및 접착 분자의 발현을 감소시킬 뿐 아니라, 아토피 동물 모델에서 임상적 아토피 증세를 현저히 호전시키고, 면역 기능을 나타내는 혈중

IgE의 농도를 현저히 감소시키므로, 아토피 피부염의 예방 및 치료용 조성물, 개선용 건강식품, 피부 외용제, 또는 화장료 조성물로 유용하게 사용될 수 있다. - 특허등록 제1213054호, 호서대학교 산학협력단, 리봄화장품 주식회사

● 서장채국화 추출물, 이의 제조 방법 및 이를 유효 성분으로 함유하는 미백용 화장료 조성물 : 본 발명은 서장채국화 추출물, 이의 제조 방법 및 이를 유효성분으로 함유하는 미백용 화장료 조성물에 관한 것이다. 본 발명의 서장채국화 추출물은 멜라닌 생성 저해 활성이 우수하고 세포 독성이 없으므로, 미백용 화장료 조성물에 유용하게 사용될 수 있다. 국화는 엉거시과에 속하는 다년생 초본으로 국화속 식물이다. 국화속 식물은 세계적으로 약 200여 종 알려지고 있으며, 국화가 혈압을 낮추고 풍을 막아주며 혈기에 좋고 몸을 가볍게 하며 위장을 편하게 하고, 감기, 두통, 현기증에 유효하다고 알려져 있다. 또한, 서장채국화는 국화속이 가지고 있는 일반 성질을 가지고 있으며, 일곱 가지 부동한 색을 띄므로 '칠채국(七彩菊, Chrysanthemum)'이라고도 한다. 본 발명자들은 피부에 안전하고 변색 가능성이 적은 미백 화장료에 대하여 천연 약용 식물 중에서 연구하던 중, 중국 티벳에서 자생하는 서장채국화 추출물에서 멜라닌 생성 저해 활성이 우수함을 확인하고 본 발명을 완성하였다. - 특허등록 제742267호, 인하대학교 산학협력단

● 국화 추출물을 포함하는 탈모 방지 또는 발모 촉진용 조성물 : 본 발명은 국화(Chrysanthemum morifolium) 추출물을 유효성분으로 포함하는, 탈모 방지 또는 발모 촉진용 조성물을 제공한다. 상기 국화 추출물은 사람의 모유두 세포(Dermal papilla cell)와 사람의 각질형성 세포(Human keratinocyte)의 성장을 촉진하는 활성을 가짐으로써 모발의 생장 및 건강한 두피 생육을 촉진할 수 있다. 따라서, 상기 국화 추출

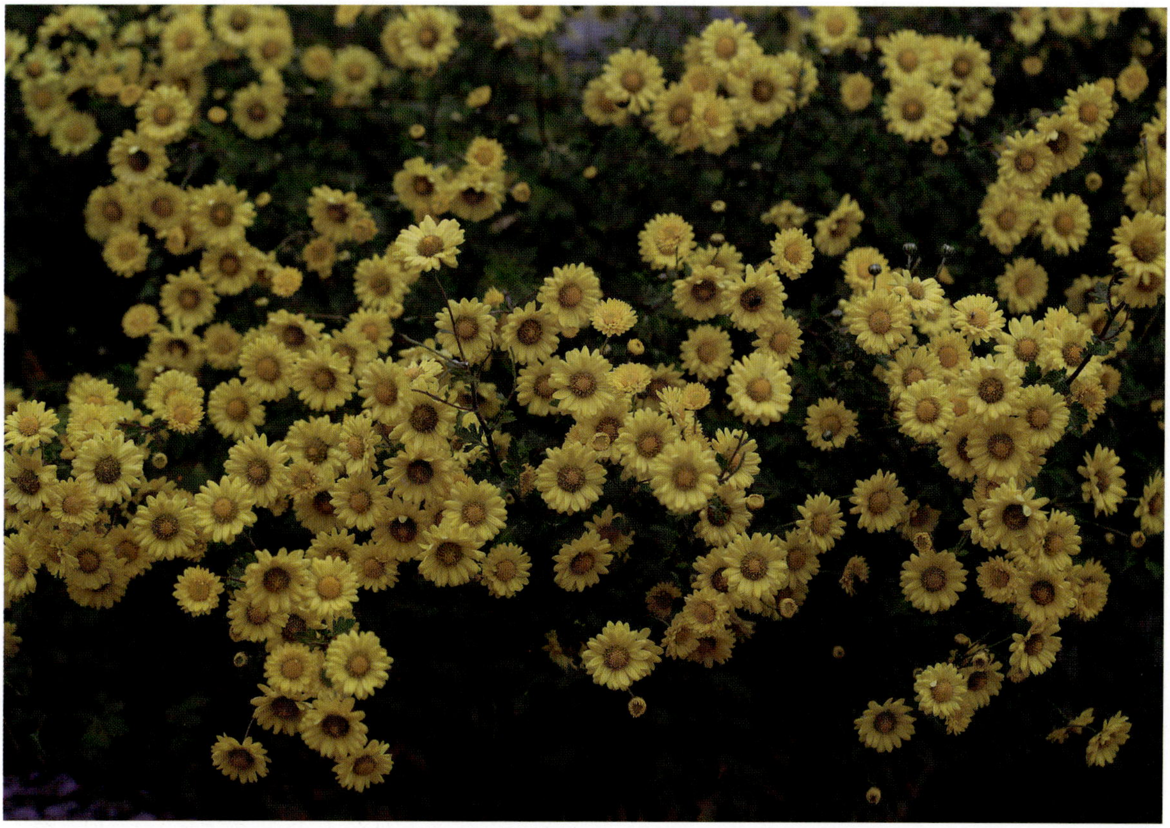

감국

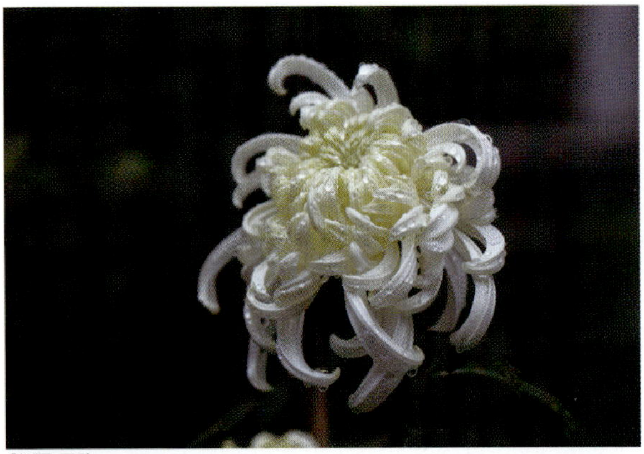
원예종 국화

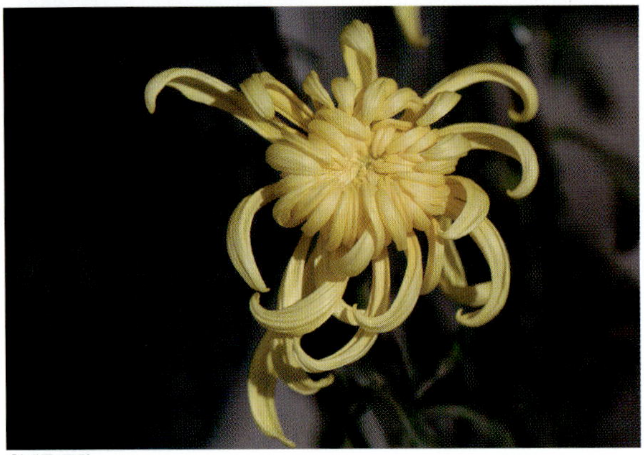
원예종 국화

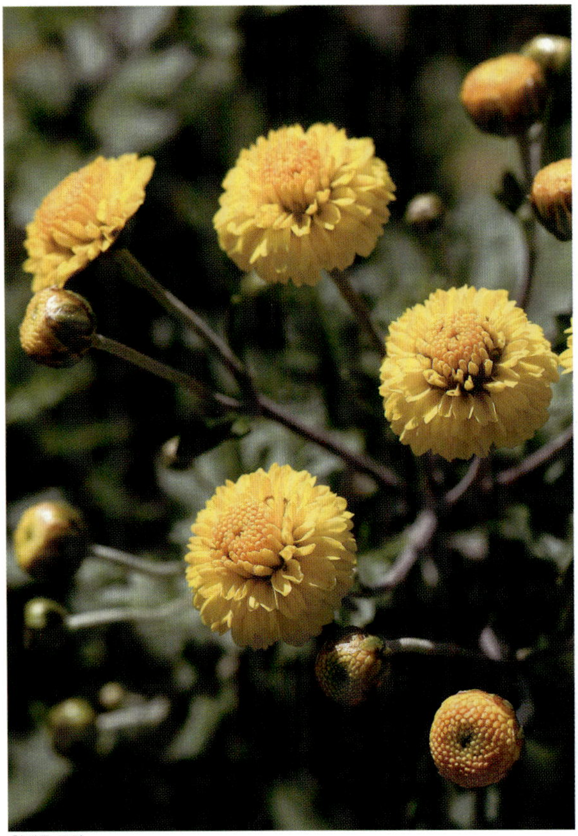
원예종 국화

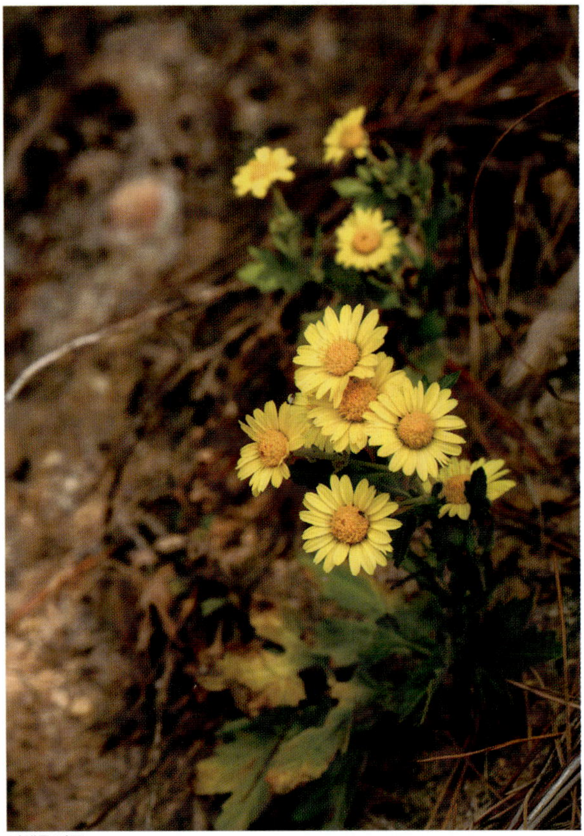
야생종 감국

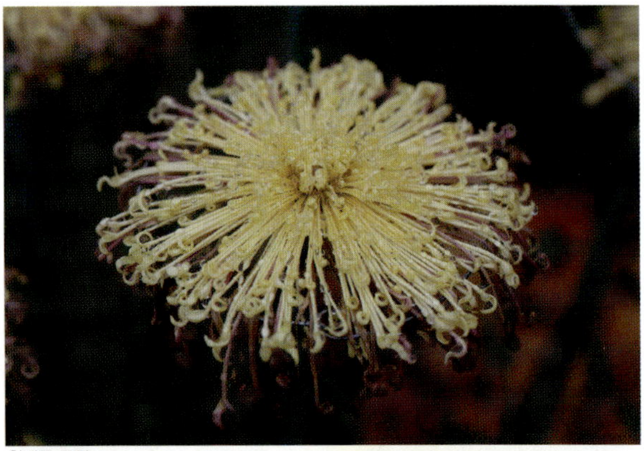
원예종 국화

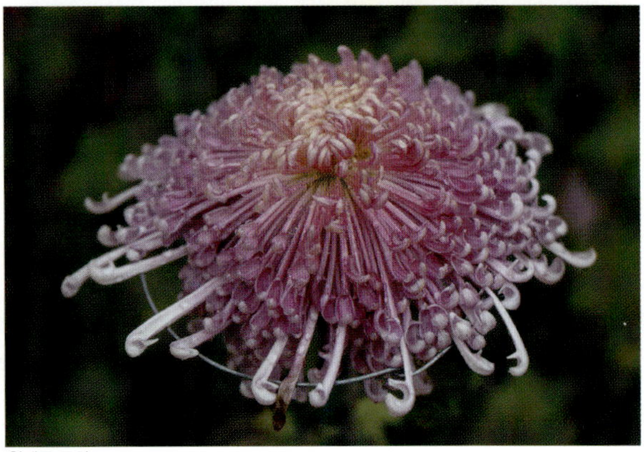
원예종 국화

물은 탈모의 진행을 완화시키고, 모발의 양모/육모, 성장을 촉진하는 조성물, 즉 탈모 방지 또는 발모 촉진용 약학 조성물 혹은 기능성 화장료 조성물에 유용하게 사용될 수 있다. - 특허공개 10-2014-0091376호, 이태후생명과학 주식회사

● 국화 꽃 휘발성 향기성분의 식중독균에 대한 항균 작용 : 국화 정유의 식중독균에 대한 항균력을 검증하기 위해 국화 정유와 그 주성분인 camphor, chrysanthemyl alcohol, α-pinene, γ-terpinene, α+β-thujone를 10종 균주에 대하여 agar-well diffusion 분석법으로 생육 여부를 분석하였다. 실험 결과 국화 정유와 그 지표물질은 Gram 양성균과 음성균 모두에 대해서 탁월한 항균 효과가 나타났다. Agar-well diffusion 분석법 결과 국화 정유와 그 지표물질은 Gram 음성균보다 Gram 양성균에 대해서 강력한 활성을 나타내었다. 국화 정유의 minimum inhibitory concentration은 모든 균주에 대하여 5 μg/mL에서 균의 생장을 저해하는 효과가 나타났고, minimum bacteriocidal concentration은 S. choleraesuis와 L. monocytogenes에 대해서는 시험 농도 내에서 사멸효과가 관찰되지 않았으나, 다른 균주에 대해서는 5~20μg/mL에서 살균력이 나타났다. 또한 액체 배양중의 항균효과를 조사한 결과, 국화 정유와 그 지표물질은 24시간 동안 꾸준히 항균력이 지속되었다. 따라서 camphor, chrysanthemyl alcohol, α-pinene, γ-terpinene, α+β-thujone를 조성분으로 함유한 국화 정유성분은 10종의 식중독균에 대한 항균활성이 입증되어, 천연 항균제재로서 식품보존료로의 이용이 가능하리라 생각된다. - 덕성여자대학교 식물자원연구소 장미란 외 4, 한국식품영양학회지(2010. 6. 30)

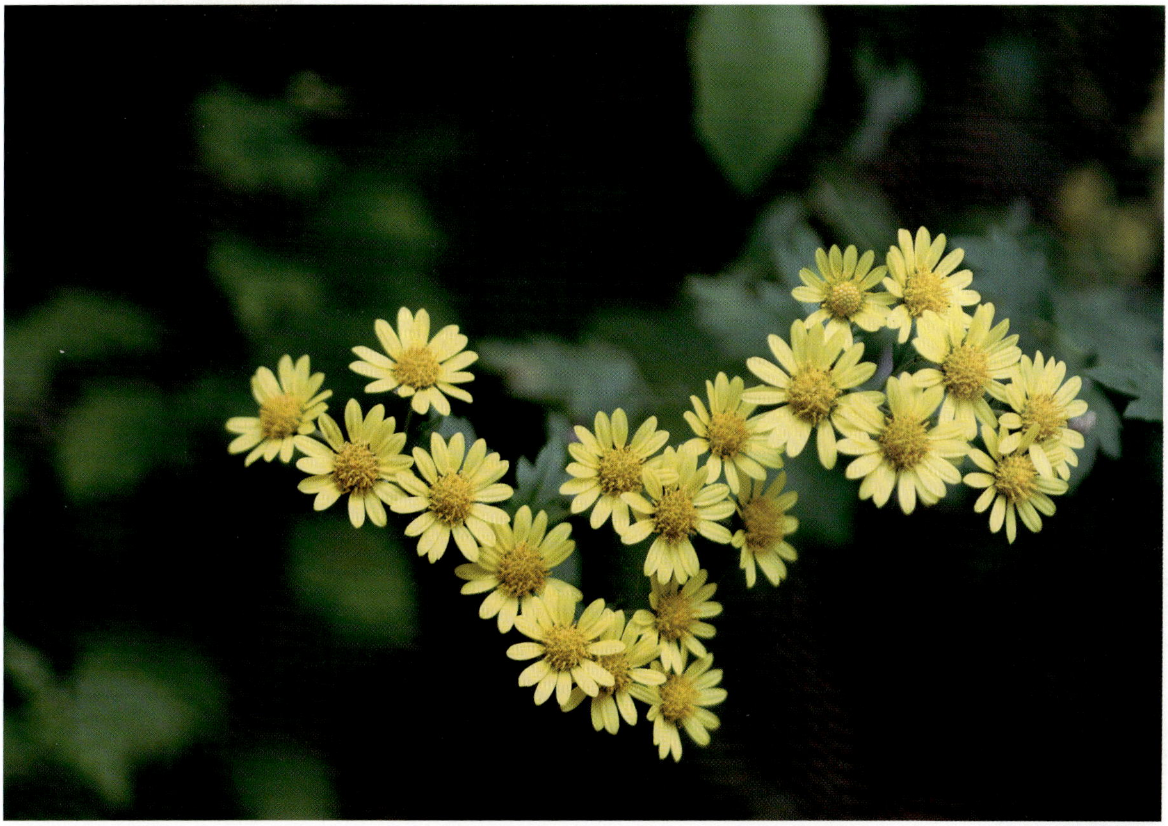

야생 국화인 산국

근대

명아주과 / *Beta vulgaris* var. cicla L.
영명 Leaf beet
이명 석채石菜

명아주과의 여러해살이풀로, 유럽 남부가 원산지이며 연중 재배가 가능하다. 줄기가 1m까지 자라며 가지가 많고 생장이 왕성하여 연달아 많은 잎이 난다. 6월에 황록색의 원뿔 모양 꽃이 핀다. 무엇보다 영양가가 풍부한 것이 최대의 특징이다.

두툼하면서 부드러운 잎과 잎줄기에는 베타카로틴·비타민 B_1·B_2·E·K 등의 비타민류가 많이 함유되어서, 암·노화를 억제하는 항산화 작용뿐 아니라 체력 회복, 스트레스 완화 등의 건강 효과를 얻을 수 있다. 또한 칼륨·칼슘·망간·철 및 식이섬유도 풍부하여 여름철에 다양한 영양소의 보급원이 될 수 있는 채소이다.

잎은 주로 국거리와 나물로 쓴다. 데친 근대의 줄기와 잎을 넣고 끓인 근대된장국은 위와 장이 좋지 않은 사람의 식이요법으로 좋다. 그 밖에 김치·떡·죽을 만들어 먹기도 하는데, 떫은맛이 강하므로 끓는 물에 살짝 데쳐서 쓰는 것이 좋다.

고서古書·의서醫書에서 밝히는 효능

운곡본초학 개위開胃, 보중補中, 생기生肌, 지혈止血, 청열淸熱, 통양通陽, 하기下氣, 해독解毒, 행어行瘀, 이비기理脾氣, 이오장利五臟, 통심격通心膈, 이기활혈理氣活血, 장육배농長肉排膿, 해풍열독解風熱毒의 효능, 장열壯熱, 소변불리小便不利, 두풍頭風, 경폐經閉, 두출불쾌痘出不快를 치료한다. 그러나 약간 찬 성질이므로 많이 먹어서는 안 되며, 특히 배가 차가운 사람[腹冷者]은 먹어서는 안 된다.

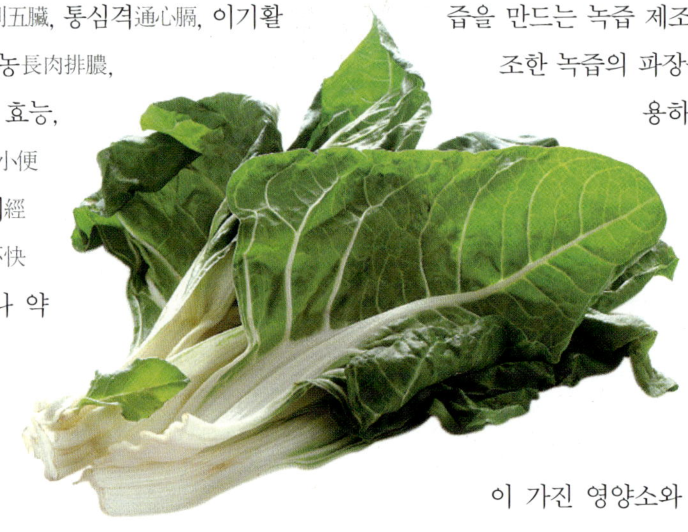

특허·논문

● 기능성 녹즙 대체 발효 음료 및 그 제조 방법 : 본 발명은 기능성 녹즙 대체 발효 음료 및 그 제조 방법에 관한 것으로서, 본 발명의 주된 목적은 바로 짠 녹즙이 가진 영양소와 항산화 능력을 오래 유지하고, 흡수가 용이하며, 보관이 편리한 녹즙 대체 발효 음료 및 그 제조 방법을 제공하는 것이다. 이를 위해 본 발명의 기능성 녹즙 대체 발효 음료는, 식용 가능한 식물 재료(로메인 상추, 엔다이브(생채), 치커리(에스카롤), 비트잎, 적근대, 청피망, 적채 및 사과 등)와 설탕을 중량 기준으로 10:4~7의 비율로 섞어 20~25℃에서 5~10일 발효시킨 후 걸러낸 음료에, 파장 전사 기기를 이용하여 상기 식물 재료로 만든 신선한 즙과 동일한 파장을 전사시켜 제조한 것을 특징으로 한다. 또한, 본 발명의 다른 양상에 따른 기능성 녹즙 대체 발효 음료의 제조 방법은 식용 가능한 식물 재료와 설탕을 중량 기준으로 10:4~7 섞어 20~25℃에서 5~10일 발효시킨 후 액체만 걸러내는 발효 음료 제조단계; 상기 식물 재료와 동종의 재료로 신선한 녹즙을 만드는 녹즙 제조단계; 상기 단계에서 제조한 녹즙의 파장을, 파장 전사 기기를 이용하여 상기 단계에서 제조한 발효 음료에 전사시키는 녹즙 파장 전사 단계를 포함하는 것을 특징으로 한다. 본 발명에 따른 기능성 녹즙 대체 발효 음료는 바로 짠 녹즙이 가진 영양소와 항산화 능력을 오래 유

지하고, 흡수가 용이하며, 보관이 편리하다는 장점이 있다. – 특허등록 제1081108호, 조**

● 천연물질 추출물을 포함하는 알코올 소취 증강용 손소독제 조성물 : 본 발명은 천연물질 추출물을 포함하는 알코올 소취 증강용 손소독제 조성물에 관한 것으로, 보다 상세하게는 손소독제의 제조에 있어서, 양송이버섯, 귤과피, 육두구, 가시오가피, 황백, 정향, 황련, 보리순, 셀러리, 오이, 부추, 돈나물, 깻잎, 근대, 아스파라거스, 냉이 및 딸기로 이루어진 군에서 선택된 어느 하나의 천연물질 추출물을 첨가하는 단계를 포함하는 것을 특징으로 하는 알코올 소취용 손소독제의 제조 방법 및 이의 방법으로 제조된 손소독제 조성물에 관한 것이다. 본 발명의 손소독제 조성물은 알코올 냄새를 저하시켜 보다 기호도가 높은 위생용품을 제공하며, 다수의 소비자에 널리 이용되게 하여 단체급식에서의 식중독 등을 예방하여 국민의 건강한 식생활 문화를 영위토록 한다. – 특허등록 제1130689호, 한국식품연구원

● 수종의 한국산 야생식물에서의 항암효과 검색 : 본 논문은 수종의 한국산 야생식물에서 항암효과를 갖는 식물 검색에 관한 연구로써, 식용식물 20여 종을 hexane(헥산)과 EtOAc(에틸아세테이트)로 추출하였고, 이 시료들을 암세포주에 대한 세포 독성 실험을 행한 결과, 미역취, 명아주, 국화, 부추, 근대, 씀바귀, 돌나물의 hexane 추출물이 유의적인 세포 독성을 나타내었다는 내용이다. – 대구효성가톨릭대학교 약학대학 박성희 5, 생약학회지(1996. 12. 30)

● 식용 및 약용식물 추출물과 화합물이 흰쥐의 간장조직에서 과산화지질 생성에 미치는 영향 : 31종의 식물추출물과 10종의 화합물들을 대상으로, 흰쥐의 간장조직 중 과산화지질 생성 효과를 시험관 내에서 살펴보았다. 추출물 중 달래의 70% 아세톤 추출물은 1/100, 1/10, 1㎎/mL 농도에서 각각 3%, 17%, 33%, 동일한 농도에서 근대 아세톤 추출물은 27%, 46%, 58%, 갓의 아세톤 추출물은 38%, 49%, 62% 그리고 고추잎의 메타놀 추출물은 30%, 45%, 56% 과산화지질 억제작용을 나타내었다. 10종의 화합물에 대한 과산화지질생성에 미치는 영향으로서, quercetin, quercitrin 및 isorhamnetin은 1/1000,000㎎/mL에서 각각 21%, 4%와 14% 그리고 1/100㎎/mL 농도에서는 각각 45%, 16% 및 28%의 지질과산화 억제작용이 관찰되었다. – 순천대학교 한약자원학과 박종철 외 6, 한국식품영양과학회지(1997. 12. 30)

● 셀레늄을 함유한 식물 재배용수 및 이를 이용한 식물의 재배방법 : 본 발명은 무기 셀레늄, 유기 셀레늄 및 이들의 혼합물 중에서 선택된 셀레늄을 함유한 식물 재배용수 및 이를 식물에 공급하거나 또는 상기 식물 재배용수에 식물 종자를 침지시킨 후 상기 종자를 이용하여 식물을 재배하는 것을 특징으로 하는 식물의 재배방법에 관한 것이다. 본 발명에 따른 방법으로 식물을 재배함으로써 인체에 독성이 없고 흡수율이 높은 유기 셀레늄이 다량으로 함유된 식물을 수득할 수 있으며, 식물의 잔뿌리의 발생이 억제되어 상품으로써의 가치가 증대되는 효과가 있다. 또한 셀레늄 함량이 증가된 식품을 수득할 수 있는 효과가 있다. 상기 식물은 특별히 한정되지는 않으나, 수경 재배가 가능한 식물이 바람직하다. 콩나물, 녹두나물, 무순이, 겨자채, 적고채, 신선초, 일당귀, 치커리, 쌈추, 로메인, 오크리프, 다채, 비트, 양상추, 셀러리, 섬모시대, 브로콜리, 케일, 고수, 적근대, 파드득나물, 미나리, 용설채, 청경채, 생채, 엔다이브, 치콘, 배청채, 상추, 들깨, 쑥갓, 양파, 고구마, 상추 및 쑥갓 등을 들 수 있다. – 특허등록 1004431310000호, 김** 외 2

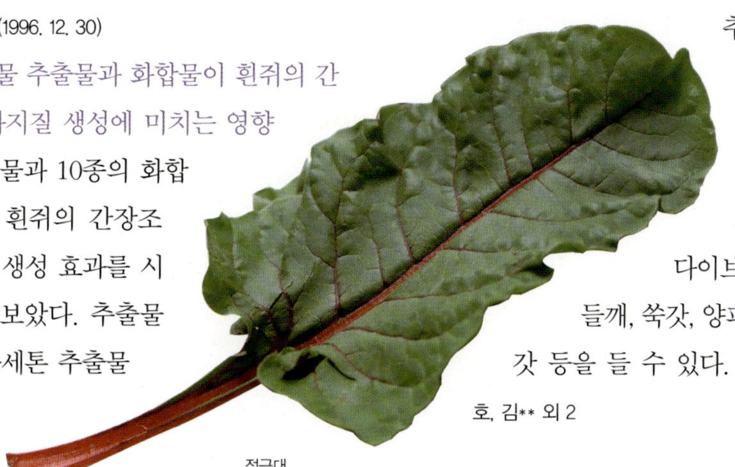

적근대

깻잎[들깻잎]

꿀풀과 / *Perilla fruescens* Britton var. japonica Hara
영명 Perilla leaf
약명 임자엽荏子葉
이명 백소, 수임, 야임, 임자, 들잎

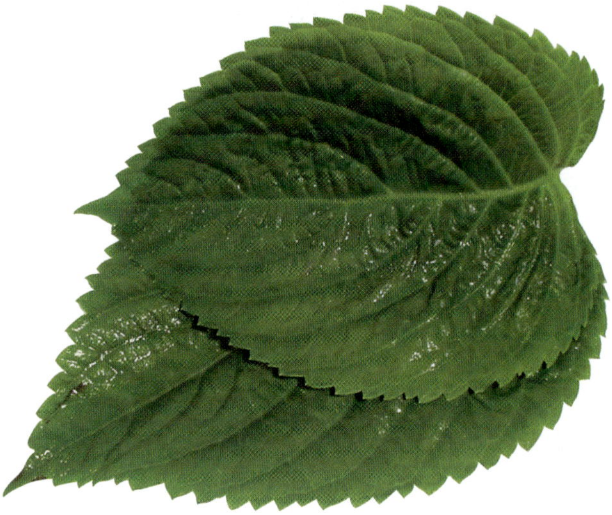

꿀풀과의 한해살이풀인 들깨의 잎으로, 들깨가 자라는 동안 잎을 따서 먹는다. 원산지는 동남아시아로 추정되며, 우리나라와 중국에서 많이 재배한다. 잎의 길이는 7~12㎝이고 가장자리는 톱니 모양이며 표면에 솜털 같은 잔가시가 빽빽하게 나 있다.

철분 함유량은 시금치의 2배나 되며, 칼슘 · 비타민 A · 비타민 C도 풍부하다. 혈액 응고 작용을 돕는 비타민 K도 함유되어 있으며, 각종 암과 생활습관병을 예방하는 효과가 크다.

깻잎에는 페릴라케톤perillaketone, 페릴알데히드 perillaldehyde, 리모넨limonen 등의 방향 성분이 들어 있어서 독특한 향기가 나며, 우리나라의 토종 허브라고도 한다. 생선의 비린내와 고기의 누린내를 없애는 향신료로 많이 이용된다. 또한 방부제 역할을 하여 식중독을 예방하는 효과가 있다.

쌈 채소, 무침 등 생으로 먹기도 하고, 깻잎김치 · 깻잎 장아찌 · 깻잎 부각 등을 만들어 밑반찬으로 먹기도 한다.

싱싱한 것은 윤기가 흐르고, 줄기가 옅은 초록색을 띠며, 솜털 같은 잔가시가 까실까실하다. 다 자란 것은 입에 닿는 촉감이 거칠고 쓴맛이 난다. 나물로 먹을 때는 적당히 자란 중간 크기의 잎이 맛도 좋고 향도 강하다.

고서古書 · 의서醫書에서 밝히는 효능

동의보감 중초를 고르게 하고 냄새 나는 것을 없애며 기가 치미는 것과 기침하는 것을 치료한다. 여러 가지 벌레한테 물린 데와 음낭이 부은 데는 짓찧어 붙인다.

특허 · 논문

● 들깨 잎 추출물의 항산화 및 신경세포 보호작용 : 본 논문은 들깨 잎 추출물의 항산화 및 신경세포 보호작용에 대한 것으로, 한국에서 각각 들깨와 차조기의 순수계통으로 발전한 두 품종 남천과 보라를 비교하여 실험하였다. 남천과 보라 잎의 정, 클로로포름, 헥산, 부탄올분율이 Fe2+와 L-ascorbic acid에 의해 흰쥐 뇌균질현탁액에서 발생되는 지질과산화를 억제하였지만, 1,1-diphenyl-2-picrylhydrazyl radical scavenging 활성은 오직 정과 부탄올분율에서만 나타났다. 특히 부탄올분율이 가장 강한 항산화 효과를 내는 것으로 나타났는데, 보라의 부탄올분율이 남천의 부탄올분율보다 효능이 더 좋았다. 부탄올분율은 100㎍/mL 이상 농도에서 24시간 동안 시행된 배양에서 세포독성을 생성하지 않았다. 이를 통해 들깨 잎 추출물이 항산화 및 신경세포 보호 효과를 갖는다는 것을 확인할 수 있었으며, 특히 보라 잎 부탄올 추출물의 효능이 가장 좋았다는 내용이다. – 동국대학교 의과대학 이종임 외 3, 약학회지(2008. 4. 30)

● 들깨 잎 추출물의 Nitric Oxide Synthase 저해활성 및 Peroxynitrite 소거활성 : 본 논문은 들깨 잎 추출물의 Nitric Oxide Synthase 저해활성 및 Peroxynitrite 소거 활성을 연구한 내용으로 주요 내

용으로는 신경손상이나 염증 자극에 의해 활성화된 미세아교세포는 신경변성 질환을 야기하는 초과산화 음이온과 같은 활성산소종(ROS)과 nitric oxide synthase(iNOS)에 의한 nitric oxide(NO)를 과생성하게 되며, 독성 peroxynitrite(ONOO-)는 산화적 신경손상을 야기할 수 있다. 이에 두 가지 종류의 들깨 변종이 지질다당류(LPS)-자극 미세아교세포에서 NO 생성에 미치는 영향을 평가하였다. 남촌들깨(NC)와 보라들깨(BR)를 교차교배를 통해 얻고 NC와 BR의 헥산, 클로로포름 및 부탄올 분획이 NO 생성 억제 및 iNOS 단백질과 mRNA 발현에 대해 가지는 영향을 조사하였다. 조사 결과 남촌들깨와 보라들깨는 활성화된 미세아교세포에 의한 NO 생성의 억제를 통한 신경보호 활성과, peroxynitrite 소거 활성을 가진다고 볼 수 있다는 내용이다. - 숙명여자대학교 약학대학 김재연 외 4, 생약학회지(2007. 6. 30)

● 깻잎의 세척포장 방법 : 이 발명은 깻잎의 세척포장 방법에 관한 것으로, 보다 상세히는 일정량의 깻잎의 줄기를 철사로 묶고, 철사로 묶은 깻잎을 깻잎과 깻잎의 사이 사이에 물이 침투될 수 있도록 세척한다. 세척은 물속에서 깻잎을 물 세척 또는 초음파 세척기로 세척한다. 세척된 깻잎 묶음은 콘베이어로 이송이 되는 포장용기에 투입되고 양념 간장 소스가 첨가되고 포장 용기의 구부에 열가소성 프라스틱 필름이 덮개로 열접착 밀봉되어 세척포장이 완료된다. - 특허등록 1012036840000호, 심**

● 신규한 깻잎음료 및 그 제조방법 : 본 발명은 신규한 깻잎 음료에 관한 것으로, 깻잎을 열수추출하고 부원료와 배합하여 여과 및 살균함으로써 제조한 본 발명 깻잎 음료는 간편하게 깻잎의 고영양가를 섭취할 수 있을 뿐만 아니라 부원료로 칼슘강화제를 첨가함으로써 칼슘도 동시에 섭취할 수 있는 매우 뛰어난 효과가 있다. - 특허등록 100400192호, 최** 외 1

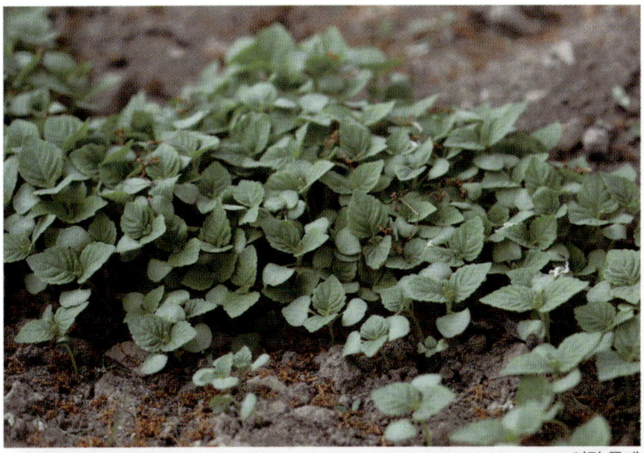
어린 들깨

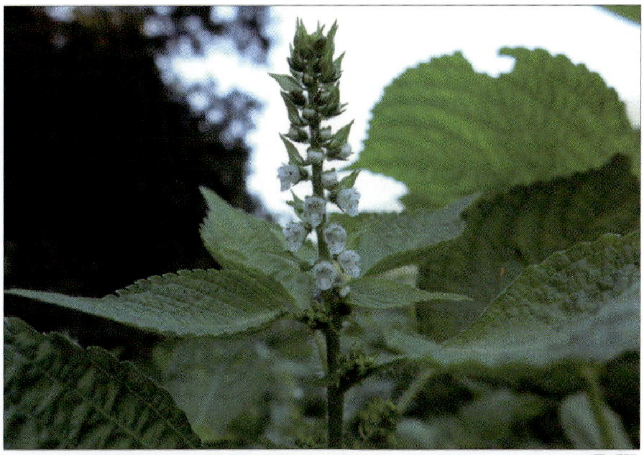
들깨꽃

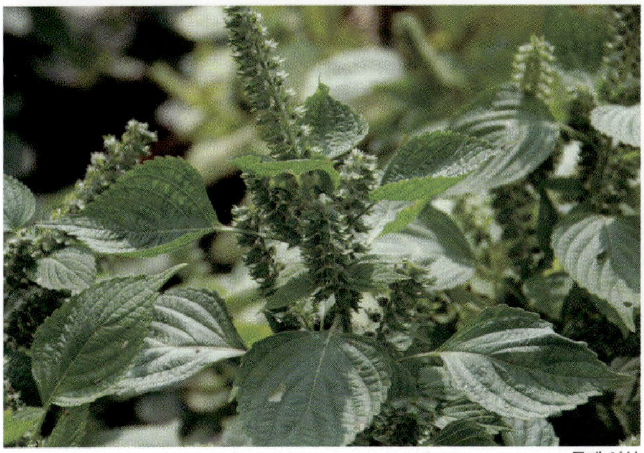
들깨 이삭

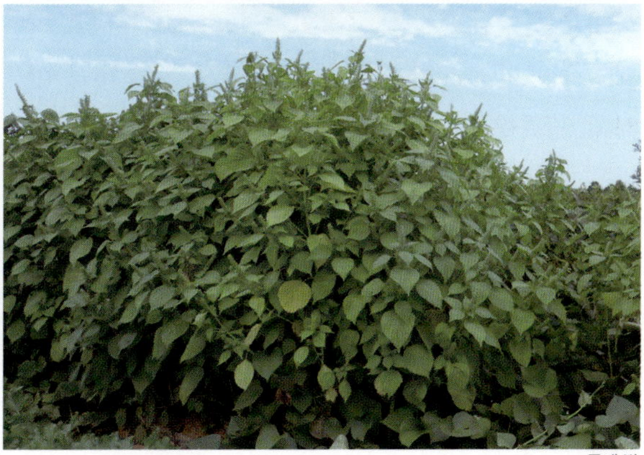
들깨 밭

당근

미나리과 / *Daucus carota subsp. sativa* (Hoffm.) Arcang.
영명 Carrot
이명 홍당무, 홍대근, 당나복, 호나복胡蘿蔔

미나리과의 두해살이풀로 서늘한 기후에서 잘 자란다. 뿌리는 긴 원뿔 모양으로 붉은색을 띠며 전국 각지에서 많이 재배한다. 열매가 익을 때 이삭을 따거나 줄기를 베어 말린 뒤 열매를 털어 모은다. 연한 잎과 줄기는 쌈 채소나 샐러드 등으로 이용할 수 있다.

당근 특유의 주황색은 베타카로틴 성분으로, 리코펜lycopene을 많이 함유하고 있다. 당근에 함유된 베타카로틴은 비타민 A로 전환되어 시력 개선 작용을 하며, 암 · 심장병 · 동맥경화 예방에 효과가 있다. 베타카로틴은 껍질 밑에 가장 많이 들어 있다.

당근은 주스로 만들어 먹기도 하는데, 생식하면 영양성분을 10% 정도밖에 흡수하지 못하지만 가열하여 조리하면 30~50%로 영양 흡수율이 높아지므로 조리거나 튀기는 것이 좋다. 그 밖에도 무침 · 수프 · 볶음 등의 다양한 요리에 활용할 수 있다.

고서古書 · 의서醫書에서 밝히는 효능

동의보감 열을 내리고 독을 없애며[清熱解毒], 기침을 멈추게 하고 속을 조화롭게 하는 효능이 있다.

특허 · 논문

● 산사와 당근의 추출물을 함유하는 동맥경화 예방 및 완화용 조성물 : 본 발명은 생약의 추출물을 주성분으로 함유하는 동맥경화의 예방 및 완화용 조성물에 관한 것이다. 더욱 구체적으로 본 발명은 산사와 당근을 1:1-10의 비로, 바람직하게는 1:2-5, 특히는 1:3.3의 비로 배합하여 추출한 물추출물을 주성분으로 함유하는 동맥경화의 예방 및 완화용 조성물에 관한 것이다. 본 발명에 따르면 산사와 당근의 두 가지 생약을 병용하여 투여함으로써 혈중 고밀도지방단백(HDL)의 수준을 정상과 같이 높여줌으로써 동맥경화지수를 현저히 낮추어주며, 혈중 중성지방 수준을 낮추어줌으로써 동맥경화 및 관상동맥 질환을 예방 및 완화시킬 수 있다. – 특허등록 제197089호, 두산인재기술개발원연구조합

● 베타카로틴 함유 당근 추출물을 포함하는 화장료 조성물의 제조 방법 : 본 발명은 베타카로틴 함유 당근 추출물을 포함하는 화장료 조성물 및 그 제조 방법에 관한 것으로서, 본 발명의 화장료 조성물은 에탄올, 아세토니트릴 및 테트라하이드로퓨란으로 이루어진 군으로부터 선택된 어느 하나 이상의 용매로 추출된 베타카로틴 함유 당근 추출물을 건조 중량을 기준으로 0.01 내지 3.0중량% 함유한다. 본 발명에 따른 화장료 조성물은 보습력과 사용감이 뛰어날 뿐만 아니라, 엘라스타제 억제능이 있어 피부의 탄력을 증진시켜 준다. – 특허등록 제579170호, 주식회사 아르떼르화장품

● 감귤 또는 당근을 포함하는 거품 입욕제 조성물 및 그 제조 방법 : 본 발명은 천연물을 함유하는 거품 입욕제 조성물에 관한 것으로, 더욱 상세하게는 감귤 또는 당근을 포함하는 거품 입욕제 조성물 및 그 제조 방법에 관한 것이다. 본 발명의 감귤 및 당근을 원재료로 하여 계면활성제, sodium caseinate, 탄산염을 적절하게 배합한 발포성 거품 입욕제

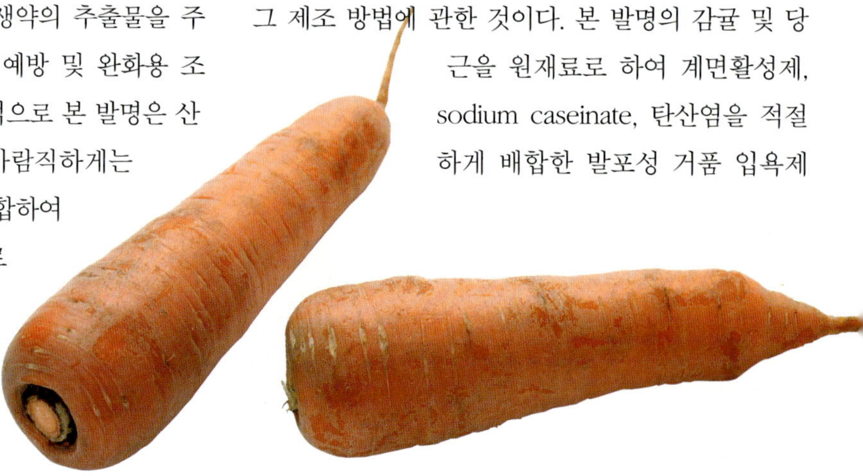

조성물은 감귤의 주성분인 구연산에 의한 피부 피로 회복 효과 및 당근의 주성분인 카로티노이드에 의한 피부 노화 방지 및 억제 효과 및 염증 치료 및 보습 효과를 가진다. – 특허등록 제1066184호, 알앤비 영농조합법인

● 유효성분으로 당근, 무, 호박, 오이 및 콩나물을 함유하는 발모제 조성물 및 이의 제조방법 : 본 발명은 당근, 무, 호박, 오이 및 콩나물을 잘게 썰어서 세척하고 건조하는 단계; 건조한 당근, 무, 호박, 오이 및 콩나물을 용기에 넣고 그 위를 설탕으로 덮은 후, 암 상태에서 자연발효시키는 단계; 및 발효 후, 찌꺼기를 거르고 에탄올과 혼합하여 제조하는 것을 특징으로 하는 발모제 조성물에 관한 것이다. 본 발명에 따른 발모제 조성물은 발모촉진 효과가 있을 뿐만 아니라, 비듬방지 효과가 있고 두피에 자극을 주지 않아, 탈모 치료제뿐 아니라, 샴푸, 에센스 등의 각종 모발 제품에 다양하게 응용될 수 있다. – 특허공개 10-2011-0110650호, 김**

● 인체 암세포에 대한 당근 추출 성분의 세포독성 효과 : 본 논문은 당근의 뿌리와 씨가 HepG2, HeLa, MCF7, SW626, C6 및 NB41A3 세포주에 대해 가지는 세포독성 효과를 연구한 논문으로 주요 내용으로는 추출물 중 당근 뿌리의 아세트산 에틸 분획층 (DCMEA)이 HepG2, HeLa, C6 및 NB41A3 세포주에 대해 가장 강력한 세포독성을 보인 반면, 당근 씨의 methanol(DCM), n-ethylacetate(DCMEA) 및 n-butanol(DCMB) 추출물도 모든 6가지 세포주에 대해 세포독성을 보였으며, 당근 뿌리의 DCMEA, 당근 씨의 DCM, DCMH, DCMEA 및 DCMB 추출물의 항암효과는 베타카로틴 이외의 성분에 의해 야기된다. – 신라대학교 식품영양학과 한은주 외 2, 한국식품영양과학회지(2000. 2. 28)

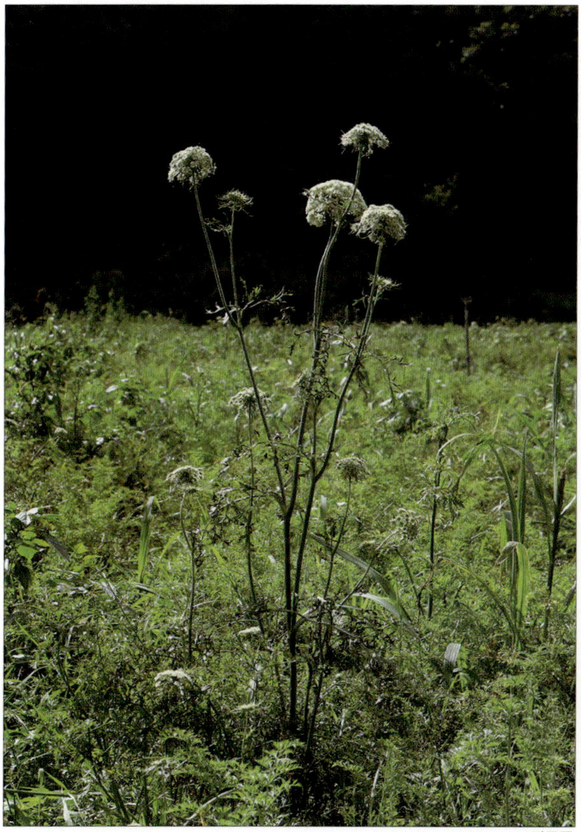

당근꽃

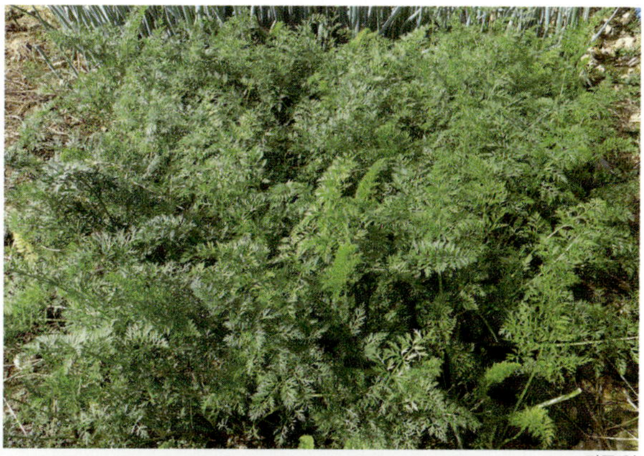

당근 잎

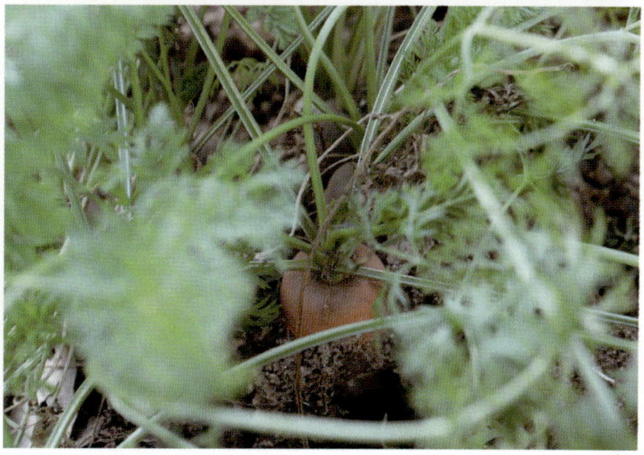

당근

루바브

마디풀과 / *Rheum rhaponticum* L.
영명 Rhubarb
약명 대황大黃
이명 장군풀

마디풀과의 여러해살이풀로 시베리아 남부가 원산지이며 각국에서 널리 재배한다. '대황大黃', '장군풀'이라고도 한다. 굵은 황색 뿌리에 1m에 달하는 곧게 자란 줄기가 특징이며, 꽃은 여름에 엷은 노란색으로 핀다. 붉은빛을 띠는 잎자루는 시고 향기가 있다. 추위에는 강하지만 습기와 폭염에 약하다.

주로 줄기를 이용하여 파이 · 잼 등의 디저트를 만들어 먹는다. 잎은 유독 성분을 함유하고 있어 바로 먹지 않는다. 뿌리는 담배의 향료로 이용하며 놋 제품을 닦을 때 유용하다.

유사종으로 금문대황(*Rheum palmatum* L.), 장군풀(*Rheum coreanim* Nakai), 서대황(*Rheum tanguticum* Max.) 등이 있다.

고서古書 · 의서醫書에서 밝히는 효능

방약합편 어혈을 파하며 격체膈滯를 내리고, 장을 통리通利시키고, 적취積聚를 제거한다.

특허 · 논문

● 루바브 추출물을 함유하는 폴리페놀옥시다제 활성 저해제 조성물 및 이를 이용한 갈변 방지 방법 : 본 발명은 루바브 추출물을 함유하는 폴리페놀옥시다제 활성 저해제 조성물과 이를 이용하여 과채류의 갈변을 방지하는 방법에 관한 것이다. 루바브 추출물에 함유되어 있는 옥살산(oxalic acid)이 폴리페놀옥시다제의 활성을 저해하여 과채류의 갈변을 방지하는 것이다. 본 발명에 의한 방법에 의하면 가공하지 않은 과채류의 갈변도 억제할 뿐만 아니라 과채류를 가공하여 제조되는 건조 스낵, 주스, 기타 음료수 등의 제조과정 중에서 발생하는 갈변도 방지할 수 있다. 또한 본 발명의 폴리페놀옥시다제 활성 저해제 조성물은 화학제품이 아닌 천연물질 즉 루바브의 추출물을 함유하는 것이므로 환경친화적이고, 갈변 방지 효과가 종래에 비해 우수하고 갈변 방지 효과도 지속적인 장점을 가지고 있다. – 특허등록 제398628호, 손**

● 친환경사과 식초의 제조 방법 및 상기 방법에 의해 제조된 친환경사과 식초 : 본 발명은 친환경 통과일 사과 식초의 제조 방법에 관한 것으로, 더욱 상세하게는 껍질을 제거하지 않은 친환경사과를 세척하고 칼로 2~4등분한 후, 잘게 조각을 내는 단계; 조각낸 사과를 콜로이드 밀을 이용하여 분쇄하는 단계; 상기 분쇄된 사과 분쇄액에 유산균을 첨가하여 잡균을 제거한 후, 효모균을 첨가하여 알코올 발효하는 단계; 상기 알코올 발효된 사과 발효액에 초산균 및 자연발효 사과 식초로 이루어진 군으로부터 선택되는 하나 이상을 혼합하여 발효하는 단계; 상기 발효된 사과 식초를 디켄트(decanter) 처리한 후 천연 갈변 방지제인 루바브 주스 3~7중량%를 혼합하는 단계; 및 상기 사과 식초를 고전압 펄스(pulse)를 이용하여 살균하고 용기에 충진하거나 또는 사과 식초를 용기에 충진하고 초고압 살균하는 단계를 포함하는 갈변이 방지되고, 첨가물이 첨가되지 않은 친환경 통과일 사과 식초의 제조 방법 및 상기 방법에 의해 제조된 사과 식초에 관한 것이다. – 특허등록 제1227366호, 한국식품연구원

● 친환경사과 사이다의 제조 방법 및 상기 방법에 의해 제조된 통과일 친환경사과 사이다 : 본 발명은 친환경사과 사이다의 제조 방법에 관한 것으로, 더욱 상세하게는 껍질을 제거하지 않은 친환경사과를 세척하고 칼로 2~4등분한 후, 과일 분할기를 이용하여 잘게 조각을 내는 단계; 조각낸 사과에 천연 갈변 방지제인 루바브 주스 3~7중량%를 혼합한 후 콜로이드 밀을 이용하여 착즙하는 단계; 상기 사과 착즙액에 디켄트(decanter) 처리를 하는 단계; 용기에 충

진하는 단계; 및 고전압 펄스(pulse)를 이용하여 살균하는 단계를 포함하는 분산성이 향상되고, 첨가물이 첨가되지 않은 친환경사과 사이다의 제조 방법 및 상기 방법에 의해 제조된 통과일 친환경사과 사이다에 관한 것이다. – 특허등록 제1194048호, 주식회사 다손, 한국식품연구원, 호서대학교 산학협력단

● 루바브 추출물을 이용한 식품첨가물 및 그 제조 방법과 그 식품첨가물의 이용방법 : 본 발명은 루바브 추출물을 주성분으로 하는 식품첨가물을 제공한다. 루바브 추출물에는 유기산 또는 인산염, 항산화제 중 어느 하나 또는 하나 이상을 추가로 포함할 수 있다. 루바브 추출물은 PH 2.0 내지 6.5인 원액이거나 20% 내지 90% 고농축액이거나 분말이거나 과립 형태이거나 페스트 형태일 수 있다. – 특허공개 10-2002-0032982호, 김**

● 대황류 생약의 인트라퀴논 및 스틸벤 유도체 함량분석 : 본 논문은 대황류 생약의 인트라퀴논 및 스틸벤 유도체 함량 분석을 연구한 논문으로 주요 내용으로는 우리나라의 재배대황(Rheumundulatum)의 성분 함량에 대한 체계적인 연구가 되어 있지 않음을 착안하여 HPLC법을 이용하여 중국산 각종 대황과 비교 검토한 것을 근거로 사하활성이 있는 sennoside A의 평균 함유량은 중국산 금문계 대황 중, 청해성, 사천성, 감숙성, 내몽고산 대황의 순으로 함유량이 많았으며, 구어혈작용이 있는 stillbene 유도체의 총량은 한국산 종대황이 중국산 토대황보다 함유량이 높았다는 내용이다. – 세명대학교 한방식품영양학과 고성권 외 6, 생약학회지(2005. 12. 30)

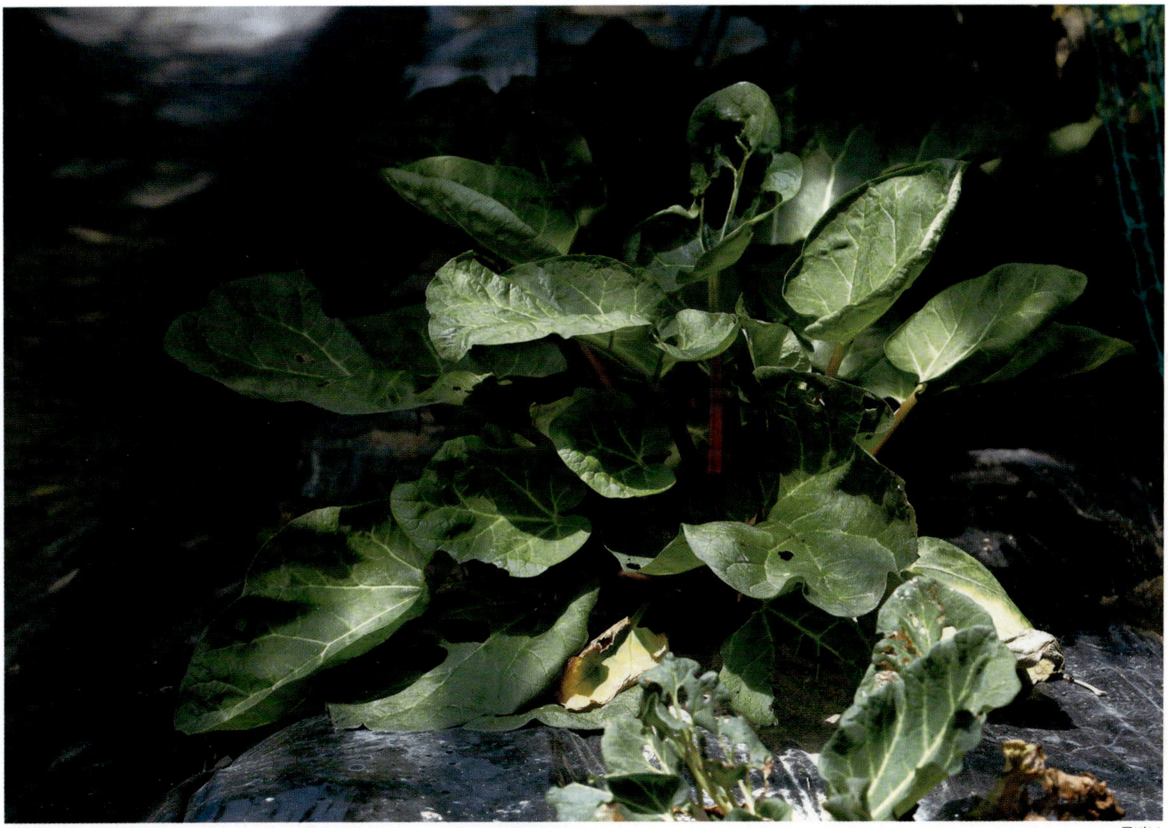

루바브

마늘

백합과 / *Allium scorodoprasm* L.
영명 Garlic
약명 대산大蒜
이명 풋마늘

백합과의 여러해살이풀로 서부 아시아가 원산지이며, 우리나라 · 일본 · 인도 · 남유럽 등지에서 재배한다. 보통 가을에 심어 이듬해 5~7월에 수확하는데, 우리나라 재래종은 흔히 '육쪽마늘'이라고 부른다.

마늘은 전초를 식용 또는 약용한다. 세계 10대 건강식품 가운데 하나이자 가장 널리 쓰이는 향신료이며, 우리나라의 거의 모든 요리에 빠질 수 없는 양념이다. 마늘의 강한 향은 비린내를 없애고 음식 맛을 좋게 하며 식욕 증진 효과가 있다.

매운맛 성분인 알리신allicin은 체내에서 비타민 B_1과 결합하여 흡수율을 높이고 에너지 대사를 활발하게 하는 역할을 하며, 강장제로 높은 평가를 받는다. 또한 혈액을 맑게 하고 감기 예방에도 도움을 준다. 마늘의 강한 향과 맛에 거부감이 들 때는 익혀 먹으면 맛이 순해진다.

고서古書 · 의서醫書에서 밝히는 효능

동의보감 마늘은 살충殺蟲, 소종消腫, 해독解毒의 효능이 있고, 완복냉통脘腹冷痛, 이질痢疾, 설사泄瀉, 폐로肺癆, 백일해百日咳, 감모感冒, 장옹腸癰, 선창癬瘡, 사충교상蛇蟲咬傷, 요충병蟯蟲病, 대하음양帶下陰痒, 학질瘧疾, 수종水腫, 옹절종독癰癤腫毒, 후비喉痺를 치료한다.

방약합편 마늘은 맛은 맵고 성질은 따뜻하다. 육류와 곡식을 소화시키며 해독하고 산옹(散癰 : 막힌 것을 푸는 효능)하며 과용하면 눈이 상한다.

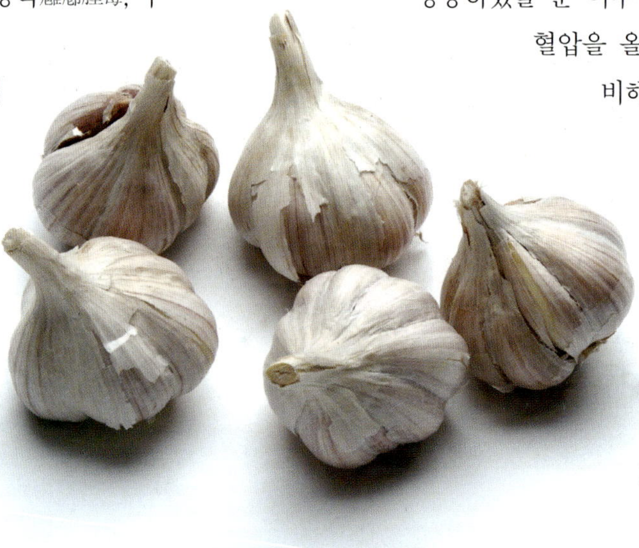

특허 · 논문

● 마늘 당절임 추출물을 유효 성분으로 함유하는 혈당 강하 또는 당뇨병의 예방 및 치료용 조성물 : 본 발명은 마늘 당절임 추출물을 유효 성분으로 함유하는 혈당강하 또는 당뇨병의 예방 및 치료를 위한 조성물에 관한 것으로, 상세하게는 당에 의한 삼투작용으로 마늘의 유용성분들을 추출함으로써 고농도로 농축된 본 발명의 마늘 당절임 추출물이 함유된 식이투여 시, 혈당 및 혈액 당화혈색소의 농도를 감소시키는 효과를 나타내므로, 혈당 조절 효과가 우수하여 당뇨병의 예방 및 치료에 유용한 약학 조성물 및 건강기능식품에 이용될 수 있다. – 특허등록 제1071511호, 인제대학교 산학협력단

● 함초와 마늘을 포함하는 혈압 상승 예방 조성물 및 그 제조 방법 : 본 발명은 함초와 마늘을 포함하는 혈압 상승 예방용 조성물에 관한 것이다. 보다 상세하게는 함초와 마늘에 함유된 염화나트륨과 미네랄과 유기물을 고압열수추출한 다음 분무 건조하여 제조하였으며, 이 함초마늘소금은 혈압 상승에 관여하는 효소를 저해하고, 염민감쥐에 사용할 경우 소금섭취로 인해 혈압이 상승하여야 하나 초기 약간 상승하였을 뿐 이후 거의 수축기와 이완기 혈압을 올리지 아니하며 소금에 비해 낮은 ACE 활성을 보이고 NO 생성량을 증가시켜 혈압을 낮추는 데 관여하는 혈관외피성장인자(VEGF)의 발현량을 높이고 미오신 인산화 효소를 저해하여 혈관긴장도

(vascular tone)를 높여 혈압을 상승시키는 데 관여하는 RhoA 발현량을 낮추고 체내에서 산화적 스트레스를 줄이는 것을 확인한 바, 혈압을 올리지 않고 산화적 스트레스를 줄여주는 효과가 우수하다. – 특허공개 10-2013-0047043호, 목포대학교 산학협력단

● 향미 및 변비 개선에 효과가 있는 마늘 청국장 환 및 그 제조 방법 : 본 발명은 향미 및 변비 개선에 효과가 있는 마늘 청국장 환 및 그 제조 방법에 관한 것으로, 보다 상세하게는 마늘 또는 청국장 특유의 향미와 조직감을 개선할 수 있는 최적 함량의 마늘을 첨가하여 경증 또는 중증의 변비를 개선하는 효과를 더 포함하는 향미 및 변비 개선에 효과가 있는 마늘 청국장 환 및 그 제조 방법에 관한 것이다. – 특허공개 10-2009-0124633호, 고려대학교 산학협력단

● 마늘기름 추출 방법 및 마늘기름을 함유하는 여드름 진정 및 개선용 화장료 조성물 : 본 발명은 여드름 진정 및 개선용 화장료 조성물에 관한 것으로서, 더욱 상세하게는 마늘기름 추출 방법과 마늘기름 추출물을 함유하는 화장료 조성물을 여드름 원인균인 프로피오니박테리움 아크네스(Propionibacterium acnes)균에 대하여 생장 억제 및 항균, 항산화 효과가 우수하며 또한 인체에 대한 안정성을 확인하였으며, 마늘기름을 유효 성분으로 함유하는 화장료 조성물은 여드름 발생을 미연에 예방하고 여드름의 악화를 막아주는 등 여드름 진정 및 개선에 관한 조성물로 사용될 수 있다. – 특허공개 10-2009-0026446호, 이**

● 장시간 운동 시 마늘 섭취가 항피로 및 피로 회복에 미치는 영향 : 본 연구는 건강한 남자 대학생 16명을 대상(대조군=8명, 실험군=8명)으로 하여 14일간 하루 마늘 90g(매끼당 30g)을 섭취시켜 폐기능 중 산소 섭취량, 이산화탄소 생성량, 환기량, 호흡상과 혈중 총 콜레스테롤, 트리글리 세라이드, HDL-콜레스테롤, LDL-콜레스테롤, 젖산, 젖산탈수소효소, 유리지방산, 글루코스의 변화를 측정 비교분석하였다. 자

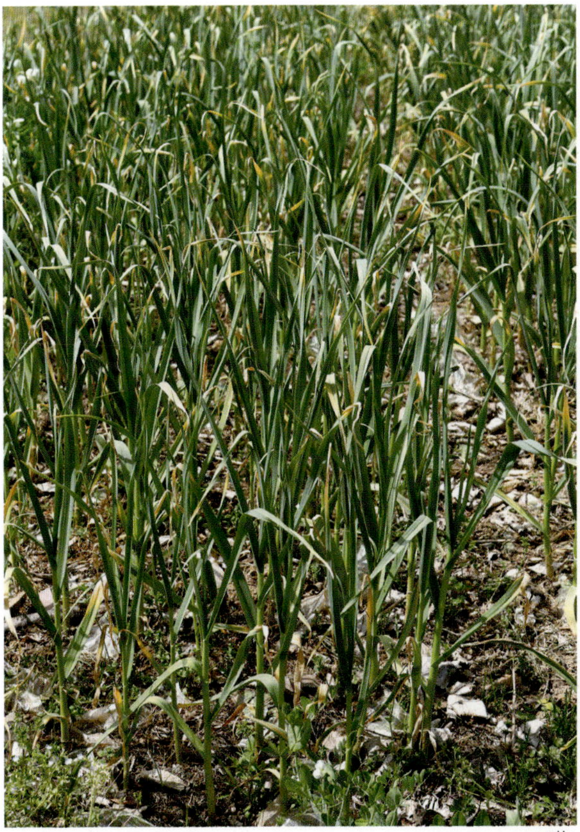

마늘

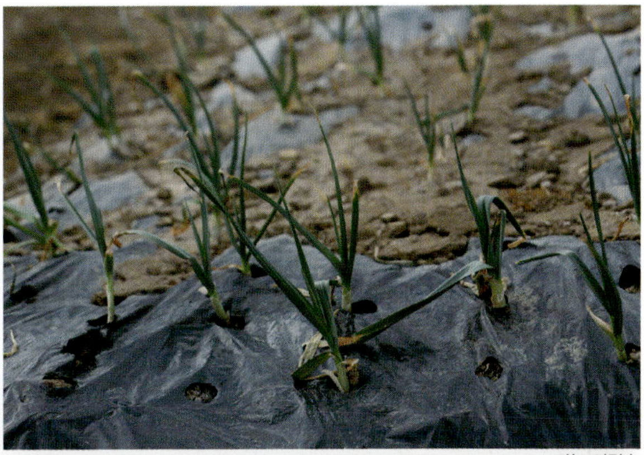

마늘 어린순

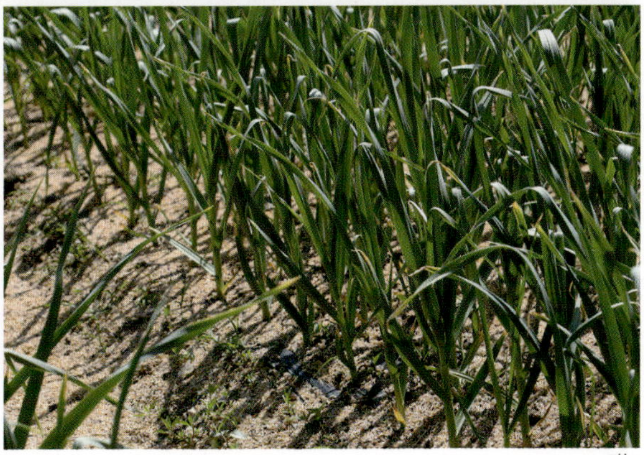

마늘

전거 에르고메타를 이용하여 20분간 3분마다 50watt씩 증가하는 점증 운동부하로 최대 운동검사를 실시하여 폐기능을 측정하였고, 운동부하 전과 후에 혈액을 채취하여 분석 검토하였다. 마늘섭취군이 HDL-콜레스테롤치는 높게 나타났고, LDL-콜레스테롤치와 총 콜레스테롤치는 낮게 나타났다. 젖산 농도는 마늘섭취군이 낮게 나타났고, 젖산 탈수소효소의 활성도는 높았다. 산소 섭취량, 이산화탄소 생성량, 환기량과 호흡상은 마늘섭취군과 대조군에서 차이를 나타내지 않았다. 이상의 본 연구를 통하여 마늘섭취군이 혈액 성분 중 HDL-콜레스테롤, LDL-콜레스테롤, 총 콜레스테롤, 젖산, 젖산 탈수소효소에서 대조군에 비해 효과가 있는 것으로 나타났으나, 마늘이 가지고 있는 어느 성분이 어떠한 작용에 의해 이와 같은 효과를 가지는지에 대해서 검토가 필요하다고 생각된다. - 부산대학교 체육교육과 백영호, 한국식품영양과학회지 (1995. 12. 30)

● 마늘중 지용성 성분의 암세포 증식 억제 효과 연구 : 본 연구는 유기용매로 추출한 마늘의 항암성 성분을 in vitro에서 흰생쥐의 백혈병성 임파모 세포인 L1210과 P388 및 인체 직장암 세포인 HRT-18과 인체 결장암 세포인 HCT-48과 HT-29 또한 in vivo에서 흰쥐 복수 육종암세포인 sarcoma-180세포를 대상으로 선별 시험한 것이다. S-180을 제외한 각 암세포는 in vitro에서 마늘추출물을 농도별로 첨가한 배양액에서 배양시험하였다. 암세포의 증식 억제 효과는 마늘의 석유에텔추출물이 알코올추출물보다 높았다. 마늘의 지용성 성분은 in vitro에서 흰생쥐의 백혈병성 임파모 세포, 인체 직장암 및 결장암 세포에 대해 항암효과물을 나타내었다. 각 암세포의 증식률은 첨가한 마늘추출물의 농도가 증가할수록 감소한 영향을 보였다. Petroleum ether/ethyl ether/acetic acid(90:10:1, v/v/v)의 전개용매로 사용한 TCL에서 분리한 유효한 활성성분의 Rf치는 0.18이었고,

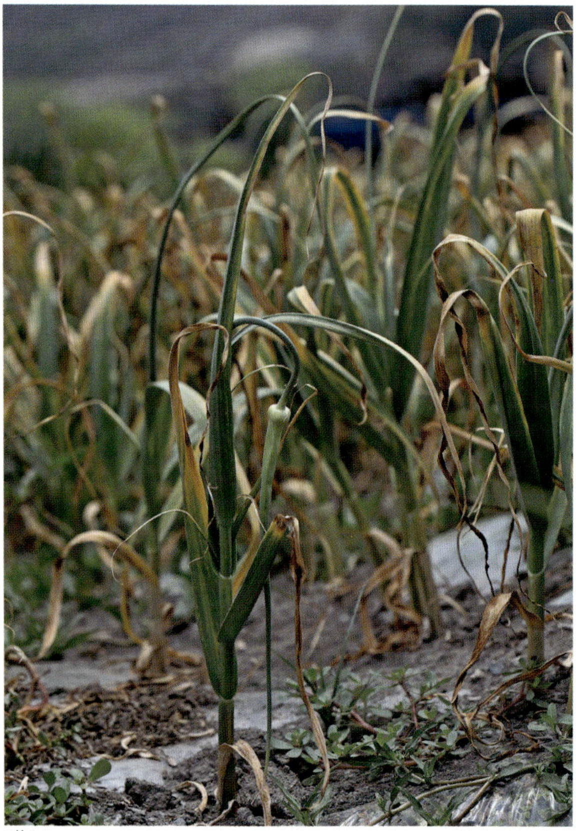

마늘

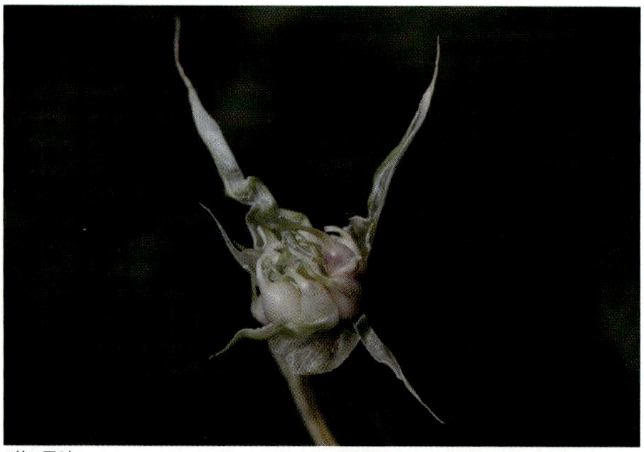

마늘 주아

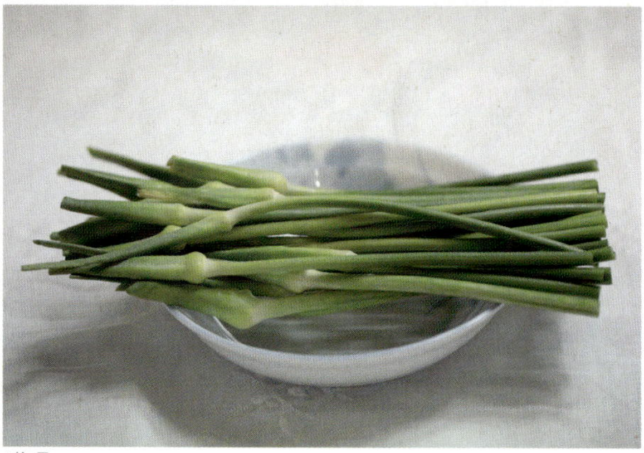

마늘종

정제하지 않은 마늘추출물보다 L1210 세포에 대해 2.3배 높은 활성을 나타냈다. S-180 암세포로 유발한 흰생쥐에 마늘 추출물을 투여한 군이 투여하지 않은 군보다 생존 기간이 1.5내지 2배 가량 연장효과를 보였다. S-180 암세포를 함유하고 있는 흰 생쥐에 마늘추출물을 복강내 주사하고 3시간 후에 관찰한 결과 S-180 암세포의 뚜렷한 형태 변화를 관찰하였다. – 고려대학교 의과대학 생화학교실 손흥수 외 1, 한국영양학회지(1990. 4. 30)

● 마늘 추출물과 비타민 C 혼합물에 의한 암세포 증식 억제의 상승 효과 : HepG2, HT-29 및 HRT-18 암세포는 정도의 차이는 있으나 마늘성분과 비타민 C에 의해서 세포증식이 억제 또는 사멸되는 현상을 나타내었다. HepG2, HT-29 및 HRT-18에서 모두 마늘 성분 및 비타민 C를 단독으로 첨가할 때보다 혼합물의 투여시에 세포 증식 억제 및 사멸 효과가 현저히 상승됨을 보여주었다. HepG2의 세포주기 분석 결과, 마늘과 비타민 C의 혼합물의 첨가 배양시 G2/M 단계 세포가 증가되고 S단계 세포가 감소되는 것으로 나타나, 세포주기의 진행이 G2/M 단계에서 지체됨으로써 암세포 증식 억제 효과를 보이는 것으로 여겨진다. Sarcoma-180 접종 동물에 마늘과 비타민 C의 혼합물의 경구 투여시 암을 가진 동물의 수명이 연장되는 효과를 나타내었다. 따라서 마늘과 비타민 C의 병용 투여는 in vitro에서 항암 작용의 상승 효과를 보일 뿐만 아니라 in vivo에서도 항암 효과를 가짐을 알 수 있었다. – 고려대학교 의과대학 생화학교실 손향은 외 3, 한국식품영양과학회지 (2001. 4. 28)

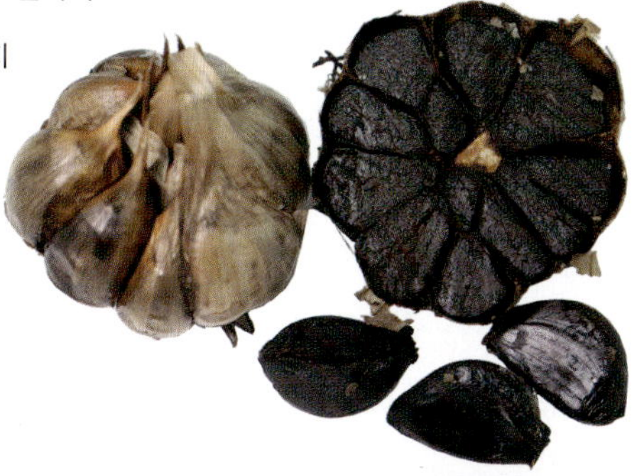

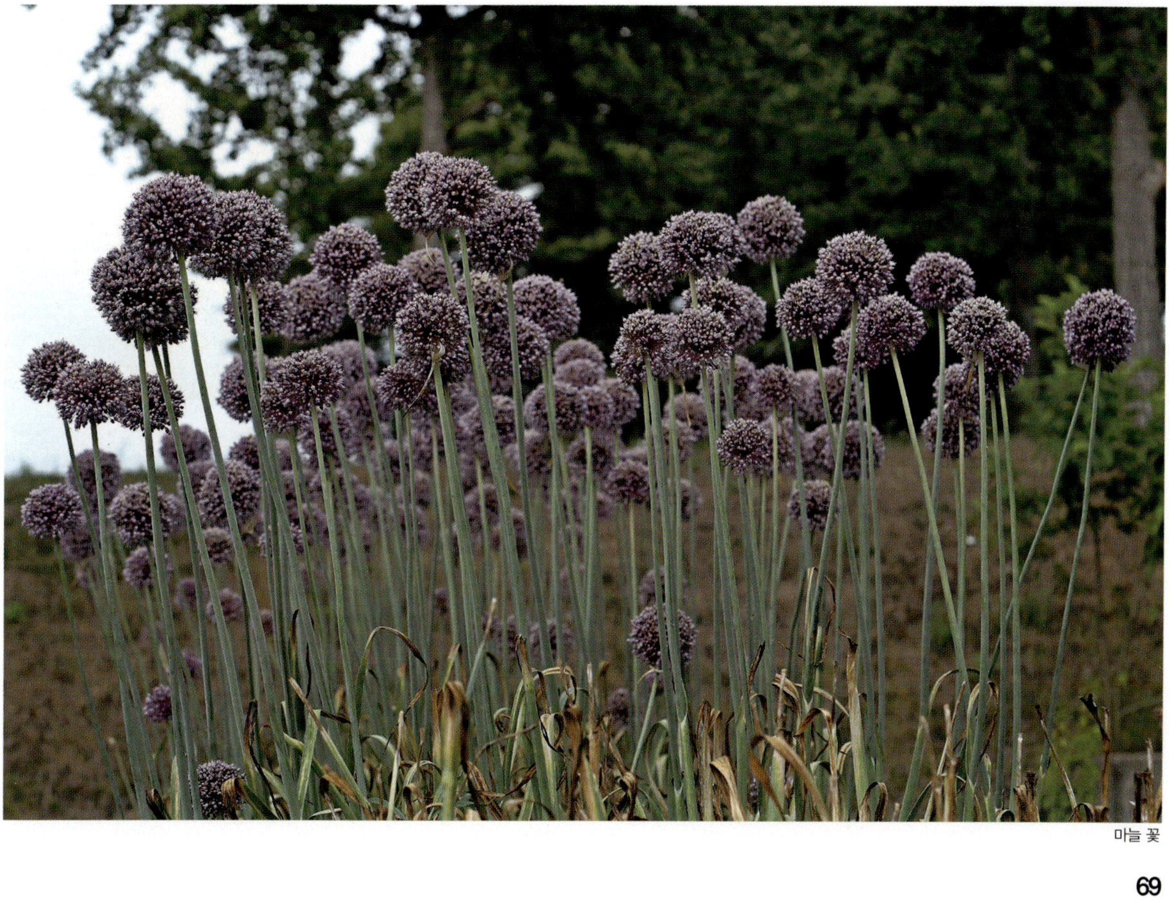

마늘 꽃

마시멜로

아욱과 / *Althaea officinalis* L.
영명 Marshmallow
이명 양아욱

아욱과의 여러해살이풀로, 덴마크 남쪽에 있는 유럽 각국이 원산지인 허브의 한 종류이다. 주로 바닷가 또는 소금기 있는 늪지나 축축한 풀밭에서 자란다. 줄기는 1m로 곧게 자라며 곁가지가 없다. 잎은 달걀 모양으로 둥글고 두꺼우며, 가장자리에 톱니가 있다. 꽃은 6~8월에 분홍색 또는 연보라색으로 핀다.

잎, 뿌리, 꽃 등을 식용·약용하는데, 신선한 잎이나 뿌리를 찧어서 바르거나 말린 뒤 달여 차처럼 마신다. 뿌리에서 짠 즙은 마시멜로를 만드는 데 쓰며, 기관지염·호흡기 장애를 완화하고 거담去痰 작용도 한다. 우리가 익히 알고 있는 스펀지 같은 부드러운 과자는 이 허브의 이름에서 따온 것으로, 뿌리에서 추출한 즙에 설탕·꿀·시럽 등을 첨가하여 만든 것이다. 그 뒤 과자로 발전하면서 현재는 마시멜로 뿌리즙은 쓰이지 않는다.

특허·논문

● 자연상태의 생허브를 이용한 허브 추출 조성물, 그 제조 방법 및 이를 이용한 아토피성 피부염 완화를 위한 화장료 조성물 : 본 발명은 허브 추출물 및 이를 이용한 아토피성 피부염 완화 또는 치료용 조성물에 관한 것으로, 더욱 상세하게는 수분을 함유하는 건조시키지 않은 자연 상태로서의 허브 7가지 (어성초:라벤더:로즈마리:캐모마일:마시멜로:회향:바실=1~3:0.5~1.5:0.5~1.5:0.5~1.5:0.5~1.5:0.5~1.5:0.5~1.5의 중량비를 가지는 것을 특징으로 하는 허브 추출 조성물)를 채취하여 제조한 조성물 및 이를 이용한 아토피성 피부염 완화 또는 치료용 화장료 조성물에 관한 것이다. 이 조성물은 건조하지 않은 살아있는 상태의 유기농 허브를 채취하여 저온에서 열수 추출하여 제조한 것으로 허브 고유의 향이 살아있고 향과 색에 대한 부담이 없어 화장료 조성이 자유로우며 피부 자극이 거의 없고 염증, 피부 가려움 개선에 효과적이다. 한편, 본 발명의 조성물을 제조하기 위한 원료로서 본 발명에 사용되는 재료는 채용하기에 경제적이고, 상기 아토피 피부염에 뛰어난 효능을 지님과 동시에 그 효과를 유지하면서, 향취와 색상에 영향을 주지 않아 화장품 제조 시 여러 가지 제형으로 제조되기에 적합하여, 수요자의 편의에 적합한 제품을 제공하며, 상기의 화장품을 편의에 맞게 이용하여 아토피 피부염의 개선에 큰 효과를 기대할 수 있다. – 특허등록 제1202393호, 콜마비앤에이치 주식회사

● 입술의 보습 효과를 갖는 입술용 화장료 조성물 : 본 발명은 입술의 보습 효과를 갖는 입술용 화장료 조성물에 관한 것으로, 보다 상세하게는 백년초와 마쉬멜로우를 유효 성분으로 함유함으로써 입술의 건조함과 각질을 개선하는 입술 보습 효과를 갖는 화장료 조성물에 관한 것이다. 발명자들은 입술의 건조함과 각질을 개선하는 입술용 화장료 조성물을 제조하고자 노력한 결과, 세포 내 존재하는 보습인자를 활성화시키는 물질인 백년초와 피부 진정 및 보습효과가 있는 마쉬멜로우를 함께 사용할 경우 입술 건조함이 크게 줄어들고 각질 개선 효과도 동시에 개선시킬 수 있음을 발견하고 본 발명을 완성하였다.
– 특허공개 10-0006241호, 주식회사 아모레퍼시픽

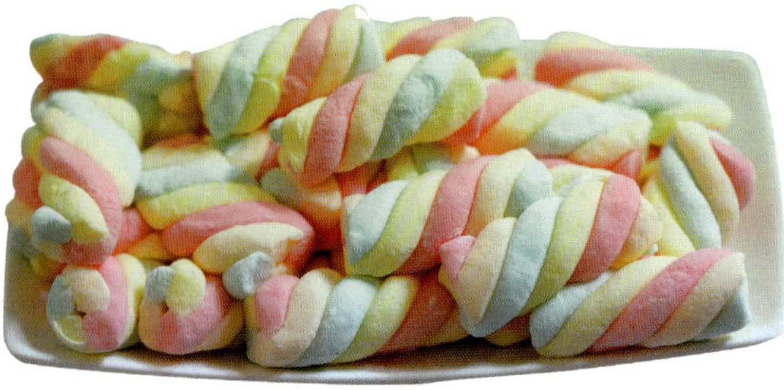

● 알로에 베라 추출물 및 마쉬맬로우 뿌리 추출물을 함유하는 피부 보습용 또는 진정용 인체 세정제 조성물 : 본 발명은 피부 보습용 또는 진정용 인체 세정제 조성물에 관한 것으로, 보다 상세하게는 알로에 베라 추출물 및 마쉬맬로우 뿌리 추출물을 유효 성분으로 함유하여 피부 보습 및 피부 진정 효과가 우수한 인체 세정제 조성물에 관한 것이다. 발명자들은 자연 친화적인 보습 물질을 찾고자 연구한 결과, 천연물 중 비타민, 단백질, 미네랄 등을 함유하여 수분 공급에 탁월한 효과를 보이고 건조한 피부에 보호막을 부여하며 상처 치유와 세포 재생에 효과가 좋은 알로에 베라 추출물 및 크실란이란 점액질 성분과 당류 등이 풍부하여 피부 보습 및 피부 진정 효과가 있는 마쉬맬로우 뿌리 추출물을 함께 적용하면 보습 효과가 더욱 상승되고 피부를 진정시켜 주는 효과가 우수함을 발견하고 본 발명을 완성하였다. – 특허등록 제1114161호, 주식회사 아모레퍼시픽

● 캔디 및 그 제조 방법 : 본 발명은 퐁당크림을 사용하지 않고 치아에 붙는 것을 방지하고 혀에 닿는 촉감도 매끄럽고 더욱이 다량의 제리를 혼입해도 외관품질이 손상되는 일없이 또 포장지와의 박리성도 좋고 나아가 장기 보존해도 당화하지 않는 소프트 캔디나 누가 혹은 마시맬로 타입의 캔디를 얻기 위한 것으로, 설탕이나 과당 혹은 포도당 등의 당류, 물엿, 아라비아고무에 젤라틴, 스타치, 아라비아고무, 펙틴, 한천, 카라기난을 1종 또는 복수종 혼합한 제리시럽을 삶아서 냉각고화시킨 세팅재를 소정의 소프트 생지에 혼합하고 분산시키는 것을 특징으로 하는 캔디와 그 제조 방법에 관한 것이다. – 특허등록 제195880호, 사꾸마세이야꾸 가부시끼가이샤

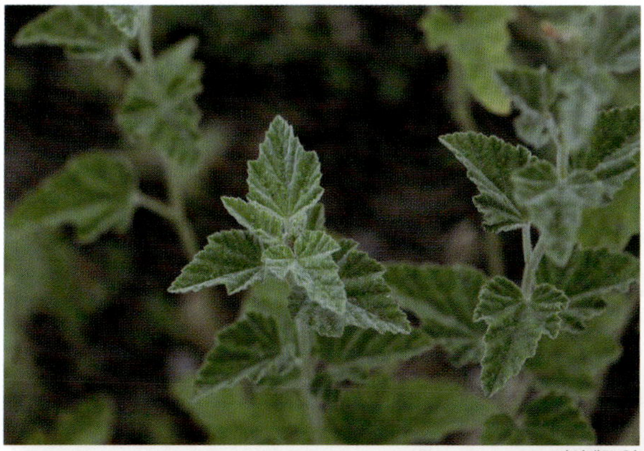
마시멜로 잎

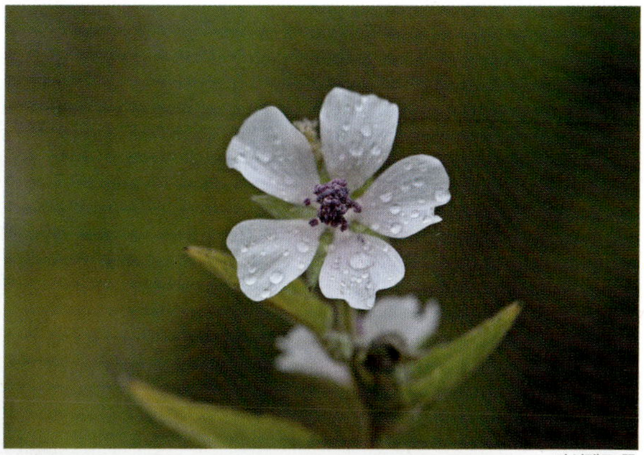
마시멜로 꽃

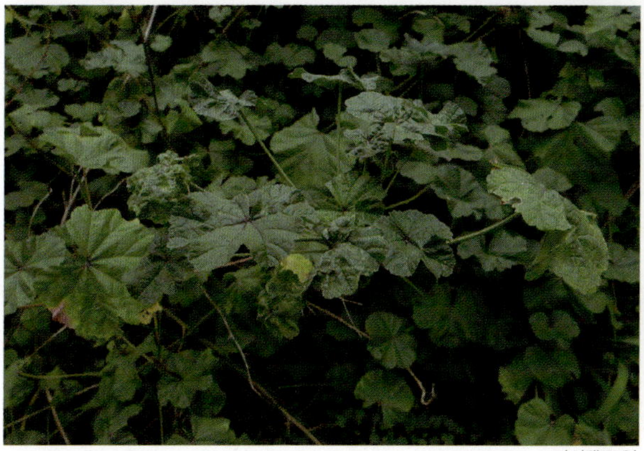
마시멜로 잎

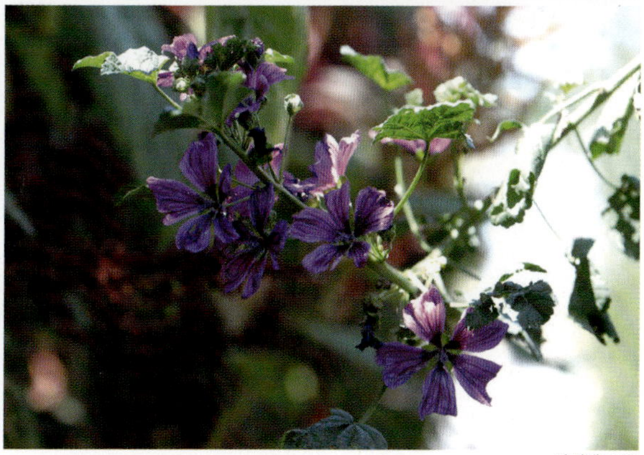
마시멜로 꽃

마카

십자화과 / *Lepidium meyenii* Walp.
영명 Maca
이명 mace, pepper grass, pepper weed

십자화과의 한해살이풀 또는 여러해살이풀로, 해발 4,000~4,500m의 페루 안데스 산맥에서 주로 재배된다. 키는 12~20㎝로 작고, 뿌리는 2~5㎝ 정도이다. 순무와 비슷한 모양을 하고 있으며, 품종에 따라 보라색, 노란색, 크림색 등 다양하다. 겨자와 비슷한 매운맛이 나는 것이 특징이다.

뿌리는 수확하여 생으로 먹는데 말려서 저장 식품으로 두기도 한다. 말린 뿌리는 물이나 우유에 넣고 끓이거나, 주스·칵테일·알코올 음료·마카 커피 등으로 만들어 먹는다.

마카의 대표적인 효능으로 성욕 증진·임신 증진 등의 성기능 개선을 꼽는데, 이것이 우리나라에서는 최음제로 잘못 인식되는 바람에 식품 원료로 사용 금지되어 왔으나, 2005년부터 식품의 부원료로 허용되어 사용되고 있다. 마카는 식용 뿐 아니라 약재로도 쓰이는데, 류마티스 관절염과 호흡기 질환을 완화시키고 치료하며, 만성 피로 해소, 기억력 증진, 갱년기 증상 완화 등의 효과가 있다. 이처럼 마카는 다양하게 활용되어 신약 소재와 건강 기능 식품 소재로서의 잠재력을 높이 평가받고 있다.

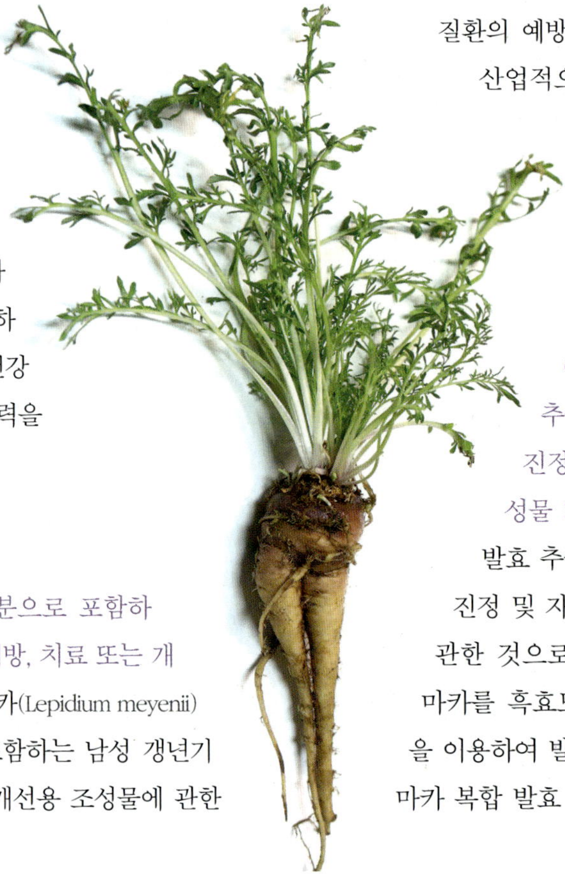

특허·논문

● 마카 추출물을 유효 성분으로 포함하는 남성 갱년기 증후군의 예방, 치료 또는 개선용 조성물 : 본 발명은 마카(Lepidium meyenii) 추출물을 유효 성분으로 포함하는 남성 갱년기 증후군의 예방, 치료 또는 개선용 조성물에 관한 것으로, 본 발명은 남성 갱년기 증후군의 관절 또는 근육의 통증, 골다공증, 다한증, 수면장애, 홍분, 신경과민, 정서불안, 무기력증, 피로, 근력 저하, 우울증, 정력 저하, 성욕 저하, 발기력 저하, 노화 또는 비뇨생식기 기능 저하를 개선할 수 있다. – 특허공개 10-2014-0091159호, 단국대학교 산학협력단

● 마카 추출물을 유효 성분으로 하는 항피로, 염증성 장질환 예방 및 개선용 조성물 : 본 발명은 마카 추출물의 신규한 용도에 관한 것으로, 보다 구체적으로는 마카의 초임계 추출물을 유효 성분으로 포함하는 것을 특징으로 하는 염증성 장질환 예방 및 개선용 식품 조성물 및 마카의 초임계 추출물을 유효 성분으로 포함하는 것을 특징으로 하는 항피로용 식품 조성물에 관한 것이다. 본 발명의 마카의 초임계 추출물은 항피로에 효과가 있고, 염증성 장질환의 예방 및 개선 효과가 있어 식품 산업적으로 유용한 항피로용 식품 조성물 및 염증성 장질환 예방 및 개선용 식품 조성물을 제공할 수 있다. – 특허등록 제1346884호, 주식회사 풀무원

● 천문동 및 마카 복합 발효 추출물을 포함하는 피부 재생, 진정 및 자극 완화용 화장료 조성물 : 본 발명은 천문동 및 마카 발효 추출물을 포함하는 피부 재생, 진정 및 자극 완화용 화장료 조성물에 관한 것으로, 구체적으로는 천문동 및 마카를 흑효모균(Aureobasidium pullulans)을 이용하여 발효시켜 제조되는 천문동 및 마카 복합 발효 추출물을 함유하여 피부 재

생, 피부 진정 및 자극 완화 효과가 우수한 화장료조성물에 관한 것이다. 본 발명에 따른 천문동 및 마카의 복합 발효 추출물은 천연 식물소재를 사용하고 발효공정을 통하여 그 활성을 극대화함으로써 안전하면서도 우수한 피부 재생, 피부 진정 및 자극 완화 효과를 나타내므로 천연화장품으로 유용하게 사용될 수 있다. – 특허등록 제1319990호, 주식회사 더마랩

● 하수오, 마카, 겨우살이 혼합추출물을 함유하는 헤어토닉 조성물 : 본 발명은 마카(maca), 겨우살이(mistletoe) 및 하수오(*Polygonum multiflorum*)의 혼합 추출물을 유효성분으로 포함하는 헤어토닉 조성물에 관한 것이다. 본 발명에 의하면, 친환경적인 소재를 이용하여, 두피에 무리를 주지 않으면서 두피를 건강하게 유지시키고, 발모 촉진 효과가 뛰어남과 동시에 부수적으로 희어진 머리를 다시 검게 하고, 탈모와 백발을 예방할 수 있는 장점이 있다. – 특허등록 제984284호, 주식회사 오띠인터내셔널

● 마카 열수추출물 첨가가 요구르트의 품질 및 항산화능에 미치는 영향 : 본 논문은 마카 열수추출물 첨가가 요구르트의 품질 및 항산화능에 미치는 영향에 관한 연구로서, 주요 내용은 다음과 같다. 마카 열수추출물을 함유한 요구르트의 품질 특성과 항산화 활성을 조사하기 위해, 마카 추출물을 0, 4, 8, 12%로 우유에 첨가하여 12시간 동안 37℃에서 발효한 후 4±1℃에서 7일간 저장하였다. 실험결과, 요구르트의 산생성은 마카 추출물의 첨가로 증가하였다. 마카 추출물 첨가량이 증가함에 따라 명도는 감소한 반면, 황색도는 증가하였다. 생존 세포수는 시료 간 유의적인 차이가 없었으며, 4%와 8% 첨가군 및 대조군의 전반적 선호도 차이는 없었다. 마카 추출물 첨가군은 대조군보다 DPPH 라디칼 소거능과 초과산화물 음이온 라디칼 소거능이 더 높게 나타났다는 내용이다. – 대진대학교 식품영양학과 정해정 외 4, 한국식생활문화학회지(2010. 6. 30)

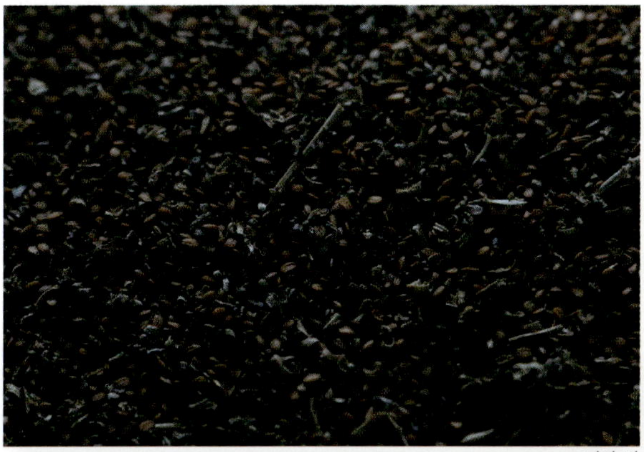
마카 씨

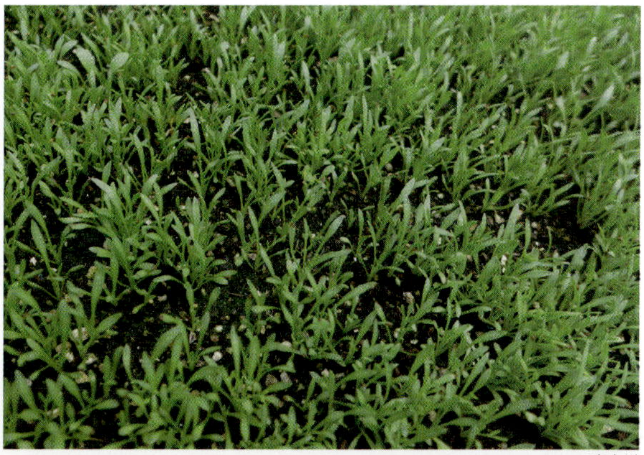
마카 싹

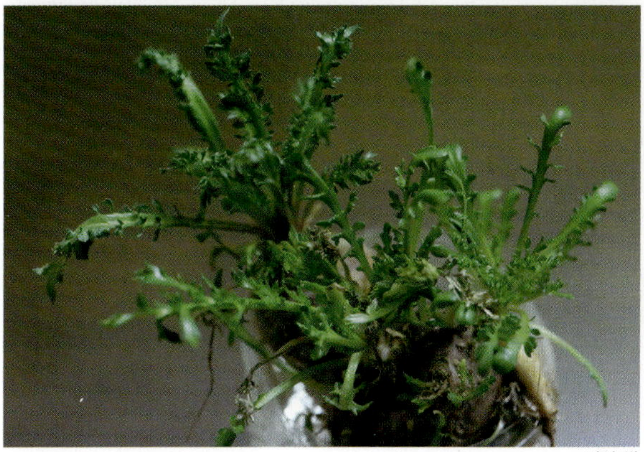
마카 싹

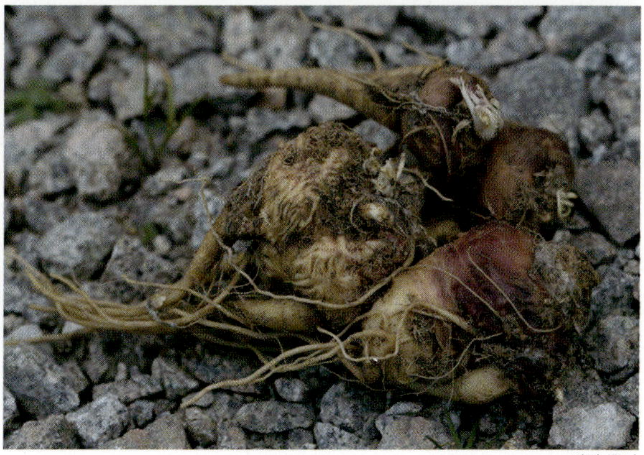
마카 뿌리

마편초

마편초과 / *Verbena officinalis* L.
영명 Vervain
약명 마편초馬鞭草
이명 말초리풀, 봉경초, 자정용아, 철마편

마편초과의 여러해살이풀로, 우리나라 남부 지방의 들판이나 길가에서 흔하게 볼 수 있으며, 일본·중국·유라시아·북아프리카 등지에 분포한다. 꽃이 말채찍처럼 생겼다고 하여 '마편초馬鞭草'라는 이름이 붙었다. '말초리풀'이라고도 부른다.

키는 30㎝~1m 정도 로 자라고, 네모 난 줄기는 털이 나 있으며 곧추선다. 잎은 3~10㎝ 길이로 마주나고, 7~8월에 연보라색 꽃이 줄기와 가지 끝에 피는데, 밑에서부터 위로 차례대로 피어 올라간다. 8~10월에 열매가 익는다. 풀 전체를 약으로 쓰고, 어린 순을 나물로 먹는다.

전초는 음력 7~8월에 싹을 뜯어 햇볕에 말려 사용하며, 월경불순·부스럼 등에 약재로 쓴다. 또한 신경계 강장 작용이 있어 우울증을 해소하고, 편두통·신경질 등의 치료에 효과가 있다. 수렴·이뇨·살균 작용이 있어 차로 마시거나 양치제로도 사용하며, 목욕제로 쓰면 피부를 탄력 있게 해 준다.

고서古書·의서醫書에서 밝히는 효능

동의보감 징벽(癥癖 : 먹은 것이 내려가지 않고 체해서 속에 뭉쳐 있는 것)과 혈가(血瘕 : 아랫배에 피가 몰려 덩어리가 생긴 병), 오랜 학질瘧疾을 낫게 하고 어혈을 헤치며 월경을 잘하게 한다. 충蟲을 죽이며 하부의 익창䘌瘡을 잘 낫게 한다.

특허·논문

● 허브 추출물 및 영양캡슐을 포함하는 두피 및 모발의 보호 및 세정 조성물 : 본 발명은 허브 추출물 및 영양캡슐을 포함하는 두피 및 모발의 보호 및 세정 조성물에 관한 것으로서, 소듐라우릴설페이트, 소듐라우레스설페이트, 라우라마이드디이에이 또는 이들 중 2이상의 혼합물로 이루어지는 그룹으로부터 선택되는 30 내지 40중량%; 산자나무 추출물, 로즈마리 추출물, 캐모마일 꽃 추출물, 알로에베라 잎 추출물, 마편초 추출물, 쐐기풀 추출물, 유칼립투스 잎 추출물 또는 이들 중 2 이상의 혼합물로 이루어지는 그룹으로부터 선택되는 영양제 10 내지 20중량%; 카보머 또는 폴리쿼터늄-10 또는 이들의 혼합물로 이루어지는 그룹으로부터 선택되는 분산제 3 내지 8중량%; 캡슐 내에 내포되는 성분으로서 케라틴아미노산, 티트리 잎오일, 금송 뿌리 추출물 또는 이들 중 2 이상의 혼합물로 이루어지는 캡슐 내용물과 상기 캡슐 내용물을 감싸는 성분으로서 알진, 아가, 크로뮴옥사이드그린, 잔탄검 또는 이들 중 2 이상의 혼합물로 이루어지는 캡슐제로 이루어지는 영양캡슐 0.1 내지 1중량%; 및 잔량으로서 물;를 포함하여 이루어짐을 특징으로 한다. – 특허등록 제1050427호, 주식회사 아름다운화장품 외 1

● 한방 생리대 : 본 발명은 한방 생리대에 관한 것으로서, 특히 마편초, 택란, 작약, 백두옹, 백지, 인삼을 이루어진 한방조성물을 흡수시트에 도포하여 세균번식 등을 억제하고 보다 청결한 상태를 유지할 수 있는 한방 생리대에 관한 것이다. 본 발명의 한방 생리대는, 흡수 시트를 갖는 생리대에 있어서, 상기 흡수시트의 내부 또는 상면에 분말 상태의 한방 조성물이 도포되되, 상기 한방 조성물은 마편초, 택란, 작약, 백두옹, 백지, 인삼이 혼합되어 이루어진 것을 특징으로 한다. – 특허공개 10-2012-0096701호, 주식회사 에스에스오케이

● 마편초의 항염증 및 라디칼소거 특성 : 본 논문은 마편초의 항염증 및 라디칼소거 특성에 관한 연구로서 주요내용은 다음과 같다. 마편초는 서양과 동양에서 수세기 동안 약이나 건강 보충제로 이용되어왔다. 마편초의 염화메틸렌 분획물에 대한 항

염증과 항산화활성을 조사하였다. 마편초의 항염증 특성을 설명하기 위하여, 인터페론-감마와 지다당류로 자극된 마우스의 복막 대식세포에서 산화질소 생성에 대한 억제효과를 조사하였다. 마편초는 눈에 띄는 세포독성 없이 용량 의존적으로 산화질소 생성, inducible nitric oxide synthase와 cyclooxygenase-2의 발현을 억제하였다. 다양한 라디칼 소거 분석에서, 마편초는 DPPH 라디칼, 초과산화물 라디칼, 산화질소 라디칼과 2,2″-azino-bis(3-ethylbenzthiazoline-6-sulphonic acid) 라디칼에 대한 강한 소거효과를 나타냈다. 또한 마편초는 강한 환원력을 보였다. 결론적으로, 마편초는 산화스트레스가 매개하는 염증질환에 유익하다는 내용이다. - 우석대학교 심환기 외 7, 경희한의학연구센터 Oriental Pharmacy and Experimental Medicine(2010-12, 31)

● 마편초가 NMDA로 유도된 백서의 기억장애에 미치는 영향 : 마편초가 기억장애에 미치는 영향을 규명하기 위해 백서에 NMDA를 투여하여 해마 신경세포의 상해와 세포사를 유도한 후, 기억 개선 효과와 신경세포 보호 효과를 관찰한 바, 다음과 같은 결론을 얻었다. 마편초는 AChE의 효소 활성을 농도 의존적으로 저해하였고, NMDA로 유도된 해마세포 상해로 인한 기억장해를 개선시켰으며, NMDA로 유도된 해마세포 상해로부터 CAI 영역의 정상적인 pyramida neuron 수를 유의성 있게 증가시켰다. 이상과 같은 결론으로 마편초는 AChE의 활성 및 NMDA에 의한 신경세포 상해를 효과적으로 억제하여 백서의 기억개선 효과와 신경세포 보호 효과가 있는 것으로 입증되었다. - 대구한의대학교 이유승 석사학위논문(2004)

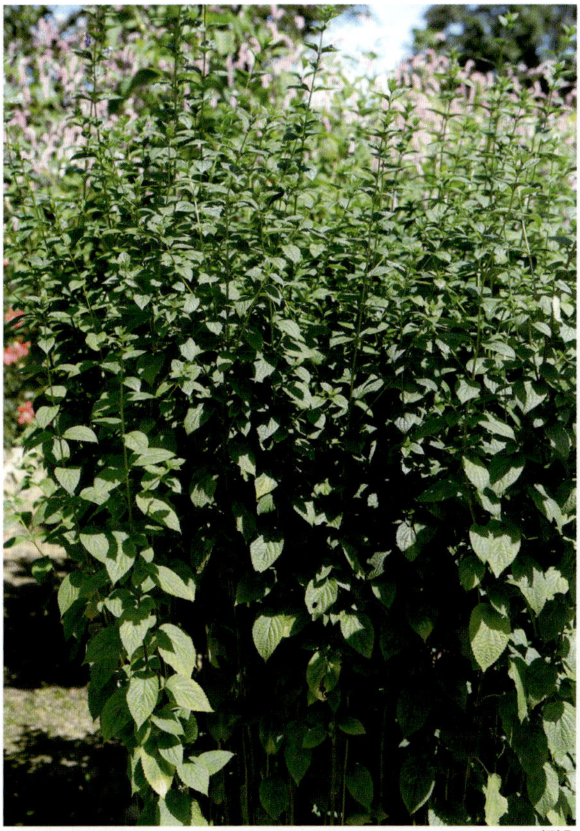
마편초

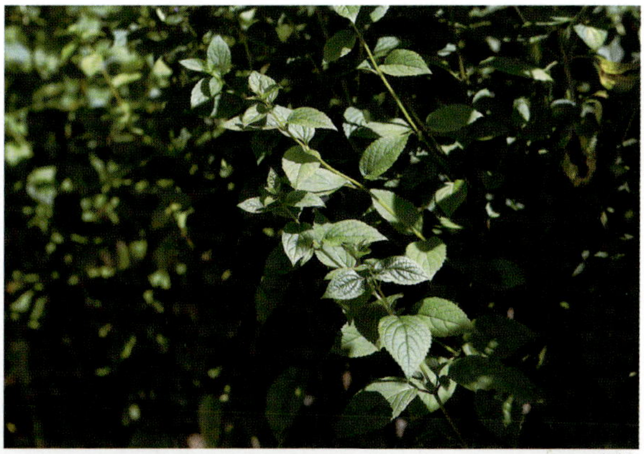
마편초

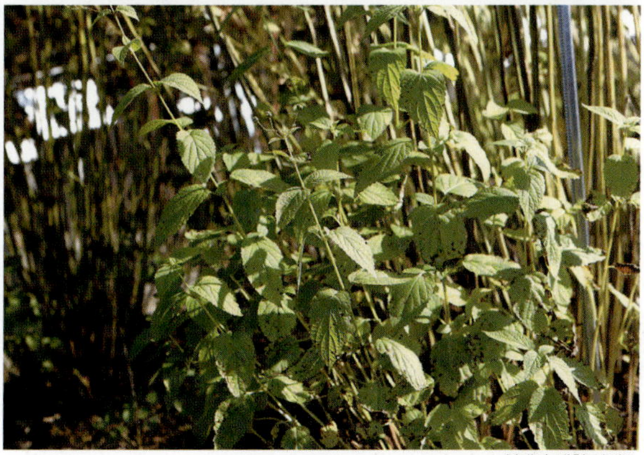
열매가 맺힌 마편초

말라바시금치

락규과 / *Basella ruba* L.
영명 Malaba Spinach
이명 열대시금치, 인디언시금치, 바우새, 락규

동남아가 원산지인 덩굴 채소로, '열대시금치', '인디언시금치'로도 알려져 있다. 중국 황실에서 먹던 채소라고 하여 '황궁채皇宮菜' 또는 '바우새'라고도 한다. 종류는 자주색계의 '적바우새(Basella rubra)'와 녹색계의 '청바우새(Basella alba)'가 있다.

덩굴 길이는 3~4m 정도이며, 잎은 두껍고 자주색을 띠며 광택이 있다. 5월에 씨를 뿌려 6~10월에 수확하는데, 추위에 약하여 일찍 씨를 뿌리면 싹이 나지 않는다. 잎은 생것을 쌈이나 샐러드로 먹고, 데쳐서 나물이나 국거리로 쓴다. 텃밭이나 정원 등에 관상 식물로 심기도 한다.

비타민 A의 효력이 있는 카로틴과 비타민 C, 칼슘이 풍부하며, 장을 부드럽게 하고 피를 맑게 해 준다. 한방에서는 해열·해독용 약재로 쓴다. 칼슘 함유량은 일반 시금치의 45배, 철분은 8배 정도이며 성장기 어린이 및 노약자에게 좋다.

특허·논문

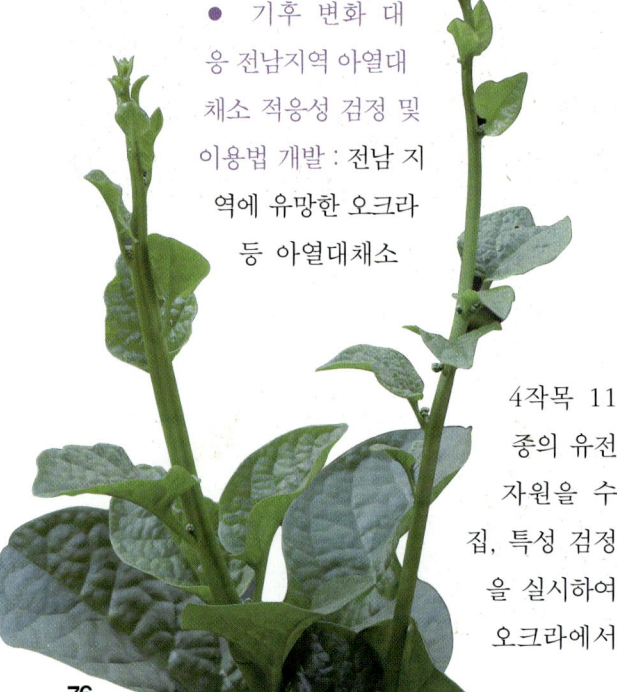

● 기후 변화 대응 전남지역 아열대 채소 적응성 검정 및 이용법 개발 : 전남 지역에 유망한 오크라 등 아열대채소 4작목 11종의 유전자원을 수집, 특성 검정을 실시하여 오크라에서는 그린로케트, 인디언시금치는 청바우새 품종을 다수성 품종으로 선발하였으며 아열대채소 육묘방법으로 상토는 바이오 상토와 BM2 상토가, 공정육묘셀 크기는 50~128공이 묘소질이 양호하고 육묘 비용도 절감되었으며 전남지역에서 오크라 정식기는 노지재배가 5월상순, 시설재배에서는 4월 상순이 상품 수량이 각각 8%, 10% 증수되어 적정 정식기로 판단되었다. 또한 오크라 재배에 알맞은 토양 멀칭재료에서는 흑색 PE멀칭이 분지수(3.3개), 주당 수확 과수(158개)와 과중(2,404g)이 가장 많아 상품 수량이 투명 PE멀칭(5,139*kg*/10a) 대비 23% 증수되었고 잡초도 거의 발생하지 않았으며, 재식방법별 적정 재식거리에서는 1휴 1열재배 75×20*cm*가 75×40*cm* 대비 46% 증수되었다. 아티쵸크 도입 품종의 특성검정 결과, 주당 수확 화뢰수는 그린글로브가 7.1개로 임페리얼 품종의 6.0개보다 많고 화뢰중도 1,547g으로 임페리얼 1,464g보다 73g이 많아 10a당 상품 수량은 그린글로브 품종이 1,384*kg*으로 임페리얼 1,257*kg*보다 10% 증수되었고 화뢰 상품율도 3%가 높았다. 전남 지역에 알맞은 아티초크 정식 시기에서 수확주율은 정식기가 늦은 12월 5일과 11월 15일 정식이 98.3%로 가장 높았고 정식기가 가장 빠른 4월 30일 정식이 90%로 가장 낮았으나 수확 화뢰수는 반대로 정식기가 빠른 4월 30일 정식이 주당 6.6개로 가장 많으며 12월 5일 정식은 2.3개로 가장 적었는데 분지수도 같은 경향을 보였다. 상품 수량은 정식기가 빠른 4월 30일 정식이 1,297*kg*/10a으로 10월 25일 정식 953*kg* 대비 36%가 증수되었으며 5월 30일 정식은 8%가 증수되었으나 늦게 정식한 11월 15일과 12월 5일 정식은 각각 20%와 35%가 감소되었다. 아티초크 화뢰 발육촉진을 위한 지베렐린 살포방법에서 처리별 생육은 지베렐린 처리 횟수가 많고 농도가 높을수록 초장, 경직

경, 엽장, 엽폭, 엽수 등의 전체적인 생육이 왕성한 경향을 보였으며 지베렐린 살포방법으로는 화뢰형성기에 100ppm으로 1회 살포하면 무처리 대비 수확 개시기가 5월 6일로 9일이 단축되고 수확 횟수도 3회로 1회가 절감되며 상품 수량이 11~14% 증수되었다. 아열대채소의 품질특성 분석 및 기능성 평가 결과 수분 함량은 시설재배, 열매와 줄기 부위가 높았고 회분율은 종자와 잎부위가 줄기에 비해 2~4배 높았으며 오크라 경우 종자에는 회분 함량이 4.47%, 열매에는 환원당이 227.72㎎/g으로 가장 높았다. 색도는 재배 형태별 큰 차이를 나타내지 않았으며 경도는 노지재배 줄기와 열매 부위가, 전체적 기호도는 시설재배한 오크라 열매가 가장 높았다. 또한 아열대 채소의 기능성 성분 분석 및 생리활성능 평가 결과 총페놀과 베타카로틴 함량은 시설재배한 잎 부위가 열매와 줄기 부위보다 높았고 특히 베타카로틴 함량은 노지재배한 모로헤이야 잎이 10283.2㎍/100g로 가장 높았다. 재배형태별 항산화활성은 전반적으로 시설재배, 아질산염 소거능은 노지 재배가 높았으며 부위별로는 작목간에 약간 차이를 나타냈다. 아열대채소의 저장성 평가 요리 레시피 개발을 위해 인디언시금치를 10℃에서 저장할 경우 수분 함량, 중량 감소율, 경도, 클로로필 함량과 관능평가 결과를 고려할 때 포장재별 적정 저장기간으로는 PET필름은 6~9일로 가장 높았고 PP필름+종이포장과 방담 필름은 4~6일이었으며 PP필름은 2~4일이었다. 또한 오크라 경우에는 PET필름은 9일로 가장 높았고 방담필름은 6~9일, PP필름 4일, PS필름은 2~4일로 판단된다. 또한 일반두부 제조 방법으로 인디언시금치의 높은 칼슘 성분을 이용하여 생식용 시금치 두부를 제조할 때 인디언시금치를 60℃에서 24시간 열풍 건조하여 80mesh 크기로 분쇄한 분말을 3%를 첨가한 경우 색, 맛, 향, 조직감, 기호도, 탄력성이 가장 우수하였다. – 전라남도농업기술원 손동모, 농촌진흥청 국립원예특작과학원 동향/연구보고서(2014)

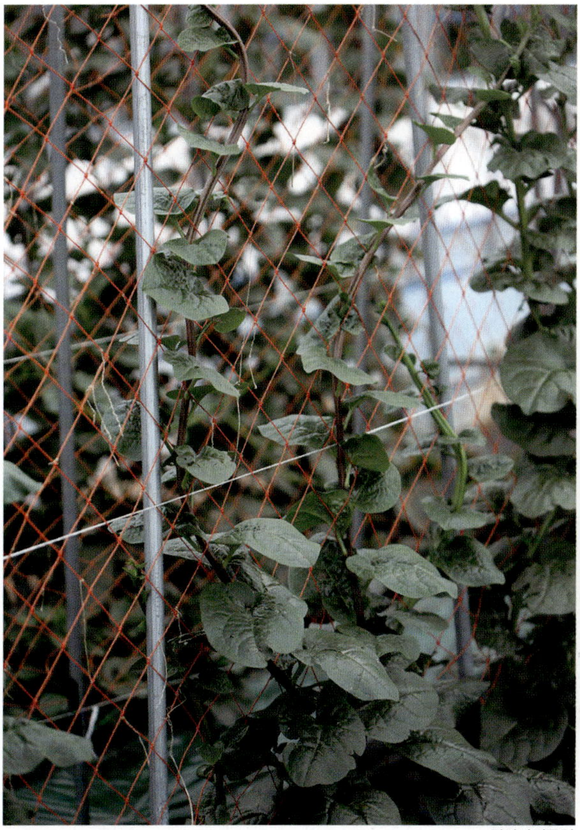

말라바시금치

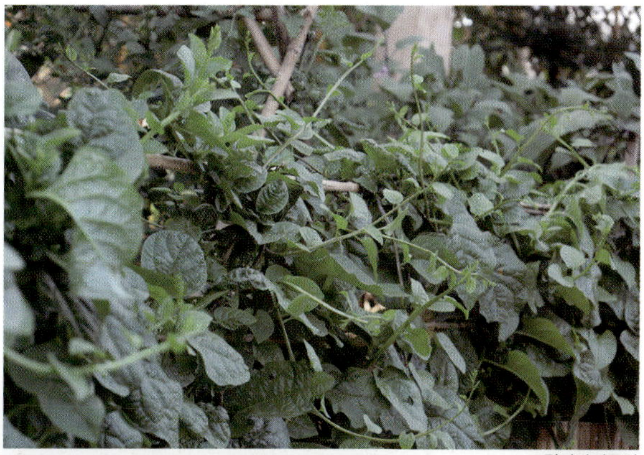

말라바시금치

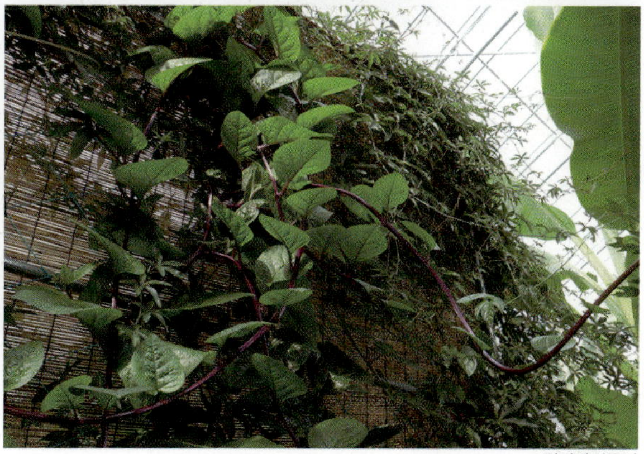

말라바시금치

머위

국화과 / *Petasites japonicus* (Siebold & Zucc.) Maxim.
영명 Butterbur
약명 봉두채蜂斗菜
이명 머우, 머구, 관동화款冬花, 봉두엽, 봉두채, 머웃대

머위는 국화과의 여러해살이풀로, 산기슭의 습지나 나무그늘에서 잘 자란다. 줄기는 짧고 밑에서 잎꼭지가 길게 나온다. 4~5월에 잎이 나오기 전에 흰색 또는 노란색 꽃이 핀다. 유사종으로 물머위(*Adenostemma lavenia*), 개머위(*Petasites saxatile* (Turcz.) Komarov), 털머위(*Farfugium japonicum* (Linne) Kitamura) 등이 있다.

머위는 건위 · 진해 · 해독 · 해열 · 고혈압에 효과가 있으며, 당뇨병에 특히 좋다. 꽃봉오리를 달여 마시거나 술을 담가 먹으면 기침이 멈추며, 편도선이 부었을 때 약재를 갈아 양치하면 효과가 있다. 또한 스트레스로 속이 쓰리거나 자주 체할 때 도움이 된다.

각종 비타민과 무기질이 풍부하고, 단백질 · 탄수화물 · 식이섬유 등이 많이 들어 있다. 특히 비타민 A와 베타카로틴 함량이 높아 항산화 작용이 크며, 풍부한 칼륨은 여분의 나트륨을 체외로 배출하므로 고혈압 예방에 빼놓을 수 없는 영양소 중 하나이다.

고서古書 · 의서醫書에서 밝히는 효능

강서초약 해독하고 어혈을 없앤다. 편도선염, 옹종정독癰腫疔毒, 독사에 물린 상처에 쓴다.

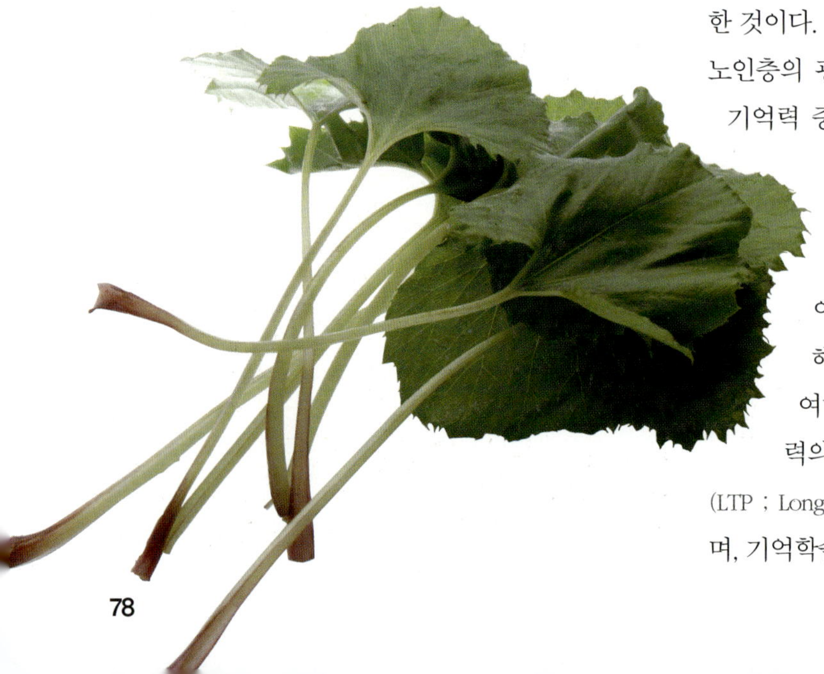

특허 · 논문

● 신경세포 보호 효과 및 항산화 활성을 갖는 머위 추출물 : 본 발명은 알코올을 이용하여 추출한 항산화 활성을 갖는 머위 추출물 및 상기 추출물을 유효성분으로 함유하는 뇌질환 예방 및 치료용 항산화제에 관한 것이다. 본 발명의 머위 추출물은 항산화 활성이 뛰어나고, 신경독성 완화 및 뇌신경세포 보호 작용이 뛰어나 파킨슨병, 알츠하이머병, 루게릭병, 허혈성 뇌졸중 또는 퇴행성 척추 손상과 같은 뇌질환을 예방 또는 치료하는 데 유용하게 사용될 수 있다. – 특허등록 제535655호, 충남대학교 산학협력단

● 머위 추출물을 함유하는 뇌 기능 개선용 약학적 조성물 : 본 발명은 혈뇌장벽을 통과하여 뇌 기능 보호 작용 및 기억력의 증강활성을 갖는 뇌 기능 개선을 위한 새로운 약물 소재인 머위 추출물에 관한 것이다. 또한 본 발명은 상기 머위 추출물을 유효 성분으로 함유하는 뇌 기능 개선용 약학적 조성물에 관한 것이다. 본 발명의 머위 추출물은 청소년, 성인 및 노인층의 광범위한 계층까지 뇌 기능 보호 작용 및 기억력 증강 효과를 기대할 수 있다. 발명자들은 부작용이 거의 없는 천연물에서 in vivo 실험을 통한 효과검증으로 혈뇌장벽의 문제를 해결하고 뇌 기능을 개선하여 증진시킬 수 있는 약물 소재를 찾기 위해 연구하던 중 머위 추출물을 동물에 투여하여 기억력의 증진효과를 확인하고 기억력의 전기생리학적 파라메타인 장기간 강화(LTP ; Long Term Potentiation)가 유의성 있게 증가되며, 기억학습의 신호전달 기전과 밀접한 관련이 있는

BDNF(Brain Derived Neurotropic Factor) 및 CREB(cAMP Responsive Element Binding Protein)의 발현이 증가되어 기억력 증강 효과가 나타나는 것을 확인하여 본 발명을 완성하였다. – 특허등록 제600994호, 주식회사 케이티앤지

● 머위 추출물을 함유하는 주름 예방 및 개선용 화장료 조성물 : 본 발명은 머위 추출물 0.001-30.0중량%를 함유하는 것을 특징으로 하는 피부 주름의 개선효과가 우수한 화장료 조성물에 관한 것이다. 본 발명에 의하면 이 원료로부터 얻은 추출물이 탁월한 콜라겐 합성효과, 피부 잔주름 개선 효과를 가져, 이 물질을 이용하여 피부 주름 예방 및 개선 관련 기능성 화장료를 제조할 수 있다. – 특허등록 제438322호, 한불화장품 주식회사

● 머위(Petasites japonicus) 추출물의 항산화와 항암활성 효과 : 머위의 뿌리, 줄기, 잎을 사용하여 추출물에 따른 항산화 활성을 분석하였고, 추출물을 분획 정제하여 암세포 생장 억제성을 실험하였다. SOD 유사활성은 머위 잎의 에탄올 추출물이 96.7%의 가장 높은 활성을 보였으며, 추출 용매에 따른 머위의 SOD 유사활성은 물 추출물보다는 에탄올 추출물이 더욱 높은 항산화 활성을 나타냈다. 총폴리페놀 함량은 물 추출물에서 전체적으로 높은 함량을 나타내었으며, 머위 잎이 223mg/g dry weight으로 가장 높았다. 시료별로 전자공여능 효과를 살펴보면 머위 뿌리의 물 추출물에서 61.5%, 머위 잎의 에탄올 추출물에서 34.9%로 가장 높은 전자공여능을 나타냈다. 암세포 생존 억제성의 실험에서 머위 추출물의 분획물들은 정상세포 DC2.4의 생육에는 크게 영향을 미치지 않으면서도 위암세포주 SNU-719의 생육은 41.9%로 크게 억제시켰고, 간암세포주 Hep3B의 생육은 72.7% 억제시켰다. 본 연구 결과들을 종합해 볼 때 머위를 이용한 새로운 기능성 식품 소재 및 약용자원식물로 개발이 가능하다. – 충북대학교 농업생명환경대학 식물자원학과 서훈석 외 2, 자원식물학회지(2008. 8. 30)

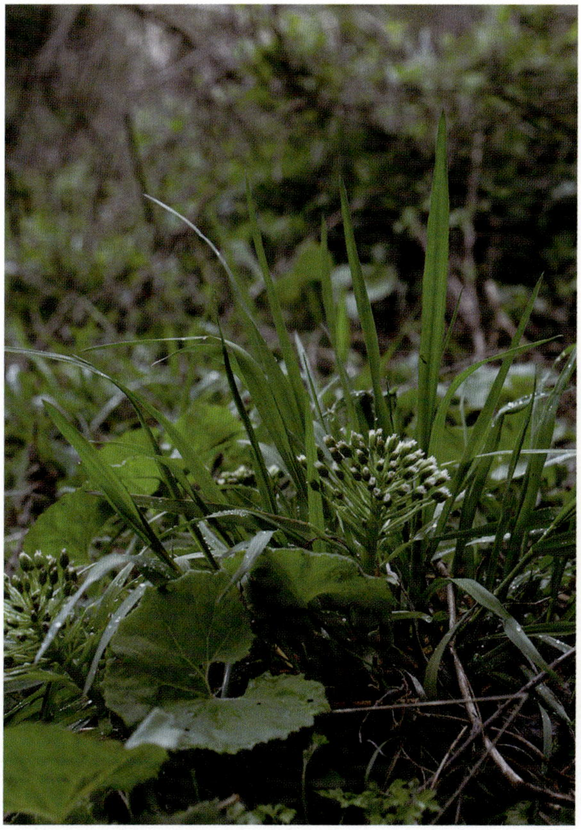
머위꽃

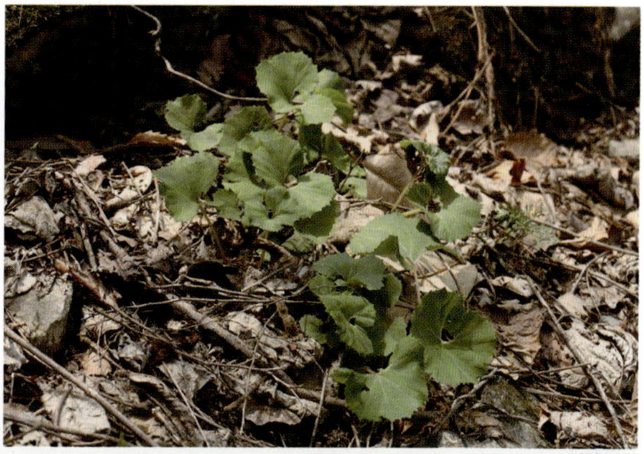
어린 머위

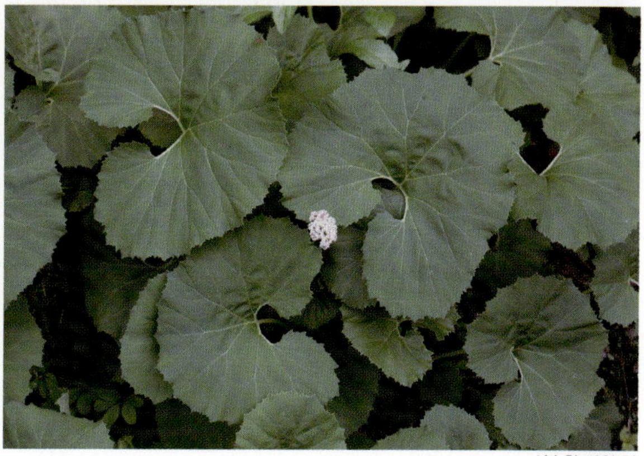
성숙한 머위 잎

모링가

모링가과 / *Moringa oleifera* Lam.
영명 Moringa
이명 드럼스틱 트리

모링가과의 여러해살이 관목으로, 북부 인도 지방에서 많이 재배된다. 건조한 모래흙에서 잘 자라고, 해안가, 거친 토양에서도 잘 적응한다. 키는 10m 정도로 크게 자라며, 잎은 30㎝ 정도 길이다. 4~6월에 흰색 꽃이 피며, 열매는 20~40㎝ 정도 길이로 갈색을 띤다. 4,000여 년 전부터 약 300가지의 질병을 치료하고 예방하는 데 쓰인 것으로 알려져 '자연의 비타민', '불로장생의 나무', '기적의 나무'라고 불린다.

나무 전체를 식용하며, 다량의 아미노산과 무기질, 비타민 등 90가지 이상의 영양소를 함유하고 있다. 씨앗에서는 기름이 매우 많이 나온다. 모링가 씨에 있는 수용성 단백질은 물에 있는 오염물질을 정화하는 역할을 하는데, 피부에 있는 오염물질을 정화하여 피부를 깨끗하게 하는 디톡스 효과를 느낄 수 있다. 또한 베타카로틴, 루틴rutin 등의 카로티노이드 성분을 다량 포함하고 있어 미백 효과도 볼 수 있다.

나무 꼬투리는 완두콩처럼 요리 재료로 사용되며, 씨는 요리해서 먹거나 견과류처럼 먹는다. 뿌리는 잘게 썰어 서양 고추냉이 대신 이용하기도 한다. 잎은 주로 샐러드용 채소로 쓰고, 카레 소스나 피클을 만드는 데도 쓴다.

또한 비타민 C · 비타민 B_2 · E가 풍부하며, 당뇨 · 고혈압 · 변비 · 빈혈 · 골다공증과 같은 질병을 다스리고 항암 효과 등이 뛰어나다. 한편 아프리카 지역에서 영양실조에 걸린 어린이들을 돕기 위해 모링가를 재배하고 있으며, 국제연합(UN)과 세계보건기구(WHO)에서도 모링가의 영양학적 우수성을 인정하여 모링가 재배 프로젝트를 지원하고 있다.

특허 · 논문

● 모링가 씨 추출물을 함유하는 피부 외용제 조성물 : 본 발명은 모링가씨의 추출물을 함유하는 피부 외용제 조성물에 관한 것으로서, 보다 상세하게는 발아시킨 모링가씨로부터 추출물을 제조하거나 또는 아임계 추출법을 이용하여 모링가 씨 추출물을 제조함으로써 기존의 일반적인 모링가 씨의 추출물에 비하여 다양한 종류와 다량의 효능 성분을 포함하는 모링가씨 추출물을 제공하고, 이를 이용함으로써 보다 높은 효능을 발휘할 수 있는 피부 외용제 조성물에 관한 것이다. – 특허공개 10-2013-0088224호, 주식회사 아모레퍼시픽

● 이탄과 모링가를 함유한 세정제 조성물 : 본 발명은 이탄과 모링가를 함유한 세정제 조성물에 관한 것으로서, 보다 구체적으로 천연 식물성 유지 및 통상적인 비누 첨가제를 포함하는 피부 세정 비누용 세정제 조성물에 있어서, 이탄, 모링가 또는 이탄과 모링가의 혼합물을 추가로 함유함을 특징으로 하는 피부 세정 비누용 세정제 조성물 및 이의 제조 방법에 관한 것이다. 본 발명에 따른 피부 세정 비누용 세정제 조성물은, 이탄, 모링가 및 이탄과 모링가 분말 또는 추출물을 포함하는 바, 피부를 효과적으로 보호하고 피부에 영양성분을 공급할 수 있을 뿐만 아니라, 인공색소, 방부제 등을 사용하지 않기 때문에 민감한 피부에 자극 없이 사용이 가능하여, 피부가 민감한 유아를 포함하여 모든 연령대에 사용이 가능하다. – 특허등록 제1306841호, 주식회사 동명엔터프라이즈

● 고보습 및 피부 정화 효과를 갖는 포레스트 릴렉싱 스킨케어 조성물 : 본 발명은 고보습 및 피부 정화 효과를 갖는 포레스트 릴렉싱(forest relxaing) 스킨케어 조성물에 관한 것으로, 살구, 무르무르 버터(muru muru butter), 모링가(moringa), 연꽃, 대나무 수액 및 편백나무 추출물을 함유하는 본 발명의 고보습 및 피부 정화 효과를 갖는 스킨케어 조성물은 숲속의 나무, 열매, 꽃 등에서 얻은 천연 원료를 이용하여 피부에 수분 및 영양을 공급하고, 외부 오염으로부터 피부를 보

호하고 정화시키며, 사용자의 피부와 감정에 상쾌함과 활력을 부여하는 삼림욕 효과가 우수하여, 성인뿐만 아니라 유아나 아동의 여린 피부에도 효과적으로 사용될 수 있다. – 특허등록 제1068320호, 유한킴벌리 주식회사

● 모링가 잎 함유 두부 및 그 제조 방법 : 본 발명은 모링가(*Moringa Oleifera* Lamarck) 잎이 함유되어 구성되는 모링가 잎 함유 두부에 관한 것으로, 보다 상세하게는 모링가 잎 분쇄물 또는 모링가 잎 분말과 응고제를 혼합하여 모링가 응고제 조성물을 형성하는 단계, 콩을 세척 및 수침하는 단계, 상기 수침된 콩을 마쇄하여 두미를 형성하는 단계, 상기 두미를 증숙한 후에 여과하여 비지를 분리하고 두유를 형성하는 단계, 상기 두유에 상기 모링가 응고제 조성물을 첨가하여 모링가 잎 함유 두유 응고물을 형성하는 단계 및 상기 모링가 잎 함유 두유 응고물을 성형틀에 넣고 압착 성형하여 모링가 잎 함유 두부를 형성하는 단계로 제조되며, 두부의 고유한 맛이 유지되면서 모링가 잎의 영양성과 생리학적 기능이 부여되고 보존성이 대폭 향상되는 모링가 잎 함유 두부 및 그 제조 방법을 제공한다. – 특허등록 제1193120호, 이**

● HaCaT 각질형성세포에서 TNF-α에 의하여 유도되는 염증 발현에 대한 부위별 모링가 추출물의 억제 효과 : 모링가(*Moringa oleifera* Lam.)는 항알러지 약물로써 식용 가능한 식물이다. 본 연구에서 부위별 모링가의 피부 보호제로서의 가능성을 확인하기 위하여, TNF-α로 염증을 유도한 각질형성세포에서 모링가의 씨, 뿌리, 잎과 열매 메탄올 추출물의 항염증 효과를 비교 실험하였다. 피부세포의 콜라겐 분해 관련인자인 MMP-2, MMP-9의 효소 활성을 측정한 결과 모든 부위별 모링가 추출물이 MMP-9의 효소 활성을 감소시켰다. 특히 모링가 뿌리 추출물은 낮은 농도에도 MMP-9을 효과적으로 감소시켰으며 MMP-2의 효소 활성 억제에도 효과가 관찰되었다. 또한 피부 염증관련 인자로 알려진 iNOS와 COX-2

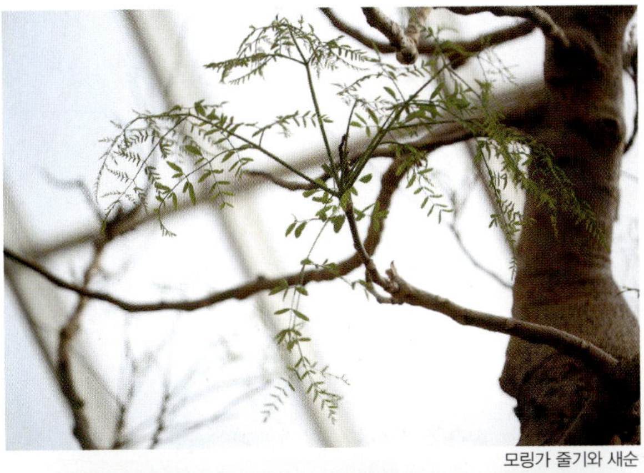
모링가 줄기와 새순

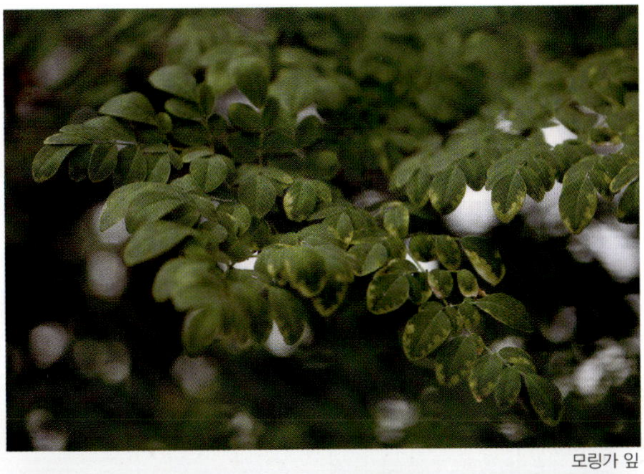
모링가 잎

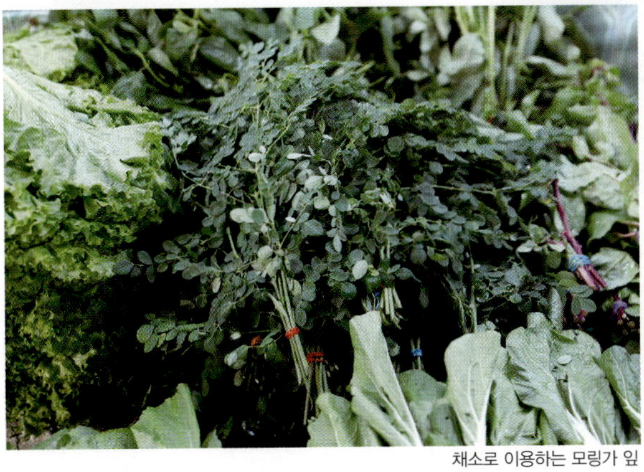
채소로 이용하는 모링가 잎

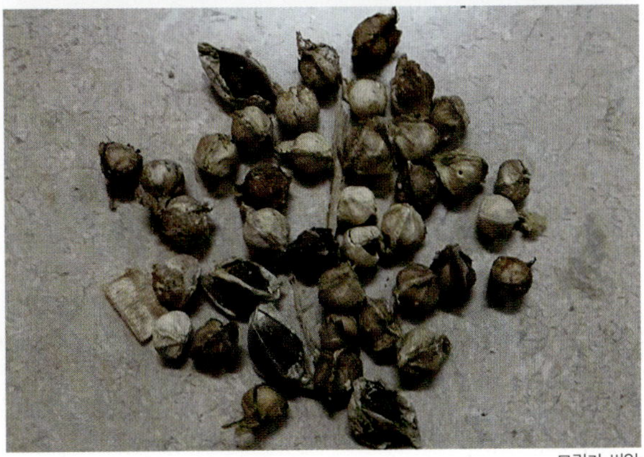
모링가 씨앗

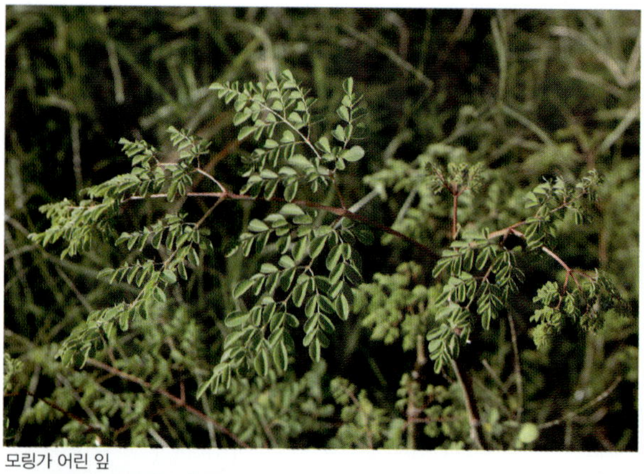
모링가 어린 잎

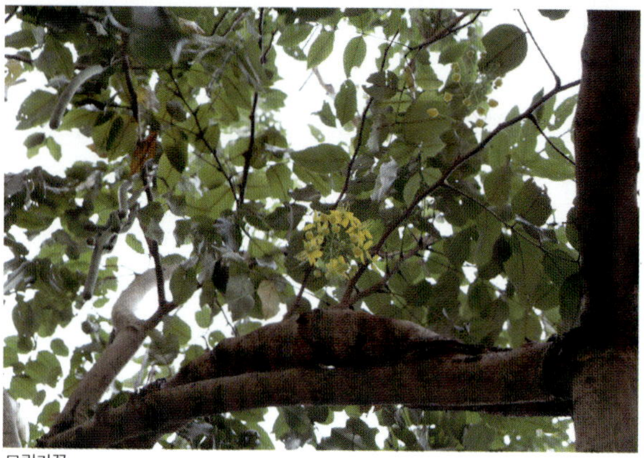
모링가꽃

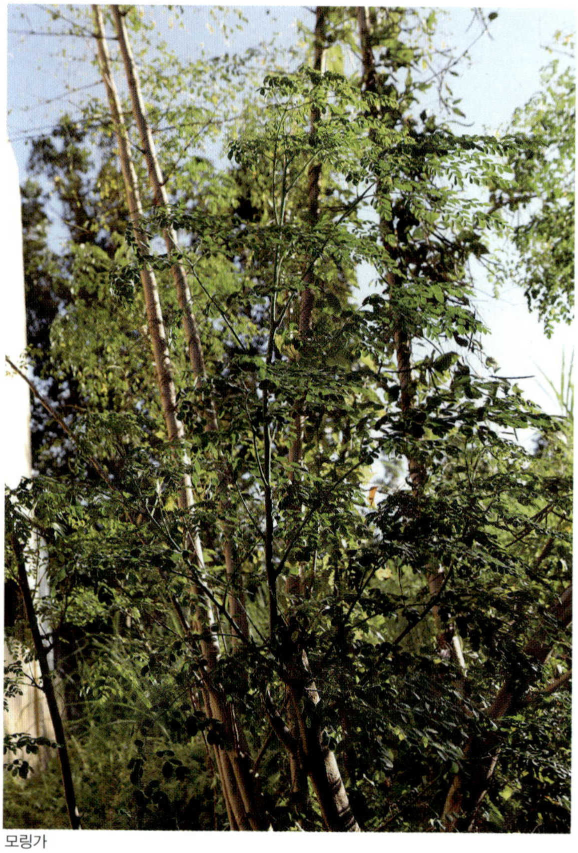
모링가

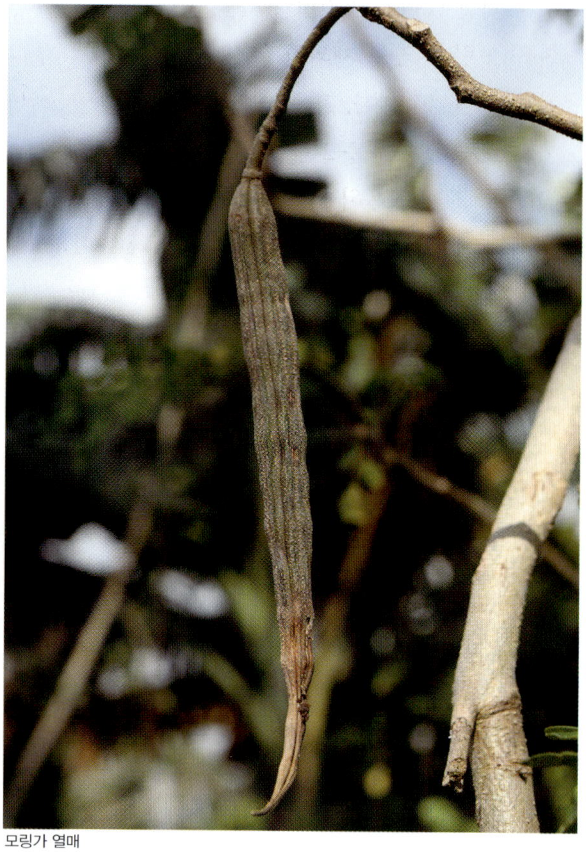
모링가 열매

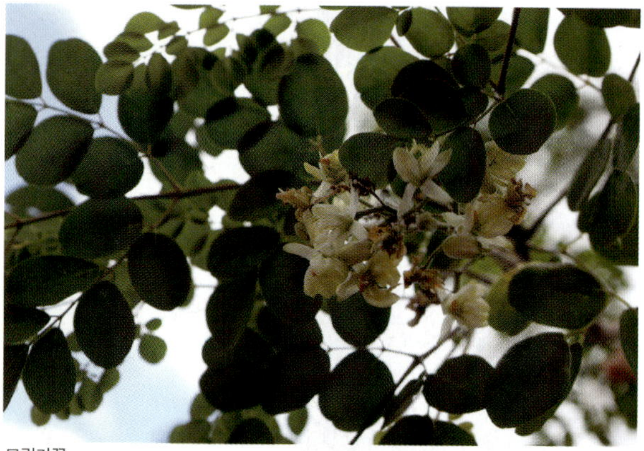
모링가꽃

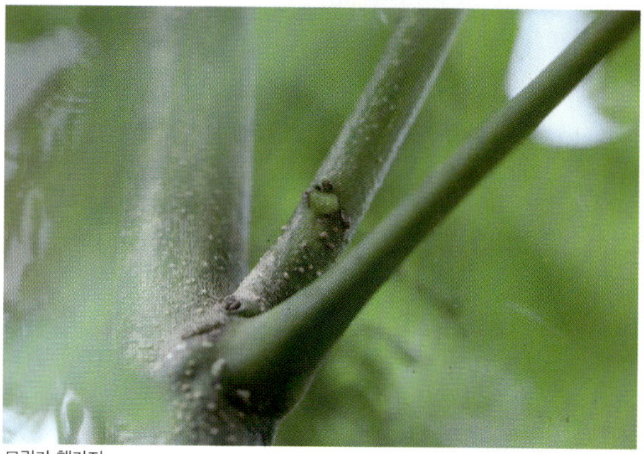
모링가 햇가지

의 단백질 발현을 측정한 결과, COX-2의 단백질 발현은 모링가 잎을 제외한 뿌리, 씨앗, 열매 추출물에 의해 억제되었다. 그 중 모링가 뿌리 추출물은 낮은 농도에서도 COX-2 단백질의 발현을 억제시켰다. 그러나 iNOS는 부위별 모링가 추출물에 의한 단백질 발현의 변화가 없는 것으로 나타났다. 뿐만 아니라 피부 염증을 일으키는 cytokine으로 알려진 IL-6의 mRNA 발현을 확인한 결과 TNF-에 의해 증가된 IL-6 발현을 모링가 뿌리 추출물이 효과적으로 억제시키는 것을 확인할 수 있었다. 이상의 결과로 미루어 보아 부위별 모링가 추출물 중 뿌리 추출물에서 가장 피부 노화 억제와 항 염증 효과가 높을 것으로 사료되며, 식물 유래의 피부 보호제 제품 개발에 있어 유용한 원료로 사용될 수 있을 것으로 생각된다. – 대구가톨릭대학교 의용생체공학연구소 이효진 외 1, 생명과학회지 (2012. 9. 30)

● 모링가 올레이페라(Moringa oleifera)의 천식 억제 작용의 메커니즘에 관한 연구 : 본 연구는 모링가 올레이페라 씨앗 알코올 추출물의 기관지 천식의 임상 모델에 대한 연구이다. 아세틸콜린 (Ach) 또는 히스타민 에어로졸에 노출된 기니피그에 경련이 일어나기 전에 모링가 올레이페라를 처치하였을 때 유의미한 증가를 보였다(P 〈 0. 05). 모링가 올레이페라의 기관지 확장 효과는 푸마르산 케토티펜과 비슷하였다. 또한 모링가 올레이페라의 진경(鎭痙)효과는 Ach, 5HT, 히스타민, 등으로 유도된 가상 수축을 억제함을 보였다. 모링가 올레이페라 알코올 추출물을 선처치하면 카라기난 유도 쥐의 paw edema를 감소시키며, 이는 표준 디클로페낙나트륨의 효과에 가깝다. 본 연구에서는 모링가 올레이페라 종자의 기관지 확장, 소염, 마스트세포 유지, 살균 활성으로 인한 천식 방지 효과가 있는 것으로 나타났다. – 경희한의학연구센터, Oriental Pharmacy and Experimental Medicine

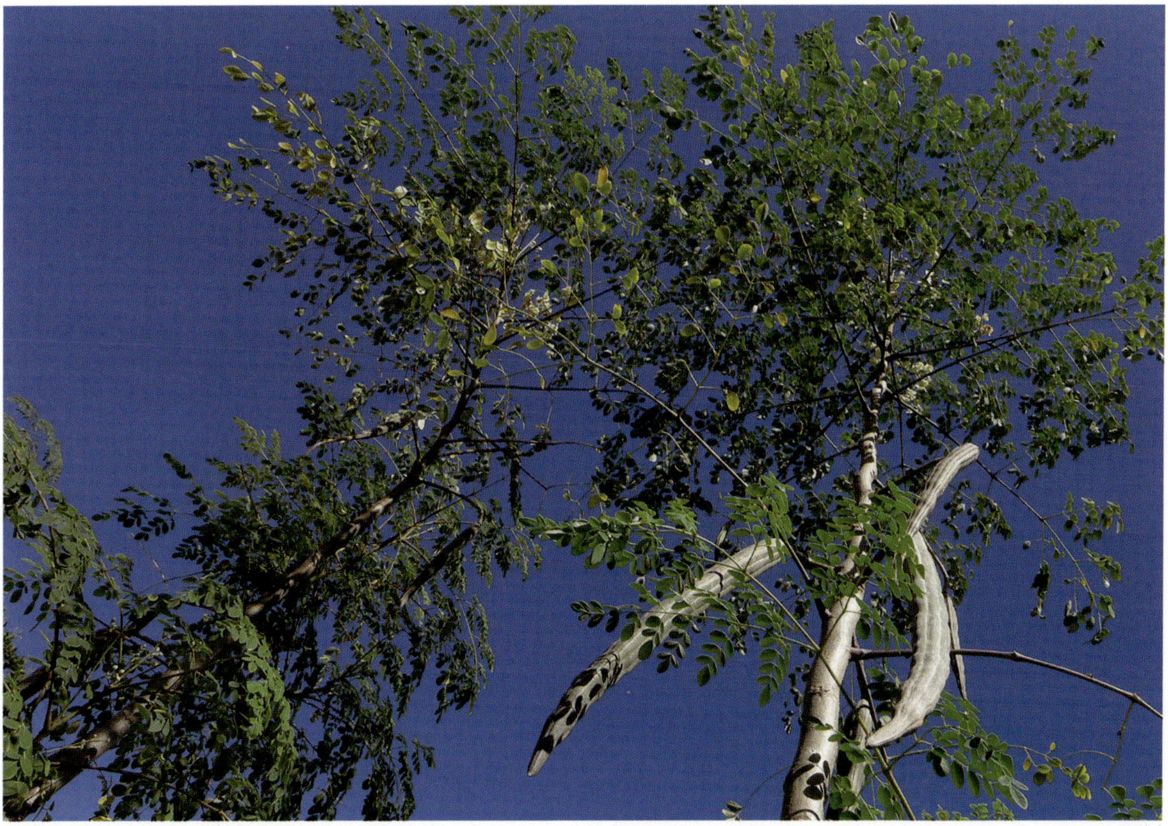

모링가

모시풀

쐐기풀과 / *Boehmeria nivea* (L.) GAUDICH.
영명 Ramie
약명 저마근苧麻根, 저마피苧麻皮, 저마엽苧麻葉
이명 모시, 저마苧麻

쐐기풀과에 속하는 여러해살이풀로, 동남아시아가 원산지다. 모시·저마苧麻 등으로도 불린다. 기온이 높고 습기가 많은 곳에서 잘 자라며, 줄기의 인피섬유(줄기 형성층의 바깥쪽 조직에 함유되어 있는 섬유)는 옷감을 만드는 데 유용하게 쓰인다. 목화가 도입되기 전까지 모시풀은 가장 중요한 섬유 작물이었다.

땅솔줄기가 형성되어 굵게 자라는 흡지吸枝의 각 마디에서 자라는 새 줄기가 1.5~3m에 이르며, 처음에는 녹색이었다가 성숙하면서 다갈색으로 변한다. 잎은 어긋나며, 뒷면에 흰털이 있는 백모시와 털이 없는 녹모시로 나뉜다.

어린순은 나물로 먹고, 말린 잎을 가루 내어 떡 또는 칼국수를 해먹기도 한다. 잎에는 플라보노이드, 루틴 등의 영양성분이 함유되어 있어 치매를 예방하고 노화를 늦추는 효과가 있다. 또한 민간에서는 뿌리를 이뇨, 해열, 간 보호, 항산화 및 통경제로 쓴다.

모시 섬유는 옷감·수건 등의 방직 원료 및 그물·밧줄 등을 만드는 데 이용된다.

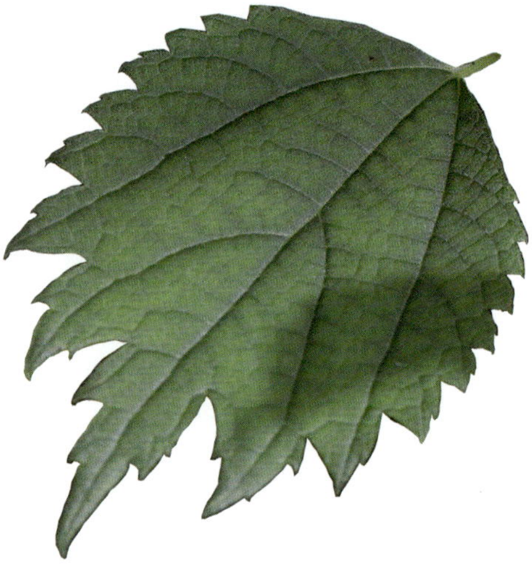

고서古書 · 의서醫書에서 밝히는 효능

본초강목습유 모든 독毒을 치료하며 혈액순환을 촉진하고 지혈止血·발산發散·지갈止渴하고 태胎를 안정시킨다. 붕루崩漏·백탁白濁·활정滑精·치통齒痛, 말벌이나 독사에 물린 상처와 타박상을 치료한다.

특허 · 논문

● 모시풀 추출물을 유효 성분으로 함유하는 당뇨병, 암 또는 신경퇴행성질환의 예방 및 치료용 약학 조성물 : 본 발명은 모시풀 속 식물 추출물을 유효 성분으로 함유하는 당뇨병, 암 또는 신경퇴행성질환의 예방 및 치료용 약학 조성물 및 상기 추출물을 유효 성분으로 함유하는 당뇨병, 암 또는 신경퇴행성질환 예방 및 개선용 건강기능식품에 관한 것이다. 본 발명의 모시풀 추출물은 모시풀 부위 및 이용된 용매에 따라 α-글루코시다아제, β-글루코시다아제, β-갈락토시다아제, 아세틸콜린에스테라아제(AChE) 및 부티릴콜린에스테라아제(BChE)를 저해하였다. 따라서, 모시풀 추출물은 상기 효소와 관련된 당뇨병, 암 또는 신경퇴행성질환의 증상 완화제나 치료제로 사용될 수 있다. – 특허등록 제1052191호, 공주대학교 산학협력단, 서천군

● 모시풀 추출물을 유효 성분으로 함유하는 신생혈관 형성 억제용 조성물 : 본 발명은 모시풀 추출물을 유효 성분으로 함유하는 신생혈관 형성 억제용 조성물에 관한 것으로, 본 발명에 따른 모시풀 추출물은 혈관내피세포에서 튜브의 형성을 억제하고, 독성이 없으므로, 이를 유효 성분으로 함유하는 신생혈관 형성 관련 질환의 예방 및 치료용 조성물로 유용하게 사용될 수 있다. – 특허공개 10-2014-0043263호, 한국식품연구원

● 모시풀을 함유한 주류의 제조 방법 : 본 발명은 주류의 제조 방법에 관한 것으로서, 더욱 상세하게는 모시풀을 건조하여 건모시풀 또는 모시풀 분말을 원료와 혼합하고 발효 후 여과함으로써, 주류의

본연의 맛과 향을 유지하면서도 기존의 주류 제조 방식으로 제조된 주류에 비해 맛과 향이 향상됨과 동시에 의복의 원료로만 사용되는 모시풀을 주류의 맛과 향을 향상시키는 식품첨가물로 사용함에 따라 모시풀의 수요량이 증가하여 모시풀을 재배하는 농가의 수익창출 향상을 도모할 수 있는 주류의 제조 방법에 관한 것이다. 본 발명에 의한 주류 제조 방법은, 모시풀을 선별한 후 초음파를 이용하여 세척하는 모시풀 선별 및 세척공정(제1공정)과; 상기 제1공정의 선별 세척한 모시풀을 건조하는 모시풀 건조공정(제2공정)과; 상기 제2공정의 건조된 모시풀의 일부를 분쇄기를 사용하여 모시풀 분말을 제조하는 모시풀 분말 제조공정(제3공정)과; 상기 제2공정에서 건조된 모시풀 중 상기 제3공정에서 사용된 일부를 제외한 나머지 건모시풀 또는 상기 제3공정에서 얻은 모시풀 분말을 원료와 혼합하는 혼합공정(제4공정)과; 상기 제4공정의 혼합물을 발효하는 발효공정(제5공정); 및 상기 제5공정의 발효된 혼합물을 여과하는 여과공정(제6공정)을 포함하여 이루어지는 것을 특징으로 한다. – 특허등록 제1137946호, 양**

● 긴잎모시풀 추출물을 포함하는 비만의 예방 또는 치료용 조성물 : 본 발명은 긴잎모시풀 추출물을 유효 성분으로 포함하는 비만의 예방 또는 치료용 조성물에 관한 것이다. 본 발명의 조성물은 지방세포의 분화 저해, 중성지방 억제, 항염증 효과가 있으므로 비만의 예방 및 치료에 효과적이고 천연물로서 안정성이 있으므로 의약품, 화장료 및 건강기능 식품으로 유용하게 사용할 수 있다. – 특허등록 제1436213호, 바이오스펙트럼 주식회사

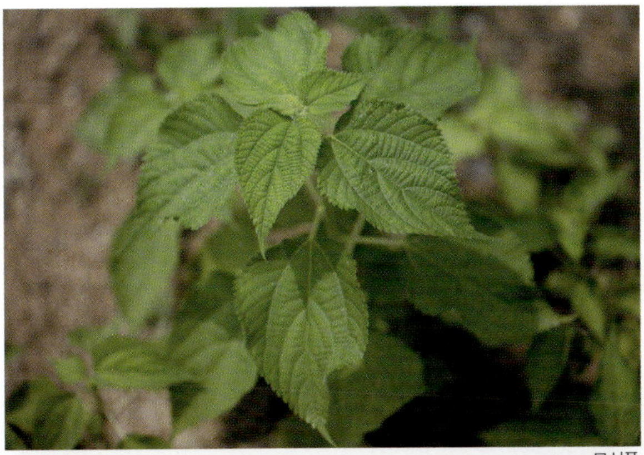
모시풀

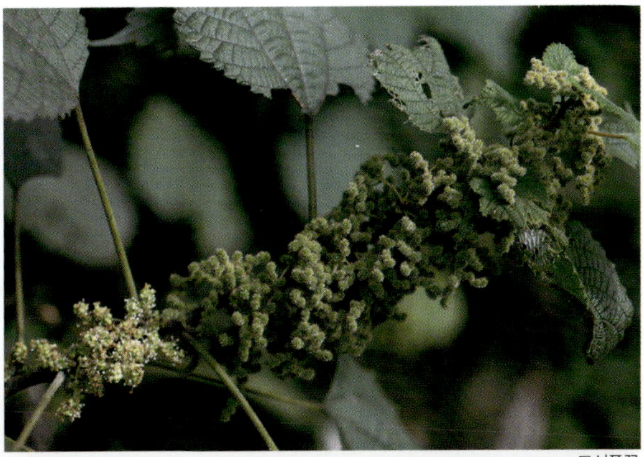
모시풀꽃

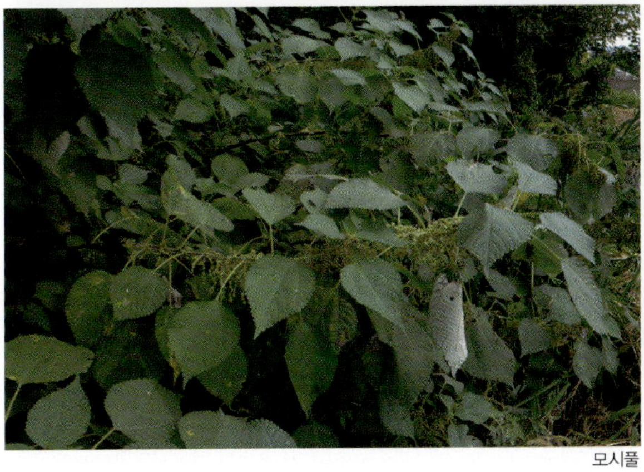
모시풀

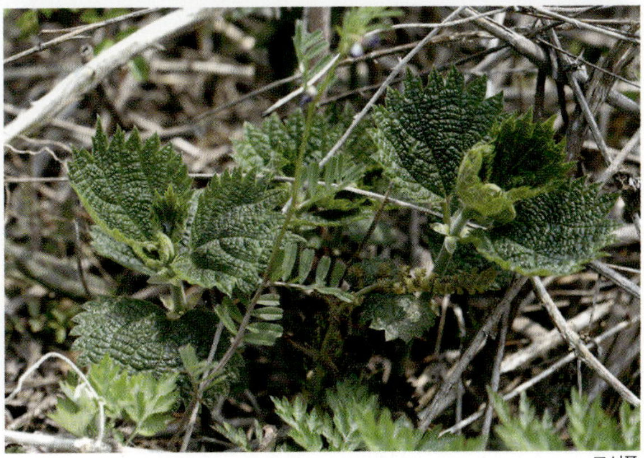
모시풀

몰로키아

피나무과 / *Corchorus olitorius* L.
영명 Mulukhiyya
이명 몰로키아

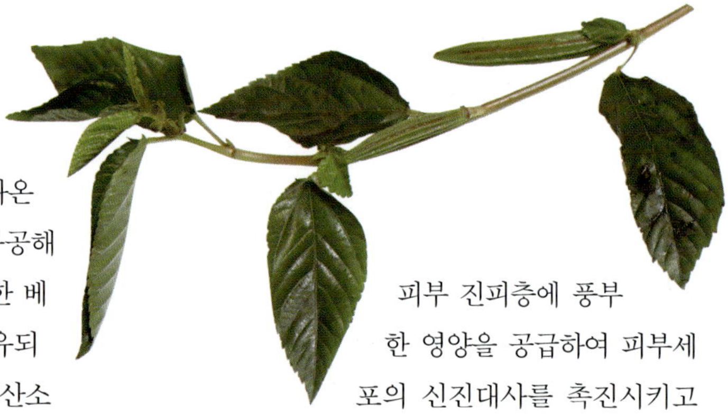

피나무과의 여러해살이풀로, 이집트가 원산지다. 중동 지역에서는 잎 전체를 식용 채소로 흔히 이용하고 있다.

잎은 향이 없고 잘게 자르면 독특한 점액이 나온다. 생명력이 뛰어나고 병충해에 강해 무농약 무공해 식품으로 인식되어 '슈퍼 채소'로도 불린다. 또한 베타카로틴 · 비타민 · 칼슘 · 칼륨이 풍부하게 함유되어 있어, 노화를 촉진하고 암을 일으키는 활성산소의 작용을 억제하는 항산화 효과가 뛰어나다. 클레오파트라가 아름다움을 유지하기 위해 애용했다고 하여 '클레오파트라 허브'라는 별명도 있다. 피부 산화 방지 성분인 폴리페놀이 풍부하여 피부를 보호하고 탄력 있게 유지하는 작용을 한다. 주로 팩 · 비누 · 자외선 차단제 등의 화장품 원료로 많이 쓰인다.

특허 · 논문

● 몰로키아 추출물을 함유하는 피부 노화 지연 화장료 조성물 : 본 발명은 종래의 화장료 조성물에 특용작물인 몰로키아(Molokhia)로부터 추출물을 배합하여 함유하는 것으로서, 나이가 들어감에 따라 오는 피부노화의 제 현상인 피부 건성화, 탄력 상실, 주름살 형성, 피부 흑화, 주근깨, 기미 등을 지연 또는 억제시키는 효과가 뛰어난 피부 노화 지연 기능이 탁월할 뿐만 아니라, 제품의 안정도(Stability)와 피부에 대한 안전성(Safety)이 우수한 노화 지연(Anti-ageing) 화장료 조성물에 관한 것이다. 본 발명은 피부의 노화 지연을 위해 노화의 주된 원인물질로 주목되는 인체내에 발생된 유해 산소의 소거와 더불어, 이미 형성된 세포막 내의 과산화지질의 배출시켜 세포 내에 유익한 산소와 영양 공급을 원활히 함으로써 세포의 신진대사를 촉진시켜 피부 각질층이 축적됨으로써 두꺼워지는 현상을 지연시키며 특히 피부 진피층에 풍부한 영양을 공급하여 피부세포의 신진대사를 촉진시키고 이로 인해 피부 재생을 활성화시킴과 함께 피부에 뛰어난 보습 기능을 주는 메커니즘(Mechanism)을 통해 피부 노화 지연을 위한 다각적인 기능을 발휘하도록 하기 위하여 종래의 화장료 조성물에 몰로키아(Molokhia)의 건조 약재를 기준하여 이것을 정제수와 일정 함량비로 혼합한 에탄올 같은 극성 용매 혼합물로써 추출하여 얻은 추출물을 화장료의 제형에 따라 일정 함량 함유하는 것으로서 구성된 것이다. 본 발명에 의한 피부 노화 지연 화장료는 종래의 화장료보다 노화 지연 효과뿐만 아니라, 피부에 대한 안전성 및 제품의 안정도 등 사용성도 보다 뛰어난 것으로 나타난 것으로 미루어 보아, 본 발명에 의한 몰로키아 추출물을 함유하는 피부 노화 지연 화장료 조성물은 사용시 탁월한 노화 지연 효과 및 안정성을 가짐을 알 수 있다. – 특허공개 10-2003-0065095호, 오**

● 몰로키아가 함유된 생김 제조 방법 및 그에 의해 제조된 생김 : 본 발명은 영양학적으로 우수한 몰로키아를 김과 함께 섭취할 수 있도록 하되, 뽕잎과 키토산 등에 포함된 유익성분도 함께 섭취될 수 있도록 하며, 뽕잎과 키토산으로 이루어진 혼합분말을 김에 흩뿌린 후 몰로키아 분말을 흩뿌림으로써 몰로키아의 점성에 의해 뽕잎과 키토산의 혼합분말이 김에 용이하게 부착될 수 있는 몰로키아가 함유된 생김 제조 방법 및 그에 의해 제조된 생김에 관한 것

이다. 상기 목적을 달성하기 위한 본 발명의 몰로키아가 함유된 생김 제조 방법은, 채취된 김으로부터 이물질을 제거하는 단계; 이물질이 제거된 김을 절단하고, 절단된 김을 고르게 분산시키는 단계; 분산된 김을 일정 크기의 발장에 고르게 펼치는 단계; 고르게 펼쳐진 김의 일면에 100~200메쉬 크기의 뽕잎과 키토산으로 이루어지는 혼합분말을 골고루 흩뿌리는 단계; 혼합분말이 골고루 흩뿌려진 김의 일면에 100~200메쉬 크기의 몰로키아 분말을 골고루 흩뿌리는 단계; 및 몰로키아 분말이 고르게 흩뿌려진 김을 10~20℃의 온도에서 3~5일 동안 건조하는 단계로 이루어지는 것을 특징으로 한다. - 특허등록 제1315327호, 주식회사 에스씨해미

● 항동맥경화 활성을 갖는 몰로키아 추출물을 함유하는 식품 : 본 발명은 항동맥경화 활성을 갖는 몰로키아 추출물을 함유하는 식품에 관한 것으로서, 다양한 기전에 의해 항동맥경화 활성을 가지며 그 활성이 현저히 높은 몰로키아 추출물의 에틸아세테이트 분획물을 포함하는 식품에 관한 것이다. 본 발명의 일 구현예에 의하면 몰로키아의 메탄올 추출물 중 특히 에틸아세테이트 분획물은 총폴리페놀 함량이 높고, 총플라보노이드 함량이 높으며, DPPH와 ABTS 소거활성능도 높아 우수한 항산화능을 가지고 있음을 확인하였다. 또한 산화적 스트레스를 유발시킨 RAW 264.7 세포주를 이용하여 몰로키아 추출물과 분획물이 동맥경화를 일으키는 산화 및 염증반응에 미치는 영향을 조사한 결과, 몰로키아 추출물 및 분획물의 50~250 μg/mL 농도에서 세포생존율, NO 생성, PGE2, TNF-α 생성능이 억제됨을 확인하였고, 특히 몰로키아 에틸아세테이트 분획물의 100μg/mL 농도에서 세포생존율, NO 생성, PGE2, TNF-α 생성능이 가장 크게 억제됨을 확인하였다. 에틸아세테이트 분획물 100μg/mL 첨가 농도에서 VCAM-1, ICAM-1, MCP-1, iNOS, COX-2 mRNA gene의 발현을 억제하였고, NFκB, IL-1β의 단

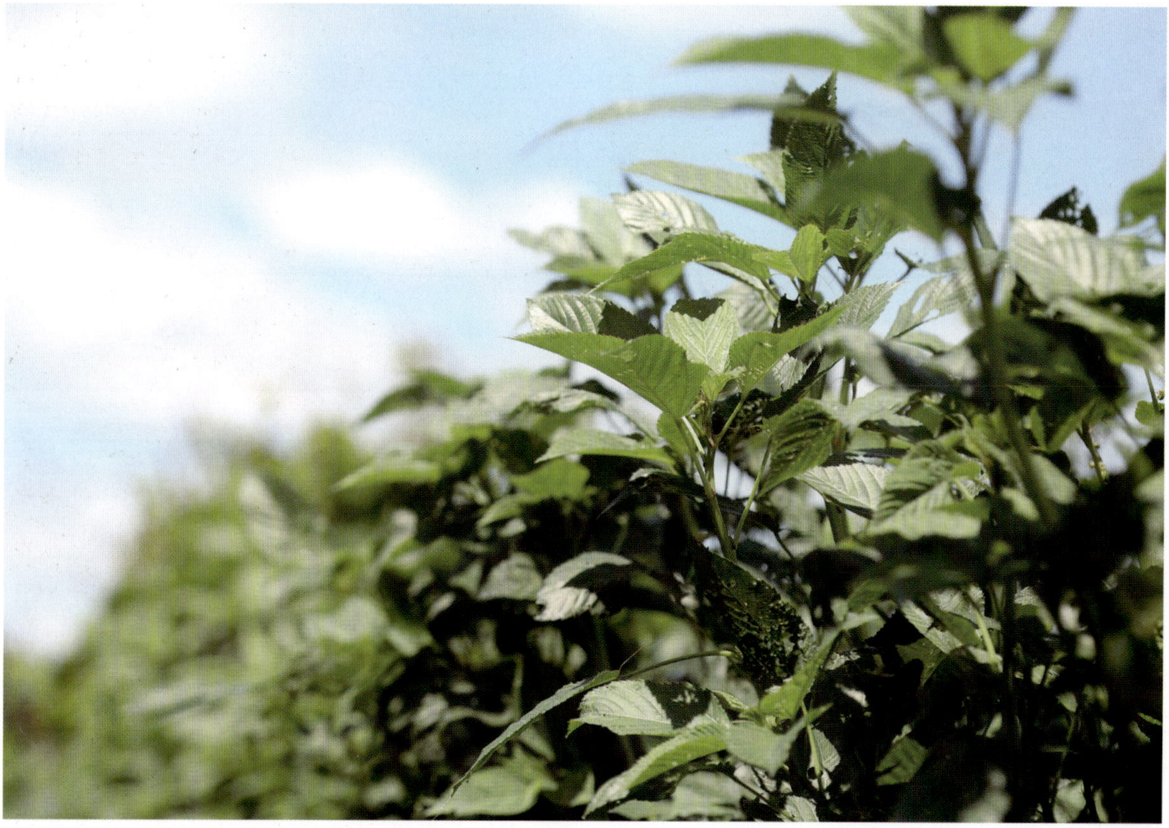

몰로키아

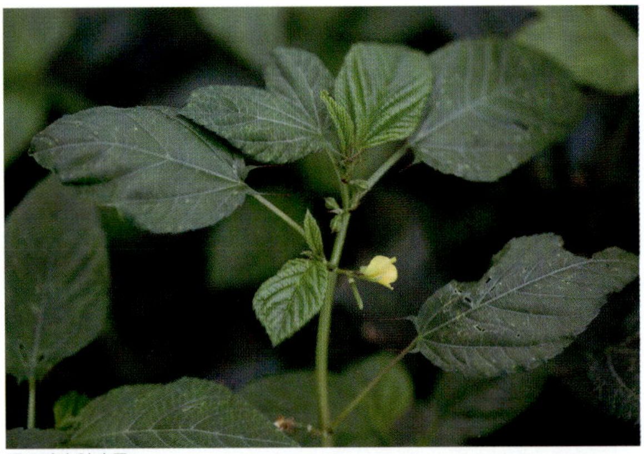
몰로키아 잎과 꽃

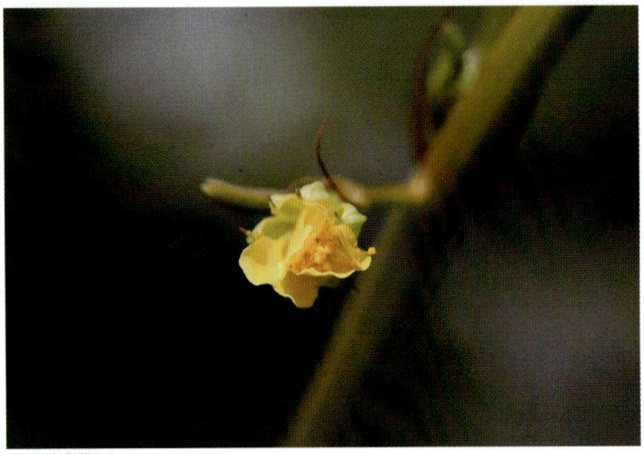
몰로키아 꽃

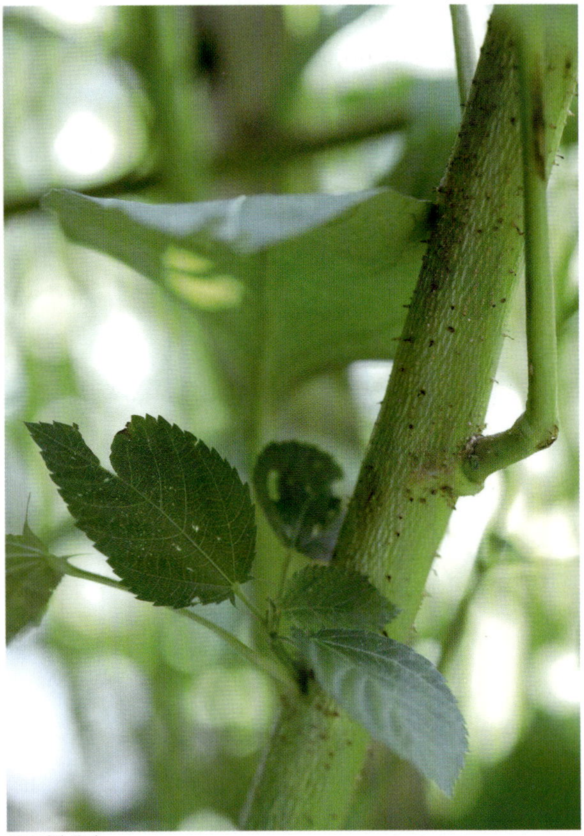
몰로키아 줄기

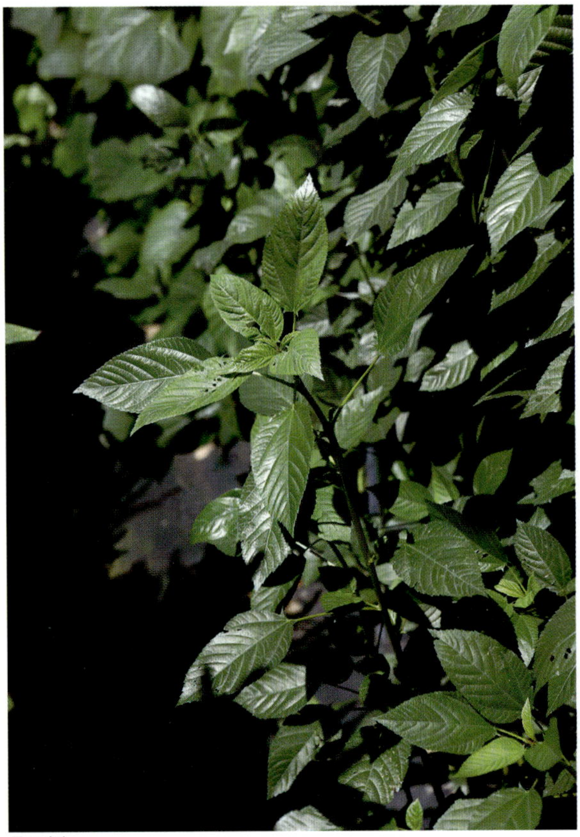
몰로키아

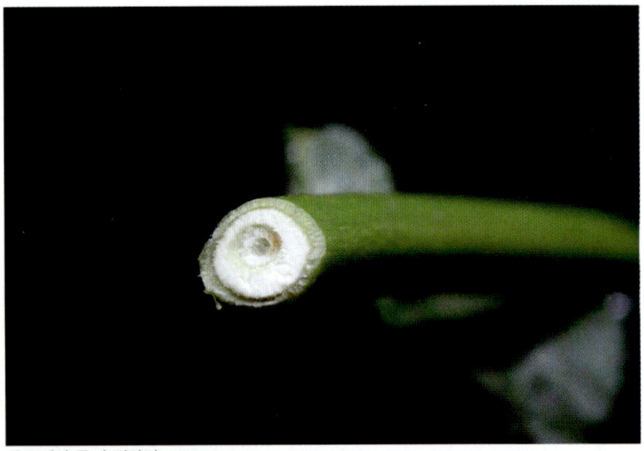
몰로키아 줄기 절단면

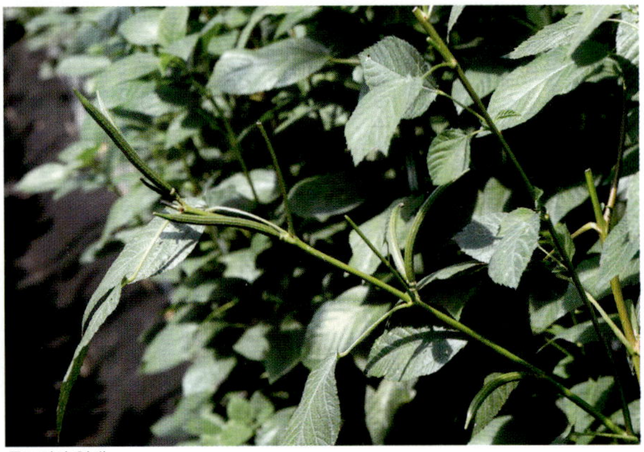
몰로키아 열매

백질 발현도 저해하였다. 또한 본 발명의 다른 일 구현예에 의하면 몰로키아에 함유된 주요 폴리페놀류인 chlorogenic acid, quercetin, quercetin-3-galactoside, quercetin-3-glucoside의 동맥경화 관련 유전자 발현을 조사한 결과, chlorogenic acid 50 μM, quercetin 10 μM, quercetin-3-galactoside 10 μM, quercetin-3-galactoside 10 μM에서 COX-2, iNOS의 유전자 발현을 억제하였으며, NFκB, IL-1β의 단백질 발현도 억제함을 확인하였다. 또한 LDL receptor가 결핍된 마우스에 고콜레스테롤 및 고지방 식이와 함께 몰로키아 분말을 첨가하여 사육하면서 동맥경화 예방 효과를 확인한 결과, 콜레스테롤 첨가 식이군에 비해 몰로키아 분말 첨가식이군은 혈장내 총 콜레스테롤, LDL 콜레스테롤 함량은 감소되었고, 간조직의 총콜레스테롤, 중성지질 함량도 감소되었다. 또한 본 발명의 일 구현예에 의하면 콜레스테롤 첨가 식이군에 비해 몰로키아 첨가 식이군은 간독성 지표인 혈장내 ALT, AST의 활성과 콜레스테롤 생합성에 관여하는 주요 효소인 HMG-CoA reductase 활성을 억제하였고, 간의 과산화지질 농도, 항산화 효소인 SOD 및 GP의 활성도 감소시켜 산화적인 스트레스를 제거하는 것으로 나타났다. 또한 콜레스테롤 첨가 식이군에 비해 몰로키아 분말 10% 첨가 식이군에서 심장과 대동맥의 지질 침착도가 가장 많이 억제되었다. 이상의 결과로 몰로키아 추출물, 특히 몰로키아 메탄올 추출물의 에틸아세테이트 분획물은 우수한 항산화능을 가졌고, 동맥경화 관련 유전자 발현을 억제시킨다는 것을 확인하였다. 그러므로 몰로키아 추출물의 에틸아세테이트 분획물은 동맥경화 예방의 우수한 식품소재라 할 것이다. – 특허공개 10-2009-0112954호, 계명대학교 산학협력단

● 몰로키아 첨가 탈지대두 grit(defatted soybean grit) 발효물의 콜레스테롤 개선 효과 : DSG에 몰로키아 분말을 첨가하여 발효시킨 발효물이 콜레스테롤 개선효과를 가지는지 in vitro 및 in vivo에서 살펴보았다. B. subtilis NUC1균주로 발효한 탈지대두 grits 발효물인 FD와 탈지 대두 grit에 몰로키아를 5, 10%로 각각 첨가하여 발효한 FDC군의 콜레스테롤 흡착능을 살펴본 결과, 모든 군에서 70% 이상의 흡착능을 보였다. HepG2 세포를 이용한 apo-AI, apo-CIII의 분비능 측정에서는 FD군에 비해 몰로키아를 첨가한 FDC군에서 더 우수한 개선 효과를 보였다. 한편 FDC가 고지방식이를 급여한 흰쥐의체내 콜레스테롤 개선에 미치는 영향을 살펴보고자, 기본식이군(Con), 고지방식이군(HF) 그리고 고지방식이와 FD첨가군(HFFD), 고지방식이와 FDC 첨가군(HF-FDC)으로 나누어 4주간 사육하였다. 그 결과, 혈장 내 총콜레스테롤 및 LDL-콜레스테롤 함량, 그리고 간 조직 내의 총콜레스테롤 및 중성지질 함량은 HF군에서 증가하였다가 HF-FDC 첨가군에서 유의적으로 감소하였고, 분변 내의 콜레스테롤 및 중성지질 배설량은 FDC 투여로 인해서 HF군에 비해 증가하였다. 또한 간내 HMG-CoA reductase 활성은 HF군에서 증가되었다가, HF-FDC첨가군에서 유의성 있게 감소되었다. 따라서 FDC는 콜레스테롤 흡착 및 조절능을 가지며, 그리고 혈중 콜레스테롤 함량, 조직 내의 지질 및 콜레스테롤 축적을 감소시켜 체내 콜레스테롤 개선에 효과적인 것으로 생각된다. – 계명대학교 전통미생물자원개발 및 산업화연구센터 김현정 외 2, 한국식품과학회지(2011. 6. 30)

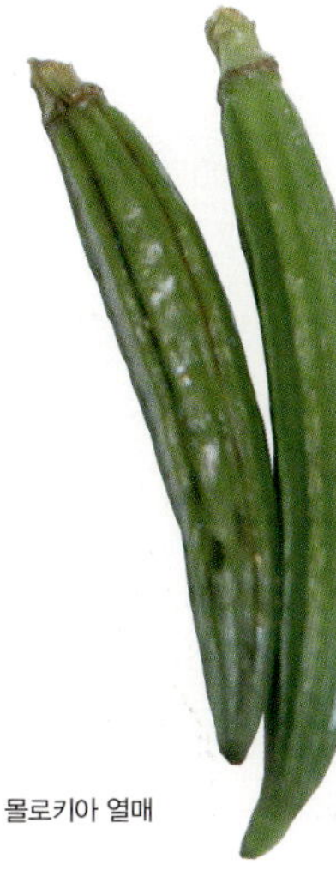
몰로키아 열매

무

십자화과 / *Raphanus sativus* L.
영명 Radish
약명 내복자萊菔子
이명 무우, 내복자, 나복자

십자화과에 속하는 한해살이 또는 두해살이풀로, 전국에 분포한다. 키는 60~100㎝로, 뿌리는 길고 둥근 모양이고 잎은 깃 모양으로 뿌리에서 뭉쳐 난다. 4~5월에 연한 자주색 또는 흰색 꽃이 핀다. 유사종으로 순무 · 유채 · 꽃무 등이 있다.

시원하고 매운맛이 특징이며, 비타민 C가 풍부하게 들어 있다. 무의 영양소는 껍질 부분에 더 많으므로 껍질째 섭취하는 것이 좋다. 항암 효과가 높으며, 면역력을 높이고 소화시키는 데 도움을 준다. 또한 이뇨 작용을 통한 숙취 해소 효과가 크다. 잎 · 줄기 · 뿌리를 모두 식용하는데, 뿌리는 날것으로 무즙을 내어 먹고, 깍두기나 물김치를 담가 먹고, 조림이나 국거리로도 쓴다. 잎은 조림 · 나물 등으로 활용한다.

고서古書 · 의서醫書에서 밝히는 효능

동의보감 씨를 나복자蘿蔔子라 하여 약용한다. 나복자는 도체導滯, 제비除痞, 제창除脹, 지통止痛, 발창진發瘡疹, 소종독消腫毒, 소식화담消食化痰, 이대소변利大小便, 하기정천下氣定喘의 효능이 있고, 흉민복창胸悶腹脹, 해수담천咳嗽痰喘, 식적기체食積氣滯, 하리후중下痢後重을 치료한다.

방약합편 맛은 맵고, 천식해수[喘咳]를 다스린다. 하기下氣하는 효능은 빠르나 장기간 복용하면 혈기가 잘 돌지 못하게 되며, 수염이나 머리칼이 빨리 희게 된다.

운곡본초학 거담(祛痰:가래를 없앰)에 생것을 쓰고, 건위장(健胃腸:위를 튼튼하게 함)에 볶아서 쓰면 좋다.

특허 · 논문

● 나복자 추출물을 유효 성분으로 함유하는 고지혈증 또는 비만의 예방 및 치료용 조성물 : 본 발명은 나복자(Raphani semen) 추출물을 유효 성분으로 함유하는 고지혈증 또는 비만의 예방 및 치료용 조성물에 관한 것으로, 상세하게는 본 발명의 나복자 물 추출물은 생체 내 실험(in vivo)을 통해 고지방 사료를 섭취한 실험동물의 체중, 난소 주위 지방의 중량, 혈중 지질함량, 혈중 렙틴 및 아디포넥틴 함량을 유의적으로 감소하였으므로, 상기 조성물은 고지혈증 또는 비만의 예방 및 치료용 약학조성물 또는 건강기능식품으로 유용하게 이용할 수 있다. – 특허등록 제967813호, 대구한의대학교 산학협력단

● 인플루엔자 바이러스 A형 감기의 치료 및 예방 기능을 갖는 항바이러스성 약제 및 기능성식품 : 본 발명은 나복자, 천련자, 금은화, 작약 및 천궁의 추출물을 포함하여 이루어지는 감기 예방 및 치료용 항바이러스성 약제 및 기능성 식품에 관한 것이다. 본 발명에 의하면, 인플루엔자 바이러스 A형의 예방 및 치료 효과가 탁월하고 세포 독성이 거의 없는 약제 및 기능성 식품을 얻을 수 있다. – 특허등록 제295395호, 한국한의학연구원

● 무 및 무 종자의 단백질 추출물을 이용한 천연 화장품 및 그 제조 방법 : 본 발명은 무 및 무 종자의 단백질 추출물을 이용한 천연 화장품 및 그 제조 방법에 관한 것으로, 보존제로서 무 및 그 종자 단백질 추출물을 각각 화장품원료

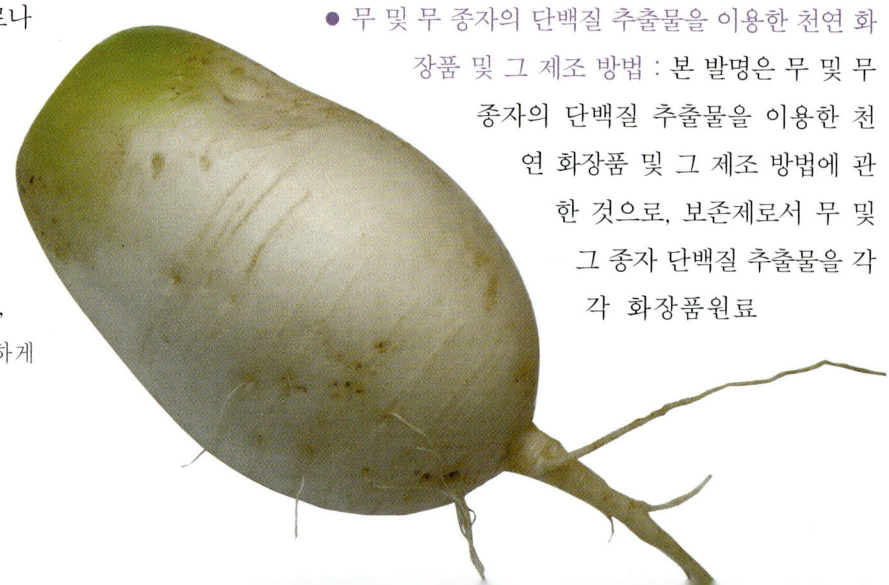

에 대하여 5-20㎎/mL, 0.5-2㎎/mL의 비율로 첨가하여 상온에서 믹서로 혼합한 화장품 조성물 및 그 제조 방법을 제공하여, 인체에 무해하면서 화장품의 보존기간을 연장시킬 수 있도록 하는 것이다. - 특허등록 제796156호, 주식회사 아스텍

● 식이섬유가 강화된 무청의 제조 방법 및 이를 이용한 식품 : 본 발명은 식이섬유가 강화된 무청의 제조 방법 및 이를 이용한 식품에 관한 것으로, 더욱 상세하게는 섬유질분해효소로 무청의 섬유질을 분해하여 무청 자체의 조직감이 개선되고 인체에 유용한 식이섬유 함량이 증가된 무청의 제조 방법 및 이를 이용한 식품에 관한 것이다. 본 발명에 의한 무청 식품소재는 인체에 유용한 식이섬유 함량이 증가되어 이를 섭취할 시 체내 지질대사를 개선시키고, 또한 식품 소재로 사용할 경우 무청 고유의 녹색을 장시간 유지시킬 수 있어 무청의 양질의 영양성분과 소비자가 원하는 무청 고유의 녹색을 가공 식품에 부여할 수 있다. - 특허등록 제738680호, 한국식품연구원

● 무청의 항균, 항산화 및 항혈전 활성 : 우리나라 대표 채소 중의 하나인 무의 지상부는 과거 채소가 귀했던 겨울철 주요한 단백질, 비타민, 미네랄, 식이섬유 공급원으로 이용되어 왔으며, 무청김치 및 우거지 등으로 식용되어 왔다. 그러나, 최근의 도시와 농촌의 격리, 산업화의 정착, 식생활 습관의 변화 등으로 인해, 무청은 대부분 폐기되고 있는 실정이며, 무청의 효율적인 이용 및 유용생리활성에 대한 연구는 미미한 상태이다. 본 연구에서는 무청을 이용한 새로운 건강식품소재 개발 연구의 일환으로 조선무의 무청을 대상으로 ethanol 추출물 및 이의 순차적 유기용매 분획물들을 조제하여, 이들의 항균, 항산화 및 항혈전 활성들을 검토하였다. 그 결과 무청의 ethanol 추출물의 수율은 5.6%이었으며, 이들의 n-hexane, ethylacetate 및 butanol 분획 효율은 각각 25.3, 3.6, 19.4%로 나타났으며, 물 잔류물

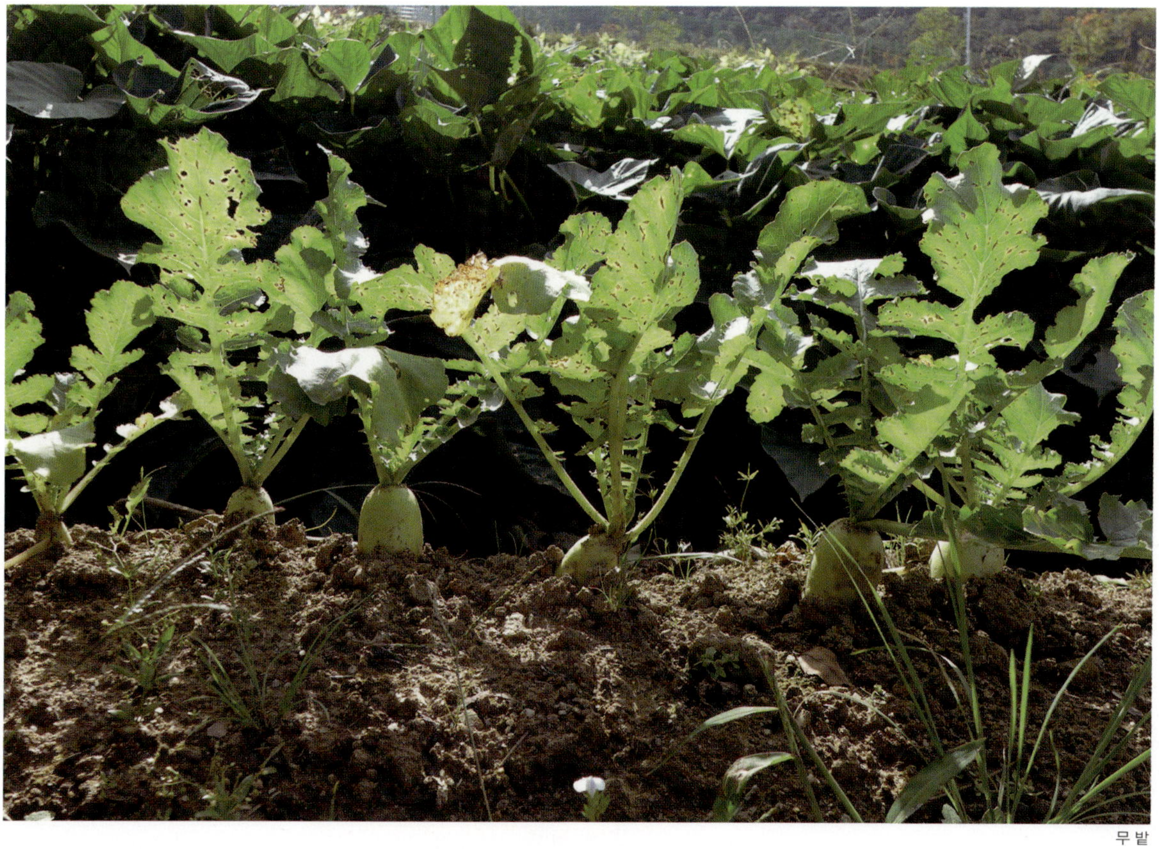

무밭

은 51.7%를 나타내었다. 총 폴리페놀 및 총 플라보노이드 함량 분석 결과 ethylacetate 분획에서 97.57 및 152.91㎎/g의 매우 높은 함량을 나타내었으며, ethylacetate 분획물은 매우 강력한 항균, 항산화, 및 항혈전 활성을 나타내었다. 먼저 항균 활성의 경우 무청 n-hexane 및 ethylacetate 분획물은 그람 양성균(S. aureus, L. monocytogenes 및 B. subtilis)에 대해 양호한 항균 활성을 나타내었으며, 그람 음성균에서는 E. coli 및 P. aeruginosa를 제외한 P. vulgaris와 S. typhimurium에 대해 생육 억제 활성을 나타내었다. 즉, 물 잔류물을 제외한 모든 분획물에서 부분적인 항세균활성이 나타나, 무청 추출물이 다양한 항세균 활성물질을 포함함을 확인하였다. 항산화 활성 평가 결과, ethylacetate 분획물에서 우수한 DPPH 소거능, ABTS 소거능, nitrite 소거능 및 환원력을 확인하였다. 또한 항혈전 활성 평가에서도 ethylacetate 분획물에서 양호한 트롬빈 및 프로트롬빈 억제활성과 함께, 강력한 내인성 혈전 생성 억제를 확인하였다. 본 연구결과는 무청이 영양적 측면 및 유용·생리활성 측면에서 매우 우수한 식품소재임을 제시하고 있으며, 무청을 이용한 기능성 식품 개발 및 ethylacetate 분획을 이용한 유용 소재 개발의 기본 자료로 활용될 것이다. – 안동대학교 식품영양학과 이예슬 외 3, 한국미생물생명공학회지(2013)

● 건조방법에 따른 마른 무말랭이의 품질 특성 : 본 연구는 경상도 지역에서 예로부터 먹어오던 무말랭이 김치(골곰짠지, 오그락지)의 품질 변화를 연구하기 위하여, 천일건조와 열풍건조 그리고 천일건조의 문제점을 보완한 냉풍건조를 이용하여 말린 무말랭이의 품질 특성을 연구하였다. 건조방법에 따른 건조속도는 열풍건조가 가장 빨랐으며 냉풍건조가 가장 낮은 건조속도를 나타내었다. 건조시 갈색도는 10℃ 냉풍건조가 가장 낮은 수치를 보였고 열풍건조에서 가장 높게 나타났으며, Vitamin C의 함량은 10℃ 냉

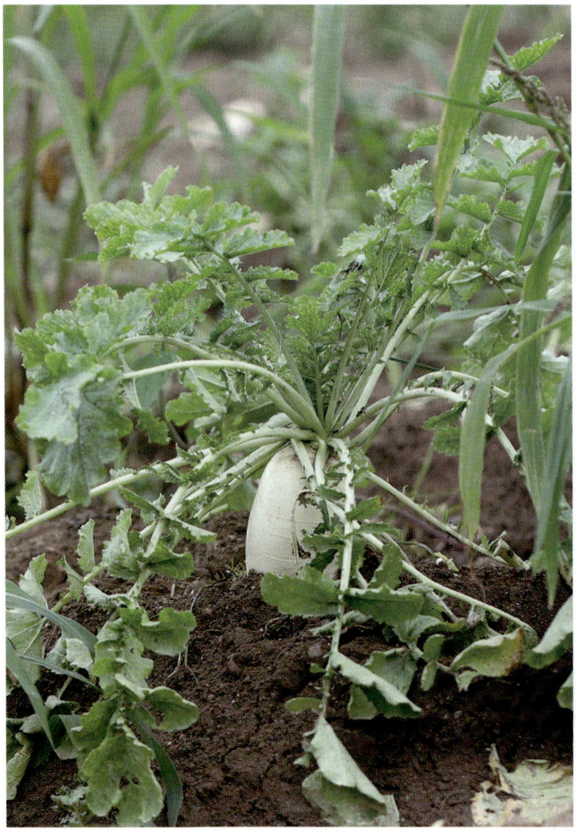
무

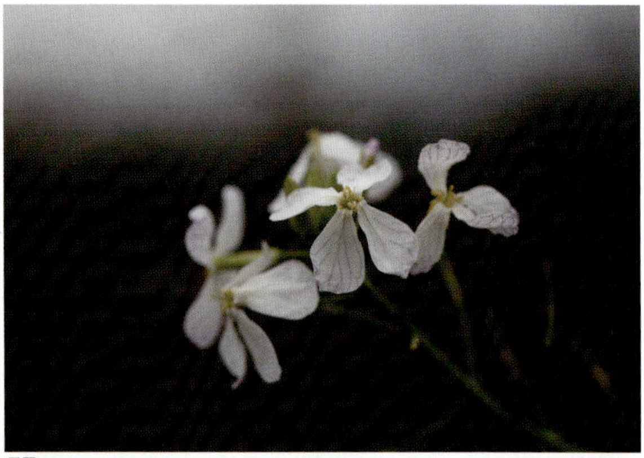
무꽃

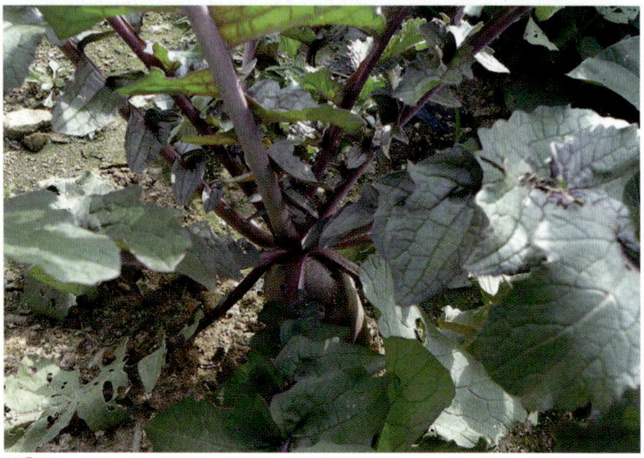
붉은무

풍건조가 가장 높은 함량을 보였고 천일건조가 가장 낮은 함량을 보였다. 환원당의 경우 천일건조와 10℃ 냉풍건조 그리고 70℃ 열풍건조 모두 유사한 수치를 보였으나 텍스처 측정에서는 10℃ 냉풍건조가 가장 우수한 것으로 나타났으며 이는 관능검사 결과와도 일치하였다. 따라서 무말랭이 김치의 원료인 말린 무는 10℃의 냉풍에서 건조하는 것이 가장 우수한 것으로 나타났다. - 상주대학교 식품공학과 이원영 외 7, 한국식품저장유통학회지(2006)

● 철의 흡수능이 개선되고, 식이섬유가 풍부하며, 간암 억제 효능을 갖는 무청 농축물의 제조 방법 : 본 발명은 무청, 또는 이의 녹즙액을 가열처리하여 조직내에 결합된 철이 유리되기 쉬운 상태로 변환시키는 단계; 가열 처리된 무청 또는 이의 녹즙액을 유기산 용액으로 추출하여 유리철로 전환하는 단계 및 추출액을 여과하여 여액을 감압 농축하는 단계를 포함하는 유리철과 식이섬유가 풍부한 무청 농축물의 제조 방법을 제공한다. 본 발명에 의하면 무청 조직 속에 단단하게 결합되어 있어 생체에 흡수가 용이하지 않은 결합철을 흡수가 용이한 유리철의 형태로 변환시킴으로써 영양적으로 결핍하기 쉬운 철을 다량으로 공급할 수 있고, 무청의 식이섬유를 추출하여 공급할 수 있고, 무청의 간암 억제 효능이 있는 물질을 효과적으로 추출할 수 있게 해준다. - 특허등록 제636366호, 한국식품연구원

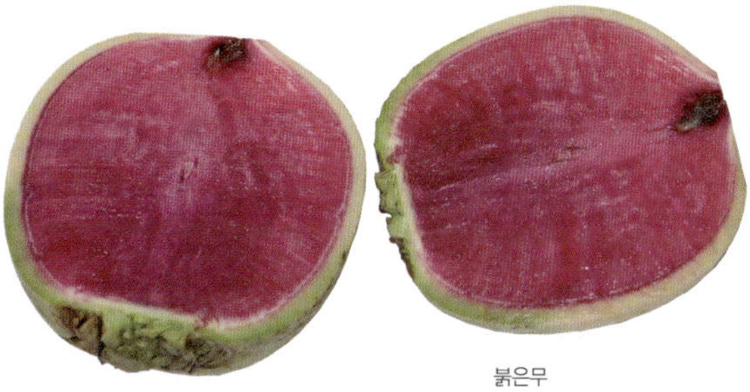

붉은무

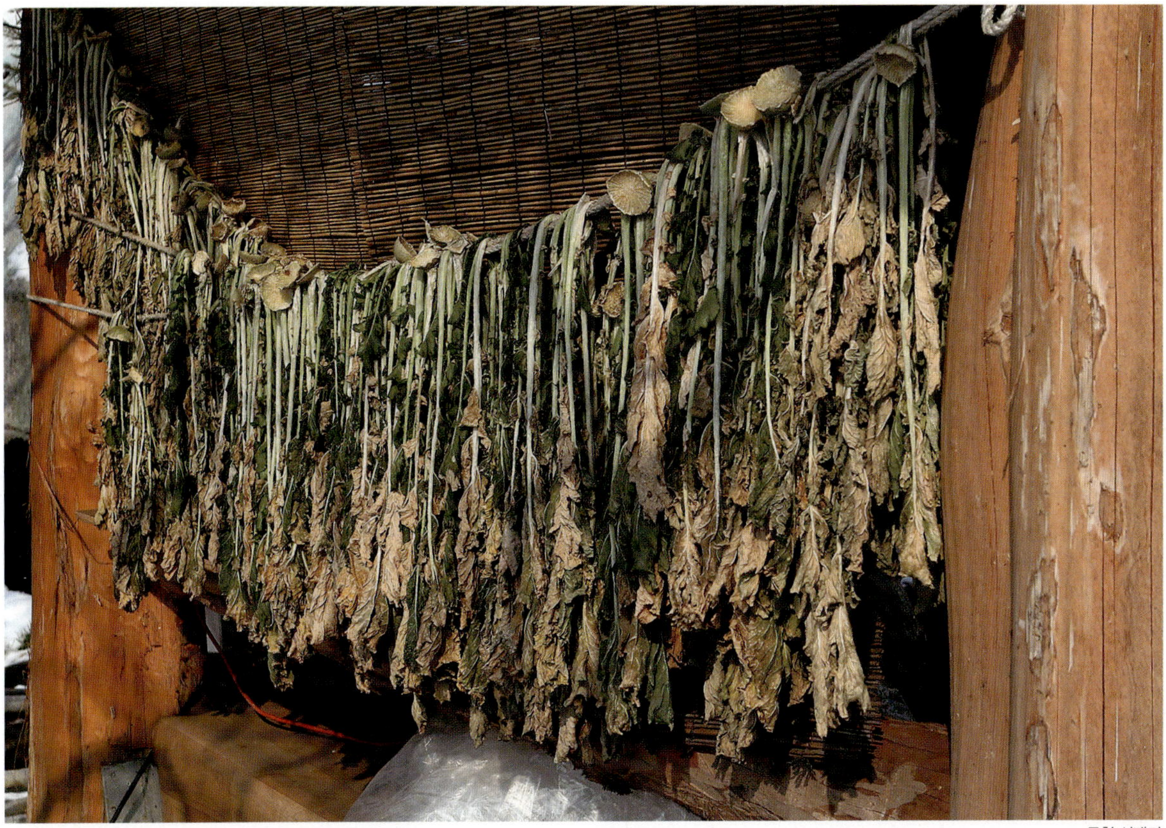

무청 시래기

무 - 열무

십자화과 / *Raphanus sativus* L.
영명 Young radish

열무는 '어린 무'라는 뜻이다. 주로 봄부터 가을 사이에 먹는 김치의 재료로 이용한다. 서늘한 기후가 오래 지속되는 봄 · 가을이 재배 적기이다. 재배하기가 비교적 수월하고 생육 기간도 짧아서 1년에 여러 번 재배할 수 있다.

뿌리는 가늘고 단단하며, 잎이 연하고 맛있어서 잎을 주로 이용한다. 잎은 열량이 적고 섬유질이 풍부한 알칼리성 식품으로 비타민 A와 비타민 C가 풍부하다. 무기질도 풍부하여 혈액의 산성화를 방지하고 식욕을 증진시킨다. 특히 베타카로틴이 풍부하여 눈의 점막을 강화하는 데 도움을 주므로 시력이 나빠지는 것을 예방할 수 있다. 또한 혈관 탄력을 조절하는 사포닌 성분이 있어 고혈압과 저혈압을 개선하는 효과를 기대할 수 있다.

주로 열무김치를 담그거나, 열무냉면, 열무국수 등을 만들어 시원하게 먹는다. 잎을 데쳐서 나물로 먹고, 찌개나 국건더기로 사용하기도 한다.

특허 · 논문

● 항암 기능성 강화 열무의 재배방법 : 본 발명은 항암 기능성 강화 열무의 재배방법에 관한 것으로, 황토를 주성분으로 하고, (i)황토 $1m^3$ 당 유황 450g~1850g, (ii)열무 표준시비량 및 (iii)황토 $1m^2$ 당 퇴비 1.5kg을 혼합하여 이루어진 황토층에서 열무를 재배하는 것을 특징으로 한다. 본 발명에 따른 재배 방법에 따라 유황을 처리한 황토층에서 열무를 재배함으로써 일반 토양에서 재배한 열무에 비하여 다량의 항암 물질을 함유한 열무를 수확할 수 있다. - 특허등록 제454724호, 경상남도

● 기능성 함유 열무 재배 방법 : 야채로서의 열무는 단순히 작목 측면에서 보면 국내 소비 및 수출에 한계가 있으며, 시설하우스의 작부 체계면에서도 겨울 작기가 끝난 뒤나 가을 작기가 시작되기 전 하우스의 유휴 시설을 활용할 적당한 방안이 없는 실정이다. 본 발명은 이러한 문제점을 해결하기 위하여 열무를 높은 생리활성물질을 함유한 새로운 재배법으로 기능성 채소화하여 최근 한국 김치의 국제 공인과 함께 신수출 품목으로 육성하기 위하여 발명하였으며, 즉 열무의 생육 과정에서 항암효과가 있는 유용성분 및 생리활성물질이 다량 함유되게 재배하는 기술로서 국민건강 증진과 해 외 수출 상품으로도 큰 부가가치를 창출할 수 있다. 상세사항으로 기존의 방법은 작물을 수확 후 주로 가공 및 처리과정에서 기능성을 첨가한 것이지만 본 발명을 황토에다 유황을 처리하여 열무를 재배하는 방법으로 항암, 청혈작용이 있는 이소시아네이트 화합물 및 인삼에서 추출되는 사포닌 화합물 성분이 다량 함유되게 재배하는

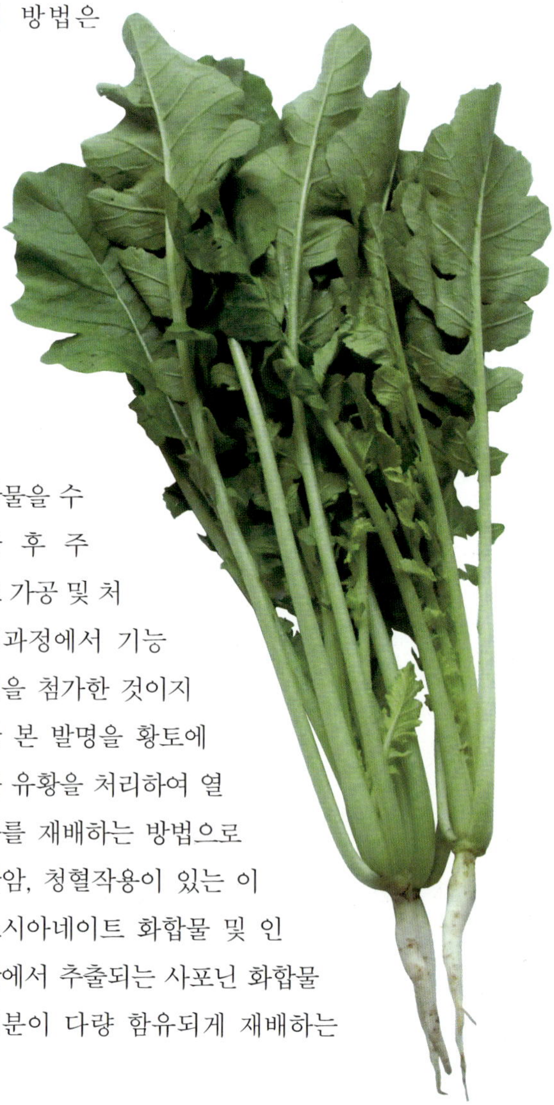

기술이 특징이다. – 특허공개 10-2001-0099361호, 경상남도

● 시래기 대체용 채소의 가공방법 및 가공된 채소 : 본 발명은 배추 및 열무, 무청 등을 포함하는 채소를 가공하는 방법에 관한 것으로, 특히 이들 채소를 시래기를 대체하여 각종 찌개나 탕 종류에 사용할 수 있도록 가공하는 방법 및 이렇게 가공된 채소에 관한 것이다. 본 발명에서는 무청, 열무 또는 배추를 일찍 수확한 미성숙 채소를 데친 후 계피; 녹차잎; 산초가루를 포함하는 가미가향액에 충분히 침지시키고 탈수시키는 것을 포함하는 시래기 대체용 채소의 가공방법 및 이렇게 가공된 채소가 제공된다. 본 발명에 따라 얻어진 가공된 채소는 탕류와 찌개류에 종래의 시래기를 대체하여 사용될 수 있으며, 종래의 시래기나 일반 배추, 열무 등에 비해 훨씬 부드럽고 맛과 영양 또한 우수하다. – 특허등록 제951281호, 송**

● 열무김치 및 열무물김치의 발효특성과 in vitro 항암효과 : 5℃의 저장 온도에서 열무김치와 열무물김치의 발효 특성 및 항암효과를 검토하였다. 열무김치는 발효 2~3주일째에 김치 적숙기의 pH에 도달하였으며, 이 때 산도는 1.04~1.27%의 높은 값을 나타내었다. 열무물김치의 발효는 빠르게 진행되어 발효 9일째에 적숙기 pH 4.3까지 감소하였으며, 이때의 pH와의 관계에서 산도는 0.20%로 낮은 값을 나타내는 특징을 보였다. 열무김치와 열무물김치의 젖산균수의 성장변화는 발효기간 중 서로 다른 양상을 나타내었다 발효기간 중 열무물김치에 비해 열무김치의 젖산균수가 pH 변화에 많은 영향을 받았으며, 열무물김치는 발효기간 중의 발효초기 pH 범위에서부터 높은 Lactobacillus sp.균수를 나타내는 특징을 보였다. 열무와 열무김치 및 열무물김치의 AGS인체 위암세포에 대한 성장 억제 효과는 모든 즙액 시료는 농도 의존적으로 인체 위암 세포의 성장을 억제하는 효과를 나타내었다. 첨가 농도 20uL/assay에서는 열무 및 열무김치즙액 시료는 50% 이상의 높은 암세포 성장 효과를 나타내었지만, 열무물김치 즙액은 낮은 성장 저해율을 나타내었다. 열무김치와 배추김치의 AGS 인체 위암 세포와 HT-29 결장암 세포에 대한 성장억제 효과는 전체적으로 열무김치 배추김치는 서로 비슷한 정도의 항암효과를 나타냄을 알 수 있었다. – 부산대학교 식품영양학과 및 김치연구소 공창숙 외 6, 한국식품영양과학회지(2005. 3. 30)

● 황 농축 열무김치가 AGS 사람 위선암 세포 내 세포자멸 유도에 미치는 영향 : 본 논문은 황 농축 열무김치 (YRK)가 AGS 사람 위선암 세포 내 세포자멸 유도에 미치는 영향을 연구한 내용으로 황을 포함하지 않은 토양 (대조군:C-YRK)과 1,818 g/m^3 황을 함유한 토양 (S-YRK)에서 배양한 YR을 이용하여 YRK를 제조하였다. S-YRK는 동일 농도에서 C-YRK에 비해서 시간의존적 방식으로 AGS 사람 위선암 세포의 성장을 보다 잘 억제하는 것으로 나타났다. 4,6-diamidino-2-phenylindole (DAPI) 염색 결과 S-YRK는 Bax 증가를 동반하면서 세포자멸을 유도한 반면 mRNA 발현에서 Bcl-2를 감소시켰다. 황 존재 하에서 배양된 S-YRK는 생체 외에서 YRK에 비해서 보다 강력한 항암 활성을 발휘하며, 따라서 S-YRK의 섭취는 암발병 위험을 감소시키는 데 유리하다는 내용이다. – 부산대학교 식품영양학과 및 김치연구소 박순선 외 6, 한국식품영양과학회지(2007. 6)

미나리

미나리과 / *Oenanthe javanica* (Blume) DC.
영명 Javan Waterdropwort
약명 수근水芹
이명 미나리, 들미나리

미나리과의 자생식물로, 전국 각지의 들판이나 개울에서 자라며 오래전부터 나물로 식용해 왔다. 독특한 향과 맛을 지녔는데, 예부터 '근저芹菹'라고 하여 귀하게 여겼다. 키는 30~50㎝ 정도로, 뿌리에서 여러 개로 뻗어 나온 줄기는 부드럽고 매끈매끈하며 속이 비어 있다. 잎은 깊게 갈라져 있고, 7~9월에 흰색의 꽃이 핀다.

비타민 A·C와 칼슘·철분·베타카로틴·엽산 등 무기질이 풍부한 알칼리성 식품으로, 피를 맑게 해 주고, 해열 작용을 하는 약재로 쓰인다. 베타카로틴 성분은 암을 억제하며, 식욕을 돋워 주고 신진대사를 촉진한다.

수시로 줄기와 잎을 채취하여 생채 무침·나물 등으로 이용하며, 녹즙을 내어 먹기도 한다. 열을 가하면 부피가 줄어들기 때문에 보다 많은 양의 비타민 A를 섭취할 수 있다.

고서古書·의서醫書에서 밝히는 효능

동의보감 말린 전초를 수근水芹이라 하며, 성질은 평하고 맛이 달고 독이 없다. 번갈을 멎게 하고 정신이 좋아지게 하며 정精을 보충해 주고 살찌고 건강해지게 한다. 술을 마신 뒤에 생긴 열독熱毒을 치료하는데 대소변을 잘 나가게 한다. 여자의 붕루崩漏, 대하와 어린이가 갑자기 열이 나는 것을 치료한다.

방약합편 정수精髓를 보익補益하며, 대소변이 통하게 하고, 번갈煩渴을 멎게 한다.

특허·논문

● 미나리 추출물을 유효 성분으로 포함하는 지방간, 고지혈증, 고혈당 해소용 조성물 : 본 발명은 천연식품인 미나리로부터 추출된 열수 추출물 및 이의 n-부탄올 분획으로 지방간, 고지혈증, 고혈당을 예방 및 해소할 수 있도록 하며, 이를 이용하여 기능성 건강식품으로 제공하여 간편하게 휴대하면서 원할 때마다 섭취할 수 있도록 한 식품 조성물에 관한 것이다. 본 발명은 미나리과 식물의 전초 또는 지상부를 상온에서 1주일 동안 음건한 후, 분쇄하여 증류수와 1:10의 중량비로 혼합하여 80~100℃의 온도에서 1~3시간 동안 환류 추출하되, 물 및 탄소수 1 내지 4의 저가 알코올로 이루어진 군에서 선택된 1종 이상의 추출용매로 추출하고, 상기 추출용매를 제거하여 미나리 추출물을 제조하는 미나리 추출물을 유효 성분으로 포함하는 지방간, 고지혈증, 고혈당 해소용 조성물에 관한 것이다. – 특허공개 10-2011-0016708호, 영남대학교 산학협력단

● 미나리 추출물을 함유하는 혈전증 예방 및 치료용 조성물 : 본 발명은 미나리(Oenanthe javanica (Blume) DC) 추출물을 유효 성분으로 함유하는 트롬빈 저해 혈전증 예방 및 치료용 약학 조성물에 관한 것으로, 본 발명의 미나리 추출물 또는 그의 에틸아세테이트 유기용매 분획물은 급성경구독성 및 만성독성이 나타나지 않으며, 열 안정성이 우수하고,

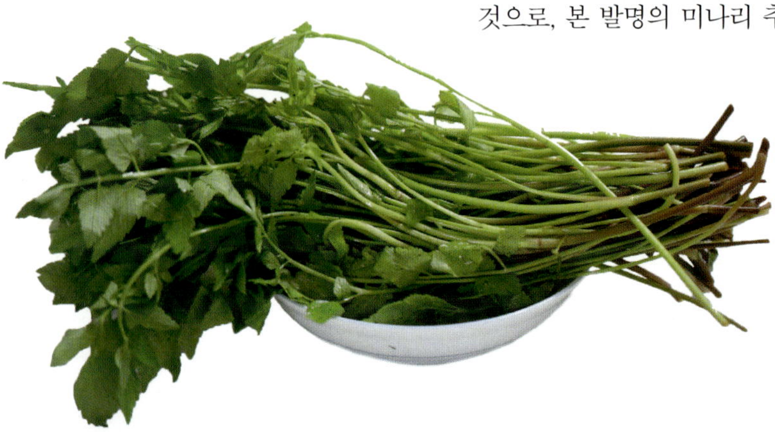

pH 2의 산성 조건 및 혈장 내에서도 트롬빈 저해 활성의 손실이 나타나지 않아 이를 유효 성분으로 함유하는 약학 조성물은 트롬빈 저해활성을 나타내어 혈전 생성을 효율적으로 억제할 수 있으며, 혈행개선을 통해 허혈성 뇌졸중 및 출혈성 뇌졸중과 같은 혈전증의 예방 및 치료용으로 사용할 수 있으므로 추출액, 분말, 환, 정 등의 다양한 형태로 가공되어 상시 복용 가능한 제형으로 조제할 수 있는 뛰어난 효과가 있다. – 특허공개 10-2013-0065236호, 안동대학교 산학협력단, 농업회사법인 새얼바이오푸드주식회사

● 미나리에서 분리한 성분으로 된 간독성 해독 작용제 : 본 발명은 천연식물인 미나리로부터 추출한 메탄올 추출물로 된 각 독성 해독 작용제에 관한 것으로 더욱 상세하게는 미나리에서 분리한 후라보노이드 성분인 이소람네틴(isorhamnetin), 히페로사이드(hyperoside), 페르시카린(persicarin)을 함유하는 메탄올추출물 또는 페르시카린 단독으로 된 각 독성 해독 작용제에 관한 것이다. 생체내에서 간 독성을 야기시키는 에폭사이드류를 대사시키는 효소를 활성화하여 대사를 촉진시킴으로써 간 독성을 해독하는 물질을 찾고 이들 성분으로 된 간 독성 해독 작용제를 제공하기 위한 것으로 여러 식물들의 문헌조사 및 활성검색으로부터 식물 및 한방에서 약용으로 사용되는 미나리를 실험재료로 하여 이들의 화학성분 연구와 더불어 간 독성 해독 작용기전에 관계되는 효소를 활성화시키는 물질을 분리하고, 이들 활성성분이 상술한 에폭사이드류 대사에 관계되는 효소의 활성시키는 효과가 있음을 알게 되어 본 발명을 완성하였다. 미나리로부터 추출한 메탄올 추출물 및 페르시카린은 브로모벤젠에 의해 증가된 과산화지질의 함량을 현저히 억제하고 또한 에폭사이드 분해효소인 에폭사이드 하이드로라제의 활성을 원활히 함으로써 간 독성 해독 작용제에 유용한 것이다. – 특허공개 10-1997-0009810호, 박** 외 2

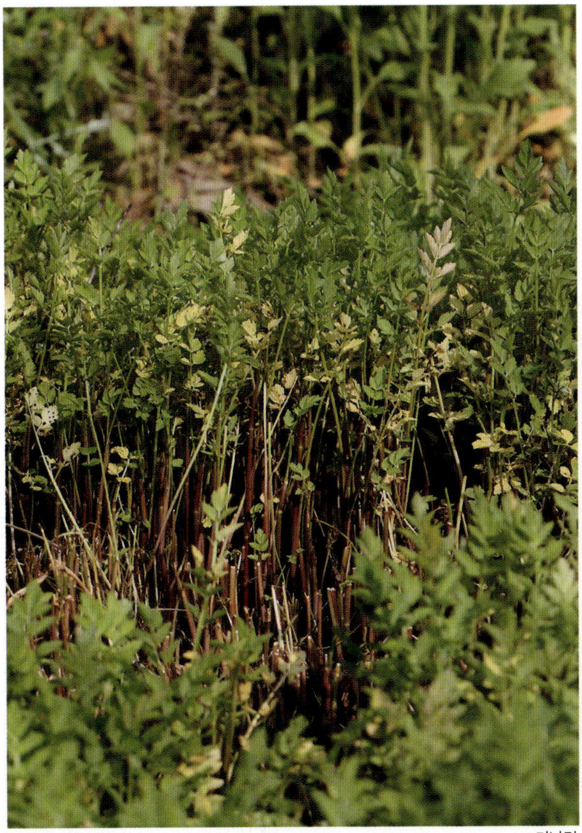

미나리

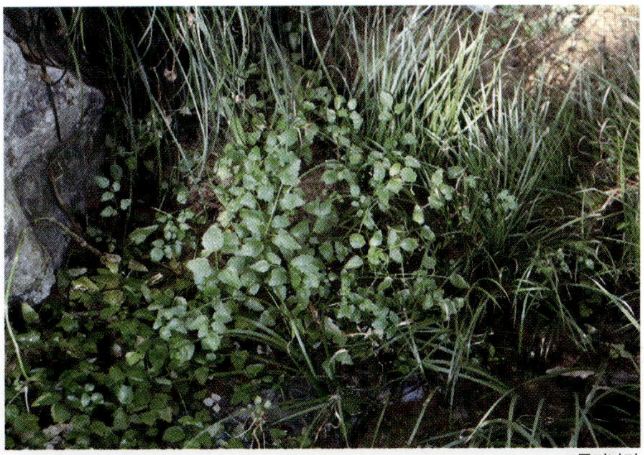

돌미나리

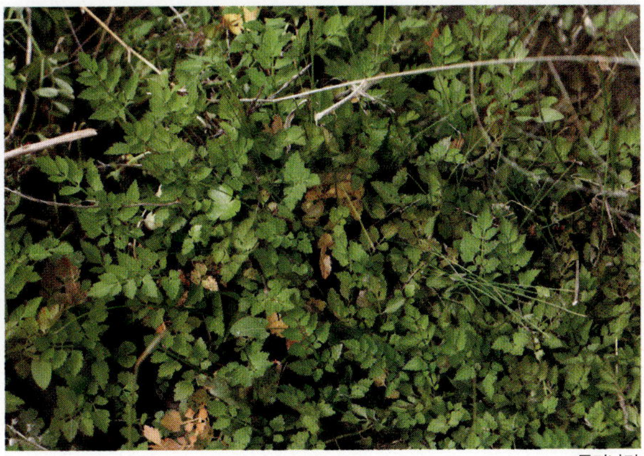

돌미나리

● 고혈압 억제 효능을 지닌 돌미나리 추출물을 함유하는 식품 : 본 발명은 고혈압 억제 효능을 지닌 돌미나리 추출물을 함유하는 식품에 관한 것으로서, 더욱 상세하게는 고혈압 억제 효능을 지닌 돌미나리 추출물을 함유하는 식품 돌미나리 추출물이 혈압 상승작용을 유발하는 안지오텐신 I 전환효소에 대하여 높은 활성 저해율을 보이는 것을 확인하고, 돌미나리를 용제추출하여 돌미나리 추출물을 제조하고, 다시 이 추출물을 부탄올로 용매 분획하여 안지오텐신 I 전환 효소에 대하여 활성 저해율이 높은 분획물을 제조한 다음에 이 분획물을 식품에 첨가시킴으로써, 청소년, 성인 및 노인층의 광범위한 계층까지 언제 어디서나 늘 간편하게 섭취할 수 있어서 지속적인 음용효과를 기대할 수 있는 고혈압 억제 효능을 지닌 돌미나리 추출물을 함유하는 식품에 관한 것이다. – 특허등록 제297812호, 롯데제과 주식회사

● 미나리 열수 추출물 및 매생이 열수 추출물을 함유하는 항산화능이 증진된 혼합음료의 제조 방법 : 본 발명은 미나리 열수 추출물 및 매생이 열수 추출물을 혼합하여 제조하는 단계를 포함하는 항산화능이 증진된 혼합음료의 제조 방법 및 상기 제조 방법에 의해 제조된 항산화능이 증진된 혼합음료에 관한 것으로, 본 발명의 미나리 및 매생이 열수 추출물을 함유하는 혼합음료는 천연재료로부터 얻어진 물질로 세포독성이 없으며, 다양한 산화적 스트레스로부터 신체를 보호할 수 있는 항산화 효과가 뛰어나, 항산화능이 증진되고 식감 및 기호도까지 만족시킬 수 있는 음료이므로, 산업적으로 매우 유용할 것으로 판단된다. – 특허등록 제1404457호, 대구카톨릭대학교 산학협력단

● 미나리 에탄올 추출물의 항산화성분과 항산화활성 : 미나리 에탄올 추출물과 용매 분획물에 대한 항산화물질과 항산화활성을 분석한 결과 미나리 에탄올 추출물의 총 폴리페놀 함량은 37.50㎎ GA eq/g이었으며, 에틸아세테이트 층에서 240.61㎎ GA eq/g로 높게 나타났다. 총 플라보노이드 함량은 에탄올 추출물에서 26.50㎎ catechin eq/g이었지만 에틸아세테이트 층에서는 105.57㎎ catechin eq/g의 함량을 나타내었다. DPPH법에 의한 항산화활성의 IC_{50}r 값은 에탄올 추출물에서 1.07㎎/mL이었으며, 에틸아세테이트 분획물에서는 0.08㎎/mL로 높았다. 총 항산화력은 에탄올 추출물에서 34.48㎎ AA eq/g이었으며, 에틸아세테이트 층에서는 382.00㎎ AA eq/g으로 높았다. 환원력은 1㎎/mL의 농도에서 에탄올 추출물은 0.45이었지만, 에틸아세테이트 층에서는 0.75로 높았다. Ferrous ion chelating 효과는 에탄올 추출물에서 32.01%로 높았고 용매 분획물에서는 오히려 감소하거나 없는 것으로 나타났으며 hydroxyl 라디칼 소거능의 IC_{50}은 에틸아세테이트 분획물에서 26.71㎍/mL로 가장 높았다. – 충북대학교 식품공학과 황초롱 외 7, 한국식품영양학회지(2011. 2. 28)

● 미나리 추출물을 유효 성분으로 포함하는 지방간 해소용 조성물 및 이의 제조 방법 : 본 발명은 미나리 추출물을 유효 성분으로 포함하는 지방간 해소용 조성물 및 이의 제조 방법에 관한 것으로, 그 주요 구성은 미나리과 식물의 전초 또는 지상부를 상온에서 1주일 동안 음건한 후, 음건된 상기 미나리과 식물을 분쇄물로 제조하는 분쇄단계; 상기 분쇄단계에서 분쇄된 분쇄물에 추출용매를 가한 후, 이를 환류추출하는 추출단계; 및 상기 추출단계에서 얻어진 추출물을 여과 또는 농축에 의하여 미나리 열수 추출물을 제조하는 열수 추출물 제조단계;로 이루어지고, 상기 추출단계에서, 상기 분쇄물과 추출용매는 1:10의 중량비로 혼합하고, 이를 80~100℃의 온도에서 1~3시간동안 환류 추출하고, 상기 추출용매는, 물, 탄소수 1 내지 4의 저가 알코올 또는 저가 알코올로 이루어진 군에서 선택된 1종 이상으로 이루어지는 것을 특징으로 하며, 위와 같은 구성에 의하여 지방간을 예방 및 해소할 수 있다. – 특허공개 10-2012-0060194호, 영남대학교 산학협력단

● 미나리로부터 메타놀 추출물의 제조 방법 및 이들의 성분으로 된 알콜대사촉진제 : 본 발명은 한국산 식용식물이면서 약용으로 사용되는 식물중 우리

나라 민간과 중국의 문헌 및 활성검색작용에서, 알콜의 대사에 영향을 미치는 미나리를 재료로 하여 메타놀 추출물을 분리하는 방법과 이들로 된 알콜대사 촉진제에 관한 것으로, 먼저 미나리를 MeOH로 추출하고 그 추출물을 CHCl3, EtOAc, BuOH 및 수층으로 계통분획하였으며, 그 중 EtOAc 분획에서 SiO2 및 세파덱스 칼럼을 이용하여 1,2 및 3을 각각 분리하였다. 이들의 화학구조는 각종 이화학적 성질 및 분광학적 방법을 이용하여 각각 이소람네틴, 하이퍼옥사이드, 퍼르시카린으로 결정하였다. 미나리의 메타놀 추출물(250㎎/㎏)은 알콜을 투여한 흰쥐에 있어서 ADH와 MEOS의 활성이 대조군보다 증가되었으며, 또한 에타놀 투여에 의해 억제되던 Ald DH의 활성을 대조군 수준으로 증가시켰다. 따라서 미나리 추출물은 에타놀 대사를 증가시키는 작용이 있으며, 이러한 효과의 활성물질은 미나리에서 분리한 상기 3종 성분을 각 5㎎/㎏ 투여한 결과 퍼르시카린 화합물이 가장 강한 작용을 나타내므로 미나리의 에타놀 대사를 증진시키는 약효물질로 메타놀 추출물 또는 퍼르시카린이 알콜대사 촉진제로 유용하다. – 특허공개 10-1996-0037060호, 박** 외 1

● 미나리 추출물, 이의 분획물 또는 이로부터 분리한 플라보노이드계 화합물을 유효 성분으로 함유하는 항산화용 또는 항비만용 약학적 조성물 또는 건강식품 조성물 : 본 발명은 미나리 추출물, 이의 분획물 또는 이로부터 분리한 플라보노이드계 화합물을 유효 성분으로 함유하는 항산화용 또는 항비만용 약학적 조성물 또는 건강식품 조성물에 관한 것으로, 본 발명에 따른 미나리 추출물, 이의 분획물 또는 이로부터 분리한 플라보노이드계 화합물은 생체 내 지방흡수와 관련이 있는 췌장 리파아제에 대한 저해 활성을 나타내는 항비만 효과가 우수할 뿐 아니라, 라디칼 소거 활성을 나타내는 항산화 효과가 우수하므로, 항산화용 또는 항비만용 약학적 조성물 또는 건강식품 조성물로 유용할 수 있다. – 특허공개 10-2014-0047335호, 한재미나리 영농조합법인

● 미나리 프락토올리고당 발효액의 발효기간에 따른 품질특성 및 간암세포 증식 억제 효과 : 발효기간에 따른 미나리 발효추출액의 품질 특성을 검토하고 간암세포주에 대한 증식 억제 효과를 알아보았다. 발효 숙성 기간 중에 총 플라보노이드 함량, 색도 및 생균수는 감소하였으며, 포도당과 과당과 같은 환원당 함량은 증가하였다. 정상 간세포주와 간암 세포주를 이용하여 농도별로 시료 처리를 한 후 각 세포의 증식에 대한 효과를 알아 본 결과, 미나리 발효액이 정상 간세포의 증식에는 영향을 미치지 않았으며, 인간유래 간암 세포주인 HepG2의 증식을 농도의존적으로 억제하였다. 특히 미나리발효액 1년에서 현저한 억제 효과를 확인하였다. 본 연구 결과는 미나리 발효액의 발효 기간에 따른 품질의 변화 및 간암세포 성장 억제 효능을 확인함으로써, 천연의 미나리 발효 추출액을 다양한 식품 산업에 활용하기 위한 기초적 데이터를 처음으로 제시했다. – 계명대학교 식품가공학과 김민주 외 4, 한국식품과학회지(2011. 8. 31)

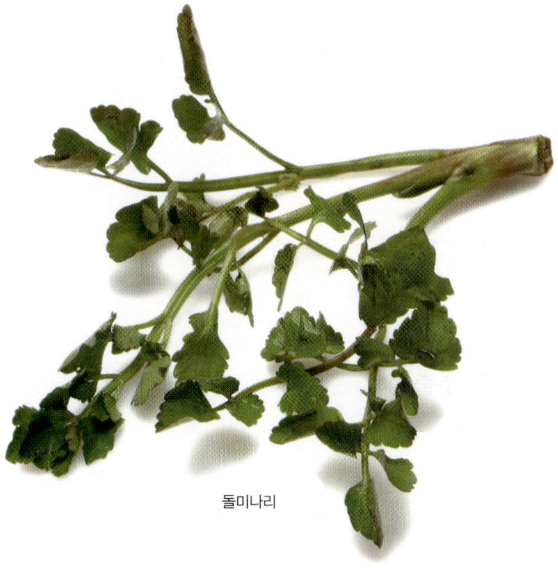
돌미나리

바질

꿀풀과 / *Ocimum basilicum* L.
영명 Basil
약명 나륵羅勒
이명 나륵풀, 바실

꿀풀과의 여러해살이풀로, 열대 아시아에 분포하며, 주로 재배한다. 키는 60㎝ 정도로 자라고, 잎은 달걀 모양이며, 식물 전체에 향기가 있고 매운맛이 난다. 여름에 자줏빛이 도는 흰색 꽃이 핀다.

말린 잎과 줄기는 토마토 요리 또는 생선 요리의 향신료로 아주 잘 어울리고, 이탈리아 요리, 태국 요리 등에 많이 쓰인다. 방향유芳香油는 음료의 향을 낼 때 쓰이며, 향이 좋아 방향제로도 쓰인다. 이러한 향 성분은 식욕을 증진하고, 항균 작용 · 소화 촉진 작용 · 신경 진정 작용을 한다. 또한 바질을 차로 마시면 두통 · 신경과민 · 구내염 · 불면증 등에 좋다고 한다.

비타민과 무기질이 풍부하며, 토마토와 궁합이 잘 맞아 암 · 동맥경화 예방, 혈압 개선 등의 효과를 볼 수 있다.

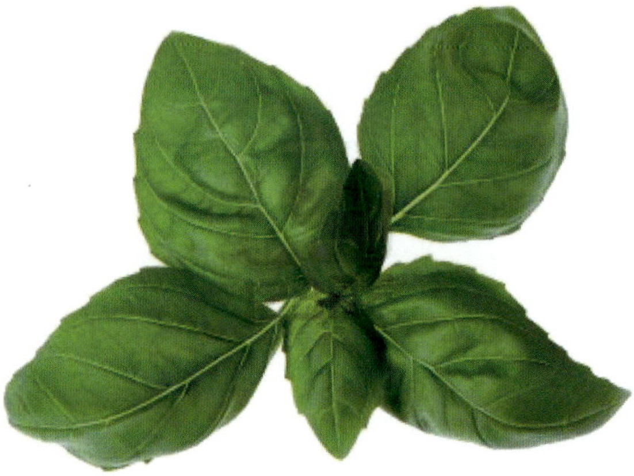

고서古書 · 의서醫書에서 밝히는 효능

동의보감 지상부를 약용하며, 생약명은 나륵羅勒이다. 나륵은 해독解毒, 화습化濕, 활혈活血, 소식체消食滯, 소풍행기疎風行氣의 효능이 있고, 습창濕瘡, 타박상打撲傷, 외감두통外感頭痛, 식체食滯, 사교상蛇咬傷, 풍습비風濕痺, 위완통胃脘痛을 치료한다. 맛은 맵고 성미는 따뜻하다.

특허 · 논문

● 소금 및 바질 추출물을 포함하는 당뇨병 치료 또는 예방용 조성물 : 본 발명은 소금 및 바질 추출물을 유효 성분으로 포함하는 당뇨병 치료 또는 예방용 조성물에 관한 것으로, 특히 바질 추출물을 소금과 함께 사용하는 경우 항당뇨 효과, 구체적으로 알파-글로코시다아제의 저해 효과가 우수할 뿐만 아니라, 본 발명의 제조 방법에 의할 경우 경제적이면서도 항당뇨 효과가 우수한 바질소금을 제조할 수 있으므로, 당뇨병과 관련된 다양한 산업에 유용하게 사용될 수 있다. – 특허공개 10-2012-0132782호, 목포대학교 산학협력단

● 집중력 향상을 위한 향기요법 밴드 : 본 고안은 집중력 향상을 위한 향기요법 밴드에 관한 것으로, 좀 더 상세하게는 현재 의학, 식품, 화장품 등에서 웰빙제품으로 깊숙이 자리잡고 있는 아로마 에센셜 오일 중에서 아로마테라피, 즉 향기요법을 통해 기분을 전환시키고, 두뇌를 활성화시켜 정신 기능을 강화시키는 데 탁월한 효능이 있는(표1 참조) 바질, 페퍼민트, 로즈메리 오일을 일정한 비율로 혼합하여, 그 오일을 작은 용량의 합성수지 용기에 담고, 그 용기를 1회용 밴드와 결합시켜 그 밴드를 인체의 코밑에 부착하거나 집게손가락 끝이나, 볼펜 등 필기구 끝에 감아 그 향기를 흡입함으로 각각의 아로마 오일이 가지는 독특한 효능이 누출 없이 두뇌에 전달되어 머리를 맑게 하고, 정신기능을 활발하게 하여 집중력이 향상되며, 또 1회용 밴드 형태로 제형화하여 간단하고, 값싸고, 편리하게 향기요법을 활용할 수 있도록 한 고안이다. – 특허등록 제377085호, 배**

● 바질 추출물과 그 분획의 과산화물과 과산화수소 제거 작용 : 본 논문은 Ocimum Sanctum(바질) 추출물과 그 분획의 과산화물과 과산화수소 제거 작용

을 연구한 논문으로 주요내용으로는 인도 홀리바질인 Ocimum sanctum은 고 반응성 자유라디칼을 제거하는 유의한 성능을 가진다. 그늘에서 건조된 식물의 잎 분말을 물과 알코올로 추출하고 다른 용매로 분획하였다. 추출물과 분획은 과산화물과 과산화수소에 대한 우수한 제거제로 밝혀졌다. 이들 화합물의 자유라디칼 제거작용은 유명한 항산화제인 아스코르브산과 비슷했다는 내용이다. – Geetha, S. 외 2, 생약학회지(2003. 12. 31)

● 바질페스토 소스 제조 방법 : 본 발명은 바질페스토 소스 제조 방법에 관한 것으로, 한국의 우수한 식재료를 통해 저장성과 풍미성 및 영양성을 향상시키고, 한국인의 입맛에 맞는 최적 배합의 바질페스토 소스 제조 방법을 제공하는 것이다. 본 발명은 바질 20~28wt%, 마늘오일 55~65wt%, 파마산치즈 3~8wt%, 잣 3~8wt%, 호두 3~8wt%, 소금 1~5wt%를 포함하되, 상기 마늘오일은 올리브유 80~92wt%, 마늘 8~20wt%를 포함하도록 되어 있다. 또한, 본 발명은 바질을 세척하여 건조시키는 바질 건조단계, 올리브유에 마늘을 첨가한 후, 90~110℃를 유지하며 15~25분간 가열하여 마늘의 수분이 제거된 마늘오일을 생성하는 마늘오일 생성단계, 건조된 바질을 90~110℃를 유지하는 마늘오일에 첨가하여 교반하여 바질마늘오일을 생성하는 바질 처리 단계, 호두와 잣을 바질마늘오일을 이용하여 90~110℃를 유지하며 90~15초 동안 로스팅하는 호두 및 잣 처리단계, 로스팅된 호두 및 잣에 바질마늘오일을 첨가하고, 소금 및 파마산치즈를 순차적으로 첨가하여 믹싱하는 믹싱 단계를 포함하도록 되어 있다. – 특허등록 제1267896호, 수성대학교 산학협력단 외 2

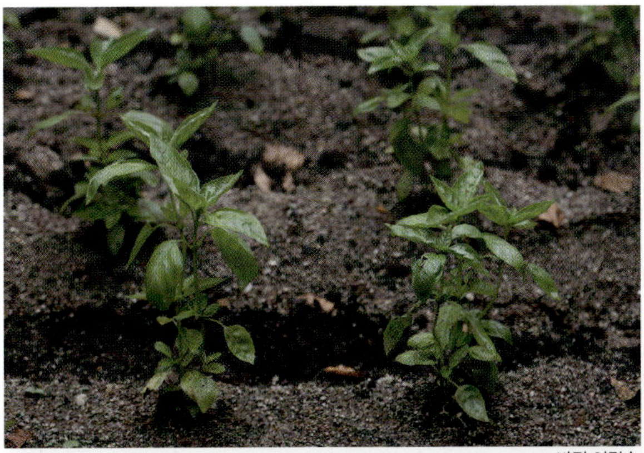
바질 어린순

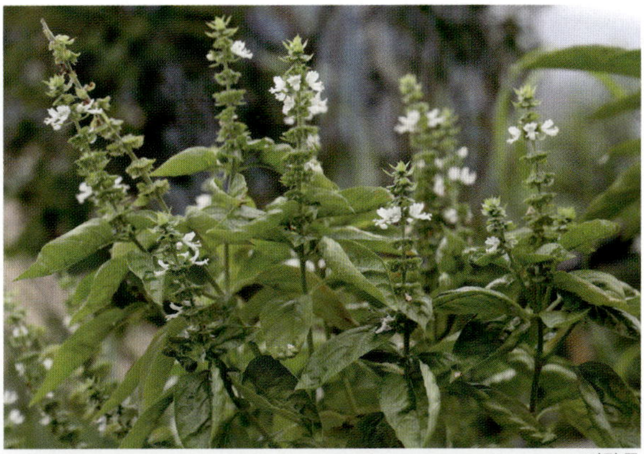
바질 꽃

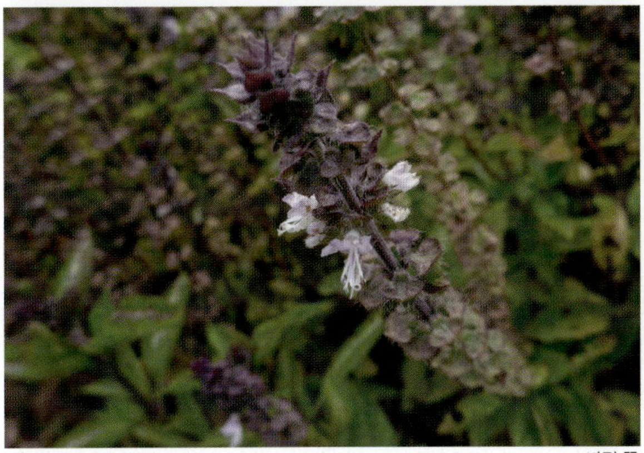
바질 꽃

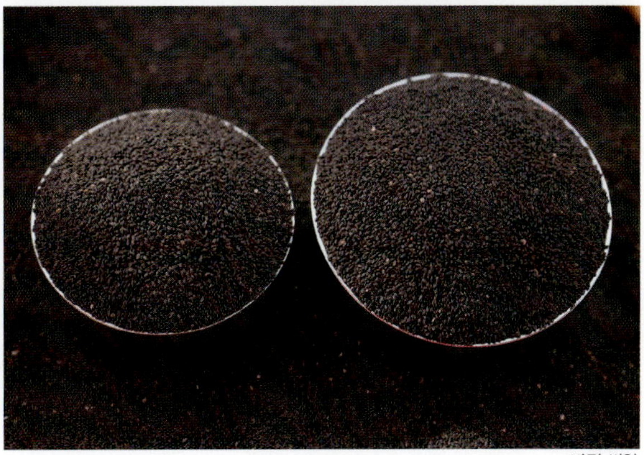
바질 씨앗

박

박과 / *Lagenaria leucantha Rusby var. depressa* Makino
약명 고호로苦壺盧
이명 고호로苦壺盧, 포과匏瓜, 포, 참조롱박, 박나물, 박덩굴

박과의 덩굴성 한해살이풀로, 북아프리카와 열대 아시아가 원산지다. 덩굴 길이는 10cm 정도로 자라며, 푸른빛이 감도는 초록색 가지 전체에 짧은 털이 나 있다. 잎은 어긋나고 갈라지며 여름에 흰색 꽃이 저녁에 피었다가 다음날 아침에 시든다. 열매는 종류에 따라 다르지만, 보통 수정 후 10일 경부터 급격히 자라기 시작하여 20일 전후에는 5kg 정도로 커진다. 굳지 않은 어린 박은 나물·전·김치 등 다양한 식재료로 이용한다. 잘 여물어 겉이 딱딱해진 것은 반으로 갈라 속을 파내고 삶아서 말려 바가지로 이용한다.

박은 식물성 칼슘이 풍부하여 성장 발육을 촉진하고 산후 회복에 좋은 식품이다. 또한 몸의 부기를 제거하는 효능이 있다.

고서古書 · 의서醫書에서 밝히는 효능

운곡본초학 맛은 쓰고 성질은 차다. 이수소종利水消腫의 효능이 있고, 수종水腫·황달黃疸·소갈消渴·융폐癃閉·옹종癰腫·개선疥癬·악창惡瘡을 치료한다.

특허 · 논문

● 항산화 효과를 가지는 박추출물 및 이를 함유하는 피부 노화 방지용 화장료 조성물 : 본 발명은 박추출물 및 이를 함유하는 피부화장료에 관한 것으로, 피부손상 방지 및 개선효과, 미백효과, 항산화 효과 등이 탁월하고 안전성면에서도 우수한 박분말의 물중탕처리 물추출물, 60~95% 에탄올추출물, 1,3-부틸렌글리콜 및 물의 혼합액으로 추출한 박추출물로서 피부화장료의 성분으로서 적용가능한 것이다. - 특허공개 10-1998-0069516호, 한불화장품 주식회사

● 5α-리덕타아제 활성의 억제를 위한 박과의 오일의 사용 : 탈모와 관련되는 5α-리덕타아제 활성을 억제하기 위한 의도의 조성물 제조를 위한, 라게나리아, 루파 및 모모르디카로 이루어지는 그룹으로부터 선택되는 박과의 구성원의 종자로부터 유도된 적어도 하나의 오일의 용도에 관한 것이다. 또한, 전립선 비대증, 전립선 아데노마, 여드름, 과지루, 탈모증 및 다모증의 치료용 조성물의 제조를 위한 상기 오일의 용도에 관한 것이다. 또한, 본 발명은 미용학적 치료 방법, 특히 기름기 있는 피부의 치료방법에 관한 것이다. 또한, 본 발명은 5α-리덕타아제 활성 억제용 첨가제로서 인간 및/또는 동물용 영양 음식 조성물에서의 박과의 종자로부터 유래된 적어도 하나의 오일의 용도에 관한 것이다. - 특허등록 제901056호, 라보라토이레즈 익스펜사이언스(프랑스)

● 박을 주원료로 하는 술의 제조 방법 : 박을 파쇄한 후 당을 가하여 당도를 조절하는 착즙공정과, 여기에 효모를 가하여 발효시키는 주발효 공정과, 한약재로 만든 추출액(길경, 산수유, 오미자, 황기 등)을 덧술하고 발효시키는 덧술 공정과, 발효된 술을 여과하고 저장하여 숙성시키는 숙성 공정을 포함한다. 본 발명에 따른 술 제조 방법은 술의 생산효율을 높일 수 있고, 이에 따라 제조

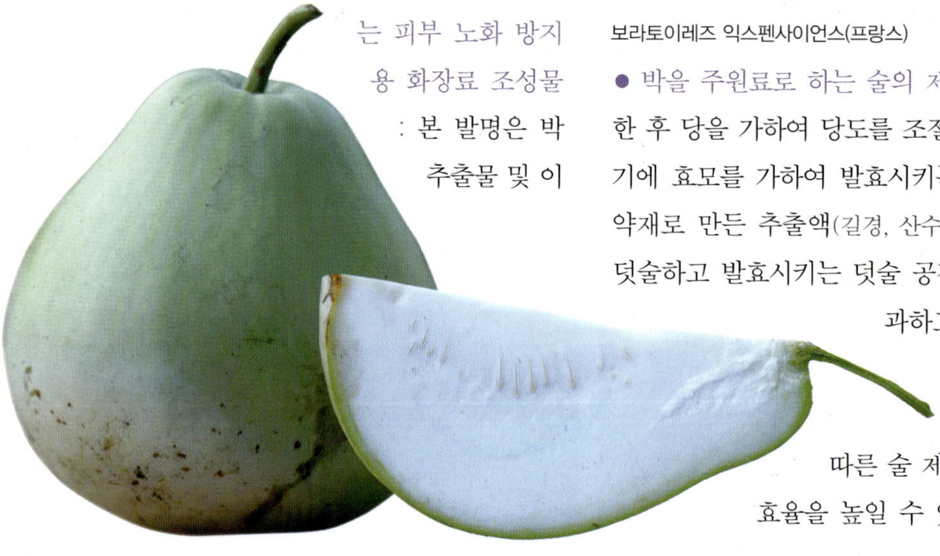

된 술은 박 고유의 맛과 향을 갖고 있으며, 박에 의한 숙취해소와 치질 예방의 효과 및 첨가되는 한약재가 갖고 있는 각종 효능을 갖고 있어 건강에 도움이 된다. – 특허등록 제545674호, 김*

● 연체동물과 박을 이용한 음식물 제조 방법 : 본 발명은 낙지나 문어 같은 연체동물과 참조롱박을 주재료로 하여 얼큰하면서도 담백한 맛을 내고 건강도 증진시킬 수 있는 음식물(특히, 탕, 전골류)을 제조할 수 있도록 한 연체동물과 박을 이용한 음식물 제조 방법에 관한 것으로서, 이러한 본 발명은, 적당한 크기의 그릇(탕류 및 전골류에 알맞은 그릇)에 정수된 깨끗한 물, 박 껍데기와 박씨가 뭉쳐 있는 속, 무, 다시마, 통마늘, 청량고추씨, 멸치를 넣고 센 불을 이용하여 소정 시간 끓여 육수를 제조하는 제1단계, 상기 제1단계에서 제조되는 끓는 육수에 박속(껍데기와 박씨가 뭉쳐있는 속을 제거한 것), 감자, 청량고추, 글루타민산 나트륨 및 핵산 조미료를 넣고 더 끓이는 제2단계, 상기 제2단계 후 끓는 육수에 적당한 크기의 산낙지(또는 문어)를 민물에 헹군 후 넣어서 소정 시간 끓이는 제3단계를 통해 박속 낙지탕(또는, 박속 문어탕)을 제조하게 된다. – 특허등록 제491475호, 박**

● 항지방화 및 항비만 활성을 갖는 박과 식물 추출물로부터 분리된 화합물을 포함하는 조성물 : 본 발명은 항지방화(anti-adipogenesity) 활성 및 항비만 활성을 갖는 박과(Cucurbitaceae) 식물의 추출물로부터 분리된 화합물을 함유하는 조성물에 관한 것으로, 본 발명의 화합물은 페록시좀 증식 활성 수용체 알파 및 델타(Peroxisome Proliferator activated Receptors alpha and delta, PPAR α&δ)를 활성화하며, 지방세포 분화 및 중성지방 억제 작용을 나타내므로 비만 또는 과도한 지질 축적으로 인한 비만, 제 2형 당뇨병, 지방간, 고지혈증, 심혈관 질환, 동맥경화증 등의 대사성 질환의 예방 및 치료를 위한 의약품 또는 건강기능식품으로 이용될 수 있다. – 특허등록 798004호, 주식회사 헬릭서

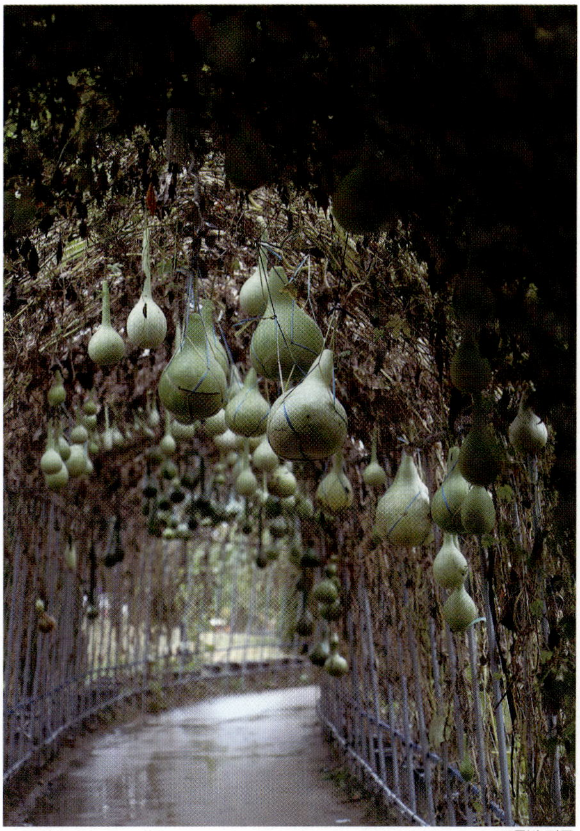
조롱박 덩굴

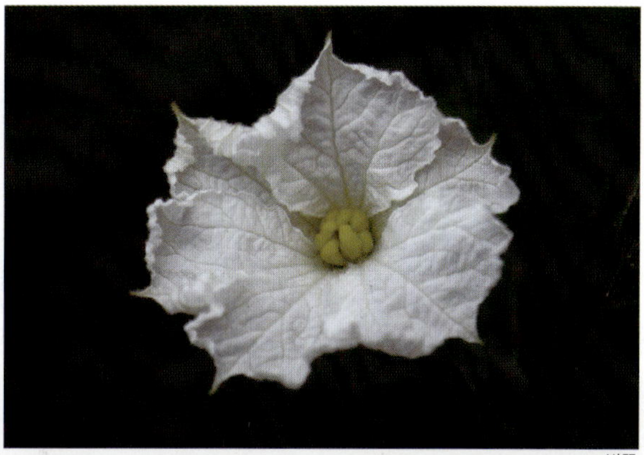
박꽃

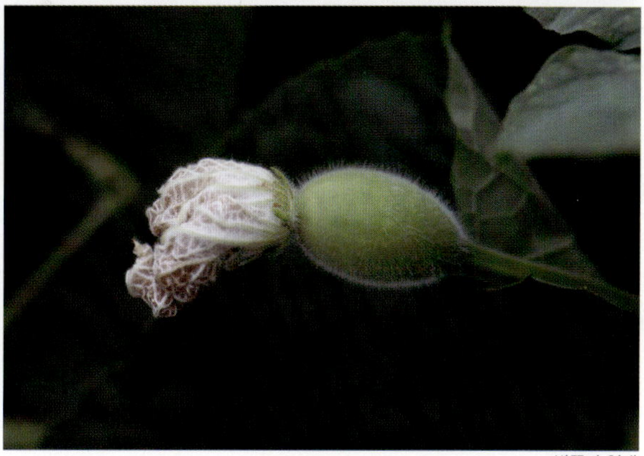
박꽃과 열매

배추

십자화과 / *Brassica rapa var. glabra Regel*
영명 Chinese cabbage
약명 숭채菘菜

배추는 십자화과의 두해살이풀로, 중국 북부 지방이 원산지이며 고려시대부터 재배하였다. 키는 30~50㎝ 정도 되고, 녹색 잎이 여러 겹으로 포개져 자라고, 봄에 십자 모양의 노란 꽃이 핀다.

잎, 줄기, 뿌리 모두 식용하며, 쌈 · 국거리 · 겉절이 · 전 등 다양하게 이용할 수 있는 식재료로, 김치를 가장 많이 담가 먹는다. 특히 김장김치는 채소류가 부족한 겨울에 두고두고 먹을 수 있는 저장음식으로, 한번에 많은 양을 먹을 수 있어 영양소를 효율적으로 섭취할 수 있다. 연한 속잎은 쌈이나 샐러드 등의 생식으로도 적합하다.

수분이 많고 칼륨이 풍부하여 이뇨 작용이 뛰어나고, 다른 십자화과 채소와 마찬가지로 암을 예방하는 성분이 함유되어 있다. 설포라판sulforaphane이라는 성분이 발암 물질을 억제하는 작용을 한다. 비타민 C는 감기 예방 · 스트레스 완화 · 피로 해소 등의 효과가 크다.

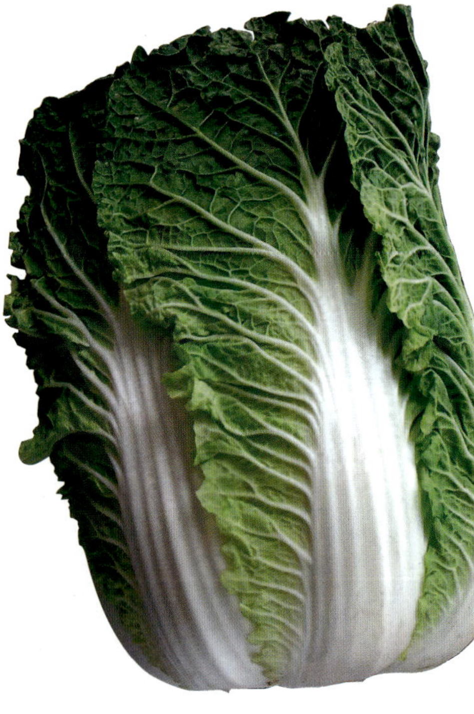

고서古書 · 의서醫書에서 밝히는 효능

동의보감 배추의 생약명은 숭채菘菜로, 숭채는 소식消食, 제번除煩, 하기下氣, 해열解熱, 통이변通二便, 해주갈解酒渴, 통리장위通利腸胃의 효능이 있고, 폐열해수肺熱咳嗽, 변비便秘, 식적食積, 칠창漆瘡, 소갈消渴, 단독丹毒을 치료한다. 기가 약하고 위가 찬 사람[氣虛胃冷者]은 많이 먹으면 속이 불쾌하고 매스꺼워진다.

특허 · 논문

● KCL을 함유하는 항암성 배추김치 및 그 제조 방법 : 본 발명은 KCL을 함유하는 항암성 배추김치 및 그 제조 방법에 관한 것으로 절인배추 100에 대해 무 13.0%, 파 2.0%, 고춧가루 3.5%, 마늘 1.4%, 생강 0.6%, 멸치액젓 2.2%, 설탕 1.0%, 최종염 2.5%을 함유하는 표준화 배추김치 또는 절인 배추 100에 대해 고춧가루 7%, 마늘 2.8%, 초피 0.1%, 갓 5% , 생강 0.6%, 무 13.0%, 파 2.0%, 멸치액젓 2.2%, 설탕 1.0%, 최종염 2.5%를 함유하는 암 예방 기능성 증진 김치에 첨가되는 소금(NACL)의 20~40%를 KCL로 대체하므로써 배추김치의 이화학적 특성 및 관능적 특성의 변화없이 항암성을 증진시키는 뛰어난 효과가 있다. - 특허등록 제364430호, 주식회사 효원메디푸드

● 겨우살이를 첨가한 항암 기능성 저염 김치 : 본 발명은 암예방 및 항암 기능성 겨우살이 첨가 김치에 관한 것이다. 절인 배추 100중량부에 고춧가루 2.5중량부, 마늘 2.8중량부, 생강 0.6중량부, 무 11.0중량부, 설탕 1.0중량부, 파 2.0중량부, 갓 7.5중량부, 산초 0.1중량부, 배 2.8중량부, 버섯과 다시마를 우려낸 물 5.0중량부, 겨우살이 0.01~0.2중량부로 조성되며, 최종염도가 2.2%인 배추김치는 탁월한 암예방 및 항암 효과를 가질 뿐만 아니라 관능적인 면에서도 매

우 우수하다. – 특허등록 제599392호, 주식회사 효원메디푸드

● 김치 발효에 의한 장내병원균의 생육저해효과 : 김치 발효가 병원성 장내세균의 생육에 미치는 영향을 조사하기 위하여 배추 및 갓 김치를 제조할 때에 6종의 병원성 장내세균을 접종하여 발효 중의 이들의 변화를 측정하고, 또 김치의 주된 재료에서 검출되는 대장균과 이들 원료로 담근 김치 중의 대장균군 균수의 변화를 측정하였다. 주된 김치 재료 중 대장균군이 가장 많이 검출된 것은 생강과 대파였으며 그 다음이 배추, 고춧가루, 마늘의 순이었다. 김치 중의 대장균군 또는 시험 병원균은 모두 발효의 진행에 의한 pH의 저하에 따라 감소하고 사멸되었다. 대장균군은 배추김치에서 pH 3.9 이하에서 검출되지 않았으며 Clostridium perfringens ATCC 13124, Listeria monocytogenes ATCC 19111, Salmonella typhimurium KCTC 1625, Staphylococcus aureus KCTC 1621, Vibrio parahamolyticus ATCC 27519, 및 Escherichia coli O157 : H7 ATCC 43894는 배추김치에서 pH 4.1, 3.7, 3.8, 3.8, 3.7, 및 3.7 이하에서 각각 검출되지 않았고 갓김치에서는 pH 4.5, 4.0, 4.2, 4.2, 4.2 및 4.1 이하에서 각각 검출되지 않았다. 또 갓 즙액 및 allyl isothiocyanate는 병원균에 대해서 뚜렷한 생육저해효과를 나타내었으며 젖산균에 대한 효과는 미약하였다. 이들 결과로부터 김치 발효는 김치의 안전성을 높이게 되며, 갓의 병원균에 대한 뚜렷한 생육저해효과는 주로 갓 중에 함유된 자극성 성분인 allyl isothiocyanate의 항균작용에 의한 것으로 추정되었다. – 롯데 중앙연구소 강창훈 외 2, 한국식품과학회지(2002. 6)

● 고지방식을 섭취한 쥐에서 백김치(흰배추 김치)의 항비만 효과 : 본 논문은 고지방식을 섭취한 쥐에서 백김치(흰배추 김치)의 항비만 효과에 대해 연구한 논문으로 주요내용으로는 백김치(흰 배추김치)가 고지방(20%)식을 섭취한 쥐에서 혈중과 지방조직 내 트

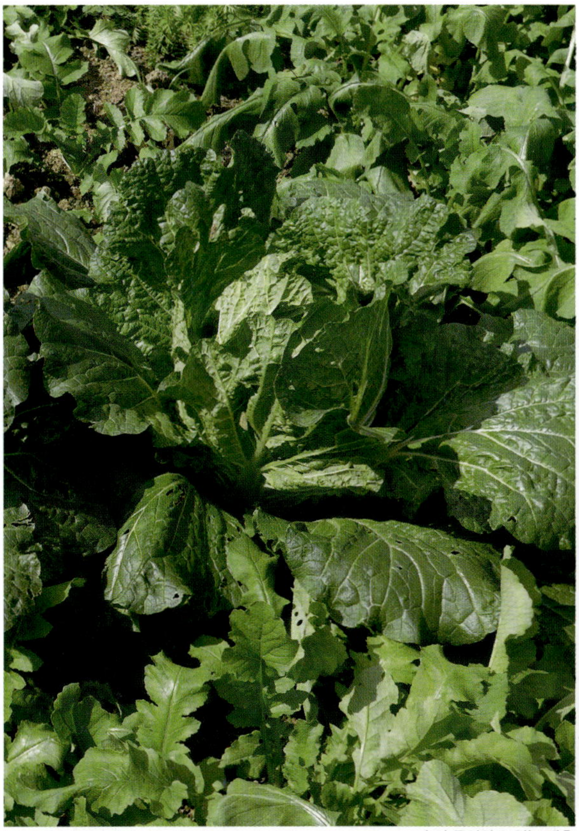

속이 들어차고 있는 배추

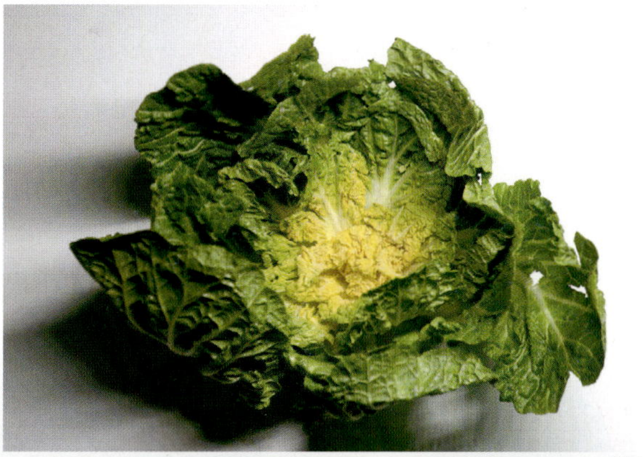

봄동

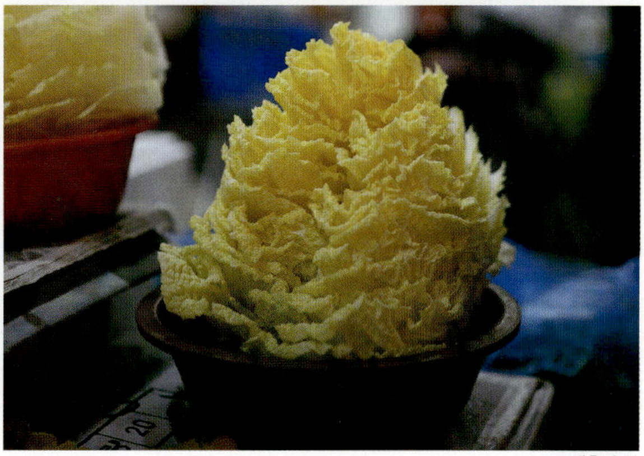

배추 속잎

리글리세리드(TG)와 콜레스테롤에 미치는 효과와 항-비만 특징을 평가하고 배추김치의 비슷한 효과와 비교하였다. 백김치는 고추가루를 이용하지 않지만 배추김치에 비해 많은 양의 무채와 배를 포함한다. SD 쥐는 정상식(ND, AIN-93M식에 기초한)과 고지방식(HFD, ND에 16% 라아드유를 첨가함) 또는 HFD 포함 5% 백김치 또는 5% 배추김치를 먹고 4주 동안 자랐다. 사료 섭취량은 집단간에 차이가 없었지만 체중 증가는 HFD 만을 먹은 집단에 비해서 배추김치 혹은 백김치 식과 함께 정상식 혹은 HFD를 먹은 집단에서 유의하게 낮았다. 백김치와 배추김치식 집단 내 간과 부고환 및 신주위 지방대의 중량은 HFD 집단에 비해서 낮았으나 백김치식 집단이 배추김치식 집단에 비해서 낮은 부고환과 신주위지방대 중량을 가졌다($p<0.05$). 배추김치식 집단은 또한 상당히 낮은 간과 부고환 및 신주위 지방 내 상당히 낮은 트리글리세리드와 콜레스테롤 함량을 가졌는데, 이는 HFD에서 보이는 높은 수준을 역전시켰다. 백김치와 배추김치식은 또한 혈청 트리글리세리드와 콜레스테롤 수준을 낮추는 데 효과적이었다($p<0.05$). 이러한 결과는 백김치와 배추김치 소비가 HFD가 체중 증가와 혈액과 조직 지방에 미치는 효과를 역전시킬 수 있고, 백김치가 배추김치에 비해 보다 효과적임을 의미한다. 이러한 보다 큰 효과는 백김치에 이용된 무의 양과 배에 의한 것으로 보인다는 내용이다. - 부산대학교 식품영양학과 윤지영 외 3, 한국식품영양과학회지(2004. 9)

● 인체 암세포 증식에 있어 십자화과 채소의 억제 효과 : 부유세포인 K-562 인체혈액암세포 및 부착세포인 인체 AGS 위암세포, HT-29 결장암세포 및 MG-63 골육암세포를 이용하여, 10종의 십자화과 채소들로부터 추출한 메탄올 추출물의 암세포 성장 저해효과를 연구하였다. 모든 십자화과 채소시료는 K-562 인체혈액암세포에 대해 70% 이상의 암세포 증식 억제 효과를 보였는데, 특히 브로콜리가 92.9%

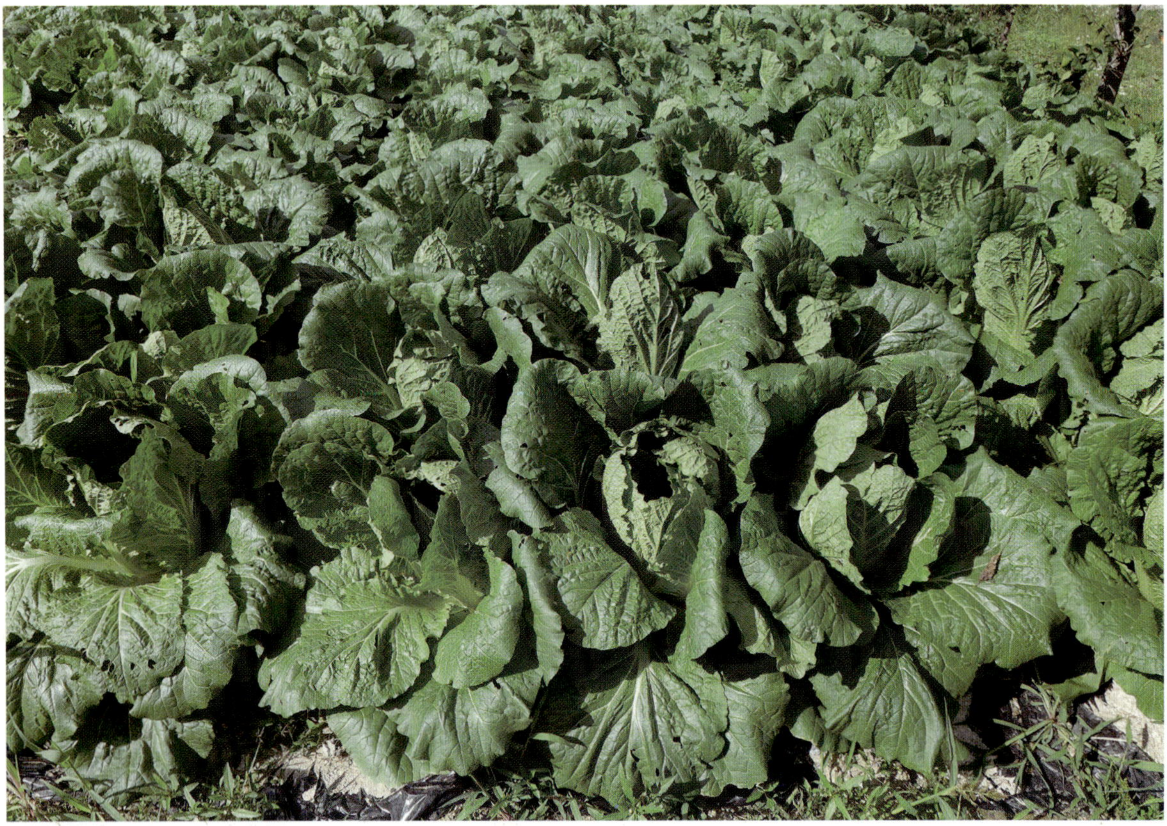

고랭지 배추밭

의 증식 억제 효과를 나타내 가장 효과가 좋았다. 위암세포인 AGS세포에서는 모든 시료들이 50% 이상의 암세포 성장 억제 효과를 가졌는데, 이 경우 케일, 브로콜리, 냉이가 각각 93.5%, 93.5%, 96.3%의 매우 높은 위암세포의 증식 억제 효과를 보였다. 또한 사람의 결장암 세포인 HT-29의 경우 양배추, 배추, 케일, 냉이가 각각 82.4%, 72.1%, 79.4%, 95.6%의 증식 억제효과를 보였고, MG-63 골육암세포에 대해서는 케일, 냉이가 각각 79.2%, 88.7%로 가장 높은 저해 효과를 보여 일반적으로 십자화과 채소들은 인체 암세포의 성장을 억제하는 것으로 나타났으나 그중 케일과 냉이가 가장 효과가 좋았다. – 부산대학교 식품영양학과 이선미, 생명과학회지(1997. 9)

● 부재료 첨가 배추김치의 항돌연변이 및 항암성 증진 효과 : 배추김치의 항돌연변이 및 항암기능성 증진을 위하여 표준 배추김치에 부재료의 종류와 양을 달리하여 담근 13종류의 김치에 대해 Ames test와 SOS chromotest 및 인체 위암세포를 이용하여 in vitro 항암 기능성을 비교 검토하였다. Ames test와 SOS chromotest에서 표준 배추김치에 비해 3배의 마늘(5.2%)을 첨가한 김치, 고춧가루와 마늘을 각각 2배씩(7%, 2.8%) 첨가한 김치와 유기배추김치가 더 높은 항돌연변이 효과를 보였다. 또한 위암세포를 이용한 in vitro 항암효과에 있어서도 고춧가루와 마늘을 고농도로 첨가하거나, 초피를 첨가한 김치 및 유기배추김치가 높은 AGS 인체 위암세포 생존 저해 효과를 나타내어, 유기배추에 고춧가루와 마늘을 고농도로 첨가하고 초피를 첨가함으로써 배추김치의 기능성을 증진시킬 수 있을 것으로 기대된다. – 부산대학교 식품영양학과 및 김치연구소 박건영 외 2, 한국식품영양과학회지(1998. 9. 15)

● 배추 김치 유래의 젖산균을 이용하여 고농도의 홍삼 추출액을 함유하는 유제품을 젖산 발효하는 방법 : 한국의 전통음식인 김치에서 분리된 젖산 박테리아 균주 DCY50T의 분류학적 위치에 대해 발명하였다. 이 균주는 그램 양성, 촉매효소 음성, 계통 혐기성(falcutatively anaerobic), 굴곡 막대형 및 운동성 세균이다. 게놈 DNA의 G+C 함량은 49몰%이며 펩티도글리칸 구조는 A4α L-Lys-D-Asp 형이었다. 화학적 계통 마커(표지자)에 기초하여, 상기 균주는 락토바실러스속 분류와 일치하였다. 16S rRNA 유전자 서열 유사성을 확인한 결과, DCY50T 균주는 대부분 Lactobacillus parabrevis ATCC 53295T(98.4%), Lactobacillus hammesii CIP 108387T(98.0%), Lactobacillus brevis LMG 6906T(97.6%) 및 Lactobacillus senmaizukei NBRC 103853T (97.4%)와 밀접한 관련이 있었다. 또 다른 한편, rpoA 유전자 서열의 계통 분석 결과 DCY50T 균주는 상기 L.parabrevis ATCC 53295T(91.6%), L.hammesii CIP 108387T(91.2%), L.brevis LMG 6906T(93.3%) 및 L.senmaizukei NBRC 103853T(90.5%)과 밀접한 관련이 있는 반면 이들 균주와 DCY50T 균주 간 DNA-DNA 관련성 값은 36% 미만이었다. 유전형 및 표현형 데이터에 따르면, DCY50T 균주는 현재 공지된 모든 락토바실러스 종으로부터 분화 가능하며 신규의 종으로 분류할 수 있다. 이를 Lactobacillus koreensis sp. nov. 라고 명명하며 이의 표준 균주는 DCY50T(=KCTC 13530T)이다. – 특허등록 제1175955호, 한방바이오 주식회사

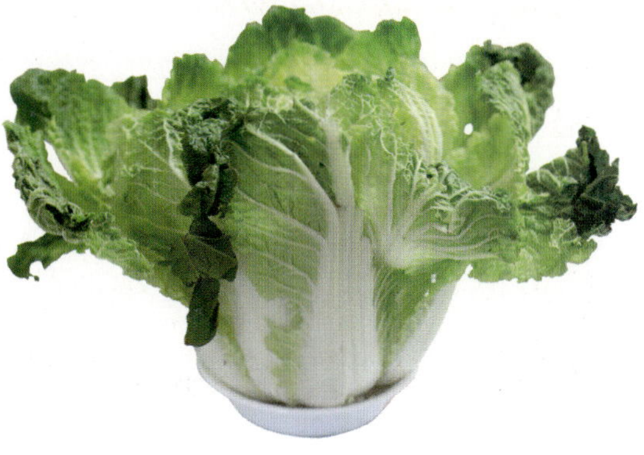

부추

백합과 / *Allium tuberosum* Rottler
영명 Leek
약명 구채韭菜, 구자韭子

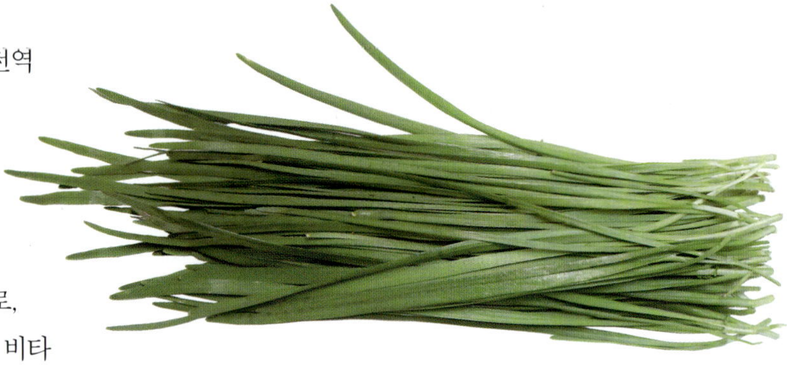

백합과의 여러해살이풀로, 우리나라 전역에서 재배한다. 봄에 땅속의 비늘줄기에서 두툼한 잎이 무더기로 뭉쳐서 나는데, 키는 30㎝ 가량 된다.

독특한 맛과 향이 있는 향신채소로, 비타민 A의 효력이 있는 베타카로틴 · 비타민 C · B_1을 함유하고 있어 암을 예방하고 노화 억제하는 효과가 크다. 또한 타우린taurine 성분이 비교적 많이 함유되어 있어 피로 해소에 도움을 준다. 냄새 성분인 알릴 디설파이드allyl disulfide는 비타민 B_1의 흡수를 도와 당의 대사를 원활하게 하며, 위산의 분비를 촉진하여 소화를 돕고 살균 작용을 한다.

이른 봄에 싹이 나서 서리가 내릴 무렵까지 잎을 잘라 주면 계속 자란다. 나물과 양념으로 두루 이용하는데, 무침이나 전 등으로 조리해 먹는다. 비늘줄기는 건위 효과가 있으며, 화상을 치료하는 데 쓰이고, 어린잎과 꽃대는 양념으로 쓴다.

고서古書 · 의서醫書에서 밝히는 효능

동의보감 구채韭菜는 맛이 맵고 약간 시며, 성질은 따뜻하고 독이 없다. 이 약 기운은 심으로 들어가는데 5장을 편안하게 하고 위 속의 열기를 없애며 허약한 것을 보하고 허리와 무릎을 덥게 한다. 흉비증胸痺症도 치료한다. 즙을 내어 먹거나 김치를 담가 먹어도 좋다. 구자韭子는 성질이 따뜻하다. 허리와 무릎을 덥게 하고 양기를 세게 한다. 약으로 쓸 때는 약간 볶어서 쓴다. 음허화왕陰虛火旺한 자는 피한다.

방약합편 구채는 오래 복용하면 좋지 않다. 구자는 요불금尿不禁을 다스리며, 요슬腰膝을 따뜻하게 하고 몽유夢遺와 여성의 백음白淫을 고친다.

특허 · 논문

● 부추를 포함하는 중금속 제거용 식품 조성물 : 본 발명은 부추를 포함하는 중금속 제거용 식품 조성물에 관한 것으로, 본 발명을 통해 부추의 중금속 제거능이 확인된 바 이를 함유하는 식품 조성물로 개발되어, 중금속 제거를 위해 사용될 수 있다. 본 발명에서는 부추에 중금속 제거능이 있는지를 확인하고자, 기존에 많이 사용된 시험관 내(In vitro) 소화 모델 시스템'을 이용하여 비소(As), 카드뮴(Cd), 납(Pd)의 생체이용률을 확인하고자 하였는데, 실험 결과 부추의 중금속 제거 효능이 확인되었다. 부추(0, 6, 12, 60, 120㎎)는 동일한 농도의 As, Cd와 Pb와 함께 소화되었는데, 시험관 내 소화(In vitro digestion)의 수(水)성 단계에서 각 중금속의 농도는 부추 양의 증가와 함께 감소하는 결과를 나타냈다. 부추의 첨가량의 최고 수치에서(120㎎), As, Cd와 Pb의 농도는 각각 93.9%, 87.1% 그리고 58.2%로 감소했다.
– 특허공개 10-2014-0032085호, 세종대학교 산학협력단

● 부추에서 추출한 항암 효과를 갖는 조성물 및 추출 방법 : 본 발명에서는 항암 효과를 갖는 부추 추출물로서 티오설피네이트 성분으로 이루어진 부추 추출물, 이 부추 추출물을 유효 성분으로 함유하는 약리적 조성물 또는 건강식품 및 이 부추 추출물을 제조하는 방법을 제공한다. 본 발명에 따르면 비교

적 간단한 방법으로 항암 효과를 갖는 부추 추출물을 얻을 수 있어서 암 또는 종양의 치료 및 예방에 기여할 수 있을 것으로 기대된다. 본 발명은 부추 추출물에 관한 것으로, 보다 상세하게는 특히 전립선암과 같은 암세포에 대하여 항-종양 효과를 갖는 부추 추출물, 이 부추 추출물을 얻는 방법 및 이 부추 추출물을 유효 성분으로 포함하는 약리적 조성물에 관한 것이다. – 특허등록 제1018765호, 순천대학교 산학협력단

● 두메부추 부탄올 추출물을 유효 성분으로 함유하는 탈모 치료 및 발모 촉진용 조성물 : 본 발명은 탈모 치료 및 발모 촉진용 조성물에 관한 것으로, 구체적으로 두메부추 부탄올 추출물을 유효 성분으로 함유하거나 에탄올 추출, 헥산 분획, 디클로로메탄 분획, 에틸아세테이트 분획 및 부탄올 분획 단계를 거친 두메부추 부탄올 분획물을 유효 성분으로 함유하는 탈모 치료 및 발모 촉진용 조성물에 관한 것이다. 본 발명에 따르면, 두메부추 부탄올 추출물 또는 에탄올 추출, 헥산 분획, 디클로로메탄 분획, 에틸아세테이트 분획 및 부탄올 분획 단계를 거친 두메부추 부탄올 분획물을 유효 성분으로 함유하는 조성물을 사용할 경우, 부작용 없이 우수한 탈모 치료 및 발모 촉진 효과를 기대할 수 있다. 또한 본 발명의 조성물 제조 방법에 따르면, 안정성이 높고 탈모 치료 및 발모 촉진 효과가 우수한 조성물을 제조할 수 있다. 본 발명자는 부작용이 적은 천연추출물을 대상으로 탈모를 치료하거나 발모를 촉진하는 물질을 개발하기 위하여 연구한 결과 두메부추 추출물이 탈모의 치료 또는 발모의 촉진에 효과적이고, 특히 두메부추의 부탄올 추출물 또는 에탄올 추출, 헥산 분획, 디클로로메탄 분획, 에틸아세테이트 분획, 부탄올 분획 단계를 거친 두메부추 부탄올 용해성 분획물이 탈모의 치료 또는 발모의 촉진에 효과적이라는 것을 확인하고 본 발명을 완성하게 되었다. – 특허등록 제1370961호, 박**

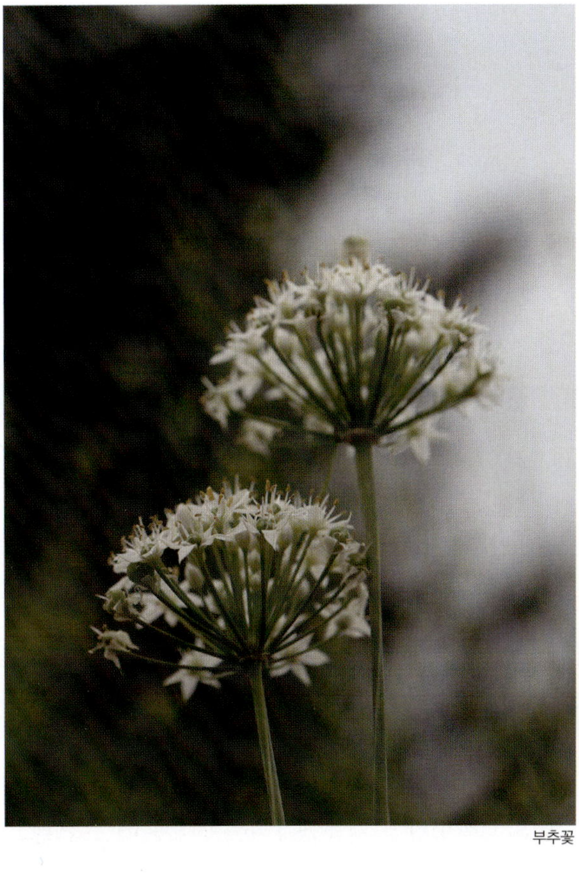
부추꽃

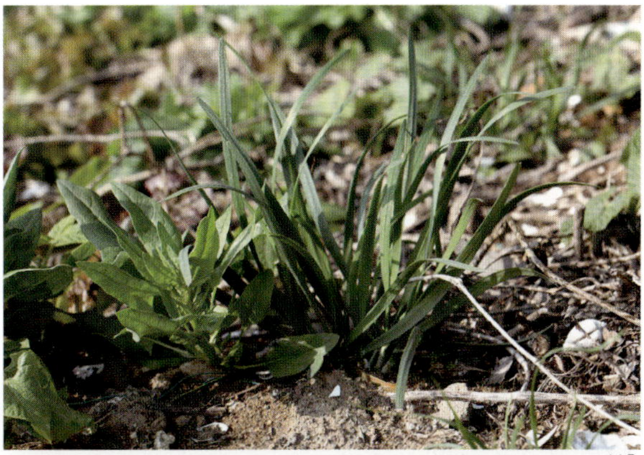
부추

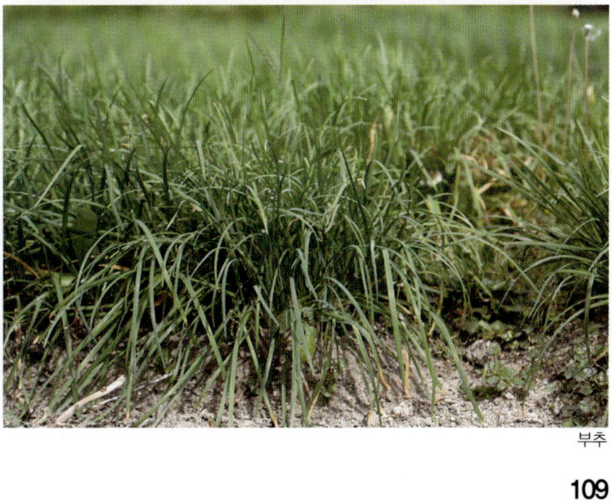
부추

● 사람 암세포에 미치는 부추김치의 항암 효과 : 본 논문은 사람 암세포에 미치는 부추김치의 항암 효과에 대해 연구한 논문으로 주요내용으로는 부추김치가 사람 암세포에 대해 가지는 항암효과를 평가하였다: AGS 위선암세포, HT-29 사람 대장 선암세포 및 HL-60 백혈구. 부추김치(15℃에서 6일간)를 7가지 집단으로 분할하였다: 메탄올 추출물, 헥산 추출물, 메탄올 수 추출물(MSE), 이염화메탄(DCM) 분획물(fr.), 아세트산에틸 fr., 부탄올 fr. 및 수 fr. 대부분의 부추김치 분획물은 용량 의존적 방식으로 AGS와 HT-29 암세포의 성장을 억제했다. 특히 DCM fr.는 분획물 중 가장 큰 억제효과를 보였다. DCM fr.(0.1㎎/mL)로의 처리는 AGS와 HT-29 암세포의 생존율을 대조군의 각각 19%와 37%로 감소시켰다. 또한 부추김치의 DCM fr.는 셀 주기에서 G2/M 상에 고정되고 HL-60 인간 전골수구성백혈병 세포에서 세포자멸을 유도했다. 이러한 결과는 부추김치가 사람 암세포에 항암효과를 발휘하며, DCM fr.이 세포 주기에서 G2/M기를 고정시키고 백혈구의 세포자멸을 유도함을 뜻한다는 내용이다. – 부산대학교 식품영양학과 및 김치개발연구소 정권옥 외 2, 한국식품영양과학회지(2002. 9)

● 부추의 함황화합물이 인체 암세포 증식에 미치는 영향 : 부추를 암 예방 식품 소재로 활용하기 위하여 부추로부터 주요 생리활성 물질인 함황화합물을 분리하여 인체 암세포성장 억제 및 간암세포의 사멸이 apoptosis에 의해 유도되는지를 조사하였다. 부추 함황화합물을 1, 5, 10, 20 및 30㎍/mL 농도로 24, 48 및 72시간별로 간암(HepG2) 및 폐암세포(A549)에 처리하여 암세포 증식 억제 효과를 측정한 결과 HepG2 및 A549 세포에서 농도 및 시간 의존적으로 그 성장을 억제하였으며, 20㎍/mL 농도 이상에서 암세포 성장이 60% 이상 억제되었다. 또한 부추 함황화합물 30㎍/mL 농도로 처리 시 대조군에 비하여 폐암 및 간암 세포수 감소 및 심한 형태학적 변화가 관찰되었다. 이들 암세포의 IC_{50} 값을 측정한 결과 부추 함황화합물은 폐암세포(A549)보다 간암세포(HepG2)에 더 효과가 있었다. 한편 부추 함황화합물은 30㎍/mL 농도에서 핵 응축 및 apoptotic body를 나타내었으며, 농도 의존적으로 subG1 DNA 함량이 증가함으로써 HepG2 암세포 사멸이 apoptosis에 의해 유도되는 것을 확인할 수 있었다. – 순천대학교 식품영양학과 박순영 외 5, 한국식품영양과학회지(2009. 8. 31)

● 부추가 Streptozotocin 유발 당뇨쥐의 지질과산화와 항산화방어체계에 미치는 영향 : STZ(50㎎/㎏ BW)을 대퇴부 근육에 주사하여 당뇨를 유발시킨 당뇨 흰쥐(Sprague Dawley, 수컷)에서 10% 부추 첨가식이 혈액과 적혈구, 간조직의 지질과산화 정도와 항산화 효소계 활성 및 GSH 수준에 미치는 영향을 조사하였다. 실험군은 정상군, 당뇨대조군, 당뇨부추군의 3군(n=10)으로 나누었으며 4주간 사육한 후 실험에 이용하였다. STZ로 유발된 당뇨대조군의 적혈구, 간과 LDL의 TBARS와 conjugated dienes 함량은 대조군에 비해 증가하였으나, 당뇨부추군에서는 적혈구의 conjugated dienes 수준이 유의적으로 감소하였고($p<0.05$), 간과 LDL의 TBARS 수준은 당뇨대조군에 비해 다소 감소하여 정상대조군과 차이를 보이지 않았다. 간에서의 항산화 효소계 중 SOD 활성은 대조군에 비해 당뇨대조군에서 증가하였고, catalase 활성은 당뇨대조군에 비해 부추를 섭취한 당뇨군에서 유의적으로 증가하였다. GSH-px와 GSH-red 활성은 대조군에 비해 당뇨대조군에서 유의적으로 감소하였으나($p<0.05$), 당뇨부추군에서는 다소 증가하였다. 간의 GSH 함량은 대조군과 당뇨대조군에 비해 당뇨부추군에서 유의적으로 증가하였으며($p<0.01$), 혈장의 GSH 함량은 대조군에 비해 당뇨군에서 유의적으로 감소하였다($p<0.05$). GOT와 GPT 활성은 정상대조군에 비해 당뇨대조군에서 급격히 증가하였으나 당뇨부추군에서는 정상군 수준으로 감소하였다. 이상의 결과로 미루어 볼 때, 부추는 간의 항산화효소계를 활성화시키고 간조직의 GSH 수준을 높게 유지하여 고혈당과 STZ로부터 유발된 산화적 스트레스

(지질과산화)를 해소함으로써 당뇨로 인한 합병증 예방 및 치료를 위한 식품자원으로 활용이 가능한 것으로 사료된다. – 인제대학교 의생명공학대학 식품생명과학부 정현실 외 6, 식품과학회지(2003. 6. 30)

● **수확 시기에 따른 부추 성분 및 항산화 효과의 변화** : 김해 지역 '그린벨트' 종 부추의 영양성분과 항산화효과를 수확시기별로 비교하였다. 그 결과 초벌부추는 수분 함량이 가장 낮고 단백질, 지방, 회분의 함량이 높았다. 아미노산 함량은 2벌부추에서 높았고 주요 구성 아미노산은 aspartic acid, alanine, glutamic acid였다. 또한, 초벌부추의 항산화 효과가 가장 큰 것으로 나타났고 부추의 수확이 되풀이될수록 유리기 소거효과가 낮아짐을 알 수 있었다. 항산화 효과 측정방법에 따른 상관관계를 측정한 결과 TEAC법과 FRAP법은 r=0.996(p〈0.001)의 가장 높은 상관관계를 나타내었고 FRAP과 DPPH법이 0.992, TEAC법과 DPPH법이 0.987로서 모두 유의수준 99%에서 높은 상관관계가 인정되었다. 부추의 항산화 관련 원인물질을 규명하기 위하여 클로로필, 카로테노이드, 비타민 C 및 총페놀 함량을 측정한 결과 클로로필은 532.11~581.47㎎%, 카로테노이드는 24.8~30.5㎎%, 비타민 C는 249.4~325.4㎎%, 총페놀은 132~184㎎% 함유되어 있었다. 수확 횟수가 증가할수록 클로로필 함량은 증가하였으나 나머지 성분들은 감소하였다. 특히, 비타민 C와 총페놀 함량의 급격한 감소(각각 23.4%와 28.3%)는 항산화 효과의 감소와 밀접한 관련이 있어서 TEAC값과 비타민 C 함량의 r=0.991, TEAC값과 총페놀 함량의 r=0.989이었다. – 인제대학교 식품생명과학부 식품과학연구소 바이오헬스 소재연구센터 문갑순 외 2, 한국식품과학회지(2003. 6)

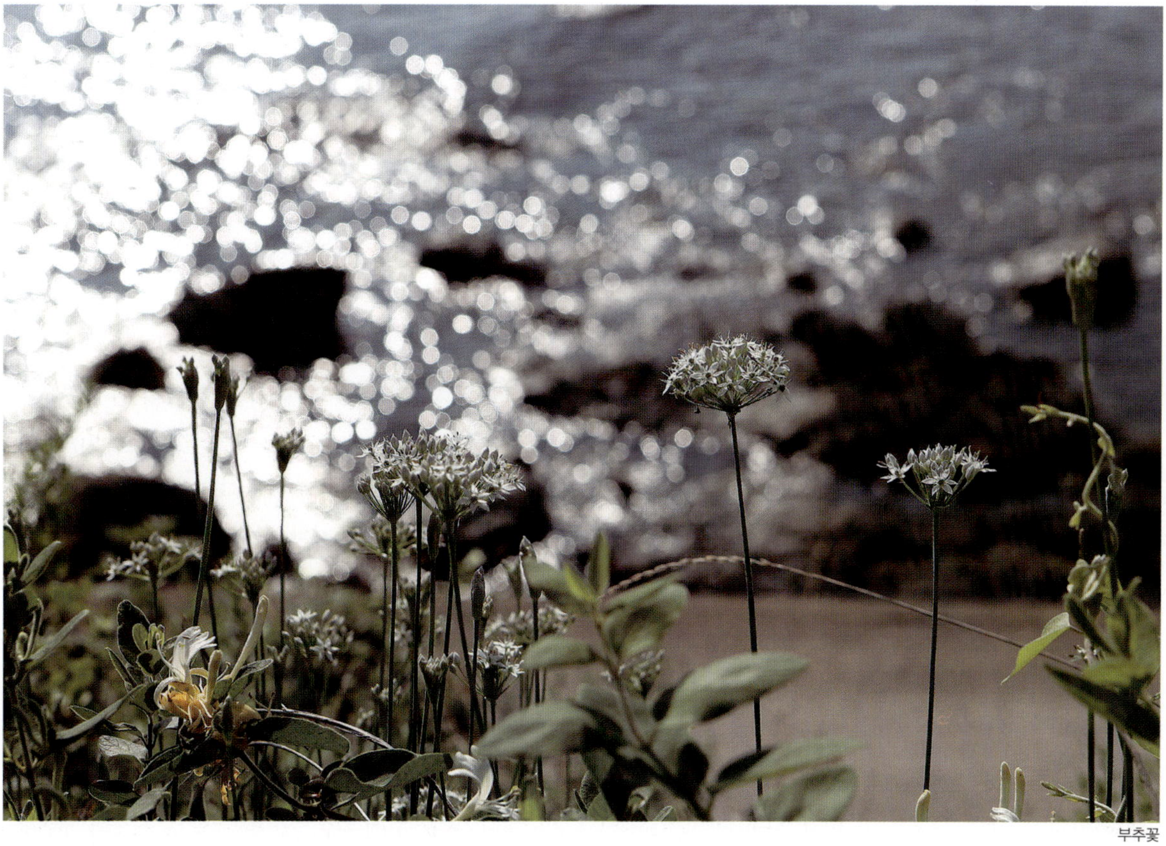

부추꽃

부추 - 두메부추·산부추

백합과 / *Allium senescens* L. var. senescens(두메부추)
영명 Korean garlic
약명 소산小蒜
이명 두메달래, 설령파

두메부추는 높은 산지에서 자생하는 토종 약용식물로, 주로 울릉도·강원도·경기도 이북에서 발견되며, 일본·중국·대만·만주·시베리아·유럽 등지에 분포한다. 7~8월에 홍자색 꽃이 긴 꽃대 끝에 피고, 공 모양의 열매가 달리며 씨앗은 검다. 꽃의 색과 모양이 예쁘고 피어 있는 기간이 길어 관상 가치가 있으며, 약재로서도 쓸모가 많아 재배하기도 한다. 잎은 일반 부추에 비해 두껍고 넓적하며 부드러운 느낌인데, 뿌리에서 퍼지면서 나온다. 잎 길이는 보통 20~30㎝ 정도 된다. 땅 속에 기둥 같은 비늘줄기가 달린다. 유사종인 산부추도 뿌리줄기는 길지 않다.

이른봄에 땅속 비늘줄기와 잎을 나물로 먹는다. 민간에서는 비늘줄기를 이뇨제와 강장제로 이용한다. 매콤한 향기 성분인 황화알릴(alliinsulfate)은 양파의 2배 정도 되고, 다른 무기질과 비타민류도 양파보다 많다. 혈액순환을 도와 몸을 따뜻하게 하는 효능이 있어서 몸이 찬 사람에게 도움이 된다. 식이섬유가 풍부하여 포만감을 주며, 주로 생채나 볶음으로 조리해 먹고, 장아찌를 담가 먹는다.

산부추는 산지와 들판에서 자란다. 키는 40~60㎝ 정도 되고, 붉은 자줏빛 꽃이 여름부터 가을까지 오래도록 핀다. 잎이 비교적 둥근 편이고, 속이 비어 있다. 두메부추와 마찬가지로 비늘줄기와 어린순을 식용하며, 쓰임새와 효능도 비슷하다. 학명은 '*Allium thunbergii*'이며, '산달래', '왕정구지', '맹산부추' 등으로 부른다.

특허·논문

● **두메부추 추출물의 제조 방법 및 이를 함유하는 조성물** : 본 발명은 혈중 지질 개선 효과와 항비만 효과를 갖는 두메부추 추출물(Extract of Allium senescens L.)의 제조 방법 및 이로부터 얻어진 추출물을 함유하는 조성물에 관한 것이다. 본 발명에 따른 두메부추 추출물은, 혈중 지질 개선 효과와 항비만 효과를 갖는 유효 성분 화합물의 함량을 크게 높이고, 두메부추에 본래 다량 함유된 소금, 불안정하여 공기 산화를 받기 쉬운 페놀성 화합물, 점액성 물질을 대부분 제거된 것으로서 혈중 지질 개선 효과와 항비만 효과를 향상시키며,고지혈, 비만에 따른 동맥경화증, 심순환계 질환, 뇌혈전 질환, 간질환, 혈전증, 고지혈증, 당뇨병 등을 예방하거나 치료를 보조하는 기능성 식품으로 사용될 수 있다. – 특허등록 제956749호, 호서대학교 산학협력단

● **두메부추 부탄올 추출물을 유효 성분으로 함유하는 탈모 치료 및 발모 촉진용 조성물** : 본 발명은 탈모 치료 및 발모 촉진용 조성물에 관한 것으로, 두메부추 부탄올 추출물을 유효 성분으로 함유하거나 에탄올 추출, 헥산 분획, 디클로로메탄 분획, 에틸아세테이트 분획 및 부탄올 분획 단계를 거친 두메부추 부탄올 분획물을 유효 성분으로 함유하는 탈모 치료 및 발모 촉진용 조성물에 관한 것이다. 본 발명에 따르면, 두메부추 부탄올 추출물 또는 에탄올 추출, 헥산 분획, 디클로로메탄 분획, 에틸아세테이트 분획 및 부탄올 분획 단계를 거친 두메부추 부탄올 분획물을 유효 성분으로 함유하는 조성물을 사용할 경우, 부작용 없이 우수한 탈모 치료 및 발모 촉진 효과를 기대할 수 있다. 또한 본 발명의 조성물 제조 방법에 따르면, 안정성이 높고 탈모 치료 및 발모 촉진 효과가 우수한 조성물을 제조할 수 있다. – 특허등록 제1370961호, 박**

● **재배 두메부추로부터 추출한 정유의 휘발성 성분 분석** : 본 논문은 재배 두메부추로부터 추출한 정유의 휘발성 성분 분석에 관한 연구로서 주요내용은 다음과 같다. 두메부추는 마늘, 양파 냄새와 유사한

이상하고 오래 지속되는 향을 가지고 있다. 두메부추에서 추출된 정유의 휘발성 화합물을 조사하기 위하여, 두메부추의 정유를 clavenger-type apparatus를 이용해 증류추출하였고 GC-MS로 분석하였다. 총 25종의 화합물이 정유에서 확인되었다. 함황 화합물 중에서 4종의 disulfide와 3종의 trisulfide를 확인하였다. 함황 화합물 중에서 5-dimethylthiophene(피크 면적 41.15%)가 가장 많았으며, 두 번째는 dipropyl disulfide(18.91%), 세 번째는 propyl allyl disulfide(12.23%) 순이었다는 내용이다. - 덕성여자대학교 자연과학대학 식품영양학과 오미 외 2, 한국식품조리과학회지(2012. 4. 30)

● 80가지 식물추출물의 티로시나제 저해활동 : 본 논문은 80가지 식물 추출물의 티로신 분해 효소 저해 활동에 관한 연구로, 피부에서 타이로신으로부터 멜라닌 색소를 생산하는 tyrosinase을 억제하는 화장용품에 사용을 위하여 식물 추출물의 tyrosinase inhibitory 활성을 평가하는 데 목적이 있다. 80가지 식물 추출물의 실험에 경우, 산부추, 방울비자루, Ixeris dentate, 배암 차즈기, 고삼, 회화나무의 메탄올 추출물 100g/mL의 경우 버섯 tyrosinase 활성을 30% 이상 억제하였다. 비록 비교 물질인 kojic acid (IC50=7.0-16.3g/mL)보다 활성이 적지만, 이 식물 추출물의 화장용품에 tyrosinase 억제제로 사용하는 것이 가능하다. - 강원대학교 약학대학 김수진 외 3, 한국응용약물학회지(2003. 3. 30.

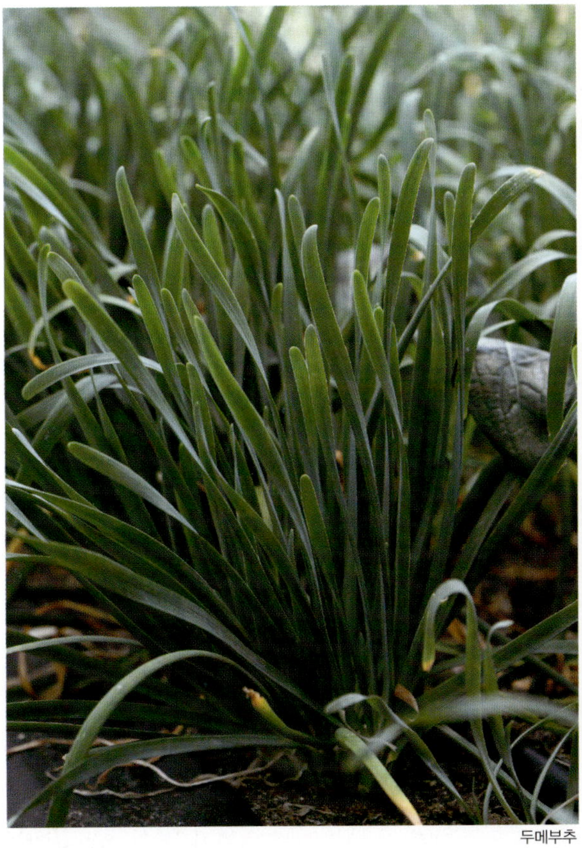

두메부추

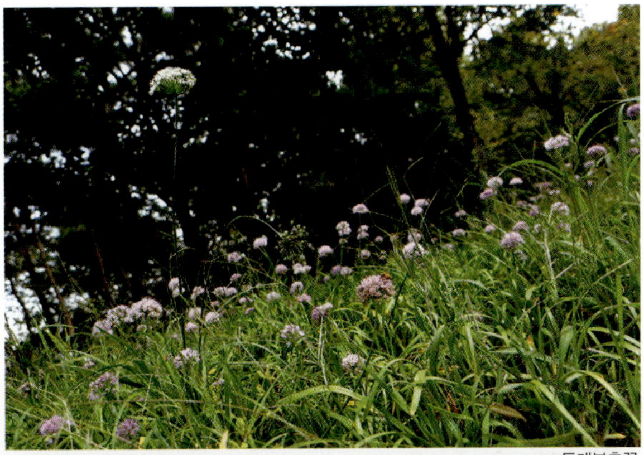

두메부추꽃

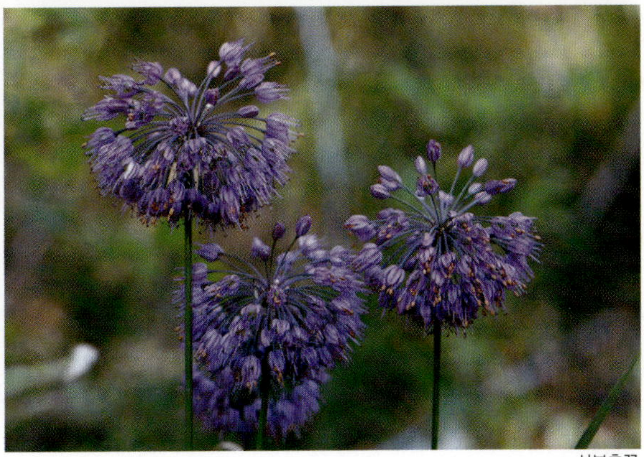

산부추꽃

브로콜리

십자화과 / *Brassica oleracea var. italica* Plenck
영명 Broccoli
이명 녹색꽃양배추, 녹화야채, 녹색양배추

십자화과의 식물로, 콜라플라워의 한 변종이다. 줄기 끝에 달린, 꽃이 피기 전의 꽃봉오리를 식용한다. 생으로 먹거나 요리해서 먹으며, 짙은 녹색을 띤 것이 영양가가 높고 맛이 좋다.

브로콜리는 미국 《타임》지가 선정한 10대 건강식품에 속한다. 영양 성분이 풍부하고 효과가 좋아 '파워 푸드' 또는 '슈퍼 푸드'로 불린다. 비타민 C가 많이 함유되어 있어서 '푸른색의 비타민'이라고도 한다.

양배추보다 많은 비타민 U를 함유하고 있으며, 헬리코박터 파일로리균을 죽이는 설포라판Sulforaphane 성분이 위장을 튼튼하게 해 주고, 만성위염과 위궤양을 예방하고 개선하는 효과가 뛰어나다. 또한 셀레늄selenium이 풍부하여 노화를 촉진하는 활성산소를 중화시키고, 강력한 항암 작용을 하며, 각종 생활습관병 예방에 효과적이다. 몸속에서 비타민 A로 전환하는 베타카로틴 역시 활성산소를 억제하며 해독 작용이 뛰어나서 노화를 예방한다.

특허 · 논문

● 브로콜리 유래 글루코시놀레이트 화합물 및 이를 포함하는 항산화 및 항균 활성을 갖는 조성물 : 본 발명은 브로콜리로부터 단리된 신규한 글루코시놀레이트 화합물 및 그의 용도에 관한 것으로서, 보다 상세하게는 브로콜리로부터 단리되며 화학식 1로 표시되는 [(Z)-4-(메틸설피닐)-N-(설포옥시)-2-((2′S,3′R,4′S,5′S,6′R)-3′,4′,5′-트리히드록시-6′-(히드록시메틸)-2′-머캅토테트라히드로-2H-피란-2-일)부탄이미디카시드] 화합물 및 상기 화합물을 유효 성분으로 함유하는 항산화 및 항균용 약학적 조성물, 건강식품 및 화장료 조성물에 관한 것이다. 상기 화합물은 뛰어난 항산화 및 항균 활성을 가지므로, 뇌졸중, 파킨슨씨병 및 치매와 같은 각종 인체 질환뿐만 아니라 다양한 미생물, 특히 병원성 미생물의 감염으로 인한 질환 증상의 예방 또는 치료에 유용하게 사용될 수 있고, 피부세포의 노화 방지를 위한 화장품 등의 용도로도 유용하게 사용될 수 있다. – 특허공개 10-2012-0054947호, 건국대학교 산학협력단

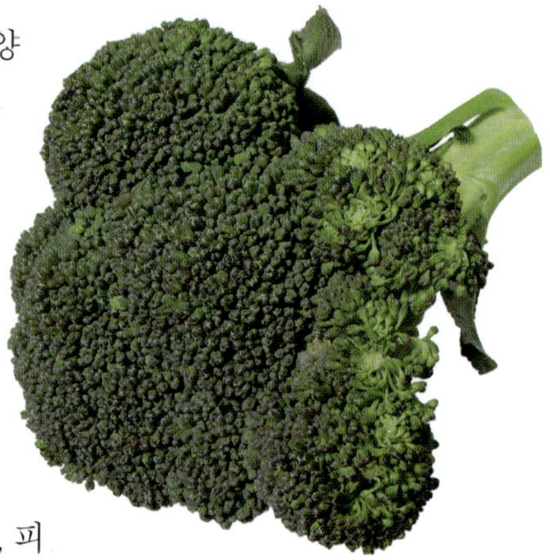

● 브로콜리를 유산균으로 발효한 항염 및 항헬리코박터의 효과가 있는 기능성 발효물질 및 이의 제조 방법 : 본 발명은 브로콜리를 유산균으로 발효한 항염 및 항헬리코박터의 효과가 있는 기능성 발효물질 및 이의 제조 방법에 관한 것으로서, 보다 상세하게는 상기 유산균은 Lactobacillus plantarum MG207; Lactobacillus paracasei MG310; Lactobacillus casei MG311; Lactobacillus acidophilusMG501; Streptococcus thermophilus MG510; 및 Bifidobacterium longumMG723로 이루어진 군으로부터 선택된 어느 하나 이상인 것을 특징으로 하는 브로콜리를 유산균으로 발효한 항염 및 항헬리코박터의 효과가 있는 기능성 발효물질에 관한 것이다. 또한 설포라판의 파괴를 최소화시킴과 동시에 일반세균을 효과적으로 사멸시키기 위해, 증류수에 브로콜리를 5~10wt% 첨가하는 단계; 75~85에서 25분~35분 살균처리하는 단계; 2시간~3시간 상온방치하는 단계; 다시 75~85에서 25분~35분 살균처리하는 단계를 포함하는 것을 특징으로 하는 브로콜리를 유산균으로 발효한 항염 및 항헬리코박터

코박터의 효과가 있는 기능성 발효물질의 제조 방법에 관한 것이다. 한편 브로콜리를 유산균으로 발효하여 헬리코박터 파이로리균의 증식 억제는 물론 헬리코박터균에 의해 일어날 수 있는 염증을 억제시키는 싸이토카인 물질은 증가시키고 염증을 활성화 시키는 싸이토카인은 감소시키는 효과가 있는 기능성 발효물질의 생산 방법에 관한 것이다. 나아가 브로콜리를 유산균으로 발효한 항염 및 항헬리코박터의 효과가 있는 기능성 발효물질의 균의 생존률을 높이기 위해 기초 동결보호제를 처리하는 방법에 관한 것이다. 본 발명인 브로콜리를 유산균으로 발효한 항염 및 항헬리코박터의 효과가 있는 기능성 발효물질 및 이의 제조 방법을 통해 항생제의 남용으로 초래되는 다양한 부작용을 방지함과 동시에, 식품과 같이 자연스럽게 섭취할 수 있다는 점은 물론 설포라판의 파괴를 최소화시킴과 동시에 일반세균을 효과적으로 사멸시킬 수 있다. – 특허등록 제1164876호, 주식회사 메디오젠

● 브로콜리 채소가 함유된 기능성 음료 및 그 제조 방법 : 본 발명은 기능성 음료에 관한 것으로, 더욱 상세하게는 항발암 해독작용을 나타내는 설포라페인 성분을 많이 함유하는 브로콜리 채소를 가공하여 음료로 제조함에 있어 설포라페인 성분의 최대 생성을 도모하여 항발암 해독작용을 나타내는 브로콜리 채소가 함유된 기능성 음료 및 그 제조 방법에 관한 것이다. 발명의 제1특징에 따르면, 항발암 해독작용을 돕는 설포라페인 성분을 함유하는 브로콜리 채소와 브로콜리와 혼합되어 항발암 해독효소의 유도효과를 상승시키는 무. 순무 등의 제2성분과, 음료의 풋내를 감소시키고 향미를 위한 사과즙 및 비타민씨와 같은 제3성분이 첨가되도록 구성한 기능성음료를 제공하는 데 있다. 또한 본 발명의 제2특징에 따르면, 적정량의 브로콜리 채소와 제2성분을 취해 소정량의 비타민-씨를 함유한 물을 혼합하여 마쇄하고, 상기 마쇄한 액을 실온에서 약 30분 내지 1시간 방

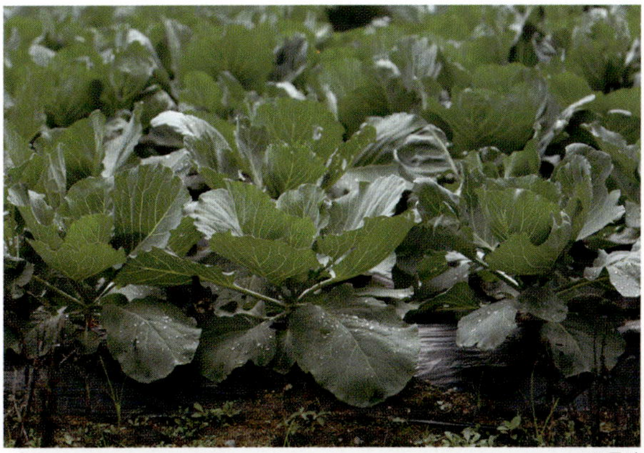
브로콜리

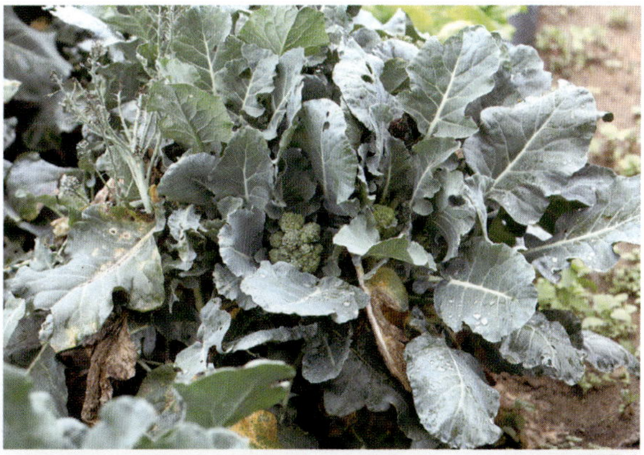
브로콜리

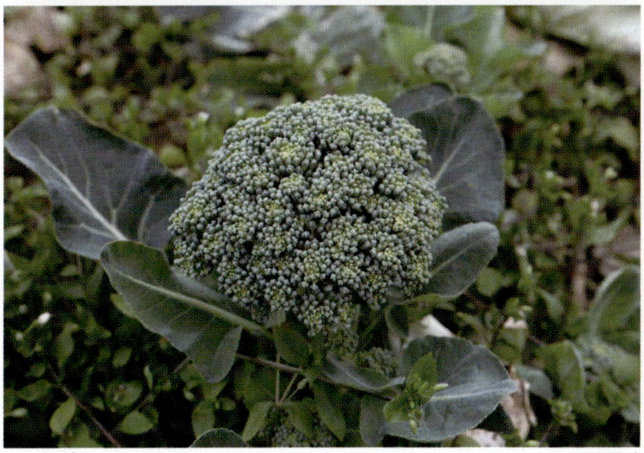
브로콜리

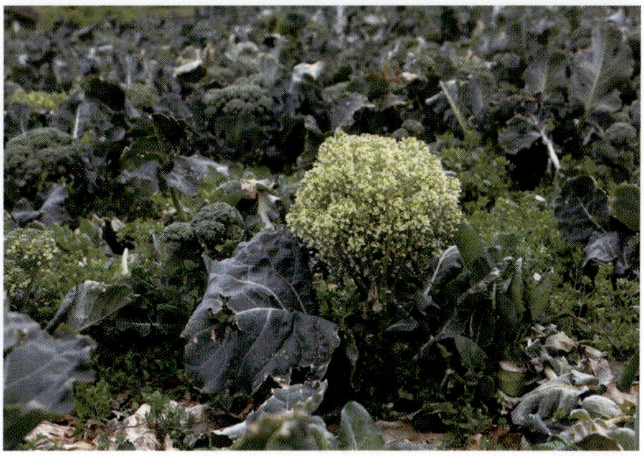
브로콜리 꽃

치하고, 이후에 여과하여 펄프는 제거하고 여과액에 소정량의 과일즙을 첨가하여 제조되는 것을 특징으로 하는 브로콜리 채소가 함유된 기능성 음료의 제조 방법을 제공하는 것이다. 제2성분은 무로 구성되어 브로콜리와 무는 중량비로 1:1로 구성하고, 상기 과일즙은 사과즙으로 10% 첨가되도록 한다. 상기와 같이 구성됨으로서 맛이 뛰어난 음료로서 항발암 해독작용을 돕는 기능성 음료를 제공할 수가 있어 단순히 음료를 마시는 행위에 의해서도 건강증진을 기할 수 있는 이점이 있다. – 특허등록 제353435호, 김**

● 천연 발효물을 이용한 집중력 향상 또는 성장발육 촉진을 위한 건강기능식품 및 이의 제조 방법 : 본 발명은 톳, 찔레나무, 현미쌀, 땅콩, 잣, 복분자, 검은깨, 들깨, 검은콩, 칡, 호박, 브로콜리, 파프리카, 호두, 솔잎, 뽕잎, 녹두, 도라지, 두충, 함초 및 청국장을 이용하여 발효단계를 수반하는 집중력 향상 또는 성장발육 촉진 효과가 있는 천연 발효물의 제조 방법, 상기 제조 방법에 의해 제조된 천연 발효물 및 상기 제조 방법에 의해 제조된 천연 발효물을 유효 성분으로 하는 건강기능식품에 관한 것이다. 상기와 같은 본 발명에 따른 천연 발효물은 뇌세포 및 두뇌기능을 활성화시켜 기억력 및 집중력을 향상, 학습능력을 증가시키고 체력 증진과 함께 면역력을 강화하고 성장발육 촉진에 유용한 효과가 있다. – 특허공개 10–2014–0000464호, 주식회사 젠셀

● 인체 암세포 증식에 있어 십자화과 채소의 억제 효과 : 부유세포인 K-562 인체혈액암세포 및 부착세포인 인체 AGS 위암세포, HT-29 결장암세포 및 MG-63 골육암세포를 이용하여, 10종의 십자화과 채소들로부터 추출한 메탄올 추출물의 암세포 성장 저해효과를 연구하였다. 모든 십자화과 채소시료는 K-562 인체혈액암세포에 대해 70% 이상의 암세포 증식 억제 효과를 보였는데, 특히 브로콜리가 92.9%의 증식 억제 효과를 나타내 가장 효과가 좋았다. 위암세포인 AGS세포에서는 모든 시료들이 50% 이상의 암세포 성장 억제 효과를 가졌는데, 이 경우 케일, 브로콜리, 냉이가 각각 93.5%, 93.5%, 96.3%의 매우 높은 위암세포의 증식 억제 효과를 보였다. 또한 사람의 결장암 세포인 HT-29의 경우 양배추, 배추, 케일, 냉이가 각각 82.4%, 72.1%, 79.4%, 95.6%의 증식 억제 효과를 보였고, MG-63 골육암세포에 대해서는 케일, 냉이가 각각 79.2%, 88.7%로 가장 높은 저해 효과를 보여 일반적으로 십자화과 채소들은 인체암세포의 성장을 억제하는 것으로 나타났으나 그중 케일과 냉이가 가장 효과가 좋았다. – 부산대학교 식품영양학과 이선미 외 1, 생명과학회지

● Sulforaphane에 의한 HeLa 인체자궁경부암세포의 증식 억제 기전 연구 : 브로콜리와 같은 십자화과 식물에서 glucoraphanin의 가수분해를 통해 생성되는 isothiocyanate의 일종인 sulforaphane은 강력한 항암효과를 가지며, 역학적 조사를 포함한 다양한 선행 연구에서 androgen 비의존적으로 성장하는 전립선 암세포의 증식을 억제하는 데 효과가 있었다. 최근 연구 결과에 따르면 sulforaphane은 다양한 인체 암세포의 증식을 억제하고 apoptosis를 유발할 수 있는 것으로 알려지고 있으나, 정확한 분자생물학적 기전은 밝혀져 있지 않은 상태이다. 본 연구에서는 sulforaphane의 항암작용 기전을 조사하기 위하여 HeLa 인체자궁경부암세포의 증식에 미치는 sulforaphane의 영향을 조사하였다. Sulforaphane의 처리에 의한 HeLa 세포의 증식 억제 및 형태적 변형은 세포주기 C2/M arrest 및 apoptosis 유발과 밀접한 관련이 있음을 알 수 있었다. RT-PCR 및 Western blot 분석 결과, sulforaphane 처리에 의하여 cyclin A 및 cyclin-dependent kinase(Cdk)4 단백질의 발현이 선택적으로 저하되었으며, Cdc2, Cdk inhibitor인 p16 및 p21의 발현은 증가되었다. 그러나 sulforaphane은 cyclooxygenases의 발현이나 telomere 조절에 중요한 역할을 하는 인자들의 발현에는 큰 영향을 주지 못하였다. Sulforaphane의 항암 기전을 규명하기 위해서는 더 많은 연구가 부가적으로 필요하겠지만, 본 연구의 결과들에 의하면

sulforaphane은 강력한 인체 암세포의 증식 억제 및 항암 작용이 있을 것을 시사하여 준다고 할 수 있다. – 신라대학교 자연과학대학 식품영양학과 및 마린바이오산업화지원센터 박성영 외 2, 생명과학회지(2005. 6. 30)

● 신장 기능 강화용 식품 조성물 및 그 제조 방법 : 본 발명은 신장 기능 강화용 식품 조성물 및 그 제조 방법에 관한 것으로서, 더욱 상세하게는 천연에서 유래하는 발아현미, 감잎, 계내금, 브로콜리 및 표고버섯 발효물질을 혼합하여 제조한 신장 기능을 강화하는 식품 조성물 및 그 제조 방법에 관한 것이다. 본 발명에 따른 신장 기능 강화용 식품 조성물의 제조 방법은 발아현미, 감잎, 건표고버섯, 브로콜리와 계내금을 각각 분쇄하여 원료를 준비하는 준비단계와, 상기 준비단계에서 준비된 원료를 함께 발효시켜 혼합물을 형성하는 발효단계와, 상기 발효단계에서 형성된 혼합물을 건조시켜 혼합물을 형성하는 건조단계와, 상기 건조단계에서 형성된 혼합물들을 분쇄하여 혼합물을 형성하는 분쇄단계를 포함한다. – 특허등록 제1079643호, 이**

● 슬리밍 화장료 조성물 : 본 발명은 슬리밍 화장료 조성물에 관한 것으로, 더욱 상세하게는, 파인애플 추출물, 브로콜리 추출물 및/또는 크렌베리 추출물을 함유하는 슬리밍 화장료 조성물에 관한 것이다. 본 발명에 따른 슬리밍 화장료 조성물은 천연물로 이루어져 인체에 부작용이 없으며, 지방 세포의 분화를 억제하고 지방 세포 내 중성지방의 축적을 방지하는 효과가 우수하여, 지방세포의 생성 및 비대를 억제함으로써, 체지방 감소 뿐만 아니라 체지방이 증가하는 것을 효과적으로 차단할 수 있다. – 특허등록 제1105542호, 주식회사 바이오에프디앤씨 외 1

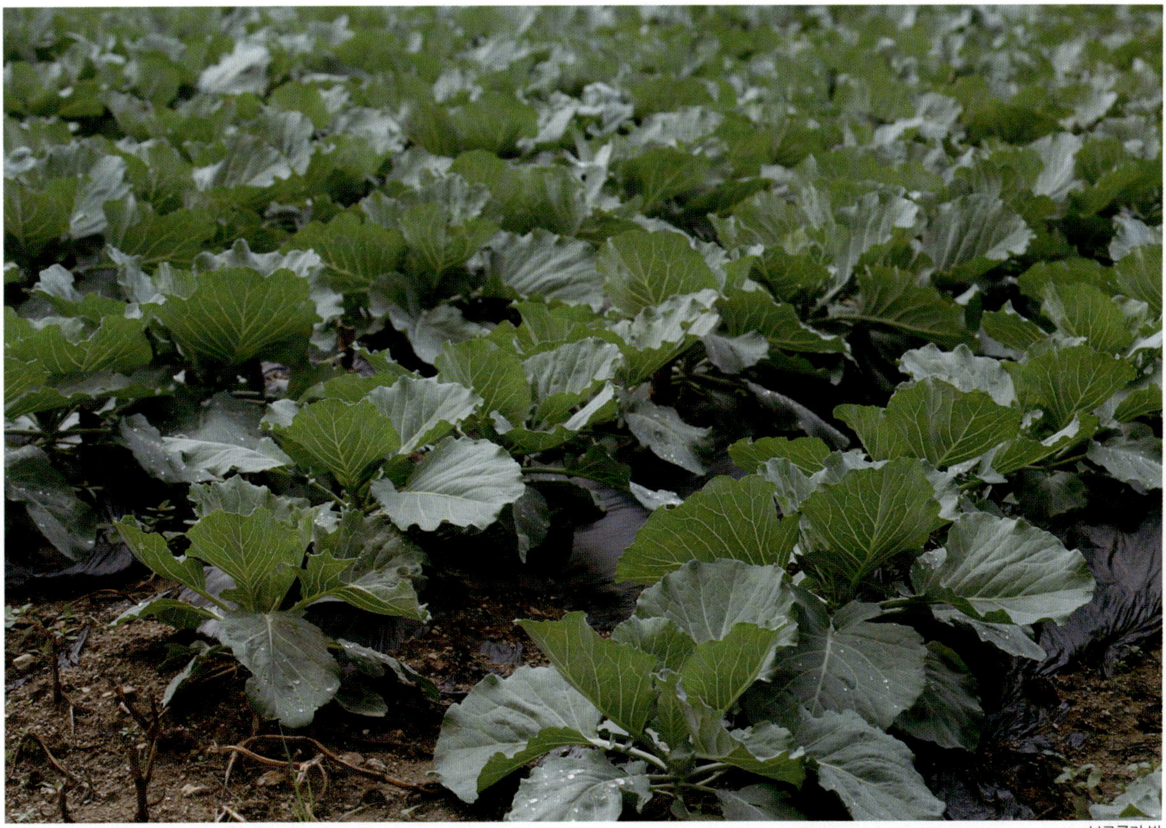

브로콜리 밭

비트

명아주과 / *Beta vulgaris cv. saccharifera*
영명 Beet
이명 빨간무, 사탕무, 감채甘菜

명아주과의 두해살이풀로, 지중해 연안이 원산지이다. 키는 1m 내외로 잎은 뿌리에서 모여 나고, 6~7월에 엷은 녹색의 꽃이 핀다.

미국과 유럽에서 일상적으로 접하는 채소로, 선명한 붉은색과 약간 흙내가 나는 단맛이 특징이다. 재배하기가 비교적 쉬우며, 식물 전체를 식용한다. 외국에서는 뿌리를 주로 이용하고, 우리나라에서는 잎을 많이 이용한다. 단맛의 주성분은 자당으로, 체내에서 분해되면 포도당으로 변하여 뇌의 에너지원이 된다. 잎에는 베타카로틴이 풍부하므로 버리지 않고 이용하는 것이 좋다.

붉은보라색 성분인 안토시아닌과 베타닌Betanin 성분은 몸속의 활성산소를 중화시켜 암을 예방하는 효과가 있다. 베타닌은 강력한 항산화 성분으로 혈액순환을 돕고, 혈전과 혈관 질환을 예방하는 효능이 있다.

특허 · 논문

● 항동맥경화 기능이 우수한 샐러드 채소 조성물 : 본 발명은 항동맥경화 효과를 나타내는 샐러드 채소 조성물에 관한 것으로, 비트, 신선초, 적상추, 민들레 및 청코스가 각각 상대비율 1~2중량비로 함유된 항산화 효과를 나타내는 샐러드 조성물에 관한 것이다. 본 발명의 샐러드 조성물에는 적겨자, 토스카노, 레디쉬, 셀러리, 양파, 적치커리, 롤라로사, 로메인, 꽃케일 및 적꽃케일로 이루어지는 군에서 선택된 어느 하나 이상의 채소를 0.5~4중량비가 되도록 추가되는 것이 좋다. 이상과 같이 본 발명에 의하면 동맥경화 유발식이인 고지혈 고콜레스테롤 식이로 유도한 mice 혈중 지질, 콜레스테롤, LDL 함량을 낮추어 동맥경화 유발지수를 감소시켰을 뿐 아니라 동맥경화증의 주요한 발병기전 중의 하나인 유리라디칼에 의하여 유발되는 산화를 막아주고, 생체내 지질과산화 억제, 항산화효소계의 활성도 증가, DNA의 손상을 억제시켜주는 기능이 우수한 항동맥경화 기능성 샐러드 채소 조성물을 제공할 수 있게 된다. – 특허등록 제732210호, 충남대학교 산학협력단

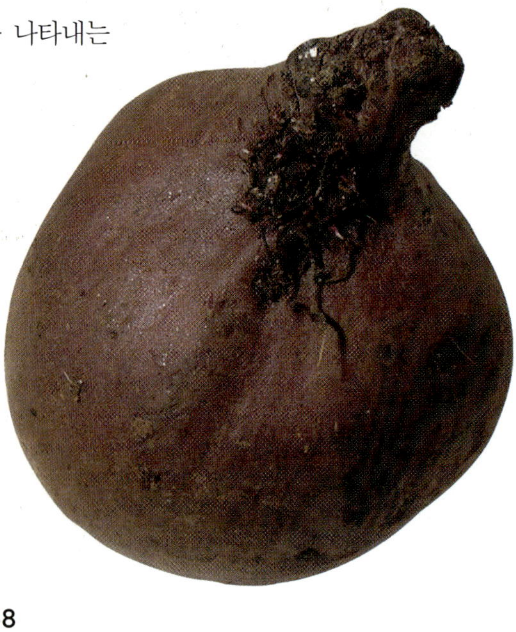

● 레드비트를 이용한 동치미 음료 및 이의 제조 방법 : 본 발명은 레드비트를 이용한 동치미 음료 및 이의 제조 방법에 관한 것으로 세척한 무를 소금물에 침지시켜 무를 절이는 단계, 절인 무를 탈수한 후 부재료와 혼합하는 단계, 정제수, 레드비트, 설탕 및 소금을 혼합히여 레드비드 동치미액을 제조하는 단계, 제조된 혼합물과 레드비트 동치미액을 혼합하는 단계, 혼합액을 숙성시킨 후 여과하는 단계 및 여과된 여과액을 용기에 충진시킨 후 살균하는 단계를 포함함으로써, 동치미의 맛 및 향이 우수하고 살균 후에도 색상이 변하지 않고 우수하며 숙성 기간을 단축시킬 수 있다. – 특허등록 제1381587호, 한국식품연구원

● 레드비트 쥬스 제조 방법 및 그 조성물 : 본 발명은 레드비트(Red Beet)를 주재료로 하는 레드비트 쥬스 제조 방법 및 그 조성물에 관한 것으로, 채썰기한

근경색증 또는 뇌경색증 등의 혈중 콜레스테롤 증가로 인한 각종 심혈관계 질환을 방지할 수 있다. - 특허등록 제564800호, 주식회사 알엔에이

● 불면증을 위한 스프레이용 액상 및 그 제조 방법 : 본 발명은 공지의 방법으로 양파 특유의 자극적인 냄새제거 공정을 거친 양파를 이용하여 분사식 장치에 수용되는 불면증을 위한 액상의 제조 방법에 있어서, 상기 양파를 분쇄하여 양파액을 얻는 제1공정; 일반적인 수득과정을 거친 상추를 깨끗이 세척하고, 분쇄하여 상추액을 얻는 제2공정; 상기 제1공정 및 제2공정에서 얻은 양파액(30~70중량부)과 상추액(30~50중량부)을 서로 혼합하되 방부제(0.2~1중량부)를 더 첨가하여 혼합하는 제3공정으로 이루어지는 것을 특징으로 하는 불면증을 위한 스프레이용 액상의 제조 방법을 제공한다. 이로 인해 본 발명은 머리가 시큰시큰 아프고 잠이 안 올 때 이와 같은 스프레이로 잠자기 전 양 코끝과 입에 각각 소정량의 조성물을 분사하면 두통이 없어지며 편안한 잠을 청할 수 있는 등 불면증 해소에 탁월한 효과가 있다. - 특허등록 제758462호, 김**

● 수면장애 개선용 조성물 : 본 발명은 팔라티노스(palatinos)를 포함하는 수면장애 개선용 조성물 및 상기 팔라티노스 외에 BSL(bitter sesquiterpene lactones) 또는 BSL을 포함하는 식물 추출물, 글리신(glycine) 및 트립토판(tryptophane)으로 이루어진 군으로부터 선택된 1종 이상의 물질을 더 포함하는 수면장애 개선용 조성물을 제공한다. 상기 수면장애 개선용 조성물은 우수한 수면장애 개선 효과를 가지고 있어 불면증 등으로 고생하고 있는 환자들의 고통을 감소시킬 수 있다. 또한, 본 발명은 상기 조성물을 포함하는 수면장애 개선을 위한 기능성 식품에 관한 것이다. 상기 식물은 상추, 치커리 및 엔디브로 이루어진 군으로부터 선택된 어느 하나의 식물인 조성물이다. - 특허공개 10-2009-0045721호, 씨제이제일제당 주식회사

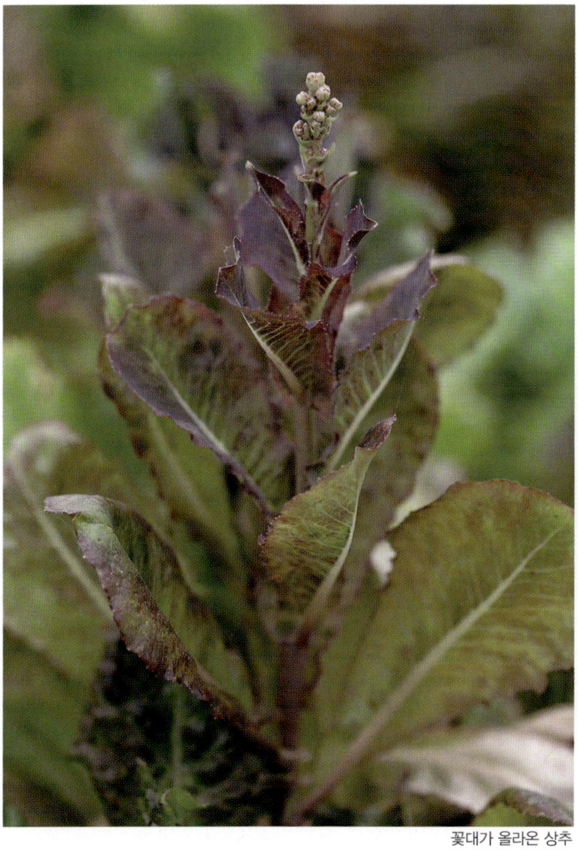

꽃대가 올라온 상추

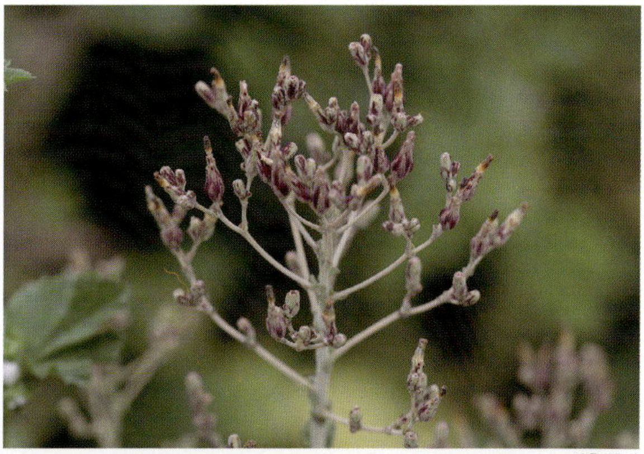

상추 꽃대

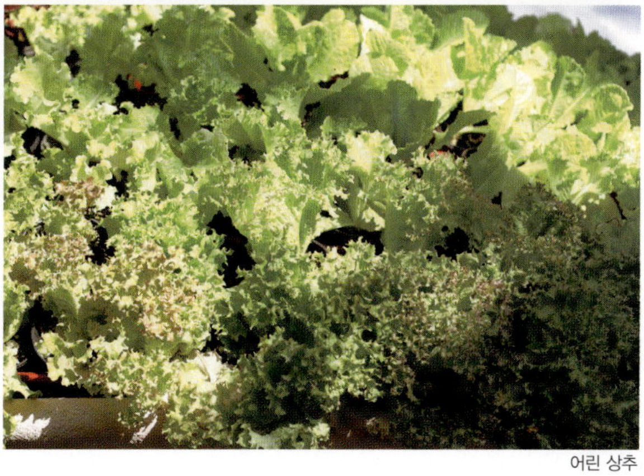

어린 상추

생강

생강과 / *Zingiber officinale* Roscoe
영명 Ginger
약명 생강피生薑皮, 생강즙生薑汁, 건강乾薑
이명 새앙, 새양, 백강白薑, 균강, 외강

생강과의 여러해살이풀로, 동남아시아가 원산지이며 세계 각지에서 재배한다. 키는 30~50㎝ 정도로 자라며, 잎은 두 줄로 어긋나고 8월에 흰 꽃이 핀다.

매운맛이 나는 뿌리줄기는 각종 요리의 양념으로 많이 쓰이며, 성질이 따뜻하여 몸을 따뜻하게 하고 소화와 흡수를 돕는다. 매운맛 성분인 진저롤gingerol은 열을 가하면 쇼가올shogaol로 변화한다. 쇼가올의 항균·항산화 작용이 암 예방에 효과적인 것으로 알려져 항암 식품으로서 큰 관심을 끌고 있다.

뿌리와 뿌리줄기를 식용·약용한다. 얇게 저며서 말리거나, 꿀 또는 설탕에 재어 숙성시켜 뜨거운 물에 타서 건강차로 마신다. 술을 담기도 한다. 커리 가루·소스의 원료로 이용된다.

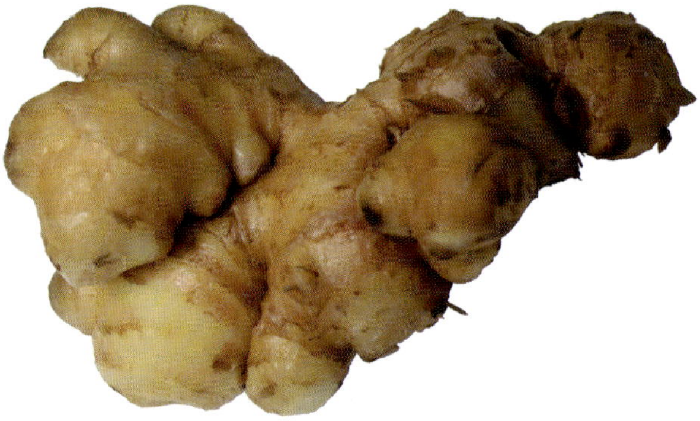

고서古書·의서醫書에서 밝히는 효능

동의보감 생강은 무독하고 맛은 매우며 성질은 따뜻하다. 개위開胃, 거체祛滯, 건비健脾, 산한散寒, 선결宣結, 소담消痰, 소식消食, 온중溫中, 이폐利肺, 조습燥濕, 지구止嘔, 지해止咳, 지혈止血, 통맥通脈, 하기下氣, 해표解表, 회양回陽, 통심양通心陽, 통절맥通絶脈, 해사독解蛇毒, 회원양回元陽의 효능이 있고, 외감풍한外感風寒, 한담해수寒痰咳嗽, 설사泄瀉, 천해喘咳, 창만脹滿, 위한구토胃寒嘔吐를 치료한다. 표허자한表虛自汗 및 음허내열자陰虛內熱者와 열증熱證옹창癰瘡, 치창痔瘡, 임부姙婦, 위열인통胃熱咽痛 등에 기忌한다.

방약합편 성질은 따뜻하고 더러운 것을 잘 제거하며 몸의 기운을 맑게 하고 위를 열어 구토, 담해痰咳를 다스린다. 말린 생강은 맛이 맵고 풍한독을 풀며 쓰게 포한 것은 냉을 쫓고 허열을 다스린다.

특허·논문

● 생강 추출물 또는 쇼가올을 포함하는 학습 또는 기억력 증진용 조성물 : 본 발명은 생강 추출물 또는 쇼가올; 및 약학적으로 허용 가능한 담체를 포함하는, 학습 장애 또는 기억력 장애의 예방 또는 치료용 약학 조성물 또는 기억력 증진용 약학 조성물을 제공한다. 또한, 본 발명은 생강 추출물 또는 쇼가올을 유효 성분으로 포함하는, 학습 장애 또는 기억력 장애의 개선 또는 증상 완화용 식품 조성물 또는 학습 또는 기억력 증진용 식품 조성물을 제공한다. 생강 추출물 또는 쇼가올을 포함하는 본 발명에 따른 약학 조성물 및/또는 식품 조성물은 학습 장애 또는 기억력 장애를 예방 또는 치료할 수 있으며, 또한 학습 또는 기억력을 증진시킨다. – 특허공개 10-2010-00056020호, 경희대학교 산학협력단

● 생강 또는 건강 추출물을 유효 성분으로 함유하는 건망증 및 기억력 장애 관련 질환의 예방 및 치료용 조성물 : 본 발명은 생강 또는 건강 추출물을 유효 성분으로 함유하는 건망증 및 기억력 장애 관련 질환의 예방 및 치료를 위한 조성물에 관한 것으로, 상세하게는 본 발명의 생강 또는 건강 추출물이 스코폴라민에 의해 기억력 손상이 유발된 동물모델에서 물미로 실험(Morris water-maze test), Y-미로 실험(Y-maze test) 및 공포 조건화 실험(fear conditioning test)을 통하여 기억력 증진 효과를 나타낼 뿐만 아니라, 베타-아밀로이드(beta-amyloid, Aβ)로 유도된 신

경세포의 세포독성 및 세포사멸을 억제함을 확인함으로써, 상기 조성물은 건망증 및 기억력 장애 관련 질환의 예방 및 치료에 유용한 약학 조성물 및 건강기능식품에 이용될 수 있다. - 특허등록 제1141439호, 대구한의대학교 산학협력단

● 해동피 추출물 및 생강 추출물로 구성된 항염증 조성물 : 본 발명은 해동피 추출물 및 생강 추출물을 포함하는 항염증 조성물에 관한 것으로, 본 발명의 조성물은 약학용 제제 및 식품, 피부 보호용 화장료 조성물을 모두 포함한다. 엄나무 추출물과 생강 추출물을 포함하는 본 발명의 조성물은 염증 반응 과정상의 중요 매개물질인 일산화질소와 프로스타글란딘E2의 생합성을 억제함으로써 항염증 효과를 나타낼 수 있다. - 특허공개 10-2006-0096130호, 주식회사 이롬

● 생강 추출물 또는 이로부터 분리된 화합물을 포함하는 암질환 예방 및 치료를 위한 조성물 : 본 발명은 천연 물질로부터 분리된 신규한 항암제에 관한 것으로서, 상세하게는 본 발명의 생강(Zingiber cassumunar Roxb.) 추출물 또는 이로부터 분리된 화합물을 포함하는 조성물은 여러 사람 암세포에 대하여 세포 독성을 나타내므로 암 질환의 예방 및 치료를 위한 의약품 및 건강기능식품으로 이용될 수 있다. - 특허등록 제542587호, 이화여자대학교 산학협력단

● 포공영, 생강 및 황금을 포함하는 비만, 고지혈증 및 지방간 예방 및 치료용 조성물 : 본 발명은 포공영, 생강 및 황금을 최적비율로 포함하는 비만, 고지혈증 및 지방간 예방 및 치료용 약제학적 조성물 및 비만, 고지혈증 및 지방간 예방 및 개선용 건강기능식품 조성물에 관한 것으로, 본 발명에 따른 포공영, 생강 및 황금의 혼합물은 지방분해효소의 저해 활성이 우수하며, 고지방 식이에 의한 체중 증가를 효과적으로 억제하고, 지방세포의 크기를 유의적으로 억제하여 비만 치료에 유용하게 사용할 수 있으며, 혈중 지질을 감소시켜 비만으로 인한 고지혈증 개선

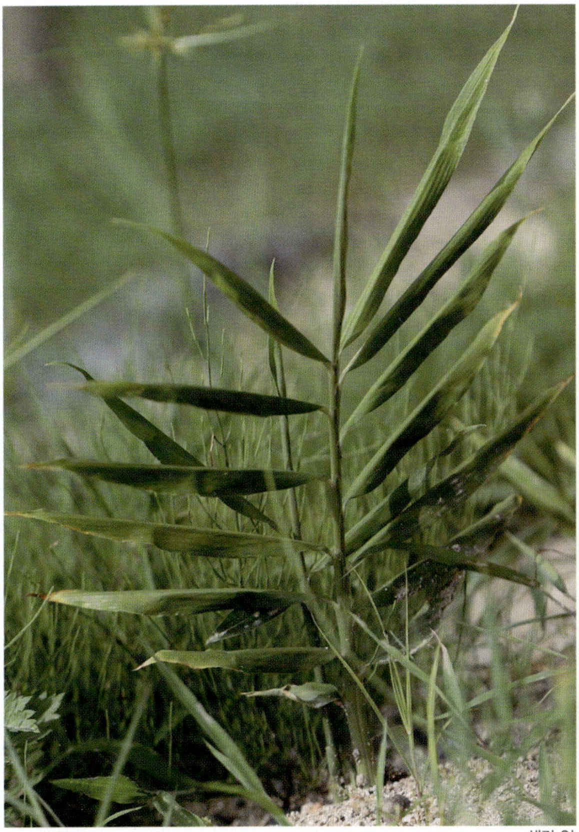
생강 잎

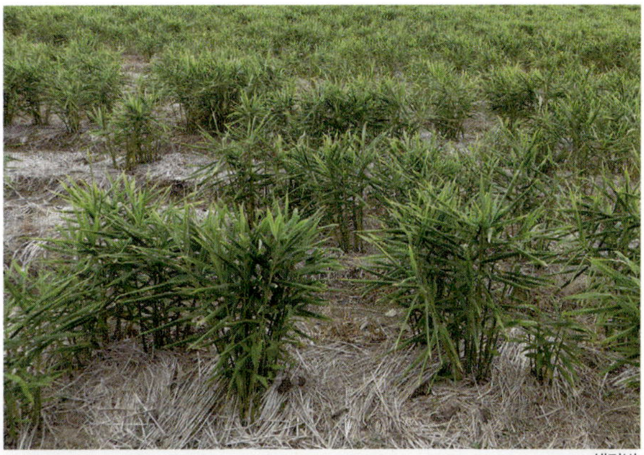
생강밭

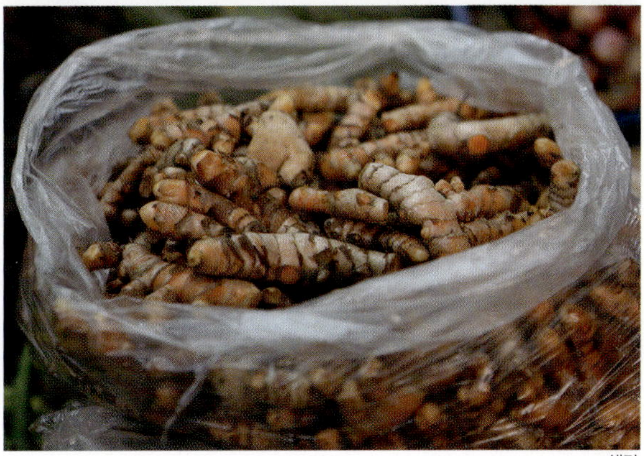
생강

및 치료에도 효과적이며, 총 콜레스테롤을 감소시켜 혈청 지질 수준을 효과적으로 개선시키고, 간조직 지질 수준을 감소시키고, 간 조직에 지방구가 침착되는 것을 억제하여 지방간 개선에 이바지할 수 있는 효과가 있다. – 특허등록 제1095035호, 대구테크노파크 외 1

● 생강에서 분리된 쇼가올을 포함하는 비만의 예방 및 치료용 조성물 : 본 발명은 생강에서 분리된 쇼가올을 포함하는 비만의 예방 및 치료용 조성물에 관한 것이다. 생강에서 분리된 쇼가올이 지방세포의 형성을 억제하고 지방세포 내 지방 배출 촉진 활성이 있음을 새롭게 확인함으로써 이를 포함하는 식품 또는 의약 조성물을 통하여 부작용이 없이 비만의 치료 및 예방이 가능하다. – 특허등록 제588469호, 한국생명공학연구원

● 초임계유체를 이용한 생강으로부터 여드름성 피부 항균성분의 선택추출법 : 본 발명은 초임계유체 추출방법을 이용한 생강의 정유성분 추출방법으로서, 초임계유체 이산화탄소를 추출온도 45~55℃, 추출압력 100~250기압, 유속 3g/min, 추출시간 1~2시간 30분의 조건으로 생강이 담긴 추출조에 통과시켜 생강으로부터 정유성분을 추출하는 것을 특징으로 하는 생강 초임계유체 추출물의 제조 방법 및 이의 여드름 개선, 예방 또는 치료 용도를 개시한다. – 특허등록 제1343508호, 강원대학교 산학협력단

● 항산화 및 항노화 효과를 가지는 산물진피 및 생강 혼합 추출물을 포함하는 화장료 조성물 및 그 제조 방법 : 본 발명은 항산화 및 항노화 효과를 가지는 산물진피(자생종 귤) 및 생강 혼합 추출물을 포함하는 화장료 조성물 및 그 제조 방법에 관한 것으로, 더욱 구체적으로는 화장료 조성물로서, 전체 조성물 중량에 대하여 산물진피 및 생강 혼합 추출물을 0.001 내지 30중량%와 화장료 베이스 70 내지 99.999중량%, 더욱 바람직하게는 산물진피 및 생강 혼합 추출물을 0.1 내지 10중량%와 화장료 베이스 90 내지 99.9중량%로 이루어지는 것을 특징으로 하는 항산화 및 항노화 효과를 가지는 산피진피 및 생

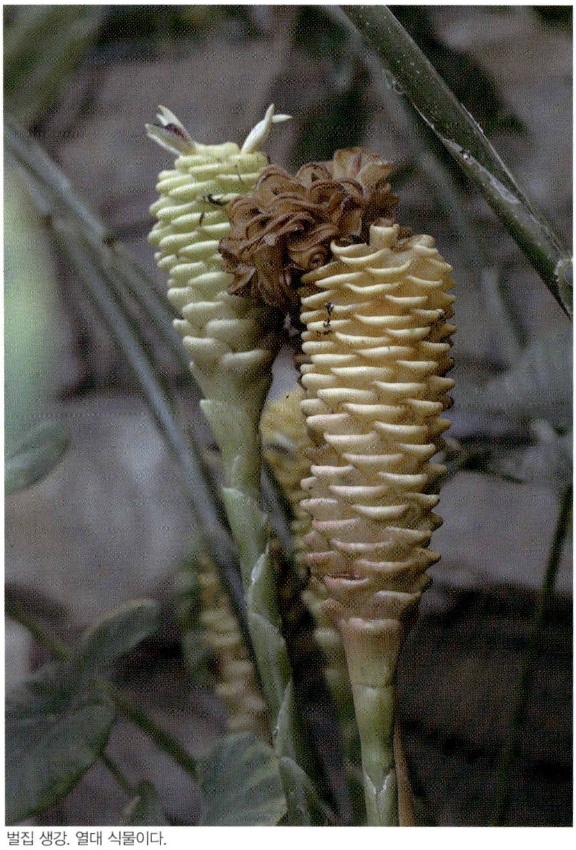
벌집 생강. 열대 식물이다.

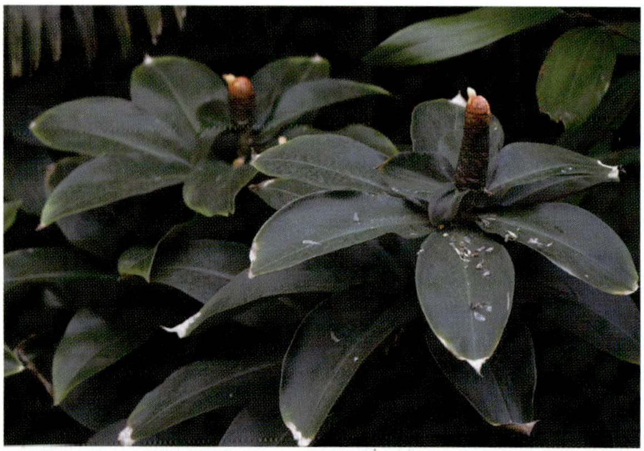
코스투스 우두소니. 열대 식물이다.

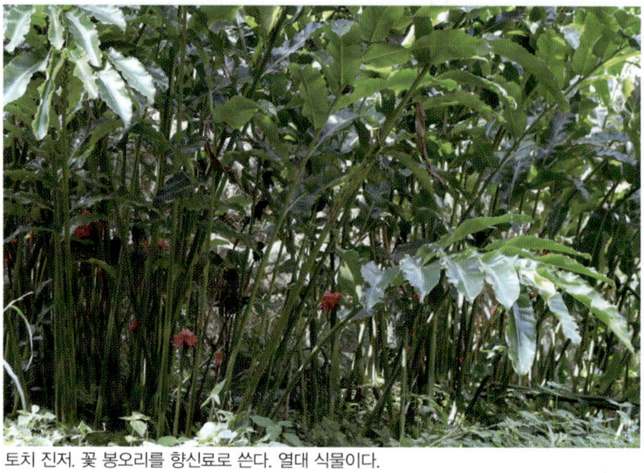
토치 진저. 꽃 봉오리를 향신료로 쓴다. 열대 식물이다.

강 혼합 추출물을 포함하는 화장료 조성물 및 그 제조 방법에 관한 것이다. 상술한 본 발명은, 종래 기술보다 경제적으로 우수하며, 피부 내 활성 산소를 제거하고 세포 손상 물질로부터 피부를 보호하는 효과가 뛰어나며, 피부세포의 증식을 촉진시켜 콜라겐 생합성을 향상시키는 효과 및 산화 스트레스로 인하여 발생하는 여러 사이토카인의 분비를 줄이며, 이들의 발현 인자 단백질을 억제하는 효과를 통하여 항산화, 피부 보호 및 노화 방지에 우수한 효과가 나타나는 장점이 현저하다. – 특허등록 제1182765호, 한국콜마홀딩스 주식회사, 재단법인충북테크노파크–

● 생강을 주성분으로 하는 입덧 완화 조성물 : 본 발명은 생강을 주성분으로 하는 입덧 완화 조성물에 관한 것으로, 이러한 조성물은 전체 중량의 60% 이상이 생강분말(生薑粉末)로 이루어지고, 상기 조성물에 비타민 비식스(Vitamin B_6)가 전체 중량의 3~5%, 매실분말이 10~15%, 모과분말이 10~15%가 추가되어 혼합된 것을 특징으로 한다. 이러한, 생강을 주성분으로 하는 입덧 완화 조성물은 임신 중인 태아에게 영향을 주지 않아 안정성이 확보되면서도, 임산부의 입덧으로 인한 고통을 완화할 수 있으며, 기존의 구토억제제는 뇌와 연관이 되었으나, 본 발명에 의한 입덧 완화제는 장에 자극을 주기 때문에 더욱 안정적인 효과가 발생한다. – 특허공개 10-2003-0008446호, 정**

● 생강 추출물 또는 쇼가올을 포함하는 파킨슨 질환의 예방 또는 치료용 약학 조성물 : 본 발명은 생강 추출물 또는 쇼가올; 및 약학적으로 허용 가능한 담체를 포함하는, 파킨슨 질환의 예방 또는 치료용 약학 조성물을 제공한다. 생강 추출물 또는 쇼가올을 유효 성분으로 포함하는 본 발명의 약학 조성물은 파킨슨 질환의 예방 또는 치료에 유용하게 적용될 수 있다. – 특허등록 제1288814호, 경희대학교 산학협력단

● 고지방식을 섭취한 쥐에서 주요 한국 양념(고추가루, 마늘 및 생강)의 항비만 효과 : 본 논문은 고지방식을 섭취한 쥐에서 주요 한국 양념(고추가루, 마늘 및 생강)의 항비만 효과에 대해 연구한 논문으로 주요내용으로는 한국 요리에 일반적으로 이용되는 양념(고추가루, 마늘, 생강)이 고지방식(20%)을 먹은 쥐의 혈액과 지방조직 내 트리글리세리드(TG)와 콜레스테롤에 미치는 효과와 항비만 성질을 평가하였다. SD 쥐는 4주 동안 보통식(ND, AIN-93M 식 기준)이나 고지방식(HFD, ND에 16% 라아드유를 첨가함), 또는 5% 고춧가루(RPP), 마늘 혹은 생강을 포함한 식에서 길러졌다. 이들 양념은 HFD와 비교했을 때 체중 증가를 유의하게 감소시켰지만 마늘과 생강이 RPP에 비해서 체중 증가 감소에 보다 큰 효과를 보였다. 마늘과 생강식 집단 내 간과 부고환과 신주위지방의 중량은 HFD 집단에 비해서 작았다($p<0.05$). 마늘과 생강은 또한 간과 부고환 및 신주위지방 내 콜레스테롤과 트리글리시드를 감소시켜서 HFD에서 나타난 높은 수준을 역전시켰다. RPP, 마늘과 생강 보충식은 혈청 트리글리세리드와 콜레스테롤 수준을 낮추는 데 효과적이었다($p<0.05$). 이러한 결과는 마늘과 생강이 RPP에 비해서 체지방 증가, 지방조직과 혈청의 지방 수치에 대한 HFD의 효과를 보다 효과적으로 억제함을 뜻한다는 내용이다. – 부산대학교 식품영양학과 윤지영 외 3, 한국식품영양과학회지(2005. 3)

● 생강 성분인 12-Dehydrogingerdione의 항천식 효과 : 연구결과 생강성분인 12-DHGD은 대식세포와 비만세포의 활성화에 따라 진행되는 염증 및 알러지 반응억제와 천식모델 동물에서 호산구 유입 및 염증세포의 침윤 억제를 통한 매개물질의 차단으로 기도의 염증반응 및 과민반응을 억제되어 천식 증상이 완화된 것으로 생각된다. 또한 본 연구는 생강성분인 12-DHGD을 이용한 항염 및 항알러지 효과를 통한 천식 억제 가능성을 살펴 본 최초의 논문이며, 최근 보고되고 있는 급성 및 만성 천식환자에게서 증가되어지는 폐 조직 및 폐 세척액 내의 Th1 세포의 증가에 대한 억제 효과를 나타냄으로써 최신 연구에 대한 뒷받침되는 증거를 제시하고 있다. – 서울대학교 한영아 박사학위논문(2013)

샤프란

붓꽃과 / *Crocus sativus* L., *Crocus saffron*
영명 Saffron
약명 번홍화番紅花, 서홍화西紅花, 장홍화藏紅花

붓꽃과의 여러해살이풀로 유럽 남부가 원산지다. 키는 20㎝ 정도로 비늘줄기가 있으며, 10~11월에 깔때기 모양의 흰색 또는 자주색 꽃이 핀다.

샤프란의 말린 암술머리를 이용하여 건위제·진정제·향료·착색제 등으로 쓰는데, 세계에서 가장 비싼 향신료로 알려져 있다. 소스·수프·생선·쌀·감자·빵·페스트리 등 다양한 요리에 활용 가능하다. 프랑스의 부야베스Bouillabaisse, 스페인의 파에야Paella, 밀라노의 리소토Risotto 등은 모두 샤프란의 색과 향을 사용해서 만든 요리이다.

말린 수술 10개 정도를 뜨거운 물에 넣어 마시면 감기에 좋다. 그러나 최음제로 과다하게 사용할 경우 중독될 수도 있으므로 주의한다.

고서古書·의서醫書에서 밝히는 효능

운곡본초학 샤프란의 생약명은 서홍화西紅花 또는 장홍화藏紅花라고 한다. 산울개결散鬱開結, 양혈해독凉血解毒, 활혈거어活血祛瘀의 효능이 있고, 통경痛經, 경폐經閉, 월경부조月經不調, 복중포괴동통腹中包塊疼痛, 질복손상跌扑損傷, 우울비민忧鬱痞悶, 경계驚悸, 마진痲疹, 산후오로부정産後惡露不淨, 온병발반溫病發斑을 치료한다.

특허·논문

● 허브를 함유한 니어워터 음료 : 본 발명은 허브추출물을 함유한 저열량의 물 대용 음료에 관한 것으로서, 더욱 상세하게는 음료수의 느끼함과 물의 밋밋함을 보완하고 허브 등의 추출물을 함유하여 청량감이 배가되고 기능성을 강화시킨 물에 가까운 니어워터 음료에 관한 것이다. 본 발명의 허브를 함유한 니어워터 음료는 음용 가능한 물 100중량부에 허브추출물 0.5 내지 1중량부가 혼합되며, 허브 추출물은 페퍼민트, 스피아민트, 애플민트, 라벤더,

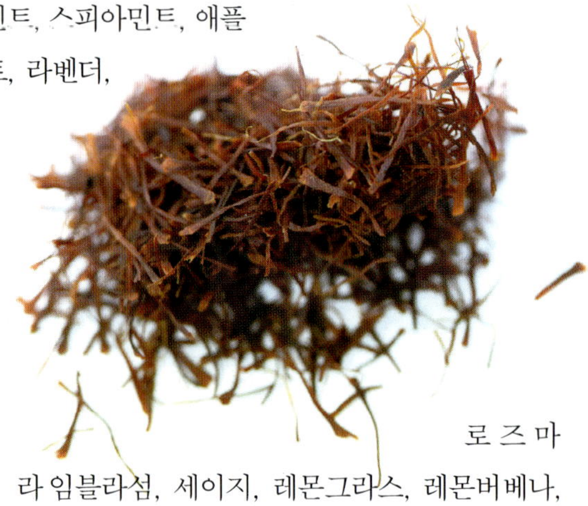

로즈마리, 라임블라섬, 세이지, 레몬그라스, 레몬버베나, 로즈힙, 시나몬, 자크로, 스위트펜넬, 진저, 샤프란, 에키나세아, 쟈스민, 캐러웨이, 히비스커스, 마리골드로 이루어진 군에서 선택되는 적어도 어느 하나의 잎, 꽃 또는 줄기에서 추출한다. 본 발명의 허브를 함유한 니어워터 음료에 의하면, 허브 추출물과 오이향을 첨가함으로써 물의 청량감을 배가시키고, 과일향을 첨가하여 물의 관능미를 증진시켜 물의 밋밋함을 보완한다. 또한, 인체에 유익한 천연추출물만을 첨가하여 물 대용이 가능한, 저열량의 중성 니어워터 음료를 제공한다. – 특허등록 제848706호, 광주광역시 남구

● 천연식물추출물을 유효 성분으로 포함하는 제초용 조성물 : 본 발명은 천연식물추출물을 유효 성분으로 포함하는 제초용 조성물에 관한 것으로, 300여 가지의 천연식물추출물을 시료로 하여 잡초에 대한 제초활성을 조사함으로써 흰꽃나도샤프란, 누린내풀 및 붉노랑상사화의 전초추출물이 뛰어난 제초활성을 가짐을 확인하였다. 상기 추출물들은 제초 활성이 매우 뛰어난 천연물질이라는 장점이 있으므로, 향후 유기합성농약의 과다 사용으로 인한 토양 오염 등의 우려가 없는 천연식물추출물을 유효 성분으로 포함하는 제초용 조성물을 제공할 수 있는 뛰어난 효과가 있다. – 특허등록 제721179호, 삼성에버랜드 주식회사 외 2

● 섬유유연제 조성물 : 본 발명은 섬유유연제 조성물에 관한 것으로, 더욱 상세하게는 샤프란 추출물을 포함하는 섬유유연제 조성물에 관한 것이다. 본 발명의 섬유유연제 조성물은 의류의 세탁, 건조, 착용 시에 의류에 번식할 수 있는 미생물의 생장과 증식을 억제 또는 예방할 수 있을 뿐만 아니라, 동시에 섬유의 불쾌취, 특히 하절기나 우천시와 같은 고습도하에서의 의류 건조 또는 착용 시 불쾌취를 제거할 수 있는 항균 및 소취 효과가 매우 우수하다. 발명자들은 의류나 섬유 제품의 세탁 과정을 통하여 섬유 제품에서의 항균효과를 극대화할 수 있으며, 동시에 불쾌취를 예방 및 제거할 수 있는 섬유유연제에 대하여 연구하던 중, 샤프란 추출물을 첨가하여 섬유유연제를 제조한 결과, 의류의 세탁, 건조, 착용 시에 의류에 번식할 수 있는 미생물의 생장과 증식을 억제 또는 예방할 수 있을 뿐만 아니라, 동시에 섬유의 불쾌취를 제거할 수 있음을 확인하고, 이를 토대로 본 발명을 완성하게 되었다. – 특허공개 10-2005-0090217호, 주식회사 엘지생활건강

● 파마 겸 염모 키트 및 그를 이용한 파마 겸 염모 방법 : 본 발명은 용담 추출물, 쓴풀뿌리 추출물, 자초 추출물, 두충 추출물, 치자 추출물, 샤프란 추출물, 퀴노이드계 대사산물, 이리도이드계 대사산물, 카로티노이드 테르페노이드계 대사산물, 및 몰식자산계 대사산물 중에서 선택된 하나 이상의 염모제와 퍼머넨트용 환원제를 포함하는 제1제; 브롬산염 또는 과산화수소수로 이루어진 중화제를 포함하는 제2제; 및 금속염으로 이루어진 매염제를 포함하는 제3제를 포함하는 모발 파마 겸 염모 키트와 그를 이용한 파마 겸 염모법을 제공한다. 본 발명의 키트와 파마 겸 염모법은 모발 손상의 염려 없이 파마와 염모가 동시에 가능하며 알러지 등의 염려 없이 다양한 색상의 염모가 가능하다는 장점을 갖는다. – 특허등록 제1191005호, 배**

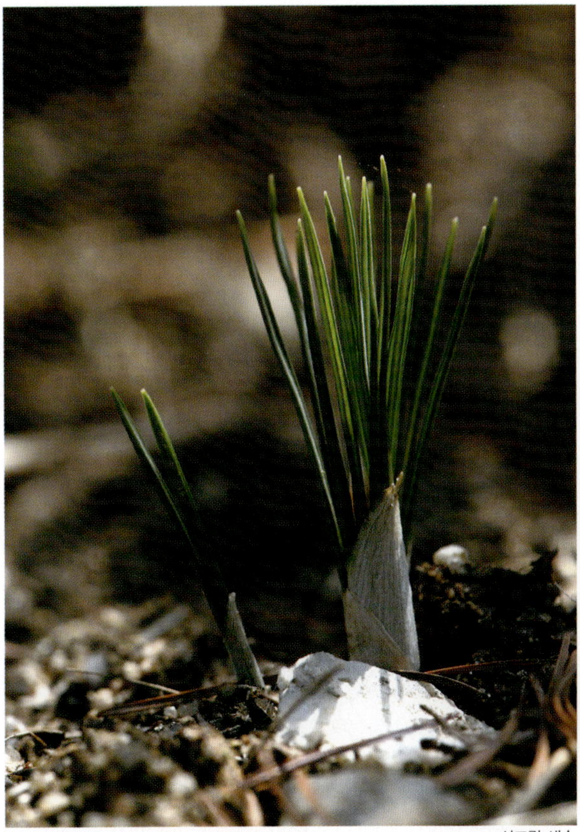
샤프란 새순

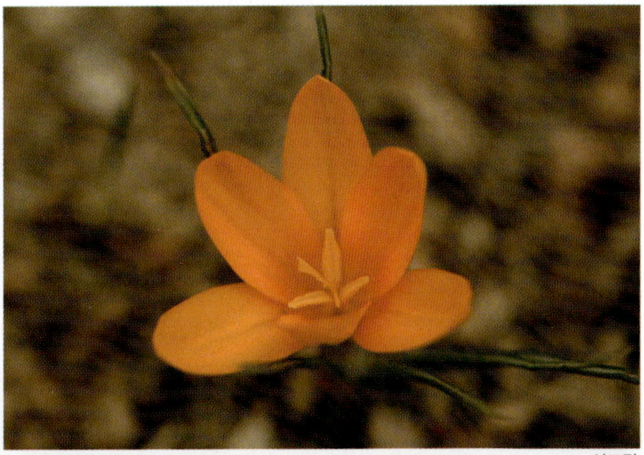
샤프란

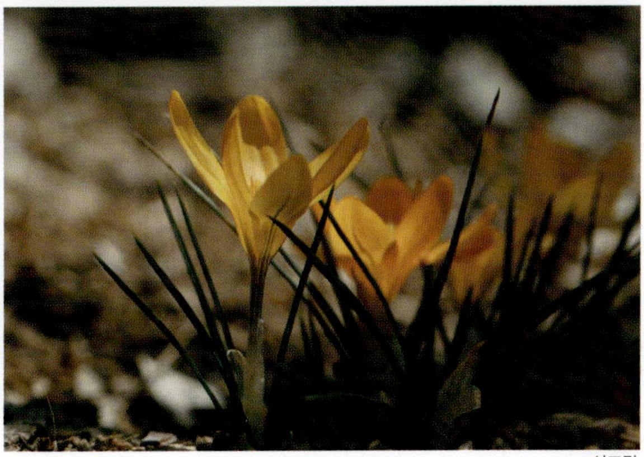
샤프란

섬쑥부쟁이[부지깽이나물]

국화과 / *Aster glehni* F.Schmidt
이명 부지깽이, 부지갱이, 호마채胡麻菜

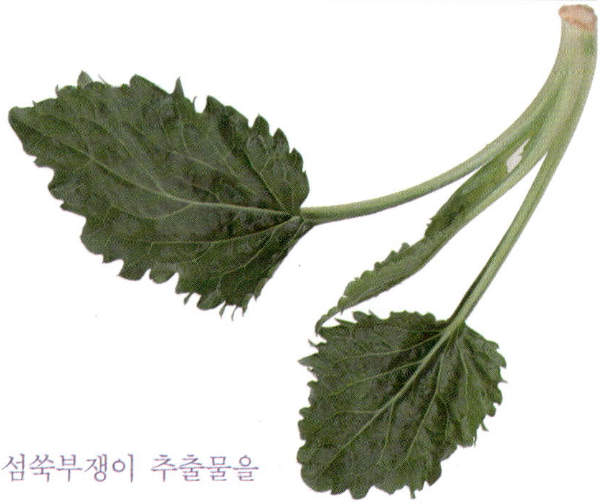

국화과의 여러해살이풀로 울릉도 산지에서 자란다. 키는 1m 정도로 가지를 많이 치고, 줄기에 잔털이 있으며 잎은 어긋나게 자란다. 7~8월에 줄기와 가지 끝에 흰 꽃이 모여 피어서 멀리서도 눈에 띈다. 잎 모양이 참깻잎과 흡사하게 생겨서 '호마채胡麻菜'라고도 한다.

이른 봄에 어린순을 채취하여 나물로 먹거나 국에 넣어 먹는데, 약간 쓰고 떫은맛이 있기 때문에 조리하기 전에 데쳐서 살작 우려내어 이용한다.

고서古書 · 의서醫書에서 밝히는 효능

동의보감 풍을 제거하고 해열 · 해독하며, 담을 제거하고 기침을 멎게 하는 효능이 있다. 또한 풍열로 인한 감기, 편도선염, 기관지염, 정창, 종독, 뱀에 물린 상처, 벌에게 쏘인 상처를 치료할 수 있다.

특허 · 논문

● 섬쑥부쟁이 추출물을 유효 성분으로 함유하는 비만 또는 대사성 질환의 예방 또는 치료용 약학적 조성물 : 본 발명은 섬쑥부쟁이(Aster glehni) 추출물 또는 이의 분획물을 유효 성분으로 함유하는 비만 또는 대사성 질환의 예방 또는 치료용 약학적 조성물 및 비만 또는 대사성 질환의 예방 뚜는 개선용 건강기능식품에 관한 것으로서, 본 발명에 따른 섬쑥부쟁이 추출물 또는 이의 분획물은 체중을 감소시키고, 체내 지방량을 감소시키며, 혈장 내 글루코즈 및 총 콜레스테롤 수준을 감소시키고, 체내(간 및 내장 지방 조직) 지방 축적량을 감소시키며, 특히 지방대사 및 지방세포 형성에 관여하는 유전자 발현을 감소시킴으로써 비만 또는 대사성 질환의 예방 또는 치료에 매우 유용하게 사용될 수 있다. – 특허공개 10-2014-0045134호, 상지대학교 산학협력단

● 섬쑥부쟁이 추출물을 유효 성분으로 함유하는 진정 또는 수면 유도용 약제학적 조성물 : 본 발명은 섬쑥부쟁이 추출물, 이의 분획물, 또는 이로부터 분리한 화합물을 포함하는 진정 또는 수면유도용 약제학적 조성물, 식품용 조성물 및 의약외품 조성물에 관한 것이다. 보다 구체적으로, 본 발명의 조성물은 다량의 페놀성 화합물을 함유하고 있으며, 본 발명의 조성물을 강직성 경련 반응을 보이는 마우스에 투여하면 수면 연장이 유도됨으로써 불면, 간실 또는 경련의 치료제 또는 개선제로 사용할 수 있다. – 특허등록 제1333982호, 상지대학교 산학협력단

● 항산화 및 항고지혈 특성을 갖는 호박엿 조성물 및 그 제조 방법 : 본 발명은 상기한 호박엿의 기능성 부여 요구에 의하여, 생활습관병과 각종 질환의 유발 원인이 되고 있는 활성산소의 생성을 억제하고 생성된 활성산소를 소거시킴으로써 건강을 유지할 수 있는 항산화 및 항고지혈 특성을 갖는 물질을 엿에 접목하기 위하여 호박엿에 삼나물, 부지깽이 분말 또는 추출물을 첨가한 항산화 및 항고지혈 특성을 갖는 호박엿 조성물 및 그 제조 방법을 제공하는 것이다. 부지깽이는 국화과에 속하는 다년생초본으로 독특한 향기를 가지는 정유성분을 함유하고 있으며 이뇨 및 천식에 널리 이용되고 있다(Do BS, Lim RJ (1988) Wild plants Ulleung islands. Science Publishing

Company, Seoul, p 672). - 특허공개 10-2011-000363호, 학교법인 선목학원, 경상북도 울릉군

● 섬쑥부쟁이(Aster glehni Fr. Schm.) 분획물의 미백 및 주름 개선 효과 : 천연의 식물과 추출물은 비용의 효율성과 풍부한 자원을 이점으로 식품, 약, 의약 분야와 마찬가지로 화장품 분야에서도 이용될 수 있다. 현재까지 섬쑥부쟁이는 항산화 활성을 제외하고는 그 효능에 대해 알려진 바가 없다. 따라서 본 연구에서는 울릉도의 대표적인 특산 식물인 섬쑥부쟁이 추출물을 이용하여 화장품 분야에서의 활용방안에 대한 연구를 조사한 바, 효소적 in vitro 검색법을 측정하여 이들 중 가장 우수한 EtOAc 추출물을 대상으로 이러한 저해능이 멜라닌 생성에 관련된 단백질 발현과도 연관성이 있는지를 확인하기 위해 B16F10 melanoma cell line 내 단백질 수준을 확인하였다. Tyrosinase, TRP-1의 항체를 이용한 western blot으로 관련 단백질의 발현량을 조사한 결과 섬쑥부쟁이 에틸아세테이트 분획물 100㎍/mL을 처리한 군에서는 tyrosinase protein을 30.5%를 억제하였고, TRP-1은 41.5% 억제하였다. 한편, 섬쑥부쟁이 분획물의 생육 저해환 측정에서는 Staphylococcus epidermidis, Propionibacterium acnes, Escherichia coli에 대하여 헥산 분획물 2mg/disc에서 각각 21.0㎜, 12.0㎜, 14.0㎜의 저해환을 나타내어 섬쑥부쟁이 헥산 분획물만이 유일하게 높은 항균활성을 나타났다. 이들 실험결과를 미루어보아, 섬쑥부쟁이의 화장품 분야에서의 활용적 가치가 충분하다고 사료되나, 그 활성 성분에 대한 명확한 규명을 위한 추가적인 연구를 제시하는 것이다. - 대구한의대학교 화장품약리학과 김한혁 외 5, 생명과학회지(2010. 7. 30)

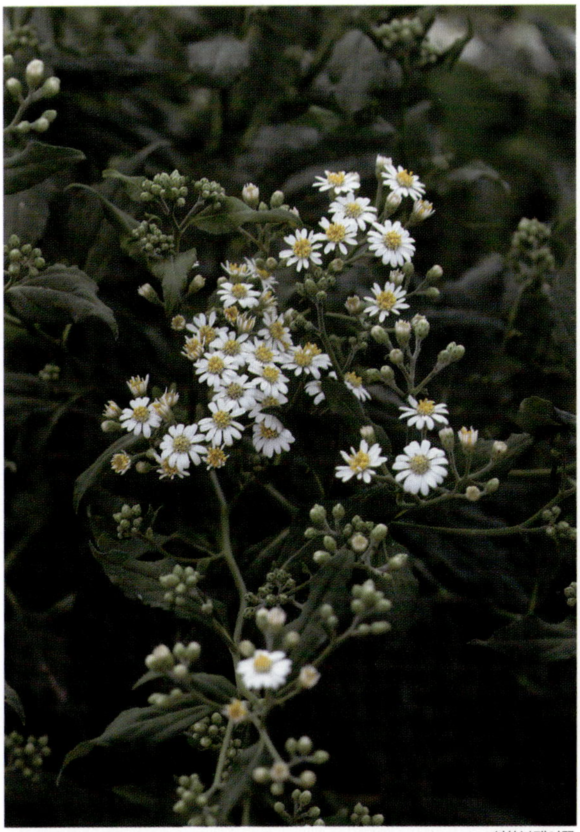

섬쑥부쟁이꽃

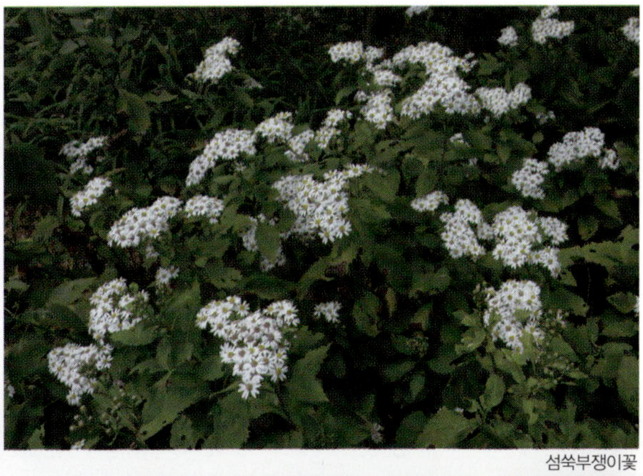

섬쑥부쟁이꽃

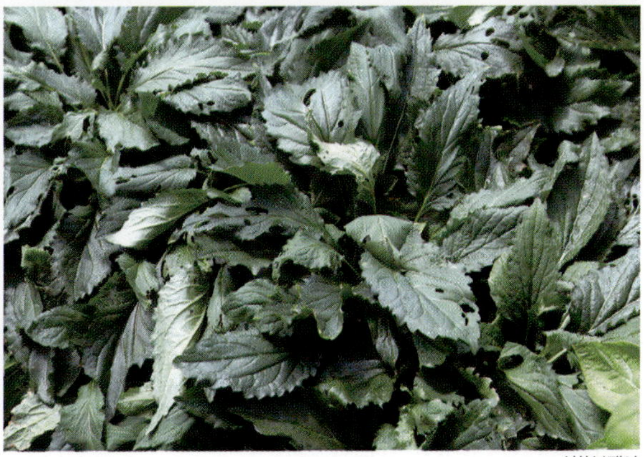

섬쑥부쟁이

셀러리

미나리과 / *Apium gravelens var. dulce* Pers
영명 Celery
이명 Smallage, Garden celery, wild celery

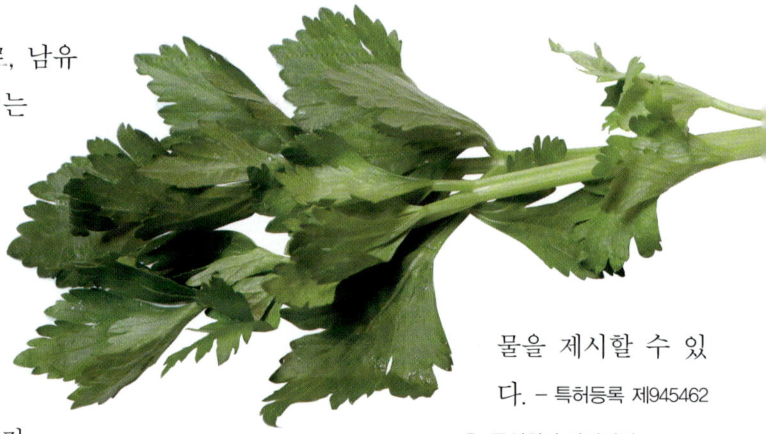

미나리과의 한해살이 또는 두해살이풀로, 남유럽 · 북아프리카 · 서아시아가 원산지다. 키는 60~90㎝로, 줄기 부분에 세로줄이 여러 개 나 있다. 잎은 어긋나고, 6~9월에 흰색 꽃이 핀다.

원래 쓴맛이 강하던 것을 다양하게 품종 개량하여 현재에 이르고 있다. 주로 밭에서 재배하는데, 서늘한 기후에서 잘 자란다. 굵고 긴 뿌리잎을 식용하며, 전체를 아우르는 독특한 향이 있어 서양 요리에 반드시 필요한 재료 가운데 하나다. 샐러드에 생으로 넣거나, 갈아서 주스로 먹기도 하고, 수프나 스톡 재료에 넣어 냄새를 제거하는 데도 쓴다.

비타민 B_1 · B_2 · 식이섬유 · 칼륨이 풍부하여 체내에 쌓인 여분의 나트륨을 체외로 배출하는 작용을 통해 고혈압을 예방하고 개선하며, 이뇨 작용을 하므로 신장병 예방 효과가 있다.

특허 · 논문

● 중금속의 체내 흡수 억제 및 체외 배출에 효과가 있는 식물성 식품조성물 및 이를 포함하는 건강식품 : 납이나 카드뮴 등 중금속의 체내 흡수 억제 및 체외 배출에 효과가 있으며, 유기 순환 농법으로 재배되며 각종 미네랄이 풍부하여 영양기능이 우수한 식물성 식품조성물, 그 제조방법 및 상기 조성물을 포함하는 건강식품이 개시되어 있다. 본 발명의 일 측면에 따르면, 모로헤이야 20~30중량%, 야콘 10~15중량%, 케일 5~10중량%, 보리새싹 15~30중량%, 브로콜리 5~10중량%, 셀러리 5~10중량%, 서리태 1~6중량%, 시금치 5~10중량%, 신선초 2~8중량%, 당근 2~8중량% 및 호박 2~10중량%를 포함하여 이루어지는 중금속 해독용 식물성 식품 조성물을 제시할 수 있다. – 특허등록 제945462호, 주식회사 하이리빙

● 돈피순대 및 그의 제조방법 : 본 발명은 순대소 전체의 중량대비 돈피가 20~40중량%를 이루며, 순대 특유의 이 취미를 제거하기 위하여 셀러리와 생강 잎을 이용하여 숙성, 증숙한 돈피순대 및 그의 제조방법이다. 이를 위한 본 발명은 순대소를 구성함에 있어서 순대소 전체의 중량대비 20~40중량%의 돈피, 15~30중량%의 선지, 10~20중량%의 콩나물, 10~20중량%의 파 또는 대파, 10~20중량%의 배추김치, 1.5~3중량%의 양파, 0.5~3중량%의 마늘, 0.5~3중량%의 생강, 2~5중량%의 된장, 0.3~2중량%의 참기름, 0.1~0.3중량%의 후추, 0.1~0.5중량%의 소금으로 구성되는 것을 특징으로 하며, 돈피의 숙성 및 증숙 과정 시 셀러리와 생강 잎, 귤 및 오렌지 껍질을 이용한 것을 특성으로 한다. 본 발명에 따른 제조된 돈피순대는 돈피의 쫄깃한 식감을 순대에 이용하였고, 돈피의 숙성, 증숙 시 셀러리와 생강잎 등을 이용함에 따라 순대 특유의 이 취미가 제거되어, 순대를 증숙한 이후 물에 씻는 별도의 과정을 거치지 않음으로서 담백하면서도 깔끔한 맛을 지닌 돈피순대를 섭취할 수 있도록 하였다. 또한, 본 발명은 돈피의 콜라겐 성분을 섭취함에 따라 피부미용 및 다이어트에도 도움이 되고 지금까지 순대를 멀리했던 소비자층에게도 손쉽게 접근할 수 있어

영양이 풍부하고 맛이 좋은 순대를 섭취할 수 있도록 한 돈피순대이다. – 특허등록 제1272782호, 임**

● 니코틴 분해음료 및 제재 : 본 발명은 니코틴 분해용 기능성 제제 및 그의 제조 방법에 관한 것으로 녹차엽, 상엽, 은행, 셀러리, 레몬, 사과, 진피 및 감초를 이용한 식물성 추출물을 포함한다. 본 발명의 기능성 제제는 담배로 인한 니코틴 분해를 촉진시키고, 발암물질 생성을 억제할 뿐만 아니라 항산화 효과를 나타내며, 돌연변이를 억제하고 나아가 폐암 발생율을 현저히 낮춘다. – 특허등록 제464140호, 주식회사 리젠바이오텍 외 1

● 셀러리 김치 제조방법 : 본 발명은 셀러리 김치의 제조방법에 관한 것으로, 좀 더 구체적으로는 의학적인 효과가 매우 높은 셀러리를 각 가정에서 필수적으로 상에 오르는 우리의 전통 식품인 김치로 제조할 수 있을 뿐만 아니라, 한국인의 입맛에 맞게 하고, 남녀노소 누구나 즐겨 먹을 수 있으며, 간편하게 먹을 수 있어 국민의 건강 증진에 기여할 수 있도록 하는 셀러리김치 제조방법에 관한 것이다. 이는 셀러리 50중량부는 잎은 제거하고 줄기만 어슷썰기하고 불순물을 제거한 3% 천일염에 30분 동안 절여 씻어 탈수시켜 준비한 것에 미나리 3중량부와 쪽파 5중량부는 5㎝ 길이로 썰고 대파 7중량부는 어슷썰고, 오이 9중량부는 반달썰기한 것과, 마늘 3.5중량부, 양파 7.5중량부, 새우젓 1중량부, 멸치젓 1중량부, 멸치액젓 1중량부, 배 5중량부 간 것을 넣고, 설탕 2중량부, 고추가루 3중량부를 넣어 버무리고 제재염 1중량부로 간을 맞춰 셀러리 김치를 제조함으로써 이룰 수 있는 발명이다. – 특허공개 10-2001-0104922호, 주식회사 한성식품

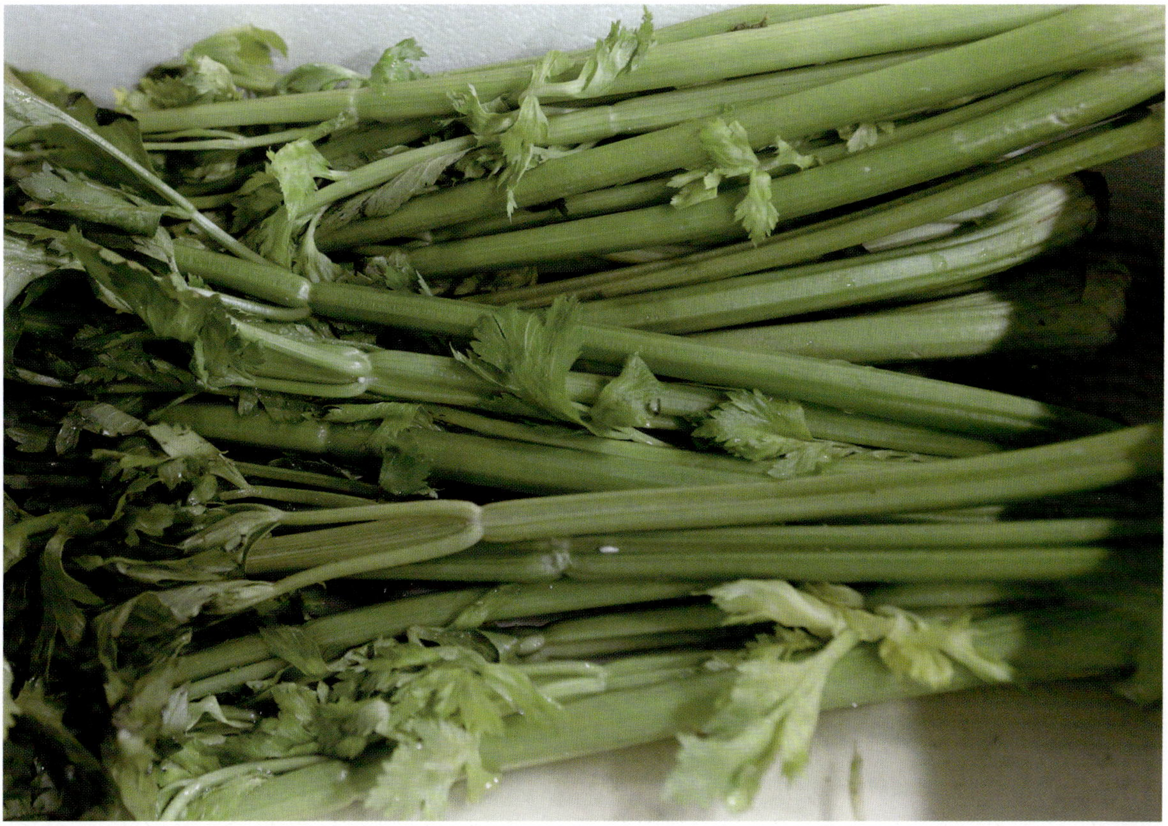

셀러리

수세미오이

박과 / *Luffa cylindrica* Roemer
영명 Smooth Loofah
약명 사과락絲瓜絡, 사과등絲瓜藤, 사과자絲瓜子, 사과근絲瓜根
이명 천라天羅, 천락사天絡絲

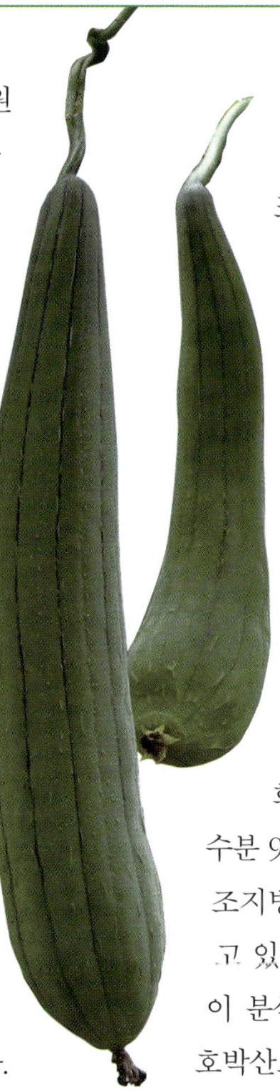

박과의 한해살이 덩굴성 식물로, 열대 아시아가 원산지다. 민가 주변에 심어 기르는 것을 흔히 볼 수 있다. 덩굴은 길이 15m 정도로 뻗어나가는데, 덩굴손으로 다른 물건을 감으면서 올라간다.

잎은 어긋나며, 손바닥 모양으로 끝이 뾰족하고 가장자리에 톱니가 있다. 표면이 거칠고 털이 없다.

꽃은 8~9월에 암수한포기로 핀다. 열매는 원통 모양의 긴 장과로 세로로 된 골이 있고, 녹색을 띤다. 어린 열매는 식용한다. 열매 속의 섬유로는 수세미를 만들고, 줄기의 액으로는 화장수를 만든다.

성숙한 열매를 '사과絲瓜', 종자를 '사과자絲瓜子', 뿌리를 '사과근絲瓜根', 줄기를 '사과등絲瓜藤', 마른 열매를 '사과락絲瓜絡'이라고 한다.

줄기는 비염 증상에 좋다. 염증을 없애고 해독 작용이 있으며 피를 잘 통하게 하므로 몇 번만 먹으면 콧물이 나오면서 막힌 코가 뚫린다. 줄기 10~15g을 물에 진하게 달여 먹거나 약한 불에 볶아 부드럽게 가루를 내어 코에 넣는다.

고서古書 · 의서醫書에서 밝히는 효능

동의보감 성질이 차고 독을 푼다. 모든 악창과 어린이의 마마痘瘡, 유저乳疽, 정창疔瘡을 치료한다.

특허 · 논문

● 수세미오이 종자의 박막 외피 추출물을 유효 성분으로 함유하는 피부 미백용 화장료 조성물 : 본 발명은 수세미오이 종자의 박막 외피 추출물을 유효 성분으로 함유하는 피부 미백용 화장료 조성물에 관한 것이다. 본 발명에 따른 수세미오이 종자의 박막 외피 추출물은 수세미오이 육질 추출물보다 멜라닌 세포 생존율을 더 크게 저하시키고, 멜라닌 세포 내 티로시나제 활성 억제 효과가 더 우수하며, 멜라닌 세포 내 멜라닌 함량을 더 감소시킴으로써, 피부 미백을 위한 화장료 조성물에 유용하게 사용될 수 있다. - 특허등록 제1256180호, 동의대학교 산학협력단

● 수세미오이의 이화학적 특성과 항산화활성 : 본 연구는 수세미오이의 일반성분과 생리활성 평가를 위한 추출방법에 따른 항산화활성을 분석하였다. 수세미오이는 수분 93.69%, 조섬유 1.64%, 조단백 0.52%, 조지방 0.27%, 조회분 0.06%을 함유하고 있었다. 주요 무기질로 K, P, Ca, Mg 등이 분석되었고, 주요 유기산은 아세트산과 호박산으로 나타났다. 유리아미노산으로 β-aminoisobutyric acid가 100.74㎎/100g으로 가장 높게 나타났고 phosphoethanolamine, urea, asparagine, valine의 순으로 분석되었다. 구성 아미노산으로 glutamic acid가 1,039.99㎎/100g으로 가장 높았으며 aspartic acid, lysine, arginine 순으로 분석되었다. 수세미오이의 생리활성을 평가하기 위해 물, 80% 에탄올, 메탄올을 이용하여 열수추출물(LCH), 냉수추출물(LCC), 80% 에탄올추출물(LCE), 메탄올추출물(LCM)을 수득하고 각 추출물간 라디칼 소거활성에 기인한 항산화활성을 비교하였다. 총 페놀성 화합물 및 플라보노이드 함량 측정에서는 LCE가 다른 추출물에 비하여 통계적으로 유의한 차이를 나타내었다. 또한, DPPH radical 소거활성과 ABTS 라

율을 높인 간암억제효능을 갖는 순무농축물의 제조 방법은 순무를 사용하여 (a)순무를 압착하여 순무즙과 순무잔사를 분리하는 단계; (b)순무잔사를 열처리하는 단계; (c)순무잔사를 유기용매로 추출하고 여과하여 순무잔사추출액을 얻는 단계; (d)순무즙 및 순무잔사추출액을 감압농축하는 단계를 포함한다. - 특허등록 제726865호, 한국식품연구원

● 순무 추출물을 포함하는 당뇨병의 예방 및 치료용 조성물 : 본 발명은 순무 추출물을 포함하는 당뇨병의 예방 및 치료용 조성물에 관한 것이다. 보다 구체적으로, 본 발명은 순무 추출물을 유효성분으로 함유하는 당뇨병의 예방 또는 치료용 약학적 조성물 및 식품 조성물에 관한 것이다. 본 발명에 따른 순무 추출물은 당뇨병으로 인한 당대사 및 지질대사 이상을 정상화하고 당뇨로 인해 비정상적으로 증가된 항산화 효소의 활성을 정상화함으로써 당뇨병의 예방 및 치료에 유용하게 사용될 수 있다. - 특허등록 제710818호, 강화군

● 강화산 순무의 추출 공정에 따른 알코올 분해 효과 : 순무는 초음파 병행 추출을 통하여 60, 100℃에서 모두 추출 수율을 증가시킬 수 있음을 확인하였다. 알코올 분해 효소인 ADH와 Aldehyde 분해 효소인 ALDH의 분해 활성 측정 실험을 통해 순무의 추출물들은 물 일반 추출물보다 초음파 병해 추출물들이 높은 활성을 나타내는 것을 확인하였고 특히 ADH의 활성율보다 ALDH의 활성이 높게 나타나 알코올 분해 과정의 최종 목적지인 acetic acid와 이산화탄소로의 분해에 순무의 추출물들이 유의적인 활성을 나타내고 있음을 확인할 수 있었다. 60℃ 열수 추출물은 100℃ 열수 추출물과 비교하여 관능평가 시 높은 점수를 얻었으며 이의 추출물들은 감압농축을 통해 이취의 제거가 이루어져 열수추출 시 유용한 방법으로 평가되었다. - 강원대학교 바이오산업공학부 김대호 외 8, 한국약용작물학회지(2005. 2)

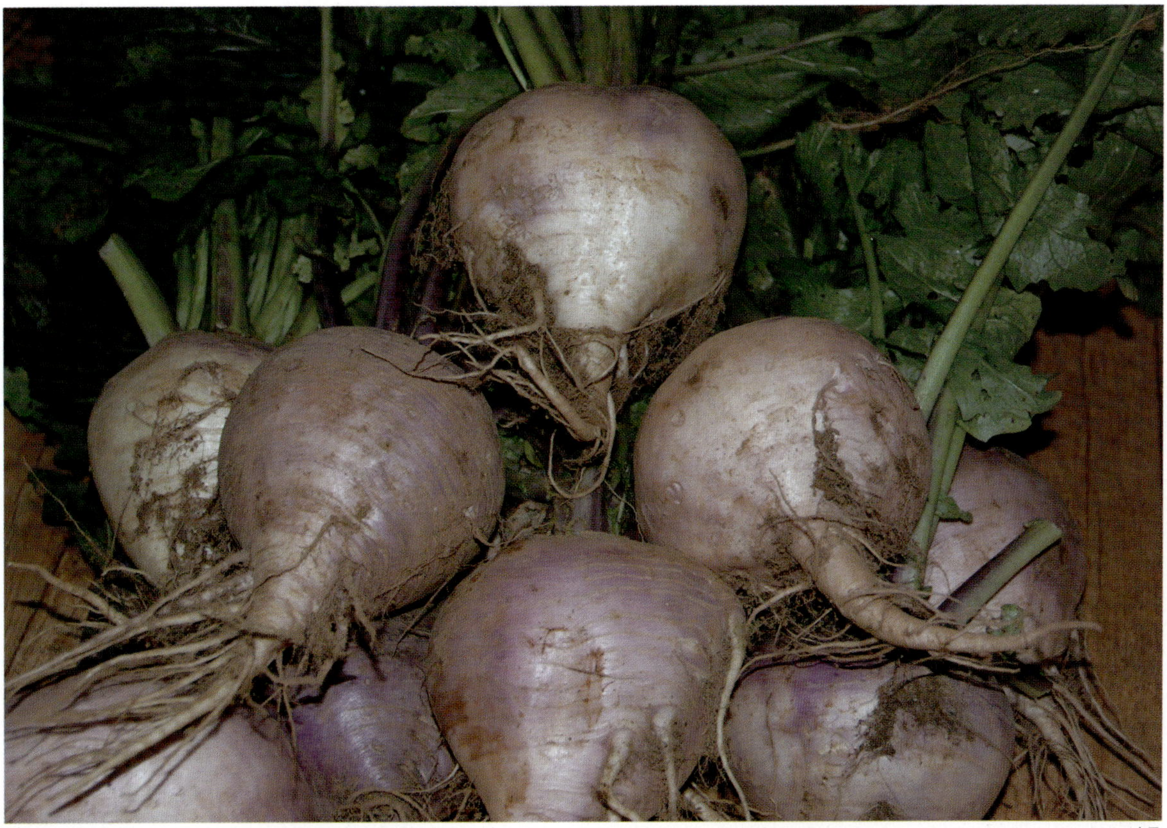

순무

순채

수련과 / *Brasenia schreberi* J.F.Gmelin
영명 Watershield plant
약명 순채蓴菜
이명 부규, 순나물, 파래, 사순絲蓴

《동의보감》에 '순채蓴菜'라고 하여 유일하게 기록되어 있는 물풀이다. 수련과의 여러해살이 식물로, 열대와 온대 기후 지역의 호수와 연못에 분포되어 있다. 줄기는 원뿔 모양으로 드문드문 갈라지고 물에 잠겨 있다. 잎은 어긋나며 연꽃의 잎과 비슷한 모양이다.

7~8월에 붉은 자줏빛 꽃이 피며, 열매는 달걀 모양이고 종자는 물속에서 익는다. 5~6월에 나는 여린 잎을 나물로 먹는다. 손질할 때는 점액질을 제거하고 끓는 물에 데쳐 낸다. 나물로 무치거나 된장국을 끓여 먹는데 감칠맛이 좋다.

순채는 지혈 · 건위 · 이뇨 작용이 있어서 약으로 쓴다. 뇌의 피를 맑게 걸러 주고, 위와 대장 및 소장을 보호하고 종기를 다스린다.

고서古書 · 의서醫書에서 밝히는 효능

동의보감 성질이 차고 맛이 달며 독이 없다. 소갈, 열비熱痺를 치료하고 장위腸胃를 든든하게 하며 대소장을 보한다. 열로 생긴 황달熱疸을 치료하는데 국을 끓이거나 김치를 담가 먹으면 좋다.

운곡본초학 다식하면 치질이 되고 구식久食하면 모발毛髮이 상한다.

특허 · 논문

● 순채를 이용한 요리법 : 본 발명은 순채에 함유되어 있는 청정무구한 맛을 이용한 소스를 돼지갈비에 가미시켜 독특한 맛을 제공할 수 있도록 하는 순채를 이용한 립스틱 요리법을 제공하는 데 그 목적이 있다. 본 발명에 따르면, 순채 특유의 맛을 갈비뼈가 부착되어 있는 돼지갈비에 가미되게 하는 순채를 이용한 립스틱요리법에 있어서, 분쇄한 순채 3.4중량%, 물 30.6중량%, 콜라 10.2중량%, 간장 10.2중량%, 청주 10.2중량%, 설탕 3.4중량%, 육수 10.2중량%, 캐첩 17중량% 및 조미료 4.8중량%를 혼합하여 형성한 제1소스에 상기 돼지갈비를 함침시켜 0℃~2℃의 냉장실에서 8시간 동안 보관하는 숙성단계(S1)와; 상기 숙성단계(S1)에서 소스의 맛이 가미된 상기 돼지갈비를 오븐에서 2시간 동안 서서히 가열하여 상기 돼지갈비의 내부까지 완전하게 익히는 제1가열단계(S2)와; 분쇄한 순채 4.7중량%, 설탕 4.7중량%, 케첩 51.6중량%, 육수 23.3중량%, 청주 4.7중량% 및 조리료 11중량%를 혼합하여 끓인 후에 냉장보관한 제2소스를 상기 돼지갈비의 표면에 바르는 소스바름단계(S3) 및; 상기 소스바름단계(S3)에서 상기 제2소스가 발리진 상기 돼지갈비를 오븐에서 5~6분 동안 가열하는 제2가열단계(S4)를 포함하는 것을 특징으로 하는 순채를 이용한 립스틱요리법이 제공된다. - 특허공개 10-1999-0024702호, 박**

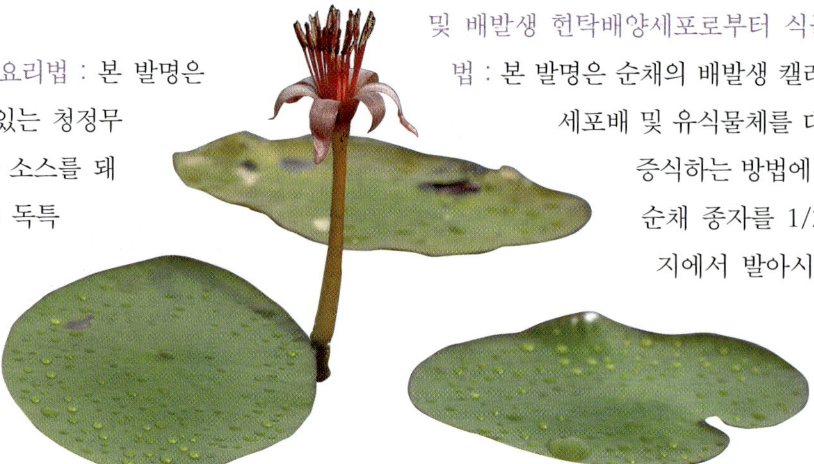

● 순채 접합자 배로부터 체세포배 발생 방법 및 배발생 현탁배양세포로부터 식물체 재생 방법 : 본 발명은 순채의 배발생 캘러스로부터 체세포배 및 유식물체를 대량으로 재생 증식하는 방법에 관한 것으로, 순채 종자를 1/2 MS 기본배지에서 발아시키는 단계와; 상기 발아된 종자를 절단하여 1/2

MS 기본배지에 치상하여 접합자 배를 유도하는 단계와; 상기 유도된 접합자 배를 2,4-D가 첨가된 1/2 MS 배지에서 배양하여 캘러스를 형성시키는 단계와; 상기 캘러스를 0.3mg/L 2,4-D 가 첨가된 1/2MS 배지에서 증식시키는 단계와; 상기 증식된 캘러스를 2,4-D 가 첨가된 1/2MS 액체배지에서 현탁배양하는 단계와; 상기 현탁배양단계에서 형성된 세포를 지아틴(zeatin)과 활성탄(activated charcoal)을 첨가한 1/2 MS 고체배지에서 계대배양하여 유식물체를 분화시키는 단계와; 오옥신(IAA, NAA)를 첨가한 1/2 MS 배지에서 뿌리형성을 유도하는 단계를 포함하여 이루어지는 것을 특징으로 하는 순채의 체세포배 및 유식물체의 재생 증식 방법에 관한 것이다. 본 발명에 따른 접합자배 유래 캘러스로부터 현탁배양을 통하여 체세포배 및 유식물체를 대량으로 재생 증식하는 방법은 멸종위기 수생식물인 순채의 효과적인 기내 대량 증식 방법을 제공할 수 있고, 이러한 대량증식 방법은 순채 유전자원의 효과적인 현지 외 보존수단으로써 순채를 유용 형질 도입을 통한 분자육종의 소재로 활용이 가능할 것으로 기대된다. ※멸종위기 수생식물인 순채와 물부추속에 대한 대량증식 및 복원기술개발, 아주대학교 산학협력단 환경부 위탁보고서, 2009. 7. 7 - 특허등록 제936656호, 한국생명공학연구원

● 주름 개선용 화장료 조성물 : 본 발명은 순채를 유효 성분으로 포함하는 것을 특징으로 하는 주름 개선용 화장료 조성물에 관한 것으로, 본 발명에 따른 순채를 함유하는 화장료는 피부에 대한 부작용 없이 안전하게 사용될 수 있을 뿐만 아니라 주름 개선 효과가 우수하다. - 특허공개 10-2011-0131780호, 애경산업 주식회사

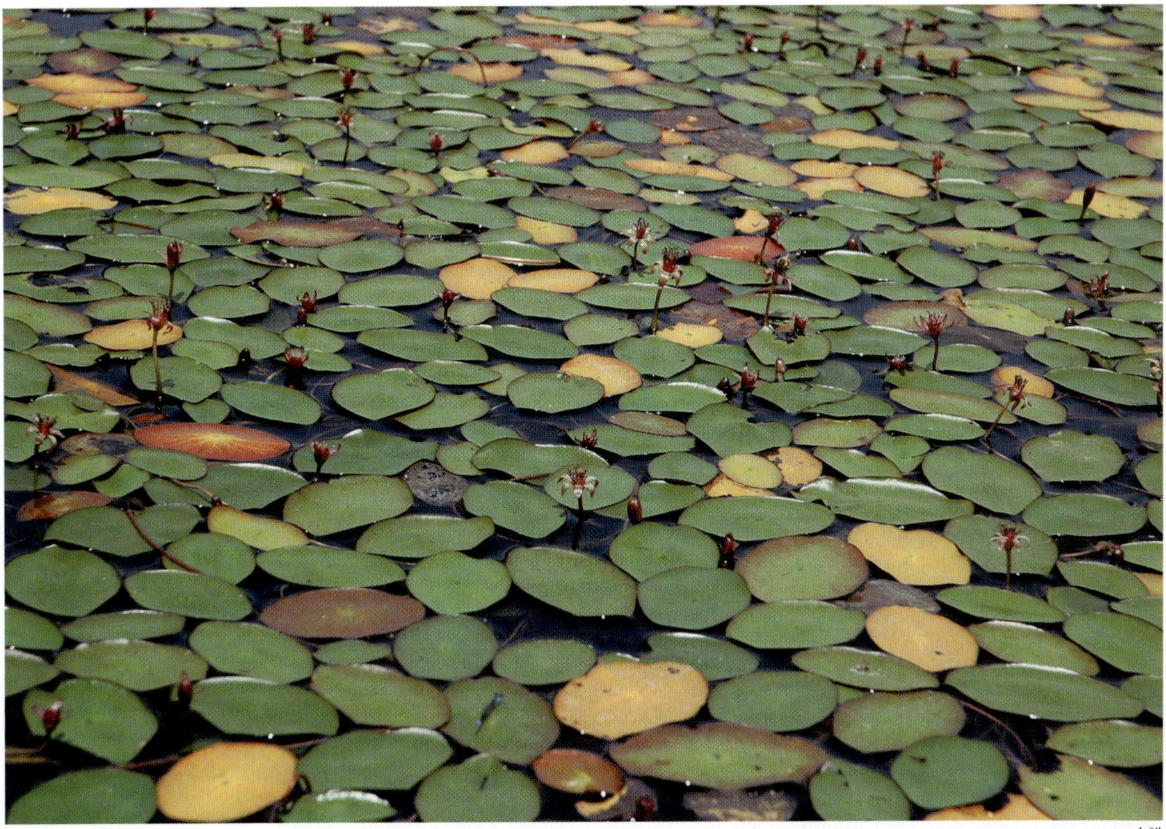

순채

스테비아

국화과 / *Stevia rebaudiana* Bertoni
영명 Stevia

국화과의 여러해살이풀로, 중남미가 원산지이다. 주로 하천이나 습지 주변에서 볼 수 있다. 키는 80~130㎝ 정도로 줄기 마디에 잎이 달리며 마주난다. 꽃은 1송이에 5~6개가 모여 핀다. 고온보다 저온에 비교적 강한 편이며, 병충해에 강해 농약과 화학비료 없이도 잘 자란다. 우리나라에서는 1973년에 들여와 설탕 대체용으로 농가 재배를 하고 있다.

주로 잎을 따서 식용하는데, 줄기와 잎에 있는 감미 물질인 스테비오시드stevioside는 당도가 사탕수수의 300배 정도로 높지만 칼로리는 낮아서 천연 감미료 원료로 주로 재배된다. 꽃이 피면 잎이 작아지기 때문에 수확량이 줄어들 수 있으므로 꽃이 피기 전에 수확해야 한다. 또한 허브차로 마시거나 음료를 만들 때 쓰이고, 당뇨병 · 고혈압 · 다이어트 · 건강 보조 식품 등으로 활용된다.

특허 · 논문

● **코르티코스테로이드, 항히스타민제 및 스테비아를 포함하는 고미 차폐된 약학 제제** : 본 발명은 코르티코스테로이드 또는 약학적으로 허용 가능한 염; 올로파타딘, 아젤라스틴 및 이의 약학적으로 허용 가능한 염으로 이루어진 군에서 선택되는 항히스타민제; 및 스테비아를 포함하는 고미 차폐된 약학 제제에 관한 것으로, 본 발명에 따른 약학 제제는 활성 성분의 고미 차폐 효과가 우수하여 환자의 복약 편이성을 높일 수 있으므로 알레르기성 비염 환자의 치료에 유용하게 사용될 수 있다. - 특허공개 10-2014-0081925호, 한미약품 주식회사

● **스테비아 액상 비료의 제조 방법 및 이로부터 제조되는 스테비아 액상 비료** : 본 발명은 스테비아(Stevia)를 이용한 액상 비료의 제조 방법 및 이로부터 제조되는 스테비아 액상 비료에 관한 것이다. 본 발명의 스테비아 액상 비료의 제조 방법에 의하면, 핵심 촉매에 의하여 비료의 생

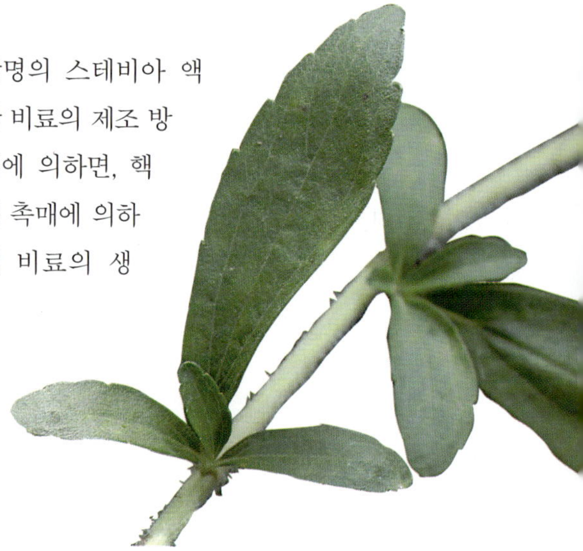

산기간이 짧아지고, 생산과정이 단순하여 비료의 생산 단가를 현저히 절감시킬 수 있다. 또한, 본 발명의 제조 방법에 의하여 제조된 스테비아 액상 비료는 토양 중의 유용 미생물의 생육을 왕성하게 하여 식물의 생육에 도움을 줄 뿐만 아니라, 과실의 당도를 현저히 증가시킬 수 있다. 나아가, 본 발명의 스테비아 액상 비료는 보존성 및 유통기한을 획기적으로 연장하여 상품 가치의 극대화가 가능하다. - 특허등록 제1413455호, 김**

● **스테비아 추출물 발효액에서 분리된 유효 미생물들의 동정 및 항미생물 활성** : 스테비아(Stevia rebaudiana Bertoni)는 남미가 원산지인 국화과의 감미식물이다. 스테비아 추출물 발효액으로부터 세균 23균주와 효모 10균주를 분리하여 일반적인 분류학적 방법과 분자유전학적 방법으로 동정하였다. 스테비아추출물 발효액에서 분리된 균주들은 5속 10종의 세균과 1종의 효모균에 속하는 것으로 나타났다. 16S와 18S rDNA 염기서열 분석에 근거하여 계통수를 작성하였다. 분리균들의 항미생물 활성을 여러 세균과 식물병원성 진균들에 대해 조사하였다. 분리균들 중에서는 Lactobacillus paracasei SB13이 광범

위한 세균들에 대해서 강한 항균활성을 나타내었다. 이들 결과는 토양 개량을 위한 친환경적 미생물 제제를 개발하는 데 도움을 줄 것이다. – 동국대학교 과학기술대학 생명공학과 이태형 외 2, 생명과학회지(2006. 10. 31)

● NF-κB와 MAPK 억제를 통한 스테비아 잎의 항염증 효과 : 본 논문은 NF-κB와 MAPK 억제를 통한 스테비아 잎의 항염증 효과에 관한 연구로서 주요내용은 다음과 같다. 스테비아 잎은 한국, 일본과 중국에서 잘 알려진 감미료이며 남아메리카의 나라에서는 의학적으로 사용되었다. 피임을 포함한 스테비아 잎의 다양한 의학적 효과와 고혈당 등의 인간 질환 치료 효과가 있음에도 불구하고 스테비아 잎 메탄올 추출물이 급성 염증과 그 작용 메커니즘에 미치는 효능에 대한 연구는 거의 없었다. 스테비아 잎 메탄올 추출물의 항염증 효과를 조사하기 위하여, LPS로 자극된 Raw264.7 세포에 스테비아 잎 메탄올 추출물을 처리하고 염증 매개물질의 수치를 조사하였다. 대식세포의 LPS 처리는 NO, PGE2와 전염증성 사이토카인 생성을 현저하게 유도하였다. 스테비아 잎 메탄올 추출물의 전처리가 염증 매개물질의 유도와 iNOS 단백질의 발현을 차단하였다. 더 중요한 것은, 스테비아 잎 메탄올 추출물 처리가 LPS가 유도하는 iκB-α의 인산화를 억제하였는데, 스테비아 잎 메탄올 추출물의 NF-κB 활성화 억제를 시사한다. 더욱이, 스테비아 잎 메탄올 추출물은 LPS가 유도하는 MAPKs의 인산화를 차단하였다. 결론적으로, 스테비아 잎 메탄올 추출물은 Raw264.7 세포의 NO, PGE2와 전염증성 사이토카인의 유도를 억제하였다. 스테비아 잎 메탄올 추출물의 효과는 NF-κB 활성화와 MAPKs 인산화의 억제로 매개될 수 있는데, 이는 항염증제로 이용될 수 있다는 것을 시사하는 내용이다. – 대구한의대학교 한의과대학 김선영 외 6, 한방안이비인후피부과학회지(2013. 8. 25)

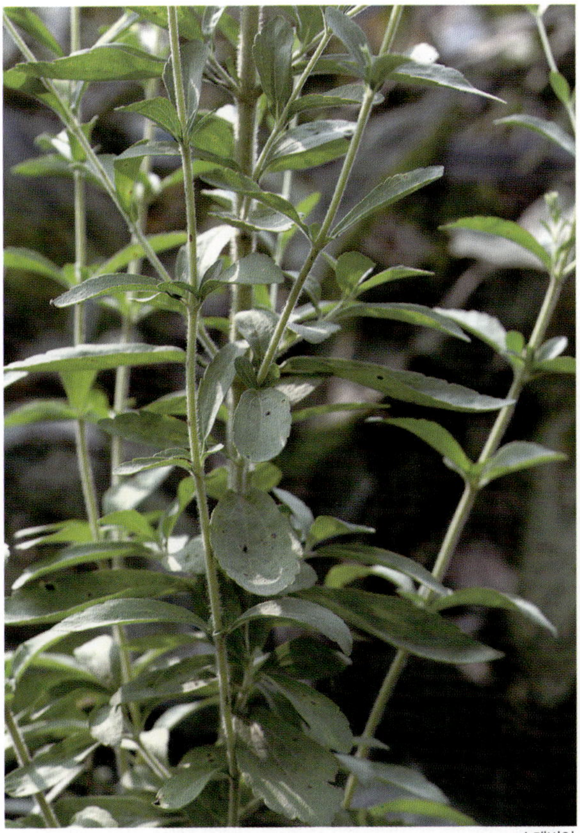

스테비아

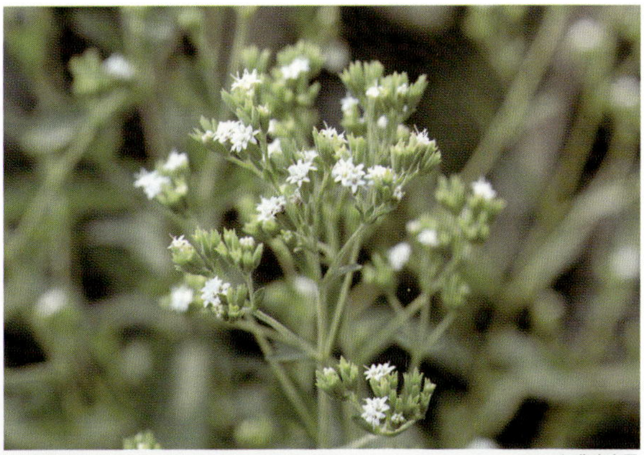

스테비아 꽃

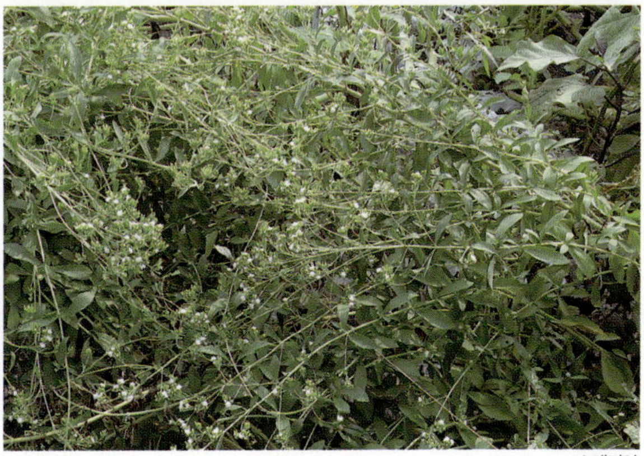

스테비아

시금치

명아주과 / *Spinacia oleracea* L.
영명 Spinach
약명 파채菠菜

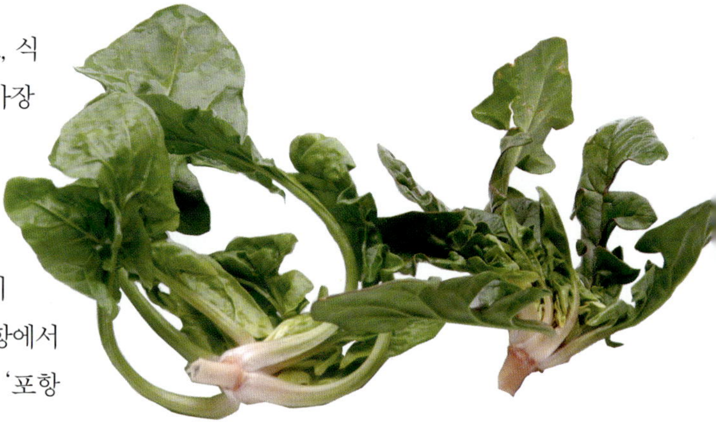

시금치는 도시에서 비교적 쉽게 접하는 채소로, 식감이 부드럽고 영양 성분이 풍부하여 식탁에 가장 많이 오른다. 명아주과의 한해살이풀 또는 두해살이풀로, 아시아 서남부 지방이 원산지이다. 키는 30~60㎝로 자라고, 뿌리는 굵고 길며 연한 붉은색이다. 잎은 어긋나고 삼각 모양이며, 5월에 연한 노란색 꽃이 핀다. 겨울철에 포항에서 생산되는 시금치는 맛과 향이 진하여 특별히 '포항초'라고 부른다.

잎에는 단백질 · 베타카로틴 · 비타민 C · 비타민 E · 식이섬유가 풍부하여 암 예방 · 노화 억제 · 콜라겐 합성 촉진 등의 작용을 한다. 특히 철분과 엽산이 풍부하여 치매 예방과 빈혈에 큰 효과를 발휘하고, 어린이 성장 촉진에 도움을 준다. 데쳐서 나물로 무치거나 된장국을 끓여 먹는다.

고서古書 · 의서醫書에서 밝히는 효능

본초강목 시금치는 혈맥을 통하고 가슴이 막힌 것을 통한다. 기를 내리고 속을 고르게 한다.

식료본초 오장을 이롭게 하고 장위의 열을 없애고, 주독을 풀어 준다.

특허 · 논문

● 시금치 추출물을 함유하는 항혈전제 조성물 : 본 발명은 시금치 뿌리로부터 추출한 시금치 추출물을 유효 성분으로 함유하는 항혈전 조성물에 관한 것이다. 본 발명에 의한 항혈전 조성물은 시금치 조사포닌을 포함하고 있으며, 혈전 형성의 원인이 되는 심장혈관 질환, 뇌혈관 질환, 동맥경화증 등의 순환기계 질환의 치료에 매우 유용하게 이용될 수 있다. – 특허등록 제624035호, 경상남도, 학교법인 인제학원

● 항천식 활성을 가지는 시금치 추출물 : 본 발명은 항천식 활성을 가지는 시금치(*Spinacia oleracea* Linne) 추출물에 관한 것으로서, 더욱 상세하게는, 시금치를 파쇄한 다음, C3-6의 저급알콜, 물, 저급유기산, 저급알콜에스테르, 저급케톤 및 할로겐화탄화수소로 구성된 군에서 선택된 용매로 추출한 산화스트레스의 억제 및 천식 억제 활성을 가지는 시금치 추출물 및 그의 제조 방법에 관한 것이다. 본 발명에 따른 시금치 추출물은 과산화수소에 의한 산화스트레스를 억제하며, 천식 유발의 중요한 세포로 알려진 CD4 파지티브 T-세포를 억제한다. 또한, 본 발명의 시금치 추출물은 천식 유발의 중요한 분자인 인터루킨-13, 인터루킨-4의 사이토카인의 분비를 억제하여, 천식을 유발하는 면역세포의 활성을 저해하여 탁월한 천식의 억제 효과를 나타내므로, 이를 포함하는 조성물은 자가 면역세포의 활성화에 의해 야기되는 천식의 치료에 효과적인 의약품으로 이용될 수 있다. – 특허등록 제785419호, 경북대학교 산학협력단

● 시금치 분말 또는 추출액을 포함한 망막신경세포 보호 복합조성물, 그리고 이를 이용한 기능성 건강식품 : 본 발명은 시금치 동결건조분말이나 추출액; 및, 마리골드 추출물인 루테인 동결건조분말이나 추출액; 을 포함하여 구성되는 것을 특징으로 하는 시

금치 분말 또는 추출액을 포함한 망막신경세포 보호 복합조성물을 제공한다. 또한, 자색고구마 색소추출물인 안토시아닌 동결건조분말이나 추출액;을 더 포함할 수 있으며, 상기 시금치 동결건조분말은 57~63중량%, 상기 루테인 동결건조분말은 37~43중량%인 것을 특징으로 하는 시금치 분말 또는 추출액을 포함한 망막신경세포 보호 복합조성물을 제공하거나 상기 시금치 동결건조분말은 47~53중량%, 상기 안토시아닌 동결건조분말은 27~33중량%, 상기 루테인 동결건조분말은 14~26중량%인 것을 특징으로 하는 시금치 분말 또는 추출액을 포함한 망막신경세포 보호 복합조성물을 제공한다. - 특허공개 10-2012-0090515호, 보물섬남해클러스터 조합공동사업법인, 한국국제대학교 산학협력단

● 시금치 분말 또는 추출액을 포함한 항산화 및 항비만 복합조성물, 그리고 이를 이용한 기능성 건강식품 : 본 발명은 시금치 동결건조분말이나 추출액; 자색고구마 색소추출물인 안토시아닌 또는 흑마늘 중 어느 하나 이상의 동결건조분말이나 추출액 중 어느 하나 이상의 동결건조분말이나 추출액; 및, 녹차 추출분말이나 추출액;을 포함하여 구성되는 것을 특징으로 하는 시금치 분말 또는 추출액을 포함한 항산화 및 항비만 복합조성물을 제공한다. 또한, 상기 시금치 동결건조분말은 57~63중량%, 상기 흑마늘 동결건조분말은 27~33중량%, 상기 녹차 추출분말은 4~16중량%인 것을 특징으로 하는 시금치 분말 또는 추출액을 포함한 항산화 및 항비만 복합조성물을 제공하거나 상기 시금치 동결건조분말은 37~43중량%, 상기 안토시아닌 동결건조분말은 47~53중량%, 상기 녹차 추출분말은 4~16중량%인 것을 특징으로 하는 시금치 분말 또는 추출액을 포함한 항산화 및 항비만 복합조성물을 제공한다. - 특허공개 10-2012-0090514호, 보물섬남해클러스터 조합공동사업법인, 한국국제대학교 산학협력단

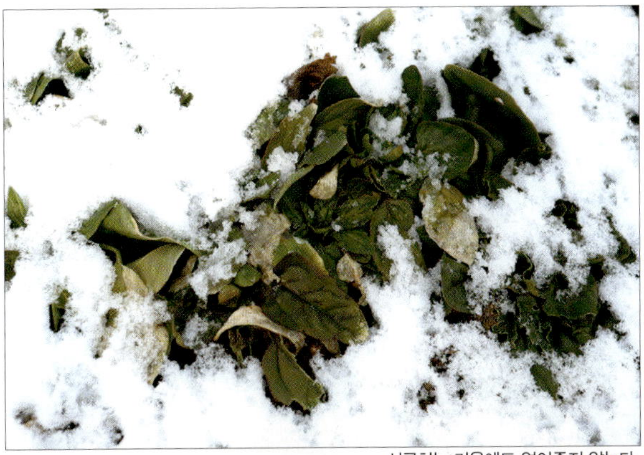
시금치는 겨울에도 얼어죽지 않는다.

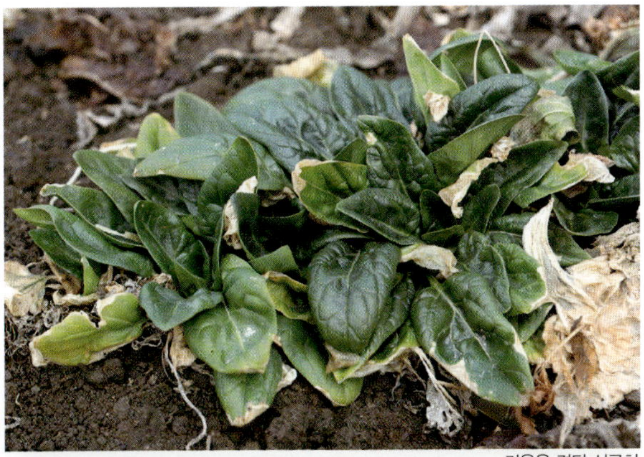
겨울을 견딘 시금치

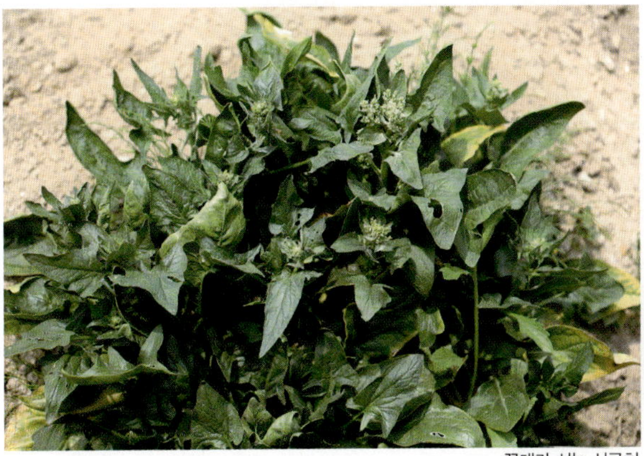
꽃대가 서는 시금치

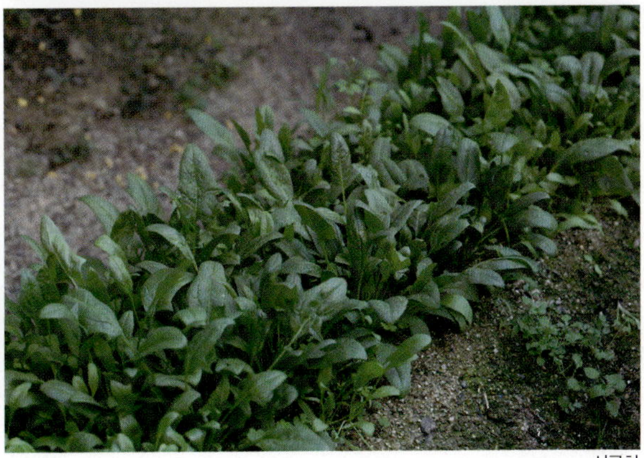
시금치

신선초[명일엽]

미나리과 / *Angelica keiskei* (Miq.) Koidzumi
약명 명일엽明日葉, 도관초都官草
이명 명일엽明日葉, 신립초

미나리과의 여러해살이풀로서, 아열대 지방 · 일본이 원산지로 우리나라에는 1970년에 도입되었다. 잎을 따면 다음날에 금방 새 잎이 날만큼 생명력이 강해서 '명일엽明日葉'이라고도 부른다.

줄기는 약 1m까지 자라며 잎자루와 뿌리가 굵다. 달걀 모양의 작은잎이 줄지어 난다. 잎은 두껍고 연한데, 자르면 담황색 액즙이 나온다. 꽃은 8~10월에 담황색으로 피며, 열매는 타원형이다.

녹황색 채소 중에서 비타민과 무기질 함유량이 많아 세포의 산화에 의해 발생하는 암을 비롯한 여러 가지 질병을 억제해 주는 베타카로틴 · 비타민 B · E가 풍부하다. 칼륨도 많아 고혈압 예방에도 효과가 있다.

고서古書 · 의서醫書에서 밝히는 효능

운곡본초학 어린잎은 샐러드 또는 나물로 무쳐 먹거나 쌈 채소로 이용한다. 신선초는 짠맛이 나기 때문에 중국에서는 함초라고도 한다. 명일엽은 보혈補血의 효능이 있고, 고혈압高血壓, 간염肝炎, 당뇨병糖尿病을 치료한다.

특허 · 논문

● 신선초 추출물을 유효 성분으로 함유하는 퇴행성 뇌질환 치료 및 예방용 조성물 : 본 발명은 미나리과에 속하는 명일엽(Angelica keiskei)의 전초인 신선초의 추출물을 유효 성분으로 함유하는 건망증 개선 및 퇴행성 뇌질환 치료용 약학 조성물 또는 건강 기능 식품에 관한 것으로서, 상기 추출물은 아세틸콜린에스테라아제의 저해능을 나타내며, 스코폴라민에 의해 유도된 기억력 감퇴 동물군의 학습 증진 및 공간지각능력을 높은 수준으로 향상시키는 탁월한 효능을 나타내므로 건망증 개선 및 퇴행성 뇌질환 치료에 유용한 약학 조성물 또는 건강 기능 식품을 제공한다. – 특허등록 제1194935호, 대구한의대학교 산학협력단

● 신선초 추출물을 포함하는 당뇨병 예방 및 개선용 조성물 : 본 발명은 신선초박 추출물을 포함하는 당뇨병 예방 및 개선용 조성물에 관한 것으로, 보다 상세하게는 신선초 착즙 시 발생하는 다량의 부산물을 추출, 농축, 정제 공정을 통해 기능성분인 고함량 신선초박 추출물을 제조하여 이를 유효 성분으로 포함하는 당뇨병 예방 및 개선용 조성물에 관한 것이다. 본 발명의 신선초박 추출물은 원물인 신선초의 착즙액에 비해서도 우수한 췌장베타세포 보호 활성과 혈당 조절 활성에 효과를 가진다. 따라서, 본 발명의 신선초박 추출물은 당뇨병 예방, 개선 및 치료의 목적으로 유용하게 이용될 수 있다. – 특허등록 제1321203호, 주식회사 풀무원홀딩스

● 항천식 활성을 가지는 신선초 추출물 : 본 발명은 항천식 활성을 가지는 신선초(Angelica archangelica) 추출물에 관한 것으로서, 더욱 상세하게는, 신선초(Angelica archangelica)를 파쇄한 다음, C3-6의 저급알콜, 물, 저급유기산, 저급알콜에스테르, 저급케톤 및 할로겐화탄화수소로 구성된 군에서 선택된 용매로 추출한 항산화 및 항천식 활성을 가지는 신선초 추출

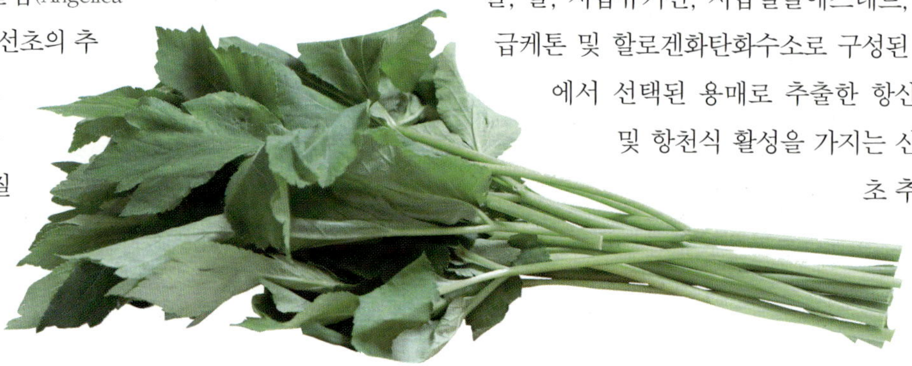

물 및 그 제조 방법에 대한 것이다. 본 발명의 신선초 추출물은 과산화수소에 의한 산화스트레스를 억제하고, 천식 유발의 중요한 세포로 알려진 CD4 파지티브 T-세포를 억제한다. 또한, 본 발명의 신선초 추출물은 천식 유발의 중요한 분자인 인터루킨-4, 인터루킨-13의 사이토카인의 분비를 억제하여, 천식을 유발하는 면역세포의 활성을 저해하여 탁월한 천식의 억제 효과를 나타내므로, 자가면역세포의 활성화에 의해 야기되는 천식의 치료에 효과적인 의약품으로 이용될 수 있다. - 특허등록 제825869호, 경북대학교 산학협력단

● 명일엽 추출물을 포함하는 비만 예방 및 치료용 조성물 : 본 발명은 명일엽박 추출물을 포함하는 비만 예방 및 치료용 조성물에 관한 것으로, 보다 상세하게는 명일엽 녹즙의 착즙 후, 잔여물인 명일엽박으로부터 수용성 성분을 제거한 명일엽박 추출물을 유효 성분으로 포함하는 비만 예방 및 치료용 조성물에 관한 것이다. 본 발명의 명일엽박 추출물은 원물인 명일엽의 착즙액에 비해서도 우수한 체중감소, 체지방 감소 및 지방세포의 크기 감소 효과를 가진다. 따라서, 본 발명의 명일엽박 추출물은 비만 예방 및 치료의 목적으로 유용하게 이용될 수 있다. - 특허등록 제1344676호, 주식회사 풀무원홀딩스

● 국내산 명일엽明日葉의 부위별 게르마늄 함량 : 국내에서 재배 수확되는 명일엽에 지역별, 부위별로 게르마늄 함량을 네모파 산화전극 벗김전압 전류법을 이용하여 조사한 결과 재배된 지역에 따라 게르마늄의 함량이 공시재료간 잎은 3.8배 정도, 줄기는 5배 정도였다. 명일엽(明日葉)의 채취 부위별 게르마늄 함량은 잎부분에서 386ppm로 가장 높았으며 줄기에서 29ppm으로 13.3배 잎에서 더 높았다. - 원광대학교 자연과학대학 정승일 외 1, 한국약용작물학회지(1999. 3. 31)

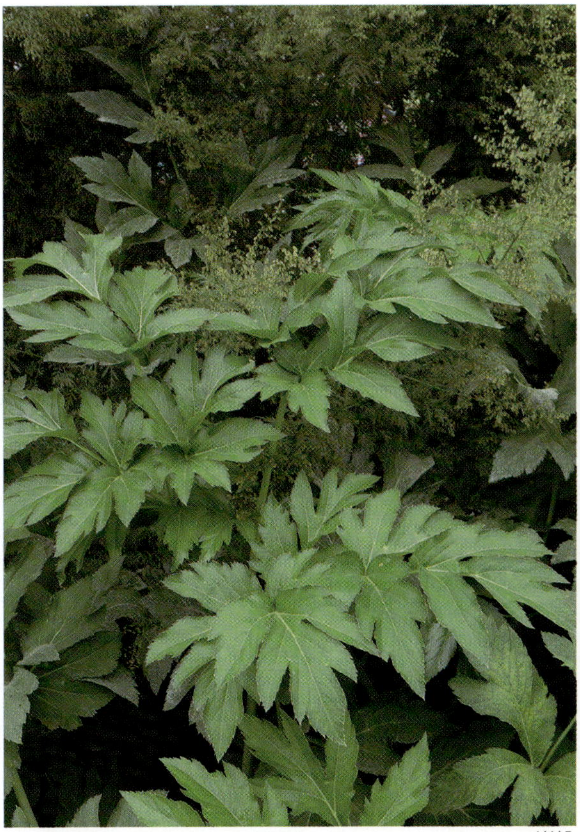
신선초

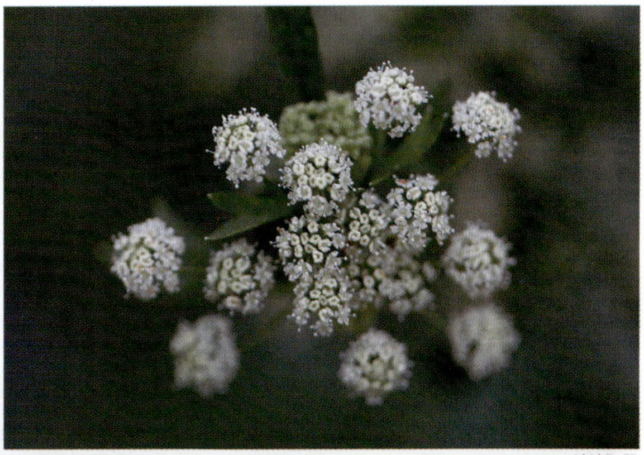
신선초 꽃

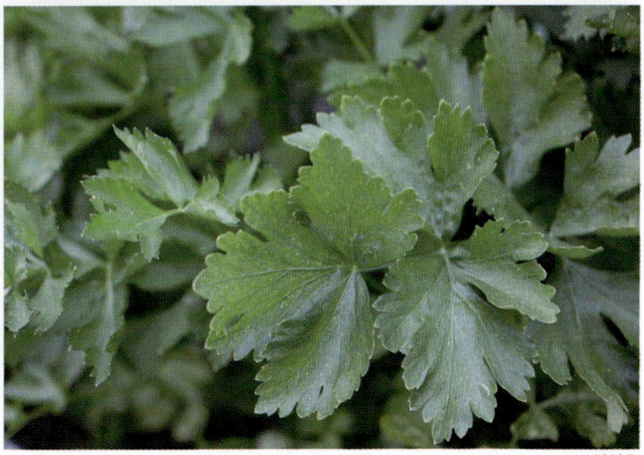
신선초

쑥갓

국화과 / *Chrysanthemum coronarium* L.
영명 Crown daisy
이명 결구상추, 통상추, 동호, crown daisy

쑥갓은 국화과의 한해살이풀 또는 두해살이풀로, 지중해 연안에서 동아시아로 전파되었다. 키는 30~70㎝로, 털이 없고 잎은 어긋난다. 초여름에 노란색 또는 흰색 꽃이 핀다. 서양에서는 관상용으로, 동양에서는 채소로 재배한다. 독특한 향이 있으며 소화가 잘 되는 알칼리성 식품이다. 우리나라와 중국, 일본 등지에서 식용 채소로 널리 쓰인다.

일 년 내내 먹을 수 있지만 서늘한 계절에 나는 것이 제맛이 난다. 생것으로 쌈을 싸 먹으면 진한 향기가 입맛을 돋우고, 데쳐서 나물로 무쳐 먹으면 잎의 부드러움과 줄기의 아삭한 질감이 좋다. 오래 익히면 쓴맛이 나므로 살짝 데쳐야 한다. 특히 조개탕이나 매운탕 등의 국물 요리를 할 때 먹기 직전에 얹어 살짝 익히면 비린내와 잡냄새를 없애는 효과가 크다. 특유의 향은 위장의 작용을 원활하게 하고 목의 염증을 방지하는 효과가 있다.

칼슘과 비타민 A가 많아 하루 필요한 양을 공급하고도 남는다. 또한 항산화 효능이 있는 비타민 C와 베타카로틴이 풍부하게 들어 있어서 고혈압 · 변비 · 감기를 예방하는 효과가 있다.

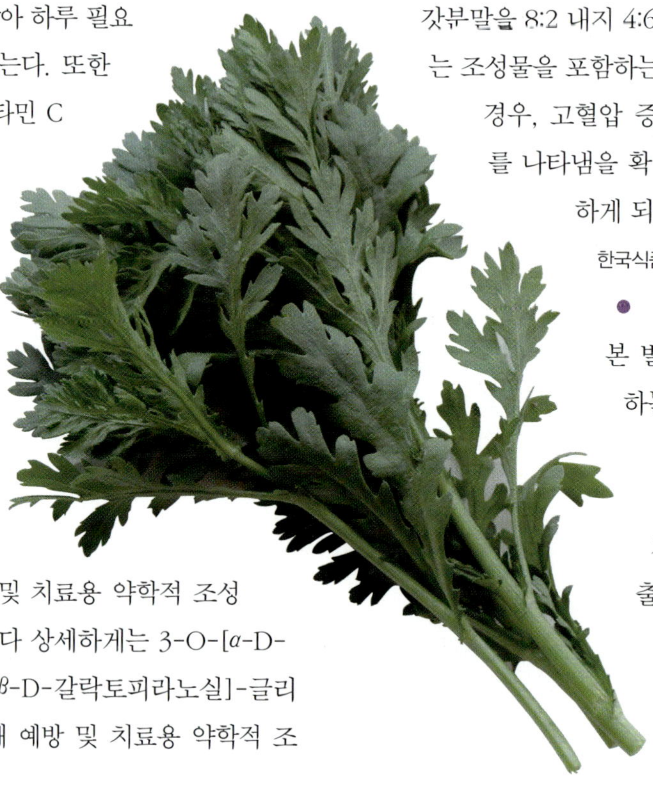

특허 · 논문

● 치매 예방 및 치료용 약학적 조성물 : 본 발명은 치매 예방 및 치료용 약학적 조성물에 관한 것으로서, 보다 상세하게는 3-O-[α-D-갈락토피라노실(1→6)-β-D-갈락토피라노실]-글리세리드를 함유하는 치매 예방 및 치료용 약학적 조성물에 관한 것이다. 쑥갓으로부터 추출된 3-O-[α-D-갈락토피라노실(1→6)-β-D-갈락토피라노실]-글리세리드는 β-세크레타제 저해 활성을 갖고 있다. 따라서, 상기 화합물은 치매 예방 및 치료를 위한 조성물로 이용될 수 있다. – 특허등록 제566482호, 학교법인 경희학원

● 토란 분말과 쑥갓분말을 포함하는 고혈압 개선 효과를 나타내는 식품 : 본 발명은 열처리된 토란분말과 쑥갓분말이 8:2 내지 4:6(w/w)로 혼합된 조성물을 포함하고, 고혈압 개선 효과를 나타내는 식품을 제공한다. 본 발명의 식품은 보다 용이하고도 안전하게 장복할 수 있으면서도, 고혈압 개선효과를 나타낼 수 있는 기능성 식품으로 널리 활용될 수 있을 것이다. 발명자들은 안전하게 장복할 수 있으면서도 고혈압의 치료 효과를 나타내는 기능성 식품을 개발하고자 연구한 결과, 열처리된 토란분말과 쑥갓분말을 8:2 내지 4:6(w/w)의 비율로 포함하는 조성물을 포함하는 식품을 장기간 복용할 경우, 고혈압 증상을 개선시키는 효과를 나타냄을 확인하고, 본 발명을 완성하게 되었다. – 특허등록 제872517호, 한국식품연구원, 구례군

● 소취제 조성물 : 본 발명은 폴리페놀을 함유하는 천연 추출물 및 폴리페놀 산화효소를 함유하는 쑥갓, 미나리, 감자 및 바나나의 천연 추출물로 이루어진 군에서 선택된 1종 또는 2종 이상의 혼합물을 포함하는 소취제 조

성물을 그 특징으로 한다. 본 발명의 소취제 조성물은 폴리페놀 및 이를 산화시키는 효소를 포함하고 있어 악취 발생 물질인 메틸머캅탄 및 황화수소 등의 황화합물의 제거에 효과적이므로, 단시간 내에 지속적이며 강력한 소취 효과를 가진다. 또한 본 발명의 조성물은 천연추출물로만 구성되기 때문에 섭취하더라도 인체에 무해하다. – 특허등록 제1068997호, 롯데제과 주식회사

● 용융쑥염, 이를 함유한 쑥염치약 및 그 제조 방법 : 본 발명은 식염, 천일염 등에 건조된 쑥갓 또는 쑥을 고온에서 회화, 용융시켜서 새로운 형태의 활성을 가지는 용융쑥염을 제조하는 기술이며 이렇게 만든 것을 용도 저변 확대하여 치약 등 생활용품을 만들어 국민의 건강생활과 소비생활 개선, 농어촌 부가산업 등에 활성을 가져다주는 기술개발과 지적재산을 유용하게 사용하는 데 의의가 있다. 국가는 기초산업의 발전도 필요하며 이와 같은 용융쑥염의 개발은 타 가공식염인 죽염, 송염과 같이 나무나 목재류를 쓰지 않고 또한 수차의 어려운 반복 가열형 에너지 소비를 줄이고 저렴한 비용으로 간단히 제조할 수 있으며 적은 자연환경오염과 파괴를 지양하고 죽염, 송염의 대체식품으로 유용할 수 있는 가공식품으로 개발된 것이다. 제조 방법 또한 간단하여 농어촌이나 일반가정에서 회화 용융시킬 수 있으며 그 조성성분 역시 타 가공소금에 떨어지지 않고 우수하였다. 제조 온도는 800℃에서 1,500℃ 이하이며 1,200℃가 적합하였다. 차후로도 이 쑥갓 및/또는 쑥으로 제조한 용융쑥염의 용도는 계속 개발되고 연구될 과제이며 이 제품제조 기술의 개발은 독창적이며 획기적이며 기초적 중요한 발명을 완성하였다고 고려된다. – 특허등록 제344158호, 부광약품 주식회사

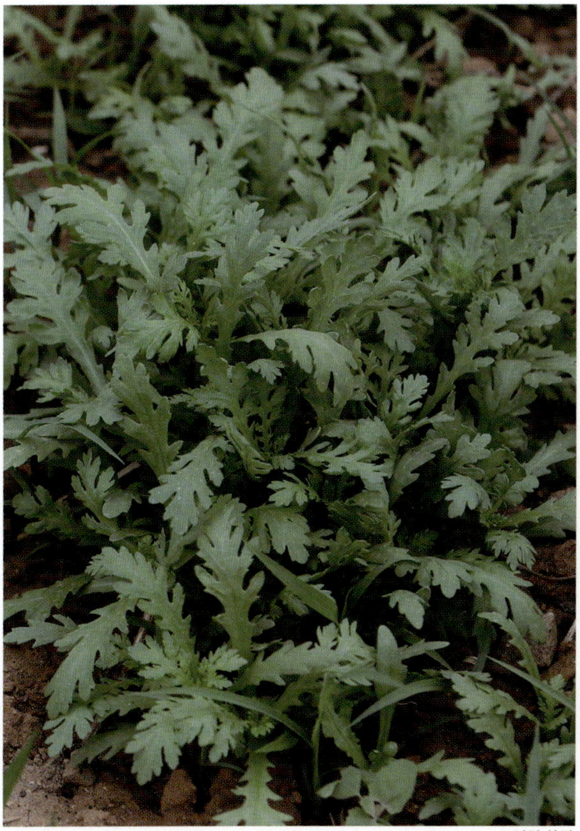
어린 쑥갓

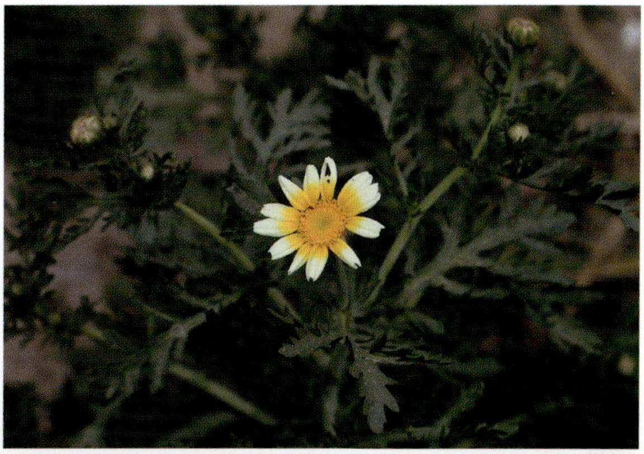
쑥갓 꽃

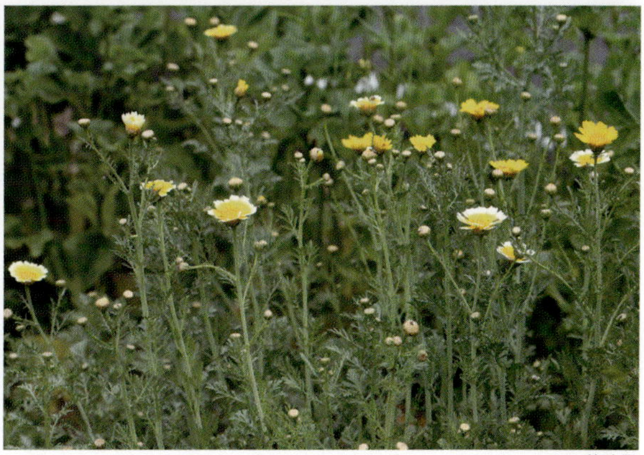
쑥갓 꽃

아마란스

비름과 / *Amaranthus hypochondriacus* L.
영명 Amaranth
이명 Amaranth, 색비름, Hsien, lady bleeding, lovely bleeding, pilewort, prince's feather, red cockscomb, spleen amaranth

비름과의 한해살이풀로, 잉카 시대에는 '신이 내린 작물'이라 불렸고, 현대에는 슈퍼푸드로 손꼽힌다. 고랭지 지역에서 다수확이 가능하며, 우리나라에서는 줄맨드라미(*Amaranthus caudatus* L.)와 색비름(*Amaranthus tricolor* L.)이 주로 난다. 줄기는 키가 90cm 정도로 붉은빛이 돈다. 잎은 어긋나고 8~9월에 연한 녹색 꽃이 핀다. 잎이 넓은 것과 좁은 것, 꽃이삭의 빛깔이 화려한 것 등 다양한 품종이 있다.

주로 씨앗을 식용하며, 시리얼로 많이 먹는다. 씨앗에는 단백질 · 지방 · 무기질 · 섬유소 등이 풍부하고, 칼슘과 불포화 지방산도 많이 들어 있다. 스쿠알렌 squalene, 폴리페놀 성분이 들어 있어 피부에 수분감을 오래 유지시키며 노화를 예방하고 강력한 항산화 작용으로 면역력을 높여 준다. 필수 아미노산인 라이신과 칼슘이 풍부하여 골다공증을 예방하고 간 기능을 개선하는 효과가 크다.

잎과 씨로 차를 만들어 마시며, 새싹채소 · 나물 등으로도 이용한다. 꽃이 크고 풍부하여 관상용으로서의 가치도 크다.

특허 · 논문

● 아마란스 추출물 또는 이의 분획물을 유효 성분으로 함유하는 염증 효과를 갖는 건강식품 조성물 : 본 발명은 아마란스(Mastixia arborea C.B.Clarke) 추출물 또는 이의 분획물을 유효 성분으로 함유하는 염증 방지용 조성물에 관한 것으로, 보다 구체적으로 본 발명의 아마란스 추출물 또는 이의 분획물은 농도의 존적으로 NO 소거 활성 및 iNOS 생성 억제 효과를 나타내어 탁월한 항염증 효과를 가짐으로써, 건강식품의 유효 성분, 약학적 조성물 및 노화 방지용 화장료 조성물로 유용하게 사용될 수 있다. 또한 발명의 조성물은 멜라닌 생성을 억제하는 효과 뿐만 아니라 영양성분에서도 철분과 칼슘 등의 무기질 영양성분이 우수하고, 두과식물에 부족한 황함유 아미노산 함유 및 스쿠알렌과 토코페롤 성분함유로 성장 및 영양보조식품, 화장료, 약제학적 조성물에 다양하게 적용할 수 있다. – 특허공개 10-2014-0009931호, 에키네시아저주허브팜 주식회사

● 비타민과 아마란쓰 오일 함유 니오좀 및 이를 함유하는 화장료 조성물 : 본 발명은 보습 효과와 항산화효과를 부여하고, 생리적인 활성을 촉진시켜 피부상태를 향상시키기 위하여 비타민 A, C, E 및 리놀레익액시드, 아마란쓰 오일, 메도폼씨드 오일을 함유하는 입자크기가 200-300nm인 니오좀화된 멀티라 멜라베지클과 이를 함유하는 에멀젼 및 스킨의 화장료 조성물에 관한 것이다. 본 발명에서는 피토스테롤, 콜레스테롤, 세테스-24, 클로레스-24, 세칠 포스페이트, 글리세린, 세라마이드를 이용하여 빛, 열, 공기에 불안정한 비타민류(비타민 A, B,E, C)와 오일류(리놀레익 액씨드, 메도폼 오일, 아마란스 오일)를 니오좀으로 안정화하여 일반 에멀젼 제품 및 가용화 제품에 적용하고자 한다. – 특허등록 제628864호, 주식회사 에이블씨엔씨

● 아마란스 및 렌즈콩 혼합추출물을 함유하는 두피상태 개선용 화장료 조성물 : 본 발명은 두피 상태 개선용 조성물에 관한 것으로서, 본 발명에 따른 조성물은, 발아 아마란스 및 발아 렌즈콩 추출물을 포함하며, 본 발명은 저자극, 항염, 두피 상태 개선 효과가 있다. 본 발명자들은 두피 상태를 개선할 수 있는 천연물에 대하여 연구하던 중 아마란스 및 렌즈콩 혼합 추출물이 두피 상태 개선에 유용한 활성을 가지는 것을 확인하여 본 발명을 완성하였다. – 특허등록 제1345156호, 주식회사 아마란스, 주식회사 더마랩

● 아마란스 꽃 추출물의 항산화에 관한 연구 : 본 연구는 아마란스의 붉은 색과 보라색 꽃 열수 추

출물과 메탄올 추출물의 폴리페놀과 플라보노이드 함량 측정과 DPPH와 ABTS 라디칼 소거 활성, SOD 유사 활성을 측정하였으며, 세포내에서 생성된 superoxide 라디칼 제거 활성과 산화질소 생성 억제 활성을 분석하여 새로운 식물 유래 라디칼 소거 활성 물질을 개발하기 위하여 시행하였다. 총 폴리페놀의 함량은 아마란스 추출물 중 보라색 꽃 메탄올 추출물이 606.95㎎ GAE/100g으로 가장 높았으며, 플라보노이드 함량도 254.69㎎ CE/100g으로 가장 높았다. 또한 DPPH 라디칼 소거 활성에서도 보라색 꽃 메탄올 추출물의 RC-50 값이 155.06㎍/mL로 나타났다. ABTS 라디칼 소거능 측정에서는 250㎍/mL의 농도에서 보라색 꽃 메탄올 추출물의 활성이 53.16%로 가장 좋았으며, 보라색 꽃 열수 추출물(41.55%), 붉은 꽃 열수 추출물(30.52%), 붉은 꽃 메탄올 추출물(30.34%)의 순으로 활성을 나타내었다. 이와 반대로 SOD 유사 활성은 보라색 꽃 열수 추출물에서 메탄올 추출물의 활성보다 3배나 높은 결과를 보여주었다. 세포내 superoxide 라디칼 제거 활성은 200㎍/mL의 농도에서 보라색 꽃 메탄올 추출물(72.34%)이 붉은 색 꽃 열수 추출물(40.40%)보다 1.79배 높은 활성을 보였다. 세포내 NO 생성 억제 활성을 조사한 결과에서는 보라색 꽃 메탄올 추출물이 250㎍/mL의 농도에서 46.90%의 가장 높은 저해 활성을 보여주었다. 본 연구의 결과, 플라보노이드 함량이 높은 보라색 꽃 메탄올 추출물에서 라디컬 소거능이 높았으며 강력한 항산화제 활성을 보여주었다. 이러한 결과로 보아 아마란스 꽃의 새로운 항산화 소재로서 개발 가능성을 보여주었다. – 서울과학기술대학교 식품공학과 조현주 외 6, 한국식품영양과학회지(2014)

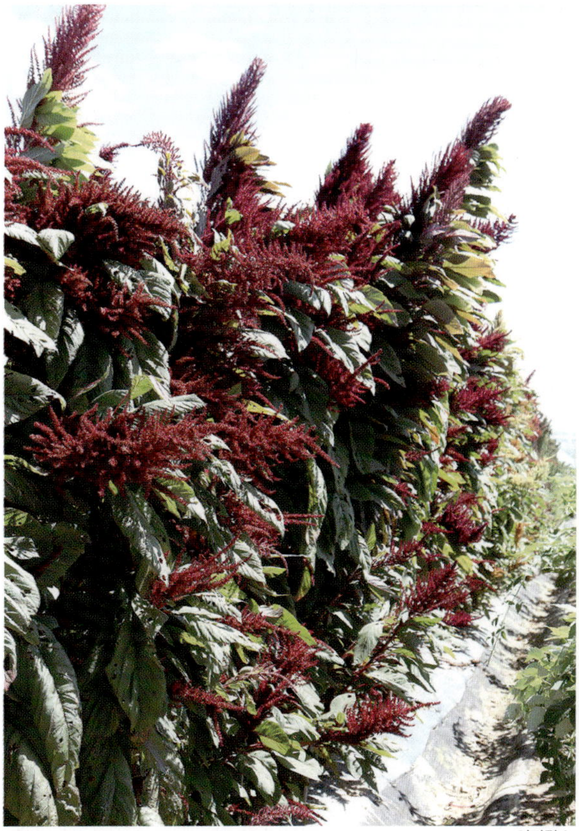

아마란스

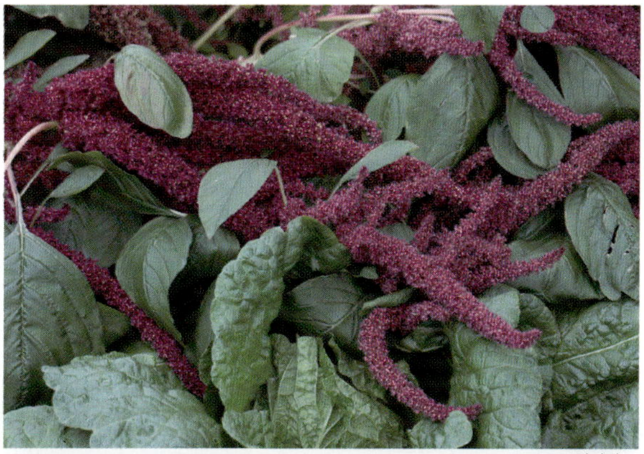

아마란스

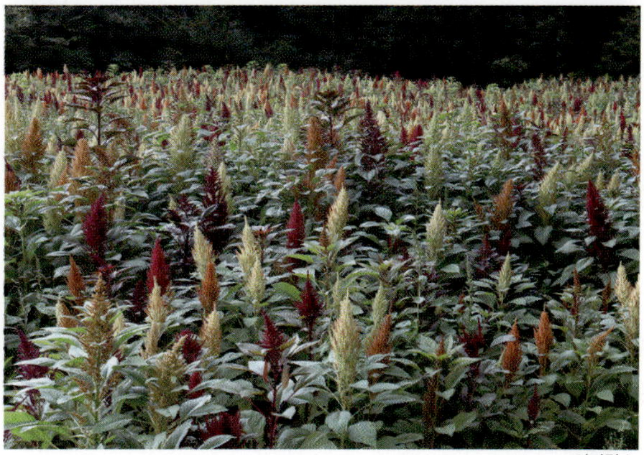

아마란스

아스파라거스

백합과 / *Asparagus officinalis* L.
영명 Asparagus

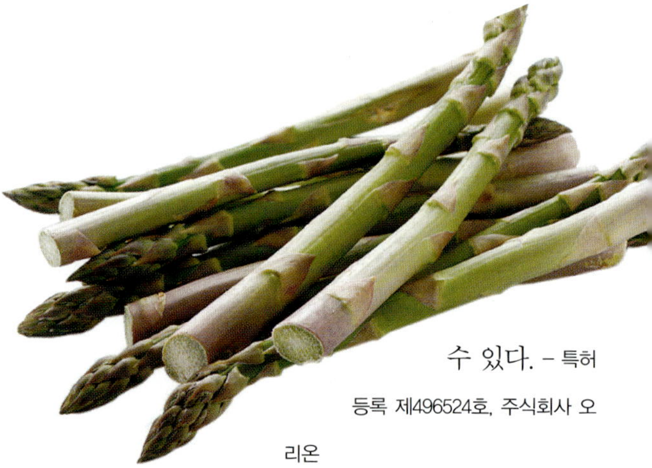

유럽 원산의 여러해살이풀로, 서양에서 즐겨먹는 채소이다. 기온이 서늘하고 물빠짐이 좋은 곳에서 잘 자란다. 키는 1.5m 정도로 자라고, 어린 줄기에는 비늘 모양의 작은 잎이 달린다.

우리나라에는 1970년대에 도입되었다. 어린 줄기와 잎이 우리나라 자생식물인 방울비짜루(*Asparagus oligoclonos* Maxim.), 비짜루(*Asparagus schoberioides* Kunth), 천문동(*Asparagus cochinchinensis* (Lour.) Merr.) 등과 매우 비슷한데, 이들의 맹아도 식용한다.

배설을 촉진함으로써 숙취 해소 효과가 있는 아스파라긴산asparaginic acid은 이 식물의 액즙에서 최초로 분리하였기 때문에 붙여진 이름이다. 베타카로틴 · 엽산 · 비타민 K 등이 풍부하여 노화를 예방하는 데 도움이 된다. 엽산은 청력의 약화를 막아 주는 효과가 있다. 또한 새싹의 끝 부분에 함유된 루틴 성분은 동맥경화를 예방하고 혈관을 튼튼하게 한다.

어린 줄기를 데쳐서 샐러드 · 튀김 · 수프 등으로 조리해 먹으며, 통조림이나 병조림으로 가공한다.

특허 · 논문

● 숙취 해소용 조성물 : 본 발명은 숙취 해소용 조성물에 관한 것으로서, 보다 상세하게는 아스파라거스 추출물 40 내지 90중량%, 녹차 추출물, 양파 추출물 및 매실 추출물로 이루어진 군에서 선택되는 2종 이상의 추출물 5 내지 50중량%, 그리고 비타민 A, 비타민 B_1, 비타민 B_2, 비타민 C 및 비타민 B_6로 이루어진 군에서 선택되는 2종 이상의 비타민 0.01 내지 10중량%로 이루어진 숙취 해소용 조성물에 관한 것이다. 본 발명에 따른 숙취 해소용 조성물은 인체에 부작용이 없으면서 뛰어난 숙취 해소 효과를 나타내기 때문에, 이를 유효 성분으로 함유하는 음료와 껌은 현대인의 음주 후 숙취 해소에 유용하고 간편하게 이용될 수 있다. – 특허등록 제496524호, 주식회사 오리온

● 숙취 예방 및 개선용 기능성 조성물과 이를 함유하는 식품 및 식품첨가제 : 본 발명은 음주로 인한 숙취를 해소시키는 효과를 갖는 숙취 예방 및 개선용 기능성 조성물과 이를 함유하는 식품 및 식품첨가제에 관한 것이다. 본 발명에 따른 숙취 예방 및 개선용 기능성 조성물은, 아스파라거스 추출물, 미나리 추출물, 쑥 추출물로 이루어진 군으로부터 선택된 조합을 주성분으로 함유하는 것을 특징으로 한다. 이에 의하여, 본 발명의 기능성 조성물은 음주 후 숙취 예방 및 개선을 위해 유용하고 간편하게 이용될 수 있다. – 특허공개 10-2010-0128941호, 주식회사 벤스랩, 주식회사 니즈팜

● 식물 추출물을 함유하는 피부 미백 조성물 : 본 발명의 피부 미백 조성물은 아스파라거스, 블랙 코호슈, 이들의 혼합물에서 선택되는 식물의 추출물을 함유하는데, 여기서 상기 추출물은 식물 또는 이의 일부분을 서로 다른 용매 세기의 2가지 이상 용매에 순차적으로 노출시켜 수득한다. 식물의 뿌리와 지맥 부분을 개별적으로 사용하여 추출물을 수득할 수 있다. 상기 조성물은 사람 피부에 국소적으로 도포할 수 있고, 한 가지 이상의 미용학적으로 수용 가능한 성분을 추가로 함유할 수 있다. 멜라닌 생성을 억제하는 방법은 아스파라거스, 블랙 코호슈, 이들의 혼

합물에서 선택되는 식물의 추출물을 함유하는 조성물을 피부에 국소적으로 도포하는 단계로 구성되는데, 여기서 상기 추출물은 상기 식물을 서로 다른 용매 세기의 2가지 이상 용매에 순차적으로 노출시켜 수득한다. – 특허공개 10-2004-0090721호, 액세스 비지니스그룹 인터내셔날 엘엘씨(미국)

● 아스파라가스의 뿌리 또는 싹으로부터의 추출물, 이의 제조방법 및 이의 용도 : 본 발명은 아스파라가스의 뿌리 또는 싹으로부터의 사포닌 감소 조추출물 및 무사포닌 추출물에 관한 것이다. 또한, 본 발명은 아스파라가스의 뿌리 또는 싹으로부터의 사포닌 감소 조추출물 및 무사포닌 추출물의 제조와 이의 의약품으로의 용도에 관한 것으로 이뇨 촉진, 신체 정화 촉진, 신체 체중 감소 촉진, 심부전의 예방 및 치료, 고혈압의 예방 및 치료 및 심장 비대증 예방 및 치료를 위한 상기 아스파라가스 뿌리 또는 싹으로부터의 사포닌 감소 조추출물 및 아스파라가스 뿌리 및 싹으로부터의 무사포닌 추출물의 용도를 제공하는 데 있다. – 특허공개 10-2007-0065400(PCT/EP2005/010282호)

● 아스파라거스를 함유하는 죽 조성물 및 그 제조방법 : 본 발명은, 아스파라거스와 영양분이 풍부하고 항암 효과가 뛰어난 재료들을 통해 식욕부진을 겪고 있는 환자, 노약자 등의 식욕을 돋구어 주고, 맛이 뛰어나면서 다양한 색감으로 미각을 자극하며, 섭취를 통해 암을 예방하고 항암 효과를 높일 수 있는 항암 죽 조성물 및 그 제조방법에 관한 것이다. 본 발명에 의하면, 아스파라거스에 함유된 글루타치온은 아미노산 합성물의 일종으로 항산화 작용을 함으로써 항암 작용을 하고, 아스파라거스에 함유된 엽산은 매우 뛰어난 항암 물질이며, 아스파라거스의 윗부분에는 사포닌 성분이 함유되어 있어 지방의 산화억제를 함으로써 항암 작용 및 강심 또는 강장 작용을 한다. – 특허공개 10-2014-0015787호, 뉴영 주식회사

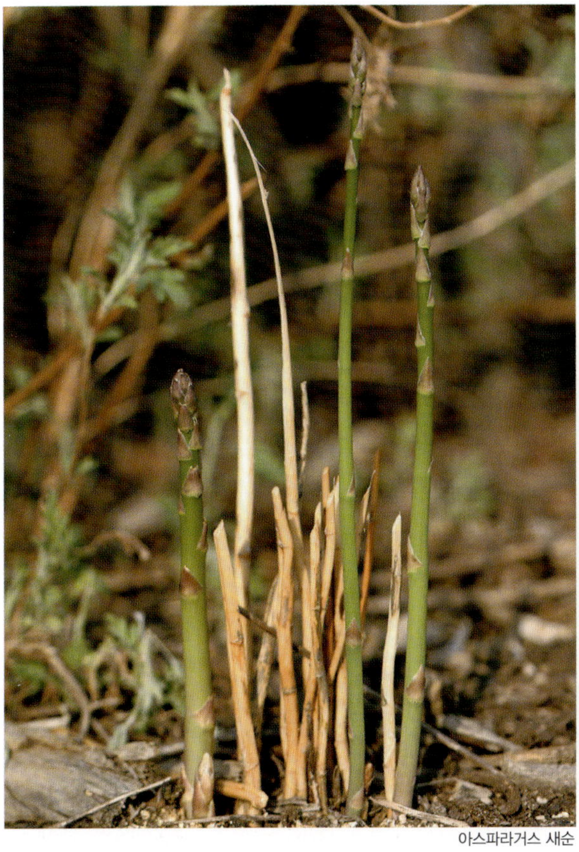
아스파라거스 새순

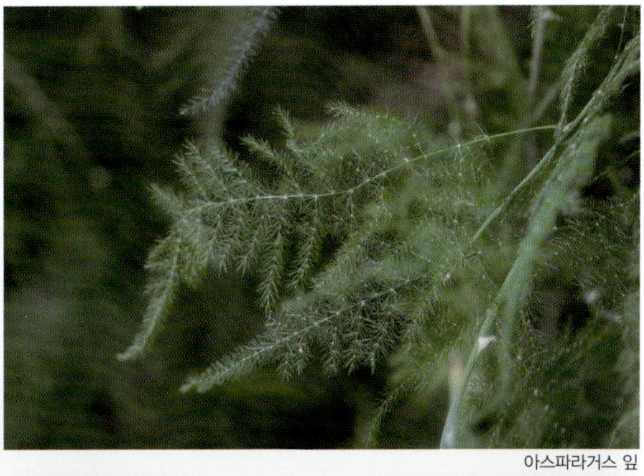
아스파라거스 잎

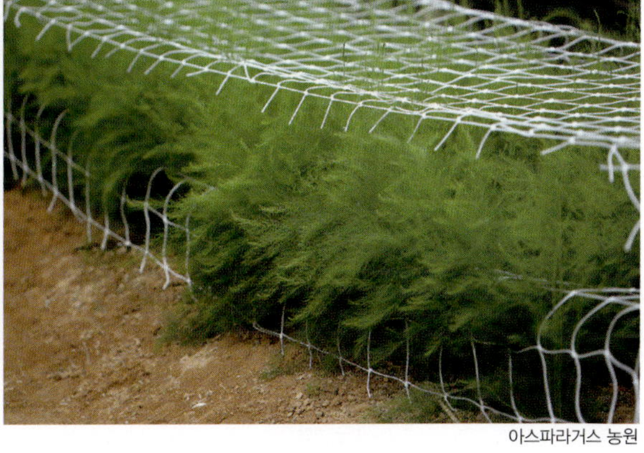
아스파라거스 농원

아욱

아욱과 / *Malva verticillata* L.
영명 Curled mallow
약명 동규冬葵, 동규자冬葵子
이명 동규근冬葵根, 동규엽冬葵葉, 규葵, 동규과冬葵果

'가을 아욱은 사립문 닫아 걸고 먹는다, '아욱국 3년 먹으면 외쪽 문으로 못 드나든다'라는 속담이 전해질 만큼 아욱은 맛과 영양이 좋다. 중국에서 오채(伍菜 : 부추 · 달래 · 아욱 · 파 · 콩잎)의 으뜸이라 불렸을 정도로 오랫동안 우리나라를 비롯한 아시아에서 사랑받아 왔다.

단백질은 시금치의 2배, 지방은 3배나 되며, 칼슘이 풍부하여 성장기 어린이 발육에 좋고, 뼈의 건강에 효과가 있다. 특히 베타카로틴 함량이 높고, 무기질과 비타민이 골고루 들어 있어 노인이나 회복기 환자의 기력 회복에 도움이 된다. 한방에서는 아욱 씨앗을 '동규자冬葵子'라 하여 이뇨와 배변을 돕는 약재로 쓴다. 산후에 젖이 제대로 나오지 않는 산모가 먹으면 젖이 잘 나오므로 미역국 대신 아욱국을 먹기도 한다.

고서古書 · 의서醫書에서 밝히는 효능

운곡본초학 한방에서는 씨를 약용하는데 생약명은 동규자冬葵子이고, 무독하나 약성은 차다. 윤장潤腸, 하유下乳, 이수통림利水通淋의 효능이 있고, 임병淋病, 수종水腫, 대변불통大便不通, 유즙불통乳汁不通을 치료한다. 비허장활자脾虛腸滑者와 기허하함자氣虛下陷者, 잉부孕婦는 복용服用을 기린다.

방약합편 동규자冬葵子는 소변이 잘 나오지 않는 증상을 다스리는 약이며, 활태滑胎와 순산을 돕고, 젖이 잘 나오도록 한다.

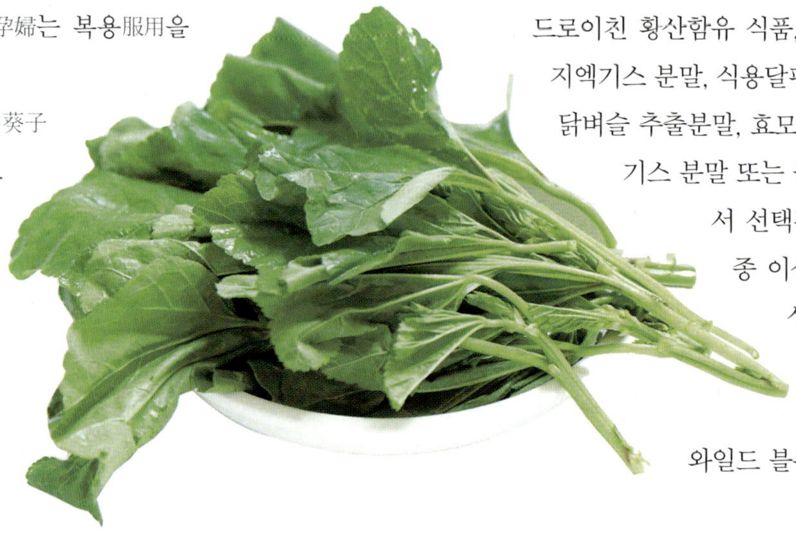

특허 · 논문

● 동규자 추출물 또는 이로부터 단리된 화합물을 포함하는 탈모 방지 또는 발모 촉진용 조성물 : 본 발명은 동규자(Malvae Fructus) 추출물을 유효 성분으로 포함하는, 탈모 방지 또는 발모 촉진용 조성물을 제공한다. 또한, 본 발명은 동규자 추출물로부터 단리된 화합물 즉, β-시토스테롤; 3-O-(β-D-글루코피라노실)-β-시토스테롤; 3-O-[β-D-(6′-리놀레오일)글루코피라노실]-β-시토스테롤; 및 미리스톨레산으로 이루어진 군으로부터 1종 이상 선택된 화합물을 유효 성분으로 포함하는, 탈모방지 또는 발모 촉진용 조성물을 제공한다. - 특허공개 10-2012-0128474호, 차의과학대학교 산학협력단 외 1

● 시력 개선 효과가 있는 건강영양조성물 : 본 발명은 시력 개선 효과를 갖는 건강영양 조성물을 제공하며, 와일드 블루베리 엑기스 건조분말에 결명자, 구기자, 차전자, 괴각, 상심자, 진자, 동규자, 창출 또는 영양각에서 선택된 1종 또는 2종 이상의 생약재 엑기스 건조분말을 혼합하여 주성분으로 함유하고, 비타민 A, 베타카로친, 비타민 B_1, 비타민 B_2, 비타민 B_6, 비타민 C, 천연토코페롤, 정제어유, 원견초유, 포도씨유, 스쿠알렌, 마늘유, 소맥배아유, 콘드로이친 황산함유 식품, 마늘분말, 영지엑기스 분말, 식용달팽이 건조분말, 닭벼슬 추출분말, 효모 또는 효모 엑기스 분말 또는 콜라겐 분말에서 선택된 1종 또는 2종 이상의 영양보조 성분을 배합하여 이루어진 것이며, 와일드 블루베리 엑기스

건조분말과 생약재 엑기스 건조분말을 합한 양은 총 조성물의 10~40중량%이며, 영양보조 성분은 60~90중량%임을 특징으로 한다. - 특허등록 제117934호, 주식회사 아모레퍼시픽

● 동규자(冬葵子)와 경마자(苘麻子)의 형태 감별에 관한 연구 : 동규자는 이변불통을 치료하는 효능이 있어 한약재뿐만 아니라 식품으로도 많이 이용되는데, 시중 유통 동규자에는 아국과의 어저귀 씨인 경마자가 혼입되어 사용되는 경우가 있다. 이에 기원을 명확히 하고 품질의 기준을 명확하게 하기 위해 연구가 진행되었다. 冬葵子(Malvae Fructus) 및 경마자(Abutili Semen)의 외부, 내부 및 분말 형태에 대해 광학 현미경 검사를 하여 다음과 같은 결과를 얻었다. 1. 외부 형태에 있어서 冬葵子는 식물의 열매로 원반상과 비슷하고, 황백색 또는 황갈색을 띠고 거기에 도드라진 가는 무늬가 둘러져있으며, 경마자는 식물의 종자로 모양이 삼각상 난형이고 표면은 거무스름한 색 또는 암갈색을 띠고 거기에 드물게 백색의 솜털이 나있다. 2. 내부 형태에 있어서 冬葵子는 책상세포가 1 열로 되어있고, 길쭉한 원기둥 모양이며 세포벽이 매우 두꺼우며, 黃輝帶는 바깥쪽 4분의 1되는 곳에 있다. 색소층은 1 열의 세포로 되어 있고 세포 속에는 황갈색 또는 적자색 물질이 들어있다. 경마자는 대체로 冬葵子와 비슷하나 색소층이 4-5열의 세포로 되어 있다. 3. 분말 형태에 있어서 冬葵子는 과피에 수산칼슘 方晶을 함유하 고있는 세포층과 섬유층이 있으며, 경마자는 종피의 표피세포 중 어떤것은 단세포 비선모로 분화되었다. 이와 같은 결과로 보아 冬葵子와 경마자는 외부, 내부 및 분말 형태에 있어서 차이점이 있으며, 이러한 형태적인 차이점으로 광학현미경을 이용한 감별이 가능하다고 사료된다. - 경원대학교 한의과대학 최정호 외 2, 대한본초학회지(2004. 6. 30)

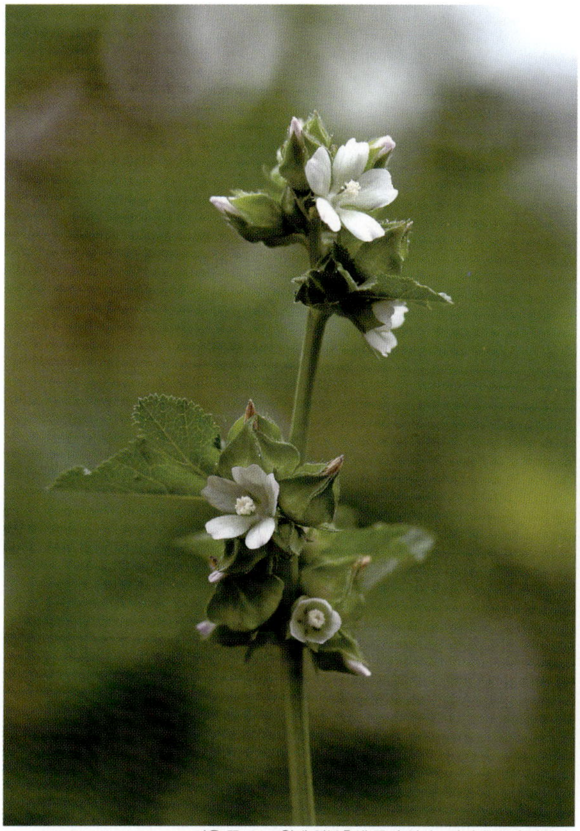

아욱 꽃. 6~7월에 연분홍색 꽃이 잎겨드랑이에 모여 달린다.

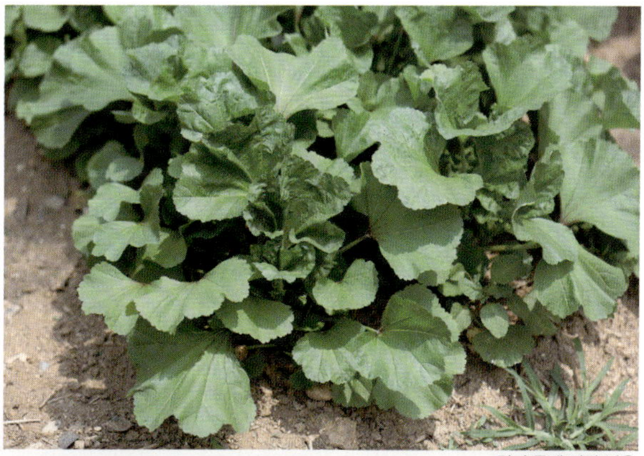

먹기 좋게 자란 아욱

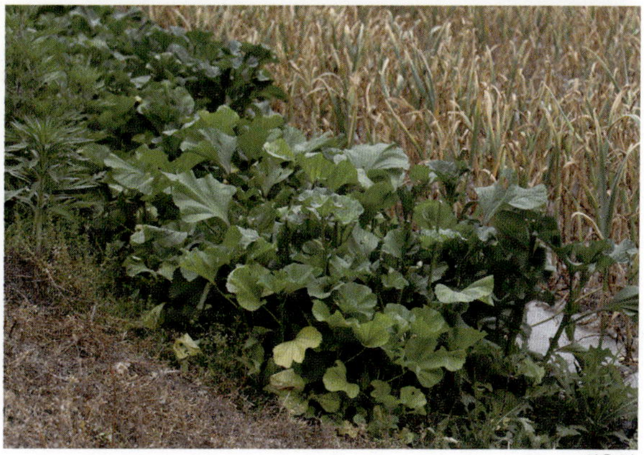

아욱 밭

아티초크

국화과 / *Cynara scolymus* L.
영명 Artichoke, Globe artichoke
이명 아티쵸크

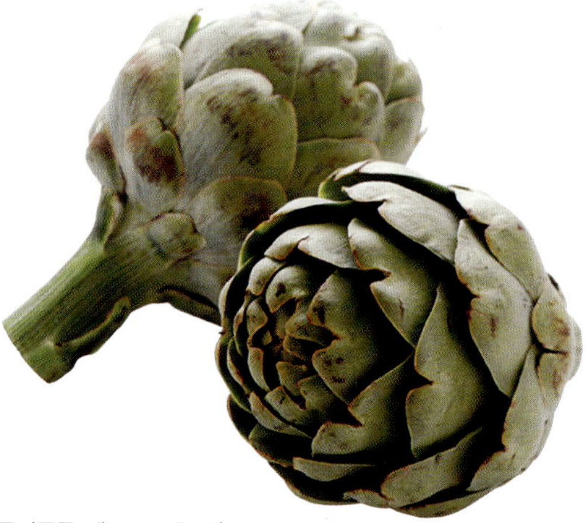

원산지가 지중해 연안인 여러해살이풀로, 우리나라에서는 남부 해안이나 제주도에서 재배가 가능하다. 키는 1.5m 정도로 자라는데, 얼핏 보면 엉겅퀴와 모양이 비슷하다. 어린순과 어린잎을 일반식품과 건강기능식품의 주원료로 사용한다.

우리가 보는 아티초크는 덜 자란 꽃봉오리로, 맛이 담백하고 연하며, 단백질과 비타민 A·C, 칼슘·철·인 등 영양 성분이 풍부하다. 특히 '천연 인슐린'으로 알려진 이눌린inulin이 들어 있어 당뇨병 개선 효과가 있다.

잎과 뿌리에 들어 있는 시너링 성분은 담즙 분비를 촉진함으로써 간장의 기능을 보호하고, 숙취를 해소하고 소화를 돕는 효과가 있다. 혈액 중의 콜레스테롤 수치를 내리는 기능이 있어 동맥경화 치료제로 쓰이며, 또 이뇨 작용과 정혈 작용이 있어 오줌에 단백질이 많을 때 약으로 쓴다.

특허 · 논문

● 숙취 해소용 조성물 및 이를 유효 성분으로 함유하는 숙취해소제 : 본 발명은 숙취 해소 기능을 가진 건강음료 조성물에 관한 것으로서, 보다 상세하게는 아티초크, 단델리온, 밀크시슬 추출물을 유효 성분으로 함유하여, 음주로 체내에서 알코올의 대사 결과로 생성된 아세트알데히드를 신속히 분해하고, 음주로 인한 갈증 및 입 냄새 제거, 음주 후 두통의 완화 등 기능을 가진 숙취 해소 기능 식품 및 음료 조성물에 관한 것이다. 본 발명에 따른 숙취 해소용 조성물은 혈중 알코올 농도 및 아세트알데히드 농도 저감 효과가 매우 우수하고, 알코올의 과다 섭취에 의한 간 손상으로부터 보호 효과, 두통 감소 효과 등 숙취 해소 효과가 매우 우수하며, 본 발명에 따른 조성물의 숙취의 예방 및 해소에 효과적으로 사용될 수 있다. – 특허등록 제638491호, 약초나라 주식회사

● 간 건강 개선을 위한 식물성 제형물 : 본 발명은 간을 알코올 및 화학적 손상으로부터 보호하고/하거나 단계 II 효소를 유도함으로써 간 건강을 개선하기 위한 식물성 제형물에 관한 것이다. 본 발명에 따른 제형물은 고추냉이 뿌리 섬유 분말, 아티초크 잎 추출물, 아스파라거스 탈수물, 칡 뿌리 추출물, 오레가노 추출물, 쉬산드라 베리 추출물, 전칠삼(파낙스 노토진셍 뿌리의 에탄올 추출물), 산치(파낙스 노토진셍 뿌리의 수 추출물), 게겐 뿌리 추출물(푸에라리아 오마이엔시스), 시금치 탈수물, 또는 이의 조합물을 포함한다. – 특허등록 제1350053호, 액세스 비지니스 그룹 인터내셔날 엘엘씨(미국)

● 항노화 효과를 갖는 피부 관리 복합체를 포함하는 화장료 제제 : 본 발명은 항노화 효과를 갖는 피부관리 복합체를 포함하는 화장료 제제에 관한 것이다. 상기 복합체는 화장료 오일, 인카 인치(Plukenetia volubilis) 종자 추출물, 아티초크 잎(Cynara scolymus leaves) 추출물 및 수소첨가 레티놀의 혼합물을 포함하는 리포좀으로 이루어진다. 상기 리포좀은 물과 겔-형성제로 이루어진 겔 네트워크에서 균일하게 분산된다. – 특허공개 10-2009-0033462호, 코티 프레스티지 랭카스터 그룹 게엠베하(독일)

● 혈중 콜레스테롤 및 중성지방 농도 저하 기능을 가지는 천연물 조성물 및 그 제품 : 본 발명은 혈중 콜레스테롤 및 중성지방 수치 저하 기능을 포함한 심장계 질환 및 각종 장기능 관련 질환의 예방 치료용 기능성 천연물 조성물 및 그 제품에 관한 것으로, 보다 상세하게는 아티초크 추출물, 식물 종자유, 홍국분말, 그리고 비타민 E를 유효 성분으로 함유하여, 저밀도 콜레스테롤 및 중성지방에 특이적인 저하 효과를 보이는 기능성 천연물 조성물과 상기 조성물을 이용한 제품에 관한 것이다. 본 발명에 따른 조성물을 유효 성분으로 하는 의약 조성물 및 식품의 콜레스테롤 조절기능은 고콜레스테롤혈증 뿐 아니라 복부비만, 동맥경화, 고혈압 등 각종 고콜레스테롤에서 비롯된 성인병으로 인해 대사기능이 부진하고 체력이 저하되는 중·장년 층을 위한 건강식품 소재로서도 사용될 수 있다. – 특허공개 10-2004-0052904호, 약초나라 주식회사

● 아티초크 추출물, 이의 용도와 이를 포함하는 제제 : 본 발명은 수지상에서의 분류에 의해 얻을 수 있는 아티초크 추출물의 제조에 관한 것이다. 본 발명의 방법은 식물인 아티초크의 지상부(aerial parts)로부터 출발하여, 일정한 비율의 세 종류의 활성 성분, 즉 디카페오일퀴닌산, 루테올린 및 시나로피크린 글리코사이드를 포함하는 추출물을 수득할 수 있게 한다. 시나로피크린은 정확한 양의 황산화된 아미노산 또는 적당한 티오산-유도체(thio-derivatives)의 첨가에 의해 안정화된다. 이러한 추출물은 저지혈성(hypolipemizing), 항소화불량성 및 혈관 항염증 활성을 갖는다. 상기 추출물은 주로 에노테라 비에니스(Enothera biennis) 오일에서 또는 혈관 활성을 증진시키는 ω-3과 ω-6산이 풍부한 오일에서 제제화된다. – 특허공개 10-2008-0038127호, 인데나 에스피아(이탈리아)

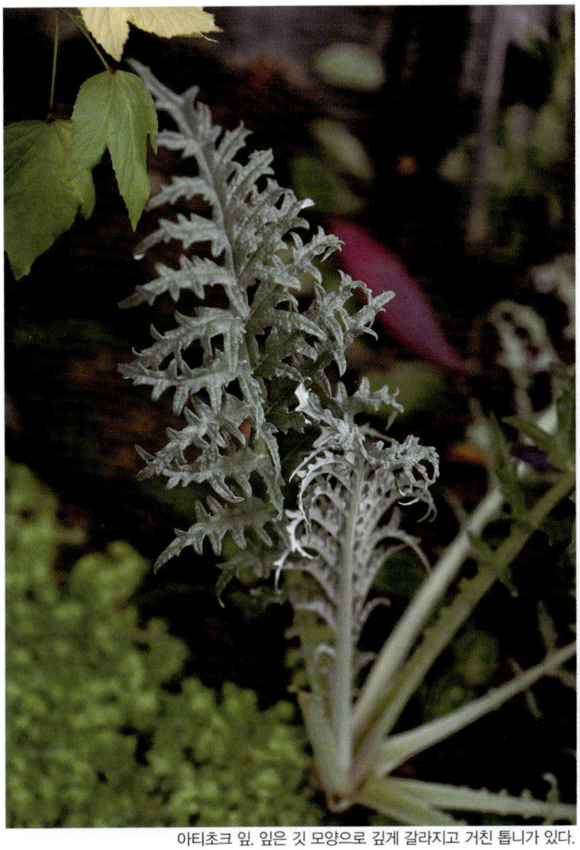

아티초크 잎. 잎은 깃 모양으로 깊게 갈라지고 거친 톱니가 있다.

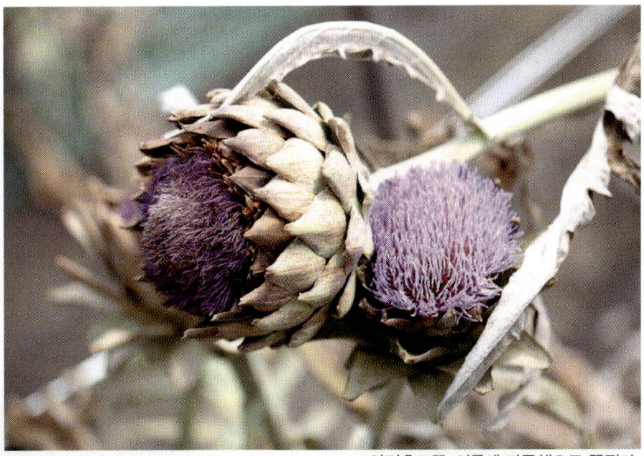

아티초크꽃. 여름에 자주색으로 꽃핀다.

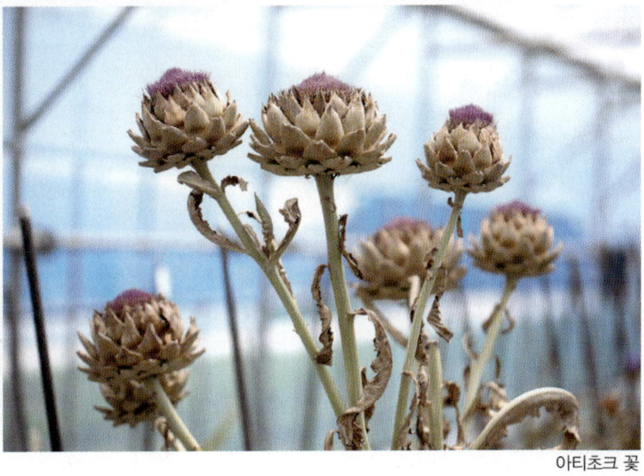

아티초크 꽃

아피오스

콩과 / *Apios americana*
영명 Groundnut, Potato bean
이명 인디언감자, 콩감자, 감자콩

아피오스는 땅속줄기에 덩이줄기를 형성하는 덩굴성 콩과 식물이다. 호두알 만한 덩이줄기가 땅콩처럼 줄줄이 달려 자라는 모양 때문에 '콩감자', 북아메리카 원산으로 인디언들의 건강을 지켜 주었다고 해서 '인디언 감자'로 부르기도 한다. 봄에 씨앗을 뿌리고, 가을에서 초봄에 걸쳐 수확한다.

덩굴에 달린 잎은 부드럽고 끝이 뾰족하며 밝은 녹색이다. 꽃은 밤색이나 엷은 자색으로, 줄기와 잎 사이에서 빽빽하게 핀다. 토란을 닮은 덩이줄기는 약간의 독성이 있어서 날것으로는 먹지 않고, 굽거나 찌거나 기름에 튀겨서 먹는다. 익히면 밤이나 인삼, 마 같은 맛이 난다. 꽃은 차나 술의 재료로 쓴다.

전분과 단백질이 주성분으로, 단백질은 일반 덩이줄기 채소류의 3배 정도 되며, 칼슘 · 제니스테인genistein · 콩사포닌 등이 풍부하다. 천연 칼슘 보급 효과가 크므로 어린이들 간식으로 좋다. 정장 작용을 하고, 아토피성 피부염을 개선하며, 요통 · 관절통 등의 경감시키는 효과가 있다. 항암 및 노화 방지 효과도 있다.

특허 · 논문

● 아피오스 음료의 제조 방법 : 본 발명은 아피오스 음료의 제조 방법에 관한 것으로 보다 상세하게는 아피오스와 물을 혼합하여 습식분쇄하여 분쇄물을 얻는 단계; 상기의 아피오스 습식분쇄물에 정제수를 첨가하면서 체(sieve)로 여과시켜 여과액을 얻는 단계; 및 상기 여과액의 농도를 조절 후 가열하고 살균하는 단계를 포함하는 아피오스 음료의 제조 방법에 관한 것이다. 본 발명은 다양한 기능성을 지닌 아피오스를 주재료로 하여 콩두유와 같은 형태의 음료로 제조하고 면역력 증강 효과를 확인함으로써 어린이뿐만 아니라 어른까지도 즐길 수 있는 가공품을 생산하고 국민건강에 이바지할 수 있는 새로운 영양공급원을 저렴하게 제공할 수 있으며, 신소득 작물인 아피오스 소비를 촉진시켜 농가 소득 증대에 기여할 수 있다. – 특허등록 제1300664호, 전라남도

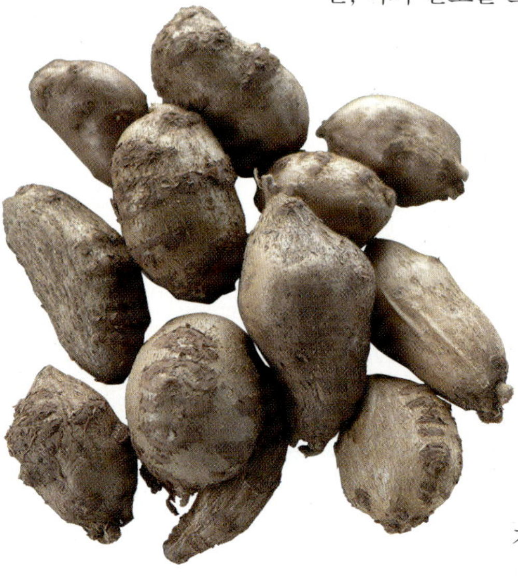

● 아피오스를 이용한 화장료 조성물 및 이의 제조 방법 : 본 발명은 화장료 조성물 및 이의 제조 방법에 관한 것으로서, 더욱 상세하게는 항산화활성 및 항균 활성이 우수한 아피오스 추출물을 함유하여 피부개선에 효과를 갖는 화장료 조성물 및 이의 제조 방법에 관한 것이다. 본 발명의 화장료 조성물은 아피오스(Apios americana Medikus)로부터 추출한 아피오스 추출물을 유효 성분으로 포함하고, 아피오스 추출물은 아피오스의 꽃, 잎, 괴경 중에서 선택된 적어도 어느 하나에 물, 탄소수 1 내지 4의 저급 알코올, 다가 알코올 또는 이들의 혼합물로부터 선택된 적어도 어느 하나의 추출용매를 가하여 추출한 추출물이다. – 특허등록 제1227171호 전남과학대학교 산학협력단

● 발효 홍삼, 동과자 및 아피오스 추출물을 유효 성분으로 포함하는 피부 미용 증진용 건강기능식품 조성물 : 본 발명은 피부 미용 증진 용도를 갖는 건강기능식품 조성물에 관한 것

으로, 자세하게는 발효 홍삼, 동과자 및 아피오스 추출물의 혼합물을 유효 성분으로 포함하는 피부 미용 증진 건강기능식품 조성물 및 이를 이용하여 제조된 건강기능식품에 관한 것이다. 본 발명의 발효 홍삼, 동과자 및 아피오스 추출물의 혼합물은 MMP-1 활성 억제를 통하여 피부 주름 개선 효과를 가지며, 티로시나아제 활성 저해 활성 및 멜라닌 생성 억제를 통하여 피부 미백 효과를 가질 뿐만 아니라 항산화 활성을 통하여 피부 노화 방지 효과를 동시에 가진다. 따라서 이를 유효 성분으로 포함하는 본 발명의 조성물은 피부 주름 개선, 피부 미백 및 피부 노화 방지를 통해 우수한 피부 미용 증진 효과를 나타낼 수 있어 기능성 건강기능식품 또는 건강기능 보조식품의 소재로서 유용하게 사용될 수 있다. 특히 본 발명의 발효 홍삼, 동과자 및 아피오스 추출물의 혼합물은 천연물로부터 유래한 추출물로서, 인체에 매우 안전하다는 장점이 있다. – 특허공개 10-2014-0086747호, 주식회사 피토메카

● 아토피 피부염 치료제 조성물 : 본 발명은 와송 추출물, 감초 추출물, 아피오스 추출물을 유효 성분으로 하는 아토피 피부염 치료제 조성물에 관한 것으로서, 감초 추출물, 아피오스 추출물 중 어느 하나 또는 2가지 모두의 추출물과 와송 추출물을 유효 성분으로 함유하는 아토피 피부염 치료제 조성물을 제공하고, 또 상기 조성물은, 조성물의 총중량에 대하여 상기 감초 추출물 함량은 0.1 내지 30중량%, 아피오스 추출물 함량은 0.1 내지 30중량%, 와송 추출물 함량은 0.1 내지 40중량% 함유되는 것이다. 본 발명에 의한 감초 추출물, 아피오스 추출물 중 어느 하나 또는 2가지 모두의 추출물과 및 와송 추출물을 유효 성분으로 함유하는 아토피 피부염 치료제 조성물은 지성 피부완화 및 아토피 피부염에 우수한 개선/치유 효과를 가진다. – 특허공개 10-2013-0073512호, 전남과학대학교 산학협력단

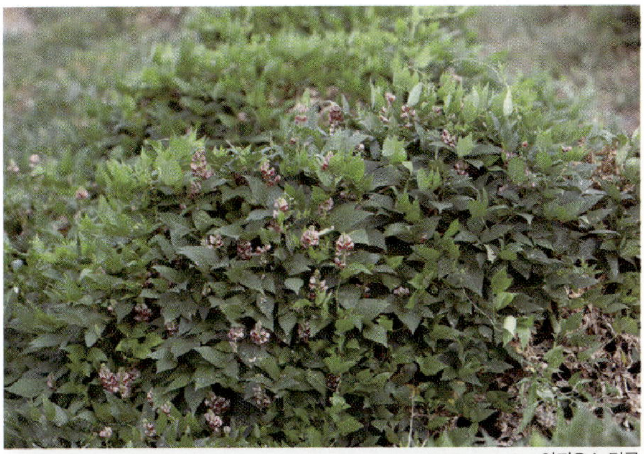
아피오스 덩굴

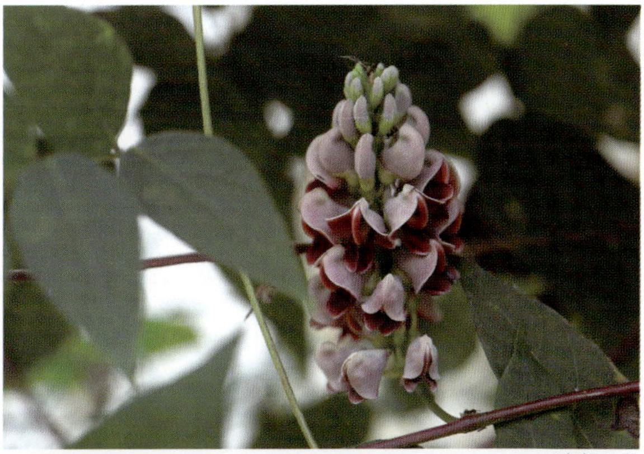
아피오스 꽃

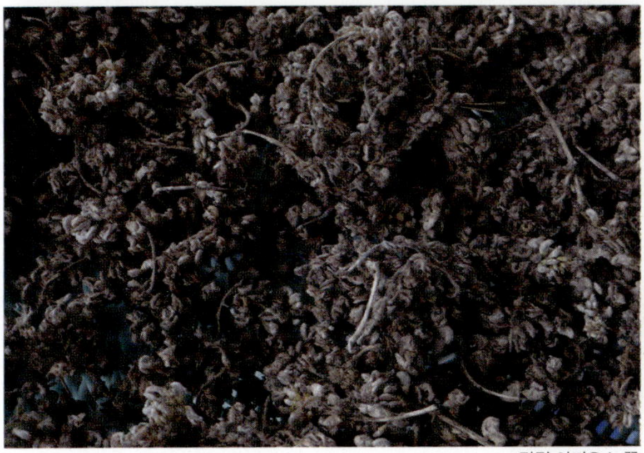
말린 아피오스 꽃

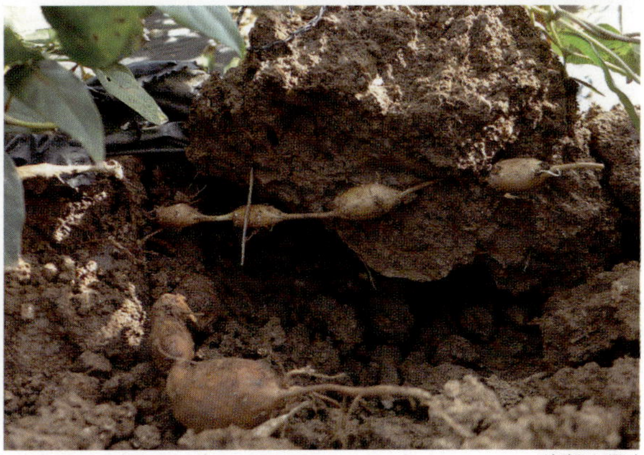
아피오스 뿌리

알로에

백합과 / *Aloe ferox* Miller
영명 Aloe
약명 노회蘆薈
이명 노회, 나무노회

백합과의 여러해살이풀로 아프리카가 원산지다. '노회蘆薈' 또는 '나무노회'라고도 한다. 잎은 뿌리와 줄기에 반원기둥 모양으로 어긋나게 달리며, 잎 가장자리에 톱니 모양의 가시가 있고 밑 부분은 넓어서 줄기를 감싼다. 여름에 황색 또는 주황색 꽃이 밑을 향해 달린다. 알로에속의 식물은 500종이 넘는데 그중 6~7종만을 약으로 쓴다.

알로에에는 세균과 곰팡이에 대한 살균력이 있고 독소를 중화하는 알로에틴을 비롯해, 궤양에 효과가 있는 알로에우르신과 항암 효과가 있는 알로미틴을 함유하고 있다. 과로로 인한 피로 해소와 과음으로 인한 숙취 해소 등에 효과가 있다. 스테로이드·아미노산·사포닌·항생물질·상처치유호르몬·무기질 등 다양한 성분이 들어 있다. 알로에의 단면에서 나오는 쓴 황색 물질은 변비에 효과가 있다.

민간에서는 알로에 액즙을 위장병에 먹고 외상이나 화상 등에 이용한다. 피부 보습 효과가 좋아 화장품 원료로도 쓰인다.

고서古書·의서醫書에서 밝히는 효능

동의보감 성질은 차고, 맛은 쓰며, 독은 없다. 어린이의 오감五疳을 치료하고, 삼충三蟲을 죽이고 치루와 옴과 버짐을 치료하며, 또한 어린이가 열이 나면서 놀라는 것을 치료한다.

방약합편 충감蟲疳을 없애며, 전간癲癎과 경축驚搐을 함께 다스린다.

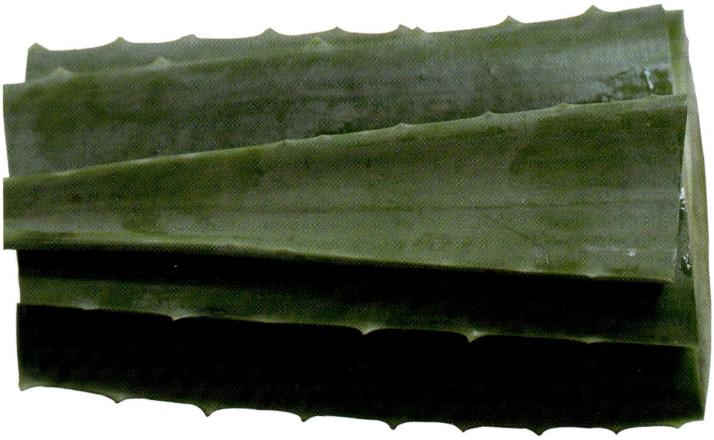

특허·논문

● 가공된 알로에 베라 겔을 포함하는 제2형 당뇨병 치료용 의약 조성물 : 본 발명은 가공된 알로에 베라 겔(processed aloe vera gel, PAG)을 유효 성분으로 포함하는 제2형 당뇨병의 예방 또는 치료용 의약 조성물 또는 제2형 당뇨병 개선용 건강기능식품에 관한 것이다. 본 발명에서는 인간의 제2형 당뇨병 모델과 매우 유사한 DIO 마우스에 대해 가공된 알로에 베라 겔(PAG)이 혈중 글루코즈 및 지방 항상성을 향상시키는 등의 항당뇨 효과가 있다는 사실을 새롭게 밝혔으며, 대사 장애, 구체적으로 제2형 당뇨병이나 당뇨병 관련 질환 또는 증상의 치료 또는 예방에 효과적인 의약 조성물 또는 건강기능식품을 제공하는 것을 그 목적으로 한다. – 특허등록 제1127454호, 주식회사 유니베라, 삼육대학교 산학협력단, 충북대학교 산학협력단

● 마크로파지 활성화 또는 항암용 알로에 조성물 : 본 발명은 MAP(Modified Aloe Polysaccharides)의 마크로파지 활성화 또는 항암 효능에 관한 것으로, 최적의 마크로파지 활성화 또는 항암 효능을 갖는 분자량 범위 5 내지 400KDa의 MAP를 함유하는 알로에 조성물을 제공한다. – 특허등록 제772007호, 주식회사 유니베라, 충북대학교 산학협력단, 주식회사 유니젠

● 항고혈압 효능을 갖고 있는 알로에 아세틸만난을 함유하는 조성물 : 본 발명은 알로에 아세틸만난의 새로운 용

도에 관한 것으로, 더욱 상세하게는 알로에 아세틸만난을 함유하는 항고혈압 효능을 갖는 조성물에 관한 것이다. 알로에로부터 추출, 정제한 아세틸만난은 ACE(angiotensin converting enzyme) 활성에 대하여 IC_{50}=0.58mM을 나타내어 고혈압 치료 및 예방에 효과적이다. – 특허등록 제247459호, 주식회사 김정문알로에

● 항염증 효과를 갖는 알로에 함유 습포제 : 본 발명은 항염증 효과를 갖는 알로에 함유 습포제에 관한 것으로서, 구체적으로 알로에 추출물을 주성분으로 하고 그 외에 수용성 고분자, 보습제, 수분, 흡수촉진제, 기타부형제, 자극완화제, 약효보조제 및 pH 조정제를 함유하여 부종에 뛰어난 항염증 효과를 나타내는 알로에 함유 습포제에 관한 것이다. 본 발명의 알로에 함유 습포제는 매우 우수한 부종 억제 작용과 부종 감소 작용을 나타내는 인체에 전혀 무해한 이상적인 진통 습포제로서 신경통, 요산의 축적으로 인한 통풍, 타박상, 염좌 및 근육통의 치료에 매우 유용할 뿐 아니라 알로에 함유 경고제(plaster) 및 패취제(patch) 등으로 응용하여 사용될 수 있다. – 특허공개 10-2001-0109042호, 건웅제약 주식회사

● 아토피 피부염 예방 및 개선효과를 나타내는 알로에 발효 및 가수분해 추출물의 제조 방법 및 이를 이용하여 제조된 화장품 : 본 발명은 아토피성 피부염 예방 및 개선효과를 나타내는 알로에 발효추출물의 제조 방법 및 이를 이용하여 제조된 화장품에 관한 것으로서, 보다 상세하게는 알로에를 추출 및 발효시킴으로써 유효 성분의 피부 침투력 및 항산화활성을 높이고, 항염 및 항알러지 효능을 증진시킬 수 있는 발효추출물을 제조하고, 이를 함유한 화장품을 개발하기 위한 목적으로 아토피 피부염 예방 및 개선효과를 나타내는 알로에 발효 및 가수분해 추출물의 제조 방법 및 이를 이용하여 제조된 화장품에 관한 것이다. 이를 위한 본 발명에 따른 아토피 피부염 예방 및 개선효과를 나타내는 알로에 발효추출

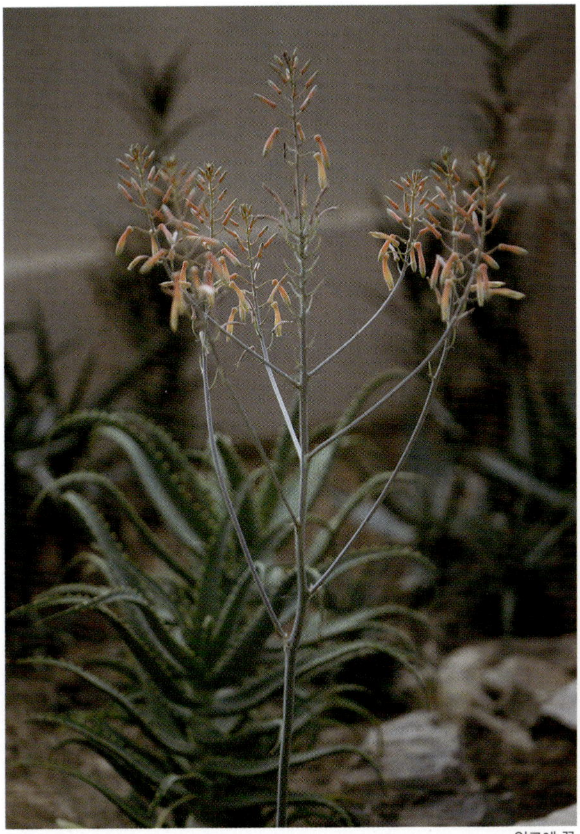
알로에 꽃

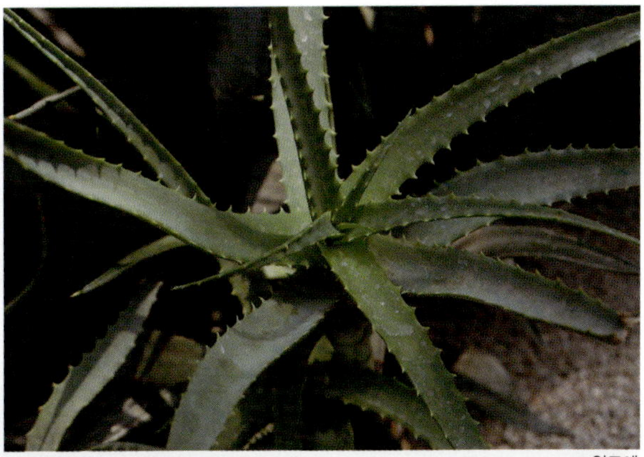
알로에

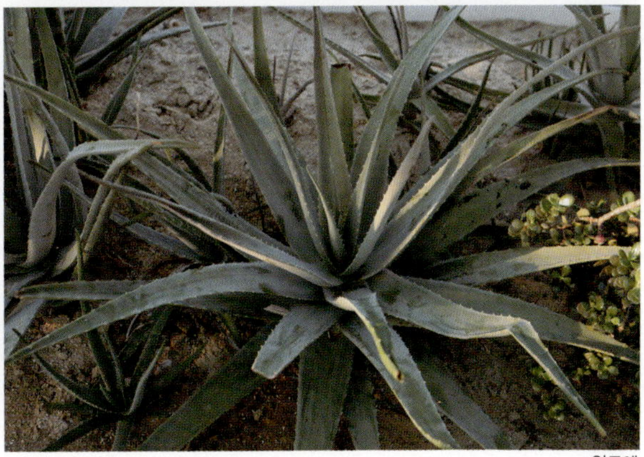
알로에

물의 제조 방법은, 알로에 껍질 1.0kg을 취하고 에탄올(EtOH) 2리터(L)를 넣어 50~60℃에서 8시간 동안 가끔씩 흔들어 주면서 방치하는 단계; 에탄올 추출 용액을 흔들어 주면서 여과지를 사용하여 감압으로 하여 여과하고 여액을 취하여 단계; 여과한 액을 감압농축기에 넣고 50~60℃에서 일정한 조건으로 감압 농축시켜 연조엑스 상태로 만드는 단계; 베타글루코시다제(β-glucosidase) 50,000unit를 10밀리리터의 물에 녹여 연조엑스에 가하고, 40~50℃에서 8시간 동안 흔들어 주면서 반응시켜 발효 및 가수분해시키는 단계로 이루어진 것을 특징으로 한다. - 특허등록 제1205097호, 우석대학교 산학협력단

● 항-대장균 및 항-헬리코박터 피로리 혼합특수면역단백질함유 난황과 알로에분말, 녹차추출물분말 및 들깨잎분말을 함유한 헬리코박터 피로리 성장 억제 식품 조성물 및 상기 조성물을 함유한 요구르트 : 본 발명은 장염을 일으키는 대장균(E. coli)과 위염균인 헬리코박터 피로리(Helicobacter pylori)를 항원화하고, 어린 병아리에 동시에 접종하여 위염과 장염을 예방할 수 있는 항-혼합균 특수면역단백질(IgY)을 계란 하나에 공유하게 하는 생산방법을 이용하여 생산된 계란으로부터 분리/추출한 항-혼합균 특수면역단백질(IgY) 함유 난황분말 등에 알로에분말, 녹차추출물분말, 들깨잎분말 등을 적정 비율로 혼합한 식품조성물에 관한 것으로써, 본 발명은 헬리코박터 피로리를 억제할 수 있는 항-혼합균 특수면역단백질을 유효 성분으로 하는 식품 조성물 및 요구르트 등의 유가공식품에 관한 것이다. 본 발명에 의해서 제조된 항-혼합균 특수면역단백질(IgY) 함유 난황분말 등과 알로에분말, 녹차추출물분말 및 들깨잎분말을 함유한 식품은 위장염 예방에 탁월한 효과가 있으며, 우리나라 국민에게 만성적으로 잠재해 있는 대장균과 십이지장염균에 의한 질병을 예방하는 효과가 있다. - 특허등록 제403282호, 주식회사 에그바이오텍

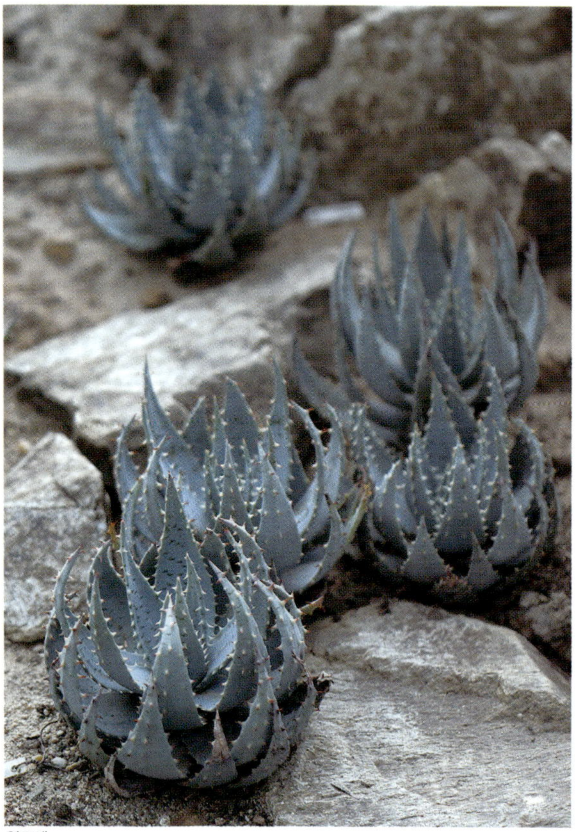
알로에

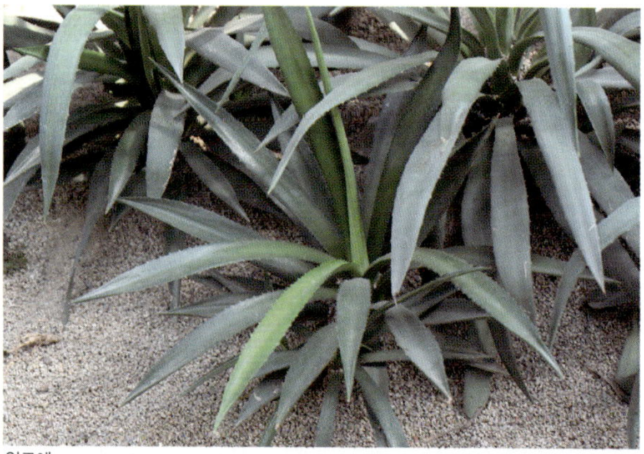
알로에

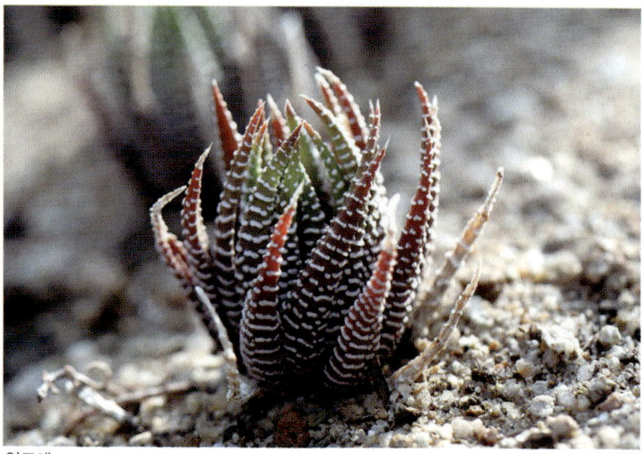
알로에

● 제주산 알로에 베라(Aloe vera Linne)의 항산화 효과 : 본 논문은 제주산 알로에 베라(Aloe vera Linne)의 항산화 효과에 관한 연구로서 주요내용은 다음과 같다. 2,2-Diphenyl-1-picrylhydrazyl (DPPH), 2,2''-azinobis-3-ethyl-benzothiazoline-6-sulfonic acid (ABTS) 및 oxygen radical absorbance capacity (ORAC) 분석법을 이용해 제주산 알로에 베라로 만든 알로에 베라 겔(Aloe vera gel:AG), 알로에 베라 삼출물(Aloe vera exudates:AE) 및 알로에 베라 겔의 저분자 여과액(A low molecular filtrate:ALMF)의 항산화 효과를 평가하였다. 그리고 총페놀 함량(Total phenolic content:TPC)과 총플라보노이드 함량(Total flavonoid content:TFC)을 측정하였다. 알로에 시료 중에 들어있는 페놀 화합물을 분석하였다. 지질과산화물을 이용해 리보플라본 광민감성에 따라 수중유적형 유화계에서의 항산화 효과를 분석하였다. DPPH, ABTS와 ORAC 분석에서 AE는 다른 시료보다 유의하게 더 높은 항산화 효과를 보였다($p<0.05$). AG, AE와 ALMF 5 *mg*/mL의 지질과산화물가는 각각 521.78, 272.32와 699.89 mmol/*kg* oil이었으나, 알로에 베라가 첨가되지 않은 시료는 48시간 후에 893.07mmol/*kg* oil이었다. AE는 더 높은 TPC와 TFC 값을 갖는다. AE에는 aloesin과 aloin이 검출되었으나, AG와 ALMF에서는 미량만 검출되었다는 내용이다. - 성균관대학교 식품생명공학과 설남규 외 4, 한국식품과학회지(2012. 10. 31)

● 항돌연변이와 항백혈병 작용 알로에베라 : 본 논문은 항돌연변이와 항백혈병 작용 알로에베라를 연구한 논문으로 주요내용으로는 알로에베라 추출물과 그 분획이 살모넬라티피무리움 TA98과 TA100에 대해 항돌연변이 활성을 발휘하고 K562 사람 백혈병 세포주에 대해 항백혈병 효과를 발휘함을 조사하였다. 알로에베라의 수성 에탄올 추출물은 살모넬라 돌연변이 검정에서 AF-2(2-(2-furyl)-3-(5-nitro-2-furyl)-acrylamide)에 대해 항돌연변이 효과를 가지는 것으로 밝혀졌다. 실리카겔 크라마토그래피에 의해 분리된 3가지 분획 중(분획 A, B, C) 분획 C(50*μg*/plate)가 살모넬라티피무리움 TA98과 TA100에서 각각 84와 90%의 억제율을 가지고 AF-s에 대한 가장 큰 항돌연변이 효과를 보였다. 분획 C(500*μg*/mL)는 MTT 검정에서 93% K562 사람 백혈구 세포주의 성장을 억제시켰다. 그러나 이들 알로에베라 성분은 MTT 검정에서 MDBK 쥐 정상 신장에 대해서는 세포독성 효과를 보이지 않았다는 내용이다. - 한국암센터병원 이경호 외 5, 생약학회지(2000. 6)

● 연령별 뇌와 신장에서 항산화막과 콜레스테롤 성분의 장기적 알로에 공급 효과에 관한 연구 : 본 연구는 고령 쥐의 뇌와 신장에 알로에 베라 섭취의 항산화 작용의 영향을 산화관련 매개변수를 통해 조사했으며, 병원균이 없는 Fischer 344 수컷 쥐를, 무작위로 각각의 군에 5마리씩 4개의 군으로 나누었다. A군은 알로에가 첨가되지 않은 실험 사료를 투여했고, B군은 1% 냉동 건조된 알로에가 첨가된 사료를 투여했으며, C군은 1%의 숯 처리된 동결 건조 알로에가 첨가된 사료를 투여했다. D군은 숯 처리된 동결 건조 알로에 잎을 사료로 투여했다. 4개월과 16개월이 지난 뒤에 쥐의 조직을 분석하였다. 알로에의 장기 복용은 조제품 사용여부와 무관하게 지질 과산화에 대한 항산화작용을 강화한다는 결과가 나왔다. 뇌와 신장의 phosphatidylcholine hydroperoxide의 감소가 나타났다. 항산화 작용에 대한 알로에 섭취의 이익은 초과산화물 불균등화효소의 강화와 카탈라아제 작용의 강화는 알로에를 장기 복용한 군 모두에서 나타났다. 본 연구에서 나타난 알로에 복용의 또 다른 잇점은 항산화 관련 매개 변수는 아니지만, 16개월동안 알로에를 섭취한 쥐의 뇌와 신장에서 콜레스테롤 수치가 낮아졌다는 점이다. 이러한 결과들은 알로에의 장기 복용은 항산화 작용과 콜레스테롤을 낮추는 효과가 있다는 것을 보여준다는 내용이다. - 건국대학교 의료생명대학 생명과학부 임병우 외 5, 한국약용작물학회지(2007. 10. 31)

야래향

가지과 / *Cestrum nocturnum* L.
영명 Night-blooming Cestrum, Lady of the night; Night jessamine
이명 야향수夜香樹, 야정향夜丁香, 야향화夜香花, 소청화素淸花, 기생초

가지과의 상록 소관목으로, 원산지는 열대 아메리카와 서인도 제도이다. 나무의 키는 약 4m 정도이며, 잎은 좁은 타원형으로 어긋난다. 5~9월에 지름 10~13㎜ 되는 노란색 꽃이 피는데, 밤이 되면 달콤하고 강한 향기를 내뿜어 '야래향夜來香'이라고 한다. 사람에게는 향기롭지만 모기를 퇴치하는 효과가 매우 높아 여름철에 인기 있는 식물이다. 열매는 0.5~1㎜ 정도의 흰색을 띤 타원형이며, 평균 10개의 씨앗이 들어 있는데 독성이 강하다. 잎과 꽃에도 독성이 있다.

열을 내리는 효과가 있어 감기로 목이 부었거나 열이 날 때 좋은 효능이 있다고 한다.

특허 · 논문

● 야래향 첨가 비누 : 본 발명은 야래향夜來香 나무에서 추출되는 정유를 첨가한 비누(soap)에 관한 것으로 더욱 자세하게는 예로부터 향기가 뛰어나고 해충 특히 모기기피와 퇴치에 효과가 매우 우수한 효능이 있는 야래향 나무를 이용한 정유(꽃, 잎, 줄기, 열매, 뿌리 등을 추출하여 얻어지는 기름) 추출물을 비누에 첨가하여 만들어진다. 본원의 주재료인 야래향은 밤에 향기를 내뿜는다고 해서 '야래향(夜來香)'이라고 한 이 꽃의 학명은 '*Cestrum nocturnum*'인데 중국풍의 이름 때문에 중국이 자생지로 아는 이들이 많지만 원산지는 서인도 제도(West Indies)와 열대 아메리카(tropical America)가 주산지이다. – 특허등록 제1000557호, 양**

● 야래향 모기 퇴치패드 : 본 발명은 야래향夜來香 나무에서 개화하는 꽃이나 잎, 줄기, 열매에서 추출되는 모기 퇴치용 패드에 관한 것으로 더욱 자세하게는 예로부터 해충 특히 모기퇴치에 효과가 매우 우수한 효능이 있는 야래향나무의 꽃, 잎, 열매줄기를 이용한 정유(꽃, 잎, 줄기, 뿌리, 열매 등에서 얻어지는 기름) 추출물을 팔이나 다리에 차는 패드에 침지및 코팅하여 사용하는 것을 특징으로 한다. – 특허등록 제1029485호, 양**

● 야래향 첨가 스타킹 : 본 발명은 특히 여성들이 다리 맵시를 뽐내기 위하여 발에 신는 스타킹에 관한 것으로서 더욱 자세하게는 야래향(夜來香) 나무에서 추출되는 정유를 첨가한 스타킹에 관한 것이다. 예로부터 해충 특히 모기 기피와 퇴치에 효과가 매우 우수한 효능이 있는 야래향 나무를 이용한 정유(꽃, 잎, 줄기, 뿌리 등을 추출하여 얻어지는 기름) 추출물을 만들어 스타킹에 첨가하여 사용하여 착용하는 것을 특징으로 한다. – 특허등록 제1087474호, 양**

● 혼합추출물을 포함하는 화장료 조성물 및 이의 제조 방법 : 본 발명은 민들레(*Taraxacum officinlale*), 자소엽(*Perilla ocymoides*), 참가사리(*Gloiopeltis Tenax*), 연자육(Nelumbo Nucifera Seed), 야래향(*Cestrum nocturnum*) 및 비파나무잎(Eriobotrya Japonica Leaf)의 혼합 추출물을 포함하는 화장료 조성물 및 이의 제조 방법을 제공한다. 본 발명의 화장료 조성물은 항균, 항산화, 미백, 수분 보유 등의 효과가 있어 아토피 피부 개선용 화장료로 유용하다. – 특허등록 제982883호, 보령메디앙스 주식회사, 주식회사 아데나

● 파네센 또는 야래향 꽃 향취 성분을 포함하는 모기 퇴치제 조성물 : 본 발명은 모기 기피 조성물에 관한 것으로서, 파네센 또는 야래향 꽃 향취 성분을 유효 성분으로 포함하는 것을 특징으로 한다. 본 발명에 따른 모기 기피 조성물은 모기 퇴치 효과가 매우 뛰어날 뿐만 아니라 안전하다. 야래향 꽃 향취 성분은 함량 순으로 파네센(Farnescene), 벤질알콜(Benzyl alcohol), 이소아밀 알코올(Isoamyl alcohol), 리나룰(Linalool), 리모넨(Limonene), 페닐에틸알코올(Phenyl ethyl alcohol), 시스-3-헥세놀(cis-

3-Hexenol), 유게놀(Eugenol), 및 알파-피넨(alpha-Pinene)이었으며, 따라서 본 발명은 유효 성분으로 파네센(Farnescene), 벤질알콜(Benzyl alcohol), 이소아밀알코올(Isoamyl alcohol) 및 리나룰(Linalool)을 포함하는 것을 특징으로 하는 모기 기피제 조성물을 제공하고, 더욱 바람직하게는 이러한 조성물에 리모넨(Limonene), 페닐에틸알코올(Phenyl ethyl alcohol), 시스-3-헥세놀(cis-3-Hexenol), 유게놀(Eugenol) 및 알파-피넨(alpha-Pinene)이 유효 성분으로 더 포함된 것을 특징으로 하는 모기 기피제 조성물을 제공한다. - 특허공개 10-2011-0064606호, 주식회사 엘지생활건강

● 제올라이트를 이용한 설치류 기피제 조성물 : 본 발명은 고추냉이, 마늘, 계피, 야래향, 창포, 오동나무 및 백부근의 천연물질과 환경 변화에 의한 기피효과 감소를 억제하기 위한 발수제 및 제올라이트를 이용한 설치류 기피제 조성물에 관한 기술로서, 인체에 무해하고, 설치가 용이하며, 사용 후 재활용이 가능한 것을 특징으로 한다. 본 발명의 조성물은 제올라이트에 유효 성분들이 흡착되어 있는 고체 형상이므로, 본 발명의 조성물은 별도의 용기 없이 조성물 자체를 도포, 분포하는 형식으로 보다 쉽고, 간편하고 장소에 구애받지 않고 적용할 수 있다. 또한, 본 발명의 조성물은 식용이 가능한 천연물질과 광물인 제올라이트를 이용하기 때문에 인간 및 자연에 대한 2차적인 오염 문제가 발생할 여지가 없을 뿐만 아니라, 본 발명의 기피제 조성물은 제올라이트를 주재료로 사용하기 때문에, 기피제 효과가 소멸된 후에는 알칼리성 토양 개선재로 재사용이 가능한 장점이 있다. - 특허등록 제1387111호, 전진바이오팜 주식회사

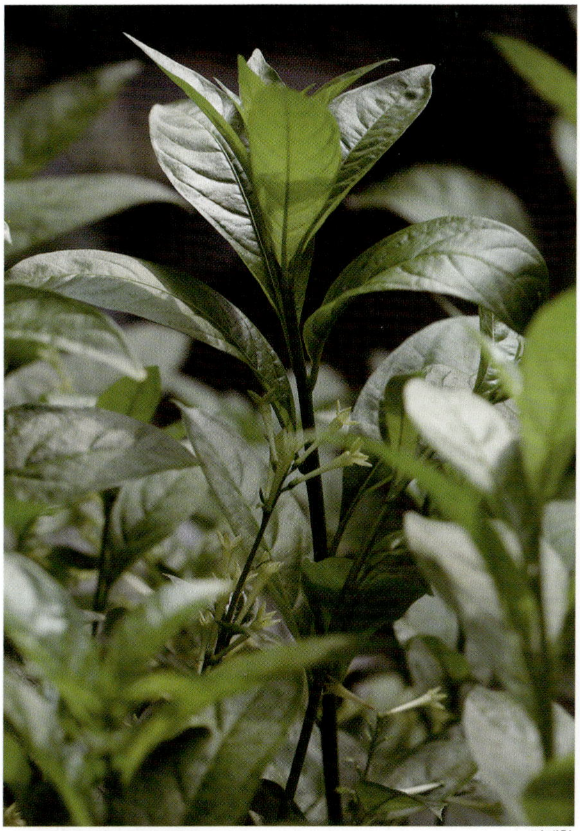
야래향

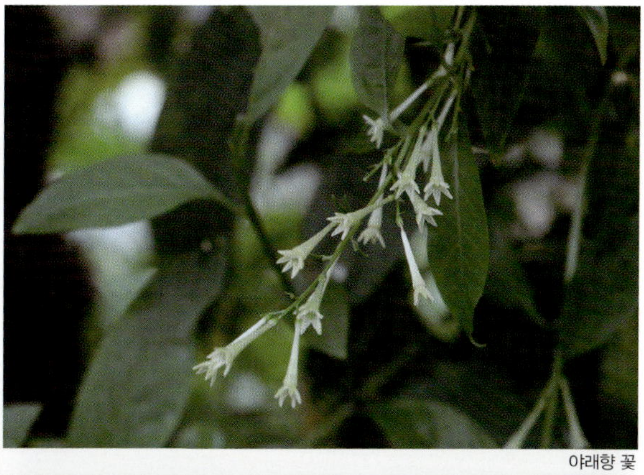
야래향 꽃

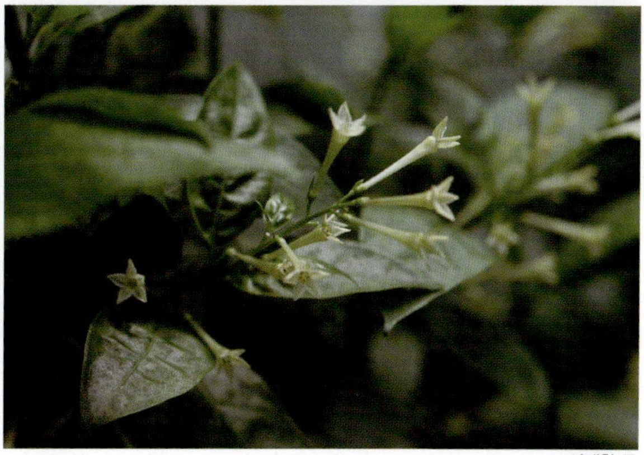
야래향 꽃

야콘

국화과 / *Polymnia sonchifolia* Poepp. & Endl.
영명 Yacon

국화과의 여러해살이풀로 남미 안데스 산맥이 원산지다. 따뜻한 기후에서 잘 자라는 식물이다. 키는 1.5~3m 정도이며, 잎이 크고 넓다. 덩이뿌리가 고구마와 비슷하게 생겼는데, 껍질은 자줏빛 또는 팥죽색이고, 속은 노란빛을 띤다.

야콘에는 프락토스fructose, 글루코스glucose, 프락토올리고당fructooligosaccharide과 이눌린inulin이 다량 함유되어 있다. 프락토올리고당은 장내유산균인 비피더스균의 먹이가 되어 소화를 촉진하고, 정장 작용을 한다. 덩이줄기에 많이 함유되어 있는 이눌린 성분은 당뇨병이나 동맥경화 등 생활습관병 예방에 도움이 된다.

덩이줄기는 아삭아삭하고 단맛이 나서 생으로 먹기도 하고, 알코올과 감미료 제조에도 쓰인다. 연한 잎은 샐러드 · 부침 · 생채 등의 요리뿐 아니라 차로 만들어 마시기도 한다. 야콘차는 프로바이오틱과 산화 방지하는 성질이 있다.

특허 · 논문

● 야콘 잎 발효차의 추출물을 함유하는 제2형 당뇨병 예방 또는 치료용 조성물 : 본 발명은 야콘 잎 발효차의 추출물을 함유하는 제2형 당뇨병 치료 및 예방용 조성물에 관한 것으로, 더욱 상세하게는 유효성분으로 야콘(Polymina sonchifolia) 잎 발효차의 추출물을 함유하는 제2형 당뇨병의 예방 또는 치료용 약학 조성물 및 제2형 당뇨병의 예방 또는 개선용 건강기능식품에 관한 것이다. – 특허공개 10-2012-0004658호, 순천대학교 산학협력단

● 구아바와 야콘을 이용한 항당뇨, 항산화 복합 조성물과 기능성 건강음료의 제조 방법 : 본 발명은 구아바 잎과 야콘 뿌리에 대한 항당뇨 및 항산화 활성 효과를 적극적으로 이용하기 위한 방안으로, 적절한 조성의 복합 조성물과, 우수한 기호도의 기능성 건강음료 제조 방법에 관한 것이다. 본 발명에 따른 복합조성물은, 구아바 잎 추출물 70~90중량%와 야콘 뿌리 추출물 10~30중량%로 구성하여 항당뇨 내지 항산화 용도로 제공하는 것을 특징으로 한다. 본 발명에 따른 건강음료의 제조 방법은, 구아바 잎을 세척하여 건조하는 한편, 야콘 뿌리를 세척한 후 절단하여 건조하는 제1단계; 구아바 잎 열수 추출물 70~90중량%와 야콘 뿌리 열수 추출물 10~30중량%로 조성된 0.05~0.2brix의 복합 조성물을 얻는 제2단계; 복합조성물을 살균 냉각하는 제3단계;로 이루어지는 것을 특징으로 한다. – 특허공개 10-2012-0021625호, 한국국제대학교 산학협력단

● 야콘 건조 분말 또는 그 추출물을 유효 성분으로 함유하는 혈전증 질환의 예방 및 치료용 조성물 : 본 발명은 야콘 건조 분말 또는 그 추출물을 유효 성분으로 함유하는 혈전증 질환의 예방 및 치료를 위한 조성물에 관한 것으로, 상세하게는 본 발명의 야콘 건조 분말 또는 그 추출물은 혈소판 응집 억제 활성 효과를 나타냄을 확인함으로써, 혈전증 질환의 예방 및 치료에 유용한 약학조성물 및 건강기능식품에 이용될 수 있다. 발명

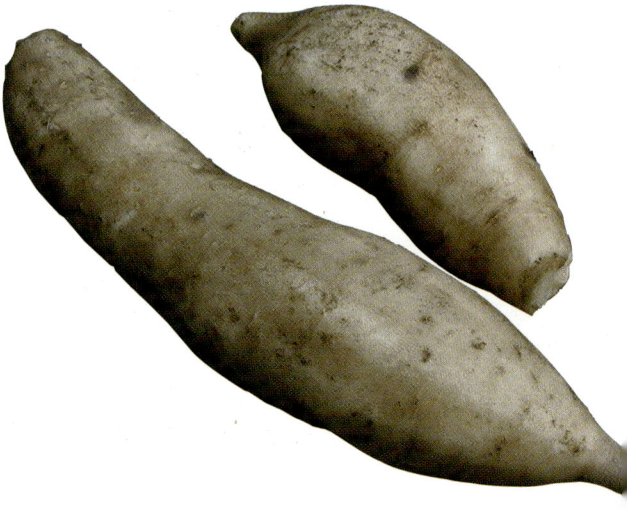

자들은 야콘 건조 분말 또는 그 추출물에 의한 혈소판 응집 억제 활성에 대해 지속적으로 연구한 결과, 야콘 건조 분말을 섭취한 고지혈증 유도 토끼의 혈소판을 분리한 후, 혈소판 응집 유도물질인 콜라겐(collagen)과 트롬빈(trombin)을 투여한 실험 즉, 생체 시스템 상의 실험(ex vivo)을 통하여 야콘 건조분말의 혈소판 응집 억제활성을 확인하였고, 토끼 혈액에서 분리한 세정 혈소판을 이용한 혈소판 응집 억제 활성 실험 즉, 시험관 내 실험(in vitro)을 통하여 야콘 추출물의 혈소판 응집 억제 활성을 확인하여 본 발명을 완성하게 되었다. – 특허공개 10-2010-0018912호, 주식회사 청맥

● 야콘 추출물을 유효 성분으로 함유하는 충치와 치주질환 예방 또는 치료용 약학조성물 및 식품 조성물 : 본 발명은 야콘 추출물을 유효 성분으로 함유하는 충치균 또는 치주염균에 대한 항균활성을 가지는 조성물에 관한 것으로, 더욱 상세하게는 야콘 추출물을 유효 성분으로 함유함으로써, 충치균 또는 치주염균에 대한 강한 항균 활성 효과 및 치석생성 억제 효과를 갖는 조성물, 야콘 추출물을 유효 성분으로 함유하는 충치와 치주질환 예방 또는 치료용 약학 조성물 및 야콘 추출물을 유효 성분으로 함유하는 충치와 치주질환 예방 또는 개선용 식품에 관한 것이다. 본 발명에서는 야콘 추출물을 유효 성분으로 함유함으로써, 유해 구강 미생물에 대한 강한 항균활성과 프라그 생성 억제 효과를 확인하여 미생물에 의한 감염성 질병인 충치와 치주질환의 예방 및 개선에 이용될 수 있는 조성물을 개발함으로써 본 발명을 완성하였다. – 특허등록 제1280868호, 전라남도

● 빛을 조사한 야콘 추출물 또는 이의 분획물을 포함하는 항균용 조성물 : 본 발명은 빛을 조사한 야콘 추출물 또는 이의 분획물 중의 어느 하나 이상을 포함하는 포도상구균에 대한 항균용 조성물 및 이를 제조하는 방법에 관한 것이다. 본 발명은 포도상구균

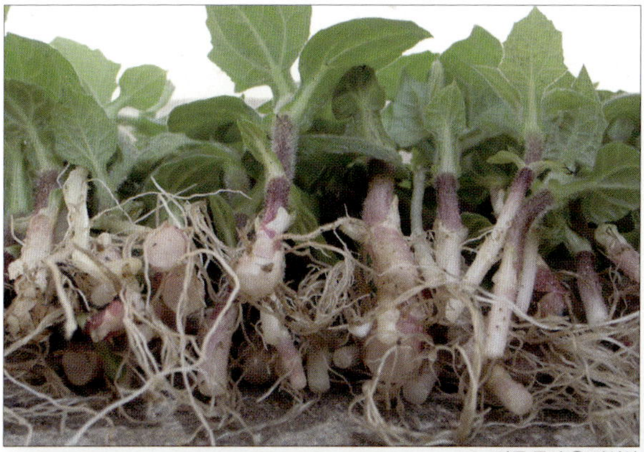
야콘 줄기 ⓒ 강성식

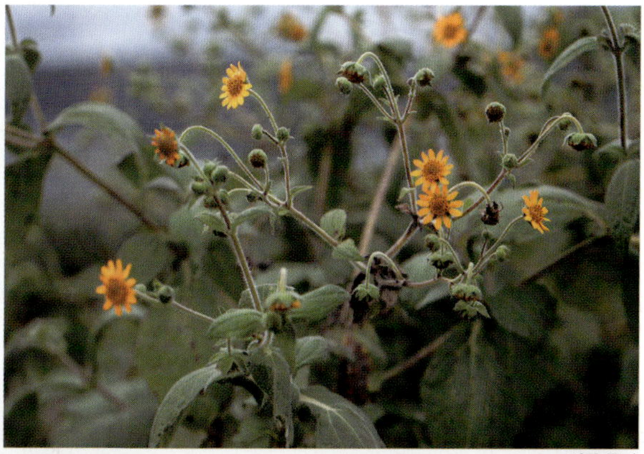
야콘 줄기

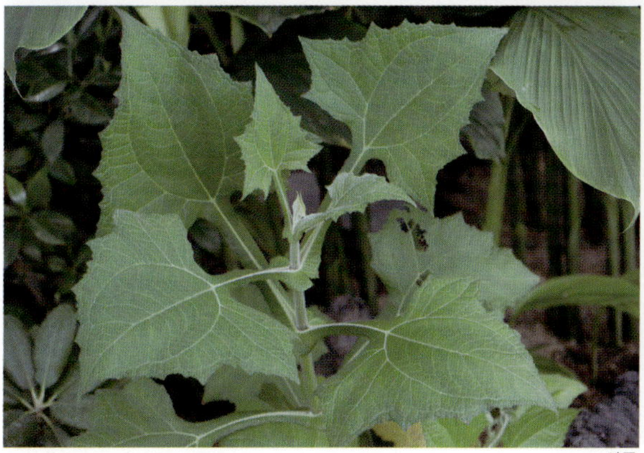
야콘

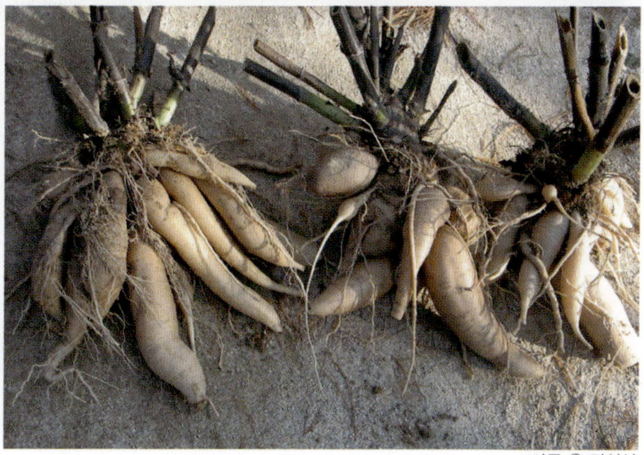
야콘 ⓒ 강성식

에 대한 항균 효과가 우수하여 의약품, 세정제 또는 화장료 등에 유용하게 사용할 수 있다. 또한, 그동안 우리나라에서 재배되고 있었으나 활용도가 적었던 야콘, 특히 야콘 잎을 사용하기 때문에 야콘의 자원화 및 고부가가치 제품화를 모색할 수 있다. - 특허등록 제1219090호, 순천대학교 산학협력단

● 야콘 추출물이 Streptozotocin으로 유도된 당뇨 동물모델에서 혈당 강하에 미치는 효과 : 본 연구에서는 5주간 야콘 추출물을 경구투여 하여 STZ에 의한 제1형 당뇨모델에서 주간혈당, 경구 당부하 검사, 랑게르한스섬의 크기 및 혈중 내 인슐린 농도를 관찰함으로써 당뇨 개선에 대한 평가를 하였다. 7주령 SD rats은 normal군, control군(STZ), GI(STZ+125 mg/kg 야콘), GII(STZ+250mg/kg 야콘)와 GIII(STZ+500mg/kg 야콘)으로 군 구성을 하였다. 주간 체중은 군간 차이가 없었으며, 주간 혈당은 5주차의 control군에 비하여 GIII군에서 감소하는 경향이 나타났으나 통계학적인 유의성은 없었다. 경구당부하 검사 결과는 STZ으로 유도된 동물모델에서 glucose 투여에 의한 혈당변화는 유의하게 감소하였고 maltose 투여에 의한 혈당변화는 감소하는 경향은 나타났으나 유의한 차이는 없었다. 또한 ICR계 mice에서의 경구 당부하 검사에서 maltose에 의한 혈당 변화는 control군에 비하여 GIII군에서 유의하게 감소하였다. 더욱이 STZ에 의해 감소한 랑게르한스섬의 크기가 유의하게 증가되었으며, 비슷한 결과로 혈중 인슐린 농도가 증가되었다. 그러나 혈중 fructosamine, total cholesterol 및 triglyceride의 농도는 유의한 차이를 관찰할 수 없었다. 본 연구에서는 5주간의 야콘 추출물 섭취가 경구당부하 검사, 췌장조직 내 랑게르한스섬의 크기 및 혈중 인슐린 농도를 개선시킴으로써 당뇨 개선에 도움을 줄 것으로 생각된다. - 주식회사 휴벳 오홍근 외 14, 한국식품영양과학회지(2012. 6. 30)

● 야콘 식초의 품질 특성 및 항당뇨 효과 : 본 연구

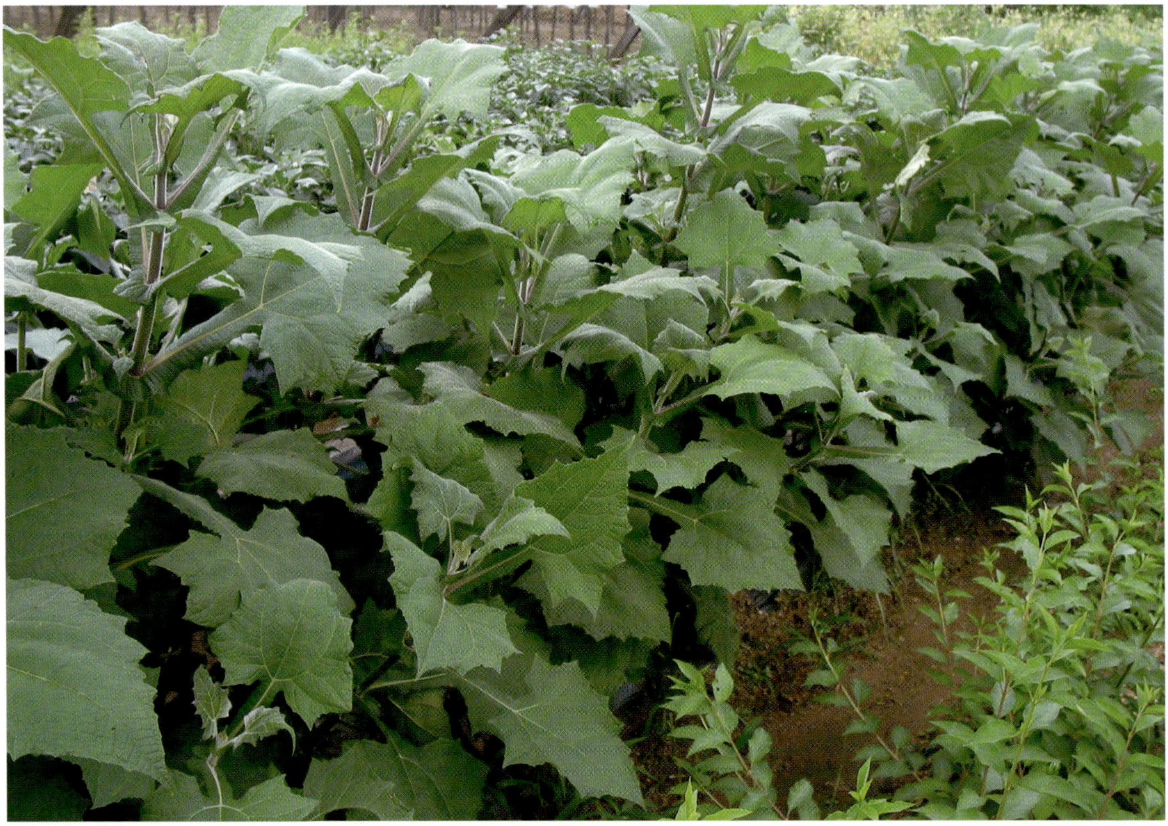

야콘 밭 © 강성식

에서는 2단계 발효를 통해 보당 없이 야콘 식초를 제조한 후 이에 대한 이화학적 성분 분석 및 항당뇨 효과를 조사하였다. 1단계 알코올 발효에서는 28℃에서 6일간 발효하여 알코올 함량 5.2%의 야콘 와인을 얻을 수 있었으며, 2단계 초산발효에서는 30℃, 200rpm으로 6일간 발효하여 산도 4.75%의 야콘 식초를 생산할 수 있었다. 야콘 식초의 주요 유리당은 glucose와 fructose로 나타났으며, 유기산은 acetic acid가 가장 높았으며 이어서 succinic acid가 높게 나타났다. 야콘 식초의 유리아미노산 총 함량은 62.88 ㎎%로 proline, γ-amino-n-butyric acid, ornithine이 주된 아미노산으로 나타났다. 무기성분은 Ca, K, Mg와 같은 알칼리성 원소를 다량 함유하고 있는 것으로 나타났다. 제2형 당뇨병 마우스에게 야콘 식초를 4주간 경구투여 하여 혈당 강화 효과를 평가한 결과 공복 시 혈당은 5% 야콘 식초군에서 대조군에 비하여 유의적으로 낮았으며($p<0.05$) 10% 야콘 착즙액과 10% 야콘 식초군은 낮은 경향이었다. 내당능 역시 5% 야콘 식초군이 대조군에 비하여 유의적으로 개선하였다($p<0.05$). 혈장의 인슐린과 C-peptide 농도 및 췌장의 인슐린 농도는 실험군간 차이가 없었으나 췌장의 C-peptide 농도는 대조군에 비하여 야콘 식초에 농도 의존적으로 높은 것으로 나타났다. - 순천대학교 식품영양학과 이미경 외 7, 한국식품영양과학회지(2012. 1. 31)

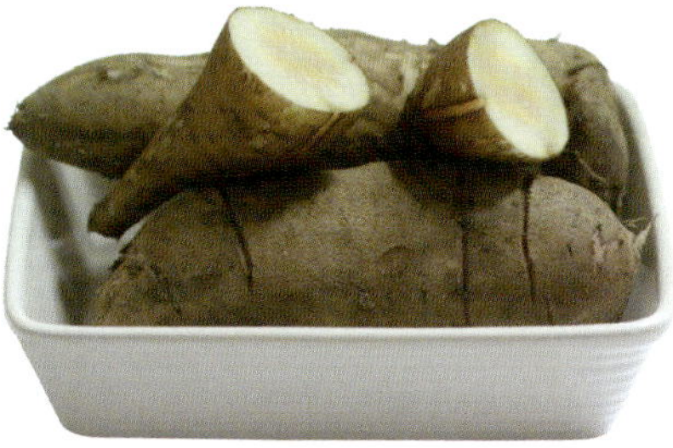

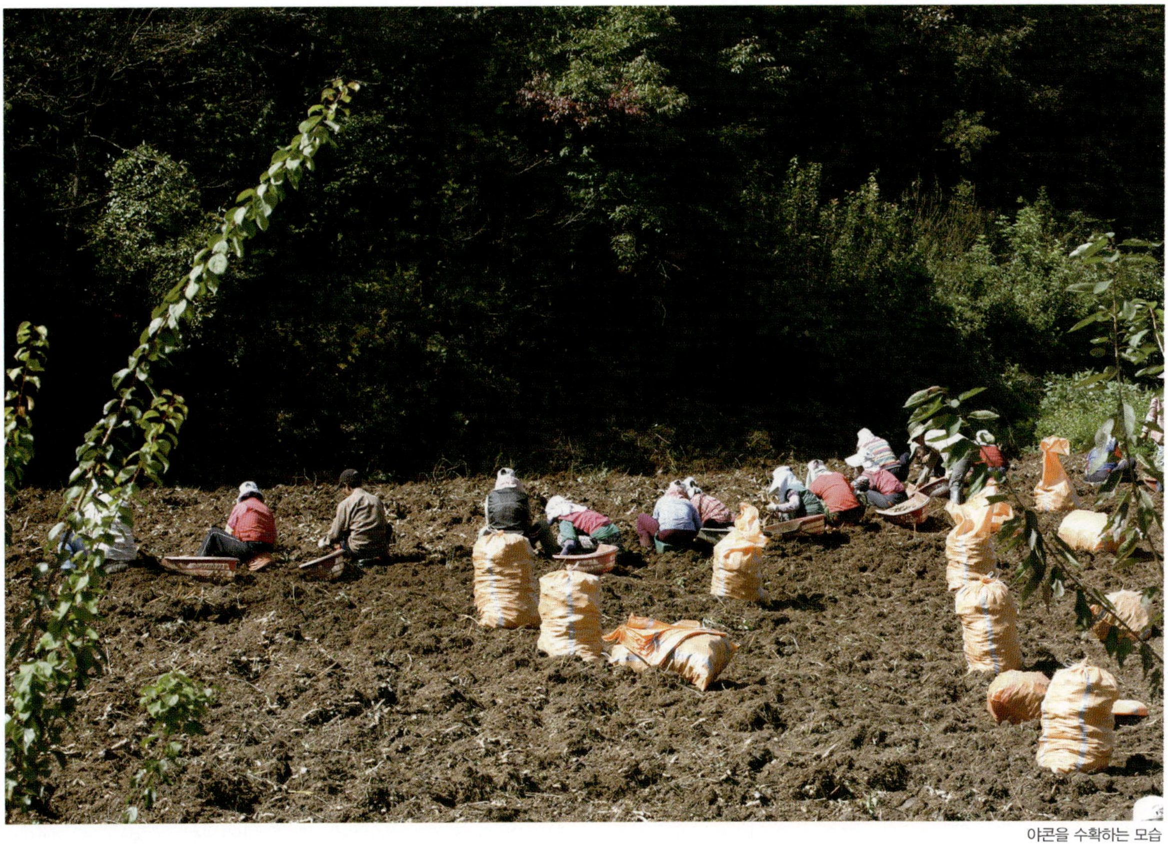

야콘을 수확하는 모습

얌빈

콩과 / *Pachyrhizus erosus*
영명 Yam Bean
약명 양서涼薯
이명 히카마, 지카마, 멕시코감자, 멕시코순무

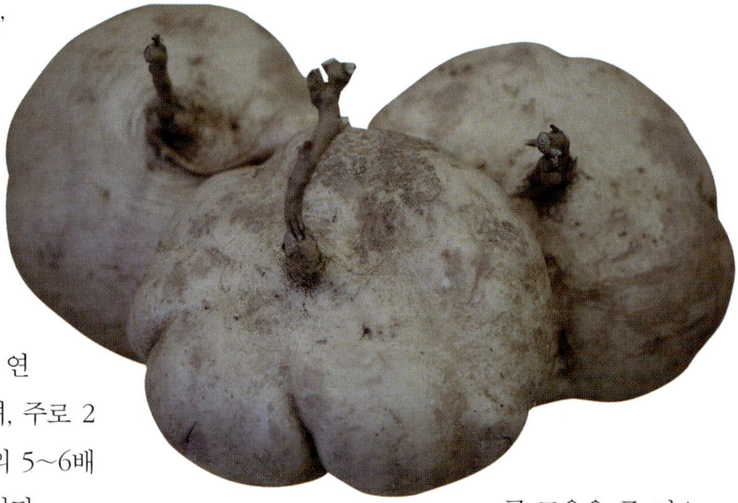

얌빈은 우리나라에는 '멕시코순무', '히카마' 등으로 알려져 있는 덩굴성 콩과 작물이다. 원산지는 멕시코와 중앙 아메리카다. 뿌리는 둥근 마처럼 생겼고 열매는 콩처럼 달려 '얌빈Yam Bean'이라고 한다.

뿌리는 감자, 마, 뚱딴지(돼지감자), 순무, 비트 등을 섞어 놓은 듯한 모양이다. 껍질은 연한 갈색이고, 무게는 2~23㎏까지 다양하며, 주로 2~3㎏ 크기가 많이 유통된다. 크기는 감자의 5~6배 정도지만, 칼로리는 감자의 1/10 수준으로 낮다.

비타민과 콜라겐 성분이 풍부하게 들어 있어서 다이어트 식품으로 활용 가치가 높다. 특히 천연 인슐린 성분인 이눌린inulin 함량이 높아 혈당 상승을 억제하고 콜레스테롤치를 낮추며 면역력 강화에 도움을 주어 생활습관병 예방에도 효과가 있다.

예전에는 일부 지역에서만 먹을 수 있었지만, 요즘은 북아메리카와 중국에서 식재료로서 대중화되었다. 우리나라에서는 근래에 충청도와 전라도 등 전국 각지에서 시험 재배에 성공하였으며, 세계 20대 건강식품으로 알려지면서 건강·다이어트 식품으로 관심을 끌고 있다.

뿌리는 껍질을 벗겨 생으로 먹거나 갈아서 먹으며, 배나 무처럼 시원한 맛도 나고, 감자 또는 마를 섞은 맛이 나기도 한다. 요리할 때는 무·감자·배 대용으로 쓰기도 하는데, 아삭하고 시원한 식감이 좋아서 샐러드·감자칩·동치미·깍두기 등 다양하게 조리해 먹을 수 있다.

얌빈의 줄기와 열매에는 독성이 있어 농약을 치지 않고 친환경 재배가 가능하며, 생물농약으로도 이용할 수 있다. 또한 열대작물이지만 비교적 재배하기 쉽고 대량 수확이 가능하여 국내의 농가 소득 증대에 큰 도움을 줄 것으로 기대를 모으고 있다.

특허 · 논문

- **히카마, 콜리플라워, 말로우 및 아이슬란드 이끼 천연 복합추출물을 유효성분으로 함유하는 항산화, 보습, 피부 자극 완화 효과를 갖는 피부 개선용 화장료 조성물** : 본 발명은 히카마, 콜리플라워, 말로우 및 아이슬란드 이끼 천연 복합추출물을 포함하는 화장료 조성물에 관한 것이다. 상기 히카마, 콜리플라워, 말로우 및 아이슬란드 이끼 복합추출물은 항산화 효과, 염증 매개 인자 발현 억제에 효과적이고 보습 관련 인자 발현 증가 및 우수한 피부 자극 완화 효과를 갖고 있어서 이를 유효성분으로 함유하는 화장료는 피부 개선용에 우수한 효과를 나타낸다. – 특허등록 1014588870000호, 주식회사 더마랩
- **얌빈 추출물을 이용한 피부 외용제 조성물** : 본 발명은 얌빈 추출물을 이용한 피부 외용제 조성물을 개시한다. 구체적으로 본 발명은 피부 재생 촉진, 콜라겐 생합성 촉진, 주름 생성 억제, 미백 또는 보습 용도로 유용하게 사용될 수 있는 얌빈 추출물을 이용한 피부외용제 조성물을 개시

한다. 본 발명은 얌빈의 에탄올 추출물과 물 추출물이 PPAR-α 활성을 촉진하고 콜라겐의 생합성을 촉진하며 자외선 조사에 의해 그 발현이 유도된 MMP(matrixmetalloproteinase, MMP-1)의 발현을 억제할 뿐 아니라, 항산화 활성과 멜라닌 생성 억제 활성을 가지고 보습 활성을 가짐을 확인함으로써 완성된 것이다. - 특허공개 10-2014-0079571호, 주식회사 두레

● 열대/아열대채소 유전자원 탐색 및 선발 : 얌빈은 5가지 종(Pachyrhizus erosu (Jicama), Pachyrhizus ahipa(Ahipa),Pachyrhizus tuberosus(Goitenyo), Pachyrhizus panamensis, Pachyrhizus ferrugineus)으로 분류되며 재배종으로 분류되는 종은 'Pachyrhizus erosus(Jicama)'이며 여기에는 27가지 야생종이 있고 재배종은 5품종이 있다. 'Pachyrhizus erosus(Jicama)'는 뿌리만 식용이 가능하고 완숙종자에는 살충 또는 살균제 성분인 'Rotenone' 성분이 있어 식용이 불가능하다(현지에서는 미숙 종자는 식용하기도 한다.). 반면 Goitenyo와 Ahipa는 뿌리 뿐만 아니라 잎에 단백질 함량이 많아(20~24%) 식용이 가능하고 종자역시 미숙꼬투리 형태로 식용이 가능한 종이다. 얌빈의 주요 식용부위는 뿌리이며 뿌리 모양은 일정하지 않지만 '순무' 모양의 뿌리가 많이 생긴다. 맛은 우리나라 사람이 좋아하는 '배'처럼 아삭아삭하며 단맛이 있고 당도는 6~7°Brix(표 2)로 개체간 당 함량 변이가 크다. 또한 섬유질이 풍부해서 건강식품으로 알려져 있다. 현재는 멕시코에서 필리핀, 중국 및 동남아시아로 전파되어 요리재료로 사용되고 있다. - 국립원예특작과학원 문두경 외 4, 〈열대/아열대채소 유전자원 탐색 및 선발〉 과제의 보고서(2013. 2)

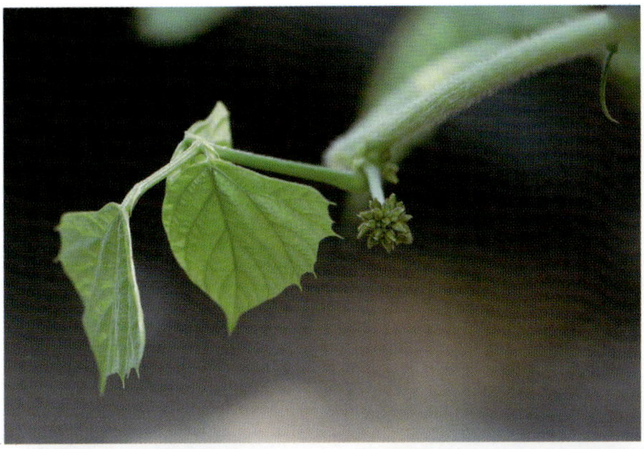
얌빈 새순

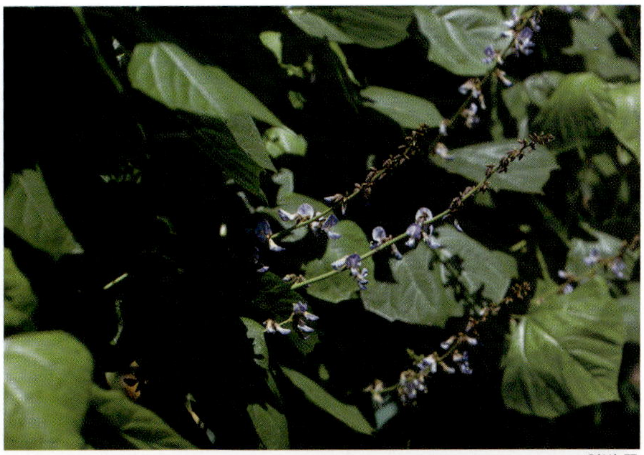
얌빈 꽃

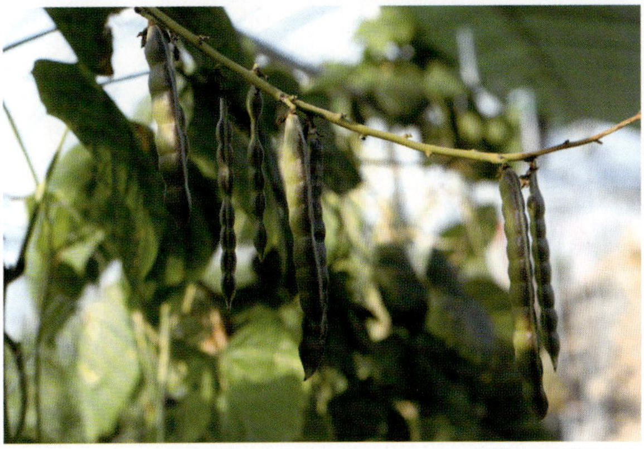
얌빈 열매. 독성이 있다.

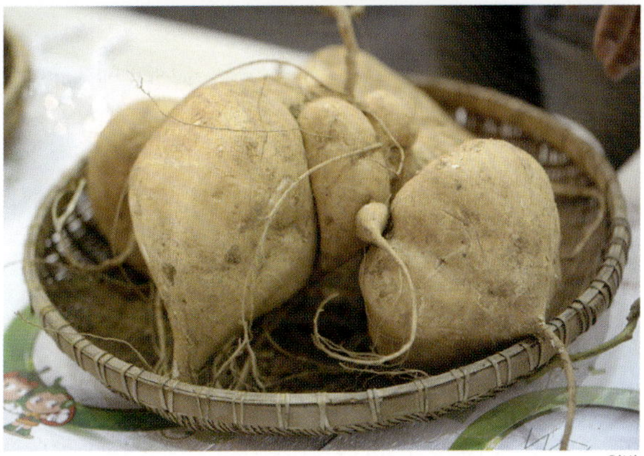
얌빈

양배추

겨자과 / *Brassica oleracea var. capitata* L.
영명 Cabbage

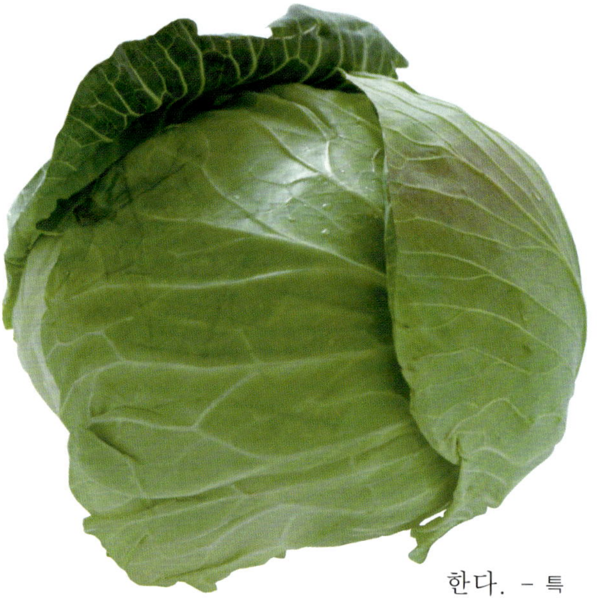

겨자과의 한해살이풀 또는 두해살이풀로, 지중해 연안이 원산지다. 잎은 두껍고 푸른빛이 도는 흰색이다. 줄기 가운데의 심을 중심으로 뭉쳐 큰 공 모양을 이룬다. 5~6월에 옅은 노란색 꽃이 핀다.

양배추에만 있는 비타민 U는 위궤양과 십이지장 궤양의 예방, 손상된 점막과 간장의 기능 회복에 효과가 있어 시판되는 위장약의 주성분으로도 사용되고 있다. 또한 식이섬유가 많아 다양한 조리법을 통해 많은 양을 섭취함으로써 변비 개선, 비만 예방 효과도 기대할 수 있다. 비타민 U는 생식으로 섭취해야 가장 효과가 좋다.

양배추는 주로 샐러드로 많이 먹고, 유럽에서는 수프를 해서 먹는다. 식초나 소금에 절여 먹기도 하고 다양한 요리의 하여, 양배추 · 브로콜리 · 당근 · 토마토 · 사과 · 바나나 등을 함께 끓여거 식힌 후 갈아 마시는데, 각종 채소와 과일의 영양소를 한꺼번에 쉽게 섭취할 수 있을뿐 아니라 몸 안의 나쁜 노폐물을 없애 주고 속도 편해진다고 한다.

특허 · 논문

● 양배추에 주로 함유되어 있는 3,3'-다이인돌일메탄 또는 그 전구체인 인돌-3-카르비놀을 유효 성분으로 함유하는 인지 기능의 저하 또는 손상을 치료하기 위한 조성물 : 본 발명은 인지 기능의 저하 또는 손상을 치료 또는 개선하기 위한 화합물에 관한 것으로, 본 발명에서는 양배추에 주로 함유되어 있는 3,3'-다이인돌일메탄이 소신경교세포에서 리포폴리사카라이드(lipopolisacharide)에 의해 유도되는 신경퇴화를 억제함을 확인하여, 3,3'-다이인돌일메탄 또는 그 전구체인 인돌-3-카르비놀을 기억력과 인지 능력의 손상을 치료하기 위한 약품 조성물 또는 예방(개선)하기 위한 건강식품으로 개발하여 제공한다. - 특허공개 10-2012-0110719호, 서울대학교 산학협력단

● 양배추와 마와 배추즙을 주성분으로 한 종합 위장 질환 보조 식품의 제조 방법 : 본 발명은 종합 위장 질환 보조 식품의 제조 방법에 관한 것이다. 종래에도 위장 질환 보조식품이 많이 개발되었으나 이러한 식품들은 유효 성분의 추출 과정에서 물을 혼합하여 추출하는 것인바 그 속에 내재되어 있는 종합 위장 질환에 필요한 성분이 파괴되는 결점이 있었다. 본 발명은 상기와 같은 문제점을 해결하고자 창안한 것으로서 이 발명 요지는 양배추 35%중량 : 마 30%중량 : 배추 35%중량의 중량비로 혼합하여 100℃의 추출기에 넣어 3시간 동안 달여 즙액을 추출하는 것을 제1공정(1)으로 하고, 백출 20%중량 : 산사육 15%중량 : 백복령 15%중량 : 민들레 15%중량 : 유근피 10%중량 : 나복자 10%중량 : 진피 15%중량의 중량비로 깨끗한 물로 씻어서 건조기에 60~70℃의 온도로 2시간 동안 건조하여 분말을 만든 것을 제2공정(2)으로 하며, 상기 제1공정(1)에서 추출한 즙액을 제2공정(2)에서 생성된 분말과 혼합하는

것을 제3공정(3)으로 한다. 제1공정(1)에서 추출한 즙액과 제2공정(2)에서 생성된 분말과 혼합것을 고루 섞어 항아리에 넣고 두꺼운 천으로 항아리의 입구를 꼭 봉해서 냄비속에 넣어 수중에 매달아 놓되 항아리 입구를 물 위에 나오게 하여 100℃로 72시간 동안 끓인다. 만일 냄비 안에 물이 줄어들면 따뜻한 물을 반복해서 더 부어 넣고 끓여서 72시간 후 꺼내서 원액 그대로 섭취하거나 섭취가 용이한 환(丸)으로 제조하는 것을 제4공정(4)으로 하는 제조 방법이다. 상기와 같은 방법으로 제조한 종합 위장 질환 보조 식품은 별도의 첨가물이나 물을 전혀 혼합하지 않아 재료에 들어 있는 유효한 성분만을 위할 수 있는 것이다. - 특허공개 10-2008-0053867호, 권**

● 초고압 처리를 통해 적양배추의 유효활성 성분을 증폭하는 방법 : 초고압 처리를 통해 적양배추 내의 글루코시놀레이트를 유효활성 분해산물로 전환시켜 그 함량을 증폭시키는 방법이 개시된다. 상기 증폭방법은, 적양배추로부터 글루코시놀레이트의 유효활성 분해산물의 효과적인 증폭이 가능하고 비열처리 방식을 통해 제품 생산 분야에서 에너지 절감이 가능하다. 또한, 식품 첨가제, 건강기능식품 또는 사료 첨가제 분야에서 다양하게 활용 가능하다. - 특허공개 10-2010-00116759호, 한국과학기술연구원

● 브로콜리와 양배추 추출물의 항산화와 항균 활성 : 브로콜리(Brassica oleracea var. italic)와 양배추(Brassica oleracea var. capitata L.)는 콜리플라워, 갓 등과 함께 십자화과 다년생 식물로 분류되며 십자화과 식물에서는 α-carotene, β-carotene, α-tocopherol, γ-tocophe- rol, 각종 비타민류와 sulforaphane 등의 생리활성 물질을 함유하고 있다. 여드름은 흔히 얼굴에 나타나는 피부질환이며, 여드름 유발균인 Propioniba- cterium acne가 염증성 여드름을 발생시키고 흔히 사용되는 스테로이드 제제는 부작용을 동반한다. 브로콜리와 양배추를 ethanol, hexane,

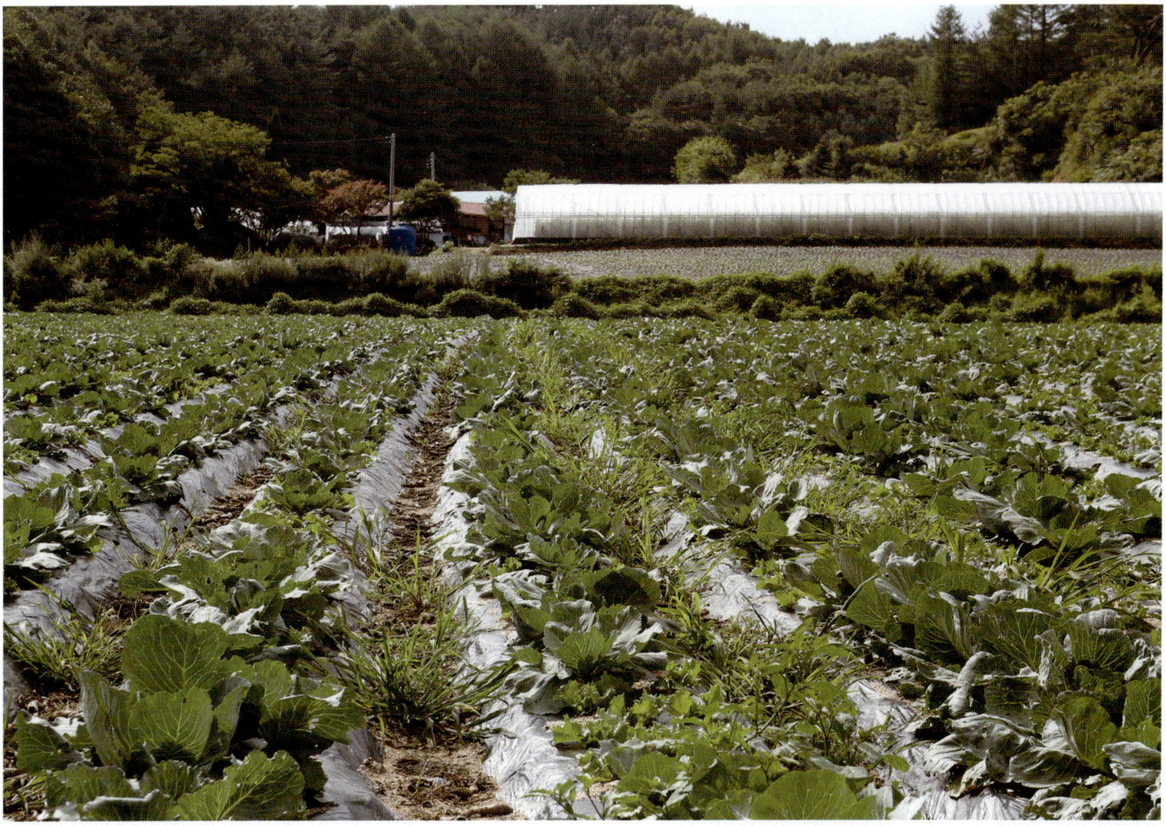

양배추 밭

propylene glycol, butylene glycol을 이용하여 추출하였다. 브로콜리와 양배추를 4가지 용매로 추출하여 TLC를 이용하여 sulforaphane을 확인하였다. 여드름 유발균에 대한 항균 활성 평가 결과 브로콜리의 ethanol과 hexane 추출물 그리고 양배추의 hexane, butylene glycol, propylene glycol 추출물에서 눈에 띄는 항균활성을 나타내었다. DPPH 소거활성 평가에서는 브로콜리와 양배추의 propylene glycol과 butylene glycol 추출물에서 높게 나타났고 vitamin C 보다 약간 낮은 활성을 나타내었다. Superoxide 소거활성에서는 ethanol과 hexane 추출물에서 높게 나타났고 vitamin C와 비교하였을 때 약간 낮은 활성을 나타내었다. 항염 소거활성 평가에서는 propylene glycol과 butylene glycol로 추출한 브로콜리와 양배추 추출물에서 대조군으로 사용된 propolis보다 높은 소거 활성을 나타내었다. 본 연구 결과를 고려하여, 브로콜리와 양배추가 propionibacterium acne에 대한 항균 활성과, 항산화 활성을 가진다는 것으로 확인하였다. 그러므로 브로콜리와 양배추는 잠재적인 항산화, 항균 치료물질로서 사용될 수 있다고 사료된다. – 신라대학교 장민우 석사학위논문(2013)

● 양배추 혼합즙의 위염 예방 및 신선초즙의 간 손상 보호효과 : 본 연구는 클로렐라, 케일, 양배추즙의 항산화 효과를 검토한 결과 양배추의 항산화능이 가장 높았으며 양배추즙에 클로렐라나 케일을 30% 첨가하였을 때 항산화능이 상승하여 시너지 효과를 나타내었다. 클로렐라, 케일, 양배추즙을 AGS 인체위암세포에 처리하였을 때 양배추에서 성장억제효과가 가장 높았으며 양배추즙에 클로렐라나 케일을 30% 첨가 하였을 때 그 효과가 상승하였다. 성장저해효과가 유의적으로 높았던 농도에서 동물실험에 앞서 세포수준에서 염증인자 발현을 조사한 결과 양배추-케일 혼합즙에서 염증인자(iNOS, COX-2, TNF-α 및 IL-1β) 발현이 크게 감소되었다. 양배추즙 및 양배추 혼합즙의 제산력을 검토한 결과, 양배추 클로렐라 혼합즙, 양배추-케일 혼합즙이 시판대조약물 제산력과 유사하게 매우 높은 제산능을 나타내었다. 양배추즙 및 양배추 혼합즙을 저농도, 고농도 두가지 농도로 흰쥐에 투여하고 위염 예방 효과를 검토한 결과 양배추-클로렐라, 양배추-케일 혼합즙 고농도 투여군이 시판대조약물과 유사하게 높은 위 손상 보호효과를 나타내며 위액실험 또한 손상 결과를 뒷받침해 주었다. – 부산대학교 홍예지 석사학위논문(2013)

● 양파, 사과, 미나리, 양배추가 당뇨 환자의 혈당조절에 미치는 효과 : 본 연구에서는 식용 및 약용 식물의 항당뇨효과 탐색 연구로서, 제2형 당뇨 환자에게서 양파는 공복 혈당을 떨어뜨리는 효과가 있었다. 특히 양파와 사과, 미나리, 양배추의 조합군은 이상적인 배합군으로서 당뇨 환자의 혈당강하에 권장할만한 식품군임을 확인하였다. 아울러 양파와 사과, 양파와 양배추, 그리고 양파와 사과, 미나리, 양배추를 이용한 식이군은 기호도 측면에서 거부감이나 큰 부작용 없이 혈당개선효과를 볼 수 있기 때문에 앞으로 제2형 당뇨 환자의 식사요법에 양파, 사과, 미나리, 양배추의 이용을 기대할 수 있으며 건강기능식품소재로서의 개발 가능성을 제언해 본다. – 경기대학교 송미경 석사학위논문(2012)

● 배추와 양배추 추출물의 생리활성 물질 및 암세포 증식 억제효과 분석 : 본 연구에서는 배추

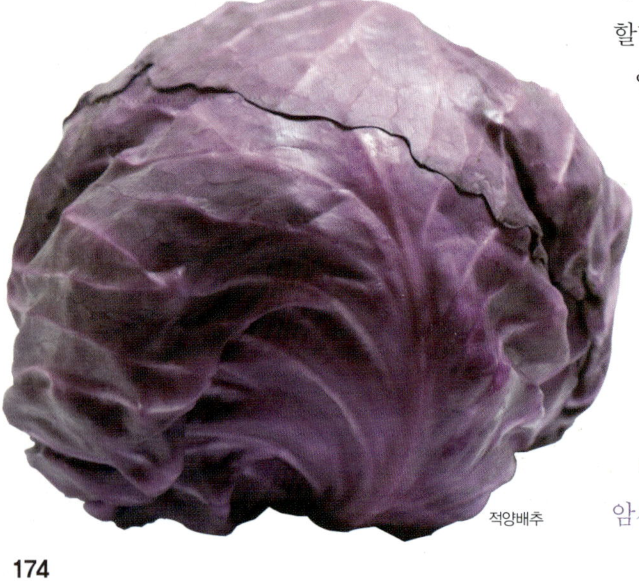

적양배추

와 양배추 에탄올 추출물의 총 폴리페놀 함량 및 총 플라보노이드 함량을 측정하고, glucosinolates 함량을 HPLC로 분석하였다. 또한, MTT assay를 통한 암세포 증식 억제 활성을 측정하였다. 배추와 양배추 에탄올 추출물의 항산화물질로 알려진 총 폴리페놀 함량은 각각 308.48 및 344.75㎍ GAE/g dry weight으로 나타났으며, 총 플라보노이드 함량은 각각 5.33 및 5.95㎍ QE/g dry weight으로 나타났다. 배추 추출물에서는 progoitrin, glucoalyssin, gluconapin, glucobrassicanapin, glucobrassicin, 4-methoxyglucobrassicin의 총 6개 glucosinolates를 확인하였다. 양배추 추출물에서는 glucoraphanin, sinigrin, glucobrassicin 및 4-methoxyglucobrassicin의 총 4개 glucosinolates를 확인하였다. 배추와 양배추 에탄올 추출물이 AGS 인체 위암세포주, HepG2 인체 간암세포주, LNCaP 인체 전립선암 세포주 증식에 미치는 영향을 MTT assay를 통해 알아보았다. 배추와 양배추 추출물의 농도가 증가함에 따라 농도 의존적으로 암세포 증식 억제 효능이 증가하였다. 또한, 배추와 양배추 추출물을 암세포에 처리하고 배양하는 시간이 24시간에서 48시간으로 길어질수록 암세포 성장 억제 효능도 증가하였다. 배추와 양배추의 추출과정 중에 생성된 glucosinolate 가수분해 산물과 폴리페놀, 플라보노이드 등의 생리활성 물질들이 암세포 성장 억제에 직접적인 영향을 주었을 것으로 사료된다. 한국인들이 자주 섭취하고 있는 배추와 양배추에는 주요 생리활성 물질인 글루코시놀레이트뿐 아니라 폴리페놀, 플라보노이드가 함유되어 있으며, 이들 추출물들은 암세포 증식 억제 효능이 있음을 보여주었다. - 한경대학교 영양조리학과 황은선 외 2, 한국식품영양과학회지(2012. 6. 30)

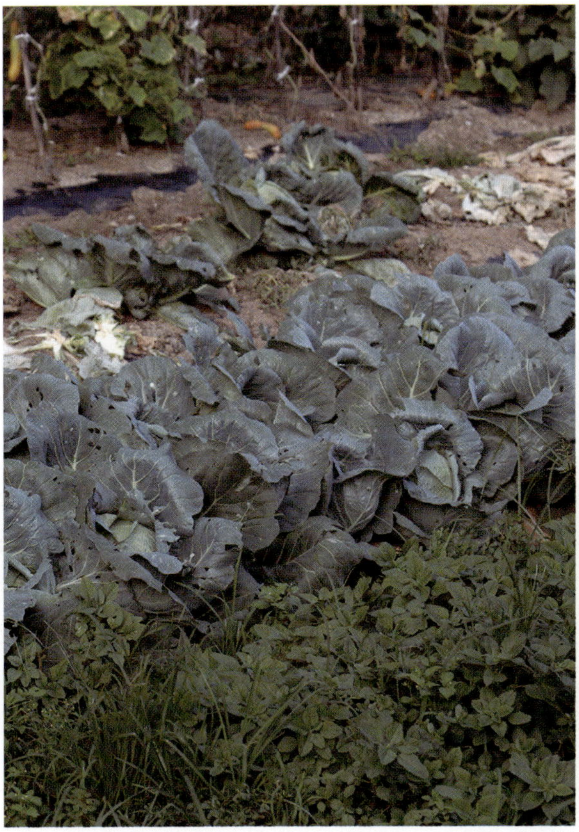

양배추밭

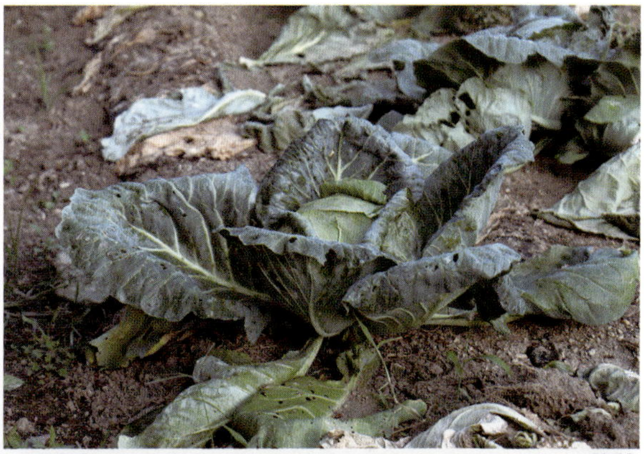

양배추

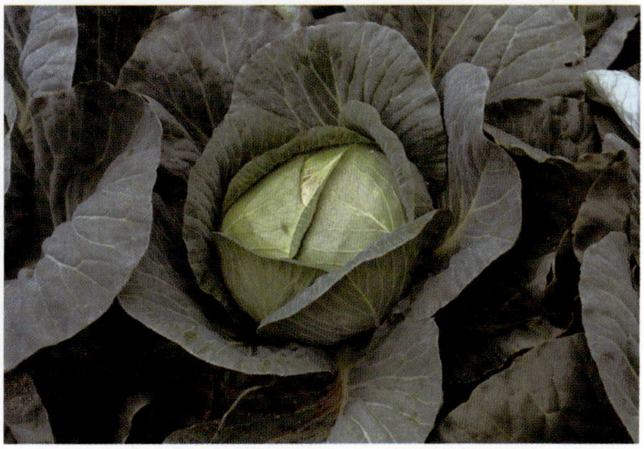

양배추

양파

백합과 / *Allium cepa* L.
영명 Onion
이명 양총

백합과의 두해살이풀이다. 비늘줄기는 납작한 둥근 모양이며 겉에 얇은 막질의 자줏빛 또는 갈색 껍질이 있고, 안쪽의 비늘은 두껍고 층층이 겹쳐 있으며 매운맛이 난다. 잎은 속이 빈 원기둥 모양이며, 9월에 흰색 꽃이 핀다. 품종은 모양, 껍질 색, 맛에 따라 다양하게 나뉘며 일반적으로 식용하는 품종은 노란 양파, 붉은 양파, 흰 양파, 작은 양파의 4가지가 주류다.

비늘줄기를 식용하며, 비늘줄기에서 나는 독특한 향미 성분인 유화알릴 성분은 위의 기능을 활성화하고, 혈액을 맑게 하여 콜레스테롤 상승을 억제하고 혈액 응고를 지연시킴으로써 동맥경화와 암을 예방하는 작용을 한다. 양파 껍질에 있는 쿼세틴Quercetin은 플라보노이드의 일종인 강력한 항산화제로, 세포의 손상을 막아 고혈압 예방 및 노화 방지 효과 등 다양한 효능이 있다. 또한 집중력 강화와 치매 예방에 좋고, 눈의 각막과 수정체를 튼튼하게 한다.

날것을 샐러드 등으로 먹기도 하고 아주 다양한 요리에 기본 재료로 쓰이며, 특히 중국요리에서는 빠질 수 없을 정도로 중요한 양파는 어류와 육류 특유의 냄새를 제거하는 데에도 탁월하다.

특허 · 논문

● 양파껍질 추출물을 함유하는 혈당강하제 조성물 및 양파껍질 추출물의 제조 방법 : 본 발명은 양파껍질 추출물을 함유하는 혈당강하제 조성물을 제공한다. 본 발명의 양파껍질 추출물을 함유하는 혈당강하제 조성물은 α-글루코시다아제(α-glucosidase)의 활성은 강력하게 저해하면서도 α-아밀라아제(α-amylase)의 활성은 약하게 저해함으로써 식후 혈당상승은 억제하면서도 대장 내에서의 전분 성분의 비정상적인 발효로 인한 복부팽만, 설사 등의 부작용은 경감시키는 효능을 나타낸다. – 특허공개 10-2013-0104132호, 조**

● 양파 추출물을 포함하는 허혈성 뇌혈관 질환 예방 또는 개선용 조성물 : 본 발명은 양파 추출물을 유효 성분으로 포함하는 허혈성 뇌혈관질환 예방 또는 개선용 조성물에 관한 것으로, 보다 상세하게는 뇌허혈에 민감하다고 알려져 있는 뇌 해마조직 CA1 영역의 신경세포 손상을 효과적으로 예방할 뿐만 아니라, 인체에 무해한 양파 추출물을 유효 성분으로 포함하는 허혈성 뇌혈관질환 예방 또는 개선용 조성물에 관한 것이다. – 특허등록 제756357호, 학교법인 일송학원

● 마늘 및 양파의 발효추출액을 포함하는 천연 주방 세제 조성물 및 이를 제조하는 방법 : 본 발명은 마늘 및 양파를 포함하는 천연 주방 세제 조성물 및 이를 제조하는 방법에 관한 것으로서, 보다 구체적으로 마늘, 마늘껍질, 마늘대, 양파 및 양파껍질로 이루어진 군으로부터 선택된 하나 이상의 재료를 60℃ 내지 70℃의 온도에서 발효시킨 후에 발효된 재료를 수 중에서 열수 추출하여 얻어진 발효추출액을 유효 성분으로 포함하는 천연 주방 세제 조

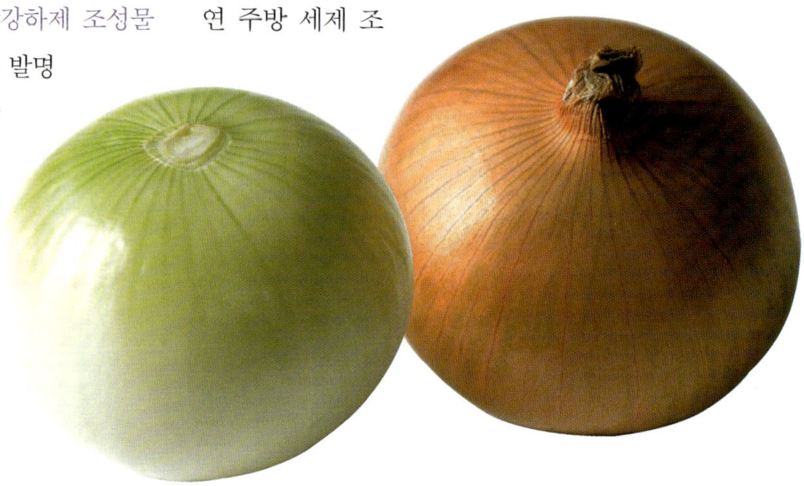

성물 및 이의 제조 방법에 관한 것이다. 본 발명에 따르는 천연 주방 세제 조성물은 마늘, 마늘껍질, 마늘대, 양파 및 양파껍질로부터 발효 및 열수 추출하여 얻어진 발효추출액을 사용함으로써, 종래 강한 합성 원료 세제와 적어도 유사한 거품량, 세정력, 피부자극성, 헹굼성, 및 주방 세제의 안정성에 대한 결과를 얻을 수 있을 뿐만 아니라 천연 성분으로 이루어져 있어 환경 오염을 방지하고 물 절약의 효과를 가지며, 종래 쓰레기로 버려지는 마늘대, 마늘껍질, 양파껍질 등을 사용할 수 있어 쓰레기의 양을 크기 줄일 수 있는 효과를 갖는다. – 특허등록 제1269647호, 권**

● 양파를 이용한 혈당 강하 쌀의 제조 방법 : 본 발명은 양파를 이용한 혈당 강하 쌀의 제조 방법에 관한 것으로 보다 상세하게는 양파 추출액을 단독으로 하거나 또는 양파 추출액을 포함하는 코팅액을 쌀에 코팅시켜 얻을 수 있는 양파를 이용한 혈당강하 쌀의 제조 방법에 관한 것이다. 본 발명의 혈당 강하 쌀 제조시 혈당 강하 성분은 양파 추출액 이외에 홍삼추출액, 구기자추출액, 황기추출액 중에서 선택된 어느 하나 이상을 추가로 더 포함한 것을 사용할 수 있으며, 이러한 성분들을 코팅액으로 쌀에 코팅하여 혈당강하 쌀을 제조할 수 있다. 본 발명의 혈당 강하 성분이 코팅된 쌀은 쌀의 특성이 우수할 뿐만 아니라, 당뇨 발병 쥐를 이용한 혈당강하 실험으로부터 혈당강하 효과가 있음을 알 수 있다. 본 발명에 의해 제조한 혈당강하 쌀은 밥을 지은 후에도 혈당강하 성분이 함유되어 있어 당뇨병 환자들이 본 발명의 혈당강하 성분이 코팅된 쌀로 만든 밥을 섭취하면서 용이하게 혈당을 조절할 수 있을 뿐만 아니라 식사 후 별도의 혈당강하제를 복용할 필요가 없는 장점이 있다. – 특허등록 제726834호, 무안군, 한국식품연구원 외 2

● 항생제 대체 효과가 있는 양파 유래 케르세틴 함유 사료첨가제 및 사료 조성물 및 그 급여방법 : 본 발명은 사료첨가용 항생제를 대체하기 위하여 항산

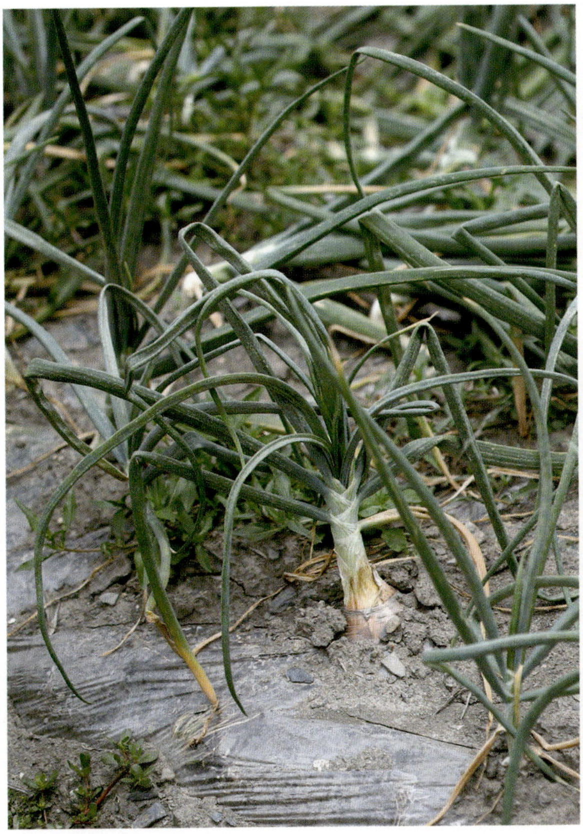

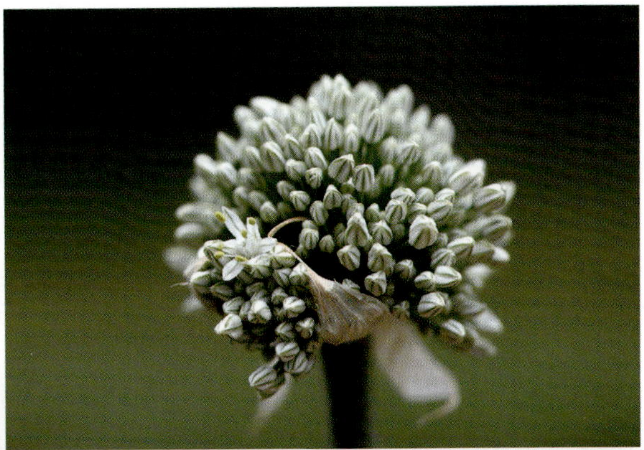

양파 꽃

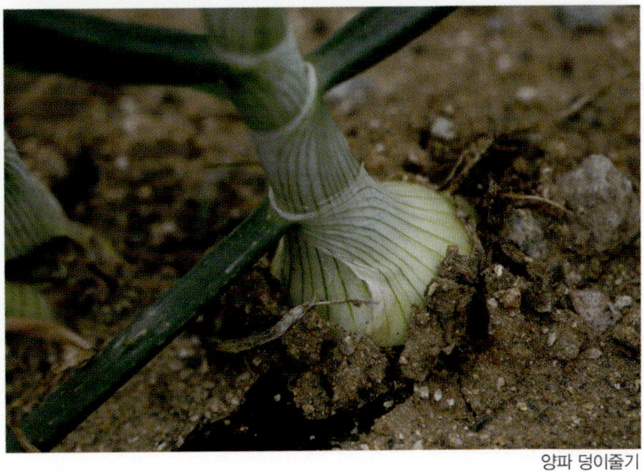

양파 덩이줄기

화 물질인 케르세틴을 양파에서 추출하여 일정비율로 부형제와 혼합한 사료첨가제와, 이를 이용하여 제조된 사료조성물에 관한 것이다. 본 발명에 따른 사료첨가제를 급여받은 육계는 무항생제구 및 유사한 성질의 비타민 E 급여구에 비하여 증체량이 높았고, 항생제 급여구와는 기초적인 생리활성에 있어서 유사한 정도를 나타내고 있다. 항생제를 대체하기 위해서는 독성이 없으면서도 면역성이 증진되고, 기타 생리활성에 미치는 독성이 없어야 하는데, 상기의 사료첨가제는 실험결과를 통해 나타난 바와 같이 이러한 효과를 보여주고 있어 항생제 대체효과가 충분한 것으로 나타났다. 또한, 혈액 내 항산화 물질의 함량이 증가하여 동물의 건강성이 전반적으로 증진되는 효과가 있는 것으로 나타났다. – 특허등록 제1164927호, 대한민국(농촌진흥청장)

● 백색, 홍색 및 황색 양파 에탄올 추출물의 모의 소화 후 항암과 항돌연변이 효과 : 본 논문은 백색, 홍색 및 황색 양파 에탄올 추출물의 모의 소화 후 항암과 항돌연변이 효과에 대하여 연구한 내용으로 주요 내용으로는 소화 양파추출물의 유익한 효과를 Ames 시험과 SRB 시험을 이용한 항돌연변이와 항암 효과를 통해 평가하였다. 양파 추출물 내 총 페놀산과 플라보노이드를 측정하였다. 붉은 색과 노란색 양파가 흰색 양파에 비해서 보다 많은 페놀산과 플라보노이드를 포함하고 있다. 소화 추출물은 항돌연변이 효과와 항암효과를 보였으며, 양파 소화 추출물가 항원에 대해 가지는 항돌연변이 효과와 항암 효과는 자신의 페놀 함량과 플라보노이드 함량과 관련된 것으로 나타났다. 또한 이 추출물은 사람 종양형성 세포주의 증식을 억제시켰다. 일반적으로 적색 양파 추출물이 효과적인 항돌연변이와 항암 효과를 보였으며, 소화 적색 양파 추출물이 소화되지 않은 양파 추출물에 비해서 보다 큰 항돌연변이 효과를 보였다는 내용이다. – 경상대학교 식품영양학과 손미예 외 1, 한국식품영양과학회지(2006. 12)

● 양파껍질추출물의 섭취가 남성 흡연자의 혈행개선에 미치는 효과 : 본 연구에서는 혈전 생성을 촉진시키는 주요 원인 중 하나인 흡연하는 30세 이상 60세 이하의 건강한 남성 92명(위약 캡슐군 43명, OPE캡슐군 49명)을 대상으로 양파껍질 추출물(OPE)의 섭취가 항혈전 체계에 긍정적인 영향을 미치는지 그 효과를 검증하고자 시행되었다. 위약-대조군 연구디자인을 통해 OPE를 캡슐 형태로 제조하여 10주간 하루 2회 2캡슐씩 10주간 제공하였다(하루 섭취 분량 내 100㎎ quercetin 함유). OPE캡슐군과 위약캡슐군 각각의 평균 연령은 46.1+-7.1세, 42.4+-8.2세로 전체 대상자들의 평균 연령은 44.4+-7.8세였으며, 연구대상자들의 하루 흡연량은 위약 캡슐군과 OPE캡슐군에서 모두 하루 '20~29개피'의 담배를 피우는 비율이 가장 높은 것으로 나타났다. 체지방과 비만도는 과체중 범위에 속하고 있었으며, 두 군간 임상시험 전후에 유의적인 차이는 없었다. 혈액학 및 생화학적 지표 특성중 HB, RBC, WBC, MCH, RDW, PDW는 임상시험 전후에 유의적인 차이는 없었으나, 혈소판 수는 두 그룹 모두에서 유의적으로 감소($p<0.01$), 총 철결합 능(위약캡슐군 $p<0.001$, OPE캡슐군 $p<0.001$)과 불포화 철결합 능(위약캡슐군 $p<0.001$, OPE캡슐군 $p<0.01$)은 두 그룹 모두 유의적으로 증가하였다. 항혈전 지표에서는 OPE캡슐군에서 10주 후 prothrombin time(PT)($p<0.01$)과 activated partial thromboplastin time(aPTT)($p<0.001$) 모두 유의적으로 연장되었다. aPTT는 BMI, 체지방 %, 허리둘레와 유의적인 상관성을 보이지 않았지만, PT의 경우 BMI($r=-0.321$, $p<0.01$), 체지방 %($r=-0.375$, $p<0.001$), 허리둘레($r=-0.318$, $p<0.01$)와 유의적인 음의 상관관계를 보였다. 이상과 같이 본 연구에서 OPE캡슐의 섭취는 항혈전 효과가 있음이 확인되었다. 비록 본 연구대상자들이 일부 사무직 위주의 흡연자이고 10주간의 짧은 기간이었다는 단점이 있지만, 별도의 식생활 변화없이 본 시료 섭취만으로 혈액응고시간을 유의적으로 지연시켰다는 점에서 폐기되는 양파껍질의 활용 가능성을 보여 주었다고 사료된다. 앞으로 보다 폭넓은 피험자를 대상으로 한

장기간의 임상시험을 통해 우리나라 국민의 주 사망 원인인 과도한 혈전형성으로 인한 혈관계 질환의 감소에 도움을 줄 수 있기를 기대해 본다. - 창원대학교 식품영양학과 이혜진 외 4, 한국식품영양과학회지(2010. 12. 31)

● 양파김치 추출물 투여가 Streptozotocin 유발 당뇨병 흰쥐의 혈당강하 및 혈중지질 함량에 미치는 영향 : 양파김치를 이용한 가공식품의 개발을 위해 streptozotocin(STZ)으로 유도한 당뇨병 흰쥐를 이용하여 양파김치 추출물 투여에 대한 혈당강하 및 지질성분의 함량 변화를 조사하였다. 체중 변화는 정상군은 4주 사육기간 동안 지속적으로 증가하였으나, STZ 유도 당뇨대조군은 유의하게 감소되었다. 양파김치 추출물과 quercetin 투여군에서도 유의한 체중 감소가 있었으나 투여군 간에 유의한 차이는 없었다. 혈당 농도는 정상군에 비해 STZ로 유도한 당뇨흰쥐에서 유의하게 증가되었으며, 투여 2주에서부터 대조군에 비해 양파김치 추출물 투여군과 quercetin 투여군에서 유의하게 감소되었다. 그러나 식이농도 증가 및 투여군 간에 유의한 차이는 없었다. 소변량은 정상군에 비해 STZ로 유도한 당뇨흰쥐에서 유의하게 증가되었으나 양파김치 추출물 및 quercetin 투여군의 식이농도 증가에 유의한 차이는 없었다. 신장무게는 정상쥐에 비해 당뇨쥐에서 증대되었으며, 양파김치 추출물 및 quercetin 투여군에서 유의하게 낮은 수준을 나타내어 정상군과 차이가 없었다. 혈청 총 콜레스테롤 및 중성지질은 정상쥐에 비해 STZ 유도 당뇨대조군에서 증가되었으나 양파김치 추출물 및 quercetin 투여군에서 낮은 수준을 나타내었다. 이러한 결과는 양파김치 추출물 섭취가 당뇨쥐에서 증가된 혈당 및 혈청 콜레스테롤 수준을 감소시킬 수 있음을 의미하는 것이다. - 목포대학교 식품공학과 양아여 외 2, 한국식품영양과학회지(2008. 4. 30)

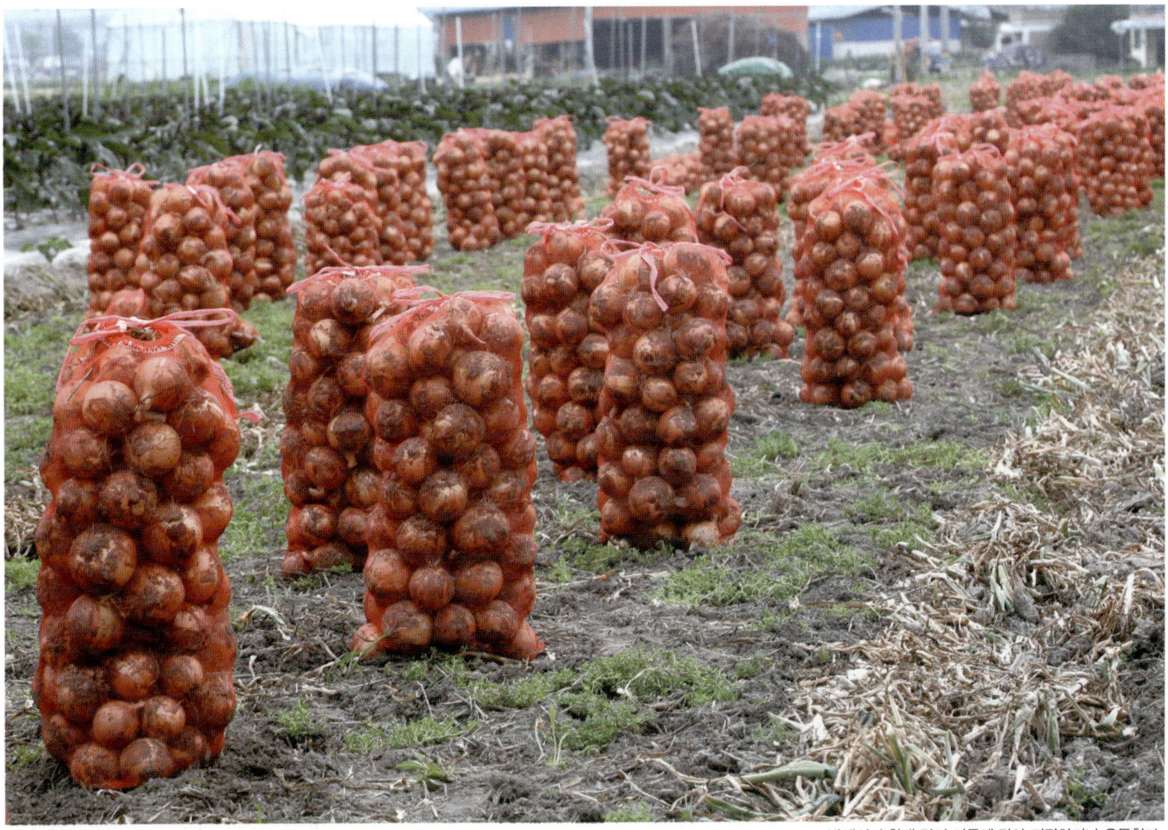

밭에서 수확해 말려 자루에 담아 저장하거나 유통한다.

양하

생강과 / *Zingiber mioga* Roscoe
영명 Myoga
약명 양하蘘荷
이명 가초嘉草, 산강, 야생강, 양애, 양해, 양아, 양에, 양왜, 양외

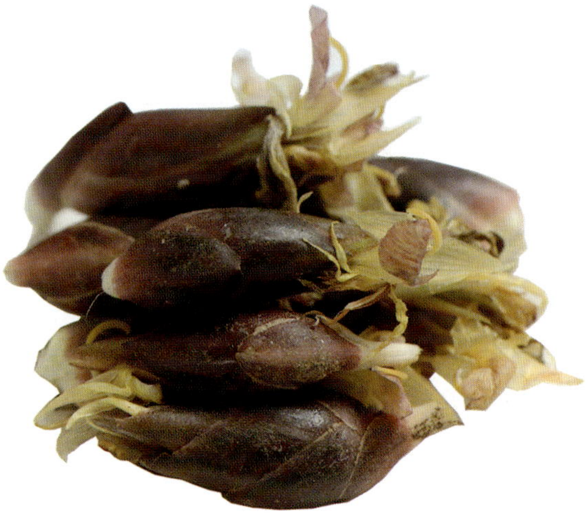

생강과의 여러해살이풀로, 아시아 열대 지방이 원산지이며 우리나라 남부 및 제주도에 자생한다. 키는 40~100㎝로, 긴 타원 모양의 잎이 밑 부분에서부터 서로 감싸면서 줄기 모양으로 자란다. 꽃은 8~10월에 황색으로 핀다.

봄에 연하게 올라오는 어린순과 가을에 나는 꽃봉오리를 채소로 이용한다. 아삭아삭한 식감과 독특한 향이 식욕을 돋우므로, 잘게 썰거나 다져서 샐러드에 넣기도 하고, 절임을 만들어 먹기도 한다.

생강처럼 몸을 따뜻하게 하는 작용을 하여 혈액순환과 발한을 촉진하고 체온을 조절하여 발열을 억제하기도 한다.

한방에서는 뿌리줄기와 종자를 소염·해독 작용이 있는 생약으로서 주로 달인 약이나 외용약의 형태로 이용한다. 뿌리줄기는 여성의 생리불순, 백대하를 치료하고, 진해·거담 효과가 있으며, 종기와 안구 충혈에도 사용한다. 종자는 심한 복통에 설탕과 물을 넣고 달여서 복용한다.

고서古書·의서醫書에서 밝히는 효능

동의보감 성질이 약간 따뜻하고 맛이 매우며 독이 약간 있다. 고독蠱毒(고창병)과 학질을 치료한다.

특허·논문

● 암 증식 억제용 조성물 : 본 발명은 양하(Zingiber mioga)로부터 분리된 라브다-12-엔-15,16-디알(labda-12-ene-15,16-dial)의 신규한 치료제로서의 용도에 관한 것으로, 보다 구체적으로 라브다-12-엔-15,16-디알을 포함하는 암의 증식 억제용 조성물에 관한 것이다. 양하로부터 분리된 본 발명에 따른 화합물은 암세포의 세포사멸 유도를 통해 암세포의 증식을 억제할 수 있어, 암 치료제로 사용될 수 있다. – 특허등록 제637366호, 제주대학교 산학협력단

● 염증성 질환의 예방 및 치료용 조성물 : 본 발명은 양하로부터 분리된 화합물, 라브다-12-엔-15,16-디알(labda-12-ene-15,16-dial)의 신규한 치료제로서의 용도에 관한 것으로, 보다 구체적으로 라브다-12-엔-15,16-디알을 포함하는 염증성 질환의 예방 및 치료용 조성물에 관한 것이다. 라브다-12-엔-15,16-디알은 COX-2 및 iNOS의 발현을 동시에 억제하고 NO의 생성을 억제할 수 있어 염증성 질환의 치료에 매우 효과적으로 사용될 수 있다. – 특허등록 제637365호, 제주대학교 산학협력단

● 노화방지 화장료 조성물 및 그 제조 방법 : 자극성으로 인한 피부질환이나 민감성 피부의 트러블과 같은 문제를 없앨 뿐만 아니라, 항산화 기능이나 세포 증식 및 활성화, 콜라겐 합성 증진, 보습 기능을 얻는 것이 가능하도록, 양하, 백리향, 비자나무, 유채꽃, 오가피 중 적어도 어느 하나를 발효시켜 추출하되, 둘 이상을 혼합하여 추출하는 경우에는 각각 동일한 중량비율로 혼합, 발효시켜 추출한 한약재 발효 추출물을 포함하여 이루어지는 노화 방지 화장료 조성물 및 그 제조 방법을 제공한다. – 특허공개 10-2011-0032715

호, 두리화장품 주식회사

● 양하의 항산화 효과 및 향기성분 : 양하(Zinger mioga Rosc.)를 이용하여 기능성 식품소재로 개발하기 위한 기초적 연구를 수행하였다. 일반성분 분석 결과, 수분 함량은 생양하 95.3%, 건양하 7.63% 및 분말양하 9.81%이었다. 분말양하가 조단백 11.21%, 조지방 2.44%, 회분10.78% 그리고 조섬유 14.47%로 생양하와 건양하보다 함량이 높았다. 양하의 항산화효과는 Rancimat와 DPPH free radical scavening activity를 측정하였다. 유지산화안정도 실험의 결과 분말양하가 4.21 AI로 대조구에 비해 4.6배의 항산화 효과가 있었고, DPPH free radical scavening activity를 측정한 결과 분말양하의 값이 76.61%로 생양하 49.35%,건양하 61.78%에비해 항산화 활성이 높게 나타났다. 또한, 양하의 휘발성 향기성분을 SDE 방법으로 추출하여 GC와 GC-MS 분석 동정한 결과 총 122종의 성분이 동정되었으며, 주요향기성분은 테르펜류인 -pinene, -pinene, -phellandrene, 1,4-terpineol, and -terpinene 등이었다. - 전북대학교 농업생명과학대학 생물자원과학부 이장원 4, 한국약용작물학회지(2007. 6. 30)

● 한국산 양하(꽃봉오리와 지하경)의 인지 기능 개선 효과 : 본 연구에서는 한국에서 자생하는 양하를 부위(꽃봉오리와 지하경)별로 일반성분, 다량 무기질 함량, 항산화 활성, AChE 저해 활성 및 인지 기능 동물실험을 측정을 통하여 우리나라 고유의 천연 식물자원의 우수성을 규명하고자 하였다. (중략) 양하 추출물 특히 꽃봉오리 부위를 열수 추출했을 때 항산화 활성, 아세틸콜린에스터라아제 저해 활성, 인지 기능 및 학습능력 증진에 효과적으로 작용하여 천연 치매 예방물질 소재로서 이용가치가 높아 앞으로 양하에 대한 계속적인 연구가 필요할 것으로 생각되었다. - 조교희 외 5, 한국식품영양과학회지(2014. 10)

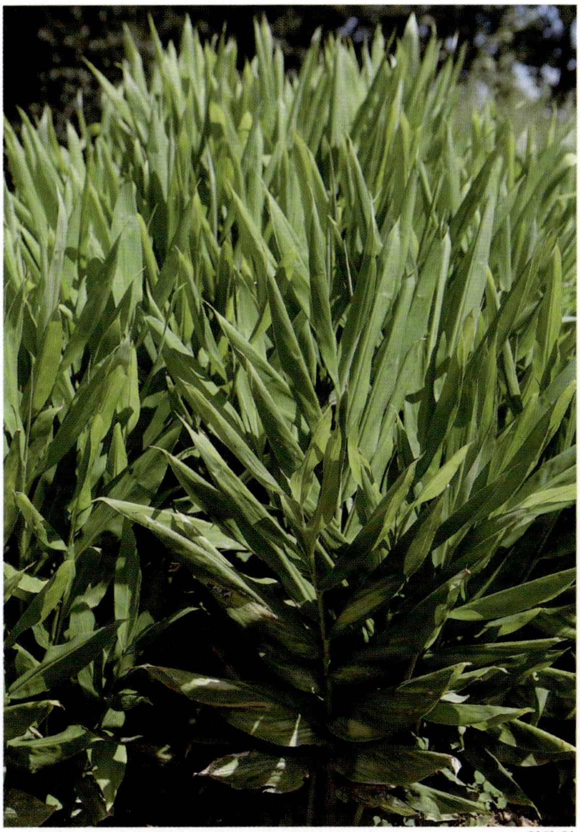
양하 잎

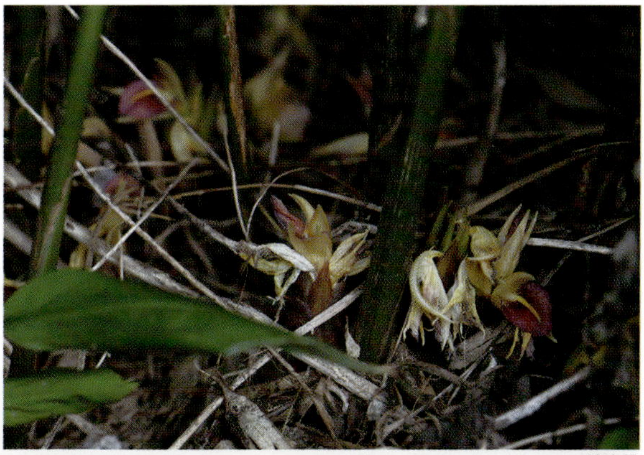
양하 꽃

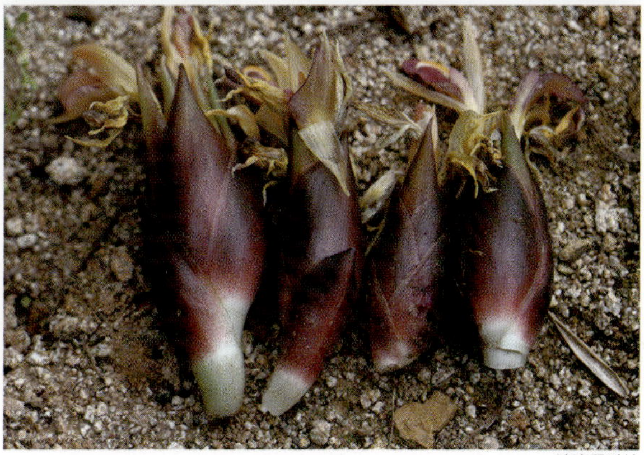
양하 꽃이삭

여주

박과 / *Momordica charantia* L.
영명 Bitter gourd, Bitter melon
약명 고과苦瓜
이명 고야, 비터 멜론, 고과

박과의 덩굴성 한해살이풀로, 동남아시아가 원산지이며, 고온다습한 기후에서 잘 자란다. 가는 줄기는 1~3m로 자라고 덩굴손으로 감아 오른다. 손바닥 모양의 잎은 어긋나고 5~7개로 갈라지며 가장자리에 톱니가 있다. 꽃은 7~8월에 암수한포기로 피고, 잎겨드랑이에 1개씩 달리며 노란색을 띤다. 열매는 긴 타원형으로 표면에 혹처럼 생긴 돌기가 있다. 8~9월에 황적색으로 익으면 불규칙하게 갈라지면서 홍색의 씨가 나온다. 주로 인가 주변에서 관상용으로 심어 기른다. 어린 열매는 식용하고 씨는 약용한다.

쓴맛이 특징이며, 수분이 풍부하고 비타민 C와 무기질도 풍부하다. 여주에 함유된 비타민 C는 가열해도 쉽게 파괴되지 않아 볶음 요리로 많이 이용하고 차로 우려내어 먹는다. 쓴맛 성분과의 상승작용을 통해 암과 노화를 억제하는 효과를 높이고, 스트레스 완화에도 매우 효과적으로 작용한다. 나트륨의 배출을 촉진하는 칼륨의 함유량도 비교적 많아서 체내 수분의 균형을 잃기 쉬운 여름철에 걸맞은 건강 채소라고 할 수 있다.

고서古書 · 의서醫書에서 밝히는 효능

운곡본초학 명목明目, 청서척열淸暑滌熱, 해독解毒의 효능이 있다.

특허 · 논문

- 메탄올로 추출한 여주 분획성분의 항균 및 항발

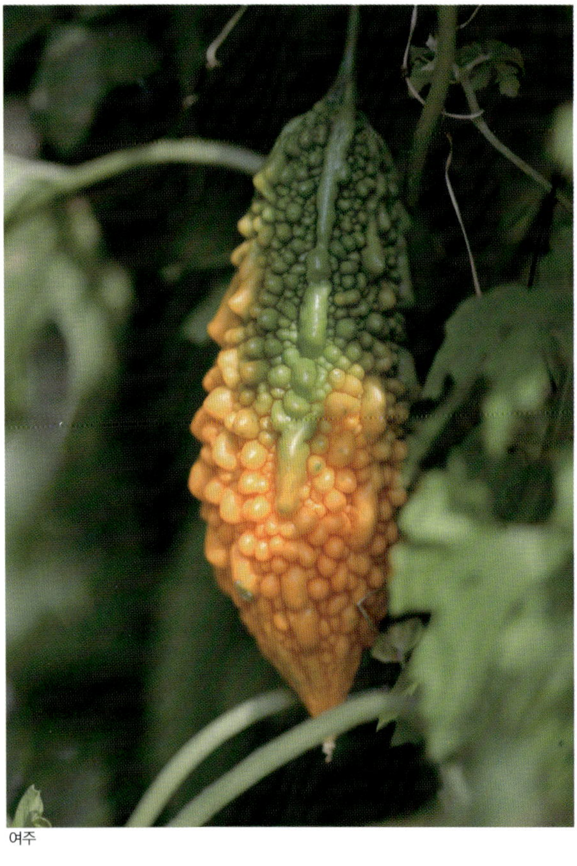
여주

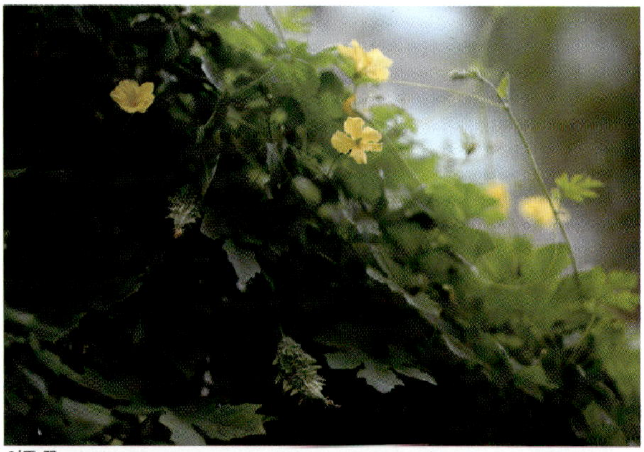
여주 꽃

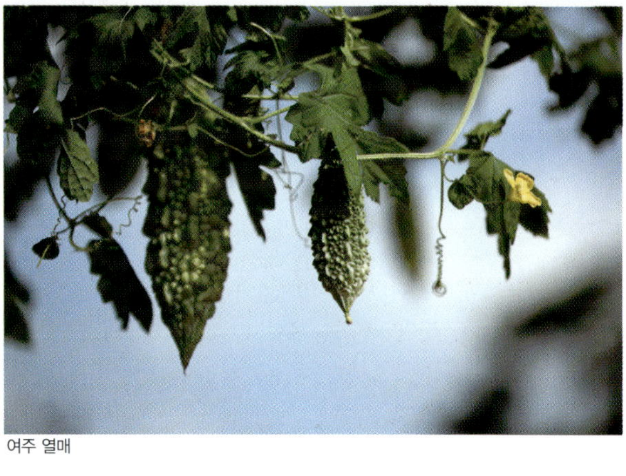
여주 열매

암 효과 : 중국에서 약용 및 음용식물로 사용되고 있는 여주(Mo-mordica charantia L.)를 이용하여 추출, 분획한 후 항균, 항암 및 암예방 효과를 살펴보았다 여주의 MCU층을 제외한 모든 층에서 항균력을 보였으며 특히 Staphylococru aureus의 MCMEE층에서 가장 높은 항균활성을 나타내었다 실험에 사용한 각균에 대한 여주 분획물의 암세포 증식 억제 효과를 MTT assay로 실험한 결과, 3종의 인체 암세포 HepG2, HeLa 및 MCF극에서 모두 여주의 ethyleth-er 분획층인 MCMEE와 ethylacetate 분획층인 MCMEA 층에서 아주 높은 암세포 증식억제 효과를 나타내었다. HepG2 세포를 이용하여 암예방 QR 유도 활성을 측정한 결과, 다른 분회층에 비해 비극성 용매층인 hexane 분획층 MCMH에서 아주 높은 QR 유도를 활성시키는 것으로 나타났다. 본 실험 결과, 여주에는 식품 보존과 항균제로서의 개발가능성이 보이며. 항발암 효과를 보기위한 암세포 증식 억제 효과는 ethylether층 MCMEE과 ethylacetate층 MCMEA층에서 월등하였고, 비극성 용매층인 hexane 분획층에는 암발생을 예방하는 quinone reductase inducer가 있는 것으로 사료되며. 나아가 단계적인 생리활성 연구의 분리동정이 계속 이루어져야 할 것으로 사료된다. – 신라대학교 식품영양학과 배송자, 한국영양학회지(2002. 10)

● 베타-글루칸 및 여주 추출물을 유효성분으로 포함하는 항당뇨 조성물 : 본 발명은 여주 추출물 및 베타-글루칸의 조합을 유효성분으로 포함하는 항당뇨 조성물에 관한 것으로, 여주 추출물 및 베타-글루칸을 조합하여 사용하는 경우 부작용이 없을 뿐 아니라, 서로 상승작용을 하여 적은 양으로도 당뇨 증상 개선 및 당뇨합병증의 예방 또는 치료에 효과적으로 사용될 수 있다. 본 발명의 여주 추출물 및 베타-글루칸을 포함하는 조합으로 포함하는 조성물은 각각을 단독으로 사용한 것과 비교하여, 당뇨 및 당뇨 합병증 치료에 있어서, 상승 효과를 나타낼 뿐 아니라, 부작용이 또한 없다. 특히, 베타-글루칸 대 여주 추출물의 함량이 약 1:10 내지 1:13의 범위인 경우 당뇨 및 당뇨 합병증의 치료에 있어 현저한 상승 효과를 나타내어 종전의 치료제를 대체하여 효과적인 당뇨 및 그 합병증 치료제로서 사용될 수 있다는 것이다. – 특허등록 제10-0862096호, 주식회사 글루칸

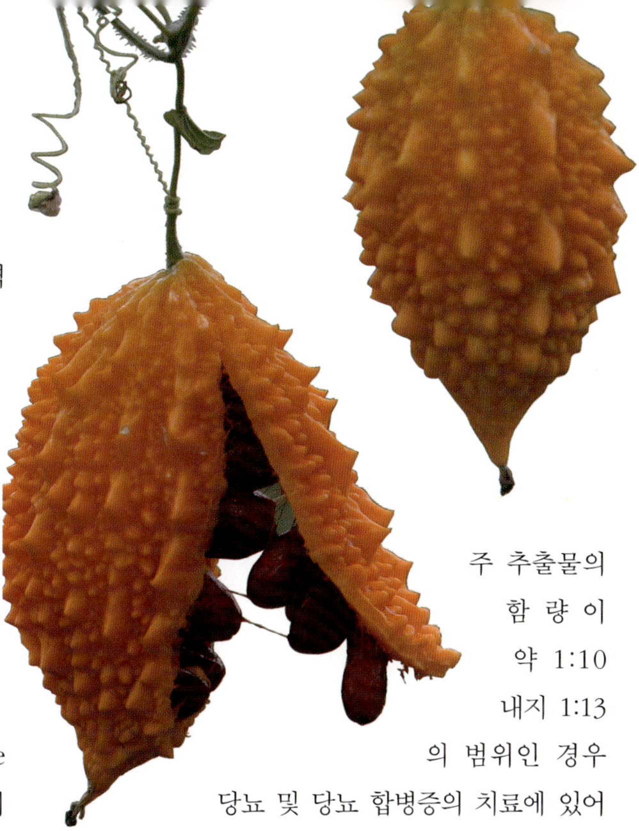

● 동충하초와 여주를 함유하는 혈당 강하용 조성물 : 본 발명은 동충하초와 여주를 함유하는 혈당 강하용 조성물에 관한 것으로, 보다 상세하게는 누에 동충하초, 여주 및 마그네슘을 함유하는 혈당 강하용 조성물에 관한 것이다. 본 발명에 따른 혈당 강하용 조성물은 동물 실험에서 평균 60% 이상의 혈당 강하 효과를 나타내었으며, 이는 각 개별성분으로는 달성할 수 없는 우수한 혈당 강하 효능이라 할 것이다. 따라서 당뇨병으로 인한 고혈당 관리에 효율적으로 활용할 수 있으며, 각종 물리 화학적 방법을 통하여 약효성분을 추출함으로서 약용물질의 대량생산이 가능할 것으로 기대된다. 이는 현재 경구혈당강하제 및 인슐린요법에 의존하고 있는 당뇨병 치료에서 벗어나 식품에서 의약품의 개발에 이르기까지 다양한 활용이 가능할 것으로 기대된다. – 특허등록 제10-0522532호, 주식회사 엔에스케이텍

연근

수련과 / *Nelumbo nucifera* Gaertn.
영명 Lotus root
약명 연근蓮根, 우藕
이명 연우蓮藕

연근은 수련과의 여러해살이 물풀인 연꽃의 땅속줄기로, 뿌리줄기는 굵고 속에 많은 구멍이 있으며, 진흙 속에서 옆으로 뻗는다. 마디가 있고 희고 가늘며, 가을에 비대해져서 연근이 된다. 뿌리줄기의 마디에서 잎이 되는 줄기와 꽃이 피는 줄기가 생긴다. 잎은 약 30㎝ 정도로 둥근 방패 모양이고 가운데가 오목하다. 꽃은 7~8월에 물 위로 솟은 꽃대 끝에 한 개씩 달리며, 붉은색·분홍색·흰색 꽃이 핀다. 열매는 타원형으로 가을에 검게 익는다.

연근에는 빈 구멍이 있고 조직이 단단하며 씹히는 맛이 산뜻하다. 연근을 자르면 가는 실처럼 끈적거리는 물질이 나오는데, 이를 뮤신mucin이라고 한다. 이 물질은 당질과 결합된 복합단백질로, 세포의 주성분인 단백질의 소화를 촉진하는 작용을 한다. 성분은 탄수화물이 많고, 비타민 C가 비교적 많이 함유되어 있다.

뿌리를 식용하며, 껍질을 벗기고 소금이나 식초를 넣은 물에 잠깐 담가 떫은맛을 제거한 뒤 이용한다. 주로 정과나 조림 등으로 이용하며, 삶거나 튀겨서 먹기도 한다.

고서古書 · 의서醫書에서 밝히는 효능

운곡본초학 출혈을 멈추는 작용이 있고, 열독을 풀고 어혈을 삭히며 토혈을 멎게 한다.

특허 · 논문

● 연근 추출물을 포함하는 골다공증 예방 및 개선 용 건강식품 : 본 발명은 연근 추출물을 포함하는 골다공증 예방 및 개선용 건강식품에 관한 것으로서, 구체적으로 조골세포 생성과 파골세포 억제능이 우수하여 골다공증 예방 효과를 갖는 연근 추출물을 유효성분으로 포함하여 골다공증의 예방 및 개선을 위해 유용하게 사용될 수 있을 것이다. – 특허등록 10-0910622호, 주식회사 케이엠에스아이

● 연근(蓮根)의 추출액을 함유하는 음료의 제조방법 : 본 발명은 연근의 추출액을 함유하는 음료에 관한 것으로, 더욱 상세하게는 연근 추출액에 다양한 성분을 적절히 배합하여 항산화 효과와 고지혈증 억제 효과를 갖도록 한 연근 음료에 관한 것이다. 상기한 목적을 달성하기 위한 본 발명에 따른 연근 음료는, 연근 추출액 1.0중량%, 염화나트륨 0.05중량%, 구연산나트륨 0.05중량%, 염화칼륨 0.04중량%, 염화마그네슘 0.05중량%, 젖산칼슘 0.05중량%, 비타민 C 0.05중량%, 고과당 10.5중량%, 함수구연산 0.175중량%, 이소말토올리고당 1.0중량%, 오미자향 0.01중량%, 매실향 0.01중량%, 복합황금추출물 0.03중량%, 모노솔 0.003중량% 및 물 86.982중량%로 구성되는 것을 특징으로 한다. 또한, 이때 위 연근 추출액은 연근에 10배 중량의 물을 넣고 95~98℃에서 4~10시간 추출하여 얻는 것을 특징으로 한다. – 특허등록 10-1142276호, 대구한의대학교 산학협력단

● 연근의 열수추출물을 함유하는 샴푸와 린스 : 본 발명의 목적은 연근의 열수추출물을 함유하는 샴푸와 린스용 조성물 및 그 조성물을 함유하는 샴푸와 린스를 실현할 수 있도록 함으로써 연근의 우수성을 화장품에 응용하고 나아가 대구 특산물의 활용도를 극대화하여 이를 이용한 부가가치 창출과 소비 증대를 꾀하는 데 있다. 상기한 목적을 달성하기 위한 본 발명의 샴푸와 린스용 조성물은, 연근의 열수

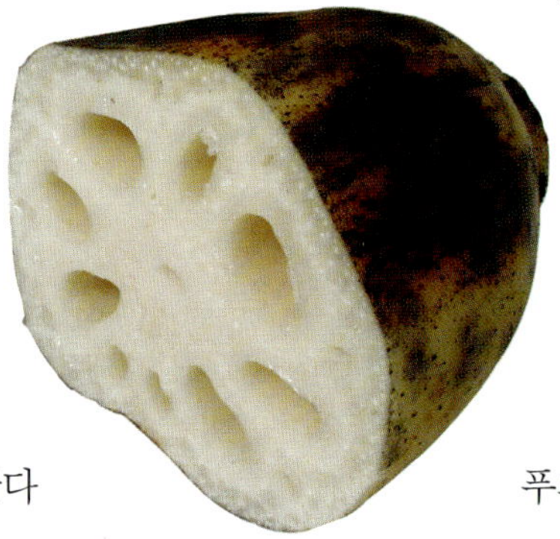

추출물을 포함하는 것을 특징으로 한다. 이때 위에서 연근의 열수추출물은 추출시간 8~12시간, 추출온도 90~96℃, 추출비율 27~32mL/g의 조건으로 하여 추출되는 것을 특징으로 한다. 본 발명은 또한 위 각 조성물을 함유하는 샴푸와 린스인 것을 특징으로 한다. – 특허등록 10–1074428호, 경북대학교 산학협력단

● 연근 추출물을 함유하는 대사성 질환 예방 및 치료용 조성물 : 본 발명은 연근 추출물을 함유하는 복부비만 또는 지방간의 예방 및 치료용 조성물에 관한 것으로서, 보다 상세하게는 물, 알코올 또는 이들의 혼합물을 용매로 하여 추출된 연근 추출물을 복부비만 또는 지방간의 예방 및 치료용 조성물에 관한 것이다. 본 발명의 연근 추출물을 고지방식이와 함께 쥐에게 먹였을 때, 체중의 감소, 복부 및 간조직에서 지방 감소의 효과를 보이며, 간의 지질과산화물 함량 감소효과와 더불어 간 조직에 있는 항산화 효소의 활성을 상승시키는 효과를 보이므로, 연근 추출물을 대사성 질환인 복부비만 또는 예방 및 치료용 조성물, 및 건강식품으로 사용될 수 있다. – 특허등록 10–1157508호, 인하대학교 산학협력단

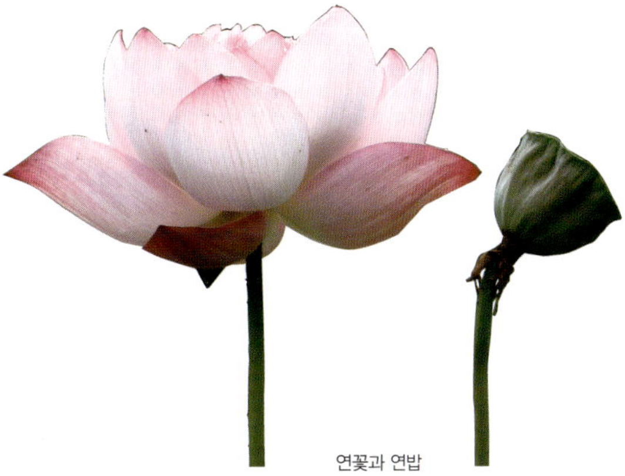
연꽃과 연밥

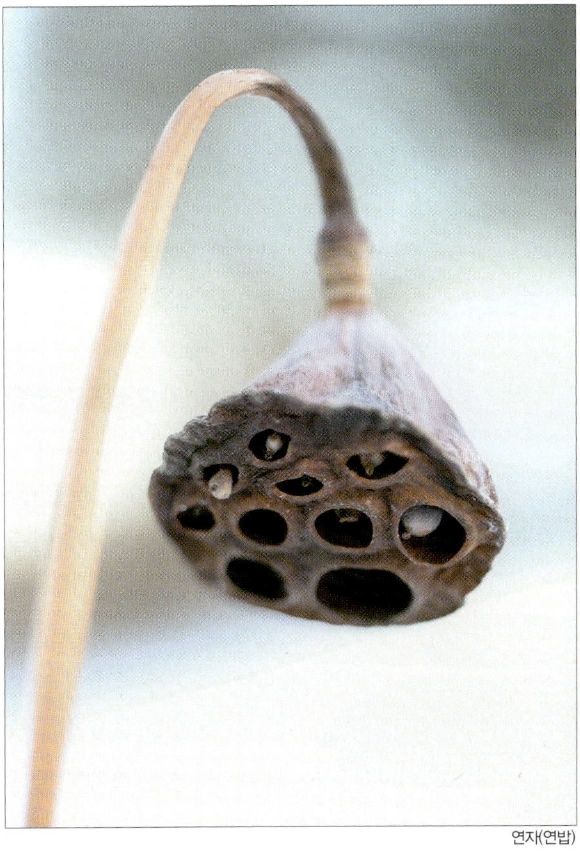
연자(연밥)

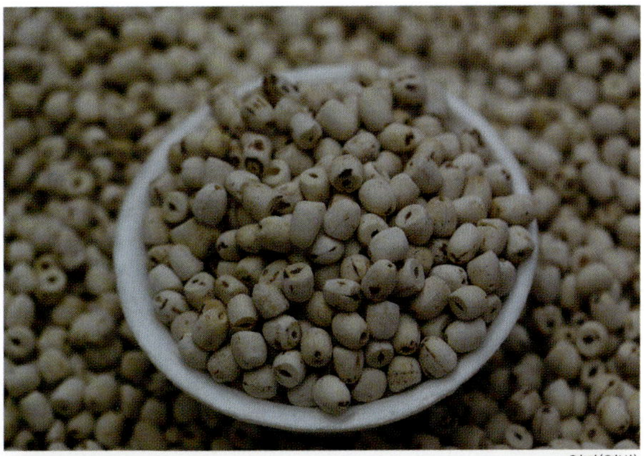
연자(연밥)

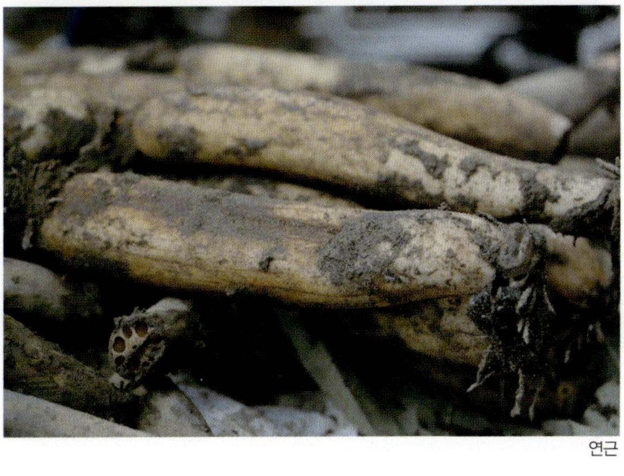
연근

오이

박과 / *Cucumis sativus* L.
영명 Cucumber
약명 호과근胡瓜根
이명 물외, 황과黃瓜, 호과胡瓜, 왕과王瓜, 자과刺瓜

오이는 대표적인 여름 채소로, 날것 그대로 먹거나 오이소박이를 만들어 먹고, 오이지처럼 소금에 절여서 먹기도 한다. 또한 성질이 찬 편이라서 더위에 노출된 피부를 진정시키는 마사지 용도로도 이용한다. 오이에 함유된 칼륨은 체내에 쌓인 염분을 배출시키고 뛰어난 이뇨 작용을 하는 것으로 알려져 있다. 몸이 붓거나 나른해지기 쉬운 여름철에 이뇨·해독제 대신 쓰였다. 껍질 부분의 쓴맛 성분인 쿠쿠르비타신cucurbitacin에는 종양을 파괴하는 인자가 함유되어 있다.

오이는 박과의 한해살이 덩굴식물로서 세계 각지에서 자란다. 덩굴손으로 다른 식물을 감고 올라가면서 자라며, 여름에 노란색 꽃이 핀다. 긴 타원형 모양의 열매는 잔가시가 있거 껍질은 녹색 또는 청록색을 띠며, 속은 하얀 과육에 씨앗이 많이 들어 있다.

고서古書 · 의서醫書에서 밝히는 효능

동의보감 많이 먹으면 한기와 열기가 동하고 학질이 생긴다. 호과근(胡瓜根 : 오이 뿌리)을 참대나 나무가시에 찔려서 생긴 독종에 짓찧어 붙인다.

특허 · 논문

● 오이식초를 함유한 숙취해소용 음료 조성물 : 본 발명은 오이식초를 함유한 숙취해소용 음료 조성물에 관한 것으로서, 정제수 100중량부에 오이식초 2~15중량부, 헛개나무 추출농축액 0.5~5중량부, 울금 추출농축액 0.1~0.5중량부를 혼합하여 이루어진 것을 특징으로 한다. 상기의 방법으로 제조된 오이식초를 함유한 숙취해소용 음료 조성물은 섭취시 알코올을 섭취한 체내에서 ADH 및 ALDH 활성이 증가함과 동시에 알코올농도 및 혈중 아세트알데히드농도가 감소함에 따라 숙취의 원인인 알코올과 아세트알데히드의 대사를 촉진시켜 체내 알코올의 분해를 촉진하여 숙취해소 및 알코올성 간장해 개선을 할 수 있는 음료를 제공할 수 있다. 또, 상기 오이식초를 함유한 숙취해소 음료 조성물에 액상과당, 배 농축액, 구연산, 오렌지향, 비타비티, 카라멜비에이, 벌꿀향, 로얄제리 추출물, 비타민 B_1, 비타민 B_2, 멘톨 중 하나 또는 둘 이상을 더 혼합함으로써, 주재료의 기능을 강화하여 주며, 맛, 향, 색을 더욱 향상하여 소비자의 요구를 충분히 제공할 수 있는 기능성 식품을 제공할 수 있다. – 특허등록 제1183605호, 순천대학교 산학협력단

● 질감과 색상이 우수한 고품질 저염 오이지 제조 방법 : 본 발명은 오이지 숙성중 물러짐 현상을 방지하고 오이의 녹색이 유지되어 고품질 오이지의 제조 방법에 관한 것으로, 보다 구체적으로는 오이지 제조시 염화칼슘을 사용하여 건식저염절임한 후 천연 색소인 조미액에 치자 청색소를 첨가한깃으로 저온에서 장기간 숙성 발효시켜도 조직연화현상 및 미생물 과다생육현상이 일어나지 않는 저염의 오이지를 제조할 수 있으며, 종래의 고염오이지에서 이루어지는 탈염공정을 생략함으로써 생산 원가 절감 및 자원 절약의 효과가 있을 뿐만 아니라 오이지 저장 유통 중 광선 노출로 인한 퇴색으로 상품가치의 품질 저하를 초래하는 바 치자 청색

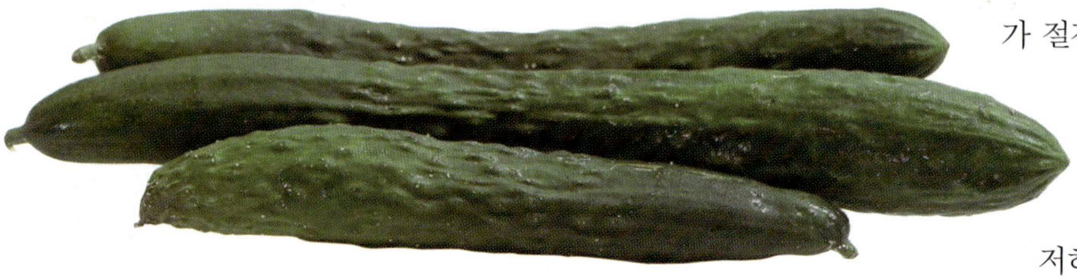

소를 첨가함으로써 선명한 녹색의 오이지를 제조할 수 방법을 제공함으로써 오이지의 유통저장기간을 연장시키고 상품가치를 높일 수 있는 매우 뛰어난 효과가 있다. – 특허등록 제775991호, 충남대학교 산학협력단

● 오이 추출물의 항돌연변이 및 항미생물 효과 : 이 연구에서는 오이 methanol 추출물과 methanol 추출물의 분획물에 대한 항돌연변이 효과와 항미생물 효과를 조사하였다. Ames 실험계를 이용한 항돌연변이 효과는 Salmonella typhimurium TA100에서 간접 돌연변이원인 aflatoxin B1에 대해 methanol 추출물은 1.25~5.0%에서 11~70%의 항돌연변이 활성을 나타냈었고, 직접 돌연변이원인 MNNG에 대해서는 46~85%의 항돌연변이 활성을 나타내었다. 또한 methanol 추출물을 분획하여 얻은 각 용매별 획분 중에서는 aflatoxin B1에 대해서는 hexane 획분이, MNNG에 대해서는 butanol 획분이 89% 및 95%로 가장 큰 항돌연변이 효과를 나타내었다. 항미생물 효과의 조사에서는 오이 metanol 추출물이 실험균주 11종 중 8종의 세균에 대하여 항균활성을 나타내었다. 이 중 K. pneumonia KCTC 2208, P. aeruginosa KCTC 2004가 clear zone 13 mm로서 가장 항균 활성에 민감한 균종으로 나타났다. 각 용매별 획분 중에서는 hexane 획분은 V. parahaemolyticus KCTC 2471에 대하여 항균효과를 보였고, chloroform과 ethyl acetate 획분에서도 약하게 항균 효과를 보였다. Methanol 추출물의 농도에 따른 균증식억제 효과의 결과로는 V. parahaemolyticus가 가장 낮은 최소증식억제농도를 보여 500 ppm으로 나타났다. Methanol 추출물의 살균효과는 P. aeruginosa에서 1%의 농도가 0.5%의 농도에 비하여 약 10배 정도의 빠른 살균효과를 보였다. 즉 초기 균수의 90%균을 살균하는데 1%와 0.5%의 농도에서 각각 26분, 250분이 소요되는 것으로 예측되었다. – 동서대학교 식품생명공학과 정숙현 외 1, 한국식품영양과학회지(2001. 12. 29)

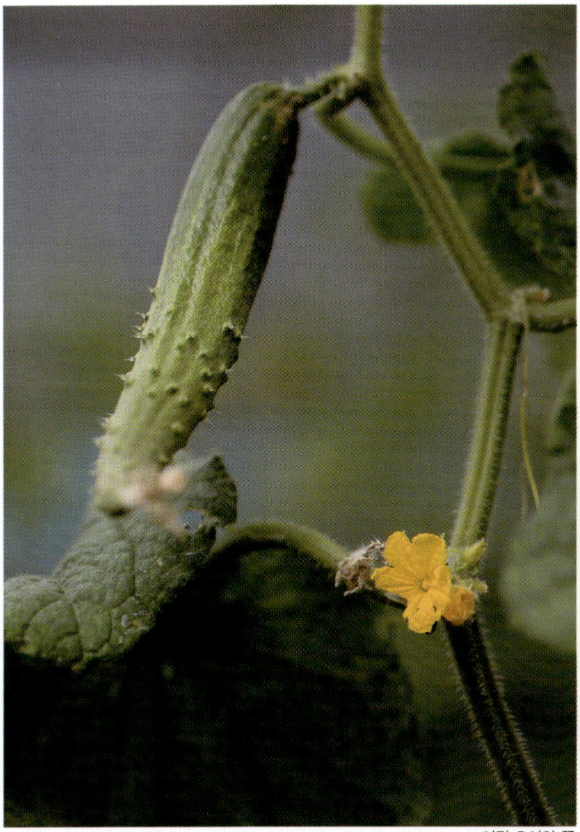

어린 오이와 꽃

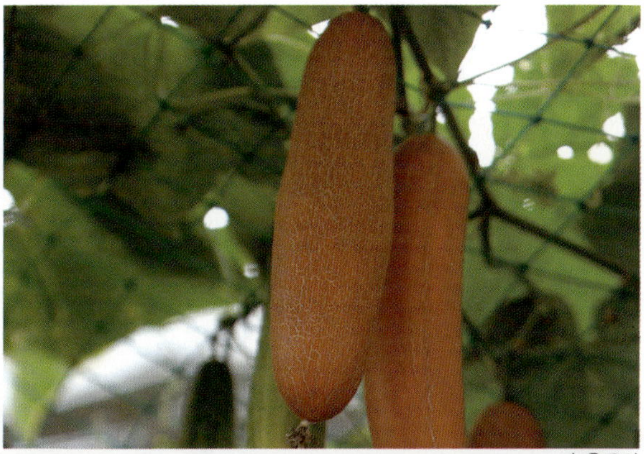

늙은 오이

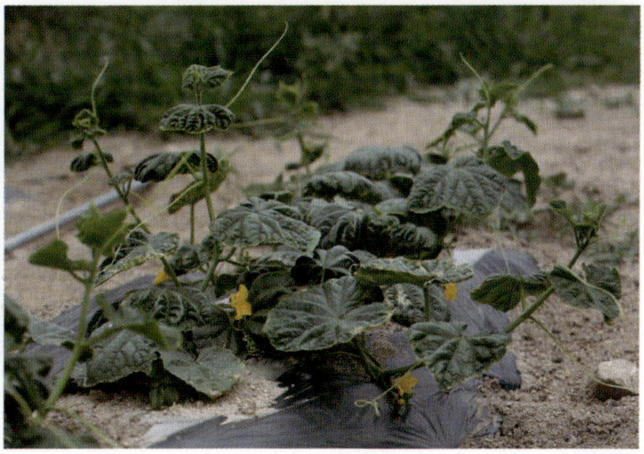

오이 덩굴

오크라

아욱과 / *Hibiscus esculentus* L.
영명 Okra

아욱과에 속하는 여러해살이풀로, 아프리카 북동부가 원산지다. 줄기 50~200㎝로, 잎은 어긋나고 톱니가 있다. 어린 열매인 꼬투리는 10~30㎝로 가늘고 길며 끝이 뾰족한 모양이고, 미세한 분말 및 점액질을 함유하고 있다. 꽃은 여름부터 가을에 걸쳐 노란색으로 피고, 밤에 일찍 피었다 다음날 아침에 진다. 꽃이 핀 뒤 7~10일 된 열매를 식용하고 종자는 커피 대용으로 쓰인다.

어린 열매는 순한 맛과 미끌거리는 질감이 특징이며, 주로 수프·샐러드·튀김으로 만들어 먹는다. 딱딱한 것은 술을 담가 먹는다. 자양강장 효과가 있으며, 비타민 C가 풍부하여 피로 해소에 좋다. 또한 점액질은 배변 활동을 활발하게 한다.

오크라 씨는 단백질·지질·칼슘·철·고시폴gossypol·티아민·리보플라빈·니아신·토코페롤 등을 골고루 함유하고 있어서, 피부 치료 목적의 의약품과 화장품으로도 개발되고 있다.

특허·논문

● 오크라 종자 또는 오크라 종자 추출물을 함유하는 기능성 차 제조 방법 : 본 발명은 오크라 종자를 함유하는 기능성 차의 제조 방법에 관한 것으로서, 오크라 종자를 150~230℃에서 8~15분간 볶는 단계, 상기 볶은 오크라 종자를 열풍건조하거나 동결건조한 후에, 분쇄기로 분쇄하는 단계 및 상기 분쇄가루를 과립포장하거나 티백으로 포장하는 단계를 포함하는 것을 특징으로 하며, 본 발명에 따른 오크라 종자 추출물을 포함하는 조성물은 유리 아미노산 및 폴리페놀성 화합물을 함유하고 있어서 우수한 항산화 활성을 가지고, 이를 포함하는 오크라 종자 함유 기능성 차 역시 항산화 활성을 가진다. 이에 따라 본 발명에 따른 오크라 종자 함유 기능성 차는 노화 방지 등의 건강 보조 기능성 식품이 될 수 있으며, 특히 오크라 차의 맛이 커피와 유사하여 커피 대체용 차로도 개발할 수 있다. – 특허등록 제1293689호, 대한민국(농촌진흥청장)

● 오크라 종자에서 추출된 단백질 분획물이 화장품으로 사용되는 용도 : 본 발명은 Hibiscus esculentus 종자에서 추출된 적어도 하나의 단백질 분획물의 용도 및 이러한 분획물을 함유하는 화장품 조성물에 관한 것이다. 또한, 본 발명은 카제인 대용물로서 화장품 조성물 또는 화장품에서의 Hibiscus esculentus 또는 오크라 종자에서 추출된 적어도 하나의 단백질 분획물의 용도에 관한 것이며, 상기 조성물은 0.01 내지 50.00%의 상기 분획물을 함유한다. 발명자들은 Hibiscus esculentus 종자의 추출물이 화장품에 직접 사용될 수 있으며 Hibiscus esculentus 또는 오크라 종자에서 추출된 적어도 하나의 바람직한 가용성 단백질 분획물이 카제인의 대용물로서 화장품 조성물 또는 화장품에 사용되어 놀랍고도 유용한 특성을 가지는 조성물 또는 제품을 생성시킬 수 있음을 발견하였다. 따라서, 자극 방지, 광-보호, 진정 효과(soothing), 및 피부 노화 방지 효과뿐 아니라 강력한 세포 영양력, 스무딩(smoothing) 및 생체막(biofilm) 형성 효과, 컨

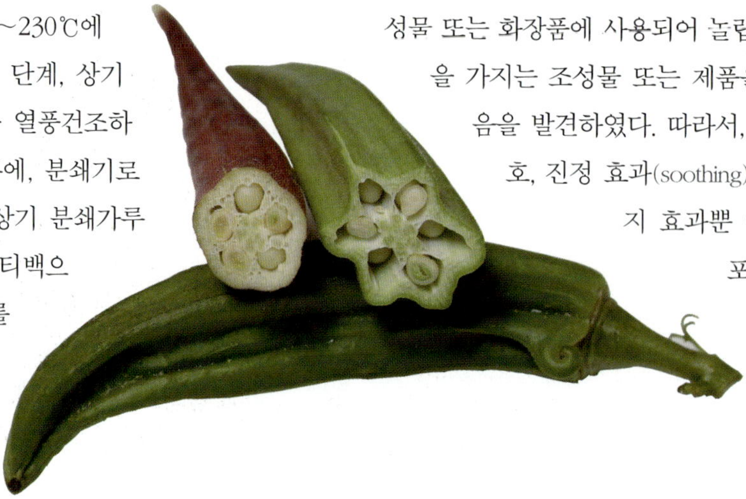

디셔닝, 재생 및 회복 효과를 가짐이 밝혀졌다. - 특허공개 10-2001-0006358호, 라보라또아레 세로비오로지끄 소시에떼 아노님(프랑스)

● 오크라, 다시마, 참마, 모로헤이야, 연근, 폴리글루탐산을 이용하여 구성된 네바네바컴플랙스를 포함하는 화장료 조성물 : 본 발명은 오크라, 다시마, 참마, 모로헤이야, 연근의 추출물 및 폴리글루탐산을 이용하여 구성된 네바네바컴플랙스를 포함하는 화장료 조성물에 관한 것으로, 다양한 원료의 첨가에 따라 문제시되는 피부 사용감 악화의 문제를 현저히 개선할 수 있는 효과를 발휘하고, 뛰어난 항산화 효과를 발휘하여 피부 주름 개선 및 피부 노화를 방지의 효과를 발휘하며, 피부 탄력 증진 효과, 피부 보습 및 피부장벽강화에 대해서도 우수한 효과를 발휘한다. - 특허등록 제1308669호, 주식회사 코시드바이오팜

● 탄수화물 기반 음식물의 당 반응을 낮추는 제품 : 본 발명은 오크라 식물 종 및 비그나 식물종의 식용부분 분쇄물 및 곡물이나 비곡물 또는 이의 혼합물로부터 선택된 탄수화물 기반의 하아 이상 유형의 음식물을 함유하는 밀가루의, 변형된 당반응을 위한 음식물을 제조하기 위한 용도에 관한 것이다. 본 발명은 식용 비그나(vigna) 식물 종의 분쇄된 식용 부분, 및 곡물, 비곡물 또는 이들의 혼합물로부터 선택된 하나 이상의 탄수화물 기반 음식물과의 혼합물을 포함하는 예비-혼합된 가루를 그 음식물을 소비하는 인간의 당 반응을 감소시키기 위한 음식물 제조에 사용하는 용도에 관한 것이다. - 특허공개 10-2011-0112392호, 헨리 크리스티아니 제야 쿠마르(영국) 외 1

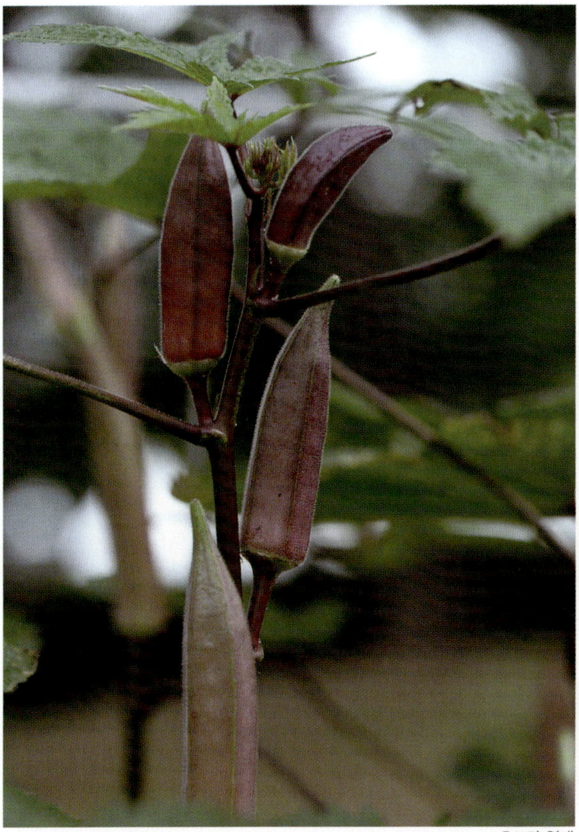
오크라 열매

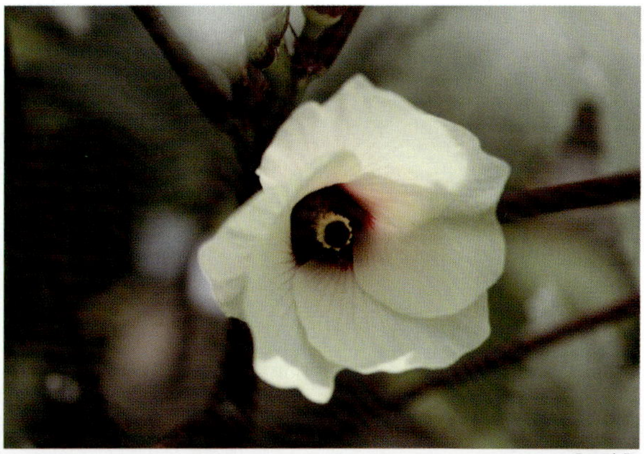
오크라 꽃

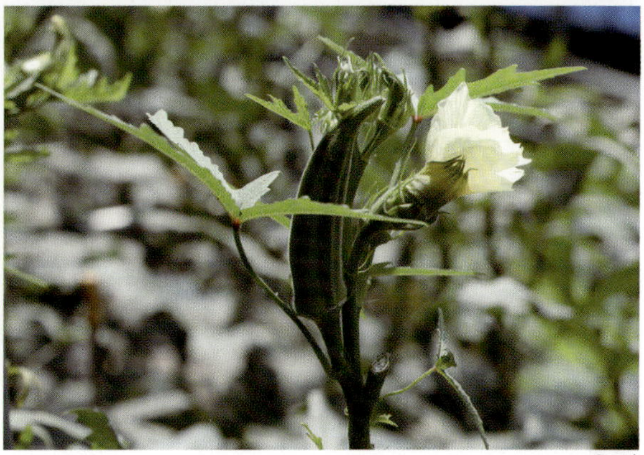
오크라

완두콩

콩과 / *Pisum sativum* var. macrocarpum
영명 Pea
이명 깍지 완두

콩과의 한해살이 또는 두해살이풀로, 원산지는 지중해 연안이며 전국 각지에서 재배한다. 키는 2m 정도이고, 잎 끝이 덩굴손으로 지주를 감아 올라가면서 자란다. 잎겨드랑이에서 꽃대가 나와 늦봄에 1~2개씩 피는데, 흰색 · 붉은색 · 자주색을 띤다. 꼬투리에는 5~6개의 종자가 들어 있다. 보통 10월 중순~11월 중순에 파종하여 이듬해 4~6월에 수확하는 보통재배법과, 9월에 파종하여 12~3월에 수확하는 촉성재배법, 5~6월에 파종하여 초가을에 수확하는 억제재배법의 3가지 재배방식이 있다. 생육이 왕성하므로 재배하기 용이한 다수확 품종이다. 서늘한 기후를 좋아하며 추위에도 강하고, 품질이 우수하여 수익성이 높은 편이다.

씨알의 주성분은 탄수화물이며, 단맛이 좋고 단백질이 많으며 어린 꼬투리에는 비타민도 풍부하다. 밥에 넣어 먹거나 수프 · 조림 · 각종 볶음 요리를 만들어 먹기도 하고, 떡 · 과자 등의 고물로도 이용한다. 씨알은 보존과 구입이 손쉽게 통조림으로 가공, 제품화하여 이용하고, 어린 꼬투리는 채소로 먹고, 잎과 줄기는 가축의 사료로 이용한다.

고서古書 · 의서醫書에서 밝히는 효능

동의보감 소변이 잘 나오게 하고, 중초中焦를 조화롭게 하여 몸의 기능을 정상으로 만드는 효능이 있다.

특허 · 논문

● 보습 및 진피 강화 효과가 우수한 화장료 조성물 : 본 발명은 보습 및 진피 강화 효과가 우수한 화장료 조성물에 관한 것으로, 보다 상세하게는 바오밥나무(Adansonia Digitata) 추출물, 인도센나 나무(Cassia Angustifolia) 추출물 및 완두(Pisum Sativum) 추출물을 유효성분으로 포함하는 화장료 조성물 또는 이에 해

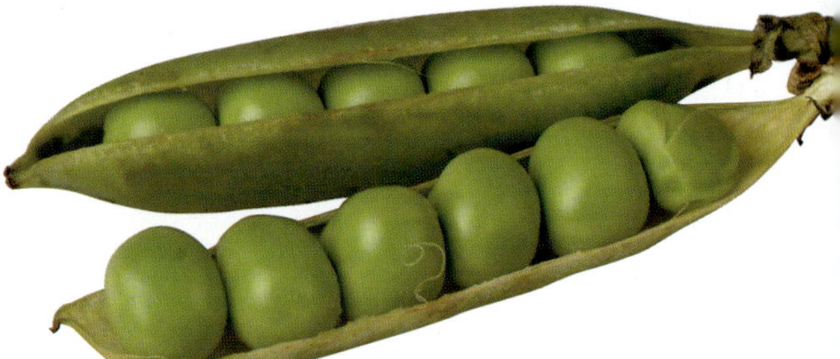

바라기(Helianthus Annuus) 추출물을 유효성분으로 추가로 포함하는 화장료 조성물에 관한 것이다. 본 발명의 화장료 조성물은 진피의 구성성분 및 조직을 강화하여 진피로부터 수분 손실을 억제하고 표피에서의 수분 증발을 억제함으로써 진피 강화와 동시에 보습 효과를 제공할 수 있다. 완두(Pisum Sativum) 추출물, 특히 완두의 종자인 완두콩으로부터 분리한 추출물의 주요 성분은 식물성 펩타이드 활성 성분으로 진피에 존재하는 단백질 분해 효소인 엘라스티나제(elastinase), 콜라제나제(collagenase) 등을 억제하는 기능을 가지는 것으로 알려져 있고, 라디컬 소거능(radical scavenger)도 나타내는 것으로 알려져 있다. 이와 같은 효능은 피부 조직의 단백질을 보호 및 복구할 뿐만 아니라 피부의 유연성을 부여함으로써 항노화 효과를 보일 수 있다. – 특허등록 10-1121008호, 유한킴벌리 주식회사

● 발포 알코올 음료 및 그 제조방법 : 본 발명은, 거품의 지속성이 우수한 발포성 알코올 음료를 제공한다. 본 발명에 의한 발포 알코올 음료의 제조방법은, 발효 전 액을 발효시켜 제조하는 발포 알코올 음료의 제조방법으로서, 상기 발효 전 액에 완두콩에서 추출하여 얻은 완두 단백을 첨가함을 특징으로 한다. 발포성 알코올 음료로서는, 맥아를 포함하는 원료로 제조된 발효전 액, 또는 탄소원을 함유하는 시럽, 질소원, 홉, 색소, 거품의 발생 · 거품의 지속성

향상 물질 및 물을 원료로 하여 제조한 발효전 액을 효모를 이용하여 발효시켜 발포 알코올 음료를 제조하는 방법에 적용된다. – 특허등록 10-0681077호, 삿뽀로 홀딩스 가부시키가이샤

● 저장 기간에 따른 완두콩의 품질 변화 : 완두콩을 시료로 하여 5℃, 20℃에서 저장하면서 저장기간에 따른 외관, 클로로필, 아스코르빈산의 함량 변화를 조사한 결과는 저장기간에 따른 완두콩의 품질변화는 꼬투리째 저장한 완두콩이 완두콩만을 저장한 경우보다 저장성이 좋은 것으로 나타났으며, 온도별로는 5℃ 저장이 20℃에서 저장했을 때보다 저장성이 좋은 것으로 나타났다. 클로로필의 함량변화는 5, 20의 저장조건 모두 꼬투리째 저장한 완두콩의 클로로필 함량이 많았다. 아스코르빈산 함량변화는 20℃에서 급격히 감소하였으나, 5℃ 저장에서는 저장 21일째에 아스코르비산 함량이 20℃ 저장 2~7일째의 함량과 비슷하게 나타났다. 위의 결과로 보아 완두콩의 저장성은 꼬투리째 저장하는 것이 완두콩만을 저장하는 것보다 더 좋으며, 실온보다는 약 5에서 저장하는 것이 더 외관, 클로로필, 아스코르빈산의 함량 유지면에서 더 좋은 것으로 판단된다. – 임효원, 한국식생활문화학회지(2005. 12.)

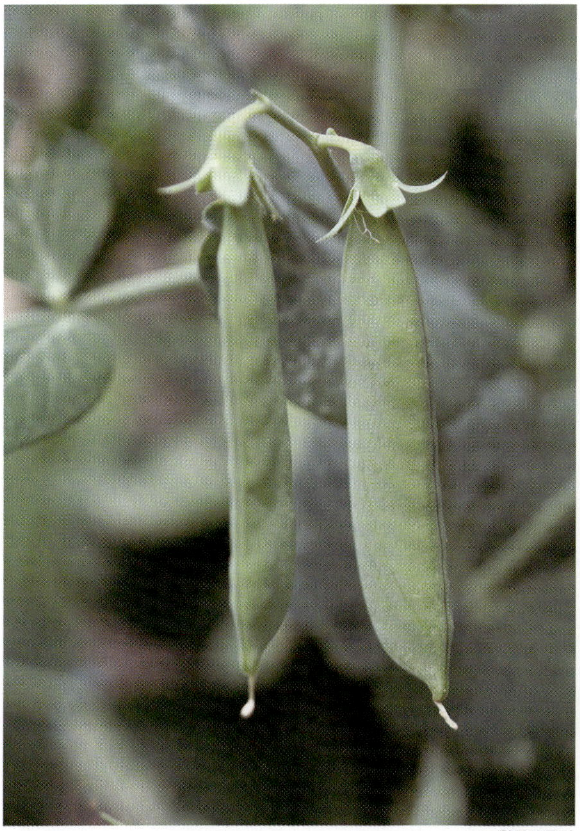
완두 꼬투리

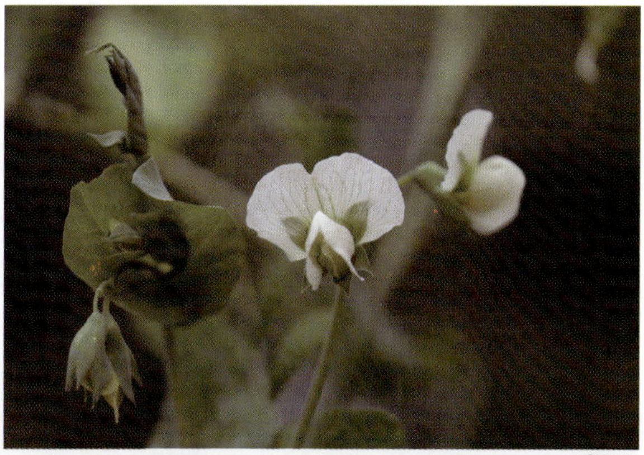
완두 꽃

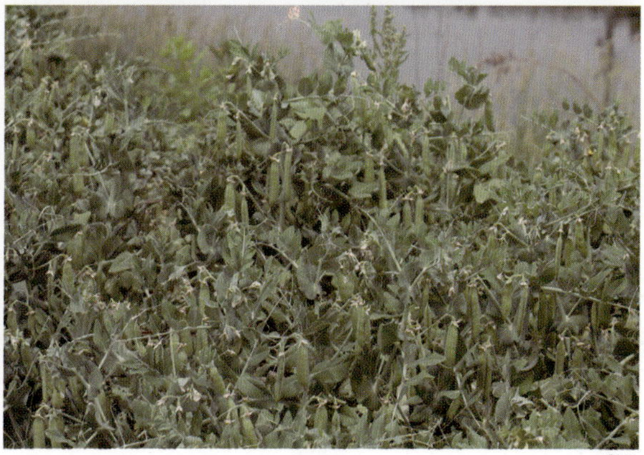
완두

왜당귀

산형과 / *Angelica acutiloba* (S. et Z.) Kitagawa
약명 일당귀日當歸
이명 일본당귀, 차당귀, 왜당귀, 개강활

산형과의 여러해살이풀로, 습기 많은 토양에서 잘 자란다. 일본이 원산으로, 우리나라에도 분포한다. 키는 80~90㎝로 곧게 자라며, 잎자루와 원줄기는 검은빛 나는 자주색이다. 잎은 삼각형 모양으로 3개씩 깃꼴로 갈라진다. 8~9월에 흰 꽃이 가지 끝에 모여 핀다. 열매는 긴 타원형이며 뿌리는 약용한다.

한약재로서의 당귀는 국내 토종 당귀인 참당귀(*Angelica gigas* Nakai), 일본 기원의 일당귀(*Angelica acutiloba*), 중국 기원의 중국당귀(*Angelica sinensis*)가 판매되고 있으며, 주로 참당귀와 일당귀가 유통되고 있다.

잎은 샐러드, 쌈 채소로 이용한다. 고기 요리에 넣으면 누린내와 잡냄새를 제거할 수 있다. 피를 생성하는 보혈 작용이 뛰어나 빈혈을 예방하고 개선하는 데 주로 사용되며, 각종 부인병 및 심혈관계 질환에 좋다. 또 항암제로도 이용한다.

고서古書 · 의서醫書에서 밝히는 효능

동의보감 성질이 따뜻하며 맛은 달고 매우며 독毒이 없다. 모든 풍병風病, 혈병血餅, 허로虛勞를 낫게 하며, 굳은 피를 헤치고 새 피를 생겨나게 한다. 이질로 배가 아픈 것을 멎게 하고 오장伍臟을 보補하며 살이 살아나게 한다.

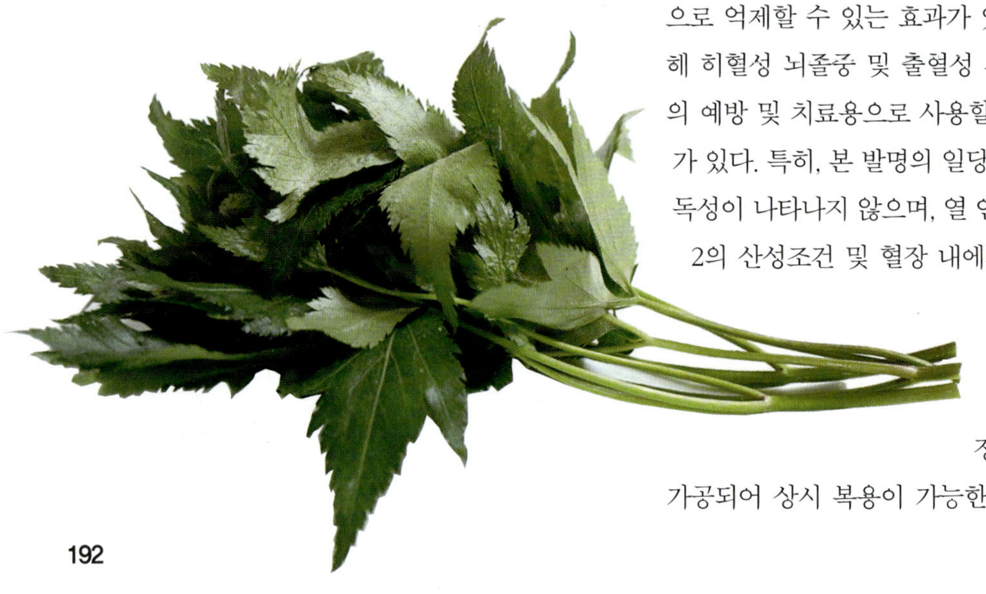

특허 · 논문

● 일당귀 추출물을 유효 성분으로 함유하는 혈전증 예방 또는 치료용 약학적 조성물 및 건강 기능 식품

: 본 발명은 일당귀(*Angelica acutiloba*) 추출물을 유효 성분으로 함유하는 혈전증(thrombosis)의 예방 또는 치료용 약학적 조성물 및 건강 기능 식품에 관한 것으로서, 보다 구체적으로는, 일당귀의 에탄올 추출물을 유효 성분으로 함유하는 것을 특징으로 하는 혈전증의 예방 또는 치료용 약학적 조성물 및 상기 추출물을 포함하는 건강 기능 식품에 관한 것이다. 본 발명의 혈전증의 예방 또는 치료용 약학적 조성물 및 건강 기능 식품의 유효 성분으로서의 일당귀 추출물은, 본 명세서의 실시예를 통해 증명된 바와 같이, 일당귀 지하부를 에탄올 등으로 추출하여 추출물을 조제한 후, 헥센 분획 후, 에틸아세테이트를 이용하여 순차적으로 분획하여 조제되며, 이 중 우수한 혈액응고인자 저해효과에 의한 항혈전 활성을 나타내는 에틸아세테이트 분획은 혈전 생성을 효율적으로 억제할 수 있는 효과가 있으며, 혈행개선을 통해 허혈성 뇌졸중 및 출혈성 뇌솔중과 같은 혈전증의 예방 및 치료용으로 사용할 수 있는 뛰어난 효과가 있다. 특히, 본 발명의 일당귀 추출물은 급성경구독성이 나타나지 않으며, 열 안정성이 우수하고, pH 2의 산성조건 및 혈장 내에서도 혈액응고인자 저해 및 활성화 효과의 손실이 나타나지 않아, 추출액, 분말, 환, 정 등의 다양한 형태로 가공되어 상시 복용이 가능한 형태로 조제할 수 있

는 뛰어난 효과가 있으므로 제약산업 및 식품산업상 매우 유용한 발명인 것이다. – 특허등록 제1404165호, 안동대학교 산학협력단, 주식회사 한국전통의학연구소 외 1

● 왜당귀로부터 추출 분리되는 저급 알콜 용매 추출물 또는 정유 분획물을 포함하는 니코틴 중독 및 금단증상의 예방및 치료용 약학 조성물 : 본 발명은 왜당귀(Angelica acutiloba KITAGAWA)로부터 추출 분리되는 저급알콜 용매 추출물 및 정유(essential oil) 분획물을 포함하는 니코틴 중독 및 금단증상의 예방 및 치료효과를 갖는 조성물에 관한 것으로, 본 발명의 조성물은 니코틴 만성 투여로 인한 약물강화와 의존성에 대한 행동적 민감화의 보행성 활동량을 감소시키고, 뇌의 측핵(nucleus accumbens shell)에서 도파민(dopamine)의 유리를 억제시키는 바, 니코틴 중독 및 금단증상의 치료용 약제 및 건강기능식품에 유용하게 이용될 수 있다. – 특허등록 제571851호, 대구한의대학교 산학협력단

● 당귀속 2종 식물의 항균활성 : 한방에서 당귀(當歸)로 쓰여지고 있는 참당귀(Angelica gigas)와 일당귀(A. acutiloba)의 추출물로 3종의 그람양성균, 2종의 그람음성균과 1종 효모에 대한 항균활성을 조사한 결과는 다음과 같다. 참당귀 지상부와 지하부 추출액의 항균활성은 ethyl acetate 분획물에서만 나타났는데 지상부 추출액에서는 그람양성균인 S. aureus에 대한 항균활성이 가장 강했고, 지하부 추출물에서는 그람양성균인 B. subtilis와 그람음성균인 E. coli에 대한 항균활성이 가장 강했다. 일당귀 추출액의 항균활성은 지상부 추출액은 n-hexane 분획물에서 지하부 추출액은 water 분획물에서 전혀 나타나지 않았으며 지상부와 지하부 추출액의 ether분획물에서 가장 강했다. 효모 S. cerevisiae에 대해서는 항균활성이 전혀 나타나지 않았다. – 윤경원 외 1, 자원식물학회지(2004. 10. 30)

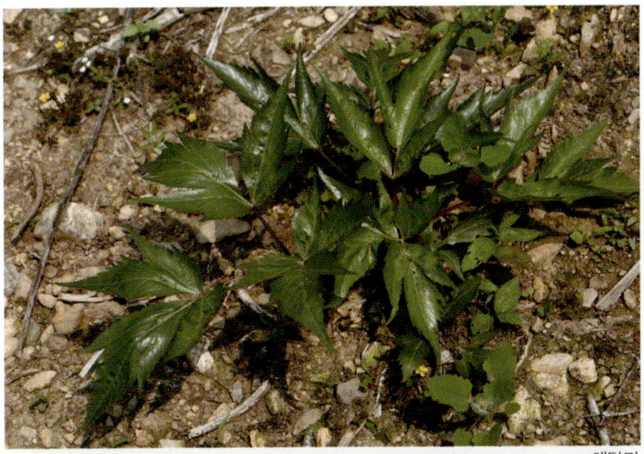
왜당귀

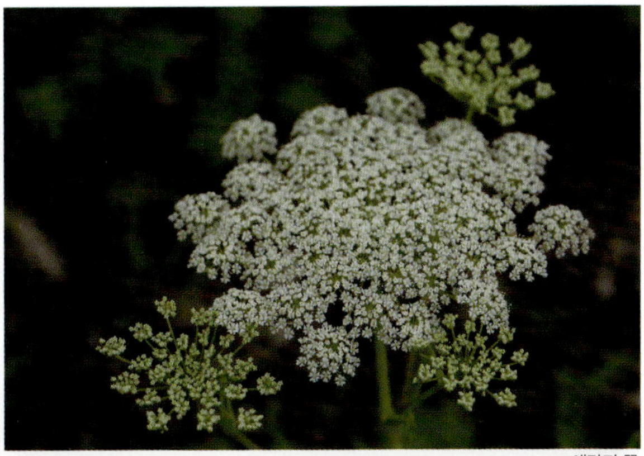
왜당귀 꽃

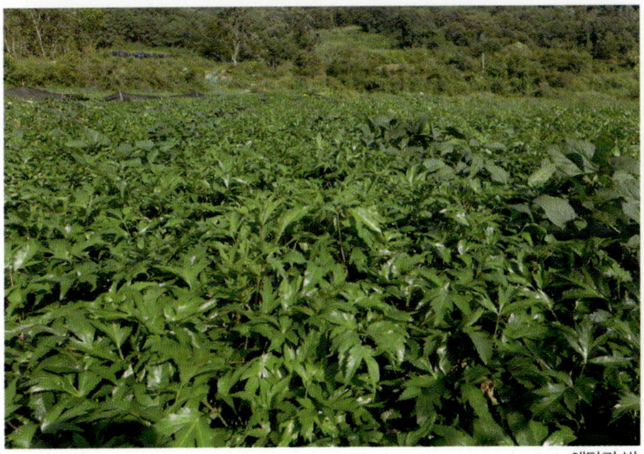
왜당귀 밭

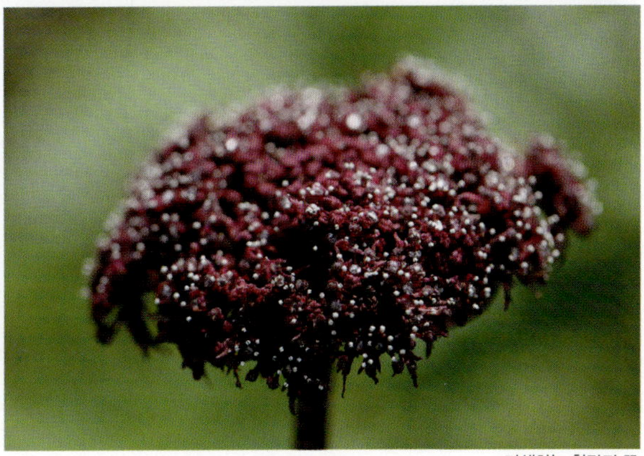
자생하는 참당귀 꽃

우엉

국화과 / *Arctium lappa* L.
영명 Edible burdock
약명 우방자牛蒡子
이명 우방근, 악실근惡實根, 서점근鼠粘根, 악실, 대력자, 우채, 구보

국화과의 두해살이풀로서, 유럽 · 서아시아 · 중국 등이 원산지다. 유럽과 미국에서 널리 자라며 한국, 일본에서 많이 재배한다. 키는 50~150㎝로 뿌리에 달린 잎은 모여난다. 7~8월에 검은 자줏빛 꽃이 핀다. 품종은 뿌리가 길고 굵은 '농야천'과, 육질이 좋고 뿌리가 짧은 '사천' 등이 있다.

식이섬유는 대부분 물에 녹지 않는 불용성인데 반해 우엉은 불용성과 수용성 식이섬유를 모두 함유하고 있는 것이 큰 특징이다. 식이섬유는 혈당치 상승을 억제하고 콜레스테롤을 흡착하여 체외로 배출하는 작용을 하며, 당뇨병을 비롯한 생활습관병 예방 효과를 기대할 수 있다. 우엉의 쓴맛을 내는 폴리페놀polyphenol 성분은 강한 항산화력을 갖고 있어 암세포의 발생과 노화를 억제하는 작용을 한다.

우엉은 조림 · 샐러드 · 튀김 등 다양한 요리로 이용 가능하며, 잎은 볶음 · 전 · 부각 · 쌈 등으로 조리해 먹는다. 씨는 한방에서 '우방자牛蒡子'라 하여 이뇨제로 쓴다.

고서古書 · 의서醫書에서 밝히는 효능

운곡본초학 우엉은 맛은 쓰고, 성질은 차다. 거풍祛風, 축수逐水, 소종독消腫毒, 세오장악기洗五臟惡氣, 통십이경맥通十二經脈의 효능이 있고, 징하적괴癥瘕積块, 풍열감모風熱感冒, 두통頭痛, 해수咳嗽, 열독면종熱毒面腫, 인후종통咽喉腫痛, 치은종통齒齗腫痛, 풍습비통風濕痺痛, 옹절癰癤, 악창惡瘡, 치창痔瘡, 탈항脫肛을 치료한다. 생식하지 않는다.

특허 · 논문

● 미네랄과 아미노산이 강화된 발효 여주 및 우엉을 포함하는 비만 또는 고지혈증의 치료 또는 예방용 약학 조성물 및 그 제조 방법 : 본원은 여주 발효물 및 이를 포함하는 항비만용 조성물 및 여주 발효물의 제조 방법에 관한 것이다. 본원의 발효물은 AMPK 활성화와 그 표적 중 하나인 ACC억제를 통해 지방합성 및 지방세포 분화를 억제하여 항비만 효과를 가져 비만의 치료 또는 예방에 유용하게 사용될 수 있다. – 특허등록 제1074914호, 정**

● 우엉 추출물을 포함하는 항비만용 식품조성물 : 본 발명은 체중 감량 효과를 크게 향상시킨 식품조성물에 관한 것으로, 더욱 상세하게는 우엉추출물과 함께 항산화 효과 및 갈변 방지를 위하여 비타민 C를 더 포함하고, 체중 감량 효과증대를 위하여 가르시니아캄보지아껍질 추출물과 식이섬유를 더 포함하며, 보존성 향상을 위한 황금 추출물 등을 첨가하여 양산성을 가지는 항비만용 식품조성물을 제공한다. 특히, 본 발명의 조성물은 기존 제품과는 다르게 식물 추출물만으로 발명되어 인체 독성이 전혀 없고 다량 복용에도 부작용이 없으며 다양한 제품으로 활용할 수 있다. – 특허등록 제1298568호, 주식회사 로제트

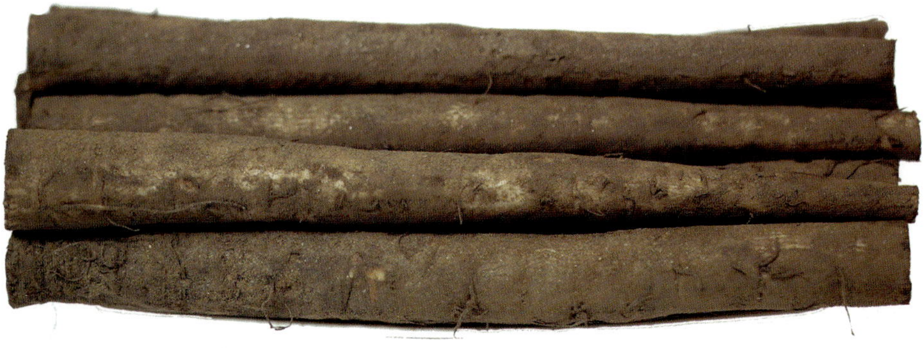

● 니코틴 분해능이 우수한 발효우엉 및 제조 방법 : 본 발명

아토피 피부염 개선 활성을 갖는 죽순 분말 또는 죽순 추출물을 이용한 피부 외용제 조성물을 개시한다. 본 발명은 죽순 분말과 죽순의 70% 에탄올 추출물이 B16F10 멜라노마 세포에서의 멜라닌 생성 억제 활성을 가지고, 여드름 균인 프로피오니 아크네스(Propionibacterium acnes)에 대한 항균 활성을 가지며, 실제 임상실험을 통해서도 피부 미백 활성, 피부 보습 활성, 여드름 개선 활성, 아토피 피부염 개선 활성을 가짐을 확인함으로써 완성된 것이다. – 특허등록 제1230277호, 담양군, 담양죽순 영농조합법인

● 죽순잎차 제조 방법 및 그 방법에 의해 제조된 죽순잎차 : 본 발명은 20~50㎝ 크기의 죽순을 채취하는 단계와, 상기 죽순의 껍질을 벗겨 죽순피를 얻는 단계와, 상기 죽순피를 1~3㎝ 크기로 절단하는 단계와, 상기 절단된 죽순피를 덖음하는 단계와, 상기 덖음 후 죽순피를 상온에서 숙성하는 단계와, 숙성 후 가향하는 단계로 이루어진 죽순잎차의 제조 방법을 제공하기 위한 것으로, 본 발명은 죽순피를 재료로 하여 맛과 향이 뛰어나고 색이 고우며 목 넘김이 부드러운 죽순잎차를 제조함으로써 종래 거의 폐기되어지던 죽순피를 고품질의 차로 재활용할 수 있는 효과를 갖는 것이며, 동시에 음용자에게는 죽순이 가지는 약리효과도 제공할 수 있는 것이다. 또한, 본 발명은 죽순의 부산물에 불과한 죽순피를 재료로 사용함으로써 대나무 생산농가의 소득증진에 크게 이바지할 수 있는 매우 유용한 발명인 것이다. – 특허등록 제1148121호, 국**

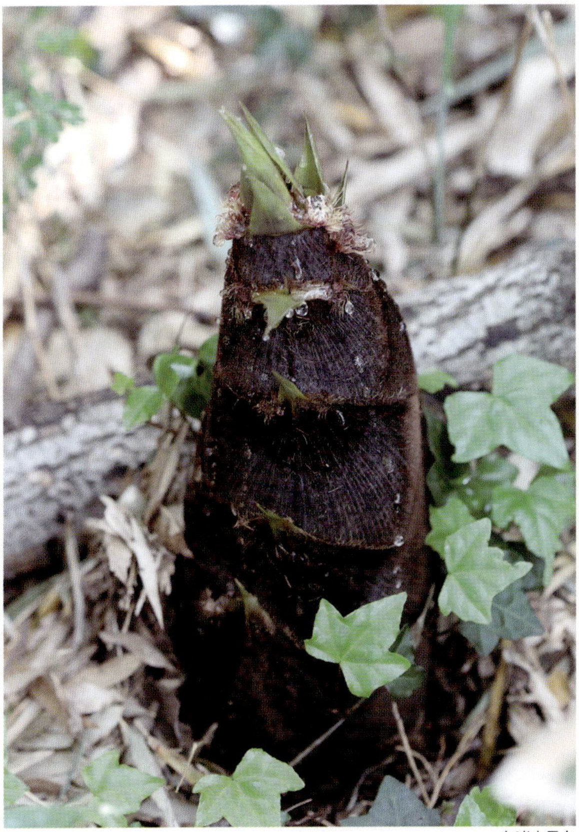
솟아난 죽순

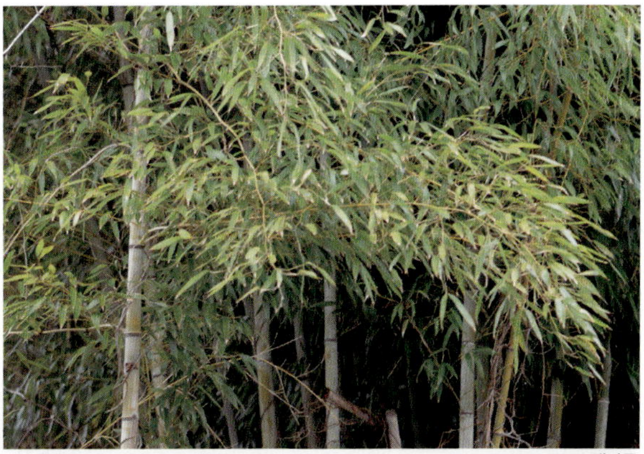
대나무

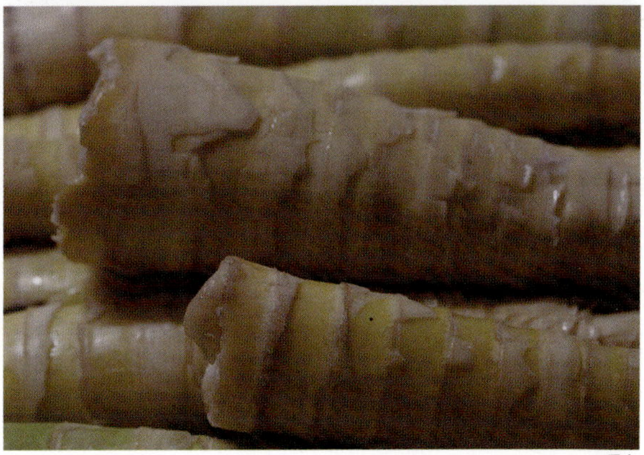
죽순

차요테

박과 / *Sechium edule*
영명 Chayote
이명 불수과佛手瓜, 샤요트

박과의 여러해살이 덩굴 식물로, 멕시코 남부와 중앙아메리카가 원산지다. 주로 아시아, 멕시코 등 열대지방에서 많이 재배되는 호박의 한 종류다. '불수과佛手瓜'라고도 하고, 나라에 따라 '사요테sayote', '타요타tayota', '초초chocho', '채소 배[Vegetable Pear]' 등으로 불린다.

잎은 단엽으로 어긋나며, 3~5갈래로 얕게 갈라진다. 열매는 옅은 녹색으로 모양은 배나 사과와 비슷하고, 길이는 10~20㎝ 정도로 중간에 깊은 골이 있는 것이 특징이다. 늦여름부터 서리가 내릴 때까지 수확 가능하다. 열매는 샐러드·수프·볶음·절임 등으로 다양하게 이용한다. 또한 뿌리에도 전분이 함유되어 있어 어린잎줄기와 같이 식용한다.

비타민 C·엽산·마그네슘·아미노산 등이 풍부하게 들어 있으며, 최근 제주도에서 재배에 성공한 것으로 알려져 있다.

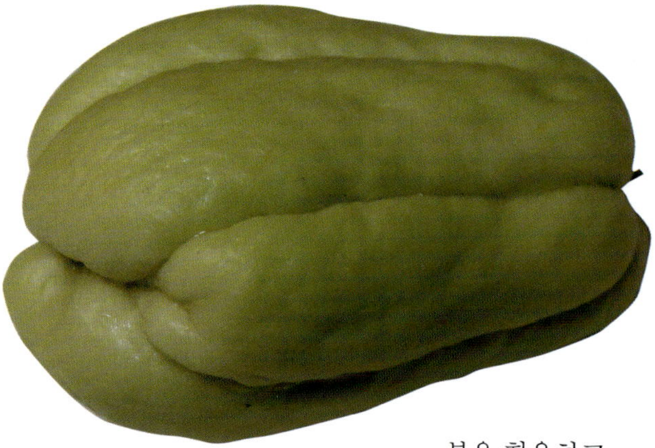

특허 · 논문

● 차요테 추출물을 함유하는 보습용 화장료 조성물 및 이의 제조 방법 : 본 발명은 피부 개선용 화장료 조성물 및 이의 제조 방법에 관한 것으로서, 더욱 상세하게는 항산화 및 보습 활성이 우수한 차요테 추출물을 함유하여 노화방지, 미백, 주름 개선, 항염, 보습 등의 피부 개선 효과를 갖는 화장료 조성물 및 이의 제조 방법에 관한 것이다. 본 발명의 피부 개선용 화장료 조성물은 차요테(Sechium edule) 추출물을 유효 성분으로 포함하고, 상기 차요테 추출물은 차요테에 물, 탄소수 1 내지 4의 저급 알코올, 다가 알코올 또는 이들의 혼합물로부터 선택된 적어도 어느 하나의 추출용매를 가하여 추출한다. 발명자는 피부 개선 효과를 갖는 식물 종을 찾기 위한 연구를 진행하던 중에 차요테가 폴리페놀류, 비타민 C 등의 다양한 성분을 함유하고 있다는 점에 착안하여, 차요테에서 추출한 추출물이 우수한 항산화 및 보습 활성을 가진다는 사실을 확인함으로써 본 발명을 완성하였다. – 특허등록 제984163호, 주식회사 에코덤

● 히카마 분말 및 차요테 분말이 함유된 다이어트 국수 및 그 제조방법 : 본 발명은 히카마 분말 및 차요테 분말이 함유된 다이어트 국수 및 그 제조방법에 관한 것으로서, 본 발명의 다이이드 국수는 밀가루에 히카마 분말 및 차요테 분말을 혼합함으로써 식감 및 맛을 개선할 수 있으며, 밀가루만을 사용한 국수에 비해 열량이 낮고, 히카마 및 차요테로부터 유래한 식이섬유 및 여러 기능성 성분을 함유하고 있어 다이어트 식품으로서 유용하게 사용될 수 있다. 본 발명은 통상적인 국수의 재료인 밀가루의 일부를 히카마 분말 및 차요테 분말로 대체하는 것을 특징으로 한다. 본 발명에 사용되는 히카마(jicama; 학명: Pachyrhizus erosus)는 얌빈(Yam Bean)으로도 불리며, 인터넷 매체 허핑턴 포스트가 뽑은 20가지 건강식품 중 하나로서, 생과 100g당 열량이 35kcal로 저칼로리 식품으로서 다이어트에 유용하며, 비타민 C와 칼륨, 칼슘, 인, 철, 단백질이 풍부해서 당뇨병 환자에게 좋다. 또한, 본 발명에 사용되는 차요테(chayote, Sechium edule) 역시 아미노산과 비타

민 C, 각종 미네랄 등이 풍부하며, 생과 100g당 열량이 19kcal로 저칼로리 식품으로서 다이어트에 유용하다. 상기 히카마 분말 및 차요테 분말은 당업계에 알려진 통상적인 방법에 의해 건조된 후 분쇄하여 제조될 수 있다. 본 발명의 하나의 구체예에서, 히카마 분말 및 차요테 분말은 열풍건조 또는 동결건조된 후 분쇄하여 제조될 수 있다. 상기 열풍건조는 80 내지 90℃의 열풍으로 1 내지 2시간 동안 수행될 수 있다. 본 발명의 다른 구체예에서, 상기 열풍건조는 50 내지 60℃의 열풍으로 6 내지 7시간 동안 수행될 수 있다. 본 발명의 또 다른 구체예에서, 상기 열풍건조는 80 내지 90℃의 열풍으로 1 내지 2시간 1차 건조한 후, 50 내지 60℃의 열풍으로 6 내지 7시간 동안 2차 건조하여 수행될 수 있다. 본 발명의 또 다른 구체예에서, 상기 동결건조는 -60 내지 -50℃에서 4 내지 5시간 동안 수행될 수 있다. 본 발명의 또 다른 구체예에서, 상기 동결건조는 -90 내지 -80℃에서 80 내지 85시간 동안 수행될 수 있다. 본 발명의 또 다른 구체예에서, 상기 동결건조는 -60 내지 -50℃에서 4 내지 5시간 급속 1차 동결건조시킨 후, -90 내지 -80℃에서 80 내지 85시간 동안 2차의 동결건조를 실시할 수 있다. 상기 열풍건조 또는 동결건조된 히카마 또는 차요테는 분쇄기를 이용하여 150 메쉬(mesh) 이하의 크기로 분쇄될 수 있다. – 특허공개 10-2015006990호, 주식회사 삼채

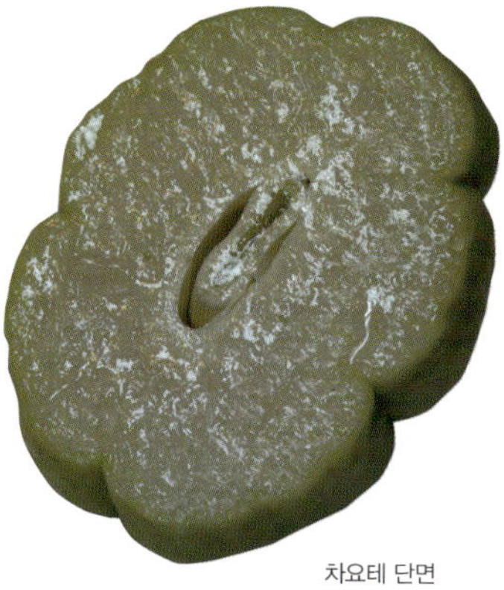
차요테 단면

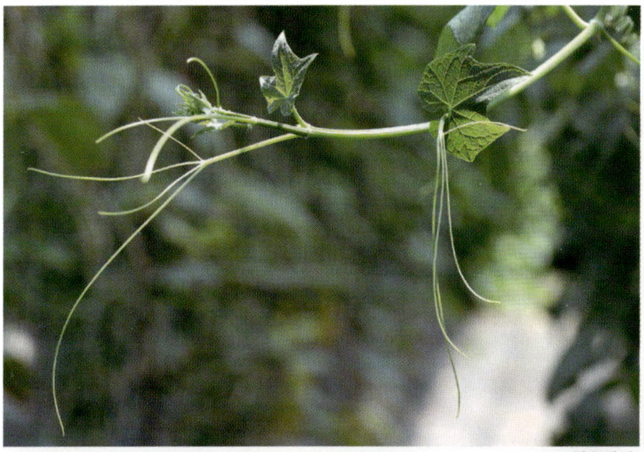
차요테 순

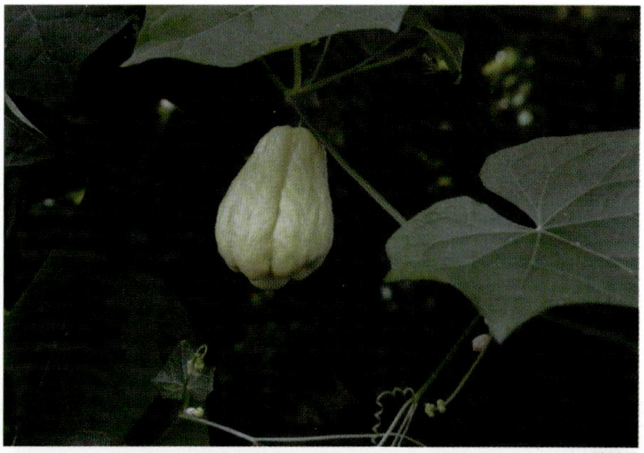
차요테

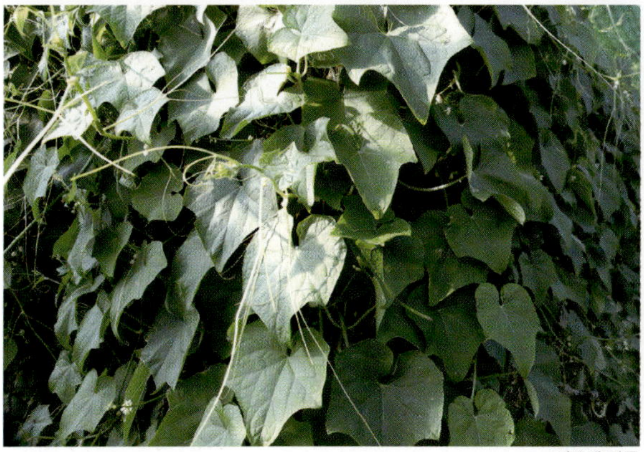
차요테 덩굴

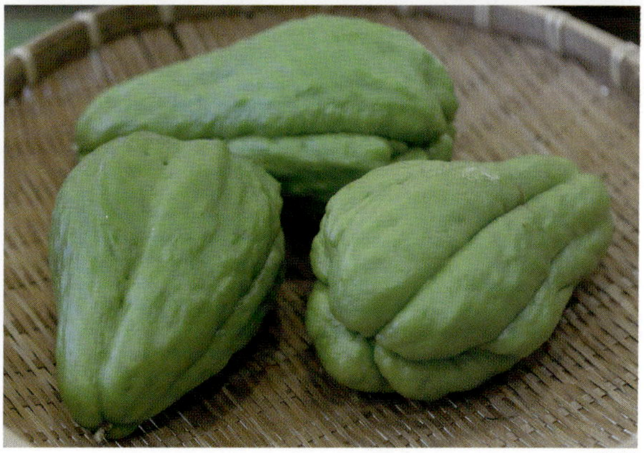
차요테

차이브

백합과 / *Allium schoenoprasum* L.
영명 Chives
약명 세향인細香葱
이명 삼채, 서양파, 중국파, 뿌리부추

백합과의 여러해살이풀로 우리나라의 파, 양파와 같은 계열의 허브라고 할 수 있다.

차이브는 시베리아 · 유럽 · 일본 홋카이도 등 북반구에서 광범위하게 야생으로 자라던 식물로서, 로마인들에 의해 유럽 서부로 전파되었다고 한다. 추위와 저온에 매우 강한 채소로 해발 2,500m에서도 자생한다. 키는 20~30㎝로 작으며, 생김새는 작은 파와 같다. 줄기는 관모양이며 끝이 뾰족하고 녹색이다. 5~6월에 공 모양의 적자색 꽃이 피고, 과실은 아주 작은 캡슐 형태이며 흑색을 띤다. 꼬투리에 특유 물질인 향기 성분이 있는데, 톡 쏘는 향긋한 향이 식욕을 돋우어 서양에서는 향신료로 많이 사용한다. 주로 샐러드 · 수프 · 드레싱에 쓴다.

단백질, 칼슘, 철분, 비타민 B · C가 많이 함유되어 있어, 소화가 쉽고 빈혈 예방에 효과적이며 강장 작용을 한다. 또한 혈압을 낮추는 작용을 하여 고혈압 · 당뇨 개선에 도움을 주고, 혈관 내 활성산소를 제거하여 인체의 면역성을 키우고 암세포가 퍼지는 것을 막아 주는 항암 효과가 있다.

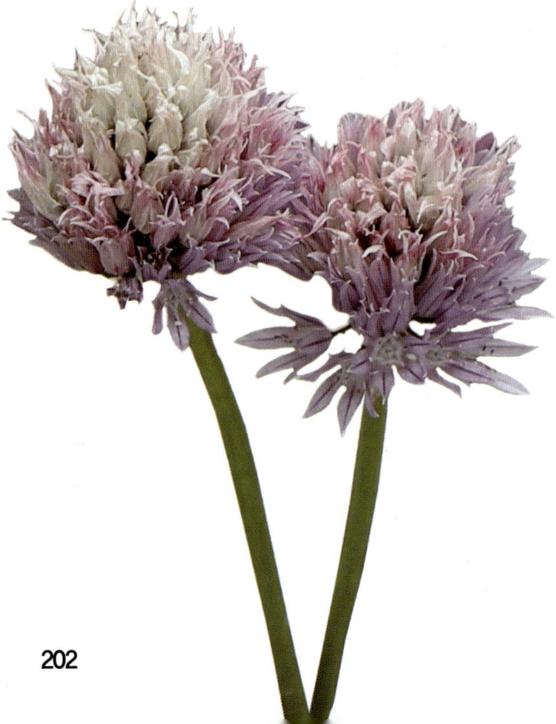

특허 · 논문

● 차이브 막걸리 및 그 제조 방법 : 본 발명은 차이브 막걸리 제조 방법에 관한 것으로서, 차이브를 세척한 후 일정 길이로 잘라 준비하는 단계와; 쌀을 씻은 후 불려 준비하는 단계와; 불린 후 물기를 제거한 쌀에 상기 차이브를 혼합하고 지에밥을 형성하는 지에밥형성단계와; 지어진 지에밥을 식힌 후, 누룩을 첨가하여 발효시키는 제국형성단계와; 발효에 의해 누룩곰팡이가 생성된 상기 지에밥에 물과 효모를 투입하여 교반한 후, 젖산을 첨가하여 숙성시켜 주모를 형성하는 주모형성단계와; 상기 주모에 상기 지에밥, 물, 정제효소를 사입하여 발효시켜 막걸리를 완성하는 주요형성단계를 포함하는 것을 특징으로 한다. 본 발명에 따른 차이브 막걸리는 차이브에 함유되어 있는 유기물질인 황 성분이 막걸리 내부에 스며들어 막걸리에 신맛이 생성되는 것을 방지해 준다. 그에 따라 막걸리의 보관기간을 종래에 비해 2~3배 이상 연장시킬 수 있다. 또한, 차이브 특유의 알싸한 맛이 막걸리 특유의 텁텁함을 중화시켜 막걸리의 맛을 깔끔하게 유지시켜 줄 수 있으며, 막걸리에 차이브의 다양한 영양성분이 혼합되어 단순히 술이 아니라 기능식품으로서 사용자에게 어필할 수 있게 된다. – 특허등록 제1173242호, 배**

● 차이브 김치 제조 방법 및 이에 의해 제조된 차이브 김치 : 본 발명은 차이브 김치 제조 방법에 관한 것으로서, 3개월 내지 6개월 성장된 차이브를 세척하여 준비하는 단계와; 세척된 차이브를 염도 3%의 소금에 3시간 동안 절이는 단계와; 절여진 차이브를 파와 마늘을 제외한 김치양념에 버무려 차이브김치를 제조하는 단계와; 상기 차이브김치를 1주 동안 숙성시키는 단계를 포함하는 것을 특징으로 한다. 본 발명에 의하면, 본 발명에 따른 차이브김치는 쉽게

시지 않고 아삭아삭한 식감이 최대 2년까지 유지될 수 있다. – 특허등록 제1173243호, 배**

● 인도네시아에서 자라는 몇 가지 알리윰(Allium spp.)의 항혈소판 응집 성능 : 본 논문은 인도네시아에서 자라는 몇 가지 알리윰 (Allium spp.)의 항혈소판 응집 성능을 연구하 내용으로 주요 내용으로는 인도네시아에서 자라는 알리윰의 여러 종과 변종의 항혈소판 응집활성에 대해 생체 외 실험으로 조사하였다. 응집체의 휘발성 황-함유 화합물을 GC를 통해 분석하고 휘발성 환원물질(VRS) 양을 측정하였다. 알리윰의 항혈소판 응집성능은 조사된 종과 변종에 따라 달랐다. 마늘추출물이 혈소판 응집을 억제하는 가장 큰 능력을 보였으며, 이어 셜롯, 차이브, 노랑양파 및 파 순이었다. 마늘의 'Jawi'와 'local padang' 변종은 각각 9.1과 9.8μg/mL의 IC_{50} 값을 가지고 높은 활성을 보였다. 셜롯의 Local Kupand 변종은 111μg/mL의 IC_{50} 값을 토대로 평가된 셜롯 변종 중 가장 큰 항혈소판 활성을 보였다. 알리윰 추출물의 항혈소판 응집 활성은 휘발성화합물 레벨과 양적상관을 보였다는 내용이다. – Wijava, C. Hanny 외 4, 생약학회지(1996. 6)

● 차이브를 첨가한 홈 메이드 파스타 제조의 최적화 : 본 논문은 차이브를 첨가한 홈 메이드 파스타 제조의 최적화에 대하여 연구한 논문으로 주요 내용으로는 차이브를 첨가한 홈 메이드 파스타의 가장 우수한 배합조건을 설정하고자 중심합성계획법에 의해 듀럼밀 세모리나, 차이브 페이스트, 계란의 함량을 달리한 시료를 제조하여 파스타면의 중량과 부피의 경향을 살펴보고 관능평가를 실시, 반응표면분석법으로 모니터링한 결과 차이브 페이스는 색과 향에, 계란과 듀럼밀 세몰리나는 탄력성과 전반적인 바람직성에 주로 영향을 미침을 알 수 있다는 내용이다.
– 숙명여자대학교 생활과학대학 생활과학부 식품영양학 고영주 외 1, 한국식품조리과학회지(2004. 6.)

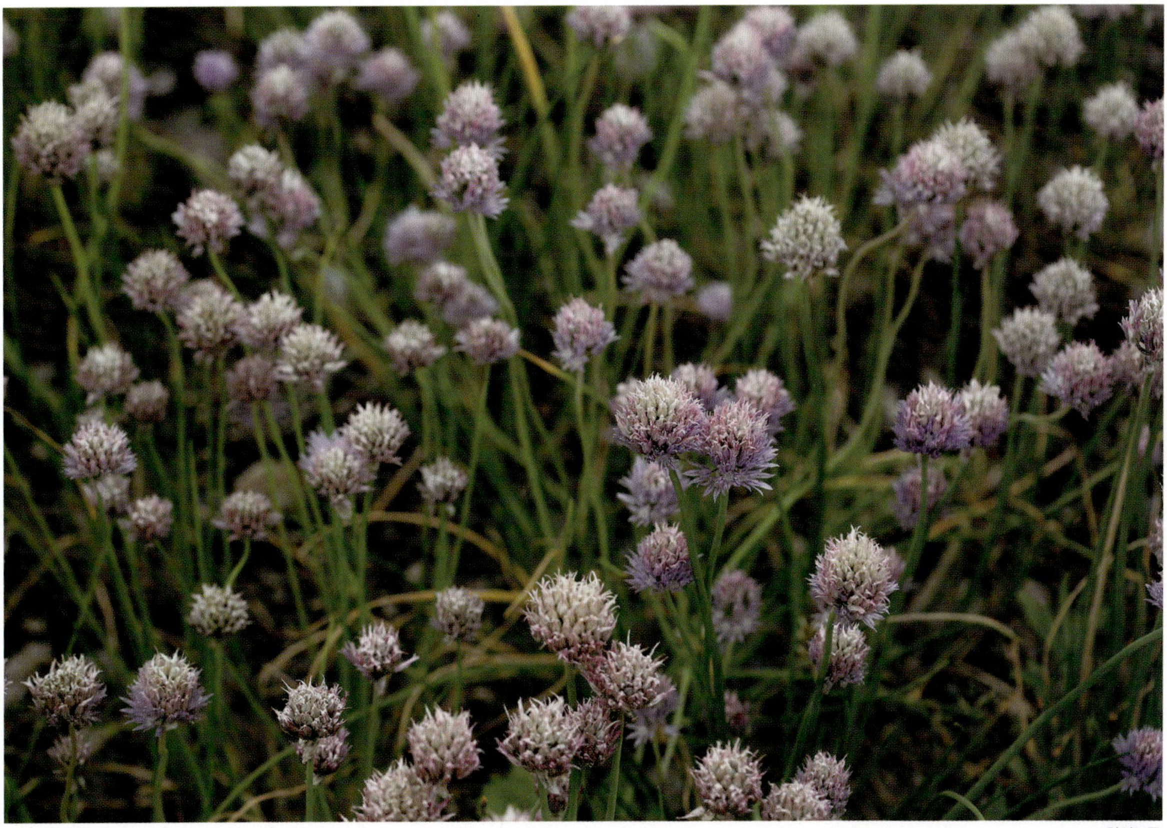

차이브꽃

차즈기

꿀풀과 / *Perilla frutescens* (L.) Britton var. acuta Kudo
영명 Red Shiso
약명 소엽蘇葉
이명 차조기, 자소엽紫蘇葉, 자소紫蘇, 소자蘇子

꿀풀과의 한해살이풀로, 한방에서는 '자소紫蘇'라고 한다. 키는 30~100cm로, 잎은 마주나고 넓은 달걀 모양이며 끝이 뾰족하고 가장자리에 톱니가 있다. 줄기와 가지 끝에 잎겨드랑이에서 자라난 긴 꽃대에 연한 보랏빛을 띤 작은 꽃이 이삭 모양으로 모여 핀다. 잎이 녹색인 '청소엽青蘇葉'이 향기가 더 강하고 영양가도 더 높다. 어린잎은 식용하고, 잎과 줄기는 약용한다. 잎은 날것을 생식하거나, 생선과 함께 국을 끓여 먹으면 독을 없애 준다.

붉은색 색소인 안토시아닌anthocyanin이 함유되어 있어 항산화 작용에 의한 암 억제, 노화 억제 등의 효과가 있다. 잎에 많은 폴리페놀Polyphenol 성분은 알레르기 완화 작용을 한다. 냄새 성분인 페릴알데히드perillaldehyde는 강력한 살균력이 있어 식중독을 예방하는 데 효과적이며, 향신료뿐 아니라 식재료로도 널리 쓰인다.

고서古書 · 의서醫書에서 밝히는 효능

방약합편 해열, 거담, 건위, 해독, 발한發汗, 안태安胎 등의 효능이 있다. 통증을 멎게 하고, 곽란霍亂과 각기脚氣를 다스린다.

특허 · 논문

● 장내 독소 제거 기능을 갖는 식물 복발효 효소액 및 이를 사용한 기능성 음료 : 본 발명은 장내 이상 발효에 의한 독소(가스)를 제거하는 효과를 갖는 식물 복발효 효소액에 관한 것이다. 본 발명은 3~6중량%의 개감수, 3~6중량%의 나팔꽃, 3~6중량%의 맥문동, 3~6중량%의 꽃다지, 3~6중량%의 다닥냉이, 3~6중량%의 지치, 5~10중량%의 민들레, 3~6중량%의 차즈기, 3~6중량%의 참당귀, 3~6중량%의 탱자나무, 5~10중량%의 대추나무, 5~10중

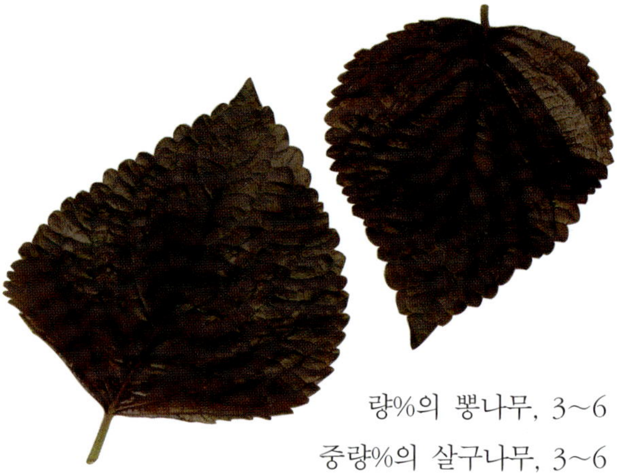

량%의 뽕나무, 3~6중량%의 살구나무, 3~6중량%의 자두나무, 5~10중량%의 잣나무, 3~6중량%의 금불초 및 5~10중량%의 녹나무로 이루어진 약재를 분쇄하여 혼합하는 단계와; 상기 혼합물을 전고형분 중량 대비 2~3배의 물에 넣고 35~48℃의 중온에서 유효성분을 추출하는 단계와; 상기 추출된 추출액 200중량부에 천연과즙 50~60중량부와 곡물분말 40~50중량부를 첨가하여 균일하게 혼합한 다음, 포도당 40~60중량부와 설탕 40~60중량부를 첨가하고, 10~15℃에서 2~3개월간 pH 3.5~4.5로 저온 발효하는 단계와; 상기 저온 발효된 발효액을 여과한 여액에 젖산균을 첨가하여 15~35℃에서 3~5일간 pH 3.5~4.5로 젖산 발효하는 단계; 및 상기 젖산발효된 발효액을 여과하여 남은 여액을 수득한 장내 독소 제기 기능을 갖는 식물 복발효 효소액을 제공한다. 본 발명은 장기간 복용해도 부작용이 없고 장기능을 활성화하여 변비 개선은 물론 장내 이상 발효를 예방하고, 장내 독소 제거 효능이 우수한 식물의 복발효 효소액을 제공한다. - 특허등록 100512323, 김** 외

● 차즈기차, 이의 제조방법, 차즈기차 추출물을 포함하는 음료 조성물, 및 이의 제조방법 : 본 발명은 7차 덖음 공정을 통해 폴리페놀 및 플라보노이드의 함량이 높고 항산화능이 우수한 차즈기차, 이의 제

조방법, 차즈기차 추출물을 포함하는 음료 조성물, 및 이의 제조방법에 관한 것이다. 본 발명의 일 구현예에서, 치즈기차의 제조방법은, 차즈기잎을 세척 및 절단하는 전처리 공정; 차즈기잎을 가마솥이나 원통덖음솥에 넣고 200~250℃의 온도에서 1~5분간 덖는 1차 덖음 공정; 상기 1차 덖음된 차즈기잎을 1~5분간 비비는 1차 비빔 공정; 상기 1차 비빔된 차즈기잎을 가마솥이나 원통덖음솥에 넣고 200~250℃의 온도에서 1~5분간 덖는 2차 덖음 공정; 상기 2차 덖음된 차즈기잎을 1~5분간 비비는 2차 비빔 공정; 상기 2차 비빔된 차즈기잎을 가마솥이나 원통덖음솥에 넣고 200~250℃의 온도에서 1~5분간 덖는 3차 덖음 공정; 상기 3차 덖음된 차즈기잎을 1~5분간 비비는 3차 비빔 공정; 상기 3차 비빔된 차즈기잎을 가마솥이나 원통덖음솥에 넣고 200~250℃의 온도에서 1~5분간 덖는 4차 덖음 공정; 상기 4차 덖음된 차즈기잎을 1~5분간 비비는 4차 비빔 공정; 상기 4차 비빔된 차즈기잎을 가마솥이나 원통덖음솥에 넣고 100~150℃의 온도에서 1~5분간 덖는 5차 덖음 공정; 상기 5차 덖음된 차즈기잎을 1~5분간 비비는 5차 비빔 공정; 상기 5차 비빔된 차즈기잎을 가마솥이나 원통덖음솥에 넣고 100~150℃의 온도에서 1~5분간 덖는 6차 덖음 공정; 상기 6차 덖음된 차즈기잎을 1~5분간 비비는 6차 비빔 공정; 상기 6차 비빔된 차즈기잎을 가마솥이나 원통덖음솥에 넣고 100~150℃의 온도에서 1~5분간 덖는 7차 덖음 공정; 상기 7차 덖음된 차즈기잎을 1~5분간 비비는 7차 비빔 공정; 및 상기 7차 비빔된 차즈기잎을 실온으로 냉각한 후 불순물을 제거하고 포장하거나, 차즈기잎을 분쇄기를 사용하여 100-200 mesh가 되도록 분쇄한 후 티백 제조기를 사용하여 티백용으로 포장하는 포장 공정을 포함할 수 있다. – 특허등록 101480993, 한림대학교 산학협력단

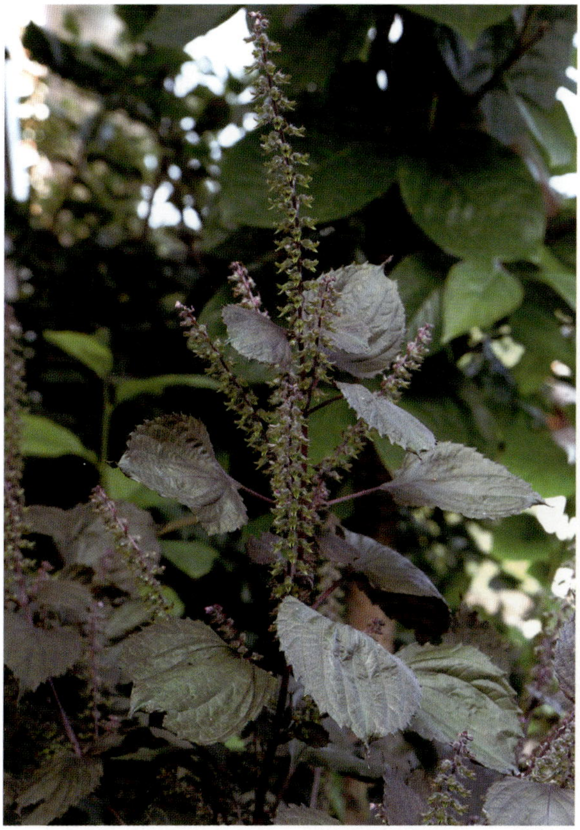

차즈기 꽃

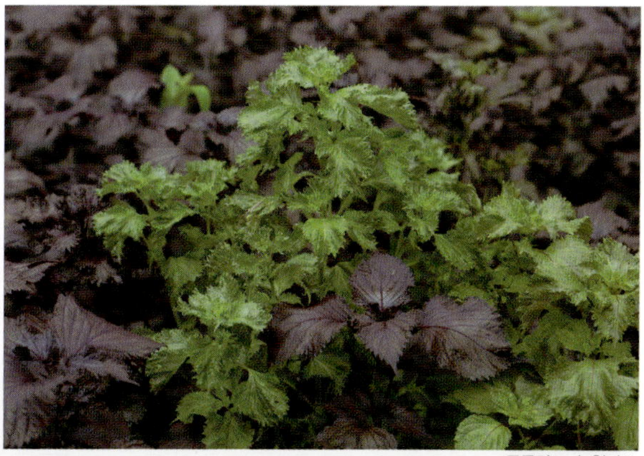

푸른차즈기, 청자소

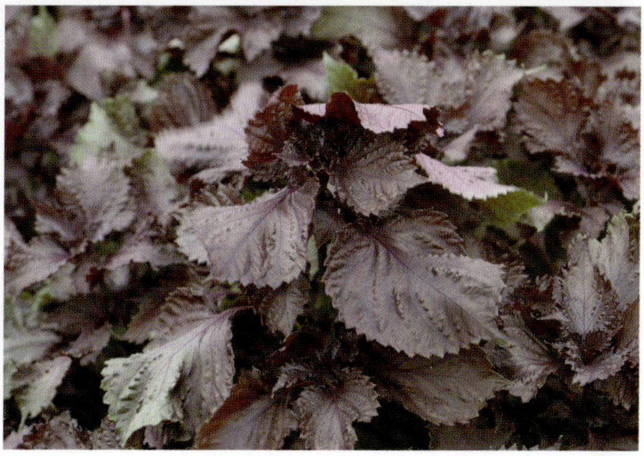

차즈기

청경채

십자화과 / Brassica campestris var. chinensis T.Ito
영명 Green pak choi
이명 소백채小白菜, 백경채白莖菜

십자화과의 한해살이풀로 중국이 원산지이며, 서늘한 기후에서 잘 자란다. 주로 아시아 지역에서 재배하며 연중 재배 가능하다. 잎과 줄기가 푸른색을 띤다고 하여 붙여진 이름이다. 잎은 둥글고 녹색이며 잎줄기는 두껍고 연녹색을 띤다.

비타민 A·C·E가 풍부하고 칼슘·칼륨 등 각종 미네랄이 풍부하여 피부미용에 좋고, 골격 형성에 도움을 준다. 면역체계를 강화하는 베타카로틴이 풍부하고, 기름에 조리하면 카로틴의 흡수를 촉진한다. 중국요리에 많이 이용하는 채소로 잎이 배추보다 연하고 떫은맛이 거의 없다. 주로 끓는 물에 소금과 기름을 넣어 데쳐 먹고, 찌개·볶음·겉절이·샐러드·쌈 등으로 다양하게 활용 가능하다. 또한 피로 해소를 돕고, 산후 혈풍을 다스려 산후 회복을 빠르게 한다.

고서古書 · 의서醫書에서 밝히는 효능

동의보감 해열解熱, 제번除煩, 소식消食, 통이변通二便의 효능이 있다.

특허 · 논문

● 새싹 재배 방법 : 본 발명은 재배기간이 짧아 화학 비료 없이도 잘 자라는 무공해 식품으로 비타민과 무기질 등 각종 영양소 함유량이 높은 새싹을 재배할 수 있는 방법에 관한 것으로서, 25~30℃ 온도 조건의 물속에 씨앗을 넣은 후 그 상태로 3~5시간 동안 유지시키면서 물속에 산소기포를 주기적으로 공급하는 단계와; 물속에서 씨앗을 꺼낸 후 23~27℃의 온도 조건 하에 16~20시간 동안 방치하여 씨앗을 발아시키는 단계와; 발아된 씨앗을 23~27℃ 온도 조건 하에 두고 3~5일 동안 주기적으로 물을 분무하면서 발아 씨앗을 생육시키는 단계를 포함하여 이루어지고, 상기 씨앗은, 적양배추, 유채, 브로콜리, 청경채, 다채 씨앗 중 어느 하나이고, 상기 물은, 무균 상태의 물로서 암반에서 뽑아 올린 암반수를 옥돌 및 백반석으로 세정 처리하고 자석으로 순화시킨 후 오존수로 살균 처리하고 필터로 세균을 제거한 것을 특징으로 한다. - 특허등록 101392151, 유**

● 피부 진정 효과를 가지는 혼합 새싹 추출물을 함유한 화장료 조성물 : 본 발명은 피부 진정 효과를 가지는 혼합 새싹 추출물을 함유한 화장료 조성물에 관한 것으로, 더욱 상세하게는 브로콜리, 알팔파, 양배추, 새싹밀, 청경채, 무순의 혼합 새싹 추출물을 함유하여 피부 진정 효과가 우수한 화장료 조성물을 제공하는 것이다. 건조중량 기준으로 브로콜리 20중량%, 알팔파 20중량%, 양배추 20중량%, 새싹밀 15중량%, 청경채 10중량% 및 무순 15중량%의 비율로 구성되는 혼합 새싹 추출물을 100℃에서 9시간 동안 열수 추출한 다음 50℃에서 1시간 동안 초음파 추출한 후 여과한 것을 유효성분으로 함유하는 것이 특징인 피부 진정용 화장료 조성물이다. 상기 조성물은 유연화장

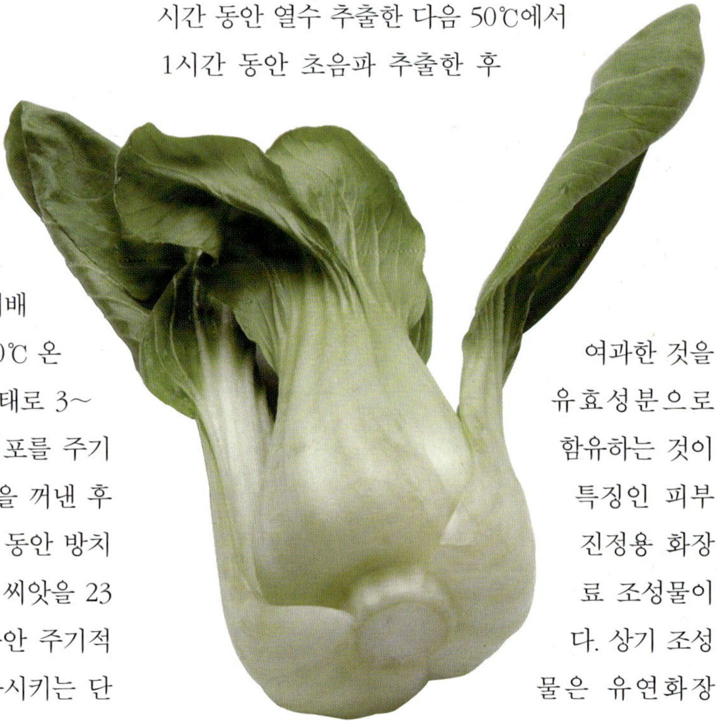

수, 수렴화장수, 영양화장수, 영양크림, 바디로션, 바디오일, 바디에센스 중 어느 하나의 제형임을 특징으로 하는 피부 진정용 화장료 조성물이다. – 특허등록 101250386, 장** 외 3

● **새싹채소 발효 숙성액을 함유하는 다식의 제조방법** : 본 발명은 새싹채소 발효 숙성액을 함유하는 다식의 제조방법에 관한 것으로서, 보다 상세하게는 브로콜리싹, 알팔파싹, 무순, 메밀싹, 밀싹, 다채싹, 청경채싹 등을 1종 또는 2종 이상 혼합하여 발효숙성한 새싹채소 발효숙성액을 꿀 및 볶은 현미가루, 볶은 검정콩가루, 볶은 검은깨가루 등의 주식성 재료와 혼합 반죽하여 다식을 제조하는 방법에 관한 것이다. 열처리를 통한 식품제조공정과는 달리 다식은 볶은 곡식의 가루나 과실가루를 꿀에 혼합 반죽하여 제조하기 때문에, 최종 가공과정에서 가열로 인한 각종 영양성분의 파괴가 방지되는 장점이 있다. 이에 비타민, 효소, 각종 아미노산 등이 풍부한 새싹채소 발효숙성액을 꿀과 함께 볶은 현미가루, 볶은 검정콩가루, 볶은 검정깨가루 등의 주식성 재료와 혼합 반죽하여 다식을 제조함으로써 인체에 유익한 천연의 기능성식품을 제공할 수 있다. 브로콜리싹, 알팔파싹, 무순, 메밀싹, 밀싹, 다채싹, 청경채싹을 1종 또는 2종 이상 혼합하여 발효숙성한 새싹채소 발효숙성액 5 내지 20중량부와, 벌꿀 20 내지 40중량부, 볶은 현미가루, 볶은 검정콩가루, 볶은 검은깨가루를 1종 또는 2종 이상이 혼합된 혼합물 40 내지 60중량부를 혼합하여 충분히 혼합되도록 반죽을 한 후 이를 다식판에 충진하고 압착 성형하여 제조함을 특징으로 하는 새싹채소 발효 숙성액을 함유하는 다식의 제조방법이다. – 특허등록 100688964, 오**

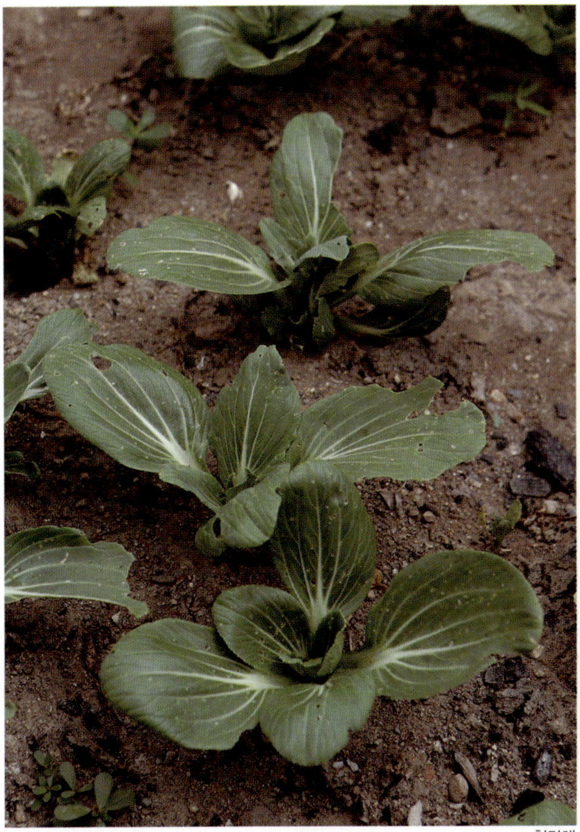

청경채

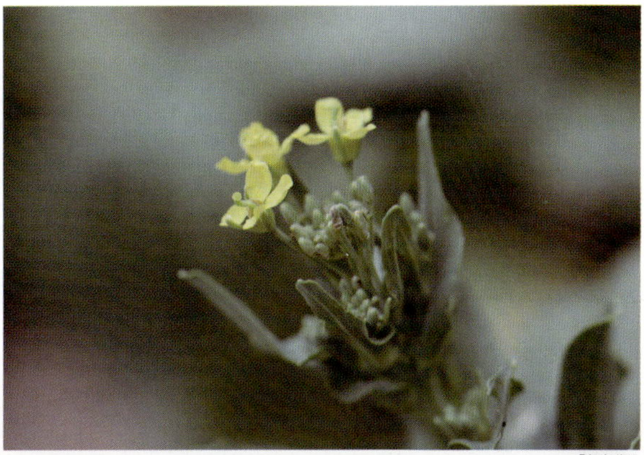

청경채꽃

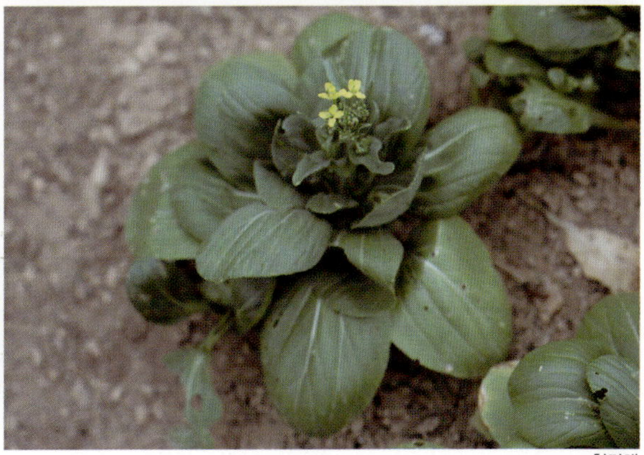

청경채

치커리

국화과 / *Cichorium intybus* L.
영명 Chicory
약명 국거菊苣
이명 레드치커리, 지코리, 벨지움, 적치, 야생고거

국화과의 여러해살이풀로, 지중해 연안 지방이 원산지다. 키는 60~100㎝로 단단하고 가지가 갈라진다. 뿌리는 다육질이며 길다. 뿌리에서 나온 잎은 아래쪽을 향해 깃꼴로 갈라진다. 7~9월에 하늘색 꽃이 피며, 품종에 따라 흰색 또는 엷은 붉은색 꽃도 있다. 색과 모양이 작은 배추와 비슷하며 잎에서는 약간 쓴맛이 난다.

봄에 어린잎을 채취하여 식용하는데, 주로 샐러드 재료나 쌈 채소로 이용한다. 뿌리를 말려 볶아서 가루로 만들어 커피에 섞어 쓰거나 커피 대용 음료로 이용한다. 유럽에서는 뿌리를 이뇨·강장·건위 및 피를 맑게 하는 데에 이용한다. 한방에서는 전초를 약재로 쓰며, 황달형 간염에 효과가 있고 소화 기능을 개선한다고 한다.

고서古書 · 의서醫書에서 밝히는 효능

운곡본초학 생약명은 국거菊苣로, 맛은 쓰고 성질은 차다. 청간이담淸肝利膽의 효능이 있고, 습열황달濕熱黃疸, 신염수종腎炎水腫, 식욕부진食慾不振, 위완창통胃脘脹痛을 치료한다.

특허 · 논문

● 치커리 추출물의 근육 손상 예방, 치료 또는 개선을 위한 용도 : 본 발명은 치커리 추출물의 근위축(atrophy) 예방, 치료 또는 개선을 위한 용도를 제공한다. 본 발명에 따른 치커리 추출물은 우수한 근위축 억제 활성을 나타내는 바, 근위축의 예방, 치료 또는 개선을 위해 유용하게 사용될 수 있다. 발명자들은 천연물로부터 근육의 손상, 괴사 및 아폽토시스(apoptosis)를 억제하는 물질을 발굴하고자 연구한 결과, 치커리 추출물이 산화스트레스에 의한 근세포 손상, 괴사 및 아폽토시스를 억제하여 결과적으로 근위축을 예방, 치료 또는 개선할 수 있다는 사실을 확인하였고, 본 발명에서 치커리 추출물을 유효 성분으로 포함하는 근위축 예방, 치료 또는 개선을 위한 의약 조성물 및 식품 조성물을 제공하는 것이다.
– 특허공개 10-2014-0000767호, 연세대학교 원주산학협력단

● 유효 성분으로 치커리 뿌리 추출물을 함유하는 지방간의 예방 또는 치료용 조성물 : 본 발명은 유효 성분으로 치커리(Chicorium intybus) 뿌리 추출물을 함유하는 지방간의 예방 또는 치료용 조성물 및 유효 성분으로 치커리(Chicorium intybus) 뿌리 추출물을 함유하는 지방간의 예방 또는 개선용 기능성 식품에 관한 것이다. 본 발명의 지방간 예방 또는 치료용 조성물은 지방간의 개선에 효과적이며, 천연물로부터 얻어진 물질을 이용하기 때문에 부작용을 유발하지 않으며, 안전성을 확보할 수 있어, 지방간의 개선을 위한 기능성 식품산업상 매우 유용한 발명이다. – 특허등록 제1258833호, 동아대학교 산학협력단

● 약용식물의 혼합물로부터 추출된 면역증강 및 항암용 조성물 : 본 발명은 전통적으로 알려져 있는 약용식물의 혼합물로부터 추출된 것으로써 면역증강 및 항암활성을 보이는 조성물에 관한 것으로서, (A)(31~39):(31~39):(12~17):(12~17) 중량비의 건조된 가시오가피, 감초, 둥굴레 및 치

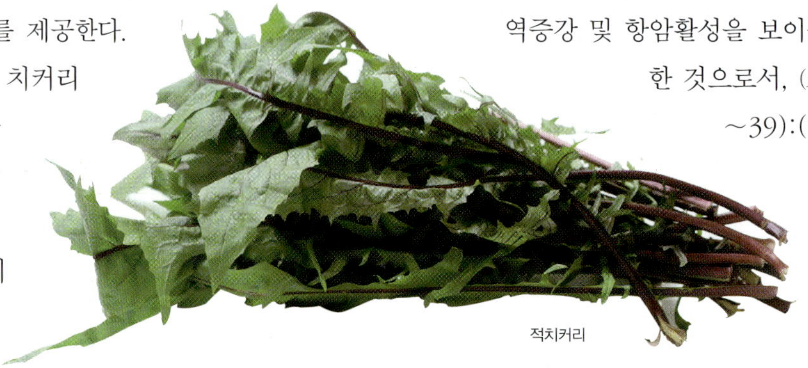
적치커리

커리 분쇄 혼합물로부터 열수-가용성 추출물을 얻는 단계; (B)상기 열수-가용성 추출물로부터 메탄올-가용성 추출물을 얻는 단계; (C)상기 메탄올-가용성 추출물로부터 에탄올-불용성 침전물을 수득하는 단계;를 포함하는 공정에 의해 제조되는 것을 특징으로 하는 면역 증강 및 항암 활성을 갖는 조성물에 관한 것이다. 본 발명에 의하여, 종래 오랫동안 이용되어 온 약용식물의 혼합물로부터 안전성이 우수한 다양한 면역활성을 보이는 조성물을 추출해 낼 수 있게 된다. – 특허등록 제766388호, 한국교통대학교 산학협력단

● 이노시톨 및 치커리 식이섬유를 유효 성분으로 포함하는 비만 예방 및 치료용 조성물과 이를 함유하는 건강기능식품 : 본 발명에 의한 비만 예방 또는 치료용 조성물은 이노시톨 및 치커리식이섬유를 유효 성분으로 포함하며, 상기 비만 예방 또는 치료용 조성물은 그 조성물 100중량%에 대하여 이노시톨 및 치커리식이섬유를 각각 0.5~1중량% 포함하는 것을 특징으로 할 수 있다. 본 발명에 의한 비만 예방 또는 개선용 건강기능식품은 이노시톨 및 치커리식이섬유를 유효 성분으로 포함하며, 상기 비만 예방 또는 개선용 건강기능식품은 그 조성물 100중량%에 대하여 이노시톨 및 치커리 식이섬유를 각각 0.5~1중량% 포함하는 것을 특징으로 할 수 있다. 본 발명에 따르면, 이노시톨과 치커리 식이섬유는 체내, 특히 혈중 및 간조직 내에 지방의 축적을 감소시켜 비만 예방 및 치료 효과가 있으며, 간독성에 있어서도 안전성을 보였다. – 특허등록 제1119773호, 김**

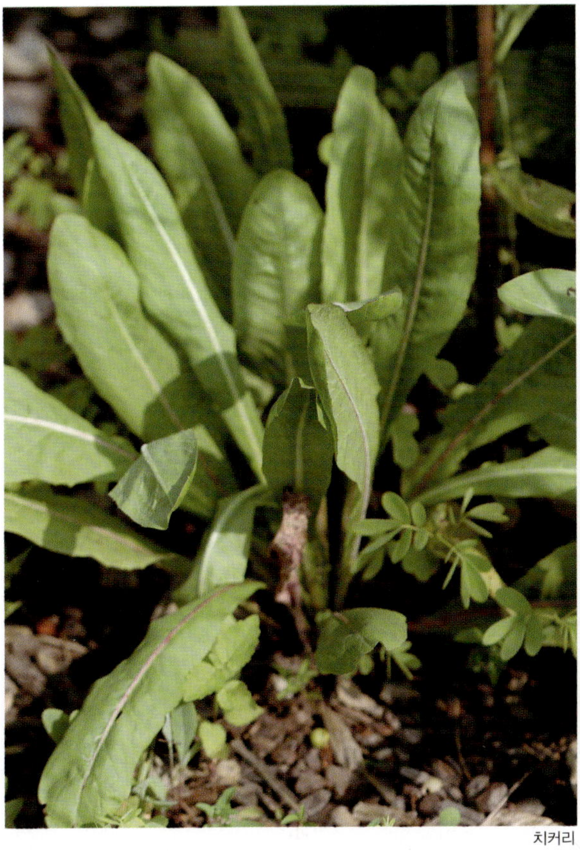
치커리

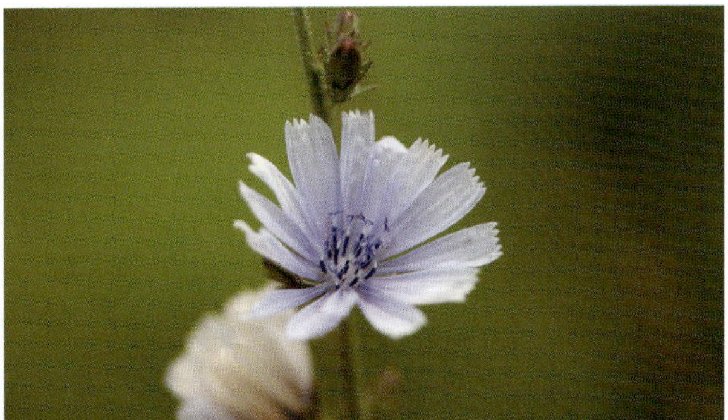
치커리꽃

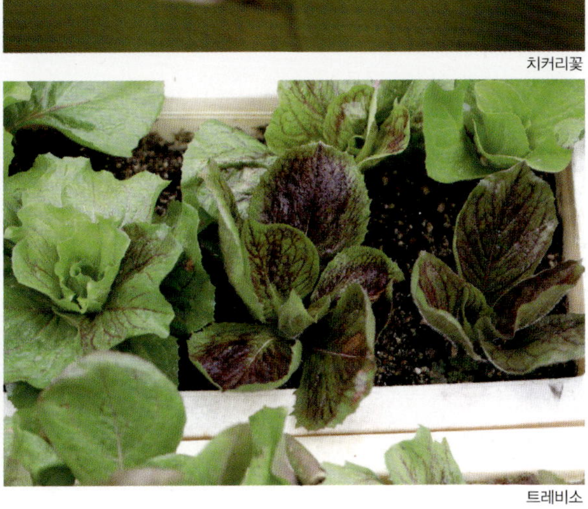
트레비소

캐모마일

국화과 / *Chamaemelum nobile* (L.)
영명 Chamomile
이명 카밀레

국화과의 한해살이 또는 여러해살이풀로, 주로 유럽과 북아메리카, 아르헨티나에서 발견되며 전세계에서 재배한다. 저먼 캐모마일 · 로만 캐모마일 · 보데골드 캐모마일 · 다이어스 캐모마일 등이 있는데, 그중 저먼 캐모마일은 한해살이풀로 키는 50~100㎝ 정도로 자란다. 줄기는 곧추서고 둥글며 잔털이 거의 없다. 가지 끝에서 핀 꽃부리에 흰색 꽃이 5~9월에 걸쳐 핀다. 햇볕이 잘 드는 곳에서 자라며 추위를 잘 견딘다. 로만 캐모마일은 여러해살이풀로 키는 30㎝ 정도이고, 줄기가 옆으로 기듯이 퍼지고, 5~9월에 흰색 꽃이 핀다. 배수가 잘되고 보수력이 좋은 정원 또는 오솔길에 많이 심는다.

독특한 향과 맛이 특징으로 우리나라에서는 꽃을 차 형태로 많이 이용한다. 또한 감기 예방, 불면증 해소, 진정 작용 등의 효과가 있고, 두통 · 편두통 · 신경통 등의 통증과 염증을 가라앉히며, 위장 장애를 개선해 준다. 특히 베개 속에 캐모마일 꽃잎을 넣어두면 숙면을 취할 수 있다.

특허 · 논문

● 친환경 캐모마일 추출물을 함유한 기능성 화장품 조성물 : 본 발명은 유기용매를 사용하지 않는 친환경 용매인 초임계 유체를 이용한 캐모마일 추출물을 함유한 기능성화장품 조성물에 관한 것으로 기존의 에탄올 추출법에 의한 캐모마일 추출법에 비하여 다량의 폴리페놀 함량과 플라보노이드 함량을 지녀 항산화 효과가 탁월한 기능성 화장료 조성물에 관한 것이다. 발명자들은 유기용매를 사용하지 않으면서도 저온에서 추출할 수 있는 초임계 이산화탄소를 이용하여 캐모마일 추출물에서 유효 성분을 추출하고자 하였다. 초임계 추출방법은 저온에서 작업하므로 유효성분이 파괴되지 않으며 잔존 유기용매로 인한 피부 부작용 문제도 없으며, 유효 성분을 보다 효율적으로 추출할 수 있는 장점을 지니고 있고, 항산화 효과도 좋은 것을 확인하고, 본 발명을 완성하였다. – 특허등록 10-2013-0125020호, 을지대학교 산학협력단

● 캐모마일을 함유하는 구강 스프레이 조성물 : 본 발명은 캐모마일을 함유하는 구강 스프레이 조성물에 관한 것으로, 캐모마일을 첨가하여 충치와 잇몸질환 예방특성, 구강 내의 염증과 통증 완화 등에 효과적인 구강 스프레이 조성물을 제공한다. 본 발명의 구강 스프레이 조성물은 필수성분인 캐모마일 이외에 라즈베리, 자몽종자 추출물, 목단피 추출물, 자일리톨 및/또는 불화나트륨을 추가로 포함할 수 있다. 본 발명의 구강 스프레이 조성물은 민감한 구강을 위한 저자극 제품으로 화학성분 함유를 최소하고 이를 천연성분으로 대체하였으며, 천연 캐모마일, 라즈베리, 자몽, 목단피 등의 천연추출물을 사용하여 100% 안전하다. 특히, 본 발명의 구강 스프레이 조성물은 캐모마일을 함유하여 충치와 잇몸질환 예방특성, 구강 내의 염증과 통증 완화 등에 효과적이다. 또한, 본 발명의 구강 스프레이 조성물은 라즈베리를 함유하여 노화방지, 암예방 등에

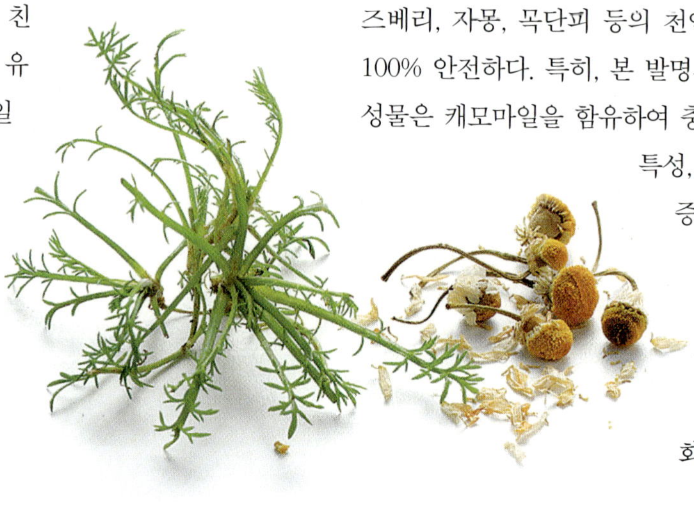

효과적이다. – 특허등록 제1180267호, 이**

● 캐모마일을 이용한 마사지소금 : 본 발명은 소금(염화나트륨:NaCl)과 캐모마일을 이용한 마사지소금이다. 캐모마일 마사지소금은 목욕이나 마사지로 이용하고자 한 것으로 볶은소금과 캐모마일(영명:Chamomile/학명:*Matricaria recutita* L.), 캐모마일에서 추출한 캐모마일엣센셜오일(Essential oil of Chamomile), 민트(영명:Mint/학명:*Mentha*)에서 추출한 멘톨(Menthol), 순식물성오일인 올리브오일을 혼합하여 복합적인 미용효과를 얻고자 함에 있다. 이를 더욱 상세하게 살펴보면 소금(NaCl)이 피부에 미치는 영향은 삼투압현상(osmoregulation)으로 인해 피부 속의 노폐물과 노폐 단백질, 폐지를 제거하는 데 효과가 있으며 유지(油脂)를 분해하는 성질을 가지고 있다. 또한 고염도 미네랄 성분이 피부 세포의 이온밸런스를 조절한다. 캐모마일은 진정, 항염, 소염, 진통, 세정, 소독, 피부보습 효과가 있다. 캐모마일엣센셜오일은 캐모마일에서 추출한 정유로 진정효과, 방부효과, 근육이완작용, 진통효과, 세정작용, 소독작용, 항염효과가 있다. 페파민트나 코리아민트에서 추출한 정유분인 멘톨은 살균, 방부, 진통 효과가 있으며 혈액순환을 원활히 하는 데 효과가 있다. 순식물성오일인 올리브오일(Olive oil)은 광물성오일에 비해 보습력이 높으며 비타민 E, 세라마이드 등의 성분을 함유하고 있어 피부와의 친화력이 좋으며 피부의 노화를 방지하고 흡수력이 강해 피부를 윤택하게 한다. 또한 이들 캐모마일과 캐모마일에서 추출한 엣센셜오일, 민트에서 추출한 멘톨이 올리브오일과 함께 피부 속 깊이 침투하여 피부의 보습력을 높이는 데 효과가 있다. 캐모마일 마사지소금은 이러한 소금과 올리브오일, 캐모마일과 캐모마일에서 추출한 캐모마일엣센셜오일, 민트에서 추출한 민트 등으로 복합적인 미용 효과를 얻고자 함에 있다. – 특허공개 10-2001-0081350호, 김**

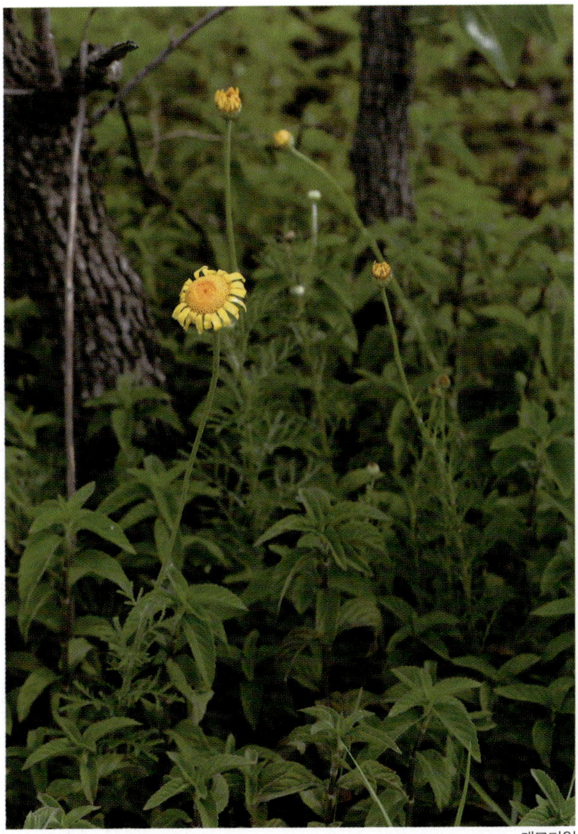
캐모마일

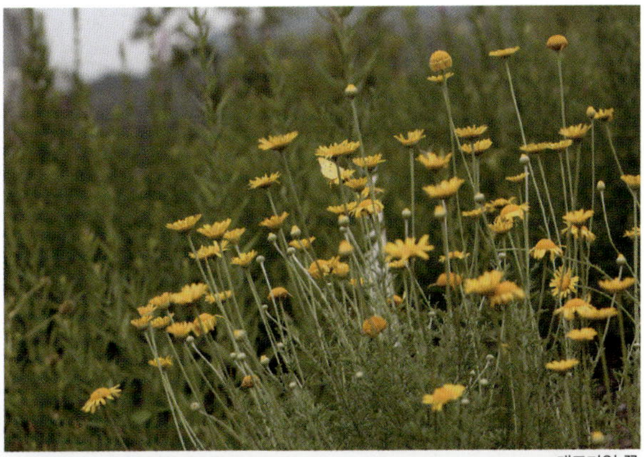
캐모마일 꽃

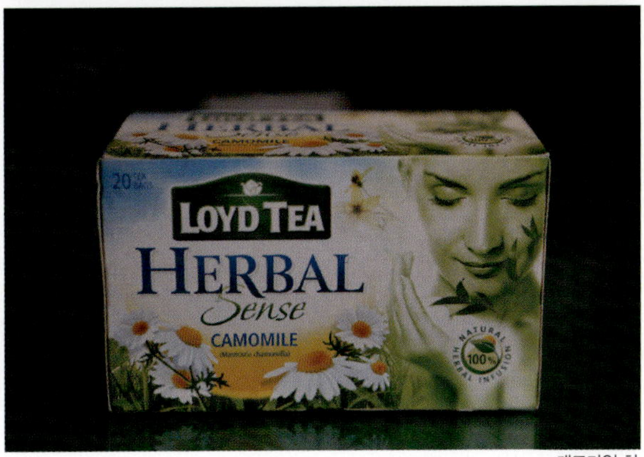

캐모마일 차

컴프리

지치과 / *Symphytum officinale* L.
영명 Comfrey
약명 감부리甘富利
이명 콤푸레, 캄프리

지치과의 여러해살이풀로, 유럽이 원산지다. 습지와 그늘을 좋아하여 나무 아래에 심으면 잘 번식한다. 키는 60~90cm로 줄기는 곧게 서고 전체가 가느다란 털로 덮여 있다. 잎은 어긋나며 좁은 달걀 모양이다. 6~7월에 자주색·연한 홍색·백색 꽃이 핀다.

우리나라에는 1960년 경에 소개되어 한때 컴프리 차가 유행했다. 한방에서는 잎과 뿌리를 '감부리甘富利'라는 약재로 쓰는데, 소화 기능을 향상시키며, 위산 과다·위궤양·빈혈·종기·악창·피부염에 사용한다.

한때 게르마늄과 비타민 B_{12}를 함유하여 각종 생활 습관병에 효과가 있다고 알려졌으나, 미국 FDA에서 컴프리가 간 기능 손상과 암을 유발하는 물질로 입증되어 이를 이용한 제품의 판매 금지 조치를 취함에 따라, 우리나라에서도 심의를 거쳐 식품 원료로 사용하는 것을 금지하였다. 그런데 컴프리 학명에 따라 해가 되지 않는 종류가 있다는 것도 알아둘 필요가 있다.

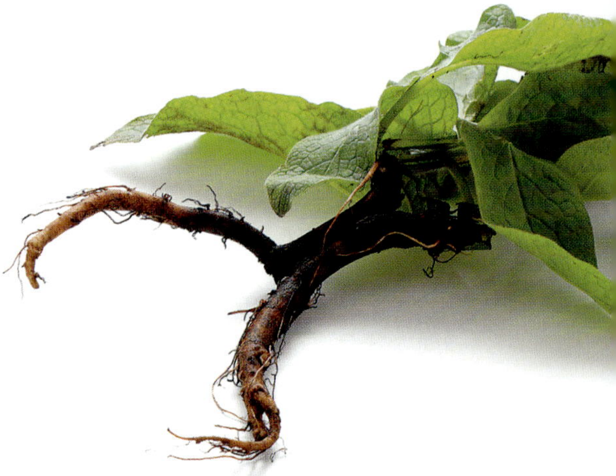

특허 · 논문

● 양파, 컴프리, 한련초 및 카카오 추출물을 함유하는 탄력 증진 및 주름 개선 화장용 조성물 : 본 발명은 양파 추출물, 한련초 추출물, 컴프리 추출물 및 카카오 추출물을 유효 성분으로 함유하는 주름 개선용 화장용 조성물에 관한 것으로서, 본 발명에 따른 주름 개선용 화장용 조성물은 각 성분을 단독으로 사용한 경우에 비해 콜라겐 생성을 증진시키며, 콜라게네이즈의 활성을 억제할 뿐 아니라, 피부 탄력을 증가시켜 주름 개선 및 피부 탄력 증진용 화장용 조성물로 유용하게 이용될 수 있다. - 특허등록 제101312965호, 이** 외 2

● 한련초 추출물, 컴프리 추출물, 길경 추출물, 및 카카오 추출물을 유효 성분으로 포함하는 피부 자극 완화 또는 두피 진정용 화장료 조성물 : 본 발명은 피부 자극 완화 및 두피 진정 효능을 갖는 화장료 조성물에 관한 것으로, 보다 상세하게는 한련초 추출물, 컴프리 추출물, 길경 추출물 및 카카오 추출물 및 이의 혼합 추출물을 포함함으로써 염증, 피부 자극 및 자극감을 완화시키는 화장료 조성물에 관한 것이다. 본 발명의 혼합 추출물은 염색 및 퍼머 등과 같은 화학적 시술시 나타날 수 있는 두피 자극을 완화하고 진정시켜 컨디셔닝 효과도 제공하므로, 특히 모발 화장용 조성물에 유용하게 이용될 수 있다. - 특허등록 제1222673호, 이**

● 천연 식물로부터 유기게르마늄 함유 가공음료수 제조 방법 : 본 발명은 식물에 함유되어 있는 유기게르마늄 함유 가공 음료수를 제조 방법에 관한 것으로 좀더 상세하게는 천연식물 인삼, 영지, 구기자 컴프리 신선초, 마늘, 알로에 잎 등으로부터 인간에게 꼭 필요한 산소의 효율적인 활용을 돕는 산소 촉매와 우리 몸 안에서 자체적으로 감마인터페론을 유발하여 암세포나 각종 바이러스를 간접 억제해주는 인자로 평가되는 유기게르마늄이 대량 함유되어 있다는 것을 발견하고 이를 추출하여 사람들의 각종 질

병에 유익한 가공 음료수를 개발함이다. – 특허공개 10-2005-0050621호, 황보*

● Comfrey 등으로 발생한 독성 간손상 환자의 한방치료 1례 : 본 논문은 Comfrey 등으로 발생한 독성 간손상 환자의 한방치료 사례를 보고한 것이다. 현재 약인성 간손상이 급성 간염의 원인이 된다고 알려져 있고 한약과 민간약에 의한 간손상의 비중도 매우 높이 보고되고 있다. 약인성 간손상 연구가 양방 의료계에서 많이 수행되고 있어서 양약과 관련하여 이루어 지고 있으나 한약에 대해서도 이러한 연구가 진행되어야 한다. 본 논문에서 보고한 환자는 Comfrey, 자귀나뭇잎, 느릅나무 잎, 홍삼을 복용하여 급성 간손상을 진단 받았다. 따라서 이 연구가 한약으로 인한 간손상을 진단하고 치료하는 데 도움이 될 것이라고 생각되는 내용이다. – 대전대학교 한의과대학 간장면역학교실 박봉기 외 3, 대한한방내과학회지(2009. 3. 31)

● 두피 및 모발 상태의 개선을 위한 조성물 : 본 발명은 건강하지 못한 모발과 두피의 상태를 개선하기 위한 조성물에 관한 것으로, 더욱 구체적으로는 이미다졸과, 녹차 추출물, 감초 추출물, 컴프리 추출물 및 정제 상백피로 이루어진 생약성분을 함유하여 두피의 비듬이나 가려움증, 비강성 탈모 등을 억제하고, 퍼머나 염색, 스트레스 등으로 손상된 두피의 상태를 개선하며, 나아가 양모효과를 가지므로 모발과 두피의 상태를 개선할 수 있는 조성물에 관한 것이다. – 특허등록 제441059호, 주식회사 아모레퍼시픽

● 피부 가려움 완화 및 억제 세정제 조성물 : 본 발명은 가려움증 완화 및 예방용 세정제 조성물에 관한 것으로, 보다 상세하게는, 컴프리 추출물, 고삼추출물 및 페퍼민트 추출물을 함유하는 가려움증 완화 및 예방용 세정제 조성물에 관한 것이다.본 발명의 조성물은 히스타민 유리에 우수한 억제 효과를 보이므로 가려움증 예방 및 완화 효과가 뛰어나다. – 특허공개 10-2002-0050009호, 주식회사 엘지생활건강

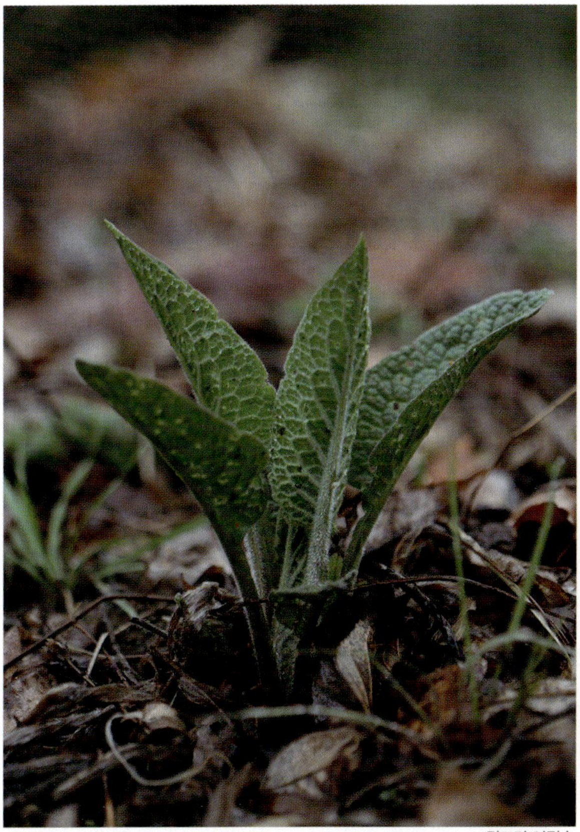

컴프리 어린순

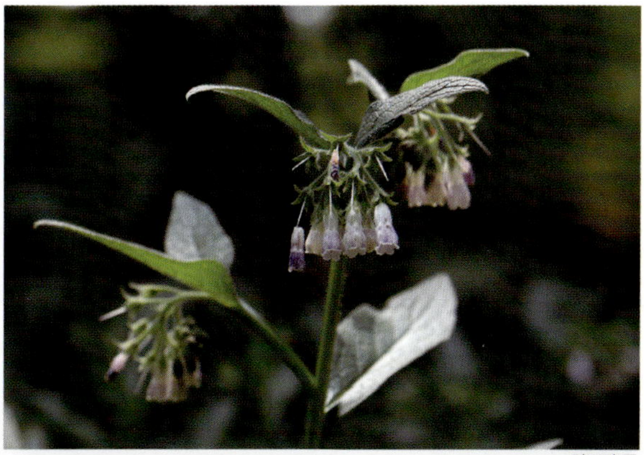

컴프리 꽃

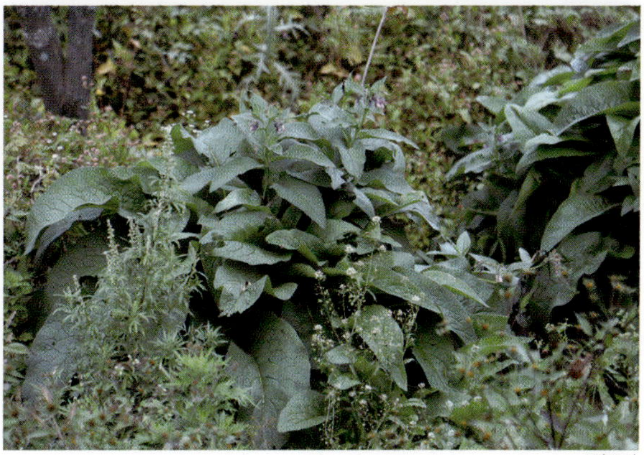

컴프리

케나프

아욱과 / *Hibiscus cannabinus* L.
영명 Kenaf
이명 양마洋麻

아욱과의 한해살이풀로, 서부 아프리카와 인도가 원산지다. 키는 3~5m로, 줄기는 곧게 서고 잔털이 있다. 잎은 어긋나고 손바닥 모양으로 깊게 갈라진다. 여름에 잎겨드랑에 노란빛을 띤 흰 꽃이 2~3개씩 모여 핀다.

잎에는 칼슘이 우유의 4배나 들어 있고, 단백질 · 비타민 · 철분 및 항산화 물질을 풍부하게 함유하고 있어 항암 효과를 기대할 수 있다. 세계 3대 섬유작물의 하나로, 생장이 빠르고 이산화탄소 분해 능력이 다른 식물의 5배 이상이다. 양마를 수확한 후 발효시켜 얻은 섬유를 삼이나 황마 대용품으로 사용하며, 황마 섬유보다 질기고 다소 거친 것이 특징이다.

고급 제지 및 친환경 벽지, 건축용 보드, 기능성 의류, 숯, 사료, 기름 흡착제 등의 생산을 위한 친환경 산업 소재로 다양하게 활용 가능하여 최근 주목 받고 있다.

특허 · 논문

● 항염증 및 면역조절 활성을 가지는 케나프 추출물 : 본 발명은 항염증 활성 및 면역조절 활성을 나타내는 케나프 추출물에 관한 것으로서, 더욱 상세하게는 염증반응인자로서의 종양괴사인자(TNF)-α 생성 억제, 인터류킨(IL)-3 및 인터류킨-12의 mRNA 발현 억제, 산화질소(nitric oxide, NO) 및 프로스타글란딘 (PGE2), 활성산소종(ROS)의 생성을 억제하여 면역조절에 관여하는 대식세포(macrophage)의 기능을 조절하는 효과를 가지고 있어 면역반응에 의한 질환의 예방 및 치료에 유용한 케나프(*Hibiscus cannabinus L.*, Malvoceae) 추출물에 관한 것이다. – 특허등록 제840558호, 강원대학교 산학협력단

● 원적외선 건조로 항균활성이 증가된 케나프 추출물 및 이의 제조 방법 : 본 발명은 케나프(*Hibiscus cannabbinus* L.)를 원적외선 처리로 건조하여 항균활성을 증가시킨 후 용매를 사용하여 추출하는 것을 특징으로 하는 항균활성이 증가된 케나프 추출물 및 이의 제조 방법에 관한 것이다. 본 발명은 케나프(*Hibiscus cannabbinus* L.)를 원적외선 처리로 건조하여 항균활성을 증가시킨 후 용매를 사용하여 추출하는 것을 특징으로 하는 항균활성이 증가된 케나프 추출물을 제공한다. – 특허공개 10-2011-0092482호, 강원대학교 산학협력단

● 케나프 부직포로 이루어진 마스크 시트 : 본 발명은 케나프 소재의 개질을 통해 촉감이 개선되고 천연소재의 색감이 유지된 케나프 부직포로 이루어진 마스크 시트를 제공하고, 상기 케나프 섬유에 면섬유, 레이온 섬유, 견섬유, 키토산섬유, 알지네이트섬유 및 탄성섬유로 이루어진 군에서 선택되는 적어도 어느 하나의 기능성섬유의 원사가 혼입된 원사혼합 부직포로 이루어진 마스크 시트; 상기 케나프 부직포층과 원사혼합 부직포층이 복합화되거나 상기 원사혼합 부직포층이 적어도 2층 이상 복합화된 다층 구조의 부직포로 이루어진 마스크 시트의 다양한 형태를 제공하며, 저렴한 케나프 소재를 이용한 시장경쟁력이 우수하고, 종래 케나프의 촉감을 개선하고 케나프 고유물성으로 인해 항염, 미백, 항산화능을 최적화하며 특히 유연성, 신축성, 보습성, 인장강도를 충족하는 마스크 시트를 제공할 수 있다. – 특허등록 제1410263호, 한국생산기술연구원 외 1

● Hibiscus cannabinus L.의 총 폴리페놀, 총 플라보노이드 함량 및 항산화 활성 : 본 논문은 케나프(*Hibiscus cannabinus* L.)의 총 폴리페놀, 총 플라보노이드 함량 및 항산화 활성을 연구한 내용으로 주요 내용으로는 다른 성장 단계와 변종에서 잎 내 총 폴리페놀과 플라보노이드 함량, 잎 추출물의 DPPH 라

디칼 소거활성, SOD 활성 등에 기초하여 케나프 잎 속에 존재하는 유용한 물질을 분석하여 케나프의 활용을 조사하였다. 실험 결과 총 폴리페놀 함량은 Everglade-41에서 가장 높았으며(27.9㎎/g dw.), 총 플라보노이드 함량은 Tainung-2에서 가장 높았다(42.3㎎/g dw.). 또한 SOD 활성은 Dowling에서 가장 높았다(96.1%). 그러나 DPPH 라디칼 소거활성은 세 가지 변종에서 비슷했다는 내용이다. – 강원대학교 BT 특성화대학, 류성원 외 9, 한국약용작물학회지(2006. 10. 31)

● 케나프 단일성분으로 이루어진 부직포, 그를 이용한 혼합 부직포 및 그의 제조 방법 : 본 발명은 케나프 단일성분으로 이루어진 부직포, 그를 이용한 혼합 부직포 및 그의 제조 방법에 관한 것이다. 본 발명은 케나프 소재의 개질을 통해 촉감이 개선되고 천연소재의 색감이 유지된 케나프 단일성분으로 이루어진 부직포를 제공하고, 상기 케나프 섬유에, 천연소재 또는 기능성 섬유원사가 혼입된 원사혼합 부직포 또는 천연소재 섬유 또는 기능성 섬유가 함유된 섬유층이 복합화된 원단혼합 부직포를 제공함으로써, 감촉성, 신축성, 보습성 및 심미성을 개선한 부직포를 제공할 수 있다. 나아가, 본 발명은 상기 케나프 부직포의 제조 방법을 최적화함으로써, 대량생산이 가능하고, 케나프 자체의 촉감을 개선하고 케나프 고유물성인 항산화능을 보존하여 폭넓은 분야에 유용하게 활용될 수 있다. – 특허등록 제1401332호, 한국생산기술연구원

● 케나프 차 및 그의 제조 방법 : 본 발명은 케나프 차 및 그의 제조 방법에 관한 것으로, 더욱 상세하게는 케나프 잎이 플라보노이드, 무기질, 폴리페놀 성분 등의 활성성분을 다량 함유하고 있음을 확인하고 이를 건강차로 활용하고자 하며, 특히 케나프 잎을 일정 조건으로 열처리 및 원적외선 처리하는 경우 온수에 추출되는 활성성분이 녹차보다 높게 나타남을 확인한 케나프 차 및 그의 제조 방법에 관한 것이다. – 특허등록 제789737호, 강원대학교 산학협력단

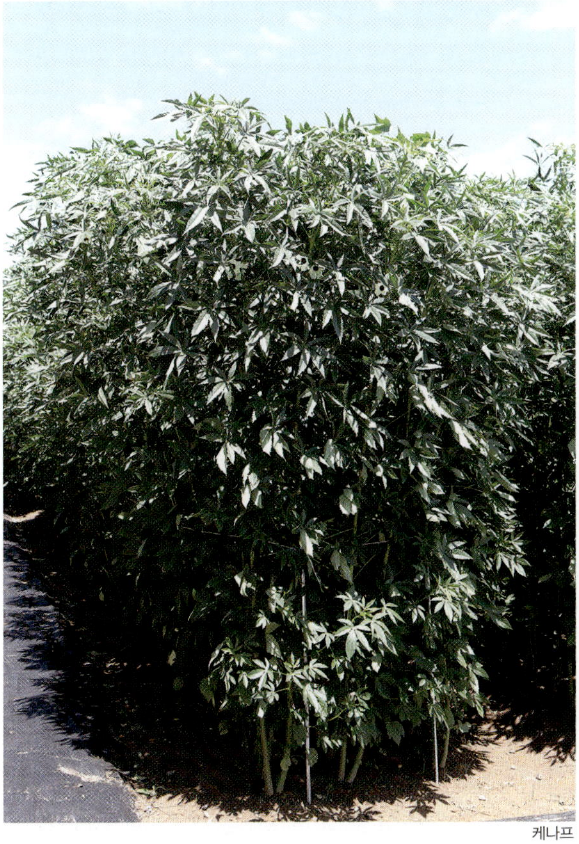
케나프

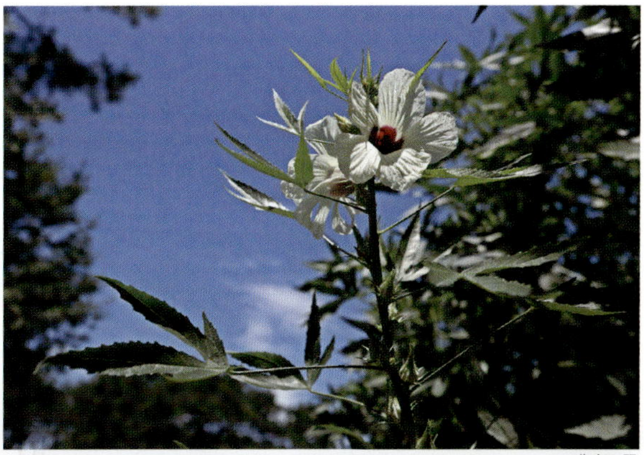
케나프 꽃

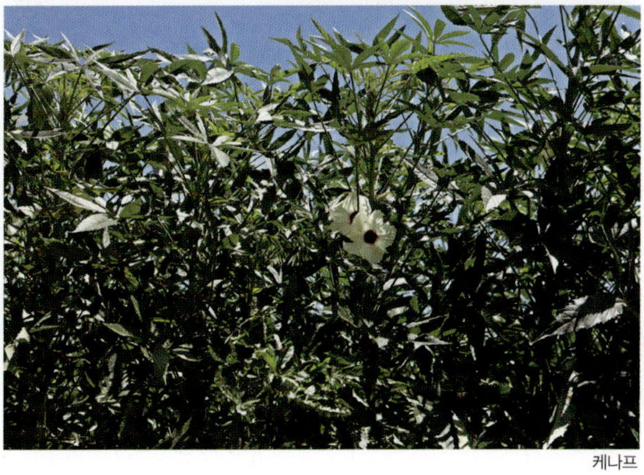
케나프

케일

십자화과 / *Brassia oleracea* L. *var. acephala* D
영명 Kale
이명 꽃양배추

십자화과의 두해살이 또는 여러해살이풀로, 지중해 연안이 원산지다. 양배추, 브로콜리, 콜리플라워 등은 모두 케일을 품종 개량하여 육성한 것이다. 키는 30~60㎝ 정도로, 수분만 충분하면 어디서든 잘 자란다. 잎은 넓고 길고 두껍게 자라며 짙은 녹색을 띤다.

베타카로틴 함량이 높으며, 비타민 B·C·E·K는 물론, 칼륨·칼슘·마그네슘 등의 무기질도 많아 '녹황색 채소의 제왕'이라 불린다. 또한 식이섬유가 매우 풍부하여 변비를 해결해 준다. 몸안의 유해물질을 밖으로 배출하는 정장 기능을 하고, 비타민 C가 간장의 기능을 높여 해독 작용을 촉진한다.

잎을 식용하며 보통 굵은 잎은 녹즙 및 주스 재료로 이용한다. 쓴맛을 내는 성분이 있어 즙을 다량 복용하면 위가 쓰릴 수 있으므로 주의한다. 녹즙은 체내에서 조혈 및 빈혈을 치료하고 해독 작용을 하며 고혈압·위장병 등의 생활습관병을 개선한다.

특허 · 논문

● 엽록소 식물 추출물 및 피톤치드를 함유한 미용팩 조성물 : 본 발명은 엽록소 식물 추출물 및 피톤치드(편백정유)를 함유한 미용팩 조성물에 관한 것으로, 피부를 보호하고 노화를 방지하고자 개발된 것이다. 종래에도 피부를 보호하고, 피부에서 발생하는 피지와 같은 노폐물 제거와 여드름, 뾰루지 등의 피부 트러블을 치료하기 위한 미용팩이 개발되고는 있으나, 현재 사용되고 있는 통상적인 미용팩은 각종 화학물질이 포함되어 있어 반복적인 사용에 따른 부작용이 발생하고 있는 것이다. 따라서 사람의 피부에 대하여 안전성이 보증된 천연물질을 이용한 미용팩의 개발이 절실히 요구되어 본 발명이 안출된 것으로, 본 발명의 경우 천연물질인 솔잎추출물, 명일엽추출물, 케일추출물, 녹차추출물, 스피루리나추출물의 혼합물을 일정 비율로 혼합한 조성물을 조성하고, 이를 미용팩에 첨가함으로써, 피부자극이 없으면서 피부의 노폐물을 제거하고, 피부노화를 방지하며, 피부를 윤택하고도 촉촉하게 하며, 피부의 탄력성을 좋게 하며, 여드름이나 아토피성 피부염 등의 피부질환을 개선토록 하며, 항균 작용을 갖게 하며, 피부의 재생 작용을 도와주며, 스트레스에 의한 진정 작용이 뛰어나며, 소취 작용 등도 뛰어나도록 한 미용팩에 관한 것이다. – 특허공개 10-2006-0130874호, 곽**

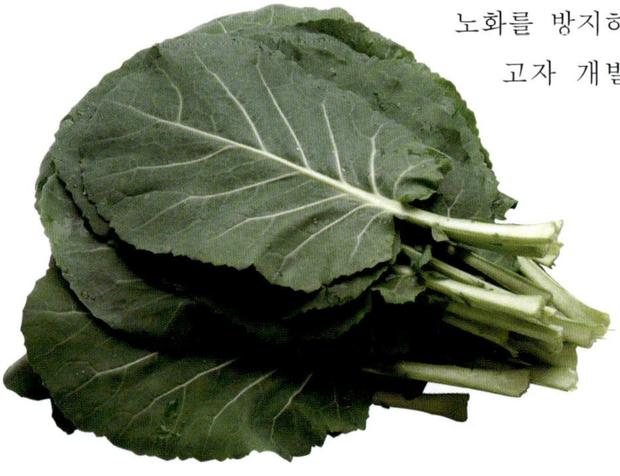

● 항산화능 및 폴리페놀 함량을 강화시킨 기능성 발효 녹즙 : 본 발명은 비가열 방법으로 항산화능 및 폴리페놀 함량을 강화시킨 식물성 유산 발효 녹즙에 관한 것으로, 녹즙 재료로 사용되는 채소인 신선초, 케일, 브로콜리, 돌미나리, 당근을 주 재료로 하여 식물성 유산균을 이용한 젖산 발효를 통해 기존의 녹즙보다 항산화능 및 폴리페놀 함량을 배가시키는 제조 방법 및 상기 방법으로 제조된 발효녹즙에 관한 것이다. 본 발명에 의하면, 녹즙용 생채소의 가식부 전체를 습식 분쇄 후 식물 발효에 더욱 적합한 식물성 유산균을 접종시켜 30~37℃에서 24~48시간 동안 배양 후 착즙 시 유산균, 유기산, 효소, 폴리페놀 등 생리활성 성분이 다량 함유되어 건강증진에 도움이 되

며, 특히 항산화능이 기존 녹즙보다 2배~5배 이상 증가되어 산화스트레스에 기인된 각종 성인병 예방에 유용하겠다. 또한 장 정착능이 강한 식물성 유산균을 공급함으로써 장 건강에 유익한 발효 음료를 제공할 수 있다. - 특허공개 10-2010-063459호, 주식회사 풀무원

● 중금속의 체내 흡수 억제 및 체외 배출에 효과가 있는 식물성 식품조성물 및 이를 포함하는 건강식품 : 본 발명은 납이나 카드뮴 등 중금속의 체내 흡수 억제 및 체외 배출에 효과가 있으며, 유기 순환 농법으로 재배되며 각종 미네랄이 풍부하여 영양기능이 우수한 식물성 식품조성물, 그 제조 방법 및 상기 조성물을 포함하는 건강식품이 개시되어 있다. 본 발명의 일 측면에 따르면, 모로헤이야 20~30중량%, 야콘 10~15중량%, 케일 5~10중량%, 보리새싹 15~30중량%, 브로콜리 5~10중량%, 셀러리 5~10중량%, 서리태 1~6중량%, 시금치 5~10중량%, 신선초 2~8중량%, 당근 2~8중량% 및 호박 2~10중량%를 포함하여 이루어지는 중금속 해독용 식물성 식품 조성물을 제시할 수 있다. - 특허등록 제945462호, 주식회사 하이리빙

● Comet Assay를 이용한 케일, 명일엽, 당근, 돌미나리 녹즙의 Chinese Hamster Lung 세포 DNA 손상 보호 효과 : 본 논문은 Comet Assay를 이용한 케일, 명일엽, 당근, 돌미나리 녹즙의 Chinese Hamster Lung(CHL) 세포 DNA 손상 보호에 대한 효과를 연구한 논문으로 주요 내용으로는 케일, 명일엽, 당근, 돌미나리 녹즙의 항산화능을 측정 및 비교하여 산화적 DNA 손상 보호 효과를 관찰하였으며, 그 결과 케일, 명일엽, 돌미나리, 당근 순서로 총 항산화능값이 높았고, 케일, 명일엽, 돌미나리, 당근 순서로 CHL 세포의 DNA 손상을 억제하였다. 이를 바탕으로 DNA가 손상된 환자의 DNA 회복을 위한 녹즙의 효과를 규명하고자 하는 내용이다. - 한남대학교 이과대학 식품영양학과, 한국영양학회지(2003. 1. 30)

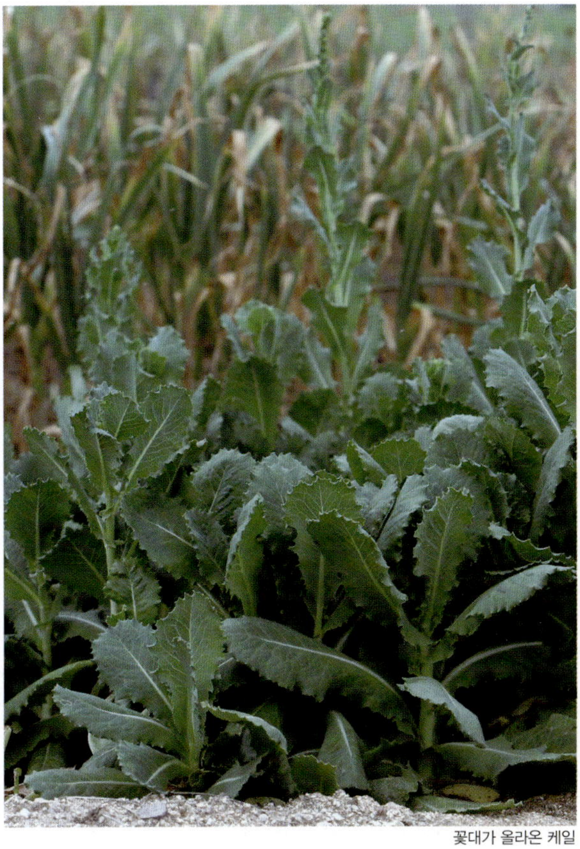
꽃대가 올라온 케일

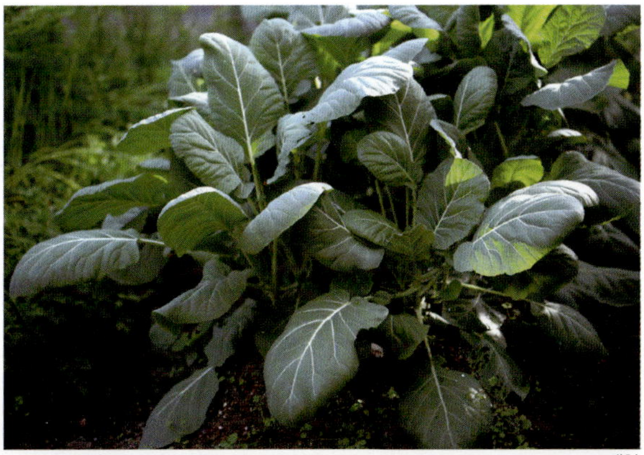
케일

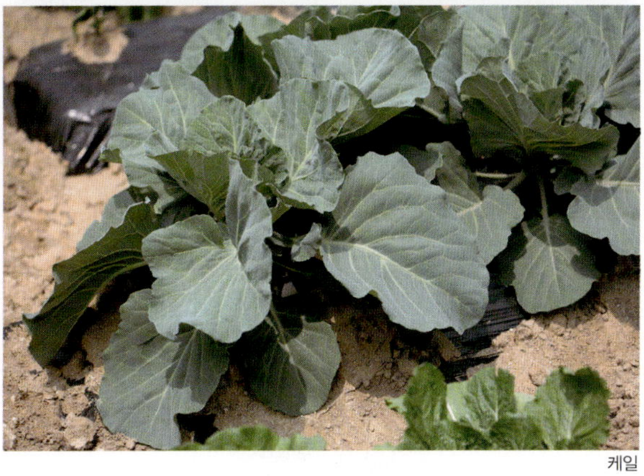
케일

콜라비

배추과 / *Brassica oleracea* var. *gongyloides*
영명 Kohlrabi
이명 순무양배추, 구경양배추

배추과의 두해살이풀로, 양배추(kohl)와 순무(rabic)를 교배하여 만들어 낸 신품종 채소이다. 북유럽 해안 지방이 원산지이며 우리나라에서는 주로 제주도에서 재배한다. 생육기간이 2~3개월 정도로 짧고 재배 방법이 까다롭지 않으며 1년 내내 즐겨먹을 수 있는 채소이다. 무와 비슷한 맛이 나지만 맵지 않고 단맛이 나며 식감이 아삭아삭하다. '순무양배추' 또는 '구경양배추'라고도 한다. 품종은 녹색을 띠는 아시아군과 자주색을 띠는 서유럽군이 있다.

콜라비는 열량이 낮아 다이어트 식품으로 유용하고, 나트륨이 혈압을 정상적으로 유지하는 데 도움이 된다. 베타카로틴은 시력을 높여 주고 눈을 보호해 주는 기능을 하며, 비타민 C 함유량이 상추 등의 채소보다 4~5배 많아 피로와 숙취를 해소하는 작용이 뛰어나다. 또한 칼슘과 인이 풍부하여 성장기 어린이들의 골격 강화에 도움을 준다.

넓은 잎은 쌈 · 녹즙 · 샐러드로 이용하고, 뿌리는 생채 · 김치 · 피클 등 다양한 요리 재료로 활용할 수 있다.

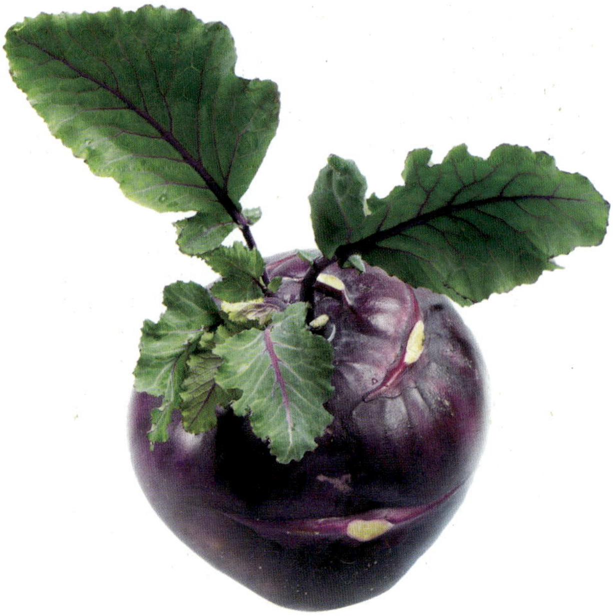

특허 · 논문

● 항고혈압 활성이 우수한 식재를 이용한 비빔밥의 제조 방법 : 본 발명은 발아현미밥, 토마토 소스, 콜라비, 당근, 연근, 표고버섯, 부추, 미나리, 미역줄기, 다시마 및 굴전을 혼합하여 제조하는 것을 특징으로 하는 항고혈압 활성이 우수한 비빔밥의 제조 방법 및 상기 방법으로 제조된 항고혈압 활성이 우수한 비빔밥에 관한 것이다. 본 발명의 항고혈압 활성이 우수한 식재료들을 이용하여 제조된 비빔밥은 기름지지 않으면서 맛과 식감에서 우수하여 소비자들의 기호도를 증진시킬 수 있을 뿐만 아니라, 기존의 시판 비빔밥에 비해 항고혈압 성분 등의 기능성 물질이 다량으로 함유되어 있어 기존의 시판 비빔밥과는 차별화된 기능성 비빔밥을 제공할 수 있으며, 향토 음식인 비빔밥 시장 확대에 기여할 것이라 판단된다. – 특허등록 제1331203호, 재단법인 전주생물소재연구소, 사단법인 비빔밥세계화사업단

● 전기살균을 이용한 콜라비 녹즙의 제조 방법 : 본 발명은 콜라비 녹즙의 제조 방법에 관한 것이다. 더욱 상세하게는 콜라비 녹즙의 제조과정에서 전기살균을 통하여 살균효과가 증진됨으로써 유통기한이 연장되는 효과가 있고, 유효 성분의 파괴가 현저히 줄어든 효과가 있다. 본 발명에서 사용되는 콜라비, 아로니아 및 사탕무로 구성된 녹즙은 식감 또는 풍미감이 뛰어나 어린이 식음료로도 유용한 제품이 될 수 있다. – 특허등록 제1293072호, 김**

● 콜라비와 발아현미를 함유하는 된장 및 그의 제조 방법 : 본 발명은 콜라비와 발아현미를 함유한 된장 및 그의 제조 방법에 관한 것이다. 상기 된장은 기존의 전통된장보다 염도가 낮고, 구수한 맛이 강하며, 항암효과, 혈압 강하 효과 및 알코올 대사 대사 증진 효과가 있는 된장을 제조하기 위해 발아현미와

코올 및 클로로포름 중에서 선택한 용매로 추출하여 크로마토그래피법으로 정제하여 얻을 수 있는 화합물을 유효 성분으로 함유하는 항암제 또는 항종양 화학예방제에 관한 것으로서 유채과 식물로는 다닥냉이와 꽃다지의 씨인 정력자와 유용하게 사용된다.
– 특허공개 10-1995-0029280호, 보령제약 주식회사 외 1

● **콩다닥냉이 추출물에 의한 HCT116 대장암세포의 사멸 유도에 관한 연구** : 본 연구에서는 콩다닥냉이 추출물의 항암활성을 조사하기 위하여 잎 및 뿌리의 열수 추출물(WELVL 및 WELVR)이 HCT116 대장암세포의 증식 억제와 연관된 apoptosis 유도 기전에 관한 연구를 시도하였다. 본 연구의 결과에 의하면 HCT116 세포에 WELVL 및 WELVR을 처리하였을 경우에 유발되는 증식 억제 및 형태 변화는 apoptosis 유발과 밀접한 연관이 있었으며, 증식 억제 및 apoptosis 유도 효과는 WELVL에 비하여 WELVR에서 높게 나타났다. 특히 WELVR에 의한 apoptosis 유발에는 FasL의 발현 증가를 통한 caspase-8의 활성화와 이로 인한 Bid 단백질의 단편화와 함께 Bcl-2 family의 발현 변화를 통한 mitochondria의 기능 이상과 이로 인한 caspase-9 및 -3의 활성화, 그리고 기질단백질들의 분해가 중요한 역할을 하는 것으로 나타났다. 또한 IAP family의 발현 감소로 인한 caspase의 활성 증가도 어느 정도 관여하는 것으로 생각된다. 따라서 WELVR 처리에 의하여 유발되는 apoptosis는 extrinsic pathway 및 intrinsic pathway를 모두 경유하는 multiple apoptotic pathway에 의하여 조절되는 것으로 생각되며, 이러한 결과들은 인체 암세포에서 콩다닥냉이의 항암 작용을 이해하는 데 중요한 자료가 될 것이고 나아가 콩다닥냉이 추출물을 포함한 그와 유사한 항암제 후보 물질들의 연구 기초자료로서 사용될 수 있을 것으로 생각된다. – 경성대학교 자연과학대학 생물학과 채양희 외 5, 한국식품영양과학회지(2011. 5. 31)

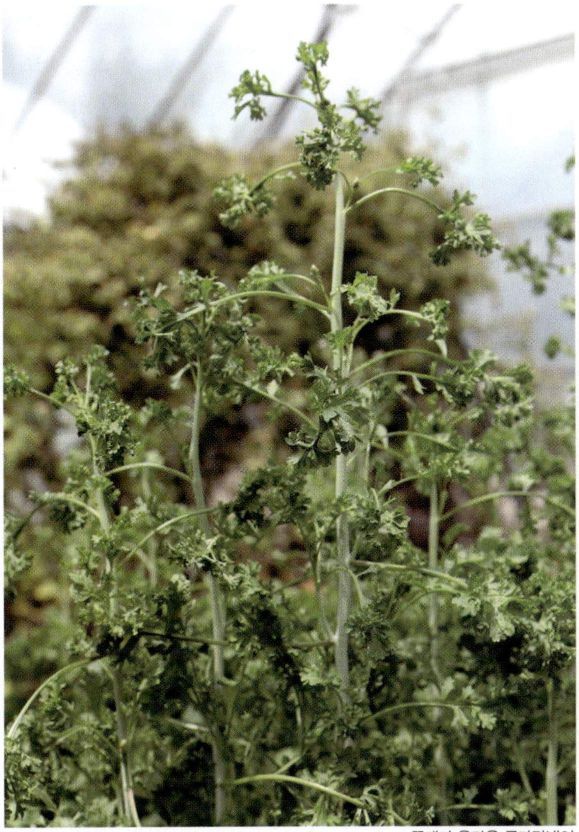
꽃대가 올라온 큰다닥냉이

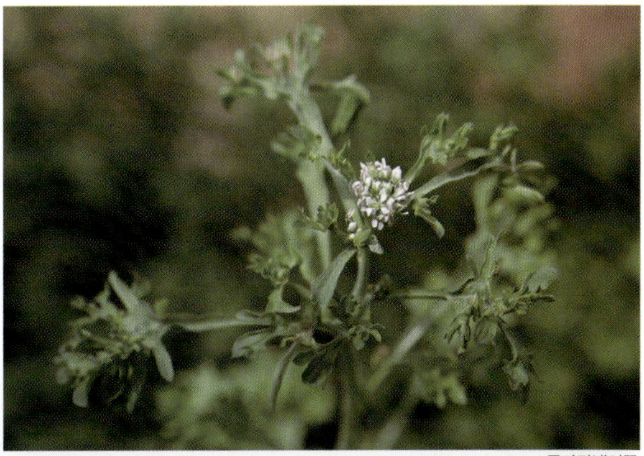
큰다닥냉이꽃

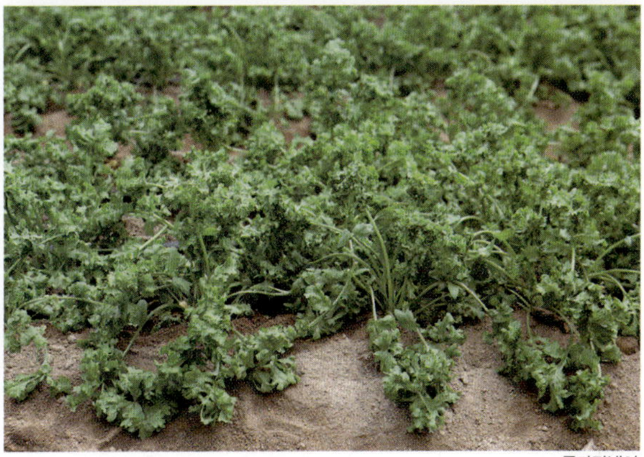
큰다닥냉이

털여뀌

마디풀과 / *Persicaria orientale* L.
약명 홍초紅椒, 대료大蓼, 천료天蓼, 석룡石龍
이명 노인장대, 붉은털여뀌, 수홍초, 꽃여뀌

마디풀과의 한해살이풀로 동남아시아가 원산지다. 전국 각지에 분포하며 주로 길가나 들에서 자란다. 햇볕이 잘 들고 습기가 충분히 있는 토양에서 잘 자란다. '붉은털여뀌' 또는 '노인장대'라고도 한다. 중국에서는 '말여뀌'라고 부른다.

키는 1~2m 정도로 곧게 서며 줄기 전체에 털이 많다. 잎은 어긋나고 10~20㎝ 정도의 넓은 달걀 모양이다. 7~8월에 줄기와 가지 끝에 붉은색 꽃 여러 개가 빽빽하게 피며, 꽃잎은 없고 꽃받침이 깊게 갈라진다. 열매는 9월에 검은 갈색으로 익는다.

5월 초에 어린잎을 따서 나물이나 국거리 등으로 식용한다. 관상용으로 심기도 하고 전초와 씨를 약재로 쓰기 위해 재배한다. 민간에서는 전초를 이뇨·해열·진통 등에 약으로 쓴다.

고서古書·의서醫書에서 밝히는 효능

운곡본초학 지상부의 생약명은 홍초葒草, 맛은 맵고 차며, 독이 있지만 생기육生肌肉, 제비기除痺氣, 거풍이습祛風利濕, 거풍제습祛風除濕의 효과가 있어서, 이질痢疾, 복사腹瀉, 토사전근吐瀉轉筋, 수종水腫, 각기脚氣, 옹창종절癰瘡腫癤, 소아감적小兒疳積, 산기疝氣, 질타손상跌打損傷, 학질瘧疾, 풍습비통風濕痺痛, 사충교상蛇蟲咬傷을 치료한다.

특허·논문

● 털여뀌 뿌리 추출물을 함유하는 약학적 조성물 : 본 발명은 털여뀌 추출물을 유효 성분으로 함유하는 동맥경화 예방 및 치료용 약학적 조성물 또는 건강 기능성 식품에 관한 것으로서, 본 발명이 해결하고자 하는 과제는 인공적으로 합성된 항산화제보다 안전하며 항산화 효과가 뛰어난 천연 항산화제를 제공하는 것이다. 또한 본 발명은 종래의 인공적으로 합성된 동맥경화 치료제보다 부작용이 적으며

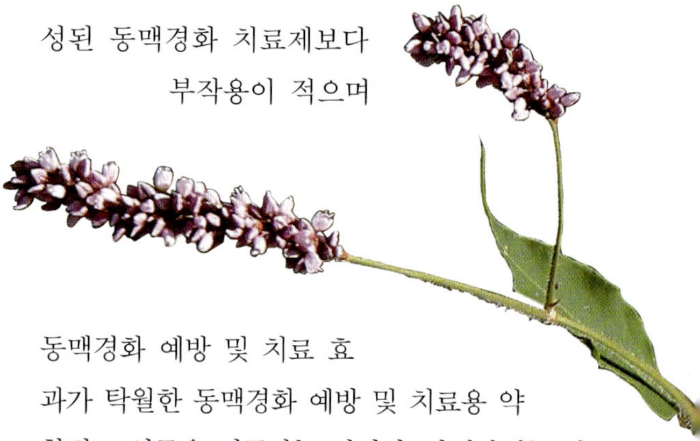

동맥경화 예방 및 치료 효과가 탁월한 동맥경화 예방 및 치료용 약학적 조성물을 제공하는 것이다. 상세하게는 상기 약학적 조성물 또는 건강 기능성 식품이 항산화 및 항동맥경화 활성이 있는 것을 특징으로 한다. - 특허공개 10-2014-0052448호, 대한민국(농촌진흥청장)

● 털여뀌, 골담초, 회향 추출물이 자연발증 고혈압 쥐의 혈압 및 혈중 지질농도에 미치는 영향 : 본 실험에서는 45여 종의 약용식물 추출물을 대상으로 in vitro에서 ACE 저해 활성을 탐색한 후, 그 중에서 ACE 저해활성 효과가 우수한 소재 즉, 털여뀌, 골담초, 회향 추출물을 사람의 본태성 고혈압과 유사한 자연발증 고혈압 쥐를 대상으로 혈압강하 효과와 혈중 지질 농도에 미치는 영향을 조사함으로써 약용식물 자원으로부터 고혈압과 지질대사의 개선 효과가 있는 새로운 기능성 천연물 소재를 탐색하고자 한 것이다. - 강원대학교 황호연 석사학위논문(2007)

● 식물자원으로부터 Angiotensin Converting Enzyme 저해활성 탐색 : 94종 식물자원을 대상으로 혈압상승을 주도하는 효소인 angiotensin converting enzyme의 저해활성을 검색하였다. 그 결과 추출물의 농도가 1㎎에서 60% 이상의 높은 ACE 억제활성을 보인 식물은 털여뀌(81.6%), 결명자(64.2%) 등의 2종이었으며, 40% 이상의 ACE 억제활성을 보인 식물은 금불초(49.7%), 골담초(49.4%), 황금(48.1%), 회향(45.2%)등 4종으로 ACE 억제 활성이 비교적 높

게 나타났다. 또한 30~40%의 ACE 억제 활성을 보인 식물은 까마귀머루(35.5%), 부용(32.3%), 삼립국화(32.6%), 산비장이(33.2%), 산사나무(33.9%), 율무(34.8%), 제비꽃(37.1%), 진득찰(37.1%), 짚신나무(36.1%), 참죽나무(39.7%), 창질경이(33.5%), 컴프리(33.9%), 털냉초(39.7%), 하눌타리(39.4%), 해바라기(34.2%), 호두나무(39.4%), 회양목(30.6%), 희수(35.8%), 금불초(36.8%), 도꼬마리(34.8%), 두충나무(30.3%), 둥글레(35.2%), 방풍(33.5%), 산옥잠화(34.8%), 살구나무(39%), 섬오갈피(38.4%), 원추리(39.7%), 지모(31.9%)등 28종이었다. 그 외 흰제비꽃, 황해쑥, 쥐방울덩굴, 자귀나무, 일당귀, 오크라, 애기기린초, 순비기나무, 쇠뜨기, 석창포, 석결명, 사위질방, 산수유나무, 부추, 뽕나무, 봉선화, 보리수나무, 큰꽃삽주, 범부채, 벌등골나무, 모감주, 동과, 도라지, 땃두릅, 도꼬마리, 산옥잠화, 방풍, 둥글레, 닭의장풀, 닥나무, 노루오줌, 가시오갈피, 개오동, 귀룽나무, 꽈리, 까실쑥부쟁, 골담초, 고삼, 고비고사리, 개발나물, 결명자, 형개, 향유, 한련초, 파고지, 초과, 지골피, 마두령, 금앵자, 곽향 등 50여 종의 추출물은 10~30%의 낮은 ACE 억제 활성을 보였다. 앞으로 ACE 억제 활성이 높은 식물자원의 유효 성분에 대한 물질 확인과 동물 모델을 이용한 효능검증에 대하여 더 많은 연구가 있어야 할 것으로 사료된다. – 강원대학교 바이오산업공학부 윤정식 외 6, 한국약용작물학회지(2003. 9. 30)

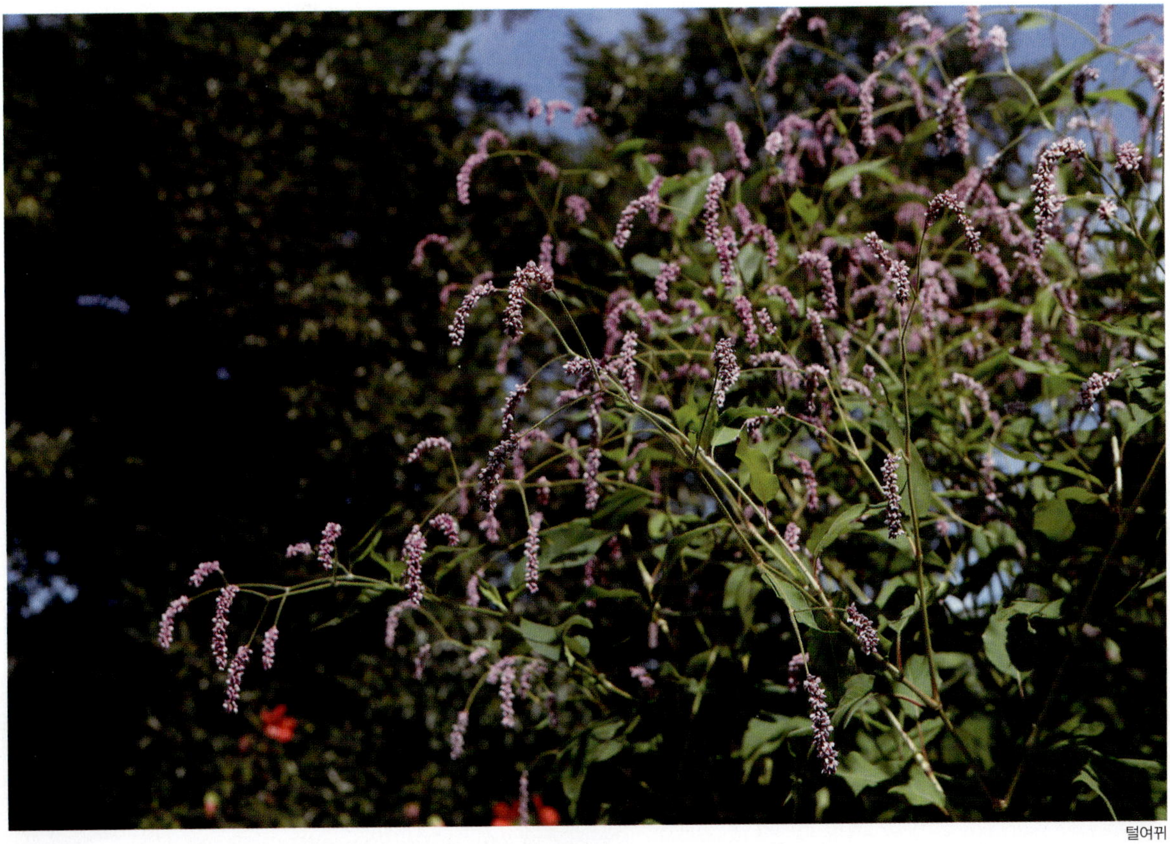

털여뀌

토란

천남성과 / *Colocasia esculenta* (L.) Schott
영명 Taro
약명 야우野芋, 우자芋子
이명 토련土蓮, 우두, 토지, 백우

천남성과의 여러해살이풀로 인도 또는 열대 아시아가 원산지다. '토련土蓮'이라고도 한다. 약간 습한 곳에서 잘 자라며 채소로 널리 재배한다. 키는 80~120㎝로, 타원형의 알줄기가 달린다. 긴 잎자루가 달리고 겉에 작은 돌기가 있다. 8~9월에 꽃이 핀다. 땅속의 뿌리줄기와 잎줄기를 식용한다.

토란은 수분이 많고 칼로리는 낮은 편으로 단백질·칼륨 등의 영양소와 식이섬유를 풍부하게 함유하고 있다. 특유의 점액은 단백질과 탄수화물이 결합하여 만들어진 뮤신mucin과 갈락탄galactan이라는 성분으로 이루어져 있다. 위 점막을 보호하여 위장 기능을 강화하는 작용을 하며, 혈중 콜레스테롤치의 상승을 막고 암을 억제하며 뇌세포를 활성화하는 역할도 한다. 풍부한 식이섬유는 변비 개선에 도움이 된다.

토란은 아린맛이 강해서 껍질을 벗기고 쌀뜨물에 담가 독성과 잡맛을 제거하거나, 소금물에 삶아 찬물에 헹구어 요리하면 좋다. 토란탕·토란대나물·육개장 등으로 조리해 먹는다.

고서古書 · 의서醫書에서 밝히는 효능

동의보감 토란의 생약명은 야우野芋로, 맛은 맵고 독이 있으며 성질은 차다. 소종消腫, 해독解毒의 효능이 있고, 무명종독無名腫毒, 유옹乳癰, 담마진蕁麻疹, 정창疔瘡, 구창口瘡, 탕상湯傷을 치료한다.

방약합편 우자芋子는 약간 맵고 성질은 평하다. 장을 너그럽게 하며, 기부肌膚를 충당하고 어혈을 없앤다. 잃은 설사를 멈추게 한다.

특허 · 논문

- **토란을 포함하는 지방간 예방 및 치료 조성물** : 본 발명은 토란을 포함하는 지방간 예방 및 치료 조성물에 관한 것으로서 좀더 자세하게는 토란 분말을 포함하는 비알코올성 지방간 예방 및 치료용 약학조성물과 예방용 건강기능식품에 관한 것이다. 본 발명에 의한 토란 분말 조성물은 간 조직 내에 존재하는 지질함량을 감소시킴으로써 간 조직 내의 지방 축적을 개선하고 간 기능 지표 효소의 활성을 정상화하여 지방간 발생의 예방 및 치료의 효과를 얻을 수 있다. – 특허등록 제1292333호, 한국식품연구원
- **토란 추출물 및 분획물의 우울증 질환의 예방 또는 치료용 조성물** : 본 발명은 토란 추출물 및 분획물을 유효 성분으로 포함하는 우울증 질환의 예방 또는 치료용 조성물에 관한 것으로서, 본 발명의 토란 추출물 및 분획물은 항 우울증 증상 완화에 효과를 나타내므로 우울증을 예방 또는 치료하는 항 우울증제로서 유용하게 사용될 수 있다. – 특허공개 10-2013-0113553호, 주식회사 프론드바이오
- **토란 분말과 쑥갓 분말을 포함하는 고혈압 개선 효과를 나타내는 식품** : 본 발명은 열처리된 토란분말과 쑥갓분말이 8:2 내지 4:6(w/w)로 혼합된 조성물을 포함하고, 고혈압 개선 효과를 나타내는 식품을 제공한다. 본 발명의 식품은 보다 용이하고도 안전하게 장복할 수 있으면서도, 고혈압 개선 효과

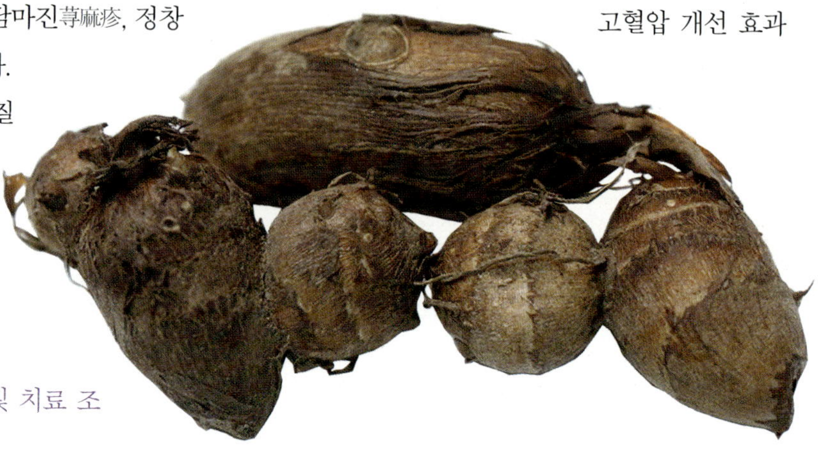

를 나타낼 수 있는 기능성 식품으로 널리 활용될 수 있을 것이다. – 특허등록 제872517호, 한국식품연구원, 구례군

● 고지방 식이를 섭취한 마우스에서 토란분말의 비만억제 및 지질저하 효과 : 본 연구는 고지방 식이를 급여한 마우스의 체중과 체내 지질함량에 미치는 토란분말의 효과를 규명하고자 하였다. 4주령의 수컷 C57BL6 mice를 정상 식이군(Normal), 고지방 대조군(HF), 고지방-토란분말 20%군(HF-Taro 20%), 고지방-토란분말 30%군(HF-Taro 30%)의 4가지 처리군으로 나누어 8주간 사육하였다. 토란분말을 8주 동안 급여한 후 체중, 지방 조직량, 혈청 및 간 지질 농도, 혈중 leptin 및 인슐린 농도, 간조직의 지질대사 관련 효소 활성도 및 간조직의 지질 침착도를 관찰 하였다. 고지방 대조군(HF)의 체중은 정상식이군(Normal)에 비해 약 75%가 증가하였으며 HF-Taro 20% 및 HF-Taro 30% 처리군에서는 고지방 대조군에 비해 각각 12.5, 14%가 감소하여 고지방식이에 토란분말을 첨가 시 마우스의 체중을 효과적으로 낮추었다. 또한 토란분말 첨가군은 내장지방이 유의적으로 감소되었으며 혈청 중성지방의 농도는 고지방 대조군(HF)이 정상식이군(Normal)에 비해 약 89%가 증가하였다. HF-Taro 20% 및 HF-Taro 30% 처리군에서는 고지방대조군에 비해 각각 62, 81%가 감소하였으며, 총 콜레스테롤 농도 및 LDL 콜레스테롤 농도도 유의적으로 감소하여 토란분말 첨가에 의하여 지질개선 효과를 나타내었다. 혈청 leptin 농도 및 인슐린 농도도 유의적으로 감소하였다. 토란분말의 간기능 개선효과는 고지방 식이에 의하여 지방간이 유발되어 간의 중량이 증가하였으며 간세포질에 지방공포가 많이 출현하였으나 토란분말 첨가군에서는 상대적으로 지방 침착이 억제되었고 지방세포의 크기를 유의적으로 감소시켰다. 또한 간조직의 중성지질 및 총 콜레스테롤 농도는 정상식이군에 비해 고지방 대조군에서 각각 3.6배, 1.8배 증가하였으나 토

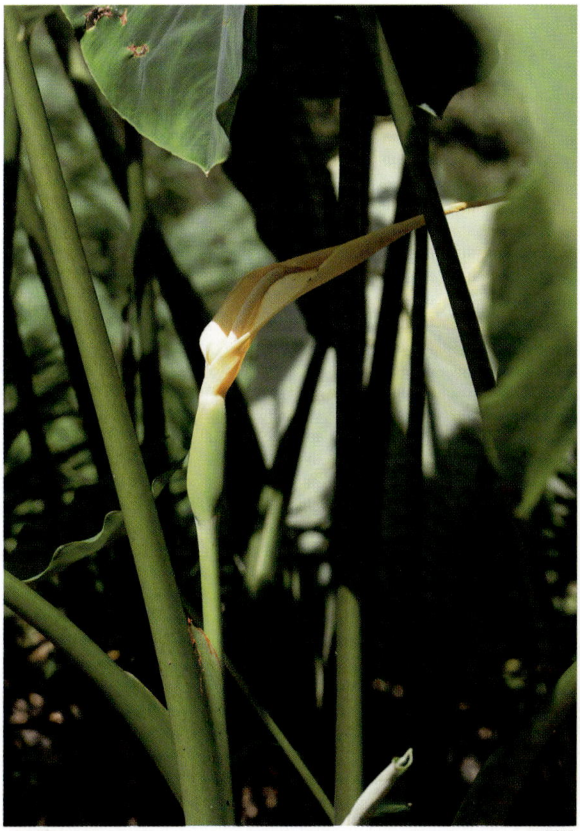

토란꽃

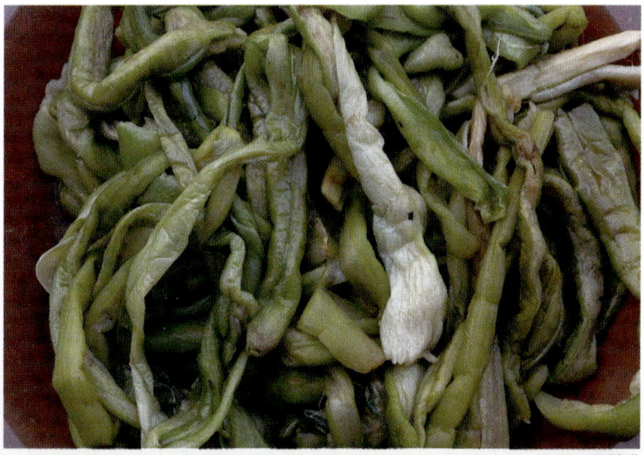

토란대

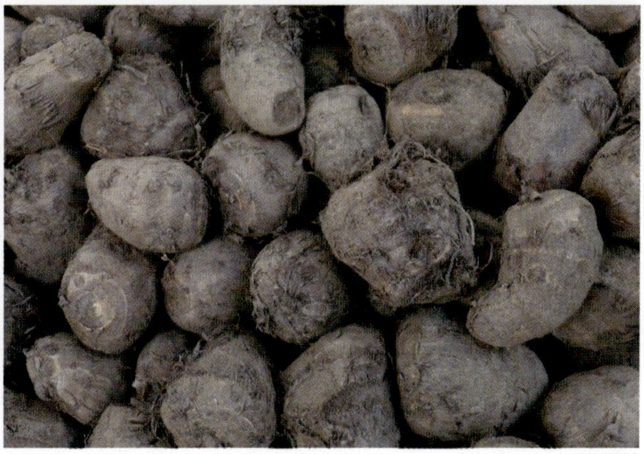

토란

란분말 첨가군에서는 유의적으로 감소하였으며 간 효소치인 AST 및 ALT 활성은 유의적인 차이를 나타내지 않았다. 결론적으로 고지방 식이에 토란분말을 첨가하여 마우스에 급여했을 때 비만을 억제하고 혈청 지질을 저하시키는 효과를 확인하였다. - 한국식품연구원 문지혜 외 3, 한국식품과학회지(2010)

● 토란 추출물이 인체 갑상선암 세포주에 미치는 영향 : 토란(Taro, the corns of Colocasia esculenta L. schott)은 이용가치가 매우 높은 구황작물로 천남성과(Araceae)에 속하는 다년생 초본으로 전 세계적으로 식물체의 대부분 또는 구경을 식용 및 약용으로 이용하는 작물이다. 토란에는 세포성 면역능의 활성화와 직접 관련이 있는 생체방어에 작용하는 면역기구를 활성화하는 기능이 있고, 토란 내 바이러스 감염세포나 암세포를 파괴시키는 자연 면역기능을 갖는 세포인 NK cell 자극활성에 의한 항암활성을 갖고 토란 내 Macrophage의 생산자극에 의해 NK cell의 활성화를 유도, 강력한 항전이 효과를 나타낸다는 연구가 있었으며 시험관내 실험에서 토란 추출물이 결장의 상피세포와 접촉하여 결장암의 위험요인을 줄여주는 기능성식품으로 대장암에 효과가 있고, 토란잎의 Hydroalcoholic 추출물은 신경 약리학적으로 불안, 우울증, 수면 유도 시간에 효과가 있다. 또한 토란 줄기에 Anthocyanin 성분이 함유되어 있고 토란 추출물은 요구르트보다 많은 박테리아를 포함하고 있으며, 토란 내에는 단백질, 아연, 칼슘, 칼륨, Anthocyanin 등이 들어있고 토란추출물의 적혈구 응집소는 Interleukin, Interferon 등 종양괴사인자를 유도한다는 연구도 있었다. 토란잎의 나노구조는 식물의 자기정화기능을 가지고 있어 세균의 오염을 줄이고 방지하는 효과가 있으며 토란 뿌리와 잎의 추출물은 시험관내 실험에서 비장세포와 골수세포 증식을 강하게 자극하고 토란을 요리 후 수분함유량, 단백질, 지질, 탄수화물 및 열량이 강화되었다는 연구결과들을 토대로 갑상선암에 대한 토란의 연구는 아직 확인된 바가 없어 토란 추출물을 활용하여 토란과 갑상선암에 관한 실험을 실시하게 되었다. 본 연구는 인체 갑상선암 세포주 실험에서 MTS assay 방식에 의해 세포 생존율을 측정 시 토란 메탄올 추출물에서 미미한 암세포 성장 억제율이 측정되었으며 Western Blotting 방식으로 COX-2와 iNOS 발현량을 측정하였던바, 토란 메탄올 추출물에서 밴드가 보이지 않을 정도의 유의적인 억제효과를 보이지 않았으나 억제 경향을 보이는 것으로 추가실험이 필요할 것으로 보여진다는 내용이다. - 조선대학교 약학대학 조기숙 석사학위 논문(2011)

● 토란과 쥐눈이콩의 나노발효산물을 이용한 천연발모제 및 그 제조 방법 : 본 발명에 따른 토란과 쥐눈이콩의 나노발효산물을 이용한 천연발모제는 토란 나노분말 10~30중량부, 쥐눈이콩 나노분말 70~90중량부가 혼합된 혼합액을 유산균을 이용하여 발효시켜 추출액을 추출하고 이를 여과하여 생성된 나노발효산물을 포함하고, 상기 천연발모제의 제조 방법은 토란 나노분말 10~30중량부, 쥐눈이콩 나노분말 70~90중량부의 나노분말이 함유된 제1혼합액을 법제하는 단계(S110), 상기 제1혼합액을 유산균을 이용하여 발효시켜 추출액을 추출하는 단계(S120), 상기 추출액과 증류수를 2:1 비율로 혼합하여 제2혼합액을 제조하는 단계(S130), 상기 제2혼합액을 교반 후 1차 여과하는 단계(S140), 상기 단계 S140에서 제조된 제1여과액으로부터 나노발효산물을 획득하는 단계(S150)로 구성된 것을 특징으로 한다. - 특허등록 제1333919호, 인타글리오 주식회사

● 중금속에 내성을 나타내는 토란 유래의 단백질 : 본 발명은 중금속에 내성을 나타내는 토란 유래의 단백질에 관한 것으로, 더욱 상세하게는 서열번호 3으로 표시되는 아미노산 서열로 이루어진, 중금속에 내성을 나타내는 토란(Colocassia esculenta) 유래의 Ce-MT2 단백질; 서열번호 4로 표시되는 아미노산 서열로 이루어진, 중금속에 내성을 나타내는 토란(Colocassia esculenta) 유래의 Ce-MT2의 변형 단백질 Mod-MT2; 상기 Ce-MT2 단백질을 코딩하는 유전

자; 상기 Mod-MT2 단백질을 코딩하는 유전자; 상기 유전자를 포함하는 재조합 벡터; 상기 재조합 벡터로 형질전환된 생물체; 상기 유전자를 생물체 내에서 발현시키는 단계를 포함하는 생물체에 중금속 내성을 부여하는 방법; 상기 Ce-MT2 단백질에 대한 항체; 상기 Mod-MT2 단백질에 대한 항체; 및 상기 유전자를 포함하는 중금속에 내성을 나타내는 조성물에 관한 것이다. – 특허등록 제1034800호, 전남대학교 산학협력단

● **알토란가루를 함유한 생면 및 이의 제조 방법** : 본 발명의 알토란가루를 함유한 생면의 제조 방법은 (A)알토란을 세척 후 100℃의 소금물에서 4 내지 5분간 가열하는 단계, (B)상기 가열 처리된 알토란의 껍질을 제거하는 단계, (C)상기 껍질이 제거된 알토란을 효소 처리하는 단계, (D)상기 효소 처리된 알토란을 -40℃의 온도에서 냉동 후 진공에서 동결건조하는 단계, (E)상기 동결건조된 알토란을 분쇄하여 10 내지 30㎛의 입경을 가지도록 분말화하는 단계, (F)상기 알토란 분말 2 내지 5중량%, 밀가루 55 내지 65중량%, 물 30 내지 35중량% 및 소금 3 내지 5중량%를 혼합하여 반죽하는 단계, (G)상기 반죽을 밀봉하여 15 내지 25분간 숙성시키는 단계 및 (H)상기 숙성된 반죽을 국수로 제조하는 단계를 포함한다. – 특허등록 제1095140호, 광주시 농업기술센타

● **토란 추출물을 활성성분으로 포함하는 약학 조성물** : 본 발명은 토란 추출물을 활성성분으로 포함하는 면역계 활성 증강용 약학조성물 및 건강기능식품에 관한 것으로 본 발명에 의한 토란 추출물을 포함하는 약학 조성물 및 건강기능식품은 항보체 활성화 기능, 대식세포 또는 자연살해 세포의 활성화 기능을 가져 면역계를 활성화시키고, 암세포의 전이를 효과적으로 경감시키는 효과를 가짐으로써 항암제 및 항전이의 치료제로 사용할 수 있다. – 특허공개 10-2013-0121783호, 한국식품연구원, 경기대학교 산학협력단

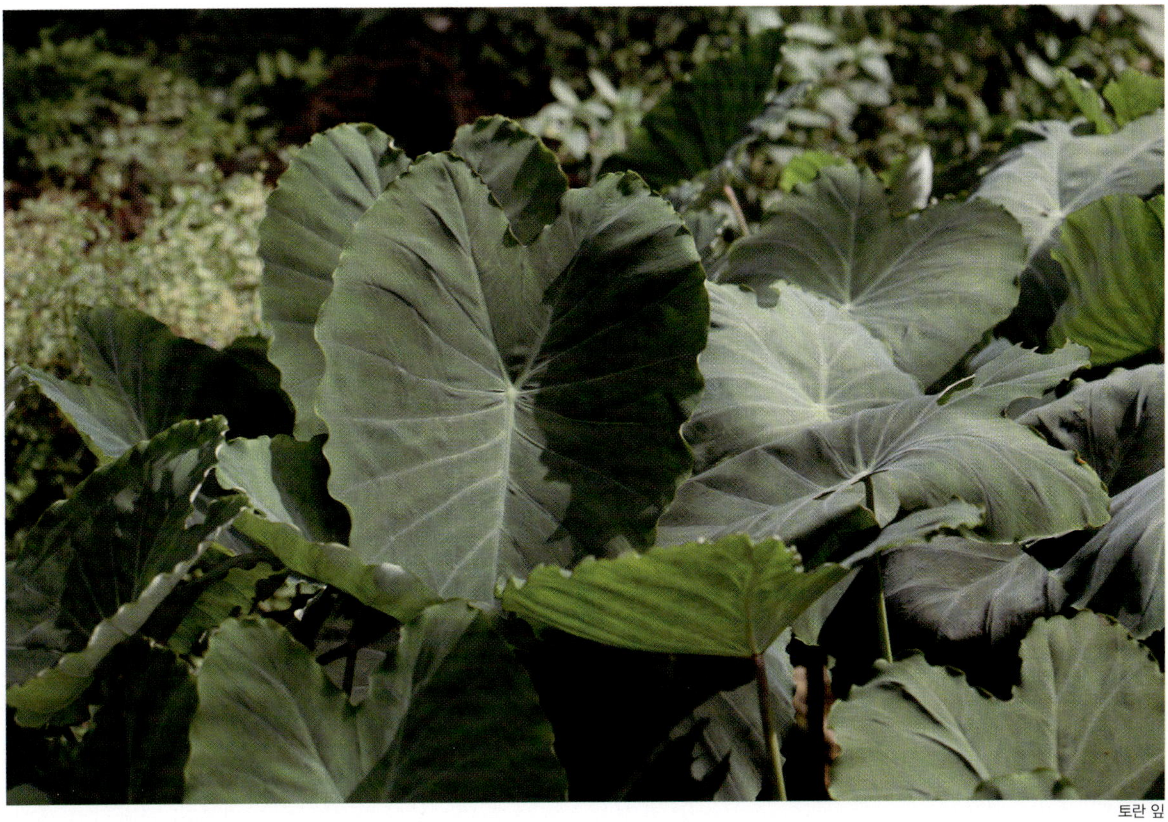
토란 잎

토마토

가지과 / *Solanum lycopersicum* L.
영명 Tomato
약명 번가番茄
이명 일년감, 도마도, 방울토마토, 서홍시

가지과의 한해살이풀로, 키는 1~1.5m 정도이며 가지를 많이 내고 부드러운 흰 털이 난다. 작은 잎은 9~19개 정도로 달걀 모양이나 긴 타원 모양이며 끝이 뾰족하고 깊이 패어 들어간 톱니가 있다. 꽃은 5~8월에 노란색으로 피고, 열매는 6월부터 붉게 읽는다.

햇볕을 받아 빨갛게 익는 노지 재배 토마토는 비타민 C · 베타카로틴 · 비타민 B군 · 비타민 E 등의 항산화 비타민이 매우 풍부하다. 붉은색 색소 성분인 리코펜은 카로티노이드의 일종으로, 베타카로틴 이상의 항산화력이 있어서 암이나 동맥경화 등을 예방하는 효과가 있는 것으로 알려져 있으며, 10대 장수식품 중 하나로 꼽힌다. 그러나 생으로 먹으면 체내 흡수율이 떨어지므로 열을 가하여 조리해서 먹는 것이 좋다. 샐러드 · 샌드위치 · 주스 · 퓌레 · 케첩 등으로도 많이 쓰인다.

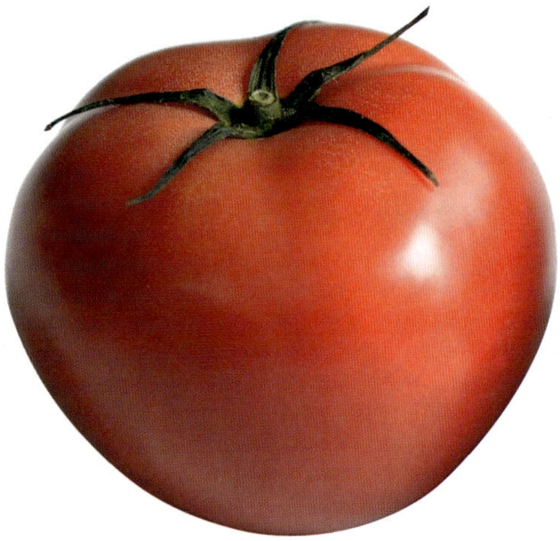

고서古書 · 의서醫書에서 밝히는 효능

동의보감 풍습성 피부병에는 토마토 뿌리, 줄기, 잎을 삶은 물로 몸을 씻고 이 물을 수시로 조금씩 마시면 효력이 있다. 이 처방은 신경통에도 좋다. 산이 다량 함유되어 있어 위산이 부족한 사람에게는 좋지만, 위산과다증이나 위장이 냉한 사람이 먹으면 좋지 않다.

운곡본초학 진액津液을 생기게 하고 갈증을 없애며, 비를 튼튼하게 하고 음식을 소화시키는 효능이 있다.

특허 · 논문

● 항염증 또는 항알러지 효과가 있는 토마토 캘러스 추출물, 토마토 캘러스의 대량 배양 생산 방법 및 토마토 캘러스 추출물의 제조 방법 : 본 발명은 토마토 캘러스 추출물을 함유하는 항염증 또는 항알러지용 조성물, 토마토 캘러스의 대량 배양 생산 방법, 및 토마토 캘러스 추출물의 제조 방법에 관한 것으로, 토마토의 과피를 MS 배지에 넣어 조직배양시켜 토마토 캘러스를 유도 및 증식한 뒤, 공기부양식 생물반응기를 이용하여 대량배양생산하여 항염증 및 항알러지 활성을 최대화하고, 항염증 및 항알러지 활성을 갖는 토마토 캘러스 추출물을 제조하며, 인체 유래의 각질형성 세포와 마우스 유래의 Raw 264.7 대식세포를 이용하여 토마토 캘러스 추출물이 세포독성 감소 효과, IL-1α와 IL-6의 발현 억제, Total NO의 생성 억제, β-hexosaminidase A 생성 억제 등의 우수한 항염증 및 항알러지 효과를 가지는 물질로서 염증과 알러지 예방 및 완화용 조성물에 이용될 수 있으므로 다양한 형태의 피부 외용제 화장품 소재로서 사용될 수 있다. – 특허공개 10-2013-0124044호, 세원셀론텍 주식회사

● 토마토에서 리코펜을 추출하는 방법 및 그 리코펜을 함유하는 항산화용 화장료 조성물 : 본 발명은 산소 호흡 대사 과정에서 활성 산소의 생성을 억제함으로써 우수한 항산화 효과를 나타내는 리코펜을 초임계 추출법을 이용하여 토마토로부터 추출함에 있어서, 조용매로 스쿠알렌(squalene)을 사용하여 물이나 에탄올과 같은 용매가 배합되지 못하

는 메이크업 화장료에도 적용이 가능하도록 친유성(Oleophilicity)을 부여한 유용성 항산화 성분에 관한 것이다. – 특허등록 제1081275호, 주식회사 아모레퍼시픽

● 토마토 추출물의 항산화와 간보호 효과 : 본 논문은 토마토 추출물의 항산화와 간보호 효과에 대하여 연구한 내용으로 주요 내용으로는 토마토 추출물의 항산화와 간보호 효과를 조사하였다. 총 항산화력과 총 항산화 반응은 토마토 추출물 단위 ㎎당 5.5와 19.8㎍ Trolox에 해당했다. 토마토 추출물의 EPPH 라디컬 소거활성은 기준으로 피로가롤 용액을 100%으로 봤을 때 70%였다. 토마토 추출물이 지방과산화에 미치는 효과를 철/아스코르브산으로 유도된 흰쥐 간 미토콘드리아를 이용하여 검사하였다. 이후 조사 결과를 볼 때 토마토 추출물은 지방 과산화와 t-BHP-유도 간독성을 억제하고 ROS 생성을 제거하는 것으로 나타났다. 따라서 토마토 추출물의 항산화와 간보호 효과는 최소 부분적으로는 자유라디칼-유도 산화의 방지와 이어지는 지질과산화의 억제에 의한 것으로 볼 수 있다는 내용이다. – 상지대학교 임태진, 한국자원식물학회지(2006)

● 토마토 세포배양의 세포 추출물과 배양액의 항산화 및 피부 항노화 효과 : 최근 식물에서 얻어지는 다양한 유용 성분들은 항암, 항균, 항바이러스, 항노화 등의 다양한 생리활성을 지니고 있으며 의약품, 식품, 화장품 외에 다양한 분야에 이용되고 있다. 이러한 식물유래 유용성분의 경우 생육지의 기후나 토양의 환경, 산지 또는 수확시기에 따라 품질의 차이가 있을 수 있으며 대량생산에 적합하지 못한 단점이 있다. 식물세포배양은 노지 재배 방식보다 많은 장점을 지니고 있다. 희귀한 유용 물질의 생산성, 농약, 중금속 및 기타 유해물질 등의 환경적인 문제, 품질의 일관성 등의 문제가 식물세포배양 기술을 통해 해결이 될 수 있으며 대량생산 또한 가능하다. 토마토(*Lycopersicon esculentum*)는 통화식물목 가지과에 속하는 일년생 작물로써 남미 안데스 산맥이 원산지이며 400여 년 전에 우리나라에 도입되어 재배되기 시작했다. 토마토는 여러 생리활성 물질들을 함유하고 있으며 그 결과 다양한 질병의 예방 및 치료 효능을 갖는 것으로 보고되었다. 하지만 현재까지 항산화 및 항노화 효과를 통한 화장품 소재로서의 가능성에 대한 연구결과는 보고된 바가 없다. 본 연구에서는 토마토의 미활용 부위인 줄기를 이용한 식물세포배양을 통해 획득된 식물 성분의 토마토 세포 추출물과 그 배양액의 항산화 및 피부 항노화 효과를 확인하였다. 토마토 세포 추출물 및 배양액은 인간 섬유아세포와 인간 각질형성세포 모두에서 토마토 세포 추출물의 경우 100㎍/mL, 배양액은 최대 10% 농도까지 세포생존율 측정 결과 세포독성을 나타내지 않음으로써 피부세포에 대한 안정성이 확인되었다. 또한 토마토 세포 추출물의 경우 100㎍/mL 농도에서 섬유아세포와 각질형성세포의 세포증식을 촉진하였다. 토마토 세포 추출물 및 배양액의 항산화 및 피부 항노화 평가 결과 NAC(N-Acetyl-L-Cysteine)와 거의 유사한 활성산소 억제능을 보였고, 활성산소 소거활성이 산화적 스트레스에 대한 방어기작으로서 나타나는 세포 내 산화-환원 관련 효소 활성 촉진으로 인한 것인지 확인하기 위해 항산화 효소 중 하나인 superoxide dismutase(SOD)의 활성을 측정하였다. 그 결과 50㎍/mL 농도의 토마토 세포 추출물과 10% 배양액 모두 SOD 활성을 증가시켰으며 토마토 세포 추출물이 SOD 활성을 더 많이 증가시켰다. 또한 토마토 세포 추출물과 배양액 모두 인체 내의 프로콜라겐 생성을 자체적으로 유도하는 효과를 나타냈으며 특히 배양액 10% 농도의 경우 양성 대조군인 TGF-beta보다도 우수한 프로콜라겐 생성 촉진 효과를 보였다. 뿐만 아니라 토마토 세포 추출물과 배양액은 피부 주름과 관련하여 진피층의 extracellular matrix degradation에 관여하는 콜라겐 분해효소인 MMP-1의 발현 억제를 나타냈고 토마토 세포 배양액의 경우 1%, 10% 농도 모두에서 현재 주름 개선 효과가 가장 강한 것으로 알려져 있는 레티노인산보다도 우수한 MMP-1 발현 억제 효과를 나타내었다. 이상의 결과

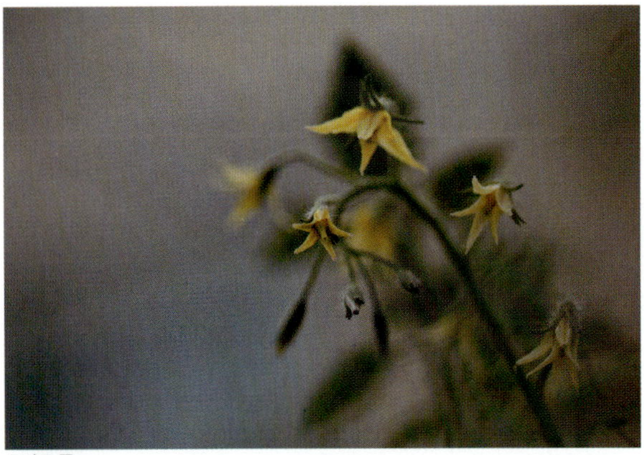
토마토 꽃

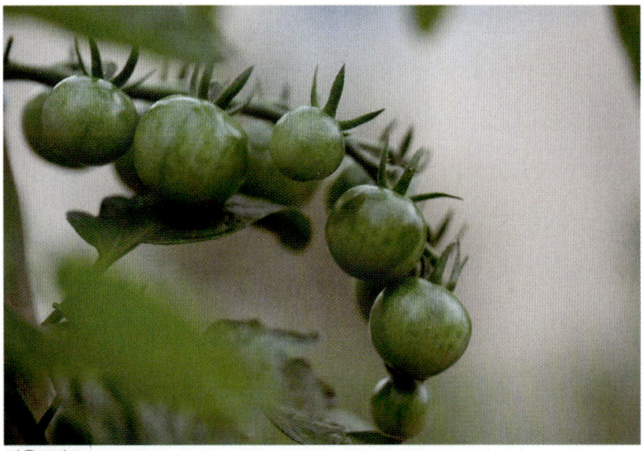
방울토마토

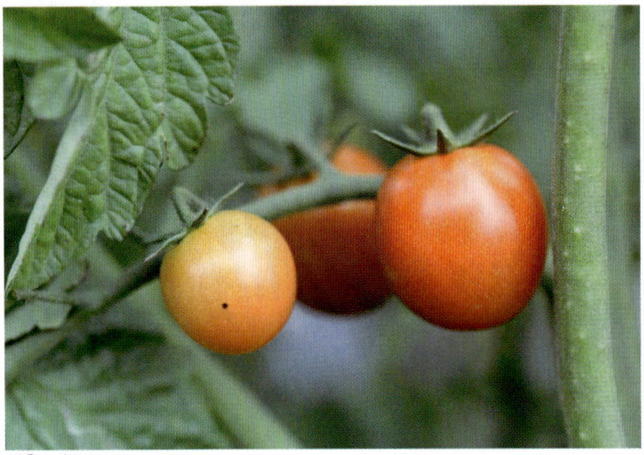
방울토마토

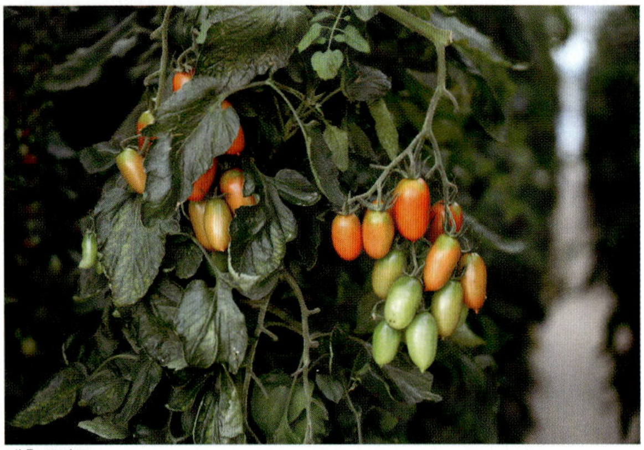
대추 토마토

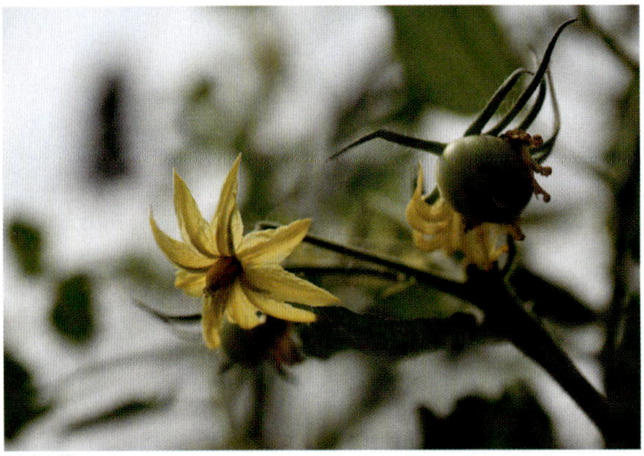
토마토 꽃

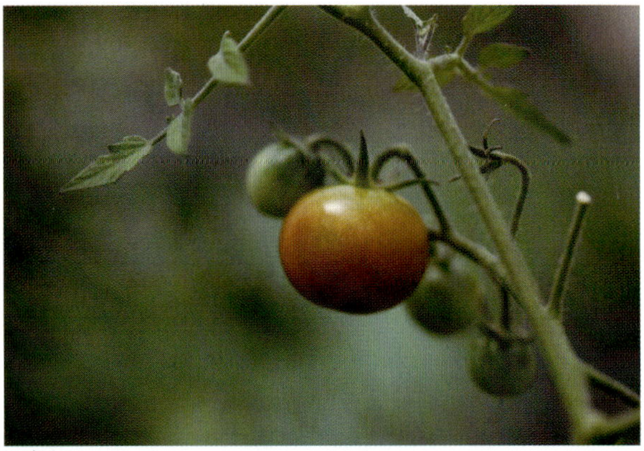
토마토

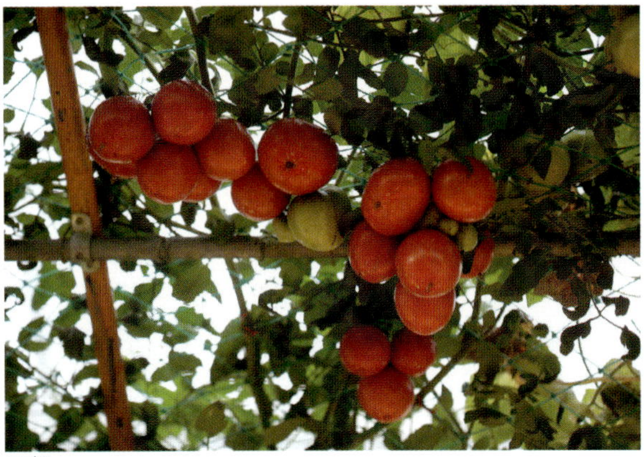
토마토

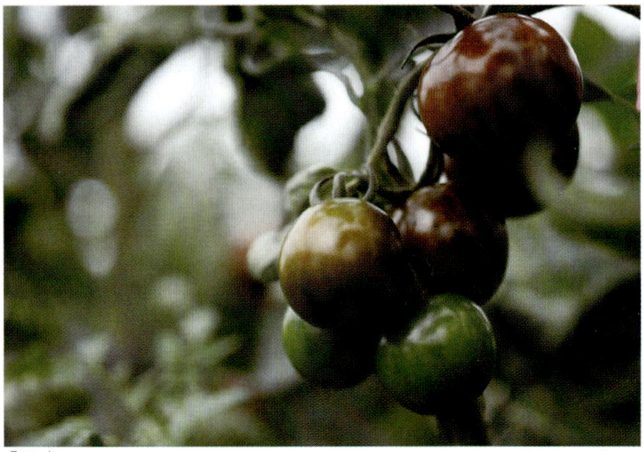
흑토마토

로부터 본 토마토 세포 추출물과 배양액이 주름 방지 및 개선 효과가 있는 것으로 확인되었으며 천연 피부 항노화 소재로 유용하게 이용될 수 있을 것으로 기대되었다. – 전북대학교 유영미 석사학위논문(2010)

● 토마토와 라이코펜이 전립선암의 예방과 치료에 미치는 영향 : 토마토에는 라이코펜과 quercetin, phytoene, phytofluene, cyclolycopene, salicylates 그리고 tomatlne과 같은 다양한 생리활성 물질들이 함유되어 있으며, 이들은 라이코펜과 함께 항암작용에 관여하는 것으로 사료된다. 생리적 농도에서 라이코펜은 세포주기의 정지(arrest)와 세포 자가사멸을 통한 암세포의 생존률을 감소시키고, 사이클린을 조절하며, 세포간의 연락체계를 증가시키는 것으로 보고되고 있다. 라이코펜은 산화에 민감하여 매우 쉽게 산화물질을 만든다. 토마토 제품의 섭취는 혈중 phytoene, phytofluene 그리고 라이코펜 산화물질인 cyclolycopene의 농도를 유의적으로 증가시켰다. 또한 토마토나 토마토 제품을 통한 라이코펜의 섭취는 혈중 라이코펜의 농도를 최고 1.26μM까지 증가시켰다. 다양한 암 부위(cancer sites)를 통한 19건의 동물실험 결과, 10건의 실험에서 라이코펜이 효과가 입증되었고, 7건의 실험에서는 통계적인 유의성이 밝혀지지 않았고, 2건의 전립선암 실험에서는 억제효과를 보이지 않았다. 임상실험에서 라이코펜 섭취와 토마토 제품섭취군 모두 백혈구와 전립선에서의 DNA 산화물질을 감소시킴을 확인하였다. 라이코펜은 암화과정을 방해하는 생리활성 물질로 밝혀졌으나 phytoene, phytofluene 그리고 cyclolycopene의 역할에 관해서는 아직 밝혀져 있지 않다. 따라서 라이코펜과 토마토에 함유되어 있는 다른 식물성 화학성분들(phytochemicals) 간의 상호작용에 관해서는 좀 더 구체적이고 신뢰성 있는 연구가 필요하다. – 서울대학교 농업생물신소재연구센터 황은선, 한국식품영양과학회지(2004)

● 토마토 발효 추출물을 함유하는 살충제 : 본 발명은 토마토 발효 추출물을 함유하는 살충제 및 그를 이용하여 해충을 살충, 살비, 기피하는 방법에 관한 것이다. 토마토속의 정유성분의 성질은 물에 용해되지 않기 때문에 종전의 추출 방법으로는 불수용성 성분인 정유 성분을 추출하기에는 한계성을 내포하고 있다. 본 발명의 토마토 발효 추출 방법은 지용성 성분의 추출을 극대화하기 위하여 토마토 자체에 함유되어 있는 당분과 추가로 설탕을 첨가하여 자연발효 시킴으로써 발효과정에 생성되는 알콜류와 케톤류에 의해 지용성분을 충분히 추출될 수 있는 환경을 제공하였고 정유성분의 용해도 저하를 해결하기 위해 가용화제 등을 사용하여 수용성화 하였다. 토마토 발효 추출물을 함유하는 상품으로 집먼지진드기를 구제하므로 삶의 질을 높여주며 야외의 털 진드기 방제 및 모기기피와 섬유원단에 전착시킴으로써 새로운 기능성 상품을 개발할 수 있다. 또한 제지원단에 전착시켜서 방충지를 개발하여 곡물 포장지 등 여러 분야에 응용 가능한 파생 상품을 생산할 수 있다. – 특허공개 10-2013-0042532호, 고**

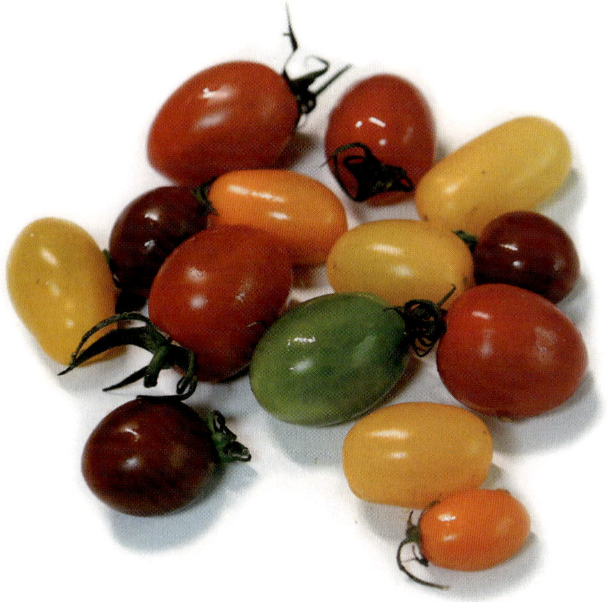

파[대파]

백합과 / *Allium fistulosum* L.
영명 Spring Onion, Welsh onion
약명 총蔥, 총백葱白
이명 대파, 움파, 봄양파

백합과의 여러해살이풀로 중국 서부가 원산지이며, 아시아 전역과 온대 지방에 널리 분포한다. 키는 약 70㎝ 정도로, 관 모양의 잎이 5~6개 정도 자라며 끝이 뾰족하다. 6~7월에 줄기 끝에 흰색 꽃이 공 모양으로 핀다.

파는 우리나라에서 마늘과 더불어 가장 많이 쓰이는 양념 채소이다. 녹색 부분에는 베타카로틴·비타민 C·칼륨 등의 영양소가 많고, 흰색 부분에는 함황화합물인 유화알릴이 다량 함유되어 있다.

알리신은 비타민 B_1의 흡수를 도와 당의 대사를 원활하게 하는 작용을 한다. 또한 피로 해소 작용을 하고 냉병의 개선에 지속적인 효과를 발휘하며 비타민류와 함께 암·동맥경화의 예방에도 효과가 있다. 파류 특유의 강한 냄새 성분인 유화알릴은 위산의 분비를 촉진하여 소화를 도울 뿐 아니라 온열·소염 작용이 뛰어나 민간에서는 감기, 동상 등의 외용약으로 요긴하게 이용되어 왔다.

요리에는 흰 부분을 많이 쓰고 푸른 부분은 버린다. 육수를 만들 때 흰 부분을 많이 넣으면 훨씬 시원해진다. 가열하면 단맛이 생겨서 전골, 국 등에 넣어서 같이 끓여 먹으면 좋다. 또한 육류나 생선의 비린내를 없애는 데 효과가 있다.

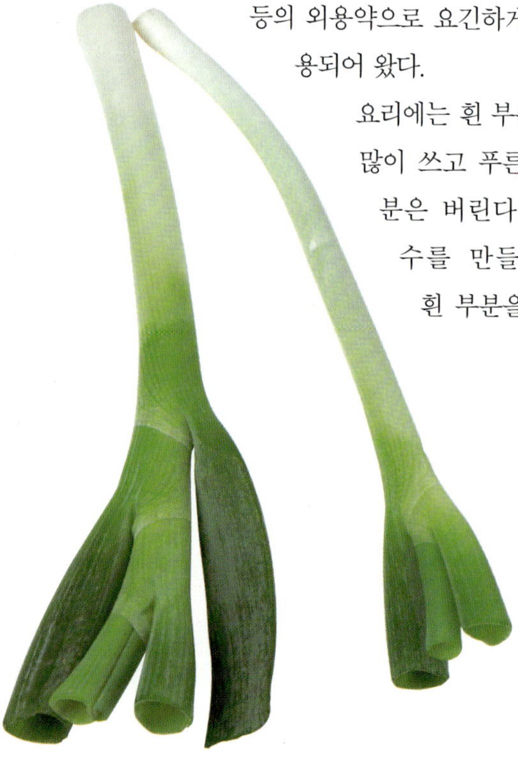

고서古書·의서醫書에서 밝히는 효능

동의보감 성질이 서늘하고 맛이 매우며 독이 없다. 상한으로 추웠다 열이 나는 것, 중풍, 얼굴과 눈이 붓는 것을 치료하고 눈을 밝게 한다. 파뿌리는 양명경陽明痙, 두통을 치료한다. 파잎은 여러 가지 헌 데에 풍사가 침범했거나 물이 들어가서 붓고 아프면서 파상풍이 된 것을 치료한다.

방약합편 대추와 함께 먹으면 사람으로 하여금 병을 낫게 한다. 파뿌리[葱白]는 어육魚肉의 독을 푼다.

특허·논문

● 쪽파를 포함하는 당뇨병의 예방, 치료 또는 개선용 약학 조성물 및 건강기능식품용 조성물 : 본 발명은 쪽파를 포함하는 당뇨병 예방 또는 치료용 약학 조성물을 제공한다. 또한, 본 발명은 쪽파를 포함하는 당뇨병의 예방 또는 개선용 건강기능식품용 조성물을 제공한다. 본 발명에 따른 조성물은 쪽파를 포함함으로써, 당뇨병을 예방, 개선 또는 치료하는 데 효과적이며, 오랫동안 사용되어온 천연물 성분으로 이루어져 있기 때문에 인체에 독성 또는 부작용의 위험이 없어 바람직하다. – 특허공개 10-2013-0027250호, 경남대학교 산학협력단

● 파뿌리 추출물을 포함하는 당뇨병 예방 및 치료용 조성물 : 본 발명은 현저한 혈당강하 효과를 갖는 파뿌리 추출물을 유효 성분으로 함유하는 조성물에 관한 것으로, 보다 상세하게는, 본 발명의 파뿌리 추출물은 우수한 알파-글루코시다제 저해활성을 나타낼 뿐만 아니라 식후 혈중 포도당 농도의 급격한 상

승을 억제하는 탁월한 혈당강하 효과를 나타냄으로써 당뇨병 예방 및 치료를 위한 약학조성물 및 건강기능식품으로 유용하게 이용될 수 있다. – 특허등록 제 1134781호, 인제대학교 산학협력단

● 스태미나 조성물의 제조 방법 및 이에 의해 제조되는 스태미나 조성물 : 본 발명은 스태미나 조성물의 제조 방법 및 이에 의해 제조되는 스태미나 조성물에 관한 것으로, 본 발명은 파란고추, 마늘 및 파를 물을 첨가하지 않고 분쇄기로 분쇄하여 즙을 내는 제1단계; 상기 파란고추 30~40중량비의 즙과, 상기 마늘 20~30중량비의 즙과, 상기 파 45~55중량비의 즙을 교반기에 넣고 혼합교반하여 채소혼합물을 제조하는 제2단계; 고등어의 껍질 피부와, 참치의 껍질 단백질 부위를 칼로 추출하는 제3단계; 상기 고등어의 껍질 피부 또는 참치의 껍질 단백질 부위 중 어느 하나의 70~80중량%에 상기 제 2단계의 채소 혼합물 20~30중량%를 혼합하는 제4단계; 상기 제4단계의 혼합물을 물과 함께 그릇에 넣고 100~130℃로 가열하여 물이 없어질 때까지 조리는 제5단계; 상기 가열된 제5단계의 혼합물을 1기압, 20~25℃로 24~36시간 건조시키는 제6단계; 상기 제6단계의 건조된 혼합물을 200~300메쉬로 분쇄하여 분말을 만드는 제7단계를 포함하여 이루어진다. – 특허등록 제 541991호, 오**

● 대파를 함유한 과립형 대파소금 및 그 제조 방법 : 대파를 함유한 과립형 대파소금 및 그 제조 방법이 개시된다. 본 대파소금 및 그 제조 방법은 음식에 대파와 소금을 각각 별도로 첨가해야 했던 번거로움을 해소하기 위한 것으로, 이에 따르면, 가공소금을 분쇄한 후 #30-#60인 여과망체를 통과시켜 분말 형태의 소금분말을 얻는 단계; 생 대파를 1-3mm로 세절하고, 세절된 생 대파를 75-95℃에서 30초-3분간 데쳐 효소를 열변성시킨 후, 데쳐진 대파를 60-80℃에서 6-10시간 동안 열풍으로 건조하고 분쇄하여 #

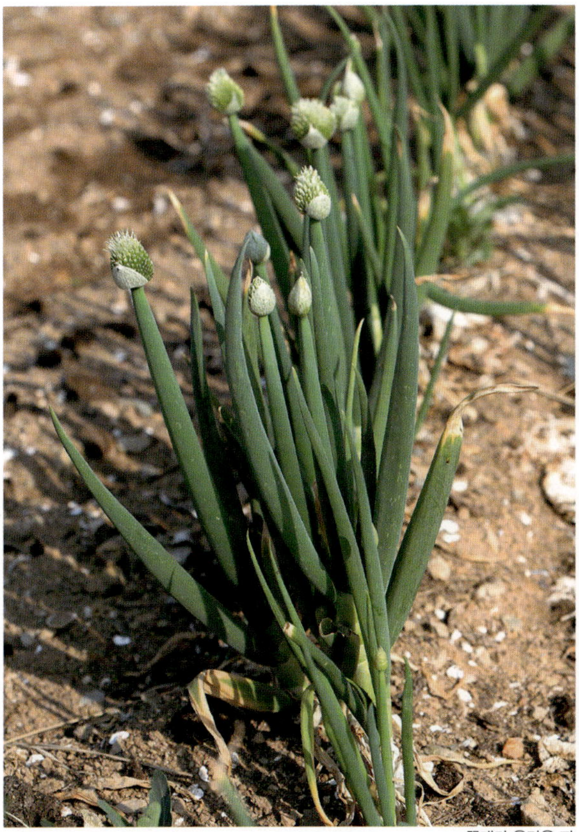

꽃대가 올라온 파

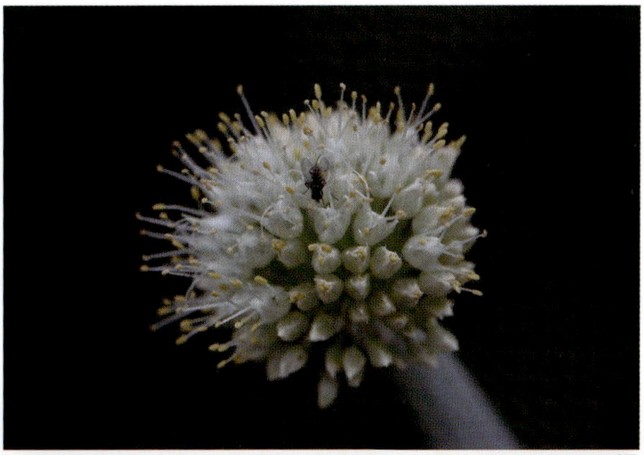

파꽃

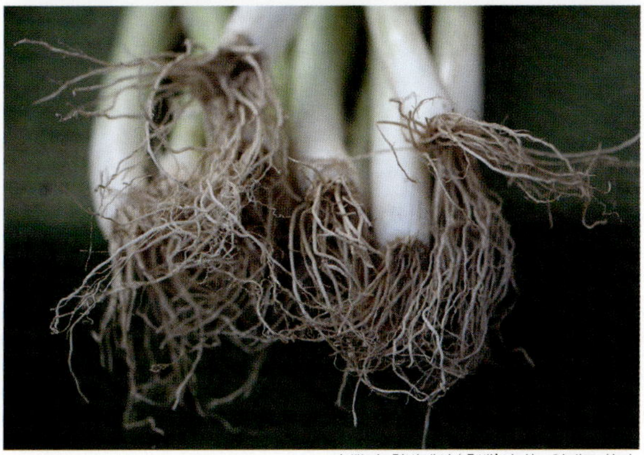

파 뿌리. 한방에서 '총백'이라는 약재로 쓴다.

30-#60인 여과망체를 통과시켜 분말 형태의 대파 분말을 얻는 단계; 상기 소금분말 87.5-93.5중량부와 상기 대파분말 6-12중량부에 물 5-11중량부를 혼합하여 반죽하는 단계; 0.1-3㎜의 배출공을 갖는 과립 제조기에 혼합물을 공급하여 혼합물을 과립으로 성형하는 혼합물 성형단계; 및 성형된 과립을 75-90℃의 열풍으로 30min-1:30min 동안 건조시켜 과립형태의 대파소금을 얻는 단계로 이루어진다. 본 발명에 의하면, 음식의 조리 시 대파소금을 사용함으로써, 조리 시 번거로움이 해소될 수 있고, 대파소금만으로 대파 특유의 향미가 제공되며, 과립형상을 갖기 때문에 용해가 빠르고, 장기간 보관이 가능하다. – 특허등록 제508217호, 진도군

● Lipopolysaccharide에 의한 BV2 세포의 염증 반응에 대한 파 추출물의 저해 활성 : 본 연구에서는 파의 항염증 효과를 밝히고 그 생화학적 기전 해석을 위해 LPS로 활성화된 BV2 microglia를 이용하여 iNOS, COX-2 및 염증성 cytokine의 발현 및 그 산물에 미치는 파 추출물의 영향을 조사하였다. 그 결과 파 추출물은 LPS 처리에 의한 BV2 세포의 iNOS의 발현을 전사 및 번역 수준에서 처리 농도 의존적으로 억제시켰으며, 특히 파 전체 에탄올 추출물(EEWA)의 효과가 가장 탁월하였다. LPS로 유도한 COX-2의 mRNA 및 단백질 발현 역시 파 추출물 처리에 의하여 감소되었으며 뿌리 에탄올 추출물(EERA) 처리군에서 가장 현저한 억제가 관찰되었다. 아울러 염증 반응의 또 다른 주요인자인 염증성 cytokine들(TNF-α, IL-β 및 IL-6)의 mRNA 변화를 조사한 결과 파 추출물이 대체적으로 이들 cytokine의 발현을 억제하는 경향을 보였으며, 최종산물인 TNF-α와 IL-6의 생성량 역시 유의한 수준은 아니었으나 감소하는 경향을 보였다. 본 연구의 결과는 파의 추출물은 iNOS, COX-2 및 염증성 cytokine의 발현을 조절함으로써 신경염증 반응을 효과적으로 억제하며, 향후 지속적인 연구가 필요하지만 신경 보호 작용에 탁월한 효능이 있음을 보여주는 것으로 생각된다. – 동의대학교 한의과대학 병리학교실 박신형 외 3, 생명과학회지(2011. 6. 30)

● 파 음료 및 이의 제조 방법 : 본 발명은 파 음료 및 이의 제조 방법에 관한 것이다. 본 발명은 우수한 기능성을 함유하는 파의 소비를 다양화하고, 대량처리가 가능하도록 하기 위해 파 착즙액과 파 추출액인 파액을 주성분으로 하는 파 음료 및 이의 제조 방법 제공을 목적으로 한다. 본 발명의 파 음료의 주성분인 파 착즙액은 대파, 쪽파, 실파, 골파 중에서 선택된 어느 하나의 착즙액을 사용할 수 있다. 또한 파 추출액은 대파, 쪽파, 실파, 골파 중에서 선택된 어느 하나를 열수 추출법, 용매 추출법, 열수를 이용한 고압 추출법과 같은 추출 방법을 이용하여 얻은 추출액을 사용할 수 있다. 본 발명의 파 음료 제조 방법은 공지의 음료 제조에 있어서, 착즙 또는 추출법으로부터 얻은 파액을 여과하는 단계와, 여과한 파액과 정제수를 혼합하는 단계를 포함함을 특징으로 한다. – 특허등록 제542265호, 한국식품연구원

● 대파를 함유한 된장, 간장 및 그 제조 방법 : 대파 성분을 함유한 전통장류, 즉 된장, 간장 및 그 제조 방법이 게시된다. 본 전통장류 및 그 제조 방법은 대파 성분, 예를 들면 대파를 건조시켜 분말 형태로 하여 된장에 첨가하거나 생 대파를 습식분쇄기로 분쇄하여 얻은 생 대파즙 또는 대파를 삶아 얻은 대파 추출액을 간장에 첨가하여 전통 장류를 얻는 것으로, 대파가 갖는 영양, 맛, 향, 기능성 등이 전통 장류에 함유되어 기능이 향상되고 영양이나 맛, 향 등이 향상된 전통 장류가 제공될 수 있을 뿐만 아니라, 지역에서 대량 생산된 대파를 특화된 전통장류 상품으로 개발할 수 있어서 기존 장류 제품과 차별화 및 경쟁력 확보가 가능하게 되고, 소비처를 확보할 수 있어서 농업인의 소득 증대에 활용될 수 있다. – 특허등록 제736004호, 진도군

● 파가 첨가된 치킨 조리 방법 : 본 발명은 파가 첨가된 치킨 조리 방법에 관한 것으로서, 치킨의 조리 과정에서 항암 및 성인병 예방 효과를 갖는 파 성분이 치킨에 고르게 함유되어질 수 있도록 하여 취식

시 치킨의 향취 및 풍미감은 물론 건강에 도움을 주기위한 것이다. 이를 실현하기 위한 본 발명의 조리과정은, 닭고기 계육을 일정 크기로 절단 등분하는 절단단계와;(ST 1) 상기 절단이 이루어진 계육을 염지액에 진공조건하에서 염지하는 염지단계와;(ST 2) 상기 염지가 이루어진 계육을 0~5℃의 저온에서 12~24시간 숙성시키는 냉장숙성단계와;(ST 3) 상기 냉장숙성이 이루어진 계육을 프리믹스를 이용하여 프리더스팅하는 프리더스팅단계와;(ST 4) 상기 프리더스팅이 이루어진 계육을 후라이어를 사용하여 160~190℃에서 튀기는 후라잉단계와;(ST 5) 별도 준비된 파를 일정크길 절단하는 파 절단 단계와;(ST 6) 상기 절단된 파를 후라잉이 이루어진 고온상태의 치킨에 뿌려주는 파 공급단계와;(ST 7) 상기 뿌려진 파가 치킨에 점착되어질 수 있도록 80~120℃의 온도로 가열된 스킨소스를 뿌려주는 스킨소스 공급단계;(ST 8)를 포함하는 것을 특징으로 한다. – 특허등록 제1223153호, 주식회사 혜인식품

● 마늘, 양파, 파, 산초, 매실, 고추엑기스와 후라보노이드를 이용한 기피성 천연농약 제조 방법 : 본 발명은 지금 우리가 먹지 않으면 안 되는 식물(과채류, 과일채소) 등에 생육과정에서 수많은 벌레 때문에 수은 등 독성이 강한 화학 농약을 사용함으로 우리 국민들 나아가서 세계인들이 농약 등으로 인한 공해에 시달리고 있다. 그리하여 본 발명은 그러한 공해에서 벗어나서 전연 공해가 없는 환경 친화적인 천연농약을 개발하고자 노력 끝에 우리들 가까이 있는 들과 산 우리가 늘 가까이 하는 식물, 과채류 등에서 환경 친화적인 물질을 추출하여 친환경적인 농약을 만들고자 함이다. – 특허등록 제471111호, 황보*

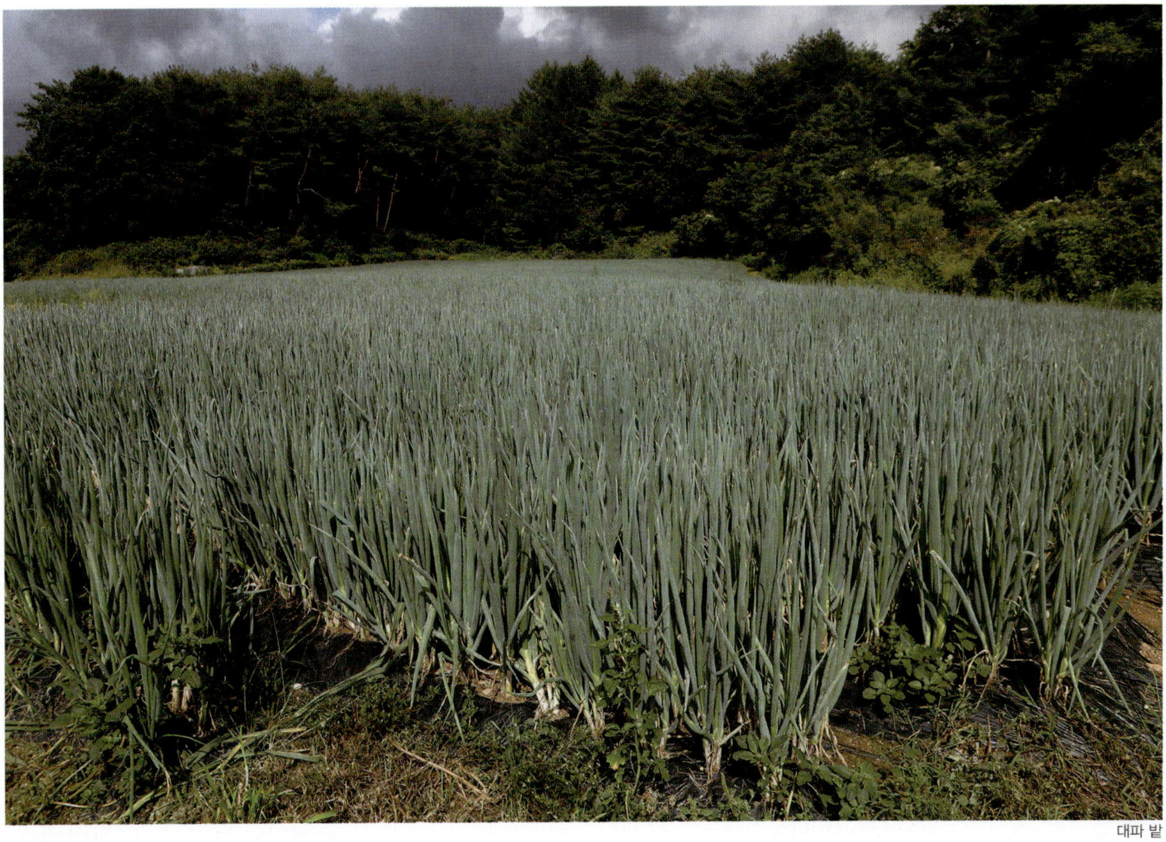

대파 밭

파슬리

미나리과 / *Petroselinum sativum* Hoffm.
영명 Parsley

미나리과의 두해살이풀로, 유럽 동남부와 아프리카 북부가 원산지다. 키는 30~60㎝로 잎은 세 쪽 겹잎이고 광택이 난다. 노란색을 띤 녹색 꽃이 핀다.

요리에 쓰이는 대표적인 향초香草로서 1년 내내 구입할 수 있고, 비타민과 칼슘이 많이 함유되어 있어 영양가도 매우 높다. 동맥경화를 예방하고 피부를 좋게 하며, 특히 눈 건강에 좋은 루테인lutein이 매우 풍부하다. 잎에 함유된 클로로필은 콜레스테롤의 상승을 억제하고 빈혈을 예방하는 효과가 있다. 향기의 주성분인 아피올은 특유의 상쾌한 향미로 위액의 분비와 소화를 촉진하고 식욕을 돋우는 작용을 한다. 또한 구취와 체취를 억제하고, 이뇨 작용을 하여 신장의 기능을 원활하게 하는 등 여름철에 쓰임이 좋은 채소다.

주로 곱게 다져서 서양 요리의 장식으로 사용하거나, 육류 요리 장식으로도 사용한다.

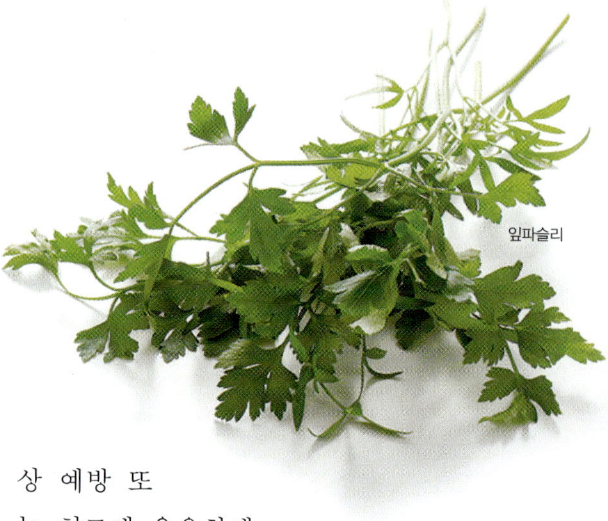

잎파슬리

특허 · 논문

● 간세포 보호 및 간 손상 예방 또는 치료 활성을 나타내는 파슬리 추출물 및 이를 포함하는 조성물 : 본 발명은 간세포 보호 및 간 손상 예방 또는 치료 활성을 나타내는 파슬리(*Petroselinum cryspum* [Mill.]) 추출물 및 이를 유효 성분으로 포함하는 간세포 보호 및 간 손상 예방 또는 치료용 조성물에 관한 것으로, 상기 파슬리 추출물은 우수한 간 보호작용을 나타내면서도 인체에 안전하여 간세포 보호 및 간 손상 예방 또는 치료에 유용하게 사용될 수 있다. 발명자들은 섭취가 용이하고 인체에 안전하며 간 손상을 치료할 뿐 아니라 예방할 수 있는 천연 물질을 찾고자 연구한 결과, 식용으로 사용되는 파슬리(*Petroselinum cryspum* [Mill.]) 추출물이 우수한 간 보호 작용을 나타내면서도 인체에 안전하여 간세포 보호 및 간 손상 예방 또는 치료에 유용하게 사용될 수 있음을 확인함으로써 본 발명을 완성하였다. – 특허공개 10-2002-0090248호, 학교법인 원광학원

● 전호 추출물 또는 파슬리 추출물을 함유하는 피부 주름 개선용 외용제 조성물 : 본 발명은 피부 주름 개선 효과가 우수한 외용제 조성물에 관한 것으로, 보다 상세하게는 전호 추출물, 파슬리 추출물 또는 이들의 혼합물을 유효 성분으로 함유하여 부작용 없이 우수한 피부 주름 개선 효과를 나타내는 외용제 조성물에 관한 것이다. 발명자들은 주름 형성에 막대한 영향을 주는 여러 요인들을 효과적으로 통제하여 피부에 있어서의 주름을 개선시킬 수 있는 활성성분에 대하여 광범위하게 연구하고 검토한 결과, 전호추출물 또는 파슬리 추출물을 함유하는 외용제를 사용할 경우, 진피에서 콜라겐 생합성을 촉진하여 주름 개선 효과가 우수하다는 것을 발견하고 본 발명을 완성하게 되었다. – 특허등록 제507292호, 주식회사 아모레퍼시픽

● 구취 치료용 조성물 : 본 발명의 조성물은 올리브 오일(*Olea europea* L.) 및 파슬리 오일(*Petroselinum sativum* Hoffm., *Petroselinum crispum* Mill., *Carum petroselinum* Benth & Hooker)이 약 1:7의 중량비로 혼

합된 혼합물로 구성된다. 또한 조성물에는 다른 식물성 오일, 민트 오일, 멘톨 및 클로로필이 포함될 수 있다. 이와 같은 조성물은 당제, 츄잉검, 치약, 구강 세척제 및 제약학적 조성물등을 포함하는 몇 가지 형태로 제공되는데, 특히 연질 젤라틴 캡슐형으로 제공되고, 이와 같은 목적을 위해서 원하는 모양을 만들기 위한 적절한 첨가제, 운반체 및 부형제를 첨가한다. 본 발명의 조성물은 구취 치료에 적합하다. – 특허등록 제500271호, 바이오 코스메틱스, 에스.엘.(스페인)

● 니코틴 껌 조성물 : 본 발명은 금연 보조제에 관** 한 것으로서, 특히, 니코틴 및 파슬리를 유효 성분으로 포함하는 니코틴 껌 조성물에 관한 것이다. 본 발명의 니코틴 껌 조성물은 니코틴 껌에 파슬리를 혼합함으로써 종래의 니코틴 껌 사용 시 부작용으로 인지되는 목의 따가움, 메스꺼움, 구역질, 딸꾹질 및 얼얼함 등을 크게 경감시킨다. 또한, 파슬리의 구취 제거 효과로 인해 구강 구취를 감소시키는 부수적인 효과도 달성한다. – 특허공개 10-2010-0095746호, 오** 외 1

● 유기농 식물의 복합추출물을 함유하는 미백화장료 조성물 : 본 발명은 유기농으로 재배된 케일, 파슬리, 토마토, 양배추, 브로콜리, 미나리의 혼합추출물을 함유하는 미백 화장료에 관한 것으로 각각의 식물들을 건조하여 이에 유기용매를 가한 추출물을 각각 0.01~50%중량, 바람직하게는 0.1~5.0%중량의 양으로 화장료에 첨가하였을 경우, 멜라닌 생성 저해 효과 등의 뛰어난 피부 미백 기능을 나타내었다. – 특허공개 10-2006-0007876호, 한국콜마홀딩스 주식회사

● 냄새를 제거시킨 김치의 제조 방법, 이 제조 방법에 의해 제조된 김치 및 김치 과자 : 본 발명은 냄새를 제거시킨 김치의 제조 방법에 관한 것으로서, 배추를 소금과 물이 1:2.5~3의 비율로 혼합된 혼합액체에 절이는 단계; 상기 절여진 배추 79.0 내지 83.0 중량%와, 무 9.5 내지 11.5중량%, 파 1.5 내지 1.8중량%와, 녹차 추출액 또는 녹차 분말, 파슬리 가루, 닥나무 가루로 이루어진 첨가제군을 함유하는 양념 6.0 내지 8.0중량%을 혼합하여 무치는 단계; 양념이 된 배추를 저장 및 발효시키는 단계를 포함하는 것을 특징으로 한다. 본 발명에 따른 냄새를 제거시킨 김치의 제조 방법에 의하면, 김치의 양념에 녹차 추출액, 녹차 가루, 파슬리 가루, 닥나무 가루를 첨가하여 양념 속에 포함된 마늘 특유의 냄새를 제거할 수 있는 효과가 있다. – 특허등록 제1150758호, 신**

● 파슬리 추출물의 피부 노화 방지와 자극 완화에 대한 효과 : 파슬리 추출물이 피부에 미치는 개선효과를 조사하기 위하여, 배양 인체 섬유아세포에서 total Collagen, type I procollagen을 각질형성세포주인 HaCaT 세포에서 prostaglandin E2(PGE2), interleukin 1α(IL-1α)와 tumor necrosis factor α (TNFα)를 무모생쥐(Female albino hairless mice, Skh:hr-1)에서는 진피의 두께와 밀도를 측정하였다. 그 결과, 1μg/mL 농도의 파슬리 추출물은 total collagen은 23%, type I procollagen은 18% 증가시켰고, 자외선 B에 의한 PGE2의 생합성은 약 60% 정도 감소시켰다. 10uM RA, 100μg/mL SLS와 자외선 B 30mJ/cm^{2}로 조사했을 때, IL-1α 및 TNF α의 생합성 역시 1μg/mL 파슬리추출물 처리 시 감소되었다. 4일 동안 1% 파슬리추출물로 폐쇄첩포한 무모생쥐의 진피 두께는 대조군에 비해 약 1.5배 정도 두꺼워지고, 밀도도 훨씬 촘촘해졌다. 본 연구의 결과는 파슬리 추출물이 피부에서 노화 방지 효과 **및 자극 완화 효과가 있음을 시사하고 있다. – 김수남 외 4, 대한화장품학회지(2004. 5.)

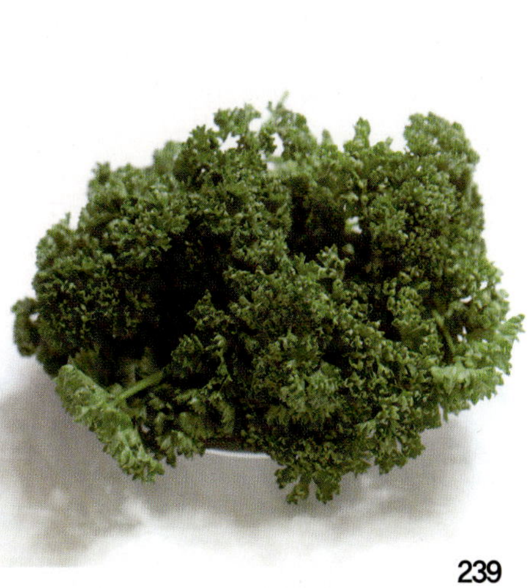

파프리카

가지과 / *Capsicum annuum* L.
영명 Bell pepper
이명 단고추

파프리카는 피망을 개량한 작물로, 피망보다 살이 두툼하며, 녹색·붉은색·주황색 등 색깔도 다양하다. 질기지 않고 아삭거리며 단맛이 풍부하여 샐러드 등으로 생식하기에 좋다. 피망은 파프리카에 비해 매운맛이 있고 육질이 다소 질기며 색깔도 적다. 해외에서는 파프리카와 피망을 굳이 구분하지 않고 우리나라에서도 '단고추'로 부르지만 해외에서는 두 채소를 별도로 구분하지 않는다. 국내 한국원예학회에서도 1994년 두 종류 모두 '단고추'로 분류했지만 시장에서는 '피망'과 '파프리카'로 구분되어 유통된다.

파프리카는 가지과의 한해살이풀로, 중앙아메리카 원산이다. 키는 2m 이상으로 자라기도 하며, 가지가 적게 갈라지고, 잎 크기는 7~12㎝정도 된다. 열매는 짧은 타원형으로 꼭대기가 납작하고 크며, 바닥은 오목하고 세로로 골이 나 있다. 주로 샐러드용으로 많이 이용하는데, 재배 기술이 발달하여 1년 내내 먹을 수 있다.

비타민류의 전체 함유량은 피망과 비슷하지만, 베타카로틴·비타민 C·E 등은 피망보다 풍부하여 항산화력이 강하다. 빨강·주황 파프리카는 카로티노이드계 색소 성분이 많아 암과 동맥경화 예방에 효과적이다. 또한 피부의 건강을 유지하고 눈의 점막을 보호하는 효과도 기대할 수 있다. 비타민 C는 열에 쉽게 파괴되지만, 파프리카는 두꺼운 과육이 보호하고 있어 가열해도 손실량이 적은 편이다.

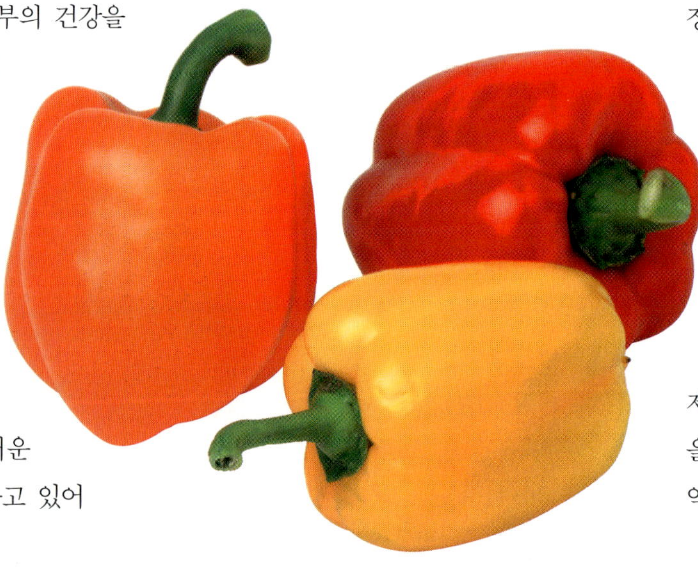

특허·논문

● 파프리카 추출물을 함유하는 염증, 알레르기 또는 천식 질환 치료용 조성물 : 본 발명은 파프리카(paprika) 추출물을 유효 성분으로 함유하는 조성물에 관한 것으로, 보다 구체적으로는 파프리카 추출물을 함유하는, 염증, 알레르기 및 천식 질환 예방 및 치료용 약학 조성물 또는 건강기능식품에 관한 것이다. 특히, 파프리카는 누구나 쉽게 구입할 수 있는 식품으로서, 생약 성분인 바, 장기간 복용하여도 부작용을 초래하지 않는다. – 특허등록 제1014182390호, 한양대학교 산학협력단

● 파프리카 발효물을 유효 성분으로 포함하는 피부 염증 개선용 화장료 조성물 : 본 발명은 파프리카 발효물을 유효 성분으로 함유하는 피부 염증 개선용 화장료 조성물에 관한 것으로, 본 발명의 조성물은 피부 염증과 밀접히 관련된 NF-kB, 리폭시게나제 및 ICAM-1 단백질의 발현을 억제하고 홍반, 가려움 등을 억제하여 우수한 염증 개선 효과를 가지며, 인체에 안전하게 사용될 수 있다. 본 발명자들은 화장품에 의한 부작용을 줄이고 인체에 안전하면서 항염 효능이 우수한 물질을 찾기 위하여 여러 가지 천연 식물을 대상으로 연구한 결과, 파프리카 발효물이 피부 염증과 밀접히 관련된 NF-kB, 리폭시게나제 및 ICAM-1 단백질의 발현을 억제함으로써 피부염증의 억제에 탁월한 효과가 있는

것을 확인하고 이를 토대로 본 발명을 완성하였다. – 특허등록 제1244101호, 주식회사 미애부생명과학

● 해양심층수를 이용한 고기능성 파프리카의 생산 방법 : 본 발명은 해양심층수를 이용한 고기능성 파프리카 열매의 생산방법에 관한 것으로, 보다 상세하게는 파프리카 재배 시 동해 해양심층수(동해 심층수) 원수를 일반 음용수와 희석하거나 적절히 제염한 특정 농도의 해양심층수를 파프리카 식물체에 관개 처리하여 비타민 C, 베타카로틴 등의 성분 함량이 증가된 고기능성 파프리카의 생산 방법에 관한 것이다. 본 발명에 따른 해양심층수를 이용한 파프리카의 생산방법은 청정하고, 저온이며, 미네랄이 풍부한 특정 농도의 해양심층수를 파프리카 재배 시 관개수로 이용함으로써 청정 고품질 파프리카를 생산할 뿐만 아니라 비타민 C, 베타카로틴 함량 등 파프리카의 기능성 관련 특성을 개선할 수 있는 효과적인 고기능성 파프리카 생산 방법이다. – 특허등록 제1012264호, 한국해양연구원

● 파프리카를 이용한 쌀 막걸리의 제조 방법 및 그 제조된 쌀 막걸리 : 본 발명은 증자된 쌀에 효모, 누룩, 용수 및 분쇄한 파프리카를 첨가하고 이를 사입하는 사입 단계; 및 상기 사입된 혼합액을 배양기에 넣어 배양하고 교반하는 발효 단계;를 포함하는 파프리카 쌀 막걸리의 제조 방법 및 그 제조된 파프리카 쌀 막걸리에 관한 것이다. 상기 본 발명에 따른 파프리카 쌀 막걸리는 발효 식품임에도 불구하고 맛의 불균형 및 재현성이 낮은 단점을 극복하고 표준화 공정을 제공하며, 또한 파프리카 특유의 카로틴 색소를 함유시켜 기능성 보완 및 저장과정 중 향신료 본래의 색태, 맛, 향, 영양소의 손실이 일어남을 방지하여 항암 및 항산화 작용에 뛰어난 효능을 갖는 비타민 C 및 카로테노이드 성분들을 함유하고 있는 파프리카를 가공 식품으로서 쉽게 섭취할 수 있게 하는 효과를 지니고 있다. – 특허공개 10-2012-0083819호, 경상대학교 산학협력단

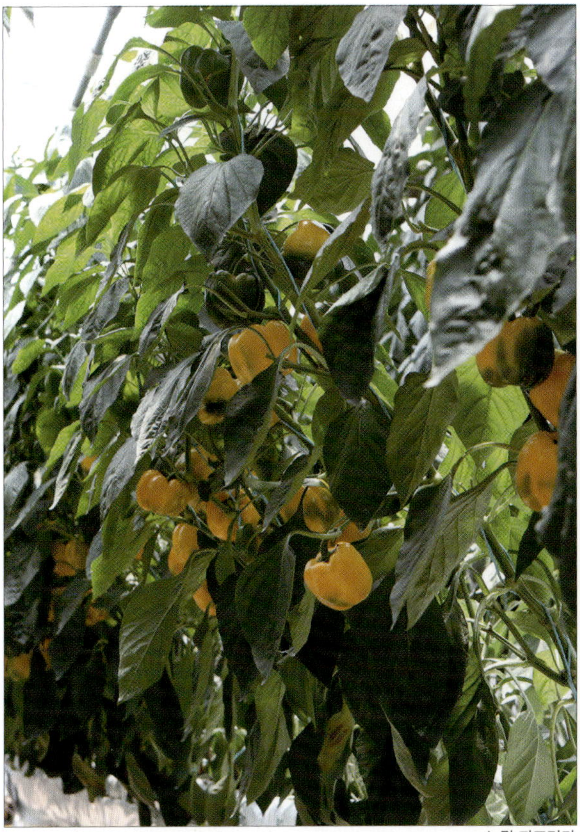
노랑 파프리카

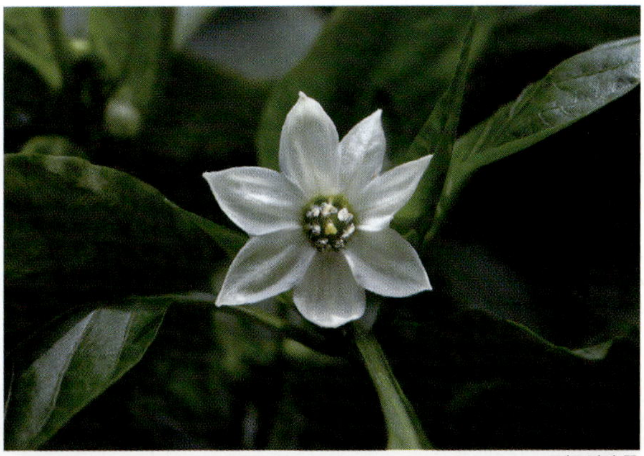
파프리카 꽃

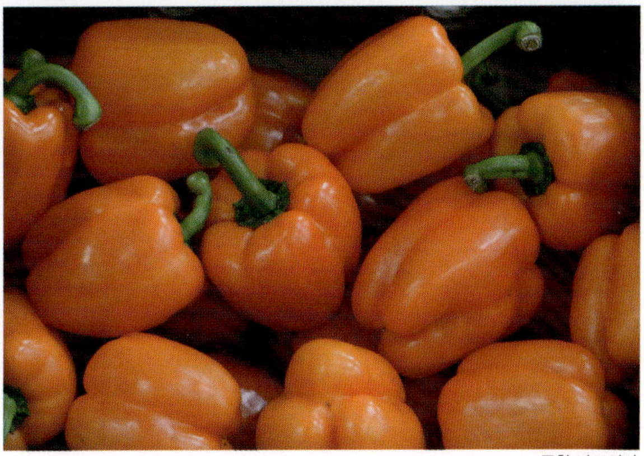
주황 파프리카

피망

가지과 / *Capsicum annuum* L.
영명 Sweet pepper, Pimento
이명 단고추

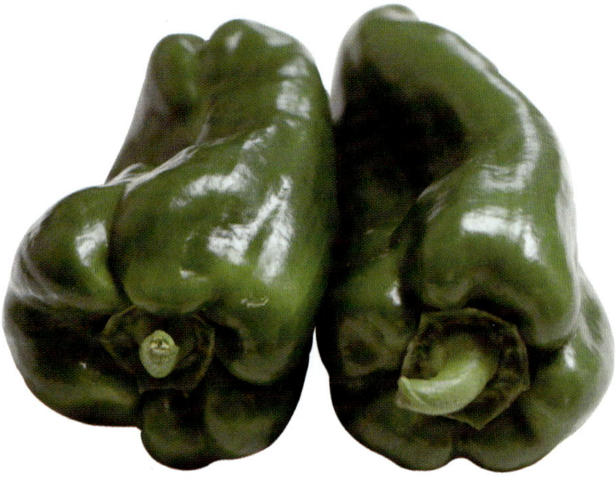

파프리카와 함께 '단고추'로 불리는 피망은 파프리카에 비해 비교적 맵고 풋내가 나는 것이 특징이다. 지용성 비타민이 풍부하여 기름과 잘 어울리므로 볶음요리 · 조림 · 전 등의 재료로 자주 쓰이며, 샐러드에 곁들여도 좋다.

청피망은 붉게 익기 전에 수확한 것으로, 붉은피망이나 파프리카에 비해 향이 진하며, 유기질과 철분이 풍부하다. 항산화력이 강한 베타카로틴과 비타민 C · E, 루테인lutein · 지아잔틴Zeaxanthin 등이 들어 있어 여름철 체력 회복에 큰 도움이 된다. 또한 고추의 매운맛 성분인 캅사이신도 소량 함유하고 있어 신진대사를 원활하게 한다. 청피망의 풋내의 원인 물질인 '피라진pirazine' 성분은 혈액의 노폐물을 제거하고 혈전을 억제하여 동맥경화와 심근경색을 예방하는 효과가 있다. 붉은피망에 들어 있는 색소 성분인 '리코펜Lycopen'은 활성산소의 생성을 예방하고 제거하는 효과가 있다.

피망과 파프리카의 차이점으로는 첫째, 색상의 다양성으로, 피망은 빨강 · 녹색 두 가지지만 파프리카는 빨강 · 노랑 · 주황 · 보라 · 흰색 등 다양하다. 둘째, 생김새에서 차이가 뚜렷한데 파프리카는 과피의 두께가 피망보다 두껍고 부드럽지만 피망은 딱딱하고 뾰족한 형태이다. 셋째, 맛을 보면 확연히 차이가 나는데, 피망은 생으로 씹어 먹으면 매운맛과 약간의 단맛이 있어서 음식 맛을 낼 때 주로 쓰이고, 파프리카는 맛이 달착지근하고 다양한 색을 가지고 있어 샐러드용으로 많이 쓰인다. 넷째, 성분 및 효능으로는 파프리카와 피망은 둘 다 칼슘과 철분이 많아 뼈와 관절에 좋고, 성인병의 원인인 콜레스테롤 수치를 저하시키며, 스트레스 해소에 도움이 된다. 비타민(A, C)과 철의 함량이 많은 빨강 파프리카의 경우 함유된 비타민 C가 피망의 1.5~2배에 이른다. 그러나 베타카로틴의 경우 피망이 파프리카보다 평균 20배가 많다. 색상별 주요 효능에도 다소 차이가 있는데 빨강은 암과 관상동맥증을 예방하고 성장 촉진에 좋고, 노랑과 오렌지색 파프리카는 감기를 예방하는 데 효과가 뛰어나다(특허공개 10-2009-0108332호 명세서 참조).

특허 · 논문

● 지방 세포화 억제 활성을 갖는 프리형 및 에스테르형 캅산틴을 포함하는 항비만용 기능성 식품 및 약학 조성물 : 본 발명은 프리형 및 에스테르형 캅산틴의 지방 세포화 억제 활성에 관한 신규 용도에 대한 것이다. 본 발명은 고추, 파프리카, 피망 등의 천연물에 함유되어 있는 캅신틴이 전구체 지방 세포가 지방 세포로 분화되는 것과 분화된 지방 세포가 지방으로 축적되는 것을 각각 억제할 수 있다는 것을 확인한 것에 기초하여, 프리형 및 에스테르형 캅산틴, 또는 이를 함유하는 천연물의 추출물을 지방 세포 전구체 및 지방 세포와 반응시켜 전구체 지방 세포의 지방 세포로의 분화 및 지방 세포내 지방의 축적이 억제 되는 성질을 이용하는 방법, 및 프리형 및 에스테르형 캅산틴, 또는 이를 함유하는 천연물의 추출물을 포함함으로써 비만의 예방 또는 치료에 효과가 있는 기능

성 식품 및 약학 조성물을 제공한다. - 특허공개 10-2012-0136285호, 주식회사 이에스바이오텍

● 피망의 가공방법 : 본 발명은 정제수에 설탕 13%(w/v), 소금 4%(w/v), 초산 2%(w/v), 염화칼슘 0.03%(w/v), 구연산 0.2%(w/v), 소명반 0.03%(w/v)이 첨가되어 조성된 조미액에 피망과 조미액의 비율이 7:3이 되도록 피망을 첨가하여 침지시키는 것을 특징으로 하는 피망의 가공 방법에 관한 것으로, 피망의 연부현상을 억제하고 본래의 식감을 유지시켜 장기간 저장을 가능하게 할 뿐만 아니라, 피망 본래의 맛을 유지하여 다양한 식재료로서 사용 가능하게 하는 피망의 가공방법을 제공한다. - 특허등록 제998651호, 이**

● 파프리카 또는 피망을 이용한 천연식용색소, 면, 수제비, 떡볶이떡, 가래떡, 아이스크림 및 이들의 제조 방법 : 본 발명은 천연색소에 관한 것으로, 보다 상세하게는 파프리카 또는 피망을 선별하고 수세한 후, 꼬투리를 제거하는 준비단계; 상기 준비단계의 파프리카 또는 피망을 0.5~2㎝의 크기로 세절하는 세절단계; 상기의 파프리카 또는 피망을 35~65℃의 저온에서 송풍 건조하는 건조단계; 상기 건조된 파프리카 또는 피망을 용기에 넣어 포장하는 완료단계;에 의하여 천연식용색소를 제조하는 것으로, 베타카로틴이 풍부하고 색상이 아름다운 파프리카와 칼라 피망을 이용하여 국민 건강에 이바지하며, 다양한 색상의 음식을 준비할 수 있는 파프리카 또는 피망을 이용한 천연식용색소 제조 방법에 관한 것이다. - 특허등록 제848548호, 전라남도

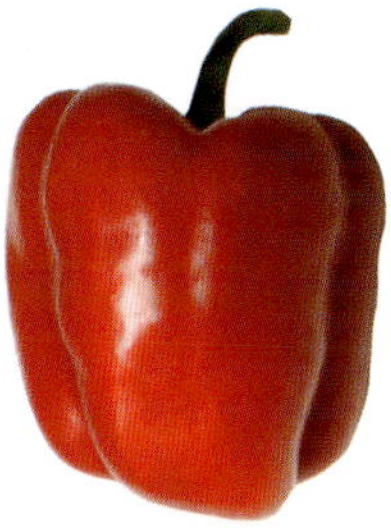

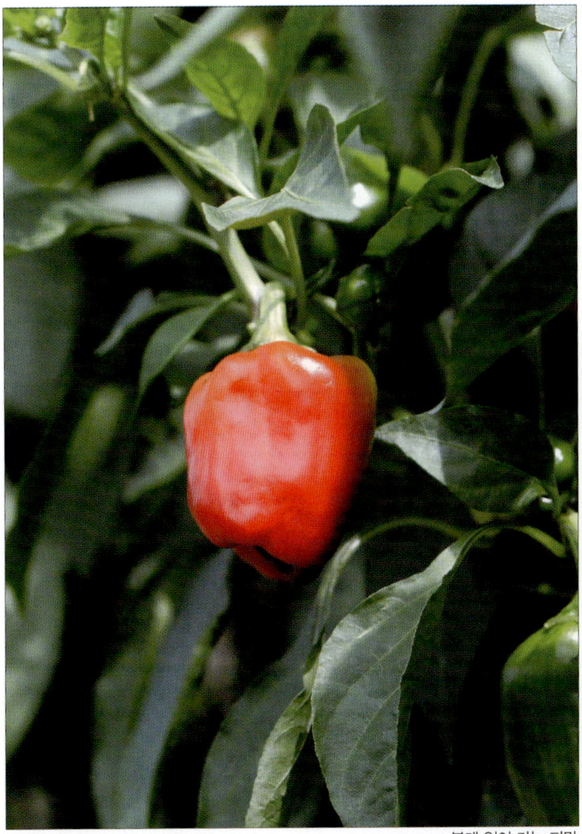

붉게 익어 가는 피망

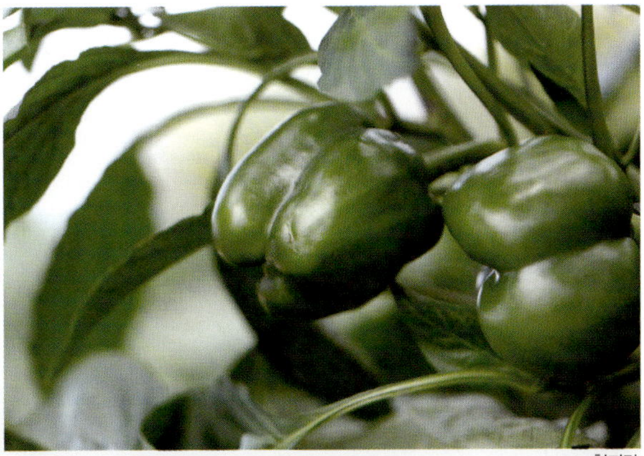

청피망

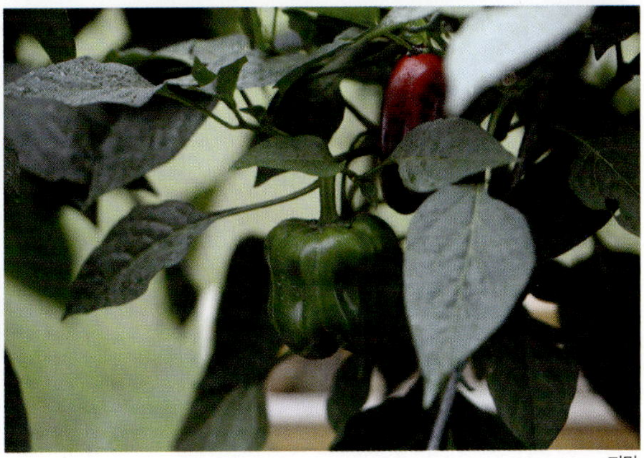

피망

하와이무궁화

아욱과 / *Hibiscus rosa-sinensis*
영명 Rose of China, Chinese Hibiscus, Shoe-flower, Blacking Plant

하와이무궁화Hawaii無窮花는 아욱과의 상록 관목으로, '히비스커스Hibiscus'로 더 많이 알려져 있다. 중국 남부와 인도 동부가 원산지로, 햇빛을 좋아해서 양지바르고 습도가 높은 곳에서 잘 자란다. 추위에 약하기 때문에 우리나라에서는 주로 온실에서 분재로 재배한다.

나무의 키는 2~5m로, 가지를 많이 친다. 잎은 달걀 모양으로 끝이 뾰족하며 진한 녹색을 띤다. 꽃은 여름에 새로 난 가지에 진한 붉은색으로 피며, 꽃 모양이 우리 무궁화와 닮았지만 꽃자루가 길다. 하루 동안만 피어 있다가 진다. 품종에 따라 꽃의 색깔과 모양이 다른데, 노란색·흰색·연분홍색 등이 있다. 열매는 거의 열리지 않는다.

붉은색이 매력적인 히비스커스 차는 피로를 해소하고 피부를 아름답게 가꾸는데 도움이 되며, 이뇨 작용이 있다.

고서古書 · 의서醫書에서 밝히는 효능

동의보감 약성은 순하고 독이 없으며, 장풍腸風과 사혈死血을 멎게 하고 설사한 후 갈증이 심할 때 달여 마시면 효과가 있으며, 잠을 잘 자게 한다.

본초강목 부인의 적대하증 치료, 종기의 통증을 멎게 하는 데, 옴 치료제로 쓴다. 달인 물로 눈을 씻으면 눈이 맑아지며 혈액순환을 돕는다.

특허 · 논문

● 지질과산화저해활성을 가지는 신규한 리그난 배당체 및 그 용도 : 본 발명은 지질과산화저해활성이 있는 리그난 배당체에 관한 것으로 히비스쿠스(Hibiscus) 수목으로부터 하기 식(I)으로 표시되는 리그난 배당체 (+)-pinoresinol 4-O-(β-glucopyranosyl (1→2)-α-rhamnoside)를 추출, 분리 및 정제하고 이를 히비스쿠사이드(Hibiscuside)로 명명하였으며 이 화학물질은 쥐의 간에서 추출한 마이크로좀의 지질과산화를 강하게 저해하는 우수한 항산화활성을 나타내는 뛰어난 효과가 있다. – 특허등록 제348892호, 한국생명공학연구원

● 혈전 형성 억제용 조성물 : 본 발명은 음식품, 의약부외품, 의약품, 사료에 사용할 수 있는, 암라, 차, 하이비스커스, 도꼬마리, 김네마 톳, 및 카라기난 유래의 소정의 식물 성분을 함유하여 이루어지는 혈전 형성 억제용 조성물을 제공한다. 발명자들은 여러 가지 천연 식물을 이용하여 혈전 형성 억제 성분을 찾을 목적으로 다각적으로 연구 검토한 결과, 암라, 차, 하이비스커스, 도꼬마리, 김네마, 톳 및 카라기난 유래의 소정의 식물 성분에 우수한 혈전 형성 억제 작용이 있다는 것을 발견하고, 본 발명을 완성시켰다. – 특허공개 10-2-7-0017309호, 타이요 카가꾸 가부시키가이샤(일본)

● 마그놀리아 추출물 함유 조성물 : 본원 발명은 둘 이상의 하기 성분을 포함하는 조성물에 관한 것이다: 마그놀리아 추출물, 호노키올, 후물루스 루풀루스 추출물, 헤스페리딘 메틸 칼콘, 고투 콜라, 디펩티드 발릴-트립토판, 팔미토일 테트라펩티드-3, 코릴루스 아벨라나 버드 추출물, 센델라 아시아티카 추출물, 쿠쿠미스 사티바 추출물, 모루스 알바 추출물, 히비스쿠스 삽다리파 꽃 추출물, 비티스 비니페라 추출물, 아스코르빌 글루코시드, 시트루스 메디카 리모눔 추출물, 아베나 사티바 커넬 추출물, 가수분해된 콩 단백질, 머틀 열매 추출물, 타스마니아 란세올라타 잎 추출물, 아르테미시아 아브로타눔 추출물, 또는 시트루스 그란디스 과실 추출물 또는 이의 임의의 조합물이다. 또한 본 발명은 피부에 이 조성물을 국소적으로 적용하여 피부 질환을 치료하는 방법에

관한 것이다. – 특허공개 10-2010-0019452호, 마리 케이 인코포레이티드(미국)

● 녹차에 귀리, 향신 허브식물을 첨가한 침출차 혼합 조성물 : 본 발명은 녹차에 귀리나 향신 허브식물을 첨가하여 녹차의 기호성과 기능성을 증대시킨 침출차 혼합 조성물에 관한 것이다. 더욱 구체적으로 본 발명은 녹차에 국내에서 재배되는 귀리를(Avena sativa) 20㎝이하 초장상태에서 수확한 어린잎 분말, 호숙기에 녹색 상태의 미숙립을 수확하여 가공한 것을 첨가하여 무기물 및 비타민 함량 지질 개선 효과에 의한 기능성을 높이고 기호성을 높이기 위하여, 페퍼민트(Peppermint) 하이비스커스(Hiviscus), 레몬밤(Lemon balm), 케모마일(Chamomile) 등 향신 허브식물를 혼합한 침출차의 혼합 조성물를 고안하였다. – 특허공개 10-2000-0006978호, 류**

● 히비스커스 에탄올 추출물을 포함하는 항균제용 약학 조성물 : 본 발명은 히비스커스 에탄올 추출물을 포함하는 항균제용 약학 조성물에 관한 것으로서, 더욱 구체적으로는 건조 히비스커스를 에탄올로 추출하여 얻어진 에탄올 추출물의 항균활성과, 상기 히비스커스 에탄올 추출물을 헥산, 클로로포름, 에틸아세테이트, n-부탄올 및 물을 사용하여 순차적으로 분획하여 각 분획별 항균활성을 확인함으로써, 히비스커스 에탄올 추출물을 항균제용 약학 조성물에 적용하고자 한 것이다. 본 발명에 따르면, 다양한 균주에 대해서 항균 활성을 가짐으로써, 여드름 치료, 식중독 및 식품 부패 방지 등에 탁월한 효과를 갖는 히비스커스 에탄올 추출물을 포함하는 항균제용 약학 조성물을 제공할 수 있다. – 특허등록 1008078090000호, 우석대학교 산학협력단

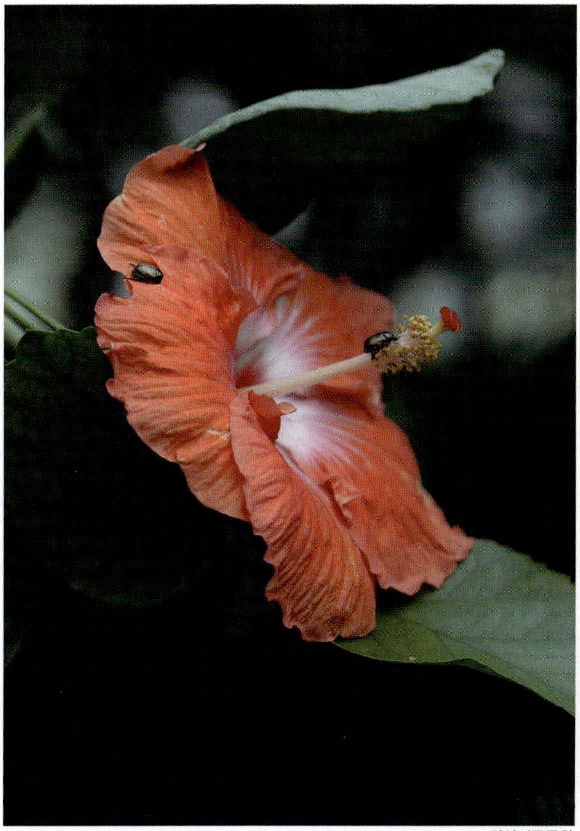

하와이무궁화

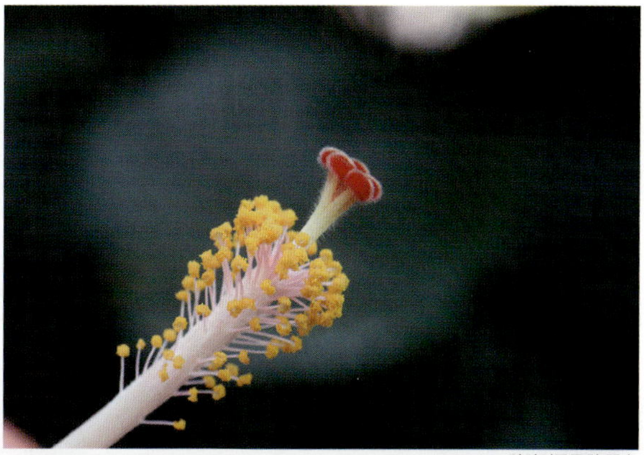

하와이무궁화 꽃술

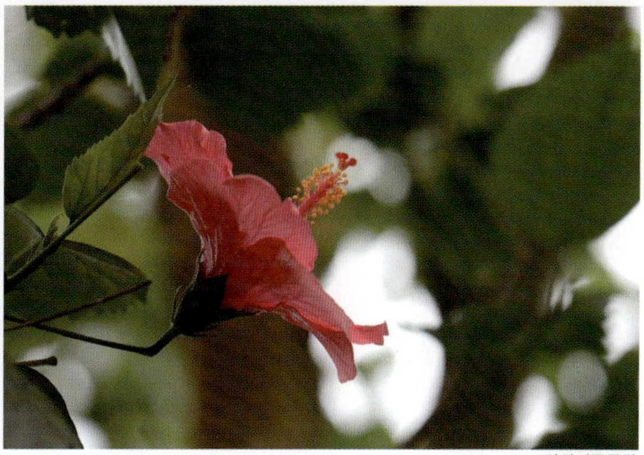

하와이무궁화

해바라기

국화과 / *Helianthus annuus* L.
영명 Sunflower
약명 향일규자向日葵子, 규화근葵花根
이명 규화葵花

해바라기는 국화과의 한해살이풀로, 북아메리카가 원산지다. 기원전 1천 년부터 아메리카 인디언에 의해 재배되었다고 한다.

키는 1~3m 정도로 줄기가 곧게 서며, 전체에 빳빳한 짧은 털이 많이 나 있다. 잎은 크고 길이가 10~30㎝ 정도 된다. 여름과 가을에 걸쳐 줄기나 가지 끝에 8~30㎝ 크기의 커다란 황색 꽃이 핀다. 중심부는 원형으로 검은 황갈색을 띠며 종자가 익으면 무거워져 아래로 숙인다.

해바라기 줄기는 제지 원료 또는 사료로 이용한다. 씨앗은 볶아서 간식으로 먹거나 과자 재료로 쓰고 , 비누·양초·페인트 등의 원료로도 이용한다. 민간에서는 기름을 짜서 보익補益·류마티스·구풍驅風·해열 등에 약용한다. 씨를 볶아서 물에 달여 차 대신 마시면 방광염에 효과가 있다. 해바라기 잎은 간을 진정시키며, 위를 건강하게 하는 효능이 있어서 음식 소화에 도움이 되고, 고혈압·두통·어지러움을 치료하는 데도 쓰인다.

특허·논문

● 항천식 활성을 가지는 해바라기 씨 추출물 : 본 발명은 항천식 활성을 가지는 해바라기(*Helianthus annuus*) 씨 추출물에 관한 것으로서, 더욱 상세하게는, 해바라기(*Helianthus annuus*)의 씨를 물, DMSO, 에탄올 및 메탄올로 구성된 군에서 선택된 용매로 추출한 항천식 활성을 가지는 해바라기 씨 추출물에 대한 것이다. 본 발명의 해바라기 씨 추출물은 천연 물질에서 추출하였기 때문에 입수가 용이하고 인체에 무해하여 의약품으로 지속적으로 사용이 가능하다. 또한 기존에는 천식의 근본적인 치료가 아닌 대증요법이 치료의 주종을 이루었으나, 본 발명의 해바라기 씨 추출물은 항산화 및 항천식 효과가 있어 천식의 근본적인 치료를 가능하게 한다. – 특허등록 제743959호, 이**

● 해바라기 오일 비누화 산물을 유효 성분으로 함유하는 미백 조성물 : 본 발명은 해바라기 오일 비누화 산물을 유효 성분으로 함유하는 미백용 화장료 조성물 및 피부 색소 침착 질환의 예방 및 치료용 조성물에 관한 것이다. 보다 구체적으로, 본 발명의 해바라기 오일 비누화 산물을 유효 성분으로 함유하는 조성물은 멜라닌 색소 생성에 핵심적인 역할을 하는 효소인 타이로시나아제의 발현을 단백질 및 유전자 수준에서 억제하고 피부에 대한 부작용 없이 안전하게 사용될 수 있어 미백 화장료 조성물 및 피부 색소 침착 질환의 예방 및 치료용 조성물로 유용하게 이용될 수 있다. – 특허등록 제1141168호, 전북대학교 산학협력단

● 아마 기름 및 해바라기 기름을 이용한 균형 배합 기름 조성물 : 본 발명은 아마 종자로부터 아마 기름의 착유량을 증진시키는 방법 및 아마 기름, 해바라기 기름, 미강 기름, 대두 레시틴(lecithin) 및 비타민 D를 유효 성분을 함유하는 기능성 및 저장성이 향상된 균형 배합 기름, 및 이의 제조 방법에 관한 것으로, 구체적으로 본 발명의 아마 기름은 아마 종자의 볶음 조건을 최적화한 다음, 압출 방식을 이용하여 아마 기름을 추출한 결과 아마 기름 착유량이 유의적으로 증가하였고, 또한 아마

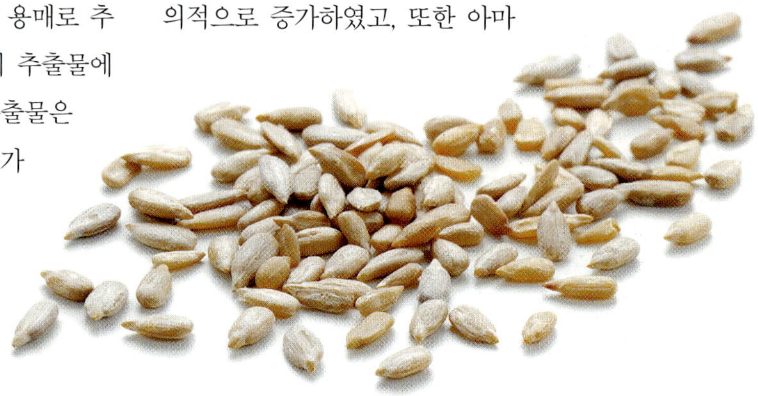

기름 10 내지 30중량부, 해바라기 기름 0.5 내지 10 중량부, 미강 기름 0.05 내지 0.2중량부, 대두 레시틴(lecithin) 0.005 내지 0.02중량부 및 비타민 D 0.00005 내지 0.0002중량부를 유효 성분으로 함유하는 균형 배합 기름은 항산화 물질인 리그난, 고급 불포화 지방산인 오메가-3 지방산, 오메가-6 지방산 및 오메가-6 지방산이 균형적으로 포함되어 있고, 산화 안정성이 우수하므로 인체의 건강 증진을 위한 블랜딩 오일로 유용하게 사용될 수 있다. - 특허등록 제1181461호, 경상북도(농업기술원)

● 해바라기씨 추출물을 함유하는 피부 세정제 조성물 : 본 발명은 해바라기씨 추출물을 유효 성분으로 함유하는 것을 특징으로 하는 피부 세정제 조성물에 관한 것으로, 바람직하게는 해바라기씨 추출물을 조성물 전체에 대해서 0.0001 내지 30.0중량%로 함유하는 본 발명의 피부 세정제는 피부 각질층에서 수분을 다량 함유할 수 있도록 하고, 외부로의 수분 손실을 차단함으로써 피부의 수분 유지 효능이 뛰어나, 피부 보습 효과 및 유연 효과가 우수할 뿐 아니라, 피부에 대한 자극, 알러지 유발 등 피부에 대한 부작용이 없어 안전하게 사용할 수 있다. - 특허공개 10-2011-0026237호, 주식회사 엘지생활건강

● 해바라기 추출물을 포함한 약학 조성물, 그의 제조 방법 및 용도 : 해바라기 추출물을 함유하는 약학 조성물은 해바라기(Helianthus annuus L.)의 잎, 머리 또는 줄기로부터의 총 플라보노이드의 추출물을 포함하며, 여기에서 상기 총 플라보노이드의 함량은 50 내지 90%이다. 바람직하게는, 상기 약학 조성물은 총 테르펜의 추출물 및/또는 총 유기산의 추출물을 포함한다. 상기 약학 조성물을 고혈압의 예방 또는 치료를 위한 식품, 기능성 식품 또는 약제의 제조에 활성 성분으로서 사용한다. - 특허공개 10-2012-0123064호, 링, 페이수(중국)

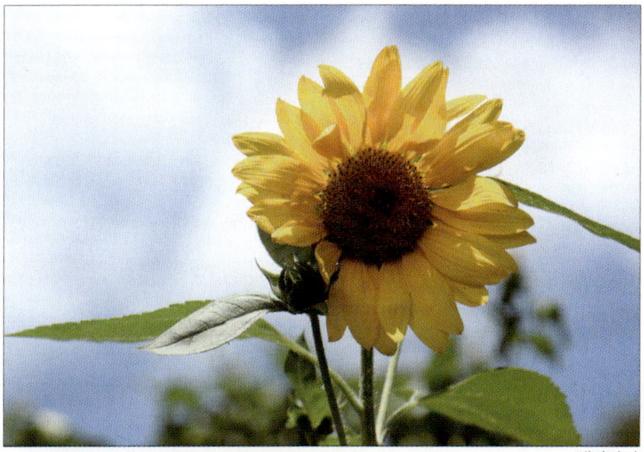
해바라기

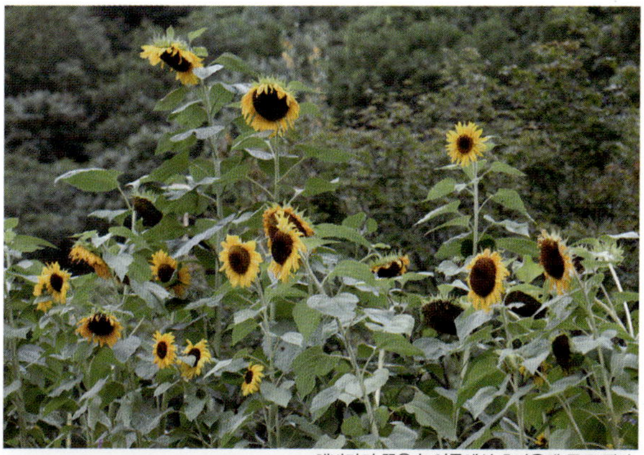
해바라기 꽃은 늦여름에서 초가을에 주로 핀다.

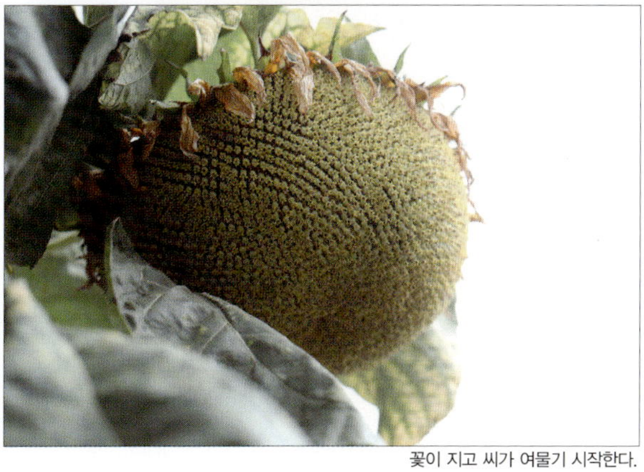
꽃이 지고 씨가 여물기 시작한다.

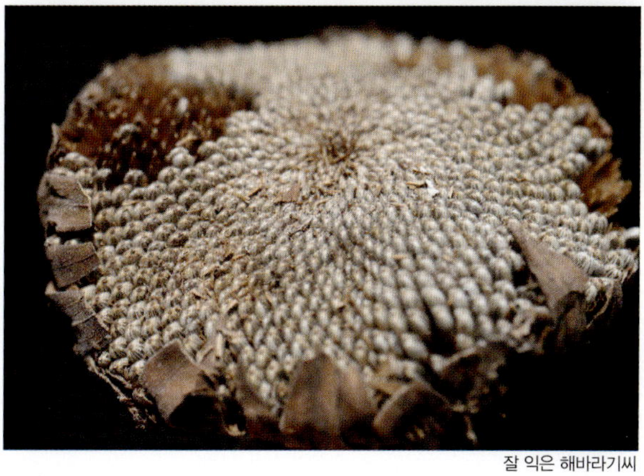
잘 익은 해바라기씨

호박

박과 / *Cucurbita moschata* Duchesne
영명 Pumpkin
약명 남과자南瓜子, 남과인南瓜仁
이명 남과南瓜, 조선호박

호박은 박과의 덩굴성 한해살이풀로, 멕시코 또는 중남미가 원산지이다. 따뜻한 곳에서 잘 자라며, 원래는 여러해살이풀이지만, 우리나라와 같이 서리가 내리는 지역에서는 한해살이풀이다. 잎은 어긋나고 잎자루가 길다. 꽃은 6월부터 서리가 내릴 때까지 계속 피고, 여름에 크고 둥근 황색 열매를 맺는다. 품종에 따라 크기 · 형태 · 색깔이 차이가 많이 난다.

호박은 채소류 중에서 녹말 함량이 높아 대용식으로 쓰인다. 다량의 비타민 A를 함유하여 감기 등의 감염증을 예방하고 암을 억제하는 작용을 한다. 비타민 C · E의 상승작용에 의해 혈액순환 촉진, 피부 트러블 방지 등의 효과를 기대할 수 있다.

어린잎은 데쳐서 쌈이나 국거리로 이용한다. 나물, 전을 부쳐서 먹기도 하고, 떡, 죽, 범벅 등 다양하게 활용할 수 있다. 호박씨는 약 40%의 지방과 30%의 단백질이 함유되어 있으며, 지방은 불포화 지방산으로서 동맥경화나 노화를 방지하고 간을 보호하는 작용을 한다. 지용성 베타카로틴의 흡수를 높이기 위해서는 기름과 함께 조리하는 것이 좋다.

고서古書 · 의서醫書에서 밝히는 효능

운곡본초학 호박의 생약명은 남과자南瓜子이며, 남과자는 해독소종解毒消腫의 효능이 있고, 폐옹肺癰, 효증哮症, 옹종癰腫, 탕상燙傷, 해봉석상解蜂螫傷을 치료한다. 또한 이뇨 작용이 강하므로 민간에서는 산모의 부기를 빼기 위해 잔대와 함께 삶아서 그 물을 마시기도 하였다.

방약합편 맛은 달고 성질은 따뜻하다. 뱃속을 보하며, 양고기와 함께 먹으면 기가 통하지 않는다.

특허 · 논문

- 호박씨 추출액의 제조 방법 및 항암제로서의 용도 : 본 발명은 항암제의 제조 방법에 관한 것으로서, 보다 상세하게는 호박씨를 발아시키는 발아 단계; 발아된 호박씨로부터 항암 성분을 추출하는 추출단계로 이루어진 것을 특징으로 하는 항암제의 제조 방법에 관한 것이다. 상기 제조된 항암제는 추출액으로도 사용할 수 있고, 알코올에서 재결정하여 순수한 상태로 사용할 수도 있다. 본 발명에 의한 항암제는 오랫동안 식용으로 사용되어 온 박과류의 채소에 함유되어 있는 성분으로 안정하고 부작용이 없는 항암제를 제공한다. – 특허등록 제710010호, 충남대학교 산학협력단
- 호박 껍질 유래의 신규한 항진균 펩타이드 및 그의 용도 : 본 발명은 신규한 항진균 펩타이드 및 이의 용도에 관한 것이다. 보다 구체적으로, 본 발명은 서열번호 1의 아미노산을 포함하는 항진균 펩타이드, 상기 펩타이드를 유효 성분으로 함유하는 항진균용 조성물, 식품 방부제 및 화장품 첨가제에 관한 것이다. 본 발명에 따른 상기 항진균 펩타이드는 유해성 미생물의 세포막을 손상시키는 작용을 통해 우수한 항진균 활성을 가지며, 인간 세포에 대해 용혈 활성을 나타내지 않아 세포 독성이 없을 뿐만 아니라 열에 대해서도 안정한 특징이 있으므로 인체에 안전한 항진균용 의약품, 식품 방부제 또는 화장품 보존제와 같은 용도로 유용하게 사용될 수 있는 효과가 있다. – 특허등록 제1170031호, 박**
- 호박 추출물이 포함된 화장료 조성물 : 본 발명은 호박 추출물을 포함하는 화장료 조성물에 관한 것이다. 상세하게는, 본 발명의 화장료 조성물은 호박 추출물을 화장료 조성물 총 중량에 대하여 0.0001 내지 10.0중량%로 포함하며, 스트레스나 과로에 의해 생긴 얼굴 및 신체의 특발성 부종을 포함한 부종의 예방 및 개선에 우수한 효과를 나타낸다. 본 발명의 호박 추출물을 포함하는 화장료 조성물은 유연화장

수, 영양화장수, 마사지 크림, 엣센스, 팩 등의 부종 예방 및 개선을 위한 기초화장료로 제조될 수 있다. – 특허등록 제432377호, 주식회사 코리아나화장품

● 아밀라아제에 대한 저해활성이 있는 율무 추출물과 리파아제에 대한 저해활성이 있는 호박 추출물의 분리 및 이를 이용한 비만 및 당뇨에 효과적인 식이 조성물 : 본 발명은 율무와 호박으로부터 탄수화물과 지방의 소화 흡수에 중요한 역할을 하는 췌장 아밀라아제와 리파아제에 대한 저해활성이 있는 물질을 추출하고 이의 분리, 정제 및 이를 이용한 비만 및 혈당 조절용 조성물의 생산 방법에 관한 것이다. 구체적으로 돼지 췌장 유래의 아밀라아제와 리파아제에 대한 저해활성이 있는 천연물을 검색하여 율무와 호박의 추출물에서 저해활성이 있음을 확인하고 활성물질을 추출하는 단계와 추출액으로부터 저해활성의 저하를 최소화하며 활성물질을 분리하는 단계 및 상기 방법에 의해 생산된 저해활성물질을 이용하여 생체 내 탄수화물 분해효소인 아밀라아제와 지방 분해 효소인 리파아제의 활성을 저해함으로써 비만의 개선과 당뇨 환자의 혈당 증가를 억제하는 비만 및 혈당 조절용 조성물에 관한 것이다. 본 발명은 탄수화물과 지방의 분해를 직접적으로 억제하므로 음식물 섭취의 제한 없이 당뇨병의 예방 및 치료와 비만의 개선에 유용하게 사용될 수 있다. – 특허공개 10-2004-100789호, 주식회사 운택

● 호박과 과실을 혼용한 발효주의 제조 방법 : 본 발명은 호박과 과실을 혼용한 발효주의 제조 방법에 관한 것으로, 보다 상세하게는 풍부한 영양성분을 함유하고 있는 호박을 원료로 하여 호박당즙을 제조하고, 과실즙을 혼합하여 발효시킴으로써 호박에 함유된 영양성분을 함께 음용할 수 있으면서, 우수한 향미와 색택을 갖는 발효주를 제조하는 방법에 관한 것이다. 본 발명은 호박에 함유된 영양성분을 제품에 이행시키고, 과실과 함께 발효시켜 맛과 향미가 우수한 발효주를 제공하는 효과가 있다. 본 발명은 호박에 함유된 비타민 A, C, 아스파라긴산 및 영양성분을 제품에 이행시키고, 호박 중의 전분을 효소제를 이용하여 효과적으로 발효성당으로 분해시키고, 상기 호박을 액화, 당화, 단백질 분해 및 팩틴 분해 처리하고, 효소제를 첨가하여 알코올 수득량을 높이고, 호박당즙과 과실즙의 혼합비율을 최적으로 조절하여 호박의 영양성분을 음용할 수 있으면서, 과실로부터 유래되는 향기성분을 부가시켜 자극취는 적고 부드러운 맛과 향미가 우수한 발효주를 제공하는 효과가 있다. – 특허등록 제742533호, 대한민국(관리부서: 국세청주류면허지원센터장)

● 호박 추출물을 이용한 췌장 리파아제의 저해 방법 및 이를 이용한 지방의 체내 흡수 억제용 조성물 : 본 발명은 호박을 이용한 췌장 리파아제에 대한 저

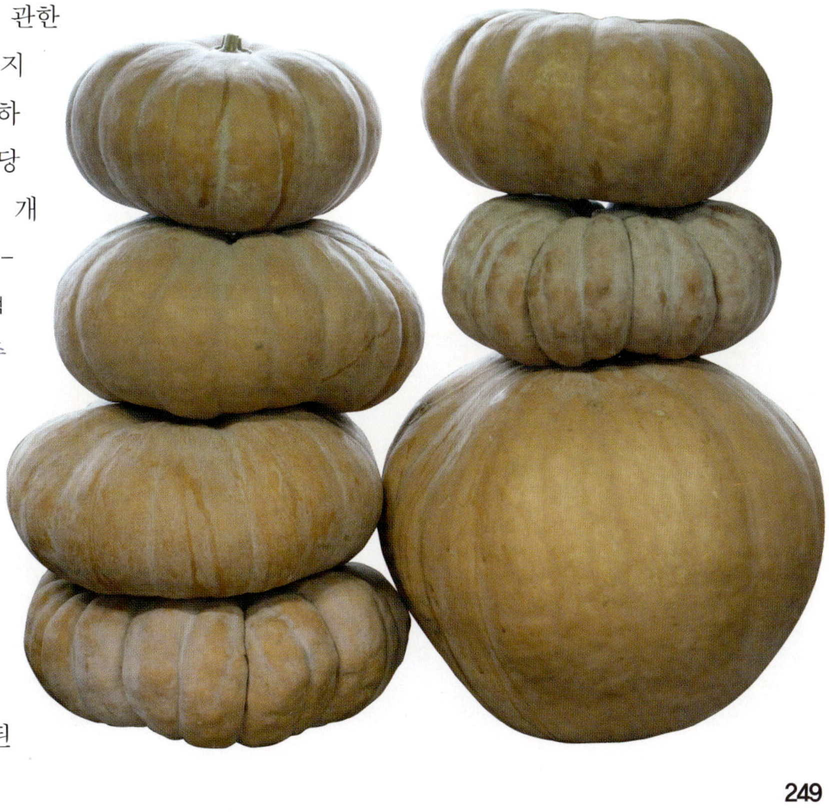

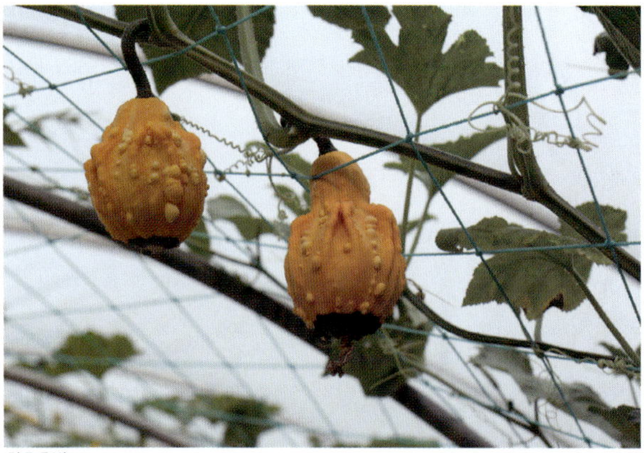
화초호박

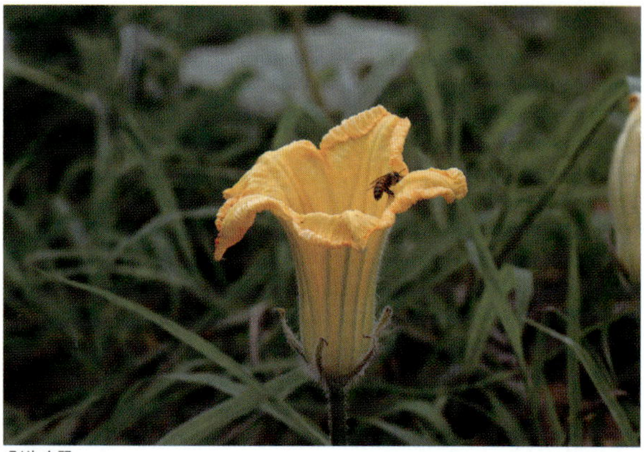
호박 수꽃

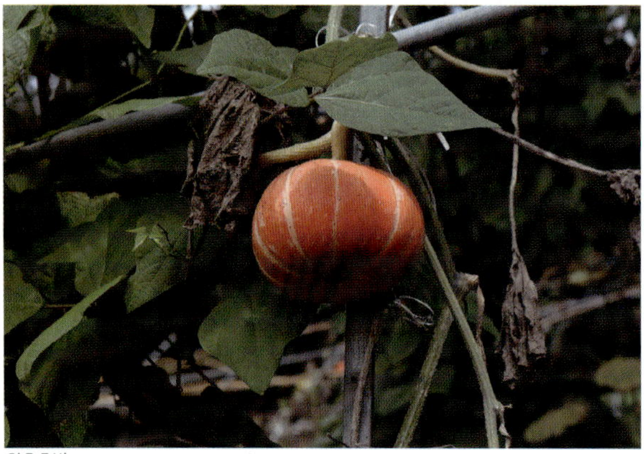
화초호박

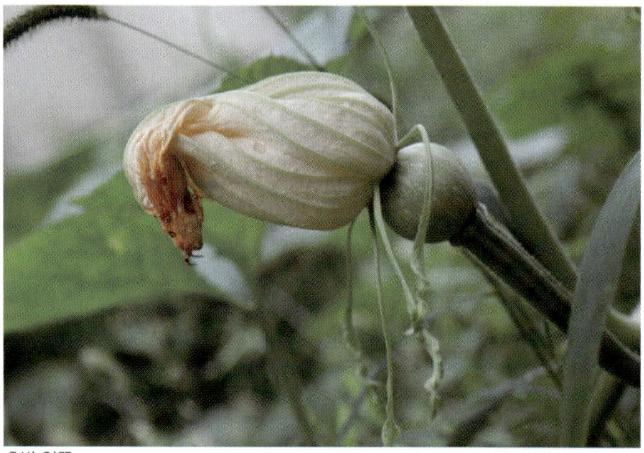
호박 암꽃

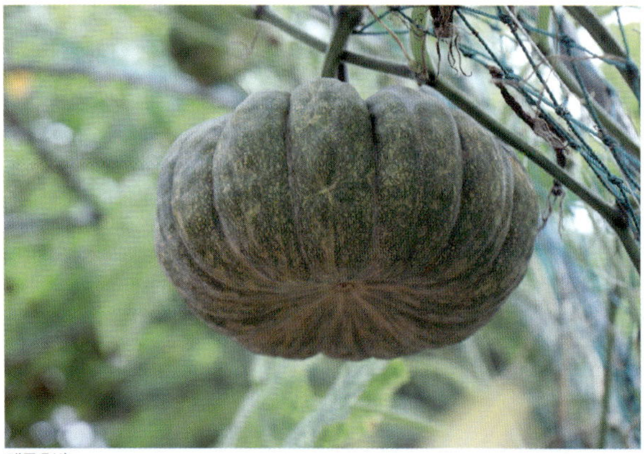
맷돌호박

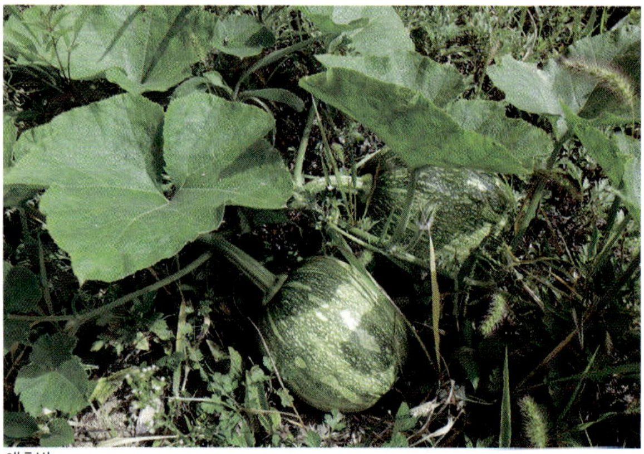
애호박

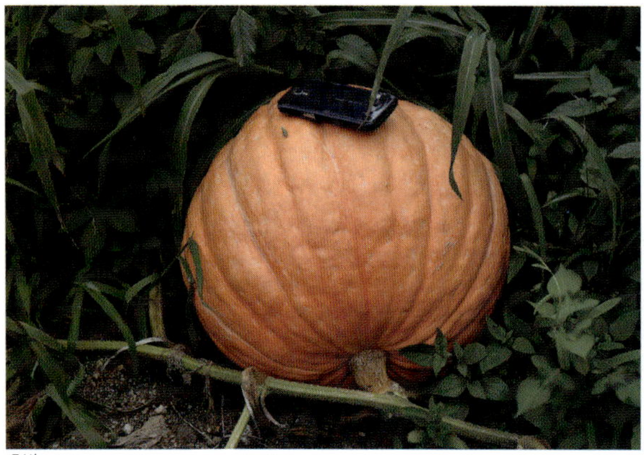
호박

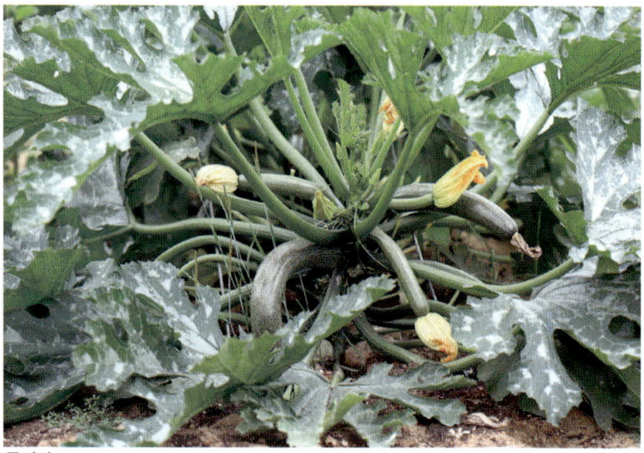
주키니

해제의 생산 방법 및 이를 이용한 지방의 체내 흡수 억제용 조성물에 관한 것으로, 구체적으로 호박으로부터 열수를 이용하여 유효 성분을 추출하는 단계; 추출물을 사용하여 지방 분해효소인 췌장 리파아제에 대한 저해 단계; 추출물 중 리파아제에 대한 저해 효과가 높은 유효 성분을 분획하는 단계를 포함하는, 호박 추출물을 이용한 췌장 리파아제 저해방법 및 상기 방법에 의해 획득된 추출물 유효 성분을 이용하여 생체 내 지방 분해효소인 리파아제의 활성을 저해하는 지방의 체내 흡수 억제용 조성물에 관한 것이다. 본 발명의 호박 추출물은 소장 내에서 지방의 분해를 직접적으로 억제하므로 음식물 섭취의 제한 없이 비만 개선을 위한 다이어트 원료로서 비만의 예방 및 치료에 유용하게 사용될 수 있다. – 특허공개 10-2004-0091505호, 주식회사 행복한농장

● 호박 고추장의 제조 방법 : 본 발명은 호박 고추장의 제조 방법에 관한 것으로, 소금 9~11중량%, 메줏가루 10~15중량%, 고춧가루 30~40중량% 및 아밀라제 0.03~0.06중량%에, 물에 증숙한 호박을 엿기름 추출액에 발효시켜 제조한 호박 당화액 25~30중량%와, 찹쌀 고두밥과 엿기름 추출액으로 발효시킨 당화액으로 제조한 찹쌀 조청 8~12중량%를 포함하고 균일하게 혼합하는 단계 및 상기 혼합물을 20~40℃에서 60~100일 동안 숙성하는 단계; 를 포함하여 이루어지는 호박 고추장의 제조 방법 및 이로부터 제조된 호박 고추장을 제공함으로써, 현대인의 기대에 부응하는 웰빙 고추장을 제공할 수 있게 한 것이다. – 특허등록 제719963호, 순창군

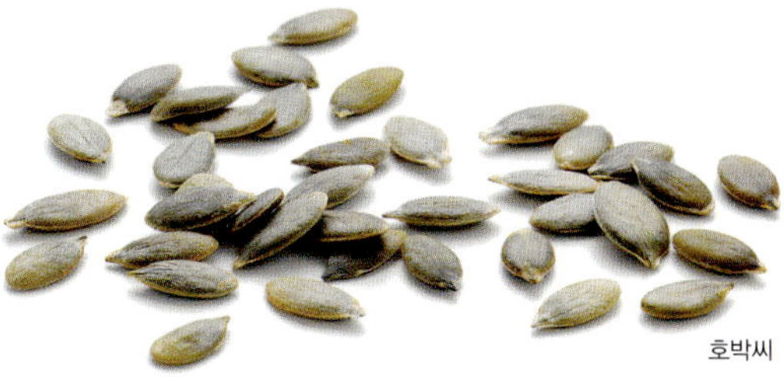
호박씨

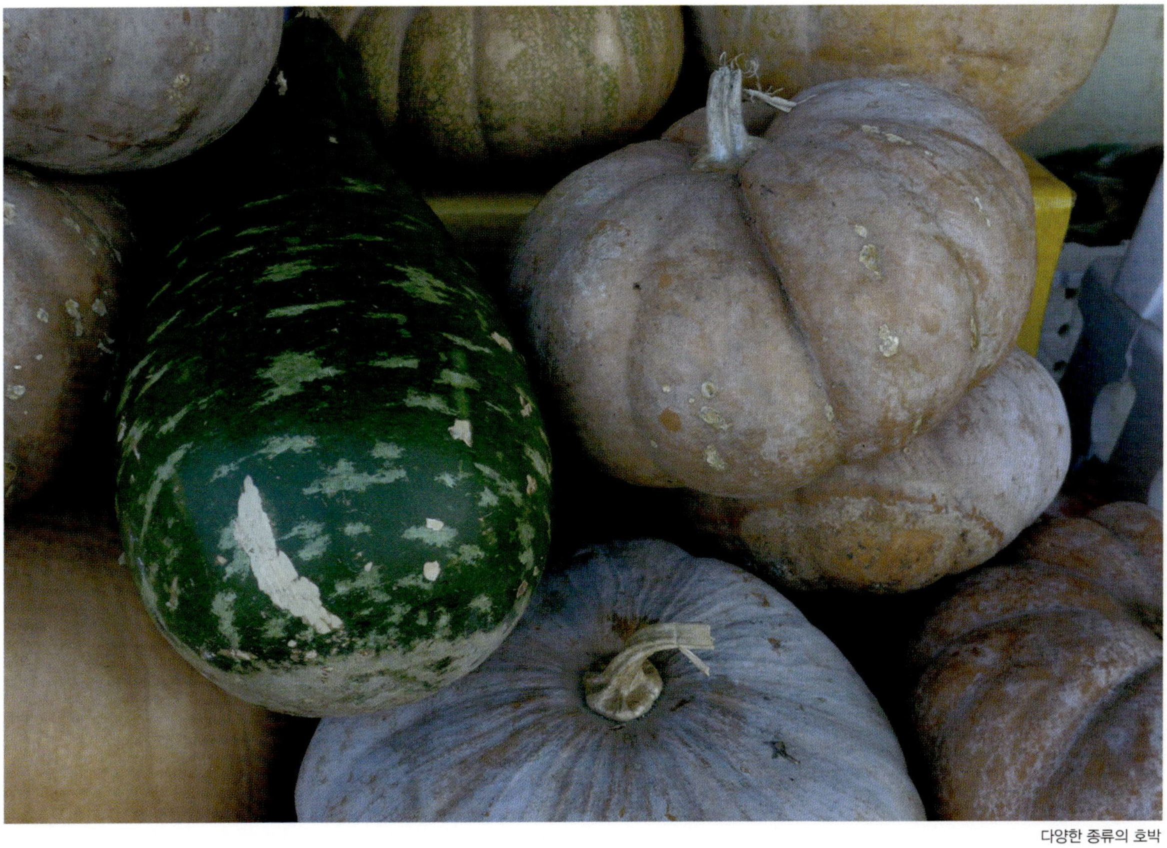
다양한 종류의 호박

호박 - 단호박

박과 / *Cucuribita maxima* Lam.
영명 Pumkin, Autumn squash
이명 서양호박

단호박은 박과의 덩굴성 한해살이풀이다. 호박은 크게 나눠 서양계 호박, 동양계 호박, 페포계 호박의 3종류가 있으며 현재 주류를 이루고 있는 것은 서양계 호박이다. 1,900년대부터 도입해 널리 재배하고 있으며, 품종 개량도 활발하게 이루어져 현재 다양한 종류의 단호박이 재배되고 있다.

열매는 작고 둥글며, 색깔은 흑녹색 · 회색이고, 과육이 단단하여 쉽게 썩지 않으며 맛이 달다. 속은 짙은 노란색이며, 비타민 A · B_1 · B_2 · C와 카로틴 함량이 높고 식이섬유가 풍부한 저칼로리 식품으로 다이어트와 변비 예방에 좋다. 특히 베타카로틴 성분은 감기를 예방하고 암을 억제하는 작용을 하는데 흡수율을 높이려면 기름과 함께 조리하는 것이 좋다. 또한 알레르기성 비염이나 아토피 등의 증세가 완화된다. 쪄서 먹으면 부드러운 단맛이 좋다.

고서古書 · 의서醫書에서 밝히는 효능

동의보감 성분이 고르고 맛이 달며, 오장을 편하게 하고 혼백을 맑게 한다.

특허 · 논문

● 산후 체중 조절 및 산후 관절통 개선용 건강식품 조성물 : 본 발명은 산후 체중 증가와 산후 관절통이 발현기전을 정확히 인지하여, 산후 관절통 개선에 효과적인 이소플라본이 다량 함유된 대두단백질 및 대두엑기스분말, 항염작용이 있는 단호박과 율무분말, 이뇨작용이 있는 한방원료인 저령, 백출, 백복령, 차전자피분말, 산후 염증에 의한 발생기 산소에 의한 노화 촉진을 예방하기 위한 항산화제 성분인 셀레늄과 아연 등이 다량 함유된 현미배아분말 및 건조효모, 산후에 필요량이 증가하는 무기질과 비타민 등을 적절히 배합하여 산후 저열량 식사요법에 대한 부작용을 최소화하는 건강식품 조성물이 제공된다.

– 특허등록 제436416호, 주식회사 엔알디

● 항비만 효능을 가지는 채소 혼합음료 및 그 제조 방법 : 본 발명은 유기농 양파, 당근, 양배추, 단호박에 유기농 매실효소, 강황분말, 뽕잎분말을 혼합한 것에 정제수를 혼합한 후 이를 가열하여 액즙을 추출한 후 이를 살균 및 여과하여 언어지는 항비민 효능을 가지는 채소 혼합음료 및 그 제조 방법에 관한 것이다. 본 발명에 의한 채소 혼합음료는 일상에서 누구나 아무런 부담 없이 먹을 수 있는 과일과 채소를 원료로 하여 고온에서 처리하여 액상음료 타입으로 제조되어 섭취하기 용이하고 맛이 우수할 뿐만 아니라 비만 유발 유전자인 SCD-1의 발현 억제 효과가 있어 항비만 및 체중 감소가 효과가 있다는 장점이 있다. 아울러, 본 발명에 의한 채소 혼합음료의 제조 방법은 제조 과정 중에 고온에서의 가열가공 중 발생될 수 있는 갈변 현상을 방지하면서도 원재료인 채소 및 과일의 풍미가 살아 있는 액상음료 타입의 채소 혼합음료를 제조할 수 있도록 한다는 장

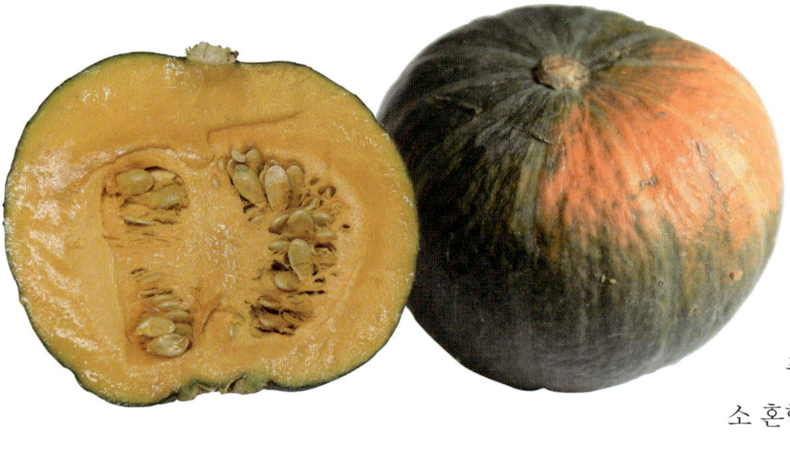

점이 있다. – 특허등록 제1330787호, 남부대학교산학협력단, 주식회사 참든건강과학 농업회사법인

● 단호박에서 추출한 식이섬유를 포함하는 저지방 계육 소시지의 제조방법 : 본 발명은 단호박에서 추출한 식이섬유를 첨가함으로써 저지방의 기능성 소시지 제품을 생산할 수 있을 뿐만 아니라 이화학적 및 관능적 품질 특성이 향상된 단호박에서 추출한 식이섬유를 포함하는 저지방 계육 소시지의 제조방법에 관한 것으로서, 상기와 같은 본 발명에 따르면, 단호박에서 추출한 식이섬유를 포함하는 저지방 계육 소시지의 제조방법을 제공함으로써, 부족하기 쉬운 식이섬유의 섭취를 증가시킬 수 있을 뿐만 아니라 단호박에 포함된 식이섬유 등 유용성분을 기능성 소재로 활용함으로써 육류를 과다 섭취함으로써 발생할 수 있는 성인병, 관상동맥질환 등을 예방할 수 있고, 단호박의 활용방법이 한정되어 있는 실정에서 단호박에서 유용성분만을 획득하여 기능성의 고부가가치 소재로 활용할 수 있는 효과가 있다 . – 특허등록 제1275734호 : 건국대학교 산학협력단

● 암 세포의 활성 억제용 단호박 마늘 고추장 및 그 제조방법 : 본 발명은 암 세포의 활성 억제용 단호박 마늘 고추장 및 그 제조방법에 관한 것으로서, 구체적인 구성은 고추장 100중량부를 기준으로 고추분 22-26중량%, 마늘 18-22중량%, 단호박 18-22중량%, 메주분 7-9중량%, 조청 18-22중량% 및 천일염 7-9중량%, 및 찹쌀 7-9중량%를 함유하여 이루어진다. 본 발명에 따르면, 암 세포의 활성을 62% 이상 억제할 뿐 아니라 식염 함량은 대폭 낮추는 대신 아르기닌, 타우린, 아스프라트산, 디알릴 디설파이드, 디알릴 트리설파이드, 베타카로틴, GABA 성분등 유용 성분의 함량은 개선시켜 결과적으로 동맥경화, 심근경색, 고혈압, 협심증, 뇌졸중 등의 성인병 예방과 관련된 생리활성 효과까지 함께 갖는 기능성 고추장을 제공할 수 있다.
– 특허공개 10-2010-0081459호, 부경대학교 산학협력단

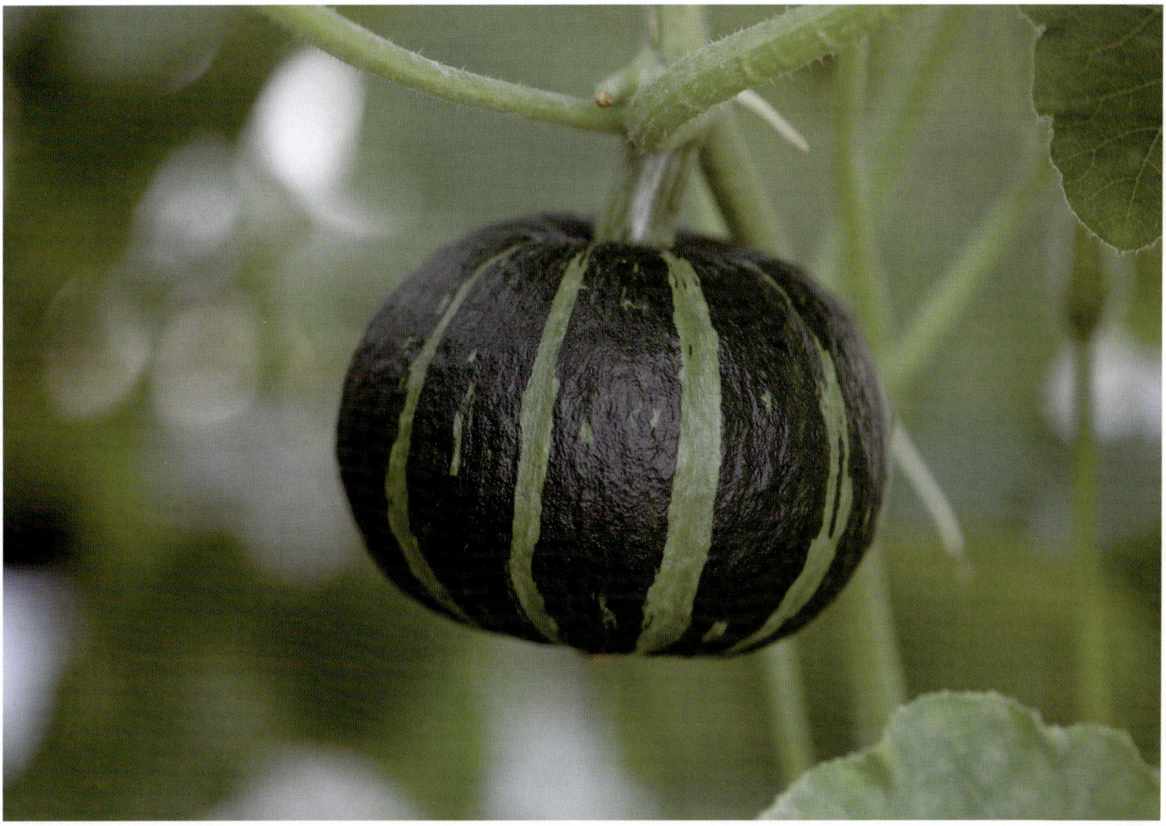

단호박

Part 2

특허로 만나는 과일

감

감나무과 / *Diospyros kaki* Thunb.
약명 시柿, 시자柿子, 시체柿蒂, 시병柿餠, 시엽柿葉
이명 돌감, 산감

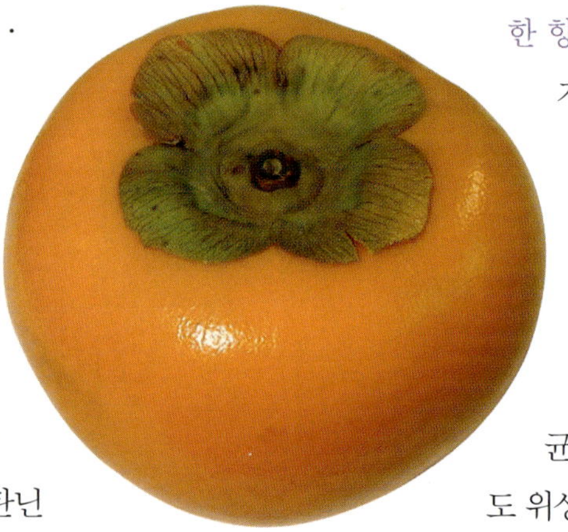

감은 동아시아 특유의 과일로, 우리나라 · 중국 · 일본이 원산지다. 예부터 종기 · 염증 질환 · 부스럼 · 화상을 치료하는 효과가 있고, 고혈압을 예방하며, 동맥경화를 개선하고, 숙취 해소 효과가 큰 것으로 알려졌다.

감나무는 우리나라 중부 이남 지역에서 주로 자생하며, 과실수로 재배하고 있다. 감 잎에는 아스트라가린astragalin · 미리스트린myricitrin 등의 플라보노이드flavonoid 배당체, 탄닌tannin, 페놀phenol류, 수지, 커큐민curcumin류 화합물, 환원당, 다당, 정유, 유기산, 엽록소 등이 함유되어 있다. 4~6월에 채취한 감잎에는 특히 비타민 C가 풍부하여 100g에 100㎎ 정도 함유되어 있다. 전통 민간요법에서는 감잎이 기관지를 보호하고, 과음 후 손실되기 쉬운 철분 등의 미네랄 흡수를 도와주는 역할을 하므로 숙취에도 좋은 것으로 알려져 있다.

고서古書 · 의서醫書에서 밝히는 효능

방약합편 시자柿子는 기한氣寒하다. 심心과 폐肺를 윤택하게[潤] 하며, 장腸을 삽澁하고[收斂], 설리泄痢를 멎게 하고, 갈증渴症과 담음痰飮을 물리친다.

특허 · 논문

● 감식초가 함유된 아토피성 피부질환 개선용 조성물 : 본 발명의 조성물은, 전체 조성물의 중량 대비 감식초 10~40중량%, 달맞이꽃 종자유 40~80중량%, 천연왁스 1~20중량%, 탄닌 1~10중량%, 아스코르브산 1~10중량%, 천연오일 0.01~0.5중량%가 함유되어 구성된다. 본 발명에 의해, 아토피성 피부질환에 대해 뛰어난 개선 효과를 나타내는 조성물이 제공된다. – 특허등록 제101010575호, 이** 외 1

● 감잎으로부터 추출된 헬리코박터 파이로리균에 대한 항균성 추출물 : 발명자는 감잎으로부터 추출한 추출물이 타 식물 추출물에 비해 헬리코박터 파이로리균에 대하여 탁월한 항균 활성을 보이면서도 위상피세포에서 IL-8의 생산 및 분비를 유도하지 않아 위장에 자극을 일으키지 않는다는 것을 확인하였다. 본 발명의 항균성 감잎 추출물은 헬리코박터 파이로리균에 대해 항균 활성을 가지고 있어, 상기 균에 의한 위염, 위궤양 및 위암을 예방 및 치료하는 데 이용될 수 있다. – 특허등록 제1077202호, 국립수목원장

● 감과 한약재 조성물을 함유한 항콜레스테롤용 고추장 및 그 제조방법 : 본 발명은 감과 한약재 조성물을 함유한 항콜레스테롤용 고추장 및 그 제조방법은 찹쌀물엿을 제조하고 홍시와 곶감 균질 혼합물을 제조한 후 당귀, 대추, 금은화, 곽향, 감초, 맥문동 및 두충으로 이루어진 한약재 혼합물을 열수추출하여 한약재 추출 농축액을 제조한 다음 상기 찹쌀물엿, 홍시와 곶감균질액 혼합물 및 한약재 추출 농축액을 혼합하고 여기에 고춧가루, 메줏가루 및 소금을 넣어 혼합한 뒤 3~5개월간 숙성시켜 감 및 한약재 함유 고추장을 제조하고 상기 고추장을 고콜레스테롤 식이 흰쥐에 급이하여 항콜레스테롤 효과를 측정함으로써 관능미가 개선되고 항콜레스테롤 기능성도 향상된 고추장을 제공하는 뛰어난 효과가 있다. – 특허등록 제100855665호, 최**

● 감홍시 와인의 제조방법 : 감홍시가 상하지 않은 상태로 장시간 보존될 수 있을 뿐만 아니라, 감홍시 및 진액에 포함된 영양분이 보존될 수 있는 감홍시와

인의 제조방법에 대한 것이다. 이를 위한, 감홍시와인의 제조방법은 홍시를 냉동시키는 단계와, 냉동된 홍시를 상온에서 해동시키는 단계와, 홍시의 해동시 발생되는 진액을 멸균액으로 멸균하는 단계와, 멸균된 진액과 홍시에 효모를 첨가하는 단계와, 효모가 첨가된 홍시와 진액을 발효시키는 단계 및 숙성시키는 단계를 포함한다. 따라서, 홍시를 냉동시켜서 보관하다가, 와인을 제조하려고 하는 시점이 되면 냉동된 홍시를 해동시켜서 사용할 수 있다. 그러므로, 감나무에서 홍시가 자연적으로 만들어지는 시점과 무관하게 냉동된 홍시를 이용하여 시간과 장소에 제한을 받지 않고 와인을 제조할 수 있다. 또한, 홍시를 냉동한 다음, 상온에서 해동하고, 멸균액으로 멸균함으로써, 와인제조 과정에서 홍시에 포함된 영양분이 파손되는 것을 방지할 수 있다. – 특허등록 제101162545호, 임 * 외 1

● 감 추출물 또는 탄닌을 유효 성분으로 함유하는 면역 관련 질환 치료용 조성물 : 본 발명에 따르면, 탄닌을 유효 성분으로 함유하는 감 추출물 또는 탄닌tannin은 아토피 유발 동물 모델에서 면역 관련 세포 증가 억제 효과를 나타내고, MMP-2 또는 MMP-9의 발현을 억제하므로, 아토피 · 천식 · 비염 등과 같은 산화 스트레스에 의한 염증 반응의 치료에 유용하다. – 특허공개 10-2009-0084159호, 경북대학교 산학협력단&청도군농업기술센터

● 미숙한 감을 함유한 항비만용 식품 : 본 발명은 미숙한 감을 수세한 후 분쇄하여 얻은 분쇄물 또는 미숙한 감의 분쇄물을 착즙하여 얻은 미숙한 감의 생즙을 건조하여 얻은 분말을 대상으로 동물의 체중 감량 효과를 확인하고 체중 감량 효과가 확인된 미숙한 감의 분쇄물 또는 이의 착즙액 건조분말을 이용하여 항비만용 식품을 제조함으로써 뛰어난 체중 감량 효과를 나타내는 항비만용 식품을 제공할 수 있다. – 특허공개 10-2009-0025033호, (주)바이오뉴트리젠

● 감의 과즙을 유효성분으로 함유하는 약제학적 조성물 및 식품첨가제 : 본 발명은 감의 과즙을 포함하

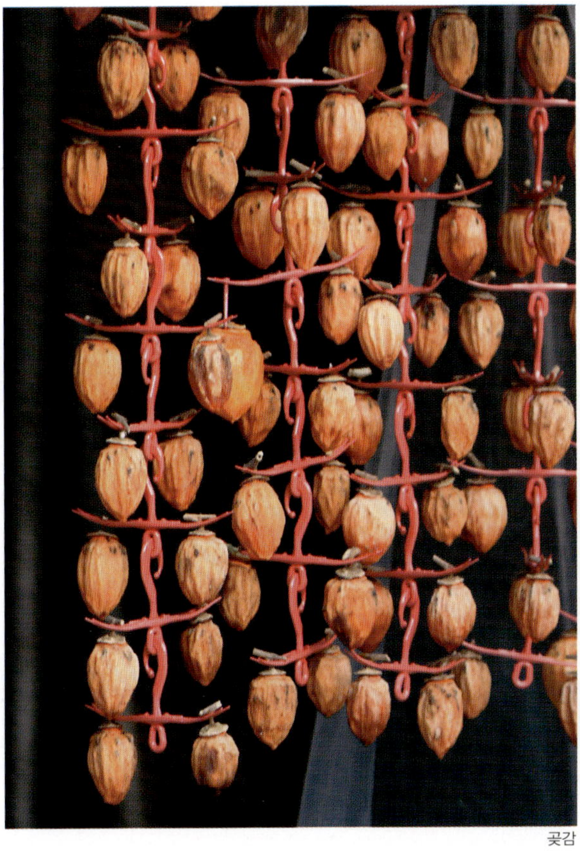

곶감

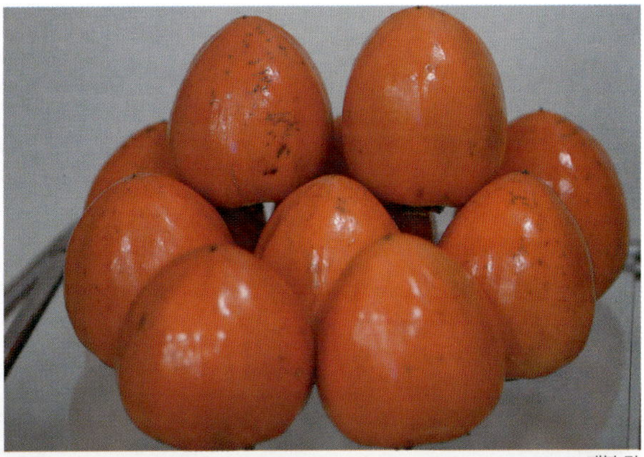

대봉 감

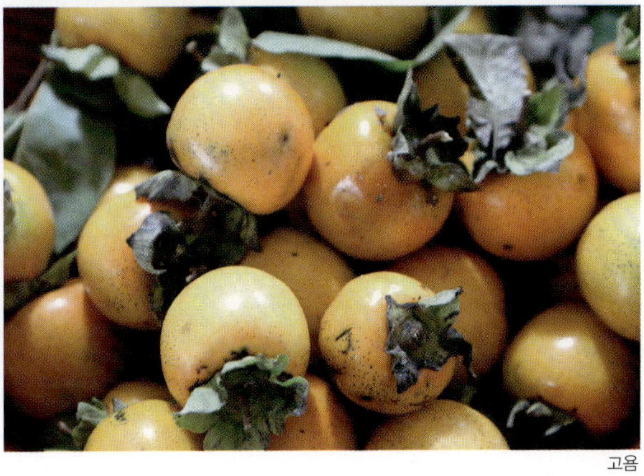

고욤

는, 흡연시 담배에 의한 독성을 해독하기 위한 조성물에 관한 것이다. 본 발명의 감의 과즙을 포함하는 조성물은 흡연시 체내로 흡수되는 니코틴의 대사를 촉진하고 니코틴 대사산물인 코티닌의 배설을 촉진하며, 흡연으로 인한 DNA 손상을 억제하고, 혈중 항산화비타민 및 유비퀴논의 농도를 증진시키는 효과가 있다. 본 발명의 조성물은 흡연과 관련된 질병을 예방, 개선 또는 치료를 위한 의약 또는 식품에 사용될 수 있다. 또한 본 발명의 조성물은 유비퀴논의 결핍으로 인한 질병의 예방, 개선 또는 치료를 위한 의약 또는 식품에 사용될 수 있다. – 특허공개 10-2011-0052952호, 경상남도

● 감추출물을 이용한 비누의 제조방법 : 본 발명은 수분함량이 12~15%인 비누베이스 주성분과, 향료, 색소, 살균제, 소염제, 산화방지제, 방부제에서 선택되는 적어도 1종 이상의 첨가물을 포함하는 비누 조성물을 압착 성형하여 비누를 제조하는 방법에 있어서, 상기 비누 조성물이 비누베이스 100중량부에 대하여 감에서 얻어진 감추출물 0.2 내지 5중량부 포함함을 특징으로 하는 비누의 제조방법을 제공함으로서 화학물질을 사용하지 않고 소취효과와 미생물 증식억제 효과뿐만 아니라 뛰어난 미백효과를 얻을 수 있는 감추출물을 이용한 비누의 제조방법을 제공한다. – 특허공개 10-2004-0017981호, (주)씨앤씨엘티디

● 감 시럽 첨가 고추장의 품질 특성감 시럽 첨가 고추장의 품질 특성 : 본 연구는 고추장 제조 방법에 감 시럽을 첨가하여 고추장의 품질과 관능적 특성을 높이려는 데 그 목적이 있다. 고추장에 감 시럽을 조청 쌀엿을 대신하여 0%, 10%, 20%, 30%, 40%를 첨가하여 시료로 준비하였다. 감 시럽의 첨가량이 증가할수록 할수록 수분 함량, 염도가 증가하였고, 반면에 L, a, b값, pH, 당도, 점도는 감소하였다. 특성 차이검사 결과 감 시럽의 첨가량이 증가할수록 윤기, 단맛은 유의적으로 강하다고 평가되었다. 기호도 검사 결과 감 시럽 30%를 첨가한 것이 맛, 텍스처, 전체적인 기호도

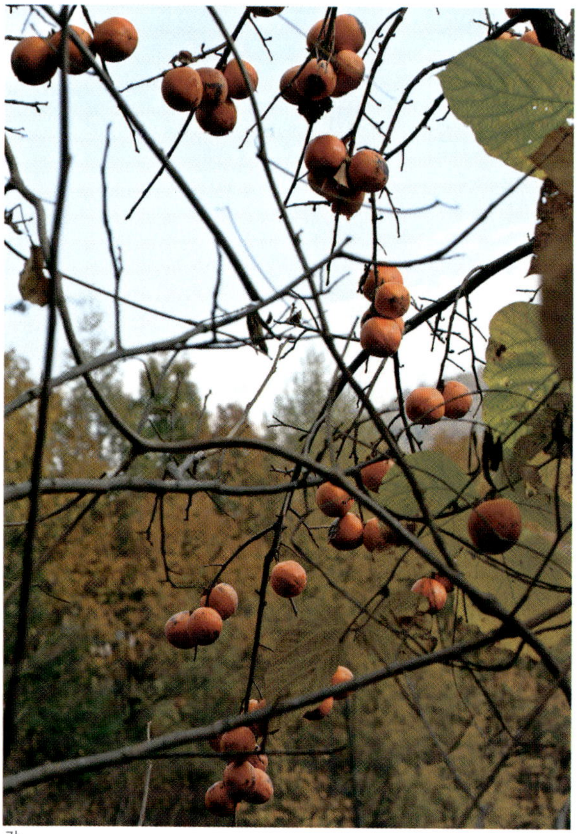
감

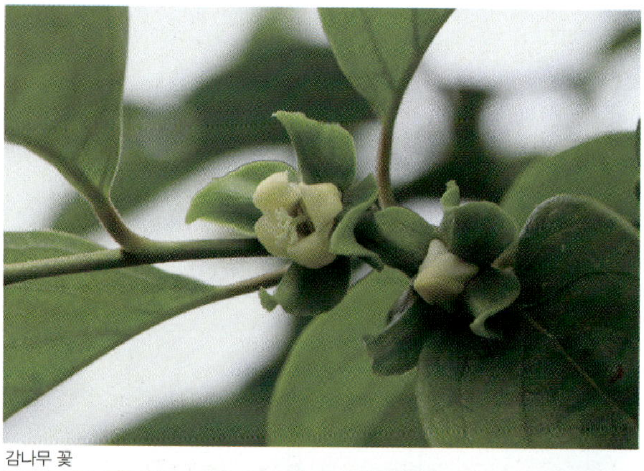
감나무 꽃

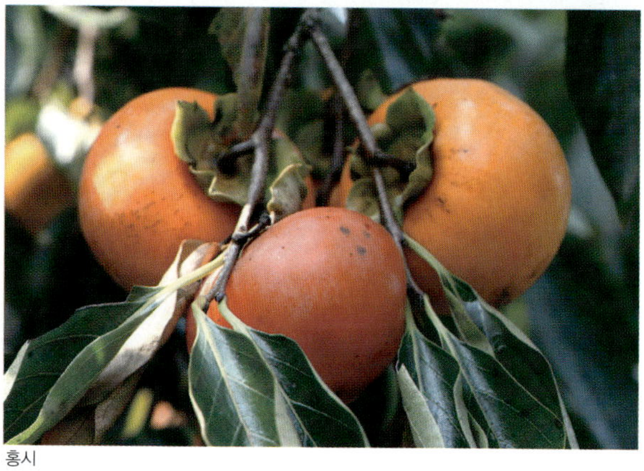
홍시

에서 가장 좋다고 평가되었다. 따라서 본 연구의 결과 고추장에 감 시럽을 첨가할 때에 감 시럽을 30%를 첨가하는 것이 가장 최적이라고 사료되었다. - 경희대학교 조리서비스경영학과 고준영 외 2, 한국조리학회지(2013. 1.)

● 감 과피 분말을 첨가한 식빵의 품질 특성 : 본 연구는 곶감의 부산물인 감 과피를 효율적으로 이용하기 위하여 감 과피 첨가에 따른 제빵적성과 품질특성을 조사하여 감 과피의 식품에의 적용 가능성을 알아보고자 하였다. 감 식빵 제조는 감 과피를 열풍건조기(50°C, 48hr)로 완전히 건조한 후 분쇄한 후 20mesh로 분말화하였으며 감 과피 첨가비율은 0, 4, 6 및 8%로 하였다. 감 과피 식빵의 수분활성도를 측정한 결과 저장기간이 증가할수록 모두 수분손실로 감소하였으며 대조군보다 처리군의 감소의 폭이 좁았다. 식빵의 무게는 첨가량이 증가함에 따라 증가하였으며 부피는 대조군과 첨가군 모두에서 조금 작아지는 경향을 보였다. RVA를 측정한 결과 점도의 특성에서 호화온도는 대조군이 가장 낮았고 최고점도, 최저점도, 강하점도는 대조군에 비해 감 과피 첨가 비율에 따라 감소하는 경향이었다. 색도의 변화에 있어서는 감 과피 첨가 비율이 증가할수록 L값은 점차 낮아졌으며 a값 및 b값은 오히려 증가하였다. 텍스처의 변화는 경도, 탄력성, 응집성, 점착성 및 씹힙성 모두에서 감 과피 첨가 비율이 증가할수록 높은 값을 나타내었으나 대조군보다는 낮은 값을 나타내었다. 관능검사를 조사한 결과 감 과피의 특유의 질감으로 대조군에 비해 씹힘성과 씹은 후 이물감 항목에서 낮은 평가를 받았으나 보통 이상의 점수를 받아 이용성이 가능할 것으로 나타났다. 그 외 항목인 색, 향미, 촉촉한 정도, 맛, 종합적인 기호도에서는 대조군에 비해 감 과피 첨가군이 더 높은 점수를 받았다. 전반적으로 감 과피 4%와 6% 첨가군에서 높게 평가되어 감 과피를 식빵 에 첨가할 경우 감 과피 4~6% 첨가하는 것을 가장 선호하는 것으로 나타났다. - 농촌진흥청 농식품자원부 신동선 외 3, 한국식품조리과학회지(2011. 10)

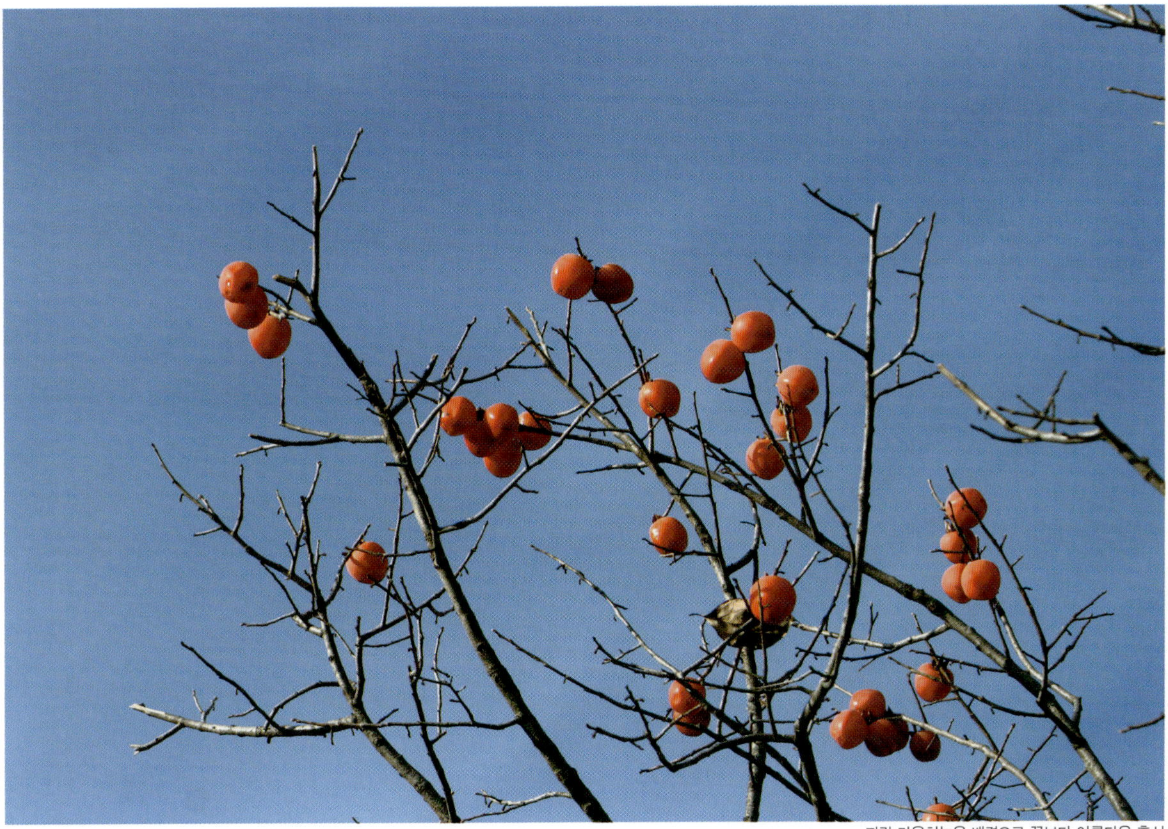
파란 가을하늘을 배경으로 꽃보다 아름다운 홍시

구아바

도금양과 / *Psidium guajava* L.
영명 Guava Common, Guava Yellow, Common guava

향긋하고 달콤한 향이 특징인 초록 빛깔의 구아바는 열대 아메리카가 원산지이며, 아열대 지방까지 널리 분포되어 있다. 과육은 즙이 많고, 단맛과 신맛이 나며, 비타민 C와 펙틴, 철분을 많이 함유하고 있다. 날것 그대로 먹거나, 주스 · 잼 · 젤리 · 통조림 · 치즈 등으로 가공하여 이용한다.

구아바 나무는 키 3~7m의 관목 또는 교목이다. 긴 타원형 모양의 가죽질 잎은 마주나는데, 잎을 누르면 진한 향기가 난다. 꽃잎이 4개씩 달리는 흰색 꽃은 보통 1개씩 잎겨드랑이에서 피는데, 더러 2~3개가 함께 피기도 한다. 달걀 모양의 열매는 길이가 5~12㎝가량 된다. 익으면 연한 붉은색을 띠고 향기가 나며, 속에 작고 단단한 씨가 들어 있다.

잎에는 비타민 C · 비타민 U · 마그네슘 · 칼륨 · 탄닌 등이 들어 있다. 탄닌은 변비와 설사를 예방하고, 비타민 U는 위염 · 위궤양 개선 효과가 있다. 잎을 말려서 차로 만들어 마시면 면역력이 강화되고 항암 효과가 있다고 한다. 가나에서는 잎과 레몬그라스 lemongrass를 함께 끓여 기침 치료제로 약용한다. 생잎을 씹으면 치통이 가라앉고, 설익은 열매를 은은한 불에 끓여 먹으면 대변을 부드럽게 하여 변비에 좋다. 뿌리는 걸쭉하게 끓여 이질 치료에 쓴다.

구아바는 '스토로베리 구아바strawberry guava' 또는 '캐틀리 구아바cattely guava'라고도 한다. 구아바의 잎이나 과일은 일반 구아바(P. guajava)와 다른 종으로 구분된다. 의약으로서의 중요성 및 좋은 품질 때문에 구아바는 세계적으로 다양한 지역에서 재배되고 우리나라의 제주도에서도 재배되고 있다. 구아바 잎 추출물은 고농도로 성장하는 스트렙토코커스 Streptococcus 변이체를 사멸시키는 것으로 보고되었다(Brighenti et al., 2008). 면역 반응성을 증명하는 몇 가지 타입의 이소플라보노이드가 구아바(P. littorale) 잎에서 검출되었고(Lapcik et al., 2005), 200종 이상의 휘발성 화합물이 구아바(P. cattleianum) 과일 오일에서 이미 확인되었다(Pino, Marbot & Vazquez, 2001). 일반 구아바의 과일과 잎은 항산화, 간세포 보호, 항-알러지, 항균, 항유전독성, 항변형체, 심장활성, 항감기, 항당뇨, 항-염증 및 항암 효과가 있는 것으로 알려져 있다(특허공개 10-2012-0008351호 명세서 참조).

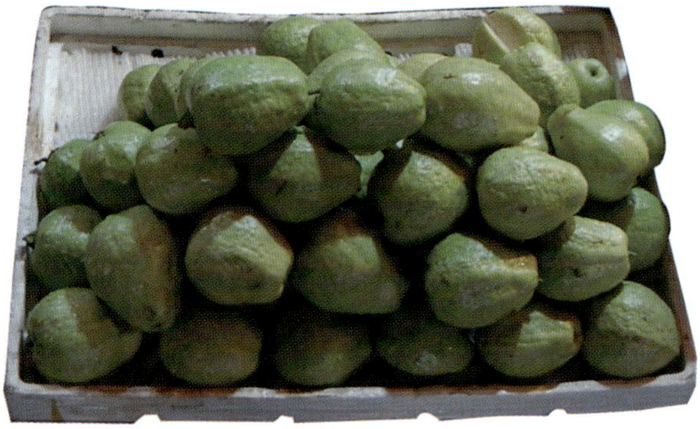

특허 · 논문

● 구아바로부터 항균활성 물질의 수득방법과 그 항균활성 물질을 포함하는 아토피 피부염, 무좀, 대장균 감염 억제용 조성물 : 본 발명은 구아바 잎으로부터 아토피 피부염, 대장균, 무좀균 억제에 효과를 나타내는 항균활성 물질을 효과적으로 수득할 수 있는 방법과 그 방법에 따라 수득한 물질의 바람직한 용도에 관한 것이다. 본 발명에 따른 구아바로부터 항균활성 물질의 수득방법은, 구아바(Psidium guajava) 잎을 메탄올(MeOH)에 침출하는 제1단계; 제1단계의 침출여액을 감압 농축한 후 증류수로 현탁하는 제2단계; 제2단계의 현탁액에 헥산(Hexane)을 가하여 헥산 분획물과 분리여액으로 분리하는 제3단계; 제3단계의 분리여액에 클로로포름(Chloroform)을 가하여 클로로포름 분획물과 분리여액으로 분리하는 제4단계; 제4단계의 분리여액에 부탄올(Butanol)을 가

하여 부탄올 분획물을 분리하고 부탄올 분획물을 수득하는 제5단계;를 포함하여 이루어지는 것을 특징으로 한다. 이와 같은 방법에 따라 구아바로부터 수득한 항균활성 물질은, 아토피 피부염, 무좀, 내장균 감염을 억제하기 위한 각종 조성물(약학 제제, 화장품, 식품 등) 제조에 효과적으로 이용할 수 있다. – 특허등록 제1007929호, 한국국제대학교 산학협력단

● **항당뇨 효과를 나타내는 발효구아바 조성물** : 본 발명의 미생물 발효에 의해 제조된 발효구아바 조성물의 제조 방법은, 구아바 분말에 당분을 첨가하여 혼합한 다음, 가수하고, 멸균한 후 젖산균, 효모, 바실러스 중 단일종 또는 2종 이상의 미생물을 접종하고 배양하여 발효구아바 조성물을 제조하는 것으로 구성된다. 본 발명의 발효구아바 조성물 또는 그 건조분말은, 당뇨병의 증상인 혈당 상승의 억제 및 강하, 췌장기능 증진, 인슐린 분비 촉진, 항염증 등의 효과를 나타내며, 또한 의약품, 건강보조식품, 식품, 향장품, 사료첨가제 등의 원료 또는 첨가제 등으로 사용할 수 있다. – 특허등록 제661334호, 문**

● **구아바와 야콘을 이용한 당뇨 치료용 조성물 및 그 제조 방법** : 본 발명은 구아바 잎과 열매에 야콘 잎과 열매를 혼합시킴으로써, 구아바에 부족한 식이섬유 및 미네랄 성분을 보충하여 당뇨병을 치료하는 동시에 비만개선과 노화방지에도 탁월한 효과를 얻을 수 있는 당뇨치료용 조성물 및 그 제조 방법에 관한 것이다. 본 발명에 따르면, 구아바 잎 75~84중량%, 야콘 잎 5~24.8중량%, 미성숙 구아바 열매즙과 야콘 열매즙 0.2~1중량%로 조성되어 있음을 특징으로 하는 구아바와 야콘을 이용한 당뇨치료용 조성물과; 절단단계, 가열단계, 혼합단계, 건조단계를 거쳐서 조성됨을 특징으로 하는 구아바와 야콘을 이용한 당뇨치료용 조성물 제조 방법이 제공된다. – 특허공개 10-2004-0066768호, 홍**

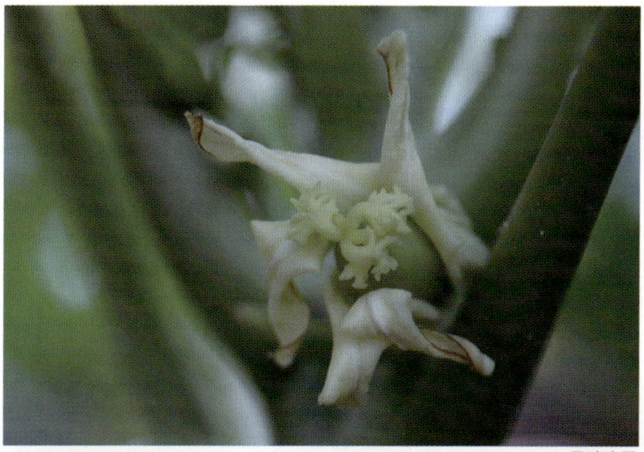
구아바 꽃

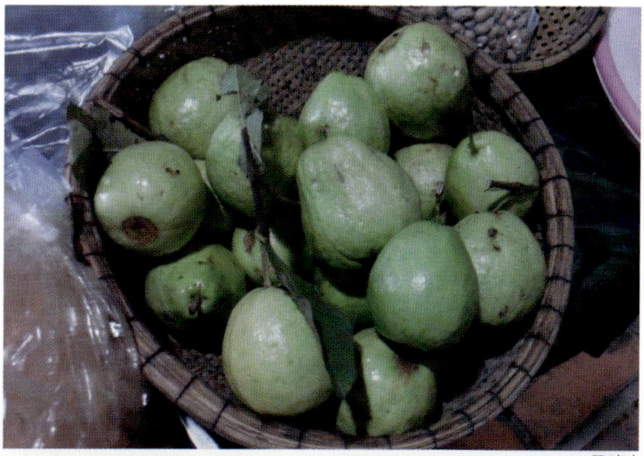
구아바

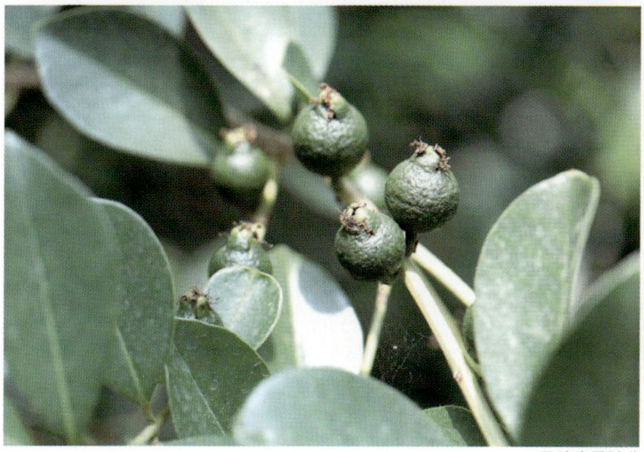
구아바 풋열매

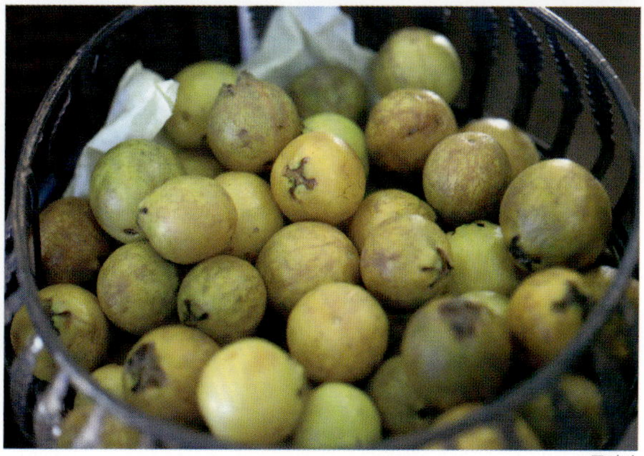
구아바

귤

운향과 / Citrus unshiu S.Marcov.
약명 진피陳皮, 감자柑子, 청피靑皮, 청귤엽靑橘葉
이명 밀감, 감귤

귤은 겨울철의 대표적인 비타민 공급원으로, 한때는 쌀보다 비싼 과일이었다. 상대적으로 다루기 쉽고 껍질을 벗기기가 쉬워 남녀노소 누구나 즐겨 먹는데, 비타민 C가 풍부하여 피로 해소 효과가 크고, 감기를 예방하며 피부 미용에도 좋다. 열매는 주로 생식하며, 주스 · 잼 · 마멀레이드로도 가공하여 이용한다. 감귤류는 전체적으로 비타민 C를 많이 함유하고 있는 것이 특징으로, 중간 크기의 것을 3~4개 먹으면 1일 비타민 C 섭취 표준량인 100㎎을 채울 수 있다. 또한 속껍질 부분에는 모세혈관을 강화함으로써 동맥경화를 예방해 주는 비타민 P가 들어 있다. 비타민 P는 바이오플라보노이드biofavonoids의 성분인 루틴rutin · 헤스페리딘hesperidin · 퀴세틴quercetin · 시트린citrin · 플라본flavone · 플라보날flavonal 등을 총칭하는 말로, 비타민 C의 기능을 향상시키는 성분이다.

귤은 특히 항산화력이 베타카로틴보다 강한 베타크립토잔틴β-cryptoxanthin이 매우 풍부하게 들어 있다. 또한 쓴맛 성분인 리모넨limonene과 텔페노이드terpenoid는 항암 성분으로, 비타민 C · E의 항산화력을 강화하여 뇌졸중과 심장병 예방에 효과를 보인다. 속껍질에 함유된 수용성 식이섬유인 펙틴은 변비를 개선하고 콜레스테롤과 혈당치의 상승을 억제하여 당뇨병을 예방한다.

귤나무는 운향과의 상록활엽소교목으로, 원산지는 인도 · 동남아시아로 추정된다. 우리나라에서는 주로 제주도에서 온주밀감 품종을 재배한다. 6월에 흰 꽃이 피고, 열매는 10월에 성숙하여 노랗게 익는다.

말린 귤껍질을 '진피陳皮'라고 하여, 한방에서는 약재로 이용하고, 일본에서는 '시치미 토가라시七味 唐辛子'라는 향신료의 원료로 이용한다. 케이크나 경단의 향을 내는 데도 사용한다. 민간요법으로, 귤껍질을 뚜껑 있는 찻잔에 넣고 설탕을 조금 넣은 뒤 끓는 물을 붓고 10여분 쯤 지나서 마시면 감기 치료 효과가 있다. 생강과 함께 먹으면 구토가 멎고 소화력이 생긴다.

고서古書 · 의서醫書에서 밝히는 효능

방약합편 진피陳皮는 맛이 달고 성질이 따뜻하다[味甘 性溫]. 순기順氣하는 데 효력效力이 있으며, 비脾를 조화調和시킴에는 유백[留白 : 귤껍질 안쪽에 붙은 흰 부분을 긁어 버리지 않고 그대로 쓰는 것]하고, 담痰에는 취홍[取紅 : 흰 부분을 긁어 버리고 붉은 겉부분만을 쓰는 것]한다.

동의보감 성질은 차며, 맛은 쓰고 독이 없다. 간肝의 오랜 열기로 두 눈에 피가 지고 부으면서 아픈 것과 바람을 맞으면 눈물이 계속 흐르는 것을 낫게 하며 눈에 생기는 푸른 예막瞖膜, 흰 예막을 없앤다. 눈을 씻으면 정기를 보하고 눈을 밝게 한다. 열리熱痢와

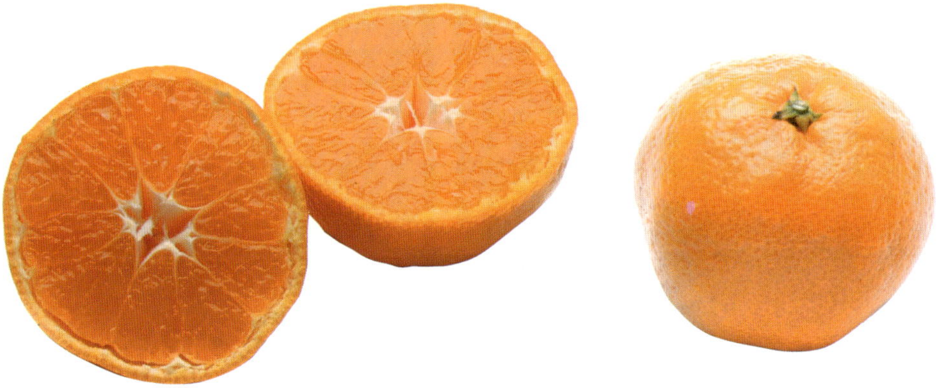

부인의 대하, 어린이의 열을 겸한 간질을 낫게 한다.

특허 · 논문

● 귤 표면에서 분리한 신규한 포마 종 균주 및 이로부터 생산되는 섬유소 분해 효소 및 베타글루코시다아제 : 본 발명은 신규한 포마 종 균주, 상기 균주에서 생산되는 홍조류를 포함한 섬유소계 바이오매스 유래의 섬유소 분해 효소, 이를 유효성분으로 포함하는 홍조류를 포함한 섬유소계 바이오매스에서 분리된 섬유소 분해용 조성물, 이를 이용한 홍조류를 포함한 섬유소계 바이오매스에서 분리된 섬유소 분해 방법, 및 상기 방법에 의해 바이오 에탄올을 제조하는 방법에 관한 것이다. 또한 상기 균주에서 분리 정제된 베타글루코시다아제에 관한 것이다. 본 발명에 따른 신규한 균주는 홍조류인 겔리디움 아만시를 포함한 섬유소계 바이오매스로부터 고효율의 에탄올 발효를 위해 산 당화 후 잔존하는 섬유소를 효율적으로 가수분해할 수 있는 효소 분해 시스템을 개발할 수 있으므로 바이오 연료 산업에서 매우 유용하게 활용될 수 있을 것이다. – 특허등록 제1236558호, 한국생산기술연구원

● 귤외과피를 이용한 귤커피 및 귤차의 제조방법 : 본 발명은 귤외과피를 이용한 귤커피 및 귤차의 제조방법에 관한 것이다. 본 발명의 귤외과피를 이용한 귤커피의 제조방법은, 귤, 커피분말, 설탕을 준비하는 제1공정, 준비한 귤의 겉껍질인 외과피를 분리하는 제2공정, 분리한 외과피에 설탕을 넣은 후, 이를 5~30℃에서 10~40일 동안 숙성시킨 후, 이를 압착하여 액을 짜낸다음 여과하여 걸러진 액을 감압증류 농축하여 귤외과피농축액을 제조하는 제3공정, 제3공정에서 제조한 귤외과피농축액을 건조시킨 다음, 분쇄하여 귤외과피고형물분말을 제조하는 제4공정, 제4공정에서 제조한 귤외과피고형물분말과 준비해 둔 커피분말과 설탕을 혼합하여 귤커피를 제조하는

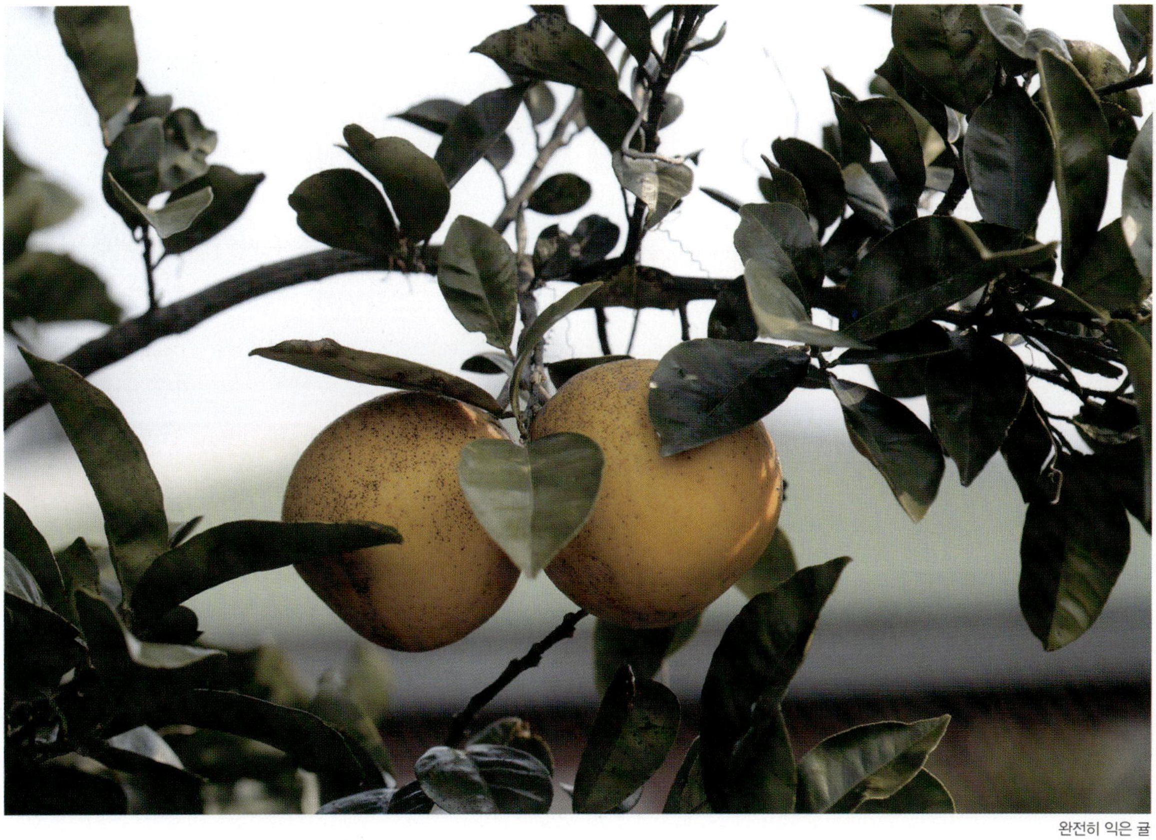

완전히 익은 귤

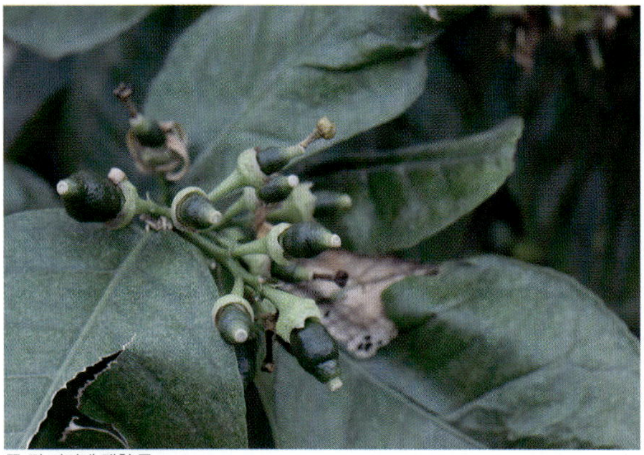
꽃 진 자리에 맺힌 귤

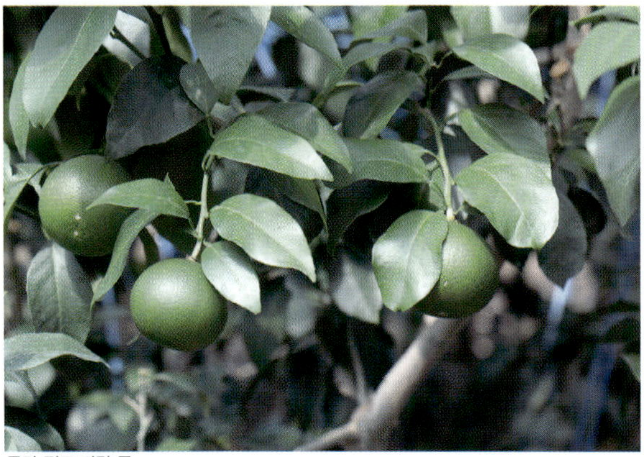
중간 정도 자란 귤

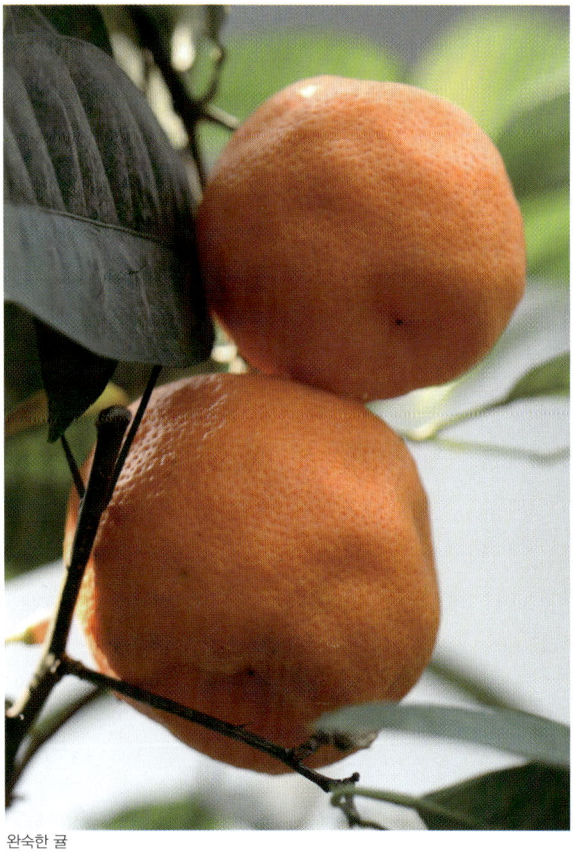
완숙한 귤

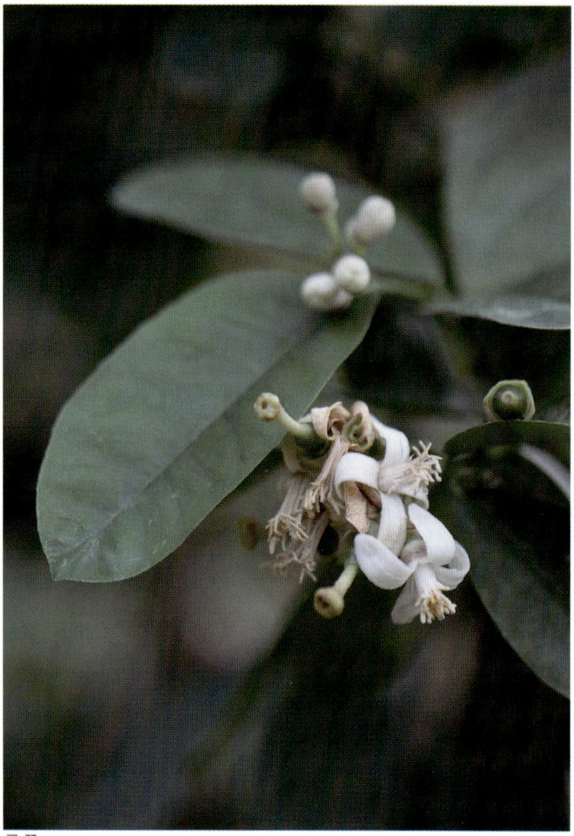
귤 꽃

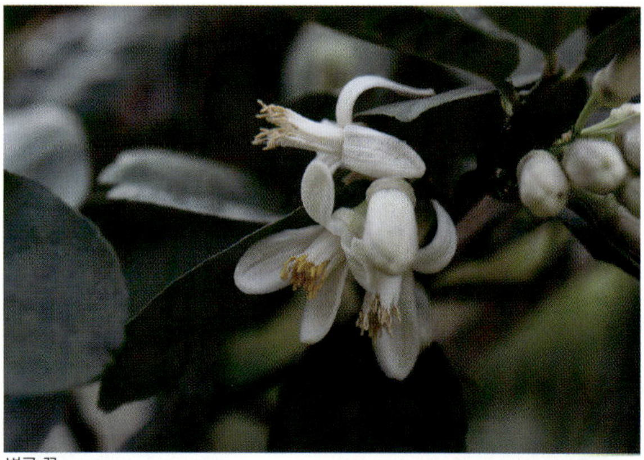
병귤 꽃

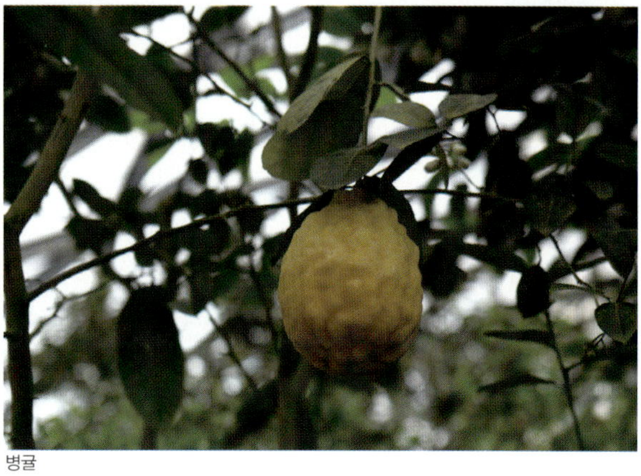
병귤

제5공정으로 구성된다. 본 발명에 의해, 원료비용을 절감할 수 있는 귤외과피를 이용함으로써 경제적으로 적합하면서 귤외과피 특유의 맛과 향이 잘 어우러져 소비자들이 선호할 수 있는 귤커피 및 귤차의 제조방법이 제공된다. – 특허등록 제1014568호, 박**외 1

● **감귤의 Bioflavonoids 분리, 정제 및 혈압강하효과** : 냉동 건조한 귤(Citrus sinensis)의 껍질로부터 methanol과 butanol추출물인 crude bioflavonoids를 건조중량으로 최초 시료대비 약 0.26%의 수율을 얻을 수 있었다. 이 crude bioflavonoids를 gel filtration, HPLC를 이용하여 분리, 정제하였고 TLC, HPLC, UV spectrum, NMR spectral analysis를 통해 narirutin과 hesperidin으로 동정할 수 있었다. 또한 HPLC 정량분석 결과, narirutin과 hesperidin은 crude bioflavonoids의 g당 42㎎과 530㎎을 얻을 수 있었으며 귤 껍질의 주요 bioflavonoid는 hesperidin으로 판명되었다. 한편 실험동물인 Sprague-Dawley종의 흰쥐를 대상으로 혈압 변화를 측정한 결과 귤 껍질의 주요 bioflavonoid성분인 hesperidin은 약물 투여 후 유의성있게 ($p < 0.001$) 혈압 저하효과가 있음을 관찰할 수 있었다. – 한림대학교 한국영양연구소 손흥수외 3, 한국식품영양과학회지(1992. 5. 9)

● **신규 아세토박터 속 SEA623-2 균주, 귤 식초 및 이의 제조 방법** : 본 발명은 신규 아세토박터 속 SEA623-2 균주, 귤 식초 및 그 제조방법에 관한 발명으로서, 상기 균주를 이용하여 제조한 플라보노이드 성분이 풍부한 귤 식초에 관한 것이다. 이러한 본 발명의 귤 식초는 기존의 양조 식초의 제작시 초산 발효에 사용되었던 균주를 사용한 경우보다 나린제닌 및 헤스페레틴 등 플라보노이드 성분이 풍부한 식초를 제공할 수 있을 뿐만 아니라, 이를 이용한 다양한 건강식품을 제공할 수 있다. – 특허등록 제1451706, 대한민국(농촌진흥청장)

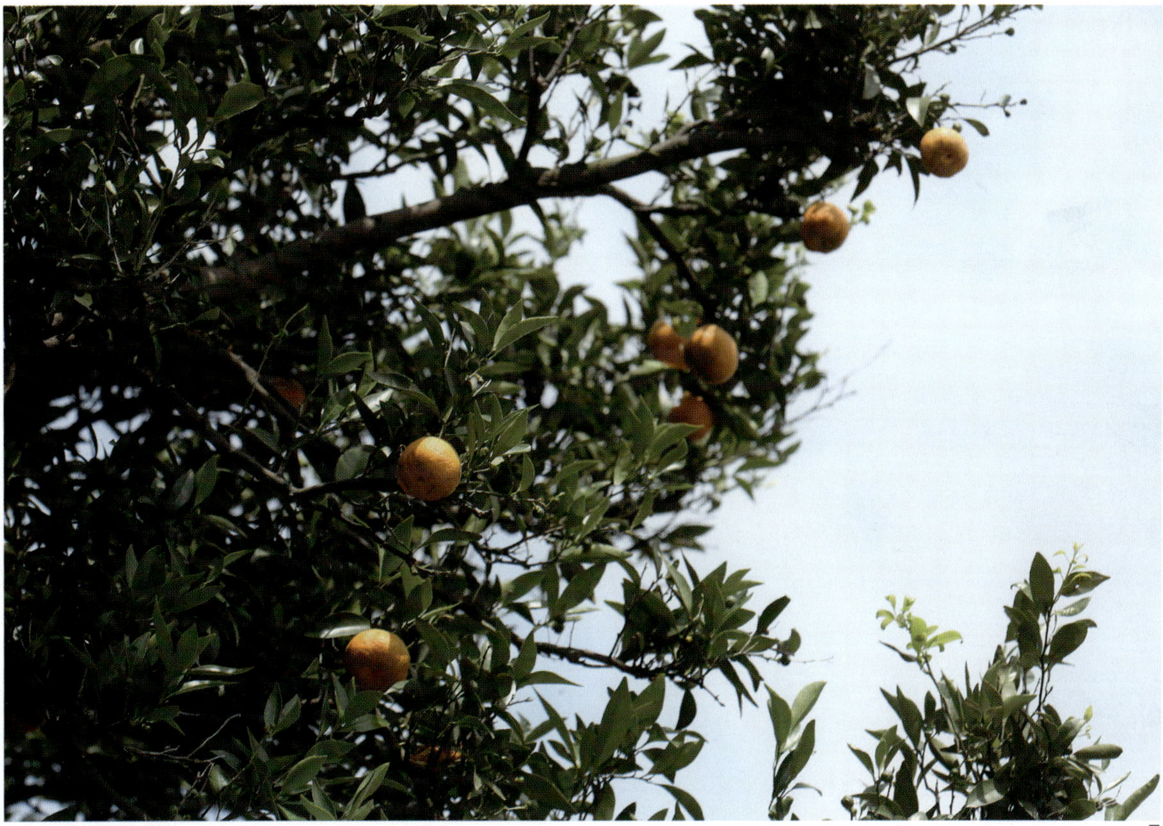

귤

귤 - 한라봉

운향과 / *Citrus reticulata* cv. Siranui (Kiyomi × Ponkan)
영명 Dekopon
이명 부지화不知火(일본)

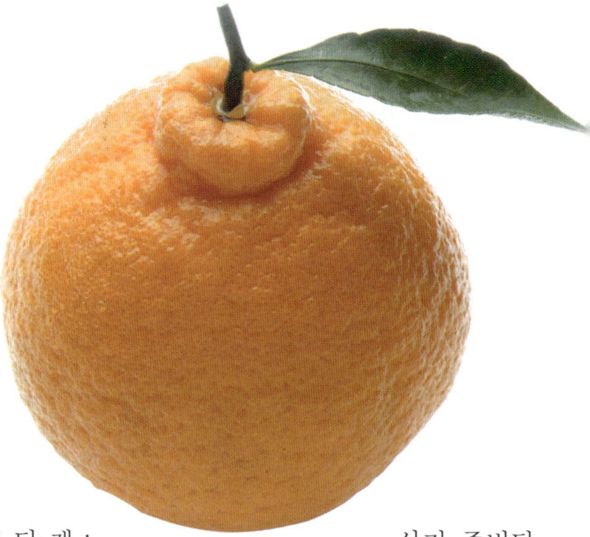

한라봉은 1972년에 일본 농림수산성과수시험장에서 청견에 폰칸3호를 교배하여 육성한 만다린계의 교잡종이다. 우리나라에서는 1990년 전후에 제주도에서 처음 재배하면서 일본 이름 그대로 '부지화不知火' 또는 데코폰이라고 불렀는데, 이후 열매 꼭지가 한라산 백록담을 닮았다고 하여 '한라봉'이라는 이름을 붙였다. 열매가 큰 만큼 과육도 풍부하고 즙이 많다. 육질이 부드러우며 향기가 좋고 단맛이 강하여 인기가 많다. 두터운 껍질은 감촉이 거칠지만 잘 벗겨진다.

열매 모양은 잎자루 부분에 꼭지가 튀어나온 것에서부터 튀어나오지 않은 것까지 다양하고, 대체로 크기와 모양이 고르지 않다. 열매가 맺히고 성숙하는 과정은 옅은 녹색이다가 10월 중순부터 색깔이 변하기 시작하여 12월 초에 주황색으로 익는다.

특허 · 논문

● 항산화 활성 및 아세틸콜린에스트라아제 저해능을 가지는 한라봉 추출물의 용도 : 본 발명은 한라봉(paprika) 추출물을 유효성분으로 함유하는 조성물에 관한 것으로, 보다 구체적으로는 항산화 활성 및 알츠하이머에 효과가 있는 아세틸콜린에스트라아제(AChE) 저해능을 가지는 한라봉 추출물을 함유하는 산화 관련 질환 예방 및 치료용 약학조성물 또는 건강 기능성 식품에 관한 것이다. 특히, 한라봉는 누구나 쉽게 구입할 수 있는 식품으로서, 생약 성분인 바, 장기간 복용하여도 부작용을 초래하지 않는다. – 특허공개 10-2013-0113164호, 순천대학교 산학협력단

● 한라봉을 함유한 맛김의 제조 방법 및 그 방법으로 제조된 맛김 : 본 발명에 의한 한라봉을 함유한 맛김의 제조 방법은 건조된 평편한 김을 준비함과 아울러 한라봉의 과육과 감귤의 과육 중의 어느 하나 이상을 건조한 후에 분쇄하여 과육분말을 준비하는 준비 단 계 ; 상기 준비단계에서 준비된 과육 분말 1부피% ~3부피%와 소금가루 1부피%~3부피%, 참기름과 들기름 중의 하나의 기름 3부피%~7부피%를 혼합한 조미 도포물을 김 91부피%~95부피%의 표면에 도포하는 조미 단계; 상기 조미 단계에서 조미 도포물을 도포한 김을 120℃~140℃ 마그마 원석판으로 3~5초 동안 굽는 김굽기 단계; 를 포함하여 이루어진다. 따라서 본 발명에 의한 제조 방법으로 제조된 맛김은 한라봉 과육과 감귤 과육을 건조하여 분말화한 과육 분말을 참기름 등과 함께 김의 표면에 도포하기 때문에, 한라봉과 감귤에 함유된 유익한 성분과 맛을 김과 함께 용이하게 풍미할 수 있는 등의 효과를 발휘한다. – 특허등록 제1116417호, 지**

● 한라봉과 찰보리쌀을 주재료로 하는 고추장의 제조방법 : 본 발명은 제주도에서 생산되는 한라봉과 찰보리쌀을 혼합하여 주원료로 하고 매실을 추가하여 고춧가루와 혼합하여 발효시키는 제법을 통해 한라봉과 찰보리쌀 특유의 맛과 영양성을 살리고 매실의 약성과 향미를 느낄 수 있는 영양 고추장을 제조하는 것으로, 한라봉가열물과 매실엑기스 찰보리쌀 당화물을 혼합한 것에 고춧가루와 소금을 넣고 교반

하여 항아리에 담아 밀봉하여 20~25℃에서 30일간 숙성시킴으로써 숙성 과정에서 고추의 매운맛이 완화되면서 찰보리쌀과 한라봉과 매실엑기스와 혼연일체가 되는 조합을 통해 영양성분과 향과 맛이 기존고추장보다 양호한 영양고추장을 만들 수 있고, 메주가 들어가지 않기 때문에 잡내음이 없는 영양고추장을 제조하는 것이다. - 특허등록 제1040646호, 정**

● 한라봉 꽃 추출물을 이용한 항염증제 조성물 : 본 발명은 한라봉 꽃 추출물을 이용한 항염증제 조성물을 개시한다. 구체적으로 본 발명은 NO 생성 억제 활성, iNOS 및 COX-2 생성 억제 활성, 염증성 사이토카인의 생성 억제 활성 및 PGE2의 생성 억제 활성을 가지는 한라봉 꽃 추출물을 이용한 항염증제 조성물을 개시한다. - 특허등록 제1396572호, 주식회사 제주사랑농수산

● 한라봉 분말을 첨가한 식빵의 제빵 특성과 소비자 검사 : 한라봉 분말 2%, 4%, 6% 및 8%를 대체한 식빵을 제조하고 물리적 관능적 특성을 조사하였다. 식빵 반죽의 pH는 대조군이 5.65를 나타내었고 한라봉 분말 대체량이 증가할수록 유의적으로 낮아졌으며($p<0.05$), 총산도는 이와 반대의 결과를 나타내었다. 반죽의 발효 팽창력은 실험군 모두 시간이 지날 60분에서 대조군이 98.67%로 가장 높게 나타났다. 식빵의 비용적과 굽기 손실률은 분말 대체량이 증가할수록 낮아졌다($p<0.05$). 식빵의 수분 함량은 실험군이 40.61~41.83%로 유의적인 차이를 나타내지 않았다($p>0.05$). 수분 활성도는 분말 대체량이 증가할수록 유의적으로 증가하였다($p<0.05$). 식빵 crust의 명도는 대체량이 증가할수록 유의적으로 낮아졌으며($p<0.05$), 황색도는 2% 대체군이 가장 높은값을 나타냈다. Crumb의 명도는 분말 대체량이 증가할수록 유의적으로 낮아졌으며($p<0.05$), 적색도와 황색도는 유의적으로 높아졌다($p<0.05$). 조직감 측정에서는 견고성과 부서짐성은 분말 대체량이 증가할수록 높아졌다($p<0.05$). 관능검사 결과는 분말 대체량이 증가함에 따라 귤향, 쓴맛, 떫은맛 및 이취가 유의적으로 증가하였다($p<0.05$). 또한 색, 향, 부드러움 및 종합적인 기호도에서는 대조군이 가장 높은 점수를 나타내었고, 2%와 4% 대체군은 보통 이상의 점수를 나타내었다. 종합적인 실험 결과, 한라봉 분말을 첨가한 식빵 제조 시 2~4%로 대체가 최적 배합비로 사료되었다. - 순천대학교 식품영양학과 빙동주 외 1, 한국식품영양과학회지(2013. 2)

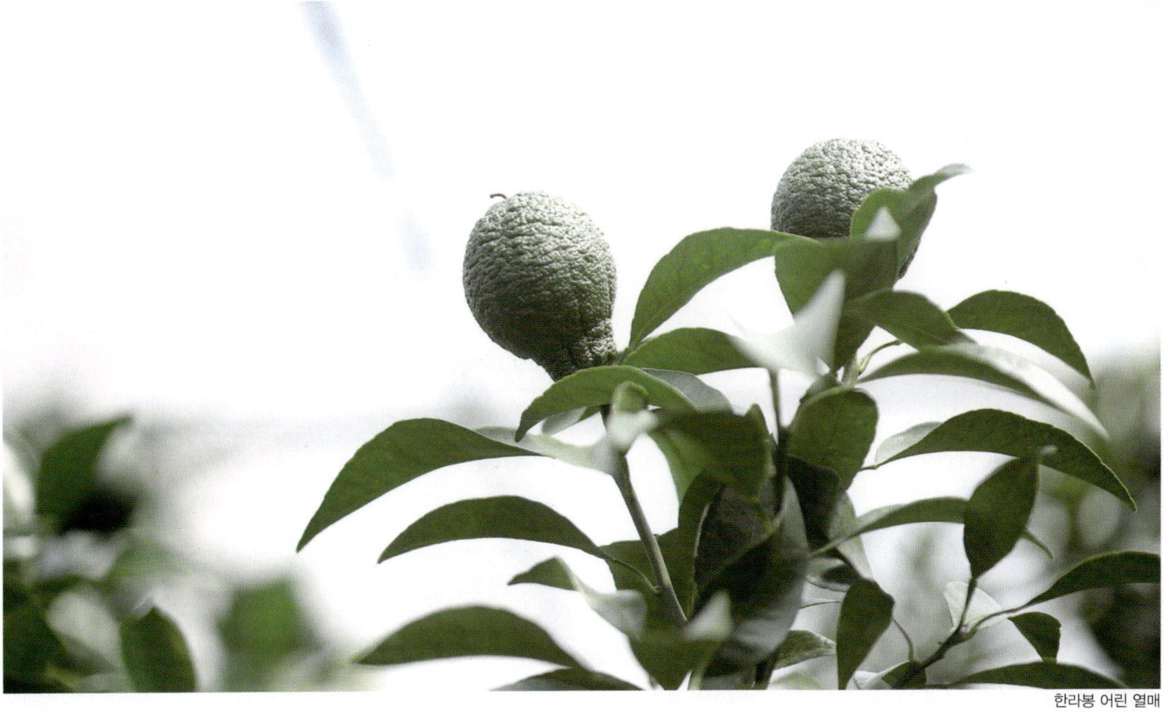

한라봉 어린 열매

그라비올라

포포나무과 / *Anona muricata* L.
이명 그라비올라 , 샤워숍, 구아바노

그라비올라는 길이 20㎝에 무게가 4㎏까지 나가며, 녹색 껍질에 가시가 많은 열대 과일이다. 흰 과육은 망고와 파인애플을 섞어 놓은 맛이 나며 향기가 진하다. 과일 즙을 내어 아이스크림·음료수 등을 만든다.

그라비올라 나무는 인도·필리핀·남아메리카 등지에서 오래전부터 재배해 왔다. 키는 8m 정도 되고, 상록성의 타원형 잎은 길이가 13㎝ 정도 된다. 현지인들은 그라비올라 잎을 뜨거운 물에 우려내 차로 마시는데 고혈압과 암을 예방한다고 한다. 섬유질·단백질·비타민은 물론 파이토케미컬이 풍부하여 염증성 질환 치료에 효과적이다. 뿌리에는 독성이 있으므로 주의해야 한다. 그라비올라 잎을 우려낸 물로 만든 비누나 미스트는 피부 미용 효과가 있다.

그라비올라에 대한 연구는 15세기부터 시작되었으며, 20세기에 그라비올라의 잎, 열매, 줄기 및 씨앗으로부터 추출한 진액이 다양한 병원체에 대한 저항 효과가 있고, 나무껍질은 항균 작용이 있다는 것이 많은 실험에서 입증되었다. 그라비올라의 잎과 줄기에서 '아노나세오스 아세트게닌Annonaceous Acetogenin'이라는 항암 효과가 있는 세포독성 물질을 발견했다.

그라비올라에 대한 중요한 연구는 공적자금 500만 달러가 투입된 미국의 퍼듀 대학의 연구에서 밝혀졌다. Memorial Sloan-Kettering Cancer Center에 따르면, 그라비올라 추출물은 항암·항바이러스·기생충 구제·염증 억제·당뇨 개선 효과가 있다. 암 치료와 관련한 시험관 연구(In Vitro)에서 그라비올라의 잎과 줄기에서 추출한 '아노나세오스 아세트게닌' 등의 활성물질이 유방암·난소암·대장암·전립선암·간암·폐암·취장암 및 림프종 등 12종의 암세포를 사멸하는 것으로 나타났다.

2008년 NCI(National Cancer Institute : 미국국립암연구소)가 지원한 퍼듀 대학의 보고서에서 그라비올라 잎

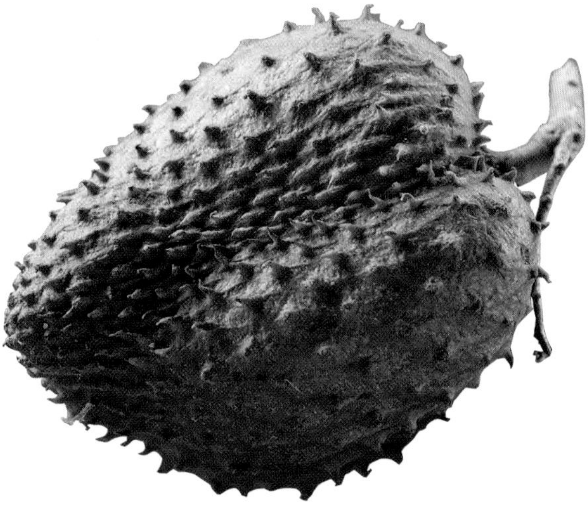

추출물이 six human-cell lines 사이의 암세포를 죽이며, 특히 전립선암과 췌장암에 효과가 있다고 밝혔다. 우리나라 카톨릭대학교에서는 그라비올라 추출물이 유방암과 대장암에 사용되는 항암제인 아드리아미신Adriamycin보다 나은 세포 독성을 가지고 있다고 했으며, 《*The Journal of Natural Products*》에 발표된 또 다른 연구에서는 아드리아마이신의 1만 배 효과가 있다고 보고하였다. 우리나라의 또 다른 연구는 그라비올라 추출물은 아드리아마이신과 달리 정상 세포에 부정적인 영향이 없었다고 보고하였다.

1997년 퍼듀 대학의 연구는 그라비올라 약품이 화학요법 후 내성을 가진 암세포도 공격한다고 밝혔다. 퍼듀 대학 선임연구원 Dr. Jerry McLaughlin는 화학요법제가 기능하기 전에 이를 물리치는 P-glycoprotein pump를 암세포가 만들어 내는데, Anona 약품은 이를 무시하고 암세포를 죽인다고 설명했다. 또한 연구진들은 기생충이나 바이러스, 곰팡이 및 수종의 암세포주에 대한 특이한 작용들을 발견했다.

2011년 6월, 버지니아 공대 연구진은 《*Nutrition and Cancer*》지를 통해 그라비올라의 식물성 화학물질이 유방암의 성장을 억제할 수 있다고 보고했다. 5주 동안의 쥐 실험에서 그라비올라 과일 추출물은 유

효 3일째에 4.40~5.63에서 3.83~3.94로 감소한 후에 발효 7일째까지 점차적으로 증가하였다. 발효가 진행됨에 따라 당도와 환원당은 모든 실험구에서 증가하다가 발효 2일 이후 감소하는 경향을 보였다. 색도 L값과 b값에서는 크랜베리 첨가량에 따른 유의적 차이가 보이지 않았지만 a값은 유의적 차이가 있었다($p<0.05$). DPPH free radical scavenging 활성과 총 플라보노이드 함량은 크랜베리 첨가구가 무첨가구보다 유의적으로 높은 경향을 나타냈다($p<0.05$). 총 플라보노이드 함량은 발효 7일째에 무첨가구 41.00 μg/mL, 크랜베리 5%첨가구 46.00μg/mL, 크랜베리 10%첨가구 51.33μg/mL, 크랜베리 15%첨가구 56.00 μg/mL으로 모든 실험구에서 플라보노이드 함량이 증가하였다. ($p<0.05$). 발효 7일 후에 알코올 함량은 14.57~17.40%의 범위를 나타냈으며, 산도는 0.05~0.54%의 범위를 나타냈다. 효모수는 3일까지 증가한 후에 점차 감소하였다. 관능평가에서는 크랜베리 10% 첨가구가 전체적인 기호도에서 가장 높은 점수를 받았다. 따라서 크랜베리 10% 첨가구가 무첨가구에 비해 플라보노이드 함량이 높고 항산화 효과가 크며 관능평가를 통한 전체적인 기호도에서 가장 높은 점수를 받았으므로 크랜베리 10% 첨가가 신제품 개발에 가장 적합한 첨가함량이라고 결론 지을 수 있다. – 명지대학교 이하나 석사학위논문(2013)

● 크랜베리 추출물 또는 복분자 추출물을 함유하는 건강기능성식품 조성물 : 본 발명은 요로감염 및 전립선염을 예방하며, 우수한 항산화 효과, 혈중 콜레스테롤 감소 효과 및 피로회복 효과를 지니는 건강기능성식품 조성물에 관한 것으로, 상세하게는 크랜베리 추출물 또는 복분자 추출물으로 이루어진 제1성분, 은행엽 추출물, 라이코펜, 루테인, 셀레늄, 엽산, 아연 및 오메가-3-지방산으로 이루어진 제2성분을 함유하고 있는 건강기능성식품 조성물에 관한 것이다. – 특허공개 10-2009-0109793호, 케일럽멀티랩 주식회사

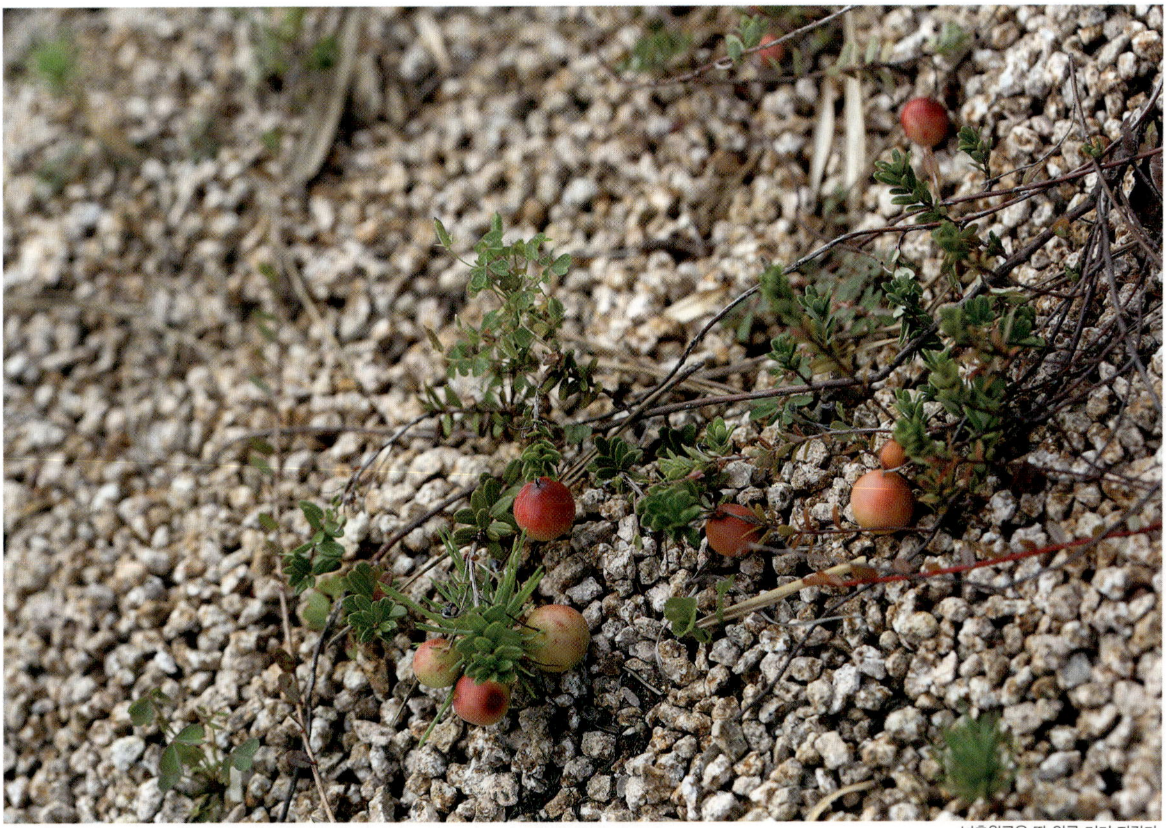

넌출월귤은 땅 위를 기며 자란다.

노니

꼭두서니과 / *Morinda citrifolia* L.
약명 파극천海巴戟, 해파극海巴戟
이명 노노, 인도뽕나무, 치즈과일

남태평양 지역에서 최고의 자연 치료제로 통하는 노니는 약 10cm 크기의 울퉁불퉁한 감자 모양의 열매로, 즙이 많고 식이섬유가 풍부하다. 익으면 껍질이 얇아져서 투명하게 보이며, 썩은 치즈 냄새가 난다.

노니 나무는 하와이 · 피지 · 뉴질랜드 등의 남태평양 지역에 분포하는 열대성 상록관목으로, 키는 3~12m이고, 잎은 달걀 모양이며, 작고 하얀 꽃이 무리를 이루어 여름에서 가을까지 핀다. 다른 식물과 달리 열매가 먼저 맺힌 뒤에 꽃이 피는 것이 특징이다.

원산지에서는 노니 열매를 오래전부터 음식 · 음료 · 염료 · 치료제로 사용해 왔다. 줄기, 뿌리, 열매, 꽃, 씨 등 나무 전체가 민간요법으로 이용되었으며, 면역 체계를 높여 주는 효능이 있다고 알려져 '신神이 선물한 식물'이라고 부른다. 실제로 안트라퀴논anthraquinone · 세로토닌serotonin 성분이 소화를 돕고 통증을 줄여 주며, 혈압을 낮추고 암을 치료하는 효과가 있는 것으로 밝혀졌다. 또 제로닌xronine 성분은 세포 노화를 방지하며 세포 활동을 강화시킨다.

고서에서 밝히는 효능

동의보감 노니나무의 뿌리를 해파극海巴戟 또는 파극천巴戟天이라 하여 거풍습祛風濕, 보신양補腎陽, 장근골壯筋骨의 효능이 있다. 양허유한陽虛有寒으로 인한 습증濕證에 적용하는 약물이므로 음허화왕陰虛火旺하거나 습열濕熱이 있는 경우에는 복용을 피한다.

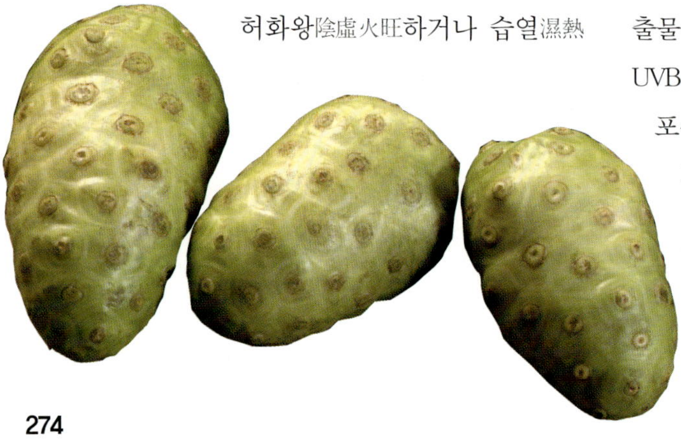

방약합편 파극巴戟은 맛은 맵고 달며[辛甘], 허손虛損, 정활精滑, 몽유夢遺를 보補하며, 근본筋本을 건강하게 한다.

특허 · 논문

● 노니 발효물을 유효 성분으로 하는 항당뇨 발효 식품 및 이의 제조 방법 : 본 발명은 노니 발효물을 유효 성분으로 하는 발효 식품 및 이의 제조 방법에 관한 것으로 좀 더 자세하게는 노니 배지에 청국장 분말을 접종하여 발효시키는 단계를 포함하는 항 당뇨 발효 식품을 제조하는 방법에 관한 것이다. 본 발명에 의한 항당뇨 노니 발효 식품은 섭취 시 다음 및 다식 증상 완화, 혈당, 당화혈 색소 및 혈중 지질의 수치감소, 인슐린 감수성 개선을 통해 항당뇨 효과를 제공할 수 있다. – 특허등록 제1282055호, 한국식품연구원

● 강력한 피부 보호 효과를 나타내는 노니 산사 추출물을 분리하는 추출방법 및 이를 함유한 피부노화 치료 및 예방 및 피부 보호용 조성물 : 본 발명은 강력한 피부 보호효과를 나타내는 노니 잔사 추출물을 분리하는 추출방법 및 이를 함유한 피부노화 치료 및 예방 및 피부 보호용 조성물에 관한 것이다. 본 연구에서는 폐기될 수 있는 노니 잔사를 재활용하고자 강력한 피부 보호 효과를 나타내는 노니 잔사 추출물을 분리하는 추출방법을 개발하고 이 추출물이 UVB 유도 세포 사멸 저해효과실험을 통한 높은 세포생존율을 나타냈으며, UVB에 의한 손상(damage) 회복 및 높은 세포 증식효과, UVB 조사로 생성되는 ROS량을 감소효과를 나타냈으며; 세포사멸 최종 신호(apoptosis final signal)인 잘라진(cleaved) caspase-3의 발현 및 잘라진 PARP 발현 감소효과를 통한 세포사멸 억제효과, 초

기 세포사멸체의 양 감소효과, UVB에 유도된 HaCaT cells 내에 발생하는 세포사멸의 발생률 억제 효과, 세포사멸(Apoptosis)의 한 과정인 DNA 단편화 발생이 감소효과; 추출물 시료를 함유한 화장료 조성물에 대한 동물실험 모델에서의 피부침투 효과 및 이 조성물의 잘라진(cleaved) caspase-3의 발현 및 잘라진 PARP 발현 감소효과를 통한 세포사멸 억제효과 등을 통하여 본 발명의 노니잔사 추출물이 사람각질형성 세포가 받는 손상보호 활성, 세포증식효과 및 UVB로 인한 세포사 발생 억제, 세포사멸체 발생 저해 활성을 나타냄을 확인하여 본 발명을 완성하였다. – 특허등록 제1352823호, 주식회사 코스메랩

● 노니 초임계 추출물을 함유하는 화장료 조성물 : 본 발명의 조성물은 노니 초임계 추출물을 유효 성분으로 함유하며, 이러한 노니 초임계 추출물은 섬유아세포 증식을 촉진시키는 효과가 우수하며 또한 콜라겐 생합성을 증가시키는 효과가 있어서, 이를 함유하는 본 발명의 화장료 조성물은 피부 주름의 개선 효과가 우수하고, 제형의 안정성이 뛰어나다. – 특허등록 제955572호, 주식회사 코리아나화장품

● 파극천 추출물, 이를 포함하는 치주 질환 개선 및 예방용 구강용 조성물 및 피부 노화 예방 및 개선용 화장료 조성물 : 본 발명의 파극천 추출물은 기질 금속단백질 분해 효소의 활성을 억제하여 기질 금속단백질 분해 효소가 관여하는 다양한 질병의 예방 및 개선에 이용될 수 있다. 또한, 인체에 안전하여 장기간 사용하여도 부작용이 없다. 따라서, 본 발명의 파극천 추출물은 치주 질환의 예방 및 개선용 구강용 조성물에 포함될 수 있고, 장기간 사용하여도 구강 점막에 손상을 가져오지 않는다. 피부 노화의 예방 및 개선용 조성물에도 포함될 수 있으며, 장기간 사용하여도 피부에 자극을 주지 않는다. – 특허공개 10-2010-0090531호, 애경산업 주식회사

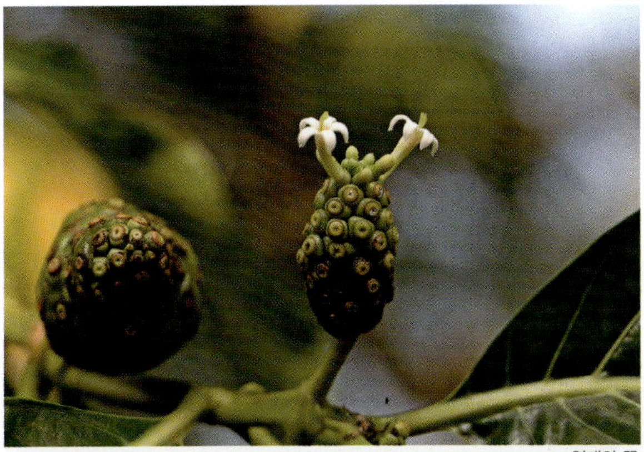
열매와 꽃

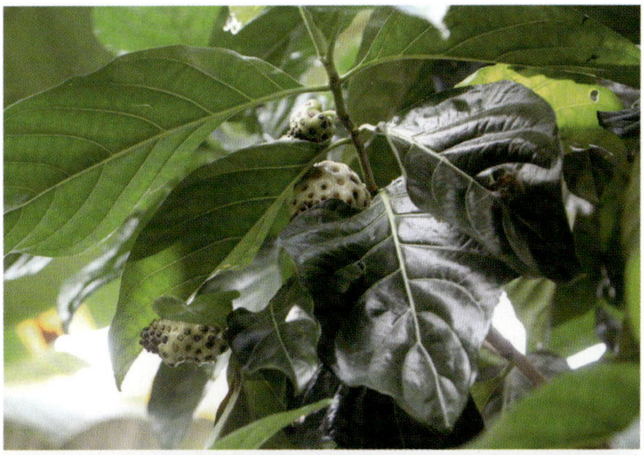
노니

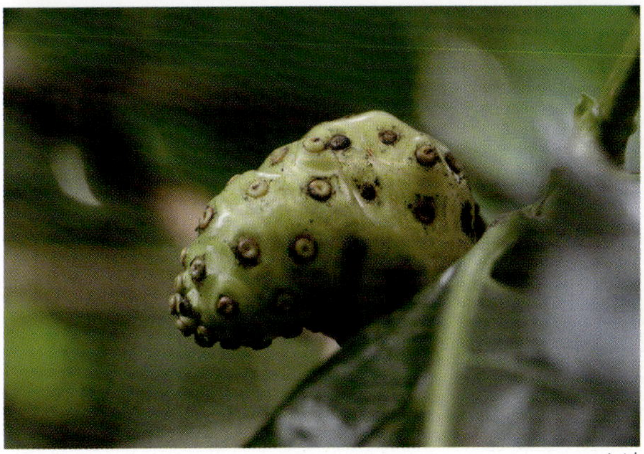
노니

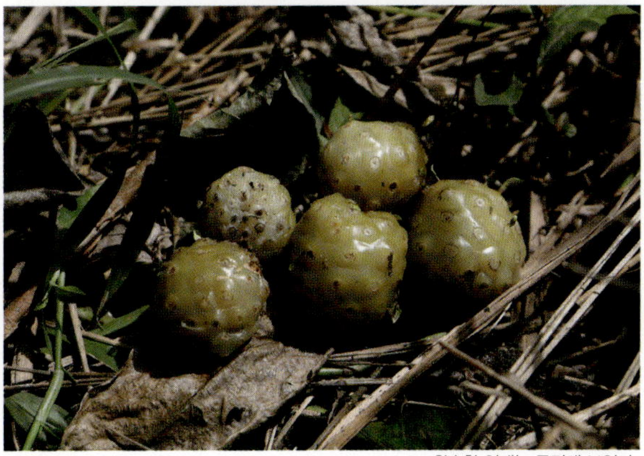
완숙한 열매는 투명해 보인다.

대추

갈매나무과 / *Zizyphus jujuba* var. inermis (Bunge) Rehder
약명 대조大棗, 산조인酸棗仁
이명 건추, 홍추, 조棗, 목밀木蜜, 건조乾棗, 보은대추나무

대추는 식재료로도 다양하게 활용되지만 특히 한약재로 사랑받는 과실이다. 한방에서 노화 방지 효과가 큰 생약으로 이용하는데, 강장 효과가 있으며 간을 보호하고, 고혈압 · 신장질환 · 요실금 등에 두루 효력이 있다. 대추는 여러 가지 성분의 조화를 돕고, 독을 없애는 효과가 있기 때문에 한방 건강식을 만들 때 꼭 넣는다. 탕약을 달일 때 생강과 함께 쓴다. 재래종인 묏대추나무(*Zizyphus jujuba* Miller)의 열매도 같은 용도로 쓴다.

대추에는 비타민 C가 매우 풍부하고, 단백질 · 탄수화물 · 칼륨 · 칼슘 등의 영양 성분과 유기산이 풍부하다. 특히 폴리페놀류의 헤스페리딘hesperidin 성분은 비타민 C의 작용을 도와 혈관을 튼튼하게 하여 동맥경화와 뇌출혈 등의 혈류 질환을 예방한다. 최근의 연구에 의하면, 대추에는 암을 예방하고, 알레르기성 자반증을 치료하는 효과도 있다고 한다.

대추의 단맛은 신경 안정 효과가 있어서 수험생이 대추차를 꾸준히 마시면 긴장이 풀리고 머리가 맑아진다. 잠을 제대로 자지 못하거나 꿈을 많이 꾸는 사람, 신경질이 심한 사람에게도 도움이 된다. 또한 대추는 몸을 따뜻하게 하는 성질이 있어서, 몸이 차거나 감기에 자주 걸리는 사람이 대추차를 꾸준히 먹으면 도움이 된다.

대추나무는 갈매나무과의 낙엽활엽교목으로, 아시아 동남부와 유럽 남부에 분포한다. 키는 7~8m이고 잎은 달걀 모양으로 어긋나며, 가장자리에 잔 톱니가 있다. 꽃은 연한 녹색으로 6~7월에 가지 끝에 핀다. 열매는 길이 2~3cm 정도의 타원형 모양으로 열리며, 9~10월에 적갈색으로 익는다. 목재는 단단하여 가구재나 조각재로 쓰인다.

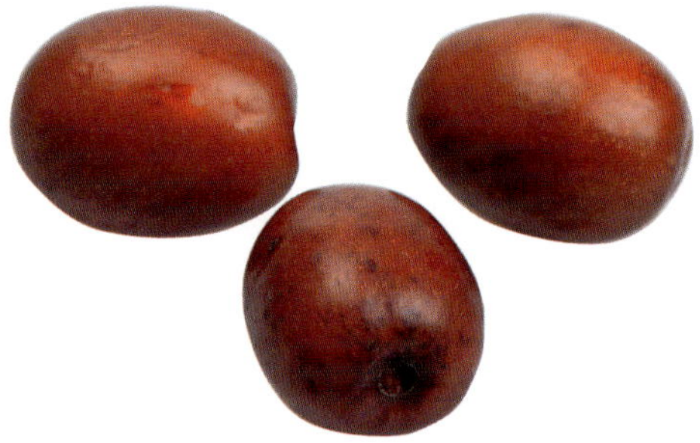

고서古書 · 의서醫書에서 밝히는 효능

동의보감 대추는 성질은 평온平溫하고, 맛이 달고 독毒이 없다. 속을 편하게 해주고 비위脾胃의 기운을 길러 주며 오장伍臟을 보補하며 십이경맥十二經脈을 돕고 진액津液을 보하며 구규(九竅 : 9개의 구멍. 눈, 코, 입, 귀, 코, 생식기, 항문)를 통하게 하고 뜻을 강하게 하며 백약百藥을 조화시킨다.

운곡본초학 대조大棗의 약성은 달고 무독하며 평하다. 조영위助營衛, 해약독解藥毒, 보비화위補脾和胃, 익기생진益氣生津의 효능이 있고, 부인상조婦人臟躁, 영위불화營衛不和, 비약변당脾弱便溏, 기혈진액氣血津液 부족, 위허식소胃虛食少, 심계정충心悸怔忡을 치료한다. 소화 장애를 유발하므로 습조중만濕阻中滿, 감질疳疾, 충닐蟲䘌 등의 병증에 적당하지 못하다.

방약합편 대추大棗는 맛이 달고[味甘] 백약을 조화시키며[和百藥], 익기양비[益氣養脾]한다. 화중창만하면[滿休嚼] 대추 먹는 것을 쉬어야 한다. / 묏대추씨는 맛이 시다[味酸]. 허한 번갈煩渴을 다스리며, 날것은 잠을 적게 하고, 초한 것은 잠을 많게 한다.

특허 · 논문

● 암치료 및 예방을 위한 계피 및 대추 추출물 : 본 발명은 계피 추출물과 대추 추출물을 포함하는 암치료 및 예방용 약학적 조성물 및 기능성 식품에 관한 것이다. 상기 조성물은 각각의 구성성분에 의한 세

포 사멸 및 암세포 이동을 억제하는 효과를 가지고 있으며, 또한 구성성분의 혼합에 의해 암세포 성장억제 효과가 상승하는 특성을 나타내고 있으며, 천연물에서 추출함으로써 독성이 없어 우수한 효능을 가진 안전한 항암제로 사용할 수 있다. 또한, 이를 암 치료 및 예방을 위한 기능성 식품으로 사용할 수 있다. - 특허등록 제583051호, 한국생명공학연구원

● 대추 추출물 및 감귤류 과피 추출물을 포함하는 지질대사 개선 및 혈압강하용 조성물 : 본 발명은 대추 추출물 및 감귤류 과피 추출물을 포함하는 지질대사 개선 및 혈압강하용 조성물에 관한 것으로, 본 발명의 조성물은 의약용 및 식품용 조성물을 포함한다. 대추 추출물 및 감귤류 과피 추출물을 포함하는 본 발명의 조성물은, 동물에 투여되었을 때 간 질환, 고혈압증, 동맥경화증, 고지혈증 등의 성인병 및 암 예방 등의 효과를 나타낼 수 있다. - 특허등록 제296250호, 한국과학기술연구원

● 대추 추출물을 유효 성분으로 함유하는 허혈성 뇌혈관질환의 예방 및 치료용 조성물 : 본 발명은 대추 추출물을 유효 성분으로 함유하는 허혈성 뇌혈관 질환에 효과적인 조성물에 관한 것이다. 본 발명의 대추 추출물은 부신유래의 PC12세포주를 이용한 저산소환경에 의한 세포사 억제 실험 및 저빌을 이용한 허혈성 뇌질환 실험을 통해 PC12세포주 또는 해마조직 CA1 영역의 신경세포 손상을 효과적으로 예방하는 것을 확인함으로써, 허혈성 뇌혈관 질환의 예방 또는 치료용 조성물로 유용하게 이용될 수 있다. - 특허등록 제757207호, 주식회사 네추럴에프앤피

● 대추 추출물 및 이를 유효 성분으로 함유하는 신경세포 생성촉진용 약학적 조성물 : 본 발명은 대추 추출물 및 이를 유효 성분으로 함유하는 신경세포 생성 촉진용 약학적 조성물에 관한 것이고, 보다 구체적으로 대추 추출물 및 이를 유효 성분으로 함유하는 신경줄기세포 분화 촉진에 의한 신경세포 생성

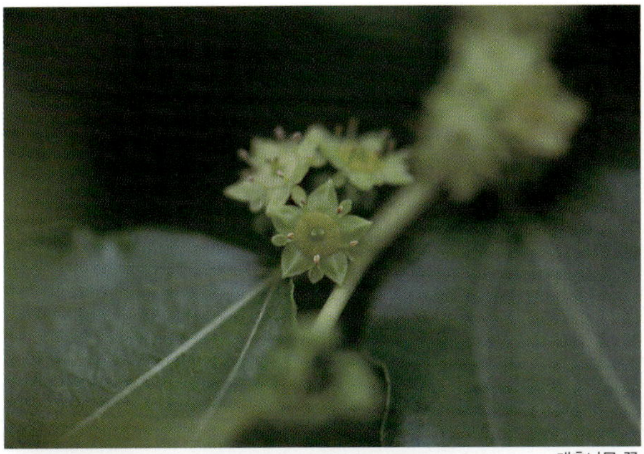
대추나무 꽃

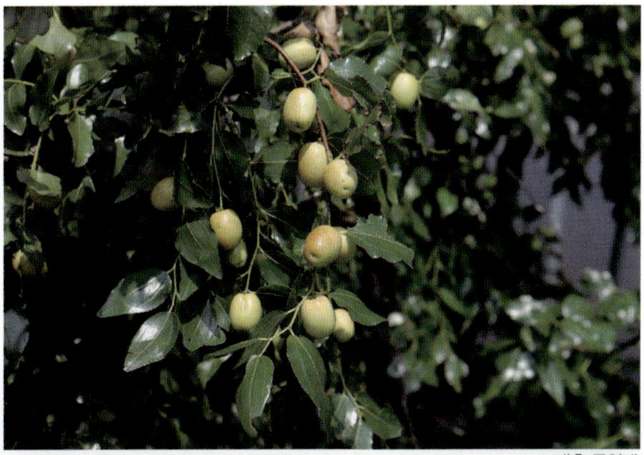
대추 풋열매

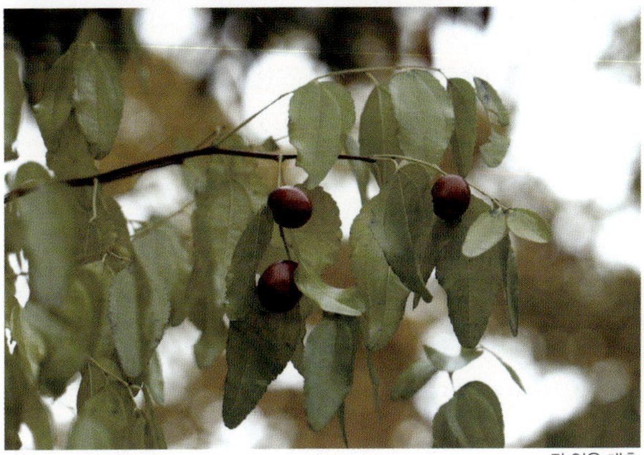
잘 익은 대추

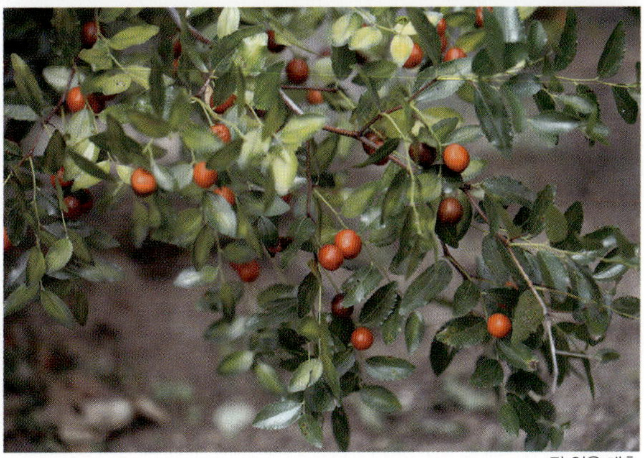
잘 익은 대추

촉진용 약학적 조성물에 관한 것이다. 본 발명의 조성물은 동물실험에서 해마의 치아 이랑 부위의 신경세포 생성을 촉진하므로 노화에 따른 신경세포 생성 감퇴를 개선하고 생성을 촉진하는 약제 및 건강식품으로 유용하게 이용될 수 있다. – 특허등록 제962010호, 주식회사 네추럴에프앤피

● **아스퍼질러스 시로우사미 균주의 조효소액에 의해 생물전환된 당귀 및 대추 추출물의 신생혈관 형성에 의한 암전이 억제용 조성물** : 본 발명은 아스퍼질러스 시로우사미(Aspergillus usamii var. shirousamii) 균주에 의해 생물전환된 당귀 추출물 및 대추 추출물을 포함한 신생혈관 형성에 의한 암전이 억제용 조성물에 관한 것이다. 좀 더 상세하게는 아스퍼질러스 시로우사미 균주의 조효소액을 이용하여 당귀와 대추 추출물을 생물전환하였을 때, 신생혈관 형성에 관련된 matrix metalloproteinase 활성, 혈관내피세포 이동(transmigration) 및 관(tube) 형성을 억제할 수 있는 효과가 있어 이러한 당귀 생물전환물질 및 대추 생물전환물질을 신생혈관 형성에 의한 암전이 억제용 조성물로 제공한다. – 특허등록 제1084446호, 한림대학교 산학협력단, 주식회사 비피도

● **나노리포좀으로 안정화시킨 대추 추출물을 함유하는 항아토피 조성물** : 본 발명은 항아토피 효능이 우수한 감 추출물과 대추 추출물을 피부 투과율이 우수하도록 나노리포좀으로 안정화시킨 항아토피 화장료 조성물에 관한 것이다. 상기와 같은 본 발명은, 나노리포좀으로 안정화시킨 감 추출물과 대추 추출물을 함유하는 항아토피 화장료 조성물인 것을 특징으로 한다. – 특허등록 제1218667호, 대구한의대학교 산학협력단, 영농조합법인 바이오젠코스텍

● **대추 추출물을 포함하는 혈압강하용 조성물** : 본 발명의 조성물은 의약용 및 식품용 조성물을 포함한다. 본 발명의 조성물은 동물체내의 혈압을 강하시키므로 고혈압 치료제 또는 건강식품의 성분으로서 유용하게 사용될 수 있다. 연구자들은 식용자원으로부터 고혈압 예방 효과가 있고 독성이 없는 성분을 분리하는 연구를 수행하던 중 한국에서 흔히 쓰이는 약용 과일의 일종인 대추가 혈압강하에 유용한 성분을 함유하고 있는 것을 발견하여 본 발명을 완성하였다. – 특허등록 제254527호, 한국생명공학연구원

● **항균용 대추(Zizyphus jujuba)의 씨(seed) 추출물 및 이를 함유한 약제학적 조성물** : 본 발명은 대추(Zizyphus jujuba)의 씨(seed)로부터 정유(essential oils) 또는 유기용매추출물의 식품부패균 및 병원균에 대한 항균 활성 용도 및 이를 유효 성분으로 함유하는 항균용 약제학적 조성물에 관한 것으로, 대추(Zizyphus jujuba)의 씨 추출물의 식품부패균 및 병원균에 대한 항균활성을 제공하며 또한 식품, 의약 분야에 보다 안전하게 사용할 수 있는 천연 항균제를 제공하는 뛰어난 효과가 있다. – 특허공개 10-2010-0098473호, 강**

● **대추 추출물을 이용한 대추 탁주 및 그 제조 방법** : 본 발명은 대추의 기능성 성분과 고유한 색상 및 향기가 잘 보존된 대추 살균 탁주를 제조하기 위함이다. 이를 위하여 고압고온의 약탕기 이용하여 대추 추출 시 기능성 색소로 알려진 흑미강을 함께 이용하여 추출하였고, 추출된 대출추출물에 식물성 탄소섬유 부직포를 이용하여 이취를 제거한 후, 이를 제성 시 포함시켜 제조함으로 대추의 고유한 색상과 향기가 잘 보존된 대추 탁주를 제조하는 방법에 관한 것이다. 즉, 탁주는 최종 2단 담금 및 발효 후 탁주의 알코올 도수 때문에 제성이란 과정을 거쳐야 하는데 이때 일반 탁주에 비하여 대추 탁수는 대추가 가지고 있는 색상, 향, 식품학적 가치를 극대화하기 위하여 대추 추출물을 포함시켜 대추 전통 주를 제조하여 소비자들의 기호에 부응하는 고(高)품질과 동시에 고(高)부가가치를 창출하는 할 수 있는 대추 탁주 제조에 관한 것이다. – 특허등록 제1127734호, 신**

● **대추 초콜릿의 제조 방법 및 그 대추 초콜릿** : 본 발명은 대추의 유용 성분을 함유하여 기능성이 우수하고 향미도 좋은 대추 초콜릿의 제조 방법 및 그 초콜릿에 관한 것이다. 본 발명에 따른 대추 초콜릿의

제조 방법은 대추의 농축물을 함유시키는 것을 특징으로 한다. 본 발명에 따르면 유익한 과실임에도 대추분말, 대추차, 대추고 등은 한정된 분야에 사용되는 종래의 경향을 극복하고 대추의 활용성을 다양화할 수 있다. 더욱이 향미도 우수하므로 남녀노소 불문하고 대추의 유용 성분을 언제 어디서나 섭취할 수 있게 된다. – 특허공개 10-2012-0085543호, 경산시, 농업회사법인 대흥 주식회사

● 대추 열매와 잎의 영양성분 및 항산화 활성 : 대추 열매와 잎을 기능성 식품 재료로 이용하기 위한 기초자료를 제공하기 위하여 화학성분 및 항산화 활성을 조사하였다. 열매와 잎의 가용성 무질소물의 함량은 각각 71.92% 및 41.51%로 나타났으며, 열매와 잎에 많이 함유되어 있는 무기성분으로는 Ca(72.14 and 3,252.09 ㎎/100g), K(899.82 and 1,708.12 ㎎/100g) 및 P(172.11 and 286.28 ㎎/100g).이었다. 열매의 주요 유리당은 glucose(13.01%)와 fructose(7.35%)였으며, 잎에서는 sucrose(3.94%)와 fructose(0.75%)였고, 비타민 C 함량은 열매(135.73㎎/100g)가 잎(100.43㎎/100g)보다 높았다. Glutamic acid, aspartic acid, proline과 필수아미노산 중에서는 leucine이 상대적으로 높은 비율을 보였으며, methionine과 cystine은 낮은 함량을 보였다. 대추 열매와 잎의 용매 분획물을 이용하여 ABTS 라디칼 소거활성, 환원력 및 지질과산화 억제활성을 조사한 결과 농도 의존적인 경향을 보였으며, 특히 잎 부탄올 분획물에서 가장 높은 항산화 활성을 보였는데, 이는 rutin과 quercitrin과 같은 페놀성 화합물과 매우 높은 상관관계를 보였다. 따라서 대추 잎의 페놀성 화합물은 효과적이면서도 안전성이 입증된 천연항산화제와 같은 기능성 식품 재료로 활용가능성이 매우 높을 것으로 생각된다. – 경상대학교 식품공학과 김일훈 외 3, 한국식품저장유통학회지(2011. 6. 30)

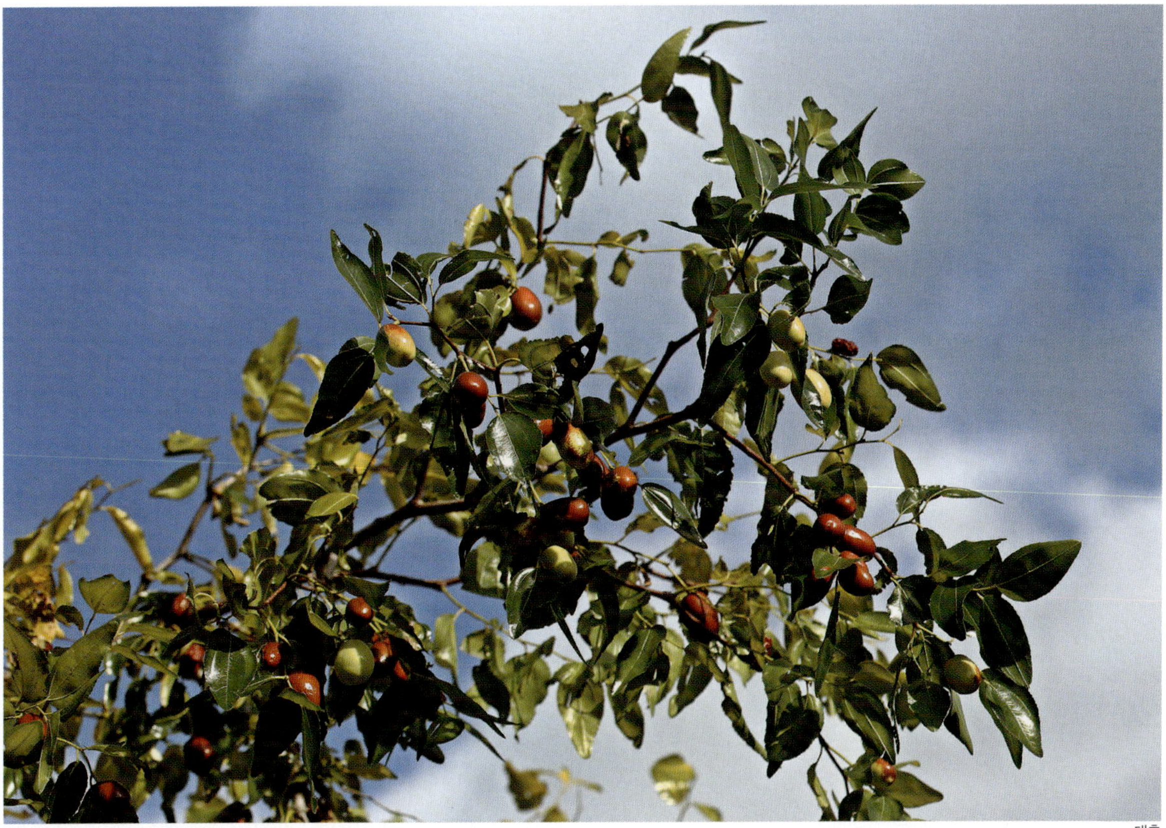

대추

도토리 · 상수리

참나무과 / Quercus species
약명 저실楮實, 곡실槲實(), 상실橡實(), 상자橡子

도토리는 참나무과에 속하는 나무의 열매를 총칭한다. 떡갈나무의 열매는 '곡실槲實', 상수리나무 열매인 상수리는 '상실橡實' 등 각각의 이름이 있지만, 굳이 구분하여 부르지는 않는다.

도토리나무는 떡갈나무 · 졸참나무 · 물참나무 · 갈참나무 · 돌참나무 등 참나무과의 낙엽활엽교목을 총칭하는 것으로, 열매 모양은 구형 · 난형 · 타원형 등이며, 크기도 다양하다. 열매는 '깍정이'라는 총포로 싸여 있으며, 돌참나무의 도토리는 떫은맛이 나지 않아 날것으로 먹을 수 있으나, 갈참나무와 그 밖의 도토리에는 탄닌이 많이 들어 있어서 물에 담가 떫은맛을 제거할 필요가 있다.

도토리는 오래전부터 구황식이나 별식으로 이용해 온 견과로, 주성분은 녹말이며, 떫은맛을 내는 탄닌이 많다. 그 맛이 너무 세면 쓴맛이 뒤따라 불쾌한 맛이 되나 그 맛이 적당하면 미각을 돋우는 역할을 하므로, 예로부터 녹말을 추출하여 도토리묵으로 제조하여 식용하여 왔다. 도토리의 성분을 살펴보면 가식부분(E.P) 100g 당 수분 7.1%, 단백질 2.5g, 지방 4.9g, 당질 81g, 섬유질 3.2g, 회분 0.9g으로 구성되어 있으며, 물에 우려 떫은맛을 없앤 도토리 가루로 만드는 도토리묵은 상실유橡實乳라고도 하는데 그 성분을 살펴보면 가식부분(E.P) 100g당 수분 88.1%, 단백질 0.2g, 지방 0.1g, 당질 10.9g, 섬유 0.5g, 회분 0.2g, 칼슘 12㎎, 인 314㎎, 철분 0.2㎎, 비타민A 15iu, 비타민 B_1 0.02㎎, 비타민 B_2 0.04㎎으로 되어 있다. 추운 지방에서 나는 도토리에는 탄닌이 더욱 많이 함유되어 있으나, 탄닌의 양은 대개 3~9% 가량이다.

도토리, 특히 도토리묵은 탄닌 성분이 많아 소화가 잘되고 속편한 음식이라 부담 없이 섭식할 수 있고 속병 환자식으로도 좋은 무공해 식품이다. 열량은 100g당 45㎉밖에 되지 않아서 비만증인 사람이 저칼로리 다이어트 식품으로 먹기 좋다. 또 피로와 숙취를 해소하는 효과가 있으며, 소화 기능을 촉진하고 입맛을 돋우며, 위와 장을 튼튼히 하고 혈액순환 개선, 중독 치료, 당뇨, 고혈압, 동맥경화증, 허약체질 개선 등에 탁월한 효과가 있으며, 특히 다량 함유되어 있는 아콘산은 우라늄, 중금속 등을 99% 이상 흡착시킨다. 참고로 아콘산 1㎏으로 약 3.5t의 중금속 폐수를 정화시킬 수 있는 것으로 보고되어 있다. 또한 《동의보감》 및 《본초강목》에 의하면 도토리는 비만 체질 개선에 도움이 되는 식품으로서 당뇨와 지사, 건위, 중금속 해독에 탁월한 효능이 있고, 최근의 각종 연구에서 항암 효과가 있는 것으로 보고(예컨대, 1989.10.28. 과기처 발표 등)되고 있다(특허등록 제543790호 명세서 참조).

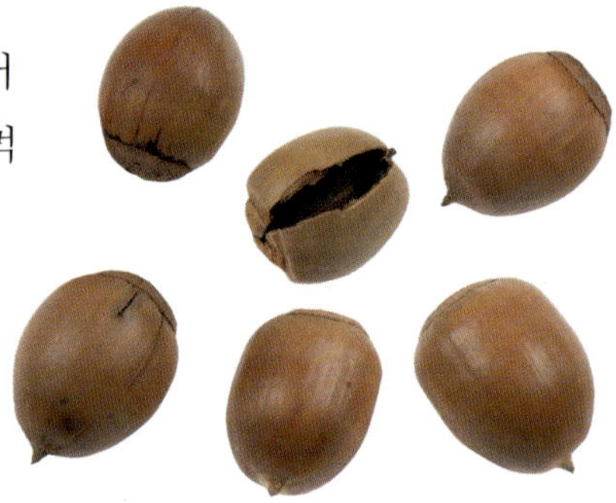

고서古書 · 의서醫書에서 밝히는 효능

동의보감 상실橡實은 성질이 약간 따뜻하다. 장腸을 수렴收斂하여 실사泄痢를 멎게 하며, 기미氣味가 모두 좋아서, 흉년기근凶年饑饉에 대비對備도 된다.

특허 · 논문

● 항염증 활성을 갖는 도토리 추출물 및 이 추출물을 함유하는 약리적 조성물 : 본 발명은 염증질환을 예방 및 치료할 수 있는 항염증 활성을 갖는 도토리 추출물 및 이 추출물을 함유하는 약리적 조성물에 관한 것이다. 본 발명에 따르면, 대식세포에서 내독소인 LPS에 의해 증가된 iNOS, COX-2 그리고 nitric oxide의 생성

량을 감소시키는 도토리 에탄올 추출물이 비염, 지관지염, 간염, 관절염, 천식, 아토피성 피부염 등 염증반응 관련 질병들에 대해 항염증 효과를 발휘하면서 이들 질병 예방과 치료에 도움을 줄 수 있다는 점을 확인하였다. – 특허등록 제1303198호, 카톨릭대학교 산학협력단

● 항천식 활성을 갖는 도토리 추출물 및 이 추출물을 함유하는 약리적 조성물 : 본 발명은 천식을 예방 또는 치료할 수 있는 효과를 가지는 도토리의 알코올 추출물을 함유하는 약리적 조성물 및 이를 함유하는 의약품에 관한 것이다. 본 발명에 따르면, 천식 유발원인 오브알부민(OVA) 자극에 의하여 천식이 유발된 마우스의 기관지 폐포 세척액(Bronchoalveolar lavage Fluid, BALF) 및 폐 조직에서 IL-4, IL-13 및 TNF-α와 같은 사이토카인의 발현을 억제하였다. 따라서 본 발명에 따라 항천식 효능이 확인된 도토리 추출물을 유효 성분으로 함유하는 약리적 조성물 및 이를 함유하는 천식의 치료 및 방지 효능을 갖는 의약품이나 건강기능식품으로 활용될 수 있다. – 특허공개 10-2012-0133888호, 카톨릭대학교 산학협력단

● 도토리로부터 아세틸콜린 에스터레이즈 저해물질의 제조 방법 : 본 원은 아세틸콜린 에스터레이즈 저해물질로서 갈릭산 유도체를 도토리로 추출하는 방법 및 그 이용에 관한 것이다. 본원에 의하여, 친환경 자연물로서의 도토리로부터 치매 유발원인 중 하나인 아세틸콜린 에스터레이즈(Acetylcholinesterase)를 저해시키는 물질인 갈릭산 유도체를 다량으로 간단한 제조공정으로 제조가 가능하다. 특히, 상기 갈릭산 유도체로서 갈릭산, 에틸 갈레이트, 갈레알데히드 3종의 제조하는 방법을 제공함으로써, 상수리나무 도토리로부터 추출 정제한 치매 예방 활성이 우수한 아세틸콜린 에스터레이즈 저해물질의 제조방법을 제공함과 동시에 이 물질을 이용하여 의약대체 제품으로 적용이 가능하며, 대체 식품 또는 건강보조 식품으로 활용할 수 있다. – 특허등록 제1359554호, 대한민국(농촌진흥청장)

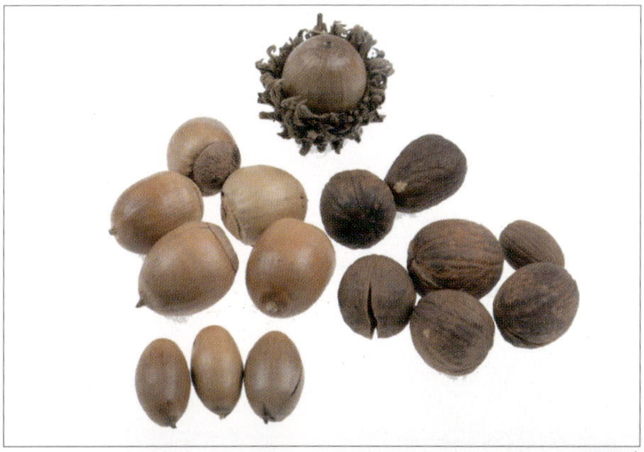
도토리

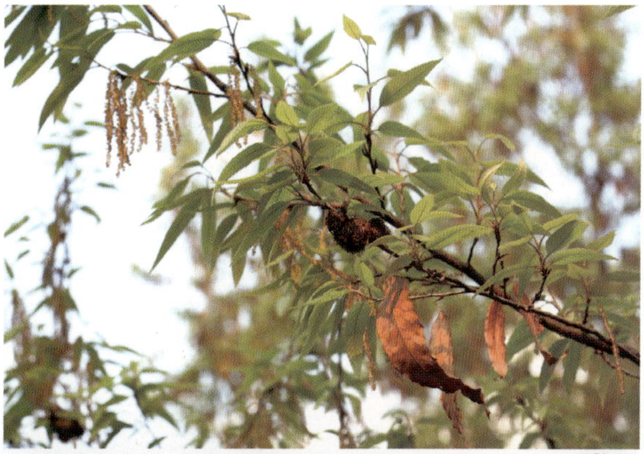
졸참나무

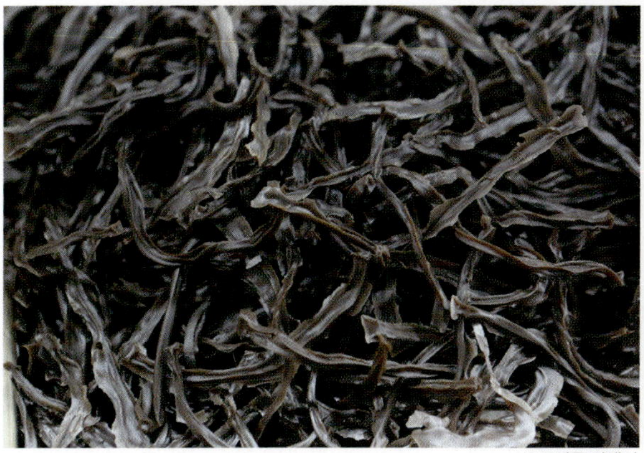
도토리묵 말랭이

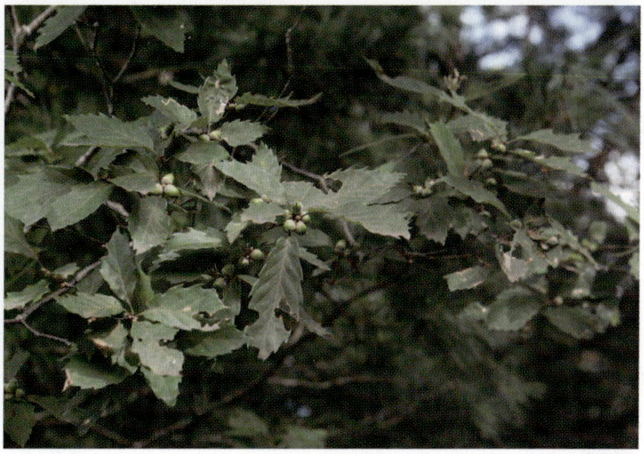
신갈나무

두리안

아욱과 / *Durio zibethinus* L.
영명 durian

말레이시아, 인도 등지에서 재배되는 열대 과일 두리안은 감미로운 감칠맛이 나고 영양이 풍부하지만 비위가 약한 사람은 먹기 힘들 정도로 껍질의 냄새가 고약하다. 두리안 나무는 20~30m 정도로 키가 크고, 긴 타원형의 두꺼운 잎은 길이가 12~18㎝ 정도 된다. 꽃은 연한 노란색으로 3~4월에 핀다. 열매는 지름 20~25㎝의 타원형이며 7~8월에 갈색으로 익는다. 두리안의 '두리'는 '가시'라는 뜻으로, 열매 껍질이 굵은 가시로 이루어져 있다.

두리안이 익으면 동트기 전에 저절로 떨어져 과일 가운데 영물靈物이라고 한다. 값이 비싼 편인데도 찾는 사람이 많아 동남아에서는 아이스크림 · 사탕 · 과자 · 주스 · 잼 등으로 가공하여 판매하고 있다.

두리안은 소화되면서 알코올 성분이 생성되어 먹으면 열이 많이 나므로 술과 함께 먹으면 치명적일 수 있다. 칼로리가 높아 열대 지방에서는 신선한 것을 그대로 먹어 에너지를 보충한다. 덜 익은 것은 채소처럼 요리해 먹고, 씨앗은 굽거나 튀겨서 먹으며, 잎과 나무껍질은 약용한다. 레몬즙을 뿌려 먹으면 피로를 해소해주고, 몸을 따뜻하게 해 주므로 몸이 찬 여성에게 특히 좋다.

유사종인 잭푸르트Jackfruit는 보통 무게가 10㎏ 정도지만 최대 50㎏까지 되는 대형 과일이다. 모양은 두리안과 비슷하지만 맛은 떨어지며, 당질과 단백질, 비타민을 많이 함유하고 있다. 덜 익은 것은 채소처럼 요리해서 먹으며, 씨에는 독성이 있기 때문에 찌거나 불에 구워 먹는다.

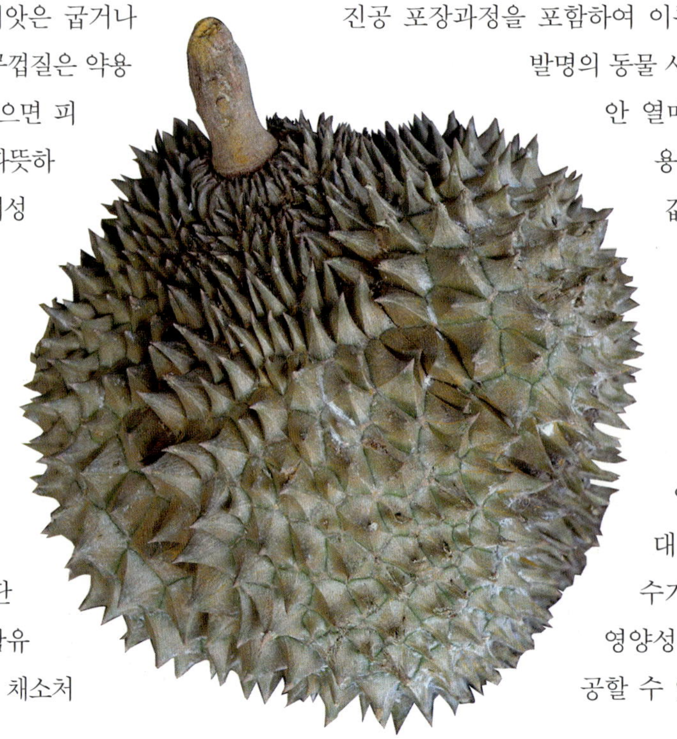

특허 · 논문

● 두리안 열매 껍질을 이용한 동물사료 및 그 제조방법 : 본 발명은 두리안 열매 껍질을 사용하여 만든 동물 사료에 관한 것으로, 두리안 열매 껍질의 피육에 여러 가지 필요한 영양소를 섞어 제조하며; 이러한 본 발명의 동물 사료는 사람이 먹는 두리안 속 알맹이가 제거되고 건조되지 않은 두리안 열매 껍질은 수거하여 깨끗하게 세척하는 세척과정과, 세척한 두리안 열매 껍질의 표면에 묻은 수분만을 제거하고 열매껍질의 피육에 함유된 수분은 그대로 남아 있도록 수분을 제거하는 수분제거과정, 상기 수분제거과정을 거친 두리안 열매 껍질을 잘게 잘라 작은 알맹이로 만드는 절단과정 및, 상기 절단과정을 거쳐 잘게 잘라진 두리안 열매 껍질 일맹이를 신공포장하는 진공 포장과정을 포함하여 이루어진다. 이러한 본 발명의 동물 사료는 폐기되는 두리안 열매 껍질을 그대로 이용하기 때문에 원료를 값싸면서 대량으로 구할 수가 있을 뿐만 아니라, 두리안 열매 껍질의 건조되지 않은 생피육속에 함유된 여러 가지 영양소를 파손 없이 그대로 동물에게 제공할 수가 있으므로, 뛰어난 영양성분의 동물사료를 제공할 수 있는 등의 효과를 얻

을 수 있는 것이다. – 특허공개 10-2013-0141165호, 김**

● 열대 과일을 주재료로 한 고추장 제조 방법 : 본 발명은 열대 과일을 주재료로 한 고추장 및 그 제조 방법에 관한 것이다. 좀 더 자세하게는 파인애플, 바나나, 망고, 키위, 구와바, 두리안 등의 열대 과일을 주재료로 한 고추장 및 그 제조 방법에 관한 것이다. 본 발명에서는, 씨와 껍질을 제거한 열대 과일 알맹이를 일정 크기로 썰어 두는 1단계와; 열대 과일 알맹이와 설탕을 버무려 두는 2단계와; 버무려진 내용물을 가열하여 끓기 시작하면 일정 온도로 저어주며 졸여주는 3단계와; 고춧가루와 소금을 배합하는 4단계; 및 배합된 내용물을 숙성시키는 5단계를 포함하는 열대 과일을 주재료로 한 고추장 제조 방법 및 열대 과일을 주재료로 한 고추장이 제시된다. – 특허공개 10-2009-0128692호, 방**

● 두리안 추출물의 항산화 활성 : 본 논문은 두리안 추출물의 항산화 활성에 관한 연구로서 주요내용은 다음과 같다. 두리안 씨앗, 과육과 과피의 물과 70% 에탄올 추출물에 의한 항산화 활성을 조사하고자 한다. 두리안 추출물의 환원당 함량, 폴리페놀 함량, superoxide dismutase (SOD) 유사 활성, 전자공여능, 아질산염 소거능, 플라보노이드 함량, 히드록실 라디칼 소거 활성을 연구하였다. 환원당 함량은 과피〉과육〉씨앗 순으로 증가하였다. 총 폴레페놀, 플라보노이드 함량, DPPH 라디칼 소거능과 SOD 유사 활성은 씨앗〉과피〉과육 순으로 증가하였다. 씨앗 에탄올 추출물의 총 폴레페놀 함량은 21.90±0.50㎎/g으로 상대적으로 높았다. DPPH 라디칼 소거능은 씨앗 물추출물에서 62.08±2.63%로 상대적으로 높았다. 아질산염 소거능은 유의한 차이가 없었다. 히드록실 라디칼 소거 활성은 씨앗〉과피〉과육 순으로 증가하였고, 씨앗 물추출물에서 58.27±1.13%로 상대적으로 높았다는 내용이다. – 중부대학교 한방제약과학과 지윤선 외 1, 한국약용작물학회지(2013. 8. 30)

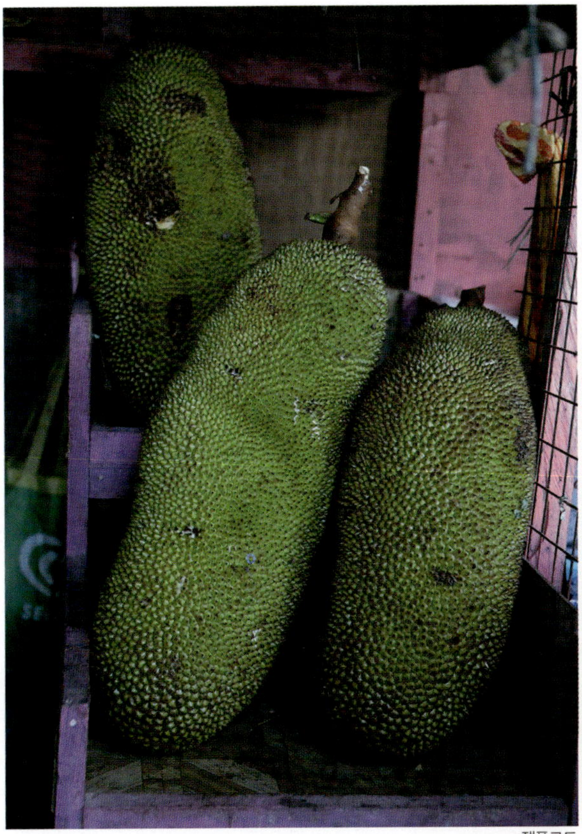

잭푸르트

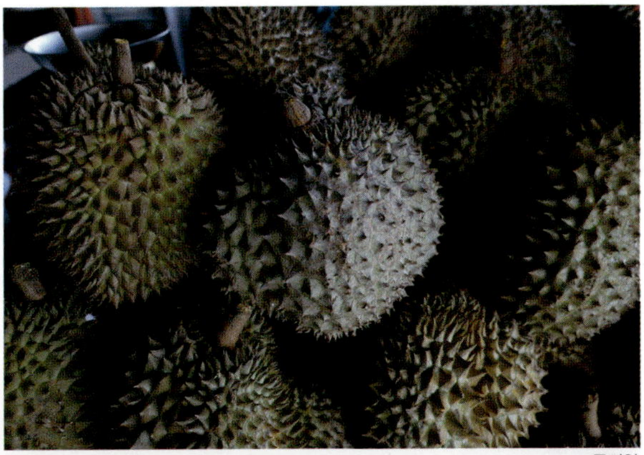

두리안

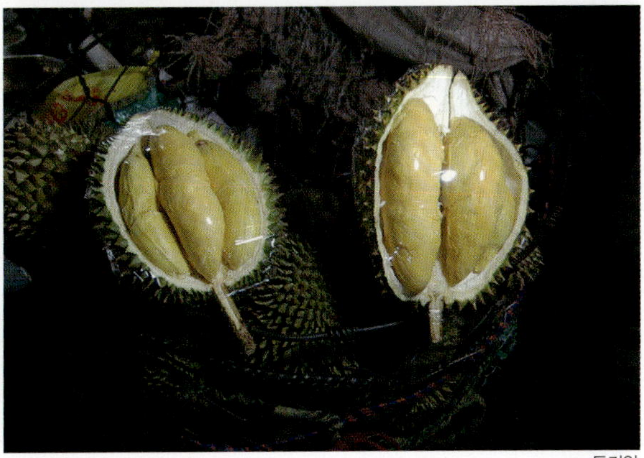

두리안

딸기

장미과 / *Fragaria ananassa* Duch.
영명 Garden Strawberry
약명 초매草莓
이명 양딸기

색깔이 아름답고 향기가 뛰어나며 강한 단맛과 신맛이 어울려 상큼한 맛을 내는 딸기는 알칼리성 식품으로, 과실 가운데 비타민 C 함량이 많은 편에 속하며, 구연산·사과산·주석산 등의 유기산을 많이 포함하고 있다. 비타민 C는 매우 불안정하여 쉽게 산화되고 효력을 상실하기 쉽지만 딸기처럼 유기산이 공존하면 안전성이 커져 쉽게 파괴되지 않는다. 딸기는 대부분 생식하며, 잼·시럽·주스·발효 음료 등으로 다양하게 가공하여 이용한다.

비타민 C는 괴혈병의 예방과 치료, 감기·세균성 인후염·편도선염에 특효가 있으며, 피부 미용 효과와 수술 후 상처 치유 기능도 있다. 비타민 C를 충분히 섭취하면 피로 해소 효과가 크고 체력이 좋아지는데 그 이유는 비타민 C가 호르몬을 조정하는 부신피질의 기능을 활발하게 해 주기 때문이다.

딸기는 유럽 중부가 원산지로, 우리나라에는 1900년대 초에 전래된 것으로 알려져 있다. 잎은 둥글고 가장자리가 톱니 모양이며, 긴 잎자루에 큰 잎이 3개씩 달린다. 조그맣고 하얀 꽃은 가는 꽃자루에 여러 개가 무리 지어 피며, 꽃자루는 땅을 기는 줄기처럼 생겼다. 일반 과실은 씨방이 발달하여 과실이 되는데 딸기는 특이하게 꽃턱이 발달해 과실이 된 것으로 씨가 열매 속에 들어 있지 않고 과실 표면에 있다.

최근 전라남도농업기술원에서는 수확 후 버려지는 딸기 부산물로 기능성 화장품을 개발했다. 제주장딸기(*Rubus hirsutus* f. argyi) 잎과 줄기, 뿌리 등에서 항산화、미백에 효과가 있는 일라직산과 갈릭산 등을 추출해 크림을 만들었는데, 천연 재료로 만들어 부작용이 없고 멜라닌 생성 억제 등 피부 미백 효과도 매우 우수한 것으로 알려졌다.

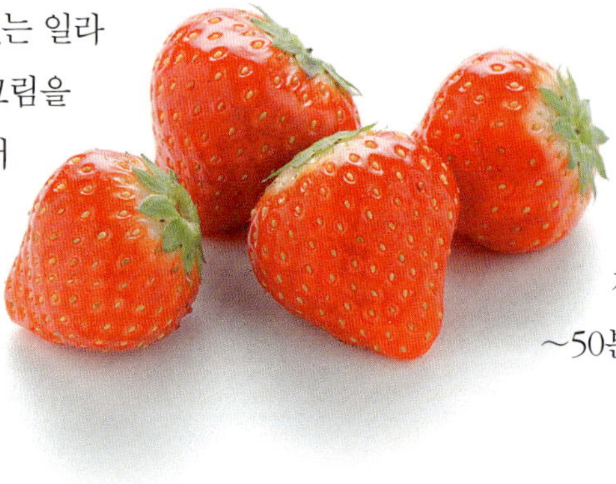

특허·논문

● 딸기 꼭지 추출물을 유효 성분으로 하는 화장료 조성물 : 본 발명은 딸기 꼭지 추출물을 주요 활성성분으로 함유하는 화장료 조성물 및 아토피성 피부염 예방 조성물, 치료용 조성물에 관한 것으로, 국내에 자생하는 식물의 꼭지류 중에서 선택한 각질형성세포에 독성이 없는 저자극성 천연 추출물로서, 자체적으로 항균성을 나타내므로 별도의 방부제 첨가 없이 장기간 상온 보관에서도 미생물의 천이가 발생하지 않고, 항산화능이 강력하여 화장료 조성물뿐만 아니라, 아토피성 피부염의 예방 및 치료에 효과적이다. – 특허등록 제997452호, 주식회사 지에프씨

● 딸기의 폴리페놀물질 함량이 증대된 농축액 제조 방법 및 이를 이용한 발효식초의 제조 방법 : 본 발명은 딸기의 폴리페놀물질 함량이 증대된 농축액 제조 방법 및 이를 이용한 발효식초의 제조 방법에 관한 것으로, 더욱 구체적으로는 딸기(생딸기 및 냉동된 딸기)에 함유되어 항산화 기능 등을 수행하는 물질인 폴리페놀 물질이 다량 함유되도록 하는 농축하는 농축액 제조 방법과 이러한 농축액을 이용하여 2단계 발효법에 의해 최적 발효 조건으로 유리형의 폴리페놀이 강화된 딸기 발효식초 제조 방법에 관한 것이다. 즉, 딸기(생딸기 및 냉동된 딸기)를 해동 후 마쇄, 착즙하는 단계와; 상기 착즙된 딸기에 알파아밀라아제(α-amylase)를 첨가하여 60~80℃에서 20~40분간 가열하는 단계와; 상기 가열된 딸기를 40~60℃로 냉각한 뒤 펙티나아제(pectinase)를 첨가하여 10~30분간 1차 효소 처리하는 단계와; 30~50℃에서 베타 글루코시다아제(β-glucosidase)를 첨가하여 30~50분간 2차 효소 처리하는 단계; 를

거친 다음 이를 여과한 후 30~50브릭스도(°brix)로 농축하여 딸기의 폴리페놀물질 함량이 증대된 농축액 제조 방법과, 본 발명에 의해 제조된 농축액을 12~18 브릭스도(°brix)로 조정하고 사카로마이세스 세레비지에 (Saccharomyce cerevisiae)종을 3~8중량%를 접종하여 20~30℃, 발효시간 2~4일간 발효시키는 단계와; 상기의 알코올 발효물을 여과 하여 통상의 식초산 발효균 아세토박터 아세티(Acetobater aceti)로 식초산을 발효시키는 단계;를 거쳐 딸기의 폴리페놀물질 함량이 증대된 발효식초 제조 방법을 특징으로 한다. - 특허등록 제888918호, 김** 외 1

● 딸기 꽃받침 추출물을 함유하는 탈모 방지 또는 발모 촉진용 조성물 : 본 발명은 딸기 꽃받침 추출물 즉 딸기 꼭지 추출물을 함유하는 탈모 방지 또는 발모 촉진용 화장용 조성물에 관한 것이다. 본 발명의 목적은 천연물로부터 유래된 딸기 꼭지 추출물을 함유하여 5 알파-리덕타제 억제 활성을 나타내는 5 알파-리덕타제 억제제를 제공하는 것이다. - 특허등록 제1099664호, 주식회사 지에프씨

● 식물추출물을 함유한 딸기 병해충 동시 방제제 및 이를 이용한 방제방법 : 본 발명은 멀구슬 열매 추출물, 황련 뿌리 추출물, 황, 및 비누를 포함하는 딸기 병해충 동시방제제를 제공하며, 상기 본 발명에 의하면 잿빛곰팡이병, 목화진딧물, 점박이응애를 동시에 방제 할 수 있는 효과를 제공한다. 본 발명에 의한 방제제는 딸기 병해충, 특히 잿빛곰팡이병, 목화진딧물, 점박이응애에 대하여 동시 방제효과가 우수하며, 천연소재인 멀구슬나무와 황련 추출물을 주 원료로 함유함으로써 독성이 낮고 인축에 안전하여 친환경 딸기를 재배하는 농가에서 고품질 딸기를 생산하는 데 기여할 뿐만 아니라 병해충 방제 노동력을 크게 절감할 것으로 기대된다. - 특허공개 10-2012-0050005호, 전라남도

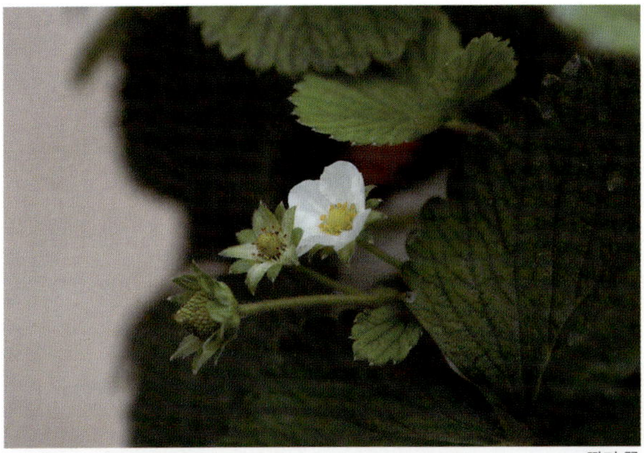
딸기 꽃

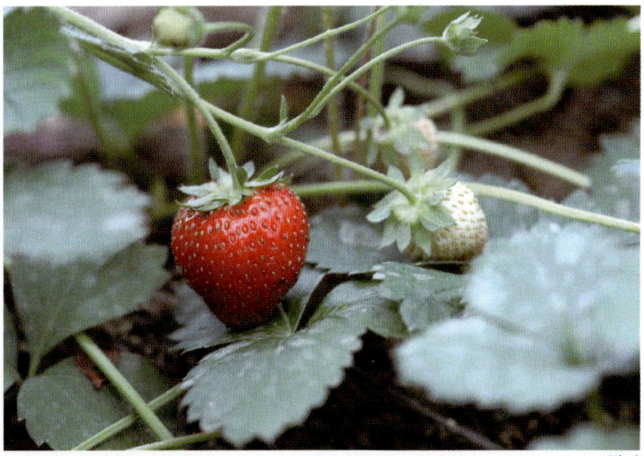
딸기

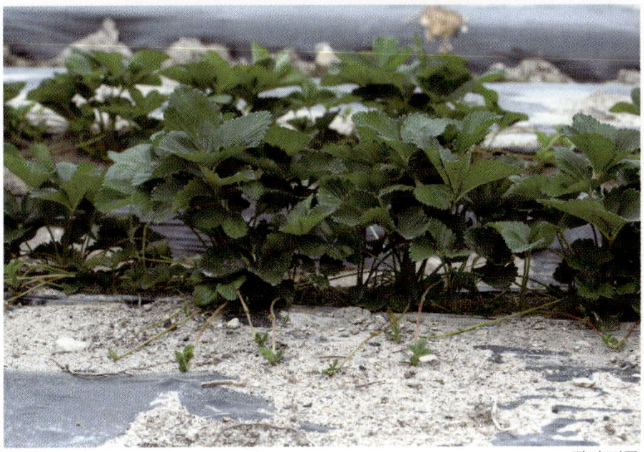
딸기 덩굴

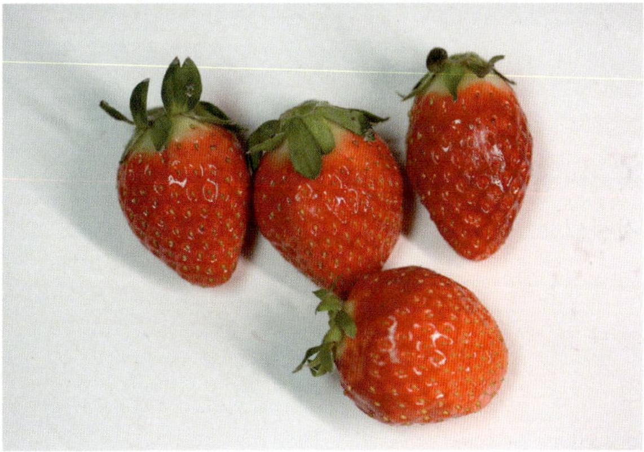
딸기

레몬

운향과 / *Citrus limon* (L.) Burm. f

신맛의 대명사로 여겨지는 레몬은 비타민 C와 구연산이 풍부하여 독특한 신맛이 난다. 레몬 즙은 여러 가지 육류, 생선, 채소 요리의 맛을 좋게 하고 나쁜 냄새를 제거한다. 조미료와 음료수, 과일 젤리, 화장품, 비누 등에 이용하고, 의학에서는 장 질환을 치료하는 데 쓴다. 최근 연구 결과 항암 작용 및 당뇨병 합병증 억제, 고혈압 예방 등에 효과가 있으며, 피부 미용과 다이어트에도 효과적이라고 한다.

레몬나무는 히말라야 원산의 소교목으로 키는 3~6m이다. 잎은 어긋나며, 어린잎은 붉은색을 띠다가 녹색으로 변한다. 품종에 따라 가시가 잎겨드랑이에 나거나 어린 가지가 각이 진 것도 있다. 꽃은 붉은색으로 다소 크며 향기가 달콤하다. 열매는 계란 모양으로 끝에 작은 돌기가 있으며, 겉껍질은 익으면 노랗게 된다. 종자는 작고 뾰족하다.

레몬은 수분을 보충하는 작용이 있어서 여름철에 끈적해지기 쉬운 혈액을 부드럽게 하여 뇌경색 등을 예방하며, 설사로 몸에 수분이 부족할 때 레몬즙을 섭취하면 수분 보충을 돕는다. 또 다른 레몬의 중요한 효능으로는 면역력을 높여 주는 작용을 들 수 있다. 레몬즙을 사용한 민간요법이 활발한 베트남에서는 세균에 의한 출혈성 설사 환자에게 레몬즙을 사용하고 있다. 일반적으로 레몬즙은 가능한 한 위장의 활동이 하루 중에 가장 활발한 낮 시간에 마시는 것이 좋으며 시간을 두고 천천히 마시는 것이 효과적이다. 레몬의 신맛을 좋아하지 않을 경우에는 레몬 한 개를 짜서 180mL의 물을 섞은 후 설탕이나 꿀을 타서 마시도록 한다. 또 레몬 껍질에 함유된 리모닌, 시트랄, 미트로네랄 성분은 악취나 발 냄새 등의 역한 체취를 없애는 작용도 있다(특허등록 제359244호 명세서 참조).

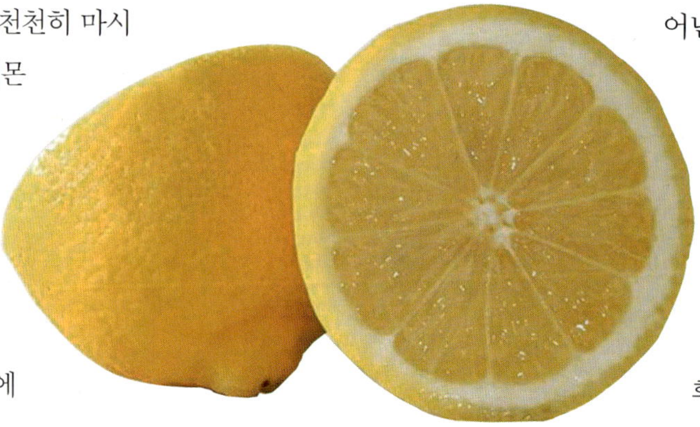

고서古書 · 의서醫書에서 밝히는 효능

본초강목 레몬 껍질을 술에 삶아서 탕을 마시면 담이 있는 기침과 심하心下의 기통氣痛을 다스린다.

특허 · 논문

- 보리잎 분말과 레몬 추출물을 함유하는 화장료 조성물 : 본 발명은 보리잎 분말과 레몬 추출물을 함유하는 화장료 조성물에 관한 것으로, 더욱 상세하게는 항산화 작용, 아토피 피부질환 개선, 피부노화 방지, 피부보습 효과가 있는 보리잎 분말과 레몬 추출물을 함유하는 화장료 조성물에 관한 것이다. – 특허등록 제979730호, 네이처봄엘티디(뉴질랜드)
- 레몬 과피로부터 디오스메틴을 제조하는 방법 및 이를 유효 성분으로 함유하는 화장료 조성물 : 본 발명은 레몬 과피로부터 산, 알칼리, 효소반응을 통해 디오스메틴(diosmetin)을 제조하는 방법과 이를 유효 성분으로 함유하는 화장료 조성물에 관한 것으로, 보다 상세하게는 피부기질의 분해에 관련된 자외선에 의한 MMP-1의 생합성을 감소시킴으로써 타입 1 프로콜라겐의 생합성을 촉진하는 효과가 뛰어난 디오스메틴을 제조하는 방법과 이를 유효 성분으로 함유하는 피부 노화 예방 및 주름 개선 효과가 우수한 화장료 조성물에 관한 것이다. – 특허등록 제858059호, 주식회사 아모레퍼시픽

● 레몬 및 메이플 시럽을 포함하는 체중 감량용 식품 조성물 : 본 발명은 레몬 5-25 중량% 및 메이플 시럽(maple syrup) 10-50 중량%를 주재(主材)로 하고 pH 2.0-4.0, 당도 30-50 브릭스, 고형분 함량 30-50 중량% 및 유기산 함량 0.1-3.0 중량%인 식품 조성물을 제공한다. 본 발명에 따르면, 레몬 및 메이플 시럽을 주재(主材)로 한 식품 조성물을 제공함으로써, 레몬 및 메이플 시럽을 이용한 체중 감량 방법의 실행 시 레몬의 즙을 짜낸 후 동량의 메이플 시럽을 계량하여 혼합해야하는 번거로움을 감소시킬 수 있으며, pH, 당도, 고형분 함량 및 유기산 함량을 조절함으로써 보존성, 휴대성 및 관능성을 증가시키는 효과가 있다. 또한, 본 발명의 조성물은 음식물을 섭취와 병행하여 섭취한 경우에도 단기간에 체중 감량이 가능하고, 공복감을 줄이며, 변비를 예방할 수 있는 이점이 있다. – 특허등록 제1291759호, 대상 주식회사

● 레몬 유래의 친환경성 방오제 : 본 발명은 천연물질인 레몬으로부터 추출한 물질을 함유하는 친환경성 방오제에 관한 것으로, 1-옥탄올(1-octanol), 메틸 카포레이트(Methyl caporate), 에틸 헵타노에이트(Ethyl heptanoate) 중 선택된 1종 또는 2종 이상을 함유하며, 본 발명에 의하여 환경에 무해하며, 광범위한 대상생물에 대하여 방오능을 가지고, 천연물로부터 추출하였으므로 제조원가가 저렴한 방오제를 얻을 수 있으므로 TBT와 같은 독성 방오제의 사용으로 야기되었던 해양 환경의 오염을 효과적으로 방지할 수 있다. – 특허등록 제659536호, 신**

● 피부 탄력을 증가시키는 생강 추출물 및 레몬 추출물을 유효 성분으로 포함하는 화장료 조성물 : 본 발명의 조성물은 레몬 추출물에 의해 생강추출물의 피부자극을 완화하면서 현저한 혈행촉진 개선으로 건강한 피부를 유도하여, 우수한 피부탄력 증대효과를 가져 화장료로 바람직하게 적용한다. – 특허공개 10-2007-0008832호, 주식회사 엘지생활건강

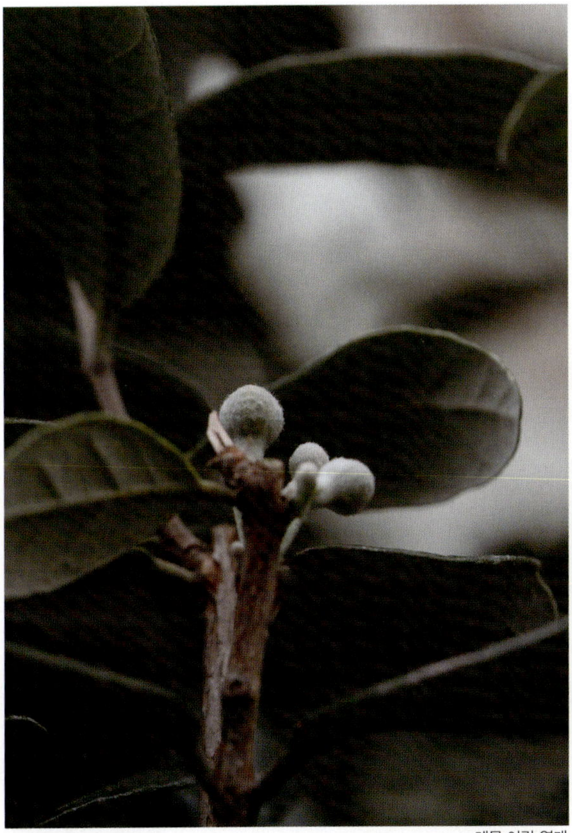
레몬 어린 열매

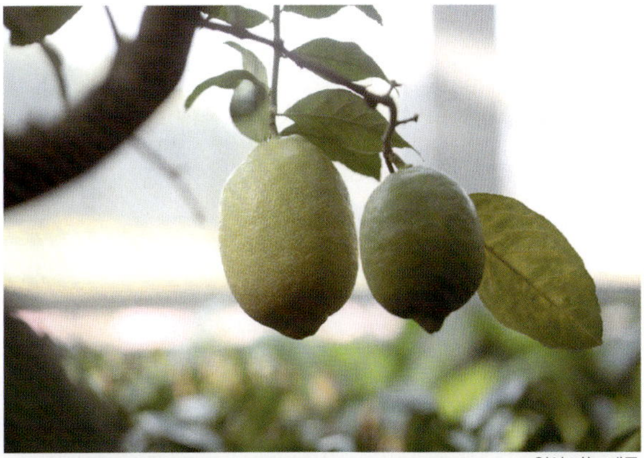
익어 가는 레몬

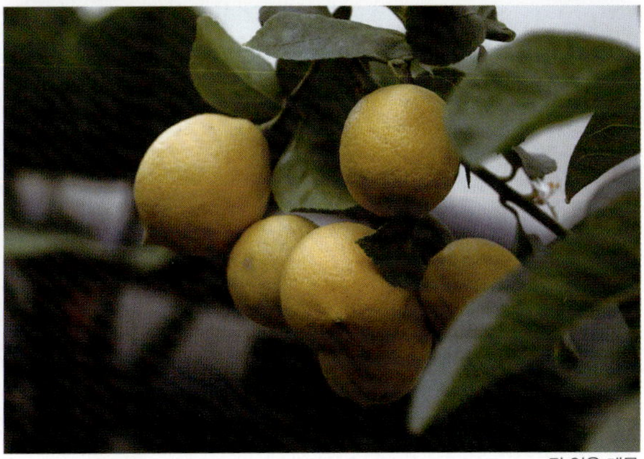
잘 익은 레몬

망고

옻나무과 / *Mangifer indica* L.

망고는 열대 아시아에서 가장 많이 생산하는 과일로, '동양 과일의 왕'이라고 불린다. 노란색의 과육은 복숭아보다 부드러우며 즙이 많고 매우 달다. 날것 그대로 먹기도 하고, 잘라서 설탕물에 조린 뒤 말려서 건과로 만들기도 한다. 디저트나 과자, 음료 재료로 많이 쓰인다. 잘 익은 과육을 갈아서 드레싱이나 소스로 이용하기도 한다. 덜 익은 망고 과육은 볶거나 절여서 반찬으로 먹는다. 영양성분으로는 비타민류가 풍부한데, 특히 비타민 A가 많다.

인도의 가정에서는 제철 재료로 매일 신선한 처트니(chutney : 과일 · 설탕 · 향신료 · 식초로 만드는 걸쭉한 소스)를 만드는데, 풋망고로 만든 처트니는 인도 음식의 표준 양념으로 전세계가 인정하고 있다. 망고의 단맛은 식초와 감귤, 양파의 떫은맛으로 균형을 맞추며, 맛을 내기 위해 칠리 · 통후추 · 강황 · 정향 등의 향신료가 쓰인다. 애피타이저에 곁들이거나 카레의 매운맛을 부드럽게 하며, 밋밋한 음식에 넣어 입맛을 돋우기도 한다. 패스트리pastry 속으로 넣거나 구운 고기에 바르기도 한다.

망고 나무는 옻나무과의 상록 교목으로, 인도와 말레이반도, 미얀마가 원산지다. 열대 및 아열대 지역에서 널리 재배하며, 우리나라에서는 제주도에서 온실 재배한다. 키는 10~30m 정도이고, 길고 뾰족한 잎은 길이가 10~15cm이며 어긋나는데 가장자리는 밋밋하다. 꽃은 암수딴그루이며, 붉은빛을 띤 흰색으로 가지 끝에 원추화서로 달린다. 열매는 길이 3~25cm, 너비 25~10cm로 달걀 모양이지만 품종에 따라 크기나 특징이 다르다. 잎과 줄기껍질, 과육을 약으로 이용하는데, 항산화 · 항염증 · 항알레르기 · 진통 · 면역 조절 효과가 있다. 수액樹液은 고무 대용으로 쓴다.

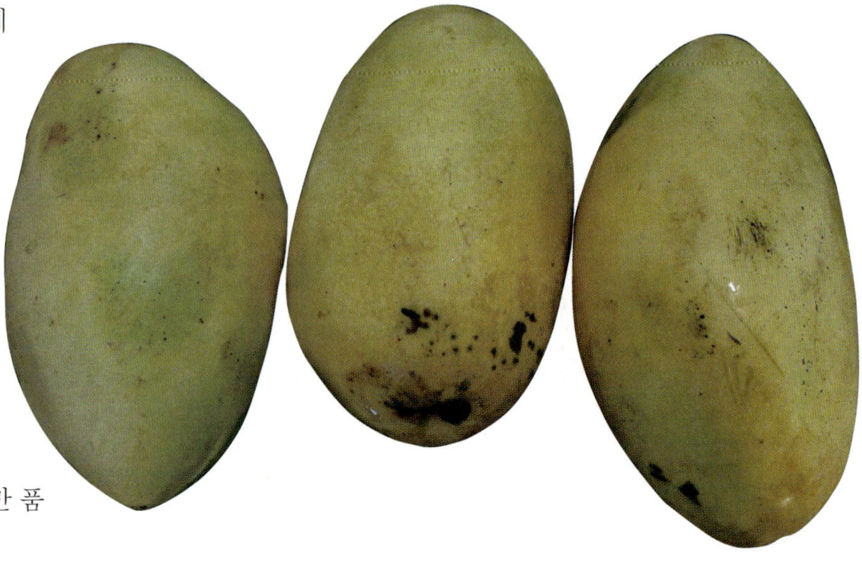

특허 · 논문

● **망고 과피 추출물을 함유하는 항암 조성물** : 본 발명은 망고 과피 추출물을 유효 성분으로 함유하는 항암 조성물에 관한 것이다. 보다 구체적으로, 망고 과피 추출물은 암세포 사멸(apoptosis) 활성을 나타내므로, 본 발명의 망고 과피 추출물을 함유하는 조성물은 암질환의 치료를 위해 유용하게 이용할 수 있다. 발명자들은 부작용이 없으면서 암 질환 치료에 효과적인 조성물에 대해 예의 연구 노력한 결과, 지금까지 가공 시 부산물로 버려졌던 망고 과피 추출물에서의 암세포 증진 억제 효과를 확인함으로써, 본 발명을 완성하게 되었다. – 특허등록 제1113654호, 중앙대학교 산학협력단

● **망고버터 코팅 복합분체 제조 방법 및 이를 함유하는 메이크업 화장료 조성물** : 본 발명은 망고버터로 판상분체를 코팅하여 망고버터 코팅 복합분체

를 제조하는 방법 및 이를 포함하는 메이크업 화장료 조성물에 관한 것이다. 본 발명의 망고버터 코팅 복합분체를 포함하는 메이크업 화장료 조성물은 기존 화장료에 비해 뛰어난 보습 및 피부 탄력도 개선 효과를 동시에 나타낸다. 망고 나무(Mangifera indica)의 과육 껍질 부위에서 주로 추출되는 망고버터는 C18:0, C18:1의 지방산이 풍부하며 상온에서는 고체상을 유지하지만 피부 표면과 유사한 녹는점을 가지므로 피부에 접촉시 바로 용해, 분산되어 피부에 쉽게 흡수될 수 있다고 보인다. 한국공개특허공보 특2001-0027942에서는 망고버터를 포함하는 입술용 화장품 조성물에 대해 개시하고 있으나 이는 일정량의 망고버터를 입술용 조성물 내에 단순히 첨가하고 있는 것에 불과하여 이를 메이크업 파우더 화장료 조성물에 직접 적용하기는 매우 어렵다. 본 발명은 망고버터 및 판상분체를 주재로 하여 망고버터 코팅 복합분체를 제조하고, 상기 망고버터 코팅 복합분체를 유기물 정량하여 판상분체에 대한 망고버터의 코팅량을 확인하고, 경피수분증발량 측정 및 피부 탄력도 측정을 통해 망고버터 코팅 복합분체의 피부 보습 효과 및 피부 탄력도 개선 효과를 확인, 평가함으로써 달성하였다. – 특허등록 제1137742호, 주식회사 케미랜드

● 망고 추출물을 함유하는 숙취해소용 조성물 : 본 발명은 망고 추출물을 유효 성분으로 함유하는 숙취해소용 조성물에 관한 것이다. 보다 구체적으로는, 망고 성숙과 과육 추출물 및 망고 성숙과 과피 추출물은 인체 혈중 알코올 농도를 감소시키고, 음주 후 알코올 탈수소효소와 아세트알데히드 탈수소효소의 활성을 증가시켜 생체 내 알코올 대사를 촉진하여 숙취해소용 조성물로 유용하게 사용될 수 있다. – 특허공개 10-2011-0069297호, 중앙대학교 산학협력단

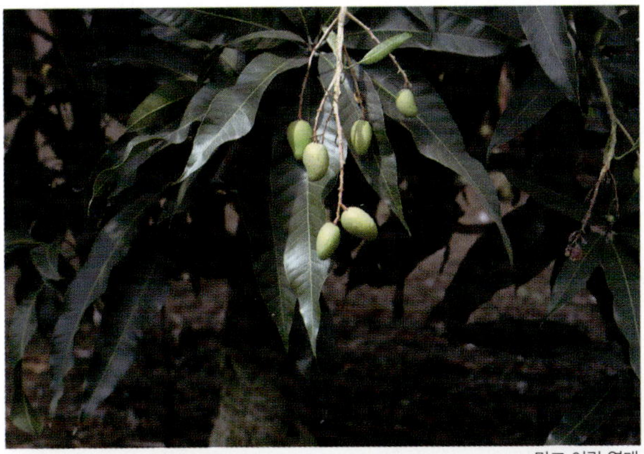
망고 어린 열매

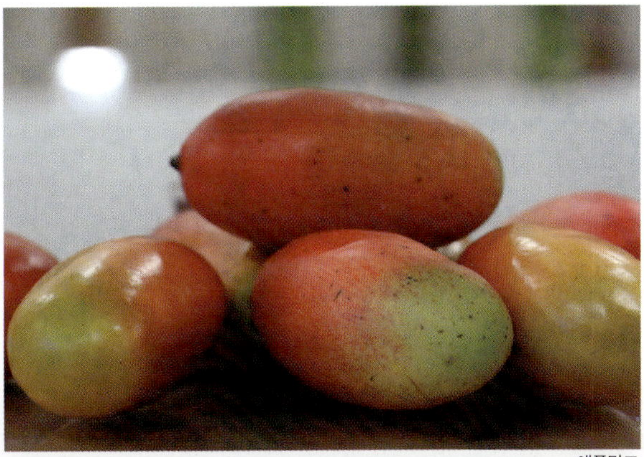
애플망고

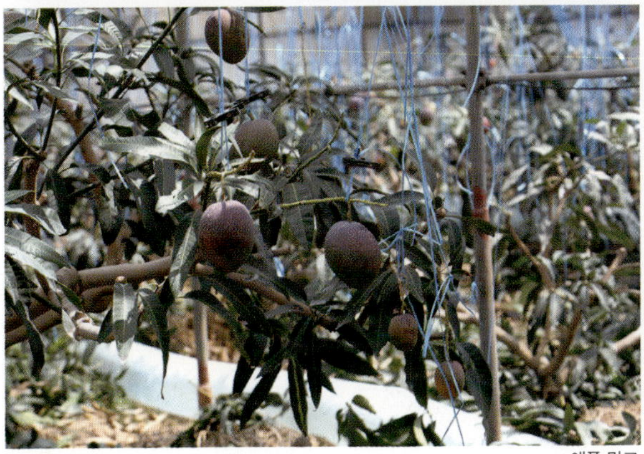
애플 망고

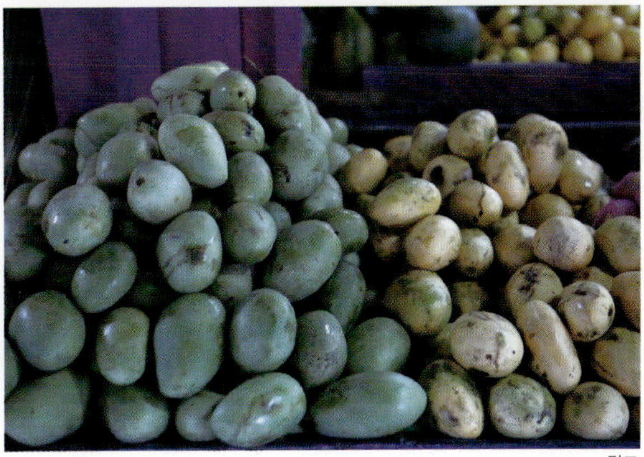
망고

망고스틴

꼭두서니과 / *Gardenia jasminoides* Maruba
이명 망기스, 망고스텐

새하얀 과육이 향긋하고 새콤달콤한 망고스틴은 대영제국 빅토리아 여왕이 즐겨 먹었다고 해서 '열대 과일의 여왕'이라고 부른다. 과육은 날것 그대로 먹는 것이 좋고, 덜 익은 것은 병조림으로 가공한다. 아시아 일부 지역에서는 망고스틴 즙을 민간 약재로 약용한다. 탄닌이 들어 있는 열매 껍질은 색이 쉽게 변하지 않기 때문에 염료로 쓴다. 동남아시아 호텔에서는 색소 때문에 반입을 금지하고 있다.

망고스틴 나무는 말레이시아가 원산지로, 나무의 키는 약 10m 정도이고, 잎은 긴 타원형으로 마주나며 두껍고 광택이 있다. 꽃은 연분홍색으로 3~4월에 피고 잡성 암수한그루이다. 열매는 지름 4~7㎝로 감과 비슷하며, 꽃이 피고 5개월이 지나면 짙은 붉은색으로 익는다. 껍질이 딱딱하고 두껍지만 익은 것은 쉽게 벗겨진다. 수정하지 않고 종자를 심으므로 옛날부터 동일한 품종이 유지되고 있다.

특허 · 논문

● 망고스틴 추출물을 포함하는 색소화 질환의 치료용 조성물 : 본 발명은 망고스틴 추출물을 유효 성분으로 포함하는 색소화 질환(pigmentation disorders)의 예방 또는 치료용 약제학적 조성물 및 멜라닌 합성을 유도하는 화장료 조성물에 관한 것이다. 본 발명의 망고스틴 잎 추출물은 멜라닌의 합성을 촉진시키는 바, 후천성 탈색소 질환인 백반증 등 색소화 질환의 치료제 또는 셀프-태닝용 화장품으로 유용하게 사용될 수 있다. - 특허등록 제1299013호, 동국대학교 산학협력단

● 시클로옥시게나아제 저해제 및 그를 함유하는 음식품 : 본 발명은 시클로옥시게나아제 저해제 및 그것을 함유하는 음식품을 제공하는 것으로서, 망고스틴(*Garcinia mangostana* L)의 과실은, 일반적인

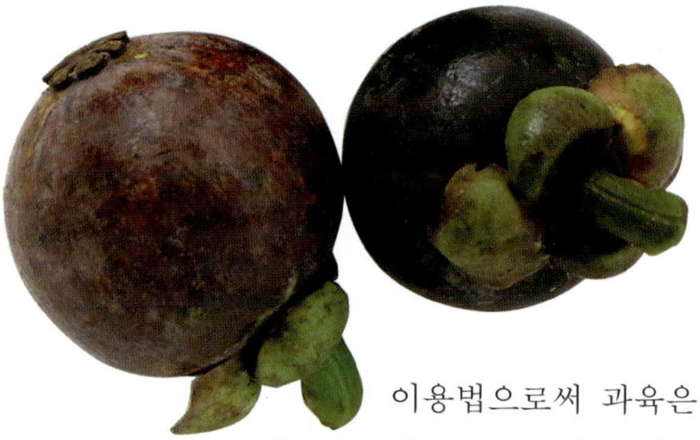

이용법으로써 과육은 식용으로써 이용되고 있고, 과피에 대해서는 원산지인 태국에서 민간약으로써 설사를 그치게 하거나 창상(創傷) 치료에 이용되고 있다. 망고스틴의 과피의 기타 이용법으로써는, 일본국 특개평 6-98738호 공보 및 특개평7-147951호 공보에 식품용보존재, 특개평 5-17365호 공보에 5α-리덕타아제 저해제, 특개평 7-250658호 공보에 항균제, 특개평 8-208501호 공보에는 항헬리코박터 피로리약, 특개평 9-87155호 공보에는 자외선흡수제, 특개평 10-120586호 공보에는 세린 프로테아제 저해제가 기재되어 있다. 또, 망고스틴 과피의 수용성 추출물에 대해서는, 일본국 특개평 4-244004호 공보에 비만세포로부터의 히스타민 유리억제작용에 따른 미백 · 항염증작용, 망고스틴 과피의 극성용매추출물 및 α-망고스틴, γ-망고스틴에 대해서는, 일본국 특개평 10-72357호 공보에 히스타민 및 세로토 닌에 대한 길항작용에 따른 항알레르기 작용이 기재되어 있다. 망고스틴의 과피로부터 함수유기용제 및 유기용제로 추출하여 얻은 추출물, α-망고스틴 및 γ-망고스틴을 유효 성분으로 한다. 아스피린, 인도메타신으로 대표되는 대부분의 시클로옥시게나아제 저해제는 프로스타글란딘 류의 생합성을 억제하는 작용을 갖기 때문에, 프로스타글란딘이 관여하는 질병에 유효하지만, 현재 사용되고 있는 시클로옥시게나아제 저해

제의 대부분은, 소화성궤양, 현기증 등의 부작용이 있고, 또 치료에 필요한 사용량과 부작용이 발현하는 사용량과의 사이에 큰 차이가 없기 때문에, 보다 안전성이 높은 시클로옥시게나아제 저해제의 개발이 요망되고 있다. 본 발명의 목적은, 부작용이 없어 안전하고, 정미성(呈味性), 안정성이 우수하며, 시클로옥시게나아제 저해작용이 강한 시클로옥시게나아제 저해제를 제공하는 것 및 그것을 유효 성분으로 함유한 정미(呈味)에 우수한 시클로옥시게나아제 저해용 음식품을 제공하는 데 있다. – 특허등록 제815171호, 가부시키가이샤 롯데

● 망고스틴 배추김치 및 그 제조 방법 : 본 발명은 망고스틴을 함유한 망고스틴 배추김치 및 그 제조방법을 제공하기 위한 것으로서, 배추를 다듬어 소금물에 절이는 절임단계와; 무채와 고춧가루를 포함하여 김치속을 버무리는 속 배합단계와; 망고스틴을 상기 김치속에 첨가하는 망고스틴 첨가단계와; 절여진 상기 배추에 망고스틴이 첨가된 상기 김치속을 채워 넣는 속 채움단계와; 김치속이 채워진 상기 배추를 숙성시키는 숙성단계로 구성되어, 미감이 좋은 김치를 장기간 보관할 수 있을 뿐 아니라, 김치가 빨리 시는 것을 방지하며, 특히, 크산톤, 폴리페놀, 펙틴 등 인체에 유익한 무기질을 다량 함유하여 각종 성인병의 예방 및 치료를 도모할 수 있도록 하는 것이다. – 특허등록 제775438호, 김**

● 망고스틴 추출물 또는 감마, 알파 망고스틴을 유효 성분으로 포함하는 C형 간염의 예방 또는 치료용 조성물 : 본 발명에 따른 망고스틴 열매의 추출물 및 이로부터 분리한 감마 또는 알파 망고스틴은 간세포에 대한 독성이 매우 낮으면서도, HCV의 게놈의 복제를 선택적으로 저해하는 효과를 우수하게 나타냄으로써, C형 간염의 예방 또는 치료에 매우 유용하게 사용할 수 있다. – 특허공개 10-2014-0006728호, 동국대학교 산학협력단

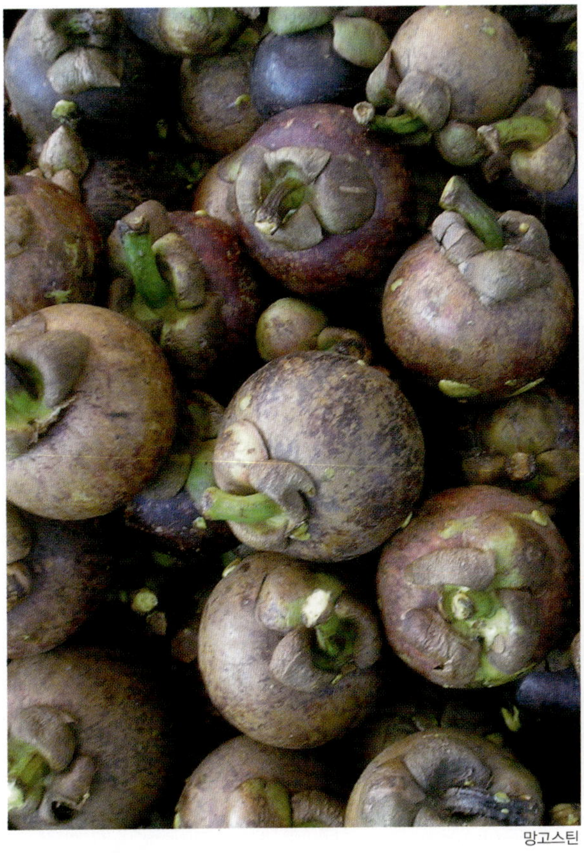
망고스틴

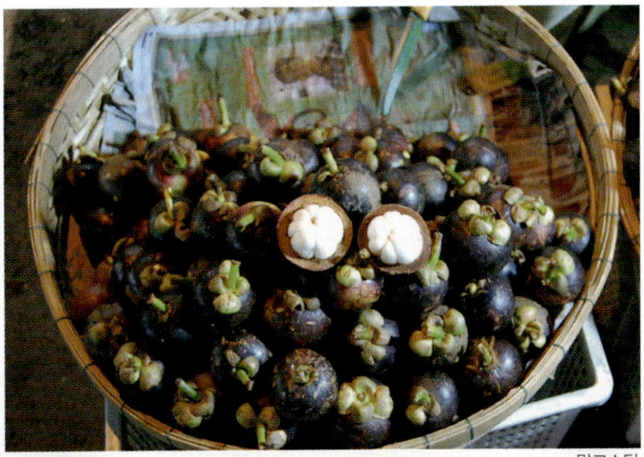
망고스틴

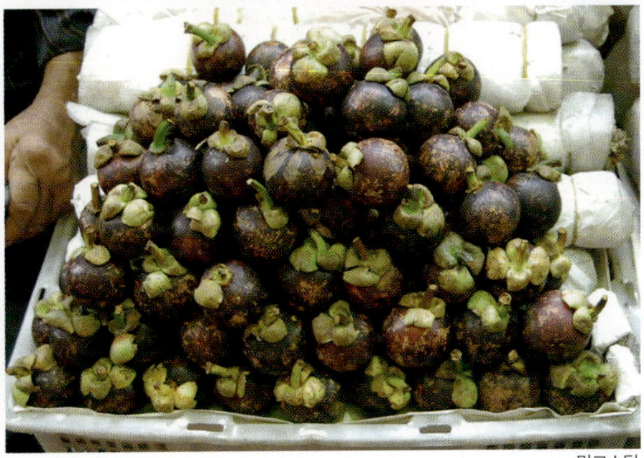
망고스틴

매실

장미과 / *Prunus mume* Sieb. et Zucc.
약명 매梅, 오매烏梅
이명 매자梅子

매실은 산미酸味가 강하여 날것으로 먹을 수 없고 술·장아찌·엑기스·매실차 등 가공품으로 이용하는데, 그 대표적인 것이 매실주다. 열매가 익기 전 푸른 매실을 '청매靑梅'라 부르는데, 효소나 술, 장아찌 등으로 가공해 먹는다. 한방에서는 청매를 불에 쬐고 햇볕에 말려 검어진 것을 '오매烏梅'라 하여, 수렴收斂·지사止瀉·진해·구충의 효능이 있는 약으로 써왔다. 덜 핀 꽃으로 차를 만들어 마시기도 한다.

매실나무는 예부터 사군자[梅蘭菊竹]의 하나로 문인과 화가들의 작품 소재로 사랑받은 나무로서, 꽃을 '매화梅花', 열매를 '매실梅實', 뿌리는 '매근梅根', 가지는 '매지梅枝', 잎은 '매엽梅葉', 씨는 '매인梅仁'이라 하여 모두 약으로 쓴다. 겨울이 채 가기 전, 추위에 굴하지 않고 꽃을 피우므로 불의에 굴하지 않는 선비 정신의 표상으로 삼았고, 굽이굽이 비틀린 마른 가지에서 아름다운 꽃이 피어나는 것을 보고 회춘回春의 상징으로 여겼다.

우리나라의 온화한 지역과 일본·대만·중국에 분포하는 낙엽성 활엽교목으로, 따뜻한 기후를 좋아하여 연평균 기온이 12~15℃이고 개화 기간 중 기온이 10℃ 이상인 지역에서 자란다.

나무의 키는 5~10m 정도로, 나무껍질은 노란빛을 띤 흰색, 초록빛을 띤 흰색, 붉은색 등으로 다양하다. 새로 나는 가지는 녹색이고, 넓은 달걀 모양의 잎은 어긋나는데, 잎 가장자리에 날카로운 톱니가 있고 양면에 털이 있다. 3~4월에 지름 2.5㎝ 내외의 흰색 또는 담홍색 꽃이 잎보다 먼저 피고, 6월 말~7월 무렵에 수없이 많은 열매가 노랗게 익는다.

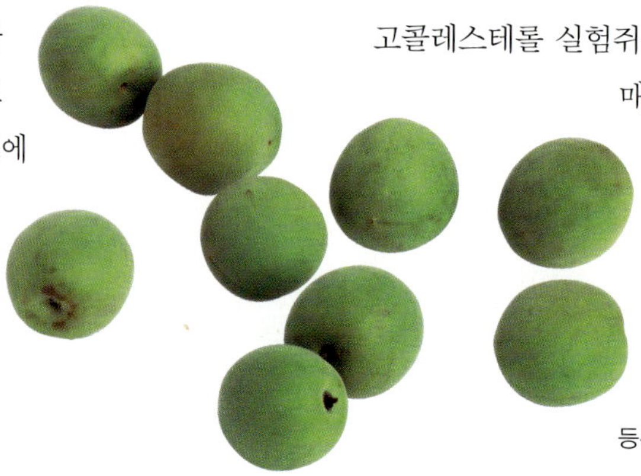

고서古書·의서醫書에서 밝히는 효능

동의보감 오매烏梅는 담을 삭이고, 구토·갈증·이질·설사를 그치게 하며, 술독을 풀어 주고, 검은사마귀를 없애는 효과가 있다.

방약합편 오매烏梅는 맛이 시고 성질이 따뜻하다. 폐肺를 수렴하며, 지갈止渴·생진生津하고, 사리瀉痢를 물리친다.

특허·논문

- 매실 추출물을 함유하는 피부 알러지 완화 및 예방용 조성물 : 본 발명은 매실 추출물을 함유하는 피부 알러지 완화 및 예방용 조성물에 관한 것으로 매실 추출물이 알러지의 주된 인자인 히스타민 histamine 유리를 탁월하게 억제하는 것으로부터 착안하여 피부 알러지 완화를 목적으로 하는 조성물에 대한 것이다. – 특허등록 제827195호, 주식회사 엘지생활건강
- 혈액중 콜레스테롤 함량 저하에 도움을 주는 차조기 추출액과 매실 추출액의 혼합물 : 본 발명은 매실 추출액을 이용한 음료에 첨가하여 효과를 높일 수 있는 재료로 차조기를 선택하고자 차조기의 유효성분인 perillaldehyde 및 anthocyanin 색소성분의 최적 추출 조건을 규명하고, 차조기 추출과 매실 추출액을 이용하여 인체의 혈중 cholesterol 함량을 낮추어 줄 수 있는 기능성 음료를 개발하기 위하여 혈중 고콜레스테롤 실험쥐를 유발하여 차조기 추출액 및 매실 추출액을 식이하여 혈중 콜레스테롤 함량의 감소 효과를 규명하여 음용 시 혈중 콜레스테롤 함량을 줄일 수 있는 차조기 매실 혼합 추출액을 제공하기 위한 것이다. – 특허등록 제891440호, 농업회사법인 주식회사

● 매실 추출물을 함유하는 피부 화장료 조성물 : 본 발명은 매실 추출물을 함유하는 화장료 조성물에 관한 것으로, 본 발명에 따른 매실 추출물은 피부 세포인 케라티노사이트를 활성화시켜 주며, 피부의 각질 제거를 촉진시키고 피부 보습을 유지시킴으로써 피부에 안전하고 효과가 우수한 피부 화장료 조성물을 제공한다. – 특허등록 제845723호, 주식회사 코리아나화장품

● 항응고 및 혈전 용해 활성을 갖는 매실 추출물 : 본 발명은 매실 추출물을 포함하는 혈전 형성 예방용 조성물에 관한 것으로, 특히 천연물로부터 유래되어 인체에 안전할 뿐 아니라 항응고 및 혈전 용해 효과가 뛰어난 매실 추출물의 유효 성분을 함유하는 식품 및 의약 조성물을 제공한다. – 특허공개 10-2011-0036281호, 정산생명공학 주식회사

● 매실발효식용유 : 식용유 18리터를 용기에 넣고 청매실 2㎏을 길이 절반으로 쪼갠 후 바람이 잘통하는 햇빛에 1일 동안 말려 습기를 재거한 후 용기(식용유가 들어있는 용기)에 넣고 용기 입구를 공기가 통하지 않도록 밀봉한 후 상온 5℃-25℃에 30일 이상 숙성시키면 식용유에서 매실이 발효 숙성되어 매실이 가지고 있는 성분이 식용유와 혼합되어 순수하게 식용으로 사용할 수 있는 매실발효식용유가 된다. 매실발효식용유는 순수 식용으로 사용하며 음식의 맛을 증가하여 식품의 가치를 향상시키고 사람의 건강에 미치는 효과가 매우 크며 중장기 보관이 가능하다. – 특허공개 10-2005-0005615호, 김**

● 매실 증류수를 함유하는 보습 화장료 : 본 발명은 매실 증류수를 이용한 보습 화장료에 관한 것으로 피부개선 효과중, 보습효과와 보습으로 인한 주름방지효과가 우수하며, 매실 증류수가 피부 화장료의 총 건조중량에 대하여 1~90중량%, 바람직하게는 10~70중량%로 함유되는 것을 특징으로 한다. – 특허공개 10-2003-81558호, 김**

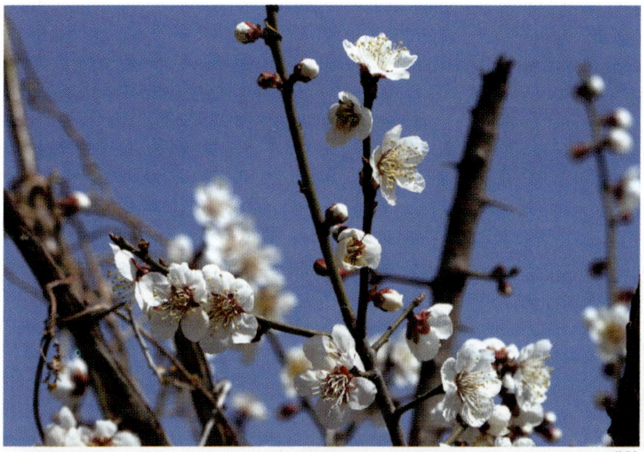
매화

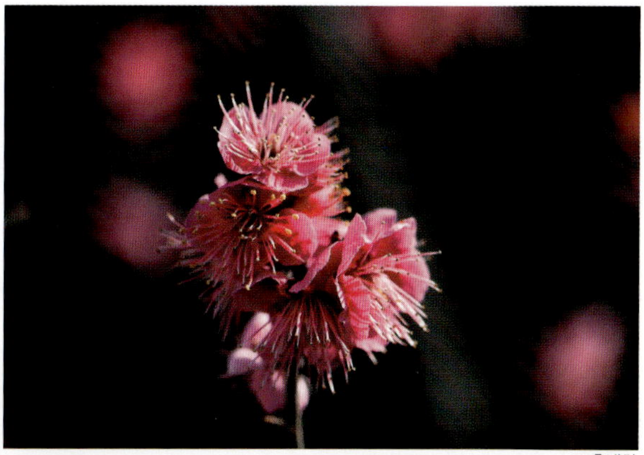
홍매화

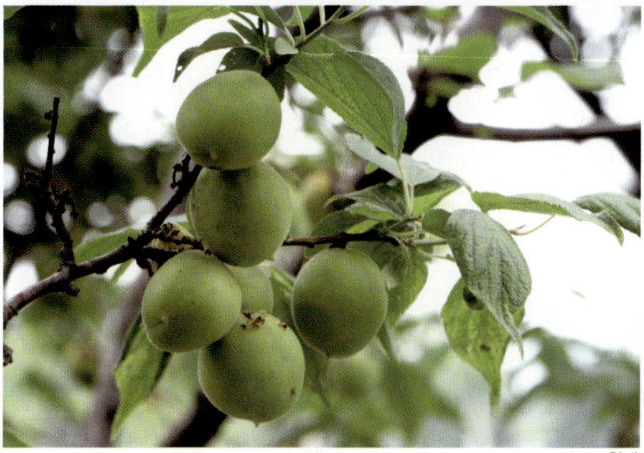
청매

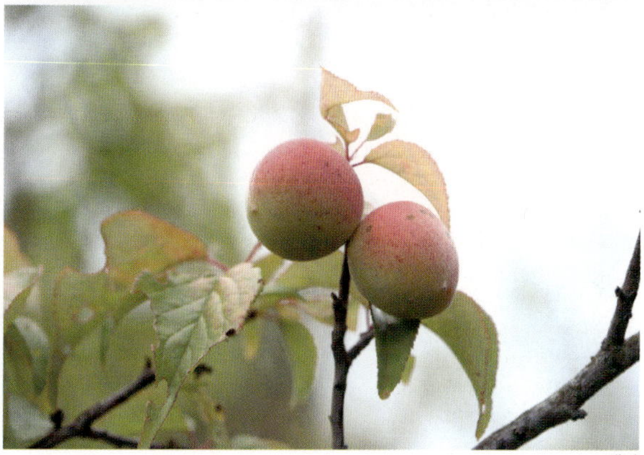
매실

멜론

박과 / *Cucumis melo* L.
영명 Melon
이명 머스크, 파파야

박과의 덩굴성 한해살이 식물로, 원산지는 인도·중앙아시아·북아프리카 등으로 추정된다. 잎은 손바닥 모양으로 어긋나고, 덩굴손이 잎과 마주난다. 암꽃(양성화)이 대부분 아들덩굴의 첫째마디에 착생하며, 어미덩굴에 착생하는 경우는 거의 없다. 전체적으로 거센 털이 있다. 열매는 둥글고 과육은 흰색이나 연한 녹색을 띠며, 생식하거나 아이스크림, 주스 등으로 가공한다.

멜론Melon은 그리스어로 '과일'이란 뜻이며, 품종이 다양하다. 네트 멜론은 향기가 강하고 표면에 그물 무늬가 있고, 캔털루프 멜론은 그물 무늬가 없고 작은 돌기가 있으며, 겨울 멜론은 돌기나 그물 무늬가 없고 과피가 밋밋하다. 머스크멜론musk melon은 향기가 강한 네트 멜론과 캔털루프 멜론을 말하는 것으로, 향기를 사향麝香 즉 머스크musk에 비유한 것이다.

멜론의 단맛은 과당·자당·포도당 등으로 구성되어 있고, 몸에 쉽게 흡수되어 신속히 에너지로 변하기 때문에 여름 더위로 인한 피로 해소에 효과적이다. 멜론에 함유되어 있는 구연산 또한 피로 해소 효과가 높다. 과육의 황색은 카로티노이드 성분으로 비타민 A의 모체가 되며, 쿠쿨비타신cucurbitacin은 항암 효과가 있다고 알려져 있다.

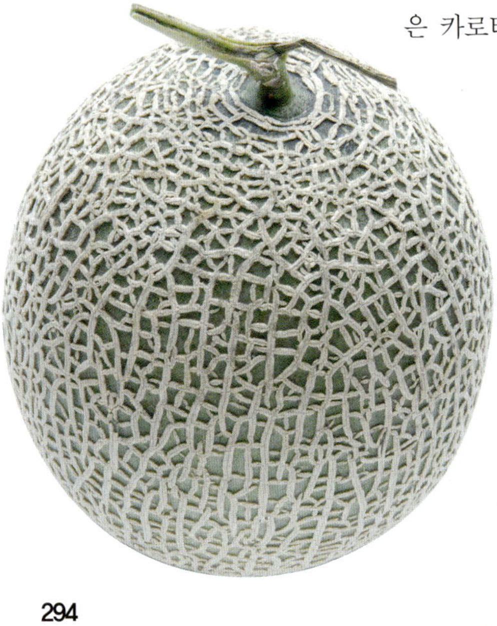

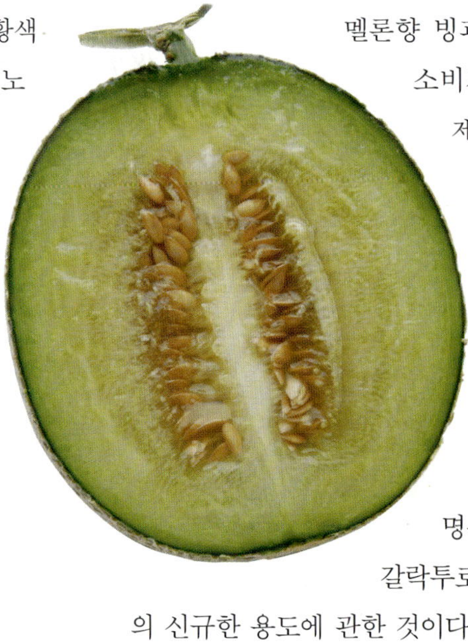

특허·논문

● 멜론을 이용한 과자용 조성물 및 그의 제조 방법 : 본 발명은 박피, 제심 및 분쇄하여 얻은 멜론 과육에 펙틴을 첨가한 다음 정백당을 첨가하여 용해시킨 후, 농축시켜 멜론 퓨레를 제조하는 단계; 상기에서 얻은 멜론 퓨레에 가당백앙금, 분말한천 및 정백당을 넣어 상기 성분들을 균질하게 분산시킨 후, 이온맥아엿과 슈가에스테르를 첨가하고 농축시켜 과자용 조성물을 얻는 단계로 구성되는 멜론을 이용한 과자용 조성물의 제조 방법에 관한 것이다. 일반적으로 멜론은 수분이 많고 가공이 어렵기 때문에 손상되면 폐기시키지만, 본 발명은 멜론에 함유되어 있는 생리활성 물질이 해조류 겔화제인 분말한천에 겔로 포집되어 과자의 충진물로 재활용되도록 가공함으로써 기호성과 취식의 간편성을 제공할 뿐만 아니라, 폐자원을 재활용할 수 있다. 또한 멜론향 빙과는 장수상품으로서 소비자의 인지도가 높아 제품화시 유리한 장점이 있다. – 특허공개 10-2011-0006092호, 경상북도(고령군농업기술센터)

● 멜론 유래의 폴리갈락투로나제 저해제 단백질의 신규한 용도 : 본 발명은 멜론 유래의 폴리갈락투로나제 저해제 단백질의 신규한 용도에 관한 것이다. 본 발명의 폴리갈락

투로나제 저해제 단백질은 폴리갈락투로나제와 상호작용하여 과실의 세포벽이 분해되는 것을 억제함으로써 병원균 감염에 대해 식물을 방어하고 과실의 연화를 지연시키는 활성이 있다. 따라서, 멜론 유래의 폴리갈락투로나제 저해제 단백질을 코딩하는 폴리뉴클레오티드는 병 저항성 식물체 또는 과실의 연화가 지연된 형질전환 식물체를 제조하거나 식물체에 병원균 감염에 대한 저항성을 부여하고 과실의 연화를 지연하는 데 매우 유용하게 사용될 수 있다. – 특허공개 10-2006-0058820호, 주식회사 에스앤피

● 멜론 절임 식품의 제조 방법 및 이에 의하여 얻어진 멜론 절임 식품 : 본 발명은 멜론 절임 식품의 제조 방법 및 이에 의하여 얻어진 멜론 절임 식품을 개시한다. 구체적으로 본 발명은 미성숙 멜론을 소금물, 간장, 된장, 고추장 또는 이들의 혼합물에 담궈 숙성시키는 단계를 포함하는 것을 특징으로 하는 멜론 절임 식품의 제조 방법 및 이에 의하여 얻어진 멜론 절임 식품을 개시한다. 본 발명은 미성숙 멜론을 사용할 경우에는 재배 시 인위적으로 버려지는 멜론이나 상품으로 유통되지 못하는 멜론의 재활용을 촉진시킬 수 있으며, 이는 결과적으로 환경오염의 원인을 미연에 제거하는 효과가 있다. – 특허등록 제759913호, 박**

● 멜론의 저장성 증진을 위한 전처리 방법 : 본 발명은 멜론의 저장성 증진을 위한 전처리 방법에 관한 것으로, 좀 더 자세하게는 박과 식물의 과피에 3 내지 75 CST의 동점도를 가지는 유동파라핀 또는 이의 희석액을 코팅하여 박과 식물의 저장성을 증진시키는 방법에 관한 것이다. 본 발명에 의해 유동 파라핀이 과육에 코팅된 멜론은 오랜 기간 저장시에도 조직감, 당도, 향 및 맛 등이 유지되며 미생물의 생장도 억제되는 효과를 제공할 수 있다. – 특허등록 제1274743호, 한국식품연구원

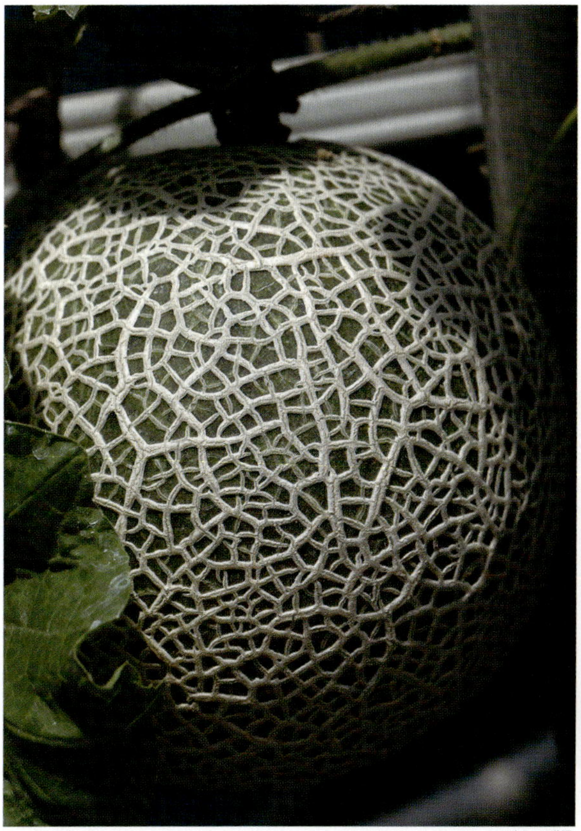

머스크멜론

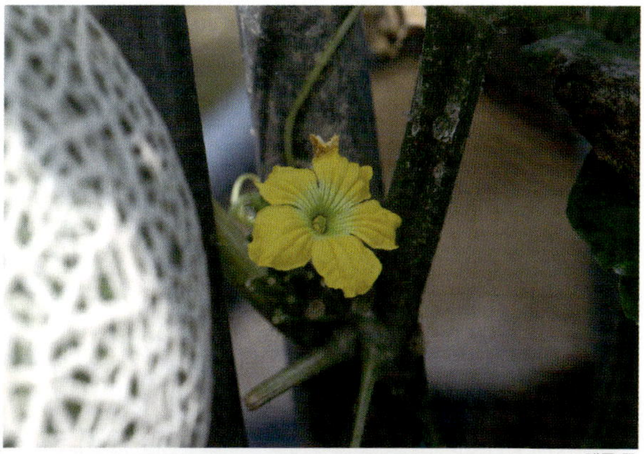

멜론 꽃

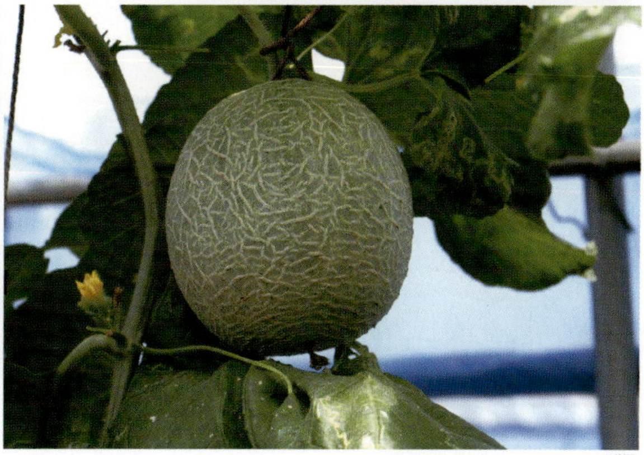

멜론

모과

장미과 / *Chaenomeles sinensis* (Thouin) Koehne
영명 Chinese Flowering-quince
약명 목과木瓜
이명 모개나무, 목과, 중국 모과

'과일전 망신은 모과가 시킨다'라는 말은 모과의 향기에 비해 과육은 먹기가 어려움을 비유한 것이다. 향기는 매우 좋지만 과육이 단단하고 신맛과 떫은맛이 강하므로 생것을 먹지 않고 차나 술로 가공해 이용한다. 한방에서는 모과 말린 것을 감기 · 기관지염 · 폐렴 등에 약으로 쓴다.

모과는 다른 과일에 비해 수분이 비교적 적고, 당질이 많다. 당질의 주성분은 과당 · 포도당 · 자당 등이며, 유리 아미노산도 함유하고 있다. 비타민 C가 많으며, 칼슘 · 칼륨 · 철 등의 무기질이 풍부한 알칼리성 식품이다. 모과의 신맛은 사과산을 비롯한 유기산인데, 이것은 신진대사를 도우며 소화 효소의 분비를 촉진한다. 떫은맛의 탄닌 성분은 피부를 오그라들게 하는 수렴 작용이 있어 설사에 활용되었다.

모과나무의 원산지는 중국이다. 키는 10m 정도로 크게 자라며 잎은 타원형으로 어긋난다. 꽃은 연분홍색으로 5월 경에 피고, 열매는 울퉁불퉁한 타원형으로 9월 경에 노랗게 익는다.

모과 표면의 윤기는 정유 성분에 의한 것이다.

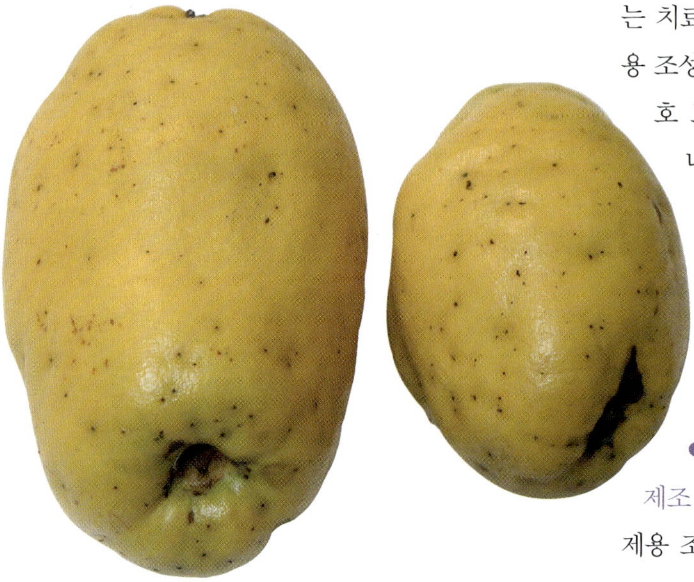

고서古書 · 의서醫書에서 밝히는 효능

동의보감 모과木瓜는 맛이 시고 약성은 따뜻하다. 거습祛濕, 지통止痛, 평간平肝, 서근활락舒筋活絡, 화위화습和胃化濕의 효능이 있고, 각기수종脚氣水腫, 습비구련濕痺拘攣, 요슬관절산중동통腰膝關節酸重疼痛, 토사전근吐瀉轉筋을 치료한다.

운곡본초학 다식多食하면 치齒와 골骨이 손상되며, 빈혈貧血이나 진음眞陰이 부족不足하여 하반신요슬下半身腰膝이 무력無力하거나, 식상食傷으로 비위脾胃가 쇠약衰弱하고 복내腹內에 적체積滯가 있어 편비便秘가 있는 자는 복용을 피한다. 음허陰虛, 요슬무력자腰膝無力者는 복용하지 말 것이다.

특허 · 논문

- 두릅, 목과 및 감초의 에탄올 추출물을 함유하는, 뇌혈관 질환 예방 또는 치료용, 기억손상 개선용 또는 뇌신경세포 보호용 조성 : 본 발명은 유효 성분으로서 두릅(Aralia elata), 목과(Chaenomeles Fructus) 및 감초(Glycyrrhizae Radix)의 에탄올 추출물을 함유하는, 뇌경색, 뇌부종, 뇌허혈 또는 혈관성 치매의 예방 또는 치료용, 기억손상 개선용, 또는 뇌신경세포 보호용 조성물에 관한 것으로서, 상기 세 가지 성분의 상호 보완적 작용기전에 의해 현저한 상승효과를 나타냄으로써 뇌신경세포를 보다 효과적으로 보호할 수 있고 뇌경색, 뇌부종, 뇌허혈, 혈관성 치매 및 기억손상을 부작용 없이 보다 효과적으로 예방 · 치료 및 개선할 수 있다.
  – 특허등록 제1150999호, 충북대학교 산학협력단, 경북대학교 산학협력단
- 천연 추출물을 포함한 염모제용 조성물 및 제조 방법 : 본 발명은 천연 추출물을 이용한 염모제용 조성물 및 제조 방법에 관한 것으로 구체적으

로 모과의 잎, 열매 및 껍질로부터 얻어진 추출물 85 내지 93 중량%; 0.5 내지 3중량%의 염료제; 및 잔존량의 향료, 살균제, 소염제, 방부제, 산화방지제, 자외선 흡수제, 암모니아수, 글리콜산암모늄, 지방산알콜, 물 및 칼륨백반으로 이루어진 그룹에서 선택된 1종 이상을 포함하는 제1제; 및 상기 추출물 85 내지 90 중량% 및 잔존량의 상기 제1제를 산화하는 산화제 및 pH 조정제를 포함하는 제2제를 포함하는 것을 특징으로 하는 염모제용 조성물에 관한 것이다. 본 발명의 염모제용 조성물 및 제조 방법은 염모제의 화학 물질 성분으로 인한 부작용을 경감 또는 해소시키고, 모발 보호 및 염색 효과면에서도 우수한 결과를 나타낸다. – 특허등록 제850928호, 광덕신약 주식회사

● 모과를 이용한 생리기능성 발효주와 그 제조 방법 : 본 발명은 모과를 이용한 생리기능성 발효주와 그 제조 방법에 관한 것이다. 본 발명의 발효주는, 씨를 제거한 모과에 물을 1:2 의 비율로 가하고 파쇄한 다음, 이 파쇄액에 설탕을 첨가하여 20~24° brix로 보당하고, 메타중아황산칼륨을 130~170ppm의 농도로 미량 첨가하고 상온에서 1.5~2.5시간 방치한 후, 알콜 발효용 효모 사카로마이세스 세레비지애를 4~6중량% 접종하여, 23~27℃에서 8~12 일간 정치 발효한 다음 여과하여 제조한다. 본 발명에 의해, 맛과 향이 우수하며 미황색이고, 티로시나제 저해활성이 높아 피부미백에 좋고, 노화를 억제하는 항산화활성이 높으며, 고혈압 예방과 관련된 안지오텐신전환효소 저해활성 등의 생리기능성을 나타내며, 기관지 질환에 관여하는 세균에 강한 항균활성을 나타내는, 모과를 이용한 생리기능성 발효주와 그 제조 방법이 제공된다. – 특허등록 제423537호, 이**

● 모과 탁주 제조 방법 : 본 발명은 모과의 기능성 성분과 향기 및 식감이 잘 보존된 모과 탁주를 제조하기 위함이다. 이를 위하여 모과의 효능 및 느낌을 최대한 살릴 수 있는 전처리 방법을 적용하여 모과

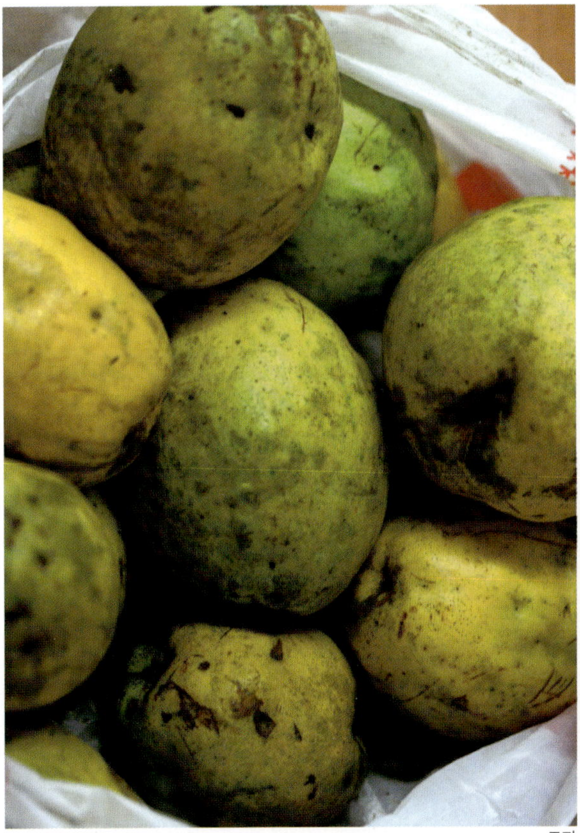

모과

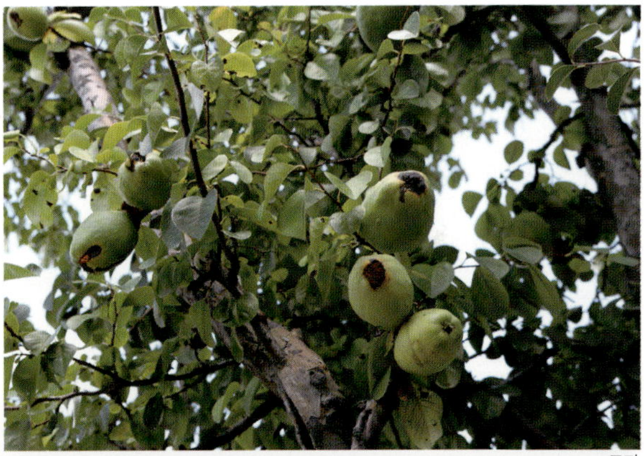

모과

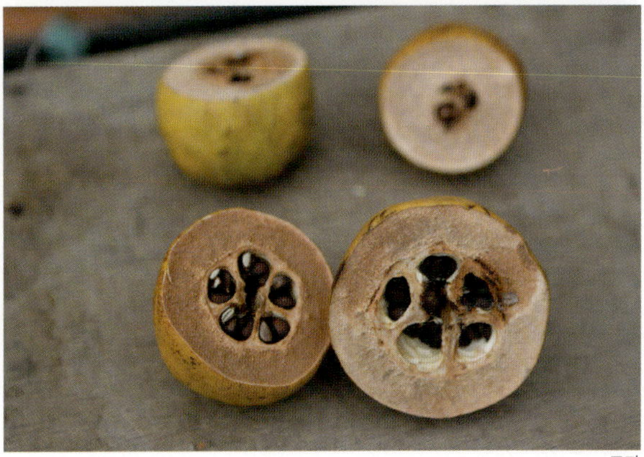

모과

의 고유한 색상과 향기가 잘 보존된 모과 탁주 제조 과정 중 2단 담금 시 투여하여 모과 탁주를 제조하는 방법에 관한 것이다. 즉, 2단 담금 시 모과 향, 색상 등의 효과를 최대한 살려 모과 탁주를 제조하여 소비자들의 기호에 부응하는 고(高)품질과 동시에 고(高)부가가치를 창출하는 할 수 있는 모과 탁주 제조에 관한 것이다. – 특허등록 제1302641호, 경상북도(농업기술원)

● 모과 열매 추출물을 유효 성분으로 함유하는 당뇨병의 예방 및 치료용 약학 조성물 및 건강식품 조성물 : 본 발명은 모과 (Chaenomeles sinensis) 열매의 용매 추출물을 유효 성분으로 함유하는 당뇨병의 예방 및 치료용 약학 조성물 및 건강기능식품에 관한 것이다. 본 발명의 모과 열매 추출물은 α-글루코시다아제, β-글루코시다아제, α-갈락토시다아제 및 β-갈락토시다아제를 저해하였다. 따라서, 모과 열매 추출물은 상기 효소와 관련된 당뇨병의 증상 완화제나 치료제로 사용될 수 있다. – 특허공개 10-2011-0000323호, 공주대학교 산학협력단

● 지황, 감초, 의이인, 맥아, 모과, 오가피, 또는 갈근 추출물을 함유하는 지방 세포 분화 촉진 조성물 : 본 발명은 지황 추출물, 감초 추출물, 의이인 추출물, 맥아 추출물, 모과 추출물, 오가피 추출물, 및 갈근 추출물로 구성된 그룹에서 선택된 하나 이상을 유효 성분으로 함유하는 조성물을 개시한다. 상기 조성물은 지방 세포 분화 및 지방구 생성을 촉진하여 피부 주름 개선, 피부 탄력 증진, 피부 노화 방지 효과가 있다. – 특허공개 10-2011-0001407호, 주식회사 아모레퍼시픽

● 관절염 치료용 생약 조성물 및 그 제조 방법 : 본 발명은 전통 한의학 이론에 근거하여 한방 복합 생약을 이용하여 제조한 관절염 치료제에 관한 것으로, 보다 상세하게는 관절, 특히 연골에 대한 보호 작용 및 풍, 한, 습으로 인한 관절염의 증상을 근본적으로 개선시키고자 모과, 우슬, 오가피, 속단, 진교, 위령선, 당귀, 천궁, 천마, 홍화, 계피 및 방풍 등의 생약재를 적정비로 혼합하여 물 또는 알코올성 수용액으로 추출한 다음, 감압 농축하여 동결 건조시켜 만든 관절염 치료용 생약 조성물 및 그 제조 방법에 관한 것이다. 본 발명의 관절염 치료용 복합 생약 조성물은 독성 등의 부작용이 없으면서 관절염에 대해서는 우수한 예방 및 치료 효과를 나타내며, 상기 방법에 의해 추출된 생약재 추출물을 선택적으로 가감하여 엑스제, 액제, 산제, 환제, 정제, 캅셀제 및 패취제 등으로 제조하여 건강 기능성 식품 및 의약품으로 제조하는 것을 특징으로 하는 것으로 유용하게 사용될 수 있다. – 특허등록 제540033호, 주식회사 팬제노믹스

● 모과(木瓜)가 장운동에 미치는 영향 연구 : 본 논문은 모과(木瓜)가 장운동(腸運動)에 미치는 영향 연구로서 주요내용은 다음과 같다. 모과가 장운동에 미치는 영향에 대해 국산 모과(Chaenomelis Sinensis Fructus)와 중국산 모과(Chaenomelis Lagenariae Fructus)를 비교하였다. 국산 모과와 중국산 모과 물추출물을 알비노 흰쥐에 경구투여한 후 카르바콜 또는 로페라미드를 경구투여하고, 카르바콜을 주사하여 장에서의 이동거리를 측정하였다. 실험결과, 한국산 모과와 중국산 모과는 정상군의 장운동성에서 유의한 변화를 일으키지 않았으며, 항진된 알비노 흰쥐의 장운동을 억제하였다. 한국산 모과는 추출 방법에 따른 차이가 없었으며, 중국산 모과는 메탄올 추출물에서 유의한 억제효과가 있었다. 한국산 모과와 중국산 모과를 비교하였을 때, 한국산 모과의 탕약 추출물에서 장운동성에 대한 억제효과가 입증되었으며, 에틸에테르 추출물의 억제효과가 중국산 모과보다 더 높았다. 또한 로페라미드에 의해 저하된 장운동은 유의한 변화를 일으키지 않았다. 결론적으로 모과는 카르바콜에 의해 항진된 장운동을 억제하였으나, 로페라미드에 의해 저하된 장운동에는ㅋ 영향을 미치지 않았다. 또한 장운동의 조절효과에 있어 한국산 모과가 중국산 모과보다 더 우수하다는 내용이다. – 경원대학교 한의과대학 본초학교실 최영성 외 2, 대한본초학회지(2010. 12. 30)

● 모과 추출물의 항응혈 활성 : 본 연구는 모과 추출물의 항응혈 활성에 관한 것으로서, 주요 내용은 모과 추출물의 항응혈 활성을 알아보기 위

하여 PT(Prothrombin time)와 APTT(activated partial thromboplastin time)를 측정하였다. 실험 결과, 모과 추출물은 출혈시간 반응이 1.6배 정도 증가하였으며, 혈전 무게는 50%정도 감소하였다. 또한 혈전 응고 기전에서 외인성 경로인자 및 내인성 경로인자에 작용하는 항응고 효과를 나타냈다. 모과 추출물은 혈전 형성의 조절 효과가 있다는 내용이다. – 중부대학교 한약자원학과 유지현 외 2, 대한본초학회지(2009. 6. 30)

● 모과(木瓜) 물추출물의 항염증 효능에 관한 실험적 연구 : 본 논문은 모과(木瓜) 물추출물의 항염증 효능에 관한 실험적 연구로서 주요내용은 다음과 같다. 모과 물추출물이 LPS로 자극된 마우스 RAW 264.7 대식세포의 염증성 매개물질 생성에 미치는 영향을 조사하였다. 모과 물추출물의 RAW 264.7 세포에 대한 생존율을 조사한 후 LPS로 유도된 NO, Ca과 다양한 시토킨 생성에 미치는 효과를 조사하였다 (P<0.05). 모과 물추출물은 25, 50, 100과 200μg/mL의 밀도에서 LPS로 유발된 RAW 264.7 세포의 세포 생존율이 증가하였고, 또한 NO 생성 증가 및 세포 외 Ca의 생성 증가를 유의하게 억제하였다. 모과 물추출물은 25, 50, 100과 200μg/mL 밀도에서 LPS로 유발된 RAW 264.7 세포의 IL-2, IL-10, IL-12p70, TNF-α, GM-CSF, M-CSF, LIF와 VEGF 생성을 유의하게 억제하였다. 모과 물추출물은 25와 50uμg/mL 밀도에서 LPS로 증가된 RAW 264.7 세포의 IL-4를, 25, 50과 200μg/mL 밀도에서 IL-5, IL-15와 MIG를, 25와 100 μg/mL 밀도에서 IFN-γ를 유의하게 억제하였다. 결론적으로, 모과 물추출물은 세포독성을 유발하지 않고 25μg/mL 이상의 밀도에서 LPS로 유발된 RAW 264.7 세포의 IL-2, IL-10, IL-12p70, TNF-α, GM-CSF, M-CSF, LIF, VEGF, NO, Ca의 증가를 유의하게 억제하였으며, 과잉염증반응의 조절로 항염증 효과를 갖는다는 내용이다. – 대한한방부인과학회지(2012. 8. 31)

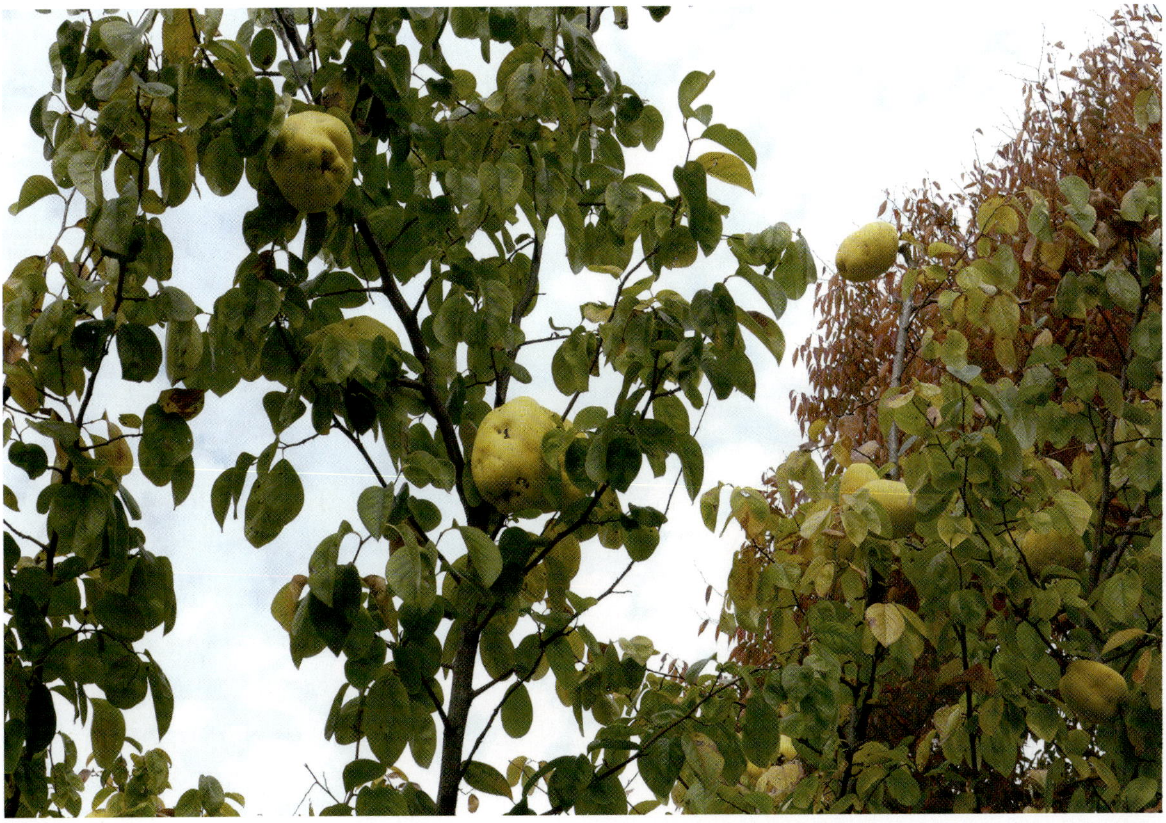

모과나무

모새

진달래과 / *Vaccinium bracteatum* Thunb.
약명 남촉자南燭子, 남촉근南燭根, 남촉엽南燭葉
이명 참정금나무

모새는 모새나무의 열매로, '토종 블루베리'로 불리기도 한다. 날것 그대로 먹거나, 잼과 파이를 만들어 먹고 술을 담가 이용한다.

한방에서는 열매를 남촉자南燭子, 뿌리를 남촉근南燭根, 잎을 남촉엽南燭葉이라 하여 약으로 쓴다. 익신益腎, 고정固精, 강근强筋, 명목明目의 효능이 있으며, 오래 된 설사, 몽정夢精, 구리구사久痢久瀉, 적백赤白의 대하帶下를 치료한다고 알려져 있다.

모새나무는 우리나라 흑산도 이남의 섬 지방과 제주도의 표고 600m 이하의 산록 양지에서 자생하는 상록관목으로, 들쭉나무 · 정금나무와 더불어 '토종 블루베리 3형제'로 알려져 있다. 블루베리 접목 대목으로 쓰이기도 한다. 모새나무의 키는 3m 정도로 자라고 가지가 많다. 어긋나는 타원형 잎은 두꺼우며, 양 끝이 뾰족하다. 잎 표면은 짙은 녹색이고 뒷면은 연두색이며 가장자리에 가는 톱니가 있다. 은방울 모양의 꽃이 10여 송이씩 아래로 처져 달리고, 블루베리를 닮은 검은자주색 열매가 6~7월에 익는다.

모새나무를 포함한 상록수가 근육과 뼈를 강하게 하고 눈에 좋다는 설이 있지만 이에 대한 자료는 찾을 수 없었다. 한편, 최근에는 모새나무 잎 추출물의 항당뇨 효능이 보고된 바 있다(J Ethnopharmacol. 2010 Aug 9;130(3):465-9).

고서古書 · 의서醫書에서 밝히는 효능

본초습유 설사를 멈추게 하고[止泄除睡], 근육을 강하게 하며 기력을 보한다[强筋益氣力].

특허 · 논문

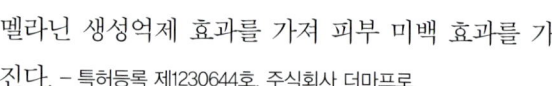

● 모새나무 추출물을 함유하는 피부미백용 화장료 조성물 : 본 발명은 모새나무(*Vaccinium bracteatum* Thunb.)의 추출물(모새나무 잎뿐만 아니라 줄기, 뿌리를 모두 포함한 식물 전체)을 함유하는 피부미백용 화장료 조성물에 관한 것으로써, 본 발명의 화장료 조성물은 피부에 안전하고 인간 타이로시나제 활성을 억제함으로써 멜라닌 생성억제 효과를 가져 피부 미백 효과를 가진다. – 특허등록 제1230644호, 주식회사 더마프로

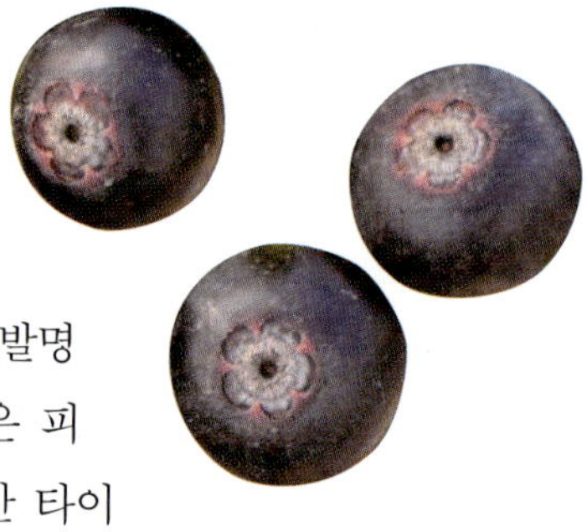

● 기능성 곡물의 제조방법 : 본 발명은 기능성 곡물과 그 기능성 곡물을 만들기 위한 기능성 곡물의 제조방법에 관한 것으로서, 상기 기능성 곡물의 제조방법은 남촉(Vaccinium bractcatum Thunb., 과로, 모새나무)의 잎과 가지에서 청즙 용액을 만드는 단계, 상기 용액을 곡물의 표면에 묻도록 하는 청즙 용액을 가하는 단계 및 상기 청즙 용액이 표면에 묻은 곡물을 건조하는 단계를 포함하는 과정으로 이루어지며, 곡물의 외피에 남촉(Vaccinium bractcatum thunb.과로,모새나무)의 추출물 코팅층 및/또는 곡물의 외피에서 내부로 남촉(Vaccinium bractcatum thunb.과로,모새나무) 추출물이 함침된 남촉 추출물 함침층이 형성되어 있는 곡물을 만들 수 있도록 해주고, 이에 따라 Vaccinium bractcatum thunb.의 테아닌, 비타민 C,카로틴 등의 성분이 함유된 약한 단맛이 나는 검은색, 고동색, 및 녹색의 빛이 나는 쌀 등의 곡물을 제공할 수 있도록 해준다. – 특허등록 제878397호, 정**

● 형질전환된 HEK293-TYR 세포를 이용한 인체 tyrosinase 저해 효과를 나타내는 미백제의 탐색 : 버섯 tyrosinase (TYR)는 인체 TYR과 생화학적 성질이 다름에도 불구하고 미백효과를 보이는 물질을 탐색하는 단계에서 주로 사용되어 왔다. 이에 대한 대

안으로 인체의 멜라노사이트로부터 얻은 세포 추출액을 이용하여 미백 물질 탐색 단계에 사용하는 것을 생각해 볼 수 있으나 멜라노사이트의 성장속도가 느려 다량의 세포 추출액을 얻어서 미백 물질 탐색 단계에 이용하기가 어렵다. 그래서 본 연구에서는 인체의 배아 신장 세포에 인체의 TYR를 암호화하는 유전자를 포함하는 벡터를 transfection시켜서 빠른 성장 속도를 가지며 인체의 TYR를 발현하는 세포주(HEK293-TYR)를 만들었다. 이 세포주의 세포 추출물을 이용하여 50가지의 식물 추출물에 대해 인체의 TYR 저해 효과를 보는 분석을 하였다. 그 결과 모새나무 추출물이 인체의 TYR에 대해 저해 가장 강한 효과를 나타내었고 산뽕나무 추출물의 TYR 저해 효과가 그 뒤를 이었다. 버섯 TYR을 이용하여 같은 조건의 실험을 한 결과, 산뽕나무 추출물만이 버섯 TYR에 대하여 저해 효과를 나타내었고 모새나무 추출물은 버섯 TYR 저해효과를 나타내지 않았다. 이는 인체 TYR 저해제를 탐색함에 있어서 인체 TYR 사용의 중요성을 시사한다. 액체-액체 분획을 통하여 에틸아세테이트 분획에서 모새나무 추출물의 활성성분이 존재함을 확인하였으며 주 활성성분이 p-coumaric acid라는 것을 얇은 막 크로마토그래피(TLC)를 통하여 확인하였으며 MelanoDermTM Skin Model에서 p-coumaric acid의 미백 효과를 입증하였다. 본 연구는 HEK293-TYR 세포가 식물 추출물과 같은 천연 자원으로부터 피부의 색소침착을 조절할 수 있는 인체 TYR 특이적인 저해제 발견을 촉진시킬 수 있음을 보여주었다. - 경북대학교 김미진 석사학위논문(2012)

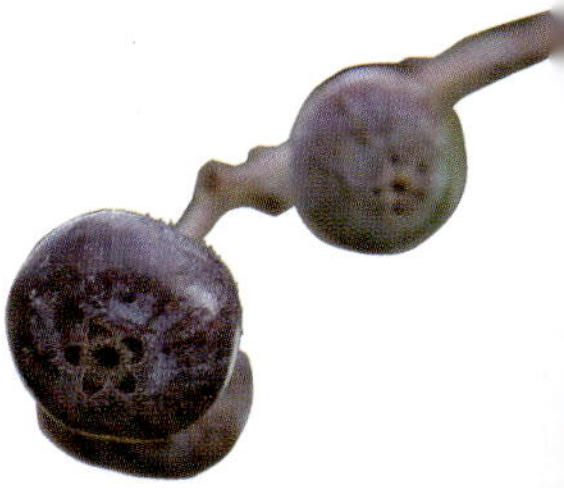

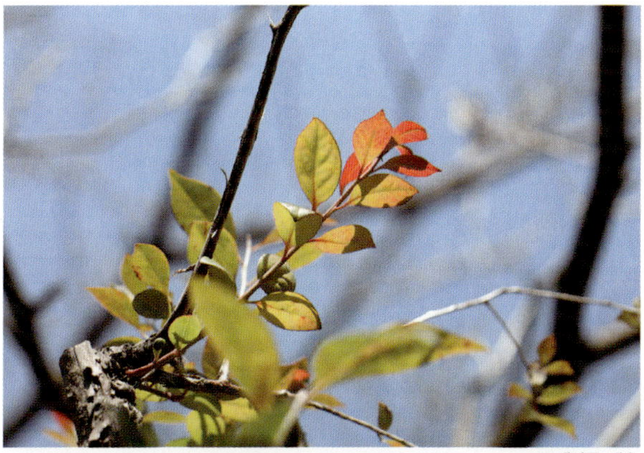

모새나무 새순

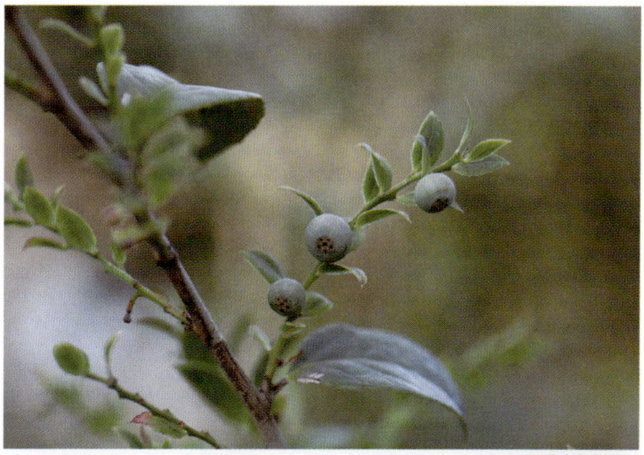

모새나무 풋열매

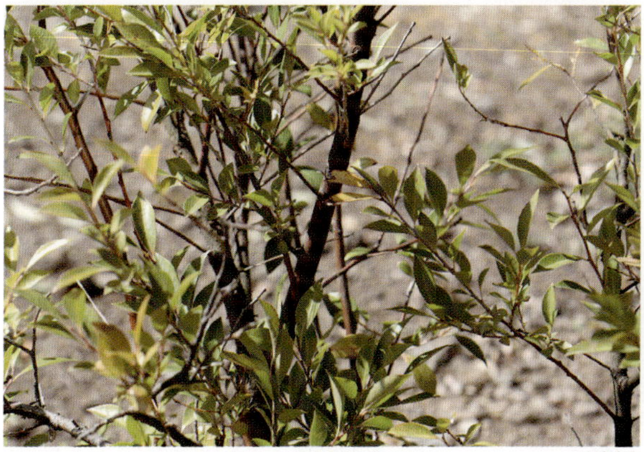

모새나무

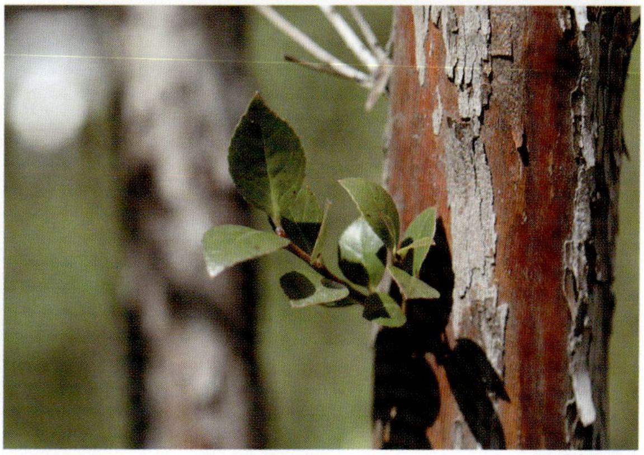

모새나무 줄기

무화과

뽕나무과 / *Ficus carica* L.
영명 Common Fig, Fig Tree
약명 무화과無花果
이명 젖꼭지나무

무화과는 검자줏빛의 둥근 열매로, 과육이 매우 부드럽고 달지만 저장성이 떨어져서 성숙기에만 잠깐 그대로 먹고 주로 건과나 통조림으로 만들거나 각종 요리 재료로 이용하며, 잼 · 젤리 · 주스 · 술, · 식초 등으로 가공한다. '무화과無花果'라는 이름은 '꽃이 피지 않는 과실'이라는 의미인데, 꽃이 열매 안에 피어 보이지 않을 뿐이다. 열매는 둥글거나 납작하면서 둥근 모양 등 다양하며 껍질 색깔도 녹색 · 노란색 · 붉은색이 도는 녹색 등 다양하다. 한방에서는 소화기를 튼튼하게 하고 장을 편안하게 하는 약재로 무화과를 쓰는데 뿌리와 잎도 약으로 사용한다.

향기 성분인 벤즈알데하이드benzaldehyde와 색소 성분인 안토시아닌anthocyanin은 암을 억제하는 작용을 한다. 과실에서 나오는 흰 유액에는 소화를 촉진하는 단백질 분해 효소가 함유되어 있다. 또한 혈압을 낮추고 동맥경화를 예방하는 항산화 물질인 쿼세틴이 들어 있다.

주요 성분인 당질은 포도당과 과당이 10%를 차지하여 단맛이 강하며, 펙틴 성분이 4~8%나 되어 잼을 만들기 좋으며 정장 효과도 크다. 또 피신 · 리파아제 · 아밀라아제 등의 효소도 풍부한데, 단백질 분해 효소인 피신은 연육제로 이용된다. 고대 이집트와 로마에서는 강장제나 암 치료제로 약용하였다. 민간요법으로 소화불량, 설사, 변비, 빈혈, 각혈, 신경통, 피부병 등에 약용하고, 생즙은 치질 치료제로 쓰였다.

무화과나무는 아열대성 반교목성 낙엽 활엽과수로 아시아에서 지중해 연안에서 자란다. 우리나라에서는 전라남도 일부 지역과 제주도, 남해안 일대에서 재배한다. 카프리형 · 스미루나형 · 산페드로형 · 보통형의 네 품종 중에서 산페드로형과 보통형을 많이 재배한다.

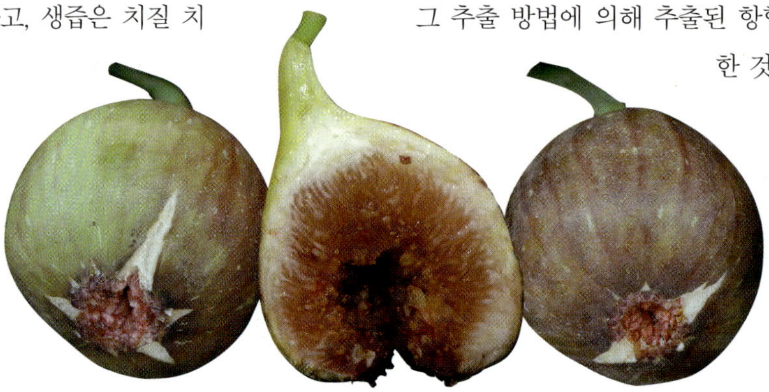

고서古書 · 의서醫書에서 밝히는 효능

동의보감 꽃이 없이 열매가 열리는데 그 빛이 푸른 자두 같으면서 좀 길쭉하다. 맛이 달고 음식을 잘 먹게 하며 설사를 멎게 한다. 체내 독 제거와 위장질환, 빈혈, 치질 등에 좋고 소화 촉진과 숙취 해소에도 효과가 있다.

한국본초도감(안덕균) 맛은 달고 성질은 평하다. 건위청장健胃淸腸, 소종해독消腫解毒하여, 대장염 · 이질 · 변비에 유효하며, 인후염 · 종기 · 옴 · 버짐 · 악창 등에 활용된다.

동의학사전 약리실험에서 강압작용, 항암작용, 소화작용, 약한 설사작용 등이 밝혀졌다. 식욕이 없고 소화가 안되는 데, 이질, 변비, 장염, 치질, 부스럼, 옴 등에 쓴다.

특허 · 논문

- 무화과로부터 항혈전 기능의 식품성분을 추출하는 방법 및 항혈전성 추출물 : 본 발명은 무화과으로부터 항혈전 기능의 식품성분을 추출하는 방법 및 그 추출 방법에 의해 추출된 항혈전성 추출물에 관한 것으로, 본 방법에 의해 추출된 추출물은 혈소판 응집 억제율이 우수하여 혈전 형성을 수반하는 질환의 예방 및 치

료에 유용하게 사용될 수 있다. - 특허등록 제1144433호, 주식회사 풀무원홀딩스 외 1

● 천연 무화과 분리성분을 함유한 약용비누 조성물 : 본 발명은 알칼리금속 비누베이스에 승정 도우핀(Masui Dauphiㄹne), 봉래시 또는 화이트제아노종의 무화과 열매 또는 잎의 용매 추출분리물 0.05 내지 25 중량% 및 안정화제 0.1 내지 5.0 중량%를 함유함을 특징으로 하는 약용비누 조성물에 관한 것이다. 본 발명의 약용비누 조성물은 독성이나 부작용없이 피부무좀 및 진균 그리고 향균 등의 치료효과가 우수하다. - 특허등록 제512285호, 유한회사 오비티

● 무화과 발효식초의 제조 방법 및 그에 의해 제조된 무화과 발효식초 : 본 발명은 파쇄 및 보당한 무화과를 살균시킨 후 순차적으로 효모 및 초산균을 투입하여 알콜발효 및 초산발효시키고, 숙성 및 여과 살균하는 것을 특징으로 하는, 무화과 발효식초의 제조 방법 및 그에 의해 제조된 무화과 발효식초에 관한 것으로서, 본 발명에 따라 제조된 무화과 발효식초는 초산농도 5% 미만으로, 조미용으로 사용될 수 있을 뿐 아니라 그 자체로 각종 기호음료, 건강음료, 강장음료 등으로 음용될 수 있고, 향미가 우수하고 제조단가가 저렴하여 무화과의 유용성분을 효과적으로 이용할 수 있게 한다. - 특허등록 제767626호, 사단법인 미래산업기술연구원 외 2

● 무화과 증류주의 제조 방법 및 그에 의해 제조된 무화과 증류주 : 본 발명은 파쇄한 무화과를 20~25 Brix 미만으로 보당하고, 살균시킨 후 효모를 투입하여 알콜발효시키고, 숙성 및 여과한 후 증류하고 다시 숙성 및 여과하는 것을 특징으로 하는, 무화과 증류주의 제조 방법 및 그에 의해 제조된 무화과 증류주에 관한 것으로서, 본 발명에 따르면 당도가 높고 피신(Ficin), 비타민, 미네랄 등 각종 생리활성성분을 다량 함유하는 무화과로부터 향미와 기호도가 우수하고 기능성이 높은, 무화과 증류주를 얻을 수 있다.

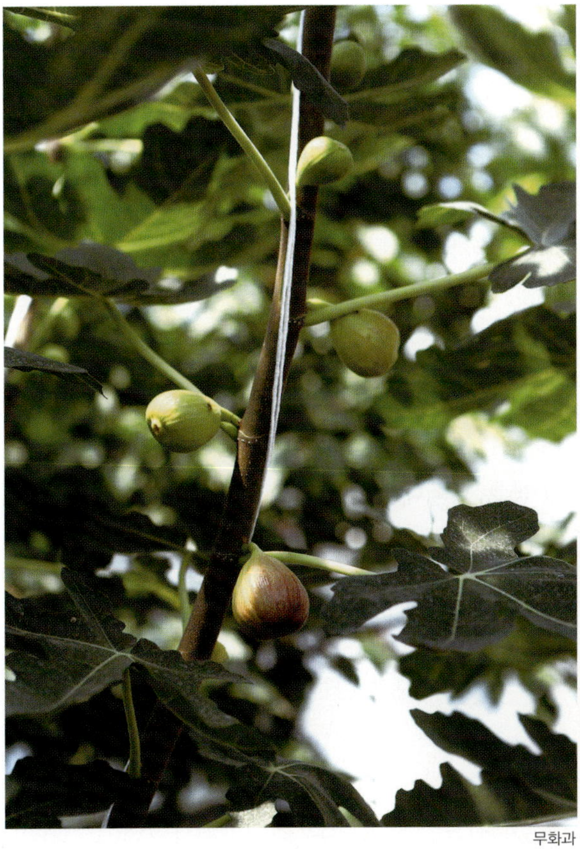

무화과

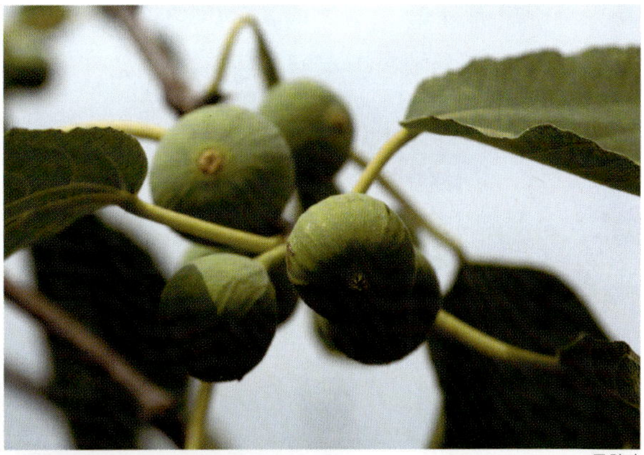

무화과

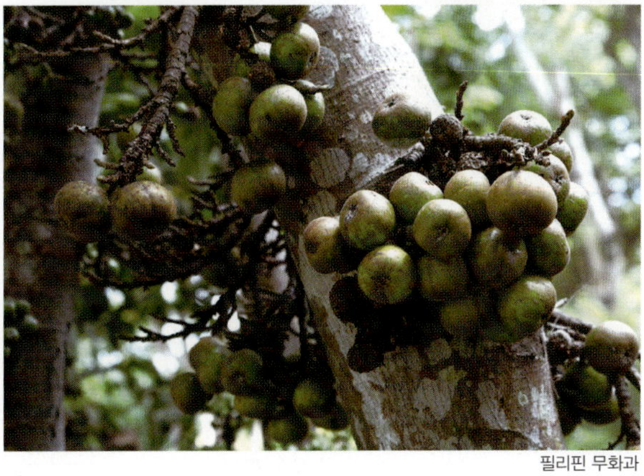

필리핀 무화과

– 특허등록 제767625호, 사단법인 미래산업기술연구원 외 2

● 국내산 무화과의 식중독균에 대한 항균활성 : 천연생리활성 물질로서의 국내산 무화과의 특성을 검색하고자 성숙시기별로 미숙과 I, 미숙과 II, 완숙과를 메탄올로 추출하고, 메탄올 추출물을 극성에 따라 계통분획하여, 각각의 분획물에 대해 미생물의 성장저해활성을 확인하였다. 식중독균 8종에 대한 생육정도를 측정한 결과, 모든 대상균주에 대부분에 대해 무화과 메탄올추출물 및 용매 분획물들에서 농도가 증가함에 따라 유의적으로 성장이 억제되는 것으로 나타났다($p<0.001$). 무화과 메탄올 추출물은 완숙과보다는 미숙과 I 및 미숙과 II에서 활성이 우수하여, L. monocytogenes을 비롯한 모든 사용균주에 대해 10 ㎎/mL에서부터 강한 억제활성을 보였다. 무화과 용매계통분획물에 의한 항균활성은 성숙정도와 대상균주에 따라 차이는 있었으나 0.1~5.0㎎/mL 농도범위에서 극성이 낮은 헥산과 클로로포름 분획이 강한 항균활성을 나타내는 반면, 극성이 비교적 높은 부탄올 분획은 그보다 낮은 활성을 보였으며, 에틸아세테이트 분획과 물 분획에서는 항균활성을 거의 보이지 않았다. 추출 용매에 대한 항균력은 계통분획물들이 메탄올 추출물보다는 낮은 농도에서 항균활성이 나타났으나, 메탄올 추출물이 좀더 광범위한 균주들에 대해 억제활성이 있었으며, 계통분획물들은 분획에 따라 성숙시기에 따라 활성이 있는 균주가 특이적으로 다양하게 나타났다. 헥산분획물에서는 메탄올 추출물과는 달리 L. monocytogenes, E. coli O157:H7, Y. enterocolitica와 V. parahaemolyticus에 대해완숙과가 미숙과 I 또는 II보다 항균활성이 우수하게 나타났으며, 클로로포름 분획에서는 모든 성숙단계에서 E. coli O157:H7과 V. parahaemolyticus에 대해 저해활성이 매우 우수하였다. 또한 부탄올분획물에서는 메탄올 추출물과 같이 미숙과 I, II에서 완숙과보다 더 우수한 항균활성을 보이는 균주들이 많았다. 본 실험에서 무화과 추출물 또는 계통분획물들은 식중독균에 대해 항균활성이 있는 것으로 확인되었고, 특히 전반적으로 판단하여 볼 때 성숙직전의 미숙과 II에서 항균활성이 보다 우수한 것으로 나타났다. – 원광대학교 한의학전문대학원 정미란 외 2, 한국식품조리과학회지(2005. 2. 28)

● 무화과 당단백질의 혈중지질 저하 효과 : 본 연구는 천연물에서의 생리활성물질 동정의 일환으로 Ficus Carica Linnoeus(FCL)로부터 60kDa의 FCL glycoprotein(무화과 당단백질)을 추출한 후, 무화과 당단백질의 첨가에 따른 과산화 지질 라디칼 억제능력 및 생질의 혈장 콜레스테롤 수준과 간 해독효소 활성의 개선효과를 평가하였다. In vitro에서 리놀렌산 자동산화반응에 기초한 과산화 지질 라디칼 억제능력을 실험한 결과, 무화과 당단백질을 섭취시킨 농도가 증가함에 따라 과산화 지질 라디칼 억제율은 증가하였다. 한편, 생쥐에게 14일 동안 무화과 당단백질을 50 및 100㎎/㎏ 농도로 섭취시킨 그룹과 무화과 당단백질을 섭취시킨 후 Triton WR-1339를 투여한 생쥐 그룹에서 혈액 및 간조직을 채취하여 혈장 콜레스테롤의 수준변화 및 해독효소의 활성을 측정한 결과, 100㎎/㎏ 농도로 무화과 단백질을 섭취시킨 그룹에서 TC와 LDL-콜레스테롤의 수준은 유의적 감소효과가 나타났다($p<0.05$). 또한 Triton WR-1339에 의해 고지혈증이 유발된 생쥐그룹에서도 TC와 LDL-콜레스테롤 수준이 유의적 억제능력을 보였는데, 특히 100㎎/㎏ 농도에서 그 개선 효과는 더욱 분명하였다($p<0.01$). 간의 해독효소 중 항산화 기능을 하는 SOD, CAT 그리고 GPx의 활성은 모두 증가되었는데, 특히 GPx는 100㎎/㎏의 농도에서 유의성을 보이며 증가하였다($p<0.01$). 따라서 이러한 결과를 종합하면, 무화과 당단백질이 해득효소의 활성을 증가시킴으로써 체내의 ROS의 수준을 감소시키고, 이러한 항산화 효과가 혈중 콜레스테롤의 수준을 감소시키는 데 영향을 미친 것으로 사료된다. – 전남대학교 생명과학연구소 임계택 외 3, 한국식품과학회지(2005. 8)

● 무화과나무 줄기 추출물의 항염증 및 항산화 효과 : 본 연구는 무화과나무 줄기 추출액의 항산화, 항균 및 항염증 활성 효과를 알아보기 위하여 무화과

으로써, 효과적인 발효관리가 가능한 바나나 주류의 제조공정을 개선시킬 수 있는 특징이 있다. – 특허등록 제1061559호, 대한민국(관리부서: 국세청주류면허지원센터장)

● 전체 바나나 열매(MUSA SPP.)로부터의 천연 추출물 : 주로 천연 멜라토닌, 세로토닌, 카테콜아민 및 이의 전구체; 아미노산 트립토판 및 티로신; 미네랄 칼륨, 마그네슘, 인 및 항산화제를 함유하는, 익지 않거나 익은 바나나 (Musa Spp) 전체 열매로부터의 천연 추출물이 제공된다. 이러한 천연 추출물은 매우 소량의 탄수화물을 함유하거나 전혀 함유하지 않는다. 최종 추출물은 액체, 반고체 또는 분말 형태이다. 본 추출물은 포유동물 및 동물에 대하여 분말 중에 1 내지 1,000㎎의 복용량 또는 매일 분말에 대해 균등한 양으로 사용된다. 본 추출물은 액체, 젤, 캡슐, 캐플릿, 또는 정제 형태의 영양 보충제, 약품 또는 어주번트로서 사용된다. 물리적 처리, 효소 공정 및 수지 추출은 주로 추출을 위해 사용된다. 보존제 또는 항산화제와 같은 식품 또는 약제학적 등급 첨가제가 저장 수명을 위해 첨가된다. 다른 추출물, 비타민, 미네랄 및 아미노산은 효능 및 사용의 추가 향상을 위해 첨가될 수 있다. 본 추출물은 하나의 이상의 상태에서, 포유동물 및 동물에 대하여 기분 상승, 스트레스, 불안 및 우울증의 감소; 기초대사율(BMR)의 증가, 열발생, 비만, 고지혈증, 고콜레스테롤혈증, 고혈압, 당뇨병, 수면 장애, 신경학적 질환, 근 질환, 발기 부전을 위해 및 신체에서 칼륨 함량을 증가시키기 위해 사용된다. – 특허공개 10-2012-0095352호(PCT/IB2010/001994), 매다사니 무니색하(인도)

● 바나나 열매 나무의 줄기 섬유의 마이크로섬유를 포함하는 절연 재료 : 본 발명은 바나나 열매 나무의 줄기 섬유로부터의 마이크로화이버로 이루어지는 단열재 및/또는 차음재로서 사용되는 재료에 관한 것이다. 상기 재료는 놀라운 차음 및 단열 특성, 특히 열 및 냉기 저항 특성을 갖는다. – 특허공개 10-2013-

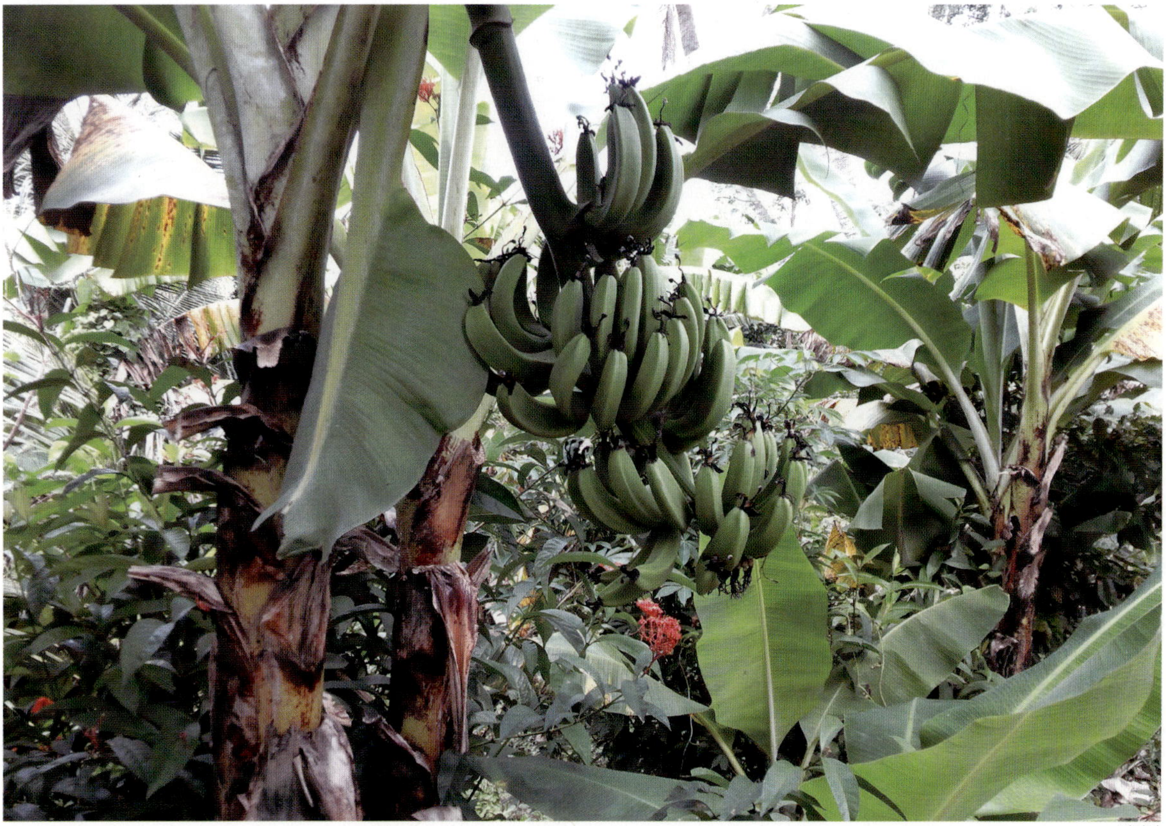

바나나

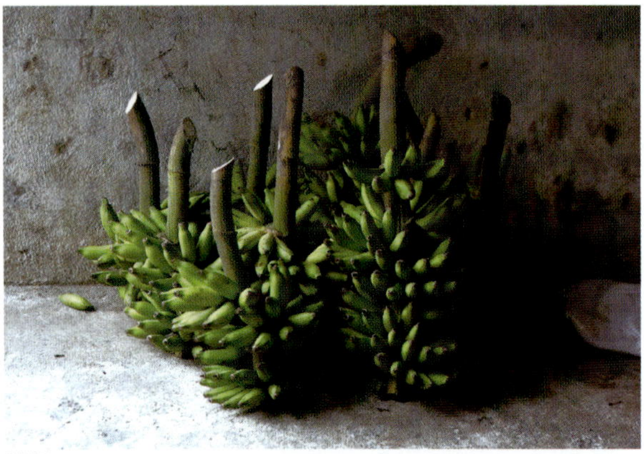
바나나

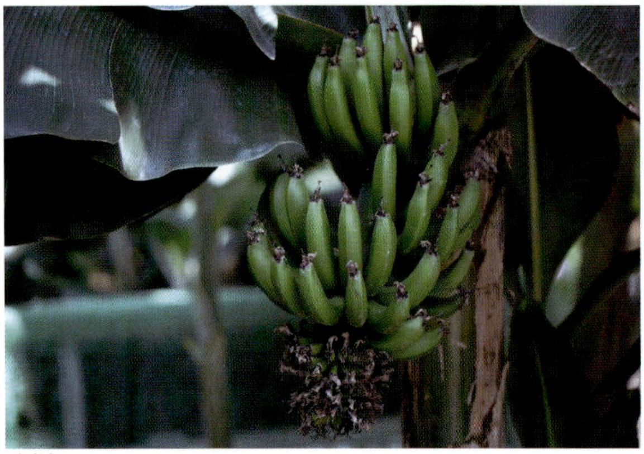
바나나

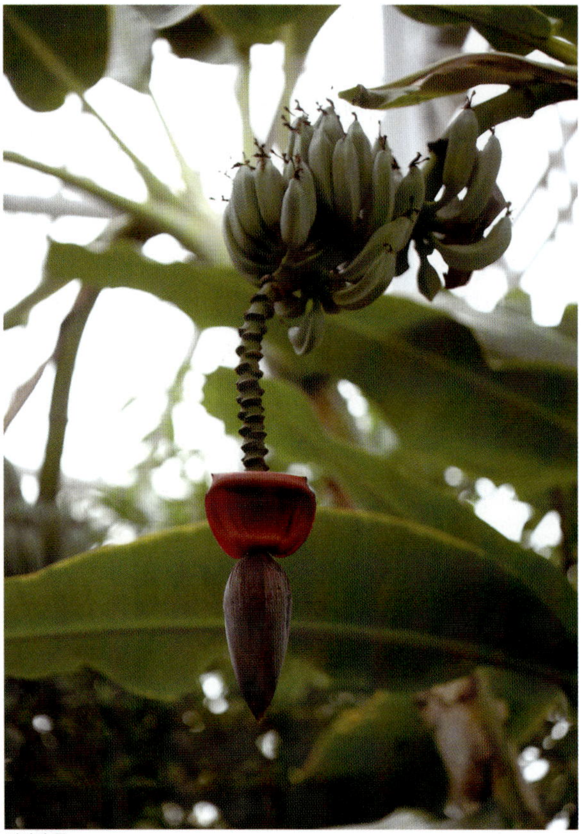
바나나 꽃

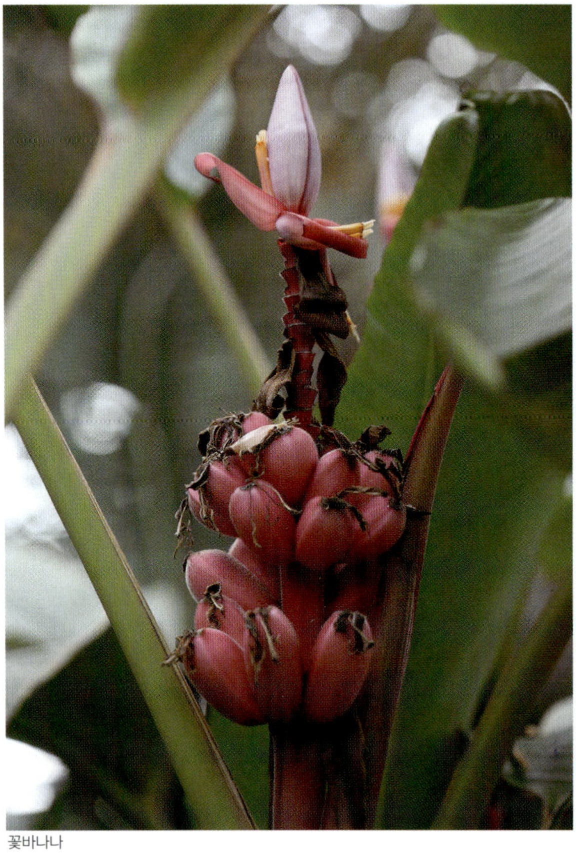
꽃바나나

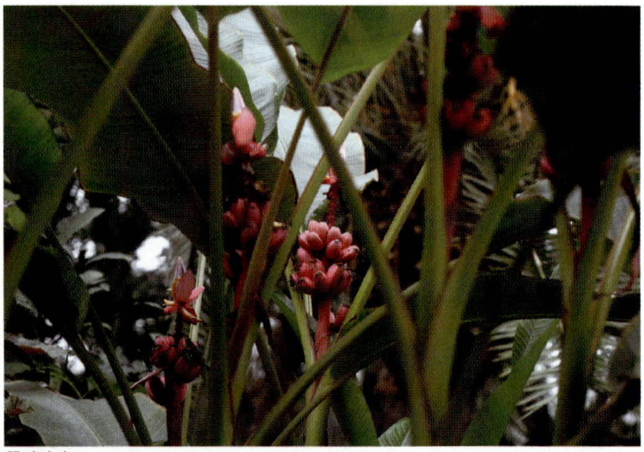
꽃바나나

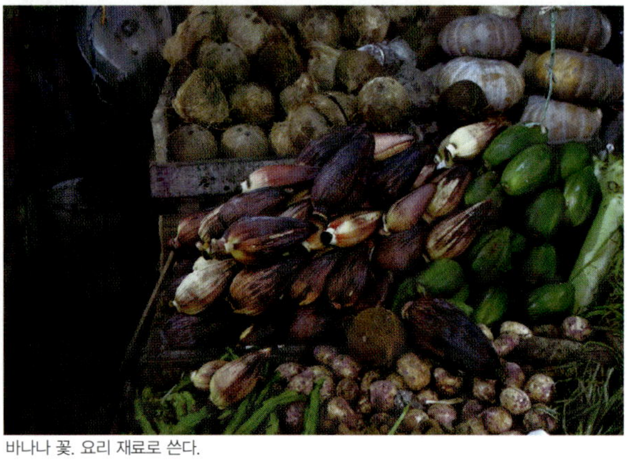
바나나 꽃. 요리 재료로 쓴다.

0119325(PCT/FR2011/000281)

● 식품폐기물의 자원화(I) 바나나 껍질 추출물의 천연염색에 활용 : 식생활 및 사회 환경 변화에 따라 식품 폐기물이 많이 발생하고 있다. 이 폐기물을 처리하는 데 막대한 비용이 소요되고 환경오염도 심각한 상황이다. 이에 식품 폐기물의 자원화를 통해 자원의 부가가치를 높이고, 처리비용 절감과 함께 환경오염 방지, 새로운 유기소재의 확보 등의 효과를 볼 것으로 사료된다. 본 연구는 바나나 껍질로부터 추출한 물질의 다양한 기능성을 조사하고, 인디고의 환원제로서 유효성을 확인하여 천연염색 분야에 식품 폐기물의 활용 방안을 모색하는 데 목적이 있다. 이를 위하여 바나나 껍질은 건조 후 증류수로 100℃에서 1시간 동안 추출, 농축하여 분말로 만들어 사용하였다. 바나나 껍질 추출물의 기능성을 알아보기 위해 총당분석(Phenol- sulfuric method), 항산화(DPPH radicals 소거활성), 황색포도상구균에 대한 항균성 실험(Paper disc diffusion)을 하였다. 또한 인디고 염색시 화학환원제 대신 이 분말을 사용하였고, 그 환원력 측정은 환원 포텐셜과 염색 실험을 통해 평가하였다. 본 연구에서 제조한 바나나 껍질 추출물은 항산화능이 우수하였고, 높은 당 함량을 나타냈다. 황색 포도상구균에 대한 항균성을 지녀 향후 기능성 물질로서 응용가능성이 클 것으로 전망된다. 바나나껍질 추출물은 합성인디고 환원에 효과적이었다. 인디고 환원은 바나나껍질 추출물을 첨가하면서 바로 시작되고, 24시간 경과 후 최대 염착량과 최고 전압값을 나타냈다. 바나나 껍질 추출물의 농도가 높아질수록 인디고 환원력은 높아지고 염착량도 증가하는 것으로 나타났다. 따라서 바나나 껍질 추출물은 인디고 환원에서 화학물질인 하이드로설파이트를 대체하여 사용할 수 있는 효과적인 천연유기환원제로 사용할 수 있을 것으로 기대된다. - 전남대학교 의류학과 최민 외 2, 한국염색가공학회 학술발표회(2012)

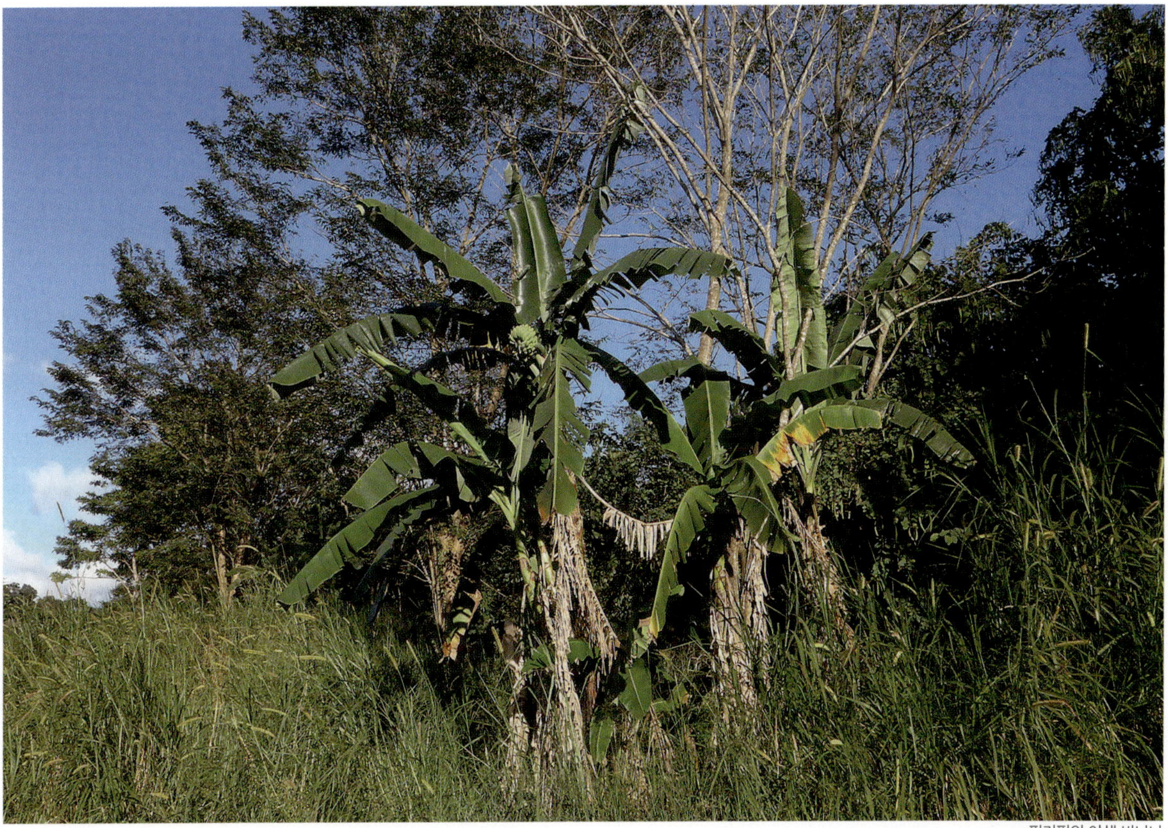

필리핀의 야생 바나나

밤

참나무과 / *Castanea crenata* var. dulcis
약명 율栗, 율자栗子
이명 멧밤, 뫼밤, 율과栗果

밤은 우리나라 관혼상제의 필수품으로 다양한 상징성이 있다. 크기는 지름 2.5~4cm정도이고, 짙은 갈색이다. 가시가 날카로운 밤송이와 단단한 겉껍질, 떫은 맛의 속껍질로 과육을 겹겹이 보호하는 만큼 밤 과육은 영양 성분이 풍부하다. 속껍질을 까서 날것 그대로 먹어도 맛있고, 굽거나 삶아도 맛이 좋으며, 밥·샐러드·밤막걸리 등 다양한 식재료로 이용된다. 긴긴 겨울밤, 뜨거운 손을 호호 불며 먹던 군밤은 우리나라 중장년층의 향수를 자극한다.

밤은 '율자栗子'라 하여 한방에서 약재로 쓴다. 위와 장을 보호하고 신장과 혈액순환에 좋다. 밤꽃의 아르기닌arginine 성분은 심한 설사나 이질·혈변 등에 효과가 있고, 밤 속껍질은 가래를 삭혀 준다.

밤나무는 우리나라 전역의 산과 들에 자생하며, 인가 주변에 심어 기르는 낙엽활엽교목이다. 토실토실한 알밤이 들어차 저절로 벌어진 밤송이는 가을의 풍요로움을 상징한다. 밤꽃은 6월 장마 무렵에 피는데, 초여름의 밤꽃 향기는 독특한 정취가 있으며, 약으로 쓰는 밤꿀의 자원으로 유용하다. 잎에는 항알레르기성 효과가 있고, 속껍질에는 당질·아미노산·무기질 및 최근 생리 활성 물질로 각광 받는 폴리페놀성 탄닌과 카테킨catechin이 함유되어 있다.

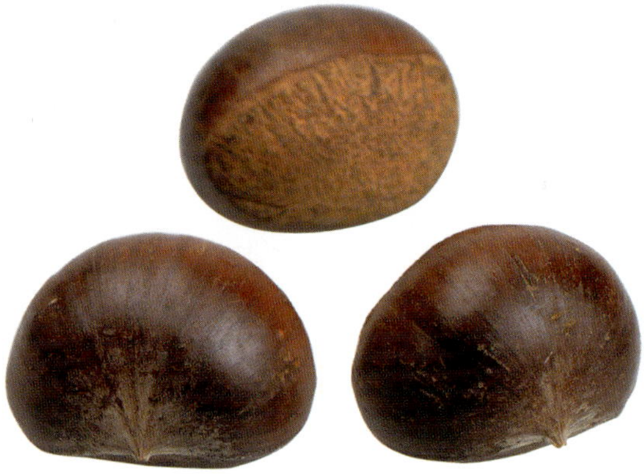

고서古書·의서醫書에서 밝히는 효능

동의보감·방약합편 율자栗子는 맛이 짜고 성질이 따뜻하다[味鹹 性溫]. 기氣를 증익增益함이 신기神奇하며, 복부腹部를 두텁게 하고, 신腎을 보補하고, 굶주림을 견디게도 한다.

특허·논문

● 밤 추출물을 함유하는 항산화 및 항균용 식품 조성물 : 본 발명은 밤 추출물을 이용한 식품 조성물에 관한 것으로서, 좀더 자세히는 밤의 내피 및 외피를 이용하여 얻어진 추출물을 여과, 살균, 농축공정을 거쳐 식품 조성물로 제조한 것으로서, 폴리페놀 함량 및 DPPH 소거능을 실험한 결과 항산화 활성 및 항균활성이 증가하였고, 특히 식중독균에 대한 항균활성이 우수하여 코팅제 조성물 등 항산화 및 항균용 식품조성물로 응용 가능하나. – 특허공개 10–2010–0118224호, 안**

● 카텝신 케이의 활성을 저해하는 밤껍질 추출물 : 본 발명은 밤껍질에 증류수를 첨가하여 90 내지 100℃에서 가열하고, 가열된 용액을 원심 분리하여 상등액을 취하고, 상기 상등액을 동결 건조한 추출물로서 카텝신 K효소의 활성을 억제하여 골다공증을 예방하고 치료할 수 있는 물질과 이의 제조 방법에 관한 것이다. 밤껍질 추출물의 카텝신 K 저해 활성 측정 결과, 밤 속껍질 8.5㎎/mL의 농도에서 카텝신 K는 거의 완전히 억제되는 것으로 나타났으며, 85㎍/mL의 농도에서 약 40% 정도 억제되는 것으로 나타났다. 따라서 밤껍질 추출물의 유효 성분을 포함하여 약 또는 기능성식품을 만들면 골다공증 예방 및 치료에 효과적으로 이용할 수 있다. 특히, 칼슘 제제에 상기 밤껍질 추출물의 유효 성분을 추가하는

경우 골다공증 예방 및 치료를 위한 의약품을 만들 수 있다. - 특허등록 제543111호, 주식회사 한국야쿠르트

● 밤 추출물을 함유하는 화장료 조성물 : 본 발명에 따른 화장료 조성물은 밤(Chestnut) 추출물을 함유한다. 본 발명에 따르면, 상기 밤 추출물은 각질형성세포의 분화를 촉진하고, 세포간 지질의 합성을 촉진하여 피부장벽의 회복 속도를 증가시키며, 각질의 박리에 관여하는 단백질 분해효소의 활성을 촉진한다. 이에 따라, 각질이 효과적으로 제거되어 피부 보습력이 향상되고, 우수한 피부톤 개선 및 브라이트닝 효과를 갖는다. - 특허공개 10-2008-0098731호, (주)더페이스샵코리아

● 밤꽃 추출물을 포함하는 모공 축소 또는 피지 분비 억제용 조성물 : 본 발명에 따른 조성물에 포함되는 유효 성분인 밤꽃 추출물은 SNARE(soluble N-ethylmaleimide-sensitive factor attachment protein receptor)의 복합체 형성을 저해하고, 신경 전달 물질의 방출을 저해할 수 있음이 확인되었는 바, 모공 축소 또는 피지 분비 억제용 조성물의 유효 성분으로 적합하게 사용될 수 있다. 또한 밤꽃 추출물에 의한 신경 전달 물질 방출 저해 효과를 실험한 결과, 보툴리눔 독소와 같은 독성을 내지 않아 안전하면서도, 이와 유사한 정도의 신경 전달 물질 방출 저해 효과를 나타낼 수 있음을 확인하였다. - 특허공개 10-2011-0047717호, (주)아모레퍼시픽

● 카텝신 케이의 활성을 저해하는 밤껍질 추출물 : 본 발명은 골다공증에 관여하는 효소인 카텝신 K(Cathepsin K)의 활성을 억제하는 작용을 하는 밤껍질 추출물 및 그 추출물의 제조방법에 관한 것으로, 보다 상세하게는 밤껍질에 증류수를 첨가하여 90 내지 100℃에서 가열하고, 가열된 용액을 원심분리하여 상등액을 취하고, 상기 상등액을 동결건조한 추출물로서 카텝신 K효소의 활성을 억제하여 골다공증을 예방하고 치료할 수 있는 물질과 이의 제조방법에 관한 것이다. 이러한 본 발명은, 밤껍질 추출물은

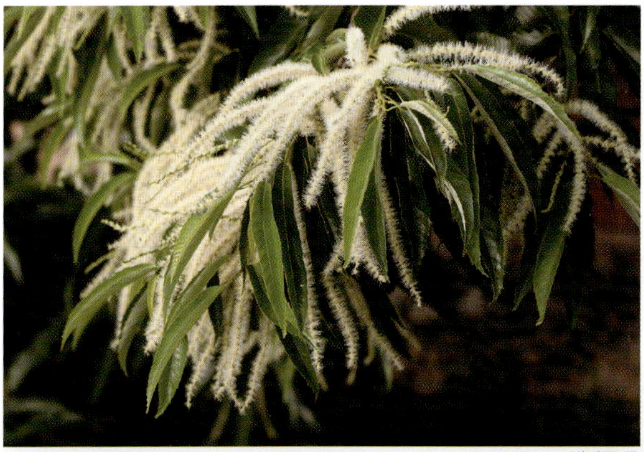

밤나무 꽃

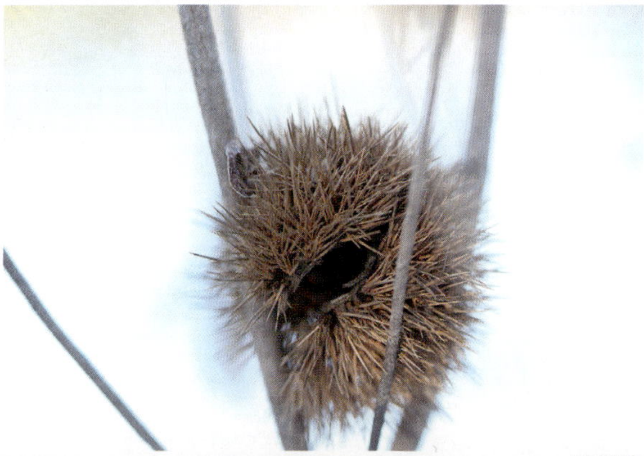

빈 밤껍질

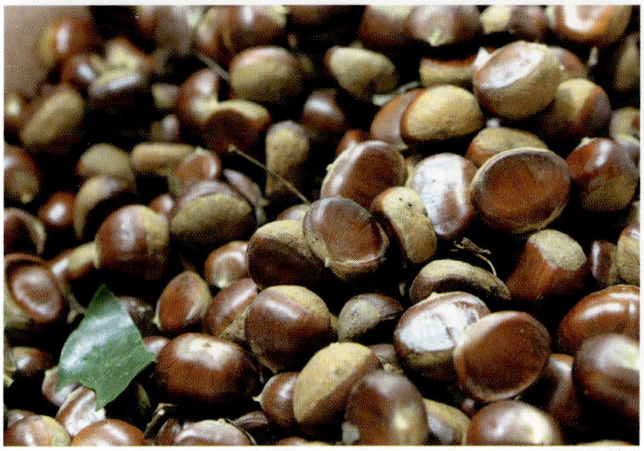

알밤

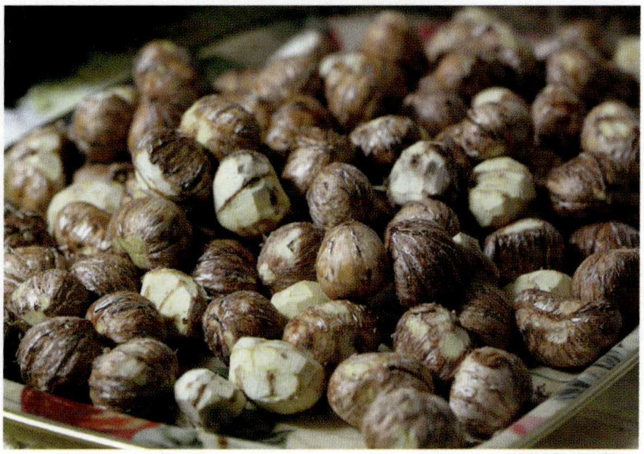

겉껍질을 제거한 밤

카텝신 K 효소 활성을 효과적으로 억제하는 효과가 있으며, 상기 밤껍질 추출물의 유효성분을 포함하여 약 또는 기능성식품을 만들면 골다공증 예방 및 치료에 효과적으로 이용할 수 있다. 특히, 칼슘제제에 상기 밤껍질 추출물의 유효성분을 추가하는 경우 골다공증 예방 및 치료를 위한 의약품을 만들 수 있다. – 특허등록 제100543111호, 주식회사한국야쿠르트

● 호박 추출물 및 밤 추출물을 유효성분으로 함유하는 각질 박리 촉진용 화장료 조성물 : 본 발명은 각질박리 촉진용 화장료 조성물에 관한 것으로서, 보다 상세하게는, 호박 추출물 및/또는 밤 추출물을 유효성분으로 하는 각질박리 촉진용 화장료 조성물에 관한 것이다. 본 발명의 화장료 조성물의 유효성분인 호박 추출물과 밤 추출물은 각질박리 효과가 뛰어나며, 이를 함께 사용할 경우 상승작용에 의해 뛰어난 각질박리 효과를 나타내며, 피부에 안전하다. – 특허등록 제101334274호, 주식회사 코리아나화장품

● 국내산 밤의 시기별 영양성분 변화 : 본 연구에서는 국내 대표적인 밤 생산지역인 공주지역의 밤 품종(단택; Tanzawa, 대보; Daebo, 축파; Tsukuba, 옥광; Okkwang)을 활용하여 밤의 산업적 이용가치 및 최적 저장 조건 확립을 위한 체계적인 기초자료를 제시하고자 미숙기, 수확기 및 저장기에 따른 영양화학성분의 변화에 대하여 조사하였다. 일반성분 분석결과 수분이외의 고형분으로서는 가용성 무질소물과 조단백의 함량이 비교적 높게 나타났으며, 미숙기에서 수확기로 경과됨에 따라 수분을 제외한 대부분의 고형분 함량이 증가되었다. 무기성분 분석결과 총 8가지 성분이 분석되었으며, 그 중 K P Ca Mg 함량이 상대적으로 높게 나타났고, 미숙기에서 수확기로 경과됨에 따라 무기성분 함량이 대부분 증가되었다. 밤에는 총 17종의 아미노산이 존재 하였으며, 시기별로 aspartic acid, glutamic acid, arginine 및 alanine 순으로 높게 나타났다. 특히 대보(Daebo)와 축파

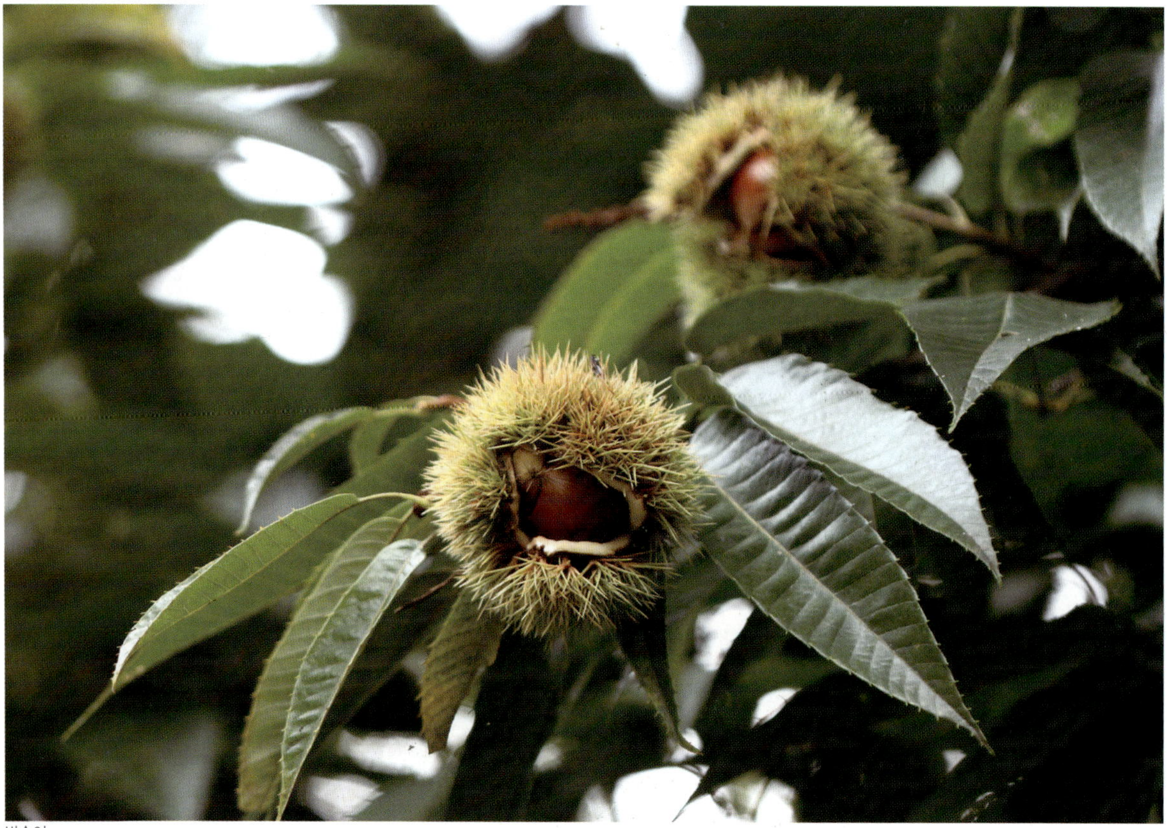

밤송이

(Tsukuba) 품종의 경우 미숙기에서 저장기로 경과됨에 따라 필수 아미노산 함량이 크게 증가하였다. 각 품종별 지방산으로는 미숙상태에서는 포화지방산이 다량으로 존재하였으며, 저장기로 지남에 따라 그 함량은 줄어들고 불포화 지방산의 함량이 증가하는 것으로 분석되었다. 유리당으로는 glucose, fructose, sucrose, 및 maltose 4종이 확인되었으며, 미숙기에서 저장기로 경과됨에 따라 총 유리당 함량이 증가되었다. 지용성 및 수용성 vitamin 분석 결과 retinol은 검출되지 않았으며, β-carotene vitamin B1 niacin vitamin C의 경우 미숙기에서 수확기로 경과됨에 따라 함량이 비교적 증가하는 것으로 나타났다. 반면 저장기에서의 각종 vitamin 함량은 오히려 감소하는 것으로 나타났다. - 경상대학교 농업생명과학 정희록 외 8, 한국식품과학회지 (2012. 8.)

● **밤가루 첨가가 밀가루 반죽의 물성과 제빵 적성에 미치는 영향** : 밤가루를 밀가루에 0%, 10%, 20%, 30% 대체한 복합분에 대하여 반죽의 물리적 특성 및 제빵 특성을 검토하고 밤가루 첨가가 빵의 기호도에 미치는 영향에 대해 조사하였다. 반죽의 물리적 특성 중 farinogram 측정 결과 밤가루의 첨가량이 증가함에 따라 반죽시간은 짧아졌으나 반죽의 안정도와 내구성이 약화되었다. Amylogram에서 호화온도는 대조군에 비해 다소 증가하는 경향을 보인반면 최고 점도는 감소하였다. 반죽팽창도 측정 과 밤가루가 20% 이상 첨가된 반죽은 변화가 없었으며, 제빵 후 빵의 부피가 작고 비용적도 낮았다. 밤가루 첨가에 따른 식빵의 품질평가결과 밤가루를 10% 첨가하여 제조한 식빵이 20%, 30% 첨가한 식빵에 비해 경도가 낮았으며, 내상 또한 비교적 작고 균일하였다. 밤가루 첨가시 10% 이내가 좋을 것으로 사료된다. - 오철환 외 3, 산업식품공학(2011. 2.)

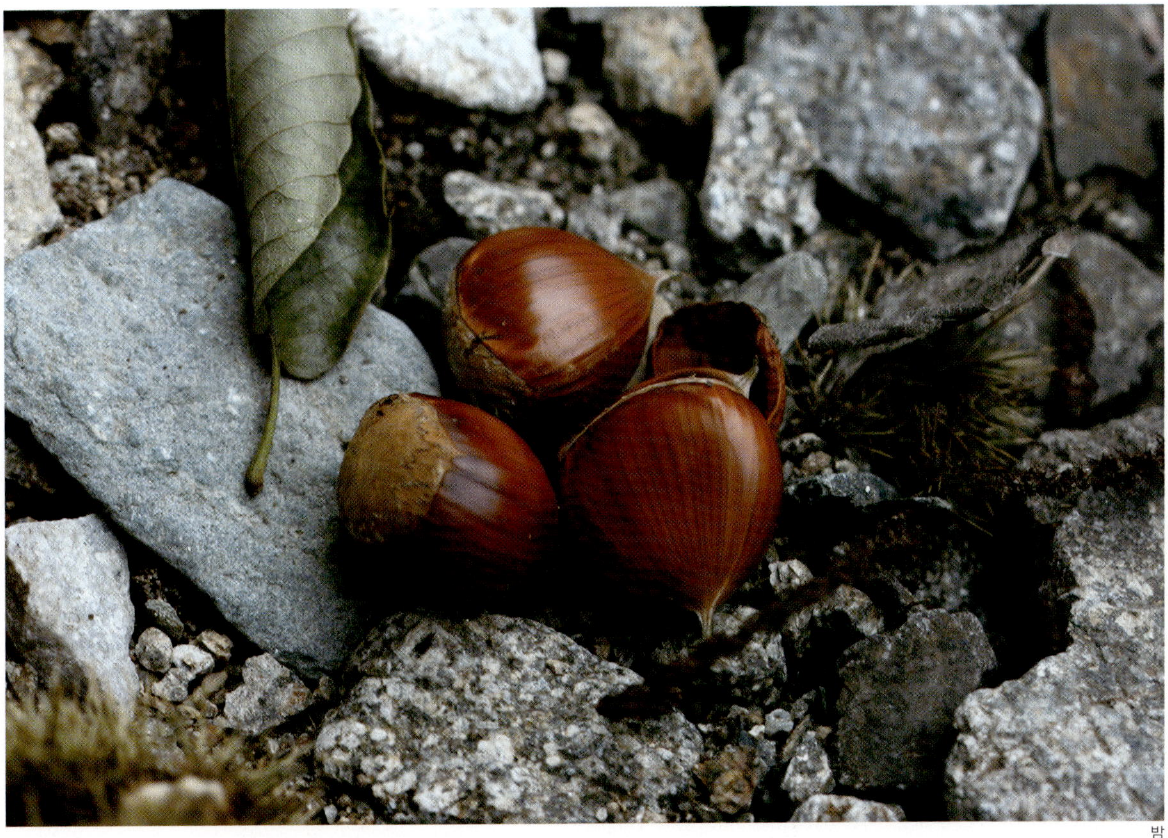

밤

배

장미과 / *Pyrus pyrifolia* var. culta (Makino) Nakai
영명 Nashi
약명 배梨
이명 배

배는 사과 · 포도와 더불어 우리나라에서 생산되는 주요 과일이다. 칼륨 · 칼슘 · 마그네슘 · 철 등의 무기질과 비타민 B_1, B_2, C, E 등의 중요한 공급원이며, 시원하고 달콤한 맛과 은은한 향이 있는 기호식품으로서 가치가 크다.

당알코올의 한 종류인 소르비톨sorbitol이라는 성분은 변비를 해소하고 장내 환경을 개선하며 이뇨작용을 돕는다. 아스파라긴산, 구연산, 사과산 등의 유기산을 함유하고 있어 체내에 쌓인 피로 물질을 제거하고, 간장 활동을 촉진하여 체내 알코올 성분을 빨리 해독시켜 숙취를 없애 준다. 또한 기관지 질환에 효과가 있어 감기 · 천식 등에도 좋다.

장미과의 낙엽교목으로 전 세계에 20여 종이 있으며, 과일나무로 재배되는 품종은 크게 일본배와 중국배로 나눌 수 있다. 우리나라에서 재배하는 품종은 야생 돌배나무를 개량한 품종인 일본배 계통이다. 여름에 비가 많이 오고 온난한 기후에 적합하다. 높이 2~3m 정도로, 잎은 크고 달걀 모양이다. 봄에 흰색 꽃이 세 송이씩 모여 피고, 7~8월에 둥근 열매가 익는다. 육질은 서양배보다 질이 떨어지지만 과즙이 많아 신선한 맛이며 저장성도 강하다.

고서古書 · 의서醫書에서 밝히는 효능

방약합편 배[梨]는 맛이 달고 시다[味甘酸]. 술로 인한 독[酒毒]을 잘 풀며, 갈증渴症 · 해수咳嗽 · 심번心煩 · 열결熱結 · 풍담風痰도 구축驅逐한다. 배남 잎[葉]은 주로 곽란霍亂을 다스린다.

특허 · 논문

● 한약재와 배 추출물을 배합한 항당뇨 식품 조성물 및 그의 제조 방법 : 본 발명은 생지황, 지구자, 천화분, 황기, 목단피와 배 추출물을 배합한 항당뇨용 식품 조성물 및 그의 용도에 관한 것으로서, 더욱 구체적으로는 한약재와 배 추출물을 배합한 항당뇨용 식품 조성물 및 이들의 제조 방법에 관한 것이다. 본 발명에 따른 한약재와 배 추출물을 함유하는 항당뇨용 식품 조성물은 천연물에서 유래한 것으로 부작용이 없으며 당뇨를 현저하게 억제하므로 당뇨 및 관련 질환의 치료용 식품 성분으로 이용할 수 있다. – 특허등록 제642801호, 동신대학교 산학협력단

● 한약재와 배 추출물을 배합한 항천식 조성물 및 그의 제조 방법 : 본 발명은 한약재(길경, 행인, 살구씨)와 배 추출물을 배합한 항천식용 식품 조성물 및 그의 용도에 관한 것으로서, 더욱 구체적으로는 한약재와 배 추출물을 배합한 항천식용 식품 조성물 및 이들의 제조 방법에 관한 것이다. 본 발명에 따른 한약재와 배 추출물을 함유하는 항천식용 식품 조성물은 천연물에서 유래한 것으로 부작용이 없으며 천식을 현저하게 억제하므로 천식 치료용 식품 성분으로 효율적으로

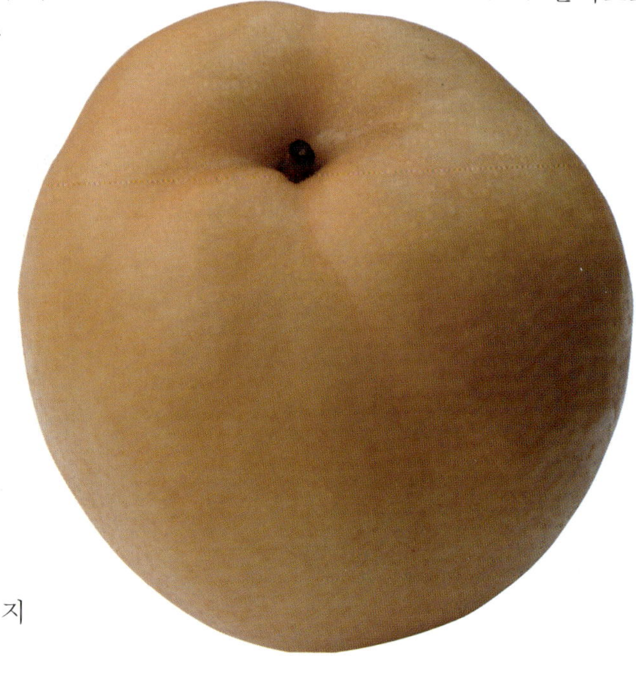

이용할 수 있다. – 특허등록 제642801호, 동신대학교 산학협력단

● 유산균을 배양시킨 배 과육 파쇄물을 이용한 배 잼 조성물 및 이의 제조 방법 : 본 발명은 배 과육 파쇄물을 유산균 발효하여 잼을 제조하는 것을 특징으로 하는 잼 조성물 및 이의 제조 방법을 제공한다. 상기 본 발명의 구성에 의하면, 잼으로 제조하기 위해 필요한 유기산 및 펙틴을 인위적으로 첨가하는 과정을 생략하고 잼의 제조에 필요한 제반 물성과 관능적 특성을 갖도록 배 과육 파쇄물을 유산균 발효하여 얻어진 배 과육 발효물로부터 제조되어지는 잼을 제공한다. – 특허등록 제1238067호, 내추럴초이스 주식회사

● 배 과육잔여물 입자를 함유한 초콜릿 및 이의 제조 방법 : 본 발명은 배 과육잔여물 입자를 함유한 초콜릿 및 이의 제조 방법에 관한 것으로서, 더욱 상세하게는 배 과육 100g당 배즙을 80~90g 착즙하고 남은 과육잔여물을 동결건조 및 분쇄하고, 이를 통해 제조된 적정 크기의 배 과육잔여물 입자를 초콜릿과 혼합한, 배 과육잔여물 입자 함유 초콜릿 및 이를 제조하는 방법에 관한 것이다. 본 발명의 초콜릿은 배 석세포에 의한 아삭아삭한 느낌을 나타내어 새로운 소비형태의 창출을 기대할 수 있으며, 본 발명에 따른 제조 방법에 의하면 배의 가공효율을 높일 수 있다. – 특허등록 제1201548호, 대한민국(농촌진흥청)

● 오미자 배 혼합발효주 및 그 제조 방법 : 본 발명은 오미자의 맛을 부드럽게 하기 위하여 산의 함량이 지극히 적고 과일향이 강하지 않은 배를 오미자와 혼합하여 과일주를 제조하는 방법이다. 오미자와 배를 1:9~1:15 정도의 중량비로 혼합하면 발효주의 총산이 약 0.5~0.7%(W/V) 정도로서 기호성이 높은 오미자·배 혼합발효주를 제조할 수 있다. 혼합발효주의 색은 본래 오미자 색 보다 훨씬 엷어지는데 이때 오미자 색과 가장 비슷한 색을 낼 수 있는 천연 첨가제로 복분자 발효액를 이용하였으며, 오미자 색의 이미지를 가장 잘 나타낼 수 있는 복분자 발효액

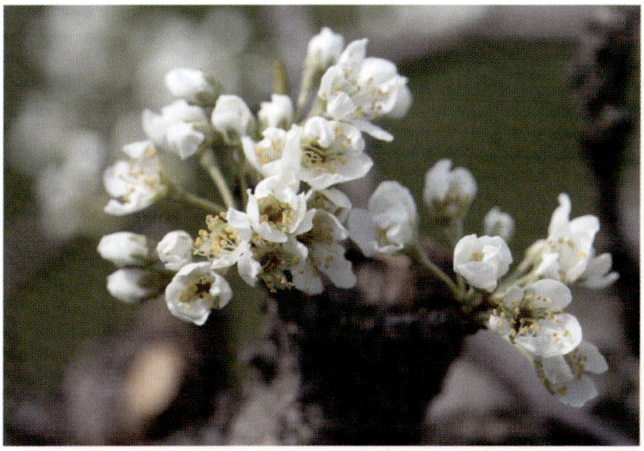
배꽃

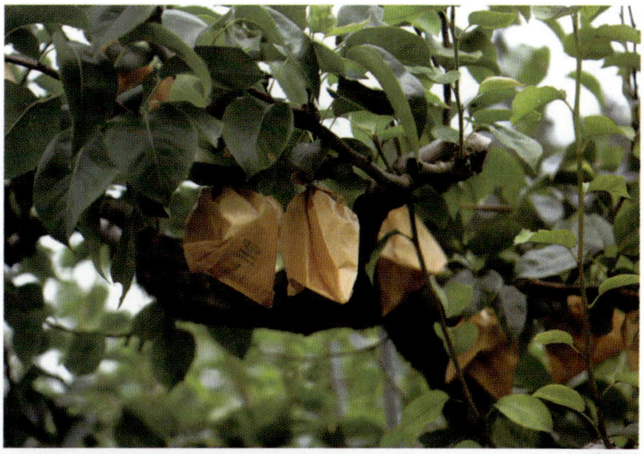
배 봉지

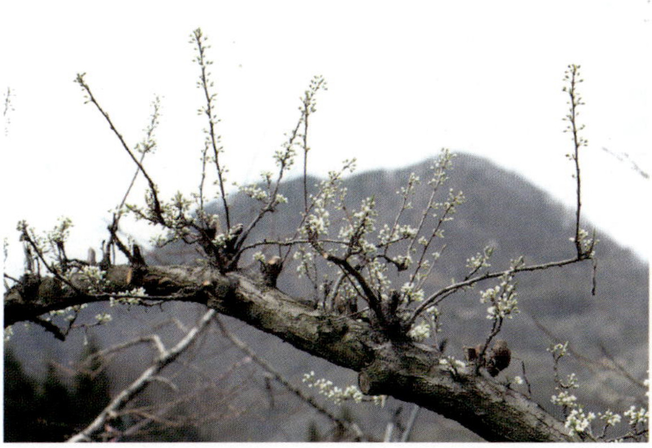
배꽃봉오리

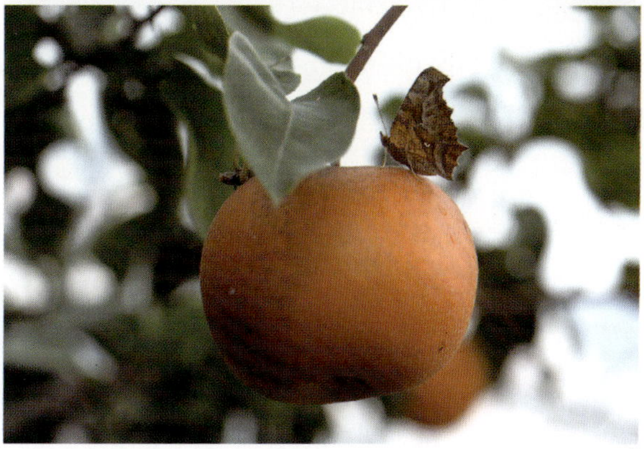
배

첨가량은 오미자와 배를 1:12 중량비로 혼합한 오미자·배 혼합 발효주 100중량부에 대하여 3~5중량부였다. 오미자·배 혼합발효주의 맛을 더욱 부드럽게 하여 기호성을 높이고 2차 발효를 방지할 수 있는 방법으로 비발효성 당인 자일리톨을 오미자와 배를 1:12 중량비로 혼합한 오미자·배 혼합 발효주 100중량부에 대하여 2~5중량부 첨가 시 기호성이 우수하였다. - 특허등록 제1239243호, 대한민국(농촌진흥청장)

● 배를 이용한 천연염색 방법 : 본 발명은 배나무의 열매인 배를 이용하여 황색 계통의 천연염색을 수행하는 배를 이용한 천연염색방법에 관한 것으로, 배나무의 과실을 수거하여 증류수를 가한 후 분쇄하는 단계와, 분쇄물을 가열하여 염액을 추출하는 단계와, 염액을 필터링하여 액상 염료를 취득하는 단계와, 액상 염료를 진공농축 후 동결 건조하여 분상 염료를 제조하는 단계와, 정수에 분상 염료를 가하여 직물 대비 염료농도 30% 이상 100% 이하의 염액을 조성하는 단계와, 염액에 염색하고자 하는 직물을 침강시켜 60~90℃에서 40~60분간 침염하는 단계와, 매염제로 매염처리를 하는 단계 및 피염물을 수세 건조하는 단계로 이루어짐으로써, 배 재배 시 폐기되는 유과의 처리 및 재활용을 환경친화적으로 해결하면서 직물의 천연염색을 통한 고부가가치 창출에 기여하는 방법을 제시한다. - 특허등록 제608174호, 이**

● 고당도 배 생산용 영양제의 제조 방법 : 본 발명은 꿀처럼 당도가 높은 고당도 배를 생산할 수 있는 고당도 배 생산용 영양제의 제조 방법에 관한 것으로, 보다 구체적인 것은 막걸리를 상온에서 5일간 발효시켜 산으로 되었을 때 발효를 중지시켜 만든 막걸리 산화액을 A액으로 하고 감초, 당귀, 계피, 황귀와 같은 한약재 찌꺼기에 물을 붓고 가열하여 짜낸 한약성분 착출액을 B액으로 하여 이들을 흑설탕에 같은 량으로 혼합시킨 후 10-12일간 상온에서 반응시킨 후 소주를 넣고 상온에서 5일간 발효시켜 배 재배용 영양제를 만들어 이를 천연녹즙과 아미노산과 미네랄과 현미식초와 같은 량으로 혼용하여 고당도 배 영양제로 사용함으로써 물이 많고 당도가 꿀처럼 높은 고당도 배를 생산 할 수 있고, 환경친화적인 농업경영으로 상품성이 높은 배를 생산하여 농가소득을 높일 수 있게한 것이다. - 특허등록 제298622호, 채**

● 배 추출물을 함유하는 피부노화억제용 주름개선 화장료 조성물 : 본 발명은 배 추출물을 함유하는 피부노화억제용 주름개선 화장료 조성물에 관한 것이다. 본 발명의 화장료 조성물은 DPPH 소거 활성, 하이드록시 라디칼 소거 활성, 슈퍼록사이드 음이온 소거 활성 및 일중항산소(singlet oxygen) 소거능력에 의한 항산화효과, 타이로시나아제 저해능과 세포내 멜라닌 합성 저해능으로 인한 피부 미백 효과, 엘라스타아제 활성 저해능, 콜라게나아제 저해능에 따른 피부 주름개선효과 및 리폭시게나아제 활성 저해능에 따른 항염 효과가 우수한 배 추출물을 주요 유효 성분으로 함유함으로써, 피부노화를 억제하여 주름개선에 탁월하며, 아울러, 독성이 적고 자연 친화적인 천연 소재를 사용함으로써, 피부 안정성이 확보된 화장료 조성물을 제공할 수 있다. - 특허공개 10-2009-0013293호, 안성맞춤 농협조합공동사업법인

● 배 품종 및 부위별 항산화 활성 : 본 연구는 한국에서 재배되고 있는 한국 배 5 품종의 총 폴리페놀과 총 플라보노이드, 항산화 활성을 비교하기 위하여 수행하였다. 원황, 선황, 황금배, 추황, 신고 등 5 품종 배의 페놀성 물질을 분석한 결과, 총 폴리페놀 함량은 신고와 추황에서 가장 많았으며, 총 폴라보노이드 함량은 원황, 신황에서 높았다. DPPH radical 소거능은 신고에서 가장 높았으며 과육보다는 과피 부분에서 더 양호한 반응을 보였고, 에탄올 용매 추출보다 메탄올 용매 추출 시 더욱 좋은 항산화 활성을 나타내었다. 아질산염 소거능은 원황과 추황에서 가장 좋은 반응을 보였으며, DPPH radical 소거능에서와 같이 메탄올 용매 추출이 에탄올 용매 추출보다 더 좋은 반응을 보였다. 또한 과육 보다는 과피에서 더 좋은 반응을 나타냈으며, pH의 범위가 높을수록 항산화 활성은 낮아졌다. 이러한 결과들로 미루어 볼 때,

생리활성이 높은 일부 한국 배 품종은 향후 천연기능성 식품과 미용소재로 개발할 가치가 충분히 있다고 판단된다. – 순천대학교 원예학과 진영욱 외 1, 자원식물학회지(2012. 8. 29)

● 생육단계별 배 과피에서 분리한 식이섬유원의 물리적 특성 : 상품성이 낮은 배 그리고 가공 부산물의 하나인 과피의 기능성식품 소재로써의 이용 가능성을 검토하고자 생육단계별 풍수, 신고, 추황배의 과피로부터 식이섬유원을 분리하여 이들의 성분을 분석하고 물리적 특성을 측정하였다. 3 품종의 3 생육단계에서 과피로부터 분리한 식이섬유원의 총식이섬유 함량은 74.00-88.38%로 비교적 높은 수준이었고 그 중 92-94%가 불용성 성분이었다. 분리된 식이섬유원에 잔존하는 총페놀성물질의 함량은 1.64-4.46㎎/g이었고 신고와 추황배에서는 과실의 성숙도에 따라 잔존하는 총페놀성물질의 함량이 증가하였다. 평균입자의 크기는 255~381um이었고 동일한 품종내에서 성숙된 과실일수록 분리된 식이섬유원의 입자는 증대하였으며 이에 따라 유과에서 분리한 식이섬유원의 밀도가 유의적으로 작았다. 보수력은 3.11-6.03g water/g solid이었고 신고와 추황배에서는 유과, 미숙과, 성숙과의 순으로 점차 증가하였으며 oil 흡착력은 1.98-2.57g oil/g sample로 보수력보다 낮은 값을 보였고 보수력이 낮은 유파의 식이섬유원이 oil 흡착력은 컸다. 식이섬유원의 입자의 크기는 밀도, 보수력, oil 흡착력과 높은 상관관계를 나타내었고 물리적 특성에 영향을 주는 주요성분은 Cellulose와 uronic acid로 나타났다. 결론적으로 배 과피에서 분리한 식이섬유원은 총 식이섬유 함량이 높고 생리활성 물질인 페놀성물질을 함유하고 있으며 미숙과, 성숙과 식이섬유원은 비교적 높은 보수력을 갖고 있어 새로운 식이섬유원 소재로 이용이 가능할 것으로 생각된다. – 연변대학교 농학원 식품과학계 장선 외 2, 한국식품과학회지(2005. 12. 31)

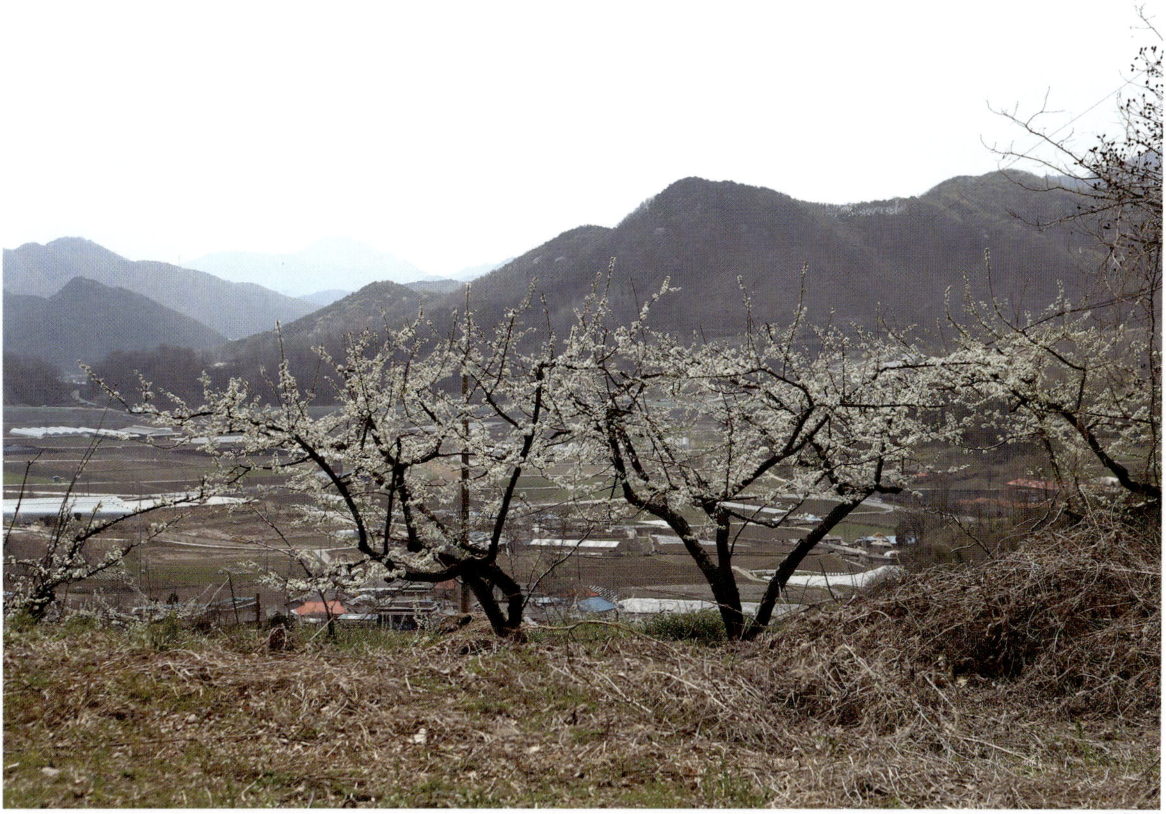

배나무 꽃

버찌[체리]

장미과 / *Prunus avium* L.(단버찌) *Prunus cerasus* L.(신버찌)
영명 Cherry
약명 흑앵黑櫻
이명 야앵두, 양앵두, 단벚나무, 단버찌, 신버찌

버찌는 벚나무 · 신양벚나무 · 양벚나무 · 왕벚나무 등 벚나무속 식물의 열매를 총칭한다. 우리나라에서는 양벚나무(Sweet Cherry)와 신양벚나무(Sour Cherry)의 열매를 '체리'라고 부른다. 윤기 있는 검붉은색에, 과즙이 풍부하고 맛이 새콤달콤하여 인기가 있다.

버찌는 터키 원산으로 유럽 중남부에 야생하는 '단버찌', 유럽 남동부에서 서남아시아에 걸쳐 자라는 '신버찌'로 나눈다. 단버찌는 날것 그대로 먹거나 병조림으로 가공하고, 신맛이 강한 신버찌는 건과나 냉동하여, 과자 · 아이스크림 · 과일펀치 · 칵테일 재료로 이용한다. 종자에는 아미그달린amygdalin이 1% 정도 들어 있어 '행인유杏仁油'로 가공한다.

체리 나무는 키가 11m 정도 되는 소교목으로, 가지는 많이 갈라지고 꽃은 흰색이다. 열매는 핵과核果이며, 지름 약 2㎝의 심장형으로 검붉은색을 띤다. 꽃이 피고 60~80일이 지나면 5월에서 7월에 수확한다.

체리는 대장암 발생 위험을 줄이고, 진통 효과, 혈중 요산 수치를 낮추어 심장마비와 심장 발작 위험을 줄일 수 있다. 붉은 색소 성분인 안토시아닌은 아스피린보다 소염 효과가 10배나 높으며, 통풍으로 인한 통증과 부종을 줄이고, 콜레스테롤 수치를 낮춘다.

우리나라 재래종 버찌인 '흑앵黑櫻'은, 열매가 매우 부드럽지만 크기가 작아 주로 소주를 부어 과일주로 만들어 먹는다.

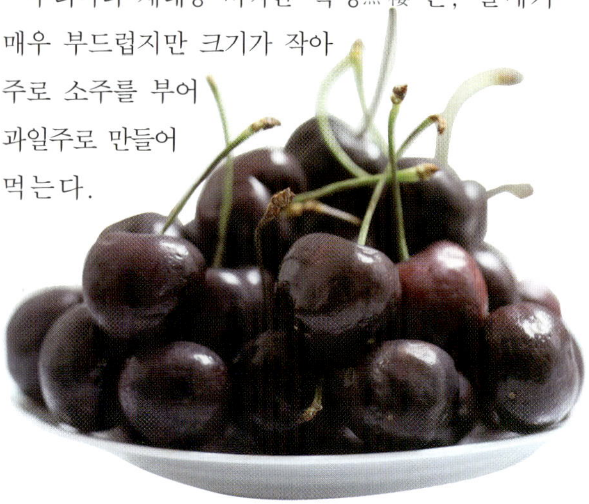

강력한 항산화 생리활성물질인 안토시아닌 성분이 염증 해소를 하여 관절염 치료에 효과가 있다.

특허 · 논문

● 체리 추출물을 함유하는 진통 기능을 가진 기능성 식품 : 본 발명은 체리 추출물을 함유하는 진통제에 관한 것으로 본 발명에 따른 체리의 안토시아닌, 아스코르빈산 추출물은 인체에 해를 끼치지 않으면서 항암 효과가 탁월하고, 아스피린과 같은 진통 효과를 가진다. 안토시아닌은 세포 DNA 변이 예방작용으로 암세포의 생성을 예방하고 암세포의 성장을 억제한다. 암세포의 자살을 유도하여 효과적인 항암작용을 할 뿐만 아니라 항암화학요법으로 인한 정상세포의 면역력 등의 부작용을 예방하고 진통효과를 높인다. 또한 비타민 C(아스코르빈산)와 안토시아닌은 항산화제로서 면역력을 증강시켜 진통효과뿐만 아니라 지방대사의 독성 부산물을 무력화시키고, 동맥경화나 뇌, 심장혈관계 장애, 노화나 발암에 활성산소가 관여하는 활성산소를 없애준다. – 특허공개 10-2009-0125662호, 최**

● 체리를 포함하는 체리고추장 및 이의 제조 방법 : 본 발명은 체리를 원료로 이용하는 체리고추장에 관한 것으로, 보다 상세하게는 체리를 건조시킨 후, 상기 건조된 체리를 분쇄하거나 절단하여 체리분말 또는 체리조각을 얻는 단계; 엿기름을 압착시켜 여과한 엿기름액에 찹쌀을 혼합한 후, 가열시켜 찹쌀당화물을 얻는 단계; 및 상기 체리분말 또는 체리조각을 상기 찹쌀당화물에 혼합한 후, 고추가루 및 소금을 더 첨가하고 숙성시키는 단계;를 포함하는 것을 특징으로 하는 체리고추장의 제조 방법과 이의 방법으로 제조된 체리고추장에 관한 것이다. 본 발명의 체리고추장은 전통적인 고추장의 특징과 아

울러 체리가 가지고 진통효과, 콜레스테롤의 수치 감소 및 심혈관 질환의 발병위험을 낮추며, 보다 영양이 높고, 맛있는 기능성 고추장을 제공할 수 있다. 또한 체리고추장의 효율적인 제조 방법을 통하여 대량 생산을 가능케 하여 다수인이 건강하게 즐겨 먹을 수 있는 고추장양념을 제공한다. – 특허등록 제1032927호, 신**

● 체리 바이오플라보노이드를 이용한 사이클로옥시게나제와 염증의 저해방법 : 본 발명은 체리로부터 얻을 수 있는 하나 이상의 화합물에, 사이클로옥시게나제와 프로스타글란딘 H 신타제 효소 중 하나 이상을 제공하여 해당 효소를 저해하는 것을 포함하는, 사이클로옥시게나제 또는 프로스타글란딘 H 신타제 효소의 저해 방법에 관한 것이다. 또한, 본 발명은 체리로부터 얻을 수 있는 하나 이상의 바이오플라보노이드 화합물에 사이클로옥시게나제 또는 프로스타글란딘 H 신타제 효소 중 하나 이상을 제공하여 해당 효소를 저해하는 것을 포함하는, 사이클로옥시게나제 또는 프로스타글란딘 H 신타제 효소의 저해 방법에 관한 것이다. 또한, 본 발명은 체리로부터 얻을 수 있는 하나 이상의 화합물을 포유동물에게 투여하여 염증을 저해함을 포함하는, 포유동물의 염증 저해 방법에 관한 것이다. 또한, 본 발명은 체리로부터 얻을 수 있는 하나 이상의 바이오플라보노이드, 안토시아닌 또는 페놀류 화합물을 포유동물에게 투여하여 염증을 저해함을 포함하는, 포유동물의 염증 저해 방법에 관한 것이다. 염증 반응은 관절염, 통증, 알러지성 발진, 염증성 장 증후군 및 천식으로 이루어진 군에서 선택될 수 있다. 물론, 이들은 염증 질환의 예이며 본 발명은 염증 반응으로부터 초래되는 임의의 장애에 탁월한 약초 치료제를 제공할 수 있다고 생각된다. 본원에서 기술된 식품 또는 식품 보충제는 단독으로 또는 다른 항염증성 치료제와 조합되어 사용될 때 유용한 것으로 이해해야 한다. – 특허등록 제499293호, 미시간 스테이트 유니버시티(미국)

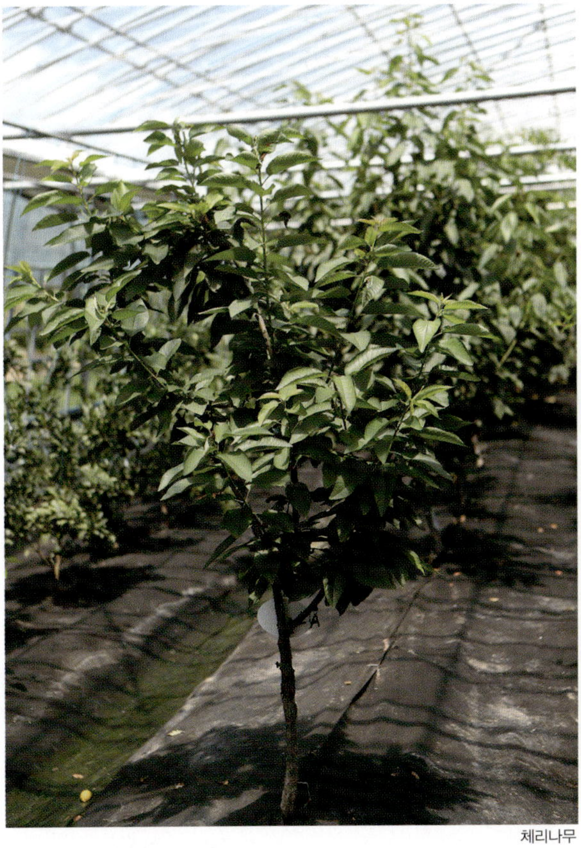

체리나무

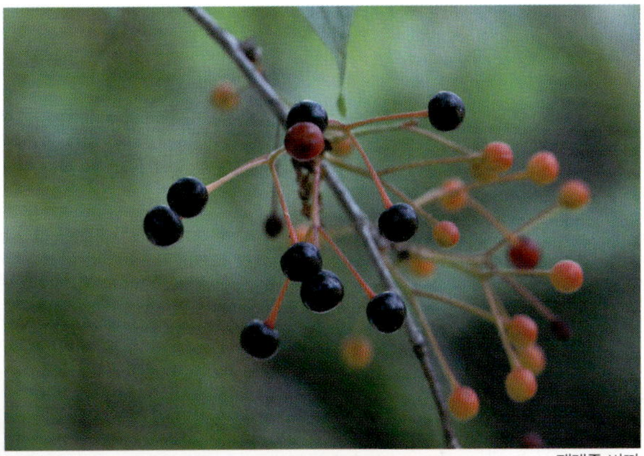

재래종 버찌

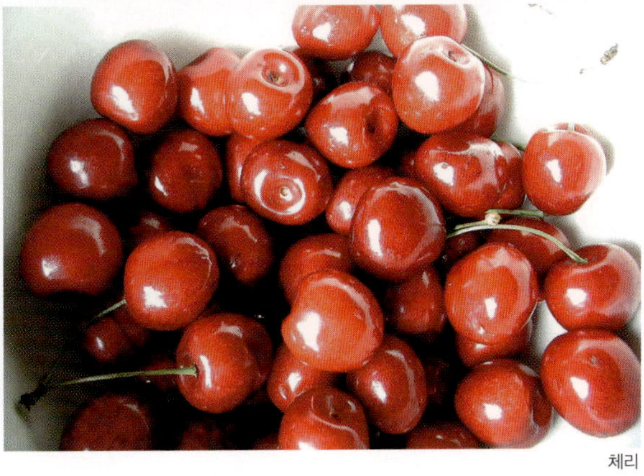

체리

복숭아

장미과 / *Prunus persica Batsch* var. davidiana Max.
약명 도인桃仁
이명 복사, 복상, 돌복숭아

여름이 제철인 복숭아는 복사나무(복숭아나무)의 열매로, 과육이 부드럽고 향기가 좋으며, 수분과 단맛이 많아 생과일로 인기가 많다. 오래 보존하기 위해 통조림 · 넥타 · 잼 등으로 가공한 것도 많이 이용된다. 과육이 흰 백도와, 노란색인 황도로 나뉘는데, 백도가 더 부드럽다. 그런데 우리나라에서는 복사나무가 귀신을 쫓는다는 말이 있어서 제상에는 올리지 않는다.

복숭아에는 능금산과 구연산 등의 유기산과 펙틴이 풍부하며, 전체 당은 8~10%로서 포도당 · 과당 · 자당으로 되어 있다. 비타민 C가 10㎎% 내외 들어 있다. 해독 작용이 있어서 각종 염증을 치료하므로 신경통과 관절염 등에 좋다고 알려져 있다.

복사나무는 장미과의 떨기나무로 이른 봄에 흰색이나 연분홍색의 꽃을 피우고 높이는 3m 정도이며, 잎은 어긋나고 피침 모양으로 가장자리에 뭉툭한 톱니가 있다. 타원형의 열매는 6~8월에 수확하는데 과육은 식용하고 씨는 약용한다. 우리나라에서는 함경북도를 제외한 전국에서 과수로 재배해 왔다. 현재 과육이 부드럽고 달콤하여 상품으로 통용되어 널리 재배되는 품종은 유럽과 중국으로부터 도입된 품종을 개량한 것이다.

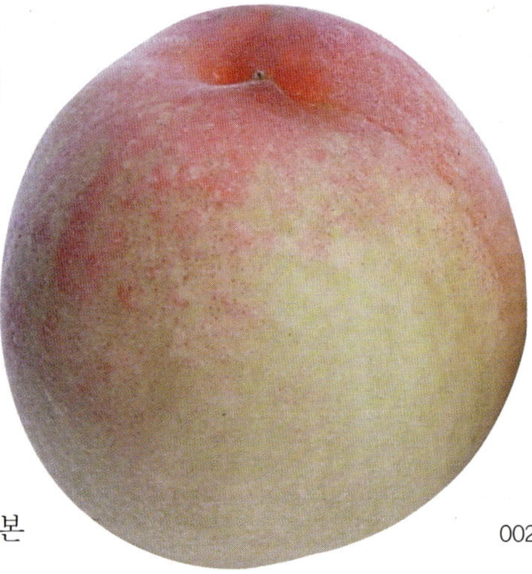

고서古書 · 의서醫書에서 밝히는 효능

방약합편 도인桃仁은 맛이 달고 성질이 차다. 대장을 윤활하게 하며,[潤大腸], 통경通經, 파혈破血하게 하고, 징가癥瘕와 어혈에도 좋다.

특허 · 논문

● 복숭아 추출물을 함유하는 골 질환의 예방 및 치료용 조성물 : 본 발명은 복숭아 조추출물, 극성용매 가용 추출물 또는 비극성 용매 가용 추출물을 유효성분으로 함유하는 조성물에 관한 것으로서, 구체적으로 본 발명의 복숭아 추출물은 조골세포에서 RANKL(receptor activator of nuclear factor-κB ligand)의 발현을 억제하여 조골세포의 RANKL과 파골 전구 세포의 RANK(receptor activator of nuclear factor-κB)간 결합을 억제함으로써 파골세포의 형성을 저해하고 파골세포에 의한 골흡수 억제 효과를 나타내어 골 질환의 예방 및 치료용 약학 조성물 및 건강기능식품으로 유용하게 이용될 수 있다. – 특허등록 제100823354호, 연세대학교 산업협력단

● 복숭아 건조물 및 그 제조방법 : 본 발명은 복숭아 건조물 및 그 제조방법에 관한 것으로서, 보다 상세하게는 당침처리를 하지 않고 건조함으로 인해 당액을 함유하지 않아 당뇨병, 비만 및 충치에 대한 부작용 없이 섭취할 수 있으며, 저장성, 기호성 및 상품성이 우수한 복숭아 건조물 및 그 제조방법에 관한 것이다. 본 발명에 따른 복숭아 건조물은 유해 첨가제의 첨가를 하지 않은 상태에서도 장기간 보존 가능하며, 조직의 경도가 증진되어 기호성이 뛰어난 효과가 있다. 또한, 본 발명의 복숭아 건조물은 당침처리를 하지 않고 건조함으로 인해 당액을 함유하지 않아 당뇨병, 비만 및 충치에 대한 부작용 없이 복숭아의 영양성분을 섭취할 수 있는 효과가 있으며, 복숭아 본래의 맛, 향 및 외관을 유지하는 효과가 있다. 또한, 비품 복숭아를 활용함으로 인해 복숭아 재배 농가의 소득을 향상시킬 수 있는 효과가 있다. – 특허공개 10-2011-0028720호, 강**

● 복숭아나무 추출물을 유효성분으로 함유하는 동맥경화증을 포함한 산화 관련 질환 또는 혈전 관련 질환의 예방 및 치료용 조성물 : 본 발명은 복숭아나무 추출물을 함유하는 조성물에 관한 것으로서, 구체적으로 본 발명의 복숭아나무 추출물은 동맥경화증을 포함한 산화 관련 질환 또는 혈전 관련 질환의 예방 및 치료용 약학조성물로 유용하게 이용될 수 있다. – 특허공개 10-2009-0018466호, 동국대학교 산학협력단

● 개복숭아를 포함하는 알레르기 치료용 조성물 및 이의 제조 방법 : 인체의 세포 내에서 TNF-α의 분비를 억제하고 TNF-α, IL-1β, IL-6 및 IL-8의 유전자 발현을 감소시키며 NF-κB의 활성화를 억제하는 작용 기전을 가지는 개복숭아를 통해 전신성 알레르기 반응과 국소 피부 알레르기 반응의 예방 및 치료에 효과가 우수하면서도 장기 복용에 따른 부작용이 최소화될 수 있도록 하는 데 목적이 있다. 이를 위해 구성되는 본 발명은 핵을 제거하고 과육을 취해 수분 함수율 15% 이하로 음건하여 파쇄된 개복숭아 과육을 70% 에탄올의 수욕상에서 개복숭아 추출액을 추출한 다음, 추출된 개복숭아 추출액으로부터 에탄올을 회수 제거하고 수욕상에서 80~150℃의 온도 조건으로 1~5시간 가열을 통해 농축시켜 개복숭아 농축액을 수득하고, 수득된 개복숭아 농축액을 동결 건조를 통해 개복숭아 추출물을 수득한 다음, 개복숭아 추출물 1~90 중량%와 약제학적으로 허용 가능한 담체 10~99 중량%의 조성비로 혼합 제조된다. – 특허등록 제51076호

● 해양 심층수 영양 염류 및 복숭아꽃 추출물을 함유하는 고미네랄 인체 세정용 조성물 : 본 발명은 복숭아꽃 추출물 및 해양 심층수를 함유하는 인체 세정용 조성물에 관한 것으로, 본 발명의 인체 세정용 조성물은 복숭아꽃 추출물이 가진 성분 및 해양 심층수에 존재하는 풍부한 미네랄 성분들이 인체에 도포되었을 때 인체에 각종 이로운 작용을 한다. – 특허등록 제100780078호, 주식회사 워터비스

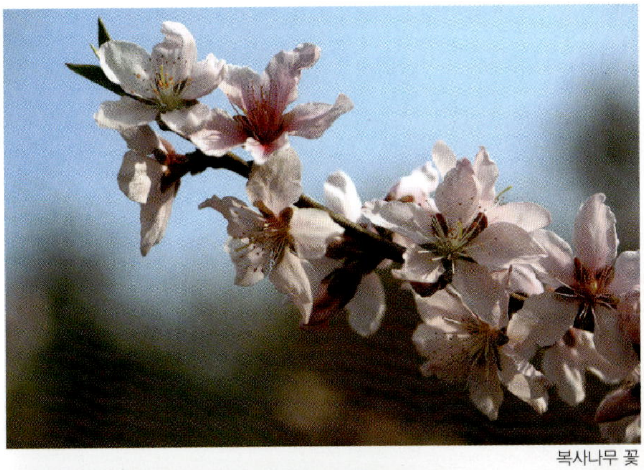
복사나무 꽃

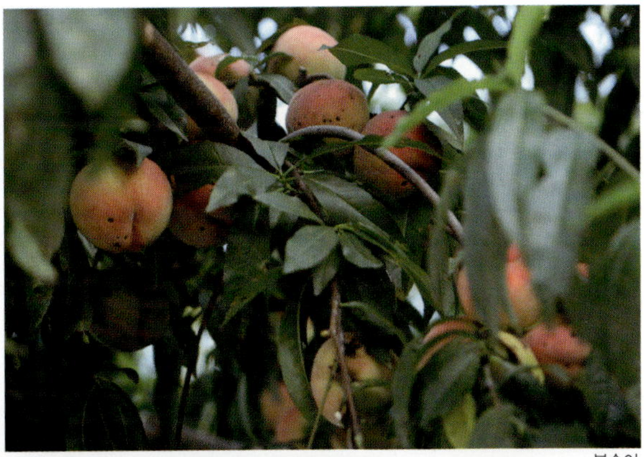
복숭아

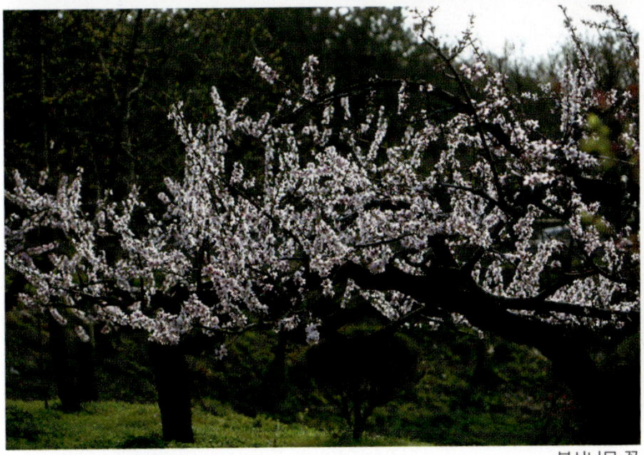
복사나무 꽃

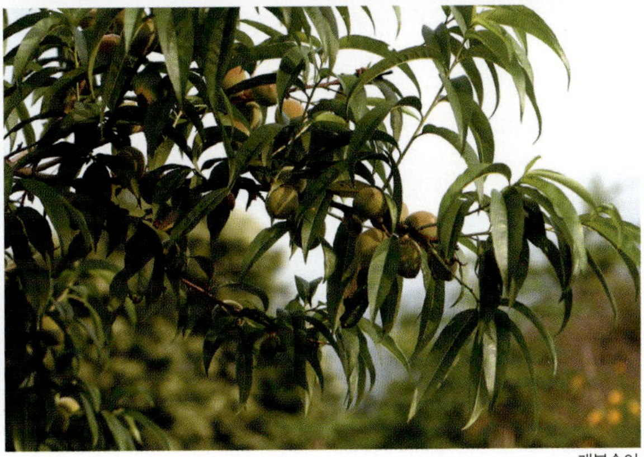
개복숭아

블랙베리

장미과 / *Rubus fruticosus* L.(블랙베리)
영명 Korean Raspberry
이명 서양산딸기

블랙베리는 북아메리카가가 원산인 야생종에서 개량되었다고 한다. 서양에서는 산딸기 · 나무딸기 등을 라즈베리Raspberry'라고 하는데, 열매 색에 따라 레드라즈베리 · 블랙라즈베리 등으로 나누기도 하지만 총칭하여 '라즈베리'라고 한다. 우리나라의 복분자딸기도 열매가 검은색이므로 블랙라즈베리에 속하며, 식물체와 열매 등이 상당히 비슷하다. 복분자딸기는 줄기가 희고 가시가 많은 데 비해, 블랙베리는 매끈하다. 복분자딸기는 단맛이 많지만 블랙베리는 신맛이 강하기 때문에 잼 · 주스 · 시럽 등으로 가공된다.

블랙베리는 아시아 · 아프리카 · 아메리카 · 유럽에 널리 분포하며 종류가 많다. 줄기는 옆으로 뻗는 것과 곧게 서는 것이 있다. 꽃은 봄부터 여름에 걸쳐 핀다. 열매는 취과聚果이며 꽃턱이 열매에 붙었다가 익으면 화반花盤에서 떨어지고, 가을에 성숙하면 검은빛이 돌아 '검은딸기'라고 한다. 우리나라에서 재배하는 곰딸기의 품종은 대부분 미국 원산류이며, 분류학적으로 규명되지 못하였다. 추위에 약해 중부 이남에서 재배한다.

특허 · 논문

● 블랙베리 식초를 함유하는 간기능 개선용 음료 및 이의 제조 방법 : 본 발명은 블랙베리 식초를 함유하는 간기능 개선용 음료 조성물 및 이의 제조 방법에 관한 것으로, 보다 상세하게는 본 발명의 음료 조성물은 간 독성을 유발한다고 알려진 CCl_4 처리에 의해서 유도된 급성 간 독성 모델에서 산화 스트레스에 대한 보호효과 및 간 손상을 회복시키는 효과를 보이므로, 간 기능 개선용 건강보조 식품으로 유용하게 이용될 수 있다. – 특허등록 제1314829호, 한국원자력연구원

● 블랙베리 추출물을 유효 성분으로 함유하는 간 기능 보호용 약학적 조성물 : 본 발명은 블랙베리(*Rubus fruticosus* L.) 추출물을 유효 성분으로 함유하는 간 기능 보호용 약학적 조성물에 관한 것으로서, 보다 상세하게는 블랙베리 추출물이 CCl_4 처리에 의해서 유도된 급성 간 독성 모델에서 항산화 효소의 활성을 증가시켜, 산화 스트레스에 대하여 보호 작용을 나타내며, 간 손상을 회복시키는 효과를 확인함으로써, 블랙베리 추출물이 간 기능 보호용 약학적 조성물, 특히 간독성 질환 예방 또는 치료용 조성물의 유효 성분으로서 유용하게 사용될 수 있다는 것을 밝혔다. – 특허공개 10-2012-0111221호, 한국원자력연구원

● 자유라디칼 소거능 또는 세포내 항산화계에 대한 보호능이 있는 피부 외용제 조성물 : 본 발명은 자유라디칼 소거능 또는 세포내 항산화계 보호능이 있는 피부 외용제 조성물에 관한 것으로, 더욱 상세하게는 블루베리, 라즈베리, 그린베리 또는 블랙베리 추출물 중 1종 이상의 추출물을 함유함으로써, 자유라디칼을 소거하고 수퍼옥사이드 디스뮤테이즈, 카탈라아제 또는 글루타치온과 같은 항산화 방어인자의 손상을 억제하는 것에 기인하는 세포내 항산화계 보호능이 있어 피부의 노화를 예방 및 지연하는 효과가 있는 피부 외용제 조성물에 관한 것이다. – 특허공개 10-2003-0089598호, 주식회사 아모레퍼시픽

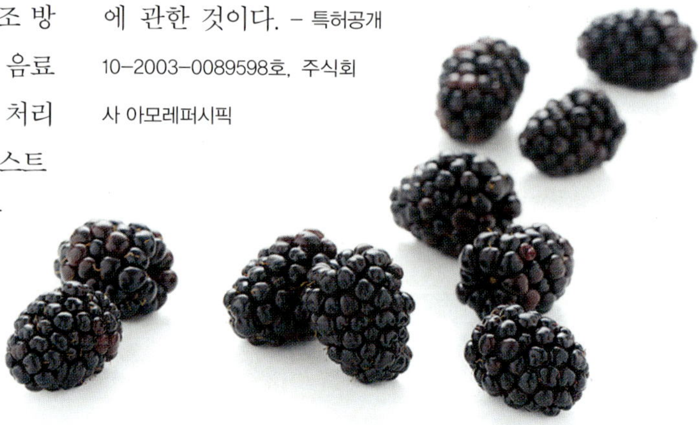

● 국내산 나무딸기류 과일의 항산화 및 암세포 항증식 활성 : 본 연구에서는 국내에서 재배한 나무딸기류 과일(blackberry, Korean raspberry, black raspberry, boysenberry, golden raspberry)을 손으로 으깨거나 녹즙기를 사용하여 추출하여 이 추출물의 항산화 성분 및 항산화능을 분석하고, in-vitro 모델을 이용하여 각 추출물의 NO 소거능과 암세포항증식 활성을 분석하였다. 과일추출물의 총 polyphenol과 flavonoid 함량은 각각 0.6~8.9㎎/g과 0.1~7.9㎎/g으로 그 종류에 따라 다양하였다. Black raspberry 추출물은 갈지 않고 추출하여도 다른 나무딸기류 과일에 비하여 polyphenol과 flavonoid를 매우 많이 함유하고 있었으며, blackberry, Korean raspberry, golden raspberry를 갈아서 추출한 것이 으깨어서 추출한 것보다 polyphenol 함량과 항산화능이 유의적으로 높았다. 또한 나무딸기류 과일추출물의 항산화능은 총 polyphenol(R=0.995) 및 flavonoid(R=0.967) 함량이 높을수록 증가하는 상관관계가 있었다. 나무딸기류 과일추출물 모두 0.25㎎/mL 이상의 농도에서 유의적인 NO소거능을 보였으며, 과일을 으깨어 추출한 것과 갈아서 추출한 것 간에 차이는 없었다. 나무딸기류 과일추출물을 0.1, 0.25, 0.5㎎/mL의 농도로 HT-29와 KATO-3 암세포에 처리하였을 때 이들 세포의 증식을 각각 3~32%와 0~57%씩 억제시켰다. Blackberry와 Korean raspberry는 0.5㎎/mL 농도에서 갈아서 추출한 추출물이 으깬 것보다 유의적으로 HT-29 암세포 증식을 억제했으며, KATO-3 암세포에서는 과일을 으깨어 추출한 것과 갈아서 추출한 것 간에 차이가 없었다. 나무딸기류 과일추출물의 NO 소거능이 증가할수록 HT-29(R=0.602)와 KATO-3(R=0.498) 암세포 증식 억제효과도 증가하였다. - 서울대학교 식품영양학과 생활과학연구소 정하나 외 3, 한국식품영양과학회지(2012. 12. 31)

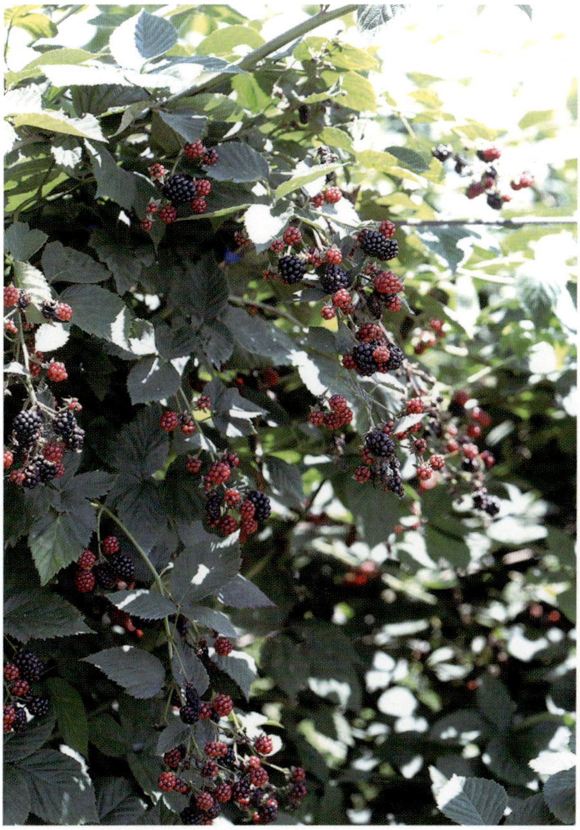
블랙베리

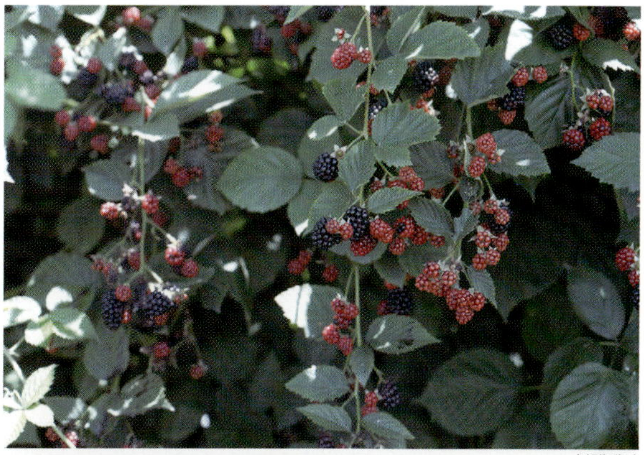
블랙베리

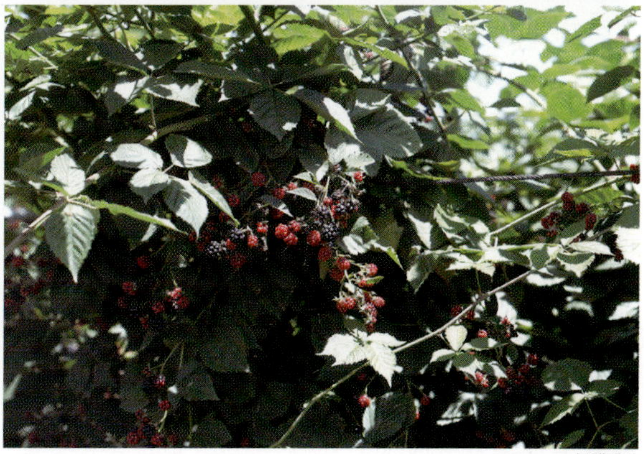
블랙베리

비타민나무 열매

갈매나무과 / *Hippophae rhamnoides*
영명 Vitamin Tree
이명 사극나무, 사매목沙棘木, 히포페Hippophae

비타민나무 열매는 선명한 오렌지색의 윤기가 나는 작은 열매이다. 신맛이 매우 강한데, 열매 생즙을 내어 마시고, 잼이나 술로 가공하여 이용하기도 한다.

인도에서는 열매로 차를 만들어 마시기도 하는데 약간의 취음 효과가 있는 것으로 알려져 있다. 비타민나무 열매에 포함되어 있는 비타민 C는 과실즙 100g당 530㎎으로, 이것은 포도의 265배, 사과의 176배, 토마토의 26.5 배, 레몬의 6배에 해당한다. 베타카로틴과 탄닌도 들어 있고, 보통 육류에 들어 있는 비타민 B_{12}도 함유되어 있으며, 지방이 3~5% 정도 들어 있는데 불포화지방산의 비율이 매우 높다. 씨앗에서 추출한 기름(hippophae oleum)은 비타민 C·B·E·F·K와 아미노산이 풍부하고, 그 밖에도 100여 종 이상의 생리 활성 성분이 함유된 것으로 알려져 있다. 항염·항산화 작용은 상처를 빨리 낫게 하고, 미백 효과가 있다.

비타민나무는 중국과 몽골이 원산지인 낙엽활엽관목으로, 나무의 높이는 3~6m 정도이고 더러 10m까지 곧게 자라기도 한다. 4~5월에 꽃이 피어 9~10월에 열매가 익는다. 원산지에서는 히포페Hippophae라고 부르는데, 우리나라에서는 나무 전체에 비타민이 풍부하여 '비타민나무'라고 부른다. 뿌리가 치밀하게 뻗어 나가고 소금기와 건조한 날씨에 강하여 해변가에 심어도 잘 자라지만 물기가 많은 땅은 좋지 않다.

특허·논문

● 비타민 나무(*Hippophae rhamnoides* L.) 열매 추출물의 항산화 활성 및 미백 효과 : 본 연구는 비타민 나무 열매 추출물의 약리 활성 효과인 항산화 활성과 미백 효과의 유효성을 알아보기 위해 DPPH 소거능, tyrosinase 활성 억제 효과 및 세포 내 멜라닌 생합성 억제 효과를 연구하였다. 비타민 나무 열매 추출물의 DPPH 소거능은 비교군인 ascorbic acid와 유사하게 높은 항산화 효과를 보여주었다. 또한 tyrosinase 활성 억제 효과는 100㎎/mL와 500㎍/mL에서 52.1%와 73.4%로 나타나 비타민 나무 열매 추출물의 미백 작용에 있어 tyrosinase 활성 억제와 항산화 작용이 관련이 있다고 사료된다. 세포 내 멜라닌 생성 억제 효과를 측정한 결과는 멜라닌 생성 억제 효과가 시료농도 5, 10, 50, 500㎎/mL에서 48, 43, 47, 56%를 나타내 미백 효과가 우수한 arbutin보다 효과가 높게 나타났다. 활성산소를 제거하는 것이 멜라닌 색소 형성 억제에 효과적이라는 연구 보고(Miyazawa & Tamura 2007)에 근거하여 볼 때 본 실험 결과에서 항산화 효과가 우수한 ascorbic acid과 유사한 항산화 효과를 나타내었는데 이는 피부 내 활성산소를 제거하여 멜라닌 색소 형성 억제 작용에 의한 미백 효과를 추측할 수 있었다. 그리고 tyrosinase 억제 효과의 실험 결과 역시 멜라닌 색수 형성을 억제시키고 어러 단계의 기작으로 인하여 미백 작용을 나타내는 데 중요한 역할을 하게 될 것이라는 결론을 얻었다. 이상의 결과에서 비타민, 미네랄, 아미노산 성분이 풍부한 비타민나무 열매 추출물은 미백 효과와 항산화 효과에 의한 멜라닌 색소 형성 억제 작용이 우수한 기능성 천연 원료로써 미백 화장품으로 이용이 가능할 것으로 사료된다. - 고민석 외 2, 동아시아식생활학지(2012. 12)

● 비타민나무 된장의 제조방법 및 이에 따른 된장 : 본 발명은 비타민나무 된장의 제조방법 및 이에 따른 된장에 관한 것으로, 보다 상세하게는 메주를 염수와 혼합하여 숙성시키는 단계를 포함하여 이루어지는 된장의 제조방법에 있어서, 상기 염수는 소금 12~25중량%와 비타민나무 추출액 75~88중량%로 이루어진 것을 특징으로 하는 비타민나무 된장의 제조방법에 관한 것이다. 본 발명에 의하면 비타민나무

의 맛과 향미, 영양분이 포함된 새로운 된장을 제조할 수 있다. – 특허공개 10-2010-0006459호, 안**

● 비타민나무를 이용한 증류식 소주 및 이의 제조방법 : 본 발명은 비타민나무(Hippophae rhamnoides L.)를 이용한 증류식 소주 및 이의 제조방법에 관한 것으로, 더욱 상세하게는 비타민나무를 이용한 증류식 소주는 소주 제조과정 중 비타민나무에 함유된 유효성분이 손실되지 않고, 비타민나무 잎의 향과 맛이 부여되면서 종래의 증류식 소주에 비해 기호도가 향상되므로, 건강을 증진시키고 향미가 뛰어난 증류식 소주의 제조를 위해 유용하게 사용될 수 있다.– 특허등록 제1012035360000호, 강원대학교산학협력단, 삼성생약주식회사

● 비타민나무를 이용한 버섯의 배양방법 및 그 방법으로 배양한 배양물 : 본 발명은 비타민나무 분말을 포함한 배지에서 버섯을 배양하여 비타민나무의 유용한 성분을 함유하는 버섯의 배양기간을 단축하고 비용을 절감할 수 있는 효과가 있다. 이를 위해 평판배지에 버섯 종균을 접종하여 배양온도를 조정한 다음 배양하여 균사체를 수득하는 단계(S110,S210,S310,S410); 수득한 균사체를 절취하여 복수개의 균사체 디스크를 제조하는 단계(S120,S220,S320,S420); MCM 배지에 균사체 디스크를 접종하고 배양온도를 조정한 다음 진탕배양하여 제 1차 접종원을 수득하는 단계(S130,S230,S330,S430); MCM 배지에 제 1차 접종원을 접종하고 배양온도를 조정한 다음 진탕배양하여 제 2차 접종원을 수득하는 단계(S140,S240,S340,S440); 비타민나무 분말이 포함된 MCM 배지에 제 2차 접종원을 접종하고 배양온도를 조정한 다음 제 2차 접종원을 진탕배양하는 단계(S150,S250,S350,S450);를 포함하는 것을 특징으로 하는 비타민나무를 이용한 버섯의 배양방법 및 그 방법으로 배양한 배양물이 개시된다. – 특허등록 제1012234640000호, 한국교통대학교산학협력단, 주식회사 코시스바이오,주식회사 코시스

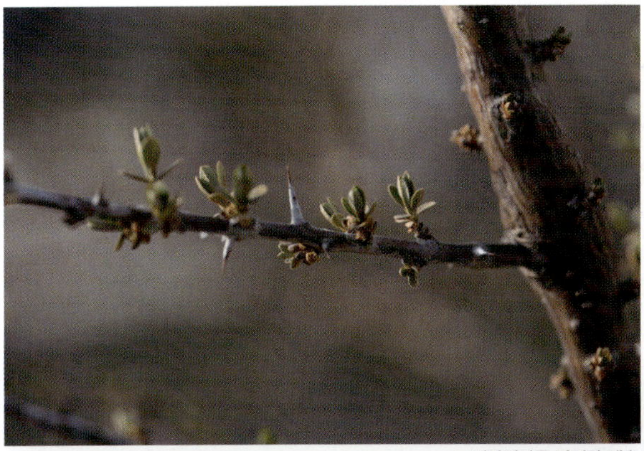
비타민나무 가지와 새순

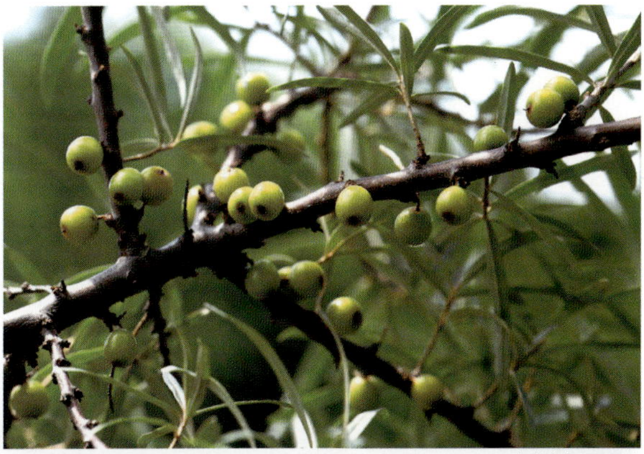
비타민나무 풋열매

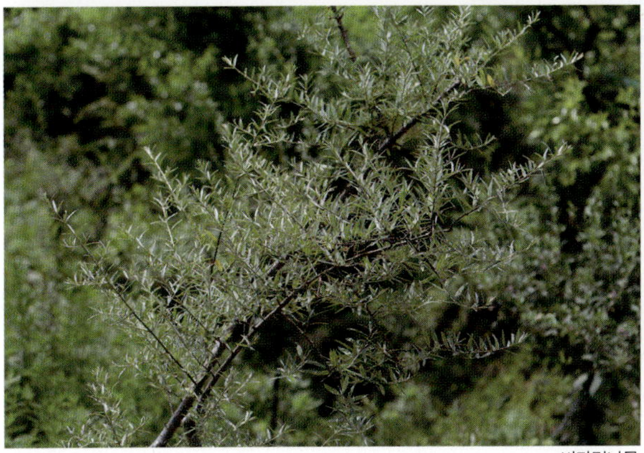
비타민나무

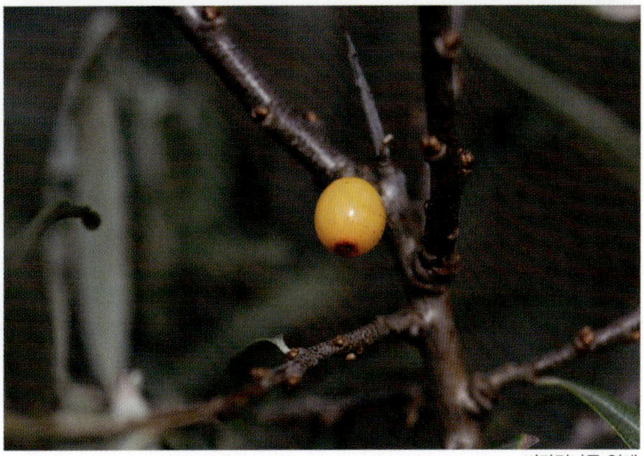
비타민나무 열매

비파

장미과 / *Eriobotrya japonica* (Thunb) LINDL.
약명 비파엽枇杷葉 / 비파枇杷, 비파근枇杷根

비파는 비파나무의 열매로, 노란색의 타원형 모양에 솜털이 보송보송 나 있다. 맛은 달고 시며, 즙이 많고, 당질과 유기산이 풍부하여 갈증을 풀어 주는 효과가 크다. 비타민 A를 비롯하여 비타민류가 풍부한데, 그 중에서도 비타민 B_{17}는 소염 작용과 항산화 작용을 하며, 심장병의 호흡 진정, 변비, 냉증에 효과가 있다. 또 갈증을 해소하고 기를 밑으로 내리는 효능이 있어 위장 · 폐 · 간장에 좋고, 폐병에 의한 해수 · 토혈 · 비혈 · 조갈 · 구토를 치료하는 데 효과가 있는 것으로 알려져 있다. 예부터 '비파나무가 있는 집에는 아픈 사람이 없다'라는 말이 있을 정도로 나무 전체가 약으로 활용된다.

비파나무는 장미과의 늘푸른나무로, 우리나라 남해안에 자생하거나 재배한다. 키는 10m이고 어린 가지에 연갈색의 털이 있으며, 잎은 마주나고, 길이 15~25㎝, 너비 3~5㎝의 타원형의 긴 달걀 모양으로 잎 가장자리에 굵은 톱니가 있다. 10~11월에 작고 향기가 나는 흰색 꽃이 가지 끝에 빽빽하게 피고, 이듬해 6월에 크기 3~4㎝의 둥근 열매가 노랗게 익는다.

비파나무는 잎 · 줄기 · 열매 · 꽃 · 뿌리 등 나무 전체가 좋은 약제이고, 열매나 잎 등은 식품 또는 식품 첨가물이나 화장품 원료 등으로 이용될 여지가 많다. 예전부터 다양한 병증에 응용되어 왔고, 특히 일본에서 암 환자의 비파엽 요법 등으로 알려졌다. 일본과 중국의 최근 연구에 의하면, 비파 열매의 추출물이 활성산소종을 제거하거나 산화적 스트레스를 억제하고, LDL 산화를 방지하는 효과가 확인된 바 있으며, 또한 비파엽에서는 항당뇨 효과와 항염증 및 항암 효과를 나타내는 물질의 존재가 확인되었다.

특히 비파잎에는 '아미그달린amygdalin' 즉 B_{17}이 다량 함유되어 있다. 아미그달린은 살구 · 복숭아 등의 장미과 식물의 견과 · 핵 · 뿌리 · 줄기 · 잎 등에 널리 존재하는 물질로 청산배당체의 일종이다. B_{17}이 암세포가 있는 체내에 들어가게 되면, 암세포에만 다량 함유되어 있는 베타글루코시다제에 의하여 B_{17}의 '시안화수소'를 유리시켜 종양을 공격, 파괴한다. 미국에서 1970~80년대 초에 Laetrile이란 제제로 암치료제로서 인정받기도 하였으나, 이를 복용한 환자가 Cyanide 중독으로 산소 결핍 등이 유발되어 사망했다는 임상 보고가 있었고, 또한 정상 세포에도 작용하여 신경독을 유발한다는 보고도 있으니 사용상 주의해야 할 점이 많다.

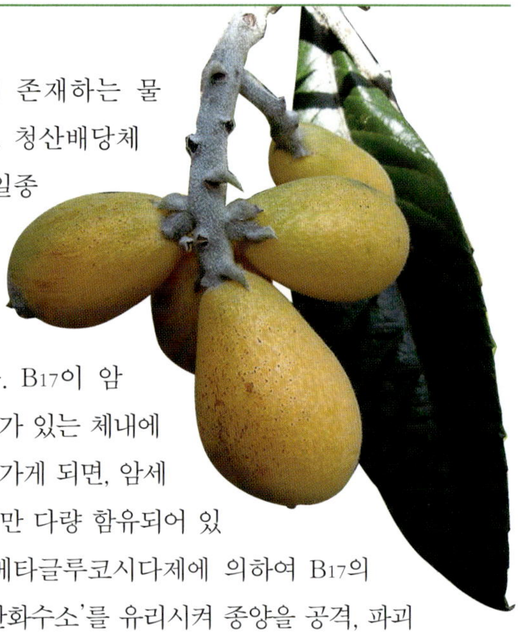

고서古書 · 의서醫書에서 밝히는 효능

동의보감 비파실의 성질은 차고, 맛은 달며 독이 없다. 비파엽은 성질은 평하고 맛은 쓰며 독이 없다. 기침하면서 기운이 치밀며 음식이 내리지 않고 위가 차서 구역하고 딸꾹질하는 것과 폐기肺氣와 갈증을 치료한다. 남방에서 나며 나무의 높이는 3미터 남짓하며 잎의 크기가 나귀의 귀만하고 잎의 등쪽에 솜털이 있다. 음력 4월에 잎을 따서 볕에 말린다. 반드시 불에 구워 천으로 누런 솜털을 깨끗이 훔쳐 버려야 한다. 그렇지 않으면 털이 폐에 들어가서 기침이 멎지 않는다.

방약합편 비파엽枇杷葉은 맛이 쓰다. 주로 폐를 조리하며[偏理肺], 주독을 풀고, 상초를 맑게 하고, 또 더러운 것을 토하게 한다[解酒淸上兼吐穢].

본초강목 음주 후 숙취 해소와 위장병을 치료하며 피를 맑게 하고, 고혈압 · 신경통 · 관절염 및 항암 작용에도 탁월한 효능이 있다.

특허 · 논문

- 비파 추출물을 함유하는 당뇨병 예방 또는 개선용 조성물 : 본 발명의 비파잎과 열매 추출물을 유효 성분으로 포함하는 당뇨병 치료 또는 예방용 조성물은 혈당량, 당화 헤모글로빈 양 및 인슐린 양을 조절할 수 있으므로 당뇨병의 치료 및 예방 효과 우수할 뿐만 아니라, 천연 물질을 유효 성분으로 하는 것으로서 부작용의 문제가 발생되지 아니하여 당뇨병을 치료 또는 예방하기 위해 널리 사용할 수 있다는 내용이다. – 특허등록 제1026857호, 목포대학교 산학협력단
- 비파엽 추출물을 함유하는 비만 관련 질환의 치료 및 예방을 위한 조성물 : 본 발명의 비파엽 추출물은 AMP활성단백질인산화효소(AMP-activated protein kinase, AMPK)의 활성화를 통하여 지방의 산화와 당분해 과정을 활성화시켜 체중 증가를 억제하고, 체내 중성 지방 농도 및 콜레스테롤의 농도를 저하시키는 효과를 나타내므로 비만 관련 질환의 예방 및 치료를 위한 약학 및 식품 조성물에 이용할 수 있다. – 특허등록 제673068호, 대구한의대학교 산학협력단
- 비파 추출물을 함유하는 노화방지용 화장료 조성물 : 본원발명은 비파(Eriobotrya japonica seed) 추출물을 함유하는 노화방지용 화장료 조성물에 관한 것이다. 상기 노화방지용 화장료 조성물은 항산화 효과, 콜라겐 섬유의 생합성 효과, 히아루론라제의 활성 저해효과가 뛰어나다. 또한, 상기 노화방지용 화장료 조성물을 이용하여 제조한 화장료는 피부탄력 증진 효과가 우수할 뿐만 아니라, 천연 추출물인 비파 추출물을 포함하고 있어서 피부에 대한 안전성도 뛰어나다. – 특허등록 제101199556호, 시크리티스 주식회사

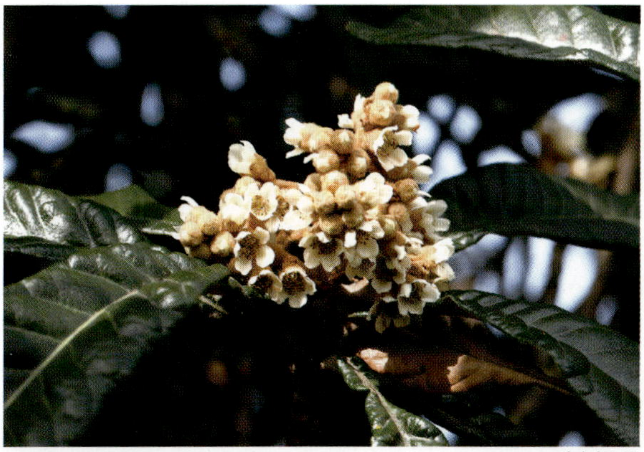

비파나무 꽃

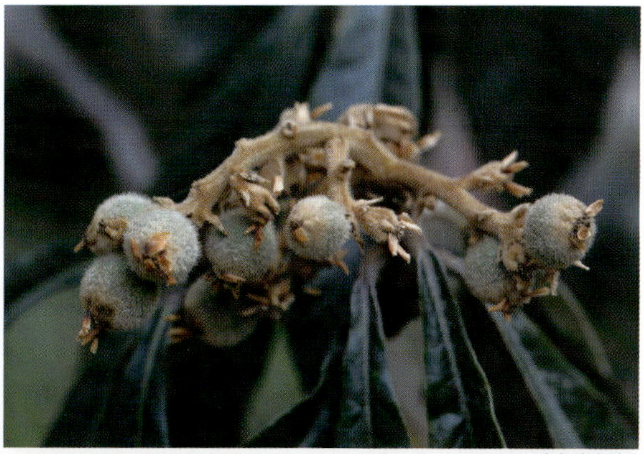

비파 어린 열매

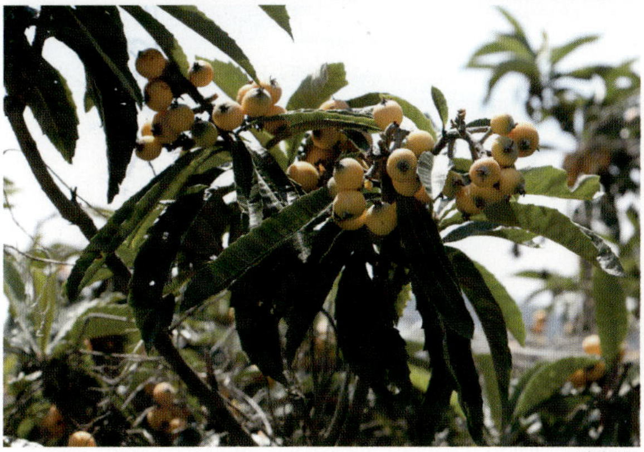

비파나무

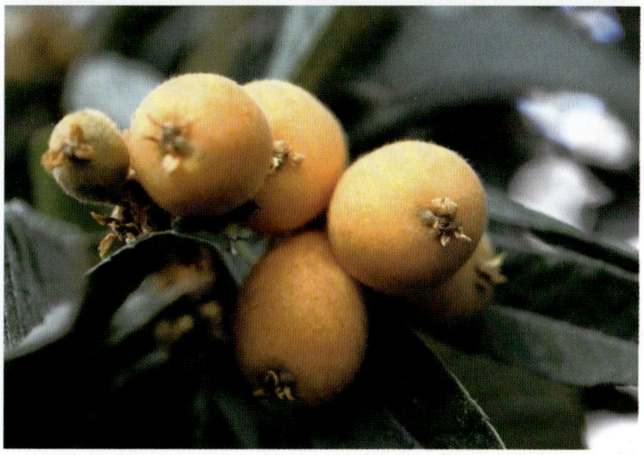

비파

뽀뽀나무 열매

포포나무과 / *Asimina triloba* (L.) Dunal
영명 Pawpaw, Papaw, prairie banana, Indiana (Hoosier) banana
이명 포포나무, 인디아나 바나나

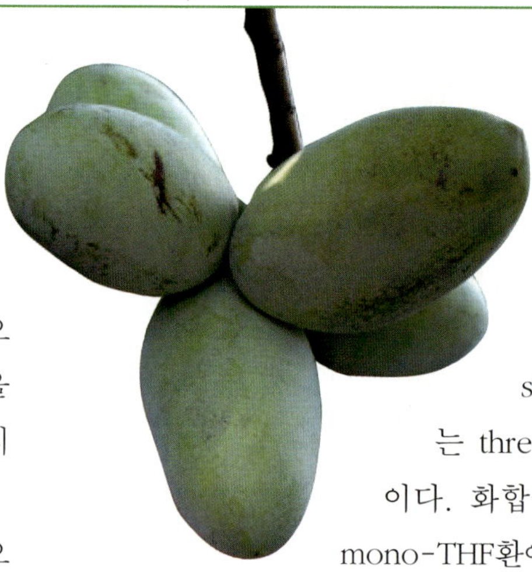

뽀뽀나무 열매는 무게가 50~300g 정도이며, 바나나의 향기에 파인애플과 망고를 합친 듯한 상쾌한 맛이 난다. 맛이 매우 달고 향기가 강하다. 열매 속에 검은 씨가 들어 있다. 현존하는 식물 중에서 가장 강력한 항암 성분을 지닌 것으로 밝혀져, 의학계 및 건강식품 관련 업계의 관심을 모으고 있다. 과일 중에서 단백질 함량이 제일 높지만 칼로리는 적어 다이어트에 좋다.

뽀뽀나무는 북아메리카 원산의 낙엽활엽소교목으로, 키는 평균 3~4m, 야생에서는 12m까지 자라며, 내한성이 강하다. 4월에 검붉은 자주색의 꽃이 넓게 퍼진 종 모양으로 피고, 9~10월에 열매가 연한 녹색으로 익는다. 잎을 말려서 차로 만들어 마시는데, 향이 좋으며 항암 효과가 있는 것으로 알려져 있다.

특허 · 논문

● Asimina triloba의 씨앗으로부터 새로운 항암성 Annonaceous Acetogenin의 분리 및 구조 결정 : 모든 Annonaceous acetogenin은 Annonaceae로부터 분리되고 있다. Acetogenin은 C32 또는 C34의 긴 지방산의 2번 탄소에서 propan-2-ol it가 결합하여 생성된 지방산 유도체로서 γ-lactone 혹은 ketolactone의 구조를 갖는 waxy한 물질이다. Annonaceous acetogenin은 THF ring의 수와 배열에 기초를 두고 mono-THF, adjacent bis-THF, non-adjacent bis-THF, tri-THF로 분류한다. Asimina triloba의 씨앗을 용매로 추출하여 얻은 분획을 brine shrimp lethality test(BST)로 활성을 측정하였으며그로부터 column chromatography와 HPLC를 거듭 실시하여 7종의 acetogenin을 분리하였다. 각 화합물의 구조는 화학적 및 분광학적 data를 종합하여 규명하였다. 화합물 Ⅰ, Ⅱ, Ⅲ은 annonacin type으로 mono-THF환에 인접한 OH기를 가지며 THF환 주위의 relative stereochemistry는 threo/trans/threo이다. 화합물 Ⅳ와 Ⅴ는 mono-THF환에 인접한 OH기를 가지며 THF환 주위의 relative stereochemistry가 erythro/cis/thero인 천연물에서 처음으로 밝혀진 형태의 계열이다. 화합물 Ⅵ와 Ⅶ은 asimicin type으로 adjacent bis-THF환에 인접한 OH기를 가지며 relative stereochemicalconfiguration은 threo/trans/threo/trans/threo를 가진다. 이 화합물들의 구조는 annonacin(Comp. Ⅰ), xylomaticin(Comp. Ⅱ), annomontacin(Comp. Ⅲ), asitrilobin A(Comp. Ⅳ), asitrilobin B(Comp. Ⅴ), asimin(Comp. Ⅵ), asiminacin(Comp. Ⅶ)임을 확인하였다. 화합물 Ⅰ, Ⅱ, Ⅲ, Ⅵ, Ⅶ은 기지물질이지만 이식물에서 처음 분리되었고, Ⅳ와 Ⅴ는 천연물에서 처음 분리된 새로운 화합물로서asitrilobin A와 asitrilobin B로 명명하였다. 이들 화합물에 대하여 brine shrimp lethality test(BST)를 실시한 결과 상당한 cytotoxicity를 나타내었다. 그리고 화합물 Ⅳ와 Ⅴ는 6종의 human tumor cell line에서MTT cytotoxicity test를 한 결과 lung(A-549), breast(MCF-7), pancreatic(MIAPaCa-2) cell line에 상당한 cytotoxicity를 나타내었으며 특히 pancreatic cell line에 대하여 대조 표준 물질인 adriamycin보다 10~100배 더 강한 선택적인 세포독성을 나타내었다. - 대구카톨릭대학교 우미희, 한국과학재단 '96 핵심전문연구결과보고서 (1998. 4. 30)

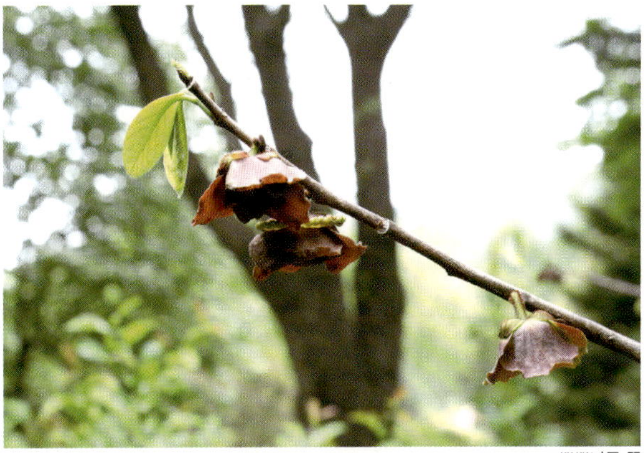

뽀뽀나무 꽃

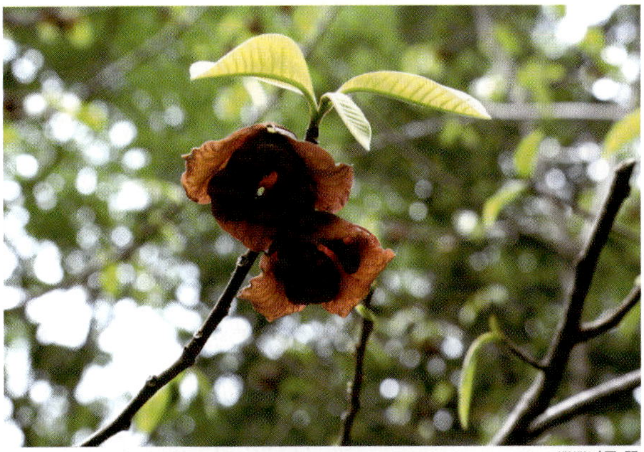

뽀뽀나무 꽃

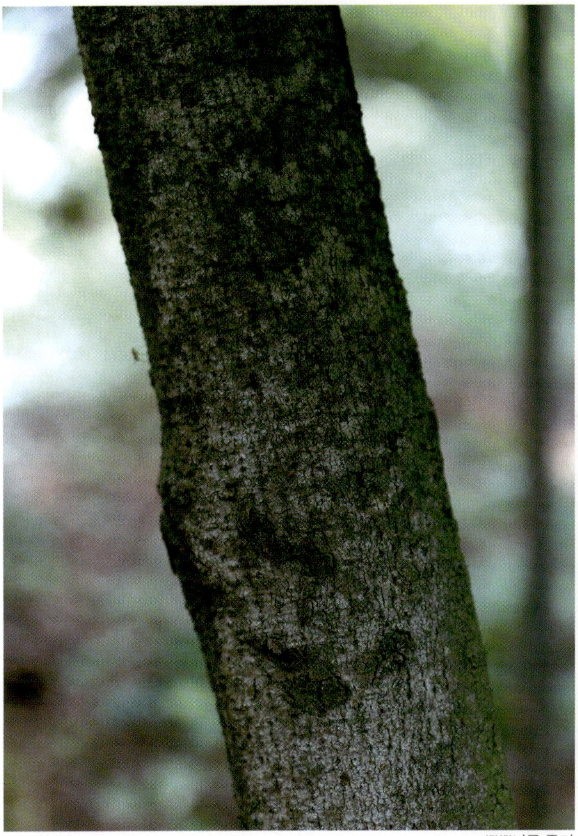

뽀뽀나무 줄기

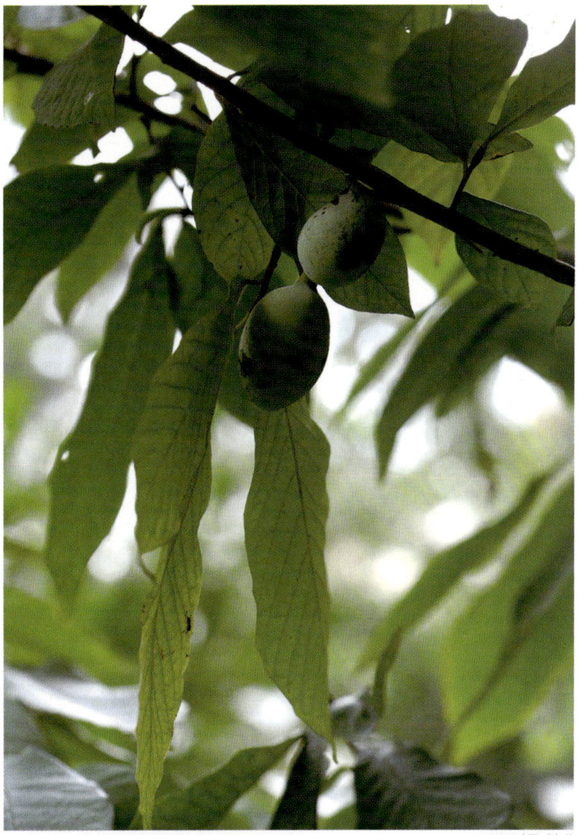

뽀뽀나무 열매

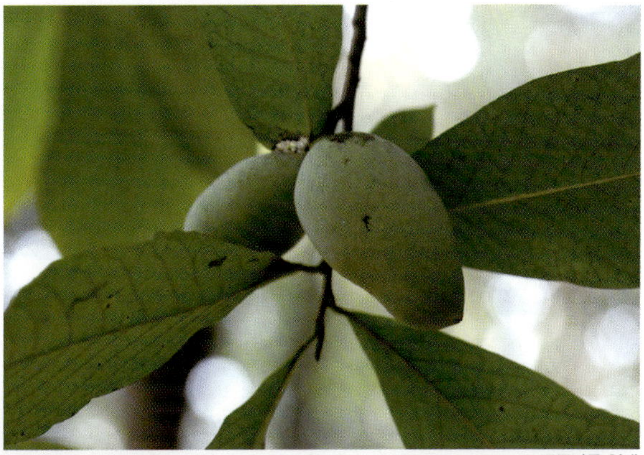

뽀뽀나무 열매

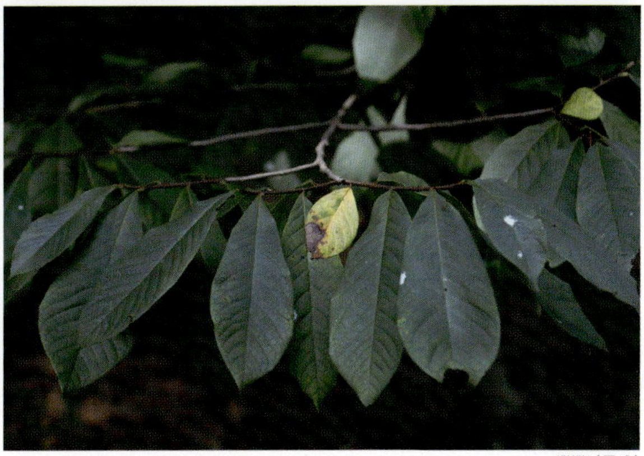

뽀뽀나무 잎

사과

장미과 / *Malus pumila* Mill.
영명 Commom Apple
약명 임금林檎
이명 능금

사과는 우리나라 사람들에게 가장 친근한 과일이다. 맛이 달고 새콤하며 향긋하여 날것 그대로 가장 많이 먹고, 잼·주스·식초·파이·젤리 등으로 가공해 이용하기도 한다. 껍질을 깎은 뒤 공기 중에 두면 과육이 갈색으로 변한다.

사과의 신맛을 내는 유기산 성분은 활성산소를 제거하는 데 도움을 주고, 피로 물질 축적을 억제하여 피로 해소를 돕는다. 펙틴은 혈당치와 혈중 콜레스테롤 수치의 상승을 억제하여 당뇨병을 예방하고 변비를 개선한다. 또한 클로로겐산(chlorogenic acid) 성분은 대장암과 피부 노화를 억제하는 효능이 있다. 폴리페놀 성분은 노화를 방지하고 피부 미용에 효과가 있다.《동의보감》에 의하면, 사과는 허약한 위장을 비롯해 식체·구토·변비·설사 방지에 효능이 있고, 불면증·빈혈·두통에 좋다고 한다.

사과나무는 장미과의 낙엽교목으로, 원산지는 아시아 서부, 유럽 동남부다. 잎은 어긋나고 달걀 모양이다. 4~5월에 붉은색을 띤 흰 꽃이 잎과 함께 가지 끝에 나와 피고, 8~9월에 둥글고 큰 열매가 익는다. 색깔은 푸른색, 누런 붉은색, 갈색, 붉은색 등이다. 현재 세계 각지에서 약 2,500여 종의 품종이 재배되고 있으며, 국광·홍옥 등의 많은 개량 품종이 있다.

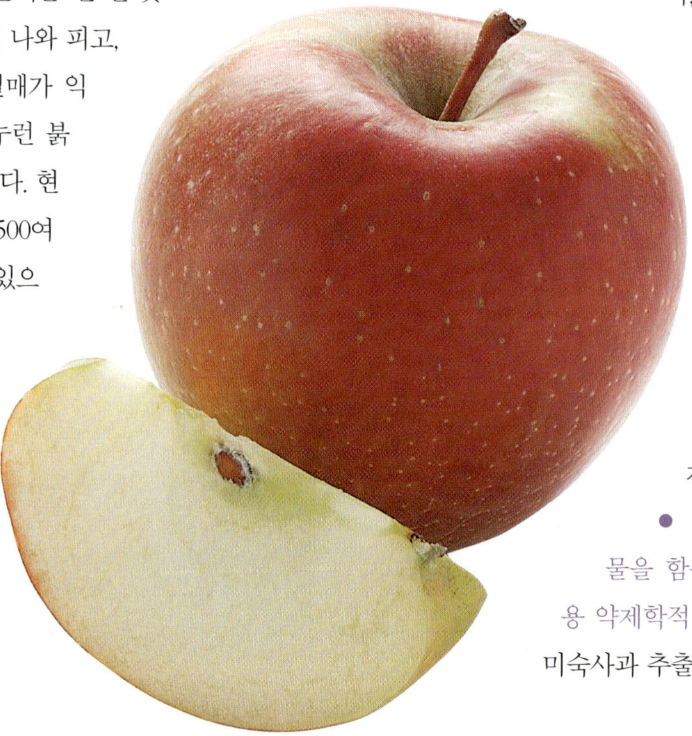

고서古書 · 의서醫書에서 밝히는 효능

방약합편 사과[林檎]는 맛이 시고 성질이 따뜻하다[味酸性溫]. 곽란霍亂을 다스리며, 담음痰飮·기울氣鬱·소갈消渴·이질痢疾·두통頭痛을 없앤다. 사과나무 뿌리는 회충蛔蟲과 백충白蟲을 죽인다.

특허 · 논문

● 감귤, 사과, 오렌지, 레몬 등의 껍질로부터 펙틴을 제조하는 방법 : 본 발명은 감귤, 사과, 오렌지, 레몬 등으로부터 다당류 펙틴을 추출, 정제하는 방법에 관한 것이다. 이를 위하여 본 발명은, 건조된 감귤, 사과, 오렌지, 레몬 등의 껍질을 추출기에 투입하여 세척한 후, 고온의 열수, 염산 및 인산을 투입하여 추출을 실시한다. 추출 후에 멤브레인 여과기를 이용하여 농축을 실시하고 농축된 액을 건조를 통하여 분말 펙틴을 얻는다. 본 발명에 따르면 종래 폐기 처리되고 있던 감귤, 사과, 오렌지 등의 껍질에서 펙틴을 쉽게 추출할 수 있으므로 연 600톤 규모의 펙틴 수입 대체 효과를 기대할 수 있으며, 중금속, 방사성 금속의 양이온 독성 예방 치료, 장질환, 간장질환 등의 예방치료 물질인 펙틴을 다량 생산할 수 있다.

– 특허등록 제359244호, 주식회사 한국신과학기술센타

● 미숙 사과 추출물을 함유한 피부상태 개선용 약제학적 조성물 : 본 발명은 미숙사과 추출물을 함유한 약제학

또는 도인을 안전하고 효과적인 항암제로 개발하기 위하여, 에멀신(emulsin)의 영향으로 분해되지 않고 아미그달린(amygdalin)을 효과적으로 추출하는 조건 및 방법을 제공한다. – 특허등록 제470294호, 주식회사 휴메딕스 외

● 행인으로부터 강력한 티로시나제 억제활성을 나타내는 정유성분을 대량으로 추출하는 정유 추출분획물의 제조 방법 및 이 분획물을 유효 성분으로 함유하는 미백용 화장료 조성물 : 본 발명은 행인으로부터 강력한 티로시나제 억제활성을 나타내는 정유성분을 대량으로 추출하는 추출방법 및 이 추출물을 유효 성분으로 함유하는 미백용 화장료 조성물에 관한 것으로, 상세하게는 행인으로부터 기존 정유 추출방법보다 보다 강력한 티로시나제 억제활성을 나타내는 정유성분을 대량으로 추출하는 추출방법을 발견하고 이 제법으로 얻어진 정유성분들이 우월한 효과를 나타내므로 기존 정유성분 추출방법보다 탁월한 품질의 화장품을 제조할 수 있다. – 특허공개 10-2013-0068058호, 대구한의대학교 산학협력단

● 살구와 빙초산을 이용한 무좀/습진약 제조 방법 : 본 발명은 살구와 빙초산(CH3COOH)을 이용한 무좀/습진약 제조 방법으로서,그 제조 방법은 다음과 같다. 빙초산(CH3COOH)과 씨를 제거한 살구의 비율을 1:1로 하여 항아리에 담아 밀봉하여, 3~4 개월간 숙성시키는 단계를 거친다. 숙성단계가 완료 되면 빙초산(CH3COOH)과 살구가 혼합될 수 있도록 잘 저어서 고운채를 통해 걸러주는 단계를 거치게 되면 살구색의 맑은 액체만 추출이 가능하다. 이 액체가 바로 무좀/습진약이며, 약 7일동안 하루 1회 사용으로 무좀/습진 치료가 가능하다. – 특허공개 10-2006-0014554호, 최**

● 杏仁 추출 amygdalin의 인간 위암세포에 대한 항암 효과 : Amygdalin은 nitrilosides 계열에 속한다. Nitriloside는 천연 cyanide를 포함하고 있는 물질로

살구나무 꽃

살구

살구

쌀구 씨, 행인

서 벚나무과의 열매 속에 많이 함유되어 있다. 이 실험에서는 杏仁(Armeniacae semen) 에서 amygdalin을 물 추출하여 이 amygdalin이 SNU668 위암세포에서 세포자멸 효과를 일으키는가를 조사하였다. 그 결과 amygdalin을 처치한 SNU668 위암세포는 세포자멸에서 볼 수 있는 몇 가지 특징을 나타내었다. Amygdalin 처치는 SNU668 위암세포에서 세포자멸 전구단백질 (pro-apoptotic protein) 인 Bax를 증가시켰고, 항 세포자멸 단백질 (anti-apoptotic protein) 인 Bcl-2를 감소시켰다. 또 amygdalin 처치는 SNU668 위암세포에서 caspase-3 효소활성도 증가시켰다. 이것은 amygdalin이 SNU668 위암세포에 대해 Bcl-2 하향조절과 Bax 상향조절을 통해 caspase-3 활성을 증가시킴으로써 세포자멸을 유발했다는 것을 보여주는 것이다. 이 실험결과는 amygdalin이 위암세포 치료의 중요한 수단으로 사용될 수 있는 가능성을 보여준다. - 가천대학교 김수미 박사학위논문(2008)

● **살구 추출물의 항산화성, 항돌연변이성 및 세포독성 효과** : 살구 에탄올 추출물의 항산화 활성은 RC50값이 살구씨와 살구과육 에탄올 추출물의 경우 각각 48.3㎍과 43.9㎍으로서 강한 항산화 활성을 나타내었다. 살구 에탄올 추출물의 항돌연변이 효과의 검토는 Salmonella typhimurium의 변이주인 TA98과 TA100을 이용한 Ames test로 확인하였다. 그 결과 살구씨 및 과육 에탄올 추출물 자체의 돌연변이원성은 없었고 직접변이원인 MNNG에 대해 시료농도 200㎍/plate에서 살구씨와 살구과육 에탄올 추출물 각각에서 TA100이 69.4% 및 65.9%의 억제효과를 나타내었다. 같은 농도에서 4NQO에 대해서는 살구과육 에탄올 추출물의 경우TA98과TA100이 각각 45.9% 및 44.3%의 억제효과를 나타내었다. 암세포 성장억제효과를 검토한 결과 살구씨 에탄올 추출물 4㎎/mL 첨가 시 A549, AGS, MCF-7, HeLa 및 Hep3B에서 각각 63.7, 56, 86.3, 78 및 53.7%의 억제 효과

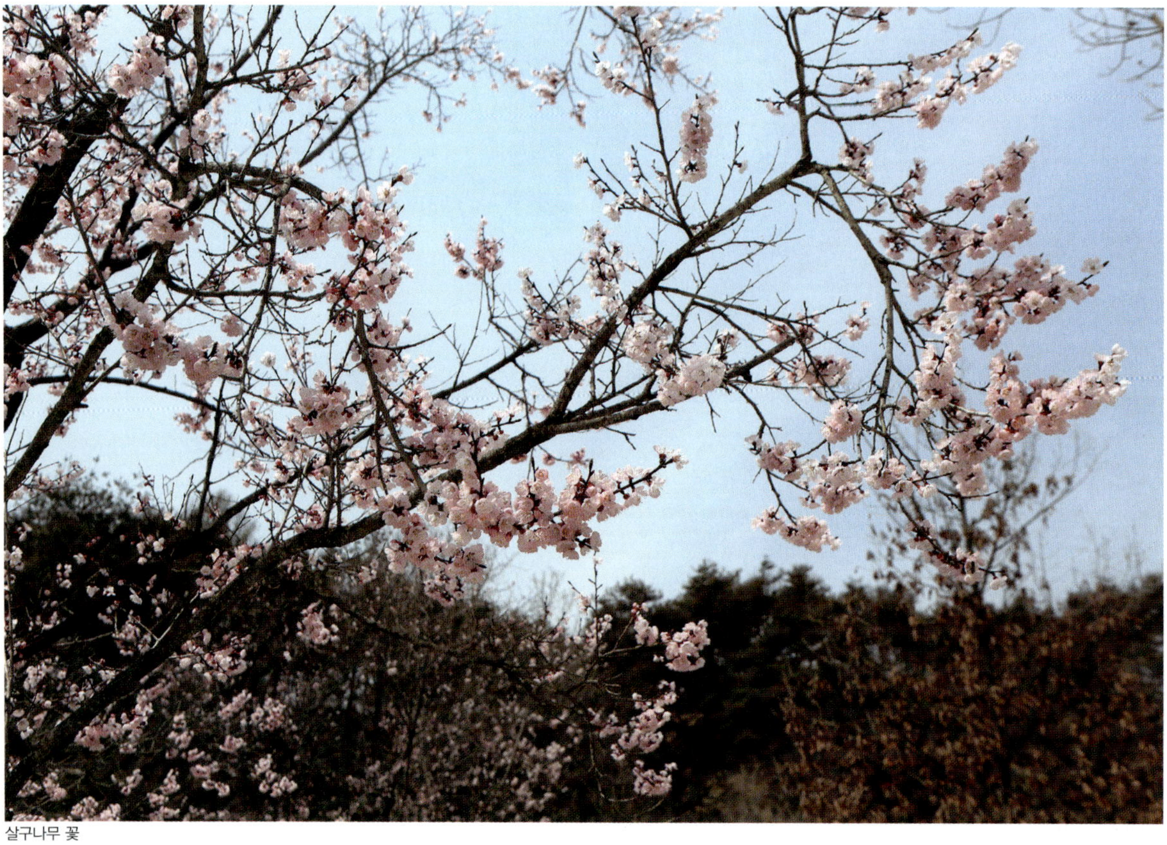
살구나무 꽃

를 보였다. 살구과육 에탄을 추출물 4mg/mL 첨가시 위암세포 AGS에서 58.0% 억제효과를 보인 반면 모든 암세포에서 72.8% 이상의 높은 억제효과를 나타내었다. 이러한 암세포에 대한 높은 억제 효과에 비해 인간정상신장세포 293에 대해서는 37.2% 이하의 생육 억제율을 나타냄으로서 정상세포에 대해서는 낮은 독성효과를 가짐을 알 수 있었다. – 강원대학교 바이오산업공학부 식품공학과 유수정 외 5, 한국식품저장유통학회지(2007)

● 살구의 어원과 효능에 대한 문헌 연구 : 예전부터 재배되던 살구나무는 고향의 나무라 할 수 있는데, 형태와 맛의 차이로 많은 품종이 예전부터 분화되어 왔다. 살구의 어원은 '솔고'로 보아야 한다. 따라서 개를 죽이는 뜻의 '殺狗'에서 살구의 단어가 유래되었다는 주장은 잘못된 것이다. 하지만 개가 살구를 먹으면 죽고, 사람이 개고기를 먹고 체하였을 때 살구를 복용하면 식중독이 풀린다는 주장은 옳은 것이다. 공자가 학문을 가르쳤다는 행단(杏亶)은 은행나무가 아닌 살구나무로 보아야 한다. 따라서 행단은 단지 학문을 상징적인 의미로 사용된 것일 뿐이며, 우리나라에서는 향교에 은행나무를 심고 이를 학문의 표상으로 상징한 것이다. 진정한 의술을 펼치는 의사를 행림(杏林)이라 비유하는데, 이는 『神仙傳』의 동봉(董奉)이야기에서 유래된 것이다. 기관지천식에 많이 응용되는 행인을 사상의학에서는 태음인의 약재로 분류하고 있다. 행인은 밖으로 발산하는 기운이 강하며, 통하는 기운 또한 강하다. 그리고 풀어내는 힘이 강하며 윤조시키는 작용이 있어 행인은 건조한 성질의 마황과 같이 사용하면 좋다. – 김종덕, 농업사연구(2008)

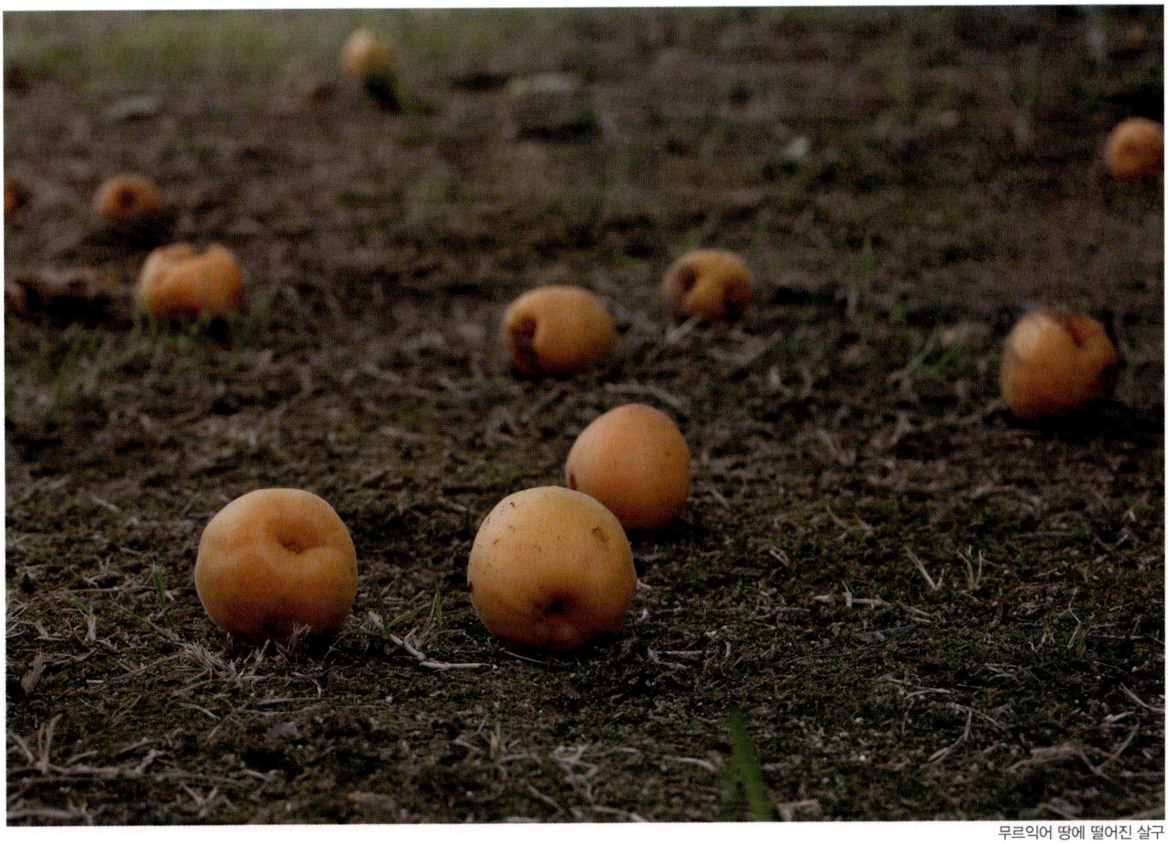

무르익어 땅에 떨어진 살구

석류

석류나무과 / *Punica granatum* L.
영명 Dwarf Pomegranate
약명 석류자石榴子, 석류근피石榴根皮, 석류피石榴皮, 석류화石榴花
이명 석류목, 석류수, 안석류, 해류

석류에는 비타민과 무기질, 식물성 에스트로겐estrogen이 풍부하게 들어 있어서 특히 여성의 건강에 좋고 피부를 매끄럽게 하며, 노화를 예방하고, 탈모 예방에도 좋다. 특히 석류에 풍부한 엘라그산ellagic acid은 강력한 항산화제로, 암 예방 및 심장질환 예방 효과가 있다. 또한 남성에게도 효과가 있는데, 전립선암을 예방하고 진행을 늦추는 효과가 있으며, 발기부전도 어느 정도 완화한다고 한다.

석류나무는 석류나무과의 낙엽활엽교목으로, 이란·아프가니스탄·히말라야가 원산지다. 높이 3m 정도로, 6~7월에 꽃이 피며 9~10월에 붉은색 열매가 익는다. 우리나라에서는 겨울에도 기온이 비교적 온화한 남부 지역에서 재배하고 있으며, 국내산은 아직 많지 않고 수입산이 대부분이다.

열매는 익으면 껍질이 저절로 터지고 불규칙하게 갈라져 연한 붉은 색의 투명한 씨를 드러낸다. 종자는 시고 단맛이 난다. 나무껍질과 뿌리, 열매 껍질은 말려서 구충제, 이질 등에 약용한다.

고서古書 · 의서醫書에서 밝히는 효능

방약합편 석류石榴는 맛이 시고 성질이 따뜻하다[味酸性溫]. 이질痢疾·붕루崩漏·대하帶下를 다스리며, 삼충三蟲을 죽이는데, 과용過用하면 폐肺를 손상損傷한다.

동의보감 설사, 오래된 이질, 자궁 출혈, 대하, 갈증, 위병, 술을 빨리 깨게 한다. 찧은 즙, 또는 약성이 남을 정도로 태워 가루 내어 복용한다. 많이 복용하면 가래가 생기고 치아를 손상하며 검어진다.

특허 · 논문

● 석류 추출물을 함유하는 비만 예방 및 치료용 조성물 : 본 발명은 석류 추출물을 유효 성분으로 하는 비만 예방 및 치료용 조성물에 관한 것이다. 본 발명은 성숙지방세포주 내 지방축적을 저해하는 석류의 냉수, 에탄올, 열수 추출물을 이용하여 MTT 분석법으로 세포 증식을 검색한 결과 높은 저해능을 나타내었고, 오일 레드 오(Oil red O) 염색법으로 성숙지방세포주 내 지방축적 저해활성을 검색한 결과 높은 저해능을 나타내었다. 실시간(Real-Time) PCR을 이용해 지방분화에 관여하는 유전자의 발현율을 확인한 결과 또한 높은 저해능을 나타내었다. 이로 인해 비만 예방 및 치료용 기능성식품 및 의약품에 유용하게 사용될 수 있다. – 특허등록 제1099718호, 고흥석류친환경영농조합법인

● 석류 유래 피토에스트로겐을 함유하는 호르몬 대체 요법용 피토에스트로겐 조성물 : 본 발명은 석류 유래의 피토에스트로겐을 함유하는 호르몬 대체요법용 피토에스트로겐 조성물에 관한 것이며, 더욱 상세하게는, 갱년기 또는 폐경기 여성에 있어서의 에스트로겐 결핍으로 인하여 유발될 수 있는 제반 증상을 효과적으로 예방 및 치료할 수 있을 것으로 기대되는 석류 유래 피토에스트로겐을 함

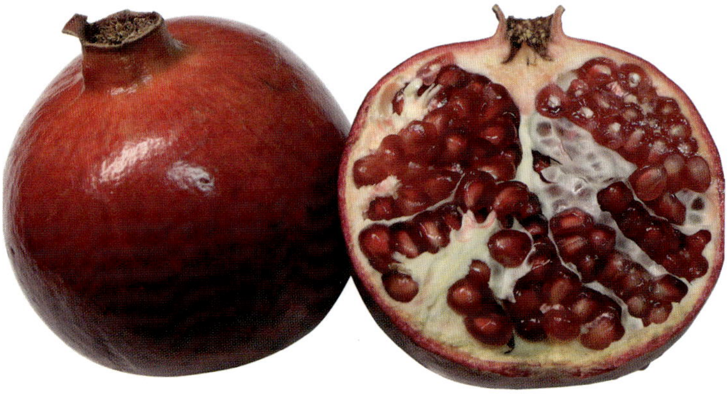

유하는 호르몬 대체 요법용 피토에스트로겐 조성물에 관한 것으로서, 본 발명에 따르면, 카테킨 1.0~2.0ppm, 다이드제인 20~30ppm, 제니스테인 0.1~0.5ppm, 쿠에르세틴 8.0~14.0ppm, 17β-에스트라디올 0.05~0.3ppm 및 2,3-디-MeO-에스트라디올 0.01~ 0.10ppm을 포함하는 석류 유래 피토에스로겐 함유 호르몬 대체 요법용 피토에스트로겐 조성물이 제공되며, 본 발명에 따른 석류 유래 피토에스로겐 함유 호르몬 대체 요법용 피토에스트로겐 조성물은 우수한 에스트로겐성을 나타내면서도 부작용이 없는 안전한 피토에스트로겐을 다량 함유하고 있으므로, 갱년기 또는 폐경기 여성에 있어서의 에스트로겐 결핍으로 인하여 유발될 수 있는 제반 증상을 효과적으로 예방 및 치료할 수가 있을 것으로 기대되고, 특히 안면홍조, 골다공증, 아테롬성 심장질환에 탁월한 효과를 나타내면서도, 부작용으로서의 체지방 증가 현상이 매우 낮으므로, 호르몬 대체 요법용 조성물로서 유용할 것으로 기대된다. - 특허등록 제542479호, 한경대학교 산학협력단 외 1

● 석류 추출물 및 홍삼 추출물을 포함하는 당뇨병 또는 비만의 예방 또는 치료용 조성물 : 본 발명은 석류 추출물 및 홍삼 추출물을 포함하는 당뇨병 또는 비만의 예방 또는 치료용 조성물에 관한 것이다. 본 발명의 조성물은 장관 내에서 글루코스의 흡수와 α-글루코시다제 활성을 효과적으로 저해함으로써 글루코스의 과다 흡수로 인한 당뇨병 또는 비만을 예방 또는 치료한다. 따라서 본 발명의 조성물은 당뇨병 또는 비만의 예방 또는 치료를 위한 기능성 식품 또는 의약 조성물로 활용될 수 있다. - 특허등록 제1144059호, 고려대학교 산학협력단 외 1

● 석류로부터 엘라그산을 효율적으로 분리하는 방법 및 이를 함유한 기능성 화장품 조성물 : 본 발명은 석류 과피로부터 미백물질인 엘라그산 (ellagic acid)의 효율적인 분리법 및 상기 방법에 의해 분리

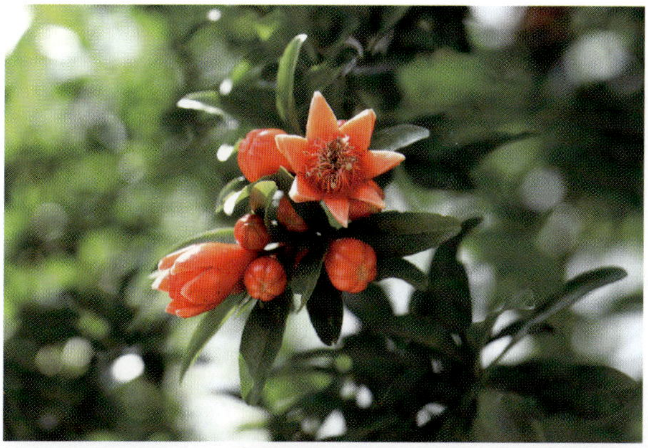
석류나무 꽃

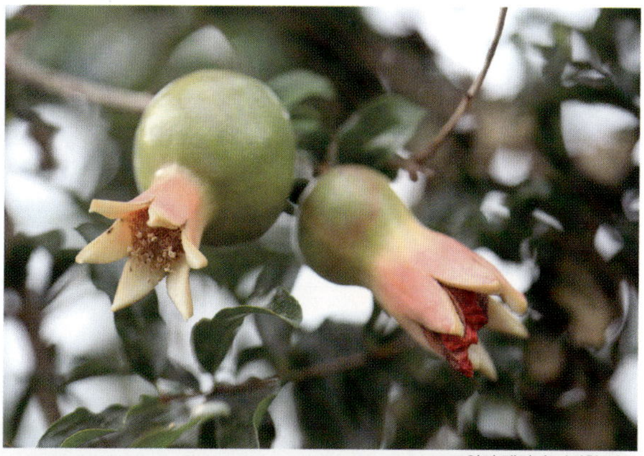
모양이 맺히기 시작한 석류

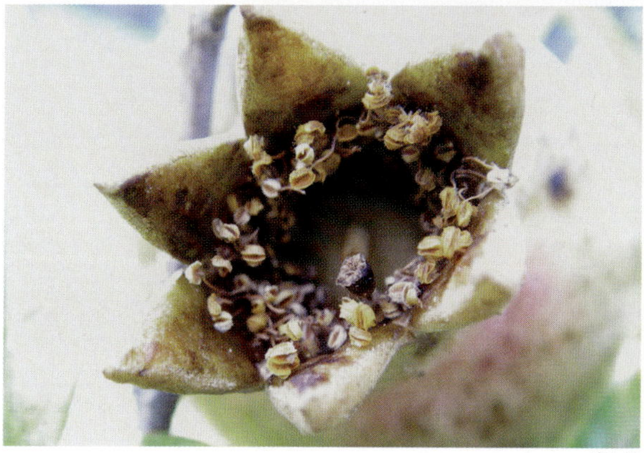
석류 꽃

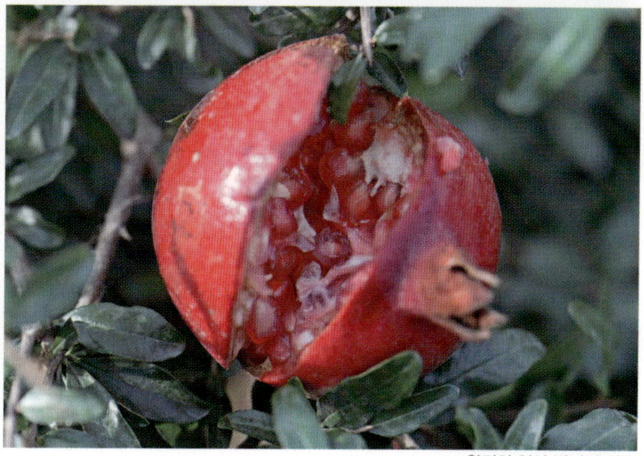
완전히 익어 벌어진 석류

된 엘라그산 추출액을 함유하는 기능성 화장품 조성물에 관한 것으로, 더욱 구체적으로 석류 껍질을 환류 추출 전 50% 에탄올에 녹여서 초음파 추출과 산 가수분해 처리를 통해 탄닌 중합체로부터 엘라그산을 분리하고, 추출 후 아세토니트릴을 첨가해 엘라그산의 용해도를 높임으로 추출 효율을 증가시키는 방법 및 상기 방법에 의해 분리된 엘라그산 추출액을 함유하는 기능성 화장품 조성물에 관한 것이다. 또한, 상기 방법에 의해 추출된 엘라그산 또는 엘라그산 함유 추출액은 기존의 미백 물질인 알부틴보다 높은 항지질산패 효과(25% 증가)와 주름생성 방지효과(23% 증가) 및 유사한 미백효과를 보였다. – 특허등록 제1091641호, 전라남도

● 매실 및 석류 함유 피지 분비 억제용 화장료 조성물 : 본 발명은 화장료 조성물에 관한 것으로서, 본 발명에 의한 화장료는, 모공 수축에 의해 피지 분비를 억제하는 화장료 조성물로서, 매실 및 석류의 혼합 추출물을 건조중량으로 전체 조성물의 0.01 내지 10% 함유한 것을 특징으로 한다. 본 발명에 의한 매실 및 석류 함유 화장료 조성물을 이용하면, 모공을 수축시키고 피지 분비를 감소시킴으로써 지성 피부를 완화시키면서도 피부에 부작용을 초래하지 않는 우수한 화장료를 제공할 수 있다. – 특허등록 제431393호, 주식회사 아모레퍼시픽

● 석류 씨 오일을 함유하는 화장료의 제조 방법 : 본 발명은 종래의 합성 항산화제에 필적하는 우수한 항산화성을 나타내는 천연 항산화제 성분으로서 석류 씨(Pomegranate seed : 石榴子) 추출 오일을 함유하는 미백 및 노화방지 기능성 화장료의 제조 방법에 관한 것으로서, 본 발명에 따르면, 석류 씨를 볶은 다음, 고온에서 압착, 착유하고, 압착 추출 오일을 탈검, 탈산, 탈색, 탈취한 후, 통상의 화장료 전 중량에 대하여 0.0001~20중량%를 혼합하는 단계로 구성되는 석류 씨 추출 오일을 함유하는 화장료의 제조

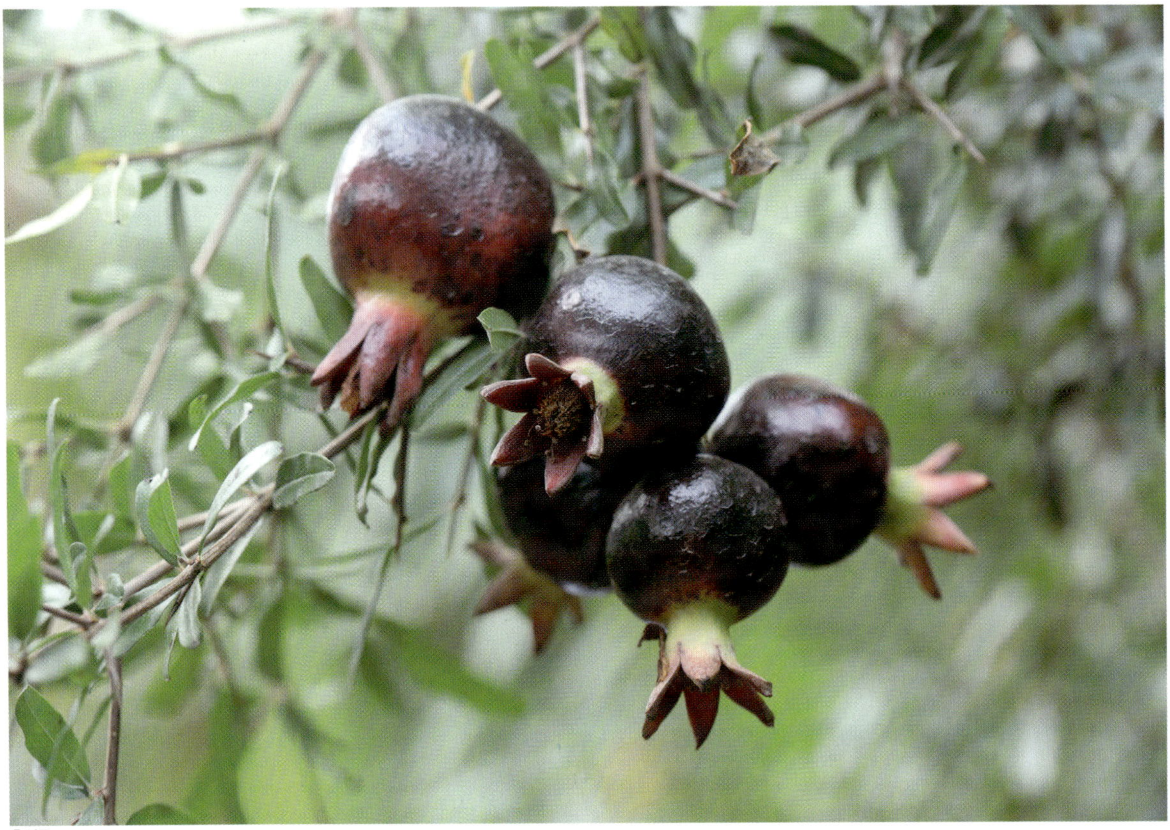

흑석류

방법이 제공되며, 천연 과실인 석류의 종자로부터 유래하므로 피부 자극성이 거의 없고, 안정성이 우수하며, 항산화 효과가 기존의 합성 항산화제에 비해 손색이 없으므로 유중유 또는 수중유 화장료로 적용하면 우수한 미백 효과 또는 흑색화 방지 효과와, 우수한 노화 방지 및 보습 효과를 갖는 매우 안전한 기능성 화장료를 얻을 수가 있다. – 특허등록 제699302호, 주식회사 한일양행

● 석류 추출물의 간암세포 성장 억제 및 항산화 활성 효과 : 석류씨, 석류 외피 분말 추출물 및 석류 과즙(주스 1과 주스 2) 추출물을 DPPH 라디컬 소거활동에 HepG-2 세포 그리고 항산화 활동에 추출물의 성장억제를 측정하였다. 높은 농도를 가진 모든 샘플은 HepG-2 세포에 대하여 성장 억제를 보였으며, 2,500 ppm의 처리구에서는 2회 감압 농축한 과즙 농축물(43%)〉석류씨 분말 추출물(42%)〉석류외피 분말 추출물(38%)〉1회 감압 농축한 과즙 농축물(29%) 순으로 나타났다. BHT와 시료들 모두 농도 의존적으로 DPPH 라티칼 소거 활성이 증가하는 경향을 보였고, 12.5 ppm의 처리구에서 석류외피 분말 추출물(60.8%)〉BHT(29.9%)〉석류씨 분말 추출물(16.2%)〉2회 감압 농축한 과즙 농축물(15.1%)〉1회 감압 농축한 과즙 농축물(12.6%)의 순으로 나타났으며, 25, 50, 100 및 200 ppm처리구에서는 석류외피 분말 추출물(81.9~85.3%)〉석류씨 분말 추출물(33.4~83.0%)〉BHT(31.3~47.8%)〉2회 감압 농축한 과즙 농축물(15.4~36.8%)〉1회 감압 농축한 과즙 농축물(13.4~36.1 %)의 순으로 나타났다. – 가야대학교 호텔조리영양학과 박경태 외 5, 한국조리학회지(2009)

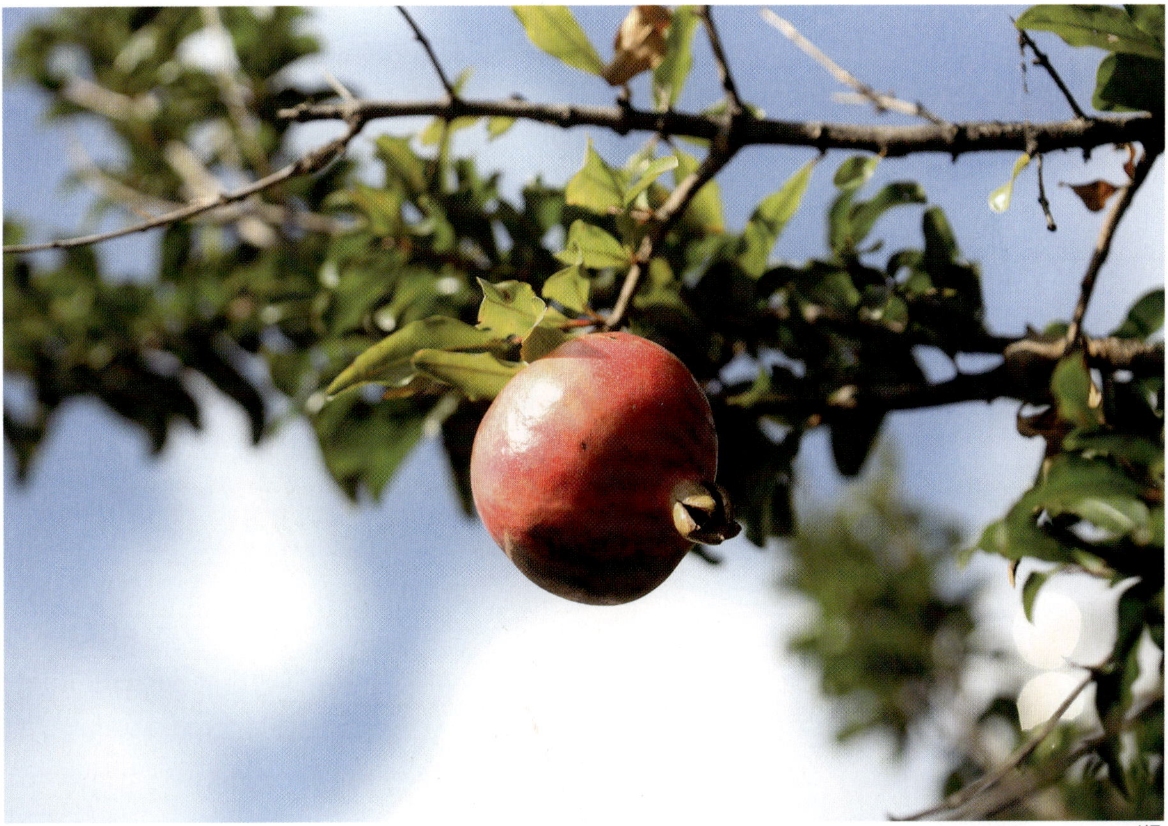

석류

수박

박과 / *Citrullus lanatus* (Thunb.) Matsum.
영명 watermelon
약명 서과西瓜, 서과자西瓜子(씨)

수박은 박과의 덩굴성 한해살이풀로, 5~6월 경에 노란색 꽃이 피고 7~8월에 열매가 익는다. 과즙이 매우 풍부하며 갈증 해소 효과가 크다. 당분을 7~8% 함유하고 그 가운데 70% 정도가 환원당이므로 단맛이 강하다. 붉은 과육에는 비타민 성분이 부족하지만, 항산화 물질인 리코펜lycopene이 토마토보다 1.5~4배 정도 더 많다. 리코펜은 전립선암과 심혈관 질환 예방, 노화 방지, 면역력 증대 등에 효과가 있다.

껍질에 들어 있는 특수 아미노산인 시트룰린citrulline 성분은 체내에서 발생하는 암모니아의 비독성화 작용을 하면서, 산화 노폐물을 제거하는 작용을 하므로 신장질환이나 고혈압 등으로 인한 부기를 빼주며, 운동 후 근육 피로를 감소시키는 효과도 있다. 최근 연구 결과, 시트룰린이 혈압을 내리게 하는 효과가 있어 뇌졸중과 심장병을 예방한다고 한다. 수박껍질은 나물이나 김치, 피클 등으로 이용할 수 있으며, 얇게 썰어 미용 팩으로 활용할 수 있다.

수박씨에는 지방산 · 필수 아미노산 · 무기질이 풍부한데, 특히 필수 아미노산의 질은 콩보다 우수하다. 또 리놀레산(linoleic acid)이 풍부해서 고혈압이나 동맥경화, 방광염에 효과가 있고, 단백질과 칼슘, 철 등이 풍부하여 성장기 아이들에게 좋다. 비타민 F도 많이 함유되어 있어 육식을 즐기는 현대인에게 좋은 식품이다(특허등록 제852517호, 명세서 참조). 중국에서는 간식으로 호박씨와 수박씨를 즐겨 먹는다.

특허 · 논문

● 수박 내피 추출물을 함유하는 민감성 화장료 조성물 : 본 발명은 피부자극 및 염증을 완화시키는 효능을 갖는 민감성 화장료 조성물에 관한 것으로, 보다 상세하게는 수박(Citrullus Vulgaris) 내피 추출물을 함유함으로써, 레티놀 및 자외선 자극에 대항하여 피부 세포에서 염증매개인자인 인터페론-γ에 의한 ICAM-1의 발현 및 IL-1α, TNF-α 및 IL-8의 생합성을 억제하는 것을 통해, 자극완화 기능 및 사이토카인(cytokine)의 생성 조절기능에 의해 민감성 피부를 개선하며 이들을 환경에 적응하도록 하는 효능이 뛰어난 민감성 피부용 화장료 조성물에 관한 것이다. – 특허등록 제1081178호, 주식회사 아모레퍼시픽

● 수박 껍질 추출물 및 옥사코사놀의 혼합물을 함유하는 조성물 : 본 발명은 수박 껍질 추출물 및 옥타코사놀의 혼합물을 함유하는 조성물에 관한 것으로서, 상기 조성물은 체내 콜레스테롤, 트리글리세리드 함량을 감소시켜서 간기능 개선 효과가 있으며, 혈중 크레아틴 키나제의 농도를 증가시키고 혈중 젖산의 농도를 감소시켜서 스테미너 증진 효과가 있고, 혈당 강화 효과도 나타낸다. – 특허등록 제727396호, 주식회사 에스에프씨바이오

● 셀레늄이 함유된 수박의 재배방법 : 본 발명은 이온화된 무기태의 셀레늄을 수박에 비료로 공급, 재배하여, 유기 셀레늄이 함유된 수박을 재배하는 방법으로 본

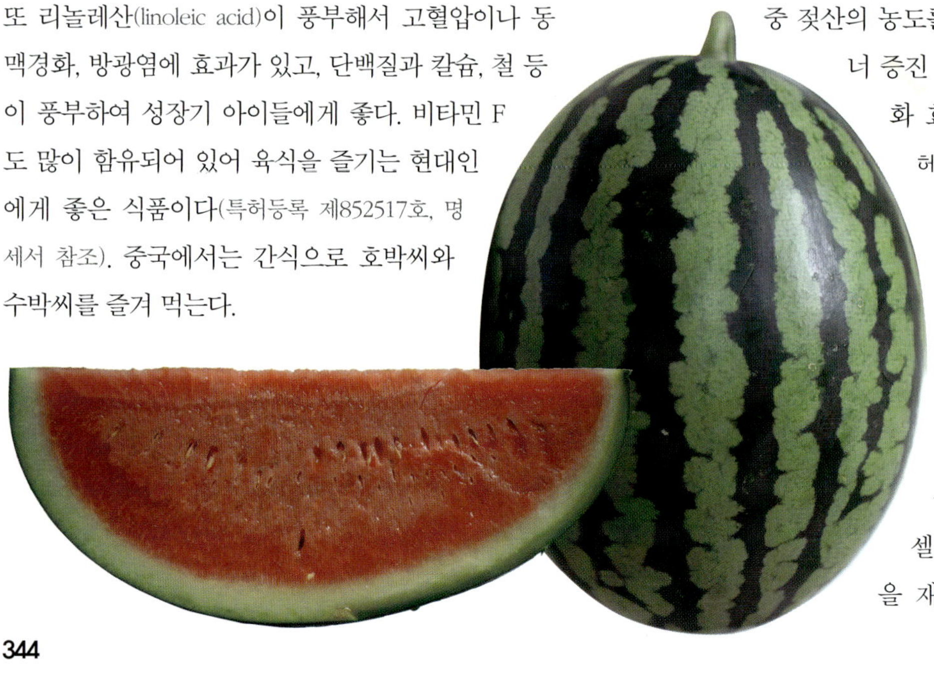

발명에 의하여 재배되는 수박은 인체에 유익한 다량의 유기 셀레늄이 함유된 것을 알 수 있었다. 본 발명에 따라 재배되는 셀레늄-함유 수박은 인체에 독성이 없고 흡수율이 높은 유기 셀레늄이 다량 함유되어 있어 식품으로서 섭취하여 셀레늄 성분의 알려진 기능인 항산화력, 심장과 폐기능 향상, 노폐물질 분해, 간경화증 예방, 면역기능 향상, 성적기능 향상, 근이영양증 치료, 항암과 예방에 기여할 수 있다. - 특허공개 10-2004-0052743호, 김**

● 눈사람 형상의 수박 재배 방법 : 본 발명은 눈사람 형상의 수박 재배 방법 및 그에 의해 제조된 눈사람 형상의 수박에 관한 것으로서, 보다 상세하게는 성장 중인 수박의 가장 긴 외주길이가 8~12cm 되었을 때, 묶음수단을 이용하여 수박의 가운데 부분을 묶은 후, 3~4일 후에 풀어주는 1차 묶음을 실시하고, 1차 묶음된 수박의 잘록한 부분이 15~20cm 되었을 때, 묶음수단을 이용하여 수박의 잘록한 부분을 2차로 묶어, 수박의 출하시까지 묶은 상태를 유지하는 것을 특징으로 하는 눈사람 형성의 수박 재배 방법 및 상기 방법에 의해 제조된 눈사람 형상의 수박에 관한 것이다. - 특허등록 제700893호, 박**

● 사카로마이세스 속 KWS 06을 이용한 수박 발효주 및 그 제조 방법 : 본 발명은 사카로마이세스 속 KWS06(Saccharomyces sp. KWS06; 기탁번호 KCCM-10280)을 이용한 수박 발효주 및 그 제조 방법에 관한 것으로서, 포도껍질에 자생하는 효모로부터 알콜 발효력이 가장 우수한 알콜 발효균주를 선별하고, 상기 균주의 생육 및 알콜 발효력을 최대로 활성화시킨 후, 상기 배양 균주와 오미자, 복분자 또는 수박향과 같은 풍미증진제를 첨가하여 수박 발효주를 제조함으로써 품질은 우수하지만 외관이 좋지 못하여 상품성이 떨어지는 수박을 실용화할 수 있는 뛰어난 효과가 있다. -- 특허등록 제424043호, 전라북도(농업기술원)

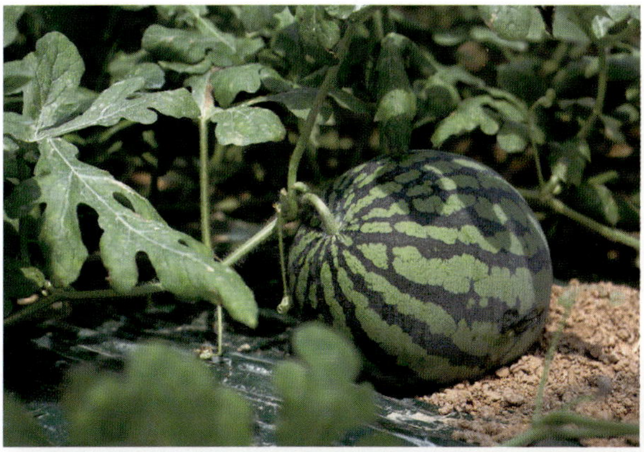
수박

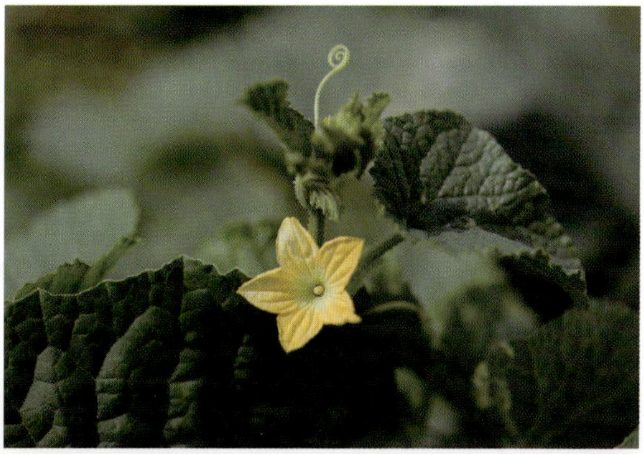
수박 꽃

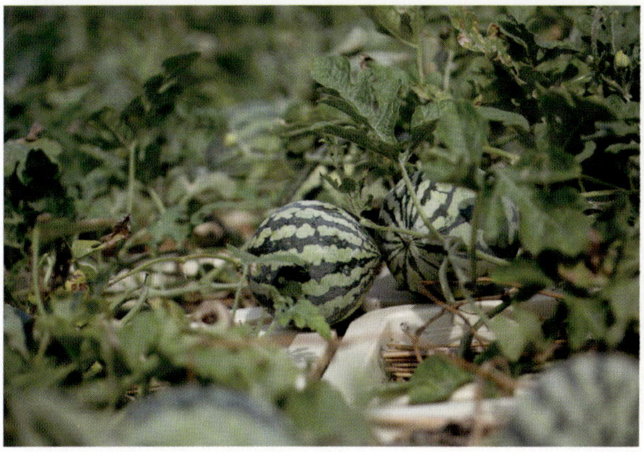
수박

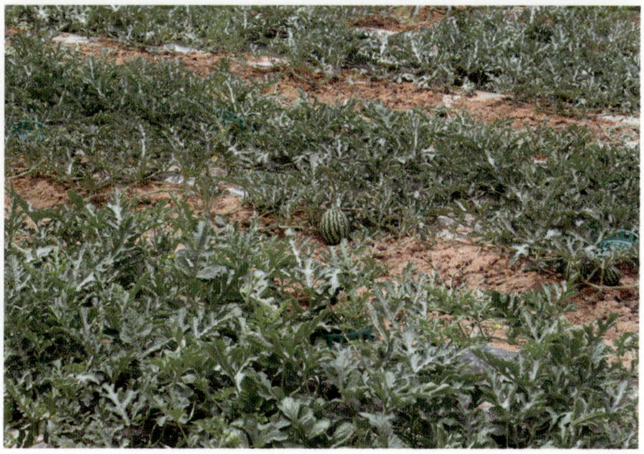
수박 밭

아로니아

장미과 / *Aronia arbutifolia* (L.) Pers.
영명 Chokeberry, Chokeberry Red
이명 킹스베리

아로니아는 블루베리와 비슷하지만 단맛이 적고 신맛이 더 많이 난다. 열매는 색깔에 따라 두 종류로 구분하는데, 열매가 붉은 것을 '레드 초크베리(*Aronia arbutifolia*)', 검은 것을 '블랙 초크베리(*Aronia melanocarpa*)'라고 한다. 또한 왕실에서 먹은 열매라고 하여 '킹스베리King's Berry'라고도 불린다.

아로니아 나무는 장미과의 여러해살이 나무로, 북아메리카가 원산지다. 잎은 연한 녹색으로 부드럽고 윤기가 있다. 5월에 꽃이 피고 열매가 열리며, 8~9월에 작고 신맛이 나는 보라색 열매가 익는다. 꽃과 열매가 아름다워 관상용으로도 재배한다.

잎과 열매는 식용 · 약용하며, 식용 색소 원료 등 식품산업에 이용된다. 특히 열매는 주스 · 음료 · 와인 · 차 · 잼 · 젤리 · 건과 등으로 다양하게 가공된다.

열매에는 당류와 비타민 B_1 · B_2, 안토시아닌anthocyanin, 폴리페놀polyphenol, 판토텐산(pantothenic acid), 플라보노이드flavonoid 등이 함유되어 있다. 특히 안토시아닌과 폴리페놀 성분은 체내 혈액순환을 돕고, 혈관의 탄력성, 혈압 정상화 등에 도움을 주며, 시력 증진효과가 있다.

특허 · 논문

● 아로니아 추출물을 함유하는 숙취예방 숙취해소 또는 간 보호용 조성물 : 본 발명은 아로니아 추출물을 유효 성분으로 함유하는 숙취예방, 숙취해소 또는 간 보호용 조성물에 관한 것이다. 본 발명에 의하면 알코올을 신속히 분해시키고 알코올 섭취로 인해 발생하는 아세트알데하이드를 빠르게 대사시켜 숙취예방 또는 숙취해소 내지 알코올성 간세포 손상을 포함한 아세트알데하이드로 인한 질환을 예방 또는 개선할 수 있다. – 특허공개 10-2014-0090453호, 주식회사 제이비케이자연의학연구소

● 아로니아 추출물을 포함하는 화장료 조성물 : 본 발명에 따른 화장료 조성물은 아로니아(Aronia mandschurica) 추출물을 유효 성분으로써 포함하는 것을 특징으로 한다. 본 발명의 화장료 조성물은 항산화 효과, 피부 잔주름 방지효과 등 우수한 항노화 효과를 나타내는 천연 추출물로서 여드름을 개선하고 항염증효과도 나타낸다. – 특허등록 제1125392호, 최**

● 아로니아 열매를 첨가한 병행복발효주 제조 방법 : 본 발명은 전분질 원료에, 당화능이 있는 곰팡이 및 알코올 발효 균주가 포함된 발효제를 첨가하여, 전분질 원료의 당화가 일어나면서 알코올 발효가 일어나게 하는 병행복발효주의 제조 방법에 관한 것으로 발효 전 또는 발효 중에 아로니아의 열매와 폴리페놀 등 유용한 성분이 많은 동결건조된 아로니아의 잎과 추출물 등을 첨가하는 것을 특징으로 하는 아로니아를 첨가한 병행복발효주의 제조 방법에 관한 것이다. 아로니아 또는 아로니아로부터 추출한 추출물을 첨가하여 병행복발효주를 제조하면 아로니아가 가진 항산화, 항염증 영양성분이 다양하게 용출되어 그 기능성이 충분히 유지되고, 색감, 향취, 미감 등의 기호도가 증진되어 우수한 아로니아 병행복발효주가 제조되며, 따라서 본 발명은 아로니아(Aronia mandschurica) 및 아로니아 추출물을 유효 성분으로써 포함하는 것을 특징으로 한다. – 특허등록 제1286382호, 장**

● 아로니아 추출물을 유효 성분으로 포함하는 피부 미백용 화장료 조성물 : 본 발명의 아로니아 추출물은 티로시나아제 활성 억제 효과 및 DOPA 자동산화 억제효과가 우수하고 멜라닌 세포에서 멜라닌의 생성을 저해하는 효과가 있으며, 세포독성이 없을 뿐만 아니라, 피부에 거의 자극을 주지 않아 안정성이 우수한 피부 미백용 화장료 조성물의 유효 성분으로서 유용하게 사용될 수 있다. – 특허공개 10-2010-0088463호,

● 초음파 추출법을 이용한 항산화, 항염증 및 아토피 피부 개선용 화장료 조성물 및 이의 제조 방법 : 본 발명은 초음파 추출법에 의해 추출된 블루베리, 블랙베리, 아사이베리, 라즈베리, 빌베리, 크랜베리, 블랙초크베리, 두송열매, 쉽베리 및 딸기를 유효 성분으로 함유하는 항산화, 항염증 및 아토피 피부 개선용 베리류 추출물을 제공한다. 본 발명에 따른 베리류 추출물은 천연과실의 유용 성분을 다량 함유하며, 자유라디칼 소거, 히아루로니다아제 활성억제, 리폭시게나아제 활성 억제 등과 같은 항산화, 항염증 효과를 가짐으로써, 각종 피부 트러블 개선, 항염증, 아토피 개선 등을 위한 화장료로 우수한 성능을 보인다. – 특허등록 제1287021호, 주식회사 단정바이오, 주식회사 제닉

● 쥐의 알코올성 간세포 손상에 대한 Aronia melanocapa의 보호효과 : Aronia melanocarpa의 알코올 분해력에 대한 실험결과, Aronia 실험군의 혈장내 알코올 농도는 대조군보다 약 48.9% 더 낮았으나, 알코올 투여 전 Aronia 복용군은 대조군보다 30분 빠르게 약 54.9% 감소하였다. Aronia 실험군의 ALDH(Acetaldehyde dehydrogenase)는 대조군보다 약 243% 더 증가하였다. 그러나 알코올 투여 전 Aronia 복용군의 최대 ALDH는 대조군보다 30분 빨리 약 267% 증가하였다. 이 결과는 ALDH의 활성이 Aronia 복용에 의해 증가되었다는 것을 나타낸다. Aronia 실험군의 AST와 ALT는 유사한 형태로 증가하였고 대조군 수준 이하로 지속적으로 유지되었으나, AST는 대조군보다 약 12.6% 감소하고 ALT는 19.0% 감소하였다. 알코올 투여 전 Aronia 복용군의 AST는 약 21.7%, ALT는 약 40.5%가 대조군보다 더 감소하였다. 결론적으로, Aronia는 간손상을 억제하는 역할을 한다. 그러므로 이 연구는 Aronia가 간세포에 미치는 보호 효과를 알기 쉽게 증명한다는 내용이다. – 한림대학교 자연과학대학 생명과학과 한상진, 생약학회지(2013. 3. 31)

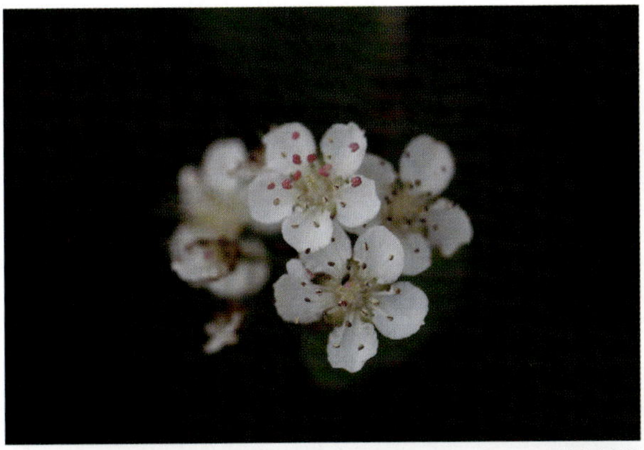
아로니아 꽃

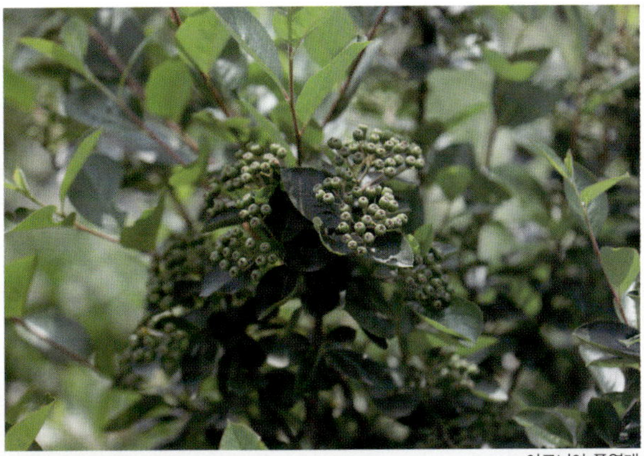
아로니아 풋열매

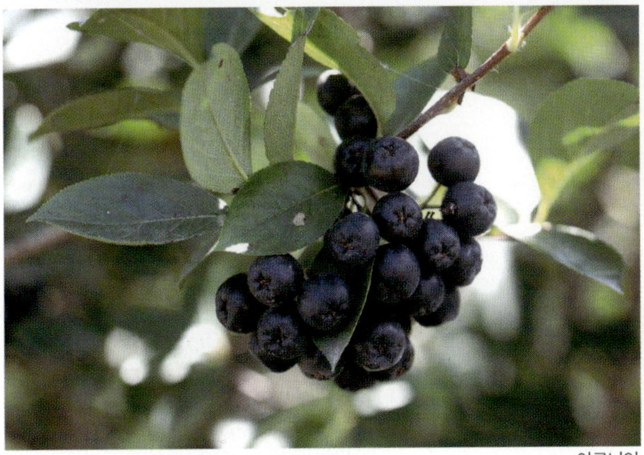
아로니아

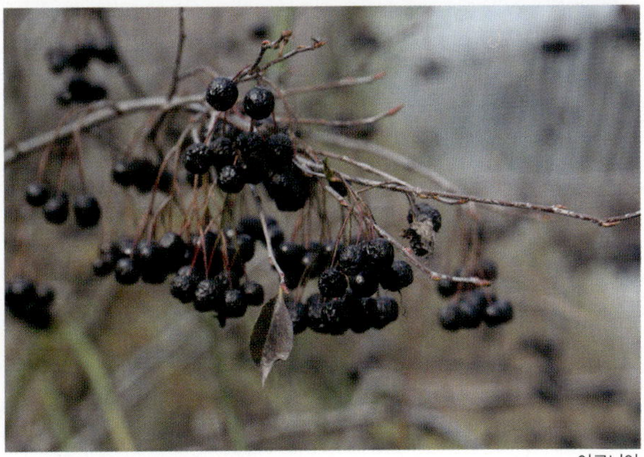
아로니아

아보카도

녹나무과 / *Persea americana*
이명 Avocat

아보카도는 멕시코와 남아메리카에서 주로 자라는 열대 과일로 칵테일 · 샐러드 · 정식 요리 혹은 디저트로 다양하게 이용한다. 비타민 A · C · E가 골고루 풍부하게 들어 있어 세계에서 가장 영양가가 높은 과일이다.

'숲의 버터'라는 별명에 걸맞게 질이 좋은 아보카도의 지방은 버터 대용으로도 뒤지지 않을 정도로 풍부한 맛과 부드러운 질감을 낸다. 지방의 대부분이 불포화지방산인 리놀산(linolic acid)으로, 콜레스테롤 수치를 내리는 효과가 있어서 동맥경화의 예방과 치료에 효과적이며, 심장질환의 위험을 줄여 준다. 고혈압 환자나 저혈압 환자 모두에게 좋다. 당뇨와도 밀접한 관계가 있는데, 2008년 미국 임상 영양학 저널에 기재된 연구 결과에 따르면, 아보카도와 같은 식물성 불포화 지방산을 많이 먹은 여성은 그렇지 않은 여성보다 당뇨의 위험이 25% 감소했다고 한다. 아보카도의 풍부한 칼륨은 나트륨 배출에 도움을 준다.

특허 · 논문

● 천연 화장수 조성물의 제조 방법 : 본 발명은 천연 화장수 조성물의 제조 방법에 관한 것으로, 접골목꽃, 돌복숭아꽃, 목이버섯 및 아보카도를 이용한 네 가지 추출물과, 흑설탕의 재료를 준비하되, 건조한 접골목꽃, 건조한 돌복숭아꽃, 건조한 목이버섯 및 생아보카도를, 각각 35%(도)의 증류주와 각각 별도로 혼합? 밀폐하여 숙성하고, 상기 각각의 숙성물을 정제하여 추출한 각각의 추출물을 구비하여, 상기 접골목꽃 추출물 6 중량부에 대해서, 돌복숭아꽃 추출물 3 중량부, 목이버섯 추출물 1 중량부, 아보카도 추출물 1 중량부와 흑설탕 1 중량부를 균일하게 혼합한 천연 화장수 조성물을 구성하여, 상기 천연 화장수 조성물을 피부에 바름으로써, 피부 잔주름 완화, 기미 제거, 여드름 제거, 미백 효과, 보습 효과, 항산화 효과 등을 가짐은 물론, 그 향기에 의해서 스트레스 완화 등의 효과를 기대할 수 있으며, 자연 친화적이고 피부 트러블과 같은 부작용을 최소화할 수 있는 것이다. – 특허등록 제101114718호, 윤**

● 아보카도 추출물을 포함하는 기능성 식품 조성물 : 본 발명은 항산화 활성 및 아포토시스(apoptosis) 유도 활성을 갖는 기능성 식품 조성물을 제공하는바, 아보카도의 메탄올 추출물을 함유함으로써, 궁극적으로는 암, 심장병, 노화 등의 예방에 효과적이면서, 특히 호르몬 비의존성 유방암의 예방에 효과적인 식품을 제공할 수 있다. – 특허공개 10-2009-0055387호, 계명대학교 산학협력단

● 예덕나무 추출물, 아보카도 오일 및 올리브 오일을 유효성분으로 함유하는 피부 주름 개선용 화장료 조성물 : 본 발명은 예덕나무 추출물, 아보카도 오일 및 올리브 오일을 유효성분으로 함유하는 피부 주름 개선용 화장료 조성물에 관한 것이다. 본 발명의 화장료 조성물은 우수한 피부 주름

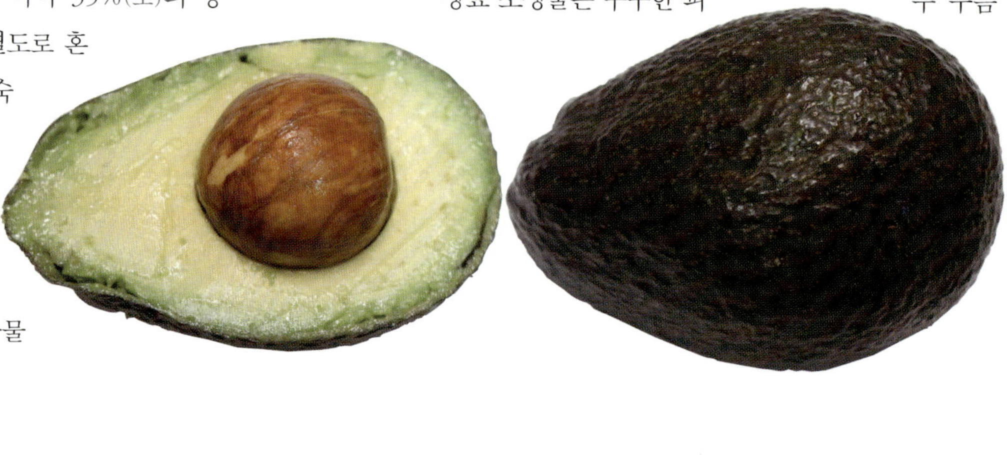

개선 효과를 갖는 예덕나무 추출물을 함유하고 있으며, 피부 보습 작용을 하는 아보카도 오일 및 올리브 오일의 첨가에 의해 상승적인 피부 주름 개선 효과를 나타낼 수 있으므로 피부 주름 개선용 화장품의 제조에 유용하게 사용될 수 있다. – 특허공개 10-2006-0053633호, 코리아나화장품

● 신규 고형 약학 제제 : 고농도의 함량을 갖고 고체 분말로서 유동성을 유지하면서 분말로서 캡슐 충전성을 갖는 약리활성성분으로 아보카도-소야 불검화물의 추출물, 제약학적으로 허용되는 흡착제 또는 아보카도-소야 불검화물의 추출물, 제약학적으로 허용되는 흡착제와 수용성 고분자를 이용한 결합제를 사용하여 산제, 과립제를 포함하는 고형제제의 제조 및 이의 조성에 관한 것이다. – 특허공개 10-2011-0034158 호, 김**

● 아보카도 과육, 과피 및 씨 추출물이 조골세포 분화 및 파골세포 형성에 미치는 영향 : 본 연구에서는 아보카도가 골 형성에 미치는 영향을 검토하고자 아보카도 과육, 과피 및 씨로 나누어 각각 메탄올 추출물을 제조하여 osteoblastic MC3T3-E1 cells을 이용한 골 형성능과 마우스 골수 세포로부터 유래된 파골세포를 이용한 골 흡수능을 측정하였다. 아보카도 과육 추출물을 제외한 과피 및 씨 추출물은 조골세포의 증식 및 ALP 활성을 증가시켰으며, 파골세포에 대해서는 아보카도 과육 및 과피추출물에서 세포독성 없이 TRAP 활성을 억제하는 것을 확인하였다. 또한 아보카도 과피의 핵산 분획은 조골세포의 증식 및 ALP 활성을 크게 증가시켰으며, 아보카도 과피 에틸아세테이트 분획은 파골세포의 분화지표인 TRAP 활성을 크게 억제하였다. 따라서 아보카도 과피는 조골세포의 증식과 파골세포의 억제에 관여할 수 있는 우수한 소재로 향후 골다공증의 치료제로서의 개발 가능성을 가진 천연물 소재로 생각된다. – 김미진 외 4, 한국식품영양과학회지(2011. 7.)

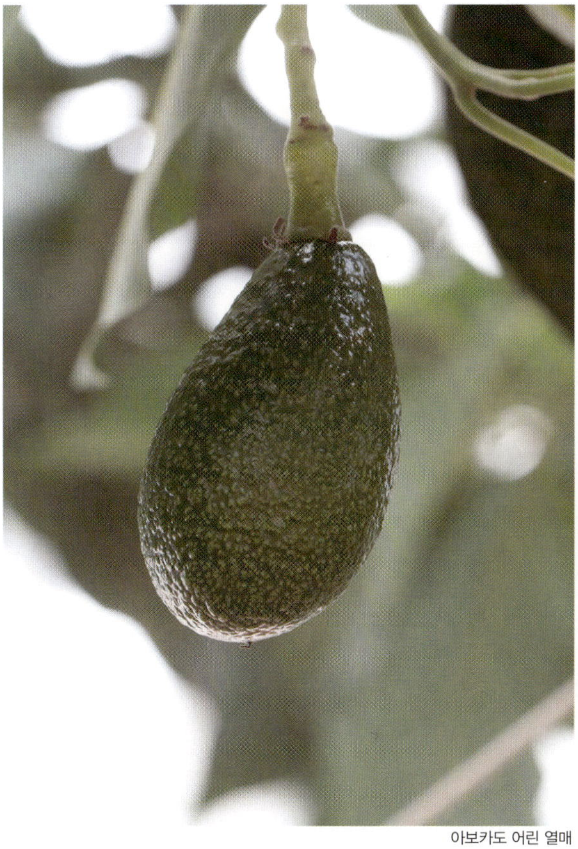
아보카도 어린 열매

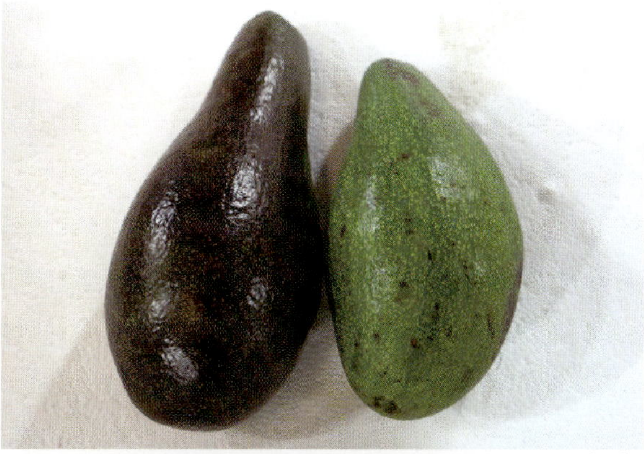
아보카도

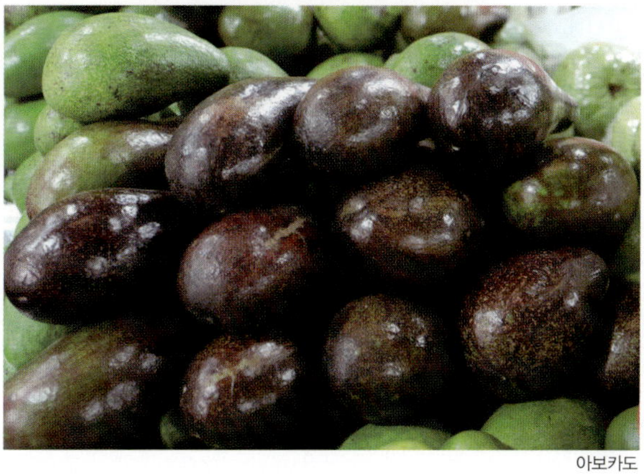
아보카도

앵두

장미과 / *Prunus tomentosa* Thunb.
영명 Nanking Cherry, Hansen's Bush Cherry, Chinese Bus
약명 앵도櫻桃, 욱리인郁李仁
이명 앵도, 함도含桃

앵두에는 비타민과 각종 무기질이 풍부하게 들어 있으며, 새콤한 맛 성분인 사과산 · 구연산 등의 유기산이 풍부하다. 유기산은 인체의 신진대사를 활발하게 하고 피로를 풀어주는 작용을 한다. 주로 날것 그대로 먹고, 잼 · 주스 · 화채 · 술 등으로 가공하여 먹기도 한다. 한방에서는 앵두에 대해, 청량제이고 독毒이 없으며 비기脾氣를 돕고 안색을 곱게 만들지만, 화성火性이 있으므로 지나치게 먹으면 안 된다고 본다.

앵두나무는 중국이 원산지인 낙엽 관목으로 '앵도나무'라고도 한다. 꽃은 4월 경에 잎보다 먼저 흰색 또는 분홍색으로 피고, 열매는 6월 경에 붉게 익는다. 유사종으로 산앵도나무 · 이스라지 · 산이스라지 · 양앵도 등이 있다. 앵도櫻桃는 옥구슬처럼 생긴 열매가 연달아 열리고 모양이 복숭아[桃]와 비슷하다고 해서 붙여진 이름이다. 다른 과일보다 먼저 익기 때문에 예로부터 귀한 대접을 받아 왔으며, 열매와 가지를 약재로 써 왔다.

고서古書 · 의서醫書에서 밝히는 효능

동의보감 욱리인郁李仁은 대복수종大腹水腫, 대장기체大腸氣滯, 각기脚氣, 소변불리小便不利, 조삽불통燥澁不通, 사지부종四肢浮腫을 치료하는 데 함께 혼용하고 있다. 뿌리는 앵도근櫻桃根이라고 하여 조충絛蟲, 회충蛔蟲, 경폐經閉, 노권내상勞倦內傷, 요충蟯蟲을 치료할 때 쓴다.

특허 · 논문

● 앵두 추출물의 제조 방법 및 그 앵두추출물을 함유하는 음료조성물 : 본 발명은 착즙, 당침 또는 알콜 추출에 의하여 제조된 앵두 추출물을 일정 범위의 함량으로 함유함으로써 장기간 유통이 가능하고 앵두의 활성성분에 의해 혈액중의 혈당, 콜레스테롤 및 트리글리세라이드의 강하작용을 나타내며 결과적으로 체중 감량 및 미용효과를 나타내는 건강 음료 조성물에 관한 것이다. 본 발명에 따른 음료 조성물을 지속적으로 섭취할 경우 체중 증가 억제에 있어 뛰어난 효과를 나타냄이 확인되었으며, 궁극적으로는 혈당저하, 콜레스테롤 축적억제 등의 체질개선을 통해 비만을 근본적으로 개선함으로써 건강을 도모함에 있어 매우 적합한 음료임이 확인되었다. – 특허등록 제150741호, 정산생명공학 주식회사

● 탈모방지 또는 육모 촉진용 조성물 : 본 발명은 유효 성분으로서 욱리인 추출물 또는 욱리인 용매 분획물을 포함하는 탈모방지 또는 육모 촉진용 조성물에 관한 것이다. 본 발명의 탈모방지 또는 육모용 조성물은 케라티노사이트 세포증식을 촉진하며 궁극적으로 생체에서 탈모를 방지하고 육모를 촉진하는데 매우 우수한 작용을 한다. 더욱이, 본 발명의 조성물은 이미 생체 안전성이 입증된 욱리인 추출물 또는 분획물을 유효 성분으로 이용하기 때문에 인체에 매우 안전하다. – 특허등록 제784163호, 주식회사 케이티앤지

● 양앵두 추출물을 포함하는 트롬빈 활성저해에 의한 혈전예방 및 치료용 식품조성물 : 본 발명은 양앵두 열수추출물의 항혈전활성을 개시한다. 양앵두 열수추출물의 40%는 당류 성분이며 그 헥산, 에틸아세테이트, 부탄올 분획물 및 물 잔류물의 분획효율은 각각 0.01%, 3.45%, 16.30% 및 80.24%로 나타났고, 지용성 성분은 매우 적었다. 폴리페놀 함량 분석의 경우 에틸아세테이트 분획003e#물 잔류물003e#부탄올 분획003e#헥산 분획 순으로 나타났으며, 총 플라보노이드 함량의 경우에는 에틸아세테이트 분획003e#헥산 분획003e#부탄올 분획 순으로 나타났고, 에틸아세테이트 분획물의 경우 1.25 mg/mL의 농도에서 316.6%의 혈전저해활성을 보여 아스피린보다 강

력한 항혈전효과를 나타내었으며, 부탄올 분획물의 경우 3.0㎎/mL의 농도에서 아스피린 1.5㎎/mL 처리시의 활성과 유사한 저해활성을 나타내었고, aPTT 측정 결과는 에틸아세테이트 및 부탄올 분획물에서 아스피린과 비교할 만하였다. 특히, 에틸아세테이트 분획물은 인간 적혈구에 대해 용혈현상을 나타내지 않았으며, 강산 처리시 트롬빈 저해 활성 소실이 나타났으나, 열처리시에는 활성을 유지하였고, 퀘르세틴(quercetin)과 같은 플라보놀(flavonol)을 함유하고 있었으며, 부탄올 분획물은 미약한 인간적혈구 용혈 활성을 나타내었고, 내산성을 나타내었으나 고열 처리시 부분적인 활성소실이 나타났으므로 양앵두의 추출물은 항산화, 항염증, 항혈전 활성에 의한 심혈관계 질환 예방 및 치료에 유용하게 이용할 수 있는 뛰어난 효과가 있다. – 특허등록 제1125718호, 경상북도(승계청: 경상북도농업기술원, 관리청 : 경상북도 도지사)

● 숙취 해소용 조성물 : 본 발명은 숙취 해소용 조성물에 관한 것으로서, 보다 구체적으로는 오가피, 노근, 모과, 앵두 및 저두강의 추출물을 유효 성분으로 함유하여 혈중 알코올 농도를 감소시키는 효과를 갖는 숙취 해소용 기능성 식품 조성물 및 숙취 해소제에 관한 것이다. 본 발명에 따른 숙취 해소용 조성물은 혈중 알코올 농도 저해 효과, 알코올의 과다 섭취에 의한 위 점막 손상, 위액의 과다 분비 및 위액의 pH 저하의 억제와 같은 위 보호 효과 및 간 보호 효과가 현저히 우수하다. 따라서, 본 발명에 따른 조성물은 숙취의 예방 및 해소에 효과적으로 사용될 수 있다. – 특허등록 제500609호, 게놈앤메디신 주식회사

● 변비증상 완화용 기능성 건강보조식품 : 본 발명은 변비증상 완화용 기능성 건강보조식품에 관한 것으로서, 더욱 상세하게는 완숙한 앵두(Prunus tomentosa)를 씨와 함께 미세하게 분쇄한 앵두 분쇄물 또는 건조한 앵두씨 분말을 주성분으로 포함하는 변비증상 완화용 기능성 건강보조식품에 관한 것이

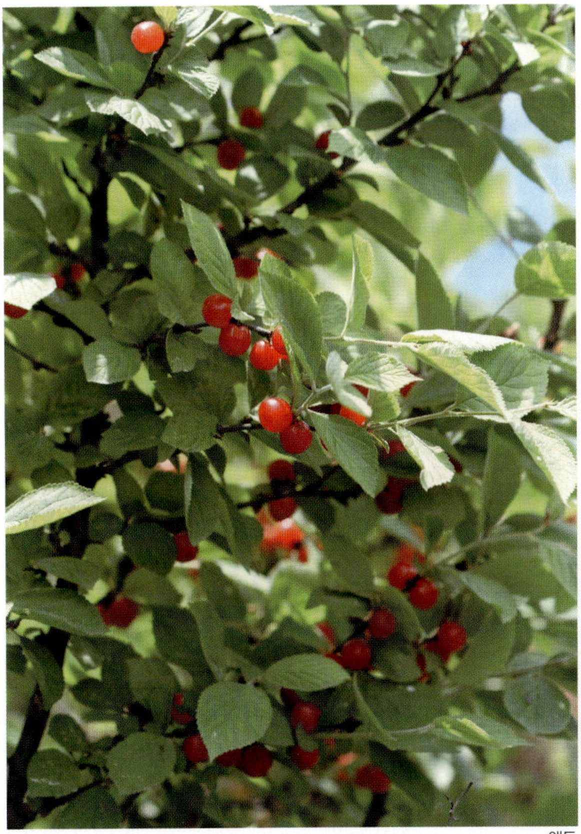
앵두

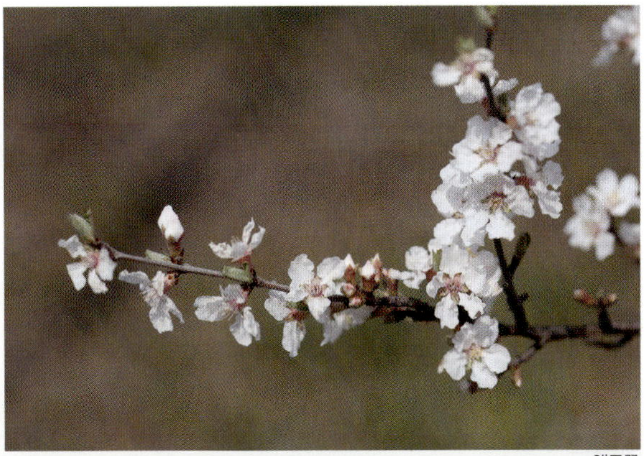
앵두꽃

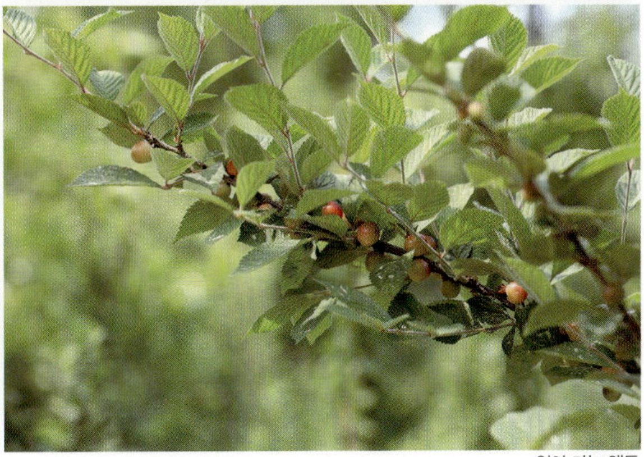
익어 가는 앵두

다. 본 발명에 따른 변비증상 개선용 기능성 건강보조식품은 우리 민족이 오래 전부터 애용해 온 앵두를 주성분으로 하기 때문에 변비증상을 완화시켜 줄 뿐 아니라, 장기간 반복적으로 복용해도 아무런 부작용이 없으며, 누구나 편리하게 복용할 수 있을 뿐 아니라, 맛이 좋고 영양도 풍부한 장점이 있다. - 특허등록 제1065815호, 구**

● 알레르기 질환 치료용 한약 조성물 : 본 발명은 알레르기 질환을 한약재를 사용하여 치료하기 위한 한약 조성물에 관한 것으로, 한약 조성물 총 100중량%에 대하여 모과 8-12중량%, 포도근 8-12중량%, 노근 4-6중량%, 앵도, 앵도육 또는 이들의 혼합물 4-6중량%, 오가피 4-6중량%, 송화 4-6중량%, 저두강 4-6중량%, 미후도, 미후등 또는 이들의 혼합물 24-36중량% 및 잔량으로서 유근피가 혼합된 혼합물을 사용하여 산제, 전탕액, 환제, 연고제제 또는 입욕제제의 제형을 갖도록 제조함으로써, 스테로이드계 등에서 나타나는 부작용을 갖지 않으면서 내부적으로는 체내 림프액이 림프관을 통하여 원활히 순환하도록 하고, 외부적으로는 피부의 순환과 호흡을 원활히 하고 염증을 치료함으로써, 질환의 원인이 되는 알레르기 물질의 배출을 원활히 하여 알레르기 질환을 치료할 수 있다. - 특허등록 제 1196486호, 진** 외 2

● 욱리인 추출물을 포함하는 당뇨병 예방 및 치료를 위한 조성물 : 본 발명은 욱리인 추출물을 포함하는 당뇨병 예방 및 치료를 위한 조성물에 관한 것으로, 본 발명의 욱리인 추출물은 근육에서 글루코오스 트랜스포터-4(Glucose transporters-4, GLUT-4)의 작용성을 높여 인슐린 저항성을 감소시키고, 간에서 당신생 합성에 영향을 미치는 펩시케이(PEPCK)의 활성을 감소시키고 글루코키나아제(Glucokinase)의 활성을 높여 우수한 항당뇨 활성을 나타내며, 당뇨병 및 이로 인한 각종 합병증의 예방 및 치료에 유용한 약제 및 건강 기능 식품으로서 이용할 수 있다. - 특허공

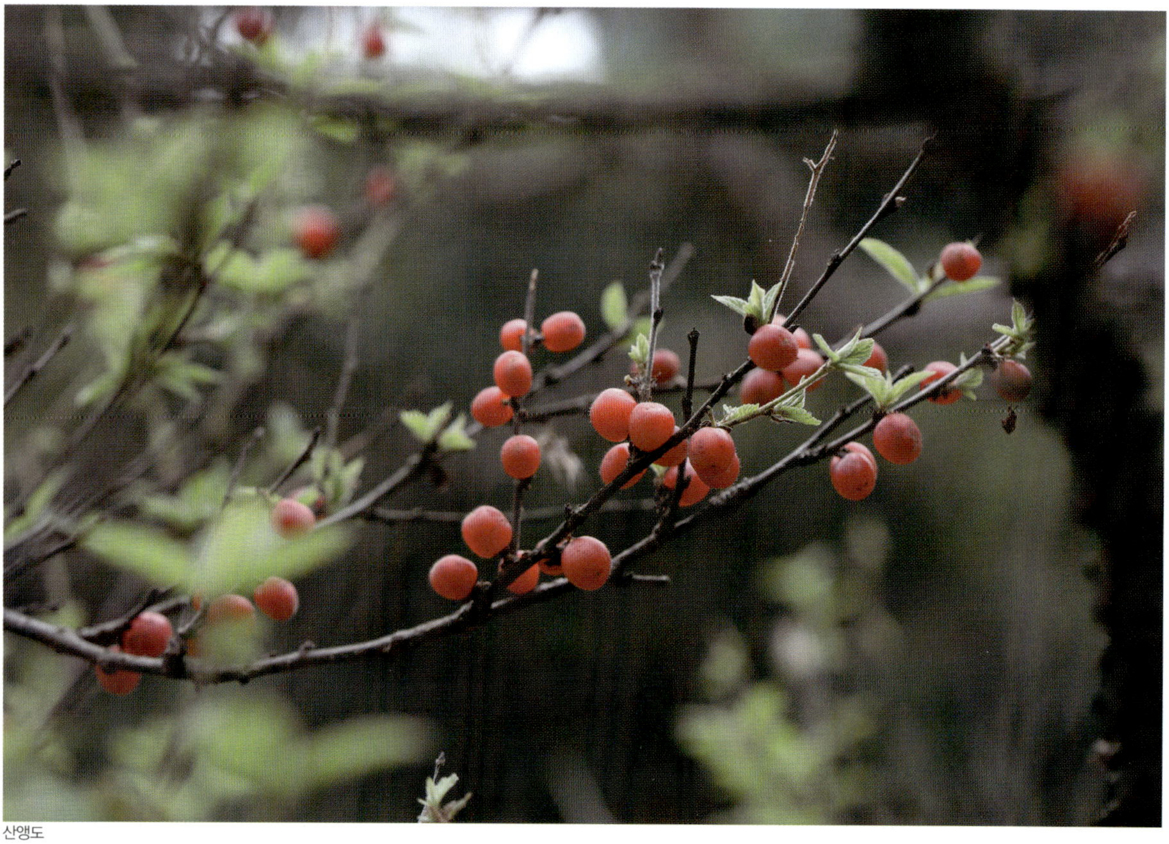

산앵도

개 10-2005-0003667호, 씨제이제일제당 주식회사

● 피부 진정 및 항노화 효과를 가지는 화장료 조성물 : 본 발명은 피부 진정 효과를 가지는 화장료 조성물에 관한 것으로, 더욱 상세하게는 주요 복합 과일 성분으로 자몽, 유자, 모과, 무화과, 배, 앵두로 구성된 복합 과일 추출물을 함유하여 피부 진정 및 항노화 효과가 우수한 화장료 조성물을 제공하는 것이다. - 특허공개 10-2009-0008496호, 주식회사 부자마을 외 2

● 앵두 Ethanol 추출물의 항균력과 Flavonoid : 앵두의 기능성 물질을 검색하기 위하여 50%, 70% 및 95%(v/v)의 ethanol 추출물에 대한 flavonoid류를 정량하고 MIC와 disk test를 이용한 항균력 및 자외선 차단효과를 조사하였다. 앵두의 70%(v/v) ethanol 추출액에서 가장 높은 flavonoid함량을 나타냈고 quercitrin의 함량은 ethyl acetate 분획에서 12.70㎎%, buthanol 분획에서 2.11㎎%로 대부분 ethyl acetate 분획에서 분리되었다. 또한 앵두 70%(v/v) ethanol추출물의 flavonoid류는 quercitrin 14.9 ㎎%, tannin 6.0 ㎎% 및 catechin 5.2 ㎎%로 정량되어 quercitrin이 앵두의 주요 flavonoid임을 확인하였다. 앵두의 ethanol 추출물에 대한 Staphylococcus aureus (ATCC 6538)와 Staphylococcus epidermidis(ATCC 12228)의 항균력은 flavonoid함량이 높은 ethyl acetate 분획에서 가장 높은 항균력을 나타내어 앵두의 flavonoid에 의한 결과로 확인되었다. 앵두의 ethanol 추출물의 자외선 차단효과는 인체의 피부에 손상을 주는 UVB 파장인 290~320nm를 포함하는 210~380 nm로 넓게 자외선 흡수대를 형성하고 catechin과 quercitrin의 흡수대와 동일한 패턴을 나타내어 그의 기능성이 예상되었다. 따라서 앵두의 기능성을 나타내는 주요 성분은 quercitrin으로 피부에 관련된 항균효과와 자외선 차단효과를 예상할 수 있었다. - 원광대학교 생명환경공학부 황호선 외 4, 한국식품영양과학회지(2003. 8. 30)

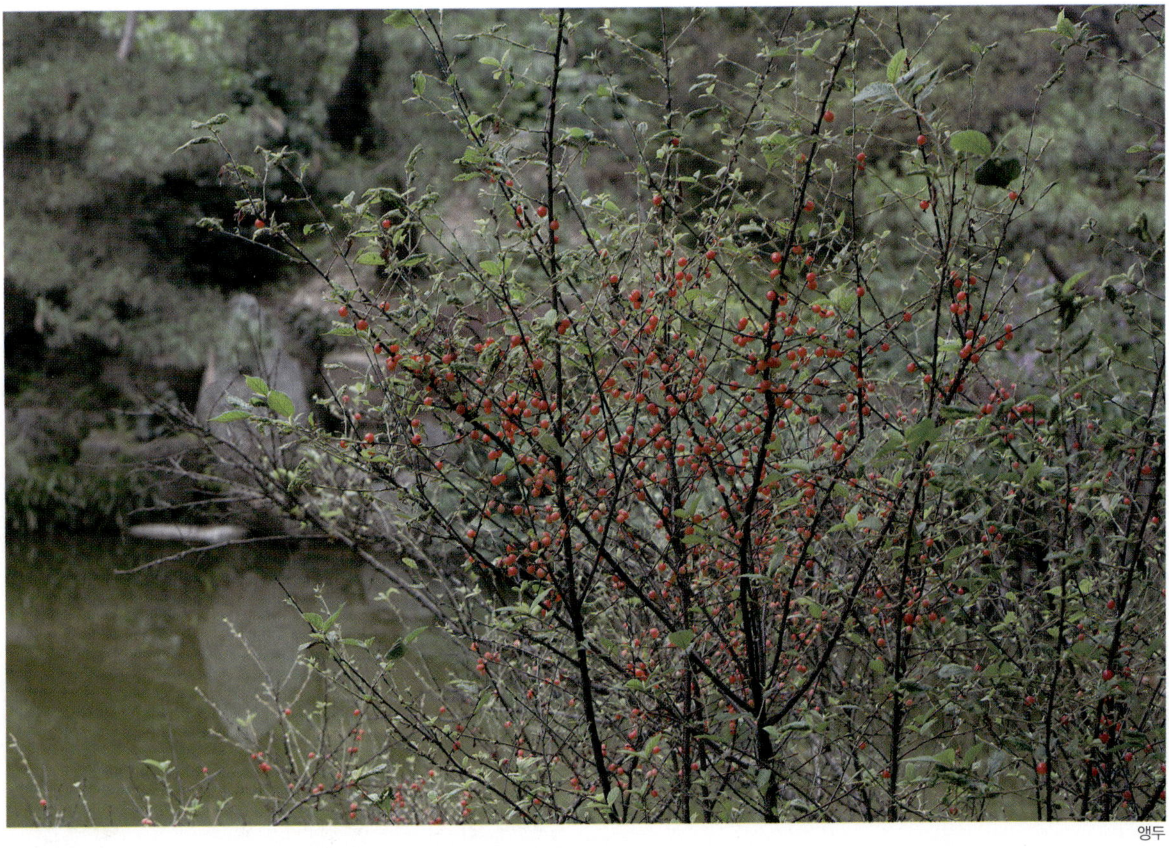

앵두

엘더베리

인동과 / *Sambucus nigra* L.
영명 Elder European, Elderberry European, Black elder
약명 접골목접골목接骨木
이명 서양딱총나무, 블랙 엘더Black Elder, American Elder

엘더베리는 종류가 매우 다양한데, 특히 블루 엘더베리와 블랙 엘더베리의 약리 효과가 매우 뛰어나다. 유럽과 북미 지역에서는 엘더베리 추출물을 감기·천식·관절염 등에 민간요법으로 이용해 왔다. 비타민 A· B·C가 풍부하며, 안토시아닌이 많아 면역력 강화에 효과적이며, 염증을 완화하는 작용을 한다. 주로 레드와인·주스·잼·파이 등을 만들어 이용한다.

엘더베리 나무는 주로 유럽과 북미 등지에 분포하며 빠른 속도로 6m까지 자란다. 우리나라의 딱총나무(*Sambucus williamsii Hance* var. coreana Nakai)와 비슷하여 '서양딱총나무'라고 하며, 열매가 검어서 '블랙 엘더Black Elder'라고도 한다. 잎 달인 물을 살충제로 쓰고, 열매·잎·나무껍질을 염료제로 쓴다.

꽃은 6~11월에 피는데 백포도주 향이 나서 요리의 풍미를 좋게 한다. 꽃은 발한發汗 작용이 있어 감기나 인플루엔자에 좋고, 꽃가루로 인한 눈·코·목 등의 염증, 관절염 치료에 쓰이며, 약한 설사약[下劑]으로도 이용된다. 엘더플라워 워터를 알코올음료나 화장품 원료로 이용한다.

특허·논문

● 발모제의 조성물 및 이의 제조 방법 : 본 발명은 14종의 천연허브(호호바, 에스피노질리아, 호두, 아보카도, 알로에 베라, 카모마일, 네틀(쐐기풀), 엘더베리, 로즈메리, 버베나, 멜리나, 쇠뜨기, 리카니아 아보레) 추출물을 사용함으로써, 탈모중지와 솜털이 나오는 효과뿐만 아니라 지속적인 사용을 통해 머리카락이 굵어지는 효과인 발모와 양모 효과도 동시에 줄 수 있고, 모공의 유분을 제거하고 영양을 반복하여 주어서 단기간에 효과를 줄 수 있으며, 항산화제의 역할을 하는 토코페릴 아세테이트 성분을 함유하여 모발을 부드럽게 하고, 가용화제인 수소화 카스터 오일을 함유하여 넓어진 모공을 축소시키고 피부를 매끄럽게 함은 물론 향료와 물이 분리되지 않게 하며, 14종의 천연허브 추출물을 사용함으로써, 발모제를 사용하는 사용자에게 저자극성을 부여하며, 향료를 함유하여 모발에서 좋은 향기가 나게 할 수 있는 효과가 있다. – 특허등록 제1011190호, 최**

● 프로바이오틱 쥬스 음료 : 본 발명은 락토바실러스에서 선택된 일종 이상의 프로바이오틱 박테리아; 아세로라, 석류, 크랜베리, 아로니아, 블랙커런트, 벅톤, 엘더베리 또는 이들의 임의의 조합에서 선택된 하나 이상의 가스 형성 억제제; 시트러스 과일 쥬스 또는 피프 과일 쥬스에서 선택된 1차 과일 쥬스로 이루어진 프로바이오틱 과일 쥬스 음료에 관한 것이다. 상기 프로바이오틱 쥬스 음료는 필요에 따라서 2차 과일 쥬스 및 물을 포함한다. 상기 프로바이오틱 박테리아는 위장관 내에 유익한 효과를 제공하고 상기 과일 쥬스 음료는 좋은 풍미 및 긴 유통 기한을 갖고, 속 포장물의 봄바주를 가지지 않는다. – 특허공개 10-2012-0034163호, 프로비 에이비(스웨덴)

● Elderberry Wine 제조에 관하여 : 본 연구는 현재 우리나라에서 재배되고 있는 Elderberry를 이용한 양조학적 가능성을 평가하기 위하여 균주별(菌株別), 저장(貯藏) 장태별(狀態別), 착즙(搾汁) 시기별(時期別)로 시험(試驗) 발효(醱酵)를 행하였으며, 시험 발효로 얻은 wine의 분석 및 관능 검사 통하여 다음과 같은 결과)를 얻었다. Elderberry 열매의 일반 성분은 수분 82.8%, 조지방 0.82%, 조단백질 3.73%, 조회분은 0.83%이었다. 과즙 비율은 61.4%이었으며 과즙은 당도 9.2%, 초산 0.62%, pH 4.46%이었다. 3. Saccharomyces cerevisiae ellipsoideus와 Saccharomyces cerevisiae montrachet를 사용한 균주별 시험 발효에 있어서는, 알콜 생성능이 높고 휘

발산 생성이 낮은 균주 Saccharomyces cerevisiae ellipsoideus가 더 좋은 결과를 보였다. Saccharomyces cerevisiae ellipsoideus를 사용한 저장 상태별 시험 발효에 있어서는 건과가 냉과보다 발효 시기에는 알콜 생성 및 당의 분해가 다소 빠른 편이었으나 발효 2일부터는 냉과가 건과보다 훨씬 빨랐다. 시료의 전처리 및 색깔 등을 고려할 때에 건과보다 냉과를 사용하는 것이 양조상 유리한 것으로 사료된다. Saccharomyces cerevisiae ellipsoideus를 사용한 착즙 시기별 시험 발효에 있어서는 성분 변화 및 색깔에 별차가 없었다. 과실 및 wine의 유기산은 냉과에 있어서는 citric acid가, 건과에 있어서는 lactic acid가 가장 많이 나타났으며 wine 제조시에는 모두 lactic acid가 가장 많이 나타났다. 관능 검사 결과 3일째 착즙한 wine이 가장 좋았으며 건과로 제조한 wine이 가장 나빴다. - 고려대학교 식품공학과 노홍균 외 2, 한국식품과학회지(1980. 12. 30)

● 조류독감 바이러스의 치료를 위한 블랙 엘더베리 추출물 : 본 발명은 바이러스 치료법에 관련된 것이다. 본 발명은 인플루엔자 (influenza) 바이러스 감염의 치료를 위한 약제학 공식의 준비에 있어 엘더베리 추출물의 용도에 관련한 것이다. 또한, 엘더베리 추출물의 투여를 통해, 조류 독감 바이러스(avian flu virus)의 새로운 치료방법에 관련한 것이다. 항 바이러스 시험은 순차적인 배양 시간에 2개의 삼부콜(Sambucol, 즉 블랙 엘더베리 추출물) 희석액을 사용한 MDCK 세포에서 시행한 결과 조류 독감 인플루엔자 NIBRG-14(H5N1)의 역가, 다시 말해 2.0log10 TCID/ml의 99% 이상 감소하는 것을 보여준다. 또한 치료학상 색인 추정을 통하여 적정 감소에서 삼부콜(Sambucol)의 직접적인 영향을 시사함은 물론, 더 나아가 동물과 인간에게서 조류 독감 인플루엔자(H5N1)에 대한 삼부콜(Sambucol)의 뛰어난 효과를 보여 산업상 이용 가능성이 용이함을 알 수 있다. - 특허공개 10-2008-0084992호, 헬스케어 브랜즈 인터내셔날 리미티드(이스라엘)

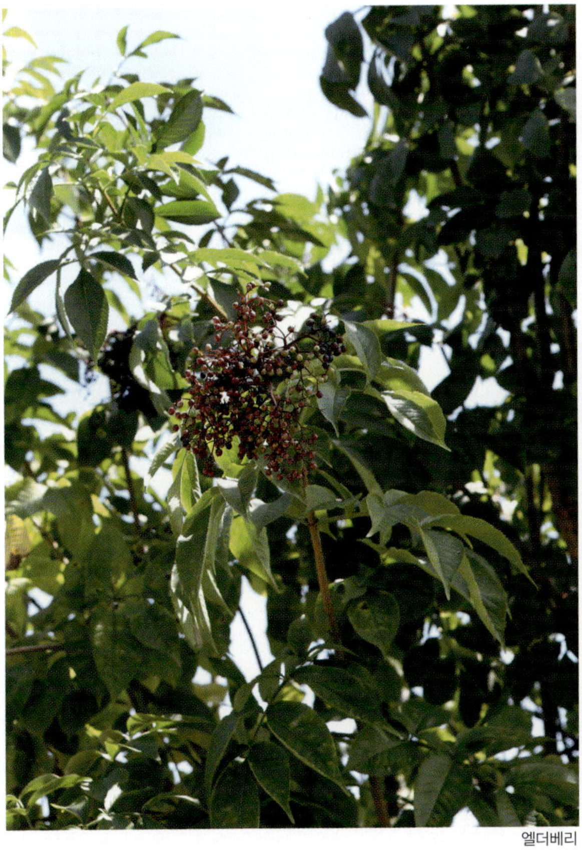
엘더베리

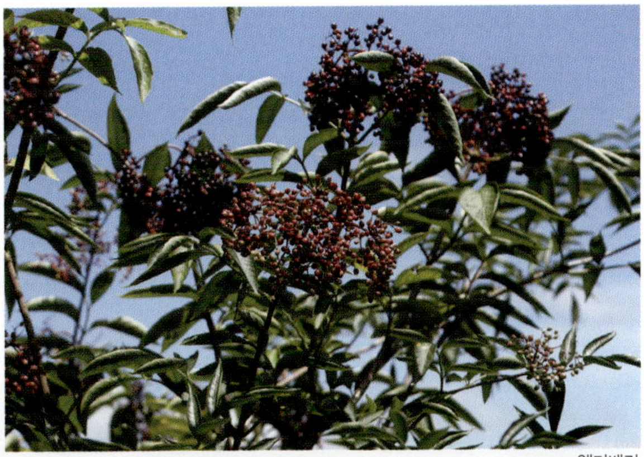
엘더베리

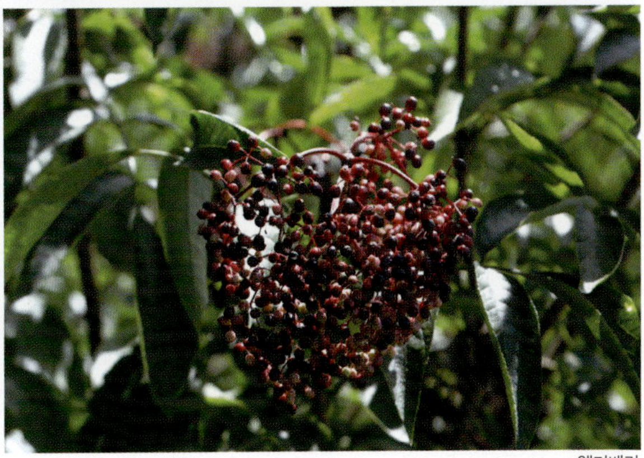
엘더베리

여지

무환자나무과 / *Litchi chinensis* Sonn.
영명 Leechee, Litchi, Lychee, Litchee
약명 여지荔枝, 리지핵離枝核
리즈 리찌, 리치, 리지離支, 지핵枝核

열대 과일 여지는 둥글고, 껍질에 거친 돌기가 있으며 색이 붉다. 껍질을 살짝 누르면 쉽게 깨지는데, 안쪽에 흰 과육이 있고 한가운데 갈색 씨가 있다. 과육은 맛이 달고 시원하며 즙이 많고, 독특한 향기가 있어 날것 그대로 먹는 것이 좋다. 중국 남부에서는 여지를 '과일 중의 왕'이라고 한다. 당나라 현종이 여지를 좋아한 양귀비 때문에 몰락했다는 말까지 있으며, 황실에서는 서기 1세기부터 여지를 운반하기 위해 빠른 말을 두었다고 한다. 여지에 들어 있는 폴리페놀계 화합물은 항산화 작용이 뛰어나 혈관계 질환 예방에 효과가 있다. 다른 과일과 달리 가공해도 향미가 변하지 않아 통조림이나 주스로 이용한다.

여지 나무는 중국 남부 원산의 상록교목으로 재배한다. 키는 10~15m 정도이고, 가지가 밑에서 갈라진다. 잎은 깃꼴겹잎으로 어긋나며 끝에 작은 잎이 없다. 잎 뒷면은 회백색이고 가장자리가 밋밋하다.

현재까지 과학적으로 증명된 약리작용으로는 2형당뇨 흰쥐 모델에서 인슐린 저항성을 개선하고 혈당을 저하시키며, 간암세포주(HepG2) 모델에서 여지핵이 아팝토시스 촉진을 하여 암세포 증식을 억제하는 작용을 한다. 여지핵에 함유된 화학 성분으로는 α-메틸렌사이클로프로필글리신α-methylencyclopropylglycine, 3-아세토인3-acetoin, 2,3-부탄디올2,3-butanediol, 코팬copaene, 시스-카리오필렌cis-caryophyllene, 알로-아로마덴드렌allo-aromadendrene, 휴물렌humulene, δ-카디넨δ-cadinene, α-커큐멘α-curcumene, 카라메넨calamenene, 레돌ledol, 구아이아줄렌guaiazulene, 잔토르히졸xanthorrhizol, 파미틱산palmitic acid 등이 알려져 있다(특허등록 제969170호 명세서 참조).

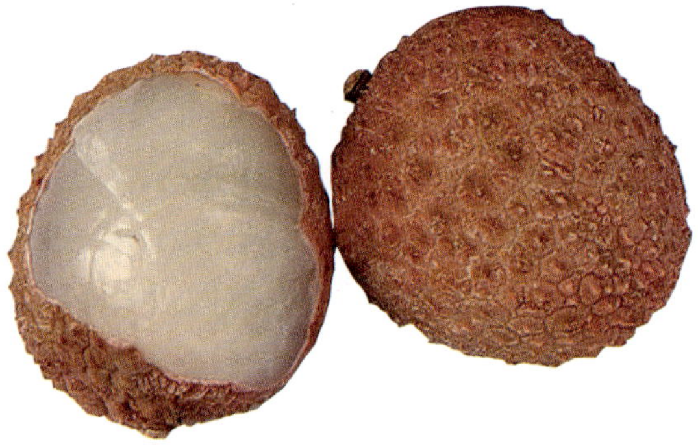

고서古書 · 의서醫書에서 밝히는 효능

본초강목 뇌를 보해 주고 연주창과 각종 종기의 치료에 쓰이고 비위를 튼튼하게 해 주며 원기를 북돋워 주고 임산부와 노약자들은 하루에 100g의 여지를 복용하면 건강이 쉽게 회복된다.

특허 · 논문

● 여지핵 추출물을 포함하는 지방간 또는 비만의 예방 또는 치료용 조성물 : 본 발명의 조성물은 체지방량의 감소, 내장 지방량의 감소, 총콜레스테롤 농도의 감소, 지방조직생성에 중요한 역할을 담당하는 핵전사요소인 C/EBPα와 PPARγ2, 그리고 이들의 타겟유전자인 aP2 유전자의 발현량 감소를 초래하여, 궁극적으로 비만의 예방 또는 치료 활성을 나타낸다. 본 발명의 조성물은 간의 형태적, 구조적, 생리학적 기능을 유지하도록 지방간 질환의 진행을 억제하고 치료할 수 있으며, 더불어 그 발생을 예방하는 효과도 있다. 특히, 본 발명의 조성물은 간 조직 내에 존재하는 지질함량을 감소시킴으로써 간 조직 내의 지방축적을 개선하고, 간 기능 지표 효소의 활성을 정상화하여 지방간 발생의 예방, 진행 억제 또는 질병 상태를 호전시킬 수 있는 효과도 있다. 또한, 본 발명은 비만 및 지방간 예방 및 치료 효능을 가지는 여지핵 추출물의 의약 및 식품으로서의 기초적인 자료를 제공한다. – 특허등록 제969170호, 연세대학교 산학협력단

● 여지 추출물을 함유하는 항산화용 조성물 : 본 발명은 여지 추출물을 유효 성분으로 함유하는 항산화용 화장료 조성물에 관한 것으로서, 보다 구체적으로는 여지 추출물을 유효 성분으로 함유하는 항산화용 조성물 및 항-노화 화장료 조성물에 관한 것이다. 본 발명의 여지 추출물, 바람직하게는 여지 씨앗 추출물은 항산화 활성이 매우 뛰어나 항산화용 조성물로 유용하며, 이를 함유하는 화장료 조성물은 광노화에 대해 노화 지연 효과가 뛰어나 항-노화 화장료의 제조에 유용하게 사용될 수 있다. - 특허등록 제1117563호, 주식회사 코리아나화장품

● 멜라닌 생성 억제 활성을 갖는 식물 추출물을 함유하는 피부미백용 화장료 : 본 발명에 따른 피부미백용 화장료는 여지 추출물, 부추 추출물, 은시호 추출물 및 이들의 혼합물로 이루어진 군으로부터 선택된 어느 하나를 유효 성분으로 함유하는 것을 특징으로 한다. 여지 추출물, 부추 추출물 및 은시호 추출물은 천연물질이기 때문에 피부에 대한 부작용 없이 안전하게 사용될 수 있을 뿐만 아니라, 멜라닌 생성을 억제하여 색소 침착 저해 효과가 뛰어나므로 이들을 유효 성분으로 함유하는 화장료는 기미나 주근깨 및 피부미백에 매우 효과적이다. - 특허등록 제789631호, 주식회사 엘지생활건강

● 새로운 표준 조성물, 제조 방법 및 RNA 바이러스 감염의 해결을 위한 용도 : 본 발명은 식물성 원료 즉, 시나모뮴(Cinnamomum), 여지(Litchi) 및 땅콩(Arachis)으로부터 얻어지는 항바이러스성 조제용약물에 관한 것이다. 조성물 및 오량체 프로시아니딘 플라보노이드, 삼량체 및 사량체를 포함하는 상기 조성물을 제조하는 공정이 제공된다. 상기 조성물은 면역 반응을 향상시키고, HIV 감염 및 AIDS의 치료 및 관리 및 인플루엔자 바이러스 및 감염의 예방, 치료 및 관리에 유용하다. - 특허등록 제1323491호, 인두스 바이오텍 프라이빗 리미티드

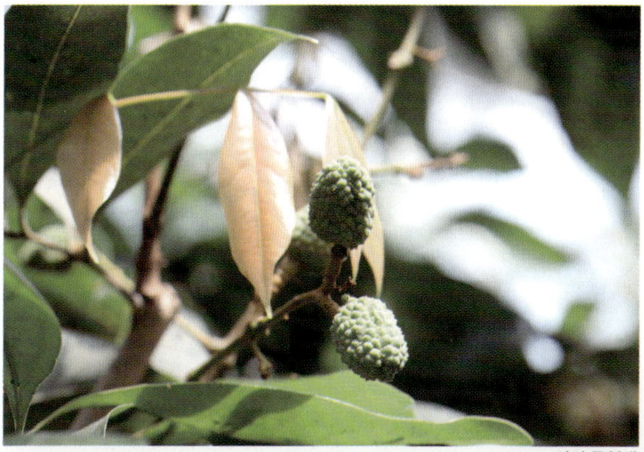
여지 풋열매

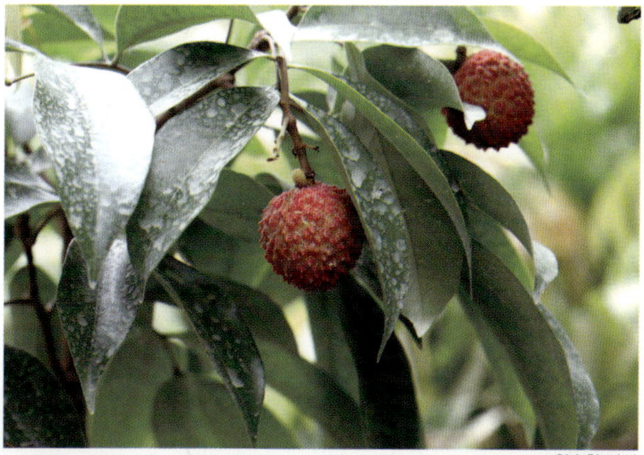
완숙한 여지

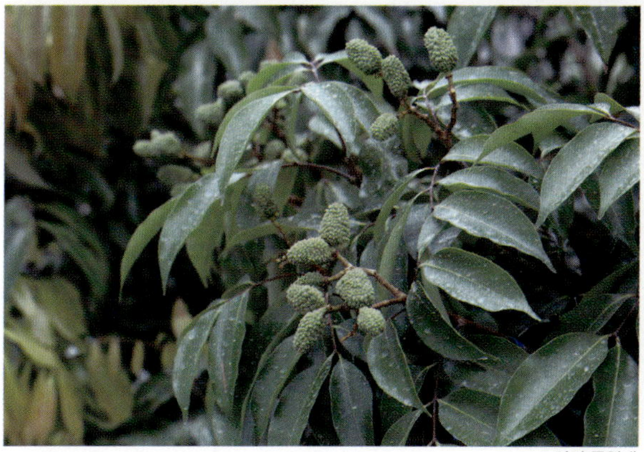
여지 풋열매

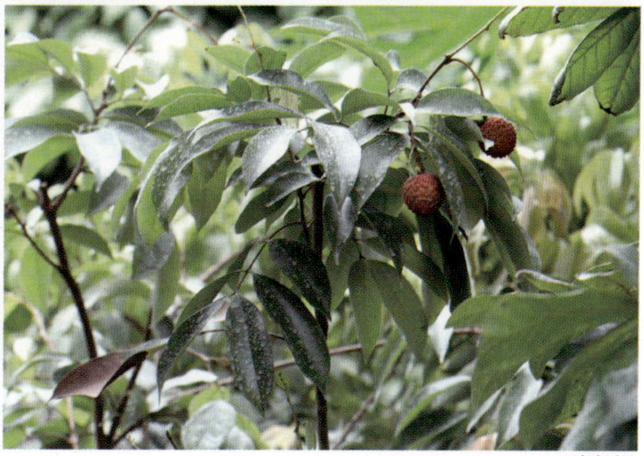
여지 나무

오렌지

운향과 / *Citrus sinensis* (L.) Osbeck
영명 Orange, Sweet orange
이명 만다린, 발렌시아

주황색의 둥근 모양에 향기가 좋은 오렌지는 과육에 즙이 많은데, 과육의 색깔은 품종에 따라 다양하고, 두꺼운 껍질은 기름기를 함유하고 있다. 품종은 크게 네 가지로 나눌 수 있다. 대표적인 품종인 발렌시아 오렌지는 세계에서 가장 많이 재배하며, 우리나라에서도 재배하는데, 즙이 많아 생식용뿐만 아니라 주스 가공에도 가장 적합하다. 주로 캘리포니아에서 재배하는 네이블 오렌지는 껍질이 얇고 씨가 없으며, 에스파냐와 이탈리아에서 재배하는 블러드 오렌지는 안토시아닌 색소가 있어 붉고 맛과 향이 독특하다. 아랍 지역과 에스파냐에서 선호도가 높은 무산 오렌지는 산 성분이 적은 것으로 특유의 풍미가 있다. 브라질은 세계 감귤류 생산량의 약 70%를 생산한다.

영양 성분은 주로 당분이며, 산을 함유하여 상쾌한 맛이 난다. 특히 비타민 C와 비타민 A, 식이섬유가 풍부하여 피부 미용, 감기 예방, 피로 해소 효과가 있으며, 지질과 콜레스테롤이 없어 생활습관병 예방에도 효과적이다. 풍부한 플라보노이드 성분은 혈관을 튼튼하게 하고 체지방 분해에 도움을 주며, 혈관의 노화와 고혈압으로 인한 혈관 파열을 막아 주는 효과가 있다.

오렌지는 주스나 잼, 마멀레이드로 가공하고 과자를 비롯한 각종 요리 재료나 고기 요리의 소스로 이용하며, 껍질에서 추출한 정유는 향료나 방향제의 원료가 된다.

오렌지나무는 상록성 소관목으로 감귤류에 속한다. 키는 4~5m 정도이고, 잎은 3~10㎝의 긴 타원형이고 광택이 있다. 흰색의 꽃은 향이 진하다.

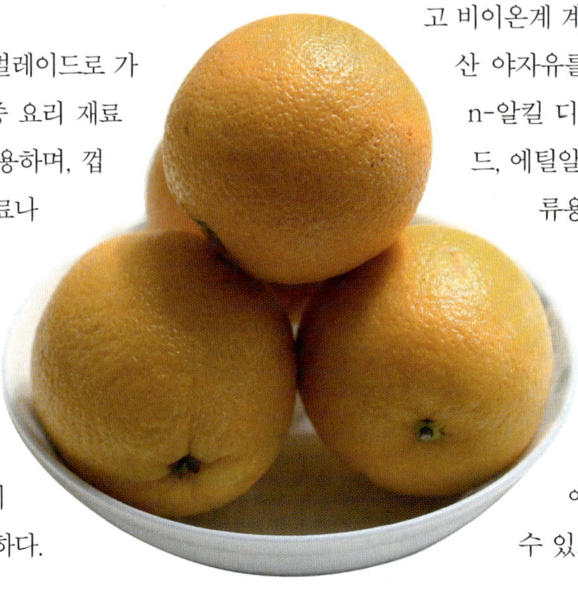

특허 · 논문

● 항-라디칼 활성을 가지는 오렌지 추출물을 포함하는 미용 조성물 : 본 발명은 항-라디칼 활성이 있는 제약학적 조성물, 화장용 조성물, 음식 또는 농업용 조성물을 만드는 데 있어서 오렌지 추출물을 이용하는 것에 관계한다. 오렌지 추출물에는 아스코르브산이 없다. 본 발명의 목적은 존재하는 자유 라디칼을 소거하거나 이의 형성을 방해하는 조성물을 제공한다. 본 발명은 또한 공지의 자유 라디칼 소거물질을 포함하는 조성물에 오렌지 추출물을 결합시켜 그 활성을 강화시킨다. 따라서, 본 발명은 오렌지 추출물을 첨가함으로써 자유 라디칼 소거물질을 포함하는 형태의 조성물을 포함한다. 적절하게는 조성물은 사람 피부에 사용할 수 있는 화장용 조성물이다. 예를 들면, 오렌지 추출물은 단독으로 사용될 수도 있고, 피부 미백제로 사용하기 위해 피부 미백제와 함께 사용될 수도 있다. – 특허등록 제358210호, 액세스 비지니스 그룹 인터내셔날 엘엘씨(미국)

● 오렌지 추출물을 함유한 의류용 세제 제조 방법 : 본 발명은 오렌지 추출물인 D-리모넨을 함유하고 비이온계 계면활성제 대신에 천연 지방산 야자유를 기재로 사용하고, 여기에 n-알킬 디메틸 벤질 암모늄 클로라이드, 에틸알콜을 함유시켜 얻어지는 의류용 세제 제조 방법에 관한 것으로서, 이는 D-리모넨 고유의 역할로 세정 효과가 우수하며 고유의 향이 오래도록 지속되고, 빠른 생분해로 피세척물에 세척제의 잔류를 방지할 수 있게 되어 별도의 린스제를 사

용하지 않아도 되고, 살균, 소취력이 배가되어 피세척물에 서식하는 진드기까지도 제거할 수 있으며, D-리모넨이 물에 완전 유화되어 상안정성이 우수하여 변색등의 발생이 없다. – 특허등록 제383539호, 이**

● 염화세틸피리디늄과 오렌지 추출물이 함유된 주방 세제 조성물 : 본 발명은 주방세제에 관한 것으로 보다 상세하게는 인체에 무해하여 구강 청결제로 사용되는 염화세틸피리디늄과, 오렌지로부터 추출한 추출물을 함유한 주방 세제에 관한 것이다. 이러한 본 발명에 따른 주방 세제 조성물은 염화세틸피리디늄과 오렌지 추출물을 함유하는 것을 특징으로 한다. 또한, 염화세틸피리디늄 0.01~2중량%, 오렌지 추출물 0.1~10중량%, 지방알콜 0.1~15중량%, 솔비탄지방산 에스테르 5~40중량%, 알킬 폴리글리코사이드 1~30중량% 및 나머지 중량%의 정제수를 함유하는 것을 특징으로 한다. – 특허등록 제1234060호, 주식회사 영진

● 감귤, 사과, 오렌지, 레몬 등의 껍질로부터 펙틴을 제조하는 방법 : 본 발명은 감귤, 사과, 오렌지, 레몬 등으로부터 다당류 펙틴을 추출, 정제하는 방법에 관한 것이다. 이를 위하여 본 발명은, 건조된 감귤, 사과, 오렌지, 레몬 등의 껍질을 추출기에 투입하여 세척한 후, 고온의 열수, 염산 및 인산을 투입하여 추출을 실시한다. 추출 후에 멤브레인 여과기를 이용하여 농축을 실시하고 농축된 액을 건조를 통하여 분말 펙틴을 얻는다. 본 발명에 따르면 종래 폐기 처리되고 있던 감귤, 사과, 오렌지 등의 껍질에서 펙틴을 쉽게 추출할 수 있으므로 연 600톤 규모의 펙틴 수입 대체 효과를 기대할 수 있으며, 중금속, 방사성 금속의 양이온 독성 예방치료, 장질환, 간장질환등의 예방치료 물질인 펙틴을 다량 생산할 수 있다. – 특허등록 제359244호, 주식회사 한국신과학기술센타

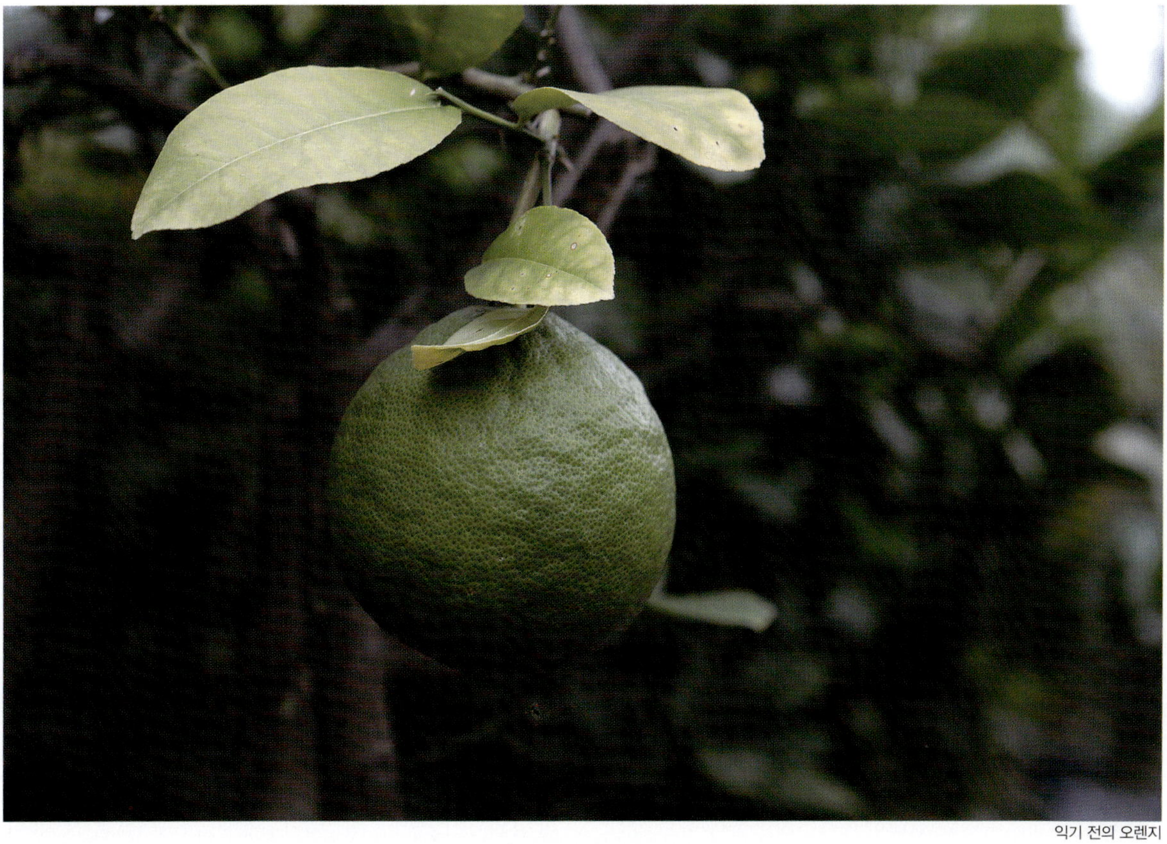

익기 전의 오렌지

올리브

물푸레나무과 / *Olea europaea* L.
영명 Olive
약명 감람橄欖

올리브 열매는 지중해 지방이 원산지로, 피클과 기름을 만드는 데 이용된다. 지중해 지역 요리의 매우 중요한 재료이며, 그 효용성과 가치를 인정받으면서 전 세계적으로 각종 요리에 활용되고 있다. 우리나라에서는 올리브 나무를 특수 재배 시설에서 길러 열매를 얻는다.

올리브 나무는 키가 5~10m 정도 되는 상록교목으로 가지를 많이 뻗는다. 잎은 긴 타원형으로 마주나고 가장자리가 밋밋하며, 뒷면에 흰 털이 밀생한다. 꽃은 황백색으로 늦은 봄에 피고 향기가 있으며, 화관은 네 개로 갈라져 수평으로 퍼진다. 자그마한 타원형의 열매는 잘 익었을 때 푸른빛을 띠는 검은색이 된다. 잎은 향신료나 약용식품으로 이용하고, 열매는 과육을 그대로 식용하거나 올리브유로 가공한다. 열매는 지질 성분이 35~70%나 되며, 다른 기름과 달리 정제 과정을 거치지 않고 압축 과정만 거쳐 기름을 추출한다.

녹황색을 띠는 올리브유는 독특한 향미가 있는데 단백질과 비타민, 무기질이 풍부하며 불포화지방산인 올레산(oleic acid)을 함유하고 있다. 말라리아 고열 치료제로 이용되며, 고혈압과 동맥경화증, 심장질환, 결장암 등에 효능이 있는 것으로 알려져 있다. 특히 혈압을 낮추거나 혈액 응고를 막아주는 HDL 콜레스테롤을 높여 콜레스테롤이 혈관에 쌓이는 것을 방지한다. 혈액의 점도를 낮추어 혈액순환이 잘되게 하며 혈전의 위험도를 낮추는 것이다. 최근 연구 결과 AIDS에도 효능이 있다고 한다.

올리브 오일의 주요 생리활성 물질은 페놀성 화합물들로 하이드록시티로졸hydroxytyrosol, 타이로졸tyrosol, 카테킨catechin, 카페인산(caffeic acid), 바닐린산(vanillic acid), p-쿠마린산(p-coumaric acid), 디오스메틴diosmetin, 바닐린vanillin, 루틴rutin, 올레우로페인

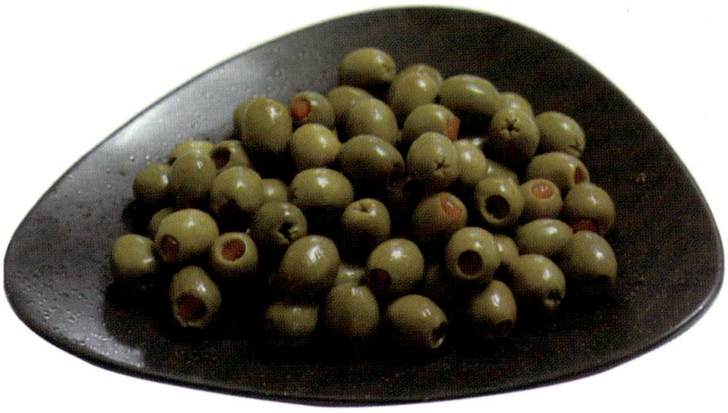

(oleuropein), 디메틸올레우로페인demethyloleuropein, 올레우로시드oleuroside, 베르바스코시드verbascoside, 리그스트로시드ligstroside 및 루테오린 7-루티노시드(luteolin 7-rutinoside), 루테올린 4-글루코시드(luteolin 4-glucoside), 아피제닌 7-글루코시드(apigenin 7-glucoside), 아피제닌 7-루티노시드(apigenin 7-rutinoside) 등의 플라보노이드 글리코시드(flavonoid glycosides) 등이 있다. 이들 생리활성 물질은 매우 적은 양으로도 체내에서 현저한 활성을 니타내는 고부가가치 물질로 많은 종류가 유용하게 쓰이고 있다 (특허등록 제1296435호 명세서 참조).

고서古書 · 의서醫書에서 밝히는 효능

방약합편 감람橄欖은 맛이 시고 성질이 따뜻하다[味酸性溫]. 여러 독毒을 다스리며, 하돈(河豚 : 복어) 및 술의 독毒과 후비喉痺 등 속厲을 없앤다.

특허 · 논문

● 올리브 열매 추출물을 함유한 간질환 치료 및 개선 조성물 : 본 발명은 감람유 추출물 또는 이로부터 분리된 폴리페놀 화합물인 하이드록시타이로솔 (hydroxytyrosol)을 유효 성분으로 포함하는 간 질병의 예방 및 치료 개선 조성물에 관한 것이다. 본 발명의 조성물은 항산화 활성이 우수할 뿐만 아니

라, 간 조직에서 중성지방 합성에 관여하는 유전자 및 단백질의 전사인자인 스테롤 조절인자 결합단백질-1c (sterol regulatory element binding protein: SREBP-1c)의 발현을 효과적으로 억제함으로써, 간질환 예방 및 치료개선에 유용하게 사용될 수 있다.감람유 추출물을 포함하는 본 발명은 사염화탄소과 같은 간 손상을 일으키는 물질에 대해 보호 효과를 보이고 있어 간 질병을 예방 및 치료하기 위한 생물학적 조절제로서 임상적으로 유용하게 사용할 수 있다. – 특허공개 10-2014-0052692호, 주식회사 마크로케어

● 식물성 셀룰로스 파이버 및 올리브 오일에서 유래한 유화제를 유효 성분으로 함유하는 마스카라 조성물 : 본 발명은 속눈썹이 길어 보이게 하는 롱래시 기능의 유화형 마스카라 조성물에 관한 것으로, 식물성 셀룰로오스 파이버 및/또는 올리브 오일에서 유래한 유화제를 유효 성분으로 함유하는 것을 특징으로 한다. 본 발명에 의해 제공되는 마스카라 조성물은 기존의 합성 나일론이나 레이온 파이버 대신 속눈썹과의 친화력이 높은 천연의 식물성 파이버를 사용함으로써 시간이 지남에 따라 파이버의 떨어짐이 적고 밀착력, 지속력이 우수하고, 안자극이 적으며, 롱래시 기능이 우수하다. 또한, 본 발명에 따른 마스카라 조성물은 올리브 오일에서 유래한 유화제를 사용함으로써 안정한 유화상태를 유지할 수 있다. – 특허등록 제344749호, 주식회사 아모레퍼시픽

● 근육 건강을 촉진시키기 위한 올리브 추출물 : 본 발명의 하이드록시티로솔을 포함하는 올리브 추출물은 운동으로 인한 근육 손상, 근육통 및 근육 동통을 겪는 동물과 인간에서 근육 건강을 촉진시키는 데 효과적이다. 올리브 추출물은 운동 후에 존재하는 락트산의 축적을 감소시킬 수 있으며, 또한 글루타티온 수준을 유지하는 작용을 할 수 있다. – 특허공개 10-2009-0064398호, 디에스엠 아이피 어셋츠 비.브이.(네덜란드)

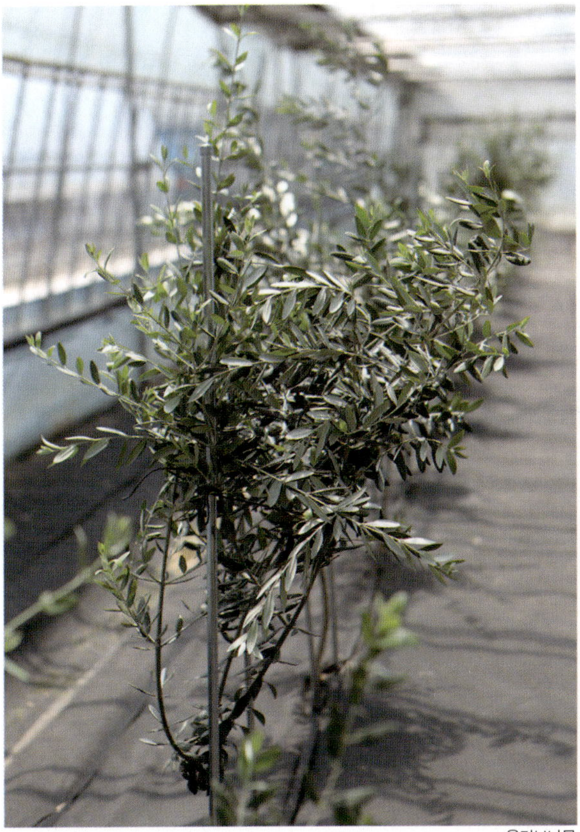
올리브나무

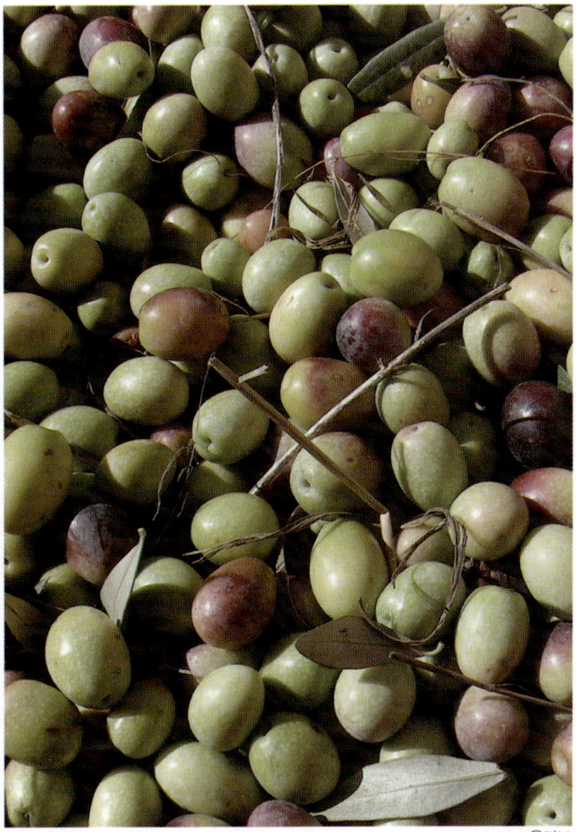
올리브

왁스애플

도금양과 / *Syzygium samarangense* (Blume) Merr. and Perry
이명 자바애플, 로즈애플, 물사과

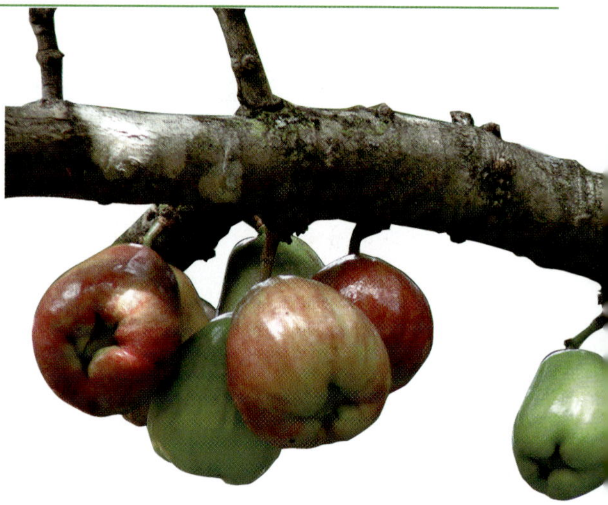

크기가 어른 손가락 길이 정도인 왁스애플은, 위는 볼록하고 아래는 살짝 들어간 모양이 작은 호리병이나 성탄종 또는 서양배와 비슷하다. 매끈하게 잘 빠진 얇은 껍질을 한입 베어 먹으면 연한 초록 빛이 도는 하얀 속살이 드러난다.

열매가 마치 왁스를 바른 것처럼 광택이 나기 때문에 왁스애플wax apple이라는 이름이 붙었다. '자바 지역이 원산지인 사과 같은 과일'이라는 의미에서 영어권에서는 자바애플Java Apple이라고도 부른다.

또 장미향이 난다고 해서 로즈애플이라고도 하며, 태국에서는 '러브애플' 또는 '촘푸', 필리핀에서는 '마코파', 중국에서는 '렌우' 그리고 일본에서는 '렌부'라고 부른다. 수분이 많아 '워터애플'이라고도 한다.

왁스애플 나무는 말레이시아와 인도네시아가 원산지인 상록 교목으로, 주로 태국과 필리핀, 타이완, 인도 등의 열대와 아열대 지역에서 주로 재배한다. 최근 우리나라 제주도에서도 재배하기 시작했다. 나무 한 그루당 700개 이상의 열매가 맺힌다. 사과와는 엄연히 다른 종으로, 장미목(薔薇目 · Rosales)에 속하고, 왁스애플은 도금양목(桃金孃目 · Myrtales)에 속한다.

종 모양의 꽃의 크기는 대략 2.5㎝ 정도이며, 꽃잎은 4장이고, 색은 흰색이다. 꽃이 핀 지 2개월 정도가 지나면 종 모양의 열매가 익는데, 색은 흰색 · 분홍색 · 붉은색 · 녹색 등 다양하다. 이 가운데 붉은 것이 가장 단맛이 난다. 과육의 맛은 사과나 파프리카와 비슷한 편으로 감미로우며, 그리 달지는 않다. 수박을 먹는 것처럼 수분이 많고, 씹을 때 아삭한 질감이 좋다. 주로 날것으로 먹거나 잼, 술 등으로 만들기도 한다. 주요 성분으로 올레아놀린산(Oleanolic Acid)이 들어 있는데, 인간 면역 결핍 바이러스(HIV)를 억제하는 것으로 알려져 있다.

예부터 왁스애플 나무는 열매부터 껍질까지 버릴 것이 없다고 칭송을 받아온 유용한 식물로, 열매는 인체 장기의 원기를 돋우는 강장제로 쓰고, 꽃은 해열제의 원료로 쓰며, 잎은 달여서 이뇨제나 류마티즘 치료제로 쓴다. 나무 껍질도 잘 갈무리해서 천식 치료제로 쓰고, 종자는 설사를 치료하는 데 쓴다.

왁스 애플은 잘 씻어서 빨간 껍질이 붙은 채로 먹으면 된다. 열매를 4등분해서 설탕에 찍어 먹기도 한다. 향미보다 질감이 더 좋은 과일이라 할 수 있으며, 애플이라는 이름이 붙어 있지만 사과 맛과는 좀 다르다. 열매 100g당 수분은 93g 정도이고, 열량은 25칼로리에 불과하여 원산지에서는 다이어트 식품으로 인기가 높다.

왁스애플 수피 추출물은 스타피로코커스 아우레우스(Staphylococcus aureus), 스트렙토코커스 피오게네스(Streptococcus pyogenes) 등에 항균 활성이 있다. 이 세균은 피부 등에 존재하여 화농성 질환의 원인이 되는 균으로 구강질환과 관련이 깊지는 않다. 또 리파아제 저해 활성이 알려져 있고, 수증기 증류물을 화장품에 사용할 수 있음이 알려져 있다(특허등록 제 1156623호 명세서 참조).

특허 · 논문

● 항균제, 이를 포함하는 구강용 조성물 및 음식품 : 본 발명은 항균제, 이를 포함하는 구강용 조성물 및 음식품에 관한 것으로서, 더욱 상세하게는 왁스애플 또는 워터애플 추출물이 구강 내 세균에 특이적으로 항균 활성을 나타내어 상기 추출물을 유효 성분으로 함유하는 항균제, 이를 포함하는 구강용 조성물 및 음식품에 관한 것이다. 왁스애플 또는 워터애플의 과실은 식용으로 제공되고 있어 안전성이 높고, 또한 소재로서의 이미지가 좋다. 따라서, 왁스애플 또는 워터애플의 추출물을 포함하는 항균제, 및 이를 포함하는 구강용 조성물, 음식품은 소비자에게 받아들여지기 쉽다. – 특허등록 제1156623호, 롯데제과 주식회사

● 소취제, 이를 포함하는 구강용 조성물 및 음식품 : 본 발명은 소취제, 이를 포함하는 구강용 조성물 및 음식품에 관한 것으로서, 더욱 상세하게는 왁스애플 또는 워터애플 추출물이 우수한 소취 활성을 가짐을 확인하여 상기 추출물을 유효 성분으로 함유하는 소취제, 이를 포함하는 구강용 조성물 및 음식품에 관한 것이다. – 특허등록 제1178228호, 롯데제과 주식회사

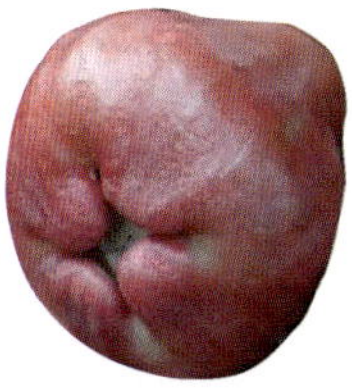

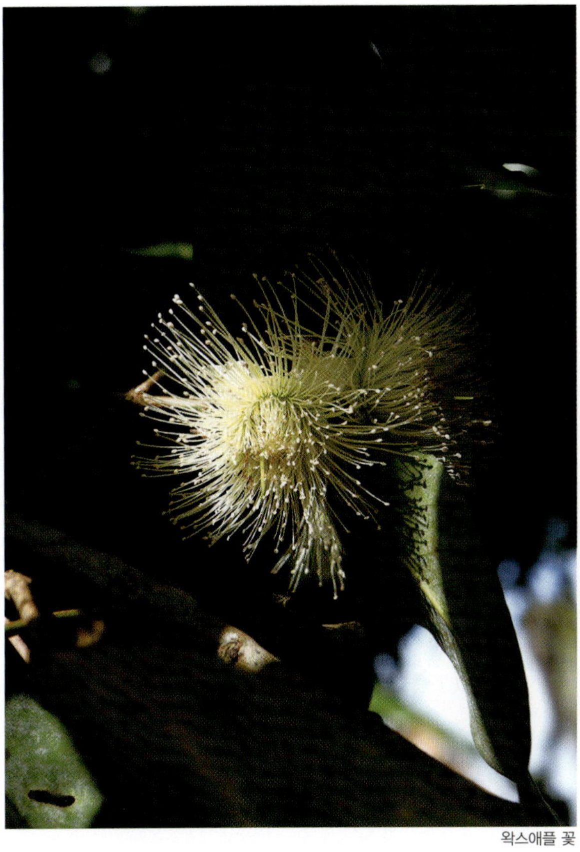

왁스애플 꽃

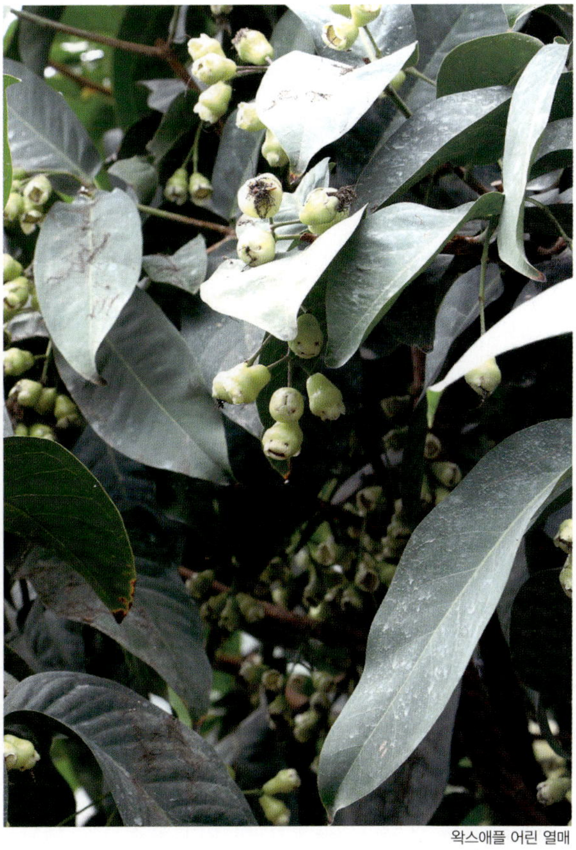

왁스애플 어린 열매

용과

선인장과 / *Hylocereus undatus* (Haw.) Britt. & Rose
영명 dragon fruits, Pitaya, night-blooming cereus, Strawberry Pear
이명 백련각白蓮閣, 삼각주三角柱, 선밀과, 드래곤후르츠

용과龍果는 선인장의 한 종류로, '용과(dragon fruit)'라는 이름은 열매가 가지에 달린 모습이 용이 여의주를 문 것과 닮았다고 해서 붙여졌다는 설說과, 열매가 인체에 매우 유익하고 귀한 것이 동양에서 상서로운 동물로 여기는 용에 비할 만하여 붙여졌다는 설이 있다. '드래곤 후르츠', '피타야'라고도 한다.

중앙아메리카의 멕시코가 원산지로 인도네시아의 자바, 말레이시아, 타이, 필리핀 등에서 자란다. 우리나라에서는 제주도와 통영 등지에서 특산품으로 재배한다. 노란색 꽃은 길이가 45㎝ 정도이며, 하룻밤 동안 피었다가 다음날에 진다. 열매는 타원형으로, 품종은 과육과 과피 색깔에 따라 크게 3가지로 나눈다. 백색종은 과피는 붉은색이지만 과육은 희며, 적색종은 과피와 과육 모두 붉다. 황색종은 과피가 노랗고 과육은 희다. 과육은 생것을 여러 조각으로 잘라서 먹거나 물이나 요구르트, 꿀 등과 섞어 갈아 먹기도 하며, 화채나 젤리의 재료로도 쓰인다. 수용성 식이섬유가 풍부해 혈중 콜레스테롤을 낮추고 변비 해소와 대장암 예방, 다이어트에 효능이 있다.

피타야는 중금속 해독 작용이 뛰어난 천연 알부민을 비롯하여 식이섬유, 각종 비타민과 칼륨, 칼슘, 철, 인 등 인체에 유효한 무기질 성분과 안토시아닌 등 항산화 물질을 다량 함유하고 있어 현대인에게 필요한 기능성 과일로 주목받고 있다. 특히 노화 방지와 다이어트, 피부 미용, 변비에 탁월한 효능이 있으며 유럽에서는 무공해 천연 식품으로 인기가 매우 높다(특허공개 10-2004-0103261호 참조).

적색 피타야는 베타시아닌betacyanin을 함유하여 항산화 특성뿐만 아니라 항암 효능, 항염증 및 항당뇨 효능과 심혈관 질환의 사망률 감소 등 매우 다양한 효능이 있다. 백색 피타야 씨앗에서 추출한 오일은 심장보호, 항당뇨 및 항균 특성이 있는 리놀레산(linoleic acid)을 함유하고 있다. 최근 연구 결과, 적색 및 백색 피타야의 과육 추출물에서 폴리페놀과 플라보노이드 성분을 확인하였다.(특허등록 제1230918호 명세서 참조).

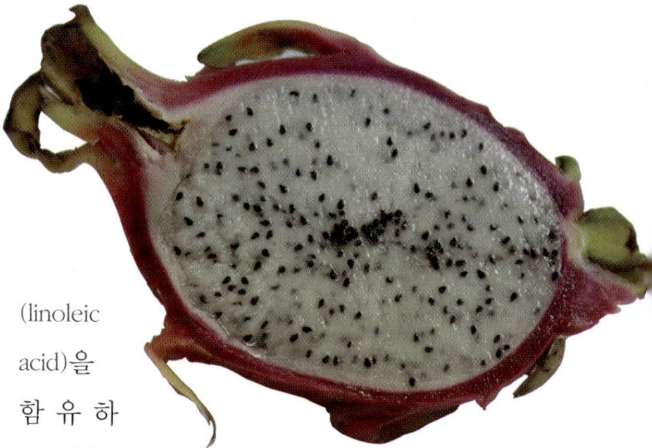

특허 · 논문

● 백색 피타야 추출물을 유효 성분으로 포함하는 항암용 조성물 : 본 발명은 백색 피타야(Hylocereus undatus) 추출물의 신규한 항암 용도에 관한 것이다. 본 발명의 백색 피타야 추출물은 암세포의 증식을 억제하는 항암 효능을 갖는다. 본 발명의 백색 피타야(Hylocereus undatus) 추출물은 암의 치료, 예방 또는 개선 용도의 약제학적 조성물 또는 기능성 식품 조성물로 개발될 수 있다. 발명자들은 천연물 원천으로부터 항산화 및 항증식 물질을 개발하기 위한 연구의 일환으로써 아열대성 과일인 피타야(Pitaya)의 추출물의 항산화활성 및 항암활성을 분석하였다. 그 결과, 피타야 추출물에 페놀성 화합물 및 플라보노이드 화합물이 매우 풍부하게 포함되어 있어 다양한 종류의 자유 라디칼에 대한 항산화 활성이 뛰어나며, 암세포주의 증식을 효과적으로 억제함을 확인하여 본 발명을 완성하였다. – 특허등록 제1230918호, 중앙대학교 산학협력단, 제주대학교 산학협력단, 이화여자대학교 산학협력단

● 용과열매 빙과류 및 그 제조 방법 : 본 발명은 용

과열매 빙과류 및 그 제조 방법에 관한 것으로, 빙과류에 용과열매의 과육을 빙과류 전체 원료에 대하여 5~80중량% 첨가하는 것을 특징으로 하여, 용과열매의 맛과 영양을 빙과류로 즐길 수 있고, 어린이, 노약자, 환자를 비롯하여 공해 등으로 고생하는 현대인들에게 천연의 건강식품으로 부드럽고 연한 질감의 빙과류를 취식할 수 있으며, 천연의 색소를 사용하여 인체에 무해한 빙과류 및 그 제조 방법에 관한 것이다. – 특허공개 10-2004-0103261호, 이**

● 제주도에서 재배되는 망고, 용과, 아떼모야의 주요 해충과 피해 : 제주도에서 열대과수로 망고(mango; Mangefera indica), 용과(dragon fruit; Hylocereus undatus), 아떼모야(atemoya; Annona cherimola x A. squamosa) 등이 주로 재배되고 있다. 2008년부터 2011년까지 이들 작물에 발생하는 해충 종류와 피해를 조사하였다. 망고 해충 중 총채벌레, 진딧물, 깍지벌레, 나방류 피해가 많았다. 오이총채벌레(Thrips palmi)와 볼록총채벌레(Scirtothrips dorsalis)는 망고 전 재배기간에 걸쳐 발생하여 큰 피해를 주었다. 오이총채벌레는 주로 잎을 가해하였지만 볼록총채벌레는 잎과 과실을 심하게 가해하였다. 나방류 해충은 주로 잎을 가해하였지만, 일부 차애모무늬잎말이나방(Adoxophes honmai.) 유충은 망고 과경지를 중심으로 과실표면에 서식하여 과실 피해를 유발하였다. 목화진딧물(Aphis gossypii)과 복숭아혹진딧물(Myzus persicae)은 신초에 피해를 주었고, 가루깍지벌레(Pseudococcus kraunhiae) 등 깍지벌레는 망고줄기와 과실에 많이 발생하였다. 용과는 개미와 목화진딧물(A. gossypii)에 의한 과실 피해와 담배거세미나방(Spodoptera litura) 유충은 줄기를 심하게 가해하였다. 아떼모야는 주로 나방류 해충인 담배거세미나방과 차잎말이나방(Homona magnanima) 피해가 심하였다. – 농촌진흥청 국립원예특작과학원 온난화대응농업연구센터 최경산 외 6, 한국응용곤충학회지(2013)

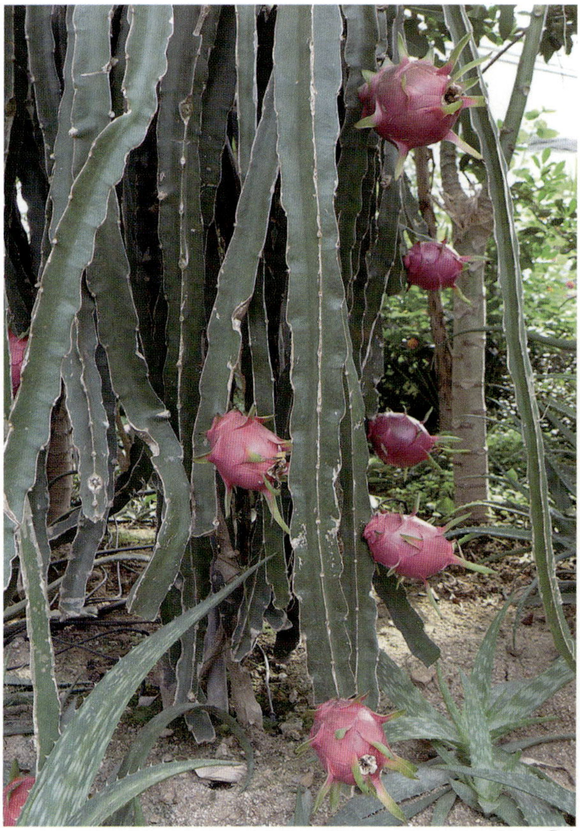
용과

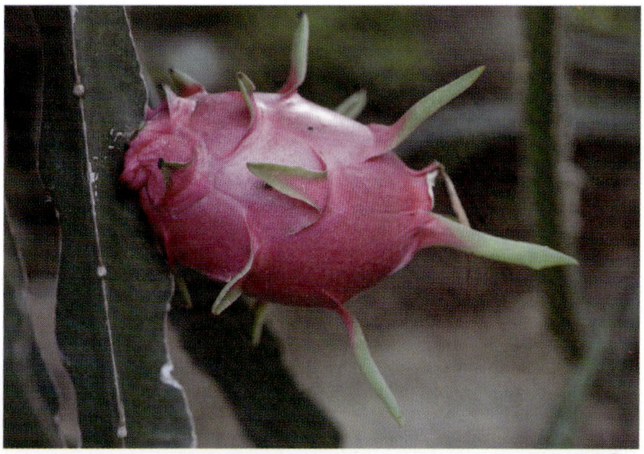
용과

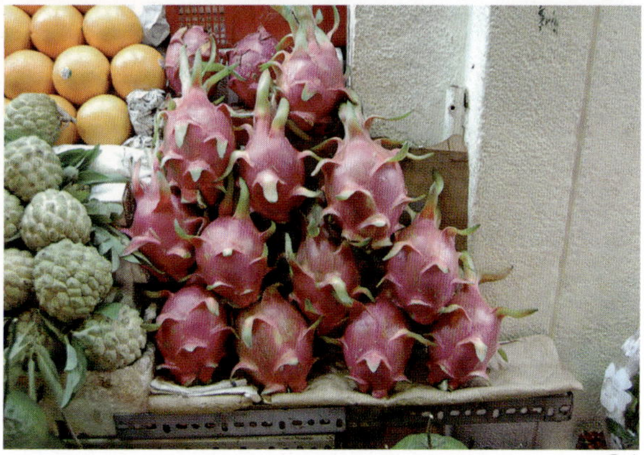
용과

용안

무환자나무과 / *Euphoria longana*
약명 용안龍眼, 용안육龍眼肉, 용안핵龍眼核
이명 복육福肉, 원안圓眼, 익지益智, 여지노荔枝奴

용안은 '계원桂圓'이라고도 부르는 열대 과일이다. 갈색의 딱딱한 껍질 속에 숨어 있는 과육은 반투명하고 즙이 많으며 달콤하고 사향내가 난다. 검은색 씨앗은 말랑말랑하다. '용안龍眼'이라는 이름은 용龍의 눈[眼]을 닮았다고 하여 붙여진 이름이다. 용안 말린 것을 한방에서 '용안육龍眼肉' 또는 '복육福肉'이라고 하여 강장제 · 진정제로서 건망증과 불면증에 약으로 쓴다.

용안육에는 단백질 · 당질 · 지방이 들어 있는데, 당질의 대부분은 포도당으로 인체에 쉽게 흡수되어 피로 해소 효과가 크다. 비타민 A · B_1 · B_2, 비타민 C와 P가 함유되어 있어서 피부 미용과 혈관의 건강에 도움이 된다.

용안 나무는 중국 남부와 인도 원산으로, 따뜻한 지역에서 잘 자란다. 주로 동남아시아와 열대 아메리카에 널리 분포한다. 키는 10m 정도로 자라고 긴 타원형의 잎은 어긋나는데 길이는 15~45cm이다. 4월에 노란빛이 감도는 흰 꽃이 피고, 7~8월에 지름 2~3cm 크기의 열매가 익는다. 나무의 번식 방법은 종자심기 · 접붙이기 · 휘묻이 등이다.

고서古書 · 의서醫書에서 밝히는 효능

신농본초경 용안육은 오장의 사기邪氣를 다스리고 마음을 안정시키며 식욕과 소화를 촉진한다. 장기간 복용하면 정신을 강하게 하고 총명하게 한다.

동의보감 성질은 평平하고 맛은 달며[甘] 독이 없다. 오장伍臟의 사기邪氣를 안지安志하는 데 주효主效가 있으며, 고독蠱毒을 제除하고, 삼충三蟲을 거去한다.

특허 · 논문

● 삼 추출물과 용안육 추출물의 혼합물 및 이를 포함하는 항스트레스용 약제학적 조성물 : 본 발명은 삼 추출물과 용안육 추출물의 혼합물 및 이를 포함하고 스트레스에 의해 생기는 정신적 · 신체적 증상을 예방 및 경감하는 작용을 나타내는 항스트레스용 약제학적 조성물에 관한 것이다. – 특허등록 제101219421호, 최성용 외 5

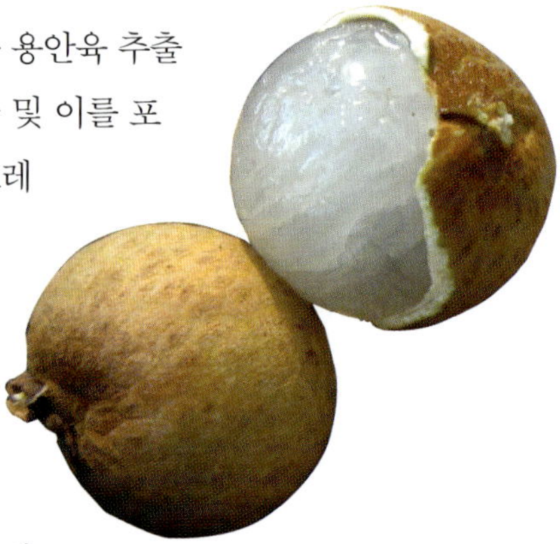

● 불면 증상의 예방 및 개선용 조성물과 그의 제조방법 : 본 발명은 불면 증상의 예방 및 개선용 조성물과 그의 제조방법에 관한 것으로서, 더욱 상세하게는 발아현미 추출물, 인삼 추출물 및 용안육 추출물을 혼합 사용함으로써, 수면 유도시간을 난축하고, 수면시간을 연장시키는 효과를 나타내는 불면증상의 예방 및 개선용 조성물과 그의 제조방법에 관한 것이다. – 특허등록 제101041044호, 우석대학교 산학협력단

● 용안 추출물을 함유하는 피부 노화방지용 화장료 조성물 : 본 발명은 무환자나무과 식물인 용안(Euphoria longana)으로부터 추출한 용안 추출물을 함유하는 노화 방지용 화장료 조성물이다. 용안 추출물은 피부세포를 활성화 시키며, 콜라겐등의 피부세포 단백질의 합성을 촉진시켜 줌으로써 피부 노화로 인해 발생하는 피부 주름 개선, 피부 탄력 증진등의 효능을 가지고 있다. – 특허공개 10-2008-0046793호, 주식회사 코리아나화장품

● 기원고(杞圓膏)의 약선식료학적 특징 및 영양성분 함량 : 본 연구는 구기자와 용안육을 동량으로 고아 만들어 양혈안신(養血安神), 보익간심(補益肝心)의

효능을 가진 기원고를 건강음료로 활용하기 위한 기초자료를 확보하기 위해 계획 · 수행되었다. 구기자의 100g 당 열량은 338.2kcal이고, 수분은 10.3%, 조단백 23.9%, 조지방 1.0%, 당질 58.4%, 회분이 6.4%이었고, 용안육 100g 당 열량은 345.2kcal, 수분은 20.7%, 조단백 2.9%, 조지방 0.5%, 당질 72.5%, 회분이 3.4%이었다. 기원고의 열량은 100g 당 336.5kcal, 수분은 16.7%, 조단백질 4.9%, 조지방 3.7%, 조회분은 3.8% 및 당질 70.9%로 구성되어 있었다. 구기자의 무기질 함량은 칼륨, 인, 마그네슘, 나트륨, 칼슘 순으로 그 함량이 높았으며, 용안육은 칼륨, 칼슘, 인, 마그네슘, 나트륨의 순으로 그 함량이 높았고, 기원고의 다량 무기질 함량은 칼륨, 나트륨, 칼슘 순으로 그 함량이 높았다. 구기자는 포도당의 함량은 100g 당 3.18g, 과당은 1.09g, 설탕의 함량은 5.00g이었고, 용안육의 포도당의 함량은 9.62g, 과당은 4.82g, 설탕의 함량은 9.62g, 기원고의 포도당의 함량은 9.62g, 과당은 4.67g, 설탕의 함량은 18.0g으로 분석되었다. 구기자 에탄올 추출물의 DPPH 전자공여능은 38.53%였고, 용안육의 DPPH 전자공여능은 17.65%였으며, 기원고의 DPPH 전자공여능은 60.67%로 나타나 BHT 300 ppm의 항산화 능력과 유사한 수준이었다. 구기자의 당도는 9.02° Brix, 용안육은 15.14° Brix, 기원고는 32.19° Brix로 나타났다. 구기자의 간신(肝腎)을 자양(滋養)하는 효능과 용안육의 심비(心脾)를 보익(補益), 보혈(補血)하여 신기(腎氣)를 안정시키는 효능으로 피부를 윤택하게 하며, 노화를 억제하는 식치(食治), 약선(藥膳) 및 건강증진 음식으로 응용하기에 적합하리라 사료되며, 향후 조상들이 사용해 온 약선 처방을 객관적인 분석 결과와 함께 접근하여 그 효능을 판단해 보고, 건강증진 및 질병 예방을 위해 현대인들이 널리 사용될 수 있도록 약선식료 분야의 기초연구가 활발히 이루어지기를 기대한다. – 최 지 외 2, 한국식품영양학회지(2013. 3.)

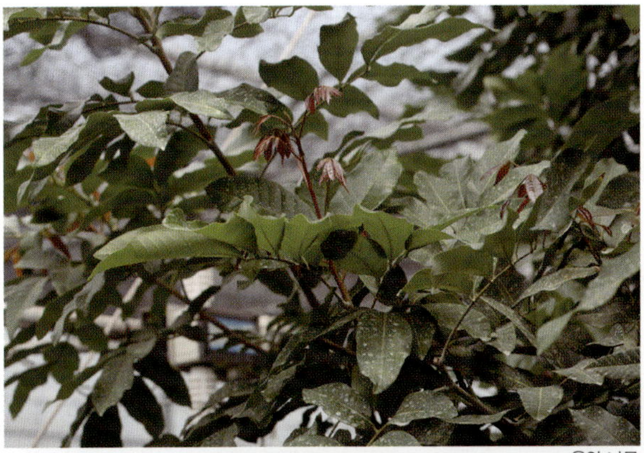

용안 나무

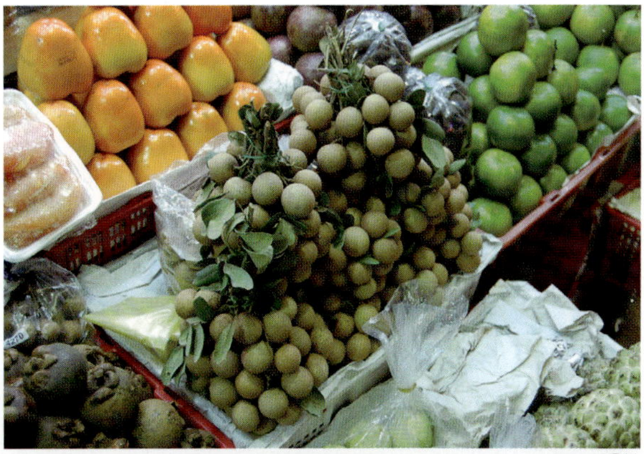

용안

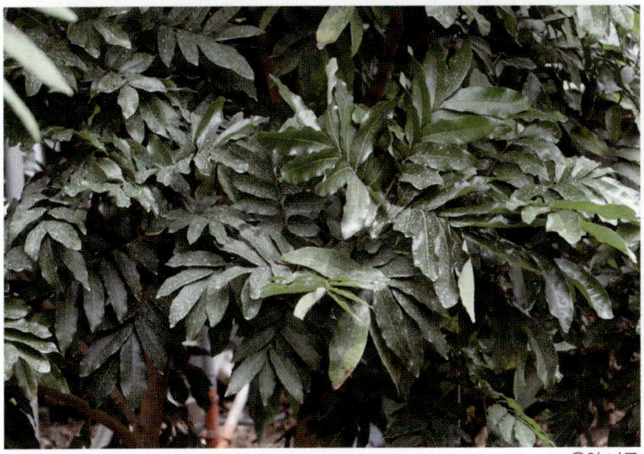

용안 나무

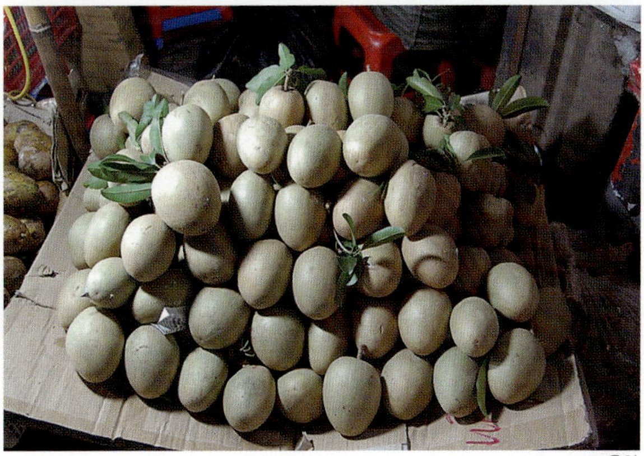

용안

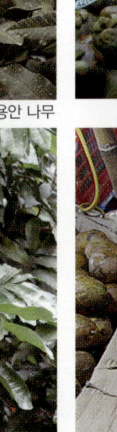

유자

운향과 / *Citrus junos Siebold* ex Tanaka
영명 Fragrant Citrus
약명 유자柚子, 등자橙子
이명 산유자

중국 양쯔강 상류가 원산지인 상록관목이다. 우리나라에서는 서남해의 따뜻한 해안 지역에서 잘 자란다. 꽃은 흰색으로 5~6월 경에 피고, 열매는 지름 4~7㎝로 9~10월에 노랗게 익는다. 열매는 신맛이 강하고 즙이 많으며, 쪼개면 짙은 향기가 난다.

특히 비타민 C가 레몬보다 3배나 많이 들어 있어 감기 예방과 피부 미용에 탁월하고 피로 해소 효과가 있는 유기산이 풍부하다. 비타민 B 복합체와 카로틴carotene도 많이 들어 있다. 리모넨limonene과 펙틴pectin 성분은 혈액순환을 촉진하는 작용이 있다. 리모넨 성분은 기침을 완화해 주며, 헤스페리딘hesperidin은 모세혈관을 튼튼하게 해 뇌혈관 장애를 예방하고 혈압을 안정시키는 효과가 있다.

유자는 향이 좋아 껍질째 얇게 저며 차로 만들며, 과육은 잼이나 젤리, 음료, 식초 등으로 이용한다. 껍질은 향신료로, 종자는 식용유나 화장품의 원료로 이용한다. 일본에서는 유자를 구워 신경통의 통증 완화제로 이용하며, 된장에 유자를 섞어 만든 유자된장을 특산품으로 팔고 있다. 비타민이 풍부한 유자는 동물성 단백질 식품과 잘 어울려 다양한 요리법이 개발되고 있다. 유자를 설탕에 재워 두면 노란 유자청이 생기는데, 유자청은 생선이나 고기 냄새를 제거하고 음식의 맛에 향긋함을 더해 준다.

고서古書 · 의서醫書에서 밝히는 효능

방약합편 유자柚子는 위胃 속의 악기惡氣를 제거除去하며, 주독酒毒을 푼다.

동의보감 유자의 껍질은 두텁고 맛이 달며 독이 없다. 위 속의 나쁜 기를 없애고 술독을 풀며 술을 마시는 사람의 입에서 나는 냄새를 없앤다.

특허 · 논문

● 유자 추출물을 포함하는 피부 각질박리용 화장료 조성물, : 본 발명은 유자 추출물을 유효 성분으로 포함하는 화장료 조성물에 관한 것으로서, 더욱 상세하게는, 용매 추출법, 초음파 추출법, 초임계 추출법, 발효법 또는 포제법을 이용하여 얻은 유자 추출물을 포함하는 각질박리용 화장료 조성물 및 화장 방법에 관한 것이다. 본 발명에 따른 유자 추출물은 노화 등으로 인해 발생하는 피부 각질 박리의 문제점을 해결해주어 피부를 윤기있고 매끄럽게 개선해주는 특징을 가지고 있는 화장료 조성물에 관한 것이다. – 특허등록 제1325092호, 주식회사 코리아나화장품

● 유자 추출물을 함유하는 뇌혈관 질환의 예방 또는 치료용 조성물 : 본 발명은 뇌혈관 질환의 예방 또는 치료용 조성물에 관한 것으로서, 보다 상세하게는 유자의 물 또는 유기용매 추출물을 유효 성분으로 함유하는 뇌혈관 질환의 예방 또는 치료용 조성물에 관한 것이다. 본 발명의 유자 추출물을 포함하는 조성물은 뇌세포에 대한 보호 효과를 나타낼 뿐만 아니라 허혈성 뇌혈관 질환인 뇌경색 억제에도 뛰어난 효능이 있으므로, 다양한 뇌혈관 질환의 예방 또는 치료에 유용하게 사용

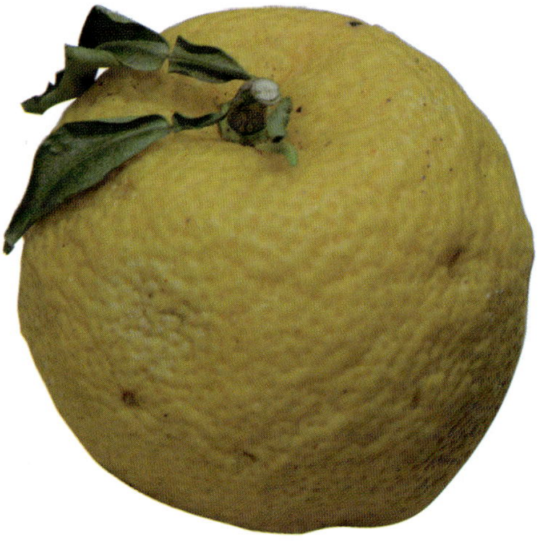

될 수 있다. – 특허등록 제1109174호, 아주대학교산학협력단, 건국대학교 산학협력단

● 유자 추출물을 유효 성분으로 함유하는 심장질환의 예방 또는 치료용 조성물 : 본 발명은 심장질환의 예방 또는 치료용 조성물에 관한 것으로서, 보다 상세하게는 유자의 물 또는 유기용매 추출물을 유효 성분으로 함유하는 심장질환의 예방 또는 치료용 조성물에 관한 것이다. 본 발명의 유자 추출물을 포함하는 조성물은 심근세포에 대한 보호 효과를 나타낼 뿐만 아니라 허혈성 심장질환인 심근경색 억제에도 뛰어난 효능이 있으므로, 다양한 심장질환의 예방 또는 치료에 유용하게 사용될 수 있다. – 특허등록 제1109771호, 아주대학교산학협력단, 건국대학교 산학협력단

● 유자씨 추출물을 포함하는 비만 억제 식품 : 본 발명은 지방세포의 분화를 억제하는 유자씨 추출물 및 상엽 추출물을 포함하는 비만억제 식품을 제공한다. 본 발명의 비만억제 효과를 나타내는 식품은 유자씨 추출물과 상엽 추출물이 3:7 내지 6:4(w/w)로 구성된 조성물을 포함한다. 본 발명의 비만억제 효과를 나타내는 식품은 지방세포로의 분화를 가장 효과적으로 억제할 수 있으므로, 비만 치료효과를 나타낼 수 있는 기능성 식품으로 널리 활용될 수 있을 것이다. – 특허등록 제854403호, 한국식품연구원

● 갓과 유자를 이용한 천연식물 비누 제조 방법 및 조성물 : 본 발명은 갓과 유자를 이용한 천연식물 비누를 제조하기 위한 것으로서, 더욱 상세하게는 올리브유 60~40중량%, 코코넛유 40~30중량%, 팜유 20~10중량%를 혼합하여 50~55℃로 가열하여 녹인 혼합유 60중량%, 정제수 60중량%~80중량%: 가성소다 20~40중량%의 비율로 혼합한 혼합수 30중량%, 팜유 10중량%을 혼합한 비누 베이스 50~90중량%, 갓 추출액 5~30중량%, 유자 추출액 5~20중량%로 조성된 비누 조성물을 특징으로 한다. 이와 같이 조성된 본 발명은 100%의 식물성 비누를 제

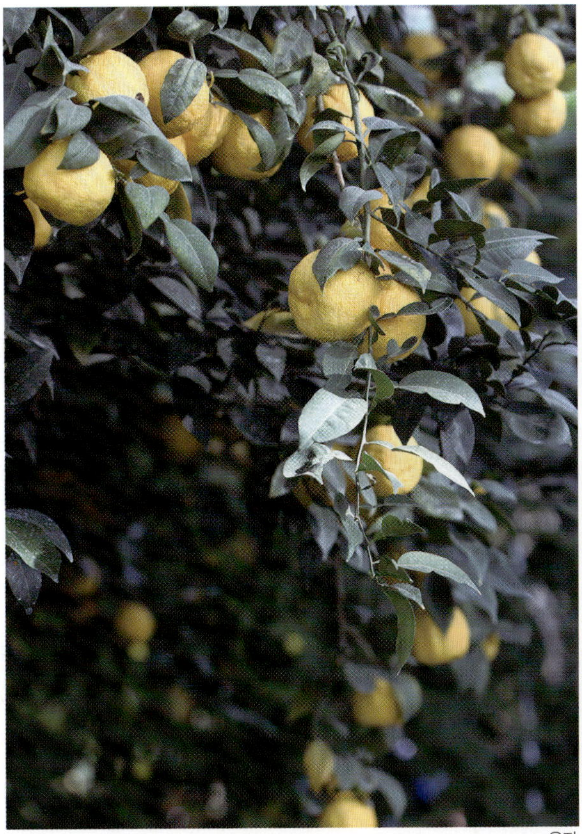
유자

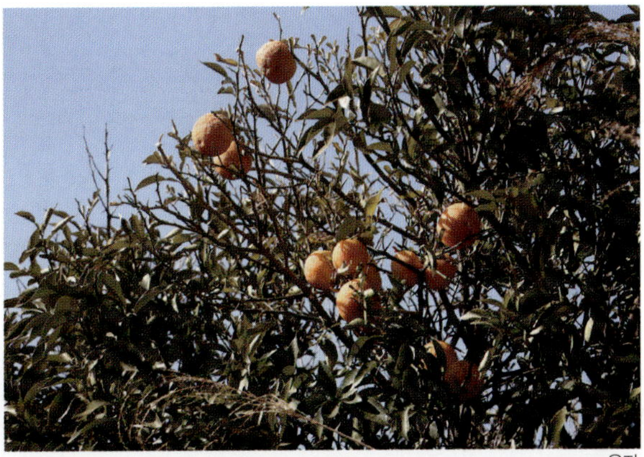
유자

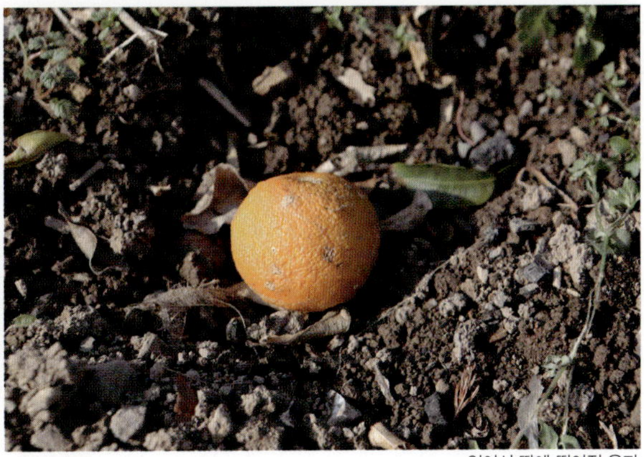
익어서 땅에 떨어진 유자

조하여 인공계면활성제, 인공경화제를 사용하지 않으므로 사용시 피부의 보호막이 박리되는 것과 거친 피부, 습진, 피부염 및 피부트러블이 발생되는 것을 방지하여 피부를 보호할 수 있도록 하는 효과와, 또한 순수 식물성을 이용함으로 사용된 비눗물은 폐수처리장, 하천, 강, 바다등에서 물에 혼합되면 12시간 내에 분해되어 수질오염을 방지할 수 있도록한 갓과 유자를 이용한 기능성 천연식물 비누 제조 방법 및 조성물에 관한 것이다. – 특허등록 제1138417호, 전남대학교 산학협력단

● 유자 과피 추출물을 유효 성분으로 포함하는 항 당뇨 소성물 및 이의 제조 방법 : 본 발명은 유자 과피 추출물을 유효 성분으로 포함하는 항 당뇨 조성물 및 이의 제조 방법에 관한 것으로 좀 더 자세하게는 유자 과피를 동결건조하여 유기용매로 열수 추출하는 단계를 포함하는 항 당뇨 조성물을 제조하는 방법에 관한 것이다. 본 발명에 의한 항 당뇨 조성물은 혈당, 당화혈 색소 및 혈중 지질의 수치감소, 인슐린 감수성 개선을 통해 항 당뇨 효과를 제공할 수 있다. 뇨 조성물은 혈당, 당화혈 색소 및 혈중 지질의 수치감소, 인슐린 감수성 개선을 통해 항 당뇨 효과를 제공할 수 있다. – 특허공개 10-2013-0001510호, 한국식품연구원, 고흥군

● 유자 추출물을 포함하는 전립선 비대증 예방 및 치료를 위한 조성물 : 본 발명은 유자추출물을 포함하는 전립선 비대증 예방 및 치료를 위한 조성물에 관한 것으로서, 본 발명의 유자 추출물은 인체 전립선암 세포주 세포독성이 높은 세포 생존률 및 전립선비대가 유발된 12주령의 SD 래트 간으로부터 추출된 5-알파(alpha)-리덕타제(reductase) 1형 및 2형에 대한 저해능, 5RD 2형 과발현 전립선 세포주에서의 5RD 활성 억제효과 및 PSA의 mRNA 발현 억제효과를 나타내었으며, 렛트를 이용한 전립선비대 유발실험에서 유의적인 DHT 전환 감소율을 보였으므로 전립선 비대증 예방 및 치료를 위한 약학조성물 및 건강기능식품에 유용하게 이용될 수 있다. – 특허공개 10-2014-0020433호, 한국인스팜 주식회사

● 유자씨 추출물의 생리활성과 암세포 성장 억제 효과 : 유자씨 종피와 배유부분에 대한 n-hexane 및 ethanol 추출물에 대한 항산화활성, ACE 저해활성, -glucosidase 억제활성 및 항암활성을 살펴보았다. 항산화활성은 종피 nhexane 추출물(CSH1), 배유 n-hexane 추출물(CSH2), 종피 70% ethanol 추출물(CSE1) 및 배유 70% ethanol 추출물(CSE2) 가운데 CSE1이 가장 높은 활성을 나타내었으며, CSE1의 용매분획물 가운데 ethylacetate 층이 2㎎/mL의 농도에서 라디칼소거능이 73.81% 그리고 총항산화력이 56.64㎎ AA eq/g으로 우수한 항산화활성을 나타내었다. 또한 ACE 저해활성과 -glucosidase 억제활성도 CSE1이 각각 31.63% 및 45.17%로 가장 높은 활성을 나타내었다. 각각의 추출물에 대한 유방암, 간암, 폐암, 대장암 및 전립선암 세포에 대한 증식억제 효과는 모든 암세포에 대하여 5㎎/mL의 농도에서 종피 ethanol 추출물(CSE1)이 가장 높은 암세포 증식억제효과를 보였다. – 충북대학교 식품공학과 이윤정 외 6, 한국식품영양과학회지(2009. 12. 31)

● 유자와 탱자 과피 에탄올 추출물의 MCF-7 유방암 세포에 대한 항암 활성 : 본 연구는 MCF-7 유방암 세포에 대한 유자(CJP)와 탱자 (PTP) 과피 추출물의 항암 활성과 환경호르몬에 의해 유도된 암세포의 증식 억제 효과에 대하여 조사하였다. CJP와 PTP를 300 ㎎/mL 농도에서 72시간 처리하였을 경우, 암세포의 성장을 저해하였고 세포사멸을 유도하였다. MCF-7 유방암 세포의 형태학적 변화는 CJP와 PTP를 500㎎/mL 농도에서 7시간 처리하였을 경우 관측되었고 세포사멸은 capase-3의 활성화에 의하여 유도되었다. 환경호르몬에 의해 유도된 MCF-7 유방암 세포의 증식은 CJP와 PTP의 처리로 인하여 농도 의존적으로 감소하였으며, 300㎎/mL 농도에서는 대조군과 비교하였을 때 각각 70%와 80% 이상 감소하였다. – 동아대학교 생명공학과 김지은 외 10, 생명과학회지(2008. 10. 30)

● 비타민 C가 첨가된 유자 추출물의 항산화능과 암세포 증식억제 상승효과 : 유자의 생리활성 식품 소재로서 검토하기 위해 비타민 C가 첨가된 유자 추출물의 항산화 효과와 암세포 억제활성에 대한 상승효과를 측정하였다. 과육과 과피의 추출물 중에 총 페놀 함량은 각각 건물당 97.87㎍/㎎와 121.17㎍/㎎으로서 과피가 과육보다 약 1.24배 높았으며, 총 플라보노이드 함량은 각각 건물당 0.28㎍/㎎와 0.59㎍/㎎로서 과피가 과육보다 2.11배 높았다. 전자공여능은 유자 과피의 추출물은 유자 과육의 추출물보다 약간 높았으며, 이들 추출물은 그 자체에 비하여 각각 추출물에 비타민 C를 첨가할 경우가 상승효과는 더 크게 나타났는데, 특히 저농도 시료보다는 고농도에서 전자공여능이 크게 증가하였다. 항산화능은 과피 추출물 1,000㎍에 비타민 C 500㎍를 혼합한 경우의 비타민 C 500㎍ 단독만을 첨가한 경우보다 각각 20분 반응에서 2.6배, 40분 1.5배, 60분에는 1.2배가 높았다. 환원능은 유자 과피 추출물의 30㎍/mL와 50㎍/mL 저 농도에서 고농도에서와 비슷하게 아주 높게 나타났다. 유자 과피 및 과육의 추출물로 처리한 간암 세포주에서 다른 암 세포주에 비하여 비교적 항암활성이 높게 나타났으며, 100㎍/mL에서는 각각 63.8%와 73%를 나타내었다. 유방암 세포주는 모든 시험농도에서 유자 과피의 추출물이 과육 추출물보다 항암활성이 모두 높게 나타났다. 결론적으로 유자 추출물의 항산화 및 항암활성은 함유되어 있는 페놀과 플라보노이드 성분에 의한 것으로 판단된다. – 경상대학교 식품영양학과 손미예 외 1, 한국식품저장유통학회지(2006)

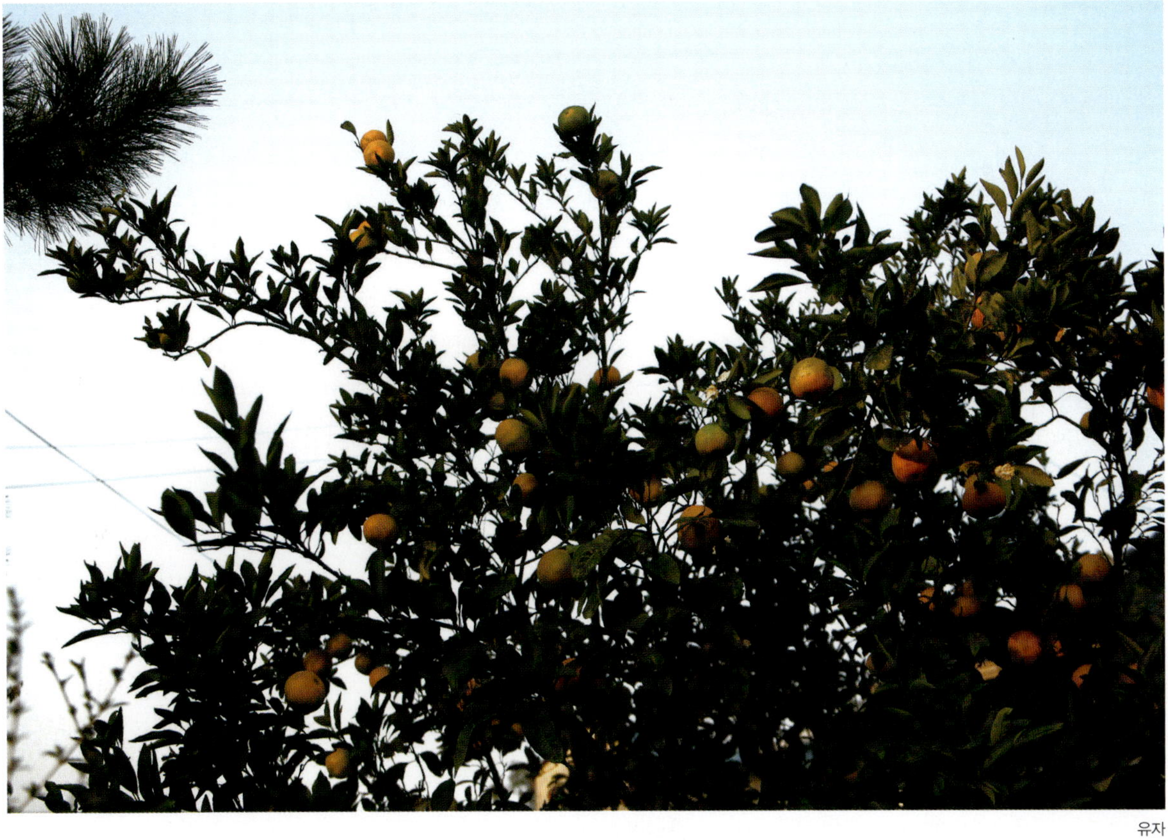

유자

자두

장미과 / *Prunus salicina* Lindl.
영명 Japanese Plum
약명 자도紫桃
이명 오얏

자두는 중국이 원산지이며 16세기 경에 우리나라에 전래되었다. 순우리말로 '오얏'이라고 한다. 전세계적으로 30여 종이 분포하지만 재배 가치가 인정되는 것은 3종이다. 우리나라에서는 동양계 자두 품종과 그 교잡종을 주로 경상도 지역에서 재배하고 있다.

열매는 크기 3㎝ 정도로, 색깔은 홍색, 황색 등을 띠며 새콤달콤한 맛이 난다. 생과로 이용하거나 잼이나 젤리, 통조림, 술 등으로 가공한다. 미국에서는 마른 자두를 아침식사나 과자의 장식 등으로 쓴다. 한방에서는 진통, 해소, 신장염 처방에 쓴다.

영양성분으로는 펙틴 등의 식이섬유, 사과산과 같은 유기산, 유리아미노산(free amino acid), 카로티노이드carotinoid, 칼슘과 인, 철 등의 무기질 등이 들어 있으며 비타민 C는 적은 편이다. 생리활성물질인 폴리페놀polyphenol류가 풍부하여 항산화작용은 물론이고, 돌연변이 억제 작용, 소화 기능 촉진, 스트레스 해소 및 피로 해소 등에 효과가 크다.(특허등록 제1280877호 명세서 참조)

고서古書 · 의서醫書에서 밝히는 효능

동의보감 자두는 이수利水, 조중調中, 척열滌熱, 청간淸肝, 거고열祛痼熱, 생진액生津液의 효능이 있고, 허로골증虛勞骨蒸, 소갈消渴, 식직食積을 치료한다. 간병자肝病者는 먹어서 안 되고, 많이 먹으면 허虛해진다. 자두나무 씨는 윤장潤腸, 이수利水, 진해鎭咳, 산어혈散瘀血의 효능이 있고, 어혈동통瘀血疼痛, 질타손상跌打損傷, 수종水腫, 고창鼓脹, 각기脚氣, 장조변비腸燥便秘을 치료한다. 비약변당脾弱便溏, 신허유정자腎虛遺精者, 임신부姙娠婦는 복용하면 안 된다.

특허 · 논문

● 자두 발효액 제조 방법 : 본 발명은 자두 발효액을 제조하는 방법에 관한 것으로, 자두를 설탕과 혼합하여 3-4개월 숙성 및 발효시키는 단계; 전기 단계에서 숙성 및 발효된 자두 발효액 1중량부에 대하여 캐모마일 꽃 분말을 0.01 내지 0.03 중량부를 혼합하는 단계; 및 전기 단계의 혼합물을 숙성 및 발효시키는 단계를 포함하는 자두 발효액 제조 방법을 제공하는 것이다. 본 발명은 자두를 이용하여 발효액을 만들고 이 발효액을 다양한 용도로 사용될 수 있도록 함으로써 자두의 활용가치 및 효용가치를 높임과 동시에 높은 부가가치를 창출하도록 하는 것이다. – 특허등록 제1220099호, 박**

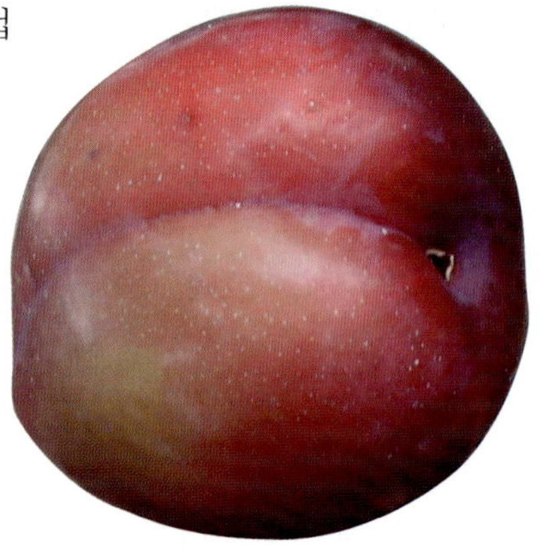

● 영양섭취용 조성물 및 골다공증의 치료 또는 예방 방법 : 본 발명은 영양섭취용 조성물 및 이 조성물을 골다공증의 치료 또는 예방에 사용하는 방법에 관한 것이다. 이 조성물은 (A) 플라보노이드(flavonoid), 하이드록시신남산 및 약 20중량% 이상이 가용성인 섬유 성분을 포함하는 건과물, 및 (B) 상기 건과물 유래의 임의의 가용성 섬유 외에 소화하기 힘든 가용성 올리고당을 포함한다. 상기 건과물은 또한 말린 자두, 건포도, 말린 대추 또는 말린 무화과 중에서 선택되는 것을 특징으로 할 수 있다. 건과물(예, 말린 자두 고형물)과 소화하기 힘든 가용성 올리고당(예, 프럭토올리고당)의 배합은 각 성분을 단독으로 사용할 때보다 골 무기질 밀도에 영향을 미치

는 데 있어서 놀라울 정도로 매우 효과적인 것으로 밝혀졌고, 이에 따라 음료 또는 고체 영양섭취용 바와 같은 영양섭취용 제품 형태에 그 성분들의 농도를 감소시킬 수 있게 되었다. – 특허공개 10-2007-0050458호PCT/US2005/026342호), 아보트 러보러터리즈

● 과일 껍질의 비타민 C, 폴리페놀, 플라보노이드 함량과 항산화 활성 : 국내에서 시판되는 11종의 과일을 선별하여 과일 껍질에 함유된 항산화 성분과 항산화 활성을 측정하여 이들 인자간의 상관성을 평가하였다. 동결건조 시료의 80% 에탄올 추출물에 함유된 총 폴리페놀(44.1-178.3mg GAE/g dw), 플라보노이드(4.1-40.3mg QE/g dw), 비타민 C의 함량(0.12-4.60mg/g dw)을 측정하고, DPPH(평균 89.1% 소거능)와 ABTS 라디칼 소거활성(평균 84.2% 소거능) 및 환원력(186.2-953.8 mM AAE/g dw)을 측정하여 시료의 항산화능을 평가한 결과는 다음과 같다. 총페놀 및 플라보노이드 함량은 자두>골드키위>포도껍질 등의 순위로 가장 높았으며, ABTS 라디컬 소거능과 환원력에 의한 항산화 활성 역시, 자두>골드키위>포도껍질 순으로 높게 나타나 이들의 항산화능은 주로 폴리페놀 성분에 기인한 것으로 밝혀졌다. 그러나 비타민 C의 함량이 높은 귤(4.60mg), 오렌지(2.27mg), 참외껍질(2.16mg) 등의 항산화 활성은 DPPH 라디컬 소거능과 정의 상관관계를 나타내어 본 실험에 사용된 대부분의 과일 껍질은 자체내 함유된 폴리페놀 화합물이나 비타민 C 등의 항산화 성분 및 농도에 따라 비교적 높은 항산화 활성을 나타내었다. 특히 폴리페놀 함량과 항산화 활성이 가장 높게 나타난 자두와 골드키위의 껍질은 천연 항산화제뿐 아니라 기능성 식품 소재로서의 활용 가능성이 제시된다. – 성신여자대학교 식품영양학과 이민영 외 5, 한국식품과학회지(2012. 10. 31)

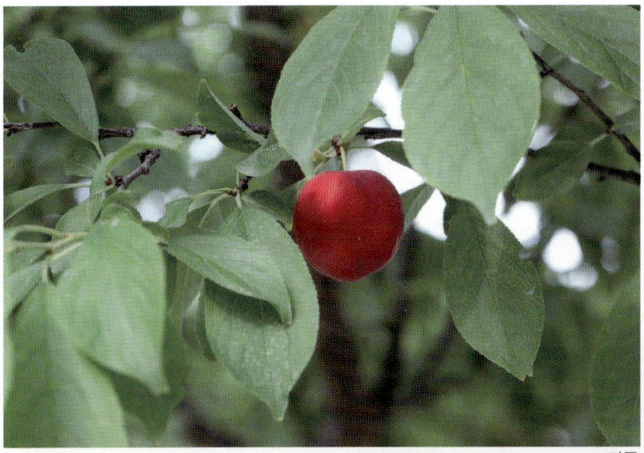
자두

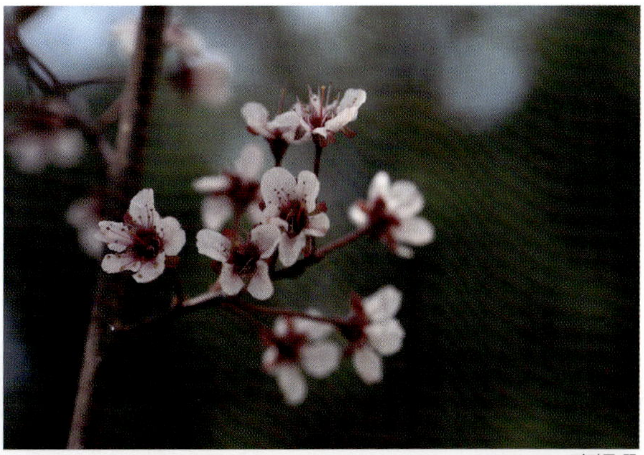
피자두 꽃

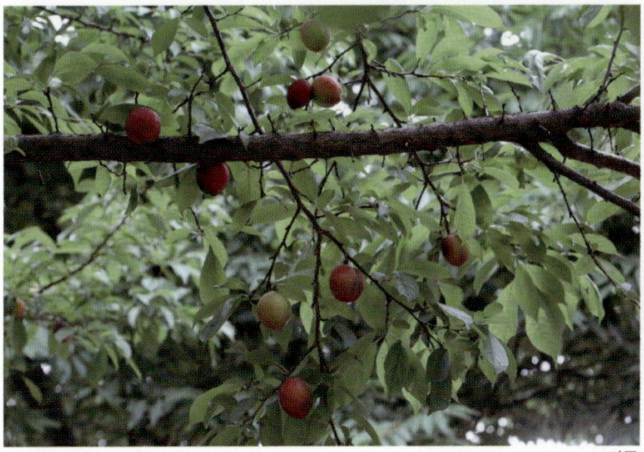
자두

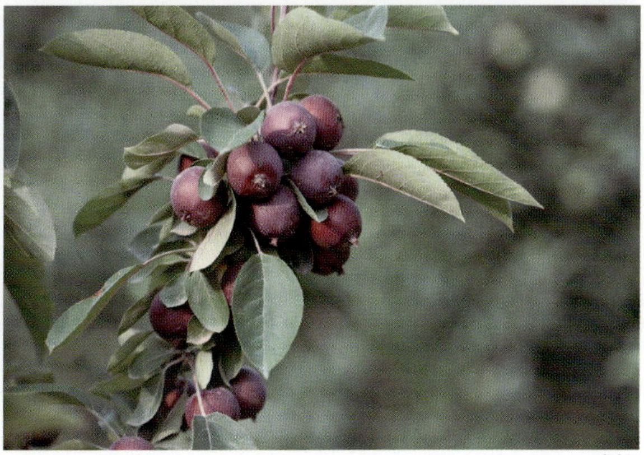
피자두

참외

박과 / *Cucumis melo* var. makuwa Makino
영명 Oriental melon
약명 첨과甛瓜, 첨과체甛瓜蒂
이명 외꼭지, 고정향 苦丁香

참외는 수박과 더불어 여름철의 대표적인 과일이다. 익은 열매를 주로 생식하고, 장아찌를 만들어 먹기도 한다.

참외에는 비타민 C·E와 칼슘, 마그네슘 등 무기질과, 베타카로틴이 많이 함유되어 있어 심장질환과 암을 예방한다. 특히 엽산(folic acid)이 풍부하여 임신부의 건강을 지켜 준다. 참외는 수박처럼 성질이 차갑기 때문에 이뇨 작용을 돕는다.

꼭지에 함유된 멜로톡신melotoxin이라는 독성성분이 구토와 설사를 유발한다.

고서古書 · 의서醫書에서 밝히는 효능

동의보감 첨과체甛瓜蒂(참외 꼭지)는 맛은 쓰고 독이 조금 있으며, 성질은 차다. 용토涌吐, 사수습정음瀉水濕停飮, 토풍담숙식吐風痰宿食의 효능이 있고, 전간癲癇, 고독蠱毒, 습열濕熱, 사결불수思結不睡, 해역解㑊, 뇌한腦寒, 부종浮腫, 황달黃疸, 풍현風眩, 비색鼻塞, 식적息積, 학질瘧疾을 치료한다.

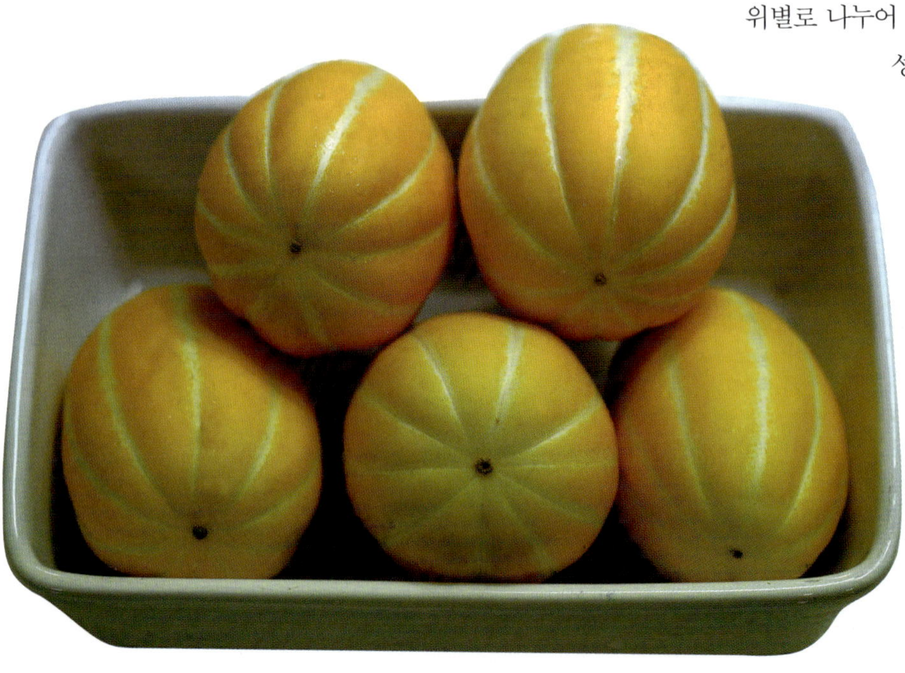

특허 · 논문

● 참외 추출물을 유효 성분으로 포함하는 뇌질환 예방 또는 치료용 조성물 : 본 발명의 참외 추출물은 아세틸콜린 에스테라아제(acetylcholinesterase) 또는 세크레타아제(secretase)를 저해하는 효과를 나타낼 뿐 아니라, 장기간 동안 식품으로 사용되어 독성이 없고 부작용이 없어 안정성이 검증된 물질이므로, 이를 유효 성분으로 포함하는 조성물은 뇌질환, 바람직하게는 기억력저하, 알츠하이머병, 파킨슨병, 치매, 중풍, 헌팅턴병, 피크(pick)병, 크로이츠펠트-야콥병, 아밀로이드증, 아밀로이드증에 따른 유전성 뇌출혈, 인지장애(cognitive disorder), 뇌 베타-아밀로이드 혈관병증, 중증 근무력증, 위장관 및 방광평활근의 무력증 예방 또는 치료에 유용하다. - 특허공개 10-2011-0060788호, 동국대학교 경주캠퍼스 산학협력단

● 참외 추출물의 Quinone Reductase 유도활성 및 간암세포 증식 억제효과 : 본 연구에서는 참외 추출물의 항암활성에 대해 알아보기 위해 참외를 부위별로 나누어 quinone reductase 유도활성과 다양한 간암세포에서의 증식 억제활성을 조사하였다. 참외 꼭지와 참외 줄기 잎 부위에서 농도의존적으로 QR 유도활성이 증가하였고, 200μg/mL 농도에서는 각각 3.9, 1.5배의 유도활성을 나타내었다. 암세포 사멸 활성 측정법을 통한 항암활성 평가 실험에서 마우스 유래의 간암세포인

Hepa1c1c7 세포에 대해서 조사한 결과 꼭지와 줄기 잎 부위에서 높은 암세포 독성을 보였다. 이러한 결과를 기초로 인체유래의 암세포에 대한 항암활성을 평가하기 위해 인체유래 간암 세포주인 HepG2에 대한 세포 증식 억제활성을 농도별로 조사하였다. 꼭지와 줄기 잎 부위 모두 인체유래 간암 세포에 대해 증식 억제효과를 보여주었지만, 특히 꼭지 부위는 최고 농도에서 60.3%의 높은 증식 억제효과를 보였다. 그러나 마우스 유래의 간암세포에 대한 활성보다 인체 유래 간암세포에 대한 활성이 낮게 나타났다. 참외의 꼭지 추출물에서 QR 유도활성과 항암활성을 확인함으로써 향후 참외 비가식 부위의 기능성 소재로의 이용화에 대한 연구가 필요할 것으로 생각된다. – 경북대학교 농업생명과학대학 원예학과 김혜숙 외 3, 한국생물환경조절학회논집(2009)

● 참외 비식용부위(꼭지, 줄기, 잎, 씨) 에탄올추출물의 항산화 활성 : 참외의 비식용부위인 씨, 꼭지, 줄기 잎 부위의 항산화 기능성을 구명하기 위하여 DPPH, ABTS, FRAP, SOD 등 다양한 항산화 실험법을 이용하여 항산화 활성을 평가하였다. 그 결과 참외 비식용부위의 항산화 활성은 참외 꼭지부위에서 가장 높은 항산화 활성을 보여주었으며, 농도 의존적으로 활성이 증가하였다. 총 페놀 성분 또한 꼭지 생체 100 g당 143.4㎎으로 가장 높게 나타났다. 항산화 활성과 총 페놀간의 상관관계를 조사한 결과 높은 상관관계가 있음을 확인할 수 있었다. 위의 결과를 종합하면 참외의 비식용부위 중 꼭지에서 항산화 활성과 총 페놀 함량이 가장 높게 나타났다. 따라서 예로부터 약용으로 사용되고 있는 참외 꼭지에서 항산화 활성 및 기능성분 함량이 높게 나타남으로써 향후 다양한 생리활성 및 활성성분 규명 등에 대한 지속적인 연구가 필요할 것으로 사료된다. – 경북대학교 농업생명과학대학 원예학과 김혜숙 외 1, 자원식물학회지(2010. 10. 30)

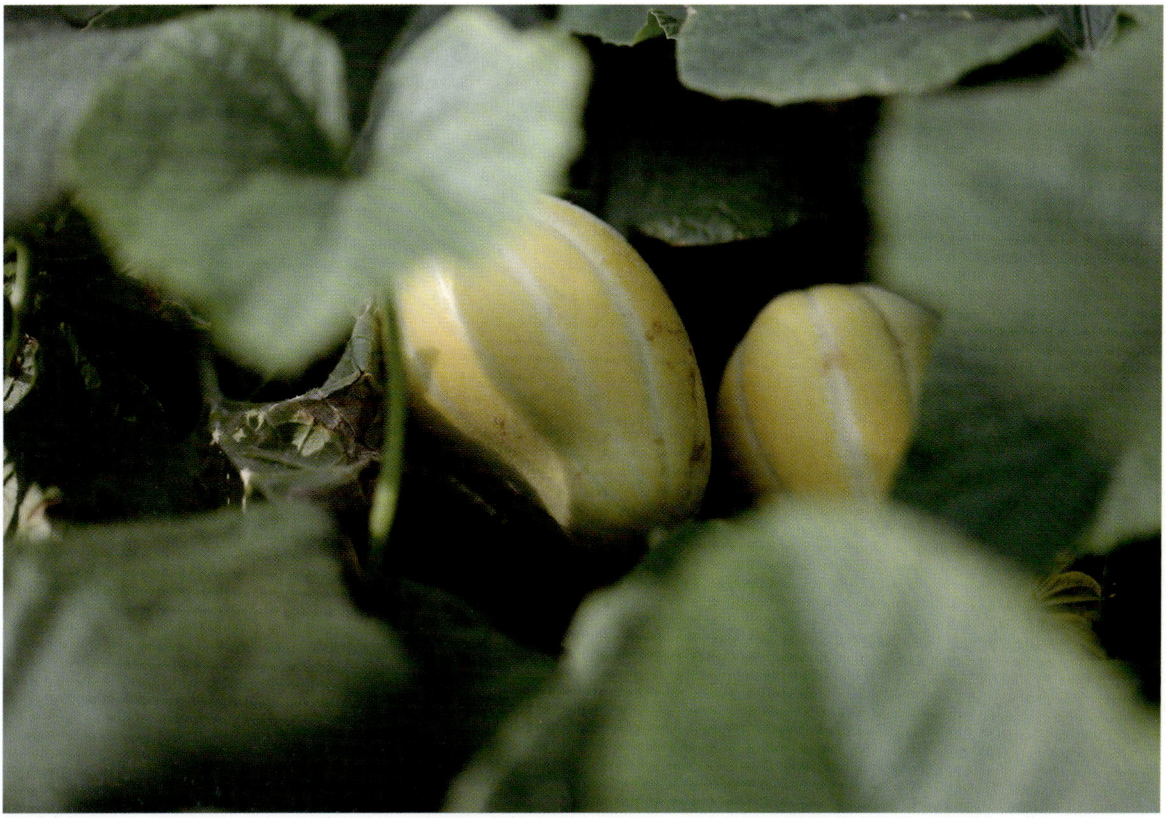

참외

체리모야

포포나무과 / *Annona cherimola* Mill.
이명 커스터드애플Annona reticulate L.

체리모야cherimoya는 페루어로 '차가운 과일'이라는 뜻이며, 과육의 질감이 커스터드와 비슷해서 '커스터드애플'이라고도 부른다. 흰 과육은 달콤하면서 약간 신맛이 나고 즙이 많으며 향기가 진하다. 생으로 먹거나, 아이스크림 · 요구르트 · 샐러드 재료로 이용하며, 와인에 곁들이면 향미가 좋다. 멕시코와 과테말라에서는 체리모야의 씨를 으깨어 살충제로 이용한다.

체리모야 나무는 안데스 산맥에 자생하며, 하와이 · 캘리포니아 · 뉴질랜드 등 아열대 지역에서 재배한다. 키는 9m 정도이고, 가지에는 회색 털이 나 있다. 어긋나는 타원형의 긴 잎 뒷면에는 털이 빽빽하게 나 있다. 꽃은 노란빛을 띤 녹색으로 1~3개씩 달린다. 열매는 둥글고 노란빛을 띤 녹색으로, 표면에 돌기가 있어 울퉁불퉁하다.

아떼모야atemoya는 스위트솝(sweetsop, Annona squamosa L.)과 체리모야의 교잡종이다(Nakesone와 Paul, 1998). 슈가애플(sugar apple)이라고도 하는 스위트샵의 원산지는 열대 아메리카이며, 체리모야의 원산지는 남아메리카 안데스 산맥이다(Crane과 Campbell, 1990; Morton, 1987).

체리모야는 세계 3대 미과로 꼽히지만 재배지가 한정적이고, 아떼모야는 체리모야처럼 맛이 좋으면서 더위에 강해 체리모야보다 재배하기 쉽다. 아떼모야는 1850년대 오스트레일리아에서 자연 발생한 잡종으로 발견되었는데 1908년 미국의 P. J. Wester가 아떼모야를 처음 인공 교배한 후, 스위트솝(A. squamosa)의 브라질어 아따ata와 한쪽 부모인 체리모야의 모야moya를 합해 아떼모야라고 명명하였다(Sanewski,

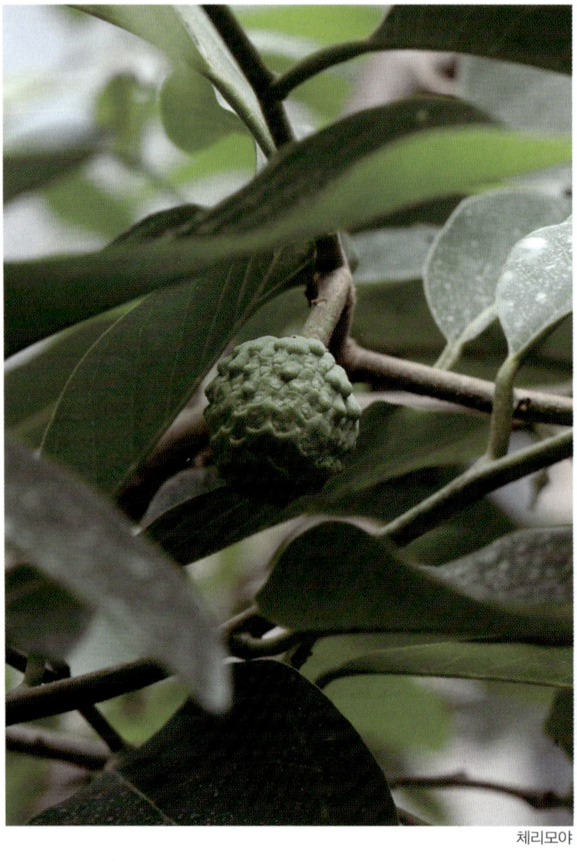

체리모야

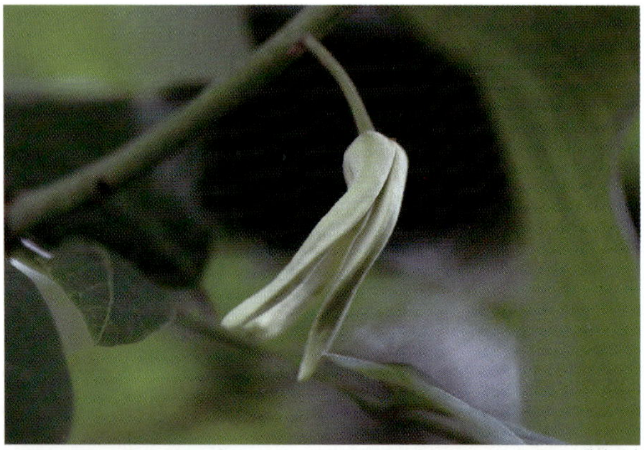

체리모야

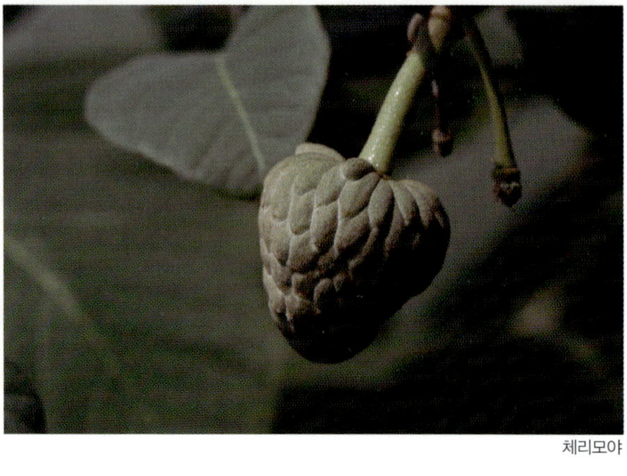

체리모야

1988)(특허공개 10-2011-0057954호 명세서 참조).

특허 · 논문

● 항산화용 또는 항노화용 화장료 조성물 : 본 발명은 피부 노화를 예방 또는 지연시키는 항산화용 또는 항노화용 화장료 조성물에 관한 것으로, 보다 상세하게는 초고압 저분자 추출법과 셀프 나노리포좀 기술을 이용하여 안정화시킨 천연물질(아로니아 베리(Aronia berry), 클라우드 베리(Cloud berry), 허니 베리(Honey berry), 산자나무 추출물(Seabuckthorn), 나한과(Siraitia grosvenorii (luohan guo) fruit), 고지 베리(Goji berry), 석류(punica granatum L.), 애쉬 베리(Ash berry), 블루 베리(Blue berry), 라즈 베리(Rasp berry), 아사이베리(Acaiberry), 체리모야(Cherimoya), 오디(mul berry) 및 망고스틴(Mangosteen) 등) 추출물을 유효 성분으로 함유함으로써 피부 노화를 예방 또는 지연시키는 항산화용 또는 항노화용 화장료 조성물에 관한 것이다. – 특허공개 10-2011-0057954호, 주식회사 아모레퍼시픽

● 아떼모야 식물의 인공 수분 방법 : 본 발명은 아떼모야(Atemoya: Annona suamosa L.×Annona cherimola Mil.) 식물의 인공수분방법에 관한 것으로, 더욱 상세하게는 6월 중순(6월 10일~6월 20일)에 개화하는 D-1P(18:00~19:00) 상태의 꽃을 채취하여 상온에서 17시간 후숙한 후 그로부터 화분을 수집하여 냉장저장(4℃)한 다음, 상기 저장한 화분을 역시 6월 중순(6월 10일~6월 20일)에 개화하는 D-1P(18:00)~D-0A(09:00) 상태의 꽃에 꽃잎을 1~2매 제거한 후 인공수분함을 특징으로 하는 아떼모야 식물의 최적 인공수분방법에 관한 것인 바, 본 발명에 따르면 작업 효율 면에서 가장 경제적이고 또한 결과된 과실이 그 발육 및 품질 면에서 가장 우수하므로 아떼모야 식물의 재배 산업상 매우 유용하다. – 특허등록 제 824446호, 김**

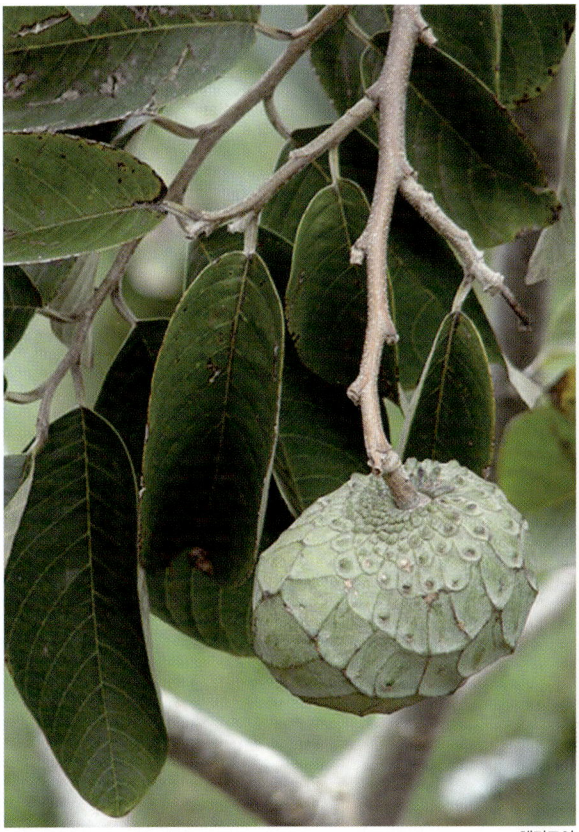
체리모야

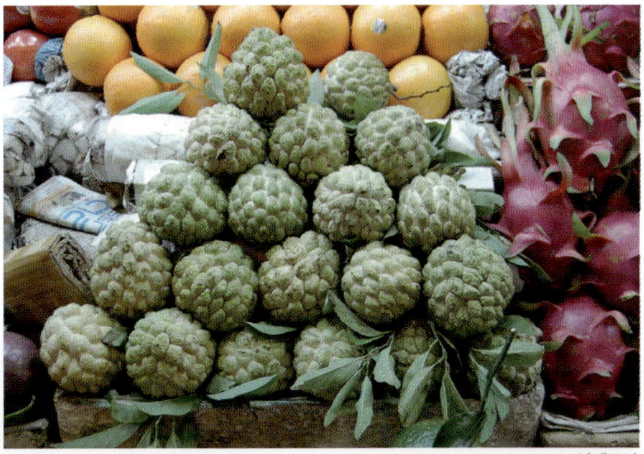
아떼모야

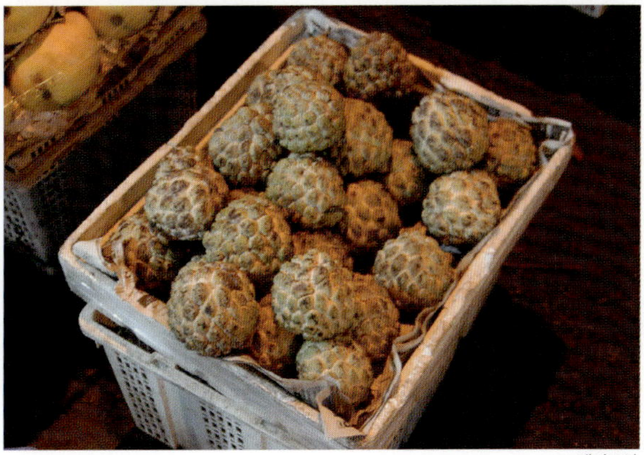
체리모야

칼슘나무 열매

장미과 / *Prunus humilis CV*
이명 서양이스라지

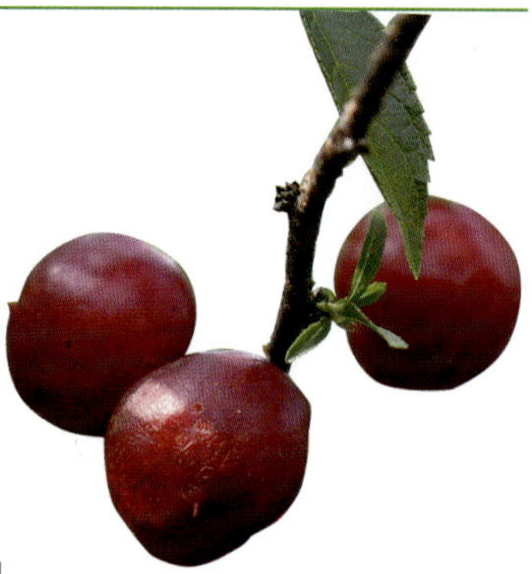

칼슘나무 열매는 포도송이처럼 밑에서 위로 조밀하게 열리며, 모양은 자두와 비슷하다. 내몽골 지역의 사람들은 칼슘나무 잎을 말려서 차로 마신다.

칼슘나무 열매에는 영양의 보고라고 할만큼 인체에 유익한 각종 영양소가 골고루 풍부하게 들어 있다. 열매 100g당 활성 칼슘 60㎎, 비타민 C 47㎎, 철분 1.5㎎, 17종의 아미노산 400㎎을 함유하고 있으며, 각종 미량 요소가 풍부하다.

게다가 인체에 대한 칼슘 · 철분 흡수율이 우유보다 2배 이상 높아 성장기 어린이 · 수험생 · 산모 · 노인의 칼슘 보충 및 보혈에 가장 이상적인 과일이라고 할 수 있다. 맛과 풍미도 매우 좋아서, 음료 · 주스 · 과실주 · 잼 · 건과 · 엑기스 · 의약품 원료 등 활용 가치가 크다.

칼슘나무는 장미과의 낙엽관목으로, 척박한 땅에서도 잘 자라고 가뭄에 강하며, 내한성이 좋아 제주에서 강원 북부 지역까지 재배 가능하다. 유럽 야생자두나무에서 육성된 최신 품종으로, 4~5월에 아름다운 꽃이 피고, 7~9월에 앵두보다 약간 큰 선홍색 열매가 익는다.

줄기와 잎은 성장이 좋은 데다가 부드럽고, 칼슘을 비롯한 각종 영양분을 함유하고 있어 기능성 목초 사료로 활용도가 높다. 수확량이 좋아 묘목 식재 후 2년이 지나면 열매를 수확할 수 있으며, 꽃과 열매가 아름다워서 정원수 · 분화 재배 · 분재 소재로도 좋다.

특허 · 논문

● 칼슘나무 유래 화합물을 함유하는 피부 과색소성 질환 및 피부 미백 활성용 조성물 : 발명은 칼슘나무 유래 화합물인 Hexacosanedioic acid 를 함유하는 멜라닌 과잉 형성에 기인한 피부 과색소성 질환 예방 또는 치료용 약제학적 조성물 및 이를 포함하는 건강기능성 식품조성물 및 피부 미백용 조성물에 관한 것으로 본 발명에 따른 칼슘나무 유래의 화합물인 Hexacosanedioic acid은 멜라닌 생성 억제 효과가 우수하여 멜라닌 과잉 생성으로 인한 피부과색소성 질환의 예방 및 치료 또는 이를 개선시킬 수 있을 뿐만 아니라 피부 미백 활성에도 뛰어난 효과가 있다. – 특허등록 제1263483호, 경희대학교 산학협력단

● 비타민나무, 칼슘나무 또는 블루베리 열매를 이용한 막걸리 제조 방법 : 본 발명은 비타민나무 열매, 칼슘나무 열매 또는 블루베리 열매를 건조시켜 분말화 하는 단계; 쌀 또는 밀가루를 찜통에서 쪄서 지에밥을 제조한 다음 실온으로 냉각시키는 단계; 냉각된 지에밥 100중량부에 대하여, 누룩 12~18중량부와 상기 분말화 된 열매가루 10~30중량부를 잘 섞은 후 정제수와 함께 발효탱크에 넣어 15~20일 간 발효시켜 1차 발효주를 제조하는 단계; 상기한 1차 발효주를 걸러서 술 찌꺼기를 제거한 후 5~7일간 재발효시켜 2차 발효주를 제조하는 단계; 2차 발효주에 정제수를 투입하여 알코올 도수가 4~6%가 되도록 조정하는 단계로 이우러지는 비타민나무, 칼슘나무 및/또는 블루베리 열매를 이용한 막걸리 제조 방법에 관한 것으로 인체에 유익한 활성물질을 보유하고 있는 비타민나무, 칼슘나무 및/또는 블루베리 열매를 유용하게 이용함으로써 비타민 및 각종 미네랄이 풍부하여 인체에 유익한 막걸리를 제공하며, 막걸리의 알코올 도수를 낮추었기 때문에 주량이 약

한 사람도 간식용 건강식으로 이용할 수 있으며, 특히 알코올 도수를 4% 정도로 낮추는 경우 환자의 회복기는 물론 노약자나 성장기의 어린이들도 유익하게 음용할 수 있는 막걸리를 제공한다. – 특허공개 10-2011-0129793호, 원**

● 모과나무에 칼슘나무 접붙이기 : 고급 과일이며 건강식품에 속하는 칼슘나무를 (0.5~1m까지 자람) 같은 장미과 나무이며 10m까지 자라는 모과나무에 접붙여 과실의 크기를 자두 이상 크게 만든다. 두 나무 모두 5月에 꽃이 피며 9월 경에 과실이 익는다. 칼슘나무의 학명은 Semen pruni Humilis이며 모과나무의 학명은 chaenomeles sinensis이다. 열매는 과즙음료, 과실주, 엑기스 및 의약품의 원료 등 다양한 활용을 한다. – 특허공개 10-2010-0084752호, 이**

● 칼슘나무 :

크기 : 낙엽활엽관목으로 1.5~2m까지 자란다.

개화/결실 : 4월에 흰꽃이 피며,열매는 선홍색으로 8~9월에 익는다. 약간의 신맛이 있고 무게는 10g 정도이다.

특징 : 내한성,맹아력이 강하고,병해충이 거의 없다.

용도 : 잎과 줄기는 차로 만들어 먹기도 하고,봄의 흰꽃과 가을의 열매가 아름다워 가정화분용과 조경수로도 최적의 나무이다.

효능 : 칼슘,철분,각종 비타민,아미노산,미량요소를 다량 함유하고 있어 성장기의 어린이,수험생,산모,노인의 칼슘 보충 및 보혈에 가장 이상적인 과일이다. – (주)한국원예종묘 http://seedling.kr/board/shop/item.php?it_id=26476

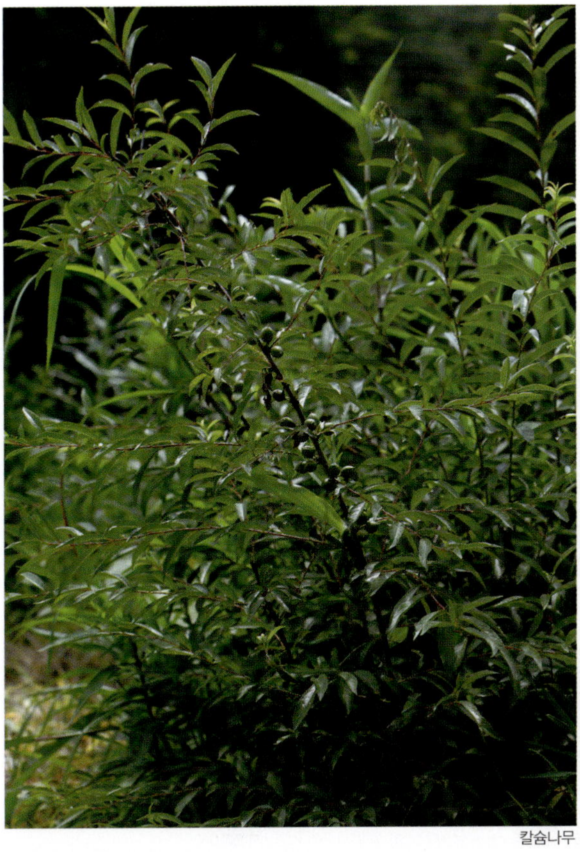
칼슘나무

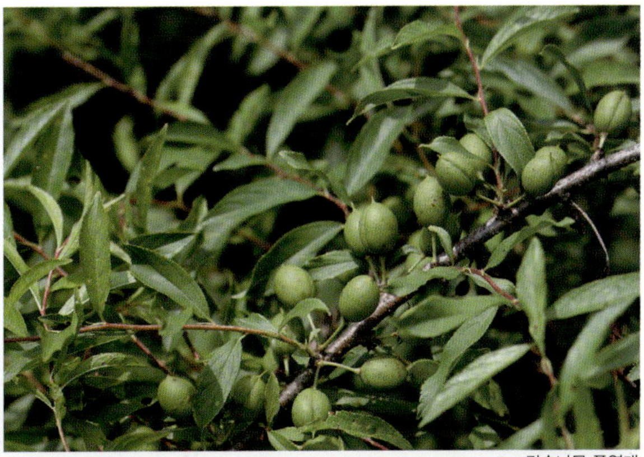
칼슘나무 풋열매

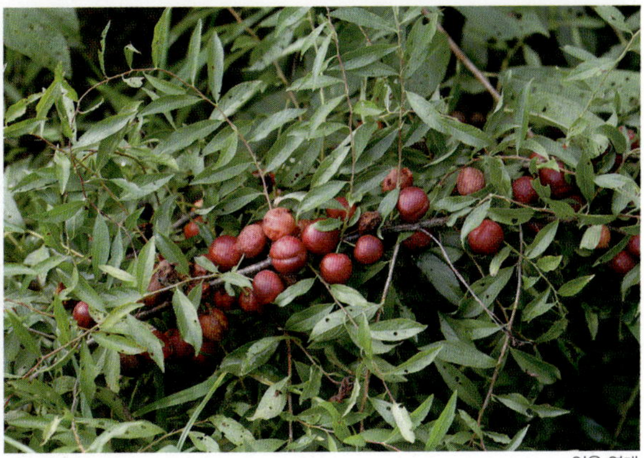
익은 열매

커피콩

꼭두서니과 / *Coffea arabica* L.
영명 Coffee tree, Coffee bean, Coffee Cherry
약명 가비차加比茶
이명 커피원두

커피콩은 커피나무 열매의 씨앗이다. 커피나무는 아프리카 또는 열대아시아가 원산지인 상록관목으로, 키는 7m 정도이고, 가지는 옆으로 퍼진다. 잎은 가지나 줄기에서 마주나고 잎 표면은 광택 나는 짙은 녹색이다. 꽃은 흰색으로 잎겨드랑이에 3~7개씩 모여 달린다. 꽃이 떨어진 자리에 열매가 달려 붉게 익는데 이를 커피체리Coffee Cherry라고 한다. 체리 안에는 생두(Green Bean) 두 쪽이 마주 보고 있다. 원두는 커피나무의 씨앗을 발효 건조한 것으로 품종과 가공법, 날씨 등에 따라 맛과 향이 다양하다.

국제커피협회는 커피를 생산지와 품종에 따라 로브스타Robusta와 아라비카Arabica로 분류한다. 재배지역은 적도를 중심으로 남북위 25° 지역인데, 최근에는 히말라야 등 고산지대에서 재배하기도 한다.

커피 루왁Luwak은 인도네시아 등지에서 생산되는 커피 열매를 먹은 사향고양이의 배설물에서 커피 씨앗을 채취하여 가공하는 커피다. 커피 생두의 일부 생산 과정을 사향고양이의 소화기관에서 거치게 되므로 독특한 향과 맛이 나고, 화학 변화로 생두의 색은 더 짙어지고 단단해진다. 희귀성 때문에 가장 비싼 커피로 유명하다.

커피는 주로 음료로 이용되지만 향신료나 염료로도 이용된다. 이뇨제 또는 두통이나 천식 치료제 등으로 약용하기도 한다. 커피의 주성분인 카페인은 알칼로이드의 일종으로, 순환계나 신경계를 자극할 수 있으므로 심장질환이 있는 사람은 주의해야 하며, 수면장애나 체내 칼슘 흡수를 방해하여 골다공증에도 영향을 미칠 수 있다.

커피 열매에 함유된 폴리페놀 성분은 강력한 항산화작용을 하여 커피 열매(체리)를 이용한 화장품은 항산화 효과, 항염증 효과, UV 차단 효과, 항 돌연변이 효과, 화학물질 보호 효과, 흉터 감소 효과, 피부 미백 효과, 보습 효과, 주름 감소 효과 및 항바이러스 효과가 있다(한국 특허등록 제1196043호 명세서 참조). 국내에도 커피를 이용한 화장품 관련 특허가 다수 출원된 바 있으며, 약용식물로서 연구들도 많다.

특허 · 논문

● 폴리페놀계 물질, 바이오플라보노이드계 물질 또는 이들 물질을 함유하는 식물의 추출물을 포함하는 지질대사 개선 및 항비만용 커피 조성물 : 본 발명은 폴리페놀계 물질, 바이오플라보노이드계 물질 또는 이들 물질을 함유하는 식물의 추출물을 포함하는 지질대사 개선 및 항비만용 커피 조성물에 관한 것으로, 폴리페놀계 물질 또는 바이오플라보노이드계 물질을 포함하는 커피 조성물을 제조한 후 폴리페놀계 물질 또는 바이오플라보노이드계 물질을 포함하는 식물의 추출물 분말을 제조하고 상기에서 제조한 식물의 추출물 분말을 포함하는 커피 조성물을 제조한 다음 상기 단계에서 제조한 커피 조성물의 지질대사 개선 및 항비만 효과 조사함으로써 지질대사 개선 및 체지방 감소 효과가 뛰어난 커피 조성물을 제공할 수 있으므로 식품산업상 매우 뛰어난 효과가 있다. – 특허등록 제488409호, 주식회사 바이오뉴트리젠

● 커피 추출 잔여물로부터 천연식품보존제의 제조 방법 및 그 천

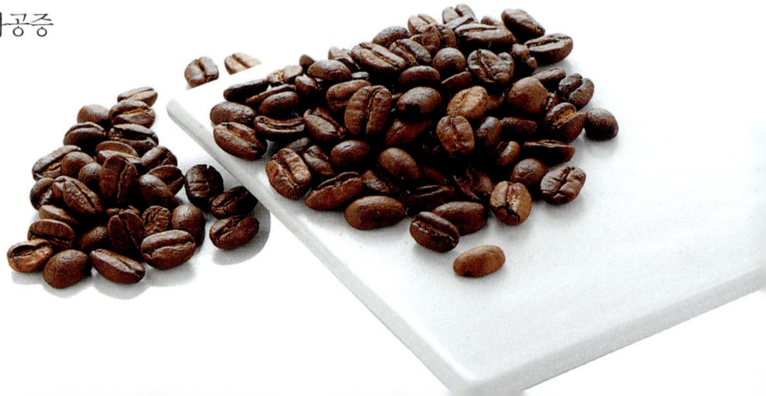

연식품보존재 : 본 발명은 커피추출잔여물을 건조시켜서 용매추출 후 감압 농축하거나 건조, 용매추출 후 정제하여 감압농축시킴으로써 천연식품 보존제를 제조하는 방법 및 그 천연식품보존제에 관한 것으로서, 건조공정 및 감압 농축공정은 공지된 기술을 사용할 수 있고 용매는 메탄올이 적당하나 다른 유사 용매를 사용할 수 있으며, 정제공정도 매탄올 및 활성탄외에 다른 방법을 사용할 수 있고, 본 발명에 의해 항세균성이 뛰어나고 기존의 항산화제와 동일한 항산화효과를 갖는 천연식품보존제를 제조할 수 있다. – 특허등록 제91188호, 동서식품 주식회사

● 커피 열매 추출물을 유효 성분으로 포함하는 당뇨병 예방 및 치료용 조성물 : 커피 열매 추출물을 유효 성분으로 포함하는 당뇨병 예방 및 치료용 조성물로서, 근육세포 내로의 포도당 섭취를 증가시킴으로써 당뇨병 예방 및 치료에 유용한 조성물을 개시한다. 커피 열매 추출물은 래트(Rat)의 근육세포 내로의 포도당 섭취를 증가시켜 혈중 포도당 농도를 낮추는 효과를 나타내며, 세포 독성은 나타내지 않는다. 따라서 상기 커피 열매 추출물을 당뇨병 예방 및 치료용 조성물의 유효 성분으로 사용할 수 있다. – 특허공개 210-2009-0049222, 주식회사 아모레퍼시픽

● 커피 추출물을 포함하는 청각 장애의 예방 또는 치료용 조성물 : 본 발명은 커피 추출물을 유효 성분으로 포함하는 청각 장애의 예방 또는 개선용 식품 조성물을 제공한다. 본 발명에 따른 조성물에 함유되는 상기 커피의 추출물은 청력 역치의 상승을 효과적으로 억제하며, 또한 청신경 전달 속도를 증진시킴으로써, 경증 또는 중증 난청과 같은 청각 장애, 특히 내이성 청각 장애의 진행을 억제할 수 있다. 따라서, 상기 커피 추출물은 청각 장애의 예방 또는 치료에 유용하다. 또한, 상기 커피 추출물은 경구투여가 가능하여 환자의 복약 순응도를 높일 수 있다. – 특허공개 10-2009-0093632호, 남부대학교 산학협력단

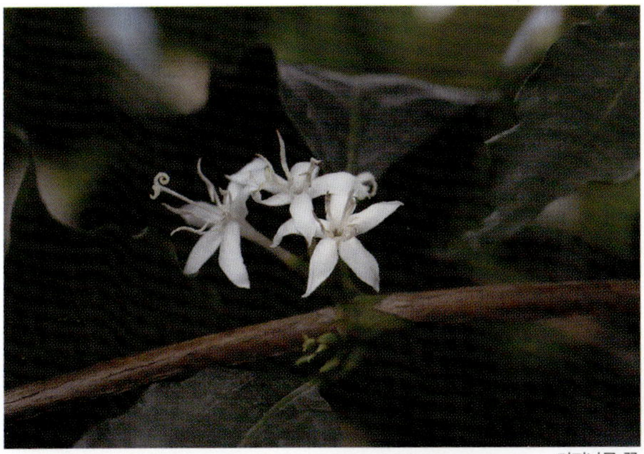
커피나무 꽃

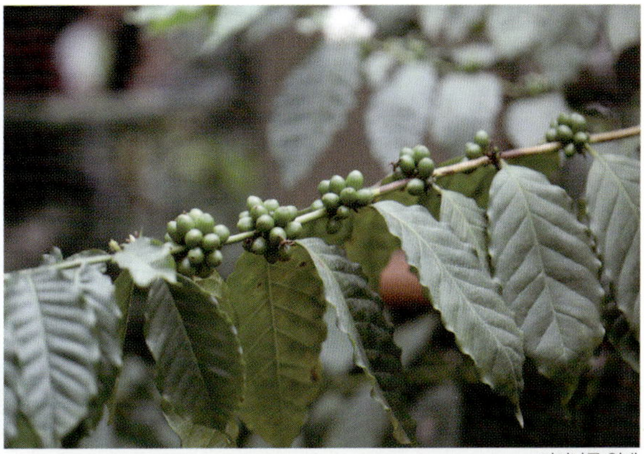
커피나무 열매

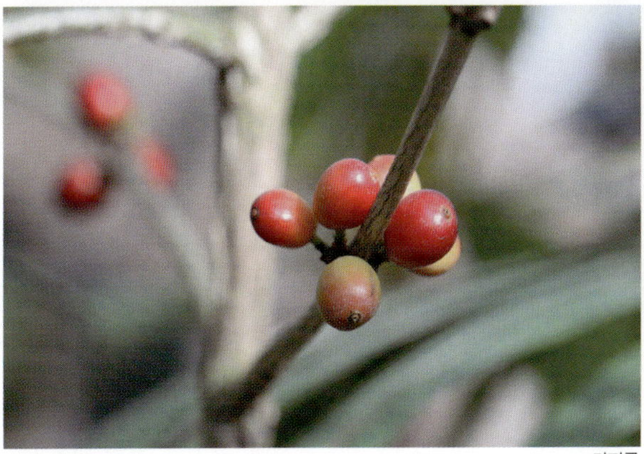
커피콩

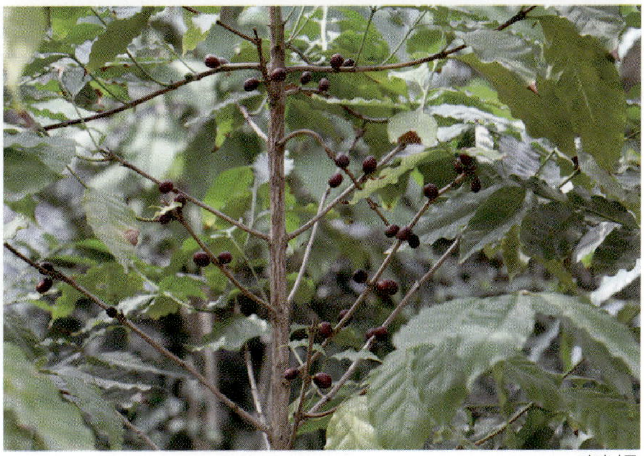
커피나무

코코넛

야자나무과 / *Cocos nucifera* L.
이명 Cocus nana, Coconut Palm, 코코야자

코코넛은 코코스야자의 열매로, 달고 맛있는 즙이 많아 음료로 마시며 과육은 날로 먹는다. 단단해진 과육을 깎아 말린 코프라copra는 유지 함량이 65% 정도나 되어 기름을 추출한다. 주로 쇼트닝, 마가린 등 식용 유지나 비누, 화장품의 원료가 되며, 필리핀과 인도네시아에서 많이 생산하여 수출한다.

덜 익은 과즙에는 철과 인이 소량 들어 있고, 과육에는 지방이 1~6%, 인이 들어 있다. 성숙하면 지방이 26%나 된다. 코코넛은 식물이지만 동물성 지방과 마찬가지로 주성분이 포화지방산이고 그 함량이 90%나 되기 때문에 섭취에 유의해야 한다.

코코스야자는 말레이제도 원산으로 열대와 아열대 지방에서 재배하며, 높이 25m까지 자란다. 열매인 코코넛의 지름은 15~20cm로 둥글거나 타원형이다. 두꺼운 섬유질 껍질이 견과堅果를 둘러싸고 있다. 열매가 성숙하는 데 1년 정도 걸리며, 한 그루 당 연간 수확량은 100개 정도이고, 그 가운데 질이 좋은 것은 절반 정도다. 코코넛 배젖에서 얻는 야자유는 마가린이나 청량음료 등의 식용유지, 비누, 화장품의 원료로 쓰인다. 내과피는 연료로, 중과피는 섬유 자원으로 이용한다. 다 자라지 않은 열매 이삭에서 얻은 액체로는 식초, 설탕, 술 등을 만든다.

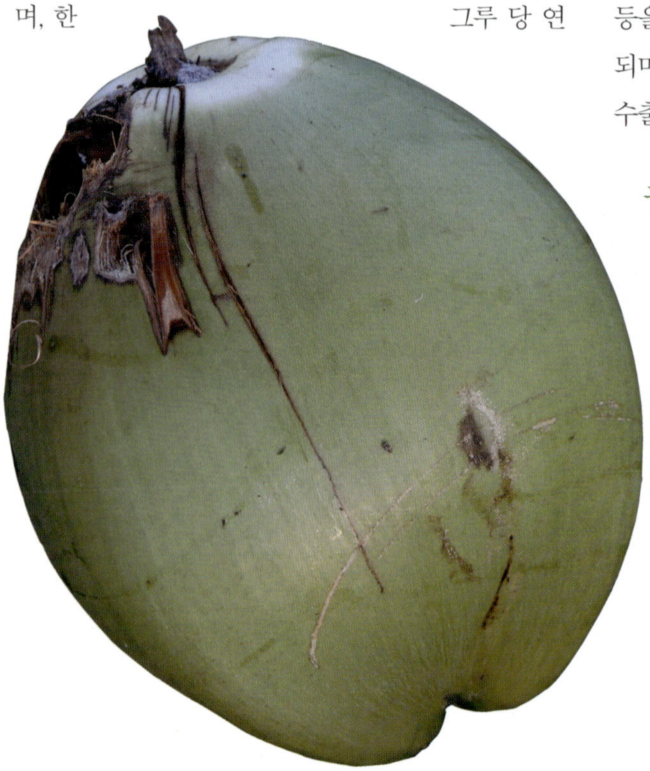

야자

야자는 열대와 아열대에 분포하는 교목, 관목, 덩굴식물로 전 세계에 약 2,500여 종이 있다. 키가 다양한데 최대 60m에 이르는 것도 있다. 외줄기 끝에 큰 잎이 모여 달린다. 열매는 핵과 또는 장과이며, 종자는 대부분 1개가 들어 있고 크기는 다양하다. 야자는 열대 지역에서 가장 중요한 경제 식물로, 다양한 용도로 활용된다. 열매를 둘러싼 섬유 부분은 밧줄이나 카펫의 재료로, 단단한 껍데기는 공예품과 생활용품 등을 만든다. 잎은 지붕 재료나 연료, 바닥재로 이용되며, 줄기는 오두막을 짓거나 가구용 목재로 만들어 수출한다.

공작야자 wine palm

인도 · 말레이시아 원산의 관상식물로, 원산지에서는 성숙한 나무의 꽃자루를 잘라 나오는 액을 음료로 마시거나 발효시켜 술을 만든다. 잎은 불규칙한 톱니가 있으며 줄기 끝에 나서 사방으로 퍼져 공작깃을 연상하게 한다. 잎자루에는 가는 털이 빽빽이 난다. 꽃은 암수한그루이고 자줏빛이며 밑으로 처진 육수꽃차례로 핀다. 열매는 공 모양으로 붉은빛을 띠나 뒤에 어두운 갈색이 된다.

카나리아야자 Canary date palm

제주도에서 가로수로 흔히 볼 수 있다. 키는 15~20m이고 지름이 1m 이상에 달하는데, 광택이 있는 깃 모양의 잎이 줄기 꼭대기에 빽빽하게 나서 사방으로 뻗는다. 주로 가로수나 정원수로 심는다.

특허 · 논문

● 코코넛 외피섬유 분체 혼합물로 만든 생분해성 플라스틱 제품 : 코코넛 중과피로부터의 가공된 식물섬유를 생분해성 플라스틱과 배합하여 생분해성 플라스틱 제품을 제조하며, 이는 다른 품목으로 더 제조될 수 있다. 코코넛외피섬유분체로부터 그렇게 제조된 플라스틱은 코코넛외피섬유분체가 없는 것보다 더 빨리 처분후 환경에 되돌아갈 것이다. 가공에서 건조압축식물섬유분체는 코코넛 중과피의 섬유로부터 생성된다. 이 원료로부터 생성된 한 제품예는 환경분해성 플라스틱과 혼합된 10 내지 40중량%의 건조 코코넛 외피분체로 이루어진다. 환경 비분해성 플라스틱이 생분해율 조절제로서 건조분체에 첨가되어 변형된 생분해율을 갖는 변형된 원료를 생성할 수 있다. 산업계에 표준인 플라스틱 첨가제를 첨가하여 추가적으로 원하는 성질을 성취할 수 있다. 예컨대 가공성의 정도를 증가시키기 위해 계면활성제를 첨가할 수 있고; 시장성을 증가시키기 위해 착색제를 첨가할 수 있고; 해충으로부터 제품 또는 제품이 처분된 토양을 보호하기 위해 살충제를 필요시 첨가할 수 있고, 또는 가교제, 모노머 유도체, 헤테로모노머, 경화제 등과 같은 중합변형제를 이용하여 기초 플라스틱의 성질을 변화시킬 수 있다. – 특허등록 제291545호, 스기모토 이치로

● 폐기된 코코넛 껍질을 이용한 건축용 내장재 및 그 제조 방법 : 본 발명은 폐기된 코코넛 껍질을 이용한 신규한 건축용 내장재 및 그 제조 방법에 관한 것으로, 폐기된 코코넛 껍질을 수집하여 로타리 킬른

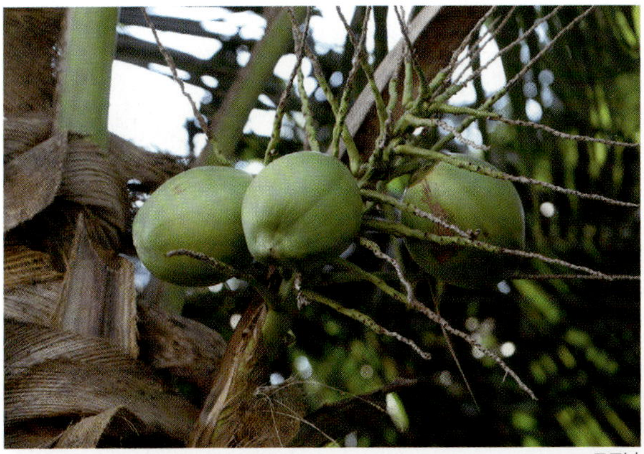

코코넛

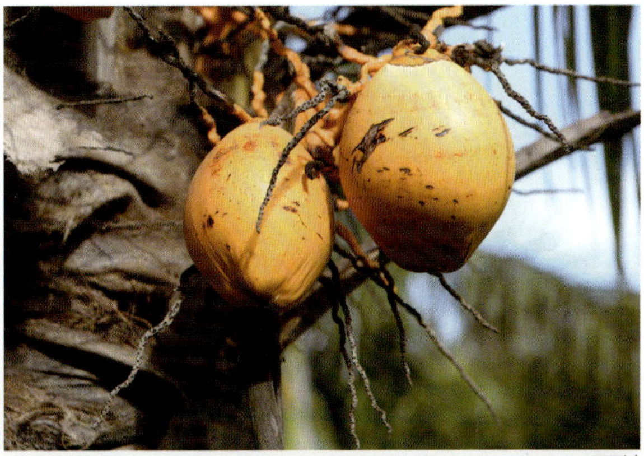

코코넛

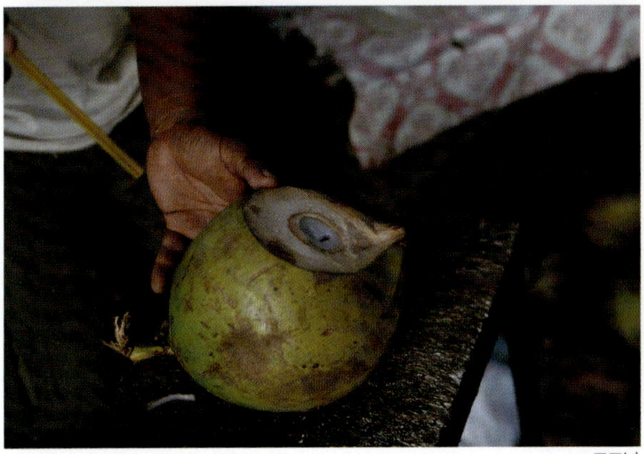

코코넛

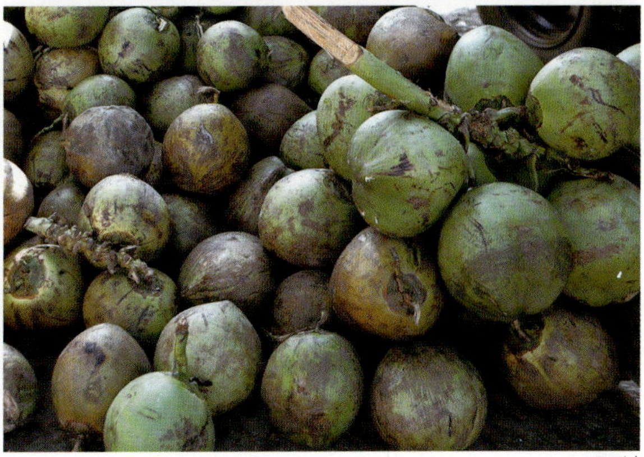

코코넛

(rotary kiln)에서 1,800℃ 이상의 온도로 가열하여 활성흑탄 응괴물을 제조하여 분쇄한 다음 여기에 식물성 천연수성 접착제를 혼합한 후 성형기에 투입한 다음 프레스로 열간압착하여 건조처리하여서 제조되며, 이와 같은 과정을 거쳐 제조된 코코넛 껍질 활성흑탄은 건축용 내장재로서 방음, 방습, 단열, 보온, 방화 효과가 뛰어나고 못질, 톱질이 용이하여 가공성이 뛰어나며 폐기물 재활용에 뛰어난 효과가 있다. – 특허등록 제100421069호, 유**

● 코코넛 오일을 함유하는 화장비누 및 그 제조 방법 : 본 발명은 코코넛 오일로부터 추출한 비누성분을 저온 숙성하여 얻은 수분 함량이 높은 코코넛 오일 비누베이스를 사용하여 비누 제품을 제조함으로써, 코코넛 오일을 다량 함유함으로써 발생하는 샌디필(sendy feel) 현상이 없는 비누 제품을 제공함과 아울러 제품 성형성 즉, 작업성이 우수하여 생산성을 크게 향상 시키도록 한 것이다. – 특허등록 제814478호, 주식회사 네오메디컬

● 코코넛 활성탄소 함유 PET 원사의 특성 연구 : 본 연구에서는 상용화 단계의 코코넛 활성탄소 함유 PET 원사의 심미성을 보완할 수 있는 편직기술과 활성탄소 입자 소실을 방지하고 기능성 발현에 알맞은 염색 가공 공정을 확립하여 심미성과 기능성을 갖는 기능성 원단을 개발하였고 개발된 원단의 물성과 기능성을 평가하였다. – 한국니트산업연구원 고정안 외 5, 한국염색가공학회 학술발표회(2011)

● 야자나무의 코코넛을 이용한 식생매트 : 본 고안은 식생매트의 자연적 분해가 가능하게 제조하여 토양 및 수질의 오염을 줄이고, 토사의 유실을 방지하여 식물을 원활하게 성장시킬 수 있도록 한 야자나무의 코코넛을 이용한 식생매트에 관한 것이다. 이를 위해, 식물의 뿌리가 활착된 상태로 하천변이나 하천바닥에 녹화시공되는 식생매트에 있어서, 전분으로 형성된 생분해성수지망과; 상기 생분해성수지망

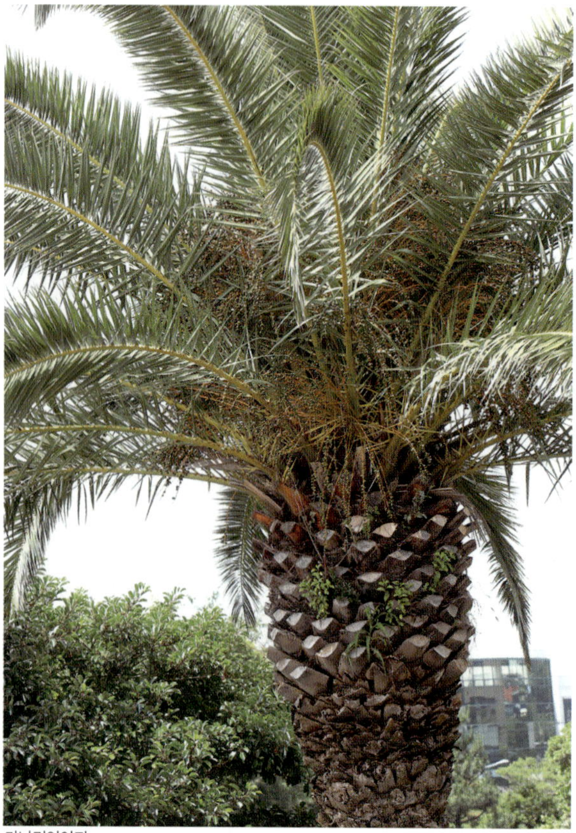
카나리아야자

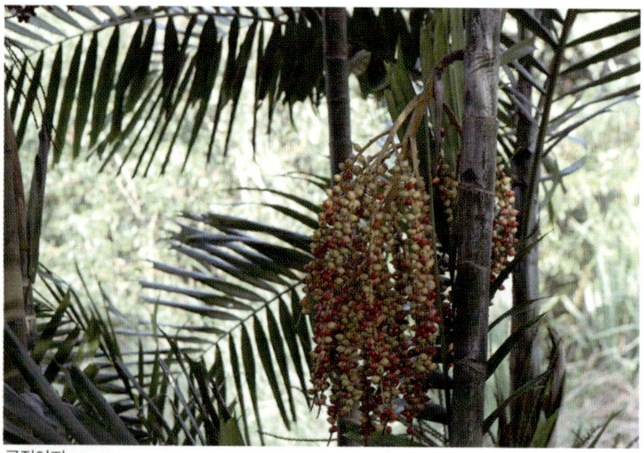
공작야자

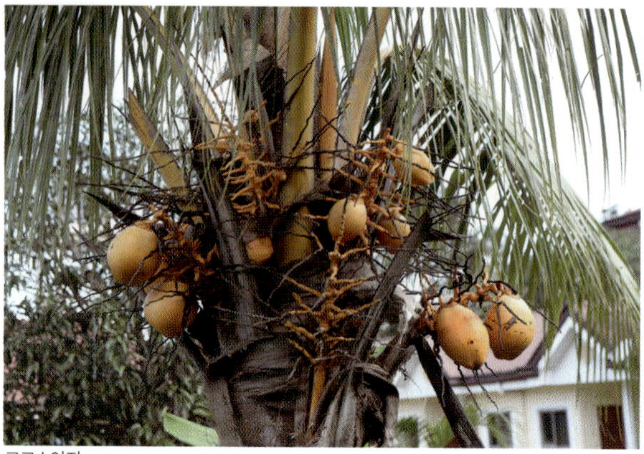
코코스야자

저면에 설치한 방근시트와; 상기 생분해성수지망 상면에 적층한 하부용토와; 상기 하부용토 상면에 적층한 코코넛매트와; 상기 코코넛매트 상면에 적층한 상부용토와; 상기 상부용토 상면에 다수의 종자를 파종한 후 적층한 복토를 포함하는 것을 특징으로 한다.상기한 구성에 따라, 코코넛매트 내부에 식물의 뿌리를 활착시켜 시공대상지에 직접 시공하므로, 연속적인 파랑으로 인한 수격현상을 방지하여 토사를 유실시키지 않고 식물을 원활하게 식재할 수 있는 효과도 있고, 식생매트 제조에 사용되는 생분해성수지망과 코코넛매트가 자연 분해됨으로써, 토양 및 수질의 오염을 줄이고 친환경적인 생태환경을 보전할 수 있는 효과도 있다. – 특허등록 제200460383호, 유**

● 코코넛섬유가 함유된 기능성 신발안창 : 본 고안은 신발 안창에 관한 것으로, 통기성 및 수분흡습성 등의 기능성을 가지는 코코넛섬유를 이용한 신발 안창에 있어서, 코코넛섬유를 이용한 신발 안창에 있어서, 발바닥이 접하는 임의의 부위에 따내기가 형성된 에틸비닐 아세테이트창과; 상기 따내기 부위에 삽입 설치되는 코코넛섬유; 그리고 상기 에틸비닐 아세테이트창과 코코넛섬유 상면에 덮이는 섬유원단;으로 구성되고, 상기 에틸비닐아세테이터 상면중 섬유원단면과 직접 접하는 부위에만 접착제가 도포되어 결합이 이루어지는 코코넛섬유가 함유된 기능성 신발안창을 제공하는데 기술적 요지가 있다. 그리고, 상기 코코넛섬유에는 다수개의 결합구멍이 형성되고, 상기 결합구멍 내부로 에틸비닐아세테이터의 일부분이 삽입되어 결합이 이루어지도록 하거나, 코코넛섬유가 위치되는 저면에 별도의 에틸비닐아세테이터가 덧되어져 결합되도록 한다.따라서, 코코넛섬유 상면에는 접착제가 도포되지 않음으로써 고유한 기능을 그대로 유지할 수 있는 잇점이 있다. – 특허등록 제200356256호, 임**

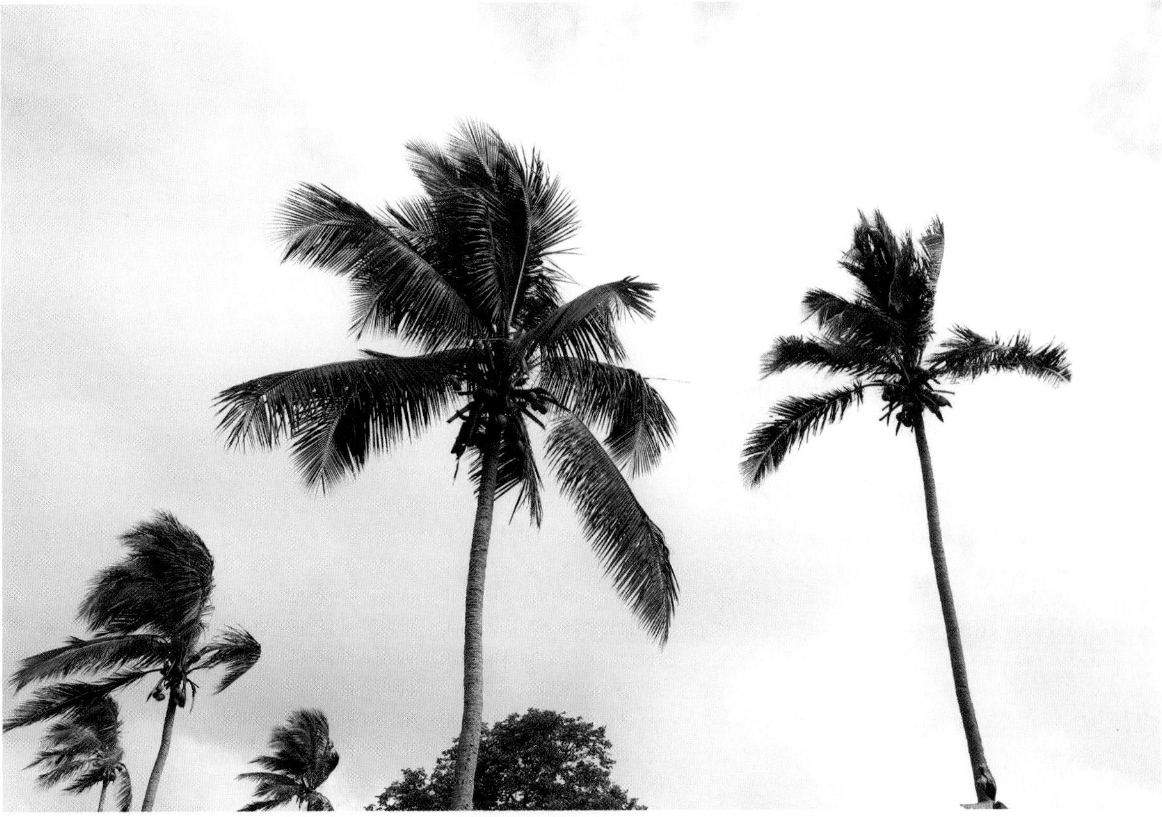

코코스야자

키위

다래나무과 / *Actinidia chinensis* Planch.
영명 kiwi fruit
이명 참다래, 양다래, 귀도鬼桃, 승리繩梨, 등리藤梨, 양도羊桃, 중국다래

솜털이 보송보송 나 있는 녹색 열매 키위는 '비타민 덩어리'라고 불릴 만큼 각종 비타민이 풍부하게 들어 있다. 비타민 C는 딸기만큼 풍부하게 들어 있으며, 비타민 E도 많이 들어 있고, 특히 펙틴이 풍부하여 장 건강에 좋다. 하루에 키위를 2개만 먹으면 비타민 C, 비타민 E, 엽산, 마그네슘, 칼륨의 하루 필요량을 충분히 섭취할 수 있다. 또한 지방과 나트륨 성분은 낮고 섬유질이 풍부해 다이어트에도 효과적이다.

맛과 향이 좋아서 날것 그대로 먹는 것이 일반적이지만 샐러드에 넣거나 요리를 해서 먹기도 한다. 과즙에는 단백질 분해 효소 액티니딘actinidin이 들어 있어 연육제로도 많이 활용된다.

키위는 낙엽덩굴식물로, 중국 양쯔강 부근에서 서식하던 아열대성 식물을 뉴질랜드에서 개량한 후 전 세계로 퍼지게 되었다. 열매 모양이 뉴질랜드의 국조인 키위(뉴질랜드의 고유종으로 날지 못하는 새)와 비슷해서 키위라는 이름이 붙여졌다. 우리나라에서는 1970년대에 뉴질랜드에서 묘목을 가져와 제주도와 남해안 일대에서 재배하고 있다.

특허 · 논문

● 능이버섯 추출물과 키위를 혼합한 연육제의 제조 방법 : 본 발명은 능이버섯추출물과 키위를 이용한 연육제에 관한 것으로, 더욱 구체적으로는 능이버섯으로부터 단백질분해효소 활성을 갖는 능이버섯 추출액을 추출하는 단계, 상기 능이버섯추출액과 껍질을 제거한 키위를 동결건조기에서 각각 동결건조 시키는 단계, 상기 동결건조된 능이버섯추출액과 키위를 분말화하는 단계, 및 상기 분말화된 능이버섯추출액과 키위를 혼합하는 단계를 포함하는 것을 특징으로 하는 연육제의 제조 방법에 관한 것이다. 본 발명에 따르면, 연육제로서 종래 알려져 있는 능이버섯추출물과 키위를 혼합하여 제조된 연육제는 우수한 연육작용과 생리활성특성이 확보된 능이버섯과 저렴하게 입수가능한 키위를 적절히 혼합할 경우 연육효과가 떨어지지 않으면서도 경제적인 장점을 가지는 새로운 혼합 연육제를 제조할 수 있으므로, 가격 경쟁력이 우수한 연육제를 생산, 공급할 수 있다. – 특허등록 제887538호, 고려대학교 산학협력단

● 비타민 C와 키위에서 유래된 악티니딘을 함유하는 피부 미백용 화장료 조성물 : 본 발명은 비타민 C와 키위에서 유래된 악티니딘(Actinidin)을 함유하는 미백 화장료 조성물에 관한 것으로, 미백효과가 우수한 비타민 C와 키위에서 유래된 악티니딘이 피부 바깥쪽에 있는 각질층의 제거를 촉진하여 자극없이 피부의 미백효과를 증진하는 화장료 조성물에 관한 것이다. 발명자들은 피부 미백 효과를 증진하기 위하여 연구한 결과, 미백 효과가 우수한 비타민C와 키위의 단백질 분해효소인 악티니딘을 사용할 경우, 묵은 각질층을 제거하여 미백 효과가 극대화 될 수 있는 것을 발견하고 본 발명을 완성하였다. – 특허등록 제1064934호, 주식회사 더페이스샵

● 참다래 추출물을 함유한 각질제거 효과 조성물 : 참다래 추출물, 바람직하게는 참다래 초임계 유체

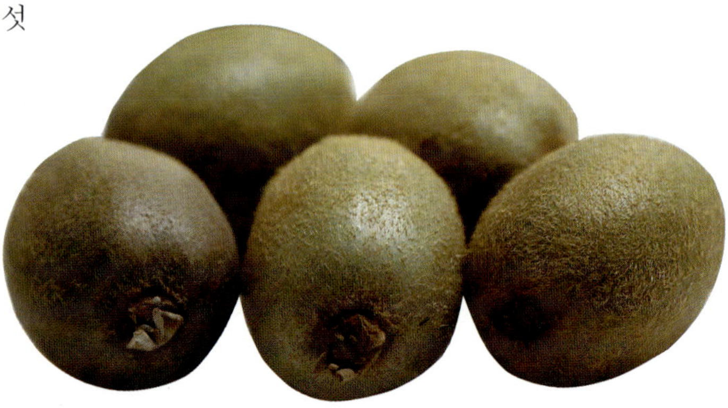

추출물을 함유하는 본 발명에 따른 각질제거 효과를 가지는 조성물은 각질제거 효과가 우수하면서도, 제품의 안정성이 뛰어나며 더더욱 피부 자극에 대한 안전성까지도 매우 좋아, 각질제거용 필링 젤 제품에 응용되는 경우 그 품질과 소비자 만족도를 한 단계 향상시킬 수 있는 장점이 있다. – 특허등록 제1315975호, 재단법인 나주시천연염색문화2재단

● 참다래 잎 추출물을 이용한 피부 미백제 조성물 : 본 발명은 참다래 잎 추출물을 이용한 피부 미백제 조성물을 개시한다. 참다래 잎 추출물은 멜라노마 세포에서 멜라닌 생성 억제 활성을 가지고, 멜라닌 생성에 관여하는 티로시나제 및 TRP-1의 발현 저해 활성을 가지며, 또한 티로시나제, TRP-1 등의 발현의 발현을 촉진하는 전사인자인 MITF의 활성화를 억제하는 phospho-ERK 1/2의 발현을 억제하는 활성을 가진다. – 특허등록 제1184998호, 재단법인 제주테크노파크

● 국내산 참다래 추출물의 신경독성 방어 효과 : 산화적 스트레스로부터 참다래 과실 추출물의 신경세포 보호효과에 미치는 영향을 알아보기 위하여 신경세포주인 PC12 세포를 이용하여 참다래 과실추출물의 전처리가 산화적 손상으로부터 유발되는 신경세포사멸을 억제할 수 있는지 조사하였다. t-BHP에 의해 유도된 신경세포손상으로부터 세포사멸을 억제하여 세포생존도를 증가시켰으며 세포사멸로부터 형성되는 핵의 농축현상과 단편화가 현저히 감소함을 확인 할 수 있었다. 그리고 Bcl-2 단백의 발현 증가, Bax 단백의 발현 감소, caspase-3의 활성, PARP 분해 단백(85KDa)감소, ERK, p38 활성을 감소시켰다. 따라서 참다래 과실의 추출물은 신경세포증식효과를 통해 신경세포손상으로부터 유발되는 다양한 퇴행성 뇌질환의 예방에 도움이 될 것으로 나타났다. – 제주대학교 수의과대학 김정희 외 8, 자원식물학회지(2010. 4. 30)

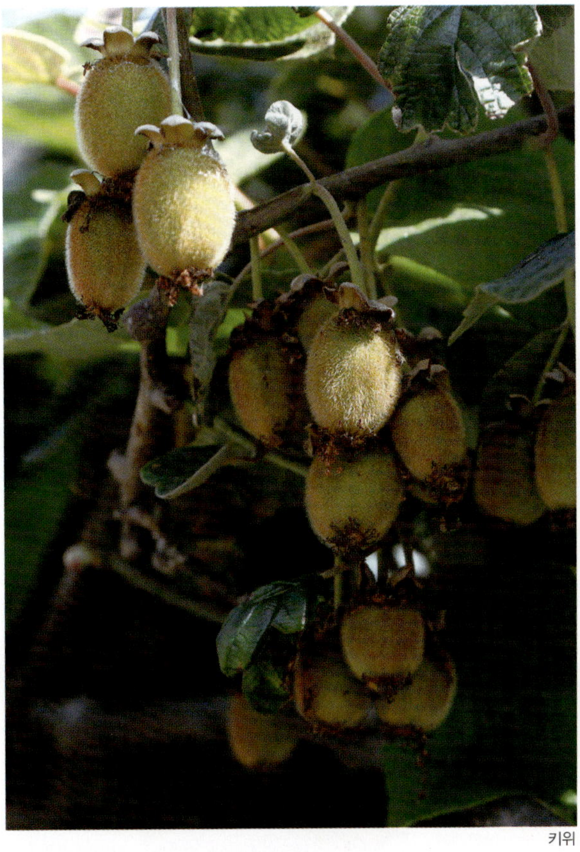

키위

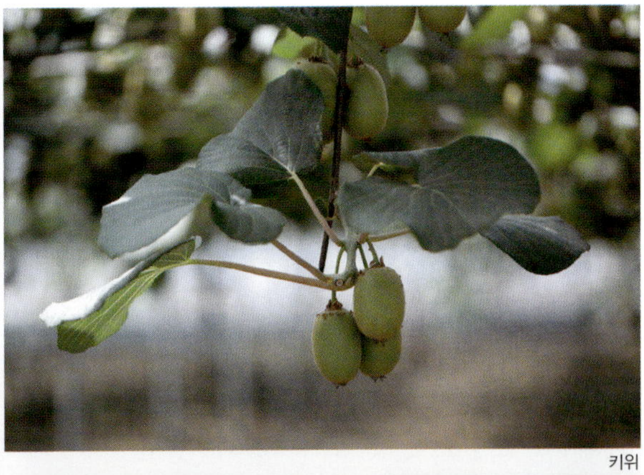

키위

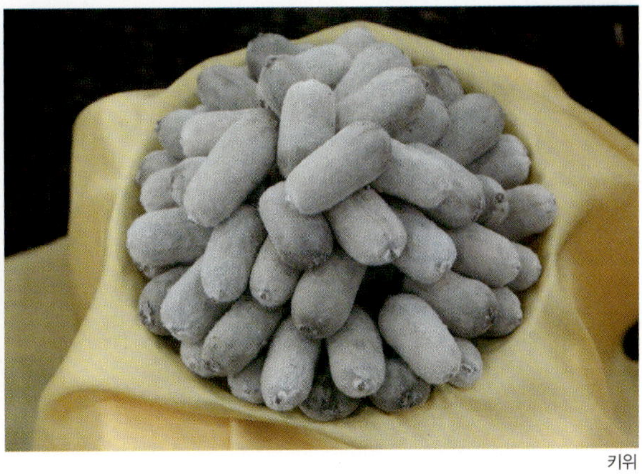

키위

파인애플

파인애플과 / *Ananas comosus* (L.) Merr.

새콤달콤한 맛이 일품인 파인애플은 단백질 분해 효소인 브로멜린bromeline의 연육 효과로 잘 알려져 있다. 과육을 잘라서 생으로 먹거나 통조림으로 가공하는데, 통조림 가공 후 남은 과육 등은 주스와 식초, 술의 원료가 되며, 찌꺼기는 사료로 이용한다. 과육에는 비타민 A와 비타민 C가 많은 편이며, 신진대사를 높이는 비타민 B_1이 들어 있어 피로 해소 효과가 크다. 당도가 높고, 새콤한 맛이 나는 구연산과 사과산이 풍부하여 타액과 소화 효소의 분비를 촉진하는 효과도 크다. 칼슘이 비교적 풍부한 편이다.

파인애플은 주로 주로 하와이 · 서인도 제도 · 말레이 반도 · 타이완 등지에서 재배한다. 키는 50~120㎝이고, 잎은 길이가 60~120㎝, 너비가 5~7㎝로 두껍다. 잎 사이에서 나온 줄기 끝에 연보라색 꽃이 피고 나서 5~6개월이 지나면 지름 10~17㎝ 크기의 열매가 익는다.

파인애플은 생리 불순, 소화 불량, 각기, 기생충, 신경성 피로 해소에 효과가 있다. 식이섬유와 단백질 성분은 심장 쇼크나 발작을 약화시킨다. 특히 효소 성분은 부기를 빼고 항생물질을 강화하며, 약화된 피부를 온침溫浸시키는 효과가 있어 각질 제거, 보습 효과가 있는 기능성 화장품의 원료로 이용된다.

빈속에 지나칠 정도로 많이 먹으면 위벽에 상처가 생길 수도 있다.

특허 · 논문

● 피부 자극이 완화된, 주름 개선 효과를 갖는 기초화장료 조성물 : 본 발명은 피부 자극 없이 항주름 효과, 피부 유연 및 보습 효과를 제공할 수 있는 기초화장료 조성물에 관한 것으로, 더욱 상세하게는 사과추출물과 파파야 추출물 또는 파인애플 추출물을 동시에 함유함으로써, 파파야 추출물 또는 파인애플추출물에 의한 사과추출물의 주성분인 능금산 및 구연산의 고분자화에 의해 피부 표피층에서의 머무름 시간을 증가시킴으로써 피부자극을 완화시킬 수 있고, 상승된 항주름효과, 피부유연 및 보습효과를 제공할 수 있는 기초화장료 조성물에 관한 것이다. – 특허등록 제205499호, 주식회사 아모레퍼시픽

● 오트밀과 파인애플이 피부 각질 제거에 미치는 영향 : 천연재료인 오트밀과 파인애플이 피부 각질제거에 효과적인지 알아보고자 30~40대 여성 20명을 대상으로 아무것도 처치하지 않는 무처치군, 오트밀 필링제를 사용한 오트밀군, 파인애플 필링제를 사용한 파인애플군, 오트밀 파인애플 필링제를 사용한 오

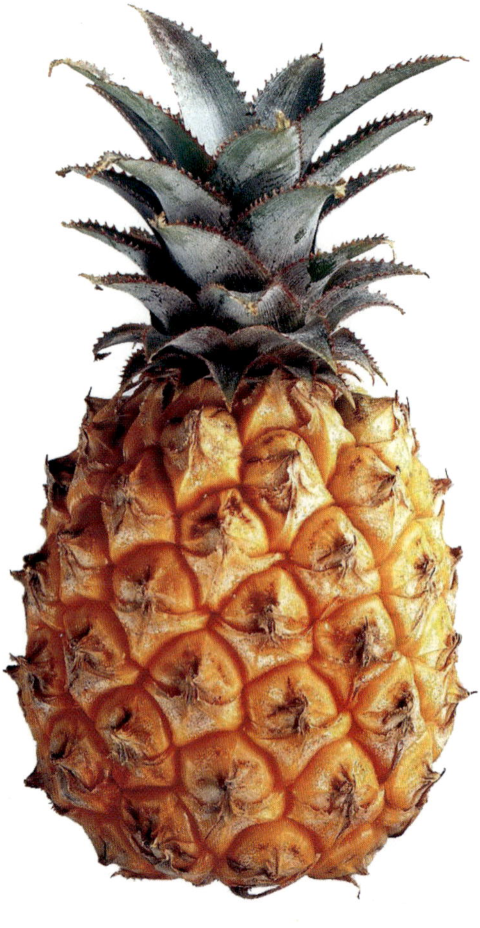

트파인군으로 나누어 필링 관리 프로그램을 1회/주, 40min/회, 총 4회 임상실험을 실시하였다. 실험 4주 후 각질, 멜라닌, 홍반, 블랙헤드, 수분, 유분 측정 결과 각질상태는 무처치군에서 통계적으로 유의한 변화가 나타나지 않았고 오트밀군은 498.7에서 69.5로, 파인애플군은 478.1에서 119.0로, 오트파인군은 449.4에서 95.8로 통계적으로 유의하게 감소하였고 그 중 오트밀군의 감소폭이 가장 크게 나타났다. 멜라닌의 상태는 파인애플군에서 통계적으로 유의하게 감소하였고 무처치군, 오트밀군, 오트파인군에서는 통계적으로 유의한 변화가 나타나지 않았다. 홍반 상태는 파인애플군에서 통계적으로 유의한 변화가 나타나지 않았고 무처치군, 오트밀군, 오트파인군에서 통계적으로 유의하게 감소하였다. 블랙헤드 상태는 오트밀군과, 오트파인군에서 통계적으로 유의한 변화가 나타나지 않았고, 파인애플군과 무처치군에서 통계적으로 유의하게 증가하였다. 수분상태는 각 군 모두 통계적으로 유의하게 증가하였고 파인애플군의 증가폭이 가장 크게 나타났다. 유분 상태는 오트파인군에서 통계적으로 유의한 변화를 나타나지 않았고, 무처치군, 오트밀군, 파인애플군에서 통계적으로 유의하게 증가하였다. 본 연구결과, 오트밀과 파인애플을 혼합하였을 때 각질제거에 시너지 효과가 있을 것으로 예상하였으나 세 그룹 간 각질 변화량 비교에서 통계적으로 유의한 변화가 나타나지 않음을 알 수 있었다. 오트밀은 각질 제거와 홍반 감소 효과가 나타나 민감한 피부에 적용 가능할 것으로 사료되고 파인애플군은 멜라닌 감소와 수분증가 효과가 나타나 각질제거를 원하는 건조한 피부, 색소침착 피부에 적용 시 효과적일 것으로 사료된다. – 건국대학교 서은영 석사학위논문(2011)

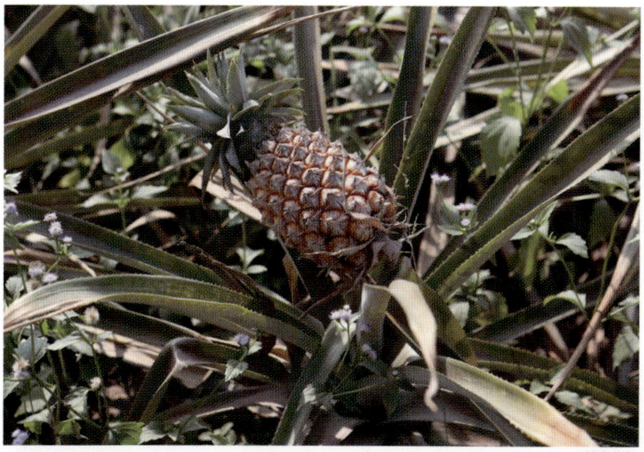
파인애플

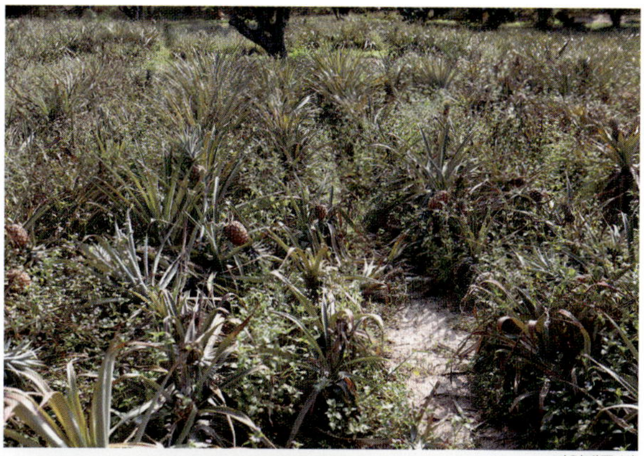
파인애플 밭

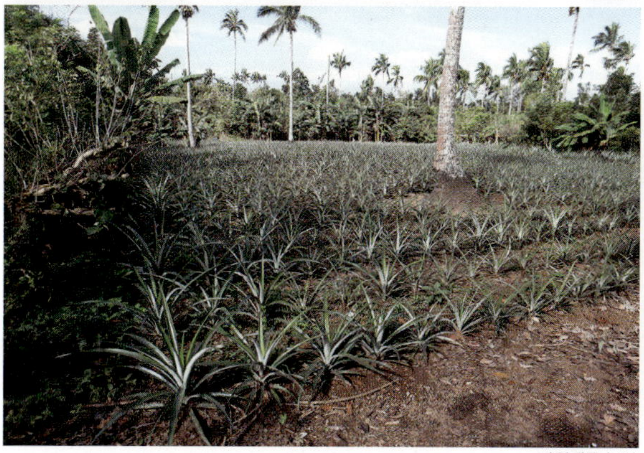
파인애플 농장

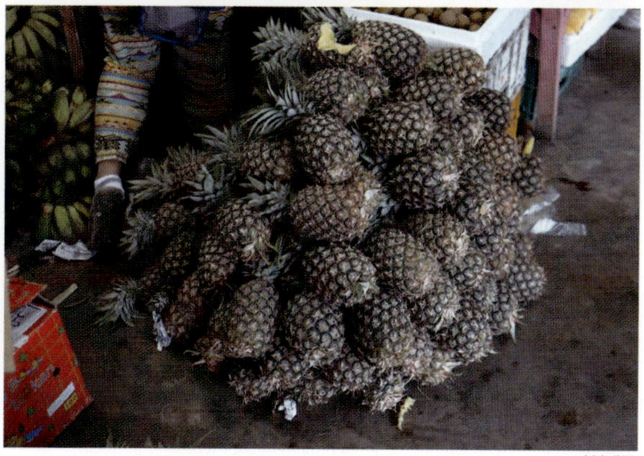
파인애플

파파야

파파야과 / *Carica papaya* L.
영명 Papaya

파파야는 열대 아메리카 원산으로, 전세계 열대 지방에 분포하며 유사종은 30여 종이 있다. 높이 약 6~10m이고 잎은 무화과와 비슷하여 속명(Carica)은 라틴어 '무화과나무'라는 뜻에서 유래하였다. 파파야는 초본과 목본의 중간 성질을 띠는 식물로, 나무처럼 굵어지지만 줄기는 부드럽다. 꽃은 단성화로 암수딴그루이며, 황색으로 연중 꽃이 핀다. 열매는 꽃이 피고 2~3개월 후에 익는데, 크기 20~40cm 정도로 긴 타원형이며, 붉은 황색으로 나무 한 그루에 25~50개 정도가 열린다.

파파야를 처음 맛본 콜럼버스가 그 달콤한 향에 반해 '천사의 열매'라고 표현했다고 할만큼 그 맛이 뛰어나다. 잘 익은 열매는 과일로 먹고, 익지 않은 녹색 열매는 채소로 이용한다. 덜 익은 열매에 들어 있는 파파인papain 성분은 단백질 분해 효소로 소화제, 연육제, 맥주의 청징제淸澄劑 등에 이용된다. 특히 파파인은 맥주를 탁하게 하는 물질을 분해하는데 이 작용은 펩신, 브로멜린bromeline, 세균 프로테아제보다 효과가 매우 우수하여 공업적 가치가 크다. 과육은 잼이나 주스, 소금 절임으로 만들고 화장품의 원료로 이용되며, 독특한 맛이 나는 종자는 향신료로 쓴다.

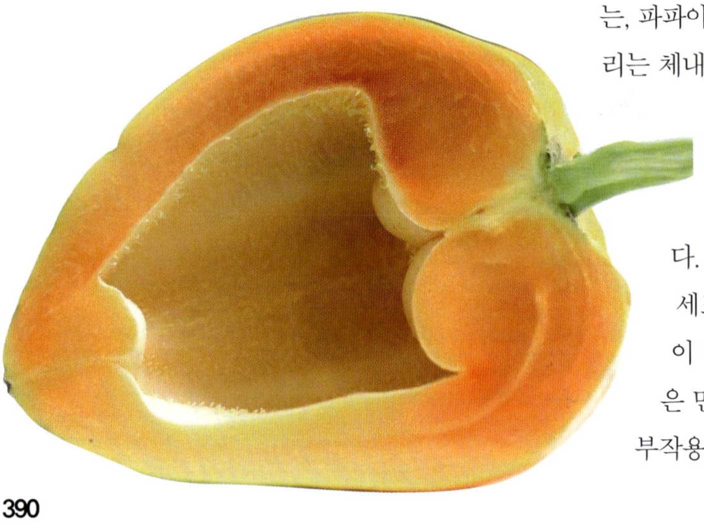

특허 · 논문

● 파파야 잎 차, 이의 추추물을 포함하는 기능성 차 음료, 및 이의 제조 방법 : 본 발명은 파파야 잎 차, 이의 추추물을 포함하는 기능성 차 음료, 및 이의 제조 방법에 관한 것이다. 본 발명의 여러 구현 예에 따르면, 파파야 잎의 우수한 효능에 더하여 풍부한 풍미감이 극대화될 수 있는 효과를 달성할 수 있다.

파파야 어린 열매에 상처를 내고 얻는 파파인은, 효소의 일종으로서 1그루에서 450g 정도 채취하는데, 단백질의 소화를 돕는다. 파파야의 열매, 잎에서 추출한 파파인 효소를 가루로 만들어 정제한 것을 세안 재료로 사용한다. 강한 세정력이 있으며, 여드름에 등에 효과가 좋다고 알려져 있다. 종자는 향신료로 이용되나 종자나 잎에 함유되는 카르파인(carpain)은 강심제로 이용되기도 한다. 파파야의 잎은, 최근 플로리다대학 연구팀이 'Ethnopharmacology' 저널에 밝힌 연구결과에 의하면, 자궁암, 유방암, 간암, 폐암, 췌장암, 위암 등 각종 암을 치료하는 데 있어서 매우 효과가 크다. 말린 파파야 잎으로부터 추출한 성분을 사용하고 배양된 암 세포를 대상으로 한 연구 결과, 암 세포에 파파야 차를 다량으로 투여 시 항암 효과가 매우 뚜렷하게 나타났다고 한다. 이는, 파파야 잎 추출물이 Th1-type 사이토카인이라 불리는 체내 주 신호전달물질 생산을 증가시켜 면역계를 강화시킬 뿐 아니라 직접적으로 각종 암에 대한 항암 효과가 있어 암을 예방하는 면역치료 효과를 보이기 때문이다. 특히, 다른 항암제들이 강한 독성으로 암 세포는 물론 정상세포까지 파괴, 머리카락이 빠지는 등 부작용이 심한 반면, 파파야 잎은 면역증강 작용을 통해 항암력을 발휘하므로 부작용이 거의 없고, 수술 또는 항암 화학요법 치료와 병행할 때 치료 효과를 더 높일 수 있는 장점이 있다. –특허등록 제1293687호, 한아름영농조합법인 외 2

● 파파야와 오배자 혼합 발효 추출물을 함유하는 피부 보호용 화장료 조성물 : 본 발명은 피부세포의 손상에 밀접한 관계가 있는 활성 산소를 제거하는 능력이 우수한 파파야와 오배자 혼합 발효 추출물을 제조하여 이를 함유하는 피부 노화 방지용 화장료 조성물을 제공하고자 한다. 특히 활성 산소종에서 가장 피해가 큰 슈퍼옥사이드를 효과적으로 제거하여 세포막 지질 과산화를 억제하는 메커니즘에 의한 피부 노화를 방지하고자 한다. 발명자들은 유해 활성 산소를 제거하는 방법을 연구하던 중, 한약재로 널리 사용되어 온 여러 가지 생약들 중에 오배자와 동남아시아 및 아프리카 등지에서 상처와 염증치료에 사용되어온 파파야의 혼합 발효 추출물을 유효 성분으로 함유한 화장료 조성물이 활성 산소 제거능 및 지질 과산화 억제능이 개선되어 결국 피부의 노화를 방지하는 데 효과적임을 확인함으로써 본 발명을 완성하였다. – 특허등록 제944215호, 주식회사 파파야피부과학연구소

● 피부 자극이 완화된, 주름 개선 효과를 갖는 기초 화장료 조성물 : 본 발명은 피부 자극 없이 항주름 효과, 피부 유연 및 보습 효과를 제공할 수 있는 기초 화장료 조성물에 관한 것으로, 더욱 상세하게는 사과 추출물과 파파야 추출물 또는 파인애플 추출물을 동시에 함유함으로써, 파파야 추출물 또는 파인애플 추출물에 의한 사과 추출물의 주성분인 능금산 및 구연산의 고분자화에 의해 피부 표피층에서의 머무름 시간을 증가시킴으로써 피부 자극을 완화시킬 수 있고, 상승된 항주름 효과, 피부 유연 및 보습 효과를 제공할 수 있는 기초 화장료 조성물에 관한 것이다.
– 특허등록 제205499호, 주식회사 아모레퍼시픽

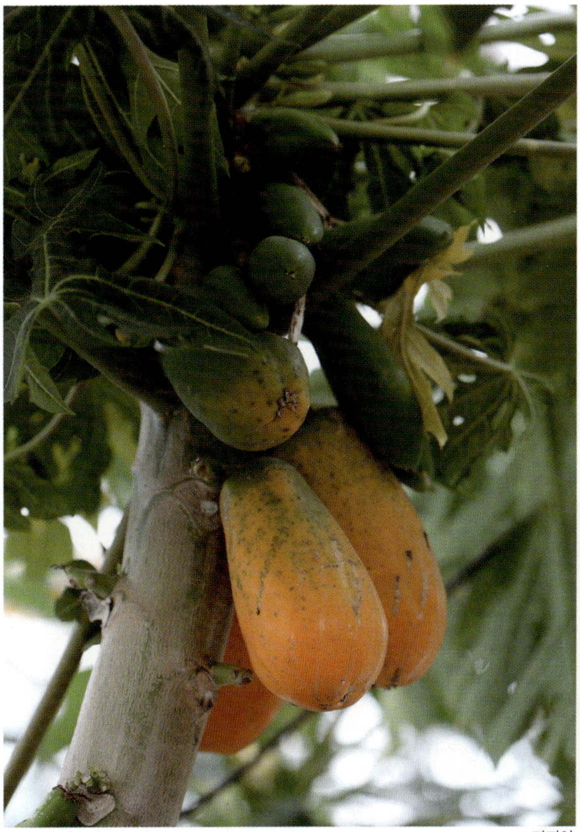

파파야

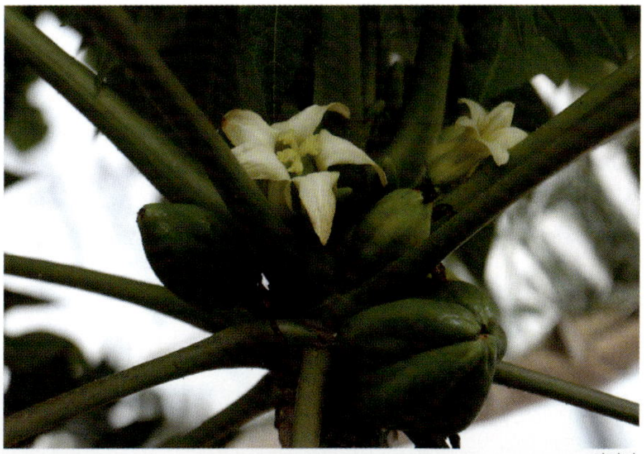

파파야

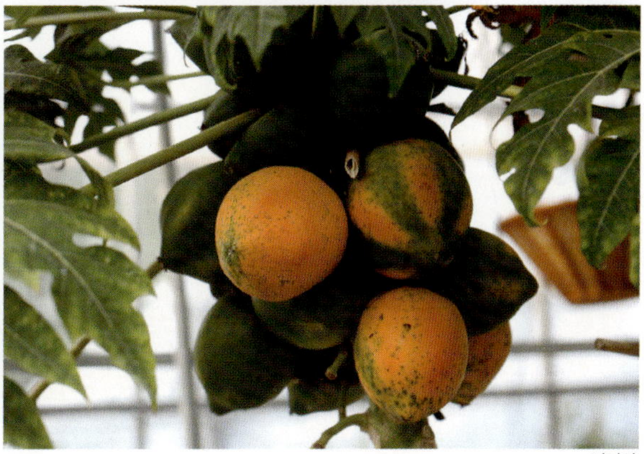

파파야

패션푸르트

시계꽃과 / *Passiflora edulis* Sims
영명 passion fruit, fruit de la passion
이명 과물시계꽃, 마라꾸자, 릴리코이(하와이)

백 가지의 향기와 맛이 난다고 하여 백향과라고 불리는 패션푸르트는 달콤하고 부드러운 초콜릿과 맛이 잘 어울려 함께 제과 재료로 많이 이용되며, 특히 향이 좋아 음료수나 디저트, 향수의 재료로 이용된다. 비타민 C가 석류의 3배, 노화 방지 작용을 하는 니아신도 5배 이상 함유하고 있어 여신의 과일이라고도 한다. 원산지인 동남아시아는 물론 유럽에서도 고급 호텔에서 후식으로 사용될 정도로 고급 과일이다.

원래는 브라질 남부 원산의 덩굴성 여러해살이풀로, 주로 열대와 아열대에서 자라는데, 최근 우리나라 제주도와 남부 지방에서 생산·상품화하고 있으며, 중부 지방에서도 시험 재배하고 있다.

열매와 꽃이 시계꽃(*Passiflora incarnata* L.)과 비슷하지만, 패션프루트는 과일용으로 주로 재배되며, 시계꽃은 관상용으로 재배된다. 열매 크기는 5㎝ 정도이고, 다 익으면 껍질이 쭈글쭈글해진다. 노란색과 진갈색 두 종류가 잇는데 맛은 갈색 품종이 더 좋다. 열매 안에는 노란 과육이 검은 종자를 감싸고 있다. 과육은 새콤달콤한 젤리 같으며, 씨는 오독오독 씹혀 생것을 그대로 먹거나 갈아서 주스로 마신다.

단맛과 신맛이 강한 과육에는 카로틴, 엽산, 칼륨, 칼슘이 풍부하며, 식욕 촉진, 면역력 강화, 빈혈이나 두통, 스트레스 완화에 효과가 있다.

특허 · 논문

● 미백제 및 항노화제, 그리고 피부 화장료 : 본 발명은 베이베리의 추출물, 블루플래그의 추출물, 후추 등의 추출물, 카우스립의 추출물, 레몬버베나의 추출물, 질신나물의 추출물, 블루베리의 추출물, 셀러리의 추출물, 홍류의 추출물, 및 패션푸르트의 추출물 중 적어도 1종을 함유하는 미백제, 또는 항노화제를 제공하는 것이다. 상기 패션푸르트(학명: Passiflora edulis)는, 시계풀과의 식물이다. 추출 원료로서 사용하는 상기 패션푸르트의 부위로서는, 특별히 제한은 없고, 목적에 따라 적절하게 선택할 수 있지만, 예컨대, 꽃, 꽃봉오리, 과실, 과피, 종자, 종피, 줄기, 잎, 가지, 지엽, 나무 줄기, 수피, 뿌리, 근경, 근피, 또는 이들의 혼합물 등을 들 수 있다. 이들 중에서도, 잎이 특히 바람직하다.

본 발명의 미백제 또는 항노화제는, 우수한 티로시나제 활성 저해 작용, 멜라닌 산생 억제 작용, SCF mRNA 발현 억제 작용, 엔도텔린-1 mRNA 발현 억제 작용, bFGF mRNA 발현 억제 작용, POMC mRNA 발현 억제 작용, 엘라스타제 활성 저해 작용, MMP-1 활성 저해 작용, ATP 산생 촉진 작용, 라미닌-5 산생 촉진 작용, 필라그린 산생 촉진 작용, 트랜스글루타미나아제-1 산생 촉진 작용, 히알루론산 합성 효소 3(HAS3) mRNA 발현 촉진 작용, 아쿠아포린 3(AQP3) mRNA 발현 촉진 작용, I형 콜라겐 산생 촉진 작용, IV형 콜라겐 산생 촉진 작용, 피부 선유아세포 증식 촉진 작용, UVB 손상으로부터의 회복 작용, 표피 각화 세포 증식 촉진 작용, 인보루크린 산생 촉진 작용 및 과산화수소에 대한 손상 억제 작용 중 적어도 어느 하나를 가지고 있으며, 예컨대,

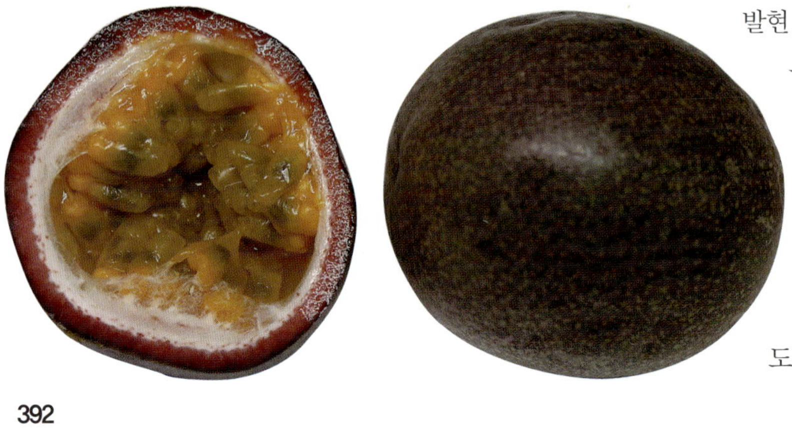

연고, 크림, 유액, 로션, 팩, 젤리, 립크림, 립스틱, 입욕제, 아스트린젠트 등의 피부 화장료에 폭 넓게 이용된다. - 특허공개 10-2011-0054022호, 마루젠세이야쿠 가부시키가이샤

● 제주 생물자원 착즙액의 이화학적 특성 및 항산화 활성 : 본 연구에서는 제주도 지역에 자생하는 생물자원(패션푸르트 외 애플망고, 용과, 구아바, 참다래, 복분자, 포도, 블루베리, 진귤, 한라봉, 영귤, 황금향, 레몬, 당근, 배추, 브로콜리, 아스파라거스, 비트, 양파 등) 착즙액의 이화학적 특성과 항산화 및 아질산염 소거능을 측정하여 추후 제주 생물자원을 이용한 산업적 활용에 기초 자료를 제공하고자 실험을 진행하였다. 제주 생물자원 20종 착즙액은 2.0-6.5의 pH 범위 값을 나타내었으며, 3.3-16.8도Bx 값을 나타내었다. 총 페놀 함량 측정 결과, 복분자 착즙액이 47.3㎎ GAE/100mL으로 가장 높은 함량을 나타내었으며, 포도와 블루베리가 각각 40.3 및 34.7㎎ GAE/100mL으로 측정되어 20종의 생물자원 중에서 베리류 착즙액(S6-S8)에서 높은 총 페놀 함량을 나타냈다. DPPH 및 ORAC assay를 이용하여 20종 착즙액의 항산화 활성을 측정한 결과, 한라봉 착즙액이 86.8%로 가장 높은 DPPH radical 소거능을 나타내었으며, 영귤 착즙액이 2,409.5uM TE/mL으로 가장 높은 ORAC 수치를 보였다. 또한 레몬, 황금향, 감귤 착즙액에서도 높은 항산화 활성을 나타내어 감귤류 착즙액의 경우 높은 항산화 활성을 보였다. 한편, 아질산염 소거능은 참다래 착즙액이 가장 높은 활성(84.4%)을 나타내었다. 제주 생물자원 20종 착즙액의 이화학적 특성 및 항산화 및 아질산염 소거능 간의 상관관계를 분석결과한 결과, DPPH radical 소거능과 pH간의 상관계수의 값이 0.7343으로 가장 높았다. 이때 5종의 감귤류 착즙액만을 선택하여 상관관계를 나타낸 경우 총 페놀 함량과 DPPH radical 소거능과의 상관관계가 0.8752로 가장 높은 값을 나타내었다. - 강원대학교 식품생명공학과 이영준외 4, 한국식품과학회지(2013. 6. 30)

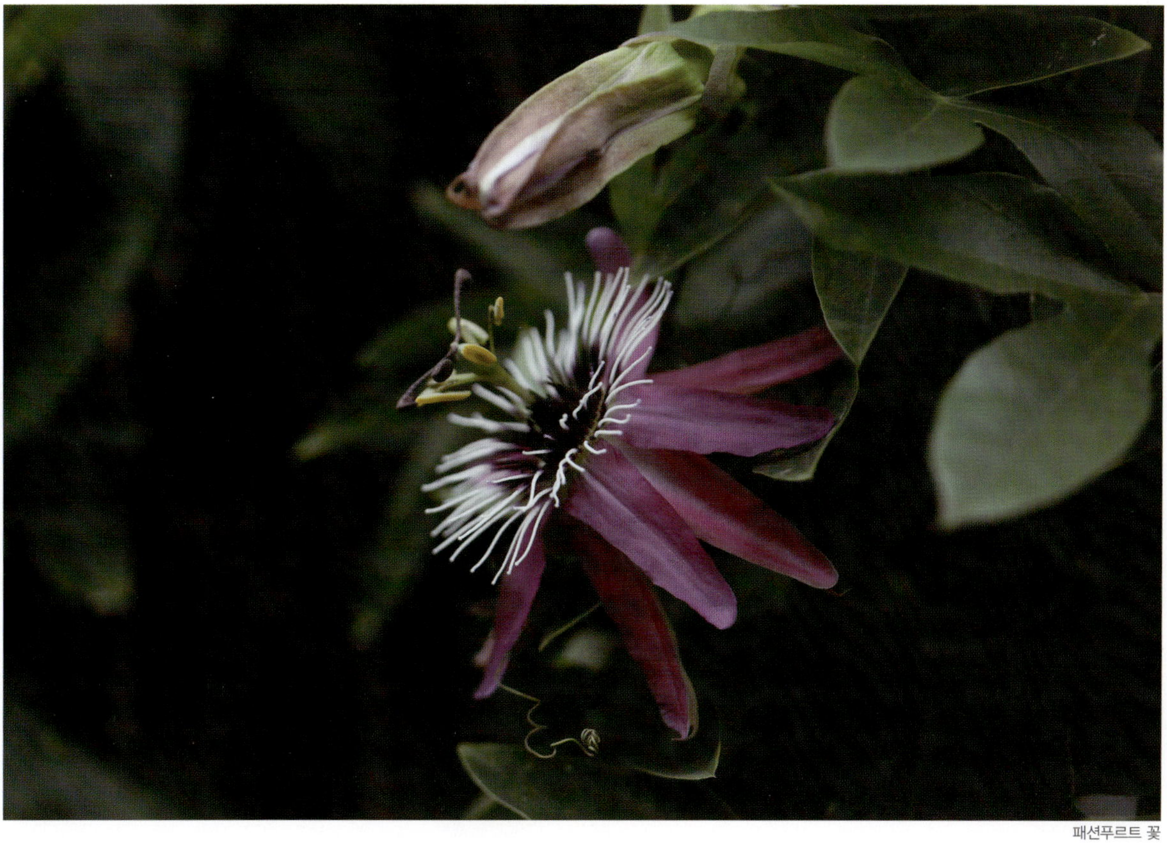

패션푸르트 꽃

포도

포도과 / *Vitis vinifera* L.
영명 Wine Grape, European Grape
약명 포도葡萄

자연산 피로 회복제로 알려져 있는 포도는 늦여름에서 가을 사이에 익어 더위에 지친 몸에 활력을 준다. 주성분인 포도당과 과당은 몸에 쉽게 흡수되어 피로 해소 효과가 빠르다. 각종 비타민이 들어 있어 신진대사를 원활하게 하며, 칼륨과 칼슘이 많은 알칼리성 식품이다. 뼈를 튼튼하게 하고 이뇨 작용을 하여 부종 치료에 효과가 있다. 또 조혈 작용도 하여 빈혈에 좋으며, 신경 효소의 활동을 도와 알츠하이머병이나 파킨슨병을 예방하는 데 도움이 된다. 향미 성분으로는 유기산 가운데 주로 주석산과 사과산이 들어 있다. 그 밖에 펙틴 · 이노시톨inositol · 탄닌 등이 들어 있어 장 활동을 촉진하고, 해독 작용도 한다.

포도껍질에는 특히 레스베라트롤resveratrol 성분이 많은데, 혈액 응고를 방지하고 인체에 이로운 HDL 콜레스테롤을 증가시키며 항암 효과가 있다. 한방에서도 포도씨를 강장제로 이용해 왔다. 포도씨에는 지질이 20% 가량이나 들어 있는데 주성분은 리놀산과 올레산, 스테아린stearin 등이다.

포도 덩굴은 목본성으로 덩굴손을 뻗어 기어오르며 자란다. 잎은 손바닥 모양으로 갈라져 있고 어긋나며, 잎 가장자리에 톱니가 있다. 꽃은 작고 녹색을 띤다. 열매는 붉은색 · 녹색 · 보라색 등으로 익으며, 과즙이 풍부하고 향미가 좋다.

우리나라에서 가장 많이 재배하는 캠벌리, 달고 송이가 큰 거봉, 거봉보다 알이 굵은 피오네, 그 밖에 머스캣베일리, 청포도 등이 있다. 열매는 성숙할수록 산 성분이 감소하고 당분이 증가한다. 포도에 들어 있는 당 성분은 여러 가지인데, 포도당이 많을수록 더 빨리 발효된다. 주로 생과로 이용되며 음료와 술, 식초, 잼, 건포도, 통조림 등으로 가공된다.

고서古書 · 의서醫書에서 밝히는 효능

방약합편 포도葡萄는 맛이 달고 성질이 평하다[味甘性平]. 근골습비筋骨濕痺와 소변임력小便淋瀝을 없애며, 기력氣力을 보익補益하고, 지력志力을 굳세게 하고, 건포도乾葡萄는 두창痘瘡을 발두發痘시킨다.

특허 · 논문

● 인지력 향상 효과를 갖는 포도나무속 식물 추출물을 포함하는 알츠하이머형 치매 질환 예방 및 치료용 조성물 : 본 발명은 인지력 향상 효과를 갖는 포도나무속 식물의 추출물을 포함하는 치매 질환의 예방 및 치료용 조성물에 관한 것이다. 본 발명의 포도나무속 식물의 추출물은 아세틸콜린에스테라제의 활성을 저해함으로써 아세틸콜린의 농도를 증가시켜, 이를 포함하는 조성물은 인지력 향상 및 치매 특히, 아세틸콜린의 감소를 포함하는 콜린성 신경기능 퇴화로 인한 알츠하이머병의 예방 및 치료에 유용한 약제 및 건강 기능 식품으로써 이용할 수 있다. – 특허등록 제544510호, 주식회사 유니젠

● 포도 추출물을 유효 성분으로 함유하는 천식, 아토피 또는 비염의

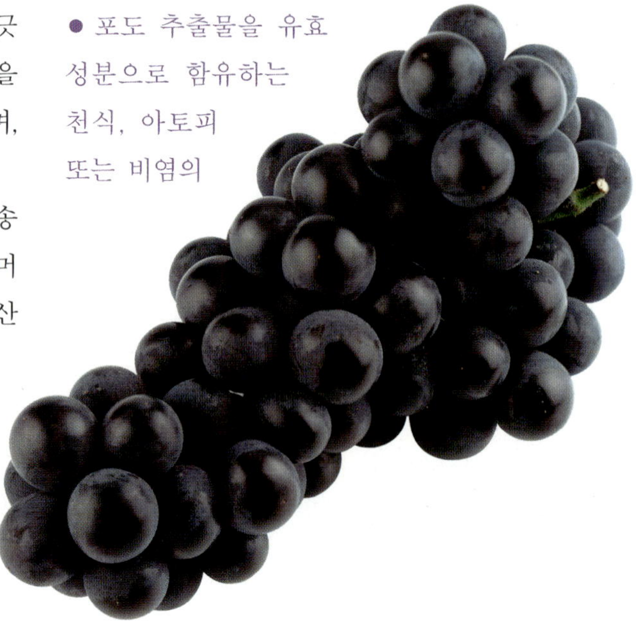

예방 또는 치료용 조성물 : 본 발명은 포도 추출물을 유효 성분으로 함유하는 천식, 아토피 또는 비염의 예방 또는 치료용 약학 조성물에 관한 것으로서, 보다 구체적으로는, 거봉, 델라웨어, 캠벨어얼리 및 청포도로 구성된 군에서 선택되는 포도 추출물을 유효 성분으로 함유하는 천식, 아토피 또는 비염의 예방 또는 치료용 약학 조성물 및 건강기능성식품에 관한 것이다. 본 발명에 따르면, 포도 추출물이 항산화 기능을 가지고 있고, 인터루킨-4 또는 인터루킨-13 등의 사이토카인 분비를 억제하여 천식, 아토피, 비염 등과 같은 산화 스트레스에 의한 염증 반응의 치료 또는 예방에 유용하다. - 특허등록 제913436호, 경북대학교 산학협력단

● 유럽종 포도의 씨 추출물을 함유하는 골다공증 예방 또는 치료용 약학 조성물 : 본 발명은 유럽종 포도(Vitis vinifera)의 씨 추출물 및 약제학적으로 허용가능한 담체를 포함하는 골다공증의 예방 또는 치료용 약학 조성물을 제공한다. 본 발명에 의해 유럽종 포도(Vitis vinifera)의 씨 추출물이 파골세포의 분화를 억제함으로써 우수한 골다공증의 예방 및 치료 활성을 갖는다는 것이 밝혀졌다. 또한, 특정한 프로시아니돌릭 값, (+)카테킨 및 (-)에피카테킨의 함량, 및 95~105%의 프로안토시아디딘 함량을 갖는 유럽종 포도(Vitis vinifera)의 씨 추출물이 특히 우수한 골다공증의 예방 및 치료 활성을 갖는다. - 특허등록 제1096574호, 가톨릭대학교 산학협력단, 에이치 엘 지노믹스

● 헤이네아놀 에이의 암치료제 및 암예방제로서의 신규한 용도 및 왕머루포도의 뿌리에서 헤이네아놀 에이를 분리하는 방법 : 본 발명은 헤이네아놀 A(Heyneanol A)의 암치료제 및 암예방제로서의 신규한 용도 및 왕머루포도(Vitis Amurensis)의 뿌리에서 헤이네아놀 A를 분리하는 방법에 관한 것으로, 사람의 세포주로 A549, HT1080, SK-OV-3, U937, 혈관내피세포로 HUVECs 및 생쥐세포주로 LLC(Lewis

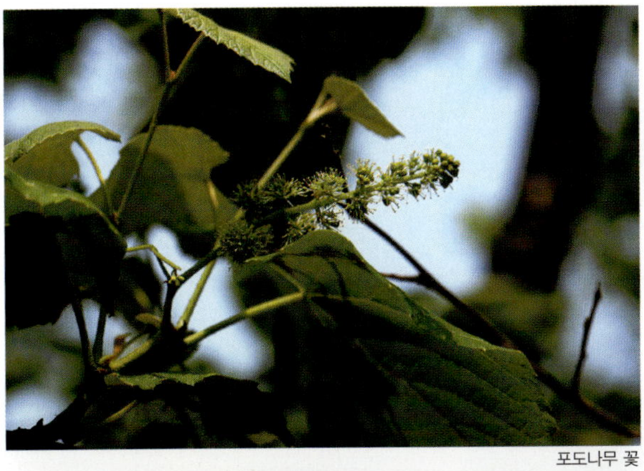

포도나무 꽃

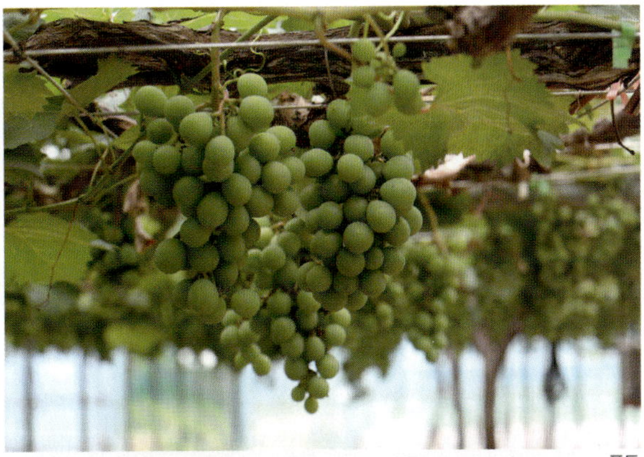

포도

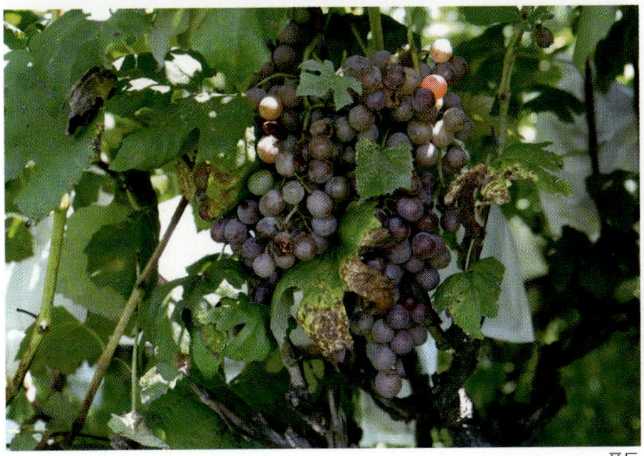

포도

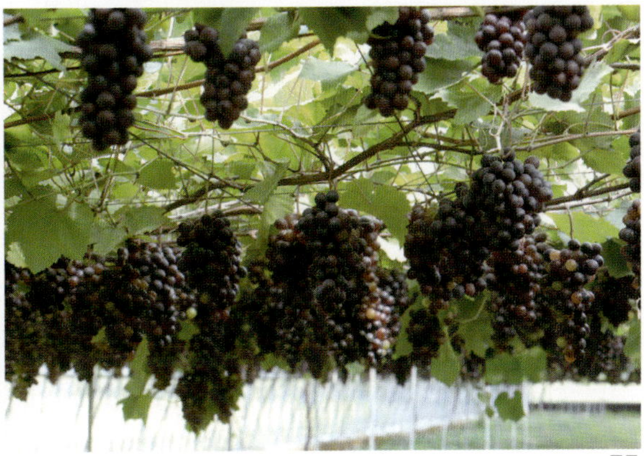

포도

Lung Carcinoma) 등을 이용한 시험에서 헤이네아놀 A가 세포독성, 세포주기 조절, 아포토시스, 신생혈관 형성 억제효과를 나나내는 것을 확인하였고, 동물시험에서도 종양성장억제 등의 항암 효과를 발현하는 것을 확인하여 헤이네아놀 A의 암치료제 및 암예방제로서의 신규한 용도 및 왕머루포도근으로부터 상기 헤이네아놀 A를 분리하는 벙법을 제공한다. – 특허등록 제597839호, 학교법인 경희학원

● 신경세포 보호 활성이 있는 포도씨 추출물을 포함하는 뇌질환 예방 및 치료용 조성물 : 본 발명은 뇌허혈에 의해 유도되는 신경세포손상 보호용 포도씨 추출물 및 이를 포함하는 뇌질환의 예방 및 치료용 조성물에 관한 것이다. 본 발명의 포도씨 추출물은 뇌허혈에 의한 신경세포 손상을 저해하는 효과가 탁월할 뿐만 아니라 인체에 무해하여, 신경세포의 사멸에 의해 발생되는 뇌질환을 예방 및 치료하기 위한 의약품 및 건강기능식품으로 사용할 수 있다. – 특허등록 제543056호, 주식회사 네추럴에프앤피

● 유럽종 포도의 씨 추출물을 함유하는 위장관 궤양의 예방 또는 치료용 약학 조성물 : 본 발명은 유럽종 포도(Vitis vinifera)의 씨 추출물 및 약학적으로 허용가능한 담체를 포함하는 위장관 궤양(gastrointestinal ulcer)의 예방 또는 치료용 약학 조성물을 제공한다. 본 발명에 의해 유럽종 포도(Vitis vinifera)의 씨 추출물이 위장관 궤양, 특히 NSAID 등의 약제에 의해 유발된 위점막 손상 및/또는 소장점막 손상에 대하여 우수한 예방 및 치료 활성을 갖는다는 것이 밝혀졌다. 특히, 특정한 프로시아니돌릭 값, (+)카테킨 및 (-)에피카테킨의 함량, 및 프로안토시아디딘 함량을 갖는 유럽종 포도(Vitis vinifera)의 씨 추출물이 NSAID 등의 약제에 의해 유발된 위점막 손상 및/또는 소장점막 손상에 대하여 우수한 예방 및 치료활성을 갖는다는 것이 본 발명에 의해 밝혀졌다. – 특허등록 제1187195호, 가톨릭대학교 산학협력단, 에이치 엘 지노믹스

● 유럽종 포도의 씨 추출물을 포함하는 녹내장의 예방 또는 치료용 약학 조성물 : 본 발명은 유효 성분으로서 유럽종 포도의 씨 추출물을 포함하는 녹내장의 예방 또는 치료용 약학 조성물을 제공한다. 본 발명에 따른 약학 조성물은, 유효 성분인 유럽종 포도(Vitis vinifera)의 씨 추출물이 산화 스트레스로 인한 반응성 산소종의 생성과 카스페이스-3 활성도 증가를 억제하고, 또한 세포자멸사를 억제함으로써, 녹내장의 예방 또는 치료에 유용하게 적용될 수 있다. – 특허공개 10-2012-0045282호, 한림제약 주식회사, 아주대학교 산학협력단

● 거봉포도 잎 유래의 쿼세틴 배당체의 대량 추출 방법 : 본 발명은 거봉포도 잎에 쿼세틴 배당체가 함유되어 있는 것을 발견하고 거봉포도에서 쿼세틴 배당체를 대량으로 추출하기에 가장 적합한 공컬럼크로마토그래피를 제공하고 이를 통해 쿼세틴 배당체를 대량으로 추출하는 방법을 제공하는 것이다. 그 결과 값비싼 양파를 대체하여 농산물 폐기물인 거봉포도 잎에서 쿼세틴 배당체를 추출하므로 폐기물의 재활용으로서 매우 유용하며 원료비용이 거의 발생하지 않는다. 또한 본 발명에 의한 특정한 구성의 공컬럼크로마토그래피는 통상의 공컬럼크로마토그래피와는 달리 추출비용이 저렴하고 추출시간을 획기적으로 줄이면서도 쿼세틴 배당체를 대량으로 추출할 수 있다.

쿼세틴은 효율이 매우 높은 항산화 물질이자 자유라디칼 소거제로서 주로 화장품, 암치료제, 식품류 등에 널리 사용되고 있다. 이 중 쿼세틴 배당체는 합성이 불가능하며 거의 대부분 양파에서 매우 적은 양을 추출하여 사용하고 있으므로 그 가격이 매우 고가일 수 밖에 없다. 본 발명자들은 비싼 재료인 양파가 아니라 농산물 폐기물에 해당하는 거봉포도 잎에서 퀘세틴이 함유되어 있다는 사실을 발견하고, 이를 특수한 방법을 통해 대량으로 추출하는 기술을 확립하게 되었다. – 특허등록 제999717호, 단국대학교 산학협력단 외 1

● 포도 줄기 껍질로부터 분리된 레스베라트롤 유도

체 화합물을 포함하는 항암제 조성물 : 본 발명은 포도(vitis vinifera) 줄기 껍질 추출물 및 이로부터 분리 정제된 레스베라트롤 화합물인 비티시놀 C(vitisinol C), 비티시놀 E(vitisinol E), 시스-비티신 A(cis-vitisin A), 비티신 B(vitisin B), 비티신 C(vitisin C) 및 이들의 혼합물로 이루어진 그룹으로부터 선택된 어느 하나를 약제학적으로 허용되는 담체와 함께 함유하는 항암제 조성물에 관한 것으로, 본 발명의 조성물은 폐암, 난소암, 흑색종, 중추신경계종양, 결장암, 백혈병 등 각종 악성종양의 예방 및 치료제로 사용될 수 있다. - 특허공개 10-2012-0116115호, 한국화학연구원, 국민대학교 산학협력단

● 포도과피 유래의 지방 전구세포의 지방 축적 저해용 화학물질 : 본 발명은 항비만 제어용 기능성 소재 개발을 위하여 포도과피 내 필수 지방산으로 α-linolenic acid, linoleic acid, oleanolic acid 가 함유되어 있음을 확인하고 이들 물질이 3T3-L1 adipocyte 세포의 지방축적 저해 효능이 있음을 개시한다. - 특허공개 10-2013-0064575호, 재단법인 대구테크노파크, 주식회사 푸드웰

● 포도주스의 보충섭취가 흡연성인의 혈압, 혈장지질 및 자유 라디칼 생성에 미치는 영향 : 본 논문은 포도주스의 보충섭취가 흡연성인의 혈압, 혈장지질 및 자유 라디칼 생성에 미치는 영향에 대하여 연구한 논문으로 주요 내용으로는 흡연자에게 일정기간 포도주스를 섭취시킨 후 혈장 자유라디칼 수준의 변화와 혈압 및 혈중지질 양상에 대한 보호 효과를 분석하였으며, 그 결과 포도주스 섭취 전에 비해 혈장 총 자유라디칼 수준이 감소하였고, 수축기 및 이완기 혈압이 감소하였다. 이를 바탕으로 포도주스 내에 다량 함유된 항산화물질이 흡연자의 자유라디칼 손상 및 암에 대해 예방 효과를 가짐을 확인하는 내용이다. - 한남대학교 이과대학 식품영양학과 김정신 외 4, 한국영양학회지(2004. 7. 31)

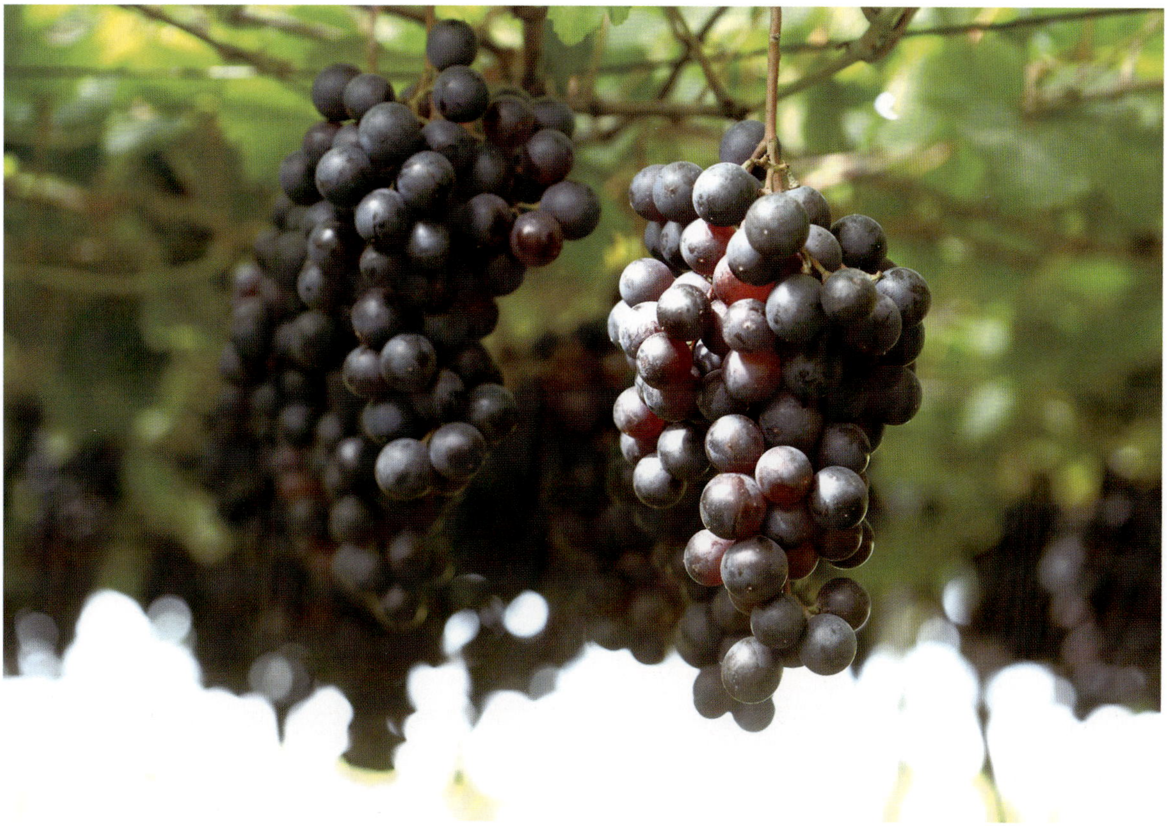

포도

호두

가래나무과 / *Juglans regia* L.
약명 호도인胡桃仁, 종인種仁
이명 호도, 치자, 추자나무, 페르시아 호두나무

우리나라에서는 정월 대보름에 부럼으로 호두를 까서 먹으며, 로마에서는 결혼식에 호두를 던져서 많은 자손을 바라는 풍습이 있다. 북유럽에서는 만성절에 호두를 불속에 던져 사랑의 점을 치기도 한다.

호두는 고려 시대 말에 중국에서 전래되었다. 호두나무는 키가 20m 정도 되는 낙엽교목으로 중부 이남에서 자란다. 굵은 가지는 사방으로 퍼지고, 수피는 깊게 갈라지고 회백색이다. 잎은 어긋나고 5~7개의 작은 잎으로 되어 있다. 꽃은 4~5월에 피는데, 암수한그루로, 암꽃은 수상(穗狀)화서로 수꽃은 미상화서로 달린다. 열매는 둥글며, 가래나무 열매처럼 딱딱한 속껍질에 쌓여 있다. 핵은 넓은 난형으로 연한 갈색이며 봉선을 따라 깊은 주름이 있다.

열매는 주로 생식하며, 호두과자, 약과, 죽 등으로 식용하고, 유정遺精, 변비 등에 약용한다. 호두에서 추출한 호도유胡桃油는 질이 좋으며, 식용하거나 피부병 등에 약용하며 그림물감 제조에도 쓰인다.

최근 연구 결과에 따르면, 호두가 암이나 심혈관 질환, 당뇨병, 염증성 질환, 인지력 저하 등의 노화에 따른 질환에 효과적이라고 한다. 호두는 식이섬유, 항산화제, 불포화지방산, 알파-리놀렌산(오메가-3)의 좋은 공급원인데, 특히 알파-리놀렌산은 염증을 줄이는 데 큰 역할을 하는 것으로 나타났다.

고서古書 · 의서醫書에서 밝히는 효능

방약합편 호도육胡桃肉은 맛이 달다. 능能히 보신補腎하며, 머리털이 다시 검게 된다. 그러나 과용過用함은 긴요緊要치 않다. 과식하면 풍風이 동動하고 담痰이 생긴다.

산림경제 독이 없고 머리털이 검게 되고 강장 · 강정 효과가 있다.

향약채취월령 보신補腎 · 온폐溫肺 · 정천定喘 · 윤장潤腸 · 지해止咳 · 양위陽痿 · 변비 등에 효과가 있다.

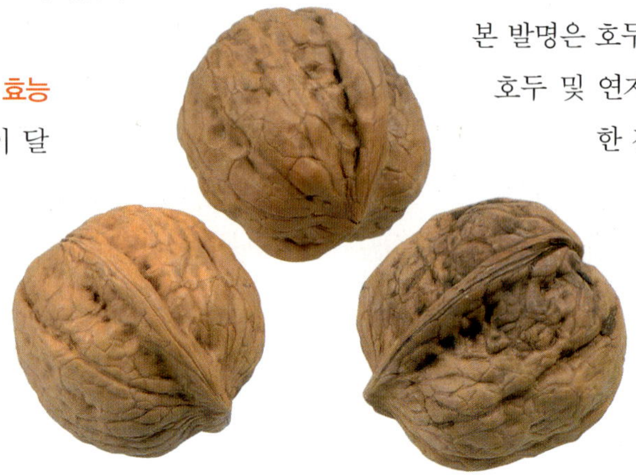

특허 · 논문

- **대추 추출물 및 호두 추출물을 함유하는 피부 보습용 화장료 조성물** : 본 발명은 대추 추출물 및 호두 추출물을 함유하는 화장료 조성물에 관한 것이다. 더욱 상세하게는 대추 추출물 및 호두 추출물을 함유하는 피부보습용 화장료 조성물에 관한 것으로, 본 발명의 대추 추출물은 한방에서 주로 이용되고 있는 생약재 중 피부각질 분화를 촉진하고, 호두 추출물은 풍부한 지질을 함유하여 각질층의 수분을 보유할 수 있다. 본 발명의 대추 추출물 및 호두 추출물을 함유하는 화장료 조성물은 세포에서 각질형성세포에 의한 각질층의 분화를 촉진하고, 손상된 피부의 장벽기능을 회복시키며, 인체실험에서도 피부 보습력 증가 및 유지에 보다 뛰어난 효과를 나타내므로, 피부보습용 화장료 조성물로써 유용하게 사용할 수 있다. – 특허등록 제1154772호, 주식회사 아모레퍼시픽
- **호두 및 연자육 추출물 및 이를 유효 성분으로 함유하는 스트레스 해소용 조성물** : 본 발명은 호두 추출물, 연자육 추출물, 호두 및 연자육의 혼합 추출물에 관한 것으로, 구체적으로 호두, 연자육, 호두 및 연자육의 혼합물을 추출하여 제조되는 스트레스 해소 활성을 갖는 추출물 및 이를 포함하는 스트레

스성 질환 치료용 약학적 조성물 및 스트레스 해소용 식품 조성물에 관한 것이다. 본 발명의 호두 추출물, 연자육 추출물 및 호두/연자육 혼합 추출물은 스트레스에 의해서 유의적으로 증가한다고 알려져 있는 호르몬인 혈중 코르티코스테론과 뇌조직의 교감신경 말단에서 신경전달물질로서 분비되는 노르아드레날린의 대사 산물인 MHPG-SO4(3-methoxy-4-hydroxyphenylethyleneglycol sulfate) 등의 농도를 유의적으로 감소시키며, 또한 스트레스와 연관된 뇌의 부위인 편도체(amygdala)에서 신경활성에 관계된 c-fos의 발현을 유의적으로 감소시킴으로써 스트레스 해소를 위한 목적으로 유용하게 이용될 수 있다. – 특허등록 제814634호, 주식회사 네츄럴에프앤피, 한국식품연구원

● 호두를 이용한 손 운동이 대뇌 피질의 활성화에 미치는 영향 : 전통적으로 잘 알려진 호두를 이용한 손 운동 이 대뇌 피질에서 활성화되는 정도와 부위를 분석하여, 손의 운동 기능과 관련된 뇌 부위를 자극할 수 있는지를 알아보고자 하였다. 정상 성인 12명을 대상으로 호두 돌리기, 나무구슬 돌리기, 맨손운동과 같은 손의 숙련된 조작이 요구되는 세 가지 운동을 하는 동안 기능적 자기공명영상촬영을 통해 대뇌피질의 활성화되는 부위와 정도를 비교하였다. 개별적으로 활성화된 영상을 집단으로 합산한 결과, 손 운동에 주로 관련된 일차운동감각영역, 전운동영역, 보조운동영역에서 활성화를 보였으며, 관심 영역 내 총 활성화된 정도가 호두 돌리기에서 가장 높았고, 나무구슬 돌리기, 맨손운동 순으로 나타났다. 호두 돌리기는 뇌에 많은 감각적 자극을 제공하고, 손 안에서 이루어지는 복잡하고 숙련된 동작의 수행으로 대뇌 피질의 다양한 운동 관련 부위를 활성화하고, 그 활성화되는 정도도 높은 것으로 나타났다. 따라서 호두 돌리기는 손의 감각운동기능과 관련된 뇌 기능을 활성화시키는 효과가 있을 것으로 추정된다. – 영남대학교 의과대학 장성호 외 5, 대한작업치료학회지(2006)

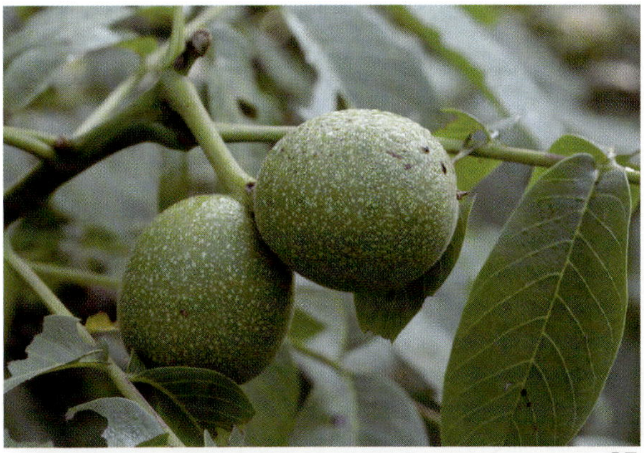
호두

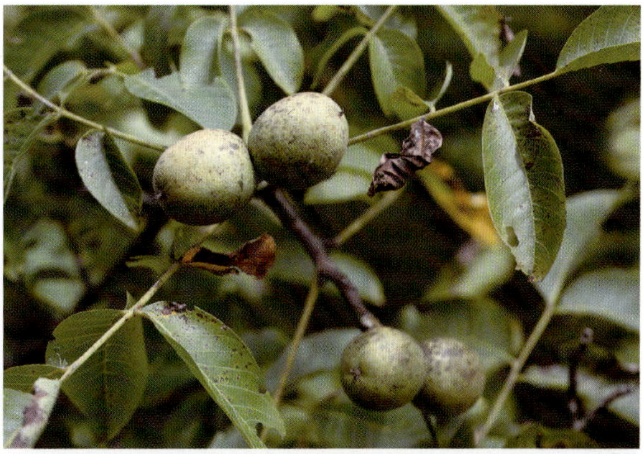
호두

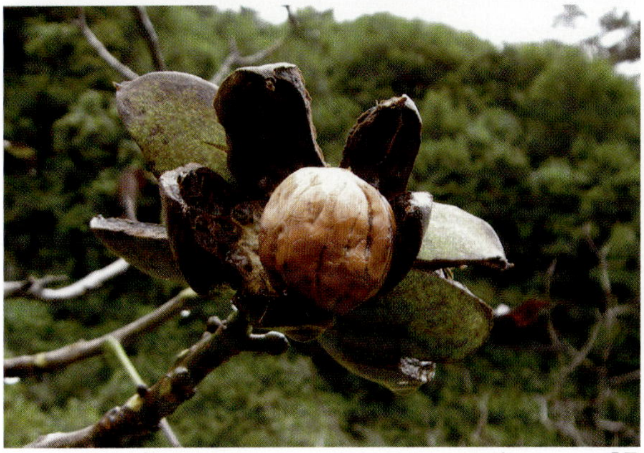
호두

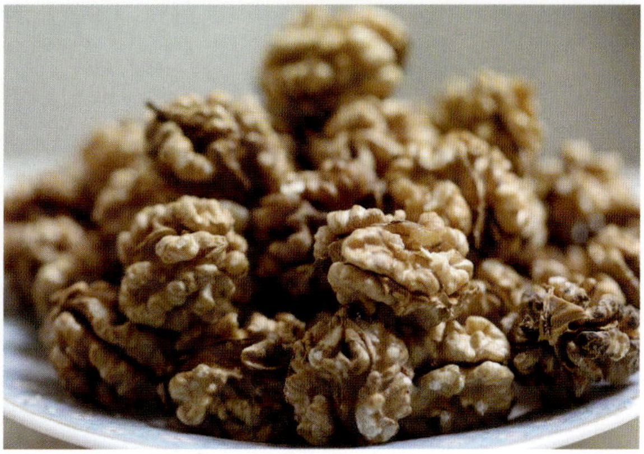
호두

후추

후추과 / *Piper nigrum* L.
약명 호초胡椒
이명 천초川椒, 대초大椒, 진초秦椒, 한초漢椒, 파초巴椒

후추나무의 열매인 후추는 세계적으로 가장 널리 쓰이는 향신료로, 고기 음식의 잡내를 없애고 음식의 독을 해독한다.

후추의 생약명인 '호초胡椒'가 고려 때의《파한집破閑集》에서 처음 나타나는 것으로 보아 고려시대에 중국에서 전해진 것으로 여겨진다. 후추는 특권층의 향신료였으며, 서민층은 산초나 초피 등을 이용하였다.

후추(Piper nigrum L.)는 열대지방에서 향신료로 재배한다. 유사종으로 잎을 주로 이용하는 베틀후추(Betel Piper)가 있으며, 우리나라 제주도에 자생하는 후추등(Japanese pepper, 風藤葛)도 후추 대용의 향신료 개발 가능성이 높은 식물이다.

꽃은 흰색이며, 녹색의 열매는 붉게 익어 가는데 완숙하면 검은색이다. 익기 전의 후추열매를 건조시켜 가루로 만든 것이 흑후추, 성숙된 열매의 과피를 벗기고 말려서 가루로 만든 것이 흰후추이이다. 통후추를 즉석에서 가루내어 이용하기도 한다. 약용은 주로 흑후추를 쓰며, 특유한 냄새가 있고 맛은 백후추에 비해 더 강렬하고 맵다.

후추는 인도를 비롯한 아시아에서 기관지염, 열병, 위장 질환, 중풍 및 관절염 치료 등의 전통의학제로 사용되고 있다. 후추에서 분리된 다양한 phytochemical들은 여러 생리활성을 나타내는 것으로 알려지고 있으며, 그 중에서 alkaloid-amine 성분인 piperine이 대표적이다. Piperine은 항산화 활성, 간세포 보호 효과, 뇌세포 보호 효과 등의 효과를 나타냄이 보고되었으며, Pradeep과 Kuttan은 piperine이 B16F-10 melanoma cell에서 염증과 관련된 NF-kB, c-Fos, CREB, ATF-2 및 proinflammatory cytokine의 발현을 억제함을 보고하였다. Piperine은 benzo(a)pyrene을 투여하여 폐암을 유도한 동물에서 강한 암예방 효과를 나타냈고, in vivo에서 B16F-10 melanoma cells의 폐 전이를 효과적으로 억제하였고, Sarcoma 180에 의한 고형암 형성을 억제하였다. Duessel 등이 대장암세포인 DLD-1 세포의 증식이 piperine에 의해 억제되었다고 보고한 바 있다(한림대학교 김은지 외, '후추의 주요 성분인 Piperine의 대장암세포 세포사멸 유도 효과' 논문 참조).

고서古書 · 의서醫書에서 밝히는 효능

동의보감 호초胡椒는 소담消痰, 하기下氣, 산한散寒, 온중溫中, 해독解毒의 효능이 있어서 구토청수嘔吐淸水, 냉리冷痢, 설사泄瀉, 반위反胃, 완복냉통脘腹冷痛, 한담식적寒痰食積 등을 치료한다.

방약합편 호초胡椒는 맛이 맵다[味辛]. 기체氣滯를 내리며, 심복냉통心腹冷痛과 질박손상跌撲損傷에 쓰는 약藥이다. 많이 먹으면 폐肺를 상傷해서 토혈吐血한다. 물고기와 자라의 균독을 죽인다.

특허 · 논문

● 혈소판 응집 억제활성이 우수한 알카로이드계 화합물 : 본 발명은 혈소판 응집 억제 활성이 우수한 피페리딘(piperidine) 또는 피리돈(pyridone) 알카로이드계 화합물을 제공한다. 상기 피페리딘 또는 피리돈 알카로이드계 화합물은 후추나무과(Piperaceae)에 속하는 후추나무 열매의 추출물에서 분리 정제된 화합물로 이들의 바람직한 예로는 피페린, 피페노날린, 피페레틴, 피페로옥타데칼리딘, 및 피페론구민이 있다. 본 발명은 또한 상기 피페리딘 또는 피리돈 알카로이드계 화합물을 포함하는 뇌 · 심혈관계 질환 치료제를 제공한다. – 특허등록 제543180호, 주식회사 티지 아이오텍

● 후추의 주요 성분인 Piperine의 대장암세포 세포사멸 유도 효과 : 후추의 주요 성분인 piperine은 다양한 생리활성을 나타내고 있으며, 특히 암예방 효

과가 있는 것으로 생각되고 있다. 본 연구에서는 piperine의 항암 효과를 밝히기 위해 piperine이 인간의 대장에서 유래한 암세포인 HT-29 세포의 증식에 미치는 영향과 작용 기전을 연구하였다. Piperine을 HT-29 세포 배양액에 여러 농도(0~40uM)로 첨가하여 세포를 배양한 경우 piperine 처리 농도가 증가할수록 세포의 증식이 감소하였고, 세포사멸이 증가하였다. 이는 piperine이 HT-29 세포의 세포사멸을 유도하여 세포 증식을 억제함을 제시한다. Piperine의 세포사멸 기전을 조사하기 위해 세포사멸 조절인자의 변화를 조사하였다. Piperine에 의해 anti-apoptotic Bcl-2 family 단백질인 Bcl-2와 Mcl-1 단백질 수준은 감소하였고, BH3-only 단백질인 Bid 단백질 수준은 감소하였으나, Bik 단백질 수준은 증가하였다. 또한 piperine에 의해 미토콘드리아 막의 투과성이 증가하였고, cytochrome c의 세포질로의 방출이 증가하였다. 또한 piperine 처리에 의해 caspase의 활성형인 cleaved caspase-8, -9, -7, -3 단백질 수준이 증가하였고, PARP의 불활성형인 cleaved PARP 수준이 증가하였다. Caspase의 활성을 저해하는 세포사멸억제단백질 중의 하나인 survivin 단백질 발현이 piperine에 의해 감소하였다. 이 결과로부터 대장암세포인 HT-29 세포에서 piperine이 Bcl-2 family 단백질 발현 변화를 초래하여 미토콘드리아 막 투과성 증가시키고 cytochrome c 방출을 증가시키고, caspase 활성을 증가시키고 survivin 단백질 발현을 억제하여 세포사멸을 유도하여 항암 효과를 나타냄을 알 수 있다. 본 연구는 piperine이 대장암에 강한 항암 효과가 있음을 밝혔으나 향후 암예방 및 암치료제로서 piperine을 활용하기 위해서는 동물실험 및 임상실험 등 다양한 추가 실험이 필요할 것으로 보인다. – 한림대학교 식의약품의 효능평가 및 기능성소재개발센터 김은지 외 4, 한국식품영양과학회지(2009. 4. 30)

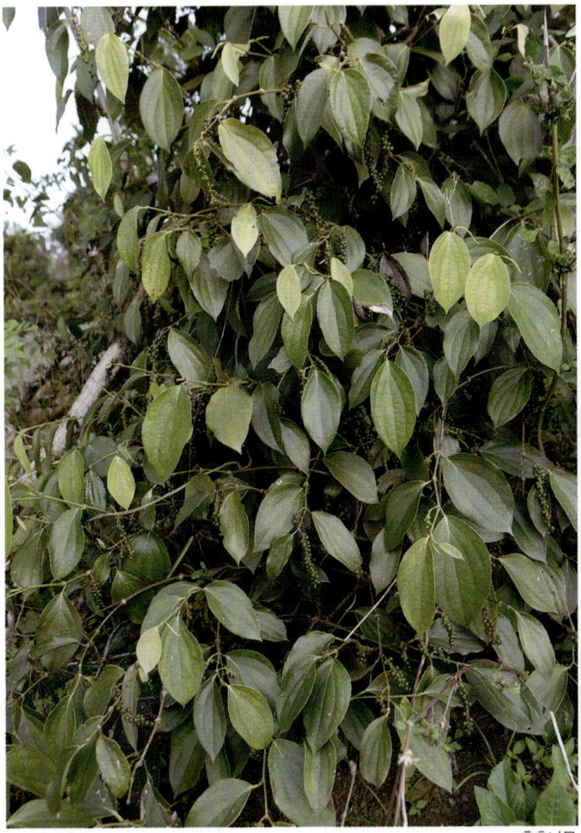

후추나무

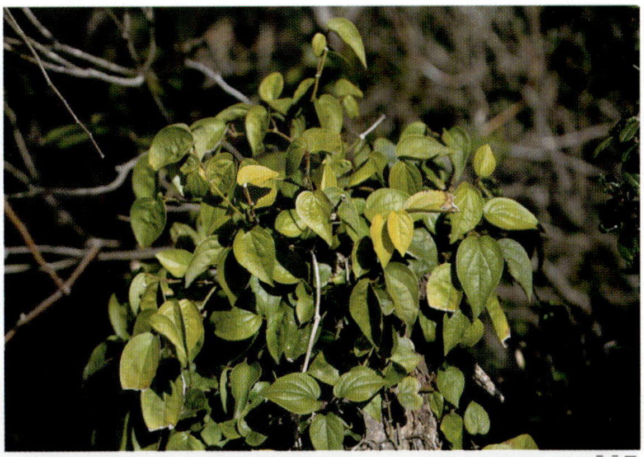

후추등

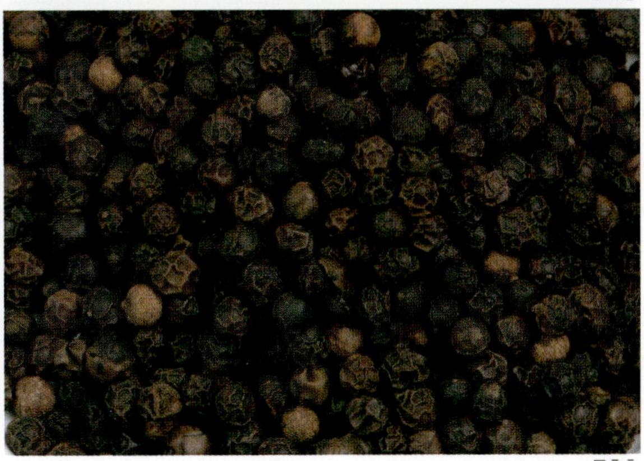

통후추

Part 3

특허로 만나는 곡물

강낭콩

콩과 / *Phaseolus vulgaris* L.
영명 kidney bean
약명 채두菜豆, 운두雲豆
이명 강남콩, 강남두

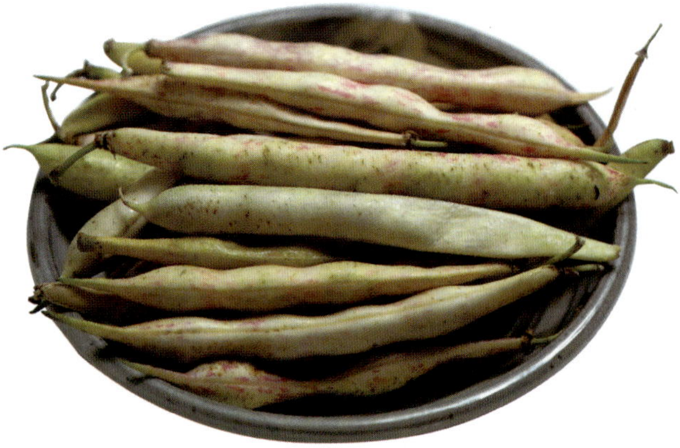

콩과의 한해살이풀로 '채두菜豆', '운두雲豆'라고도 한다. 한국에는 중국 남쪽 지방에서 들어왔는데 일제강점기에 일본에서 여러 품종을 도입하여 식용으로 재배하였다. 여름에 흰색이나 자주색 꽃이 피며, 약용한다. 열매는 원통형이거나 좀 납작한 원통형의 꼬투리로 맺히며 그 속에 들어 있는 씨를 식용하고, 줄기잎은 사료로 쓴다.

빵이나 떡의 소로 많이 이용하며, 밥에 넣어 먹거나 샐러드용으로 먹으면 맛이 좋다. 유럽인들은 푹 삶아서 육류 대신 단백질 급원으로 많이 소비한다. 강낭콩의 주성분은 당질이고 녹말 60%, 단백질 20% 정도를 함유하고 있으며, 비타민 A · B_1 · B_2 · C가 풍부하다.

강낭콩 꽃을 볶아서 가루로 만든 것을 복용하면 꽃의 탄닌 성분이 자궁 점막에 수렴작용을 하여 여성의 대하증에 좋다고 한다. 또한 설사, 만성위염에도 좋다. 여름에 더위에 지쳐서 기운이 빠질 때 강낭콩을 팥처럼 삶아서 설탕을 뿌려 끓여 먹으면 기운이 나는 영양 간식으로도 좋다.

특허 · 논문

● 강낭콩 추출물을 함유하는 화장료 조성물 : 본 발명은 세포증식작용, 콜라겐 및 히아루론산 합성작용이 우수한 강낭콩 추출물을 함유하는 화장료 조성물에 관한 것으로, 이러한 강낭콩 추출물을 함유하는 화장료 조성물은 강낭콩 추출물을 화장료의 건조중량에 대해 0.05-10.0중량%로 함유함으로써 피부 노화 및 건조 현상을 감소시켜 주는 것으로 제품의 품질 및 신뢰성을 향상시키는 효과가 있게 되는 것이다. - 특허등록 제574848호, 주식회사 코리아나화장품

● 발포 알코올 음료의 제조 방법 및 그 방법을 이용하여 제조된 발포 알코올 음료 : 본 발명은, 맥주, 발포주, 그리고 보리, 밀 및 맥아 등의 맥류를 일체 사용하지 않고, 적어도 탄소원을 함유하는 시럽, 질소원, 홉 및 물을 원료로 하여 발효 전 액을 제조하고, 상기 발효 전 액을 효모를 사용하여 발효시킴으로써, 맥주맛 발포 알코올음료 등의 발포 알코올음료를 제조하는 방법으로서, 발아시킨 곡류를 사용하여, 발효성이 높아지고, 더욱 향미가 우수해져, 거품의 품질이 개선된 발포 알코올음료를 제조하는 방법을 제공하는 것을 목적으로 한다. 본 발명은 또한, 상기 방법에 의해 제조된 발포 알코올음료를 제공하는 것을 목적으로 한다. 특히, 옥수수, 마령서, 완두콩, 대두, 흑두, 팥, 적강낭콩 및 현미로 이루어진 그룹으로부터 적어도 1개를 선택하고, 그 선택된 원료를 발아시켜 얻은 발아원료를 상기 발포 알코올음료의 원료의 일부로서 사용함으로써, 이들 발포 알코올음료에서 특유의 거품 품질, 향미 품질, 발효성이 더욱 개선된 발포 알코올음료가 수득될 수 있다. - 특허공개 10-2008-0011296호, 삿뽀로 홀딩스 가부시키가이샤(일본)

● 부작용 없이 건강하게 체중 감량이 가능한 다이어트 식품 조성물 및 그 제조 방법 : 본 발명은 다이어트 식품 조성물 및 그 제조 방법에 관한 것으로, 체중 감량 효과를 극대화하는 한편, 한방 생약재에 의해 체중 감량으로 인한 부작용을 억제하여 건강한 체

중 감량이 가능하며, 한방 생약재 특유의 맛과 향을 제어하여 섭취에 어려움이 없도록 한 것이다. 이러한 본 발명은, 다이어트 식품 조성물의 경우, 흰강낭콩추출물 분말, 과라나추출물 분말, 마테추출물 분말, L-카르니틴 분말, 히비스커스추출물 분말과, 진피농축액, 맥문동농축액, 천궁농축액, 감초농축액, 당귀농축액, 오미자농축액, 백출농축액과, 프락토올리고당과, 블랙베리, 블루베리, 라즈베리, 블랙커런트, 크렌베리, 스트로우베리, 아사이베리가 혼합된 베리농축액을 포함하여 이루어지며, 흰강낭콩추출물 분말은 위용성 고분자로 1겹 코팅된 알갱이들로 이루어지고, 마테추출물 분말 및 히비스커스추출 분말은 위용성 고분자로 2겹 코팅된 알갱이들로 이루어지며, 과라나추출물 분말은 위용성 고분자로 3겹 코팅된 알갱이들로 이루어진다. – 특허등록 제1341475호, 주식회사 소울네이처푸드

● 항비만용 아밀라제 저해제 및 용도 : 본 발명은 아밀라제의 작용을 저해시켜 탄수화물의 체내 흡수를 억제시키는 원리에 의해 비만을 방지할 수 있는 항비만용 아밀라제 저해제에 관한 것이다. 보다 상세하게는 곡류 및/또는 허브류 중에서 아밀라제의 저해활성이 높은 밀가루, 강낭콩, 복분자, 녹차, 계피, 빈랑, 호장, 마황 중에서 추출한 추출물을 포함하는 아밀라제 저해제에 관한 것이다. 본 발명은 상기에서 언급한 비만의 예방을 위해 탄수화물 소화효소인 아밀라제의 활성을 억제시킴으로써 탄수화물의 체내 흡수를 감소시키는 원리에 의해 비만을 방지할 수 있는 항비만용 아밀라제 저해제의 제공을 목적으로 한다. 본 발명의 항비만용 아밀라제 저해제는 단순비만의 치유를 목표로 하여 식욕을 만족시키되, 소화효소의 작용을 억제함으로써 과도한 영양성분이 체내로 흡수되는 것을 감소시켜 비만을 억제시킬 수 있다. 본 발명의 항비만용 아밀라제 저해제는 곡류추출물, 허브류 추출물 중에서 선택된 어느 하나 이상을 포함할 수 있다. – 특허등록 제692560호, 한국식품연구원

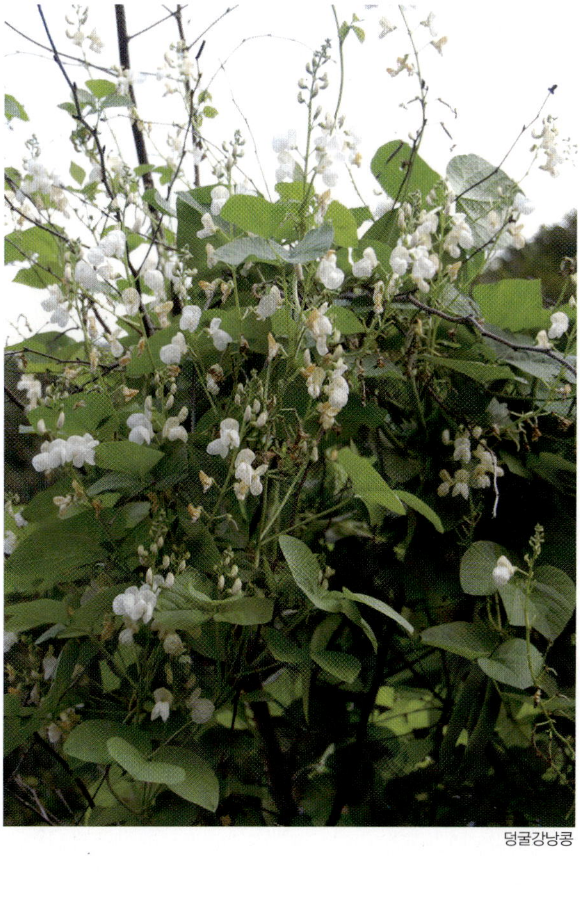
덩굴강낭콩

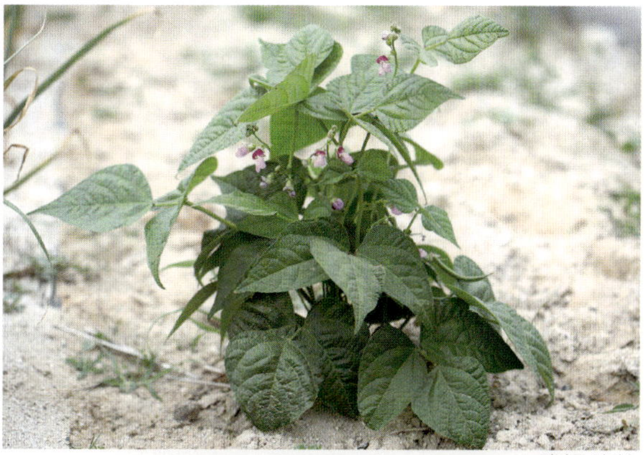
강낭콩 어린순

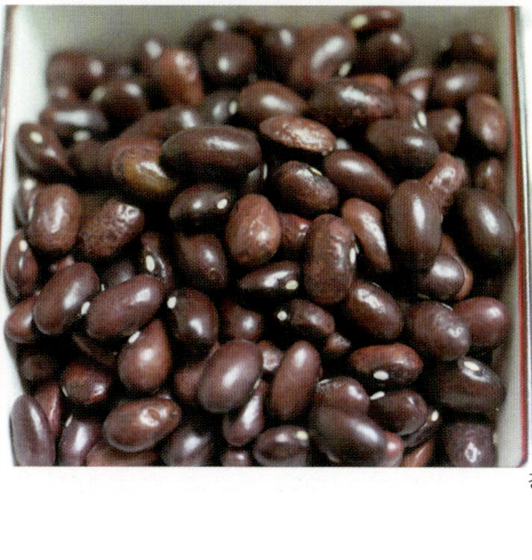
강낭콩

귀리

화본과 / *Avena sativa* L.
영명 Oats
약명 작맥雀麥
이명 연맥燕麥

벼목 화본과의 두해살이풀로, 최근 영양 효과의 우수성이 밝혀지면서 주목받고 있다. 섬유질이 풍부하여 다이어트에 좋다. 수용성 식이섬유인 베타글루칸 β-glucan이 풍부하여 체내 콜레스테롤을 배출하여 혈중 콜레스테롤을 낮춤으로써 심근경색과 동맥경화 등의 심혈관질환을 예방한다. 당질의 소화와 흡수를 지연시켜 식후 혈당 증가를 낮추고 안정적으로 유지하여 당뇨병 관리에도 좋다.

원산지는 중앙아시아 아르메니아이며, 우리나라에는 고려시대에 전래된 것으로 추정된다. '연맥燕麥' 또는 '작맥雀麥'이라고도 한다.

키는 30~100㎝로, 밑부분에서 뭉쳐나며, 줄기에는 털이 없지만 마디에는 털이 있다. 잎은 길이 15~30㎝, 너비 6~12㎜로 밀보다 너비가 넓다. 잎집은 길지만 잎혀는 짧고 갈라진다. 꽃은 5~6월에 피는데, 다른 맥류와 구조가 비슷하나 까끄라기가 외영外穎의 등에 있는 것이 다르다. 열매를 곱게 빻은 것을 오트밀이라고 하는데, 과자나 알코올의 원료 또는 가축의 사료로 이용된다.

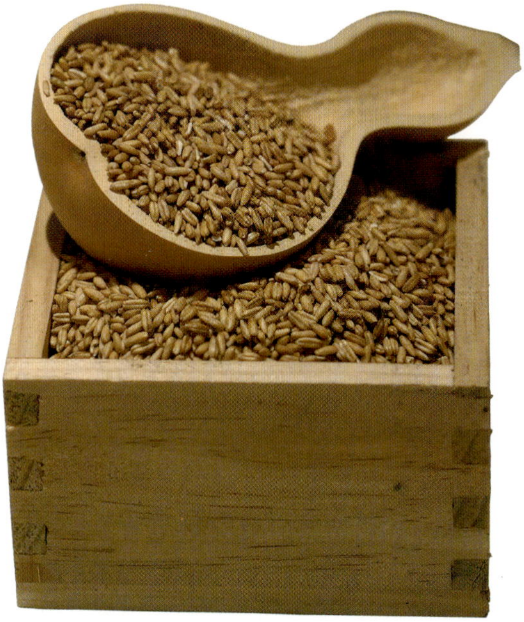

고서古書 · 의서醫書에서 밝히는 효능

동의보감 성질은 평하고 맛은 달며 독이 없다. 몸풀이를 힘들게 하는 데 달여서 물을 마신다.

특허 · 논문

● 산화 귀리 베타-글루칸의 제조 방법 : 본 발명은 산화 귀리 베타-글루칸의 제조 방법에 관한 것으로서, 더욱 상세하게는 귀리 베타-글루칸의 1차 알코올기를 선택적으로 카르복실기로 산화시키되 그 산화율을 원하는 비율로 조절할 수 있도록 산화조건을 최적화함으로써, 용해도가 증가하고, 담즙산 결합능이 향상되며, 혈중 콜레스테롤 및 중성지질의 함량 저하능이 탁월하게 향상된 물성을 나타내는 산화 귀리 베타-글루칸을 그 용도에 따라 임의로 산화율을 결정할 수 있는 제조 방법을 제공하며, 또한 제조된 산화 베타-글루칸을 콜레스테롤 저하제 및 다양한 식품에 적용할 수 있도록 한 것이다. – 특허등록 제637451호, 한양대학교 산학협력단

● 염료침투 증강제를 포함하는 모발염색제 조성물 : 본 발명은 염료 침투증강제를 포함하는 모발염색제 조성물에 관한 것으로, 더욱 자세하게는 귀리단백추출물이 함유되어 있는 모발염색제 조성물에 관한 것이다. 본 발명의 목적은 종래의 모발 염색제에 귀리단백추출물울 사용하여 염료를 모피질(cortex) 내에 깊숙히 침투시킴으로써 염색된 모발의 퇴색을 방지하고 염색된 색상을 오래 유지하는 모발염색제 조성물을 제공하는 데 있다. 본 발명의 모발염색제 조성물은 귀리단백추출물을 조성물 전체 중량 대비 0.1~10.0%가 배합됨을 특징으로 한다. – 특허등록 제325985호, 동성제약 주식회사

● 귀리 엿기름을 이용한 강황 식혜의 제조 방법 : 본 발명은 폴리페놀 및 플라보노이드 함량이 높고, 항산

화 기능성이 있는 식혜를 제조하기 위한 식혜의 제조 방법에 관한 것으로서, 귀리를 이용하여 엿기름액을 얻는 단계와; 상기 엿기름액에 고두밥과 강황 분말을 혼합하여 당화시키는 단계;를 포함하여 이루어지는 것을 특징으로 한다. 본 발명은 관능성이 우수하며, 폴리페놀 및 플라보노이드 함량이 높고, 항산화 기능성이 있어 소비자의 건강 증진을 기대할 수 있는 식혜의 제조 방법을 제공하는 것을 그 목적으로 한다. – 특허등록 제1189880호, 전라북도

● 이삭 피기 전 수확된 귀리 지상부위 추출물 : 본 발명은 곡물을 제외한 귀리의 지상부위 추출물 및 제조 방법 및 용도에 관한 것이다. 발명자들은 치료 및 화장피부 분야에서 귀리의 지상부위들 추출물에 대한 새로운 용도를 확인하였다. 상기 추출물은 아토피 피부염 치료에 유용한 면역조절 및 항-염증 특성이 있다. 본 발명에 의한 추출물은 여드름 및 피부노화 치료에도 양호한 효능을 보인다. – 특허공개 10-2011-0086138호, 삐에르화브르데르모-코스메띠끄(프랑스)

● 대장암 저해 효능을 갖는 귀리 추출물 : 본 발명은 귀리 단백다당체의 대장암 저해 효능용으로의 용도에 관한 것으로, 귀리 분쇄물을 추출온도 45~55℃에서 에탄올 농도 5~20%의 에탄올을 이용하여 pH6~9에서 추출 후 동결 건조하여 얻은 귀리 단백다당체를 대장암 발생 모델에 주입함으로써 대장암 저해 효능이 발현되도록 하는 효과를 얻을 수 있었다. – 특허공개 10-2005-0112221호, 주식회사 보락

● 주름 개선 및 탄력 증진용 화장료 조성물 : 본 발명은 하고초 추출물과 귀리 단백질을 함유하는 주름 개선 및 탄력 증진용 화장료 조성물에 관한 것으로서, 보다 상세하게는 귀리 단백질이 피부 표면에 막을 형성하여 처진 피부를 당겨주어 리프팅 효과를 부여하고 피부 내적으로는 하고초 추출물이 피부 세포의 증식을 촉진시키고 섬유아세포의 콜라겐 합성 촉진 및 분해를 억제하며 뛰어난 항산화 효과를 가져 피부 주름과 탄력을 효과적으로 개선시킨다. – 특허공개 10-2010-0037850호, 주식회사 더페이스샵

● 데아닌 및 귀리추출물을 함유하는 집중력 : 본 발명은 집중력 향상을 도와주고 스트레스를 완화시킬 수 있는 식품 조성물에 관한 것으로, 보다 상세하게는 데아닌(Theanine) 및 귀리(Oat) 추출물을 함유하여 집중시 발생하는 하이 알파파를 증가시키고 스트레스 발생시 생성되는 하이 베타파를 감소시킴으로써 집중력을 향상시키고 스트레스를 완화시켜 효과적인 학습이 가능하도록 도와주는 식품 조성물에 관한 것이다. 발명자들은 인체에 부작용이 없고 집중력과 기억력을 증가시키는 효과가 있는 조성물을 찾고자 연구한 결과, 데아닌과 귀리 추출물의 복합물이 정신적 스트레스를 완화하고 집중력을 높이는 효과가 우수함을 발견하고 본 발명을 완성하였다. – 기억력, 심리적 안정 및 학습 능력 증진용 식품 조성물, 특허공개 10-2011-0036329호, 주식회사 아모레퍼시픽

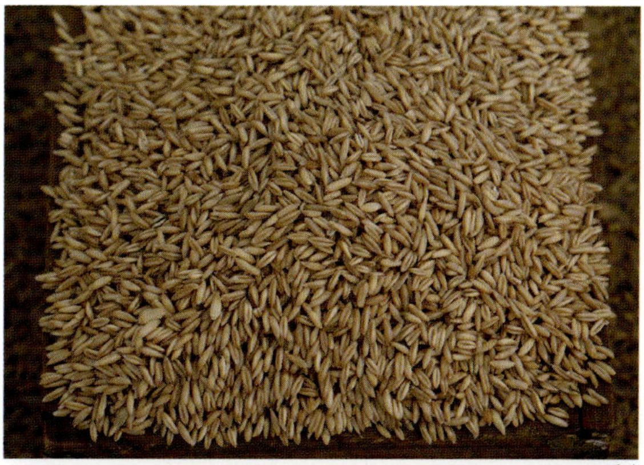
귀리

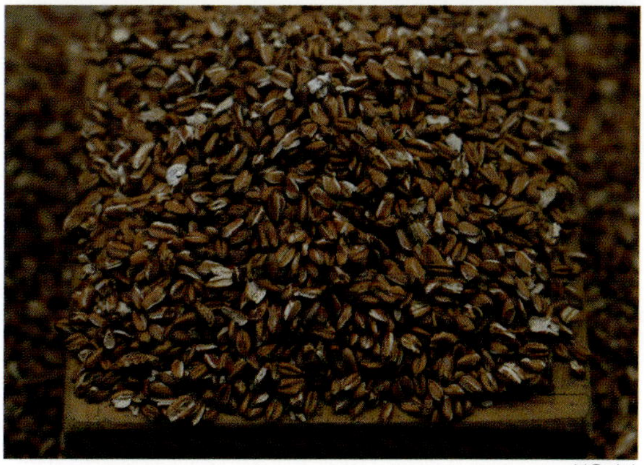
볶은귀리

기장

화본과 / *Panicum miliaceum* L.
약명 서미黍米
이명 서양黍穰

벼과의 한해살이풀로, 이집트·아시아 등지에서 재배했으며 우리나라에는 강원·경북 지방에 분포한다. 높이는 50~120㎝로 곧게 자란다. 잎은 어긋나고 길이 30~50㎝ 정도로 털이 드문드문 있다. 분열한 줄기마다 이삭이 나오고 익으면 아래로 늘어진다. 꽃은 원추화서로 피고, 이삭은 9~10월에 익는다.

품종은 이삭의 모양에 따라 이삭 가지가 사방으로 퍼지는 평수형平穗型, 가지나 줄기가 길고 한쪽으로 몰린 기수형寄穗型, 가지와 줄기가 짧고 빽빽하게 자라는 밀수형蜜穗型으로 나뉘며, 우리나라에서는 대부분 기수형이 난다. 따뜻한 기후에서 잘 자라고 조, 수수, 옥수수에 비해 내냉성이 강하여 토양 적응성이 매우 넓다.

기장의 주성분은 당질이며, 순수 단백질이지만 쌀보다 소화율이 조금 떨어진다. 단백질·지질·비타민 A가 풍부하다. 열매는 식용하며, 밥이나 떡을 만들고 사료, 녹비로도 이용된다. 이삭으로 빗자루를 만들어 쓰기도 한다.

고서古書 · 의서醫書에서 밝히는 효능

동의보감 성질이 따뜻하고, 맛이 쓰며 독이 없다. 기침하면서 기운이 치미는 것과 곽란을 치료하는데 설사와 갈증을 멎게 한다.

명의별록 황기장은 속을 고르게 하고 설사를 그치게 하며, 청기장은 소갈(당뇨병)을 다스리고 속을 보한다. 장수하려면 기장으로 죽을 쑤어 먹는다.

식료본초 모든 위병과 구토에는 생강과 백기장을 함께 먹으면 좋다.

본초강목 황기장은 곽란과 설사를 다스리고 번열을 없앤다. 백기장으로 밥을 지어 먹으면 속을 편안하게 하고 번갈(煩渴 : 가슴이 답답하고 목이 마름)을 없앤다.

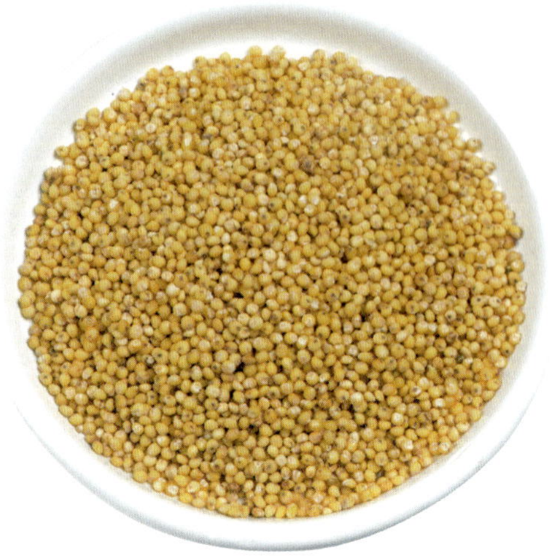

특허 · 논문

● 기장에 균주로서 아스퍼질러스 오리제를 접종하여 누룩 및 상기 누룩을 이용한 발효주의 제조방법 : 본 발명은 누룩 및 이를 이용한 발효주의 제조방법에 관한 것으로 좀 더 자세하게는 기장에 균주로서 배양된 아스퍼질러스 오리제(Aspergillus oryzae, 미생물 수탁번호:KCTC11927BP)를 접종하여 누룩을 제조하는 방법에 관한 것이다. 본 발명에 의한 누룩과 이를 이용하여 제조한 발효주는 향과 맛이 뛰어난 발효주를 제공할 수 있다. – 특허등록 제1284614호, 한국식품연구원

● 기장(Panicum miliaceum)에서 추출한 루나신이 Histone Acetyltransferases(HAT)인 yGCN5 및 p/CAF 활성에 미치는 효과 : 본 논문은 기장(Panicum miliaceum)에서 추출한 루나신이 Histone Acetyltransferases(HAT)인 yGCN5 및 p/CAF 활성에 미치는 효과에 관한 것으로, 주요 내용은 포유동물 세포 및 피부암 동물 모델에서 화학적 예방 효과를 보여 준 루나신의 공급원을 찾고 곡물의 암예방 효과를 조사하기 위해 기장에서 정제한 루나신의 특성을 조사하였다. 펩신과 췌장효소를 이용한 생체외 분해율 분석을 통해 기장 루나신의 안정성을 측정하고, HAT의 억제는 루나신 생물활성을 통해 평가하였다.

실험 결과, 생체외 분해에서 루나신은 펩신과 췌장효소에 안정적이었고, HATs의 활동을 억제시켰다. 따라서 기장 루나신은 생물활성 기능이 있어 암 예방에 중요한 역할을 할 수 있다. – 안동대학교 자연과학대학 생명자원과학부 박재호 외 4, 자원식물학회지(2009. 6. 30)

● 벼과 식물 추출물을 포함하는 허혈성 질환 및 퇴행성뇌질환의 예방 및 치료를 위한 조성물 : 본 발명은 저산소 조건에서 세포생존능 개선 활성을 갖는 벼과(Gramineae) 식물(소맥, 부소맥, 호밀, 현미, 보리, 맥아, 귀리, 옥수수, 수수, 율무, 기장 또는 조) 추출물을 함유하는 조성물에 관한 것으로, 본 발명의 벼과식물 추출물은 저산소 조건의 시험관 내 실험 및 허혈 동물모델에서 세포자살 (apoptosis)에 대한 강력한 억제 활성을 나타내며, 퇴행성 뇌질환 동물모델에서 뇌손상을 방지하며 기억력 향상 효능을 나타내므로, 상기 조성물은 허혈성질환 및 퇴행성 뇌질환의 예방 및 치료용 약학조성물 및 건강기능식품으로 유용하게 이용될 수 있다. – 특허등록 제723950호, 주식회사 하이폭시, 학교법인 선목학원

● 혈당 저하효과를 갖는 기장추출물 및 이를 유효성분으로 함유하는 혈당 저하용 조성물 : 본 발명은 기장으로부터 분리추출한 혈당을 저하시키는 기장추출물 및 이를 유효성분으로 함유하는 혈당 저하용 조성물에 관한 것으로 기장 메탄올추출물과 n-헥산추출물을 흰쥐의 간조직으로부터 채취한 마이크로솜 펠렛 분산용액과 반응시켜 G-6-Pase 활성을 측정하고 기장 메탄올추출물과 분말식이를 흰쥐에게 공급하여 사육한 후 혈액 및 간조직을 채취하여 G-6-Pase 활성 및 혈당을 측정한 결과, 기장 추출물은 생체내 간조직에서 G-6-Pase 활성을 저하시킴으로써 신생당 합성 및 글리코겐 분해과정을 억제함으로써 혈당을 저하시키는 효과가 있으므로 당뇨병을 예방하고 개선시키는 뛰어난 효과가 있다. – 특허공개 10-2003-0019727호, 최**

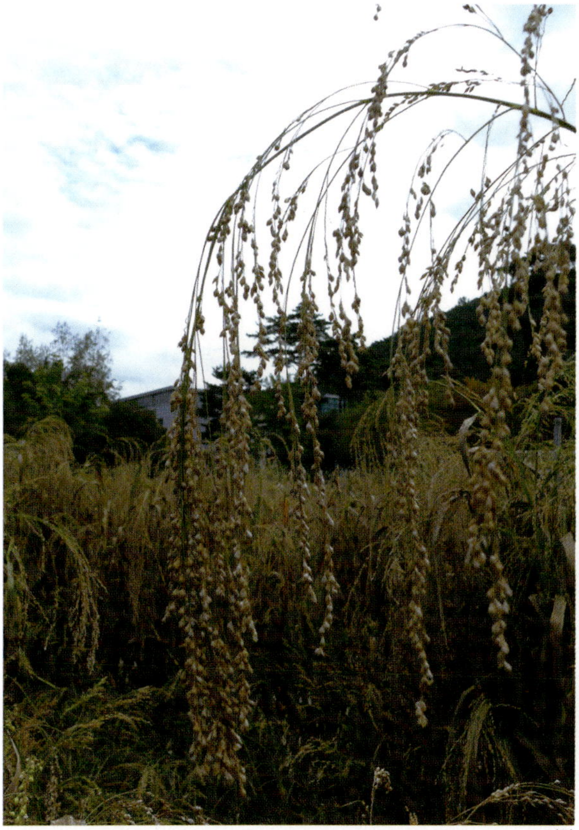

기장

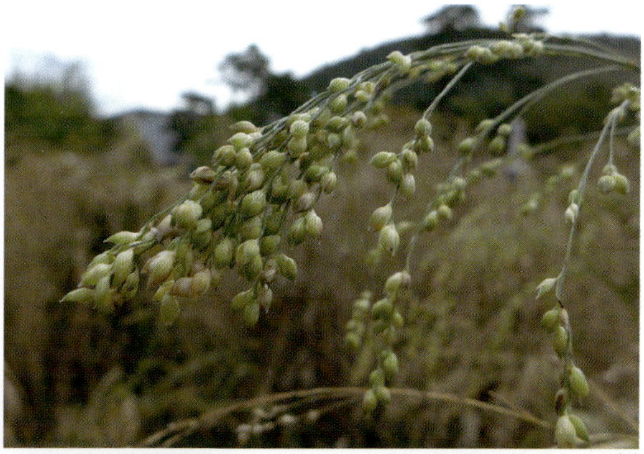

기장

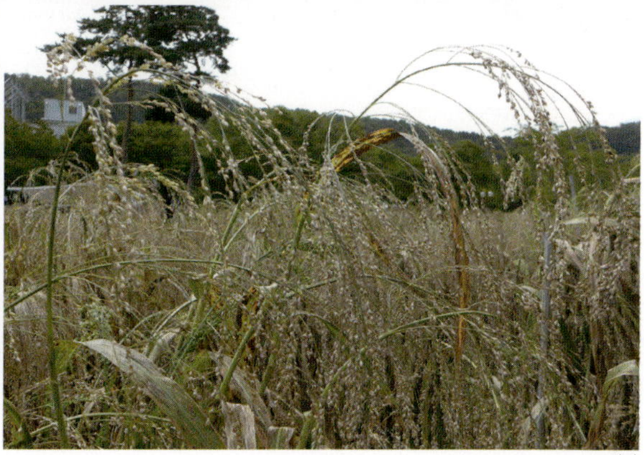

기장

녹두

콩과 / *Phaseolus radiatus* L.
영명 mung beans
약명 녹두菉豆
이명 안두安豆, 길두吉豆

녹두는 음식 재료뿐만 아니라 약으로도 이용해 왔다. 묵·빈대떡·죽을 만들어 먹으며, 가루는 떡고물로 쓰고, 새싹을 길러 나물로 먹기도 한다. 몸을 차게 하는 성질이 강하여, 해열·해독 작용이 있으며, 고혈압이나 숙취에는 매우 좋지만 혈압이 낮은 사람이나 냉증이 있는 사람은 좋지 않다고 한다. 민간요법으로 피부병을 치료하는 데 쓰였다.

녹두 전분으로 만든 묵을 '청포淸泡'라고 하며, 청포에 채소와 육류를 섞어 식초나 기름에 무친 것을 '탕평채'라고 한다. 또, 녹두를 물에 불려 찧어서 포대에 넣어 거른 즙을 붉게 착색하여 졸인 다음 길게 썰어 꿀을 섞은 것을 '창면'이라고 한다. 《동국세시기東國歲時記》에 의하면, 녹두가루를 반죽하여 익힌 것을 가늘게 썰어 오미자 국에 띄우고 꿀을 섞어 잣을 곁들인 것을 '화면花麵'이라 하고, 녹두로 국수를 만들어 붉은색 물을 들인 뒤 꿀물에 띄운 것을 '수면水麵'이라고 하여 삼월 삼짇날의 시절 음식으로 쓴다고 하였다.

녹두의 주요 영양 성분은 녹말 53~54%, 단백질 25~26%로 영양가가 높으며, 향미가 좋다. 녹두의 싹인 숙주나물은 녹두와 성분이 매우 다르다. 단백질이나 당질 함량은 많이 감소하지만 비타민 A는 2배, 비타민 B는 20배, 비타민 C는 40배 이상이나 증가한다. 숙주나물용으로는 단단하고 광택이 나는 녹색 계통의 적합하다.

녹두는 콩과의 한해살이풀로, 따뜻한 기후에서 잘 자란다. 키는 30~80㎝ 정도이고, 덩굴처럼 옆으로 뻗기도 한다. 잎은 어긋나는데, 작은 잎 3장으로 이루어진 겹잎이다. 8월에 노란색 꽃이 무리지어 핀다. 열매는 처음엔 녹색이었다가 익으면서 검은색을 띠는데 거친 털이 있다. 한 꼬투리에 10~15개의 종자가 들어 있는데, 종자는 대부분 녹색을 띠지만 녹색을 띤 갈색, 노란색인 것도 있다.

고서古書 · 의서醫書에서 밝히는 효능

방약합편 녹두菉豆는 성질이 차고 여러 가지 독을 해독한다[氣寒解百毒]. 또 가슴이 답답하고 갈증이 나는 증상과 제반 열증을 다스린다[治煩渴諸熱屬].

동의보감 가루는 백독을 풀며, 두창과 습란濕爛에는 녹두 가루를 바른다. 껍질은 해열하고 퇴예시킨다.

특허 · 논문

● 혈액암 또는 간암의 예방 또는 치료용 조성물, 이를 포함하는 건강식품, 이를 제조하는 방법 : 본 발명은 혈액암 또는 간암의 예방 및 치료용 조성물, 이를 포함하는 건강식품, 및 상기 조성물을 제조하는 방법에 관한 것으로, 보다 상세하게는 미나리, 숙주나물, 연줄기 중에서 선택된 1종의 발효 추출물 또는 이들의 혼합물을 포함하는 조성물로서 백혈병 등의 혈액암 및 간암 세포주의 증식을 억제하고, SOD 유사 활성이 높으며, 혈청 내 LDH 활성도를 감소시키는 효과가 있다. 발명자들은 미나리, 숙주나물 및 연줄기 중에서 선택된 1종의 발효 추출물 또는 이들의 혼합물들이 백혈병, 간암 등 혈액암 세포주의 증식을 억제하고, SOD 유사 활성이 높으며, 혈청 내 LDH 활성도를 감소시킴으로써 혈액암과 간암을 예방하고 치료하는 효과가 있음을 확인하여 본 발명을 완성하였다. – 특허등록 제1376267호, 애경산업 주식회사

● 유사세라마이드를 포함하는 나노리포좀에 포접되어 안정화된 녹두 추출물 및 고삼 추출물을 유효 성분으로함유하는 아토피 피부염 개선 및 완화용 화장료 조성물 : 본 발명은 유사세라마이드를 포함하는 나노리포좀에 포접되어 안정화된 녹두 추출물 및 고삼 추출물을 유효 성분으로 함유하는 아토피 피부염 개선 및 완화용 화장료 조성물에 관한 것이다. 본 발명의 조성물은 세포간 지질 성분 중의 하나인 세라

마이드와 유사한 유사세라마이드를 나노리포좀에 포접시켜 안정화시킴으로써 피부 침투력 및 피부 보습력을 향상시켰으며, 항염, 항균효과가 뛰어난 녹두와 고삼 추출물을 포함시켜 피부의 기능을 향상시킴으로써, 아토피 피부염의 개선 및 완화에 효과적이다. – 특허등록 제816266호, 주식회사 코리아나화장품

● 녹두 유래의 비텍신 및 이소비텍신 추출방법 및 추출물 : 본 발명은 녹두 유래의 비텍신 및 이소비텍신 추출물 및 그 추출방법에 관한 것으로, 보다 상세하게는 본 발명의 추출방법은 녹두 분말을 80% 메탄올에 침지하여 환류냉각방식으로 조추출물을 분리하는 단계; 상기 조추출물을 염화메틸렌으로 탈지하는 단계; 상기 탈지되고 남은 수용액층을 아세트산에틸로 용매분획하고 상등액을 진공농축하여 시료를 부분정제하는 단계; 및 세파덱스 LH-20 오픈 컬럼을 사용하여 상기 부분 정제한 시료로부터 비텍신 및 이소비텍신을 동시에 분리하는 단계로 이루어져, 녹두에 포함된 비텍신과 이소비텍신 성분을 간편하면서도 신속하게 대량으로 추출할 수 있고, 이와 같은 방법으로 분리된 본 발명의 비텍신 및 이소비텍신 추출물은 피부의 노폐물 축적을 방지하고 노화를 억제하는 데 효과적이므로 각종 미백 화장료의 원료로 이용될 수 있다. – 특허등록 제549097호, 전라남도

● 녹두 분말, 적두 분말 및 숯 분말을 함유하는 화장비누 조성물 : 본 발명은 화장비누 조성물에 관한 것으로, 특히 녹두분말, 적두분말 및 숯분말을 동시에 함유함으로써 사용 시에 피부의 부작용을 유발하지 않으면서, 우수한 피부 노폐물 제거 효과 및 피부 미용 효과를 부여할 수 있으며, 화장비누의 성형을 위한 특수소지인 수퍼 패티드 베이스를 사용함으로써 화장비누 성형과 기능면에서 탁월한 효과를 기대할 수 있는 화장비누 조성물에 관한 것이다. – 특허등록 제156660호, 주식회사 아모레퍼시픽

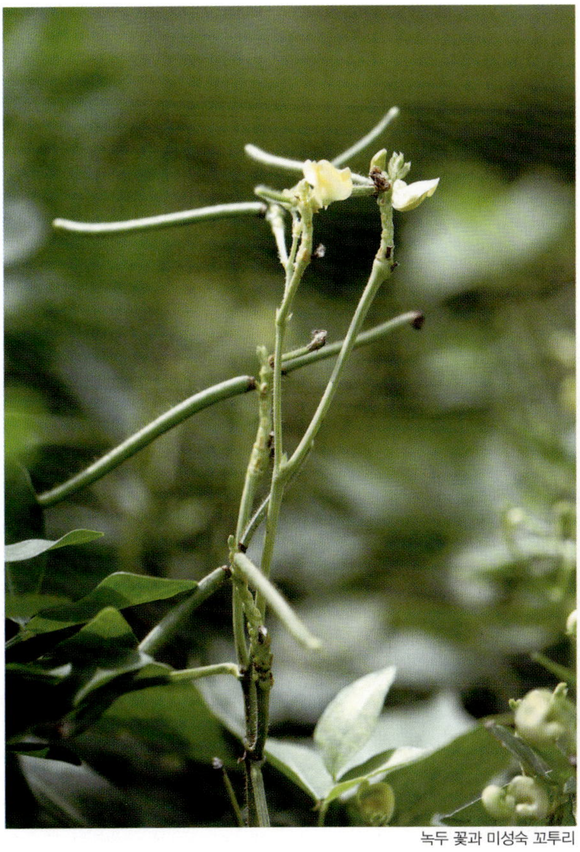
녹두 꽃과 미성숙 꼬투리

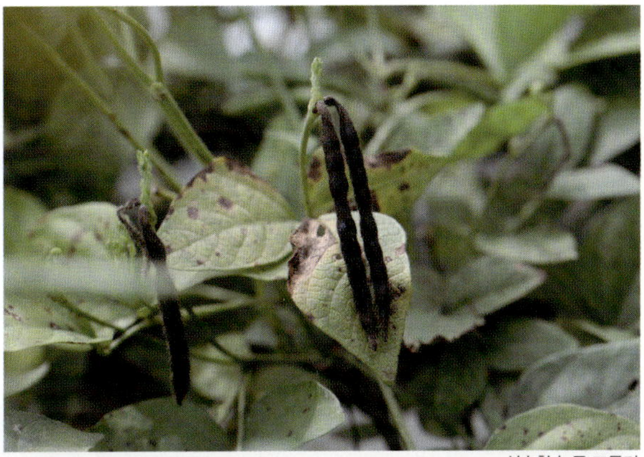
성숙한 녹두 꼬투리

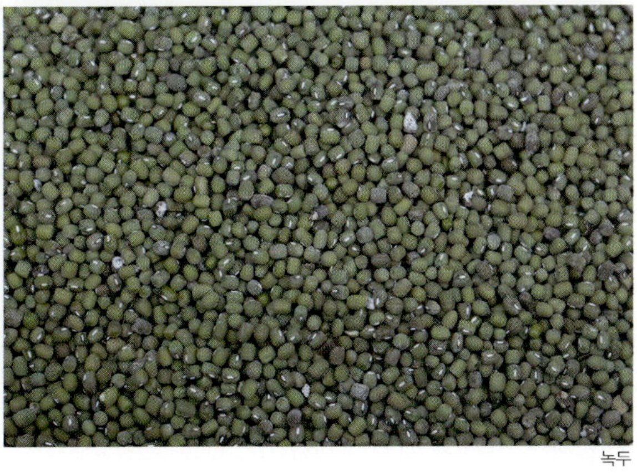
녹두

들깨

꿀풀과 / *Perilla frutescens Britton* var. japonica Hara
영명 perilla
약명 임자荏子
이명 백소, 수임, 야임

들깨는 차나 제과용으로 이용되고, 볶아서 가루 내어 양념으로 쓰며, 추출한 기름은 식용 · 약용 · 공업용으로 다양하게 쓰인다. 오메가-3 계열의 지방산인 리놀렌산이 풍부하여 고혈압 등 생활습관병을 일으키는 에이코사노이드 합성을 억제하고, 수명 연장 효과, 학습능력 향상 등 생체 조절 기능을 한다.

들깨는 토코페롤tocopherol이 매우 풍부한데, 최근 연구 결과, 토코페롤이 암과 심혈관질환, 퇴행성 질환을 예방하고, 면역 기능을 보조한다고 보고되어 그 수요가 증가하고 있다.

들깨는 꿀풀과의 한해살이풀로, 인도와 중국 중남부가 원산지다. 여러 가지 유용한 성분을 함유하여 잎채소, 의약 작물, 유지 작물 등으로 아시아 여러 나라에서 재배하며, 우리나라 전역에서 재배하는데 특히 중부 지방에 많다. 키는 60~90㎝로, 줄기는 곧게 서고 네모지며 털이 있다. 잎은 마주나며, 둥근 모양으로 윗부분은 뾰족하다. 표면은 녹색이지만 뒷면은 자줏빛을 띤다. 8~9월에 흰색 꽃이 총상화서를 이루며 핀다. 열매는 분과分果로서, 꽃받침 안에 들어 있으며 지름 2㎜ 정도로 둥글다.

들깻잎에는 식물성 정유로서 독특한 향이 나는 페릴라케톤 · 페릴라 알데히드 · 리모넨 등이 함유되어 있다. 고기를 먹을 때 느끼한 맛을 없애고 입맛을 돋우는 쌈채로 이용되며, 부각 · 김치 · 장아찌 등으로 만들기도 한다. 들깻잎 추출물은 화장품 색소나 향료의 원료로 이용된다.

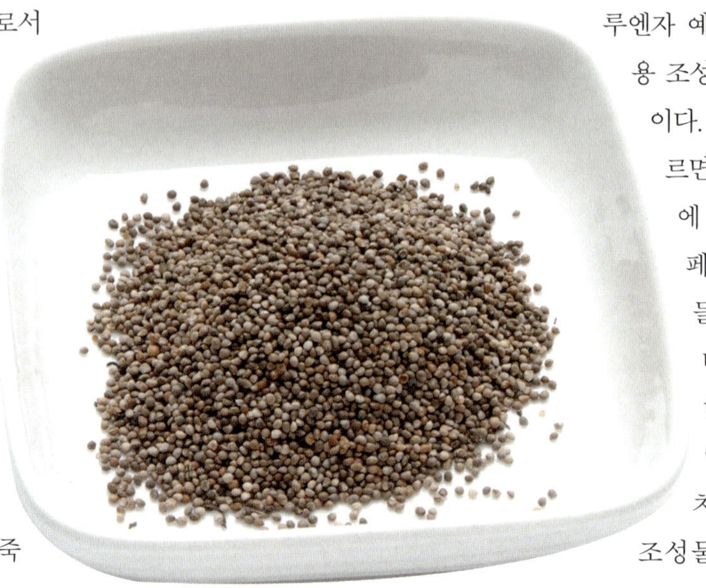

들깨와 흰쌀로 만든 들깨죽은 노인식이나 병후 회복식으로 좋다. 그리고 강계 지방의 깻국이 유명한데 피부를 곱게 한다고 하여 어머니가 딸을 시집 보낼 때 별미 음식으로 만들어 먹인다고 한다. 들깨는 조선시대 궁중음식의 양념으로 대부분의 탕에 쓰였으며, 궁중음식의궤에는 '임수탕'이라고 불리는 들깻국이 기록되어 있다.

고서古書 · 의서醫書에서 밝히는 효능

방약합편 임자荏子는 맛이 맵고 성질이 따뜻하다. 정수精髓를 보補하며, 윤폐하기潤肺下氣하고, 갈증渴症과 해수咳嗽를 멎게 한다.

특허 · 논문

● 뉴라미니데이즈 억제활성을 가지는 들깨 추출물 : 본 발명은 뉴라미니데이즈 억제 활성을 가지는 들깨과(科) 식물(들깨(*Perilla frutescens* var. frutescens), 차조기(*Perilla frutescens* var. crispa), 레몬들깨(*Perilla citriodora*), 범꼬리소엽(*Perilla hirtella*) 및 페릴라 세토엔시스(Perilla setoyensis)로 이루어진 군에서 선택된 1종)의 추출물 및 이를 유효 성분으로 포함하는 인플루엔자 예방 또는 치료용 조성물에 관한 것이다. 본 발명에 따르면, 들깨 추출물에 포함된 폴리페놀계 화합물들이 뉴라미니데이즈를 억제하여 인플루엔자를 예방, 치료할 수 있는 조성물, 건강식품,

가축 사료 첨가제 등을 제공할 수 있다. 뉴라미니데이즈는 인플루엔자 바이러스 표면 항원인 동시에 새로 생성된 바이러스를 세포 밖으로 방출하는 데 중요한 역할을 하는 것으로 알려져 있으며, 기존 인플루엔자 바이러스 치료제 개발을 위한 주요 타겟으로 이용되고 있다. – 특허등록 제1153870호, 대한민국(농촌진흥청장)

● 살구씨, 포도씨, 들깨 혼합 추출물을 함유하는 각질 제거화장료 조성물 : 본 발명은 살구씨, 포도씨, 들깨로부터 분리 · 정제한 천연 유기산 및 불포화 지방산을 함유하는 각질 제거용 화장료 조성물에 관한 것이다. 본 발명의 화장료 조성물은 피부에 지나치게 축적된 각질을 제거함과 동시에 상처 치유효과, 세포 증식, 그리고 항산화 효과를 갖는다. – 특허공개 10-2003-0017300호, 주식회사 나우코스 외 1

● 들깨 잎 추출물의 Nitric Oxide Synthase 저해활성 및 Peroxynitrite 소거활성 : 본 논문은 들깨잎 추출물의 Nitric Oxide Synthase 저해활성 및 Peroxynitrite 소거 활성을 연구한 내용으로 주요 내용으로는 신경 손상이나 염증자극에 의해 활성화된 미세아교세포는 신경변성 질환을 야기하는 초과산화 음이온과 같은 활성산소종 (ROS)과 nitric oxide synthase (iNOS)에 의한 nitric oxide (NO)를 과생성하게 되며, 독성 peroxynitrite (ONOO-)는 산화적 신경손상을 야기할 수 있다. 이에 두 가지 종류의 들깨 변종이 지질다당류 (LPS)-자극 미세아교세포에서 NO 생성에 미치는 영향을 평가하였다. 남촌들깨 (NC)와 보라들깨 (BR)를 교차교배를 통해 얻고 NC와 BR의 헥산, 클로로포름 및 부탄올 분획이 NO 생성 억제 및 iNOS 단백질과 mRNA 발현에 대해 가지는 영향을 조사하였다. 조사 결과 남촌들깨와 보라들깨는 활성화된 미세아교세포에 의한 NO 생성의 억제를 통한 신경보호 활성과, peroxynitrite 소거 활성을 가진다고 볼 수 있다는 내용이다. – 숙명여자대학교 약학대학 김재연 외 4, 생약학회지 (2007. 6. 30)

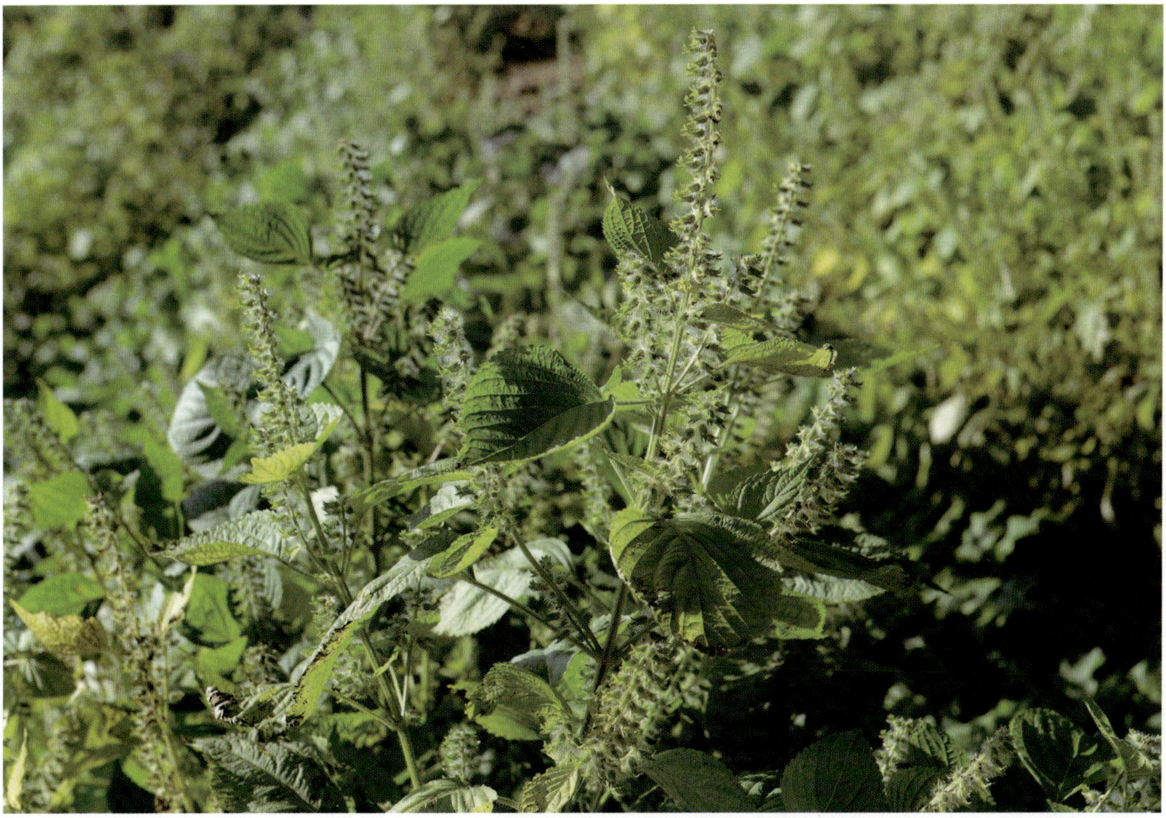

들깨 이삭

땅콩

콩과 / *Arachis hypogaea* L.
영명 peanut, groundnut
약명 낙화생落花生
이명 호콩, 락화생

콩과의 한해살이풀로, 남미 안데스 지방이 원산지이며 물 빠짐이 좋은 모래흙이 있는 강가에서 잘 자란다. 우리나라에서는 중부 이남 지역에서 많이 재배한다. 한자명 '낙화생落花生'은 땅콩의 꽃이 땅으로 떨어져야 땅콩이 생겨난다고 해서 붙여진 이름이다.

키는 약 60㎝로, 원줄기는 밑에서 갈라지고 옆으로 자라 사방으로 퍼지며 털이 있다. 잎은 짝수 1회 깃꼴겹잎이며 어긋난다. 꽃은 노란색으로 7~9월에 잎겨드랑이에 1개씩 달린다. 꽃받침통 안에 씨방이 1개 있고 밖으로 암술대가 나오며, 수정 되면 씨방 밑부분이 자라서 땅속으로 들어간다. 두껍고 딱딱한 꼬투리 속에 종자가 2~3개 들어 있다. 종자는 식용하는데, 주요 성분으로 지질과 단백질이 많으며 비타민과 무기질도 풍부하다.

땅콩은 종자 크기에 따라 대립종大粒種과 소립종小粒種으로 나뉘며, 대립종은 단백질 함량이 높아 보통 볶아서 간식용으로 먹고, 소립종은 지방 함유율이 높아서 기름을 짜거나 과자, 버터, 빵 등 식품 가공에 이용된다. 불포화지방산인 올레인산과 리놀산이 많아 콜레스테롤을 낮추고 고혈압과 동맥경화를 예방하는 효과가 있다. 비타민 E는 항산화 작용을 하여 노화를 방지하고 당뇨병을 예방하는 데 도움이 된다. 많이 섭취하면 설사를 일으킬 염려가 있으므로 한꺼번에 많이 먹지 않도록 한다.

땅콩은 새싹으로 발아하는 과정에서 지방 및 칼로리는 낮아지고 땅콩에 없는 비타민 C가 생성되는 한편, 땅콩에 미량으로 존재하는 레스베라트롤resveratrol이라는 항암 장수 물질이 대량으로 증가한다. 새싹 채소는 씨앗에서 싹이 튼 후 1주일 정도 자란 어린 채소로, 작고 여리지만 영양덩어리로 알려져 있다. 싹이 돋아나는 시기의 식물은 성장을 위해 필요한 물질들을 왕성하게 만들어 내기 때문에, 새싹 채소에는 생명 유지에 필요한 많은 영양소가 응축되어 있어 어른 채소보다 비타민과 무기질 함량이 서너 배 이상 많다. 식물체의 발아 과정은 많은 에너지가 소비되는 매우 활동적인 세포 기작을 필요로 하여 세포에서 산화적 스트레스가 극도로 높아지게 된다. 그 결과로, 땅콩을 포함한 많은 식물체들은 새싹 발아 기간 동안 산화적 손상에서 그들을 보호하기 위해 원래 식물체보다 높은 수준의 항산화제를 발현하는 것으로 보고되었다.

새싹 땅콩(peanut sprout, PS)은 다양한 아미노산, 당, 단백질, 지방산 및 비타민을 함유하고, 항염증작용, 항산화작용, 노화 방지 및 항암 작용 같은 다양한 기능을 한다. 새싹 땅콩에 함유된 폴리페놀 화합물 중 하나인 레스베라트롤resveratrol은 많은 질병 및 암에 대한 치료, 항산화작용, 항염증반응, 면역조절 및 화학적 보호 기작 등에 응용될 수 있는 강력한 항산화 작용 및 세포 보호 작용을 하는 것으로 알려져 있다. 레스베라트롤은 포도, 적포도주, 땅콩 및 베리 등에 존재하는데, 심장병 예방 물질로 알려진 레스베라트롤

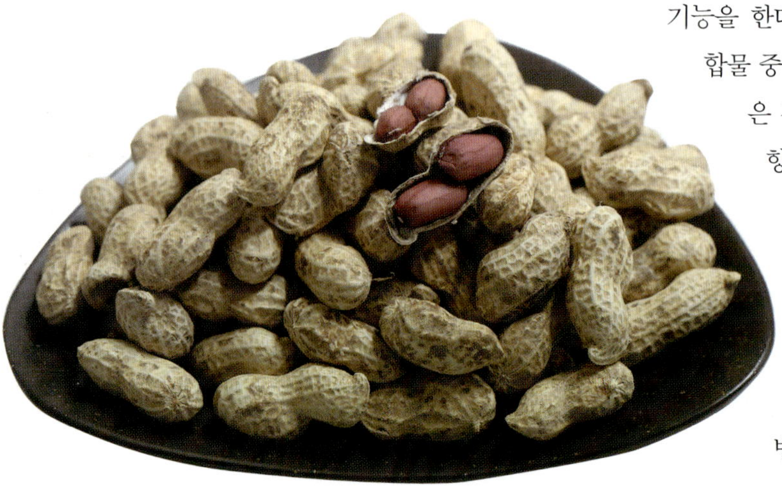

은 적포도주(0.001~0.15μg/g)에 비해 새싹 땅콩을 포함한 땅콩뿌리에 수십 배에서 수백 배 이상(0.62-0.91 μg/g) 더 함유되어 있다는 것이 밝혀지면서 새싹 땅콩이 새롭게 주목 받았다(특허공개 10-2014-0000030호 명세서 참조).

땅콩으로 세상을 바꾼 위대한 과학자 조지 카버

농산물 응용화학의 시초 땅콩박사 조지 카버George Washington Carver(1864~1943)는 1941년 타임지에서 '검은 레오나르도 다빈치'라고 극찬한 사람이다. 아이오와 농과대학 최초의 흑인 학생으로, 식물학과 원예학, 세균학 등 농학 분야에서 천부적인 실력을 발휘하였다. 식물에 관한 해박한 지식과 철학이 담긴 논문으로 미국의 농학을 획기적으로 발전시켰으며, 최초로 화초 이종교배라는 놀라운 기술을 선보여 농학자로서 높은 명성을 얻었다.

그중에서도 땅콩 박사라는 별칭답게 그의 가장 주요한 업적은 땅콩을 재료로 105가지의 음식과 300여 가지의 제품을 만들어 낸 것이다. 땅콩기름, 땅콩우유, 땅콩버터, 인조 밀가루, 잉크, 물감, 구두약, 크레오소트creosote, 연고, 크림 등을 예로 들 수 있고 땅콩껍질을 이용한 제품으로는 전기 절연판, 땔감, 접착제, 인조 대리석, 플라스틱, 페인트 등이 있다.

특허 · 논문

● 가공된 땅콩 종피를 포함하는 알레르기성 질환의 치료 또는 예방제 : 본 발명은 땅콩 종피의 가공산물을 유효 성분으로 포함하는 알레르기성 질환의 치료제 또는 예방제에 관한 것이다. 땅콩 종피의 가공산물이 골수세포의 증식 활성, 항HIV 활성 등을 갖고 있다는 사실이 알려져 있으나(참조 : 일본 특허공개 10-120588호 및 제 11-246431호 명세서 참조), 항알레르기 활성과 관련하여서는 알려진 바가 없다. 땅콩의 열매는 단단한 과피를 갖고 있으며, 대개 과피 내부에 두

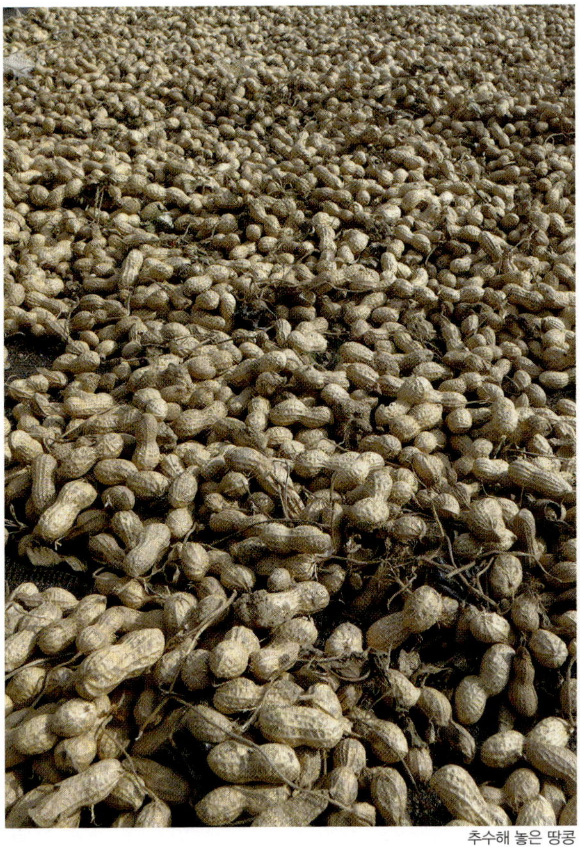
추수해 놓은 땅콩

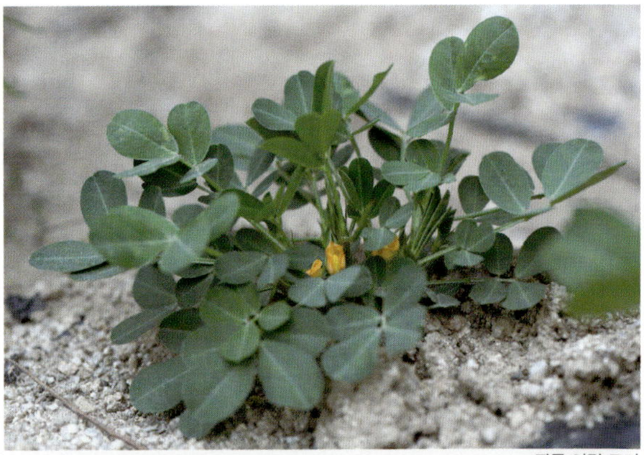
땅콩 어린 포기

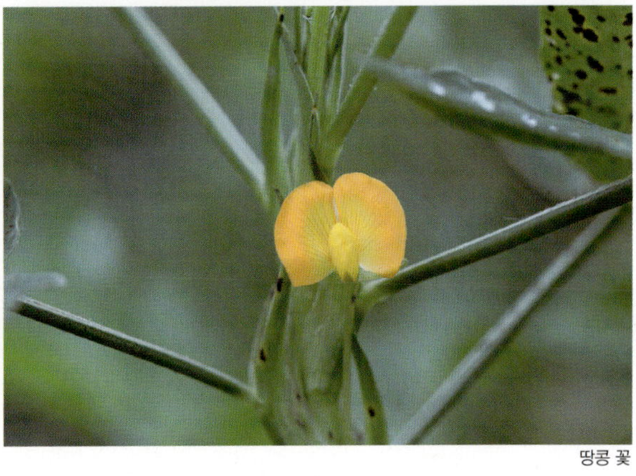
땅콩 꽃

개의 종자가 들어 있으며, 이 종자는 종피에 의해 덮여 있다. 본 발명에서는 이러한 종피가 사용되고 있다. 본 발명은 꽃가루 과민증, 알레르기성 비염, 아토피성 피부염 및 기관지 천식과 같은 다양한 알레르기성 질환을 치료 또는 예방하는 데에 효과적인 제제를 제공한다.

(참고 사례 G) 본 사례의 여성 환자(57세)는 오랜 기간 꽃가루 과민증으로 고생하였으며, 2000년 7월 그녀는 아토피성 피부염까지 앓게 되었다. 그녀는 비스테로이드 연고를 사용함으로써 한동안 양호한 치료 경과를 나타내었다. 2001년 4월, 아토피성 피부염 및 꽃가루 과민증이 악화되었으므로, 환자는 스테로이트 연고 및 경구로 스테로이드 제제를 투여받았다. 그로 인해 전기 증상들은 가라앉았다. 그러나, 9월 경, 전기 증상들은 전보다 더 악화되었고, 환자는 스테로이드 연고 및 스테로이드 제제의 투여를 중단하였다. 땅콩 종피 추출물 분말 500㎎을 미네랄 워터 1,500㎖에 용해시켜 수용액을 제조하였고, 환자는 전기 용액 500㎖을 매일 3회에 나누어 투여하기 시작하였다. 그러자 전기 증상들이 사라졌다. - 특허등록 제907670호, 요시하라 사치코, 요시하라 아키오(일본)

● 레스베라트롤의 함량이 증가된 땅콩의 생산방법 : 본 발명은 다양한 약리효과를 가지는 레스베라트롤을 다량으로 함유하는 땅콩의 생산방법 및 전기 방법으로 생산된 땅콩을 주재로 포함하는 식품에 관한 것이다. 본 발명의 레스베라트롤의 함량이 증가된 땅콩의 생산방법은 땅콩을 물리적으로 손상시키고, 암소에서 물에 침지하고 방치하는 단계; 및, 침지된 땅콩을 암소에서 건조시키는 단계를 포함한다. 본 발명의 레스베라트롤의 함량이 증가된 땅콩은 통상의 땅콩에 비하여 45 내지 66배의 레스베라트롤을 함유하므로, 효과적인 레스베라트롤의 생산 및 레스베라트롤의 함량이 증가된 기능성 땅콩 가공품의 생산에 널리 활용될 수 있을 것이다. - 특허등록 제491817호, 주식회사 에스엘에스

● 퇴행성 신경질환의 치료 및 예방에 효과를 갖는 땅콩나물 추출물 조성물 : 본 발명은 퇴행성 신경질환의 치료 및 예방에 효과를 갖는 땅콩나물 추출물 조성물에 관한 것으로, 더욱 구체적으로 땅콩나물 추출물을 유효 성분으로 함유하는 퇴행성 신경질환 치료 및 예방용 조성물에 관한 것이다. 본 발명에 따르면, 땅콩나물의 부위별로 전체(whole), 머리(head) 및 줄기(stem) 부분의 추출물을 제조할 수 있으며, 각 추출물들을 독성이 유도된 신경세포에 처리하는 경우 신경세포 보호 효과를 나타내었으며, 특히 땅콩나물 머리(head) 부분의 추출물(HME 디에틸 에테르(diethyl ether) 분획물)이 그 효과가 가장 높았다. 또한 상기 땅콩나물 머리(head) 부분 추출물(HME 디에틸 에테르(diethyl ether) 분획물)을 처리한 후 아팝토시스(apoptosis)를 측정해본 결과, 본 발명의 추출물 처리에 의해 아팝토시스가 억제됨을 확인하였다. 따라서 본 발명의 땅콩나물 추출물은 신경세포 보호 효과가 탁월하므로, 본 발명의 땅콩나물 추출물을 이용한 퇴행성 신경질환 치료 및 예방용 조성물로써의 사용이 기대된다. - 특허등록 제1274182호, 주식회사 바이오랜드

● 땅콩나물 추출물의 항산화 효과 : 땅콩나물을 기능성식품 소재로 활용하기 위하여 충북, 경북, 전북, 중국 및 베트남산 땅콩 및 이들을 9일 동안 발아시킨 땅콩나물 메탄올 추출물의 폴리페놀 함량과 항산화 활성을 측정하였다. 땅콩나물 추출물은 땅콩 추출물에 비하여 폴리페놀 함량이 높았으며, 특히 경북 땅콩나물 추출물에서 20.4 ㎎/g으로 가장 높게 나타났다. 9일간 발아시킨 땅콩나물 추출물은 모두 땅콩 추출물에 비하여 그 활성이 높게 나타났으며, 특히 경북 땅콩나물 추출물의 활성이 200μl/mL 농도에서 37.68%로 가장 높게 나타났다. 또한 환원력의 경우도 이와 유사한 경향이었다. 경북 땅콩나물에서 잎, 줄기 및 뿌리의 부위별 추출물에 대한 수소공여능을 측정한 결과 잎 추출물의 활성이 가장 높았으며, 그 활성은 200μl/mL 농도에서 90%로 높게 나타났다. 또한 ABTS radical 및 β-carotene bleaching 활성 모두 줄기나 뿌리 추출물에서의 활성보다 잎

추출물에서 우수하였다. 경북 땅콩 및 땅콩나물의 resveratrol 함량의 분석한 결과 땅콩나물에서의 그 함량이 15.05μg/g로서 땅콩에서의 1.42μg/g에 비하여 그 함량이 높게 나타났다. 따라서 본 연구결과를 고려해볼 때 땅콩나물을 항산화 기능을 함유한 기능성식품 소재로 활용할 수 있을 것으로 생각된다. – 순천대학교 식품영양학과 강혜인 외 5, 한국식품영양과학회지(2010. 7. 31)

● 땅콩나물 추출물의 신경세포 보호 효과 : 본 연구는 땅콩나물 추출물이 glutamate가 유도하는 세포독성으로부터 신경세포를 보호하는 효과를 확인하였다. 땅콩나물을 부위별로 전체, 머리, 줄기 부분으로 나누어 methanol로 처리하여 얻어진 각각의 추출물 WME, HME 그리고 SME를 이용하여 glutamate에 의하여 유도된 세포독성에 대한 신경세포보호효과를 관찰하였다. 기지의 신경세포 N18-RE-105 세포주를 이용하여 MTT reduction assay, LDH release assay, 형태학적인 변화 및 apoptosis를 관찰한 결과로부터 HME에서 효율적인 신경세포보호효과를 보였다. 다음으로 HME를 이용하여 hexane, diethyl ether, ethyl acetate, water 층으로 분획하여 신경세포 보호 효과를 확인한 결과, diethyl ether 층에서 가장 높은 활성을 확인할 수 있었다. 그리고 HME의 apoptosis 억제 효과를 확인하기 위하여 flow cytometric analysis를 실시한 결과에서 glutamate 만을 처리하였을 경우 sub-G1기 세포가 58.5%의 확인되었으나 HME를 100 mg/mL 동시 처리하였을 때에는 sub-G1 세포가 9.1%로 감소하여 높은 apoptosis 억제 효과를 확인할 수 있었다. 이상의 결과로부터 땅콩나물 머리 부분 methanol 추출물에는 glutamate에 의한 세포독성으로부터 신경세포를 보호하는 효과가 있다는 것을 알 수 있었다. – 경남대학교 식품생명학과 김현정 외 3, 생명과학회지(2010. 2. 28)

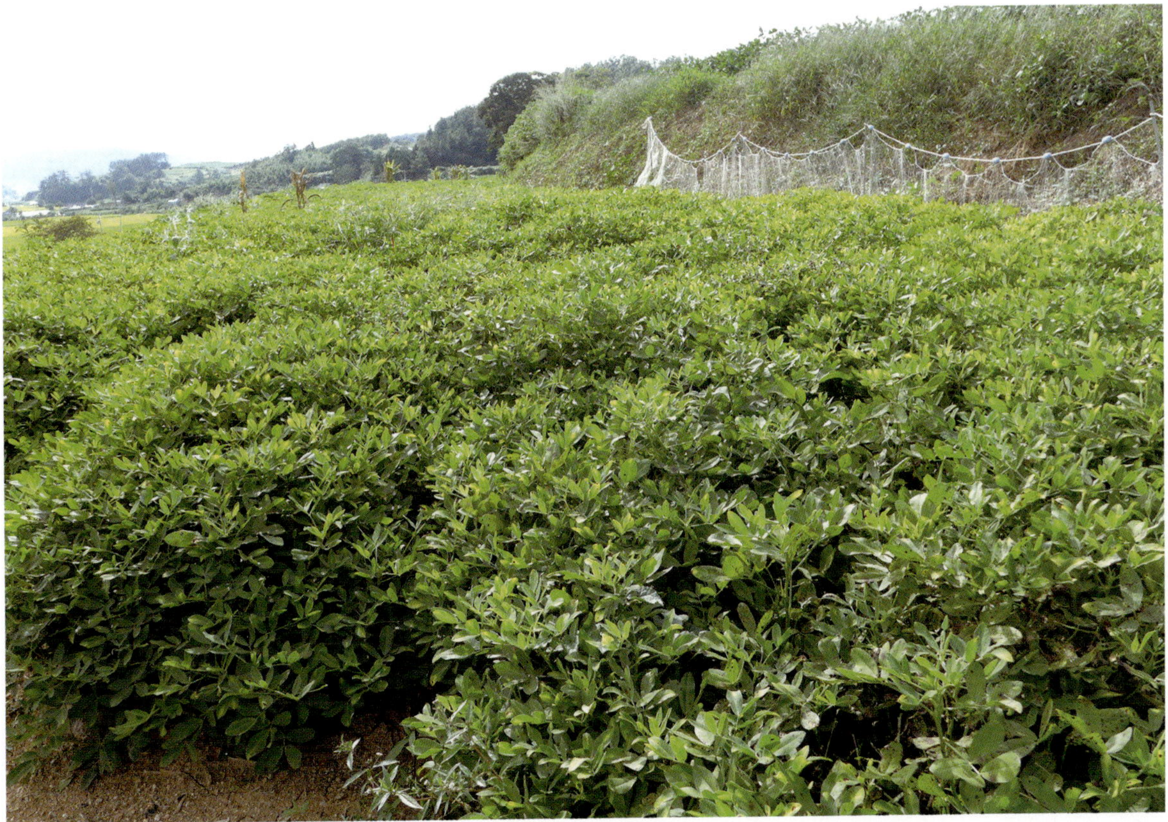

땅콩밭

메밀

마디풀과 / *Fagopyrum esculentum* Moench
영명 buckwheat
약명 교맥蕎麥
이명 목맥

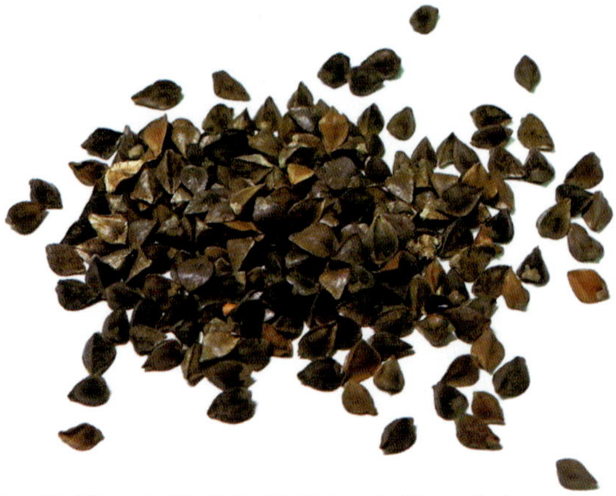

마디풀과의 한해살이풀로, 원산지는 동부 아시아의 북부 및 중앙아시아로 추정된다. 서늘하고 습한 토양에서 잘 자라며, 생육 기간이 60~100일로 짧은 기간에 열매를 맺는다. 높이 60~90㎝로, 줄기 속은 비어 있다. 뿌리는 원뿌리가 90~120㎝나 되어 가뭄에 강하다. 잎은 원줄기 아래쪽 1~3마디는 마주나고, 그 윗부분은 어긋난다. 7~10월에 흰색 꽃이 무리지어 피고, 열매는 성숙하면 갈색을 띤다.

주요 성분으로 단백질과 필수 아미노산, 니아신, 각종 비타민, 칼슘, 철분 등이 풍부하여 영양학적 가치가 높다. 어린잎과 줄기는 채소로, 메밀 잎은 차로 이용한다. 잎과 꽃에서는 혈압 강하제인 루틴rutin을 추출하며, 모세혈관 출혈과 뇌출혈 예방 및 동맥경화에 쓰인다. 꽃은 오랜 기간에 걸쳐 많이 피어서 꿀을 많이 생산한다. 종자는 가루로 내어 묵, 국수의 원료로 이용하고, 막국수, 총떡, 수제비, 전병 등 다양한 조리법으로 만들어 먹는다. 또한 녹비 · 사료로 이용 가능하고 피복 재료로도 쓴다. 민간요법으로 고혈압, 당뇨병, 비만 등을 예방하고 치료하는 효과가 있다.

고서古書 · 의서醫書에서 밝히는 효능

동의보감 메밀의 맛은 달고, 성질은 서늘하다. 실장위(實腸胃), 익기력(益氣力), 증정신(增精神), 강기관장(降氣寬腸), 개위관장(開胃寬腸), 하기소적(下氣消積)의 효능이 있고, 교장사(絞腸痧), 풍안(風眼), 나력(瘰癧), 두풍(頭風), 주적(酒積), 발배(發背), 두창(肚脹), 이질(痢疾), 열창(熱瘡), 백탁(白濁), 소아단독(小兒丹毒), 탕화상(燙火傷)을 치료한다.

특허 · 논문

● 항염증 활성을 가지는 메밀 또는 메밀껍질 추출물 및 이를 유효 성분으로 포함하는 항염증 식품 조성물 : 본 발명은 항염증 활성을 가지는, 메밀, 메밀껍질, 및 이들의 혼합물로 이루어진 군에서 선택된 물질의 추출물 및 이를 유효 성분으로 포함하는 항염증 조성물에 관한 것으로, 별도의 정제 과정 없이 안전하게 섭취할 수 있고, 세균의 내독소 및 염증 유발 물질에 의한 염증을 억제할 수 있는 항염증 조성물, 가공식품, 기능성 식품, 또는 식품첨가제를 제공하는 동시에, 메밀껍질을 재활용함으로써 경제성을 향상시킬 수 있다. – 특허등록 제441565호, 이**

● 메밀 추출물을 함유하는 트롬빈 저해 혈전증 예방 및 치료용 조성물 : 본 발명은 메밀(Fagopyrum esculentum Moench) 종자 추출물을 함유하는 트롬빈 저해 혈전증 예방 및 치료용 조성물에 관한 것이다. 본 발명의 메밀 종자 추출물 및 조정제물은 물, 주정, 메탄올, 부탄올 등의 다양한 용매로 추출하고, 그 추출물을 순차적 유기용매 분획하여 획득할 수 있으며, 추출물 및 조정제물은 우수한 트롬빈 저해활성을 나타내어, 혈전 생성을 효율적으로 억제할 수 있으며, 혈행개선을 통해 허혈성 뇌졸중 및 출혈성 뇌졸중과 같은 혈전증의 예방 및 치료용으로 사용할 수 있다. 또한, 본 발명의 메밀 종자 추출물은 급성 경구독성 및 만성독성이 나타나지 않으며, 동물실험에서도 기존 항혈전제인 아스피린보다 우수한 활성을 나타내었으며, 열 안정성이 우수하고, pH 2의 산

성조건에서 60분 처리시 50% 이상의 활성을 유지하여, 추출액, 분말, 환, 정 등의 다양한 형태로 가공되어 상시 복용 가능한 형태로 조제할 수 있다. – 특허등록 제740716호, 안동대학교 산학협력단

● 메밀로부터 고순도 천연 루틴의 추출방법 : 본 발명은 메밀로부터 고순도 천연 루틴의 추출방법에 관한 것으로서, 더욱 상세하게는 한국산 재래종 메밀 전초의 건조물을 50% 아세톤 수용액 또는 50% 에탄올 수용액으로 가열환류하여 루틴을 추출하고, 다공성 흡착수지 및 재결정을 통해 정제함으로써, 고혈압, 뇌혈관 질환 등에 예방 및 치료효과가 있는 생리활성 물질인 루틴(Rutin)을 순도 95% 이상으로 얻을 수 있는 메밀로부터 고순도 천연 루틴을 추출하는 방법에 관한 것이다. – 특허등록 제361632호, 롯데제과주식회사

● 발아메밀 추출물을 포함하는 비만억제 식품 : 본 발명은 지방세포의 분화를 억제하는 발아메밀 추출물 및 연잎 추출물을 포함하는 비만억제 식품을 제공한다. 본 발명의 비만억제 효과를 나타내는 식품은 발아메밀 추출물과 연잎 추출물이 3:7 내지 6:4(w/w)로 구성된 조성물을 포함한다. 본 발명의 비만억제 효과를 나타내는 식품은 지방세포로의 분화를 가장 효과적으로 억제할 수 있으므로, 비만 치료효과를 나타낼 수 있는 기능성 식품으로 널리 활용될 수 있을 것이다. – 특허등록 제907686호, 한국식품연구원

● 단백질 분해 효소를 이용한 알레르기 항원성이 저감화된 메밀의 제조 방법 : 본 발명은 시스테인 단백질 분해 효소를 이용한 알레르기 저감화 메밀의 제조 방법 및 상기 방법으로 제조된 알레르기 항원성이 저감화된 메밀 식품 소재에 관한 것이다. 메밀은 알레르기 항원성이 높은 식품으로 알려져 있다. 일본에서 1990년대에 92680명의 어린이를 대상으로 메밀 알레르기를 연구한 결과 194명(약 0.22%)에게서 알레르기 증상이 관찰되었는데, 이 중 37.3%가 두드러기 증상을 보였고, 26.5%가 호흡곤란 증세를 보였

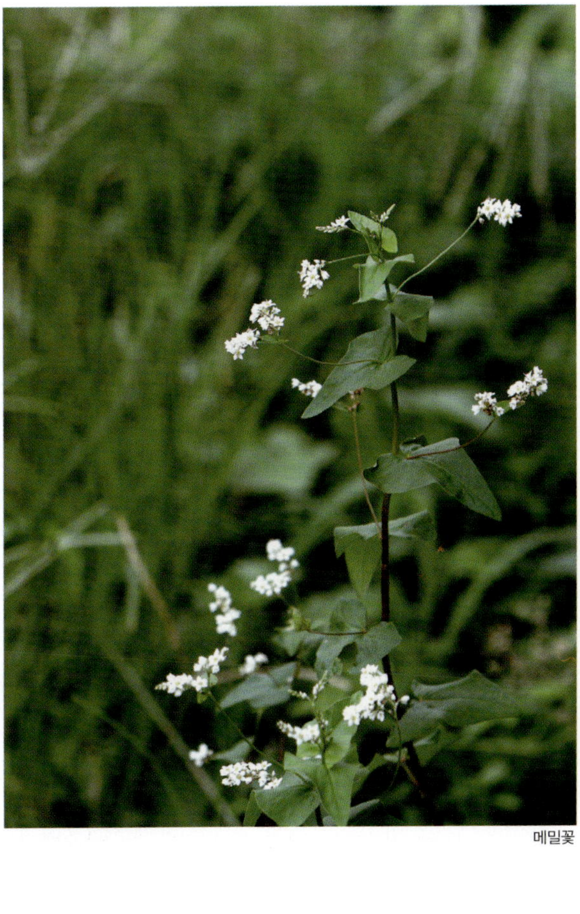
메밀꽃

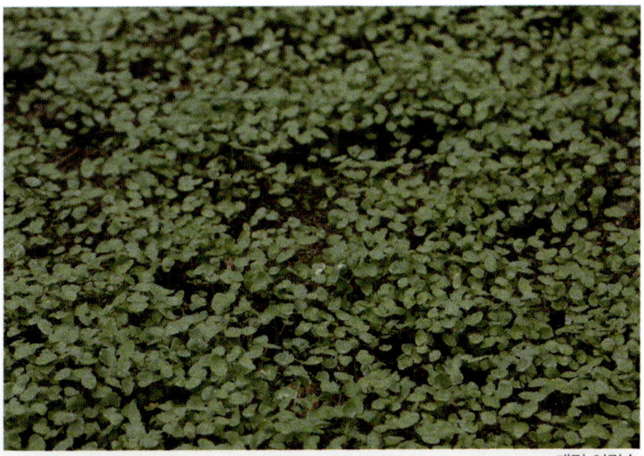
메밀 어린순

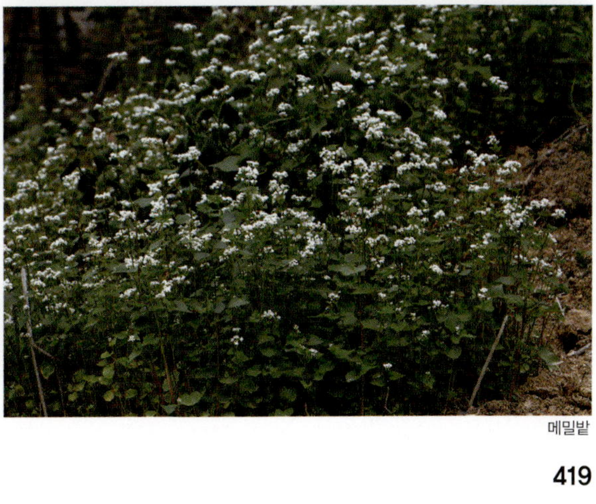
메밀밭

으며, 3.9%는 아낙필락시스 증세을 나타내었다. 또한, 1960년대에 실행한 임상 보고에 따르면 메밀 알레르기에 대해 169 사례를 연구한 결과 86%가 어린이였으며, 식품 알레르기와 호흡기 알레르기 증상을 보였다. 가장 흔한 증상은 메밀 천식(82%)이었고, 18 사례(11%)가 아낙필락시스 증상을 보였다 (Jeong-Lim Kim et al., Proceedings of the 9th International Symposium on Buckwheat, Prague 2004). 국내에서는 502명의 소아알레르기 환자를 대상으로 메밀 알레르기 피부 시험을 시행한 결과 3.8%가 강양성 반응을 보여 메밀이 식품 항원 중 5위를 차지하였다 (손대열 등, 한국식품과학회지 제34권 제5호 제751-934면, 2002). 메밀 알레르기는 식품 중에 들어 있는 아주 소량의 유발물질에 의해서도 일어날 수 있고 또한 현재 메밀 알레르기를 치료할 수 있는 마땅한 방법들이 알려져 있지 않으므로, 이를 예방하기 위해서는 메밀 관련 식품의 섭취를 엄격하게 피하는 것이 최선의 방안이다. 그러나 식품의 부정확한 표시나 가공식품의 제조과정 중 알레르기 유발물질의 비의도적 혼입에 의해 소비자들이 항상 알레르기 유발물질을 확인하고 섭취를 피하기는 현실적으로 쉽지않다. 따라서 메밀에 포함된 알레르기 유발물질을 분해, 제거 또는 약화시킨 알레르기 저감화 메밀 식품 소재에 관한 연구도 활발히 이루어지고 있다. 본 발명에서 제공하는 메밀 알레르기 항원성 저감화 기술에 의하여 메밀 내 알레르겐 단백질을 아미노산과 같은 저분자까지 효율적으로 분해하면서도 메밀 고유의 건강 기능성 활성 성분이나 물성을 그대로 유지할 수 있고, 이와 같이 개발된 메밀을 건강식품 소재로서 폭넓게 활용할 수 있다. - 특허등록 제1324649호, 이화여자대학교 산학협력단

● 메밀나물 및 그의 제조 방법 : 본 발명은 메밀나물(buckwheat sprout) 및 그의 재배방법에 관한 것이다. 메밀종자를 25~30℃ 암소에서 발아시켜, 메밀싹의 뿌리가 조밀하게 엉켜있는 매트(mat) 상태를 형성하

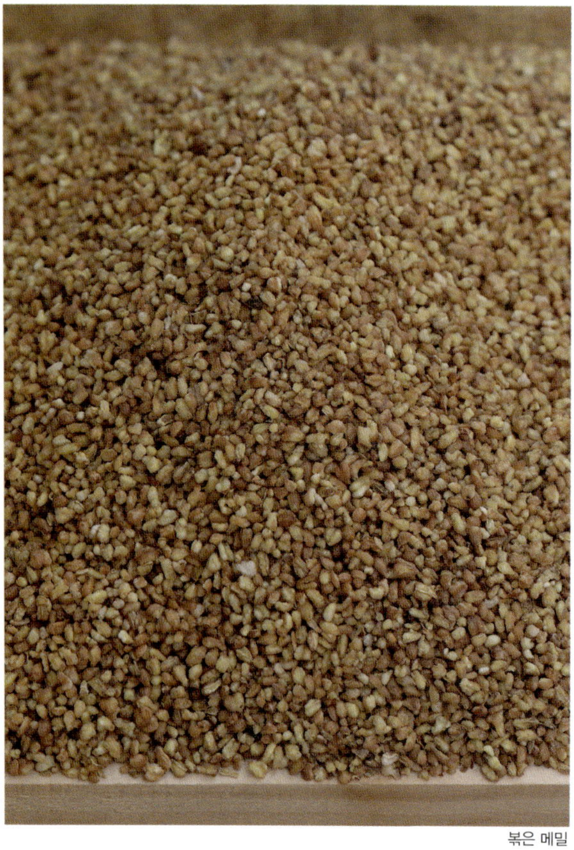
볶은 메밀

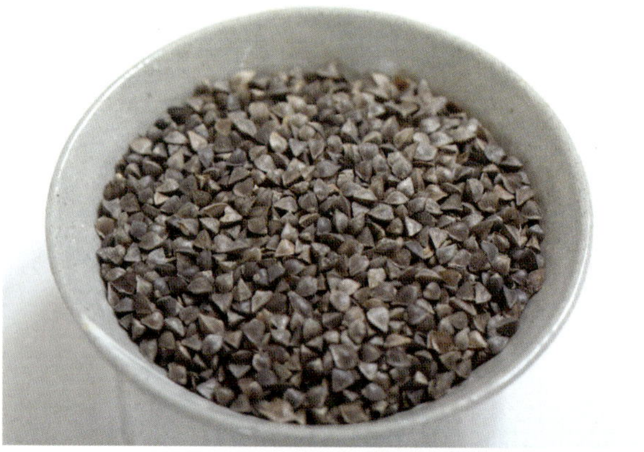
메밀

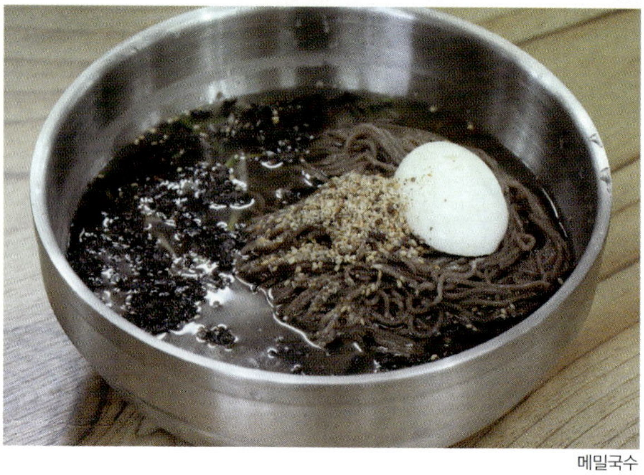
메밀국수

도록 한 다음, 살수하여 메밀의 하배축을 신장시키는 방법으로 재배된 본 발명의 메밀나물은 메밀종실 자체보다 기능성 물질인 루틴, 필수 아미노산 및 각종 무기질을 풍부하게 함유할 뿐만 아니라, 단당류의 유리당과 섬유소를 다량 함유하고 있다. 따라서, 본 발명의 방법으로 재배된 메밀나물은 식품학적 및 약리학적 가치를 가지는 메밀을 저렴한 비용과 간편한 방법으로 이용하는 기능성 식품으로의 신수요를 창출하고, 메밀의 부가가치를 향상시킴과 더불어 국민 건강에 기여하고 메밀 재배농가의 소득을 증대시킨다. – 특허등록 제217884호, 대한민국(관리부서:농촌진흥청장)

● 간암 억제 효능을 갖는 메밀 또는 메밀껍질 추출물 및 이를 포함하는 간암 억제용 식품 조성물 : 본 발명은 메밀, 메밀껍질, 및 이들의 혼합물로 이루어진 군에서 선택된 물질의 추출물 및 이를 유효 성분으로 포함하는 간암 억제용 조성물에 관한 것으로, 별도의 정제 과정 없이 안전하게 섭취할 수 있고, 간암을 효과적으로 억제할 수 있는 조성물, 가공식품, 기능성식품, 식품첨가제를 제공하는 동시에, 메밀껍질을 재활용함으로써 경제성을 향상시킬 수 있다. – 특허등록 제441564호, 이**

● 메밀꽃 및 메밀 잎의 혼합물 유래 당뇨병 예방 및 개선용 건강기능식품 : 본 발명은 항당뇨활성 및 당뇨개선 효능을 갖는 메밀 꽃잎혼합 추출물과 그의 제조 방법에 대한 것이다. 즉 메밀 꽃잎혼합에 존재하는 유효 성분을 추출하기 위해 에탄올이나 발효주정 30~100%를 사용하여 추출온도 40~80℃에서 추출시간을 6~12시간으로 하여 1~2회 추출하여 여과 및/또는 원심분리한 후, 농축하여 55~70℃에서 6~12시간 감압건조 또는 동결건조하면 당뇨개선 효능을 갖는 메밀 꽃잎혼합 추출물을 얻을 수 있으며, 이들 추출물을 다양한 식품 첨가 소재로 활용할 수 있다. – 특허공개 10-2007-0113057호, 한림성심대학교 산학협력단

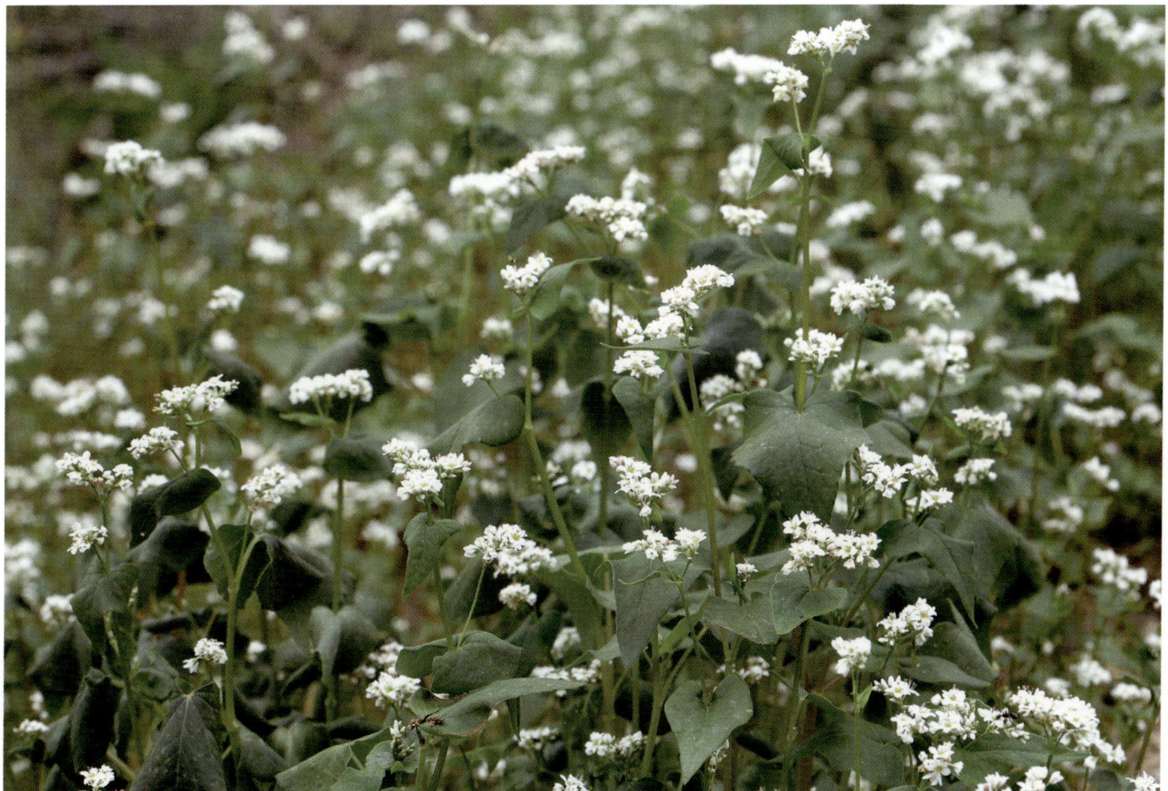

메밀꽃

밀

벼과 / Triticum aestivum L. / 영명 wheat
약명: 부소맥(浮小麥) / 이명: 소맥(小麥), 밀기울, 소맥국(小麥麴), 소맥면(小麥麵), 소맥묘(小麥苗)

벼과의 한해살이풀로 주로 온대 지방의 밭에서 재배한다. 키는 1m로 줄기는 곧게 서서 모여 나며, 마디가 길고 보리보다 빳빳하다. 줄기에 20개 정도의 마디가 있고 각 마디마다 1개의 작은 이삭이 어긋나며 달린다. 싹이 날 때는 씨뿌리가 3개, 나중에 7~8개가 된다. 뿌리는 보리보다 더 깊이 들어가 양분과 수분을 흡수하는 능력이 강하여 가뭄이나 척박한 환경에 잘 적응한다. 전 세계 약 22종의 품종 가운데, 우리나라에서도 재배하는 보통계 밀이 세계 재배 면적의 90%를 차지한다. 두 번째로 마카로니 밀(Triticum durum)이 총 생산량의 5%를 차지하는데, 밀 가운데 가장 단단하여 제면 · 제빵 · 제과 · 공업용으로 쓰인다.

소맥小麥은 밀의 생약명으로, 배유 82%, 과피 16%, 배아 2%로 구성되어 있다. 각 부분의 성분을 살펴보면, 배유는 전분질과 단백질, 과피(외피)는 섬유질, 단백질 및 회분, 배아는 비타민 E, 리놀레산 등을 함유하고 있다. 단백질로는 글리아딘과 글루테닌이, 지방으로는 올레산, 리놀레산, 팔미트산 등이 많이 들어 있으며, 그 밖에 플라보노이드와 카로티노이드가 함유되어 있으며 정신안정, 해열, 종기와 각종 출혈 등에 효과가 있다. 부소맥은 소맥이 완전하게 성숙하기 전에 채취하여 햇볕에 말린 후 물에 담가 뜨는 것만 모은 것이다(특허공개 10-2011-0075658호 명세서 참조).

소맥 배아는 비타민 E, 비타민 B 복합체의 성분이 뛰어나고 필수 아미노산을 다량 함유하고 있다. 특히 비타민 E는 콜레스테롤의 침착을 예방하고 섭취한 불포화 지방산이 산화되어 과산화 지질로 되는 것을 억제하며 동맥경화, 당뇨병, 뇌졸중 등 각종 생활습관병을 예방하는 데 중요한 역할을 한다. 소맥 배아는 생체막에서 생물학적 항산화제로 작용하여 막을 안정시키는 천연 비타민 E의 복합체로서 복합 상태나 양의 밸런스가 가장 이상적이며 소량으로도 식물스테

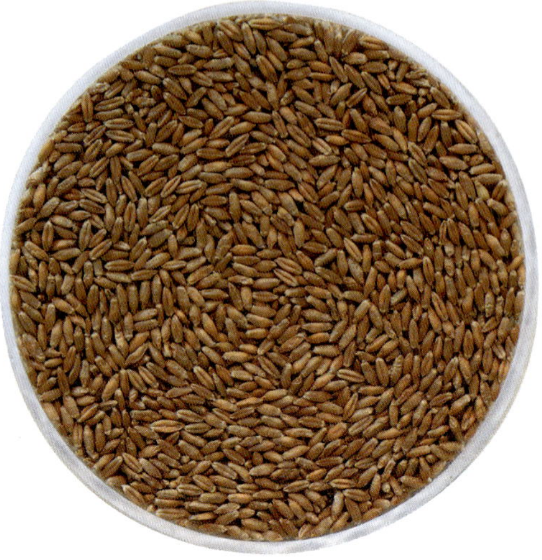

롤의 상호 작용 효과를 발휘한다는 것도 중요하다(특허등록 제158255호 명세서 참조).

고서古書 · 의서醫書에서 밝히는 효능

방약합편 소맥小麥은 성질이 약간 차다. 번열煩熱을 없애며, 지갈을 멎게 하고[止渴], 오줌을 잘 나가게 하며[利尿], 간혈肝血을 기른다.

특허 · 논문

● 소맥배아 분말차 및 그 제조 방법 : 본 발명은 각종 성인병 및 질병에 대한 지향성을 높이는 기능을 가지는 천연 비타민E 및 영양소를 고루 함유하고 있는 소맥배아를 이용하여 온수 및 냉수에 분산성이 뛰어난 소맥배아 분말차 및 그 제조 방법에 관한 것으로서, 본발명에 따르면 입도를 100~325메쉬로 한 소맥배아 분말에 옥배유 3~11중량%를 고압분사하여 1차 흡착시키고 2차로 부원료를 혼합시켜 분산성이 우수한 차를 제조함을 특징으로 하는 소맥배아 분말차 및 그 제조 방법이 제공된다. – 특허등록 제158255호, 대한제분 주식회사

● 밀기울(소맥피)을 이용한 젓산의 제조 방법 : 본 발

명은 밀기울(소맥피)을 이용하여 젖산을 제조하는 방법에 관한 것이다. 젖산발효 미생물을 배양하여 젖산을 생합성하는 발효공정에 있어서 배양배지에 다른 화학물질을 첨가하지 않고 밀기울의 액화/당화액으로 구성된 천연배지를 이용하여 젖산을 제조하는 방법으로서, 가격이 저렴하고 원료수급이 용이한 밀 제분공정의 부산물인 밀기울을 이용하여 산업적으로 중요한 유기산인 젖산을 경제적으로 대량 제조할 수 있는 방법에 관한 것이다. – 특허등록 제454597호, 류** 외 1

● 밀기울을 이용한 바이오에탄올의 생산방법 : 본 발명은 밀가루 제조를 위한 밀 제분 공정의 부산물인 밀기울을 이용하여 바이오에탄올을 생산하는 방법에 관한 것이다. 밀기울을 액화/당화효소를 처리하여 탄소원, 질소원, 미네랄 등을 함유한 밀기울 당화액을 수득하는 단계 및 상기 당화액을 이용하여 에탄올 발효 미생물을 배양하는 발효과정을 포함하는 바이오에탄올 생산방법을 제공한다. 본 발명의 당화 및 발효 공정에 의해 생산된 바이오에탄올은 수송용 연료나 석유대체 화학물질로 이용하는 데 기여할 것이다. – 특허공개 10-2014-0064753호, 윤**

● 감맥대조탕甘麥大棗湯 및 구성 약물이 국소뇌혈류량과 심혈관계에 미치는 실험적 효과 : 감맥대조탕 및 그 구성약물인 감초, 소맥, 대조가 국소뇌혈류량과 심혈관계(평균혈압, 심근수축력, 심박동수)에 미치는 효과를 관찰한 결과 다음과 같은 결론은 얻었다. 감맥대조탕, 소맥, 대조는 국소뇌혈류량을 유의성있게 증가시켰고, 감초는 국소뇌혈류량을 감소시켰다. 감맥대조탕은 평균혈압과 심근수축력을 증가시켰지만 심박동수는 감소시켰다. 감초는 평균혈압과 심박동수를 감소시켰지만 심근수축력은 증가시켰다. 소맥은 평균혈압, 심근수축력 그리고 심박동수를 증가시켰다. 대조는 평균혈압과 심근수축력을 감소시켰지만 심박동수는 증가시켰다. – 동신대학교 한의과대학 정현우 외 2, 동의생리병리학회지(2001. 8. 25)

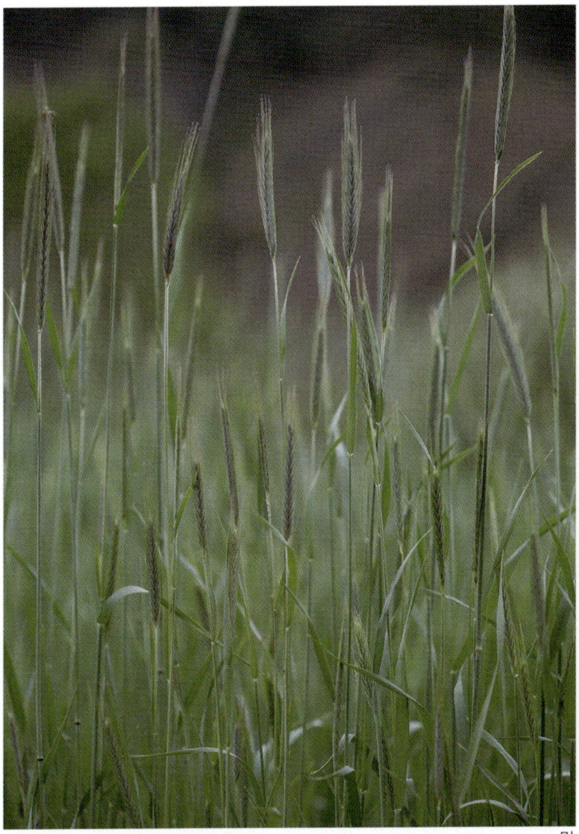
밀

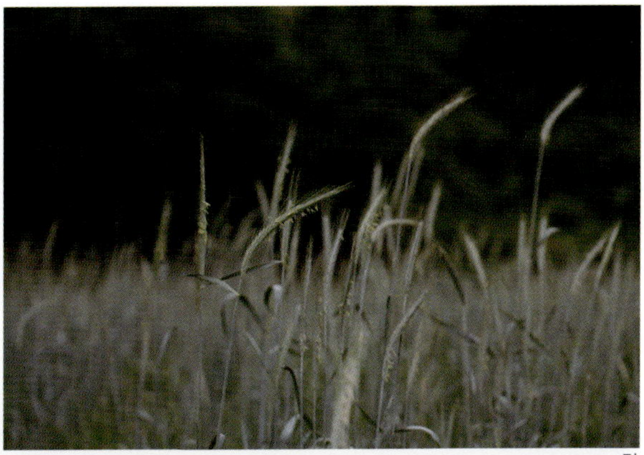
밀

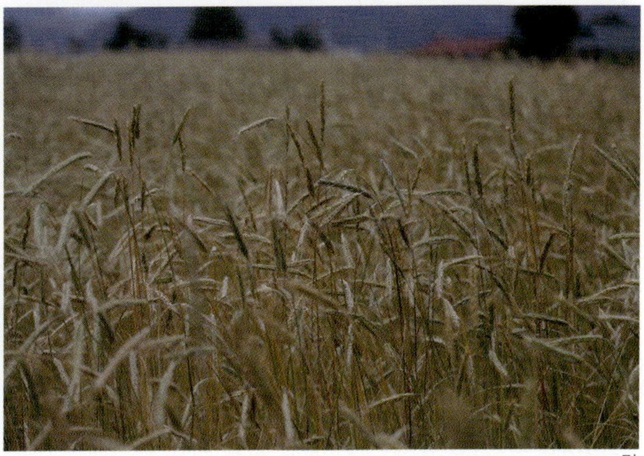
밀

벼[쌀, 현미]

벼과 / *Oryza sativa* L.
약명 갱미粳米, 곡아穀芽, 나도근수糯稻根鬚(근경, 뿌리)
이명 미강, 나미糯米, 열주熱酒, 현미

쌀은 벼를 도정한 것으로, 우리나라 국민들은 1인당 섭취하는 총 열량의 43%를 쌀에서 얻는다. 쌀의 성분은 탄수화물 70~85%, 단백질 6.5~8.0%, 지방 1.0~2.0% 정도로, 전세계 인구의 절반이 주식으로 삼고 있는 중요한 작물이다. 벼 재배는 6500년 전 많은 나라에서 동시적으로 시작된 것으로 알려져 있는데 우리나라에서는 약 4천 년 전에 시작되었다. 우리 한반도는 아시아 몬순기후지대에 속하여 벼를 재배하기 쉽고, 단위면적당 생산량이 높아 인구 부양 능력이 크기 때문에 주식 작물이 되었다.

현미는 왕겨를 벗긴 쌀을 말하며, 구조는 쌀겨층(속껍질)과 배, 나머지의 대부분을 차지하는 배젖으로 이루어져 있다. 배젖은 녹말이 주성분으로 우리가 주로 백미로 식용하는 부분이다. 현미의 주성분은 당질이며, 대부분이 녹말로 구성되어 있다. 도정으로 인한 영양분의 손실이 없어 백미에 비해 단백질, 지질, 비타민 B_1 · B_2 등이 풍부하다. 그러나 밥을 지으면 백미에 비해 부드러운 질감이 떨어지고 소화가 잘되지 않는다.

현미는 주식으로 이용하며, 쌀과자의 원료가 되기도 하고 식혜나 엿 등의 제조에 쓰인다. 현미에 들어있는 식이섬유소는 당분이 서서히 흡수되게 하여 다이어트에 효과적이고 변비에 좋으며, 쌀겨층과 배아에 함유된 리놀레산은 동맥경화를 예방하고 노화를 방지한다. 최근 현미보다 영양이 더 우수한 발아현미에 대한 수요가 증가하고 있다. 발아현미는 현미를 적정한 수분과 온도에서 산소를 공급하여 싹을 1~5㎜ 정도로 틔운 것으로, 발아하면 종자 상태와는 다른 영양소가 생성된다. 현미나 백미에 비해 비타민, 아미노산, 식이섬유, 칼슘, 철 등의 영양분을 다량 함유하였으며, 현미의 소화를 방해하는 피틴산이 인과 이노시톨로 전환되어 소화가 잘되는 장점이 있다.

고서古書 · 의서醫書에서 밝히는 효능

빙약합편 나미(糯米 : 찹쌀)는 맛이 달고 성질이 차다. 오래 된 것은 반대로 성질이 따뜻하다. 능히 보중익기補中益氣하며, 곽란霍亂도 아울러 다스린다. / 경미(粳米 : 멥쌀)는 맛이 달고 성질이 평平하다. 화위和胃를 주로 하며, 장골壯骨 · 익양益陽하고, 갈증渴症과 설사泄瀉를 낫게 한다.

특허 · 논문

● 키토산을 이용한 현미의 유아 재배 방법 : 본 발명은 쌀눈이 제거되지 않을 정도로 도정된 현미를 세정하고 정선하여 5 내지 10%의 초산농도를 갖는 식초에 키토산 3 내지 4중량%를 용해시켜 수득한 저농도 키토산함유 초산액에 현미를 침지시키고 건져내어 건조시킨 후, 다시 5~10%의 초산 농도를 갖는 식초에 키토산 6 내지 8중량%를 용해시켜 수득한 고농도 키토산함유 초산액에 침지시켜 코팅한 후, 상기 침지된 현미를 수경재배기에서 3 내지 7일간 발아시키고, 싹을 성장시키는 키토산을 이용한 현미의 유아재배방법에 관한 것으로서 이와 같이 재배된 현미의 싹인 유아는 종래의 수경 재배한 유아에 비하여 아리비녹실산의 함유량이 많아서 이를 섭취하면 인체내에 면역력을 높일 수 있는 탁월한 효과가 있다.– 특허등록 제277738호, 손** 외 1

● 비만억제용 발아현미 및 그 제조 방법 : 본 발명은 두릅나무목, 두릅나무피, 솔잎, 오미자, 둥글레, 뽕잎, 상지, 양파, 감초, 솔잎 및 홍삼 추출액 중에서 선택한 하나 이상의 추출액이 흡수, 코팅된 비만억제용 발아현미 및 이의 제조 방법에 관한 것으로, 본 발명의 발아현미는 체지방 감소 및 체중 감량에 효과적일 뿐만 아니라 혈당지수도 낮춰주는 뛰어난 효과가 있어 비만억제 및 당뇨병 예방에도 우수한 효과를

나타낸다. – 특허등록 제1245345호, 전남대학교 산학협력단 외 2

● 발아검정찰현미 추출물을 포함하는 항비만 조성물 : 본 발명은 비만의 예방, 개선 및 치료용 조성물에 관한 것이다. 본 발명에 따른 발아검정찰현미 추출물은 우수한 3T3-L1 지방전구세포주의 세포분화 억제 활성 및 지방세포분화에 관여하는 상위 전사인자인 PPAR-γ, CEBP-α, aP2 유전자 발현의 높은 저해를 나타내는바, 비만의 예방, 개선 및 치료를 위해 유용하게 사용될 수 있다. – 특허공개 10-2013-0128119호, 고려대학교 산학협력단

● 한국산 현미 및 율무 추출물에 의한 돌연변이 및 인체 암세포주 증식 억제 효과 : 본 연구에서는 비교적 양질의 영양소를 가진 현미 및 율무 메탄올 추출물의 항돌연변이 및 인체 암세포 증식억제 효과에 대하여 알아보고자 하였다. Ames test를 이용한 돌연변이 억제 실험에서 AFB1(0.6㎎/plate)에 대해 현미 메탄올 추출물은 농도의 증가와 더불어 돌연변이 억제 효과가 증가하여 첨가농도 2.5 및 5㎎/plate일 때 각각 70% 및 76%의 억제 효과를 나타내었다. 율무 메탄올 추출물의 경우도 첨가농도 2.5 및 5㎎/plate 일 때 각각 60% 및 76%의 항돌연변이 효과를 관찰할 수가 있었다. 직접돌연변이원인 MNNG에 대해서도 현미 및 율무 메탄올 추출물들은 첨가농도 5㎎/plate에서 각각 79% 및 69%의 항돌연변이 효과를 나타내었다. 인체 위암세포(AGS)에 현미 메탄올 추출물을 5, 10, 20㎎/mL의 농도별로 처리했을 때 농도 의존적으로 암세포 증식 억세 효과가 증가하였다. 율무 메탄올 추출물의 경우도 현미 메탄올 추출물과 유사하게 농도 의존적으로 암세포의 증식을 억제시켰으며 첨가농도 20㎎/mL일 때 77%의 증식 억제효과를 살펴 볼 수가 있었다. 인체 결장암세포(HT-29)의 경우에서도 이들 현미 및 율무추출물은 낮은 농도에서부터 그 억제효과가 나타나 농도 의존적으로 암세포의 증식을 억제시켰다. – 한국해양대학교 해양환경생

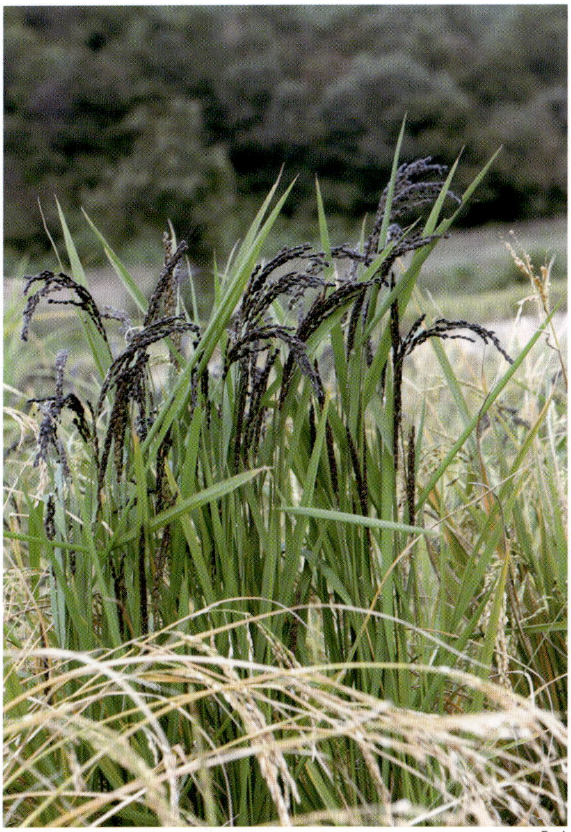
흑미

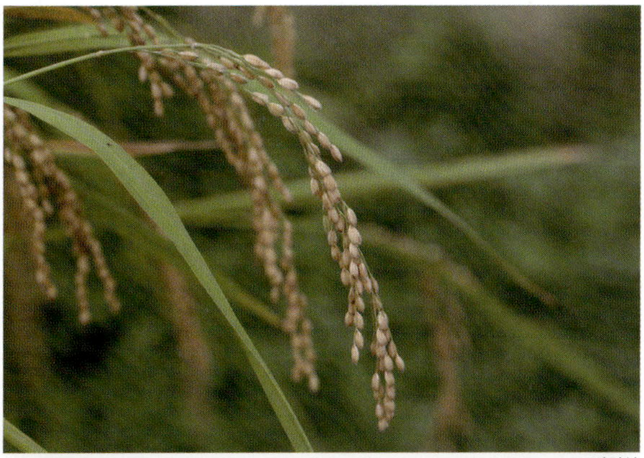
벼이삭

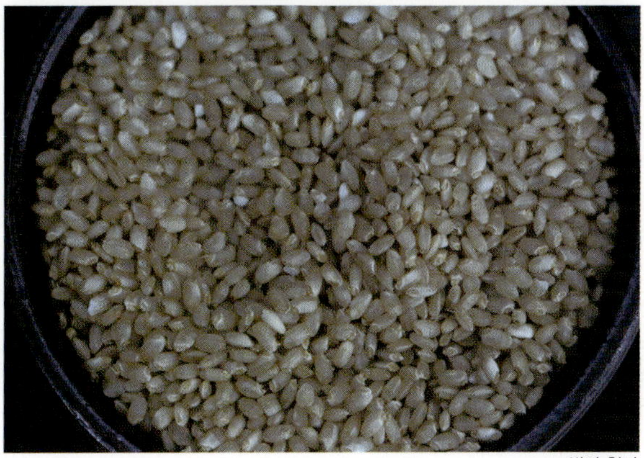
발아 현미

명과학부 임선영, 생명과학회지(2008. 10. 30)

● 발아현미 추출물을 함유하는 나노리포좀 : 본 발명은 발아현미추출물을 함유하는 나노리포좀 및 이를 포함하는 섬유유연제 및 섬유용 액상세제 조성물을 제공한다. 본 발명의 나노리포좀 및 이를 포함하는 섬유유연제 및 섬유용 액상세제 조성물은 섬유의 세탁 과정 중에 발아현미추출물이 섬유에 효과적으로 부착되어, 세탁 후 리포좀의 유효 성분이 서서히 지속적으로 방출되도록 함으로써, 민감한 피부에 대한 자극을 최소화하는 작용효과를 나타낸다. – 특허등록 제868197호, 보령메디앙스 주식회사 외 1

● 현미 발효물을 이용한 발모 촉진을 위한 두피 또는 모발 도포용 조성물 및 이의 제조 방법 : 본 발명의 현미 발효물을 이용하여 홍삼, 석창포, 알로에, 유백피 및 감초에 함유되어 있는 생리활성 물질을 추출한 추출물을 포함하는 발모 촉진을 위한 두피 또는 모발 도포용 조성물은 모 생장 촉진 효과가 있으며, 인체 내에서 흡수되어 모근 세포의 성장을 촉진시키는 영양성분을 공급할 뿐만 아니라 모공주위의 비활성화되고 축적된 지방질과 오염물질들을 제거하여 모근 세포가 모공을 통한 산소호흡을 원활하게 하는 효과가 있으며 두피의 내, 외부에 존재하는 알레르기 및 각종 염증 유발성 세균과 곰팡이 균을 살해시켜 두피의 피부 염증을 억제, 치유하고 두피의 피하 조직 내 혈관을 활성화시킴으로써 모근 세포에 혈액과 호르몬 등의 공급을 원활하게 함으로 인해 건강한 두피와 모발을 생장, 유지하도록 한다. – 특허등록 제1434005호, 주식회사 피비에스 외 1

● 마늘 발효액을 이용한 거대배아 현미 발효 조성물의 제조 방법 및 이로부터 제조된 거대배아 현미 발효 조성물 : 본 발명은 마늘 발효액을 이용한 거대배아 현미 발효 조성물의 제조 방법 및 이로부터 제조된 거대배아 현미 발효 조성물에 관한 것이다. 본 발명의 방법으로 제조된 거대배아 현미 발효 조성물은,

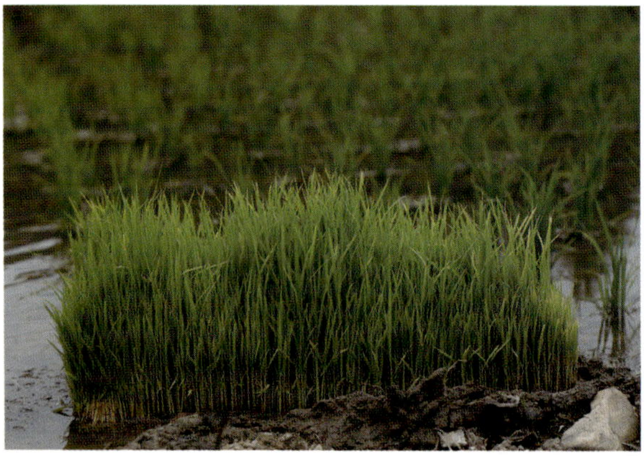
모

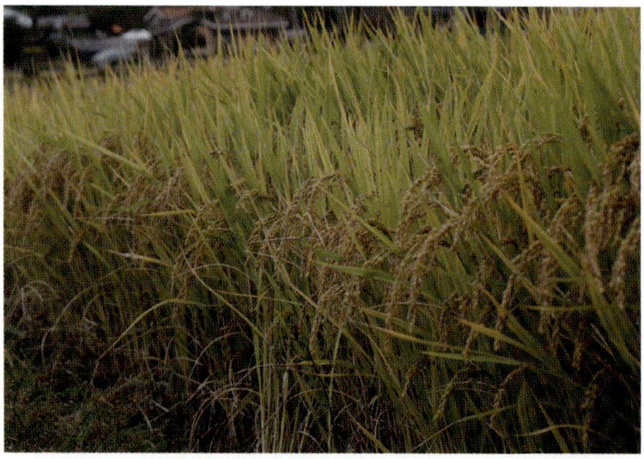
벼

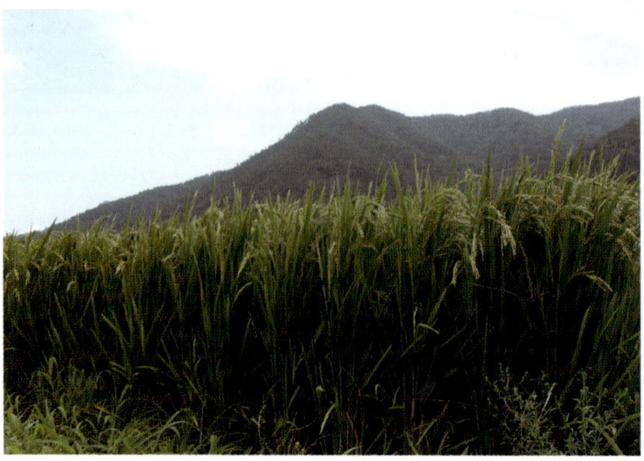
벼

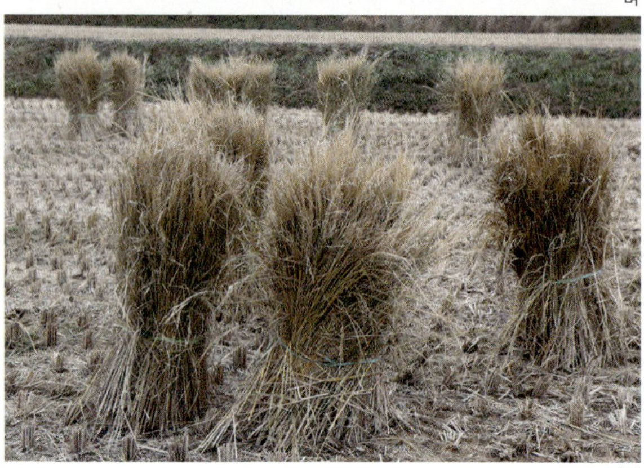
볏집

발효과정을 거치면서 조사포닌, 폴리페놀 등의 항산화물질, 다양한 효소가 증가된 마늘 발효물로 발효됨으로써, GABA 등을 비롯한 기능성 물질이 증가하는 것을 확인할 수 있다. 따라서, 본 발명의 방법으로 제조된 거대배아 현미 발효 조성물은 상기와 같은 기능성 물질들의 활성으로 인해 예방 또는 개선될 수 있는 고혈압, 뇌경색, 동맥경화, 치매, 당뇨, 비만, 빈혈, 대장암, 변비, 불면 등을 위한 건강기능식품으로 유용하게 이용할 수 있을 것으로 예상된다. – 특허등록 제1362337호, 정**

● 현미 함유 배지에서 배양된 락토바실러스 배양액을 유효 성분으로 함유하는 여드름 개선용 화장료 조성물 : 본 발명은 현미함유배지에서 배양된 락토바실러스 배양액을 유효 성분으로 함유하는 여드름 개선용 화장료 조성물에 관한 것이다. 본 발명의 조성물은 여드름의 원인균인 프로피오니박테리움 아크네 및 각종 세균의 생육을 특이적으로 억제하여 여드름 유발을 억제할 뿐만 아니라 피부자극이 낮고, 보습효과가 매우 우수하다. – 특허공개 10-2008-0061683호, 주식회사 코리아나화장품 외 1

● 현미를 주원료로 한 생식이 과체중/비만 여성의 비만도와 혈액 성분에 미치는 영향 : 본 논문은 현미를 주원료로 한 생식이 과체중 및 비만 여성의 비만도와 혈액 성분에 미치는 영향에 대하여 연구한 논문으로 주요 내용으로는 현미를 주원료로 하고 다양한 곡류 및 채소류를 첨가한 생식을 우유와 함께 섭취한 여성의 혈액 및 식이섭취 영양소를 분석하였으며, 그 결과 체중, 체지방량, 혈청의 중성지방이 감소하였고, 혈청의 총 단백질, 헤모글로빈, 혈당 등이 정상을 유지하였다. 이를 바탕으로 현미를 이용한 생식이 체중조절에 효과가 있음을 검토하는 내용이다. – 한국식품개발연구원 하태열 외 1, 한국영양학회지(2003. 3. 31)

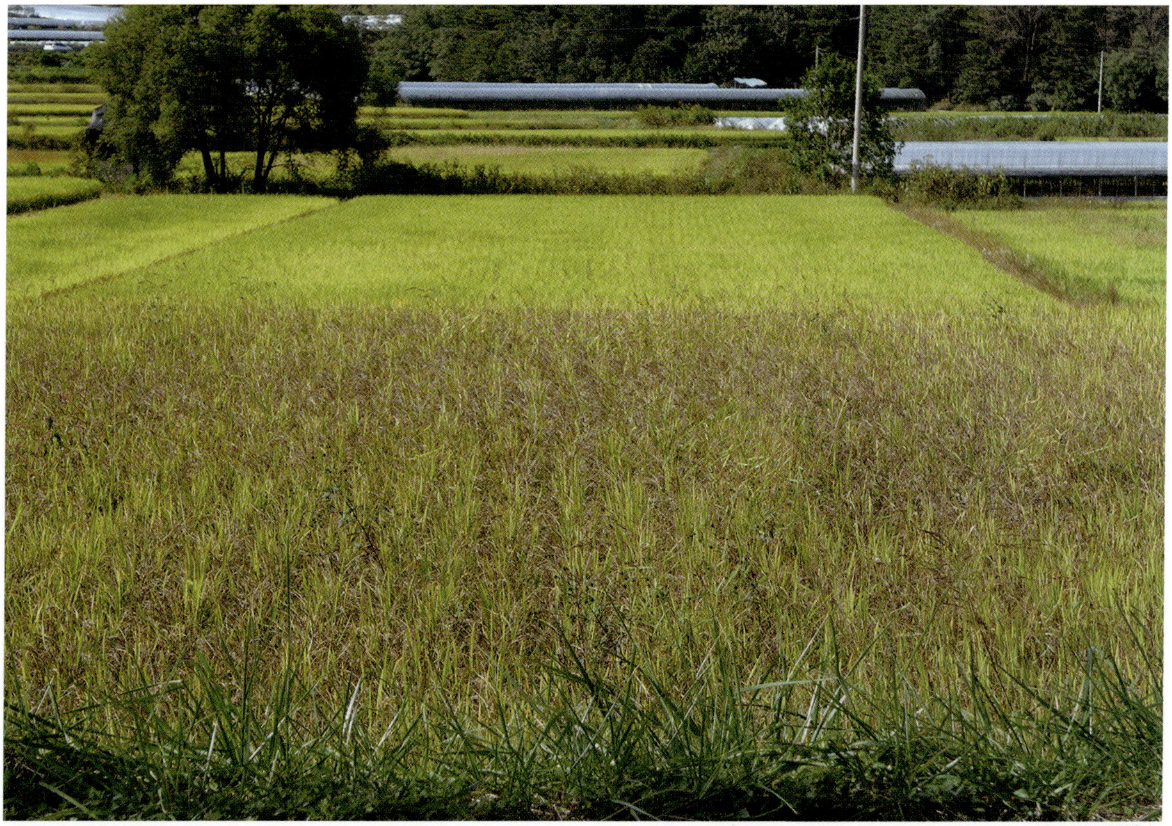

벼가 누렇게 익은 논

보리

벼과 / *Hordeum vulgare* L.
영명 barley
약명 대맥大麥, 맥아麥芽, 대맥면大麥麵, 대맥묘大麥苗
이명 겉보리, 쌀보리, 곡맥, 얼맥糵麥

인류가 재배한 가장 오래된 작물의 하나이다. 높이 1m 정도의 두해살이풀로, 스코틀랜드, 아프가니스탄, 히말라야, 티베트, 시베리아, 한국 등에 널리 분포한다. 원줄기는 둥글며, 속이 비어 있고 마디 사이가 길다. 잎은 넓은 줄 모양의 피침형으로 어긋나고, 녹색 바탕에 약간 흰빛을 띤다. 잎자루는 잎집으로 되어 원줄기를 둘러싸고 있고, 털은 없으며, 잎혀는 짧다. 씨알이 6줄로 배열하는 여섯줄보리로, 이삭은 줄기 끝에 달리는데 각 마디에 작은 이삭이 3개씩 달리고, 작은 이삭에는 씨알이 되는 작은 꽃이 달린다.

보리는 우리나라에서 오랫동안 주식으로 식용한 주곡이며, 장류를 만들거나 볶아서 보리차로 이용한다. 맥아는 보리를 싹 틔워 말린 것으로 맥주, 식혜, 엿 등을 만드는 데 이용하며, 짚은 부드러워 주로 가축의 깔깃과 사료로 쓴다.

주요 성분으로 베타글루칸β-glucan, 리보플라빈riboflavin, 페룰산ferulic acid, 루테올린luteolin 외에 다양한 폴리페놀 화합물을 함유하고 있다. 예부터 한방에서는 보리를 대맥大麥이라 하여 성질이 짜고 따스하며, 허한 것을 보해 주고 기운을 돋우며 비위를 조화시키는 역할을 한다고 알려져 있다. 보리의 생리활성으로 콜레스테롤 저하, 고지혈증 억제, 심혈관질환 예방, 항암, 항염증, 항바이러스, 항알레르기, 항산화 활성 등이 알려져 있다.

고서古書 · 의서醫書에서 밝히는 효능

방약합편 대맥大麥은 맛이 짜고 성질은 따뜻하다[味鹹 性溫]. 능히 허虛를 보補하며, 익기益氣 조중調中하여 설사泄瀉를 제거除去할 수 있다.

특허 · 논문

● 보리 유래 올리고당류 또는 베타-글루칸 다당체를 포함하는 항암활성 조성물 : 본 발명은 보리 유래 올리고당류 또는 베타-글루칸(β-glucan) 다당체를 포함하는 항암활성 조성물에 관한 것으로, 재조합 벡터 pBLC771(KFCC-11320)이 삽입된 바실러스 서브티리스(Bacillus subtilis) 균주를 배양한 후 배양 상등액에 회수된 엔도-베타-1,3-1,4-글루칸아제를 보리 유래의 베타-글루칸 다당체에 첨가하여 효소반응시킴으로써 제조되는 올리고당류 또는 베타-글루칸 다당체를 유효 성분으로 포함하는 항암활성 조성물을 제공할 수 있는 매우 뛰어난 효과가 있다. – 특허등록 제656570호, 학교법인 인제학원

● 보리 유래 올리고당을 포함하는 항당뇨 기능을 갖는 조성물 : 본 발명은 재조합 벡터 pBLC771(KFCC-11320)이 삽입된 바실러스 서브티리스(Bacillus

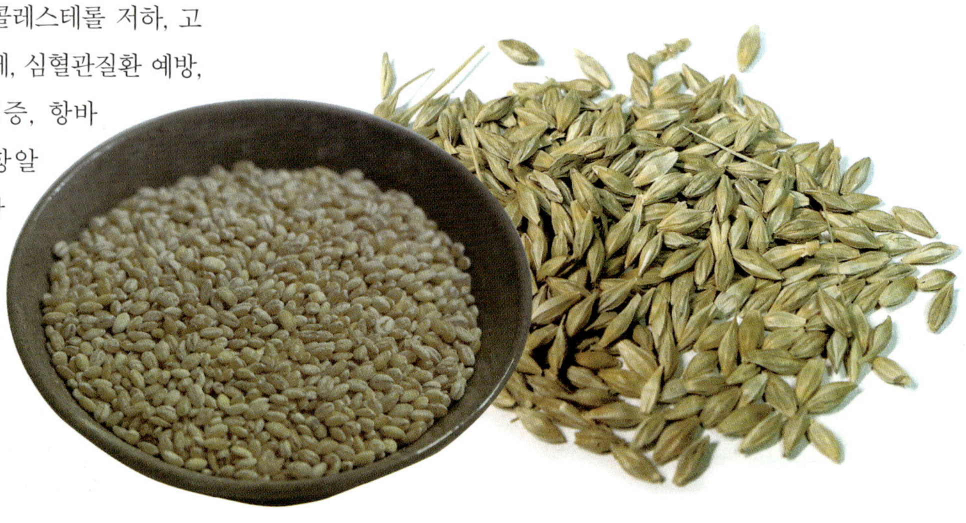

subtilis) 균주를 배양한 후 배양 상등액 또는 이로부터 회수된 엔도-베타-1,3-1,4-글루칸아제를 보리 유래의 베타-글루칸에 첨가하여 효소반응시킴으로써 제조되는 올리고당을 포함하는 조성물에 관한 것으로, 상기의 올리고당을 포함하는 조성물은 뛰어난 항당뇨 또는 항지질 효과를 가지고 있다. – 특허등록 제544160호, 학교법인 인제학원

● 보리잎차 제조 방법 : 본 발명은 보리잎차 제조 방법에 관한 것으로, 보리잎이 가지는 물리화학적 성질과 조직적 특성을 고려하여 최적화된 증제, 조유, 유념, 건조 및 가향 공정을 보리잎차 제조공정에 적용시킴으로써 보리잎의 풋내 및 불순물은 제거하고 생리활성 성분은 유지시키면서 기호성 및 생산성이 향상된 보리잎차를 제공하기 위한 것이다. 이를 위하여 본 발명은 보리잎을 채취 · 절단, 세척하는 공정과, 상기 세척된 보리잎을 증제하고, 이를 냉풍건조로 식히는 증제공정과, 상기 증제된 보리잎을 다시 열풍으로 조유하는 조유공정과, 상기 조유된 보리잎을 유념하는 유념공정과, 상기 유념된 보리잎을 열풍으로 덖음하는 중유공정과, 상기 중유된 보리잎의 이물질과 가루를 열풍으로 날려 보내고 재덖음하는 재건공정과, 상기 재건된 보리잎을 열풍으로 건조하는 건조공정과, 상기 건조된 보리잎을 가향기에서 덖은 후 냉각하여 향을 부가시키는 가향공정으로 이루어지는 보리잎차의 제조 방법을 제공한다. 이로써 보리잎의 유효 성분은 유지하면서 색, 맛, 향 등이 기호도가 우수한 보리잎차를 제공할 수 있게 되었으며, 또한 생산성 및 경제성이 우수한 보리잎차 제조 방법을 제공함에 따라, 보리잎차의 소비촉진을 유도하여 보리의 활용도를 증가시킬 수 있게 되었다. – 특허등록 제538058호, 주식회사 명설차

● 보리새싹 성분을 칫솔모에 포함시켜 제공되는 칫솔 : 본 발명은 칫솔의 일측에 구비된 칫솔모에 관한 것으로서, 더욱 상세하게는 칫솔모의 성형과정 중 보

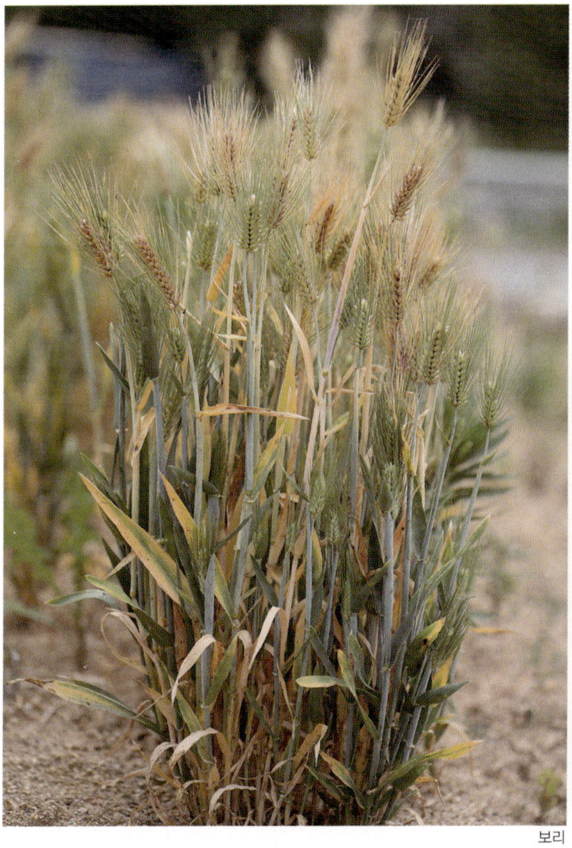
보리

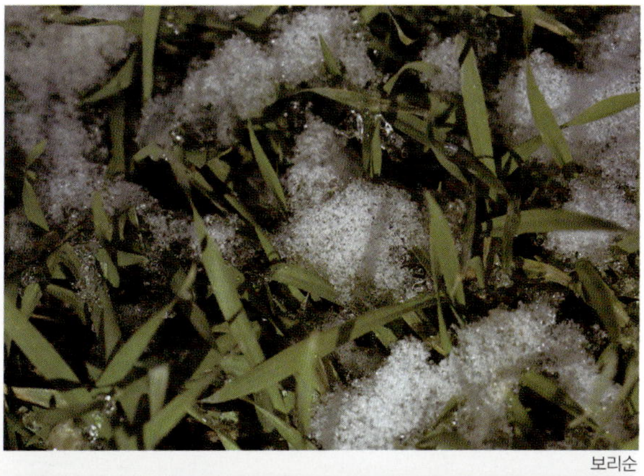
보리순

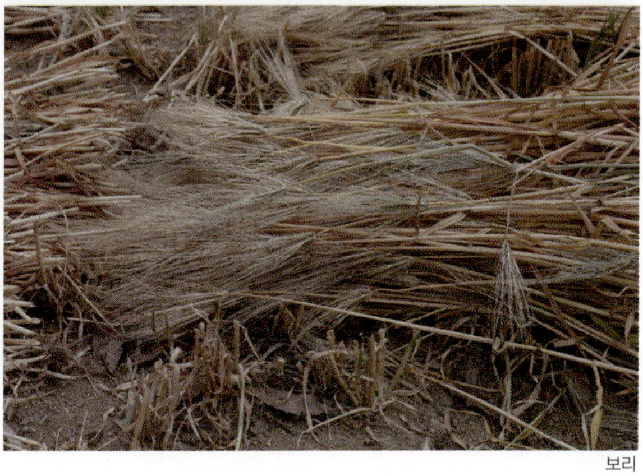
보리

리 새싹 분말과 무기항균제 분말을 수지 모재에 혼합시켜 제조하여 제공되는 보리 새싹과 무기항균제 분말을 함유하는 칫솔모를 갖는 칫솔에 관한 것이다. 상기 보리 새싹은 육지의 밭이나 논에서 재배되는 보리를 완전히 성장하기 전 보리 새싹을 약 7-10㎝ 정도 크기에서 채취하여 뿌리를 제거하고 청결 수에 세척하여 보리새싹을 건조 후 분말화하거나 또는 농축액을 만들어 이를 칫솔모 조성에 0.1~10w% 범위로 사용하며, 또한 무기항균제는 칫솔모 조성에 0.01~1w% 범위로 포함시켜 사용하는 칫솔모에 관한 것이다. 따라서, 본원의 칫솔모는 보리 새싹 중의 미량 마그네슘, 구리, 망간, 아연 등의 미네랄성분이 잇몸에 청량감을 주면서 혈액순환을 촉진하고 세포기능을 활성화시키며, 무기항균제는 치주 사이에 생성되는 오염성분이나 유해 불순물을 분해하고 냄새를 제거해 주도록 하는 효과가 있는 것이다. - 특허등록 제944799호, 주식회사 돌나라한농제약

- **발아보리의 자기분해물을 포함하는 피부미백용 화장료 조성물** : 본 발명은 발아보리의 자기분해물을 포함하는 피부미백용 화장료 조성물을 제공한다. 본 발명은 종래에 보고된 발아보리의 자기분해물 즉, 대한민국 특허등록 제10-0817830호에 따라 얻어진 자기분해물의 활성을 연구하던 중, 놀랍게도 상기 자기분해물이 멜라닌 생합성을 억제하고 또한 멜라닌 생성량을 감소시킴으로써 피부 미백 활성을 갖는다는 것을 발견한 것이다. - 특허공개 10-2012-0048321호, 경희대학교 산학협력단
- **보리 추출물을 함유하는 알코올성 간세포 보호용 CYP2E1 저해제 및 그 정제방법** : 본 발명은 보리 추출물을 유효 성분으로 함유하는 알코올성 간손상의 유발과 밀접한 관련이 있는 cytochromeP450 2E1(CYP2E1) 저해제 및 그 정제방법에 관한 것이다. 본 발명에 따른 CYP2E1 저해제는 보리의 메탄올 추출물을 핵산, 클로로포름, 에틸아세테이트 순으로

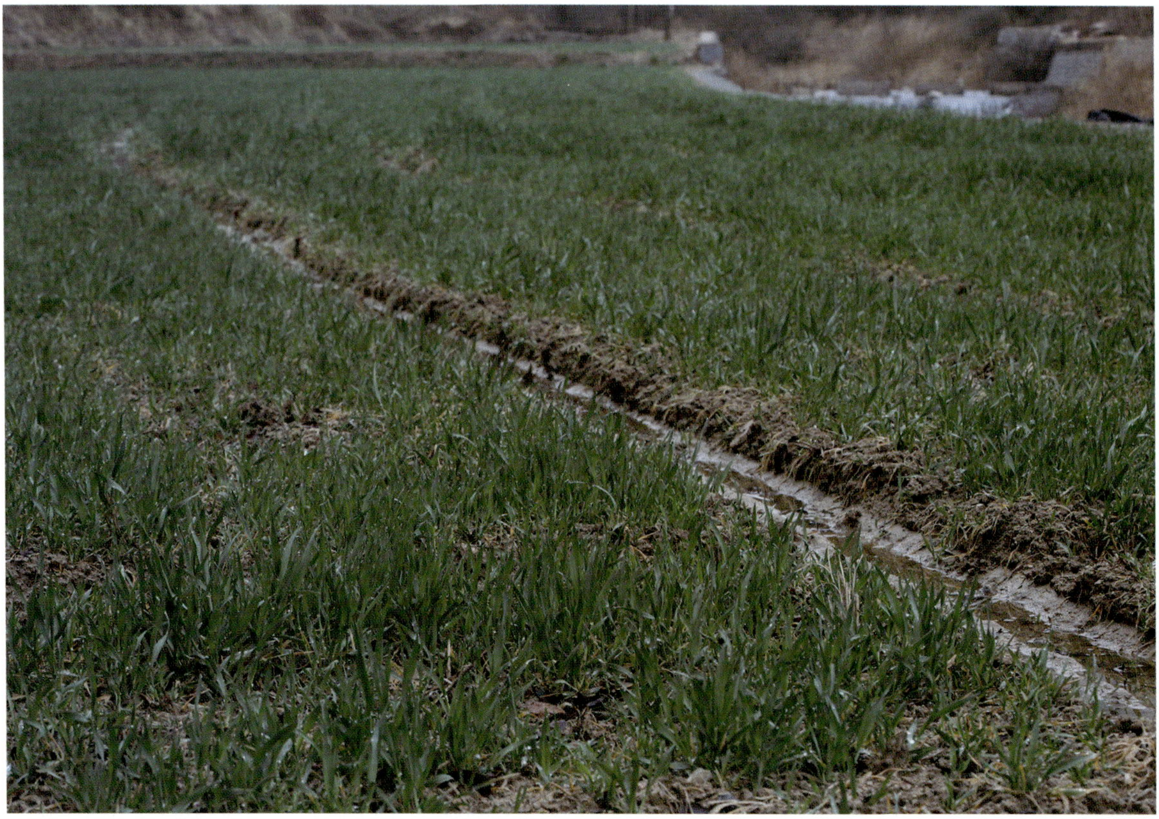

청보리밭

분획한 후 Diaion HP20 크로마토그래피, Sephadex LH-20 크로마토그래피, Toyoperal HW-40 크로마토그래피 및 HPLC 등 일련의 과정을 거쳐 정제되었으며, 상기 추출물, 정제단계의 물질, 정제물 등은 CYP2E1의 활성을 저해하게 되고 이로 인해 간에서의 활성산소 생성이 감소함으로써 알코올성 간 질환 예방용 기능성식품이나 약물에 유용하게 사용될 수 있게 되는 것이다. – 특허공개 10-2006-0015398호, 고려대학교 산학협력단

● 도정부산물로부터 분리한 보리 폴리페놀 추출물의 항산화 효과 : 보리 도정부산물은 맥강과 배아 획분으로부터 항상화 효능과 높은 상관관계가 있는 폴리페놀성 물질(barley polyphenol extract: BPE)을 분리하고 이들 획분을 linoleic acid를 사용한 모델계와 옥배유를 기질로 한 유지의 자동산화를 통하여 이들의 항산화 효과를 검토하였다. TBA가 측정결과 bran III의 BPE는 α-tocopherol과 유사한 값을 나타내었고, 다른 획분 특히 bran I과 배아 획분의 경우는 합성 항산화제인 BHT와 유사한 것으로 나타났다. 유지의 자동산화에 대한 BPE의 항산화효과를 과산화물가를 이용하여 측정한 결과 저장 초기 10일에서 15일까지는 첨가 농도가 높아짐에 따라 α-tocopherol 및 BHT와 유사하거나 다소 높은 항산화력을 나타내었으나 저장 20일 이후부터는 첨가농도에 따른 차이는 보이지 않았다. 또한 40 meq/*kg*.oil에 도달하는 기간을 유도기간으로 정하고 유도기간에 따른 상대적 항산화효과(RAE)를 측정한 결과 bran I과 배아 획분의 BPE를 0.02% 첨가시 RAE값은 각각 128 및 126이었고 0.1% 첨가시에는 135 및 133으로서 첨가량의 변화에 따른 차이는 나타나지 않았으나 BHT의 126보다 높게 측정되어 이들 획분은 향후 천연 항산화제로서의 가능성이 시사되었다. – 한국식품개발연구원 석호문 외 4, 한국식품과학회지(2002. 10)

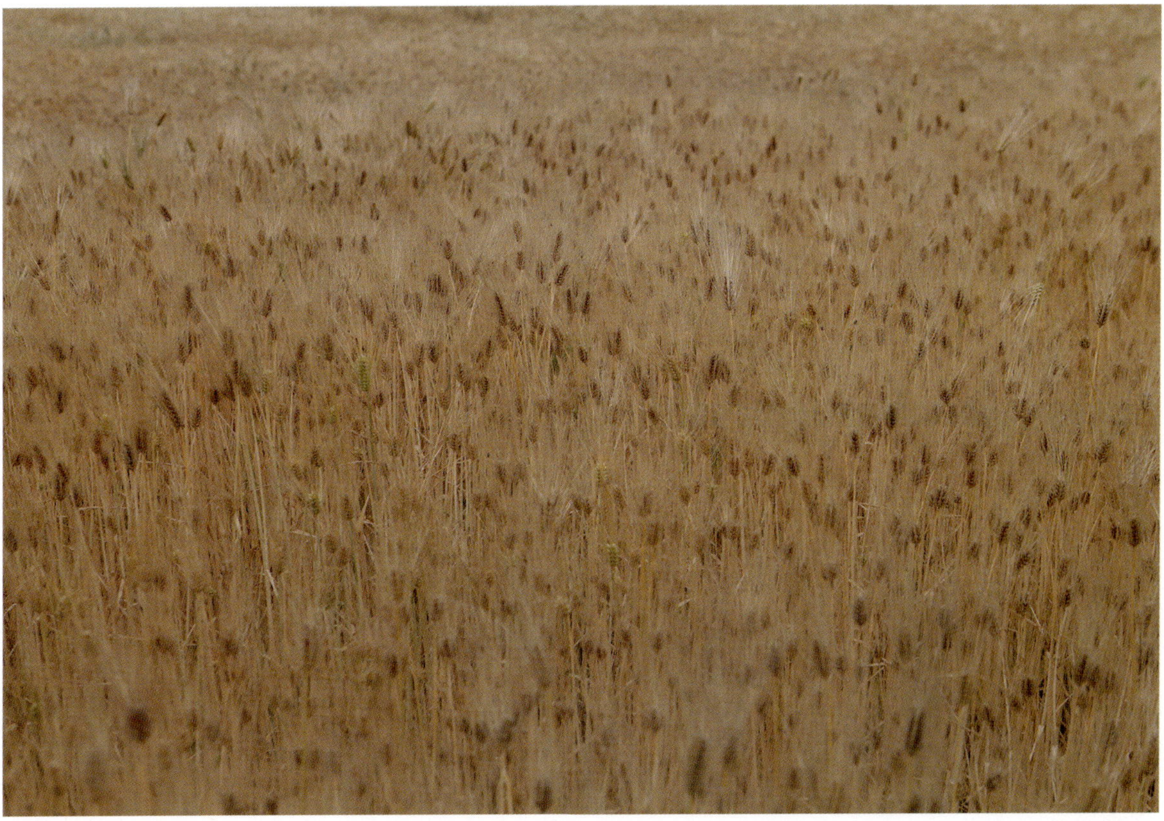

누렇게 익은 보리밭

수수

화본과/ Sorghum bicolor (L.) Moench / 영명 sorghum
약명 고량高粱
이명 촉서, 고량

화본과의 한해살이풀로, 원산지는 북아프리카로 추정되며 재배 역사가 오래된 작물이다. 우리나라에서는 기원전 4~6세기 경 청동기시대 유적에서 발견되었으며, 중국에서는 오곡의 하나로 중요한 식용 작물이며, 고량주의 재료로 쓰인다. 생명력이 강하여 건조하고 척박한 땅에서도 잘 자라므로 강원도의 고랭지나 개간지 등에서 많이 재배한다.

높이 1.5~3m로, 줄기와 잎 표면에 흰 밀랍 가루가 있고, 줄기 속에 단 즙이 있는 것도 있다. 잎과 줄기는 녹색이었다가 차츰 붉은 갈색으로 변한다. 꽃은 원추화서를 이루며, 씨알이 800~3,000개가 달려 있다. 씨알은 품종에 따라 색깔, 모양 등이 다르다.

씨알은 주로 빻아서 포리지(porridge : 아침 식사로 이용하기 좋은 곡물요리), 플랫브레드(flat bread : 밀가루, 물, 소금으로 만드는 납작한 빵)를 만들어 먹고, 식용유와 녹말, 풀, 알코올 음료를 만드는 데도 많이 이용한다. 줄기는 사료와 건축재로 쓰며, 단수수는 시럽을 만드는 재료로 이용하거나 사료용으로 쓴다.

우리나라에서는 수수의 붉은색이 잡귀를 막는다는 속설이 있어서 아이의 돌이나 생일에 떡으로 만들어 먹는다. 붉은 색소에 들어 있는 폴리페놀 성분인 프로안토시아니딘proanthocyanidin은 방광의 면역 기능을 강화하고, 산화 스트레스를 줄여 방광염을 치료하는 효능이 있다.

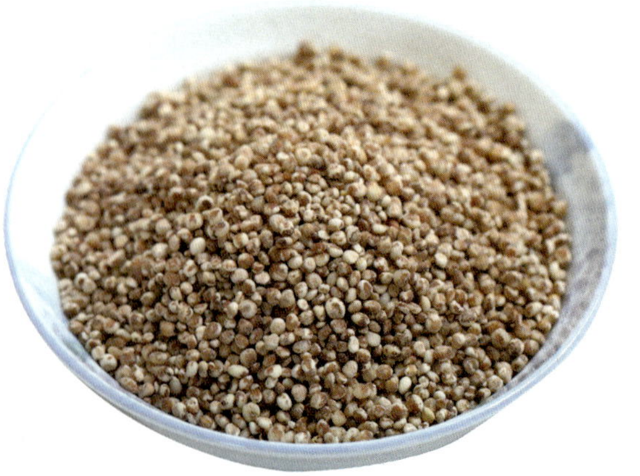

고서古書 · 의서醫書에서 밝히는 효능

동의보감 고량은 안신安神, 온중溫中, 지혈止血, 평천平喘, 지곽란止霍亂, 이뇨利尿, 삽장위澁腸胃의 효능이 있고, 소화불량消化不良, 비허설사脾虛泄瀉, 곽란霍亂, 담습해수痰濕咳嗽, 실면失眠, 다몽多夢을 치료한다.

고량근高粱根은 소종消腫, 이뇨利尿, 이습利濕, 지통止痛, 지혈止血, 청열淸熱, 최생催生, 평천平喘의 효능이 있고, 천만喘滿, 해수咳嗽, 소변불리小便不利, 산후출혈産後出血, 혈붕血崩, 족슬동통足膝疼痛을 치료한다.

특허 · 논문

● 항혈전 활성을 지닌 수수 추출물 및 그 제조 방법 : 본 발명은 잡곡류 추출물의 제조 방법, 잡곡류 추출물을 유효 성분으로 포함하는 항혈전용 조성물 및 수수 추출물을 포함하는 혈전 개선용 건강식품에 관한 것으로, 상기 발명은 혈전생성 억제 및 혈액순환 개선을 위해 효과적으로 활용되어 혈전증 관련 질환 저해제 또는 발생율 저하제로 유용하게 사용할 수 있으며, 또한, 황금찰수수 조곡 유래의 70~90%, 바람직하게는 80% 에탄올 추출물을 함유하는 항혈전용 조성물은 심혈관계 질환을 효과적으로 예방할 수 있는 각종 약제 등 의약산업이나 일상생활에서 손쉽고 간편하게 섭취할 수 있는 기능성 건강식품 등 식품산업에 널리 응용될 수 있는 효과를 지니고 있다.

– 특허등록 제1303751호, 경북대학교 산학협력단

● 수수 색소추출물 및 기능성 고분자를 함유하는 나노 섬유 및 그의 제조 방법 : 본 발명은 항산화 활성, 면역증진, 항균성 등의 생리활성을 가진 황금찰수수 추출물과 생체적합성 및 생분해성을 지닌 합성 고분

자인 폴리비닐알코올을 전기방사장치를 이용해 수수추출물이 함유된 나노섬유를 제조하는 방법에 관한 것이다. 폴리비닐 알코올은 높은 생분해성 및 생체적합성을 가지고 독성이 없으며, 이에 고항균성을 가지는 황금찰수수 추출물을 첨가함으로써 생리활성을 크게 개선시킨 기능성 나노섬유를 제공하여 창상피복제 등과 같은 의료용으로 사용이 가능하고 특히나 고항균성을 가지는 황금찰수수 추출물을 첨가함으로써 생리활성을 크게 개선시킨 기능성 나노섬유의 제조 방법을 제공하는 것이다. 본 발명의 또 다른 목적은 상기 기능성 나노 섬유를 포함하는 화상, 외상, 창상 및 피부질환에 생긴 피부 손상을 신속히 치료할 수 있는 창상피복제를 제공하는 데에 있다. - 특허등록 제1296208호, 경북대학교 산학협력단, 대한민국(관리부서:농촌진흥청장)

● 수수 추출물을 유효 성분으로 함유하는 당뇨병 예방 및 치료용 약학조성물 : 본 발명은 수수 추출물을 유효 성분으로 함유하는 조성물에 관한 것으로, 상세하게는 본 발명의 수수 추출물의 탄수화물 소화효소인 α-아밀라아제 및 α-글루코시다제에 대한 탁월한 저해활성 및 식후 혈당 증가 완화 효과를 확인함으로써 당뇨병의 예방 및 치료용 약학조성물 및 건강기능식품의 제공으로 유용하게 이용할 수 있다. - 특허등록 제1226824호, 경북대학교 산학협력단

● 수수 추출물을 유효 성분으로 포함하는 암 예방 또는 치료용 약학적 조성물 : 본 발명은 인체에 무해한 천연의 소재로부터 얻는 새로운 암 예방, 개선 또는 완화용 약학적 조성물을 제공하는 것을 목적으로 하는 것이다. 이를 해결하기 위해서 수수를 C1~C3 알코올 또는 C1~C3 알코올과 물의 혼합물로 추출한 수수 추출물을 유효 성분으로 포함하는 암 예방 또는 치료용 약학적 조성물을 제공한다. 본 발명에 따른 수수 추출물은 위암, 대장암, 자궁경부암, 혈액암, 폐암, 결장암 등의 다양한 인체 암에 대해서 활성

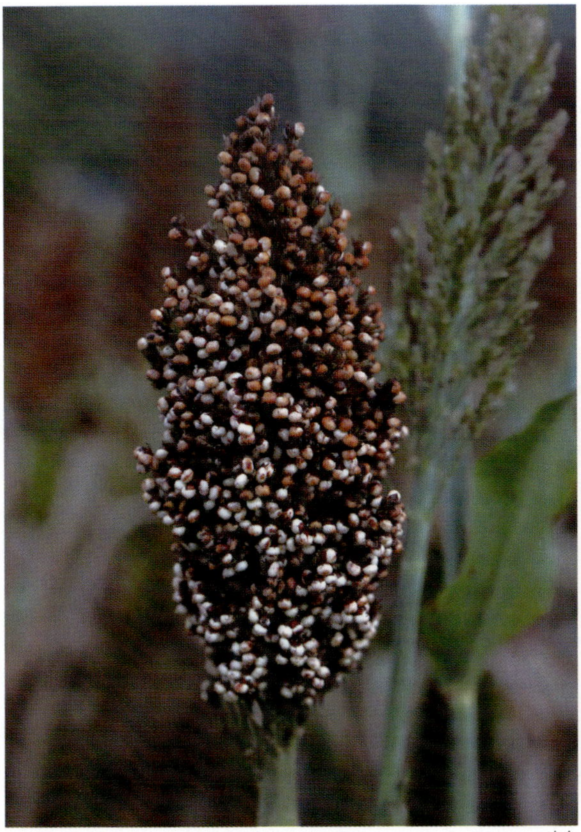
수수

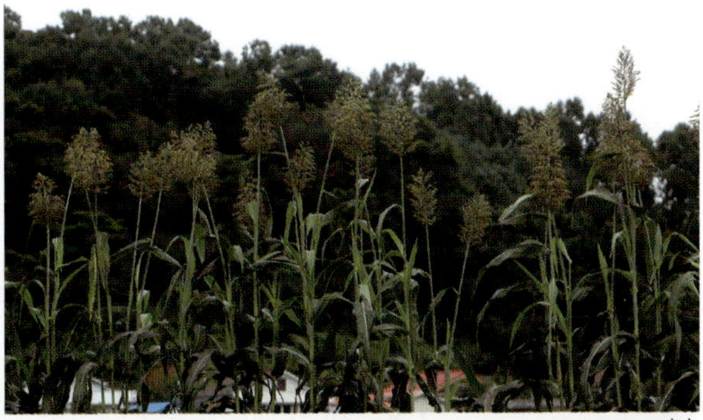
수수

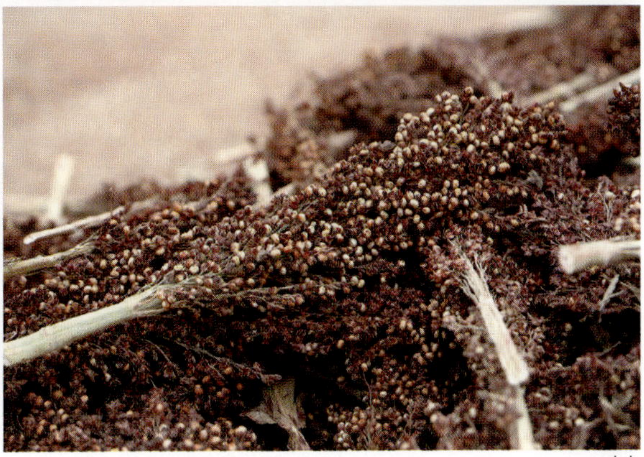
수수

을 가지기 때문에, 암 예방 또는 치료를 위한 약학적 조성물이나 암 예방, 개선 또는 완화용 기능성 식품으로 이용될 수 있을 것으로 기대된다. - 특허공개 10-2012-0128226호, 강원대학교 산학협력단

● 수수 천연색소 추출물 또는 이로부터 분리한 폴리페놀 화합물을 포함하는 항박테리아 또는 항바이러스 활성을 가지는 조성물 : 본 발명은 수수 천연색소 추출물 또는 이로부터 분리한 폴리페놀 화합물을 포함하는 항박테리아 또는 항바이러스 활성을 가지는 조성물에 관한 것으로, 더욱 상세하게는 수수 천연색소 추출물 또는 이 추출물로부터 분리된 폴리페놀 화합물인 아피게닌, 아피게니니딘, 루테올린, 루테올리니딘이 뉴라미니데이즈 효소 억제 활성을 가지고 있으므로, 상기한 수수 천연색소 추출물 또는 이 추출물로부터 분리된 폴리페놀 화합물을 유효 성분으로 포함시켜 항박테리아 또는 항바이러스 활성을 가지는 의약품, 식품 첨가제 또는 사료 첨가제 용도로 사용하는 조성물에 관한 것이다. - 특허공개 10-2013-0076558호, 대한민국(관리부서:농촌진흥청장),

● 수수 추출물에 의한 마우스 비장세포 및 대식세포 활성의 항진 효과 : 본 논문은 수수 추출물에 의한 마우스 비장세포 및 대식세포 활성의 항진 효과에 대하여 연구한 내용으로 주요 내용으로는 수수는 전 세계 많은 지역에서 이용되는 주된 식량 작물로써, 아시아와 아프리카에서 식량자원과 민속의약품으로 이용되고 있다. 수수의 줄기는 소화제와 지사제로 이용된다. 수수는 많은 다양한 페놀화합물을 함유하고 있으며, 폴리플라보놀, 안트로시아닌, 페놀산 및 다른 항산화 화합물의 다량 함유된 것으로 알려졌다. 이에 생체 외 실험에서 수수의 에탄올과 수추출물로 배양된 복강대식세포에 의한 세 가지 타입의 사이토카인(IL-1β, IL-6, TNF-α) 의 생산과 쥐 비장세포 증식을 조사하였다. 조사 결과 수수 수추출물의 보충 섭취는 비장세포 증식을 조정하고 활성화된 대

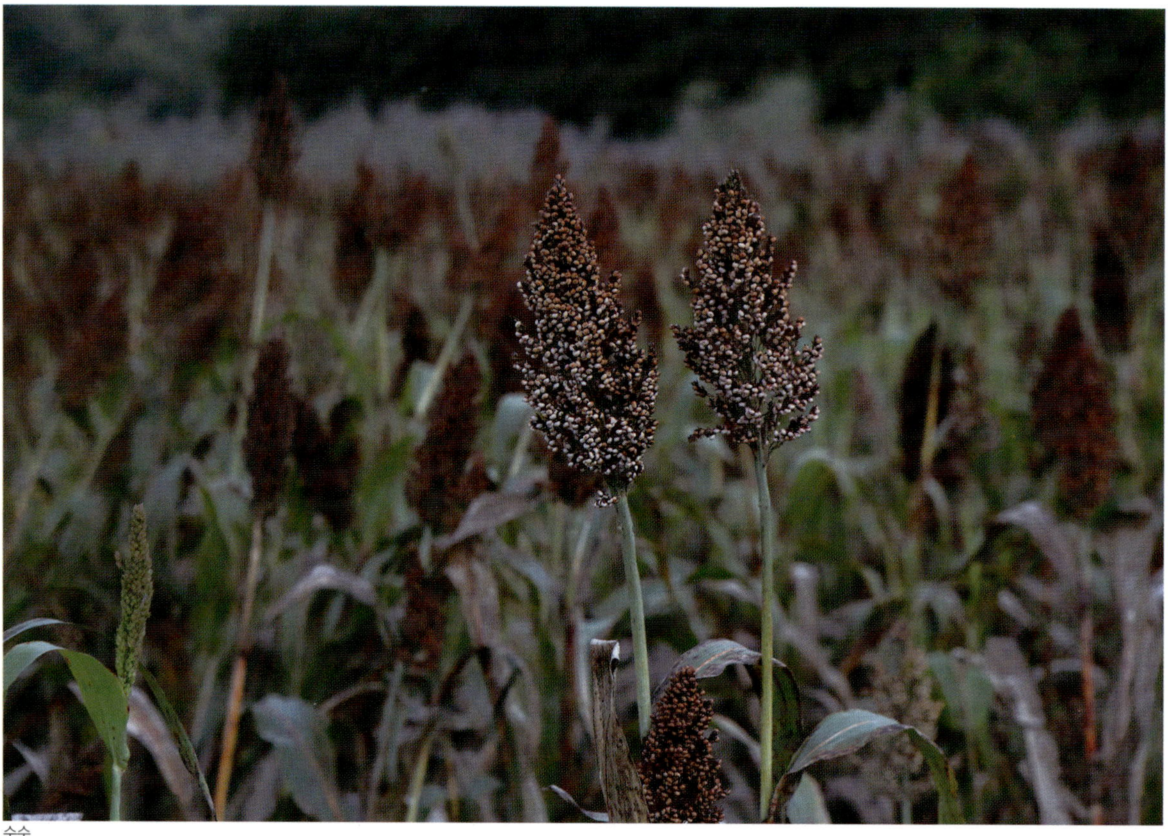

수수

식세포에 의한 사이토카인 생성을 증강시켜 면역기능을 향상시키는 것으로 나타났다는 내용이다. - 상지대학교 이공대학 식품영양학과 류혜숙 외 2, 한국식품영양학회지(2006. 6. 30)

● 곡류 및 두류 에탄올 추출물의 in vitro 발암 억제 효과 비교 : 곡류 및 두류에탄올 추출물의 발암억제효과를 검토하기 위하여 10종의 곡류를 선정해서 70% 에탄올 추출물을 얻은 다음 항변이활성, 항산화활성, DNA 손상 억제효과 및 발암 promotion 억제효과를 비교하였다. E. coli PQ 37 균주를 이용한 SOS chromotest에 의해서 항변이활성을 검색한 결과 화곡류에 비해 두류의 활성이 높은 경향을 보였으며, 특히 검정콩과 팥의 항변이활성이 높았다. 변이원 물질로 사용되는 mitomycin C는 DNA의 strand scission 현상을 유발함으로써 DNA의 손상을 초래하게 되므로, 이의 처리를 통하여 쌀겨 및 곡류 추출물이 DNA의 손상을 억제하는 정도를 측정하였다. 곡류중 조와 율무의 70% 에탄올 추출물의 DNA 손상 억제 효과가 큰 것으로 관찰되었으며 두류중에는 검정콩과 흰콩의 70% 에탄올 추출물에서 강한 DNA 손상억제효과를 관찰하였다. 곡류 및 두류 에탄올 추출물의 DNA 손상억제효과가 확인되었으므로 이들의 효과를 검증하기 위하여 Linoleic acid model system을 이용한 항산화활성을 측정하였다. DNA 손상억제효과와 유사하게 두류의 항산화 효과가 컸으며 율무〉검정콩〉조〉흰콩〉보리〉현미의 순이였다. Epstein-Barr Virus (EBV)활성화 시험법을 적용하여 곡류 및 두류 에탄올추출물의 발암 promotion 억제 효과를 측정한 결과, 수수와 메밀의 발암 promotion 억제 효과가 관찰되었고 두류 중 검정콩과 팥에 있어서 강한 억제효과가 관찰되었다. - 경북대학교 사범대학 가정교육과 최영희 외 2, 한국식품과학회지(1998. 8. 31)

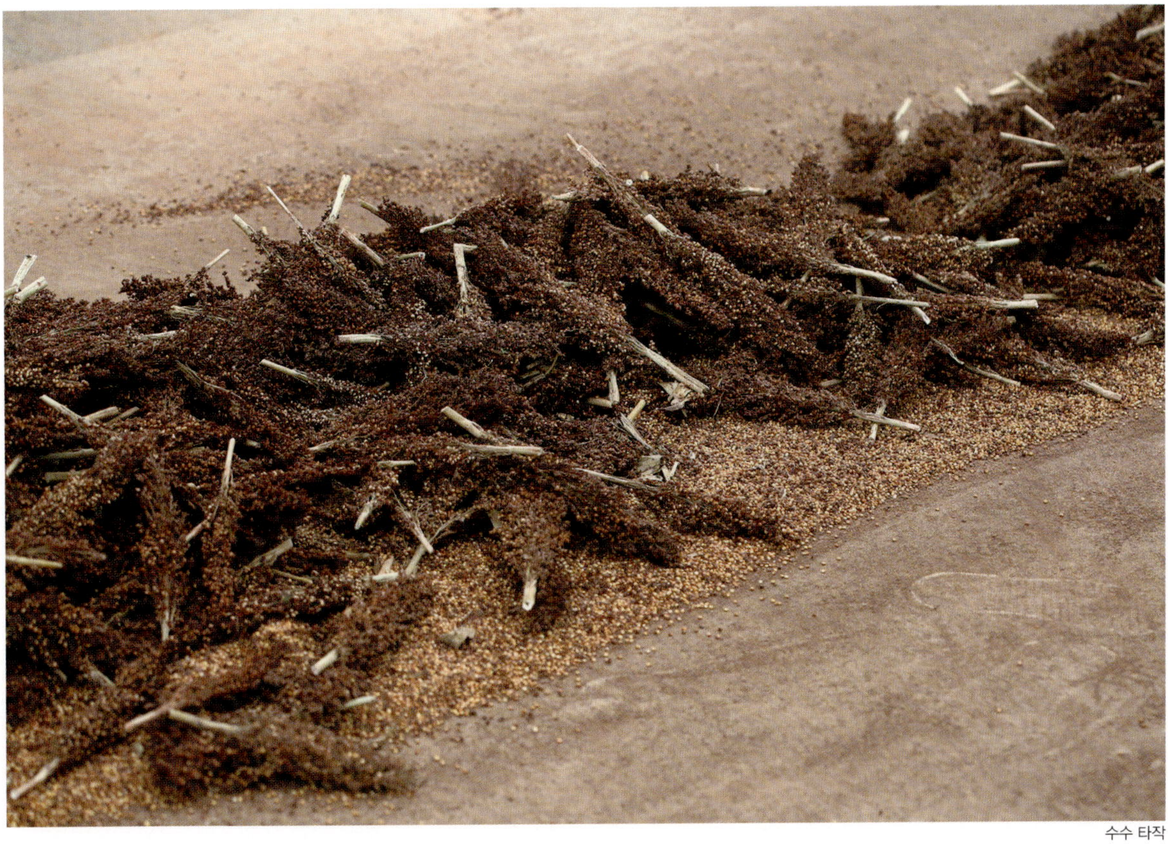

수수 타작

옥수수

화본과 / Zea mays L. / 영명 Corn, Indian Corn, Maize
약명 옥촉서玉蜀黍, 옥미수玉米鬚(화주)
이명 강냉이, 옥고량, 옥로출, 진주미, 속미, 포미, 당귀, 강나미, 옥촉서예

화본과의 한해살이풀로 원산지는 안데스 산맥의 저지대나 멕시코로 추정되며, 우리나라에는 16세기 경에 중국에서 전래된 것으로 알려졌다. 높이 1.5~2.5m로, 줄기는 곧게 자라며 단단하고 속이 꽉 차 있다. 잎은 길이 1m 이상, 너비 5~10㎝로 어긋난다. 수꽃은 줄기 끝에서 달린다. 열매로 성숙하는 암꽃이삭은 줄기 중앙의 잎겨드랑이에 수상화서를 이루며, 작은 이삭이 세로로 길게 짝을 지어 이삭 축을 둘러싸므로 2줄씩 열매가 달린다. 옥수수라는 이름은 중국어 '위수수玉蜀黍'에서 유래하여 한자의 우리식 발음인 옥수수가 되었다. 이 밖에 '강냉이', '강내이, '강내미' 등으로 불리기도 한다.

강원도에서는 옥수수를 많이 생산하여 강냉이밥, 강냉이범벅, 강냉이수제비와 같은 주식뿐 아니라 옥수수보리개떡, 옥수수설기와 같은 별식 등 옥수수를 이용하여 다양한 음식을 만들었다. 특히 옥수수 전분으로 죽을 쑤어 만든 올챙이국수는 강원도의 유명한 향토음식이다. 가루를 내어 과자나 빵, 물엿, 술을 만들어 먹고, 녹말은 포도당 · 주정 · 풀 등에 이용하며, 기름을 추출하거나 마가린을 만들기도 한다. 민간에서는 마른 암술대를 이뇨제로 쓰기도 하였다.

고서古書 · 의서醫書에서 밝히는 효능

운곡본초학 옥수수수염, 즉 화주花柱는 약용하는데 생약명은 옥미수玉米鬚이다. 옥수수수염은 지혈止血, 강혈당降血糖, 이뇨퇴종利尿退腫, 이담퇴황利膽退黃의 효능이 있고, 신염수종腎炎水腫, 고혈압高血壓, 유옹乳癰, 담결석膽結石, 담낭염膽囊炎, 비염鼻炎, 토혈육혈吐血衄血, 당뇨병糖尿病을 치료한다.

특허 · 논문

- 옥수수 불검화 정량 추출물 및 후박 추출물을 함유하는 치주질환 예방 및 치료제 조성물 : 본 발명은 옥수수불검화 정량 추출물과 후박 추출물을 유효 성분으로 함유하는 치주질환 예방 및 치료제의 조성물에 관한 것이다. 본 발명의 조성물은 치조골 흡수 및 치주인대 파괴에 대한 예방 및 재생효과가 있는 옥수수불검화 정량 추출물과 치주질환의 원인균의 하나인 혐기성 그람음성균 프레보텔라 인터미디아에 대해 우수한 살균작용을 가지는 후박 추출물을 유효 성분으로 함유함으로써 항염작용을 나타내어 기존의 치주질환 예방 및 치료제에 비하여 월등히 우수한 치주질환을 예방 및 치료 효과를 나타낸다. – 특허등록 제361880호, 동국제약주식회사
- 메이신 함량이 높은 옥수수 수염 추출물의 제조 방법 : 본 발명은 옥수수수염 추출물의 제조 방법에 있어서, 옥수수수염에 함유되어 있는 메이신(maysin)을 높은 함량으로 함유하는 옥수수수염 추출물의 제조 방법에 관한 것이다. 발명자들은 옥수수수염의 기능성 성분으로 특히 항생작용 및 항암효과를 보이는 플라보노이드 물질인 메이신(Maysin)에 대한 연구를 주목하였으며, 옥수수수염에 함유되어 있는 메이신 물질을 고함량으로 함유하는 옥수수수염 추출물의 제조 방법을 발견하고 본 발명을 완성하였다. 본 발명은 옥수수수염 출사 이후 7~15일 이내 수확된 옥수수수염을 이용하여 70% 에탄올로 6 시간 환류추출함으로써 고함량의 메이신을 함유하는 옥수수수염 추출물을 제조할 수 있다. 본 발명에 따른 옥수수수염 추출물의 제조 방법은 메이신(maysin)을 높은 함량으로 함유할 수 있어, 항생작용 및 항암효과 보이는 옥수수수염의 기능성 식품으로 유용하게 이용할 수 있다. – 특허등록 제1201628호, 대한민국(농촌진흥청장), 광동제약 주식회사
- 검정옥수수 추출물을 함유하는 당뇨합병성 신

장섬유증 억제용 조성물 : 본 발명은 당뇨합병증으로 인해 초래되는 신장섬유증에 직접적으로 관련된 인간 신장 혈관간세포(Human Renal Mesangial Cell, HRMC)를 고혈당에 노출시키고 여기에 검정옥수수 추출물과 3일간 배양함으로써, 결합조직 성장인자(Connetive Tissue Growth Factor, CTGF)의 활성을 억제하고, 제 4(Ⅳ)형 콜라겐(Collagen) 생성을 감소시키며, 막형 기질단백질 분해효소(Membrane Type-1 Matrix Metalloproteinase, MT-1 MMP)의 발현을 증가시켜 만성 고혈당으로 인한 신장 섬유증을 개선시키는 검정옥수수 추출물을 함유하는 당뇨병성 신장섬유증 억제용 조성물 대한 것이다. – 특허등록 제1063524호, 한림대학교 산학협력단

● 옥수수 겨 추출물 함유 자외선차단용 화장료 조성물 : 본 발명은 옥수수겨로부터 추출한 옥수수겨 추출물을 함유하는 자외선차단용 화장료 조성물 및 상기 옥수수겨 추출물 유래 폴리아민컨쥬게이트(polyamine conjugates)를 함유하는 자외선차단용 화장료 조성물에 관한 것으로, 본 발명에 따른 옥수수겨 추출물은 높은 자외선흡수능을 갖는 유효 성분들을 함유함으로써 우수한 자외선차단 효과를 보였으며, 자외선에 의한 홍반형성을 억제하는 효과가 있고, 천연성분으로서 인체첩포시험을 통한 피부자극시험 및 피부안전성 관련 관능시험에서 우수한 안전성을 보임으로써 자외선차단을 위한 화장료로서 우수한 효과가 있다. – 특허공개 10-2011-0028012호, 주식회사 사임당화장품

● 기능성 옥수수수염차 및 그 제조 방법 : 본 발명은 기능성 옥수수 수염차 및 그 제조 방법에 관한 것으로, 보다 구체적으로는 옥수수 수염을 140~160℃에서 30~45초간 증열하고, 상기 증열 단계를 거친 옥수수 수염을 20~40℃에서 1시간동안 1차 건조한 다음, 2차 동결건조시키고, 상기 동결건조된 옥수수 수염에 옥수수 분말 및 아미노산류를 일정 비율로

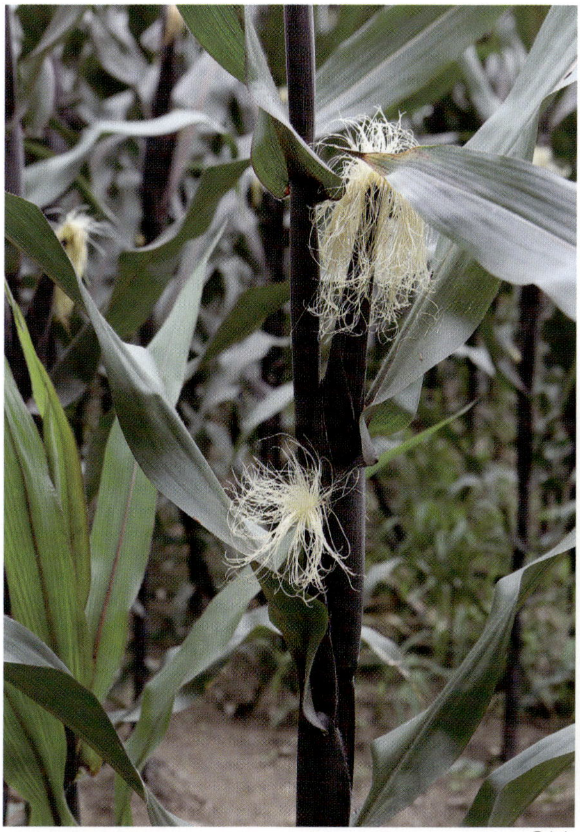

옥수수

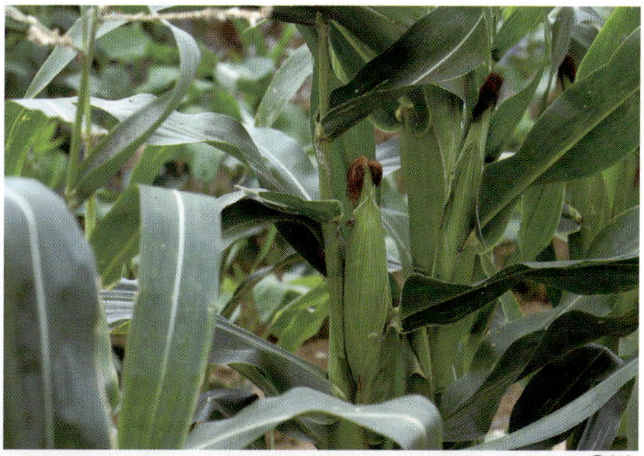

옥수수

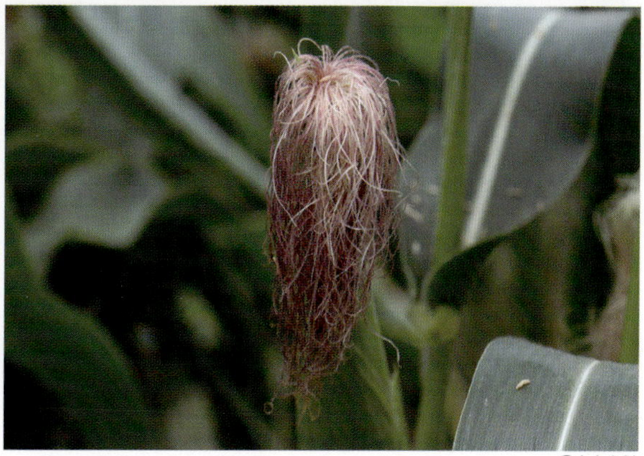

옥수수수염

혼합하는 것을 특징으로 하는 기능성 옥수수 수염차의 제조 방법 및 상기 방법에 의해 제조된 기능성 옥수수 수염차에 관한 것이다. 본 발명에 따르면 옥수수 분말 및 아미노산류를 혼합하여 옥수수 수염차의 감미를 증가시킴으로써 음용시 거부감이 없으며, 체내에서 생성되는 엔돌핀의 분해를 억제하는 기능이 강화된 옥수수 수염차를 제조할 수 있다. 아울러 현대인들에게 기호성 우수하고 건강기능이 뛰어난 인스턴트차를 제공할 수 있는 효과가 있다. – 특허등록 제 492628호, 주식회사 엔돌핀에프앤비, 한국식품연구원

● 옥수수수염 추출물을 함유하는 숙취해소제 및 이를 함유하는 건강보조식품 : 본 발명은 옥수수 수염 추출물을 함유하는 숙취해소제 및 이를 함유하는 건강보조식품에 관한 것으로, 옥수수 수염 추출물을 유효 성분으로 포함하는 것을 특징으로 하는 숙취해소제 및 이를 함유하여 숙취해소 효과를 나타내는 건강보조식품을 제공한다. 본 발명에 따른 숙취해소제는 알코올 농도를 저감시키는 등의 숙취 해소효과가 있으며 복용이 용이하여 술에 첨가하여 마시거나, 음주 전·후에 간편하게 복용할 수 있다. – 특허공개 10-2007-0118423호, 변**

● 췌장베타세포를 보호하는 활성과 혈당조절 활성이 우수한 흑옥수수 안토시아닌 : 본 발명은 유효 성분으로서 흑옥수수 안토시아닌(purple corn anthocyanins) 및 그와 같은 성분을 함유하는 당뇨병에 기인한 췌장베타세포의 소실로부터 췌장베타세포를 보호하는 활성과 혈당조절 활성이 우수한 당뇨병의 예방 및 치료용 조성물에 관한 것으로, 상기조성물은 건강기능식품 또는 의약품의 제조에 적용될 수 있다. – 특허공개 10-2010-00104482호, 한림대학교 산학협력단

● 고콜레스테롤 식이 투여 흰쥐에서 옥수수 펩타이드 섭취가 혈중 지질 성상에 미치는 효과 : 본 논문은 고콜레스테롤 식이 투여 흰쥐에 옥수수 펩타이드 섭취가 혈중 지질성상에 미치는 효과를 연구한 내용

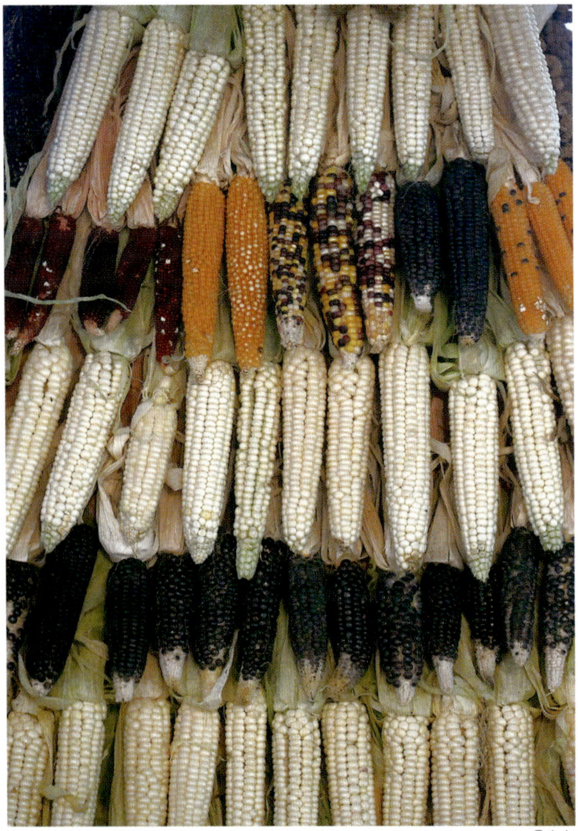
옥수수

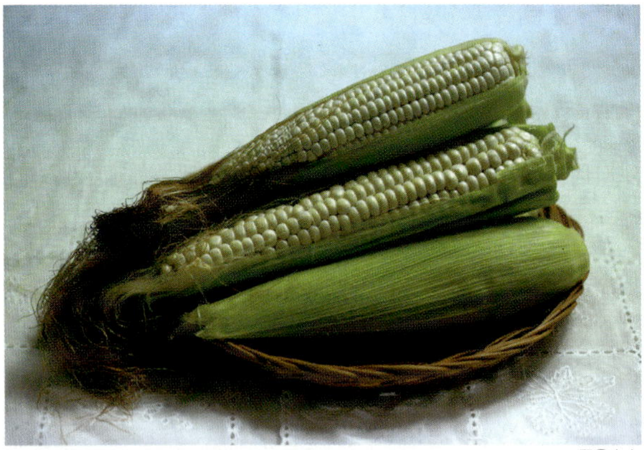
풋옥수수

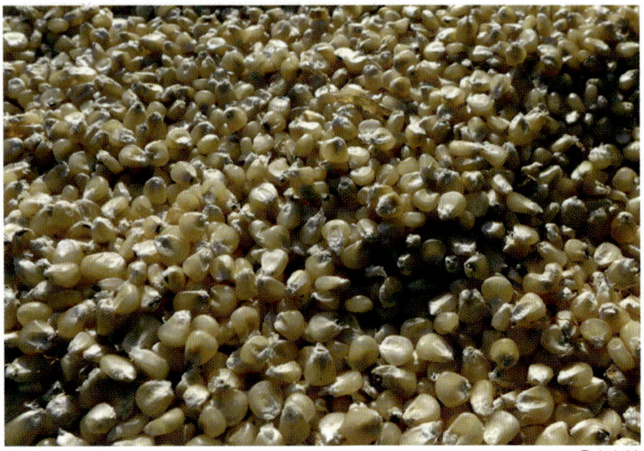
옥수수알

으로 주요 내용으로는 수컷 Sprague-Dawley 흰쥐 (n=21)에게 옥수수 무-펩타이드 (대조) 식이 혹은 2%나 5%의 옥수수 펩타이드를 함유한 식이를 5주간 먹였으며, 1% 콜레스테롤과 0.5% cholic acid를 첨가하여 고콜레스테롤증을 유발시켰다. 사료섭취와 체중 증가는 집단간에 차이가 없었으며, 옥수수 펩타이드 처리군에서는 혈장 HDL-콜레스테롤 함량이 유의하게 높게 나타난 반면, 혈장 총 콜레스테롤과 LDL-콜레스테롤은 영향을 받지 않았다. 이러한 결과로 볼 때 옥수수 펩타이드의 섭취는 혈장 내 HDL-콜레스테롤을 증가시키고 중성지질을 감소시켜 대사장애 증상을 완화시키며 심혈관 질환과 고지혈증을 감소시킨다고 볼 수 있다는 내용이다. – 이화여자대학교 식품영양학과 문민선 외 6, 한국영양학회지(2006. 12. 31)

● 아밀라제의 활성을 억제할 수 있는 옥수수 추출물, 이를 함유하는 비만증 또는 당뇨병 치료 또는 예방용 의약적 조성물 및 식품 첨가물 그리고 그들의 제조 방법 : 본 발명은 아밀라제의 활성을 억제할 수 있는 옥수수 추출물을 제공한다. 본 발명에 따른 옥수수 추출물은 옥수수를 물 또는 극성 유기용매 또는 이들의 혼합용매로 된 추출용매로 추출하는 단계, 상기 추출단계에서 얻은 추출액으로부터 고형분을 제거하는 단계, 및 상기 추출액으로부터 상기 추출용매를 제거하여 옥수수 추출물을 얻는 단계를 포함하는 추출 공정에 의하여 얻을 수 있다. 본 발명의 옥수수 추출물은 탄수화물 소화 효소인 아밀라제의 활성을 억제함으로써 저당류의 체내 흡수를 억제하여 혈당의 상승을 막고, 영양분의 과다 섭취를 줄임으로써 당뇨병 또는 비만증의 예방 및 치료에 효과를 나타내며, 소화되지 않는 탄수화물로 인하여 포만감을 유도할 수 있어 다이어트 효과를 나타낼 수 있을 뿐만 아니라 식용 식물로부터 추출한 것이므로 인체에 해가 없다. – 특허공개 10-2003-0025200호, 주식회사 바이오니아

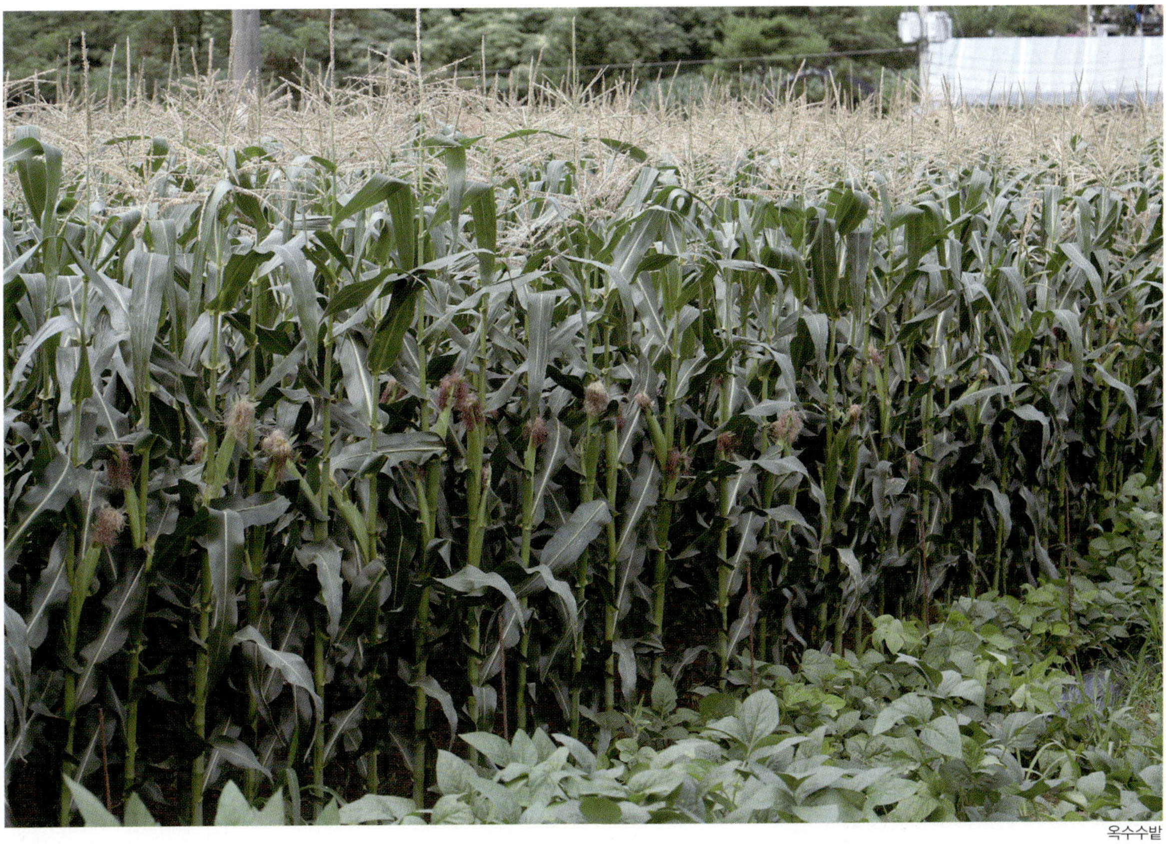

옥수수밭

율무

벼과 / *Coix lacryma-jobi* L. var. mayuen Stapf
영명 Job's tears, adlay
약명 의이인薏苡仁, 의이근薏苡根(뿌리)
이명 의인, 율미, 울미

벼과의 한해살이풀로 원산지는 중국 등 아열대 아시아이며, 우리나라에는 고려시대에 송나라에서 전래되었다는 기록이 있다. 높이 1~1.5m로 줄기는 곧게 자라며, 속은 딱딱하고 비어 있다. 잎은 피침형으로 어긋나며, 아랫부분은 잎집이 되어 줄기를 둘러싸고 있다. 꽃은 7~8월 경에 핀다. 잎겨드랑에서 나온 꽃이삭에 수꽃이삭이 달리며, 아랫부분에 암꽃이삭이 있다. 포는 딱딱하며, 암갈색으로 익는다. 열매는 견과로 10월 경에 익는다.

예전에는 율무죽 등 주로 곡물로 이용하였으나 최근 각종 생활습관병에 대한 효능이 인정되어 율무차 등 건강기능식품으로 애용하고 있다. 또 멜라닌 색소가 피부에 침착하는 것을 방지하고 미백 효과가 있어 기미 · 주근깨 · 검버섯 등의 잡티 제거에 도움을 주며, 각질 제거와 보습 효과가 탁월하여 피부가 건조해서 생기는 주름도 예방해 준다. 율무는 가루 내어 팩의 재료로 이용하기도 하고, 생잎은 차 대용으로 쓴다. 씨앗을 '의이인薏苡仁', 뿌리는 '의이근薏苡根'이라 하여 약용한다.

고서古書 · 의서醫書에서 밝히는 효능

동의보감 의이인薏苡仁의 맛은 달고 성질은 차다. 거풍祛風, 소종消腫, 하기下氣, 행수行水, 살우충殺疣蟲, 건비삼습健脾滲濕, 보폐청열補肺淸熱, 제비지사除痺止瀉, 청열배농淸熱排膿의 효능이 있고, 장옹腸癰, 습비구련濕痺拘攣, 소변불리小便不利, 비허설사脾虛泄瀉, 수종각기水腫脚氣, 편우扁疣, 폐옹肺癰을 치료한다. 대변조결자大便燥結者와 소변단소小便短少 및 인한전근因寒轉筋, 비허무습자脾虛無濕者는 복용을 기忌하고, 잉부孕婦 또한 복용을 금禁한다.

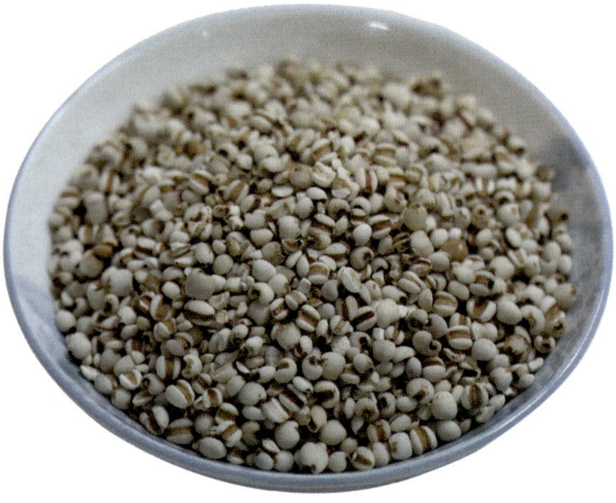

특허 · 논문

● 발모 및 육모 조성물 : 본 발명은 율무뿌리, 대나무뿌리 또는 이들의 혼합물의 추출물을 유효 성분으로 함유하는 발모 및 육모 조성물, 및 이의 제조 방법에 관한 것으로, 특히 천연 식물인 율무뿌리, 대나무뿌리 또는 이들의 혼합물의 물 또는 유기용매 추출물을 유효 성분으로 포함하여 부작용이 없으면서도, 우수한 발모력을 나타내는 것을 특징으로 하는 발모 및 육모 조성물에 관한 것이다. – 특허공개 10-2012-0005145호, 애경산업 주식회사

● 오디 추출물과 율무 종자 추출물을 이용한 피부 미백제 조성물 : 본 발명은 티로시나아제 저해 활성과 멜라닌 생성 억제 활성을 가지는 오디 추출물과 율무 종자 추출물을 이용한 피부 미백제 조성물을 개시한다. 본 발명은 오디 열수 추출물 및 율무 종자의 열수 추출물이 B16F10 멜라노마 세포에 처리되었을 때, 이들 추출물이 모두 티로시나아제 저해 활성과 멜라닌 생성 억제활성을 가짐과 함께 이들 추출물이 함께 B16F10 멜라노마 세포에 처리되었을 때는 티로시나아제 저해 활성과 멜라닌 생성 억제 활성이 현저히 높음을 확인함으로써 완성된 것이다.

– 특허등록 제1186925호, 농업회사법인 상상팜랜드 주식회사

● 율무 유래의 항균제 및 그의 제조 방법 : 항균력이

향상된 율무유래의 항균성 물질을 제공하는 것을 과제로 하여, 그 해결수단으로서, 율무 혹은 율무로부터 얻어지는 추출물을 가열처리함으로써, 당해 율무 및 율무 추출물의 항균력이 향상되는 것을 발견하였다. 또한, 항균력이 향상되어 있는 율무성분 중에서, 특히 강한 항균력을 보이는 성분이 율무성분 중의 지질성분 안에 존재하는 것도 발견하였다. – 특허공개 10–2001–0099638호, 프레운드 코포레이션(일본)

● 한국산 현미 및 율무 추출물에 의한 돌연변이 및 인체 암세포주 증식 억제 효과 : 본 연구에서는 비교적 양질의 영양소를 가진 현미 및 율무 메탄올 추출물의 항돌연변이 및 인체 암세포 증식억제 효과에 대하여 알아보고자 하였다. Ames test를 이용한 돌연변이 억제 실험에서 AFB1(0.6㎎/plate)에 대해 현미 메탄올 추출물은 농도의 증가와 더불어 돌연변이 억제 효과가 증가하여 첨가농도 2.5 및 5㎎/plate일 때 각각 70% 및 76%의 억제 효과를 나타내었다. 율무 메탄올 추출물의 경우도 첨가농도 2.5 및 5㎎/plate일 때 각각 60% 및 76%의 항돌연변이 효과를 관찰할 수가 있었다. 직접돌연변이원인 MNNG에 대해서도 현미 및 율무 메탄올 추출물들은 첨가농도 5㎎/plate에서 각각 79% 및 69%의 항돌연변이 효과를 나타내었다. 인체 위암세포(AGS)에 현미 메탄올 추출물을 5, 10, 20㎎/mL의 농도별로 처리했을 때 농도 의존적으로 암세포 증식 억제 효과가 증가하였다. 율무 메탄올 추출물의 경우도 현미 메탄올 추출물과 유사하게 농도 의존적으로 암세포의 증식을 억제시켰으며 첨가농도 20㎎/mL일 때 77%의 증식 억제효과를 살펴 볼 수가 있었다. 인체 결장암세포(HT-29)의 경우에서도 이들 현미 및 율무추출물은 낮은 농도에서부터 그 억제효과가 나타나 농도 의존적으로 암세포의 증식을 억제시켰다. – 한국해양대학교 해양환경생명과학부 임선영, 생명과학회지(2008. 10. 30)

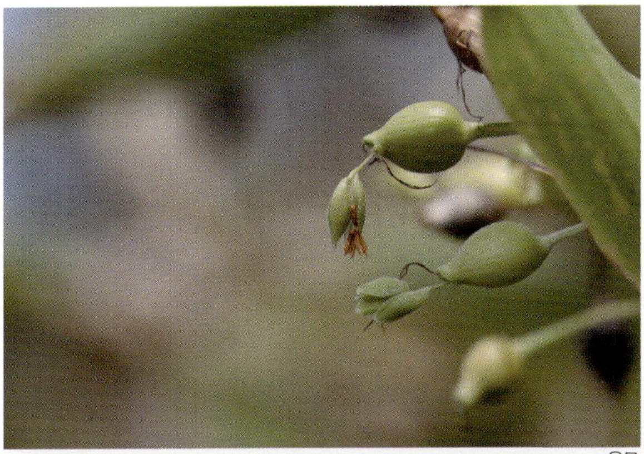
율무

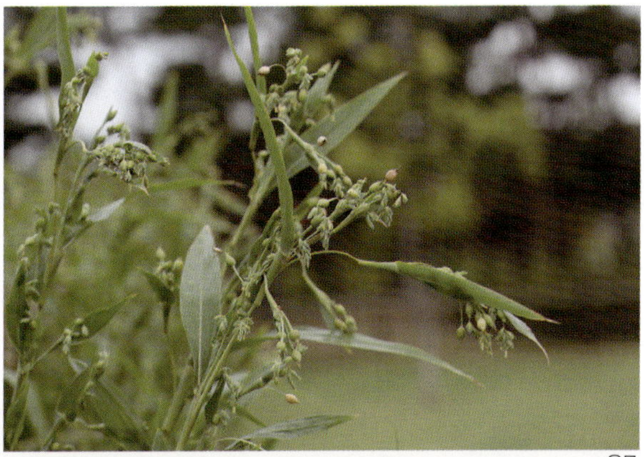
율무

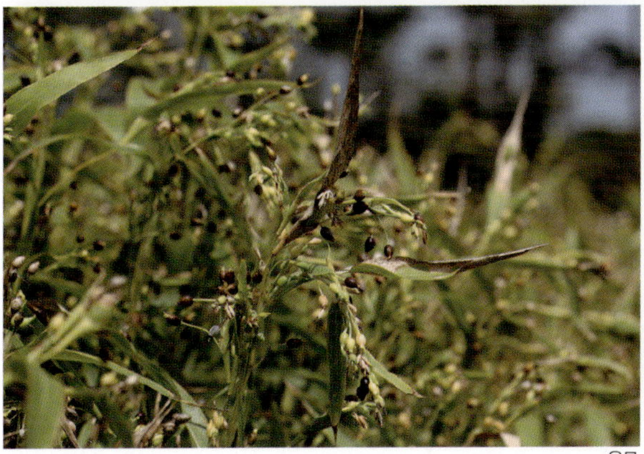
율무

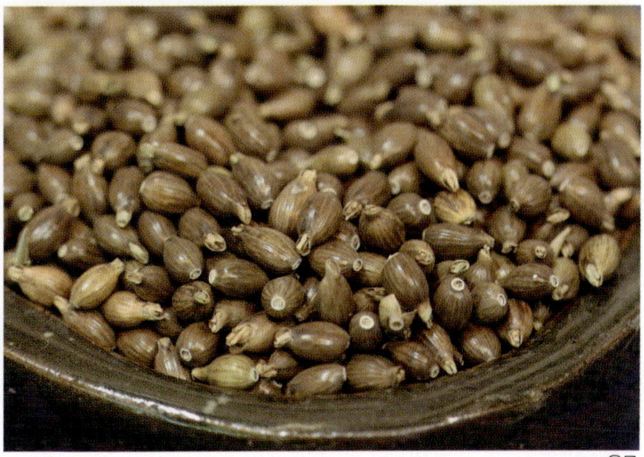
율무

조

화본과 / *Setaria italica* L. Beauv
약명 황량黃粱
이명 서숙, 좁쌀, 차조, 메조

조는 고대부터 재배되었으며, 중국에서는 5곡伍穀의 하나였다. 우리나라에서는 구황작물로 중요하게 여겨 왔으며, 가뭄을 타기 쉬운 산간지대에서는 벼 대신 재배하였다. 전국적으로 재배해 온 작물로, 한때는 보리 다음으로 많이 재배했으나 최근 식생활이 바뀌면서 적은 면적에서 재배하고 있다. 높이 1~1.5m이며, 잎은 40~45㎝ 정도로 표면이 거칠고 잔털이 빽빽하게 나 있다. 9월에 줄기 끝에서 이삭이 나와 꽃이 핀다. 조는 익혔을 때 끈기가 있는 '차조'와 그렇지 않은 '메조'로 나뉘며, 메조는 '좁쌀'이라고 부른다.

조는 주로 쌀에 섞어 밥을 지어 먹고, 엿·떡·죽·소주의 원료 및 사료 등으로 쓴다. 무기질과 비타민, 식이섬유소가 풍부하여 포만감을 주고, 배변 활동을 도와 대장암과 변비를 예방한다. 또한 혈당 조절 효과가 있어 당뇨 치료에 효과적이다.

고서古書·의서醫書에서 밝히는 효능

방약합편 황량黃粱은 맛이 달고 성질이 평하다[味甘性平]. 번갈煩渴을 없애며, 기를 보하고 곽란을 막고[益氣止霍], 구토와 설사[嘔吐·泄瀉]를 막는다.

특허·논문

● 발효 조 추출물을 함유하는 화장료 조성물 : 본 발명은 발효 조 추출물을 함유하는 화장료 조성물에 관한 것으로, 비피도박테리움 속(Bifidobacterium sp.) 또는 락토바실러스 속(Lactobacillus sp.) 균주에 의해 발효된 조(Setaria italica)의 추출물을 포함하는 피부 미백 또는 주름개선용 화장료 조성물에 관한 것이다. 본 발명의 발효된 조의 추출물은 종래의 미백, 주름개선 성분에 비하여 향상된 티로시나제 활성 억제 효과 및 콜라겐 생성을 촉진 효과를 나타낸다. – 특허등록 제1242442호, 주식회사 마크로케어

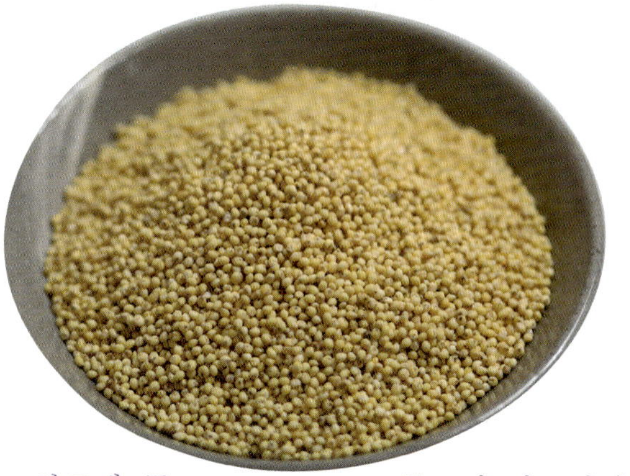

● 차조에 균 주로서 아스퍼질러스 오리제를 접종하여 누룩 및 상기 누룩을 이용한 발효주의 제조방법 : 본 발명은 누룩 및 이를 이용한 발효주의 제조방법에 관한 것으로 좀 더 자세하게는 차조에 균주로서 배양된 아스퍼질러스 오리제(Aspergillus oryzae, 미생물 수탁번호:KCTC11922BP)를 접종하여 누룩을 제조하는 방법에 관한 것이다. 본 발명에 의한 누룩과 이를 이용하여 제조한 발효주는 외관과 향이 뛰어난 발효주를 제공할 수 있다. – 특허등록 제1284599호, 한국식품연구원

● 좁쌀 추출물을 함유하는 아토피 피부염 개선용 조성물 : 본 발명은 좁쌀 추출물을 함유하는 아토피 피부염 개선용 조성물에 관할 것으로서, 좁쌀을 15% 내지 25% 농도의 알코올 수용액 또는 80℃ 내지 100℃의 열수를 통해 좁쌀 추출물을 추출하여, 이를 아토피 피부염이 발진한 피부에 바르거나 음용하여, 보다 경제적인 아토피 피부염 개선의 효과를 제공한다. – 특허공개 10-2014-0063165호, 김**

● 메조성분 중 칼륨 및 당질 추출물의 제조공법 : 본 발명은 메조에서부터 추출된 추출물로서 우리의 식생활에 도움이 되고 또한 이 새로운 물질이 인체에 효과를 내는 혈전제거 작용, 용해작용, 그로 인한 피로회복, 인체에 쌓이는 피로물질까지도 제거할 수 있는 물질을 추출하는 공법에 관한 것이다. – 특허공개

10-2009-0015770호, 김**

● 인칼균 첨가에 따른 잡곡식초의 이화학적 특성 : 인칼균과 다양한 기능성을 가진 조, 기장, 수수, 율무 등의 잡곡을 이용해 식초를 제조하여 이화학적 특성을 검토한 결과 인칼균 첨가 유무에 따라 조단백질 함량은 유의적인 차이를 보이지 않았으나, 무기성분 및 인산 함량은 유의적인 차이를 보였다. 특히 칼슘과 인산의 함량이 크게 증가하는 것으로 나타났으며, 칼슘은 메조(2278.85ppm)에서, 인산은 수수(1617.28mg/100 g)에서 가장 높은 함량을 보여 칼슘과 인산의 공급원으로 사용할 수 있을 것으로 보인다. 당도와 탁도는 시중유통 현미식초보다 잡곡식초에서 높은 경향을 보였고 인칼균 첨가에 따라 증가하는 경향을 보였다. pH는 인칼균 첨가에 따라 약간 높아지는 경향을 보였으며, 총 산도는 낮아지는 경향을 보였다. 시중유통 현미식초 및 인칼균 첨가 유무에 따른 색차를 구한 결과 유의적으로 차이를 보이는 것으로 나타났다. 시중유통 현미식초의 glucose 함량은 4.89mg/mL로 나타났으며, 잡곡식초의 경우 차조에서 5.62mg/mL, 인칼균 첨가 식초에서 5.58mg/mL로 가장 높게 나타났다. 잡곡식초의 주된 유기산은 acetic acid 및 succinic acid로 나타났으며, 총 유기산 함량은 인칼균 첨가에 따라 대체적으로 약간 증가하였으나 유의적인 차이를 보이지 않았다. 총 아미노산 함량은 시중유통 현미식초가 63.75μg/mL, 잡곡식초와 인칼균 첨가 식초의 경우 각각 1,125.24~1,976.37 및 1,045.36~2,057.34μg/mL로 나타났다. 총 폴리페놀 함량은 잡곡식초는 28.59~41.26mg/100mL, 인칼균 첨가 식초는 26.57~39.62mg/100mL를 보였다. ABTS 및 DPPH radical 소거활성은 전체적으로 인칼균을 첨가한 식초가 무처리 잡곡식초보다 높은 활성을 보였으며, 특히 차조와 메조를 이용한 식초가 크게 증가하였다. – 농촌진흥청 국립식량과학원 기능성작물부 우관식외 9, 한국식품영양과학회지(2010. 8)

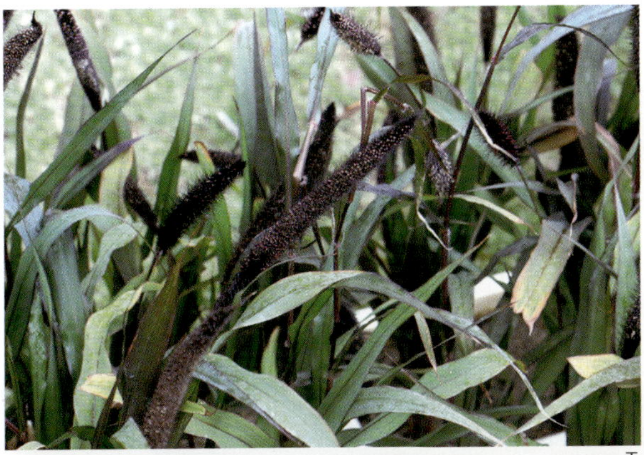
조

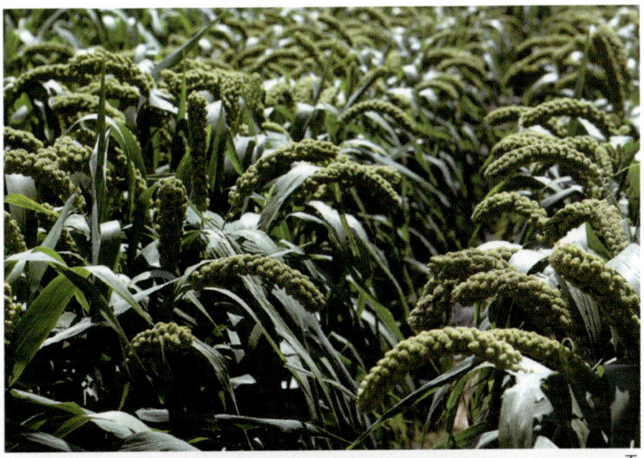
조

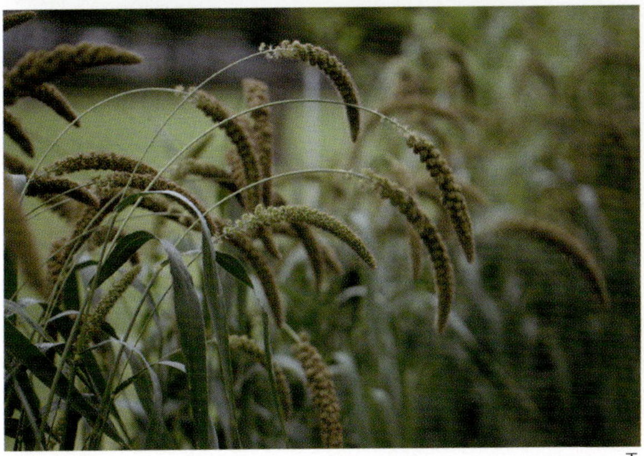
조

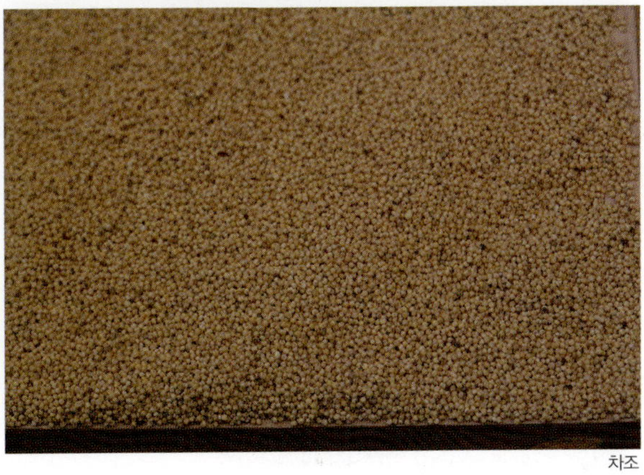
차조

참깨

참깨과 / *Sesamum indicum* L.
영명 sesame
약명 호마胡麻, 흑지마黑脂麻, 거승巨勝
이명 흰깨, 검은깨, 검정깨, 백지마, 황지마, 오마

참깨과의 한해살이풀로, 열대에서 냉온대에 걸쳐 재배되는 세계적인 유료작물(oil crops, 油料作物)이다. 키는 1m 정도이며 잎은 각 마디에서 마주나거나 어긋나는데, 착생 부위에 따라 모양이 다르다. 꽃은 흰색이나 연분홍색으로 7~8월에 잎겨드랑이에 밑을 향해 달린다. 열매는 삭과로 원기둥 모양이며 종자가 약 80개 들어 있다.

참깨 품종은 빛깔에 따라 검은깨, 흰깨, 누런깨 등으로 나눌 수 있다. 종자는 볶아서 깨소금을 만들어 조미료로 쓰며, 떡이나 다식, 강정 등의 재료가 되고 흑임자죽을 만들기도 한다. 지질과 단백질이 풍부한 종자에서 품질 좋은 기름을 추출하고, 기름을 짜고 남은 깻묵은 사료로 이용한다.

한방에서는 검은깨를 '흑지마黑芝麻'라는 약재로 이용하는데, 혈중 콜레스테롤 수치를 감소시키고, 피부 점막의 회복을 도우며, 장운동을 활발하게 하여 변비 치료에 이용한다.

지질 · 단백질 · 당질을 함유하고 있으며, 칼슘 · 인 · 아연 · 철 등의 무기질, 비타민 B_1 · B_2, 불포화지방산 등이 풍부하다. 항산화 작용을 하는 세사민sesamin과 세사미놀sesaminol이 함유되어 있다.

고서古書 · 의서醫書에서 밝히는 효능

방약합편 호마인胡麻仁은 맛이 달다. 부스럼과 종창腫瘡을 다스리며, 익힌 것은 허손虛損을 보補하여 근력筋力을 튼튼하게 한다.

방약합편 참기름[麻油]은 성질이 서늘하다. 해독解毒을 잘하며, 능能히 여러 가지 병病을 다스림에 있어서 부족함이 없다.

동의보감 거승(巨勝 : 검은참깨)의 잎[葉]을 청양靑蘘이라고 하는데, 풍한습비風寒濕痺를 다스린다.

특허 · 논문

● 참깨 추출물을 유효 성분으로 함유하는 뇌부종 예방 또는 치료용 약학적 조성물 : 본 발명은 참깨 추출물을 유효 성분으로 함유하는 뇌부종 예방 또는 치료용 약학적 조성물에 관한 것으로서, 구체적으로 참깨 추출물이 뇌부종 유발 모델에 대하여, 뇌 물 함량을 억제하고, MMP의 활성화로 유발되는 BBB 손상으로 인한 뇌부종이 아닌, 물 채널인 아쿠아포린 4의 과발현에 의한 뇌부종을 아쿠아포린 4의 발현 조절 기능을 통하여 효과적으로 억제함으로써, 뇌부종 치료제 또는 억제제로 유용하게 사용될 수 있다.

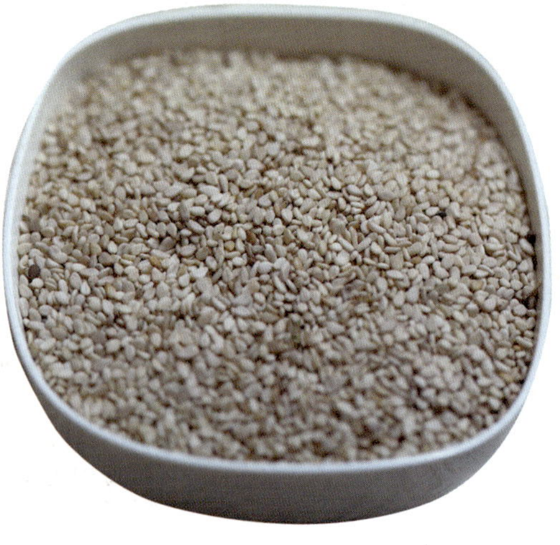

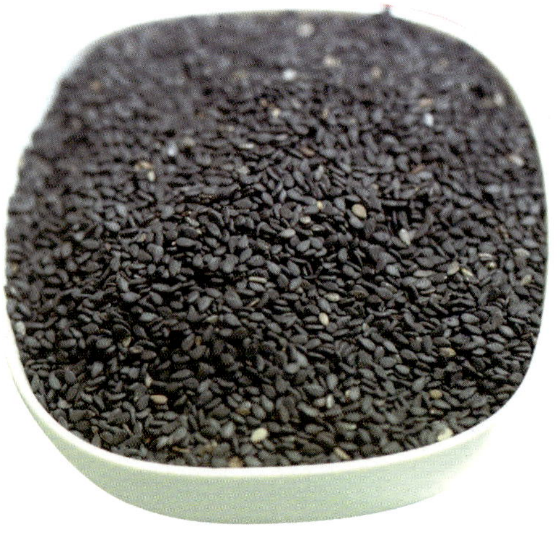

발명자들은 뇌손상 및 사망률에 밀접한 관련이 있는 뇌부종에 유효한 천연 물질을 개발하기 위하여 연구한 결과, 참깨 추출물이 뇌부종 유발 모델에 대하여 뇌 물 함량을 감소시키고, 물 채널인 아쿠아포린 4(aquaporin 4) 단백질의 발현을 저해하여 뇌부종을 억제하는 활성을 가짐을 확인하였으므로, 상기 참깨 추출물을 뇌부종 치료제 또는 억제제로 사용될 수 있음을 밝힘으로써 본 발명을 완성하였다. – 특허등록 제1165337호, 경희대학교 산학협력단

● 세사미놀 배당체 또는 이를 포함하는 참깨 추출물을 함유하는 치매 예방 및 치료용 기능성 식품 조성물 : 본 발명은 세사미놀 배당체 또는 이를 포함하는 참깨 추출물을 유효 성분으로 하는 치매 예방 및 치료용 조성물에 관한 것이다. 보다 구체적으로, 본 발명은 세사미놀 배당체 또는 이를 포함하는 참깨 추출물을 유효 성분으로 하는 기능성 식품 조성물에 관한 것이다. 본 발명에 따른 세사미놀 배당체 또는 참깨 추출물을 유효 성분으로 하는 조성물은 치매의 병인과 관련이 깊은 산화적 스트레스를 억제하여 기억력 및 학습능을 증강시킴으로써 치매를 예방 또는 치료하는 효과가 있다. – 특허등록 제560175호, 한국식품연구원

● 모발 화장료 조성물, 특허등록 제129941호 : 본 발명은 유효 성분으로 검은깨, 검은콩 및 호두 추출물로 이루어진 군에서 선택된 2종 이상을 함유하는 모발 컨디셔닝용 모발화장료 조성물에 관한 것이다. 보다 상세하게는, 본 발명의 모발화장료 조성물은 유효 성분을 검은깨, 검은콩 및 호두 추출물로 이루어진 군에서 선택된 2종 이상을 함유함으로써, 모발에 대하여 부드러운 감촉, 촉촉함, 광택 등의 우수한 컨디셔닝 효과를 갖는 조성물을 제공한다. – 주식회사 아모레퍼시픽

● 참깨로부터 지질 제거된 탈지 참깨가루의 제조 방법 및 그로부터 제조된 탈지 참깨가루 : 본 발명은

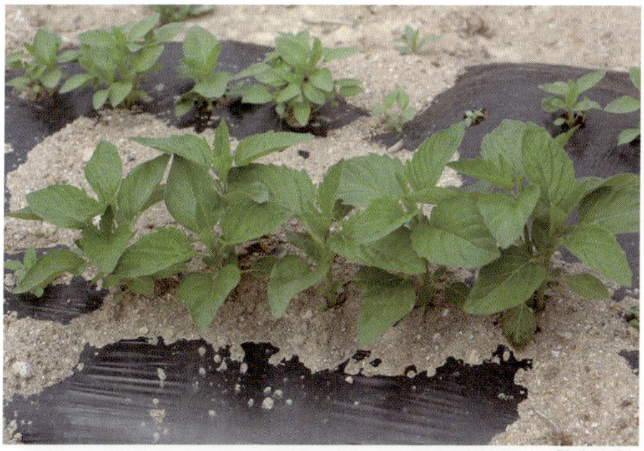
참깨 어린순

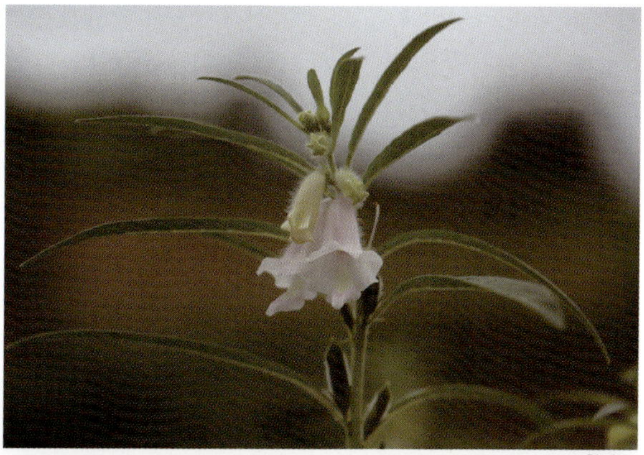
참깨 꽃

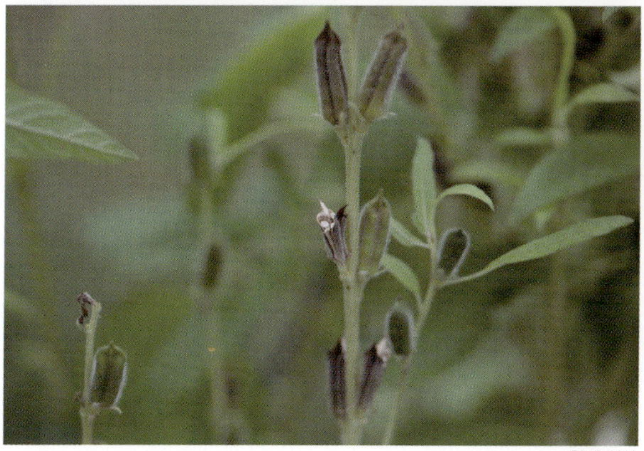
참깨 이삭

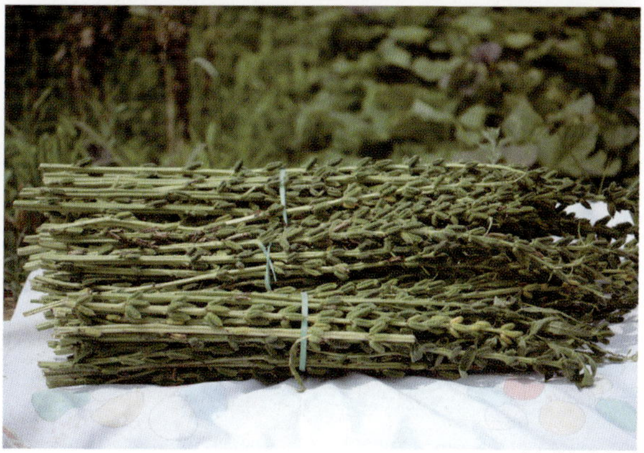
추수해 놓은 참깨

참깨의 주요 성분들을 변성시키지 않으면서 지질을 효율적으로 제거하여 제조된 탈지 참깨가루에 관한 것으로, 참깨 지질의 추출을 직경 0.42~1.25mm로 파쇄된 참깨분말을 용매로 헥산을 사용하여 연속역류식 방법으로 수행하거나, 또는 초임계 이산화탄소를 사용하여 수행함으로써, 고효율로 지질이 제거되고, 다른 성분들의 변성을 초래하지 않으며, 농약이 완벽히 제거된 참깨가루를 제공하는 뛰어난 효과가 있다. – 특허등록 제522931호, 주식회사 유맥스

● 참깨간장의 제조 방법 : 본 발명은 새로운 형태의 간장, 즉 참깨간장의 제조 방법을 제공하며, 더욱 상세하게는 폐기되거나 혹은 사료용으로 사용되는 볶음탈지 참깨분을 원료로 사용하여 얻어진 단백질 코지로부터 단기발효 숙성법을 통하여 새로운 형태의 간장(즉, 참깨간장)의 제조 방법을 제공한다. 발명자들은 갈변화 및 단백질 변성 등으로 인하여, 폐기되거나 사료용으로 이용되고 있는 볶음탈지 참깨분에 대한 다양한 효용 가능성을 연구하던 중, 볶음탈지 참깨분을 원료로 하여 국균의 번식을 통한 단백질 코지의 제조가 가능하며, 특히 전분질 원료를 사용하지 않고도 우수한 단백질 분해효소 역가를 갖는 단백질 코지를 제조할 수 있으며, 또한, 단기발효 숙성법을 통하새로운 형태의 간장(즉, 참깨간장)의 대량생산 공정에 적용할 수 있다는 것을 발견하였다. – 특허등록 제1147146호, 대상 주식회사

● 참깨박을 이용하여 제조한 간장 및 된장 : 본 발명은 참깨박을 이용하여 제조한 된장 및 간장에 관한 것으로 쿰쿰한 맛 등이 개선되고, 참깨의 독특한 맛과 향이 첨가된 간장과 된장을 제공하는 뛰어난 효과가 있다. 참기름 제조 후 분리되는 참깨박은 약 50%의 단백질을 함유하고 있는 식용단백질원이며 그 가능성이 주목 받아왔었다. 그 단백질 중 특히 식물성 곡류 단백질에 부족한 메티오닌을 포함한 함유황 아미노산 함량이 높기 때문에 중남미 제국에서는 탈피하고 탈지한 탈지박粉을 다른 곡류와 혼합하여 우수한 유아식 제조에 이용하고 있다. 발명자들은 참깨박을 이용하여 간장 및 된장을 개발하고자 예의 노력하였으며, 그 결과, 참깨박을 성형 전·후에 첨가한 메주를 발효시켜 쿰쿰한 맛등을 개선되고 참깨의 독특한 맛과 향이 첨가된 된장 및 간장을 제조할 수 있음을 발견하고 본원발명을 완성하였다. – 특허등록 제478955호, 박**

● 동설맥(초겨울의 본엽이 5매일때의 보리잎) 및 참깨박을 함유하는 돈육용 사료 : 본 발명은 동설맥잎의 사포나린 함량을 평가하고, 동설맥잎 및 참깨박을 함유하는 돈육용 사료에 관한 것이다. 특히, 기존의 배합사료에 가공한 동설맥잎 및 참깨박을 혼합한 사료를 이용하여 저 콜레스테롤, 저 아라키돈산 및 고 토코페롤의 돈육을 제공한다. 압착류 참깨박에는 약 10%의 기름이 함유되어 있으며, 이러한 참깨박 에는 리그난(lignan) 성분인 세사민(sesamin), 세사몰린(sesamolin), 세사미놀(sesaminol) 등이 많이 함유되어 있다. 상기 참깨박 100g에는 세사민 500㎎, 세사몰린 400㎎, 세사미놀 200㎎의 총 1,100㎎을 함유하고 있는 것으로, 부가가치가 큰 부산물이다. 상기의 리그난 성분 중 참깨박에 많이 들어있는 세사민은 혈중 콜레스테롤 수준의 감소(Yamashita K, Iizuka Y, Imai T and Namiki M, 1995, Sesame seed and its lignans produce marked emhancement of vitamin E activity in rats fed a low α-tocopherol diet, Lipids 30 : 1019~1028), 혈중 LDL-콜레스테롤의 농도를 저하시켜 동맥경화증을 예방하는 효과(Hirata F, Fujita K, Ishikura Y, Hosoda K, Ishikawa T and Nakamura H, 1996, Hypocholesterolemic effect of sesame lignan in humans. Atherosclerosis 122 : 135~136), 간기능개선의 효과(Akimoto K, Kitagawa Y, Akamatsu T, Hirose N, Sugano M, Shimizu S and Yamada H, 1993, Protective effects of sesamin against liver damage caused by alcohol of carbon tetrachloride in rodents. Ann. Nutr. Metab. 37 : 218~224) 등이 밝혀져 있다. 한편, 참깨박에 있는 세사몰린은 DNA의 상해를 억제시켜 노화를 예방할 수 있는 성분으로 설명되고 있다(Kang MH, Ryu SN, Bang JK, Min KS and Lee BH, 1999, Physiological functions of sesamin and sesamolin in sesame. Kor. J. Intl. Agri. 11(1) : 126~137). – 특허등록 제424407호, 류**

● 참깨 김치, 이의 제조 방법 및 이를 포함하는 건강기능식품 : 본 발명은 참깨 김치, 이의 제조 방법 및 이를 포함하는 건강기능식품에 관한 것이다. 본 발명의 참깨 김치는 참깨를 분말 형태로 첨가하여 참깨가 입에서 씹히지 않고 김치 특유의 발효취 및 매운맛이 완화되어 어린이를 비롯한 젊은층 및 외국인의 기호도에 맞는다. 또한, 본 발명의 참깨 김치는 콜레스테롤 농도 및 혈당을 감소시키고, 항산화 능력이 있으며 지방간을 예방할 뿐 아니라, 김치에 부족한 영양소인 지질을 보충하는 역할을 한다. 게다가 김치의 가식 기간을 연장시켜 김치의 저장성도 향상시킨다. – 특허공개 10-2010-0115229호, 한국식품연구원

● 볶음 및 참기름용 참깨 가공방법 개선에 관한 연구 : 가정용 소량의 볶음용 참깨 최적 볶음온도 및 시간은 팽창율, 색도, 착유량, 관능평가 등을 고려해 보았을 때 220℃에 3분간 처리가 적당하였고, 참기름용 최적 볶음온도 및 시간은 220℃에 5분간 처리가 가장 적당한 것으로 나타났다. 볶음처리 조건시험에서는 변온처리 효과는 고정온도 처리보다는 적은 것으로 나타났으며, 고정온도 처리가 볶음참깨 및 참기름 가공에 적합한 것으로 사료되었다. 가공용 대용량의 볶음참깨 볶음온도는 흰깨, 검은깨 모두 240℃에 15분간 처리가 총평에서 가장 높은 평점을 받아 대용량으로 참깨를 볶아서 가공할 때는 소량으로 볶았을 때 보다 20℃ 정도 더 높은 온도처리가 적절한 것으로 사료되었다. 대용량의 참기름 가공용으로 사용하기 위한 대용량 참깨 볶음온도는 흰깨는 280℃에 10분간 처리가, 검정깨는 260℃에 15분간 처리가 총평에서 가장 높은 평점을 얻었고, 검정깨 보다는 흰깨는 더 높은 온도로 처리되어야 함을 알 수 있었다. – 농촌진흥청 국립식량과학원 기능성작물부 박장환 외 8, 한국작물학회지(2011. 9. 30)

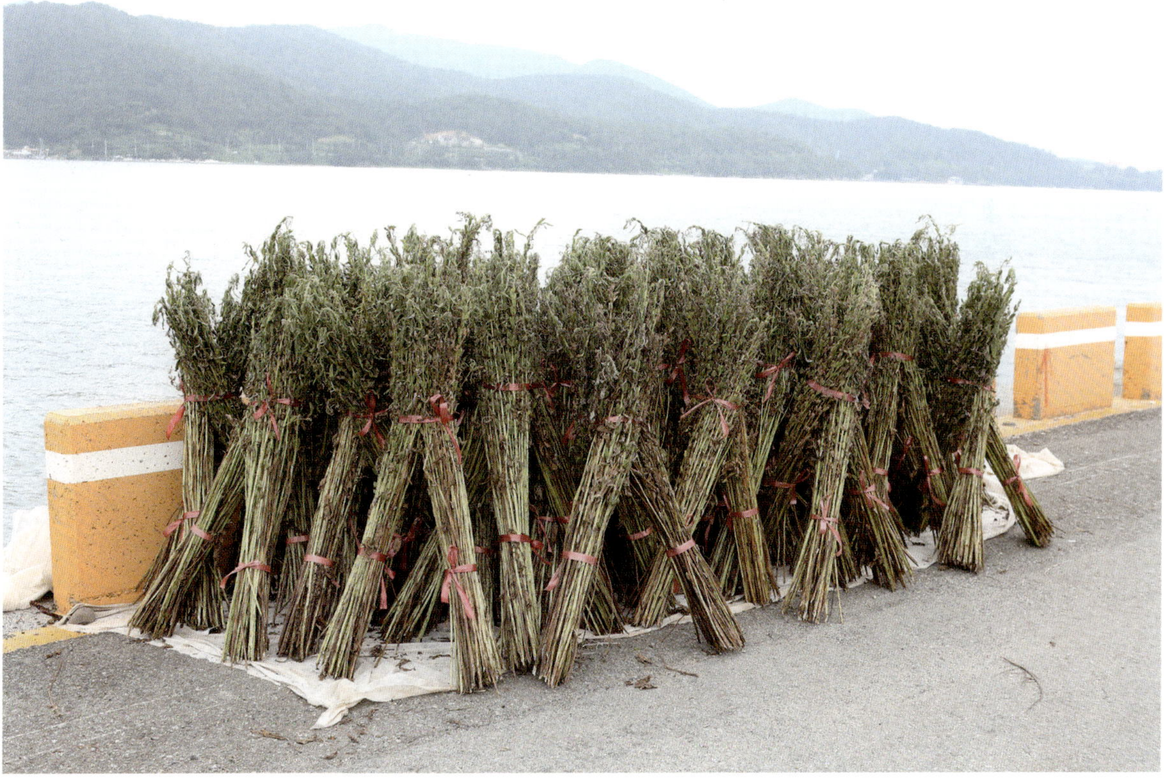

참깨를 말리는 풍경

콩 - 대두

콩과 / *Glycine max* (L.) Merr.
영명 soybean
약명 대두大豆, 대두황권大豆黃卷
이명 흰콩, 두부콩, 야료두野料豆

콩과의 한해살이풀로 원산지는 중국으로 추정되며, 한국, 만주, 아메리카, 아프리카 등지에 널리 분포하여 재배하고 있다. 줄기는 60~100㎝로 곧게 서며, 뿌리에는 많은 뿌리혹이 착생한다. 잎은 어긋나고 작은잎이 3장 나오며, 작은잎은 타원 모양으로 가장자리가 밋밋하다. 7~8월 경에 잎겨드랑이에서 나온 꽃대에 흰색 또는 붉은색 꽃이 핀다. 종자는 품종에 따라 모양과 크기가 다양하다. '대두大豆'라고도 하며, 빛깔도 다양하여 흰콩, 노란콩, 검은콩, 푸른콩, 밤콩, 얼룩콩 등으로 부르기도 한다.

콩은 우리나라에서 쌀 다음으로 치는 곡물로, 주로 콩밥을 지어 먹고 콩국수나 떡고물로도 많이 이용하며 콩나물로 길러 먹기도 한다. 두부나 된장, 간장, 과자 등의 원료로 이용하며, 기름을 추출하여 콩기름을 만든다. 단백질, 지질, 식이섬유, 칼슘, 철, 칼륨 등이 풍부하다. 특히 대두는 콩단백질인 이소플라본isoflavone 성분을 가장 많이 함유하고 있다. 콩에 들어 있는 단백질과 불포화지방산은 콜레스테롤 수치를 낮추는 작용을 하여 동맥경화를 예방한다. 식이섬유가 풍부하여 혈당 상승을 억제하여 당뇨병 예방에 좋고, 변비 해소와 대장암을 예방하는 효과도 있다. 또한 칼슘 성분이 골밀도를 높여 준다.

그러나 콩은 혈구 응집 작용을 하는 물질과 단백질 소화 효소인 트립신의 작용을 방해하는 저해 인자를 함유하고 있는데, 이는 열을 가해야 소화흡수가 잘된다. 날콩은 소화가 잘되지 않지만, 두부, 된장, 간장, 콩가루 등으로 가공하여 먹으면 80% 정도까지 소화된다.

고서古書 · 의서醫書에서 밝히는 효능

방약합편 대두大豆는 맛이 달고 성질이 평하다[味甘性平]. 중초中焦를 튼튼하게 하며, 장臟을 보補하고, 위胃를 따뜻하게 하나, 오래 먹으면 몸이 무거워진다.

특허 · 논문

● 콩으로부터 분리된 클로로필류를 포함하는 대장암에 대한 항암 약학적 조성물 : 본 발명은 콩으로부터 분리된 클로로필류를 유효 성분으로 포함하는 대장암에 대한 항암 약학적 조성물에 관한 것이다. 본 발명에 따르면, 콩으로부터 분리된 클로로필류에 대한 항산화 활성 및 다양한 암세포주에 대한 증식 억제 효과를 검증하여 콩의 새로운 생리활성 기능을 밝힘으로써 항암 및 항산화 활성을 가지는 약학적 조성물, 건강보조식품 및 화장료 조성물으로서의 새로운 기능을 제시할 수 있다. – 특허등록 제1401892호, 강원대학교 산학협력단

● 콩과 보리로부터 루나신 펩타이드(Lunainpeptide)의 분리, 정제 및 피부노화방지, 항암,알러지 예방과 치료 및 고기능성 식품으로의 이용성 : 본 발명은 콩과 보리의 수용성 종자 단백질로부터 항암단백

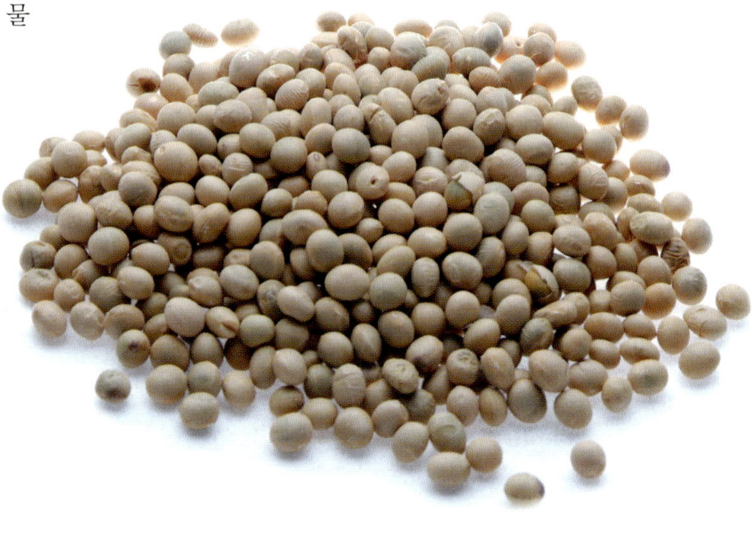

질인 루나신 펩타이드(lunasin peptide)의 분리 및 정제 방법과 그의 용도에 관한 것으로, 루나신 펩타이드(lunasin peptide)의 암 세포증식억제, 히스톤 아세틸화반응(Histone acetylation) 억제 효과에 따른 유용성에 관한 것이다. 본 발명품인 루나신 펩타이드(lunasin peptide)는 제제학적으로 매우 안정하며, 암 억제 활성과 피부암 예방 및 억제, 광차단제, 알러지 발현을 시키지 않는 안정된 예방적 약제와 항암제 및 고기능성 식품으로서의 이용 가능한 단백질이다. – 특허등록 제817700호, 안동대학교 산학협력단, 필젠 바이오사이언시스, 인크

● 홍삼 및 메주콩을 이용한 매실환 제조 방법 : 본 발명은 홍삼 및 메주콩을 이용한 매실환 제조 방법에 관한 것으로서, 5년근 홍삼을 깨끗이 세척후 상기 다용도 찜통의 내통(2)에 넣고, 홍삼 1㎏당 지장수 4mL를 붓고, 80℃에서 한 시간 다린 후 상기 내통(2)에서 꺼내 건조기에서 60℃에서 6시간 건조시켜 홍삼을 제조하는 제1단계와; 상기 단계에서 완전 건조된 홍삼을 3시간 그늘에서 냉각시킨 후 일정크기로 절단하여 3일 동안 더 건조시켜 분말기에서 500메시의 크기로 분말화시키는 제2단계와; 상기 제2단계에서 분말화된 홍삼을 상기 매실엑기스와 1 : 1의 비율로 섞어 반죽하여 홍삼매실을 제조하는 제3단계와; 메주콩 1㎏을 세척후 10분 동안 물에 담궈 불린 후, 매실 1㎏을 혼합하여 80℃에서 30분 동안 삶은 후 건조기에서 60℃에서 6시간 건조시키는 제4단계와; 상기 제4단계에서 건조된 메주콩을 분말기에서 500메시로 분말화시키는 제5단계와; 상기 제5단계에서 분말화된 메주콩을 상기 매실엑기스와 1:1의 비율로 섞어 반죽하여 메주콩매실을 제조하는 제6단계와; 상기 제3단계의 홍삼매실과, 상기 제6단계의 메주콩매실과, 상기 매실엑기스를 1:1:2의 비율로 혼합 반죽하여 동그란 환 형상으로 매실환을 제조하는 제7단계로 이루어진 것을 특징으로 한다. 설탕을 넣지 않은 매실액기스는 살균 및 해독작용이 뛰어나, 구

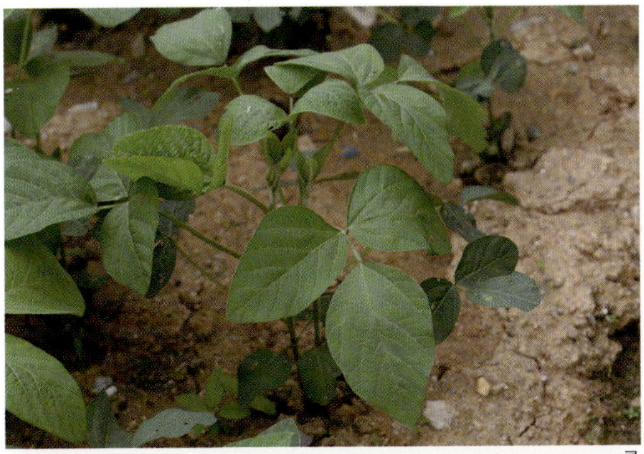
콩

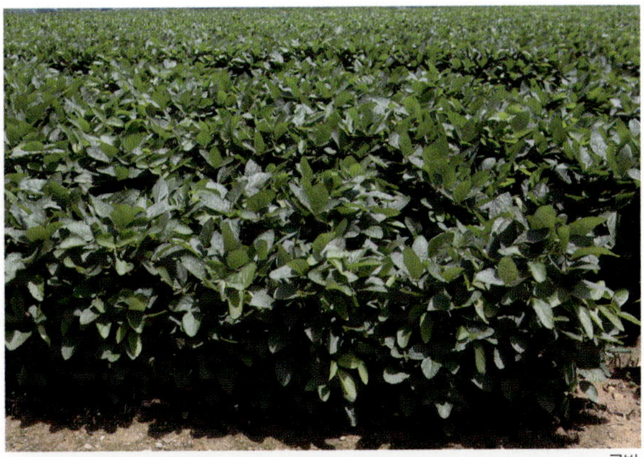
콩밭

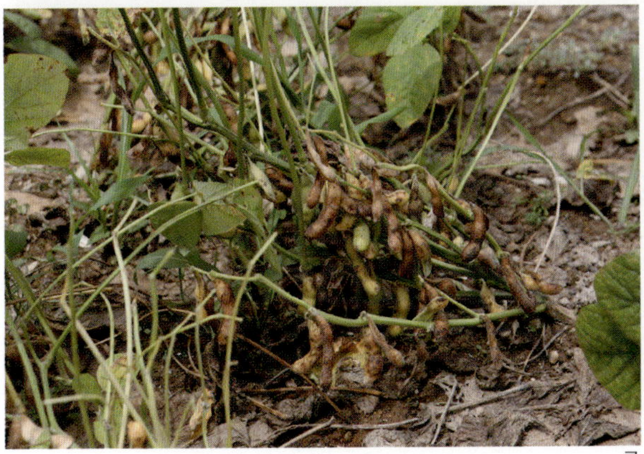
콩

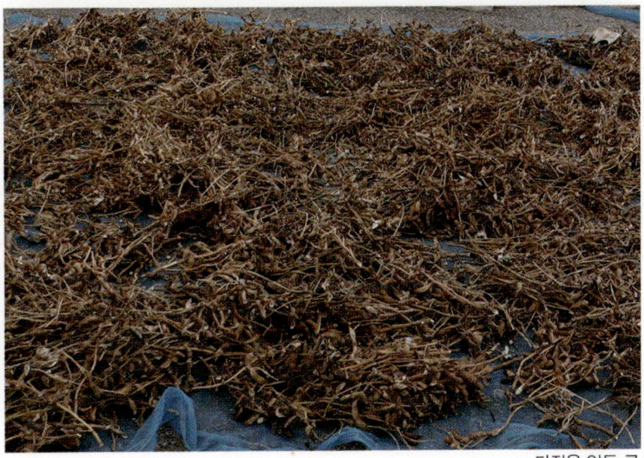
타작을 앞둔 콩

독, 즉 음식물의 독, 피속의 독, 물의 독을 없앤다. 매실에 함유되어 있는 피그린산은 독성물질을 분해하고, 살균작용을 하여 식중독, 배탈 등의 질병을 예방한다. 마찬가지로, 강산 해독작용과 살균작용을 하는 카테킨은 장속 살균작용을 높여주기 때문에 마성대장 증후군과 변비 및 설사 등으로 대장이 약해진 사람에게 효과가 있으며, 메주콩에 지장수를 혼합하여 반죽함으로써, 지장수에 함유되어 있는 칼륨, 칼슘, 마그네슘, 아연, 인, 구리 등의 미네랄이 메주콩에 침투되게 함으로써, 약성을 5배 이상 올리며, 해독작용을 하는 효과를 가지고 있다. – 특허등록 제1344154호, 우**

● 혈전용해능이 우수한 납두균과 삶은 콩을 발효시켜 제조된 즉석 생청국장 : 본 발명은 삶은 콩에 즉석에서 납두균(*Bacillus subtilis chungkook16*)을 접종시킨 후, 콩 발효기에서 발효시켜 제조된 즉석 생청국장에 관한 것이다. 더욱 상세하게는 삶은 콩을 무균 상태에서 레토르트 상태로 밀봉 포장하여 보관시킨 후, 액상, 냉동 또는 동결 건조 상태로 보관된 납두균 종균을 상기 무균 상태의 삶은 콩에 접종시켜 콩 발효기에서 발효시켜 제조된 혈전용해능이 우수한 즉석 생청국장에 관한 것이다. – 특허등록 제630272호, 조** 외 2

● 발아된 콩을 이용한 된장 및 간장 및 이의 제조 방법 : 본 발명은 새로운 된장 및 간장의 제조 방법에 관한 것으로, 더 구체적으로는 일반적인 콩이 아닌 발아된 콩을 원료로 하거나 일반 콩에 발아된 콩을 일정 비율로 첨가하여 제조된 된장 및 간장 그리고 그 제조 방법에 관한 것이다. 본 발명에 따르면, 콩의 발아 시 생성되는 이소플라본, 미네랄, 비타민 C, 비타민 A 및 β-카로틴 등이 강화됨과 동시에 발아에 의한 독특한 맛과 향을 얻을 수 있는 발아 콩 장류(메주, 한식간장, 양조간장 및 된장)를 제조할 수 있다. 발아된 제품의 장점은 발아 과정중에 발아전에는 함유되지 않은 영양성분이 새로이 발생하며 영양활성도의 증가, 다양한 효소의 생성 등에 있다. 발아 제품

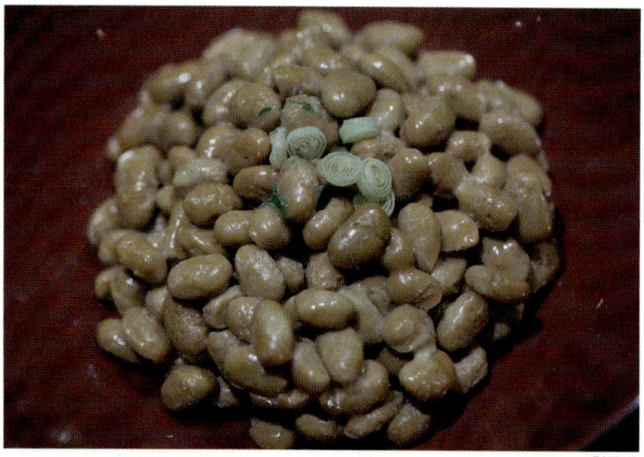

청국장

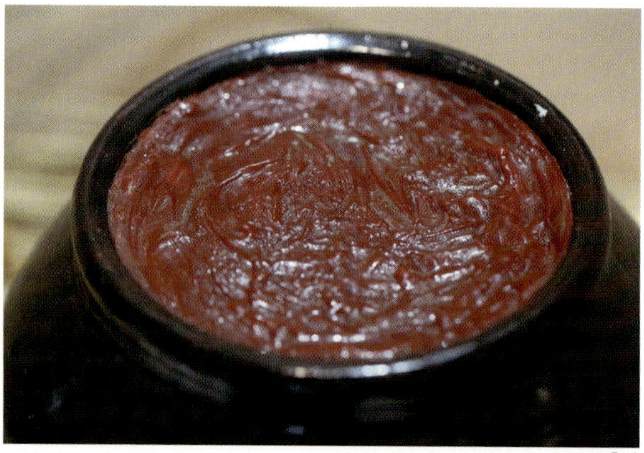

고추장

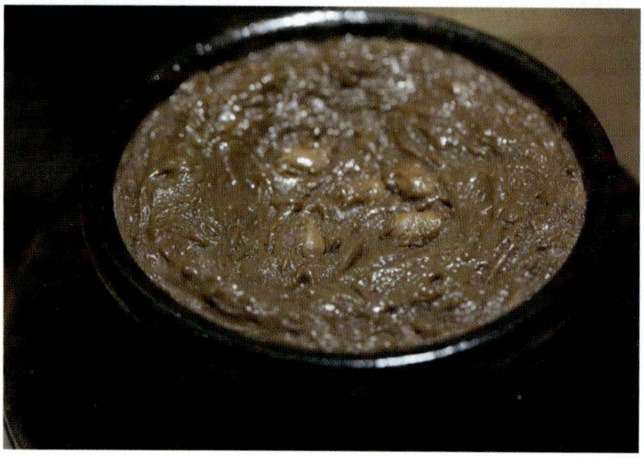

된장

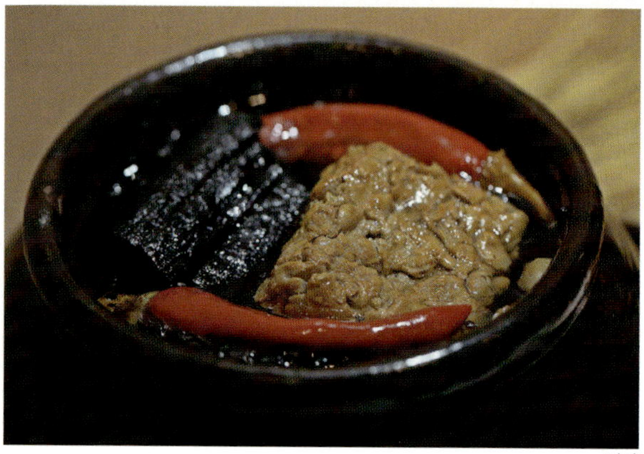

간장

에 관한 연구로는 대두를 포함하여, 녹두, 보리, 쌀, 옥수수 등 다양한 농산물을 대상으로 활발히 이루어져 왔으며 근래에는 발아중 단백질, 지방, 탄수화물, 무기질, 비타민의 변화에 대한 보고, 효소활성에 대한 연구, Trypsin inhibitor,phytate 등 영양저해인자에 관한 연구 등이 활발히 진행되고 있다.콩을 발아시키면 아스파라긴산이 강한 알코올의 대사산화물을 제거하여 숙취 해소에 도움이 되며, 섬유소와 비타민 C가 강화되어 장내 숙변 완화 및 간기능에 도움을 줌과 동시에 뇌세포에 산소공급을 원활히 하는 성분이 있어 맑은 머리를 유지할 수 있다. - 특허등록 제764226호, 경북대학교 산학협력단, 소이벤쳐 주식회사

● 비만세포에서 시판 간장 유래 다당류의 항염증 효과 : 간장은 한국의 전통 발효식품으로써 최근 항암 효과, 항균작용, 항산화능, 항혈전 효과 등의 효능이 보고되고 있다. 한국의 간장은 콩과 밀을 주요 원료로 사용한다. 콩의 세포벽으로부터 유래되는 다당류는 효소적 가수분해에 저항성이 있으므로, 발효가 끝난 후에도 간장에 잔존하게 되며 이것을 간장 유래 다당류(Kanjang polysaccharides, KPS)라 부른다. 본 연구에서는 산분해법과 양조법으로 제조된 시판 간장인 A~T의 20종의 투석물로부터 다당류를 제조하고, 비만세포에서 염증성 cytokine의 방출과 mRNA의 발현에 대한 KPS의 효과를 실험함으로써 항염증 효과를 조사하였다. RBL-2H3 세포에서 KPS의 처리는 histamine과 β-hexosaminidase의 방출을 현저히 억제시켰다. 자극된 HMC-1 세포에서 KPS의 처리는 염증성 cytokine인 IL-6, IL-8, TNF-α의 방출 및 mRNA의 발현을 감소시켰다. 특히, 양조간장으로부터 유래된 KPS는 산분해 간장보다 비만세포에서 우수한 항염증 효과를 나타내었다. 따라서, KPS는 알레르기성 염증반응을 억제시키는 데 효과적일 것이라 사료된다. - 경상대학교 응용생명과학부 고유진 외 2, 생명과학회지 (2013. 4. 30)

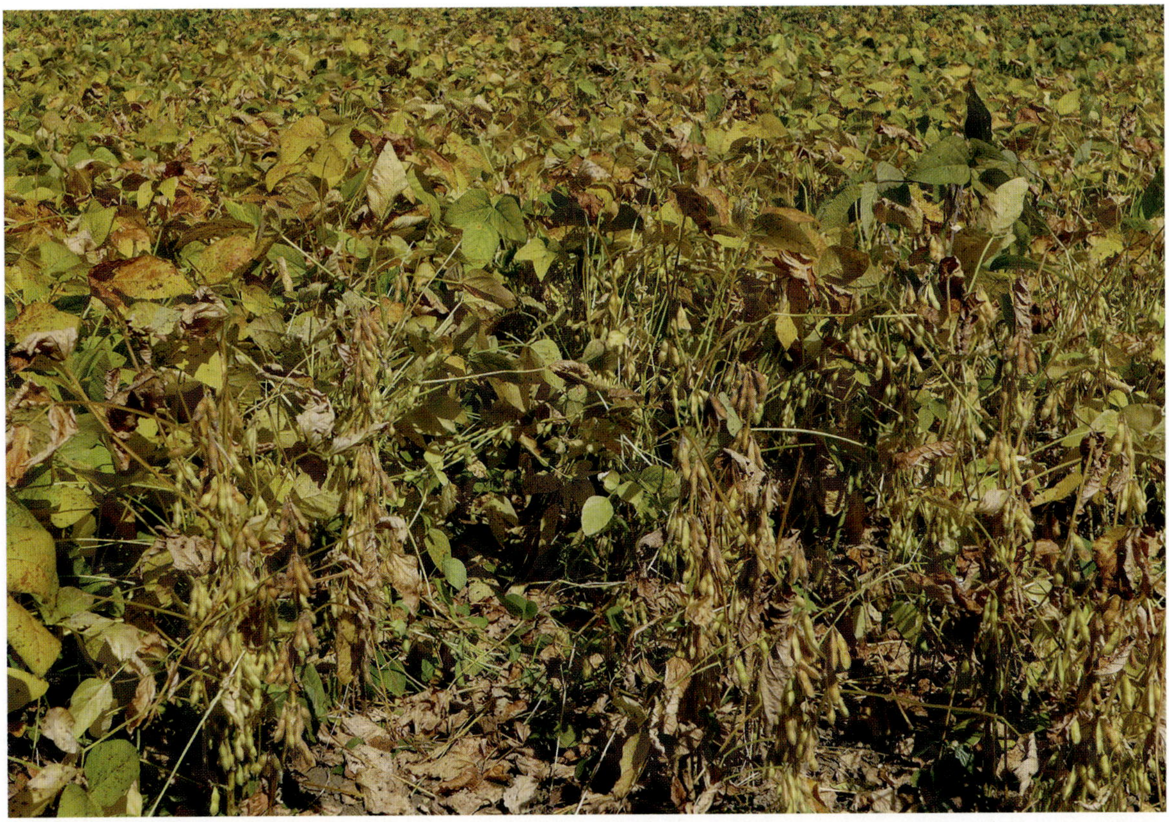

콩

콩 - 서리태

콩과 / *Glycine max* (L.) Merr.
영명 Black Bean
약명 흑대두黑大豆
이명 서리태, 콩, 대두, 흑두黑豆, 웅흑두雄黑豆

검정콩 또는 흑대두黑大豆라고도 한다. 흑태 · 서리태 · 서목태 등이 검은콩에 속한다. 흑태는 검은콩 가운데 가장 크며, 콩밥 또는 콩자반 등으로 먹는다. 서리태는 껍질은 검은색이지만 속은 파란색을 띠어 '속청'이라고도 하며, 주로 콩떡 · 콩자반 · 콩밥 등으로 먹는다.

콩은 대부분 옥토보다는 박토에서 더 잘 자란다. 서리태는 10월이 지나 서리가 내릴 때 수확한다고 하여 '서리태'라는 이름이 붙여졌다.

검은콩은 흰콩에 비해 체내에서 활성산소를 제거하는 항산화 효과가 높으며, 색이 짙을수록 그 효과가 높다. 주요 성분으로는 안토시아닌 색소가 많아 꾸준히 복용하면 노화 방지 효과가 있다. 일반 콩과 비교하여 노화 방지 성분이 4배나 많고, 성인병 예방과 다이어트에 효과가 있다. 식물성 지질과 단백질 함량이 많으며, 콩단백질인 이소플라본isoflavone 성분을 다량 함유하였는데, 여성호르몬인 에스트로겐과 유사한 작용을 한다. 또한 나쁜 콜레스테롤을 낮춰 동맥경화와 심장병을 예방하는 성분으로 알려져 있다. 비타민 함량은 많지 않지만 체내 각종 대사에 필요한 비타민 B군은 풍부하다. 또한 모발 성장에 도움을 주는 시스테인cystein 성분이 함유되어 있어 탈모 방지 효과도 있다. 꾸준히 복용하면 신장과 방광의 기능을 원활하게 해준다.

서리태는 물에 담갔을 때 잘 무르고 당도가 높아 다른 잡곡과 함께 밥에 넣어서 먹거나 떡의 소로 이용한다. 서리태를 발효시켜 만든 청국장은 메주로 만든 것보다 맛이 더 좋은 것으로 알려져 있다.

고서古書 · 의서醫書에서 밝히는 효능

본초강목 성질은 평하고 맛은 달다. 귀경: 비경, 신장경으로 들어간다. 신장을 다스리고 부종을 없애며, 혈액순환을 활발하게 하며 모든 약의 독을 풀어 준다.

서리태

서리태(검정콩)는 예부터 민간에서 약콩으로 전래되었는데 대두와 마찬가지로 주요 이소플라본 성분으로 게니스테인genistein과 다이드제인(daidzein)이 있다. 특히 게네스테인은 유해 활성 산소종을 제거하여 항산화 효과가 있으며 스트레스성 단백질의 생성을 저해하여 유방, 직장 및 전립선암 등에 대한 항암 효과도 있다. 또 다이제인daizein은 위에서 알코올의 배출 속도를 지연시켜 음주 후 급격히 혈중 알코올 농도가 상승하는 것을 억제한다.

검정콩에 들어 있는 사포닌saponin은 항산화성, 혈청콜레스테롤 저하, 암세포에 대한 선택적 독성 및 면역효과 등과 밀접한 관련이 있는데, 최근 검정콩 종피의 검은색 부위에서 항산화성 및 항암물질의 이소플라본류가 검출되었으며 대두에 비하여 검은색이 짙을수록 강한 항산화 효과가 나타나고, 검정콩 껍질을 흰쥐에게 먹일 경우 혈청 콜레스테롤이 낮아진다는 보고도 있다.

이러한 검정콩은 대두에 비하여 종피가 두껍고 조직이 약간 단단하므로 증자할 때 팽윤도와 단백질 분해율이 낮을 뿐만 아니라, 검정콩의 종피와 육질에 항균성 물질이 존재하여 발효도가 낮고, 종피의 수용성 색소 용출로 식품 고유의 색깔이나 품질이 변하기 때문에 주로 쌀, 보리, 잡곡과 혼합하여 밥밑콩으로 이용되거나 자반용 콩으로 이용되었고 일부는 떡소, 제과용, 약콩으로 이용되고 있지만, 간장, 된장, 청국장 등의 장료 제조에는 거의 이용되지 않고 있다.(특허공개 10-2013-0054539호 명세서 참조).

● 검정콩에서 추출한 단백질과 안토시아닌 추출액을 이용한 콩소시지 및 그의 제조 방법 : 본 발명은 검정콩에서 추출한 단백질과 안토시아닌 추출액을 이용한 콩소시지의 제조 방법에 관한 것으로써, 보다 상세하게는 검정콩을 파쇄 하여 탈피한 후 헥세인(Hexane)으로 탈지한 검정콩에 물을 첨가하여 pH 9.5로 조절하여 단백질을 추출한 후 등전점 pH 4.5로 조절하여 단백질을 침전시켜 원심 분리하여 추출물인 안토시아닌과 침전물인 검정콩 분리대두단백질을 분말로 얻는 제 1단계와, 검정콩 분리대두단백 분말을 식염수에 수침하여 탈수시켜 분쇄한 후, 올리브유, 안토시아닌 추출액, 레시틴의 에멀젼에 제1 부재료로 그라틴(Gratin) 향, 홍국적색소, 백설탕, 정제염, 후추분, 양파분, 마늘분, 생강분, 조미간장, 자몽종자추출물을 골고루 으깨어 혼합한 후, 제2 부재료로 난백분, 옥수수전분, 분리대두단백질을 혼합하여 반죽을 만들어 충진기에 넣고 노즐에 따라 유압으로 밀어내어 케이싱에 충진한다. 1, 2차 열처리 및 살균한 후, 냉각시켜 저장하는 콩소시지를 제조하는 제2 단계로 구성된다. 본 발명은 항산화 효과를 나타내는 검정콩에서 분리한 단백질과 안토시아닌 추출액을 이용하여 제조한 콩소시지 및 이의 제조 방법에 관한 것으로, 동물성 성분을 주원료로 하는 일반 육가공품의 문제를 해결하며, 식물성 고단백질의 새로운 식품소재를 포함하는 관능적 기호도가 우수한 콩소시지를 다수의 소비자들에게 제공할 수 있다.

● 탈모 예방용 또는 발모촉진용 건강 선식의 제조 방법 : 본 발명은 탈모예방 및 발모촉진용 건강선식의 제조에 관한 것으로, 보다 구체적으로 탈모방지용 또는 발모촉진용 건강선식의 제조방법 및 이에 의하여 제조되는 탈모방지용 또는 발모촉진용 건강선식에 관한 것이다. 본 발명의 제조방법에 의하면, 서리태, 서목태, 보리, 흑깨, 들깨, 현미를 익히고 건조하는 과정의 가공처리를 하고 분쇄하여 분말화한 다음, 건조 및 분말화 과정을 거친 다시마 등의 해산물과 상기 분말화한 각 재료들을 적량으로 혼합하여 제조하는 건강선식 제조방법을 제공하며, 특히, 현미의 누룽지 분말 공정을 거쳐서 제조되는 것을 특징으로 한다.

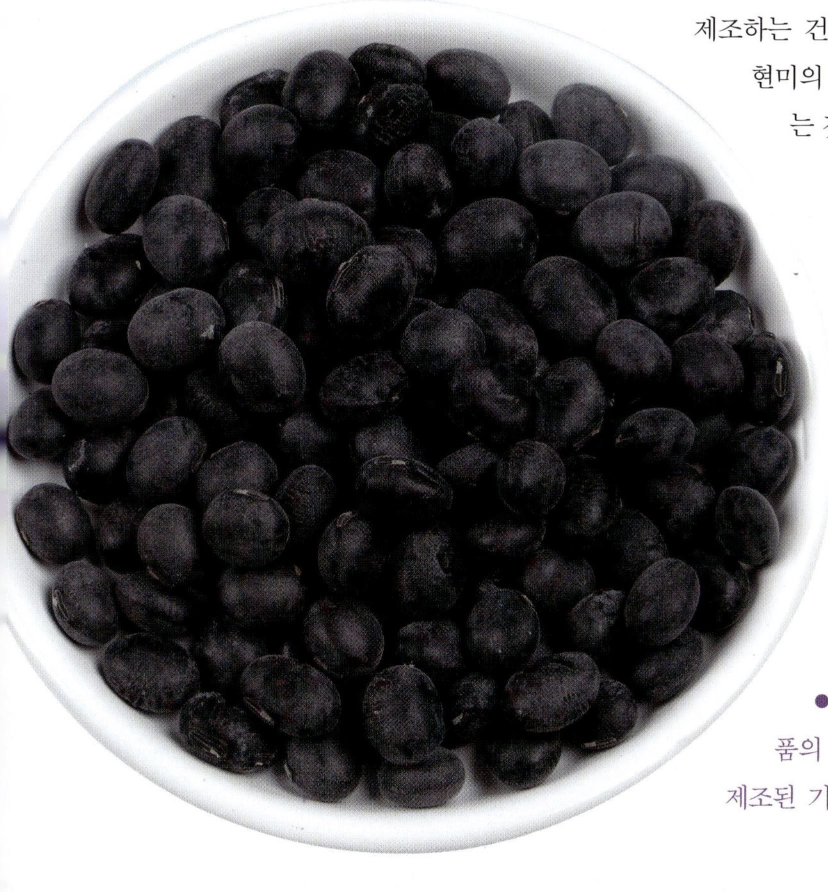

상기의 방법으로 제조되는 본 발명의 건강선식은 모발생장의 필수영양소를 함유하며, 모발생장에 밀접하게 관련되는 신장의 기능 강화의 측면에서 원료를 선별하고, 최적의 탈모예방 및 발모 효과를 내면서도 현미의 소화, 흡수율을 현저히 개선하며, 현미 누룽지 고유의 고소한 풍미를 살려 그 맛을 향상시킨 효과가 있다. – 특허등록 제101040778호, 이**

● 서리태를 원료로 한 기능성건강식품의 제조방법 및 상기 제조방법에 의해 제조된 기능성건강식품 : 본 발명은 서리태를

원료로 한 기능성건강식품의 제조방법 및 상기 제조방법에 의해 제조된 기능성건강식품에 관한 것으로, 본 발명에 따라 서리태에 바실러스균을 접종하여 발효시킨 후, 일정 조건으로 건조하여 분쇄함으로써 제조되는 기능성건강식품은 다이어트, 숙취해소, 여성의 골다공증, 콜레스테롤저하, 항암효과, 동맥경화, 심장병을 줄여주고 고혈압, 비만, 당뇨병, 담석, 노인성치매를 예방하는 우수한 효과가 있다. – 특허공개 10-2005-0011992 호, 김**

● 잠재적인 생균제제 Bacillus subtilis CSY191에 의한 검정콩 청국장의 항산화 증진 효과 : 잠재적인 생균제제 Bacillus subtilis CSY191에 의해 제조된 국산 검정콩(서리태 및 서목태) 청국장 발효 중 β-glycosidase 활성, total phenolic와 isoflavone 함량 및 항산화 활성을 조사하였다. 청국장 발효 후 total phenolic 및 isoflavone-malonylgycoside와 -aglycone 함량은 증가하였고 이에 따라 ABTS 라디칼 소거활성 및 FRAP 활성은 증가하였으나 isoflavone-glycoside 함량은 감소하였다. 특히, 37℃에서 48시간 발효된 서리태 청국장은 서목태 원료 및 청국장보다 높은 활성을 나타내었다. 서리태 48시간 발효 후, daidzein, glycitein 및 genistein의 함량은 각각 253.0㎍/g 72.5㎍/g 및 114.1㎍/g을 나타내었다. 이 결과로부터, 검정콩 청국장의 높은 항산화 활성은 total phenolic 및 isoflavonemalonylgycoside와 -aglycone 함량 증가에 의한 것으로 추측할 수 있다. – 경남과학기술대학교 식품과학부 황정은 외 2 , 미생물학회지(2013)

● 서리태 에탄올 추출물의 항산화 활성 및 암세포 증식 억제 효과 : 본 연구에서는 서리태 에탄올 추출물의 항산화 활성을 측정하고, 총 폴리페놀 및 총 플라보노이드 함량을 분석하였으며, MTT 및 SRB assay를 통한 암세포 증식 억제 활성을 측정하였다. 서리태 에탄올 추출물의 DPPH 및 ABTS 라디칼에 대한 전자공여능은 500㎍/assay의 농도에서 각각 63.75%와 87.68%로 나타났고, IC50 값은 각각 385.39㎍/assay와 209.39㎍/assay로 나타났으며, 항산화 활성 물질로 알려져 있는 총 폴리페놀 함량과 총 플라보노이드 함량은 각각 1.65 ㎎/g과 0.59 ㎎/g으로 분석되었다. 또한 서리태 에탄올 추출물(800 ppm)은 MTT assay에서 인체 폐암세포인 A-549에 대해 76.48%의 암세포 증식 억제 활성을 나타내었고, SRB assay에서 인체 자궁암세포인 HeLa에 대해 80.54%의 암세포 증식 억제 활성을 나타내었다. 이들 결과는 서리태 에탄올 추출물이 높은 항산화 활성과 우수한 암세포 증식 억제 활성을 가지고 있음을 나타낸 것으로 서리태 에탄올 추출물의 천연 기능성 소재로서의 이용 가능성을 보여주었다. – 전연희 외 3. 한국식품조리과학회지(2011. 6)

● 검은콩의 품종에 따른 콩과 청국장 추출물의 항산화능 및 혈전용해능 : 검은콩과 검은콩 발효제품을 이용하여 천연보존료나 건강 기능성식품을 개발하기 위하여 검은콩 중 약콩과 서리태를 선정하여 청국장을 제조한 후, 검은콩과 청국장을 물과 에탄올로 추출하여 폴리페놀 함량과 항산화능을 측정하였다. 약콩과 약콩 청국장에 대한 물추출물의 폴리페놀 함량은 각각 316.23㎎/100g, 896.01㎎/100g이었으며, 서리태와 서리태 청국장에 대한 물추출물의 폴리페놀 함량은 각각 304.28㎎/100g, 875.23㎎/100g으로 검은콩 청국장 물추출물의 폴리페놀 함량은 각각의 검은콩에 비하여 2.8배로 증가하였다. 검은콩으로 제조한 청국장 물추출물의 전자공여능과 SOD 유사활성은 원료의 콩에 비하여 높은 활성을 나타내었다. 검은콩과 검은콩 청국장의 물과 에탄올추출물은 모두 혈전용해능을 나타내었으며 약콩 청국장의 물추출물이 가장 우수한 혈전용해능을 나타내었다. 이러한 결과를 종합해 볼 때, 검은콩에 비하여 검은콩으로 제조한 청국장 추출물에서 폴리페놀 함량이 증가하였으며 항산화능과 혈전용해능이 증가하여 청국장은 건강식품의 개발이나 정상세포의 산화적 손상을 억제할 수 있는 천연항산화제로서 이용될 수 있을 것으로 생각된다. – 주은영 외 1, 한국식품저장유통학회지(2010. 12)

● 히스타민 방출 억제과 염증성 시토킨 분비의 억제를 통한 서리태 초절임의 항알레르기 효과 : 본 논문은 히스타민 방출 억제과 염증성 시토킨 분비의 억제를 통한 서리태 초절임의 항알레르기 효과에 관한 것으로서 주요 내용은 대식세포로 매개되는 알레르기 반응과 염증전 시토킨 분비에 서리태 초절임이 미치는 효과를 알아보았다. 서리태 초절임은 화합물 48/80-유발 조직적 반응을 억제하였다. 서리태 초절임은 또한 immunoglobulin (Ig) E-매개 수동적 피부과민증을 약화시켰다. 본 실험 결과로 서리태 초절임은 대식세포로 매개되는 알레르기 반응을 억제한다는 것을 알 수 있었다는 내용이다. - 신태용 외 10, 한국생약학회지 (2007. 12.)

● 검은 콩 및 노란 콩의 품질 특성 및 콩 부위별 항산화 활성 : 검은 콩 흑태, 서리태 및 노란 콩 백태를 대상으로 백립중, 색도 등 물리적 특성과 종피 제거 전과 후의 각 부분에 대한 항산화 성분 및 항산화 활성에 대해 비교 분석하였다. 백립중은 서리태가 39.1 g으로 가장 높게 나타났고 전체 종실에 대한 자엽의 무게 비는 백태가 94.4%로 가장 높았다. 콩 표면의 종피 색은 백태에서 그리고 자엽 표면에 대한 색은 흑태와 백태에서 L, a, b 값 모두 유의적으로 가장 높게 나타났으며 특히 서리태 자엽의 a 값은 -5.66으로 자엽 표면의 색이 녹색에 가까운 것을 알 수 있었다. 총 페놀 화합물은 서리태 종피에서 25.2 mg/g으로 가장 높게 나타났으며 총 안토시아닌 함량 또한 서리태 종피에서 6.4 mg/g으로 가장 높은 함량을 나타내었다. 항산화 활성은 측정 방법에 상관없이 서리태의 종피에서 가장 높게 나타났으며 반면, 콩 부분별로는 자엽에서 그리고 콩 종류별로는 백태에서 전반적으로 낮게 나타났다. 항산화 성분과 항산화 활성과의 상관 관계 분석결과에서는 모든 항목에서 상관계수 값은 0.9 이상으로 높은 양의 상관 관계($p<0.01$)가 있는 것으로 나타났으며 특히, 총 안토시아닌 함량과 DPPH 활성과의 상관성이 가장 높은 것으로 나타났다($r=0.997$). 따라서 검은 콩 및 노란 콩 각 부분에 대한 항산화 성분과 활성에 대한 이상의 연구 결과는 건강 증진을 위한 콩 제품 개발시 콩의 효율적인 사용을 위해 유용할 것으로 사료된다. - 이란숙 외 5, 한국식품과학회지(2014)

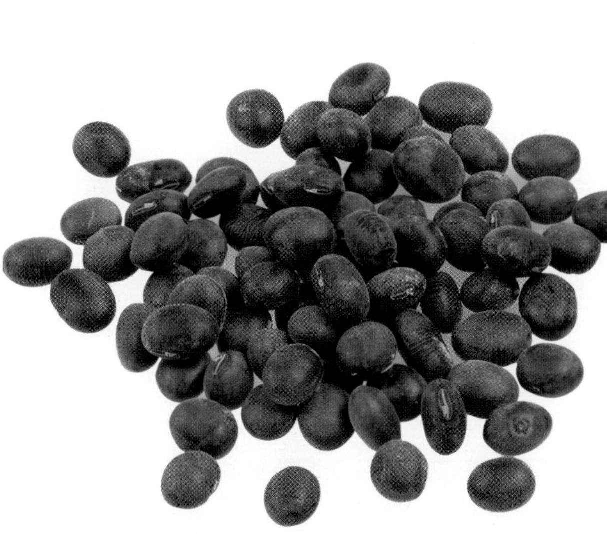

서리태

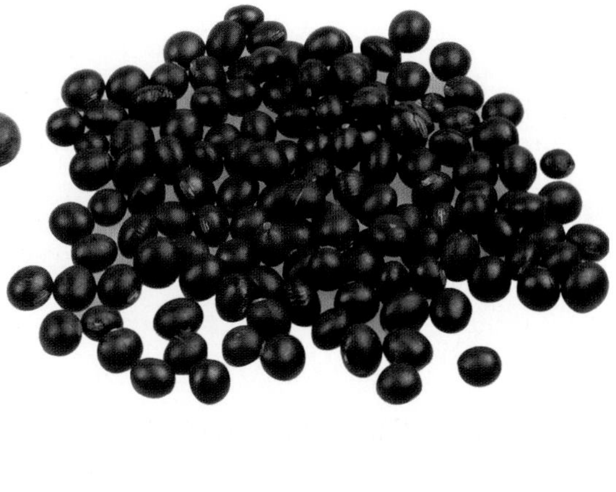

쥐눈이콩

콩 - 쥐눈이콩

콩과 / *Rhynchosia Nulubilis*
영명 black soybean
약명 서목태鼠目太
이명 여두, 쥐눈이콩, 흑여두黑려豆, 수콩雄豆

쥐눈이콩은 검정콩의 일종으로 껍질은 검은색을 띠며, 크기는 검정콩보다 작고 반짝이는 쥐 눈과 비슷하다고 하여 '서목태鼠目太', 일명 '쥐눈이콩'이라는 이름이 붙여졌다. 한방에서 약재로 쓰므로 '약콩'이라고도 한다.

콩은 전세계적으로 종류가 매우 다양한데 일반적으로 혈압을 낮추고 혈전 생성을 억제하며, 항암 작용이 있다. 우수한 식물성 단백질과 지방질, 그리고 당분, 칼슘, 인회분, 철분, 비타민 등 인체에 필요한 영양분이 골고루 들어 있을 뿐만 아니라 당뇨, 간 질환, 고혈압, 동맥경화, 신경통, 관절염 등 갖가지 생활습관병의 예방과 치료에 도움이 된다. 그중에서도 쥐눈이콩이 해독력과 약성이 가장 뛰어난 것으로 알려져 있다.

주요 성분으로 항암 효과가 있다고 알려진 이소플라본isoflavone이 일반 콩에 비해 5~6배 더 많이 함유되어 있다. 이소플라본은 혈중 콜레스테롤 수치를 낮추고 심장병 예방에도 효과가 있으며, 손상된 골세포 치료 효과도 있다. 그리고 자외선에 의한 피부 노화를 억제하는 것으로 알려진 인燐중합체 폴리포스페이트polyphosphate 성분도 들어 있다.

쥐눈이콩은 한방에서 상약上藥으로 취급되는데, 신장 기능을 도와주고 맥脈이 막힌 것을 통하게 하며, 광물성 독을 비롯한 모든 독을 풀어 주고 혈액순환을 활발하게 해 주는 것으로 알려져 있다. 예로부터 열병 · 기침 · 홍역 · 중독 등에 쓰였다.

콩을 죽염간장에 일주일 정도 절였다가 매일 먹거나 갈아서 콩국수로 만들어 먹어도 건강에 좋다.

고서古書 · 의서醫書에서 밝히는 효능

동의보감 서목태를 감초와 섞어 만든 감두탕을 복용하면 모든 독이 해독되고, 검은콩에 소금을 넣어 삶아 먹으면 신장을 보하는 데 좋다.

명의별록 서목태는 속을 다스리고 관맥을 통하여 모든 약독을 제거한다.

본초강목 성질이 따뜻하고 맛이 달며 독이 없다. 약으로 사용하면 더 좋다. 신장병을 다스리며, 기를 내리어 풍열을 억제하고 혈액순환을 활발히 하며 독을 푼다.

특허 · 논문

● 발아 쥐눈이콩 한방 화장재 및 그 제조 방법 : 본 발명은 쥐눈이콩, 원적외선 방사 공물질, 한방 화장료가 2회에 걸쳐 발효되어 이루어지는 발아 쥐눈이콩 한방 화장재에 관한 것으로, 보다 상세하게는 기능성 광물질 분말과 질소원이 발효되어 이루어진 광물질 수용액에 쥐눈이콩이 침지되어 발아 쥐눈이콩이 형성되고, 상기 발아 쥐눈이콩 분말에 한방 화장료가 혼합 발효되어 발아 쥐눈이콩 화장료 발효조성물이 형성되고, 상기 발아 쥐눈이콩 화장료 발효조성물이 알콜수용액에 의해 감압추출되어 이루어지며, 기능성 광물질 발효조성물에 침지 발아되어 약성의 흡수력이 극대화된 발아 쥐눈이콩 및 한방 화장료가 혼합 발효되어 발현된 유효성분이 피부에 용이하게 흡수되어 탁월한 화장 효과를 제공할 수 있는 고부가가치의 발아 쥐눈이콩 한방 화장재 및 그 제조 방법을 제공한다. – 특허등록 제101124432호, 김** 외 1

● 쥐눈이콩 추출물을 함유하는 알츠하이머씨병을 비롯한 노인성 치매, 중증 근무력증, 위장관 및 방광 평활근의 무력증, 및 녹내장 질환에 유효한 식품 및 사료 : 본 발명은 쥐눈이콩 추출물을 함유하는 아세틸콜린에스터라제(acetylcholinesterase; 이하 AChE 라고도 지칭함) 저해제 그리고 이를 포함하는 식품 및 사

료에 관한 것이다. 본 발명의 쥐눈이콩 추출물은 알츠하이머씨병을 비롯한 노인성 치매, 중증 근무력증, 위장관 및 방광평활근의 무력증, 및 녹내장과 같이 체내 아세틸콜린의 농도 감소에 따라 발생하는 각종 질환을 독성이나 부작용없이 치료 및 예방하는데 효과적으로 사용할 수 있으며, 식품 및 식품 보조제에 첨가하여 사용하는 경우, 기억력 촉진 또는 정신 집중, 치매 방지 등의 뛰어난 효과를 제공한다. - 특허등록 제100550358호, 임** 외 3

● 건강용 서목태 죽염간장 및 죽염된장의 제조방법 : 본 발명은 해독성과 항암, 소염의 약성이 우수하고 유해곰팡이가 없는 깨끗하고 향긋한 건강용 서목태 죽염간장 및 죽염된장의 제조방법에 제공하데 목적이 있으며, 이것은 (a) 원료제조과정, (b) 콩떡 식히는 과정, (c) 콩떡 위에 분쇄한 백국균가루를 골고루 뿌려 적절한 온도와 수분을 가하여 잡곰팡이 없이 메주를 발효시키는 과정, (d) 건조과정, (e) 물48 *l* 당 죽염 13*kg*을 녹인 죽염수를 부어 메주가 완전히 잠기게 하여 숙성시키는 장담그는 과정, (f) 간장을 완성하는 과정을 포함하는 것을 특징으로 하는 건강용 서목태 죽염간장의 제조방법을 제공함으로서 달성할 수 있다. 또한, 상기 여과시 메주 1*kg*당 간장 500~600g 정도의 비율로 분리된 메주를 장독에 담은 후 햇볕을 쪼이면서 숙성시켜 만들어지는 것을 특징으로 하는 건강용 서목태 죽염된장 제조방법을 제공함으로서 달성할 수 있다. 이때, 백국균을 사용해 메주가 발효되기까지 42시간 정도밖에 걸리지 않아 발효 시간이 단축되고, 종래에는 콩을 삶아 직사각형의 모양으로 성형하나 본 발명에서는 바닥에 균일한 두께로 콩떡을 넓게 펼쳐두는 것으로 특별한 성형공정을 거칠 필요가 없으며, 콩을 분말화하여 백국균만으로 발효시킴으로서 잡곰팡이나 잡균의 번식이 없이 균일하고 완전히 발효되어 단맛이 풍부한 건강용 서목태 죽염간장 및 죽염된장을 얻을 수 있다. - 특허등록 제100496530호, 최**

● 감초를 이용하여 포제된 서목태 추출물을 함유하는 피부 미백용 화장료 조성물 : 본 발명은 감초를 이용하여 포제 처리된 서목태의 추출물을 함유하는 피부 미백용 화장료 조성물에 관한 것이다. 본 발명에 따른 추출물은 멜라닌 생성을 억제시켜, 피부 미백효과가 뛰어나며, 천연화장품으로서 사용이 가능하다. - 특허공개 10-2014-0082276호, 주식회사 아모레퍼시픽 외 1

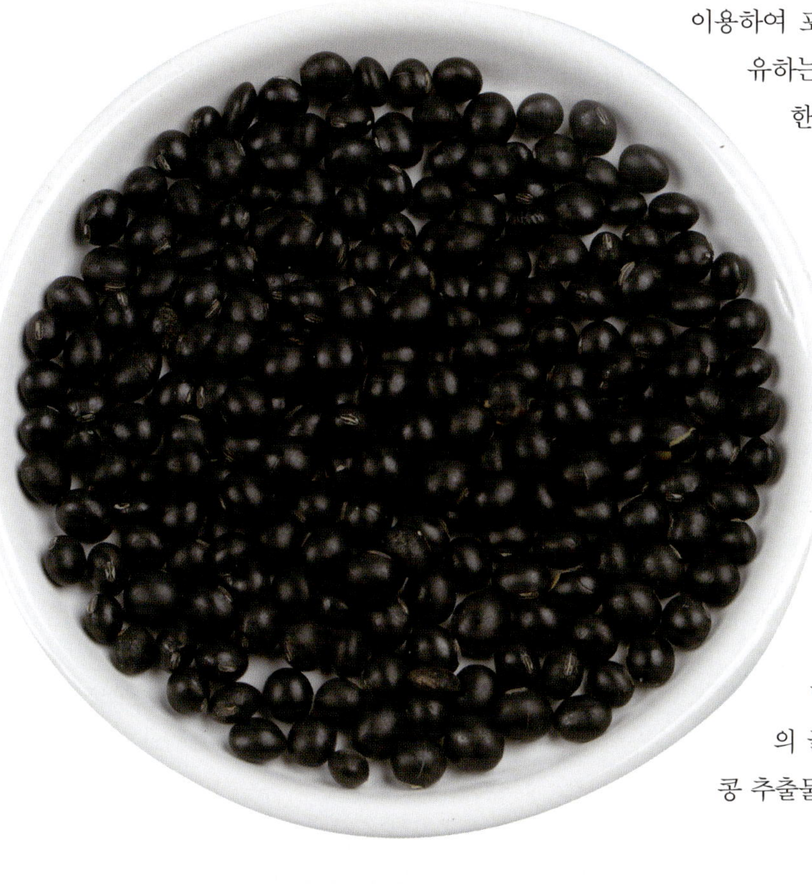

● 골다공증 예방 또는 치료에 효과를 가지는 발아 쥐눈이콩 추출물 : 본 발명은 골다공증 예방 또는 치료에 효과를 갖는 발아 쥐눈이콩(Rhynchosia Volubilis) 추출물에 관한 것으로서, 구체적으로 골모세포의 골형성에 효과를 갖는 발아 쥐눈이콩 추출물에 관한 것이다. 본 발명의 쥐눈이

콩 발아 추출물은 발아 상태의 쥐눈이콩을 이용하여 추출하여 장기간 안전하게 사용할 수 있는 천연물 치료제로 사용될 수 있으며 종자의 배아가 가지는 풍부한 비타민과 미네랄 및 섬유질을 함유함로써 건강식품 등에 유용하게 사용될 수 있다. – 특허공개 10-2006-0016626호, (주) 헬릭스 팜스

● 쥐눈이콩 및 쥐눈이식초콩 분말 또는 추출물을 포함하는 당뇨병 예방 및 치료를 위한 조성물 : 본 발명은 쥐눈이콩 및 쥐눈이식초콩 분말 또는 추출물을 유효성분으로 함유하는 조성물에 관한 것으로서, 본 발명의 쥐눈이콩 및 쥐눈이식초콩을 식이투여시, 당뇨가 유발된 실험쥐에서 높은 인슐린감수성을 가짐으로써 식이이용효율증가, 혈당강화효과 및 장기의 무게를 감소시키는 등의 효과를 나타내므로 당뇨병 치료 및 예방을 위한 약학조성물 및 식품조성물로 이용할 수 있다. – 특허공개 10-2006-0107183호, 영농조합법인 영산식품

● 서목태의 식물성 에스트로겐과 프럭토즈폴리머를 이용한 노인성 골질환 개선 효과 및 골다공증 예방을 위한 기능성 식품 개발 연구 : 대두의 이소플라본은 Phytoestrogen이라 하여 식물성 에스트로겐의 효과를 내며 폐경기 이후 골다공증과 같이 호르몬에 의존하는 질환의 예방 차원에서 식품 첨가물로 많이 이용되고 있다. 대두의 식품학적 이용에 대하여는 널리 알려져 있으나 약콩 또는 쥐눈이콩이라 불리는 서목태의 폐경기 골다공증 예방을 위한 첨가물로의 효능에 대하여는 알려져 있지 않으므로 본 연구에서 알아보고자 하였다. 서목태의 이소플라본이 배당체에서 비배당체로의 전환율이 효율적으로 높으므로 대두 이소플라본 비배당체의 식품급원으로 가치를 높게 평가하고 있다. 한국에서는 동양의 약초를 비롯하여 대두, 서목태를 골질환 개선제로 널리 이용하고 있다. 본 연구의 목적은 난소절제와 저 칼슘식이로 유도된 골다공증 쥐에서 경골 형성과 칼슘의 대사에 서목태(yak-kong: Rhynchosia Molubilis)의 열수추출물과 레반(beta-2,6 linked fructose polymer, ~6,000,000 Da)의 상승효과를 관찰하기 위함이다. 실험군은 sham operation (SH : n=8), ovariectomy (OVX), OVX+black bean(OB: n=8), OVX+soybean(OS: n=8), estrogen-treated group(OE: n=8), OVX+levan(Levan: n=8), OVX+levan+blackbean (Levan + B: n=8), and OVX+levan+soybean (Levan + S: n=8)으로 나누어 식이공급은 6주로 하고 levan은 10%를 공급하였다. 혈액을 채취하고 경골과 대퇴골을 분리하여 저장액에 보관하였다. 골밀도의 변화를 보기 위하여 Gomori stainning을 하였고, 서목태는 대두, 초콩에 비하여 전체 이소플라본의 함량이 높으며 genistin, daidzin, genistein, daidzein 형태로 존재하였고 서목태는 대두, 초콩에 비하여 활성있는 isoflavone인 aglycone의 함량이 높았으며, 염산의 농도에 따라 비배당체로의 전환율이 달라져서 120-180분 처리 시에 전환율이 높았다. OVX 군은 체중이 증가하였고 서목태와 대두 투여에 의하여 체중변화가 없었으나 OE, Levan, Levan+B, Levan+S군에서 체중증가가 적었음을 확인할 수 있었다. OE군과 Levan+B군의 식이효율(FER)이 OVX군에 비하여 유의하게 감소하였다. ($P<0.05$). 난소절제한 후 저 칼슘식이에 의한 폐경기 이후의 골다공증 모델에저 골밀도 감소, 경골 및 대퇴골의 무게 감소, 혈중 칼슘농도 감소, 골형성지표의 감소하였으므로 골질환 모델을 확립하였다. 대퇴골의 무게에서는 식이에 의하여 군간의 유의적인 차이를 보이지 않았으나 경골의 무게는 에스트로겐 투여에 의하여 유의적으로 증가하였다 ($P<0.05$). – 강순아, 건국대학교 석사학위논문(2004)

● 서목태의 식물성 에스트로겐과 프럭토즈폴리머 레반의 보충에 의한 폐경 후 여성의 골질환 개선 효과 : 폐경기성 골다공증의 치료 방법인 에스트로겐 투여에 의한 위험성을 보완하기 위해 한약재 및 식품 등 천연물의 활성성분을 이용한 대체 요법에 대한 연구가 진행되면서, 이소플라본(isoflavone)계 식물성 에스트로겐을 함유한 기능성식품의 개발이 진행

되고 있다. 특히 콩과식물 중 isoflavone 함량뿐 아니라 배당체와 결합되지 않은 aglycone 함량이 높은 서목태(쥐눈이콩; 약콩)와 무기질 흡수 증진 효과를 지닌 프럭토즈폴리머(levan; beta-2,6 linked fructose polymer, ~6,000,000 Da)를 폐경 후 여성들에게 공급하여 골형성 지표와 골흡수 지표의 변화, 혈중 칼슘 농도, 골대사를 살펴보고 골밀도의 변화를 살펴봄으로써 골다공증 예방제로서의 기능성물질의 효능을 살펴보고 신물질의 개발에 기여하고자 하였다. - 대한지역사회영양학회 강숭아 외 4, 춘계학술대회(2004)

● 콩 종류별 항돌연변이 및 암세포 증식 억제 효과 비교 : 본 연구에서는 대두와 검정콩에 속하는 흑태, 서목태 및 서리태의 항돌연변이 및 암세포 증식 억제 활성을 비교하였다. Ames test를 이용한 항돌연변이 실험에서 간접돌연변이원인 AFB1에 대해 모든 종류의 콩 메탄올 추출물들은 농도 의존적으로 돌연변이 억제 효과가 증가하였다($p<0.05$). 대두 메탄올 추출물보다는 검정콩들인 흑태, 서목태 및 서리태 메탄올 추출물에 의한 효과가 높은 경향을 나타내었다. 검정콩 중에서 약콩이라고 불리는 서목태에 의한 항돌연변이 효과가 높아 첨가농도 5㎎/plate일 때 82%의 효과를 나타내었다. 직접 돌연변이원인 MNNG에 대한 각 종 콩 메탄올 추출물들의 항돌연변이성 실험을 한 결과, AFB1에 대한 효과와 유사하게 검정콩중 서목태에 의한 효과가 높았으며 첨가농도 2.5 및 5㎎/plate일 때부터 각각 58% 및 61%로 돌연변이를 억제시켰다. 인체 암세포를 이용하여 대두 및 검정콩 메탄올 추출물들에 의한 암세포 증식 억제 효과를 검토한 결과, 모든 종류의 콩 메탄올 추출물(첨가농도 1㎎/mL)을 인체 위암세포(AGS)에 처리했을 때 50% 이상의 암세포 증식 억제 효과를 나타내었고 대두보다는 검정콩에 의한 효과가 높았으며 흑태, 서목태 및 서리태 메탄올 추출물은 각각 61%, 70% 및 65%의 암세포 증식 억제효과를 나타내었다. 인체 결장암세포(HT-29)의 경우, 검정콩 메탄올 추출물에 의한 효과가 대두보다 높은 경향을 나타내었으나 서목태 메탄올 추출물을 제외하고는 유의적 차이는 살펴 볼 수가 없었다. 인체 간암세포(Hep 3B)에 의한 증식 억제효과는 이상의 암세포에 대한 효과보다 다소 낮았으나 흑태, 서목태 및 서리태 메탄올 추출물은 첨가농도 1㎎/mL에서 각각 51%, 59% 및 52%의 저해효과를 나타내어 여기서도 서목태에 의한 억제효과가 높았다. 따라서 본 연구의 결과로부터 Ames test를 이용한 항돌연변이 및 인체 암세포 증식 억제 실험에서 검정콩 메탄올 추출물에 의한 억제 효과가 높았고 특히 소립 검정콩에 해당하는 서목태에 의한 생리활성이 우수하였으므로 검정콩에 많이 함유된 색소에 의한 효과라고 추정되며 여기에 대한 향후 연구가 필요하다. - 임선영, 생명과학회지(2010. 10)

● 쥐눈이콩 첨가 냉동쿠키의 품질특성 및 최적화 : 본 논문은 쥐눈이콩(鼠目太) 첨가 냉동쿠키의 품질특성 및 최적화에 대하여 연구한 논문으로 주요 내용으로는 쥐눈이콩은 예로부터 신경통, 신장질환, 노인성 치매예방에 이용되었으며, 최근 종피에 항산화효과가 탁월한 글리시테인(Glycitein)과 안토시아닌(Anthocyanin)성분 중 cyanidin 3-glucosid가 풍부하며, 이소플라본(Isoflavon)함량이 높고, 제조된 두부가 항균효과가 있다고 보고되는 등 쥐눈이콩의 기능성에 대한 긍적적인 보고가 있다. 쥐눈이콩을 첨가한 냉동 쿠키의 품질특성 분석 및 관능적 최적화를 목적으로 반응표면분석을 통해 쿠키의 품질특성을 분석하고 관능적인 최적 배합 레시피를 산출하여 쥐눈이콩을 첨가한 냉동쿠키가 기능성, 품질, 기호성 면에서 충분한 경쟁력이 있을 것으로 보여지며, 단백질 질적 연구 및 우수한 조성의 불포화지방산과 종피의 항산화 성분을 이용할 수 있는 보다 적극적인 응용방안 모색에 대한 연구를 계속 진행해야 한다는 내용이다. - 고영주 외 1, 한국식품조리과학회지(2005. 8)

퀴노아

명아주과 / *Chenopodium quinoa* Willd
영명 quinoa

퀴노아의 원산지는 서늘하고 건조한 고산지대인 남아메리카 안데스 지역이지만 영하 3℃부터 영상 35℃까지 다양한 기후 환경에서도 적응력이 강하여 우리나라에서도 잘 자란다. 명아주과 한해살이풀로, 줄기와 잎, 꽃, 열매 등의 형태가 명아주와 매우 비슷하다. 잎은 채소로, 종자는 곡물로 이용된다. 종자는 쌀보다 조금 작으며, 색깔은 붉은색, 갈색, 검은색 등 다양하다. 열매 외피에 사포닌이 많아 쓴맛이 나기 때문에 곤충이나 새들이 기피해 병충해도 없다.

퀴노아는 페루어로 '곡물의 어머니'란 뜻으로, 감자, 옥수수와 더불어 잉카 제국의 3대 작물이었다. 오랫동안 볼리비아와 페루 등 안데스 지역의 주요 농산물이었지만 일부 농가에서 명맥만 유지해 오다가 최근 영양 가치가 재평가되면서 품종이 개량되고 재배 기술이 널리 보급되어, 현재 미국과 유럽에서 쌀 다음으로 중요한 식량원으로 부상하고 있다.

영양 성분은 쌀에 비해 단백질 함량이 2배, 칼륨이 6배, 칼슘이 7배, 철분이 20배 정도가 더 많고, 단백질도 여러 가지 필수 아미노산을 우유만큼 풍부하게 함유하고 있을 정도로 영양이 풍부한 곡물이다. 알레르기를 일으키는 글루텐 성분이 없어서 소화가 잘된다. 항암 효과가 있으며, 노화 방지, 골다공증 예방, 당뇨와 심장 건강에 도움이 된다는 보고가 있다.

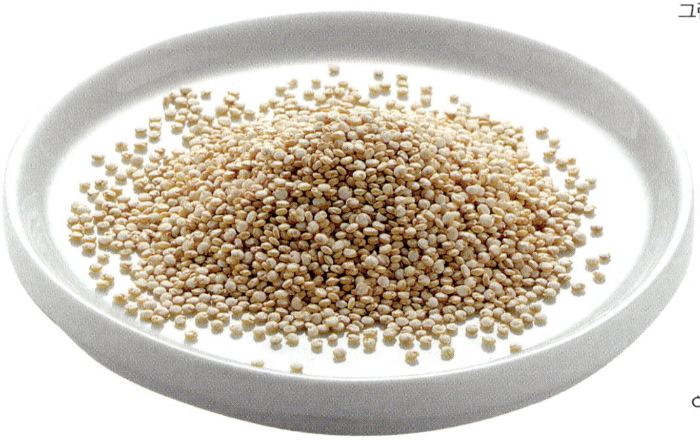

퀴노아 껍질은 인삼의 사포닌 성분을 함유하여 면역력을 강화하고 강력한 항암 작용을 하기도 한다. 또 식이섬유가 많아 포만감을 주어 체중 조절에 도움이 되며, 혈당지수도 낮아 당뇨 환자 및 고혈압이 있는 비만 환자에게도 좋다. 퀴노아에는 근육과 골격을 구성하는 필수 성분인 라이신lysine과 인이 풍부하여 노화로 인한 골다공증을 예방하며, 꾸준히 섭취하면 콜레스테롤 수치를 낮출 수 있다. 다량 함유된 마그네슘은 심장의 압력을 적절히 조절해 혈압을 안정적으로 유지하는 기능을 한다. 특히 항산화 작용을 하는 망간과 셀레늄selenium이 다량 함유되어 노화를 방지하는 데 효과적이다.

특허 · 논문

- 생열귀, 죽엽 및 퀴노아를 이용한 천연 소취제 조성물 : 본 발명은 생열귀, 죽엽 및 퀴노아를 이용한 천연 소취제 조성물에 관한 것으로, 악취 특히 인체의 체취를 많이 감소시킬 수 있고, 환경 특히 인체에 대한 안전성이 매우 높은 장점이 있다. 상기 식물들의 혼합 추출물로부터 발생하는 소취 효과는 상기 식물들에 함유된 플라보노이드류, 폴리페놀류, 아미노산류에 의해 발생하는데, 악취 성분의 중화, 흡착 등의 복합 작용 결과이다. – 특허등록 제1377213호, 주식회사 그린솔루션스

- 피부과학 용도의 퀴노아 알곡 추출물을 포함한 조성물 : 본 발명은 퀴노아 알곡 추출물에 관한 것이며, 상기 추출물은 퀴노아 알곡의 펩티드 및 오시드 추출물 또는 지질추출물이며, 상기 지질추출물은 불검화분이 농축된 오일 및 불검화성 또는 정제오일로 이루어진 군에서 선택된다. 본 발명은 이들

상이한 추출물 제조 방법 및 이들 추출물의 피부과 학적 또는 기능적 용도에 관한 것이다. – 특허공개 10-2009-0092841호, 라보라토이레즈 익스펜사이언스(프랑스)

● 퀴노아(quinoa)의 성분이 함유된 청결미 제조 방법 : 본 발명은 퀴노아를 분쇄하여 분말을 물에 용해하여 용액이 함유된 청결미 및 그 제조 방법에 관한 것으로, 인체에 매우 유익한 퀴노아의 성분을 자연스럽게 밥을 취식 하면서 섭취 할 수 있도록 한 것이다. 본 발명은 습식연미기를 이용하여 정미 할 때의 방법을 응용하면서 인체에 매우 유익하다고 알려진 퀴노아의 성분을 쌀의 표면에 도포 내지배유(내부)에 함침 시킴으로써, 쌀을 깨끗하게 하여 씻지 않고 밥을 지을 수 있으면서도 상기한 성분을 자연스럽게 섭취할 수 있도록 하는 것으로, 맛과 향 및 건강에 뛰어난 청결미을 제공함에 목적이 있는 것이다. – 특허공개 10-2003-0064593호, 김**

● 재조합 단백질의 제조 방법: 본 발명의 목적은 국균을 숙주로서 사용하는 액체 배양 방법에 의한 재조합 단백질의 대량 제조 방법을 제공하는 것이다. 즉, 숙주로서 사용되는 국균을 형질전환시켜 수득된 재조합 국균을 사용함에 의한, 재조합 단백질 제조 방법이 제공되며, 이는 표면의 전부 또는 일부가 적어도 곡피로 덮인 곡류, 표면이 외피로 덮인 콩 또는 덩이줄기, 및 전처리 예를 들어, 분쇄 또는 파쇄가 없는 비름 또는 퀴노아로 이루어지는 군에서 선택되는 적어도 한 가지를 배양용 출발 물질로서 포함하는 액체 배지에서 재조합 국균을 배양하고, 상기 배양물로부터 재조합 단백질을 회수하는 것을 포함하는 것을 특징으로 한다. 국균은 저가 배지에서 배양되고, 특별한 배양 장치를 필요로 하지 않아, 원하는 단백질이 저가로 제조된다. 국균은 오래전부터 발효 음식 및 음료의 제조를 위해 이용되어왔고, 숙주로서 매우 안전하며, 생성된 재조합 단백질은 다양한 목적을 위해 사용될 수 있다. – 특허등록 제1328309호, 아사히비루 가부시키가이샤

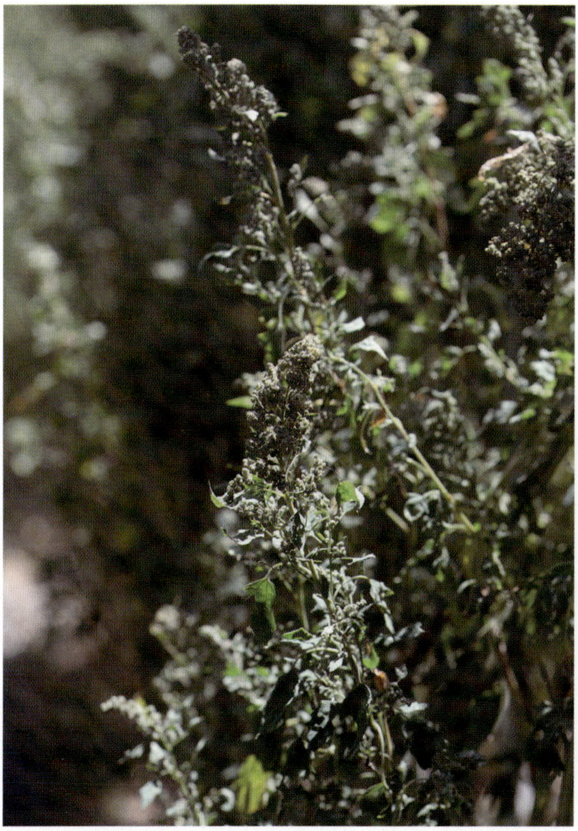
퀴노아 잎

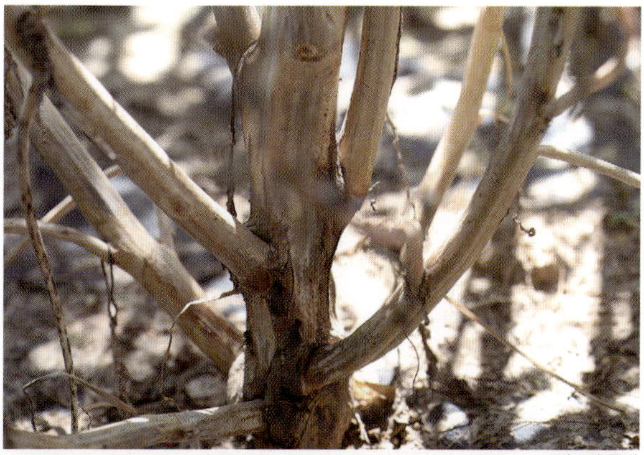
퀴노아 줄기

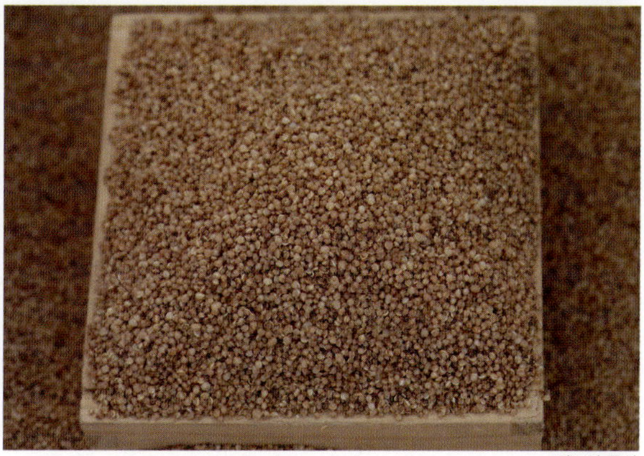
퀴노아 종자

팥

콩과 / *Phaseolus angularis* (Willd.) W.F.Wight
영명 adzuki bean
약명 적소두赤小豆
이명: 소두小豆

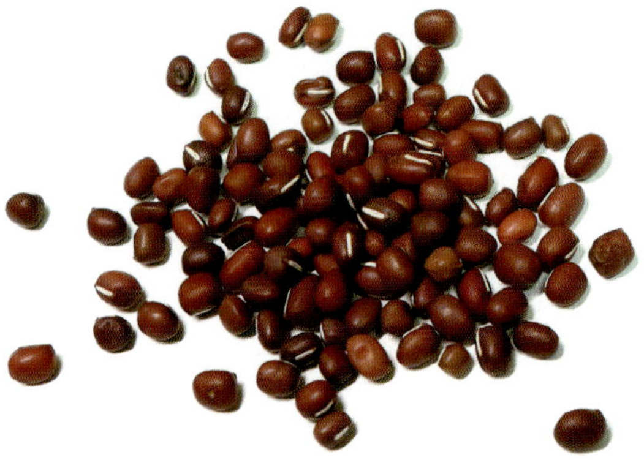

콩과의 한해살이풀로, 원산지는 중국으로 추정되며, 동양에서 아주 오래전부터 재배한 작물이다. 소두小豆, 적소두赤小豆라고도 한다. 높이 50~90㎝로 줄기는 녹색이나 붉은빛을 띠고, 콩보다 가늘고 길며, 덩굴성도 있다. 잎은 어긋나며 작은잎 3개로 된 겹잎이다. 꽃은 노란색으로 여름에 잎겨드랑이에서 나온 긴 꽃자루의 끝에 큰 2~3쌍의 꽃이 핀다. 종자의 색깔은 붉은색, 흰색, 연한 노란색, 검은색, 연한 녹색 등 다양하다.

팥은 우리나라에서 쌀과 콩 다음으로 치는 곡물이다. 동지에는 악귀를 물리치는 의미로 팥죽을 쑤어 먹었으며 팥을 대문이나 벽에 뿌려서 액운을 막기도 하였다. 주로 팥밥을 지어 먹고 죽이나 팥소, 떡고물, 양갱, 빙과 제조용 등으로 이용한다.

영양 성분은 당질과 단백질이 주성분이고, 다른 콩 종류와 달리 지질 함량이 적고, 곡류 가운데 드물게 비타민 B_1이 풍부하다. 현미보다 그 함량이 월등히 높아 각기병에 좋다. 특히 이뇨와 변통 효과가 뛰어나며, 껍질에 함유된 사포닌과 식이섬유가 신장병, 심장병, 각기 등에 의한 부종과 변비 해소를 돕는다.

고서古書 · 의서醫書에서 밝히는 효능

동의보감 팥은 성질이 평이하고 맛은 달며 독이 없는 약재로, 이뇨 작용이 뛰어나고 설사와 이질을 그치게 하며 수종水腫과 창만脹滿에도 효과가 좋다.

특허 · 논문

● 발효 팥 추출물, 이의 제조 방법 및 이의 용도 : 본 발명의 일 측면은 홍국균에 의해 발효된 팥으로부터 추출되고, 항산화 활성 및 콜레스테롤 저하 활성을 나타내는 발효 팥 추출물을 제공한다. 본 발명에 따른 발효 팥 추출물은 홍국균에 의해 생산된 활성형의 모나콜린 K뿐만 아니라 페놀 화합물, 플라보노이드 등 다양한 생리활성 성분을 포함하고 있어서, 항산화 활성, 콜레스테롤 저하 활성, 지질 저하 활성 또는 중성지방 저하 활성 등과 같은 매우 우수한 기능성을 가진다. 또한, 본 발명에 따른 발효 팥 추출물은 신장 장애를 일으키는 독소 물질인 시트리닌을 포함하고 있지 않거나 매우 미량으로 포함하고 있어서 안전성이 우수한 소재이다. – 특허등록 제1249800호, 명지대학교 산학협력단

● 구강 세균에 대한 항균성을 갖는 팥 추출물을 포함하는 조성물 : 본 발명은 팥 추출물을 포함하는 구강질환의 예방 또는 치료용 조성물에 관한 것이다. 본 발명에 따른 팥 추출물은 구강질환 병원균인 S. mutans, S. sobrius, P. intermedia, 및 P. gingvalis 에 대해 항균력 및 살균력이 매우 우수하므로, 구강질환의 예방 또는 치료에 유용하게 사용될 수 있다. – 특허공개 10-2014-0020131호, 성신여자대학교 산학협력단

● 팥 에탄올 추출물의 Papain 유도 관절염 마우스에서의 항 골관절염 효과 : 본 논문은 팥 에탄올 추출물의 Papain 유도 관절염 마우스에서의 항 골관절염 효과에 관한 연구로서 주요내용은 다음과 같다. C57BL/10 마우스에 papain을 주사하였고 42일 동안 1일 1회 100과 200 ㎎/㎏ 용량의 팥 에탄올 추출

물을 경구투여하였으며, 비처리 마우스와 비교하였다. 조직학적 검사와 염증 사이토카인 방출에 대한 측정을 실시하였다. 비처리 마우스와 비교해, 팥 에탄올 추출물 처리는 슬관절 조직의 병리학적 변화를 감소시켰다. IL-1β (interleukin-1β), IL-6 (interleukin-6), TNF-α (Tumor Necrosis Factor-α) 등 조직으로부터 분비된 염증성 사이토카인의 수치가 감소하였다. 이 결과는 micro CT scanning을 이용한 연골부피의 정량화로 확인되었다. 결론적으로, 팥 에탄올 추출물은 골관절염 같은 염증성 관절질환의 치료 가능성이 있다는 내용이다. - 선바이오텍 천연바이오 신소재 연구소 정시화 외 7, 동의생리병리학회지(2012. 10. 25)

● 팥(Phaseolus angularis) 열수 추출물의 산화적 DNA와 세포 손상 억제 효과 : 본 연구에서는 열수 팥 추출물이 hydroxyl 라디칼에 의해 유도되는 산화적 스트레스에 미치는 영향을 알아보기 위하여 항산화활성과 DNA 및 세포의 산화적 손상 억제 효과를 조사하였다. 팥 열수 추출물의 DPPH 라디칼과 hydroxyl 라디칼의 제거능은 다소 낮았으나, Fe2+-chelating과 과산화수소 제거효과는 높게 나타나 활성산소의 생성을 억제하는 데 효과적인 것으로 확인되었다. 또한 팥 열수 추출물의 in vitro DNA cleavage, DNA migration 및 H2AX의 인산화비 억제활성은 높은 활성을 보여주고 있어 라디칼에 의한 DNA 손상 억제에 효과적으로 작용하였다. 또한 지질과산화와 p21의 발현율을 통해 세포의 산화적 손상에 미치는 영향을 살펴보면 지질과산화 억제능과 p21의 발현율에 매우 효과적으로 작용하고 있어 라디칼에 의한 산화적 스트레스로부터 세포를 보호할 것으로 생각된다. - 안동대학교 자연과학대학 생명과학과 박영미 외 5, 한국자원식물학회지(2011. 4)

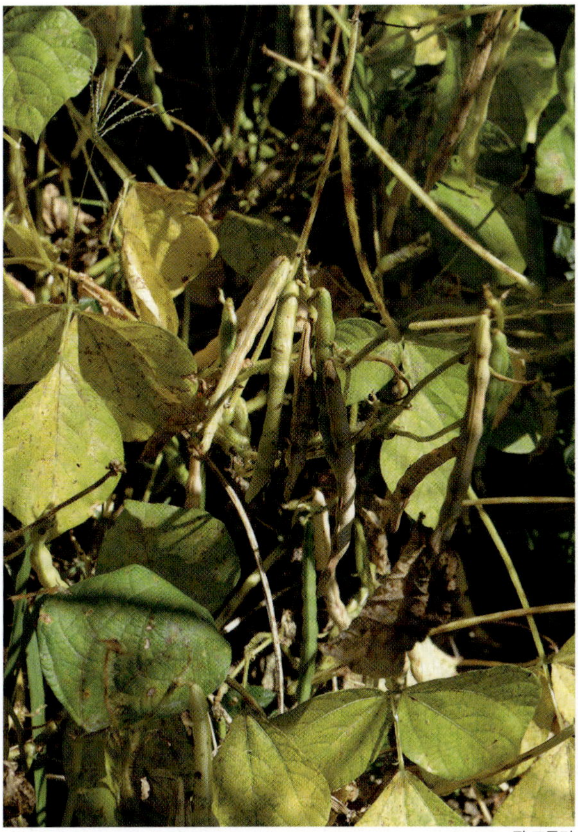
팥 꼬투리

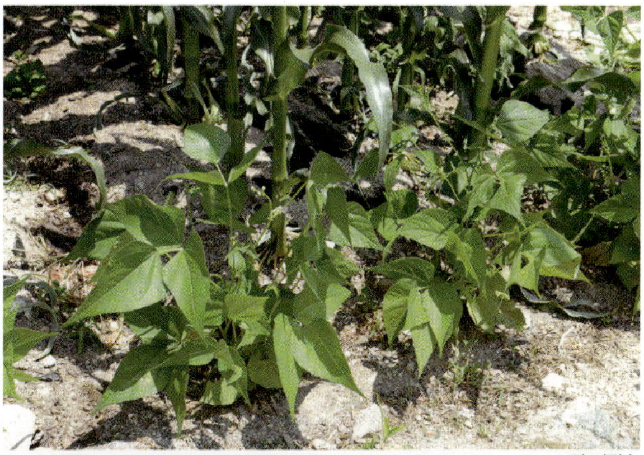
팥 어린순

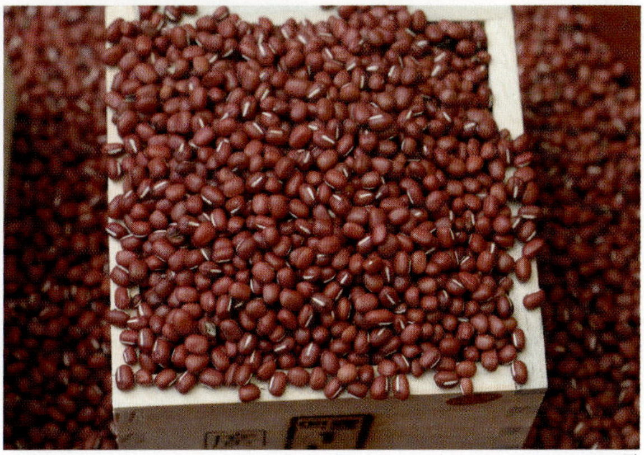
팥

Part 4

특허로 만나는 해초

갈파래

갈파래과 / *Ulva lactuca*
영명 Sea lattuce
이명 참갈파래

갈파래는 '청태靑苔'라는 이름으로 잘 알려진 갈파래과의 해초로, 우리나라 제주도 연안 바닷가 바위에 붙어 많이 번식한다. 전 세계에 분포하며 파도가 너울대는 바위나 말뚝에 붙어 서식한다. 'Ulva lactuca'라는 학명에서 알 수 있듯이 모양과 색이 양상추를 닮았다. 가지는 갈라지지 않으며 가장자리에는 주름이 많다. 겨울에서 여름에 걸쳐 자라는데, 유기물이 많은 곳에서도 잘 자라 맑은 바다의 이미지를 훼손하는 주범이기도 하다. 유사종으로 구멍갈파래(*Ulva pertusa*)·초록갈파래(*Ulva (Letterstedtia) japonica*)·모란갈파래(*Ulva conglobata*) 등이 있다.

별다른 맛이 없어서 식용하기보다는 가축 사료로 사용하고, 비료의 원료로도 쓴다. 최근 들어 비타민 A·B·C를 비롯한 영양소가 풍부하다는 것이 밝혀지면서 화장품 원료로 각광받기 시작했으며, 제주 어촌에서는 버려지는 갈파래를 새로운 어촌 소득원으로 개발하는 작업이 이루어지고 있다.

특허·논문

● 갈파래 추출물을 포함하는 항균 조성물 : 본 발명은 갈파래 추출물을 유효 성분으로 포함하는 항균 조성물에 관한 것으로, 특히 본 발명에 따른 갈파래 추출물을 유효 성분으로 포함하는 항균 조성물은 메티실린 내성 포도상구균(Methicillin-Resistant Staphylococcus aureus, MRSA)에 대한 매우 우수한 항균활성을 갖는 항균 조성물에 관한 것이다. – 특허등록 제852744호, 에이엠바이오 주식회사

● 구멍갈파래 추출물과 그것의 항염증제로서의 용도 : 본 발명은 항염증 활성을 가지는 구멍갈파래 추출물에 관한 것이다. 발명자들은 구멍갈파래를 80% 에탄올로 추출하고, 이 에탄올 추출물을 헥산, 메틸렌클로라이드(디클로로메탄), 에틸아세테이트, 부탄올 및 물로 분획하고, 상기 에탄올 추출물과 분획물의 NO 생성 억제 활성, 염증성 사이토카인인 TNF-α, IL-6 및 IL-1β의 생성 억제 활성, 및 PGE2 생성 억제 활성을 살펴보았는데, 위 추출물 및 분획물 모두 활성의 정도에는 차이가 있었지만 대체로 위 활성들을 가짐을 확인할 수 있었다. – 특허등록 제1102829호, 제주테크노파크

● 구멍갈파래 추출물을 포함하는 항균 조성물 및 이를 포함하는 질염 치료용 조성물 : 본 발명은 구멍갈파래(Ulva pertusa) 추출물을 유효 성분으로 포함하는 가드네렐라 바지날리스(Gardnerella vaginalis)에 대한 항균 조성물, 상기 항균 조성물을 포함하는 질염 치료 또는 예방용 조성물, 상기 항균 조성물을 포함하는 질 세정용 조성물 및 상기 항균 조성물을 포함하는 질염 예방 또는 개선용 식품 조성물에 관한 것으로, 특히 본

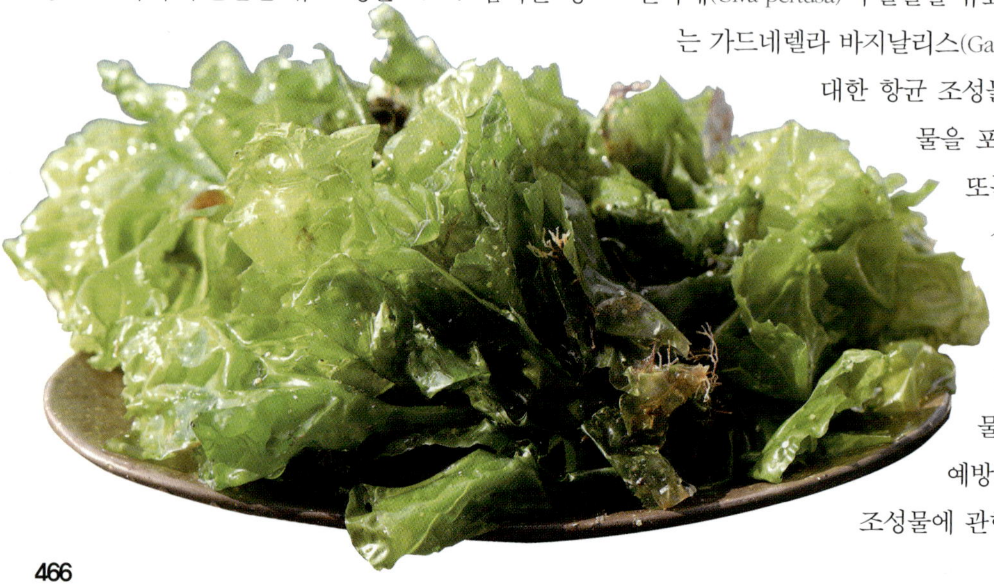

발명에 따른 구멍갈파래 추출물을 포함하는 조성물은 질염의 주 원인균인 가드네렐라 바지날리스에 대한 항균 활성이 우수하여, 질염에 대한 예방 및 치료 효과가 우수하다. – 특허등록 제899639호, 신라대학교 산학협력단, 주식회사 리오엘리

● 구멍갈파래를 포함하는 사료 조성물 및 이의 제조 방법 : 본 발명은 구멍갈파래를 포함하는 사료 조성물 및 이의 제조 방법에 관한 것으로서, 좀더 자세하게는 구멍갈파래를 포함하는 간세포 손상 개선용 사료 조성물에 관한 것이다. 본 발명에 의한 사료 조성물은 구멍갈파래 분말을 함유하여 가금류의 간세포 손상을 개선하고 하절기에 고온의 스트레스를 저감시켜 양계 농가 소득을 높일 수 있다. – 특허등록 제1270690호, 대한민국(농촌진흥청장)

● 갈파래 추출 분획의 암 세포주에 대한 세포독성 및 면역 활성 효과 : 본 연구는 갈파래(Ulva lactuca) 추출분획의 암세포주에 대한 세포독성 및 면역활성 효과를 조사하였다. 갈파래의 에탄올 추출물로부터 분획물의 제조는 hexane, ethyl ether, methanol, butanol, H20의 용매를 이용하여 행하였다. 인간 백혈암세포주(U937), 생쥐 신경아종세포주(NB41A3), 인체간암세포주(HepG2), 큰지 신경교세포주(C6) 등에 대한 갈파래 분획물의 세포독성을 측정하였다. 갈파래의 Ethyl ether 층은 4종류의 세포 모두에서 가장 높은 세포독성을 나타냈다. 또한 수층 역시 비교적 높은 세포독성을 나타냈다. 4종류의 세포 모두에서 농도의존적 경향을 나타냈다. 갈파래 분획물의 큰쥐 대식세포주(RAW 264.7)에 대한 면역활성 효과도 조사하였다. 갈파래 추출물의 5가지 분획물 모두에서 농도의존적으로 NO 생산을 활성화시켰다. 이러한 결과들로 갈파래가 항암 및 면역 활성을 나타내는 천연 소재개발에 있어 유용한 후보가 될 수 있을 것으로 사료된다. – 신라대학교 의생명과학대학 제약공학과 장민경 외 9, 생명과학회지(2006. 12. 29)

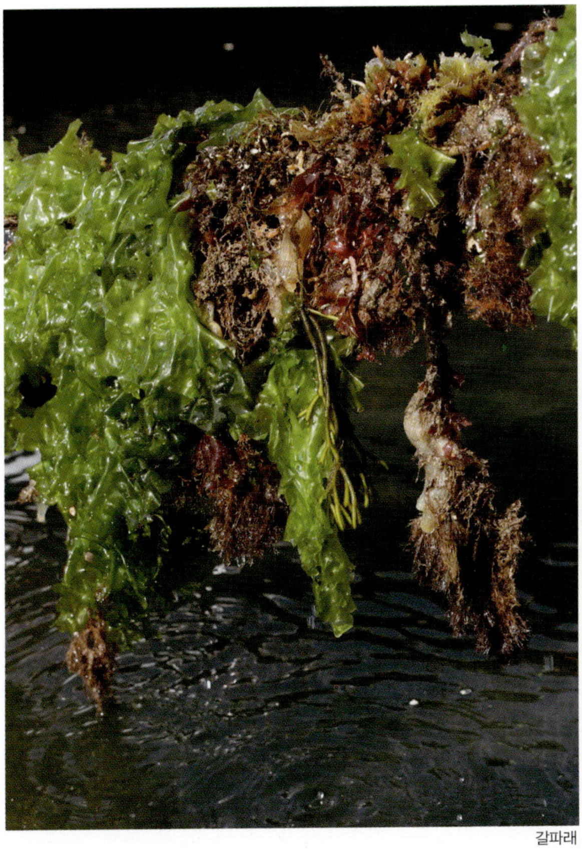
갈파래

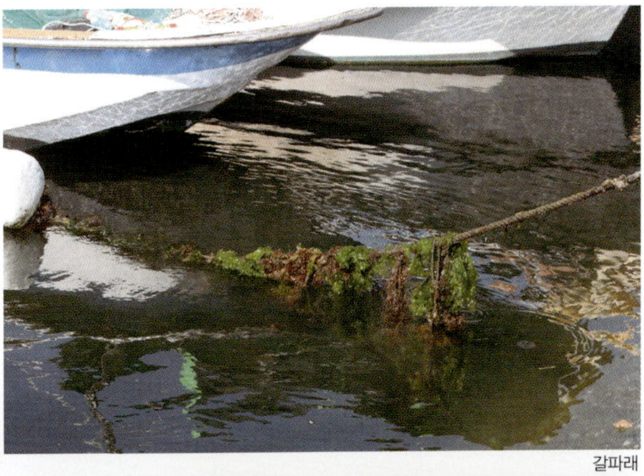
갈파래

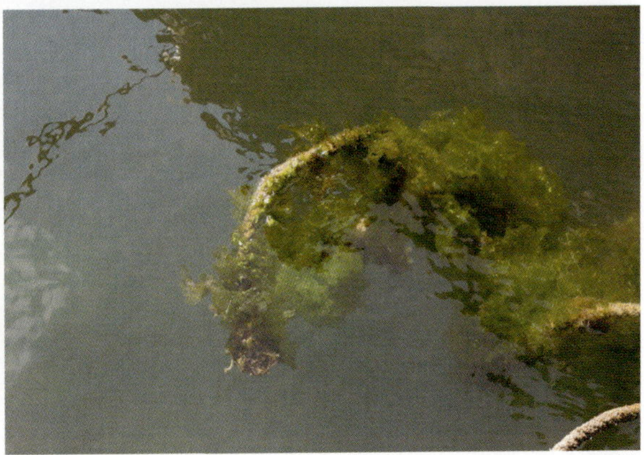
갈파래

감태

미역과 / *Ecklonia cava* Kjellman in Kjellman & Petersen
이명 주름대망

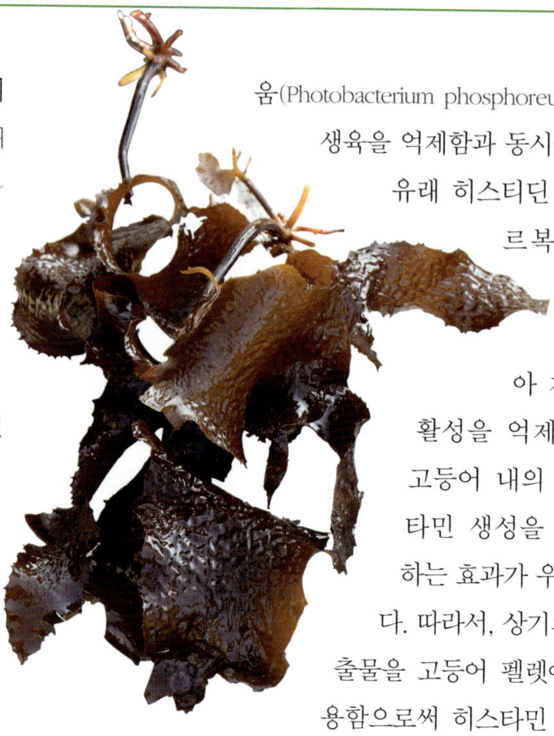

감태는 다시마목 미역과의 여러해살이 바다 식물이다. 우리나라 남해안과 제주도의 점심대(漸深帶 : 해조의 서식대 구분의 한 가지로 저조선에서부터 수심 40~50m)에 분포던 것이 수온이 상승하면서 울릉도 해안에서도 서식하고 있다. 식물 전체가 짙은 갈색의 가죽질로서, 원기둥 모양의 줄기에서 중심 잎이 나고, 양쪽 가장자리에서 가지처럼 많은 잎이 난다. 길이는 1~2m이다. 줄기는 원기둥 모양이고 밑동은 뿌리 모양이다. 양쪽에 깃꼴의 작은잎이 달린다. 해조류를 구성하는 조류식물로, 전복과 소라의 먹이가 된다. 알긴산 · 요오드 · 칼륨을 만드는 원료이며, 더러 식용하기도 하는데 쓴맛이 많다.

감태는 '천연 간 영양제'라는 별명에 걸맞게 칼슘이 우유의 6배, 김의 2배에 달해 뼈를 튼튼하게 하고, 칼륨도 풍부하여 빈혈 개선 효과가 있다. 풍부한 섬유질은 변비를 막아 주고, 플로로탄닌phlorotannin 성분이 숙면을 도와준다. 또 비타민A 성분은 몸속에 쌓여 있는 니코틴을 해독하며, 시놀 성분은 항산화 작용이 뛰어나 면역력을 강화하고 노화를 예방한다.

특허 · 논문

● 감태 추출물을 포함하는 전립선염의 예방 및 치료용 조성물 : 본 발명은 감태 추출물 또는 감태에서 추출된 플로로탄닌을 유효성분으로 포함하는 전립선염의 예방, 치료 또는 개선용 약학 조성물 및 식품 조성물에 관한 것이다. – 특허등록 제1486960호, 가톨릭대학교 산학협력단

● 감태 추출물 또는 대황 추출물을 포함하는 고등어 내 히스타민 생성 억제용 조성물 및 이를 이용한 고등어의 제조방법 : 본 발명에 따른 감태 추출물 또는 대황 추출물은 고등어 내 미생물인 모가넬라 모가니(Morganella morganii) 및 포토박테리움 포스포리움(Photobacterium phosphoreum)의 생육을 억제함과 동시에 그 유래 히스티딘 디카르복실라아제의 활성을 억제하여 고등어 내의 히스타민 생성을 억제하는 효과가 우수하다. 따라서, 상기의 추출물을 고등어 펠렛에 적용함으로써 히스타민 어류독을 예방하여 고등어를 안전하게 이용할 수 있다. – 특허등록 제1438558호, 부경대학교 산학협력단

● 디에콜을 함유하는 감태 추출물 또는 감태 유래 디에콜을 포함하는 탈모방지 또는 발모촉진용 조성물 : 본 발명은 디에콜을 함유하는 탈모방지 또는 발모촉진용 조성물 및 이의 제조방법에 관한 것이다. 상기 디에콜을 함유하는 탈모방지 또는 발모촉진용 조성물의 제조방법은 (a) 감태에 당 분해효소를 첨가하여 효소 추출물을 제조하는 단계; (b) 상기 효소 추출물을 여과하고, 동결건조시키는 단계; 및 (c) 상기 동결건조된 효소 추출물을 유기용매로 추출하여 디에콜을 함유하는 감태 추출물을 제조하는 단계를 포함하는 것을 특징으로 한다. 본 발명에 따른 감태에서 분리된 활성물질인 디에콜은 모발 개선 효과의 지표가 되는 5알파-리덕타제 억제 활성에 대한 우수한 효과를 가지며, 특히 상업용 5알파-리덕타제인 피나스테라이드(finasteride)와 유사한 활성을 가지므로, 해양천연물 유래의 새로운 육모 및 모발 개선 소

재로서의 이용가능성이 있다. - 특허등록 제1247239호, 아쿠아그린텍 주식회사

● 알콜성 간손상에 대한 간보호 활성을 지닌 곰피 또는 감태의 주정 추출물과 그로부터 분리한 플로로탄닌류를 함유하는 간보호용 조성물 : 본 발명은 곰피 또는 감태 주정 추출물로부터 분리된 플로로탄닌류를 함유하는 알콜성 간손상에 대한 간보호용 조성물에 관한 것으로, 보다 구체적으로는 곰피 또는 감태 주정 추출물에 함유된 플로로탄닌류가 알콜에 의한 HepG2 간세포 손상에 대하여 간세포 사멸 억제 효과를 갖는 간 보호용 조성물에 관한 것이다. - 특허등록 제1301190호, 부경대학교 산학협력단

● 감태 추출물 유래의 후코이단을 함유하는 방사선 방호능을 가진 면역증강용 조성물 : 본 발명은 감태 추출물 유래의 후코이단을 포함하는 방사선 방호능을 가진 면역증강용 조성물에 관한 것으로, 감태로부터 효소적 추출법과 막분리기를 이용한 방사선 방호능을 가지는 후코이단의 제조와 그것의 방사선 방호 효과에 관한 것이다. - 특허공개 10-2013-0012417호, 아쿠아그린텍 주식회사, 제주대학교 산학협력단

● 감태 추출물 또는 이로부터 추출한 플로로글루시놀 화합물을 포함하는 파킨슨 질환의 예방 또는 치료용 조성물 : 본 발명에 따른 감태 추출물 또는 이로부터 분리한 플로로글루시놀은 6-히드록시도파민(6-OHDA)에 의해 유발되는 신경세포 사멸 효과를 효과적으로 억제하며, 활성산소종(ROS)의 생성을 억제하고, 항산화 효소(CAT, GSH-Px 등)들의 활성을 회복시키며, 세포 내 DNA 손상, 지질 과산화 및 단백질 변형을 억제하는 효과를 나타낸다. 따라서 본 발명은 6-히드록시도파민(6-OHDA)에 의해 유발되는 신경세포 손상을 억제함으로써 파킨슨 질환을 효과적으로 예방 또는 치료할 수 있다. - 특허공개 10-2013-028261호, 제주대학교 산학협력단, 서울대학교산학협력단

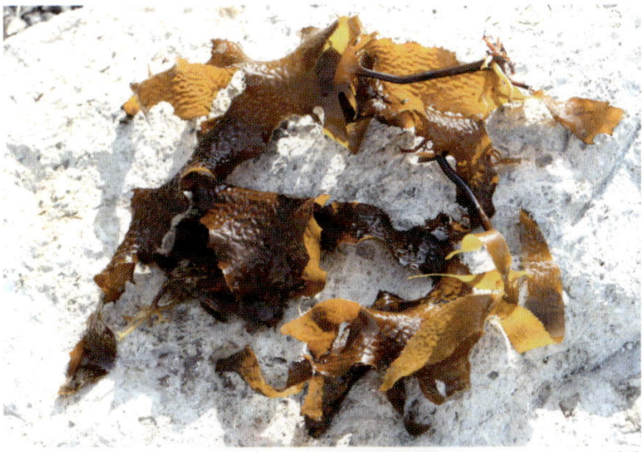
감태

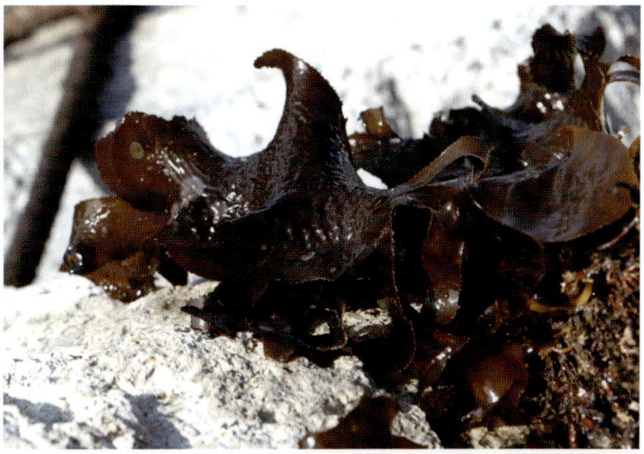
감태

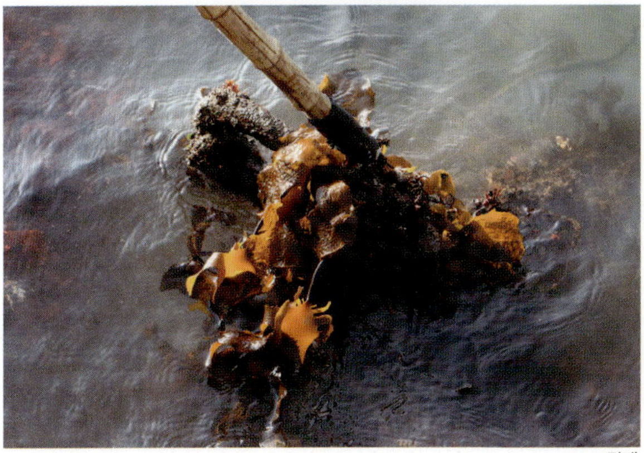
감태

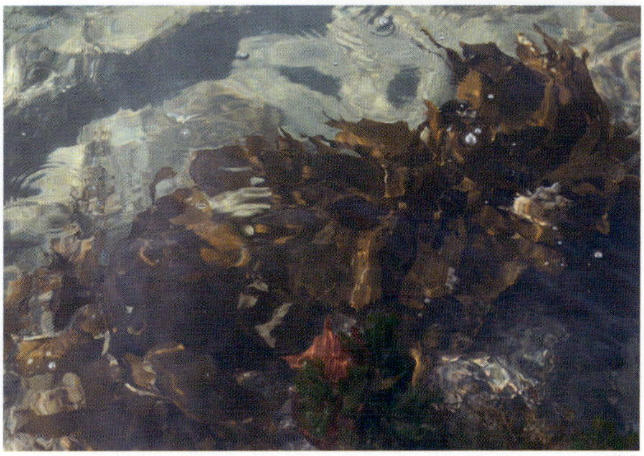
감태

곰피

미역과 / *Ecklonia stolonifera* O.KAMURA
영명 Gom Pi
이명 쇠미역

'쇠미역'이라고도 불리는 곰피는 미역보다는 두껍고 다시마보다는 얇으며, 잎 전체가 울퉁불퉁하고 주름이 있으며 구멍이 나 있고 잎 가장자리는 톱니 모양이다. 수심 10m 이내의 바다에서 자란다. 원래는 식물 전체가 갈색을 띠지만 데치면 녹색이 된다. 우리나라 동해안의 특산물로, 2~3월에 많이 수확하는데, 이른 봄에 먹는 곰피쌈은 미끌거리면서도 오도독거리는 질감과 약간 떫은맛이 별미이다. 살짝 데쳐서 초고추장에 찍어 먹는 것만으로도 맛이 좋지만 과메기나 삼겹살과 함께 먹어도 맛이 좋다.

곰피에는 엽산이 많고, 무기질과 비타민도 골고루 들어 있는데, 특히 칼슘이 매우 풍부하다. 다른 해조류와 마찬가지로 점질물인 알긴산alginic acid은 중금속 · 농약 · 콜레스테롤 등을 흡착하여 배출시키며, 항암 작용, 혈압 강하 작용, 항응혈 작용을 한다. 또한 골관절염 치료에 도움을 주는 항염증 · 항산화 효능이 뛰어난 것으로 나타났다. 항산화 활성이 강한 9종의 플로로탄닌이 강한 항염증 활성을 나타내며, 그중 엑콜eckol이라는 성분은 간 기능 개선 효과가 뛰어나다. 미백 효과와 주름살 제거 효과가 크고, 변비를 예방한다. 곰피 추출물은 구강 청결제나 화장품 제조 등 다양한 용도로 활용하고 있다.

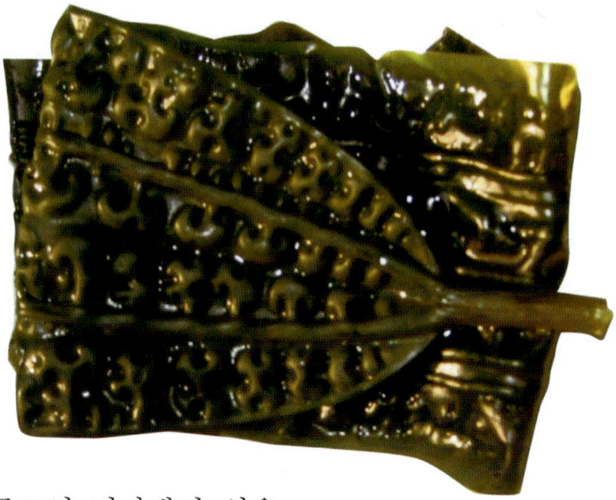

특허 · 논문

● **곰피 추출물로 된 항산화 및 염색체 이상 억제제** : 본 발명은 곰피 추출물로 된 항산화 및 염색체 이상 억제작용제에 관한 것으로 더욱 자세하게는 곰피의 메탄올추출물이 항산화활성, 프리라디칼소거작용 및 염색체 이상 억제활성이 있음을 밝혀 곰피 추출물의 항산화 및 염색체 이상 억제제로서의 용도에 관한 것이다. 곰피(Ecklonia stolonifera)는 수심 10m 이내의 바위에서 자라는 다시마과에 속하는 갈조류로서 민간에서 식용으로 이용되어지고 있다. 본 발명은 곰피를 메탄올로 추출한 메탄올 추출물과 그 분획물들의 지질과산화에 대한 항산화 효과를 TBA 측정법(TBA assay)에 의해 실험하고, 또한 1,1-디페닐-2-피크릴히드라질(1,1-diphenyl-2-picry1hydrazy(DPPH))래디칼에 대한 프리래디칼 소거효과를 함께 측정한 결과, 곰피의 메탄올 추출물이 지질의 과산화와 프리래디칼의 소거에 대한 항산화작용을 나타내었고, 또한 실험관내(in vitro)염색체 이상 억제 실험결과 곰피의 메탄올 추출물이 벤조피렌(benzo(a)pyrene)에 의한 염색체 이상 억제효과를 확인하여 노화방지 및 염색체 이상에 의한 질환의 예방에 관한 용도를 제공하는 것이다. – 특허등록 제152738호, 이**

● **당뇨성 합병증 예방 또는 치료용 곰피 추출물** : 본 발명은 알도즈 환원효소 및 최종당화산물 생성 억제활성을 갖는 당뇨성 합병증 예방 또는 치료용 곰피 (Ecklonia stolonifera) 추출물 및 이를 함유하는 당뇨성 합병증 예방 또는 치료용 약학 조성물 또는 식품 조성물에 관한 것으로, 상기 추출물은 알도즈 환원효소 및 최종당화산물 생성을 억제함으로써, 강력한 당뇨성 합병증 억제활성을 나타내고, 천연약재로서 독성 및 부작용은 거의 없어 안전성이 확보되

어 있으므로 예방 목적으로 장기간 사용 시에도 안심하고 사용할 수 있는 효과가 있어, 당뇨성 합병증 예방 또는 치료용 약학조성물 또는 식품조성물로 유용하게 이용될 수 있다. – 특허등록 908038호, 대구카톨릭대학교 산학협력단

● 알콜성 간손상에 대한 간보호 활성을 지닌 곰피 또는 감태의 주정 추출물과 그로부터 분리한 플로로탄닌류를 함유하는 간보호용 조성물 : 본 발명은 곰피 또는 감태 주정 추출물로부터 분리된 플로로탄닌류를 함유하는 알콜성 간손상에 대한 간보호용 조성물에 관한 것으로, 보다 구체적으로는 곰피 또는 감태 주정 추출물에 함유된 플로로탄닌류가 알콜에 의한 HepG2 간세포 손상에 대하여 간세포 사멸 억제 효과를 갖는 간 보호용 조성물에 관한 것이다. – 특허등록 제1301190호, 부경대학교 산학협력단

● 변비 개선 효과를 갖는 건강보조식품 : 본 발명은 피부 노화 방지 성분을 함유하는 곰피, 완화성분을 함유하는 알로에와 무기질, 칼슘이 풍부하고 저항력을 크게 해주는 쑥과 알긴산을 다량 함유하여 노폐물의 배출을 원활하게 하는 것으로 입증된 다시마와 혈액순환과 신진대사를 촉진시키는 효과가 있는 것으로 알려진 율무 및 현미를 혼합하여 이루어진 변비 개선효과를 갖는 건강보조식품에 관한 것이다. – 특허등록 제615967호, 주식회사 진송식품

● 곰피 유래 피부 보호용 조성물 : 본 발명은 곰피 추출물로부터 분리한 엑크스톨로놀 및 플로로푸코푸로엑콜 A를 유효성분으로 함유하여 자외선에 의한 피부손상을 억제시키는 것을 특징으로 하는 피부 보호용 기능성화장품, 기능성 식품 또는 약학 조성물에 관한 것으로, 본 발명에 따른 곰피 추출물 유래 엑크스톨로놀 및 플로로푸코푸로엑콜 A는 자외선에 의한 피부손상을 억제함으로써 피부세포보호하는 효과가 있어, 미백용 및 주름제거용 화장품 원료 개발, 기능성 식품 또는 피부호용 약제의 개발을 위한 신소재로 활용할 수 있으며, 해양생물자원, 특히 해조류를 이용한 신소재 개발 산업에 활용할 수 있는 우수한 효과가 있다. – 특허등록 제1155512호, 주식회사 엔바이로젠

● 곰피 추출물을 유효성분으로 포함하는 순환계 질환 치료용 조성물 : 본 발명은 곰피 추출물을 유효성분으로 포함하는 순환계 질환 치료 또는 예용 조성물 및 곰피 추출물을 유효성분으로 포함하는 순환계 질환 예방 또는 개선용 식품 조성물에 관한 것으로, 보다 상세하게는 혈청 지질 농도를 감소시키고, 저밀도 지단백질(low-density lipoprotein; LDL) 콜레스테롤 량을 감소시키며, 동맥경화지수 및 심혈관위험지수를 모두 낮출 수 있고, 특히 난소 절제에 의해 폐경기 모델을 만든 실험동물에서 난소 절제에 의해 감소된 고밀도 지단백질(high-density lipoprotein; HDL) 콜레스테롤 량을 증가시키고, 난소 절제에 의해 증가된 혈소판 응집능을 감소시켜, 갱년기에 여성에서 폐경에 의해 발생될 수 있는 순환계 질병을 치료 또는 예방할 수 있을 뿐만 아니라, 오랫동안 사용하여 인체에 무해하고 부작용이 문제되지 아니한 곰피 추출물을 유효성분으로 포함하는 순환계 질환 치료, 예방 또는 개선용 조성물에 관한 것이다. – 특허공개 10-2012-0113825호, 주식회사 바이오포트코리아 외 1

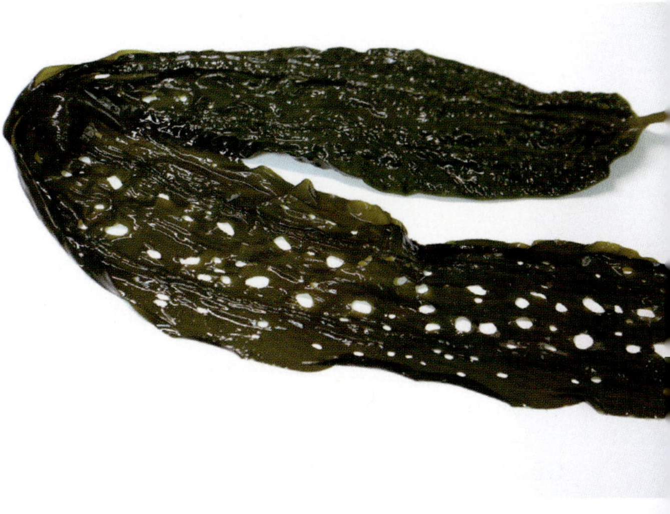

김

보라털과 / *Porphyra tenera* Kjellman
영명 Laver, Purple Laver
약명 감태甘苔
이명 해태海苔

김은 미역, 다시마와 함께 우리나라에서 가장 많이 소비되는 해조류이다. 독특한 향기와 맛으로 밥반찬으로 우리나라와 일본에서 특히 즐겨 먹는다. 바다의 암초에 이끼처럼 붙어서 자라는데, 길이는 25㎝, 너비는 12㎝까지 자란다. 우리나라 연안에서는 10월 무렵에 나타나기 시작하여 겨울에서 봄에 번식하다가 점차 줄어들어 여름에는 보이지 않는다. 겨울철이 제철이라 맛이 가장 좋은 시기이며, 일반적으로 말려서 보관하므로 1년 정도는 보관 가능하다. 좋은 김은 검은 빛이 돌고 윤기가 흐르며 잡티가 없고 조직이 치밀하다. 단, 돌김 종류는 조직이 성기다.

《동국여지승람》에는 400여 년 전부터 전남 광양지역에서 채취되어 온 것으로 기록되어 있다.

김에는 탄수화물 · 무기질 · 비타민류 · 단백질이 풍부한데, 특히 필수 아미노산인 트레오닌threonine · 발린valine · 류신leucine · 이소류신isoleucine · 라이신lysine · 메티오닌methionine · 페닐알라닌phenylalanine · 트립토판tryptophan 등이 들어 있다. 비타민 A의 모체인 카로틴이 많아 면역력 향상에 도움이 되며, 풍부한 비타민 B는 뇌를 건강하게 유지하는 작용을 하기 때문에 치매 예방 효과가 있다. 김에 함유된 다당류 성분인 포피란porphyran은 항암 · 항바이러스 · 항응고 작용 등의 생리 효과가 있다.

김 종류로는 참김(Porphyra tenera) · 방사무늬돌김(Porphyra yexoensis) · 둥근돌김(Porphyra suborbiculata) 등이 있다.

고서古書 · 의서醫書에서 밝히는 효능

방약합편 감태甘苔는 맛이 짜고 성질이 차다[味鹹 性寒]. 치질痔疾과 충병蟲病을 다스리며, 곽란霍亂, 토사吐瀉 및 열중熱中에 효과가 있다.

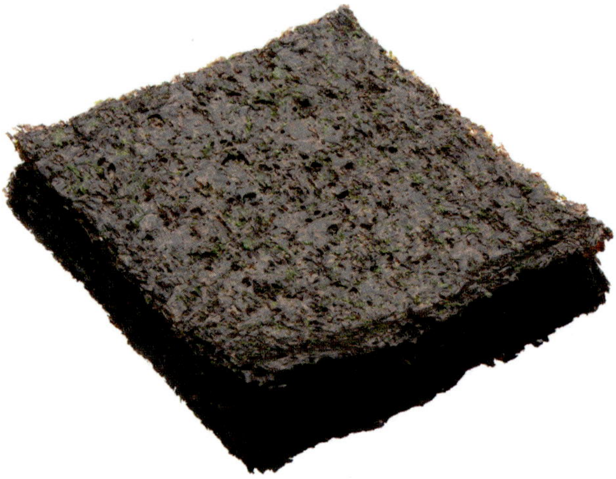

특허 · 논문

● 홍조류 김으로부터 분리한 단백질을 포함하는 아세트아미노펜 유발성 간 손상 예방 및 치료용 조성물 : 본 발명은 홍조류 김으로부터 분리한 단백질을 포함하는 아세트아미노펜 유발성 간질환 예방 및 치료용 조성물에 관한 것으로, 방사무늬 돌김의 열수 추출물에서 분리 정제한 소디움 도데실 설페이트 폴리아크릴아미드 젤 전기영동법 측정 분자량이 14kDa인 단백질은 아세트아미노펜에 의해 유발된 랫츠 간 조직의 산화적 손상과 간세포의 세포사멸을 저해하는 뛰어난 효과가 있다. – 특허등록 제808130호, 부경대학교 산학협력단

● 김으로부터 고지혈증 개선효과가 있는 포피란을 추출 및 정제하는 방법 : 본 발명은 김(porphyra yezoensis)으로부터 고지혈증 개선효과가 있는 포피란(porphyran)을 추출 및 정제하는 방법에 관한 것으로, 더욱 상세하게는 종래 기술의 단점인 낮은 제품수율, 인체 건강상 유해한 맹독성의 세칠피리디니움 크로라이드(cetylpyridinium chloride) 사용, 다량의 에탄올 소비 등을 개선하여 인체건강에 해롭지 않고 경제성이 높은 포피란(porphyran)을 추출하는 방법

에 관한 것이다. 이를 위하여 본 발명은 정제과정에서 단백질을 제거하기 위한 수단으로 사용한 세칠피리디니움 크로라이드(cetylpyridinium chloride) 대신에 인체건강에 무해한 단백질 분해효소를 사용하였으며, 종래의 열수 추출법을 염산 추출법으로 개량하여 제품의 수율을 높였다. 또한, 에틸알코올의 소비량을 줄이기 위하여 추출공정 중 진공농축과정을 도입하여 종래의 기술에 비해 경제성을 높였다. 그리고, 본 발명으로 생산된 포피란(porphyran)은 흰쥐를 통한 동물실험 결과, 식이성 고지혈증의 개선에 탁월한 효과가 있는 것으로 나타났다. – 특허등록 제381363호, 정**

● 항균 활성을 나타내는 김 추출물을 유효 성분으로 함유하는 화장료 조성물 : 본 발명은 김(Porphyra tenera) 추출물을 유효 성분으로 함유하는 조성물에 관한 것으로, 상세하게는 본 발명의 김 추출물은 여드름균 프로피오니박테리움 아크네스(Propionibacterium acnes)에 대하여 우수한 항균 활성을 나타내므로 항균 효과를 갖는 화장료 조성물로 유용하게 이용될 수 있다. – 특허등록 제1203273호, 대구한의대학교 산학협력단

● 김을 이용한 가축사료의 제조 방법 및 가축의 사육방법 : 본 발명은 김을 이용한 가축사료, 그의 제조 방법 및 가축의 사육방법에 관한 것으로써, 더욱 상세하게는 수확된 김을 세척한 후 건조시켜 분쇄한 다음, 분쇄된 김을 총 사료 중량에 대해 1~3중량% 배합하여 제조하는 것을 특징으로 하는 김을 이용한 가축사료의 제조 방법에 관한 것이다. 이와 같이 구성된 본 발명은 가축사료에 항생제를 혼합하지 않은 상태로 가축에게 섭취시킬 수 있을 뿐만 아니라 기존 폐기되는 김을 재활용할 수 있음은 물론, 상기 김에 함유된 포피란(pophyran)성분에 의해 가축의 스트레스, 질병예방 및 항생제 잔류와 내성균 발생을 현저하게 낮출 수 있고, 나아가 가축의 육질개선을 할 수 있을 뿐만 아니라 식품 안전성 제고 및 국민 건강

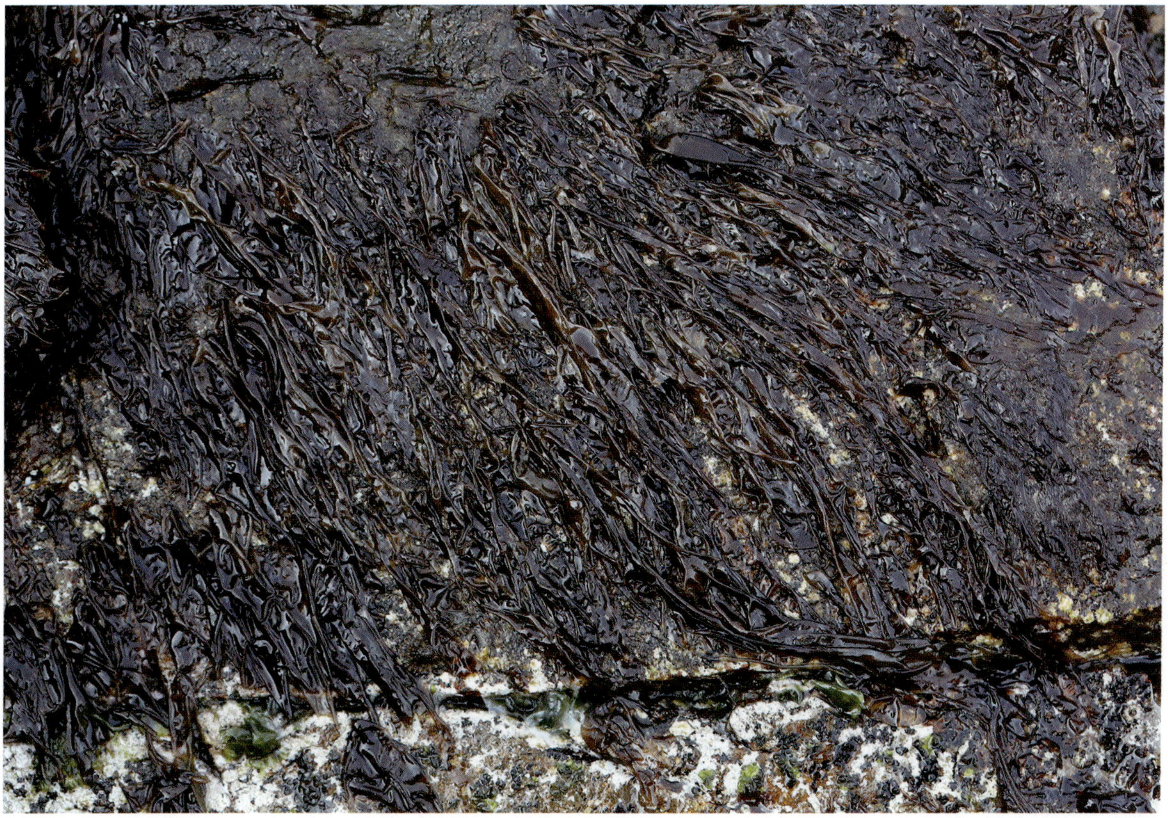

돌김

증진을 할 수 있는 효과가 있다. – 특허등록 제1071147호, 대한민국(국립수산과학원)

● 김의 효소분해물 및 그 용도 : 본 발명은 김을 원료로 하여 의약분야 및 건강식품분야 등에 유효한 소재를 제공한다. 김을 펩신분해하여 얻어지는 혈압강하작용을 가지는 펩티드 혼합물로 이루어진 김의 효소분해물로서, 펩신분해 전에 미리 원료인 김을 1시간 이상 열탕처리한 후, 끓인 국물을 제거함으로써, 혈압강하작용이 더욱 향상되고, 쓴맛이나 냄새 및 점성 등이 제거된다. 따라서, 이 효소분해물은 혈압강하제로서 보다 유용하게 사용될 수 있다. 또한, 혈압강하작용 이외에도 건강에 기여하는 효과, 예를 들면, 혈당치 저하, 콜레스테롤치 저하, 칼슘 침전 저지작용 등이 있어, 식품에 첨가하여 건강식품으로서 이용할 수 있다. 한편, 펩신분해한 후 다시 펩티다아제 활성을 가지는 효소로 분해하면 맛을 더욱 향상시킬 수가 있어, 식품첨가물로서 매우 적합하다. – 특허등록 제450645호, 시라코 가부시키가이샤(일본)

● 김을 유효 성분으로 함유하는 비만 또는 고지혈증 및 동맥경화성 혈관계 질환의 예방 및 치료용 조성물 : 본 발명은 김을 유효 성분으로 함유하는 비만 또는 고지혈증 및 동맥경화성 혈관계 질환의 예방 및 치료를 위한 조성물에 관한 것으로, 상세하게는 본 발명의 김은 고지혈증을 유발시킨 동물모델에서 간조직 및 분변 중 지질 함량을 감소시키고, 혈청 중의 중성지방, 콜레스테롤, 인지질, 과산화지질 및 Hydroxyl radical 함량을 감소시키며, 혈청 중 SOD 활성을 증진시킴을 확인한 바, 비만 또는 고지혈증 및 동맥경화성 혈관계 질환의 예방 및 치료에 유용한 약학조성물 및 건강기능식품에 이용될 수 있다. – 특허공개 10-2012-0016959호, 강릉원주대학교 산학협력단

● 몰로키아가 함유된 조미 김 제조 방법 및 그에 의해 제조된 김 : 본 발명은 영양학적으로 우수한 몰로키아를 김과 함께 섭취할 수 있도록 하되, 기름혼합물 도포 후 1차 굽기 및 참기름 도포 후 2차 굽기의 연속과정을 통해 습기에 강하고 김 고유의 향미를 느낄 수 있도록 하는 몰로키아가 함유된 조미 김 제조 방법 및 그에 의해 제조된 김에 관한 것이다. 상기 목적을 달성하기 위한 본 발명의 몰로키아가 함유된 조미 김의 제조 방법은, 바다에서 채취되며 이물질이 제거된 후 일정 크기의 발장에 펼쳐진 상태에서 건조된 김을 준비하는 단계; 상기 건조된 김에 몰로키아 분말 수용액을 분사하는 단계; 몰로키아 분말 수용액이 분사된 김의 일면 또는 양면에 옥배유, 포도씨유 및 고추씨유가 일정비율로 골고루 혼합되어 형성된 기름혼합물을 도포하는 단계; 기름혼합물이 도포된 김을 200~250℃의 온도에서 5~10초 동안 1차 구워내는 단계; 1차로 구워낸 김의 일면 또는 양면에 참기름을 도포하는 단계; 참기름이 도포된 김의 일면 또는 양면에 식염과 황토염이 일정비율로 골고루 혼합되어 형성된 소금 혼합물을 골고루 흩뿌리는 단계; 소금혼합물이 골고루 흩뿌려진 김을 300~350℃의 온도에서 2~5초 동안 2차 구워내는 단계; 2차로 구워진 김을 10~25℃의 온도에서 1~5분 동안 냉각하는 단계; 및 냉각된 김을 일정 크기와 양으로 계수하여 포장하는 단계로 이루어지는 것을 특징으로 한다. 본 발명에 의하면, 몰로키아에 포함된 폴리페놀과 베타카로틴의 항산화작용을 통해 바다의 비린내와 잡냄새가 제거됨으로써 깔끔하고 맛 좋은 김을 제공할 수 있다. – 특허등록 제1316046호, 주식회사 에스씨해미

● 황칠나무 성분을 포함하는 김이나 김 자반 및 그 제조 방법 : 본 발명은, 황칠나무 성분을 포함한 김 제조 방법에 관한 것으로, 황칠나무의 잎과 수피를 파쇄기로 분쇄하는 단계; 상기 분쇄된 황칠나무 추출물을 피륙 부대에 담아 수조에 장시간 침지시켜 황칠나무 추출액을 얻는 단계; 수확된 물김을 작은 크기로 절단하는 단계; 발장을 김 뜨는 기계 위치로 이동시켜, 밑에 있는 김 발장에 절단된 물김을 일정 양씩 뿌려서 발장에 김을 뜨는 단계; 발장의 김을 탈수시키는 단계; 탈수가 된 김발을 황칠나무 추출액 분사 장치 아래로 이동시켜, 분사기 노즐(9)로부터

황칠나무 추출액을 김발 위의 김에 골고루 분사하는 단계; 및 상기 황칠나무 추출액이 뿌려진 김을 건조시키는 단계를 포함하는 것을 특징으로 한다. 본 발명에 관한 황칠나무 추출액이 골고루 함유된 김 및 김 자반 제조 방법은, 단순히 맛이나 영양분의 효과를 훨씬 뛰어넘어, 항암 작용 및 항산화 효과의 건강 보조식품으로서의 목적까지도 갖는 우수한 기능성 김을 제조하는 것이 가능하다. - 특허공개 10-2008-0086745호, 웰가영어조합법인 외 1

● 김 분획물의 in vitro에서의 항발암 효과 : 본 실험은 홍조해조류의 하나인 김을 메탄올로 추출 후 각 용매별로 다시 분획하여 암세포 성장억제 효과와 QR유도활성 효과 등 생리활성을 연구하였다. 김을 이용하여 4종의 암세포주 C6, HepG2, MCF-7및 HT-29 세포주에 대한 암세포 증식억제 실험을 한 결과 사용한 4종의 암세포주에서 모두 시료첨가 농도에 의존적으로 증식저지 효과가 나타났고, 특히 김의 hexan 분획물에서 가장 높은 암세포 성장 억제효과를 나타내었다. 그리고 본 시료는 신경종양, 간암 및 여성암의 대표적인 유방암세포의 성장억제효과가 탁월하였다. 또한, 사용한 4가지 암세포주중 유일하게 quinone reductase를 가지고 있는 HepG2를 이용한 암 예방지표인 quinone reductase 효소 유도 활성 여부를 측정한 결과 분획물 첨가농도를 50, 100 및 150g/mL로 첨가하였을 때 PTMH의 첨가농도 50㎍/mL에서 대조군에 비해 약 1.5배 이상의 높은 QR 유도효과를 나타내었고 최종농도 150㎍/mL에서는 약 6.6배의 높은 암 예방 QR 유도 효과를 나타내었다. - 신라대학교 식품영양학과,마린-바이오 산업화지원센터 신미옥 외 1, 한국식품영양과학회지(2005. 12. 30)

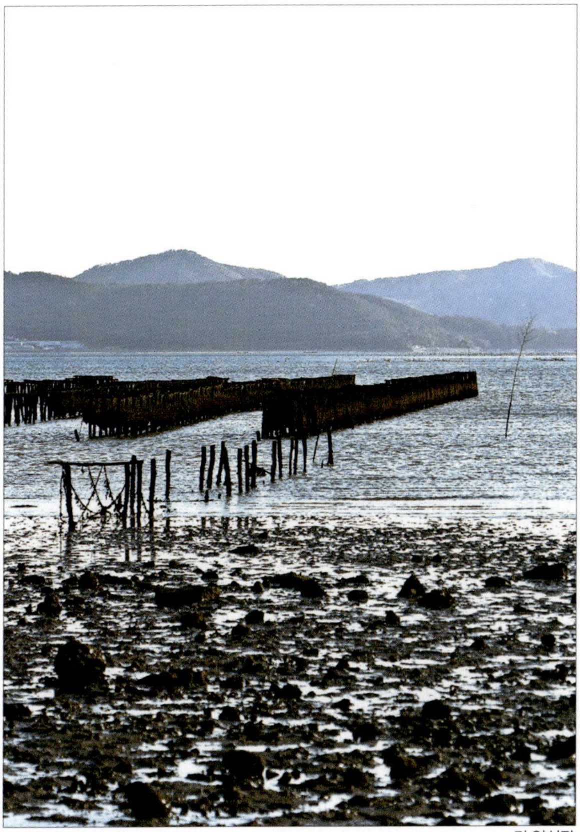
김 양식장

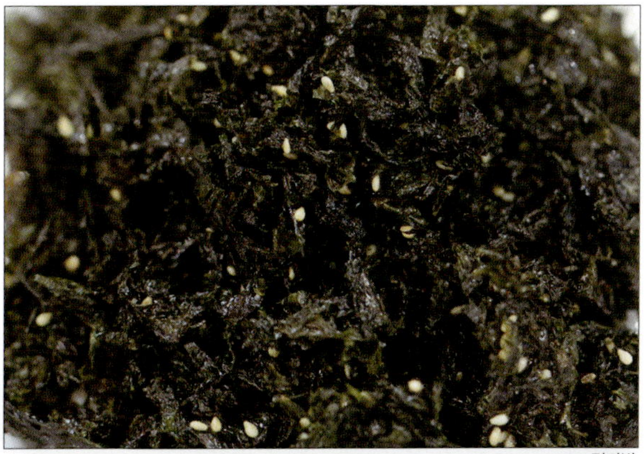
김자반

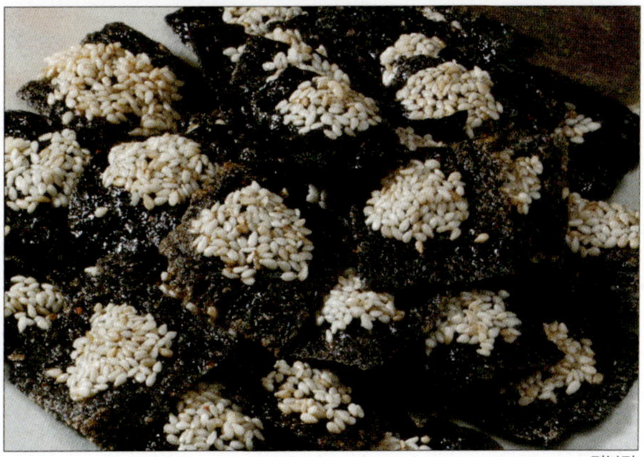
김부각

다시마

다시마과 / *Saccharina japonica*
영명 kelp
약명 곤포昆布
이명 해대海帶

'바다의 불로초不老草'라는 별명에서 짐작할 수 있듯이 다시마는 예로부터 피를 맑게 하고 혈압을 내리는 식품으로 손꼽혀 왔다. 옛 의학서에 다시마를 오랫동안 먹으면 살이 빠진다는 구절이 있을 정도로 다이어트 효과가 뛰어나다. 주로 생으로 쌈을 싸 먹거나 튀각으로 먹고, 국물을 우려낼 때 이용한다.

다시마는 한해성寒海性 식물로, 다시마속 식물은 20여 종이 있으며 주요 종으로는 참다시마(L.japonica) · 오호츠크다시마(L.ochotensis) · 애기다시마(L.religiosa) 등이 있다. 우리나라 동해안 북부 · 함경도 일대에 분포하며, 서해안과 남해안에서 양식한다. 다 자라면 길이가 3.5m 정도이며 잎도 넓다. 표면이 매끄럽고 가장자리에 물결 무늬가 있다.

영양성분으로 단백질 · 무기질 · 비타민 · 식이섬유가 풍부하며 칼로리는 낮다. 특히 해조류 가운데서도 요오드 함량이 가장 높으며, 감칠맛을 내는 글루타민산glutamin acid이 풍부하여 국물 맛을 내는 데 많이 쓰인다. 식이섬유소가 정장 작용을 하여 변비 치료를 돕고, 풍부한 알긴산alginic acid이 중금속 및 방사능 물질을 체외로 배출하는 작용을 한다. 또한 다시마를 먹으면 포만감이 생겨 식사량이 감소하므로 체중 조절에 도움이 된다.

다시마에 들어 있는 탄수화물의 20%는 섬유소이고 나머지는 알긴산과 라미나린laminarin 등 다당류이다. 특히 현대인에게 부족하기 쉬운 요오드 · 칼륨 · 칼슘 등 무기염류가 많이 들어 있다. 다시마에 들어 있는 라미닌laminin이라는 아미노산은 혈압을 낮추고 혈액 속의 콜레스테롤을 저하시키는 효과가 있다.

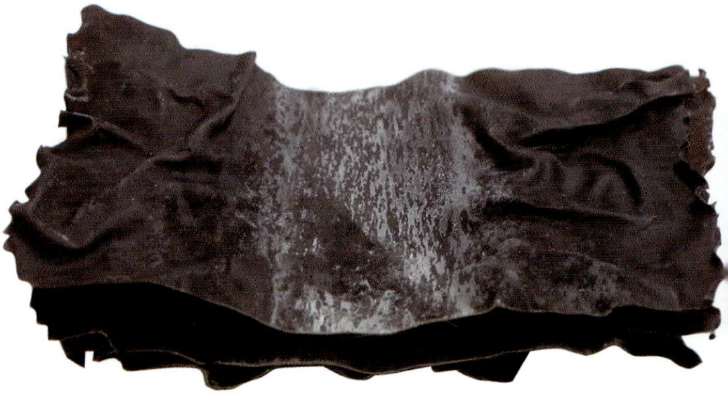

고서古書 · 의서醫書에서 밝히는 효능

동의보감 곤포昆布는 성질이 차고 맛이 짜며 독이 없다. 열두 가지 수종을 치료하는데, 소변을 잘 누게 하고 얼굴이 부은 것을 내리게 한다.

방약합편 곤포는 맛이 짜고 성질이 차다[味鹹 性寒]. 일체의 腫氣와 종기瘻瘡와 루창瘻瘡, 영류癭瘤, 기결옹氣結壅을 다스린다.

특허 · 논문

● 항산화 및 항동맥경화 활성을 갖는 다시마 분말 또는 알긴산이 제거된 이의 추출물을 함유하는 약학 조성물 : 본 발명은 항산화 및 항동맥경화 활성을 갖는 다시마 분말 또는 알긴산이 제거된 이의 추출물을 유효 성분으로 함유하는 조성물에 관한 것으로서, 상세하게는 본 발명의 다시마 분말 또는 이의 추출물은 고지혈증 또는 동맥경화증을 유도한 동물모델에서 간의 지질과산화 정도를 유의적으로 감소시키고, 혈장의 총 콜레스테롤, 트리글리세라이드, HDL-C의 함량을 유의적으로 감소시킴으로써, 고지방식이 섭취에 따른 산화적 스트레스 및 동맥경화와 고지혈증을 방어하는 효과가 있으므로, 이를 포함하는 조성물은 산화적 스트레스 및 콜레스테롤 증가로

인한 질환의 예방 및 치료를 위한 약학 조성물 및 건강기능식품으로 유용하게 이용될 수 있다. – 특허등록 제884059호, 강릉원주대학교 산학협력단

● 항균제로서 다시마 추출물을 포함하는 질염 예방 및 치료용 조성물 : 본 발명은 다시마 추출물을 유효 성분으로 포함하는 가드네렐라 바지날리스(Gardnerella vaginalis)에 대한 항균 조성물, 상기 항균 조성물을 포함하는 질염 치료 또는 예방용 조성물, 상기 항균 조성물을 포함하는 질 세정용 조성물 및 상기 항균 조성물을 포함하는 질염 예방 또는 개선용 식품 조성물에 관한 것으로, 특히 본 발명에 따른 다시마 추출물을 포함하는 조성물은 질염의 주 원인균인 가드네렐라 바지날리스에 대한 항균 활성이 우수하여, 질염에 대한 예방 및 치료 효과가 우수하다. – 특허등록 제862211호, 신라대학교 산학협력단, 주식회사 리오엘리

● 다시마 추출물을 함유하는 백내장 예방 및 치료용 약학적 조성물 및 다시마 추출물을 함유하는 백내장 예방 및 개선용 식품 조성물 : 본 발명은 다시마 추출물을 함유하는 백내장 예방 및 치료용 약학적 조성물이 제공된다. 본 발명에 따른 약학적 조성물은 수정체 내의 글루타티온의 합성을 촉진하고 글루타티온 퍼록시다제의 수정체 내 농도를 증가시키기 때문에 산화적 스트레스에 의한 백내장의 발생을 예방하고 억제하는 효과가 있으며, 적정한 농도를 투여하면 효과적인 백내장 예방 및 치료제로서 역할을 할 수 있다. – 특허등록 제1081813호, 인하대학교 산학협력단

● 다시마로부터 분리한 소장 내 포도당 흡수 저해물질 및 그 정제방법 : 본 발명은 다시마로부터 분리되어 당뇨 및 비만의 유발과 밀접한 관련이 있는 포도당 흡수 저해물질 및 그 정제 방법에 관한 것으로 이러한 포도당 흡수 저해물질은 다시마의 메탄올 추출물을 핵산, 클로로포름, 에틸아세테이트 순으로 분획한 후 1차, 2차 소수성 실리카겔 컬럼 크로마토그래피, 박층 크로마토그래피 및 HPLC 등 일련의 과정을

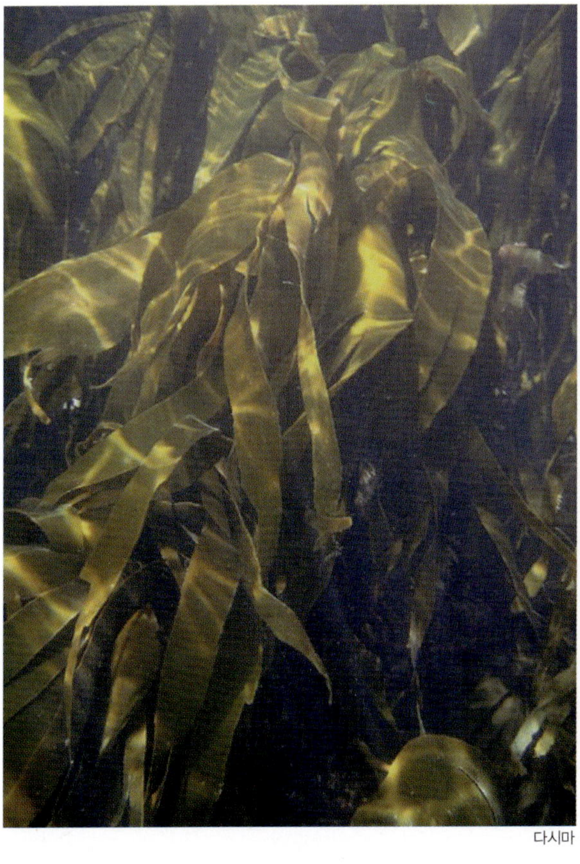

다시마

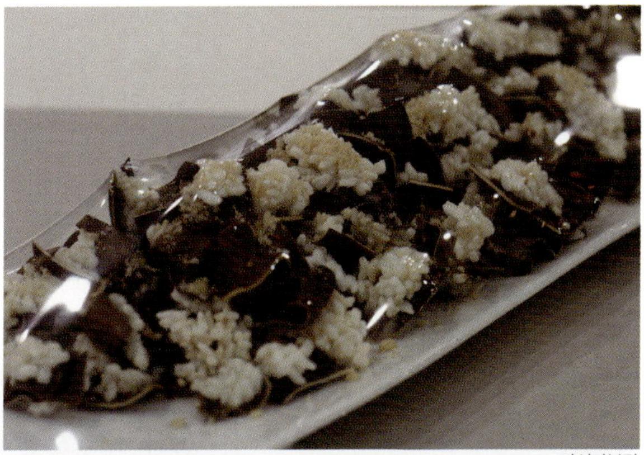

다시마부각

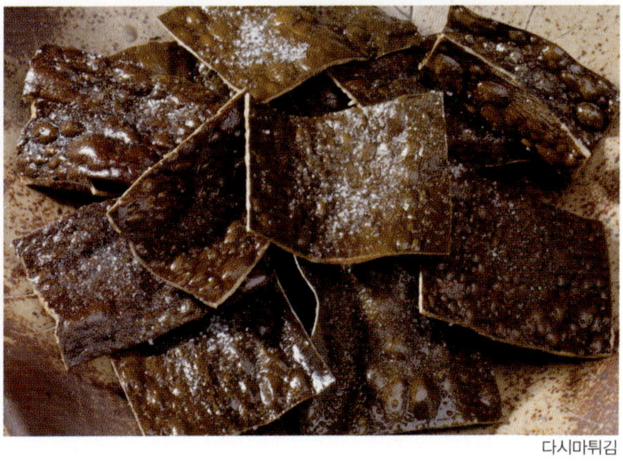

다시마튀김

거쳐 정제되었으며 이러한 방법으로 얻어진 물질은 소장 내 포도당 흡수를 저해하게 되고 이로 인해 혈중 당의 농도가 저하됨으로써 비만 및 당뇨 예방용 기능성 식품이나 약물에 유용하게 사용될 수 있다. - 특허등록 제558770호, 학교법인 고려중앙학원

● 다시마 다당 및 올리고당 추출물을 함유하는 변비 개선 및 예방용 기능성 식품 조성물 : 본 발명은 산 및 고온 가열 처리하여 얻어진 다시마 다당 및 올리고당 추출물을 유효 성분으로 함유하는 기능성 식품 조성물에 관한 것으로, 본 발명의 다시마 다당 및 올리고당은 소장 내의 음식물의 이동 속도를 촉진시키고, 장관의 운동을 촉진하여 배변을 원활하게 하는 효과를 나타내므로, 변비 개선 및 예방용 기능성 식품 조성물로써 기능성 음료 등의 건강기능식품에 사용할 수 있다. - 특허공개 10-2005-0053071호, 대한민국(강릉대학교총장)

● 다시마를 함유하는 전통 된장, 그의 제조 방법 및 그의 에탄올 추출물 : 본 발명의 된장은 전통적인 된장에 다시마를 함유시킴으로써, 무기물 함량이 증가되고, 항암성, 항돌연변이성과 같은 생리활성 기능이 증진된 기능성 건강식품이다. 또한, 이러한 다시마 함유 전통 된장의 제조 방법과 에탄올 추출물도 함께 제공된다. - 특허등록 제544683호, 강원대학교산학협력단, 강원도 고성군 (관리부서 농업기술센터)

● 다시마 추출물이 난소를 절제한 흰쥐의 혈중 지질 함량에 미치는 영향 : 폐경 후 여성의 비만은 독특한 생리적 현상으로 음식물 섭취가 촉진되고, 몸무게와 지방조직이 증가되고, 정상 여성보다 혈류 관련 질환 발병이 높아지는 것으로 알려져 있다. 이에 본 연구에서는 갱년기를 유도한 흰쥐에 다시마 추출물을 투여하여 체내 지질 함량 변화에 대해 그 효과를 검토하였다. 그 결과 난소를 절제한 OVX-control 군이 난소를 절제하지 않은 Sham군보다 체중이 뚜렷이 증가하는 경향을 보였으며, 다시마 추출물이 체중 감소에는 크게 영향을 미치지 않았다. GOT 활성에서는 난소를 절제한 OVX-control군이 난소를 절제하지 않은 Sham군에 비해 GOT 활성이 증가하였으나, 난소를 절제한 후 다시마 추출물 투여에 의해 난소를 절제하지 않은 Sham군보다 GOT활성이 더 감소하는 결과가 나타났다. GPT 활성에서는 난소를 절제 한 후 다시마 추출물을 투여한 군에서는 OVX-control군에 비해 감소하는 경향을 보였는데, 특히 OVX-ST200군에서 감소하는 결과가 나타났다. 난소 절제 후 다시마 추출물 투여는 난소 절제로 인해 야기되는 혈중 총 콜레스테롤의 함량 및 혈청 지질 농도의 증가를 감소시켰다. 또한, HDL-콜레스테롤은 난소절제 군에 비해 난소 절제 후 다시마 추출물을 투여하였을 때 혈중 함량이 증가하였다. 이상의 결과에서 다시마 추출물이 갱년기 장애 시 발생할 수 있는 혈 중 지질 함량 변화에 효과가 있는 것으로 나타나 혈류 관련 질환에 대한 개선 식품으로의 활용이 기대된다. - 신라대학교 의생명과학대학 식품영양학과 이영애 외 1, 생명과학회지(2008. 2. 28)

● 다시마와 다시마 요구르트의 변비 해소 효과 : 본 논문은 다시마와 다시마 요구르트의 변비 해소 효과에 대한 연구이다. 주요 내용은 기능적이고 안정적인 요구르트를 만들기 위해서 다시마의 효과 향상, 다시마 요구르트의 장에서의 기능을 조사한 결과이다. 장기능 향상에 대한 측정은 CMTM(the charcoal meal transit method)을 사용하고, Balb/C쥐에게 실험하였다. 그리고 변비 완화는 로페라마이드로 유발된 변비 방법을 SD 쥐에게 실험하였다. 본 논문의 결과는 장에서 일어나는 기능 효과와 감각 평가를 종합하면 0.25% 다시마 요구르트가 가장 우수함을 시사한다. - 숙명여자대학교 생활과학대학 식품영양학과 김현지 외 2, 한국식품조리과학회지(2008. 2. 29)

● 다시마와 미역의 섭취가 발암물질에 의한 DNA 손상과 칼슘 및 철 흡수에 미치는 영향 : 본 논문은 다시마와 미역의 섭취가 발암물질에 의한 DNA 손상과 칼슘 및 철 흡수에 미치는 영향에 대하여 연구한 논문으로, 주요 내용으로는 쥐를 이용하여 다시마와 미역의 수용성 및 불용성 분획의 섭취가 발암물질의

투여에 의해 생성되는 N7-methylguanine의 형성에 미치는 효과를 규명하고, 동시에 칼슘과 철의 흡수율에 미치는 영향에 대하여 실험하였다. 그 결과 다시마와 미역의 수용성 및 불용성 분획을 섭취한 쥐의 대장조직 DNA내 N7-methylguanine 생성량이 낮았고, 이를 통해 다시마와 미역이 지닌 암화 과정의 개시 단계를 억제하는 효과를 이용하기 위해 연구한 내용이다. – 숙명여자대학교 식품영양학과 성미경 외 4, 한국영양학회지(2000. 10. 30)

● 해양심층수염 및 다시마 분말 첨가 고추장추출물의 항돌연변이성 및 암세포 성장 억제 효과 : 본 연구는 Ames test와 SRB assay를 통해 SK와 SDK 메탄올 추출물을 이용하여 항돌연변이원성과 세포독성 효과에 대해 살펴보았다. S. Typhimurium TA98과 TA100 균주를 사용하여 돌연변이원성을 실시한 결과 SK와 SDK 메탄올 추출물 자체의 돌연변이원성은 없었으며, MNNG와 4NQO를 유도하여 높은 항돌연변이 효과를 나타내었다. S.Typhimurium TA98에서 4NQO를 유도하여 SDK(200㎍/plate) 메탄올 추출물 처리 시에 71.4%의 억제 효과를 나타내었으며, 반면에 S. Typhimurium TA100에 4NQO와 MNNG의 돌연변이를 유도하였을 때 각각 56.1%와 83.6%의 억제율을 보였다. 암세포 성장 억제 효과를 검토한 결과 샘플 처리 시 농도 의존적 증가를 보였으며, SDK 메탄올 추출물 1㎎/mL 첨가 시 HeLa, Hep3B, MCF-7, AGS 및 A549에서 각각 61.5%, 61.3%, 51.4%, 57.9% 및 77.7%의 억제효과를 나타내었다. SK 메탄올 추출물 첨가 결과 51~58% 정도의 억제 효과를 보였다. 대조적으로 SDK 메탄올 추출물을 1㎎/mL 첨가 시 293에서 2~38%의 세포독성을 나타내었다. – 강원대학교 생명공학과 함승시 외 4, 한국식품영양과학회지(2008. 4. 30)

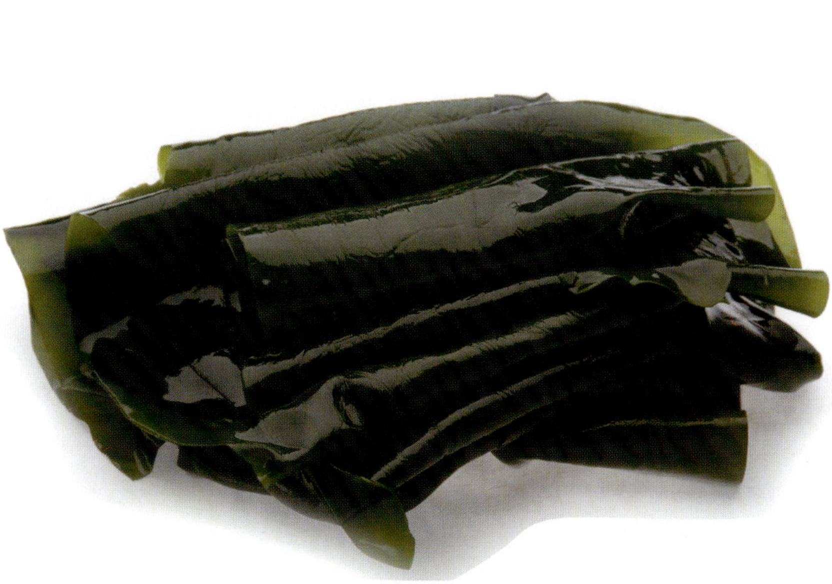

매생이

갈파래과 / *Capsosiphon fulvescens*
영명 seaweed fulvescens
약명 용수채龍鬚菜
이명 비단파래

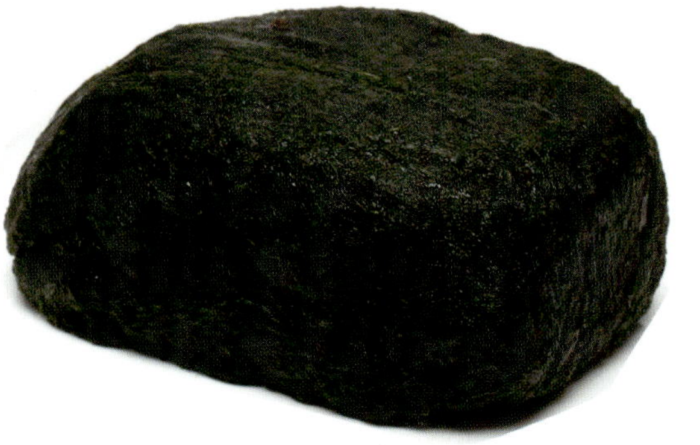

매생이는 한해살이 바다 식물로, 세계적으로 분포한다. 우리나라에서는 전남 장흥이나 완도 등지의 내만성 환경인 남해안이나 서해 남부 해안의 바위에 서식한다. 모양은 파래와 비슷하지만 파래보다 부드럽고 가늘다. 녹조류로 어릴 때는 짙은 녹색이지만 자라면서 색이 옅어진다. 가지는 없고 부드러우며 미끈거린다. 천연 매생이는 제철이 12월에서 2월로 이 시기에만 채취할 수 있다. 청 정해역에서 자라는 매생이는 환경에 예민하여 오염 물질이 있으면 잘 자라지 못하며, 소량의 염산에도 녹아 버리기 때문에 김처럼 대량으로 양식하기가 어렵다.

다른 해조류에 비해 특히 필수 아미노산 함량이 많고, 철분 · 셀레늄 등의 무기질, 비타민 A · C, 오메가-3 계열의 지방산이 다량 함유되어 있다. 특히 칼슘이 매우 풍부하여 성장기 어린이 골격 형성에 도움을 주며, 골다공증을 예방하는 효과가 크다. 아스파라긴산asparaginic acid이 콩나물의 3배 정도로 많아 숙취해소 작용이 탁월하다.

겨울에 채취하여 굴과 함께 끓인 매생이국은 남도의 대표 음식으로서 고급 식품으로 이용되고 있다.

고서古書 · 의서醫書에서 밝히는 효능

자산어보 누에실보다 가늘고 쇠털보다 촘촘하며 길이가 수척에 이른다. 빛깔은 검푸르다. 국을 끓이면 연하고 부드럽고 서로 엉키면 풀어지지 않는다. 맛은 매우 달고 향기롭다.

특허 · 논문

● 매생이 열수추출물을 함유하는 면역 활성 증가용 조성물 : 본 발명은 매생이 열수추출물을 유효 성분으로 함유하는 면역 활성 증가용 조성물에 관한 것으로, 본 발명의 매생이 열수추출물이 가지는 면역 및 항암 활성을 알아보기 위하여 적정 추출 및 정제 조건, 당 조성, 암세포 독성, 암세포 성장저지 효과, 백혈구 수 변화, 보체계 활성, 장관면역 활성 및 경구 독성 등을 검토하였다. 본 발명에 따르면, 매생이로부터 100℃의 물로 3시간 동안 추출하여 4배량의 주정으로 24시간 침전시킨 다음 투석 및 한외여과하여 분자량 300~500kDa의 활성물질을 분리 · 정제할 수 있으며, 이러한 매생이 열수추출물은 인체 내에서 면역력을 증강시키고 암세포의 성장을 억제시키는 효과가 있다. 따라서 본 발명의 매생이 열수추출물을 함유하는 조성물은 인체 내에서 면역 활성 및 항암 활성을 나타내어 각종 질병 치료 및 예방에 응용할 수 있을 것으로 기대된다. – 특허등록 제857249호, 대한민국(관리부서 : 국립수산과학원)

● 매생이 조다당 추출물을 포함하는 항암용 식품 : 본 발명은 녹조류 갈파래과 매생이(Capsosiphon fulvescens)를 급속 동결하여 건조시킨 후 분쇄한 고형분을 물에 침지하여 80℃에서 추출한 후 알코올에 침전시켜 제조한 매생이 조다당 추출물의 항암 용도에 관한 것으로, 본 발명의 매생이 조다당 추출물은 사람의 위암세포와 대장암세포에 대하여 독성이 없이 암세포에만 특이적인 성장을 저해하여 항암용으로서 우수한 효과를 가지는 유용한 물질로 본 발명

에 따른 매생이 조다당 추출물은 의약조성물, 기능성 식품 또는 건강보조식품 등의 원료로 사용 가능한 우수한 발명이다. – 특허등록 제714221호, 부경대학교 산학협력단

● 매생이 고형분을 포함하는 고지혈증 개선용 식품 : 본 발명은 녹조류 갈파래과 매생이(학명 : Capsosiphon fulvescens)를 음건이나 열풍건조가 아닌 급속동결하여 건조시킨 후 분쇄한 고형분을 포함하는 혈중 지질대사 개선효과를 갖는 고지혈증 개선용 식품에 관한 것으로, 본 발명의 매생이 고형분은 자연산 매생이의 성분을 변질없이 가장 효과적으로 보존할 수 있을 뿐 아니라, 이러한 매생이 고형분을 포함하는 고지혈증 개선용 식품은 중성지질과 혈중 콜레스테롤을 저하시켜 혈중 지질대사를 개선하는 효과를 가지고 아울러 사염화탄소에 대한 혈중 GOT, GPT, 그리고 LDH 수치를 감소시키는 간보호 효과도 가지는 유용한 물질로 본 발명에 따른 매생이 고형분은 의약조성물, 기능성식품 또는 건강보조식품등의 원료로 사용가능한 우수한 발명이다. – 특허등록 제808129호, 부경대학교 산학협력단

● 매생이 추출물을 포함하는 골다공증 예방 또는 치료용 조성물 : 본 발명은 매생이 추출물 및 이를 유효 성분으로 포함하는 골다공증 예방 또는 치료용 조성물에 관한 것으로, 본 발명에 따른 골다공증의 예방 및 치료용 조성물은 인체에 무해한 매생이 추출물을 유효 성분으로 포함하여 부작용이 없을 뿐 아니라, 알카라인 포스파타제의 활성을 억제하고, 콜라겐과 콜라겐 가교물질인 피리디놀린 및 디옥시피리디놀린의 연골 중의 함량을 증가시킴으로써, 골다공증 치료에 유용하게 사용될 수 있다. – 특허등록 제832520호, 부경대학교 산학협력단

● 매생이 유래의 알코올에 의한 위장점막 손상 억제물질 및 이의 용도 : 본 발명은 매생이 유래의 알코올에 의한 위장점막 손상 억제물질 및 이의 용도에 관한 것으로, 매생이 유래의 당은 알코올에 의한 위장점막 손상과 위표피세포의 세포사멸을 억제하고 혈중 IGF-I의 농도를 정상수준으로 유지시킬 뿐만 아니라 위표피세포에서 세포생존과 관련한 단백질과 염증반응에 관여하는 단백질의 발현에 영향을 주어 위손상을 저해시키는 뛰어난 효과가 있다. 따라서, 본 발명의 매생이 당은 해조류 유래의 위점막 보호를 위한 식품소재로 사용될 수 있다. – 특허등록 제842941호, 부경대학교 산학협력단

● 매생이 당단백질에 의한 인간 위암세포 사멸기전 : 본 논문은 매생이(Capsosiphon fulvescens) 당단백질에 의한 인간 위암세포 사멸기전에 관한 연구로서 주요내용은 다음과 같다. 매생이는 잘 알려진 녹조류로 최근 잠재적 항암제로 제안되었다. 이 연구로 매생이 당단백질이 사람 위암세포에 미치는 세포사멸 유발 효과가 있다는 것을 발견하였다. SDS-PAGE로 매생이 추출물이 당단백질을 함유하였다는 것을 확인하였다. H33342 염색으로 매생이 당단백질이 용량 의존적으로 세포사멸을 유발하나, MTS 분석 결과 세포사멸 유도로 인해 세포 생존율 감소가 나타났다.(중략) 결론적으로, 매생이 당단백질은 사람 위암에 대해 치료 효과를 가진 생리기능성 물질의 원료가 될 수 있다는 내용이다. – 부경대학교 식품영양학과 김영민 외 2, 한국수산과학회지(2011. 6. 30)

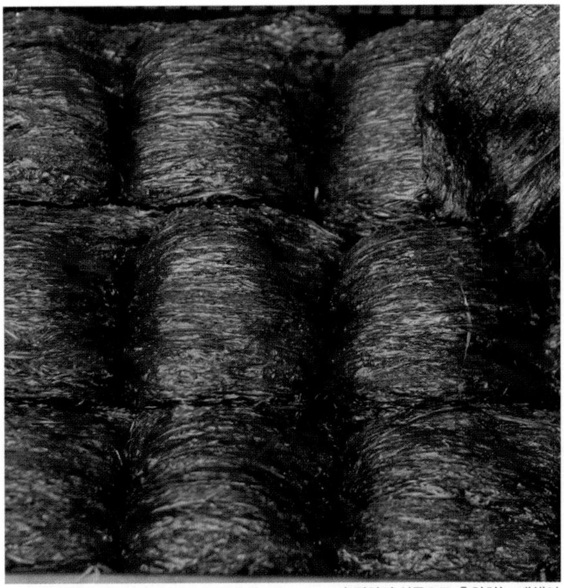

손질하여 상품으로 출하하는 매생이

미역

미역과 / *Undaria pinnatifida*
영명 Sea mustard
약명 해채海菜, 해대海帶
이명 감곽, 해의海衣, 자채紫菜, 건태乾苔

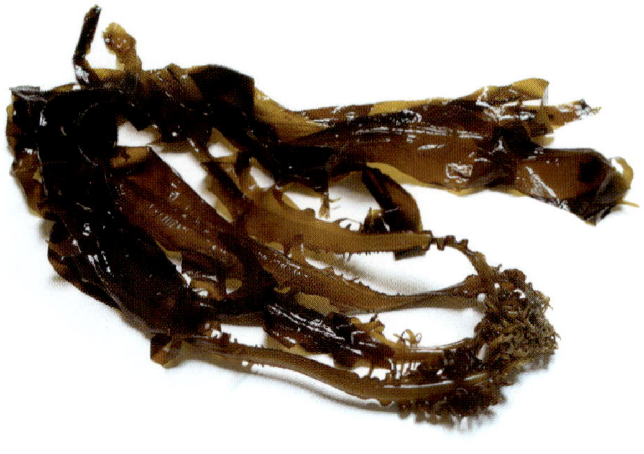

미역은 산후 회복을 돕는 대표적인 식품으로, 주로 국을 끓여서 먹고, 무침이나 자반을 만들어 먹기도 한다. 주로 우리나라 · 일본 · 중국 등지에서만 식용으로 이용된다. 영양성분으로 식이섬유와 칼륨, 칼슘, 아이오딘(iodine : 요오드) 등이 풍부하여 신진대사를 활발하게 하고, 산후조리, 변비와 비만 예방, 철분과 칼슘 보충에 효과가 좋아 오래 전부터 식품으로 애용되어 왔다. 요오드는 갑상선 호르몬 생성에 필요한 성분인데, 갑상선 호르몬은 심장과 혈관의 활동, 신진대사를 증진시키는 작용을 한다. 요오드가 부족하면 신진대사가 완만해져서 비만의 원인이 되기도 한다. 미역의 끈끈한 성분이 알긴산algin酸은 식이섬유의 일종으로, 장의 점막을 자극해서 소화 운동을 높여 준다. 특히 콜레스테롤의 체내 흡수를 막으며, 농약이나 중금속을 흡착하여 배설시키며, 항암 작용을 한다. 미역을 말렸을 때 표면에 생기는 흰 분말은 만니톨mannitol이라는 당알코올 성분 때문이다.

미역은 갈조류 미역과에 속하는 한해살이 바다식물로, 우리나라 전 해안에 고루 분포하는데 주로 남해안의 바위에 붙어 잘 자란다. 일본 홋카이도, 중국 동부 해안 등지에 분포하며, 한류나 난류의 영향을 받는 곳에서는 자라지 않는다. 다 자라면 길이가 1~1.5m 정도 되고, 전체 색깔은 암갈색이다. 뿌리와 줄기, 잎의 구분이 뚜렷한데, 잎은 깃 모양으로 갈라진다. 기부에 있는 미역귀는 일종의 생식기관으로, 포자엽胞子葉을 형성한다. 다시마와 함께 양식 전복의 주요 먹이로 이용된다. 미역 채취는 주로 겨울에서 봄에 걸쳐 하며, 이 시기에 맛이 가장 좋다. 양식 미역은 주로 9월 말에 시작하여 4~5월에 수확한다.

최근 자료를 보면, 참미역에서 추출한 레티놀retinol 성분으로 주름 개선 기능성 화장품을 개발하였다. 그리고 천연 갈조류에서 알긴산을 추출하여 만든 체중 관리제가 식품의약품안전처의 승인을 받았는데, 알긴산은 다량의 수분을 흡수하여 팽창시키는 성질이 있어 적은 식사량으로도 포만감을 느끼게 되므로 체중 감량에 도움이 된다.

고서古書 · 의서醫書에서 밝히는 효능

동의보감 · 방약합편 미역[海菜]은 맛이 짜고 성질이 차다[味鹹 性寒]. 번열煩熱을 내리며, 이수利水하여 영류癭瘤와 기결氣結을 해소解消시킨다.

고려도경 미역은 귀천이 없이 널리 즐겨 먹고 있다. 그 맛이 짜고 비린내가 나지만 오랫동안 먹으면 그저 먹을 만하다.

특허 · 논문

● 미역 줄기 또는 미역 포자엽을 이용한 영양 개선용 식품조성물 : 본 발명은 미역 줄기 또는 미역 포자엽을 이용한 영양 개선용 식품 조성물에 관한 것으로서 보다 상세하게는 미역 줄기 또는 미역 포자엽을 당질 분해 효소로 분해하고 가압 추출한 미역 소스 베이스를 포함하는 미역 소스 및 미역 줄기 또는 미역 포자엽을 블랜칭(blanching) 처리한 미역 슬라이스를 포함하는 영양 개선용 식품 조성물에 관한 것이다. 본 발명의 조성물은 종래에 많이 이용되

지 않고 폐기되던 미역 줄기 및 미역 포자엽을 이용하여 손쉽게 섭취할 수 있는 영양 개선용 조성물을 제공하는 효과를 갖는다. 따라서 본 발명의 조성물은 미역의 유용한 성분을 섭취할 수 있는 영양 개선의 목적으로 사용할 수 있을 뿐만 아니라, 산업적으로 폐기물이던 미역 줄기 및 포자엽을 유용하게 사용할 수 있게 한다. – 특허등록 제8568345호, 주식회사 보양 외 1

● 미역폐기물을 주제로한 유기질 비료의 제조 방법 : 본 발명은 미역폐기물을 유기질비료로 제조하기 위한 방법에 관한 것으로서 특히, 수거과정에서 미역의 줄기, 포자엽, 뿌리 등으로 이루어진 미역폐기물을 수거한 뒤 세척과정에 의해 이들을 밀물로 세척하여 미역폐기물에 포함되어 있는 염기를 제거하고 파쇄과정에 의해 상기의 미역폐기물을 잘게 파쇄한 다음 생석회혼합과정에서 상기의 미역폐기물에 생석회를 혼합시키고 소화자연발열과정에서는 미역폐기물과 생석회혼합물을 용기에 투입한 후 생석회의 자연 발열에 의해 미역폐기물에 포함된 유해균을 줄이고 미역폐기물을 안정화시키는 동시에 토양에 뿌리기 좋은 수분 상태의 유기비료를 얻을 수 있도록 함으로써 해양 환경의 오염을 차단할 수 있고 농업생산에 기여할 수 있는 미역폐기물을 주제로 한 유기질 비료의 제조 방법을 제공한다. – 특허공개 10-2002-0022364호, 주식회사 씨바이오

● 항염증 활성을 갖는 미역 추출물 : 본 발명은 항염증 활성을 갖는 미역 추출물 및 그 분획물, 이들의 항염증제로서의 용도, 및 당해 미역 추출물 또는 분획물을 함유하는 항염증용 조성물에 관한 것이다. 보다 상세하게는, 식용 해조류인 미역(Undaria pinnatifida Suringar)으로부터 알코올을 이용한 추출물, 아세토니트릴(acetonitrile)을 이용하여 추출한 아세토니트릴 분획물, 및 이들을 유효 성분으로 포함하는 조성물에 관한 것으로서, 당해 조성물은 항염증 작용, 즉 부종, 충혈, 발열 및 통증에 대한 예방 및 억제 작용을 나타

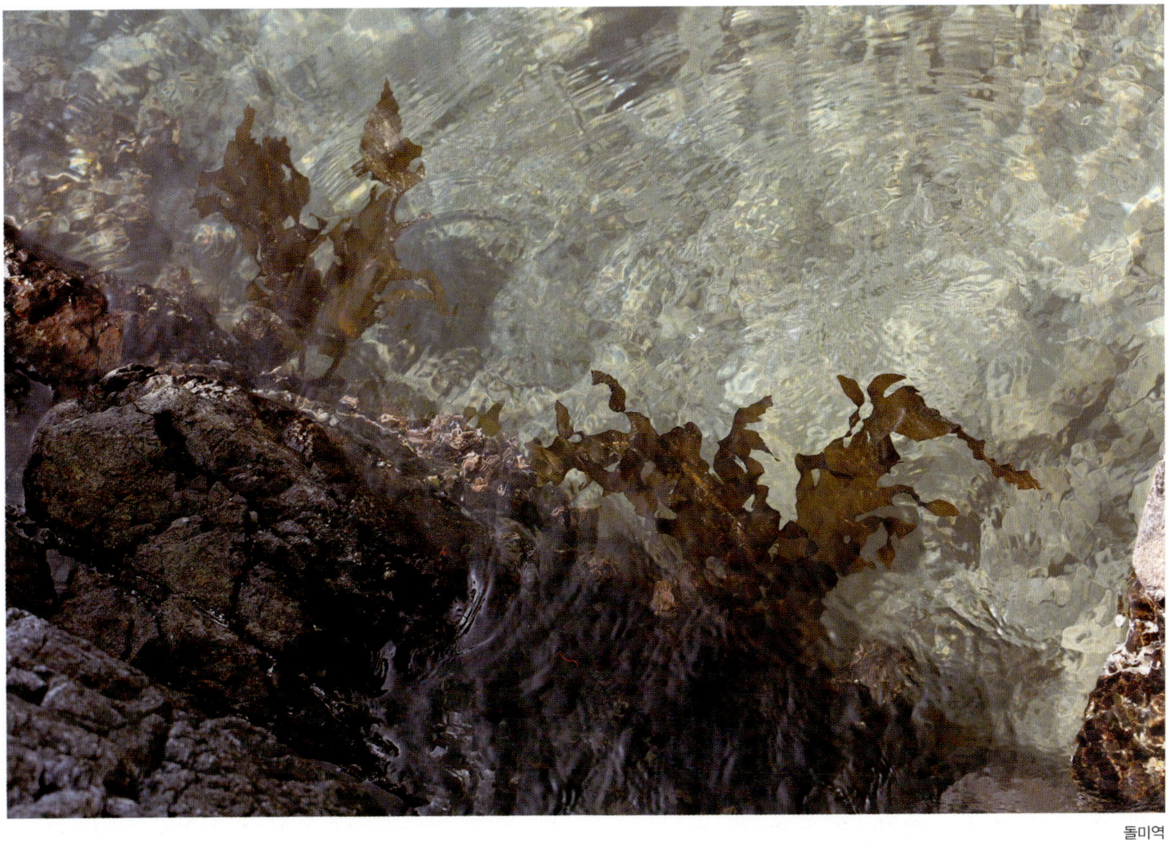

돌미역

내므로 이러한 증상 대한 피부 스프레이 제제, 티슈 제제, 연고제 등으로서 외용약, 의약, 건강기능성 식품 등으로 사용될 수 있다. – 특허등록 제807758호, 부경대학교 산학협력단

● 미역을 유효 성분으로 함유하는 비만 또는 고지혈증 및 동맥경화성 혈관계 질환의 예방 및 치료용 조성물 : 본 발명은 미역을 유효 성분으로 함유하는 비만 또는 고지혈증 및 동맥경화성 혈관계 질환의 예방 및 치료를 위한 조성물에 관한 것으로, 상세하게는 본 발명의 미역은 고지혈증을 유발시킨 동물 모델에서 간조직 및 분변 중 지질 함량을 감소시키고, 혈청 중의 중성지방, 콜레스테롤, 인지질, 과산화지질 및 Hydroxyl radical 함량을 감소시키며, 혈청 중 SOD 활성을 증진시킴을 확인한 바, 비만 또는 고지혈증 및 동맥경화성 혈관계 질환의 예방 및 치료에 유용한 약학조성물 및 건강기능식품에 이용될 수 있다. – 특허공개 10-2012-0016961호, 강릉원주대학교 산학협력단

● 다시마 추출물, 미역 추출물 및 차전자 추출물을 함유하는 피부 보습 및 탄력용 화장료 조성물 : 본 발명은 유효 성분으로 다시마추출물, 미역추출물 및 차전자추출물을 함유하는 화장료 조성물에 관한 것이다. 보다 상세하게는, 본 발명은 유효 성분으로 다시마추출물, 미역추출물 및 차전자추출물을 함유하여 피부의 보습력을 향상시키고 이와 더불어 피부 탄력도 증진시키는 화장료 조성물에 관한 것이다. – 특허공개 10-2011-0118497호, 주식회사 아모레퍼시픽

● 미역 포자엽으로부터 분리한 항혈액응고 활성을 가진 황산화푸코스다당 및 그 제조 방법 : 본 발명은 미역포자엽을 효소분해하여 얻은 다당분해물에서 단백질과 알긴산을 제거한 조 푸코이단을 이온교환과 겔크로마토그래피에 의한 정제 및 한외여과기로 탈염, 농축하여 제조되는 항혈액응고능을 지닌 황산화푸코스다당에 대한 것으로 안전성이 우수하고 내인성혈액응고인자에 관여하는 항혈액응고활성이 우수한 미역포자엽 유래 황산화푸코스다당 및 그 제조 방법에 관한 것이다. – 특허등록 제729638호, 배**

● 다실 미역 추출물을 유효 성분으로 함유하는 자외선에 의한 인간 피부세포의 세포 사멸 억제용 조성물 : 본 발명은 다실미역(Undaria crenata)의 알코올 추출물을 포함하는 자외선에 의한 인간 피부각질세포의 세포사멸 억제용 조성물에 관한 것으로, 다실미역의 추출물이 인간 HaCaT 피부각질세포에서 UV 유발 세포 손상에 대한 광보호 효과, 과산화수소와 UV에 의해 유도된 세포내 활성산소종에 대한 소거 활성을 나타냄으로써 자외선 유도 세포사멸을 감소하고, 세포 생존력을 회복시킨다. – 특허공개 10-2013-0106712호, 재단법인 제주테크노파크, 제주대학교 산학협력단

● 미역 발효추출물의 HCT-15 대장암 세포 사멸 유도 효과 : 본 논문은 미역 발효추출물의 HCT-15 대장암 세포 사멸 유도 효과에 관한 연구로서 주요 내용은 다음과 같다. 미역 발효추출물의 세포증식, DNA 분절, 세포주기, 형태학과 western blot을 이용하여 HCT-15 대장암 세포에 미치는 추출물의 효과를 조사하였고 세포에 대한 억제 효과가 세포사멸로 유도되는지 알아보았다. 실험결과, 미역 발효추출물이 HCT-15 대장암 세포의 생장을 효과적으로 억제하였다. DNA 분절을 분석한 후에, 세포 실험 시 DNA ladder를 관찰하였고 sub-G1 hypodiploid cell의 증가를 발견하였다. 세포의 핵과 관련한 변화에서, 세포와 염색질의 응축 및 세포사멸체를 분명하게 관찰하였다. 미역 발효추출물에 대한 western blot 분석 결과, HCT-15 대장암 세포의 Bcl-2 수준이 감소하였으나 Bax와 cleaved caspase-3의 수준은 증가하였는데 이는 세포사멸을 유도한 결과로 HCT-15 대장암 세포의 생장을 억제하였다. 미역 발효추출물은 세포사멸 유도로 HCT-15 대장암 세포의 자연사가 증가하였다. 미역 발효추출물은 HL-60/MX2 세포에 대한 억제효과를 보이지 않았다. 그러나 fucoidan과 비교해 1/2 농도에서 HCT-15 세포의 세포사멸에 대한 형태학적 변화를 관찰할 수 있었다. 결론적으로, 미역 발효추출물은 여러 종류의 암세포에 대한 항증식 효과가 있는데 특히 대장암 세포에 대해 효

과적이라는 내용이다. – 가천대학교 한의과대학 본초학교실 김태윤 외 2, 대한본초학회지(2013. 7. 30)

● LPS로 유도된 RAW 264.7 대식세포에 대한 미역(Undaria pinnatifida) Ethyl Acetate 분획물의 항염증 효과 : 본 논문은 LPS로 유도된 RAW 264.7 대식세포에 대한 미역(Undaria pinnatifida) Ethyl Acetate 분획물의 항염증 효과에 관한 연구로서 주요내용은 다음과 같다. 미역 에탄올 추출물을 몇몇 용매로 분획하였다. 분획물 중에서, ethyl acetate 분획물이 LPS로 유도된 RAW 264.7 대식세포의 산화질소(Nitric oxide:NO) 생성에 대한 억제 효과가 가장 컸다. 이 분획물(미역 ethyl acetate 추출물)을 이용해, LPS로 자극된 RAW 264.7 세포에 대한 억제 효과를 수반하는 분자 메커니즘을 조사하였다. 세포에 100μg/mL 이상의 미역 ethyl acetate 추출물 전처리는 NO 생성과 inducible nitric oxide synthase (iNOS) 발현을 농도 의존적으로 유의하게 억제하였다. 유사하게, 미역 ethyl acetate 추출물 처리는 interleukin (IL)-1, IL-6와 tumor necrosis factor-α 등의 전염증성 사이토카인 생성을 현저하게 감소시켰으나, nuclear factor kB-α 억제제의 단백질 분해를 차단함으로써 nuclear factor-kappa B의 핵전좌를 강하게 억제하였다. 게다가, 미역 ethyl acetate 추출물 처리는 LPS로 자극된 세포에서 phosphatidylinositol 3-kinase/Akt와 mitogen-activated protein kinase의 인산화를 유의하게 감소시켰다. 결론적으로, 미역 ethyl acetate 추출물은 항염증 화합물을 함유하고 염증 질환 차단을 보조하는 기능성 식품 재료로 이용될 수 있다는 내용이다. – 부경대학교 식품영양학과 최민우 외 1, 한국수산과학회지(2013. 8. 31)

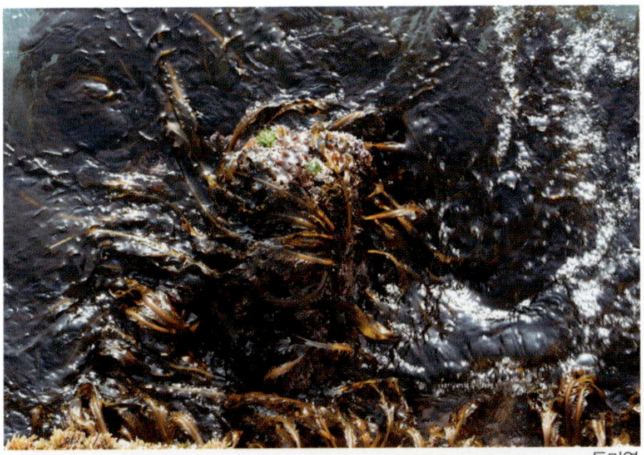
돌미역

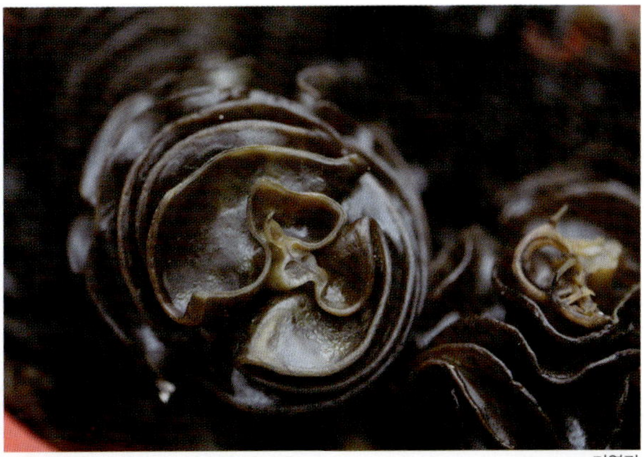
미역귀

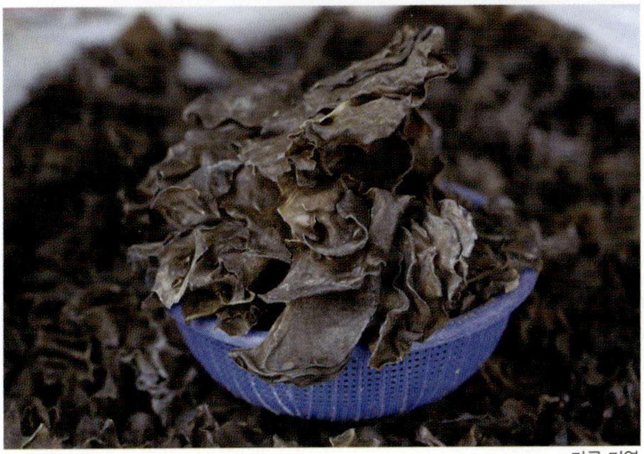
마른 미역

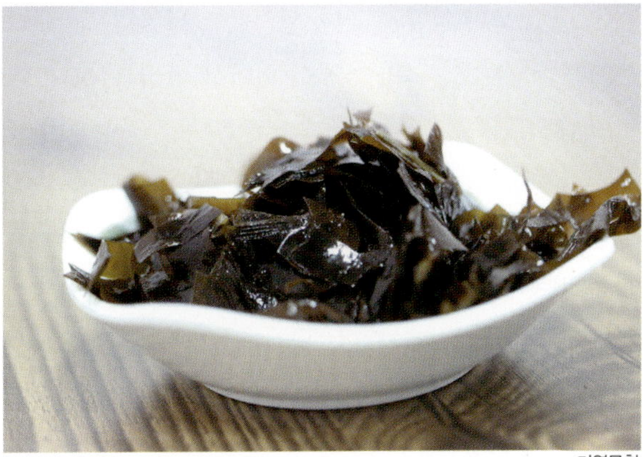
미역무침

우뭇가사리

우뭇가사리과 / *Gelidium amansii* Lamouroux
영명 agar
약명 한천寒天
이명 천초, 까사리, 가사리, 우미, 우무, 한천, 가사리

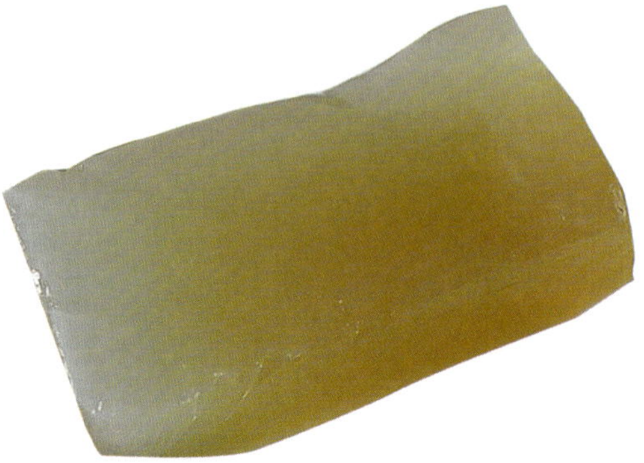

우리나라 전역에 분포하는 홍조류의 여러해살이 바다식물이다. 우리나라 남해안의 깊은 바다의 바위에 붙어 자란다. 다 자라면 키가 10~30㎝쯤 되고, 식물 전체가 붉은보라색이다. 5~11월에 포자로 번식하는데, 가을에서 겨울 사이에는 더디 자라고, 봄에서 여름 동안 잘 자란다. 줄기와 잔가지가 갈라져 전체 모양이 부채처럼 퍼져 있다. 모양이 소의 털과 비슷하여 '우모초牛毛草'라고 하며, 끓여서 식히면 얼음처럼 굳어 '해동초海東草'라고도 한다.

우뭇가사리 체세포에는 한천질이 10~20%나 되어 이를 이용하여 한천을 만든다. 한천은 소화되지 않으며 영양가도 없으나 식이섬유가 풍부하여 배변 작용을 좋게 하며, 칼로리가 낮아서 콩국 · 묵 · 양갱 · 무침 · 장아찌 등으로 식용한다. 그 밖에 화장품이나 식품 · 의약품 · 공업용 필름 제조 등에 이용하며, 우뭇가사리로 종이도 만드는데, 목재 펄프로 만든 것보다 품질이 좋다고 한다. 최근 외국에서는 우뭇가사리의 젤리 거품을 이용하여 초콜릿을 개발하였는데, 식이섬유 함량이 많아 포만감을 주고 칼로리가 적어 지방 대체 식품재로 기대되는 식재료이다.

고서古書 · 의서醫書에서 밝히는 효능

운곡본초학 우뭇가사리 전초를 한천寒天이라고 하며, 맛은 달고 짜며 성질은 차다. 완하緩下, 청열해독淸熱解毒, 화어산결化瘀散結의 효능이 있어서 장염복사腸炎腹瀉, 신우신염腎盂腎炎, 영류癭瘤, 종류腫瘤, 만성변비慢性便秘, 회충증蛔蟲症, 치창출혈痔瘡出血을 치료한다.

오주연문장전산고伍洲衍文長箋散稿 여름철에 우뭇가사리를 깨끗이 씻어 햇볕에 말린 다음, 다시 물을 부어 말린다. 10월에는 흰색으로 변하고, 물에 삶아서 식히면 응고된다. 갈분처럼 생강 · 설탕 · 물을 함께 끓인 물을 타서 먹으면 더위를 식혀 준다. 또는 소방목蘇方木 즙으로 색을 내어 먹기도 한다(이규경, 1850년경).

자산어보 끓여서 식히면 얼음처럼 굳으므로 해동초海東草라고 한다.

특허 · 논문

● 항균, 항산화 및 항암 활성을 갖는 우뭇가사리 농축소재의 제조 방법 및 이를 함유하는 기능성식품조성물 : 본 발명은 우뭇가사리 농축 소재의 제조 방법 및 이로부터 생산된 우뭇가사리 농축 소재를 포함한 기능성식품조성물에 관한 것으로서, 상세하게는 항균, 항산화 및 항암 활성을 갖는 우뭇가사리를 가열처리하여 한천질을 추출하는 기법을 이용, 당질을 추출함과 동시에 가열분해를 통해 특정 분자량의 크기로 올리고당화 하는 기술을 개발하였고, 통상적인 방법으로 우뭇가사리를 추출할 경우에 발생되는 가열취를 제거함으로써 우뭇가사리를 이용한 다양한 기능성 제품을 생산할 수 있는 제조 방법을 제공한다. – 특허공개 10-2007-0089309호, 한일인삼산업 주식회사

● 피부염증 완화용 화장료 조성물 : 본 발명은 피부 염증 완화용 화장료 조성물에 관한 것으로서, 보다 상세하게는 홍조류에 속하는 김 또는 우뭇가사리 추출물과 꽃송이버섯(Sparassis crispa), 신령버섯(Agaricus blazeii), 저령(Polyporus umbellatus)으로 이루

어진 혼합 추출물을 함유하여 피부 염증 완화, 피부 자극 완화 또는 항산화용 화장료 조성물에 관한 것이다. – 특허등록 제1195577호, 주식회사 더페이스샵

● 우뭇가사리를 이용한 막걸리 및 그 제조 방법 : 본 발명은 우뭇가사리를 이용한 발효주 및 그 제조 방법에 대한 것이다. 본 발명의 발효주는 식이섬유가 풍부할 뿐 아니라 맛과 향이 뛰어난 특징이 있다. 발명자들은 우뭇가사리를 다양한 방법으로 전처리하여 분말, 우뭇가사리 분해물 등 다양한 형태의 우뭇가사리 가공품(Oligosaccharides)을 제조한 후 이를 막걸리 제조 시 첨가하여 발효시킬 경우 식이섬유의 함량이 강화될 뿐만 아니라, 맛, 향 및 조직감 등이 우수한 막걸리 및 청주를 제조할 수 있다는 것을 확인하고 본 발명을 완성하였다. – 특허등록 제1232789호, 재단법인 포항테크노파크 외 1

● 한천 올리고당이 주요 장내 세균의 생육에 미치는 영향 : 한천은 국내의 풍부한 수산자원 중의 하나이나, 그 자체로만 이용할 뿐 가공을 통한 이용률은 떨어지고 있다. 따라서 한천의 이용 효율을 높이기 위하여 장내 균총 중의 유해균과 유익균에 대한 한천 올리고당의 증식저해 및 증진효과를 알아보았다. 장내 균총 중 유해균으로 Clostridium perfringens를 유익균으로 Bifidobacterium infantis를 대표균으로 하여 한천 올리고당의 효과를 살펴본 결과, 한천 올리고당을 0.2% 첨가한 경우 B. infantis은 증식이 현저하게 상승한 반면 Cl. perfringens는 효과가 없었다. 또한 pH 및 NaCl의 농도에 따라 한천 올리고당이 장내 균총에 미치는 영향에 차이가 있어, B. infantis은 pH 4.5 이상과 염 농도 1%이내에서 증진된 반면 Cl. perfringens은 염농도에서만 차이가 있었다. 이들을 혼합하여 배양한 결과 B. infantis의 증식이 증가함에 따라 Cl. perfringens의 증식은 현저히 억제되는 현상이 관찰되었다. – 인제대학교 식품과학부 홍정화 외 4, 한국식품위생안전성학회지(2001)

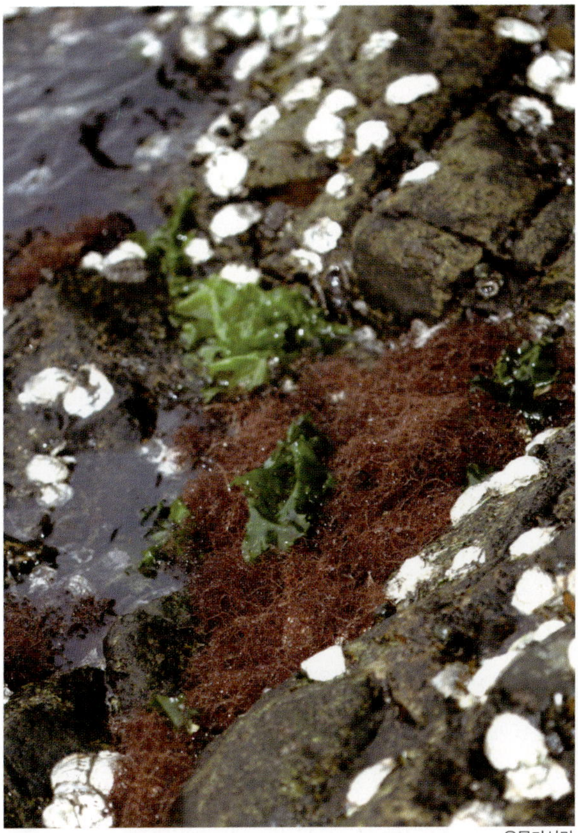
우뭇가사리

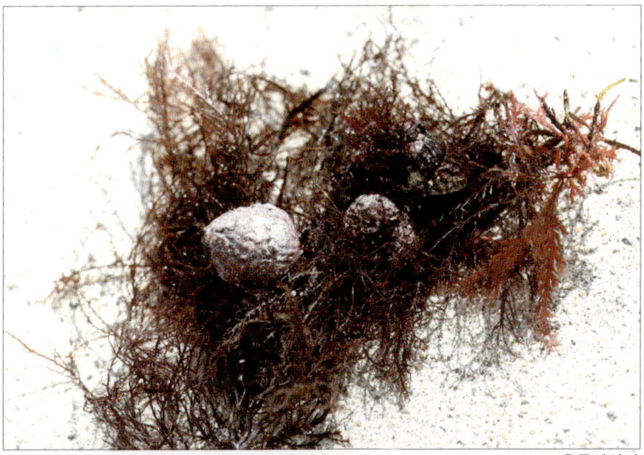
우뭇가사리

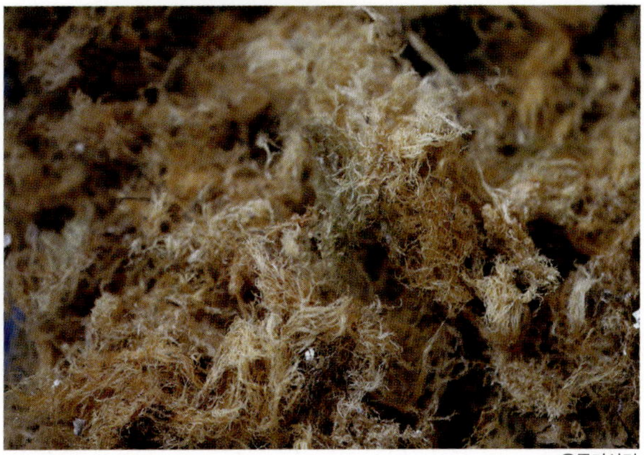
우뭇가사리

참도박

지누아릿과 / *Grateloupia elliptica Holmes*
이명 구두리(제주)

참도박은 홍조류 지누아릿과의 해조로서, 우리나라 동해안과 남해안, 제주도의 조간대(밀물과 썰물때의 해안선 부분)의 바위틈에 뭉쳐 난다. 키는 15~40㎝이며, 식물 전체가 댕기 모양으로 아래쪽에서 여러 갈래로 갈라진다. 젖었을 때는 적자색·노란색·녹색의 육질이다가 마르면 자줏빛으로 변한다. 표면은 미끌미끌하며, 얇은 막질이다.

주로 풀이나 접착제 원료로 이용하며, 황토집을 지을 때 접착력을 높이고 옷에 묻어나지 않게 하기 위해 이용한다. 한약재로 쓰기도 한다.

함유 성분으로는 시트룰린citrulline, 타우린taurine 등이 있으며, 참도박 추출물은 항균·항응고 작용을 하는 것으로 알려져 있다.

유사종으로 개도박(Pachymeniopsis (Aeodes) lanceolata)·떡도박 등이 있다.

특허·논문

● 참도박 추출물을 포함하는 탈모 방지 또는 육모 촉진을 위한 조성물 : 본 발명은 해조류 중 참도박 추출물을 포함하는 탈모 방지 또는 육모 촉진을 위한 조성물에 관한 것이다. 본 발명에 따른 참도박 추출물을 포함하는 조성물은 탈모를 억제 및 예방하며 육모를 촉진하는 효능이 인정되고, 약학, 화장품 및 미용 등의 분야에서 다양하게 활용 가능하다. - 특허공개 10-2013-0048735호, 제주대학교 산학협력단

● 해조류 참도박의 메탄올 추출물이 고지방식이 흰쥐의 지질성분에 미치는 영향 : 해조류인 참도박으로 부터 고지혈증 개선효과를 관찰하기 위하여 고지혈증을 유발시킨 흰쥐에 메탄올 추출물을 투여하고 혈액 및 간조직에서의 지방 함량을 측정하였다. 그 결과 참도박의 메탄올 추출물의 투여는 지방조직의 무게는 정상군에는 미치지 않으나 대조군에 비해 다소 감소하는 경향을 보였다. 고지방식이로 인위적으로 고지혈증을 유발시켰을 때 정상군보다 total cholesterol, LDL-cholestero의 함량이 증가되던 것이 추출물의 투여로 total cholesterol의 함량이 현저히 감소되었으나 LDL-cholesterolt의 함량은 별다른 영향이 없었다. 또한 이들의 고지방식이군보다 total lipid, triglyceride의 함량도 감소시켰다. - 순천대학교 한약자원학과 박종철 외 4, 한국식품영양과학회지(1996. 12. 31)

● 참도박의 탈모 방지 효과 : 본 논문은 참도박의 탈모 방지 효과에 관한 연구로서 주요 내용은 다음과 같다. 우리나라 제주도의 토착 해조류인 참도박이 탈모방지에 미치는 효과를 평가하였다. 불멸화된 흰쥐 코털의 진피유두세포를 참도박 추출물로 처리할 때 진피유두세포의 증식이 유의하게 증가되었다. 또한 참도박 추출물은 테스토스테론을 대머리의 주요 원인인 dihydrotestosterone으로 전환하는 5α-reductase의 활성을 유의하게 억제하였다. 반면, 참도박추출물은 HaCaT 세포에서 PGE2 생성을 용량의존적으로 촉진하였다. 참도박추출물은 LPS로 자극된 골수-유도 수지상세포에서 IL-12, IL-6과 TNF-α 생성에 대해 특히 높은 저해 효과를 나타냈다. 참도박 추출물은 비듬의 주요 원인균인 Pityrosporum ovale에 대한 저해활성을 보였다. 결론적으로, 참도박 추출물은 진피유두세포의 증식, 5α-reductase 억제, PGE2 생성 증가, LPS 자극된 전염증성 시토킨의 감소 및 Pityrosporum ovale에 대한 저해활성을 통해 탈모를 치료할 수 있다는 내용이다. 제주대학교 강정일 외 8, 한국응용약물학회지(2012. 1. 31)

● 해조류에 의한 아질산염 소거활성 분석 : 일상 식생활에서 널리 섭취하고 있는 식용 및 미식용인 16종의 해조류를 사용하여 니트로사민의 직접적인 생성인자인 아질산염 소거작용에 관하여 검토하였다.

그 결과, 갈조류의 경우가 녹조류 및 홍조류에 비해 우수한 분해 효과를 나타내었으며 갈조류 중에서도 다시마과의 감태, 곰피, 구멍쇠미역이 뛰어난 아질산염 분해 효과를 나타내었다. 또한 각 시료 모두 pH의 존성이 크게 나타나 pH 4.2 및 6.0에서 보다 pH 1.2에서 아질산염 분해 효과가 뛰어났으며 아질산염 분해효과가 우수할수록 환원력이 높아 아질산염 분해능과 환원력은 밀접한 관련성을 나타내었다. - 강원도립대학 식품생명과학과 박영범, 한국식품영양과학회지(2005. 10. 29)

● 참도박의 혈액 항응고성 다당류의 정제 : 국내산 해조류의 항응고 활성 검색에 의해 활성과 수율면에서 우수한 속초 산 참도박(Pachymeniopsis elliptica)의 열수추출물로부터 70% 에탄올 침전으로 조제된 조다당 획분(PE-2)을 한외여과(PE-2IV), DEAE-Toyopearl650C의 이온 교환 column(PE-2IVc), Sepharose CL-6B의 겔여과 column(PE-2IVc-2) 및 Shodex OHpak KB-805 column의 HPLC로 분획하여 710 kDa의 분자량을 갖으면서 galactose(48.6%)와 3, 6-anhydrogalactose(44.0%)로 주로 구성되어 있고 황함량이 27.1%이며 소량의 xylose(3.6%), glucose(1.1%), mannose(1.1%), arabinose(0.8%)와 fucose (0.8%)를 포함하는 다당획분, PE-2IVc-2-1를 정제하였다. 또한 PE-2IVc-2-1의 IR 측정결과, S=O 결합을 나타내는 1116.74cm-1와 1443.17cm-1와 C-O-S 결합의 829.19 cm-1에서 각각 특이적인 흡수 band를 보임으로써 PE-2IVc-2-1 중에 황산기가 존재하고 있음을 알 수 있었다. 한편, 조다당 획분인 PE-2를 꼬리 정맥에 주사하고 채혈하여 ex vivo로 항응고 활성을 측정한 결과, 생체 내에서 100㎎/㎏의 농도까지도 시료량에 의존하는 항응고 활성을 보여 주었다. - 고려대학교 응용동물과학과 윤진아 외 5, 한국식품영양과학회지(2000. 10. 30)

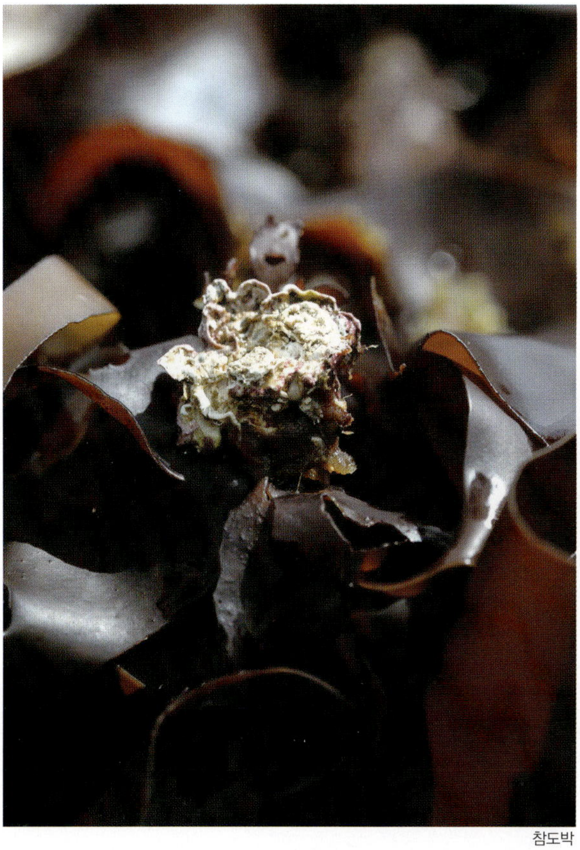

참도박

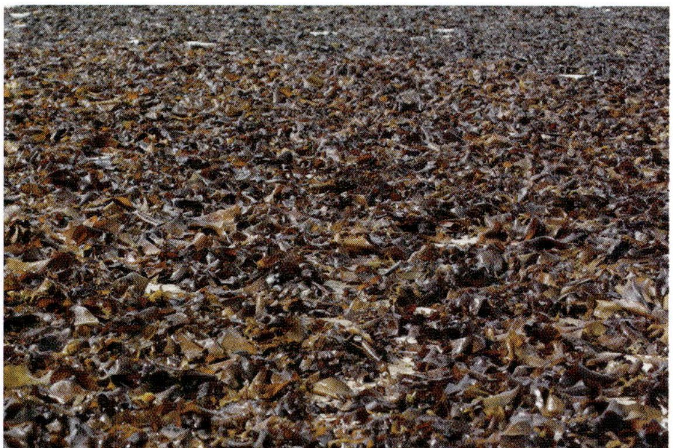

해변에 밀려 온 참도박

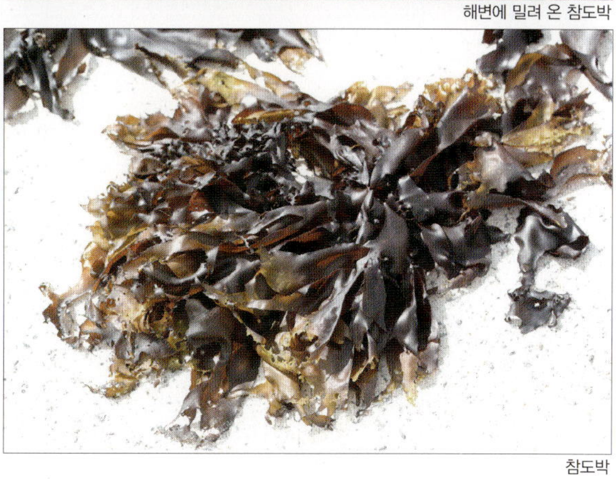

참도박

청각

청각과 / *Codium fragile* (Suringar) Hariot
영명 Sea staghorn
약명 녹각채鹿角菜
이명 청각채, 신선채, 해송海松, 미루(ミル)

청각은 우리나라 전 연안에 분포하는 녹조류로, 수심 20m 이하로 얕고, 물결이 잔잔한 곳에서 잘 자란다. 바위와 조개껍질, 다른 해조류에 붙어 자란다. 식물체는 사슴 뿔 모양으로 갈라져 곧게 자라며, 가지를 내어 부채 모양으로 펼쳐진다. 일본에서는 '바다에 사는 소나무'라는 의미의 미루(ミル)라고 부른다. 식물 전체가 짙은 녹색이며, 표면은 융처럼 부드럽고, 투명한 실 같은 조직이 가지 내부에 엉켜 있다.

청각은 감촉이 매끄럽고 맛이 담담하여 예로부터 김치의 맛을 돋우는 식재료로 알려져 있다. 김치를 담글 때 넣으면 마늘 냄새와 젓갈의 비린내를 중화하여 뒷맛을 개운하게 하며 풍미가 있다. 또 배추와 함께 물김치를 하거나, 끓는 물에 데쳐 초고추장에 찍어 먹거나 무쳐 먹는다. 청각은 각종 비타민과 무기질이 풍부한 알칼리성 식품으로, 특히 비타민 C · 칼슘 · 인이 풍부하여 어린이의 성장 발육을 돕는다. 철분도 많이 들어 있어 빈혈 예방에 좋으며, 풍부한 식이섬유는 변비 예방에 효과적이어서 현대인의 식생활을 개선하는 데 도움이 된다.

옛사람들은 회충약으로 쓰이기도 하였으며, 최근 연구에서 청각의 수용성 추출물이 항생 작용이 큰 것으로 알려져 있다.

고서古書 · 의서醫書에서 밝히는 효능

방약합편 녹각채鹿角菜는 성한性寒하다. 면독麵毒을 풀며, 소아小兒의 골증骨蒸과 혹열酷熱을 다스린다.

자산어보 감촉이 매끄러우며 빛깔은 검푸르고 맛은 담담하여 김치의 맛을 돋운다.

특허 · 논문

- 모자반 추출물, 청각 추출물 및 참미역 추출물을 함유하는 화장료 조성물 : 본 발명은 유효 성분으로 모자반 추출물, 청각 추출물 및 참미역 추출물을 함유하는 화장료 조성물에 관한 것으로, 보다 상세하게는 유효 성분으로 모자반 추출물, 청각 추출물 및 참미역 추출물로 이루어진 군에서 선택된 1종 이상을 함유하여 항산화 효과가 우수하고 피부 탄력 및 주름을 개선시키는 화장료 조성물에 관한 것이다. – 특허공개 10-2012-0056594호, 주식회사 아모레퍼시픽
- 청각의 인공 종묘의 생산 방법 및 청각의 배양 방법 : 본 발명은 청각 엽체로부터 분리된 포낭 또는 수사의 길이가 550μm 이상이 되도록 청각의 포낭 또는 수사를 분리하는 단계, 분리된 포낭 또는 수사를 채묘 기질에 부착시키는 단계, 채묘된 채묘틀을 건조시키는 단계, 건조시킨 채묘 틀을 배양 수조에서 배양시키는 단계를 포함하는 청각의 인공 종

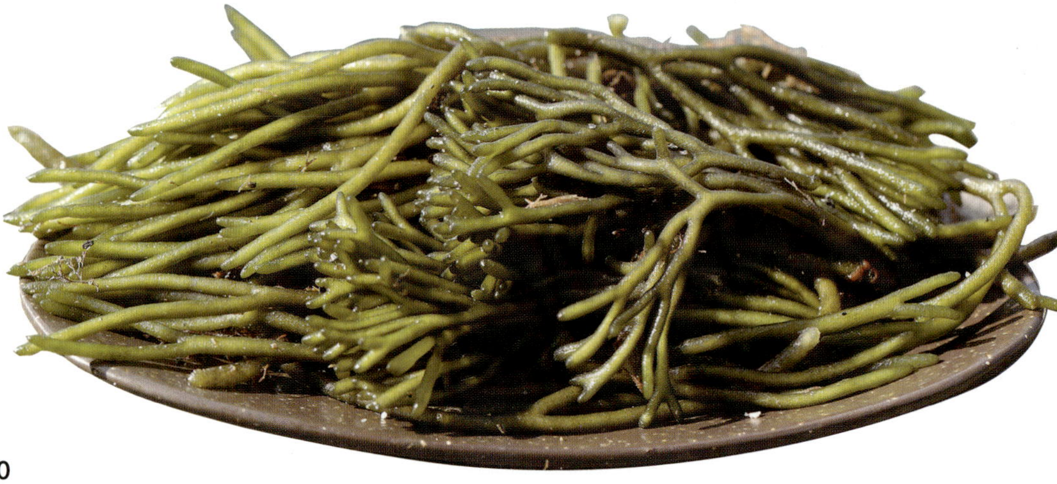

묘의 생산 방법에 관한 것이다. 본 발명은 또한 상기 인공 종묘를 3m 미만의 수심에서 가이식하는 청각의 배양방법에 관한 것이다. 본 발명은 채묘를 위한 포낭 또는 수사의 적정 길이, 채묘 후 적정 건조시간, 직립체의 발달 유도를 위한 배양 조건, 적정 가이식 수심을 밝혀, 청각의 분리된 포낭 또는 수사를 이용하여 엽체의 성숙도 여부와 해황 조건에 관계없이 원하는 시기에 간편하게 청각의 인공 종묘를 생산할 수 있도록 한다. – 특허등록 제722339호, 목포대학교 산학협력단

● 해양생물-유래 추출물을 포함하는 피부 보호용 화장료 조성물 : 본 발명은 청각 추출물, 바다화향풀 추출물 및 N-아세틸글루코사민을 유효 성분으로 포함하는 피부 보호용 화장료 조성물에 관한 것으로서, 본 발명의 화장료 조성물은 각질층에 NMF 성분을 공급하고, 피부 장벽을 강화시키며, 피부 수화 기능(피부 자체의 보습 기능)을 향상시켜, 피부 보습 효과를 극대화할 뿐만 아니라, 주름개선 효과 및 피부 탄력 개선 효과도 우수하고, 더불어 피부에 대한 안전성이 우수하다. – 특허등록 제616520호, 주식회사 코리아나화장품

● 양식산 녹조류 청각(Codium fragile) 추출물의 항염증, 해열 및 진통에 대한 생체활성 : 한약재의 원료 및 전세계적 외래종으로 알려져 있는 녹조류 청각(Codium fragile)의 디클로로메탄, 에탄올, 열수 추출물을 대상으로 하여 생쥐에서의 항염증, 해열, 및 진통 활성을 조사하였다. 청각의 디클로로메탄과 에탄올 추출물은 phorbol 12-myristate 13-acetate로 유도된 생쥐 귀의 부종과 충혈에 대한 염증 증상을 74% 이상의 높은 저해 작용을 보였으며, 이들 추출물은 acetyl salicylic acid와 유사하게 발열 증상을 억제하였다. 청각으로부터 주된 항염증 활성물질은 eicosapentaenoic acid인 것으로 분리되었다. 이러한 결과는 청각이 여러 염증 관련 증상에 대처할 약제로서도 사용되어질 수 있다는 사실을 뒷받침해 준다.
– 부경대학교 생물공학과 강지여 외 3, 생명과학회지(2012. 6. 30)

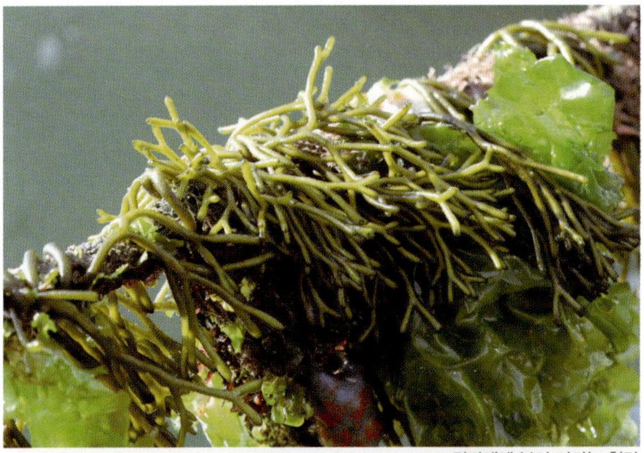
갈파래에 붙어 자라는 청각

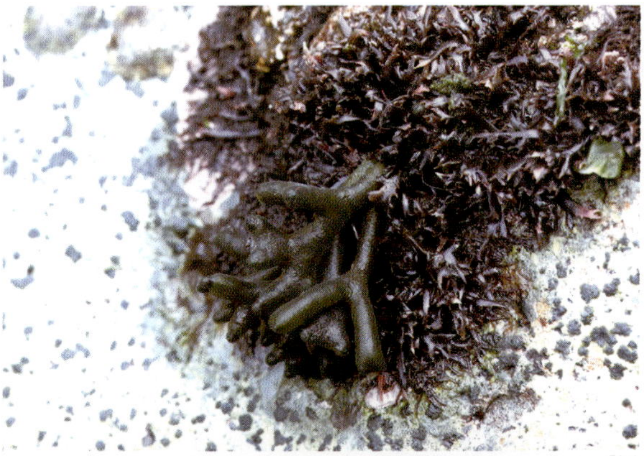
청각

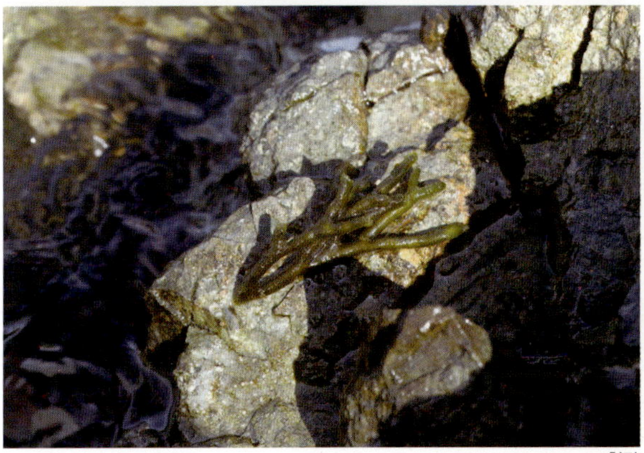
청각

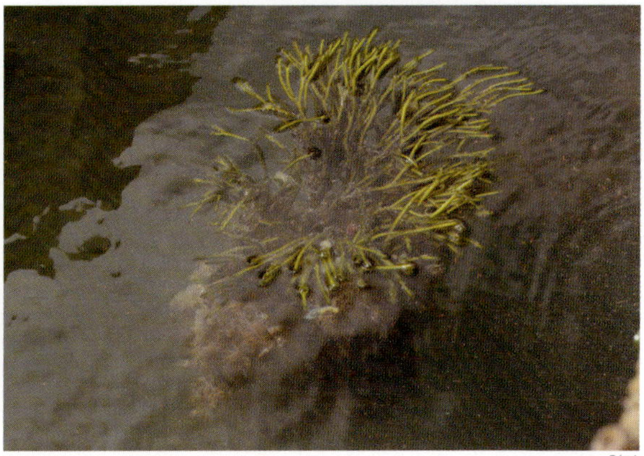
청각

톳

모자반과 / *Hizikia fusiforme Okamura*
영명 Sea weed fusiforme
약명 토의채土衣菜
이명 톳나물, 따시래기, 흙배기, 톨, 양서체, 해호자, 담해조

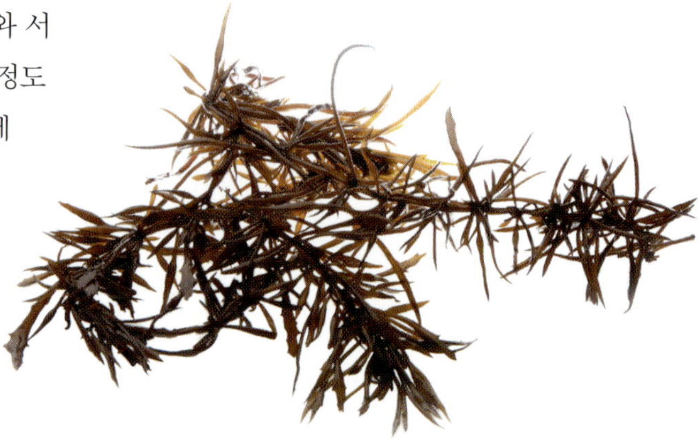

우리나라 전 연안에 분포하는 갈조류로, 제주도와 서남해안의 암초에 붙어 자란다. 키는 20~60cm 정도로 자라고, 식물체는 흑갈색을 띠며 짧은 뿌리에서 줄기가 3~5개가 나온다. 가지는 짧고 잎과 기포가 많이 나며, 줄기는 채찍 모양이다. 모양이 사슴꼬리와 비슷하다고 하여 '녹미채鹿尾菜'라고 한다.

톳은 제철인 3~5월에 가장 연하고 맛이 좋다. 바다에서 채취한 톳을 그대로 햇볕에 말리면 소금기가 있어 상하지 않는다. 먹을 때는 물에 담가서 짠맛을 우려내야 한다. 주로 톳밥 · 톳무침 · 톳냉국 · 샐러드 등으로 식용하는데, 흉년에 톳을 많이 넣어 지은 톳밥은 구황식품으로 이용되기도 하였다.

톳은 칼슘 · 요오드 · 철 · 마그네슘 등의 무기질이 다량 함유되어 있으며, 비타민 A와 비타민 B_2가 풍부하다. 다른 해조류와 마찬가지로 점질물인 알긴산은 중금속 · 농약 · 콜레스테롤 등을 흡착하여 배출시키며, 항암 · 혈압 강하 · 항응혈 작용을 한다. 톳 추출물은 항균 작용이 있는 것으로 알려져 있다.

톳은 다른 해조류에 비해 비소 함량이 많아 일부 국가에서는 식용을 자제하라고 하지만 실제로 톳에 의한 비소 중독 사례가 보고된 적은 없다. 톳을 다량으로 먹지 않는 이상 건강에 문제가 없다고 한다.

고서古書 · 의서醫書에서 밝히는 효능

동의보감 열을 내리고 담을 없애고 종양을 치료하며 부은 것을 치료한다.

특허 · 논문

● 톳 유래 다당체를 함유한 에탄올 유발성 위장질환 억제용 조성물 : 본 발명은 톳으로 분리한 다당체를 유효 성분으로 함유하는 위장 질환 저해용 약학적 조성물에 관한 것으로, 본 발명에 따른 톳 유래 다당체 Hf-PS-1은 카스파아제 활성화, PARP 분열 및 DNA 분획화는 인산-JNK의 하향-조절 및 보통 GSH 수준의 회복과 관련된 에탄올-유발 아폽토시스를 조절함으로써 에탄올-유발 위장 질환을 저해할 수 있어, 인간 위궤양에 대한 신규한 천연 치료제로서 이용할 수 있는 효과가 있다. – 특허등록 제1231164호, 부경대학교 산학협력단

● 발효 톳 추출물을 유효 성분으로 함유하는 대사성 골 질환 완화, 예방 또는 치료용 약학 조성물 및 이를 포함하는 건강기능식품 : 본 발명은 발효 톳 추출물을 유효 성분으로 포함하는 대사성 골 질환 특히 골다공증의 완화, 예방 또는 치료용 약학조성물 및 발효 톳 추출물을 활성 성분으로 포함하는 대사성 골 질환 완화 또는 예방용 건강기능식품을 제공한다. 본 발명의 발효 톳 추출물은 천연물 유래 물질로 식품으로 이용되어 부작용이 없고, 조골세포 활성 및 골 형성에 효과가 있으며, 파골세포분화 억제에 효과가 있고, 실제 동물 모델에서의 골 함량 및 혈청에서의 골 형성 지표를 증가시키고, 골 흡수 지표를 감소시킴으로써 골다공증을 포함한 대사성 골 질환 완화, 예방 또는 치료에 유용하게 사용 될 수

있다. – 특허등록 제1305621호, 경희대학교 산학협력단

● 모자반, 우뭇가사리, 톳으로 구성된 해조류 추출물을 함유하는 항알러지, 진정 및 보습 효과가 우수한 화장료 조성물 : 본 발명은 모자반, 우뭇가사리, 톳으로 구성된 해조류를 용매 추출하여 얻은 추출물을 유효 성분으로 함유하는 항알러지, 진정 및 보습 효과가 우수한 화장료 조성물에 관한 것으로, 더욱 상세하게는 모자반, 우뭇가사리, 톳으로 구성된 해조류를 혼합 사용하거나 단일 사용하여 용매 추출하고 이를 함유하는 항알러지, 진정 및 보습 효과가 우수한 화장료 조성물을 제공하는 것이다. – 특허공개 10-2013-0023326호, 주식회사 내추럴솔루션 외 1

● TRAIL 내성 암 세포 저해 활성을 갖는 톳 추출물 : 본 발명은 TRAIL에 내성을 갖는 암 세포에 특이적으로 작용하는 톳 에틸 알코올 추출물(EAHF)의 항암 활성 약학 조성물에 관한 것으로, 본 발명에 따르면 톳 에틸 알코올 추출물(EAHF)은 TRAIL에 저항성을 가지는 암세포에서 Bax 및 카스파아제를 포함한 아폽토시스 단백질의 상향조절 및 활성화를 통해 암세포를 TRAIL-매개 아폽토시스에 민감화시켜 유의적인 아폽토시스 유발능을 나타내기 때문에, EAHF와 TRAIL 결합 처리는 TRAIL 내성 암 세포 억제를 위한 효과적인 예방제 및 치료제를 제공할 수 있는 효과가 있다. – 특허공개 10-2010-0050188호, 부경대학교 산학협력단

● 톳 유래 당단백질을 함유하는 간 손상 예방 및 치료용 조성물 : 본 발명은 톳 유래 당단백질을 유효성분으로 함유하는 간 손상 예방 및 치료용 약학적 조성물에 관한 것으로, 본 발명에 따른 톳 유래 당단백질은 아세토아미노펜에 의한 흰쥐의 간손상과 간세포의 사멸을 억제하여 혈중 GPT농도를 정상수준으로 유지시킬 뿐 아니라 위표피세포에서 세포생존과 관련한 단백질(PARP, ERK·) 및 캐스파아제활성에 영향을 주어 약물에 의한 간손상을 저해시키는 효과가 있다. – 특허공개 10-2010-0037866호, 부경대학교 산학협력단

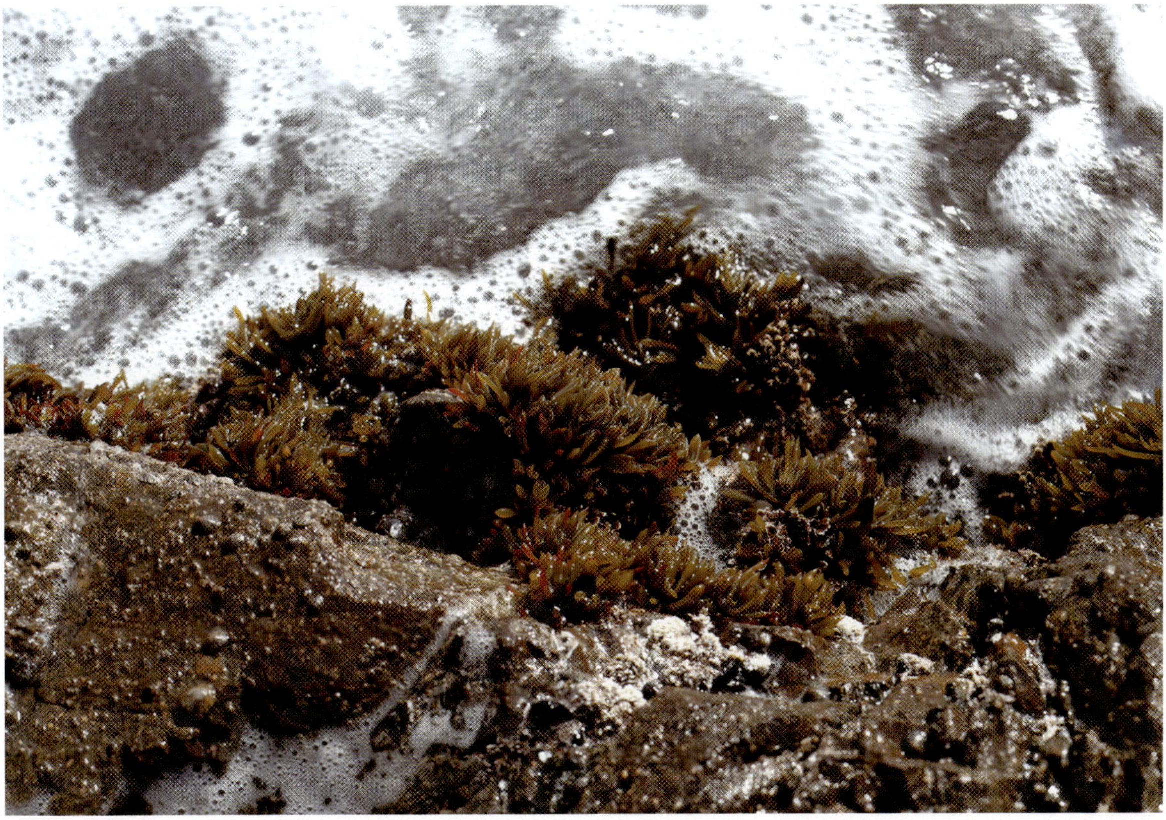

어린 톳

● 톳을 유효 성분으로 함유하는 비만 또는 고지혈증 및 동맥경화성 혈관계 질환의 예방 및 치료용 조성물 : 본 발명은 톳을 유효 성분으로 함유하는 비만 또는 고지혈증 및 동맥경화성 혈관계 질환의 예방 및 치료를 위한 조성물에 관한 것으로, 상세하게는 본 발명의 톳은 고지혈증을 유발시킨 동물모델에서 간조직 및 분변 중 지질 함량을 감소시키고, 혈청 중의 중성지방, 콜레스테롤, 인지질, 과산화지질 및 Hydroxyl radical 함량을 감소시키며, 혈청 중 SOD 활성을 증진시킴을 확인한 바, 비만 또는 고지혈증 및 동맥경화성 혈관계 질환의 예방 및 치료에 유용한 약학조성물 및 건강기능식품에 이용될 수 있다. - 특허공개 10-2012-0016962호, 강릉원주대학교 산학협력단

● 톳 유래 수용성 다당류를 이용한 비만 예방 및 치료용 약학 조성물 그리고 식품 조성물 : 본 발명은 비만 예방 및 치료용 약학 조성물 그리고 식품 조성물에 관한 것으로서, 더욱 상세하게는 해조의 일종인 톳으로부터 추출된 톳 유래 수용성 다당류를 이용한 비만 예방 및 치료용 약학 조성물 그리고 식품 조성물에 관한 것이다. 본 발명의 톳 유래 수용성 다당류를 이용한 비만 예방 및 치료용 약학 조성물은 톳 추출물로부터 분리한 톳 유래 수용성 다당류를 유효 성분으로 함유한다. 그리고 수용성 다당류는 인간 췌장 리파아제의 효소 활성을 억제한다. - 특허공개 10-2013-0097519호, 재단법인 전남생물산업진흥원, 가천의과학대학교 산학협력단

● 톳 분획물이 조골세포의 증식 및 분화에 미치는 영향 : 톳은 새로운 생리활성 물질을 생산할 수 있는 소재로 각광받고 있으며, mouse calvaria 유래의 MC3T3-E1 세포는 골세포의 세포 활성과 관련된 연구에서 유용하게 이용되어 왔다. 따라서 본 연구에서는 MC3T3-E1 세포를 이용하여 톳 분획물이 세포 증식에 미치는 영향과 ALP 활성, 조골세포의 골 형성을 위한 필수 인자인 collagen 합성 및 조골세포의 표식인자인 골 석회화 형성능에 미치는 영향에 대해 검토하였다. 각 분획물의 수율은 aqueous 분획물이 47.4%로 가장 높은 수율을 나타내었으며 다음으로 butanol 분획물, methanol 분획물 순으로 나타났으며, hexane 분획물이 4.7%로 가장 낮은 수율을 나타내어 극성 성분의 함유량이 더 높은 것으로 확인되었다. 톳분획물의 농도(1, 10 50, 100 ㎍/mL)에 따른 조골세포 성장에 미치는 영향을 MTT assay로 분석한 결과, 모든 분획물에서 대조군과 비교하여 120% 정도의 증식률을 나타내었다. 이는 선행연구자에 의한 대두 에탄올 추출물 실험 결과인 최고 117%의 세포 증식률과 비슷한 조골세포 증식유도 결과임을 확인할 수 있었다. 톳 분획물이 ALP 활성에 미치는 영향을 조사한 결과, 톳 분획물 중 hexane 분획물과 butanol 분획물이 조골세포의 ALP 활성을 증가시켰으며, 특히 butanol 분획물은 120% 이상의 ALP 활성을 증가시켜 조골세포의 분화에 영향을 줄 가능성이 제시 되었다. 톳 분획물이 조골세포의 collagen 합성에 미치는 실험 결과에서 모든 분획물에서 유의적인 collagen 합성능력을 나타내었다. 또한 조골세포의 골 석회화 형성에 미치는 영향은 methanol 분획물을 제외한 다른 분획물에서 유의적인 형성능을 보였으며, 특히 butanol 분획물을 100㎍/mL 첨가하였을 때는 281.25%, aqueous 분획물을 100㎍/mL 첨가하였을 때는 240.46%로 높은 골 석회화 형성능을 나타냈다. 따라서 톳 분획물이 조골세포의 증식, ALP 활성, collagen 합성 및 골석회화 형성을 촉진하여 골 생성에 영향을 줄 수 있는 것이 확인되었으며, 구체적인 기작 연구와 in vivo 연구가 병행된다면 골다공증 예방과 관련된 기능성 식품의 천연 소재로 개발이 가능하리라 사료된다. - 신라대학교 식품영양학과 전민희 외 1, 생명과학회지(2011. 2. 28)

● 톳 분획물의 항균 및 암세포 증식 억제 효과 : 본 논문은 톳분획물의 항균 및 암세포 증식 억제 효과를 연구한 내용으로 주요 내용으로는 톳(HF)에서 추출된 각 추출물의 항균과 세포독성 효과를 조사하기 위해 톳을 메탄올로 추출하고 (HFM) 4가지 다른 유형으로 분획하였다: 헥산 (HFMH), 메탄올 (HFMM),

부탄올 (HFMB) 및 수용성 (HFMA) 분획층. 이들 층이 사람 암세포에 대해 가지는 세포독성 효과를 MTT 검정을 이용하여 조사하였다. 여러 분획 중 HFMB와 HFMM은 사용된 사람 암세포주에 대해 강력한 세포독성 효과를 보였다. 150 ㎍/mL 농도에서 HcpG2 세포 상 G162HFMB의 퀴논환원효소 (QR) 유도 활성은 대조군에서의 활성과 비교했을 때 2.63배보다 효과적이었다. 추가적인 연구가 필요하지만 HF가 사람 암세포의 치료를 위한 화학보호제로 사용될 수 있을 것이라는 내용이다. – 신라대학교 바이오식품소재학과 손재학 외 6, 한국영양학회지(2006. 7. 31)

● AGS 인체 위암세포에서 톳 에탄올 추출물에 의한 침윤성 저해 : 본 연구에서는 AGS 인체 위암세포에서 톳 에탄올 추출물(EHF)의 항침윤성과 tight junctions(TJs)의 tightening과의 관계를 조사하였다. EHF에 의한 AGS 위암세포의 증식억제와 연관된 세포이동성 및 침윤성의 감소는 transepithelial electrical resistance의 증가와 연계된 Js의 tightness 증가와 연관성이 있었다. EHF는 matrix metalloprotease (MMP)-2 및 -9의 활성을 억제하였으며, 이는 MMPs의 mRNA 및 단백질 발현 감소에 의한 것이었으나 tissue inhibitor of metalloproteinase (TIMP)-1 및 -2의 mRNA 발현은 증가시켰다. 또한 EHF는 TJs의 주요 조절인자인 claudin family 단백질들 (claudin-1, -3 및 -4)의 발현을 감소시켰으며, insulin like growth factor-1 receptor 단백질은 감소된 반면 thrombospondin-1 및 E-cadherin의 발현은 증가되었다. 본 연구의 결과는 톳 추출물이 암의 전이를 효과적으로 억제하는 효능이 있음을 보여주는 결과이다. – 동의대학교 한의과대학 생화학교실 최영현, 생명과학회지(2010. 12. 30)

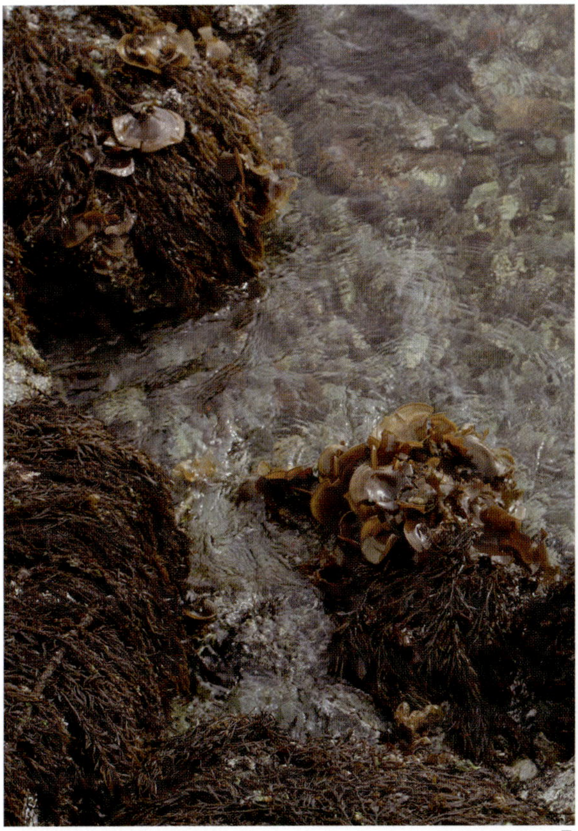

톳

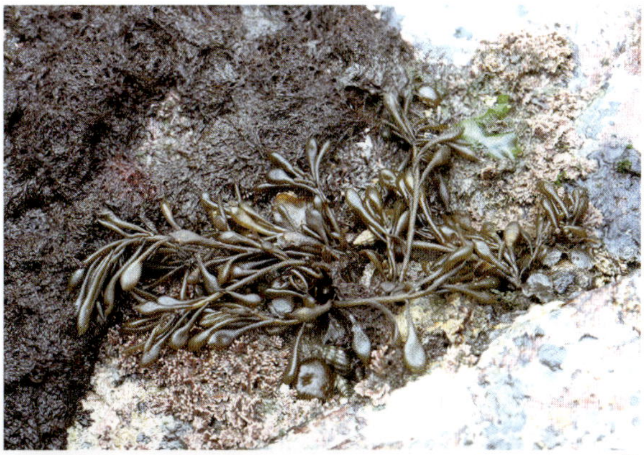

톳

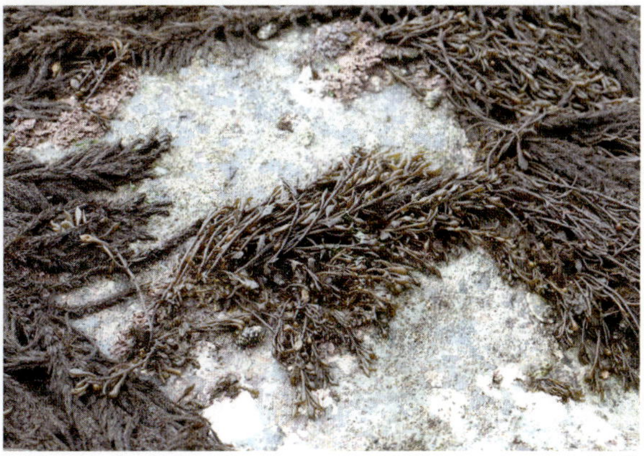

톳

파래

갈파래과 / *Enteromorpha intestinalis*
영명 Green laver
약명 청태青苔
이명 창자파래, 납작파래, 잎파래, 가시파래, 격자파래

파래는 맛과 향기가 독특하여 우리나라와 일본에서 즐겨 먹는다. 우리나라 어촌에서는 파래로 김치를 담그거나 날것으로 무쳐 먹고, 산간에서는 말린 것을 양념하여 먹거나 기름에 볶아 먹는다.

파래는 체내의 콜레스테롤치를 낮추는 작용이 다른 해조류에 비해서 뛰어나다. '바다의 천연 영양제'라는 별명에 걸맞게 철분·칼슘 등의 무기질, 철분 흡수를 돕는 비타민 A·C가 많이 들어 있다. 칼슘은 폐경 후 에스트로겐estrogen 감소로 골다공증 염려가 있는 여성에게 효과적이다. 특히 파래에 들어 있는 메틸메티오닌methylmethionine 성분은 몸에 쌓인 니코틴을 해독하며, 비타민 A가 손상된 폐 점막을 보호하고 재생시켜 주므로 담배를 피우는 사람은 파래를 많이 먹는 것이 좋다. 또 식이섬유와 알긴산은 대장의 연동 운동을 촉진하므로 변비 개선 및 숙변 제거 효과가 크다. 아연도 들어 있어 여성의 피부 미용과 남성의 갱년기 예방에 도움이 된다.

파래는 갈파래과의 바다 식물로 바닷가의 조간대, 특히 민물이 흘러들어오는 내만에서 잘 자라며, 조수 웅덩이에서 대형 군락을 이루기도 한다. 가을에서 봄 사이에 무성하게 자란다. 우리나라에 분포하는 종류에는 격자파래(*Enteromorpha clathrata*)·납작파래(*Enteromorpha compressa*)·창자파래(*Enteromorpha intestinalis*)·잎파래(*Enteromorpha linza*)·가시파래(*Enteromorpha prolifera*)·구멍갈파래(*Ulva pertusa*)·갈파래(*Ulva lactuca*) 등이 있다. 대부분 둥근 대롱 모양으로 윗부분이 엽상으로 퍼진 것, 곁가지가 많은 것, 외줄인 것 등 다양하고 굵기도 다르다. 같은 종이라도 지역에 따라 차이가 많다.

파래는 영양염이 많은 민물이 흘러오는 곳이나 오염된 환경에서도 잘 자란다. 특히 수온이 높은 여름에 대형 군락을 이룬 구멍갈파래가 제주도 해안으로

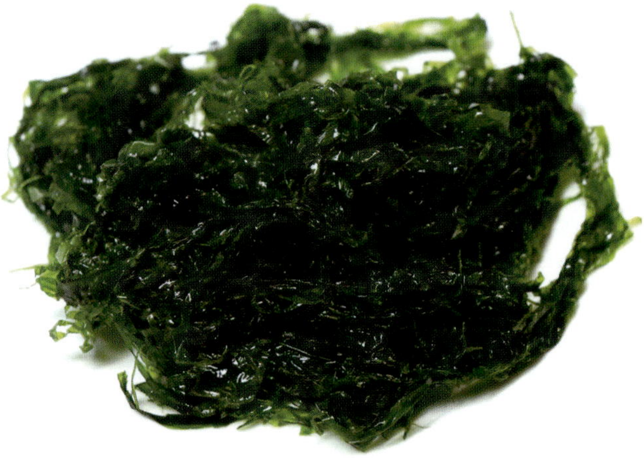

밀려와 퇴적되어 악취가 나고, 해충이 발생하며 해수욕장의 미관을 해친다. 특히 어장을 황폐화하여 심각한 문제가 되고 있다.

고서古書·의서醫書에서 밝히는 효능

동의보감 소식消食, 거담去痰뿐만 아니라 일체의 독창毒瘡, 악창惡瘡도 치료하는데, 감초甘草와는 상극相剋이니 조심하여야 한다.

특허·논문

● 한국산 파래 유래의 면역증강용 추출물, 그 추출 방법 및 이를 함유하는 약제 : 본 발명은 한국산 녹조류 유래의 면역증강용 녹조류 엑스(추출물), 이의 추출방법 및 이를 함유하는 면역증강용 약제에 관한 것으로, 구체적으로 정상세포에 대한 세포독성 없이 면역력을 효과적으로 활성화시키는 본 발명의 녹조류 추출물은 한국산 녹조류에 증류수를 가하여 교반한 후 이를 원심분리하여 상등액을 취하는 수용성 성분의 추출방법 또는 상기 상등액에 황산암모늄을 가하여 단백질 성분을 침전시킨 후, 크로마토그래피법에 의해 렉틴 분획 물질을 분리하는 렉틴 성분의 추출방법에 의해 수득할 수 있으며, 전기 방법들에

의해 추출된 녹조류 추출물을 유효 성분으로 함유하는 본 발명의 약제는 세포독성 없이 강력한 면역증강작용을 나타내는 바, 면역증강용 약제로 효과적으로 사용할 수 있다. – 특허등록 제617495호, 주식회사 바이어드

● 가시파래 추출물과 그것의 항염증제로서의 용도 : 본 발명은 항염증 활성을 가지는 가시파래 추출물에 관한 것이다. 발명자들은 가시파래를 80% 에탄올로 추출하고, 이 에탄올 추출물을 헥산, 메틸렌클로라이드(디클로로메탄), 에틸아세테이트, 부탄올 및 물로 분획하고, 상기 에탄올 추출물과 분획물의 NO 생성 억제 활성, 염증성 사이토카인인 TNF-α, IL-6 및 IL-1β의 생성 억제 활성, 및 PGE2 생성 억제 활성을 살펴보았는데, 위 추출물 및 분획물 모두 활성의 정도에는 차이가 있었지만 대체로 위 활성들을 가짐을 확인할 수 있었다. – 특허등록 제1110061호, 제주테크노파크

● 파래 추출물의 항응고 활성과 항암 활성에 관한 연구 : 본 연구는 파래의 생물학적 활성을 알아보기 위하여 수행되었다. 파래 추출물의 혈액 항응고 효과를 알아보기 위하여, 파래를 냉수, 메탄올, 온수, 염산, 수산화나트륨 용액 등을 이용하여 추출하였다. 파래 알칼리 추출물은 대조군에 비하여 약 17배의 강한 효과를 보였다. 몇몇 파래 추출물(메탄올, 온수, 0.1N NaOH, 1N NaOH)의 항암효과를 알아보기 위하여 MTT 분석법을 이용하여 인간 흑색종 세포(B16/F10), 섬유육종 세포(HT1080), 유방암 세포(MCF7) 등을 조사하였다. 메탄올 추출물 250μg/mL로 처치한 HT1080, B16/F10, MCF7 세포 생존율은 각각 8.06%, 3.62%, 10.10%로 유의미하게 감소함을 보였다. 따라서 이 결과는 항암 효과를 지니고 있어서 기능성 물질로서의 가능성이 있다는 결과였다는 내용이다. – 한양여자대학교 식품영양학과 임은정 외 6, 한국식품영양학회지(2008. 3. 31)

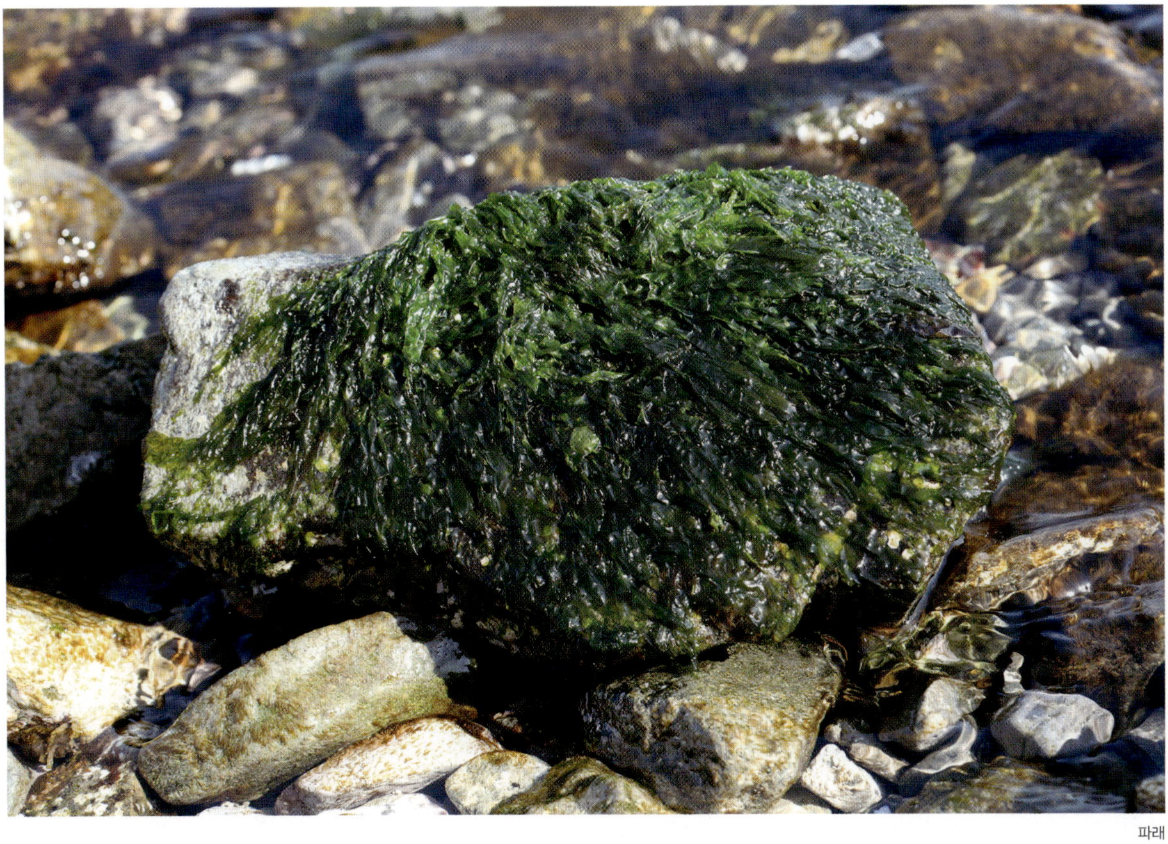

파래

Part 5

특허로 만나는 어패류

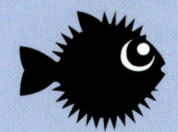

가리비

가리비과 / *Patinopecten yessoensis* (Jay)
영명 Yesso scallop
이명 큰가리비, 참가리비, 밥조개, 갈이비(거제), 깔리비(통영), 깔래비(거제)

가리비는 세계적으로 약 50속, 400여 종 이상이 분포한다. 우리나라에는 큰가리비(*Patinopecten yessoensis*), 비단가리비(*Chlamys farreri farreri*), 국자가리비(*Pecten albicans*), 해가리비(*Amusium japonicum*) 등 12종이 있다. 큰가리비는 동해안의 수심 20~50m의 모래와 자갈이 많은 곳에 자연 서식하는 것으로 알려져 있다.

가리비는 부채 모양으로 패각이 2개이며, 표면은 곡선 무늬와 골이 있으며, 더러 밋밋한 것도 있다. 색깔은 흰색, 노란색, 주황색, 붉은색 등 다양하다.

시중에는 양식한 것이 주로 유통되는데, 양식 가리비 먹이도 플랑크톤이므로 맛은 자연산과 비슷하다. 식용은 패주 부분만 하므로 가리비 패각 자체를 쪄서 패각 속에 있는 패주만 떼어 건조, 냉동, 훈제하여 가공품으로 유통된다. 신선한 가리비는 회로 먹으며, 구이나 탕, 찜, 죽 등으로 요리하여 먹는다.

가리비는 라이신 · 티오닌 등 필수 아미노산과 무기질이 풍부하며, 칼로리가 낮아서 어린이의 성장 발육을 촉진한다. 특히 가리비에서 주목할 만한 성분은 타우린taurine이다. 가리비 한 마리에 1,000㎎ 정도 포함되어 있는데, 사람의 경우 타우린을 하루 1000㎎ 정도 섭취해도 안전하다.

타우린은 피로물질을 효과적으로 배설시켜 피로해소 효과가 크며, 뇌에서 치매를 일으키는 핵심 물질을 억제하므로 치매 예방에 좋다. 간의 글리코겐 합성을 증가시키는 효과가 있어 대사증후군 환자에게도 좋고, 당뇨병 환자의 혈당치를 낮출 수 있다.

타우린의 혈중 콜레스테롤 포획, 배출 기능은 혈관과 심장을 튼튼하게 해 준다. 타우린 소비가 많은 고혈압이나 고콜레스테롤 환자에게는 콜레스테롤을 낮추고 혈압도 내리는 효과가 있다. 실제로 이탈리아에서는 동맥경화 · 협심증 · 심근경색 · 뇌혈관질환 치료 시 타우린(주사제 또는 캡슐)을 처방하고 있으며,

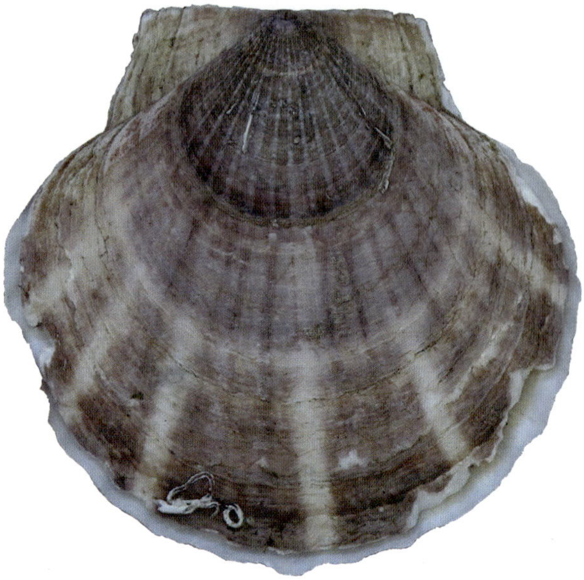

일본에서는 심부전 치료약으로 쓰인다.

시력을 유지하는 데도 타우린이 반드시 필요하다. 타우린이 결핍되면 수정체에 침전물이 쌓여 백내장에 걸릴 위험이 높아진다. 그 밖에 타우린은 통증 완화, 알코올 해독, 암 발생 억제, 비만 예방, 두뇌 발달 등에 효과가 있다.

특허 · 논문

● 가리비 성분을 유효 성분으로 함유하는 산화적 스트레스로 인한 간 질환 예방 및 치료용 조성물 : 본 발명은 가리비 성분을 유효 성분으로 함유하는 조성물에 관한 것으로, 상세하게는 본 발명의 가리비 성분은 AST, ALT, ALP, γ-GT, Bilirubin, 콜레스테롤 및 중성지방의 활성을 감소시키고, 지질과산화물을 억제하며, 항산화 효소 및 GST, GSH 농도의 증가 효과를 나타낼 뿐만 아니라, XO, AD, AH의 활성을 감소시킴을 확인함으로써, 이를 포함하는 조성물은 산화적 스트레스로 인한 간 질환의 예방 및 치료를 위한 약학 조성물 또는 건강기능식품으로 유용하게 이용될 수 있다. – 특허등록 제1089179호, 강릉원주대학교 산

학협력단

● 가리비 성분을 유효 성분으로 함유하는 세균성 감염 질환의 예방 및 치료용 조성물 : 본 발명은 가리비 성분을 유효 성분으로 함유하는 조성물에 관한 것으로, 상세하게는 본 발명의 가리비 성분은 항균 효과 및 혈장 응고 억제효과를 확인함으로써, 이를 포함하는 조성물은 세균성 감염 질환 또는 혈전 관련 질환의 예방 및 치료를 위한 약학 조성물 또는 건강기능식품으로 유용하게 이용될 수 있다. – 특허등록 제1089178호, 강릉원주대학교 산학협력단

● 나노 스케일 가리비 조개분, 이를 유효 성분으로 하는 피부질환 치료제 및 피부 외용제 : 본 발명은 생체에 적합한 나노스케일 치료제에 관한 것으로, 상세하게는 피부진균 치료약물 전달용 가리비 조개분 및 이를 리포솜, 나노캡슐, 교질입자 시스템, 콘쥬게이트와 같은 생체에 적합한 나노스케일 치료제로 사용하는 용도에 관한 것이다. 구체적인 구성은 50-900nm 크기의 나노스케일을 갖는 가리비 조개분을 피부진균 치료약물 전달용으로 적용하는 것으로, 본 발명의 나노스케일 가리비 조개분에 따르면, 가리비 껍질이 갖는 종래의 피부보호 특성과는 별개로 피부조직에 효율적으로 작용할 수 있고 부작용이 없는 새로운 형태의 나노 크기 해양 천연물을 제공함으로써 부작용이 없고 효율이 뛰어난 기능성 물질을 제공할 수 있다. – 특허공개 10-2009-0054314호, 부산대학교 산학협력단

● 가리비 성분을 유효 성분으로 함유하는 혈전 관련 질환의 예방 및 치료용 조성물 : 본 발명의 가리비 성분의 혈장 응고 억제효과를 확인함으로써, 이를 포함하는 조성물은 혈전 관련 질환의 예방 및 치료를 위한 약학 조성물 또는 건강기능식품으로 유용하게 이용될 수 있다. 발명자들은 가리비 성분이 혈장 응고 억제 효과를 나타냄으로써, 혈전 관련 질환 치료 효과가 있음을 확인함으로써 본 발명을 완성하였다. – 특허등록 제1068709호, 강릉원주대학교 산학협력단

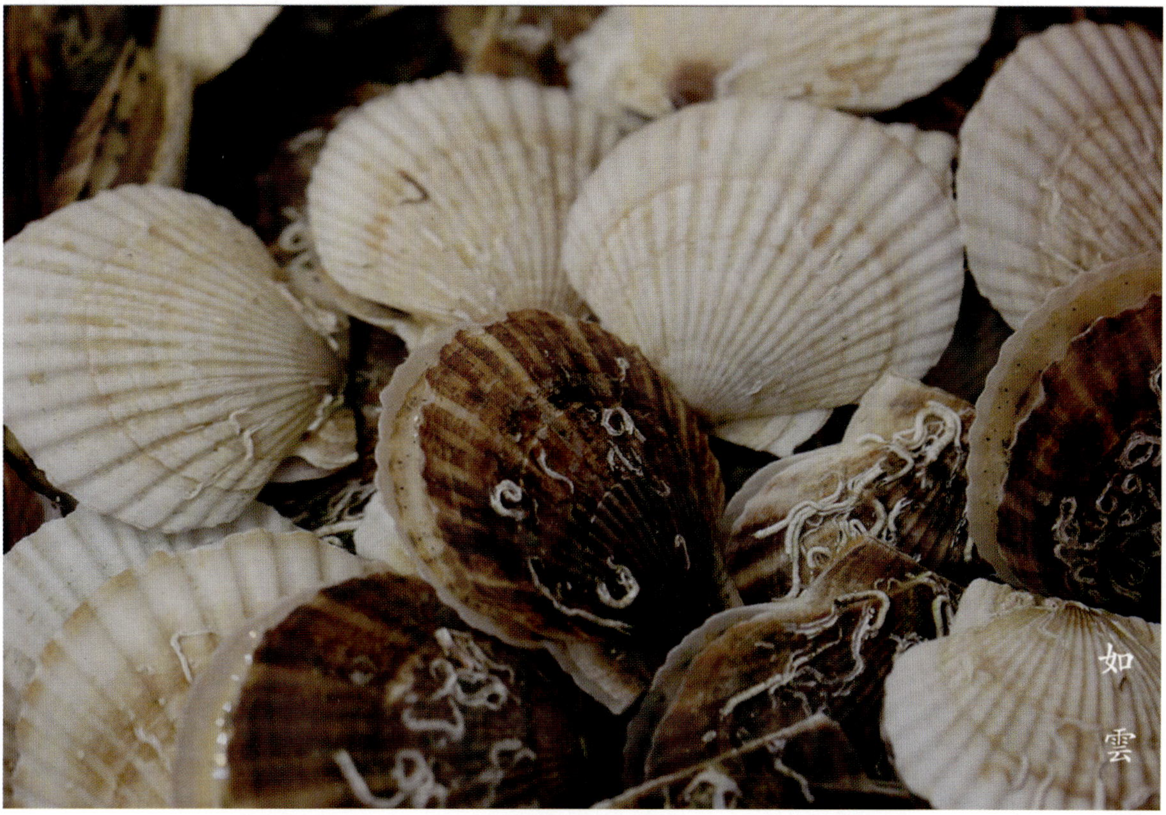

가리비

가무락[모시조개]

대합과 / *Cyclina sinensis* (GMELIN)
약명 황합黃蛤
이명 모시조개, 검정조개, 가막조개, 가무라기, 까무락, 까막, 깜바구, 백대롱, 흑대롱, 대동, 다령, 대롱,

가무락은 국물에 구수하고 깊은 맛을 내고 싶을 때 즐겨 사용하는 조개로, 흔히 '모시조개'로 더 잘 알려져 있다. 껍데기가 검다고 해서 '가무락'이라고 한다.

우리나라 남해와 서해 연안 진흙 모래 또는 진흙 갯벌 조간대에서부터 수심 10m 전후의 조하대까지에서 발견되는, 최대 길이 약 6cm 정도의 중형 조개류이다. 껍데기가 검고 가장자리로 갈수록 희다.

가무락은 맛이 좋아 다양한 요리에 쓰인다. 생가무락은 100g당 총열량이 99cal이고, 수분 76.1g, 조단백질 15.0g, 조지방 1.8g, 탄수화물이 5.6g , 조회분이 1.6g이며, 비타민 A · B_1 · B_2 · C 등을 함유하고 있다. 간장을 보호하는 효과가 있어서 숙취 해소용으로 많이 쓰인다. 빈혈과 만성 피로를 덜어 주는 효능이 있으므로 춘곤증으로 몸이 나른할 때 먹으면 좋다.

특허 · 논문

● 조개농축 조미료 및 그의 제조방법 : 농축기에 정제수 20~30%와, 홍합 20~30%, 굴 2~10%, 모시조개 10~20% 및 바지락 20~30%를 넣은후, 110~130℃에서 30~40분동안 1차 열탕처리하여 조개 추출액을 형성하는 단계와 ; 95~110℃에서 2시간 30분~3시간 30분동안 다시 2차 열탕처리하여 상기 추출액을 농축하는 단계와 ; 상기 농축 추출액에 다시마 10~20%와 훈연 가다랑어 10~20% 및 간장 5~10%를 넣고 110~130℃에서 30분~1시간동안 3차 열탕처리하여 추출액의 수분 함량이 20~30%가 되도록 다시 농축하는 단계와 ; 천일염 10~20%와 설탕 3~6%를 첨가한 후 냉각시키고 적외선 살균처리를 실시하는 단계로 이루어짐을 특징으로 하는 조개농축 조미료의 제조방법. - 특허공개 10-1994-0006484호, 박**

● 김치의 숙성과 칼슘함량에 미치는 조개류 껍질 물추출물 첨가효과 : 천연의 칼슘자원인 조개류 껍질 물추출물을 사용하여 보존성이 높고 체내 흡수력이 양호한 젖산칼슘의 함량이 높은 김치의 제조를 시도하였다. 시료는 꼬막, 맛조개, 모시조개, 바지락, 굴 및 소라껍질의 물 추출물을 사용하였으며 절임배추에 대하여 5%를 첨가하여 10℃에서 숙성시켰다. 조개류 껍질의 칼슘함량은 25.57~38.78%이었다. 조개류 껍질 물추출물을 첨가한 김치의 pH는 전 숙성 기간을 통하여 대조구보다 높았으며 산도는 특히 숙성 후기 에 낮았다. 총 균수는 조개 껍질 물추출물 첨가구가 대조구보다 낮았으나 젖산균수는 첨가구에서 높았다. 숙성 7일 이후의 조회분 함량은 첨가구 (3.31~4.99%)

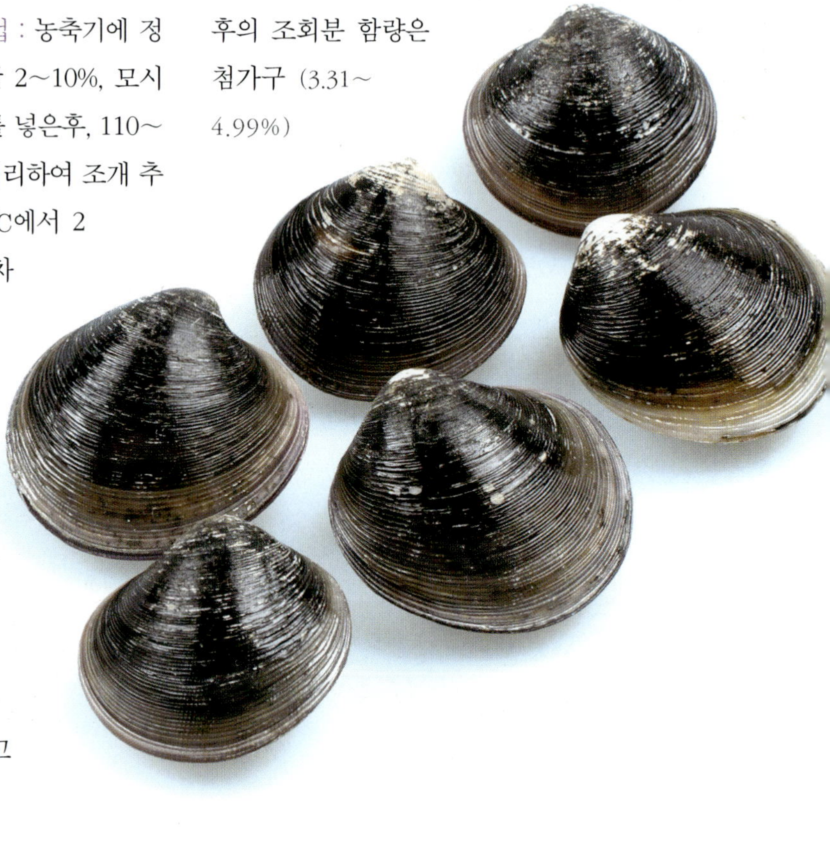

가 대조구(2.75~3.01%)넓다 높았다. 칼슘의 함량은 첨가구(300.2~376.0mg%)가 대조구(69.9~95.0mg%) 보다 높았으며, 그 중에서도 굴 껍질과 모시조개 껍질 물추출물을 첨가한 김치에서 높았다. 조개류 껍질 물 추출물을 첨가한 김치는 대조구에 비하여 아삭아삭한 조직감(crispiness)이 높은 반면 산미는 약했으며, 종합적 인기호도는 담금일 에는 차이를 보이지 않았으나 숙성 14일 이후에는 전반적으로 첨가구에서 높았다. – 대구카톨릭대학교 식품산업학부 김미정 외 3, 한국식품영양과학회지 (2003. 3)

● 서해안 조개류의 껍질과 열수 추출물의 무기질 함량 : 서해안에서 수집한 모시조개, 바지락. 맛조개. 꼬막, 소라 및 굴 등 6종의 조개류의 껍질수율과 외관, 껍질 및 열수 추출물의 무기질 및 중금속 함량을 조사하였다. 조개류 껍질의 비율은 70.1~80.5% 범위였으나 맛조개는 40.7%로 낮았다. 개체당의 껍질무게는 소라가 26.2g으로 가장 높았고 맛조개가 5.6 g으로 가장 낮았다. 모시조개껍질은 노랑색을 띈 갈색, 바지락은 밝은 갈색. 맛조개와 꼬막은 검은색이었고 소라는 녹색을 띄는 갈색을, 굴은 어두운 회색을 띄었다. 조개류의 주 무기질은 Ca로 36.23~38.78%였으며, K는 0.23~4.54%, Na는 1.48~1.59%였다. 그외 Na, Mg, Fe, Mn, Zn, Cu, P, S 등은 0.0l~0.21% 범위로 함유되어 있었다. 중금속으로 Pb는 1.90~7.75 ppm, Cd는 0.5~4.50 ppm, As는 1.40~4.30 ppm, Se는 0.2~1.50 ppm Cr은 1.00~8.30 ppm, Hg는 0.002~8.2ppm이었다. 조개류 껍질로부터 물에 의하여 추출되는 Ca의 함량은 115~2.448mg/100g으로 맛조개가 가장 높았으며 바지락이 가장 낮았다. 물에 의하여 추출되는 K는 10~952mg/100 g으로 모시조개가 가장 낮았고, 맛조개가 가장 높았다. 조개껍질의 무기질 추출율은 맛조개에서 전반적으로 높았으며 종류에 따라서 상당한 차이를 나타내었다. 특히. P는 맛조개가 201mg/100 g으로 바지락 0.36mg/100g에 비하여 현저히 높았다. Pb. As, Se 및 Cr의 물추출량은 맛조개에서 가장 높았으며 각각 110. 40, 90 및 20 μg/100 g이었다. 그러나 Cd는 바지락껍질에서만 검출되었다. – 신성대학 호텔식품계열 · 대구카톨릭대학교 식품공학과 김미정 외 2, 동아시아식생활학회지(2001. 8)

● 이매패류의 폐사에 미치는 현탁부이의 영향 : 현탁부이가 백합, 가무락 및 동죽의 폐사에 미치는 영향을 구명하기 위하여 종별로 현탁부이의 농도(100, 500 및 1,000 ppm)와 침지시간(12, 18 및 24 시간)에 따른 일별 생존율을 조사하고, 또 그들의 패각개폐운동과 총대사능을 측정비교하였다. 1. 일반적으로, 현탁부이의 농도가 높고 침지시간이 길수록 폐사가 빨리 시작되고 폐사율도 높았다. 2. 동죽이 가장 먼저 폐사하기 시작하였고 50% 폐사기간이 가장 짧았으며 (1,000 ppm에서 37일) 다음은 가무락(42일), 그리고 백합이 가장 늦고 길었다(50-51일). 3. 특히 백합은 부이농도 100ppm에서는 폐사가 일어나지 않았고 또 500 및 1,000ppm 부이현탁해수에서도 침지시간이 짧고 (1일 $12\~18$시간) 맑은 물을 갈아주면 폐사없이 생존할 수 있었다. 4. 패각개폐운동은, 동죽의 경우, 어떤 실험농도의 부이해수에서나 개폐상태를 특속하였고, 가무락은 다소 개폐하는 반면에 백합은 거의 개폐상태를 유특하였다. 5. 총대사활성은 동죽이 가장 높고 다음은 가무락이며 백합이 가장 낮았다. 그러나 각농도의 부이처리군과 대조군간에서 아가미조직의 산소소비능은 큰 차이가 없었다. 6. 결론적으로, 백합, 가무락 및 동죽이 부이현탁 시에 받는 영향은 패각개폐운동, 총대사활성 등과 같은 종별 생리적 차이 및 현탁부이농도와 침지시간 등에 따라 차이가 있으나, 높은 농도에서 계속하여 상당한 시간이 경과하면 폐사현상이 초래되는 점은 분명하다. – 장선덕 외 1, 한국수산과학회지(1978)

가물치

가물치과 / *Channa argus*
약명 여어蠡魚
이명 예어鱧魚, 흑어黑魚 , 동어鮦魚, 수염水厭

토종 민물고기로, 물이 탁하고 진흙과 물풀이 무성한 곳, 물의 흐름이 거의 없는 저수지 · 늪지에 주로 서식하며, 한국 · 일본 · 중국에 분포하고 있다.

몸 길이는 60㎝ 정도이며, 등 쪽은 어두운 갈색이고 배는 회백색이다. 옆줄의 위아래에 흑갈색의 불규칙한 큰 얼룩무늬가 있다. 입이 크고 이빨이 날카로우며, 눈은 작다. 가물치는 아가미로만 호흡하는 다른 물고기들과는 달리, 공기 호흡을 할 수 있는 보조 호흡 기관을 가지고 있기 때문에, 수온이 높아 산소가 부족한 곳이나 부패하여 악취가 날 정도의 물속에서도 정상적인 생활을 할 수 있다.

산란기는 5~8월이며, 수초가 우거진 연못이나 늪의 수심이 0.2~1m 되는 곳에서 암수가 함께 모여 수초를 모아 집을 짓고 그 위에 노란 알을 낳는다.

가물치는 단백질 · 칼슘 · 철분이 많고, 비타민 A · B_2 · C가 함유되어 있는 알칼리성 식품으로, 예로부터 피로 해소 또는 산부産婦의 보혈약 등으로 쓰였다. 가모치加母致라는 별명은 부인병에 특효가 있다는 의미이다. 다른 생선과 달리 인보다 칼슘이 월등히 많아 임산부나 발육기의 청소년에게 좋다.

우리나라에서는 오래 전부터 산후 조리 기간에 산모의 기력을 증강시킬 수 있도록 하기 위하여 가물치를 달여 먹이는 민간요법이 전해 내려 왔다. 《본초강목》에는 가물치가 몸의 냉기를 없애주며, 특히 산후의 빈혈이 심하고 젖이 잘 나지 않거나 춥고 떨리는 현상을 없애 주는 묘약으로 기록되어 있는 바, 민간요법에서는 가물치를 잡아 추녀 등에서 말린(건조) 후에 건조된 가물치를 고아서 산전 산후에 산모가 먹을 수 있도록 하고 있다.

고서古書 · 의서醫書에서 밝히는 효능

동의보감(탕액편) 성질이 차고 맛이 달며 독이 없다. 부기浮氣를 내리고 오줌이 잘 나가게 하며 5가지 치질을 치료한다. 헌데가 생겼을 때에는 먹지 말아야 한다. 헌데 아문 자리가 허옇게 되기 때문이다.

방약합편 여어蠡魚는 맛이 달고 성질이 차다[味甘性寒]. 수종水腫 · 부종浮腫 · 치질痔疾 따위를 다스리나, 창병瘡病을 앓는 사람은 금기禁忌함이 마땅하다. 쓸개는 후비喉痺에 쓰인다.

특허 · 논문

● 가물치 피부 조직 유래 신경성 펩티드 및 그 유사체 : 본 발명은 가물치(Ophicephalus argus) 피부 조직 유래 신경성 펩티드(neuropeptide) 및 그 유사체에 관한 것으로, 더욱 상세하게는 서열번호 1의 아미노산 서열을 가지는 평활근 수축활성 신경성 펩티드(SHFS), 서열번호 1의 N-말단 아미노산이 제거된 펩티드 및 서열번호 1의 2번째 잔기 또는 5번째 잔기가 치환된 펩티드 유사체에 관한 것이다. 본 발명에 따르면, 보양식품으로 많이 이용되고 있는 가물치의 피부 조직 유래 새로운 신경성 펩티드(SHFS)는 별불가사리 DRM(dorsal retractor muscle)에

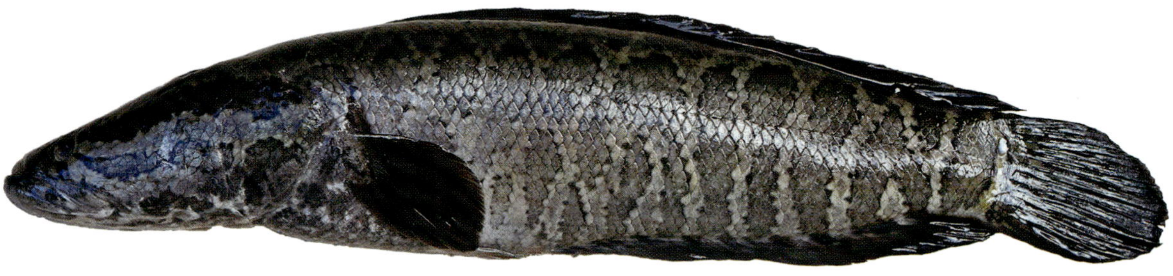

대한 수축반응을 나타내고, 그 크기가 작아 화학적 합성에도 적합하며, 대량생산이 용이하므로 의약 및 생물산업에 있어 신약 개발의 선도 물질 및 후보물질로서 유용하다 – 특허등록 제715816호, 부경대학교 산학협력단

● 붕어 및 가물치의 蛋白質 및 아미노酸 組成 : 우리 나라 전역에 걸쳐 널리 분포하고 있는 붕어와 가물치의 영양학적 기초자료를 제공하기 위하여 단백질, 구성아미노산 및 유리아미노산의 조성을 분석하고, 육단백질중 근형질단백질과 근원섬유단백질은 SDS-polyacrylamide gel 전기영동하여 그 구성 subunit를 검토하였다. 가물치는 붕어에 비하여 조단백질의 함량이 3%가량 높았으며 Ex 분의 함량 또한 월등히 많았다. 육단백질을 구성하는 단백질 조성은 붕어의 경우 근형질 단백질이 32.6%, 근원섬유 단백질이 62.0%, 알칼리가용성 단백질이 4.9%, 기질 단백질이 0.6%이었으며, 가물치는 근형질 단백질이 30.7%, 근원섬유 단백질이 64.1%, 알칼리가용성 단백질이 4.7%, 기질 단백질이 0.40%를 차지하고 있었다. 근형질 단백질과 근원섬유 단백질 분획의 일부에 대하여 구성 subunit를 분석한 결과, 붕어의 근형질단백질은 10개의 subunit로 구성되어 있었고, 가물치는 12개의 subunit로 구성되어 있었다. 한편 근원직유 단백질은 붕어가 19개의 subunit이었으며, 가물치는 18개 subunit로 이루어져 있었다. 단백질의 구성아미노산 조성은 lysine과 glutamic acid를 제외하고는 대체로 붕어와 가물치가 비슷한 편이었으며, glutamic acid, lysine, aspartic acid 및 arginine이 전체 구성아미노산의 약 46%를 차지하고 있었다. 또한 유리아미노산 조성에 있어서 붕어는 histidine이 전체유리아미노산의 52.20%를 차지하고 있었으며, 가물치는 glutamic acid, glycine와 taurine이 전체유리아미노산의 약 84.5%를 차지하였다. 그리고 총 유리아미노산의 양에 있어서 가물치는 붕어의 약 6.2배에 달하였다. – 부산수산대학 식품영양학과 최진호 외 4, 한국수산과학회지(1985. 12. 15)

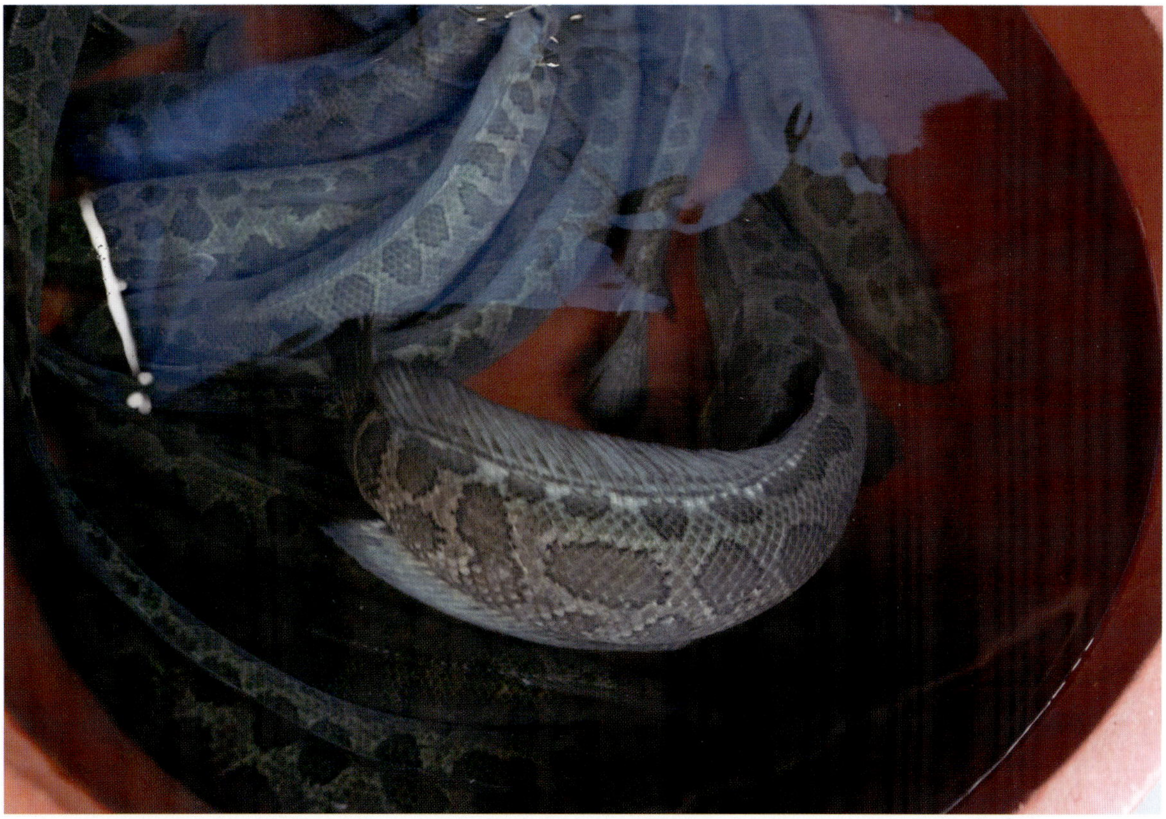
가물치

가자미

가자미과 / 학명 Pseudopleuronectes herzensteini (참가자미)
이명 비목어比目魚, 첩鰈, 혜저어鞋底魚, 판어版魚, 겸鰜, 좌개左介

가자미류는 가자미목에 속하는 넙치류 · 가자미류 · 서대류 등을 모두 포함하는데, 넙치 · 도다리 · 서대 등 몇 종을 제외하고는 모두 가자미로 총칭한다. 세계적으로 520여 종에 이르며, 우리나라에는 서대류, 넙치류를 제외하고 약 30여 종이 알려져 있다. 대표적인 것으로 참가자미(*Pseudopleuronectes herzensteini*) · 홍가자미(*Hippoglossoides dubius*) · 용가자미(*Cleisthenes pinetorum*) · 찰가자미(*Microstomus achne*) 등 여러 종류가 있다. 우리나라와 일본 근해의 얕은 바다 모래 바닥에 산다.

성어成魚는 몸이 길고 둥글며 몸통이 매우 납작하다. 두 눈이 몰려 있는 위쪽 몸은 거무스름하고 배 부분은 희다. 좌우가 비대칭인 기관은 눈과 코에 관련하는 신경뿐이고 기타 뇌를 포함한 기관은 좌우대칭이다.

가자미는 씹는 감촉이 좋고 맛이 좋아 회, 구이, 찜 등으로 이용한다. 비타민이 풍부하고 스트레스 해소에 좋다. 가자미에 조밥과 고춧가루, 무채, 엿기름을 버무려 삭힌 가자미식해는 함경도 지방의 향토 음식으로, 새콤하며 매운맛이 일품이다.

고서古書 · 의서醫書에서 밝히는 효능

동의보감 성질이 평하고 맛이 달며 독이 없다. 허한 것을 보하고 기력을 세지게 한다. 많이 먹으면 기를 동動하게 한다.

방약합편 맛이 달다. 능能히 위胃를 열고 허虛를 보補하나, 많이 먹으면 기氣가 반동反動한다.

특허 · 논문

● 가자미 프레임으로부터 분리한 가수분해물 및 이를 함유하는 항고혈압 조성물 : 본 발명은 가자미 프레임으로부터 분리한 항고혈압 활성을 가지는 펩티드에 관한 것으로서, 보다 상세하게는 가자미 프레임으로부터 혈압조절에 관여하고 있는 인자 중의 하나인 ACE 활성을 저해하는 항고혈압 활성을 가지는 펩티드를 분리하고 이를 유효성분으로 함유하는 항고혈압 조성물을 제공하는 것을 목적으로 한다. 또한 본 발명은 상기 항고혈압 활성을 가지는 펩티드를 함유하는 기능성 조미료에 관한 것이다. – 특허등록 제600578호, 부경대학교 산학협력단

● 가자미식해 또는 가자미를 유효성분으로 함유하는 비만 또는 고지혈증 및 동맥경화성 혈관계 질환의 예방 및 치료용 조성물 : 본 발명은 가자미식해 및 가자미를 유효성분으로 함유하는 비만 또는 고지혈증 및 동맥경화성 혈관계 질환의 예방 및 치료를 위한 조성물에 관한 것으로, 상세하게는 본 발명의 가자미식해 및 가자미는 고지혈증을 유발시킨 동물모델에서 간 기능 보호효과, 혈중 과산화지질량 감소, 높은 항산화 활성, 산화적 스트레스에 의한 조직의 손상

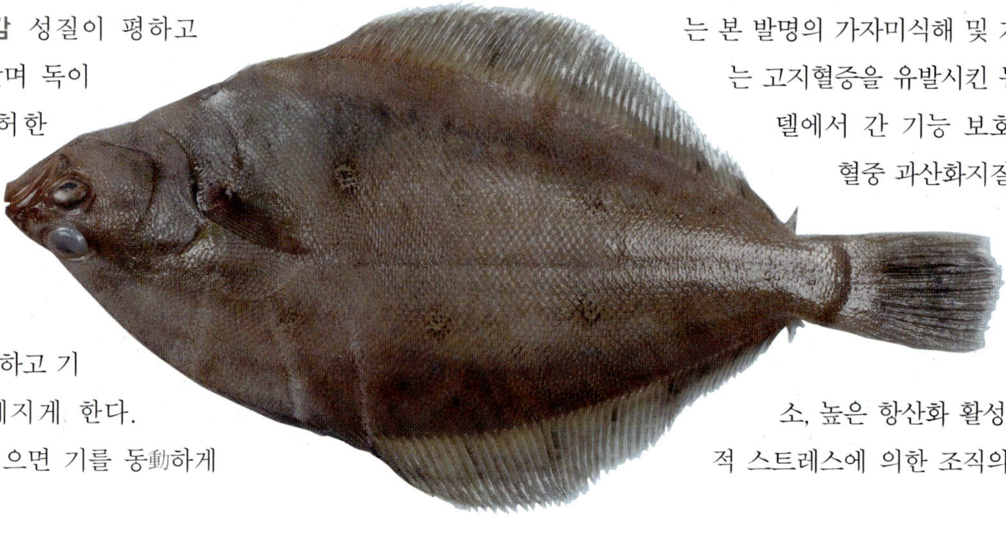

을 완화시킬 수 있음을 확인한 바, 비만 또는 고지혈증 및 동맥경화성 혈관계 질환의 예방 및 치료에 유용한 약학조성물 및 건강기능식품에 이용될 수 있다.
– 특허등록 제1224695호, 강릉원주대학교 산학협력단

● 가자미식해를 유효성분으로 함유하는 산화적 스트레스로 인한 간 질환 예방 및 치료용 조성물 : 본 발명은 가자미 식해를 유효성분으로 함유하는 조성물에 관한 것으로, 상세하게는 본 발명의 가자미식해는 AST, ALT, SDH, γ-GT, ALP 및 LDH의 활성을 감소시키고, 간손상 유발 동물모델실험에서 항산화 효소 및 GST, GSH, GCS, GR 농도의 증가 효과를 확인함으로써, 이를 포함하는 조성물은 산화적 스트레스로 인한 간 질환의 예방 및 치료를 위한 약학 조성물 또는 건강기능식품으로 유용하게 이용될 수 있다. – 특허등록 제1027609호, 강릉원주대학교 산학협력단

● 황토가자미의 제조 방법 : 본 발명은 황토가자미의 제조방법에 관한 것이다. 보다 상세하게는 가자미의 잡균 오염 방지를 위하여 황토를 정제수에 침지시켜 여과한 황토지장수에 정제염을 용해시켜 얻은 황토지장수 염수에 유기산과 에탄올을 혼합시킨 잡균방지제에 가자미를 염지하여 1차건조하는 단계와, 가자미의 비린내와 지방산패를 방지하기 위하여 황토지장수 염수와 보습제로 당알콜을 혼합한 용액에 1차건조된 가자미를 침지시킨 후, 적정한 수분을 유지시켜 2차건조하는 단계를 포함하는 것을 특징으로 하는 황토가자미의 제조방법이다. 본 발명의 황토가자미는 저장유통 중에 산패나 비린내 및 이취가 없으며, 장기간 보존하여도 수분함량이 일정하여 딱딱하지 않아 섭식감이 좋고, 잡균오염이 적어 상품성이 좋고 기호성과 보존성이 우수하다. 특히 본 발명은 저염도 소금용액으로 염장후 보존하더라도 수분활성도(Aw 0.65~0.85)가 적절 유지되어 조리시 단백질의 복원을 좋게 하므로 맛 좋은 가자미를 제공할 수 있다. – 특허등록 제763631호, 영광수산 영어영농조합법인

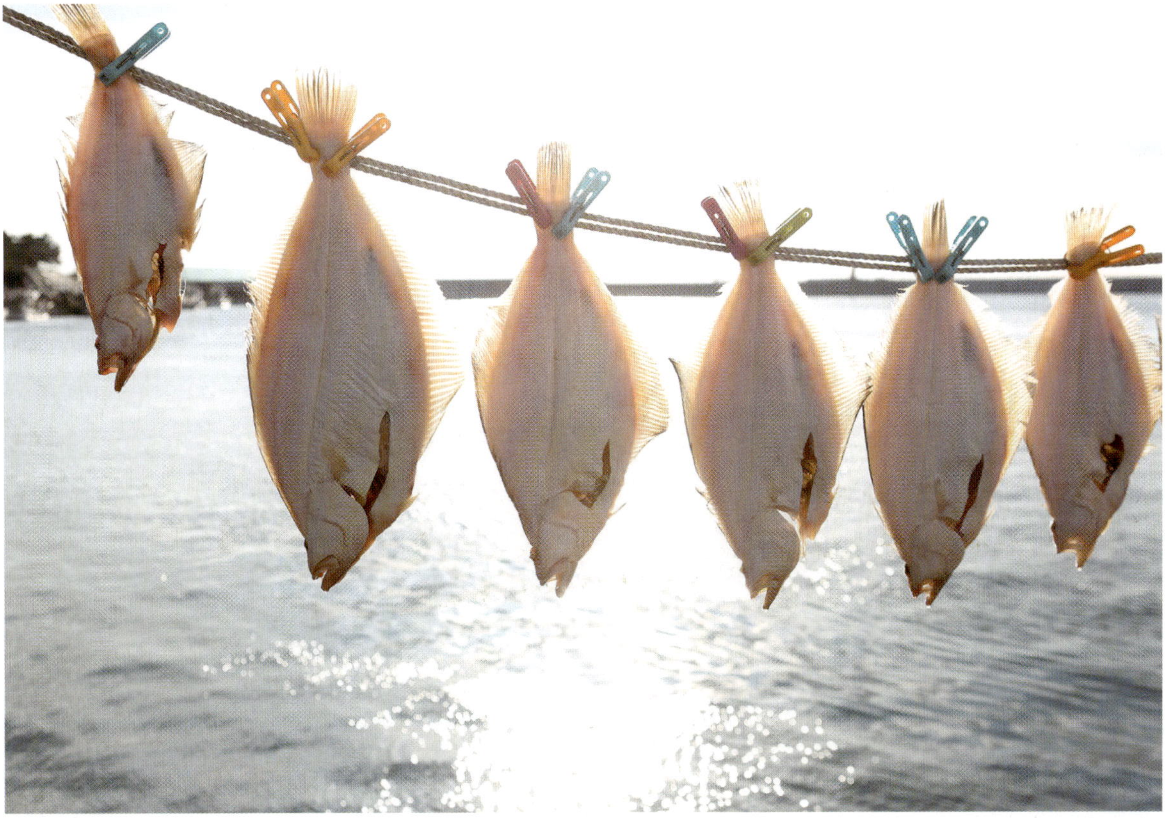
동해 마을에서 가자미가 말라 가는 풍경

갈치

갈치과 / *Trichiurus* lepturus
약명 갈치, 도어刀魚, 대어帶魚, 빈쟁이, 풀치

갈치는 구이와 찌개, 국 등 다양한 형태로 먹을 수 있으며 맛이 좋아 식탁에 자주 오른다. 생김새가 기다란 칼처럼 생겨서 '도어刀魚' 또는 '칼치'라고 불렸다. 지방에 따라 이름을 다르게 부르기도 하는데, 통영 지방에서는 '빈쟁이', 전라도에서는 어린 갈치를 '풀치'라고도 한다.

빛깔은 광택이 나는 은백색이며, 등지느러미는 연한 황록색이다. 실 모양의 꼬리가 있으며, 배와 꼬리에는 지느러미가 없다. 눈과 입이 매우 크고 갈고리 모양의 날카로운 이빨들이 나 있다. 주로 열대, 온대 해역 등에 분포한다. 우리나라에서는 2~3월에 제주도 서쪽 바다에서 겨울을 보내고, 4월 경에 북쪽으로 이동하여 여름에는 남해 · 서해 · 중국 근처의 연안에 머무르며 알을 낳는다.

갈치는 단백질 함량이 풍부하고, 지방이 적당량 들어 있어 특히 맛이 좋은 생선이다. 여름과 가을에 먹는 것이 가장 맛이 좋다고 알려져 있으며, 싱싱한 것은 회로 먹고, 갈치조림 · 찌개 · 국 · 구이 등으로 조리해서 먹는다.

갈치 비늘에 있는 은분 성분은 구아닌guanine이라는 색소로, 립스틱 · 매니큐어 등의 화장품 원료로 주로 사용되고 고급 페인트 제품에도 사용된다. 갈치 비늘 1*kg*에서 20g 정도의 천연 펄을 추출할 수 있다고 한다.

특허 · 논문

● 갈치 가수분해물을 포함하는 허혈성 뇌혈관질환 예방 또는 개선용 조성물 : 본 발명은 갈치 가수분해물을 유효성분으로 포함하는 허혈성 뇌혈관질환 예방 또는 방지용 조성물에 관한 것으로, 보다 상세하게는 뇌허혈에 민감하다고 알려져 있는 뇌 해마 조직 CA1 영역의 신경세포 손상을 효과적으로 예방할 뿐만 아니라, 인체에 무해한 갈치 가수분해물을 유효성분으로 포함하는 허혈성 뇌혈관질환 예방 또는 개선용 조성물에 관한 것이다. – 특허등록 제797096호, 학교법인 일송학원 외 1

● 심황과 갈치를 첨가한 김치 및 그의 제조방법 : 본 발명은 심황과 갈치를 첨가한 김치 및 그의 제조방법에 관한 것으로, 이를 더욱 상세하게 설명하면, 김치를 담그기 위해 먼저, 사골뼈 육수와 건어물 육수를 만들어 이들을 혼합하여 만들어진 육수물을 이용하여 고춧가루, 새우육젓, 멸치액젓, 마늘, 생강, 심황, 청각, 과채발효액, 양파, 미나리, 부추 등의 각종 부재

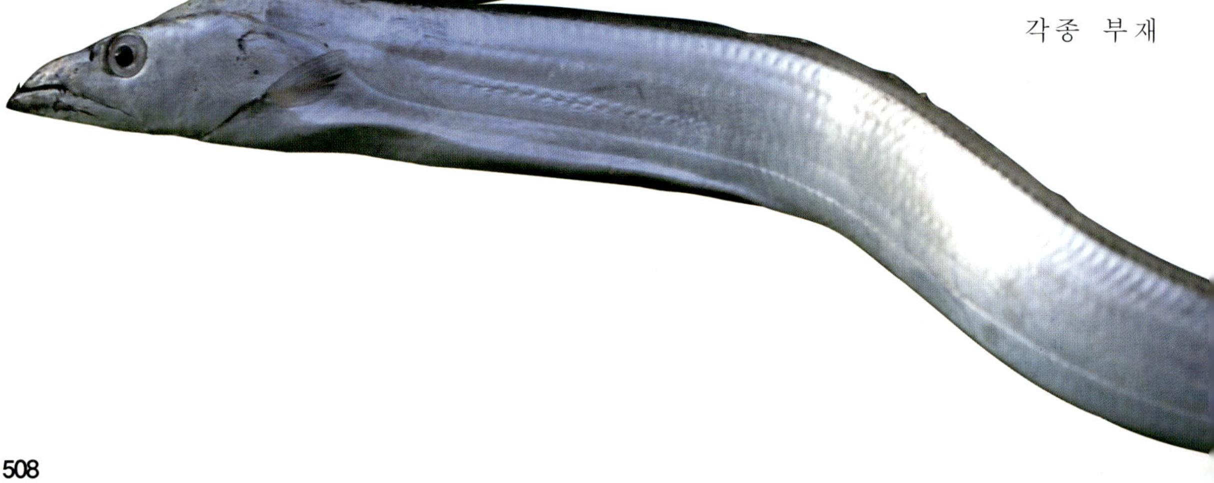

료를 상기의 육수물과 혼합하여 양념장을 제조하고, 제조된 양념장과 토막낸 갈치를 잘 버무려 배추의 속으로 첨가하여 김치를 제조하는 것으로 심황과 갈치를 첨가하여, 담근 김치 및 그의 제조방법에 관한 것이다. – 특허등록 제961243호, 정**

● 갈치 가수분해물을 포함하는 허혈성 뇌혈관질환 예방 또는 개선용 조성물 : 알카라제, 프레보라임, 프로텍스, 파라타제 및 뉴트라제로 이루어진 군중에서 선택된 하나 이상의 단백질 가수분해 효소를 이용하여 제조한 갈치(Trichiurus Lepturus) 가수분해물을 유효성분으로 포함하는 허혈성 뇌혈관질환 예방 또는 개선용 조성물. 본 발명은 갈치 가수분해물을 유효성분으로 포함하는 허혈성 뇌혈관질환 예방 또는 방지용 조성물에 관한 것으로, 보다 상세하게는 뇌허혈에 민감하다고 알려져 있는 뇌 해마조직 CA1 영역의 신경세포 손상을 효과적으로 예방할 뿐만 아니라, 인체에 무해한 갈치 가수분해물을 유효성분으로 포함하는 허혈성 뇌혈관질환 예방 또는 개선용 조성물에 관한 것이다. – 특허등록 제 100797096호, 한림대학교 · 주식회사 바이오뉴트라

● 갈치육의 일광건조 중 지질의 화학적 변화에 관한 연구 : 갈치를 직사광선에 건조시켰을 때의 산가, 과산화물가, TBA가 및 지방산조성의 변화를 관찰한 바 아래와 같다. 1) 신선한 갈치의 지질 함량은 9.91%였으며 그중 포화지방산이 43.3%, 불포화지방산이 56.7%로 산가, 과산화가 및 TBA 가는 4주일째까지 완만한 증가를 보였으며 5주일째는 다소 급진하는 경향을 나타내었다. 2) 신선한 갈치 육지질의 지방간조성 GLC 법으로 분석한 결과 oleic acid(44.3%)가 대부분이고 palmitic acid(29.22%), palmitoleic acid(11.3%), myristic acid(6.6%), stearic acid(5.4%), 의 순으로 되고 linoleic acid는 흔적만 나타냈다. 3) 건조기간 따른 지방산조성의 변화는 불포화지방산은 3주째 건조까지는 감소하는 경향이고 포화지방산은 증가하였다. – 서울보건전문대학 남궁석 외 2, 한국영양학회지(1980. 3. 30)

● 갈치조림 소스, 이의 제조방법 및 갈치조림의 제조방법 : 본 발명에서는 갈치조림 소스, 이의 제조방법 및 갈치조림의 제조방법을 제공한다. 이를 위하여, 간장 100중량부와, 이에 대하여 각각 향신즙 10~30중량부, 건고추 0.1~1.0중량부, 설탕 1~10중량부, 감초 1~3중량부, 정향 0.1~2.0중량부, 천초 0.1~1.0중량부, 깻잎 0.1~2.0중량부, 통후추 0.1~1.0중량부, 백포도주 10~30중량부, 천연꿀 10~30중량부, 통생강 1~3중량부, 물엿 20~70중량부, 양지 10~30중량부, 맛술 5~10중량부의 원료를 혼합하여 10~15시간동안 끓여 갈치조림 소스의 원액을 제조하고, 이 때 상기 향신즙은 배즙 10~30중량부, 무즙 10~30중량부, 양파즙 10~30중량부, 마늘즙 14~34중량부, 생강즙 1~20 중량부를 혼합하여 제조한다. 그리고, 물 100중량부와, 이에 대하여 각각 다시마 0.1~0.3중량부, 디포리 0.1~0.5중량부를 혼합하여 2시간동안 끓인 후, 이에 고추장 1~5 중량부, 굵은 고추가루 0.3~0.7 중량부, 가는 고추가루 0.3~0.7중량부, 감미료로서 글루타민산나트륨 0.3~0.7중량부를 혼합하고 서냉시켜 육수를 제조한 후, 상기 갈치조림 소스의 원액과 상기 육수를 적절히 혼합하여 갈치조림 소스를 제조한다. – 특허등록 제 520390호, 이**

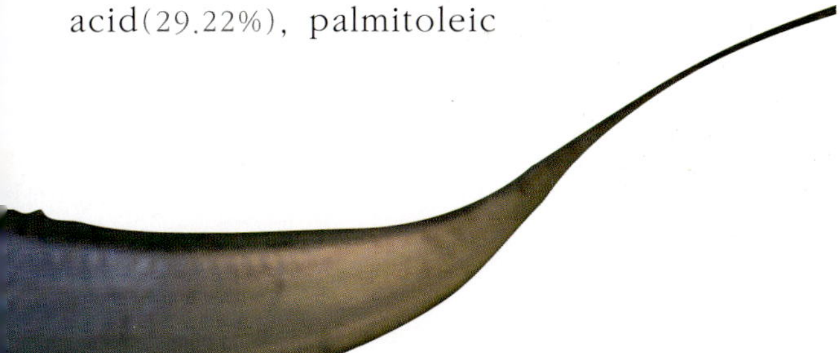

개불

개불과 / *Urechis unicinctus* von Drasche
이명 하이장

세계적으로 약 135종이 있는데 주로 태평양 연안에 분포한다. 우리나라에서는 중부 이남 해역에 분포하며, 개불과 줄개불만 알려져 있다. 생긴 모양이 개의 불알과 비슷하여 '개불'이라는 이름이 붙여졌다.

몸을 늘였다 줄였다 하기 때문에 크기가 얼마라고 딱 잘라 말하기 어려우나, 보통 길이 10~15㎝, 굵기는 2~4cm로 마디가 없는 원통 모양이며, 연하고 부드럽다. 몸 전체는 붉은빛을 띠며, 피부에는 돌기가 많다. 몸통 앞에 있는 주둥이는 신축성이 있어 모래 속의 미생물을 걸러 먹고 항문으로 배출한다. 바다 밑 모래진흙 속에 U자형의 굴을 만들어 서식하는데, 이 굴은 갯벌 속까지 신선한 공기와 물을 공급하여 갯벌을 정화하고 유지하는 역할을 한다. 겨울이 되어 수온이 내려가면 위로 올라오므로 이때가 제철이다.

개불은 씹는 맛이 독특하고 향이 좋아 회로 인기가 있으며, 꼬치구이나 양념을 해서 볶아 먹기도 한다. 특히 전라남도 강진에서 나는 개불은 육질이 두꺼우며 맛이 쫄깃쫄깃하고 고소하여 인기가 많다. 식용 외에 가자미나 도미 낚시에 미끼로도 쓰인다.

개불에는 혈전을 용해하는 물질이 있어 고혈압에 효과가 있고, 콩나물에 많이 들어 있는 아스파라긴산이 풍부하여 숙취 해소에도 좋으며 철분이 풍부하여 빈혈 예방에도 좋다. 단맛을 내는 성분으로 글리신glycine과 알라닌alanine 등이 들어 있다.

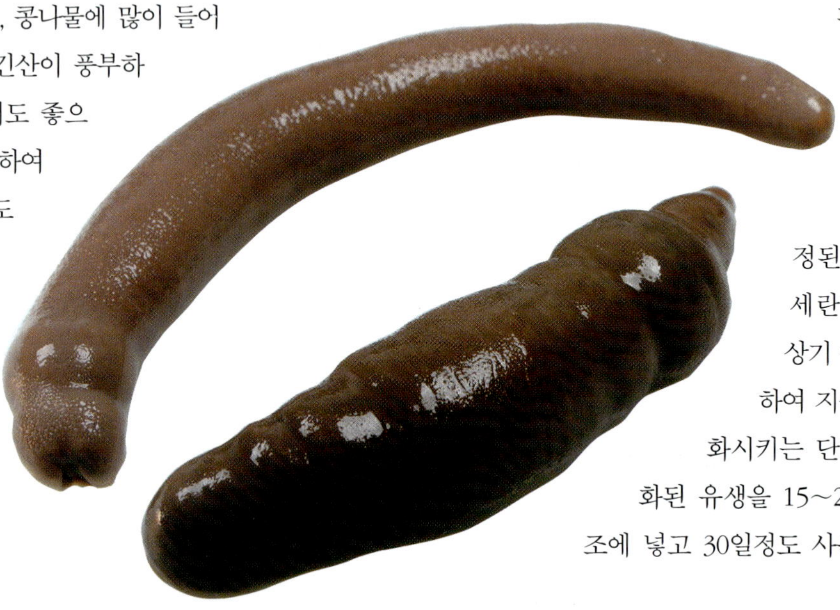

생김새가 남자의 성기를 닮아 예로부터 정력제로 이용되었다.

특허 · 논문

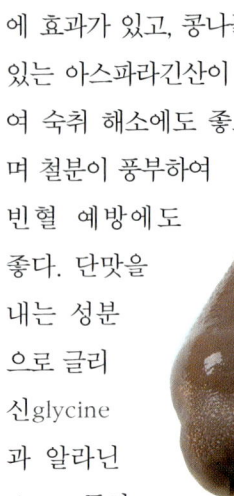

- **개불 추출물을 함유하는 의약 조성물** : 본 발명은 해양생물인 개불 추출물로부터 제조되는 의약 조성물에 관한 기술로서, 각질 생성방지 효과, 항노화 효과 및 멜라닌 색소 형성 방지 효과를 가지는 의약 조성물을 제공한다. – 특허등록 제1276426호, 대구한의대학교 산학협력단
- **개불 유래의 새로운 유사체 항균 펩타이드 및 그의 용도** : 본 발명은 개불(Urechis unicinctus)로부터 분리 합성한 항균 펩타이드 및 그의 용도에 관한 것으로, 본 발명에 따른 항균 펩타이드는 세포 독성이 없고 탁월한 항균 및 항진균 활성을 나타내므로 인체에 안전한 항생제로 유용하게 사용될 수 있다. – 특허등록 제911375호, 경북대학교 산학협력단
- **개불의 사육 방법** : 본 발명은 개불 성체가 들어 있는 수조의 온도를 평소보다 3~5℃ 올리고 동시에 식물성 플랑크톤의 농도를 평소보다 높여서 산란을 유발하는 단계와, 상기 수정된 알과 정자를 세란하는 단계와, 상기 수정란을 분조하여 지수상태에서 부화시키는 단계와, 상기 부화된 유생을 15~20℃의 사육수조에 넣고 30일정도 사육하여 치충을

얻는 단계와, 상기 치충을 저질이 충진된 수조에 넣어 성체가 될 때까지 사육하는 단계로 구성된 개불의 사육방법을 제공하기 위한 것으로, 본 발명은 인공으로 개불을 대량 생산가능하도록 하므로써 고부가가치 양식생물 생산에 의한 어민소득 증대를 꾀할 수 있고, 수산자원의 효율적인 이용은 물론 양식품종의 다변화에 의한 국제 경쟁력 향상을 기할 수 있으며, 또한 개불 치충을 오염된 연안 저질에 방류함으로써 오염된 연안 간석지의 환경을 정화 및 개선하고 연안 생태계의 친환경적 복원이 가능하게 되는 매우 유용한 발명인 것이다. – 특허등록 제461229호, 강** 외 2

● 고온고압 및 초음파 처리를 통해 수득한 개불 추출물을 유효 성분으로 포함하는 성기능 개선용 조성물 : 본 발명은 개불 추출물을 유효 성분으로 포함하는 성기능 개선용 조성물에 관한 것으로서, 보다 구체적으로 본 발명은 100~130℃의 온도에서 20~40분 동안 1㎏f/cm²의 압력을 가하고, 35~45KHz의 주파수에서 50~70분 동안 초음파 처리를 통해 수득한 개불 추출물을 유효 성분으로 포함하는 성기능 개선용 약학조성물, 상기 개불 추출물을 유효 성분으로 포함하는 발기부전 치료제, 성기능 개선용 건강기능식품 및 성기능 개선 활성을 갖는 개불 추출물의 제조 방법에 관한 것이다. 본 발명에서 제공하는 성기능 개선을 위한 유효 성분인 개불 추출물은 고온고압 및 초음파 처리 공정을 통해 수득한 추출물로서 남성 성기의 발기를 촉진 및 향상시키는 기작에 관여하는 일산화질소의 생성 및 GTP 생성을 증가시키는 효과가 있으며, 남성호르몬인 테스토스테론의 분비를 증가시키는 효과가 우수하여, 성기능 개선을 위한 의약품 및 기능성 식품의 제조에 유용하게 사용할 수 있다. – 특허공개 10-2014-0030574호, 부경대학교 산학협력단

● 개불 치충을 이용한 저질 개선방법 : 본 발명은 개불을 이용한 오염된 저질의 개선방법에 있어서, 대량으로 인공종묘 생산된 개불 치충을 오염 및 훼손되어 있는 연안 저질에 방류하여 서식하게 함으로써 연안 어장환경을 개선하기 위한 개불 치충을 이용한 저질 개선방법을 제공하기 위한 것으로, 본 발명은 개불치충을 이용하여 오염된 저질을 경제적이고 친환경적으로 개선토록 할 수 있는 것이며, 이로인해 연안 어장환경의 개선은 물론 오염된 연안 간석지의 환경이 개선되어 연안 생태계의 친환경적 복원이 가능하게 되는 것이다. 또한 본 발명은 연안 정착성 종묘, 즉 개불치충의 다량 방류로 인한 수산 자원의 자연스러운 증가를 유도하고, 이를 이용한 양식어민들의 소득증대에 이바지 할 수도 있는 매우 유용한 발명인 것이다. – 특허공개 10-2005-0030740호, 강경호

● 수산물 및 수산 발효식품의 암세포 억제 효과 : 수산물 및 수산 발효식품에서의 생리활성을 연구하기 위하여 여러 가지 종류의 젓갈류와 식해류를 가지고 열수 추출, methanol 추출을 행하여 항암성 효과를 알아보기 위해 MTT assay를 통해 각각의 시료를 농도별로 첨가하여 HepG2 인체간암세포의 생존 저해 효과를 측정하였다. 그 결과 시료의 농도가 점차적으로 증가함에 따라 사용한 암세포주 HepG2에 대한 세포독성효과가 비례적으로 증가하였다. 특히, 열수추출한 시료에서는 개불에서의 항암효과가 1000㎍/mL에서 HepG2 성장을 94.5% 억제시키는 것으로 가장 높은 효과를 나타냈으며, methanol 추출한 시료에서는 전어 밤 젓에서의 항암효과가 1000㎍/mL 첨가시 90%이상으로 높게 나타났다. 그 밖에 식해류에서의 항암효과가 다른 시료에 비해 비교적 높다는 사실을 알 수 있었다. 이상의 결과를 종합하여 항암효과를 증진시키기 위해서는 시료를 1000㎍/mL 이상 첨가 시에 간암세포의 성장억제효과를 높일 수 있음을 확인하였다. – 여수대학교 생물공학과 임현수 외 5, 생명과학회지(2001. 2. 28)

개조개

백합과 / *Saxidomus purpurata Sowerby*
영명 Purple Washington clam
이명 내자패

개조개는 모시조개와 비슷한 형태이면서 크기가 훨씬 크다. 맛이 좋아서 구이 · 찜 · 국 등에 다양하게 쓰인다. 각장이 10㎝ 정도인 중형 조개류로, 크기가 커서 대합이라고도 하지만 정확한 이름이 아니다.

우리나라에서는 주로 남해와 서해안 조간대에서 수심 40m 정도의 모래나 자갈이 섞인 진흙 속에 서식한다. 썰물에도 잘 드러나지 않는 깊은 곳에 있으므로 잠수부가 잠수하여 채취한다. 산란과 월동에 의해 나이테(성장선)가 1년에 2개씩 불규칙하게 생기며, 껍데기는 두껍고 단단하다. 서식 환경에 따라 검은색부터 옅은 갈색 등 다양하지만 패각 안쪽은 보라색이다. 산란기는 5~10월이다. 조갯살이 쫄깃하고 국물 맛이 시원해 각종 해물탕이나 국, 구이, 찜, 볶음, 조림 등의 요리에 다양하게 이용된다. 영양 성분으로는 지질이 적으며, 필수 아미노산과 타우린이 풍부하여 생활습관병 예방에 좋은 식품이다. 무기질로는 빈혈을 예방하는 철분과 성장 발육에 좋은 칼슘이 많이 들어 있어 성장기 어린이나 임산부에게도 좋다.

맛이 뛰어나 수요가 계속 증가하고 있지만 지나친 남획과 연안 환경 변화로 어획량은 계속 감소하다. 경상남도에서는 멸종 위기에 놓인 개조개의 자원 회복을 위해 수산자원관리위원회를 운영하고 있는데, 자원 회복의 가장 큰 장애 요인인 미성숙 각장의 포획 금지에 대한 법제화를 추진하고 있다.

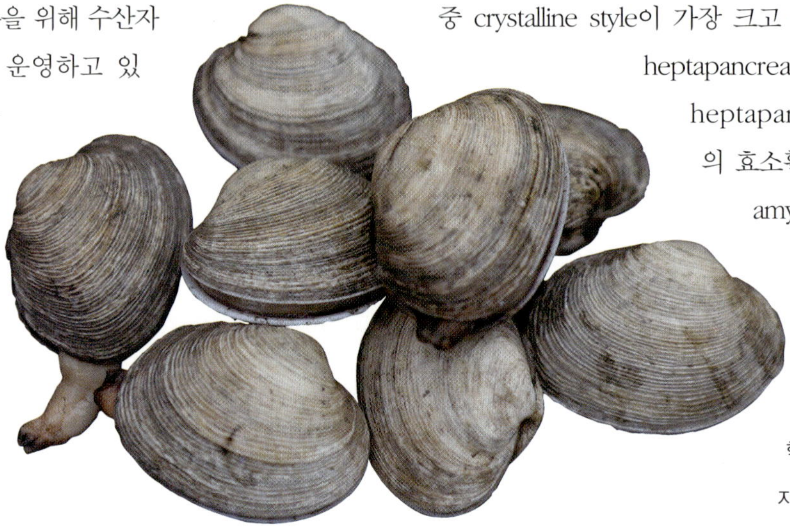

특허 · 논문

● 패각류 유래의 수용성 콘키올린 함유 추출물의 제조 방법 : 본 발명은 아세트산을 이용한 탈석회 공정 등을 통하여 패각류(굴, 홍합, 바지락, 피조개, 새조개, 진주담치, 동죽, 전복, 맛조개, 개조개, 진주조개 및 키조개)로부터 수용성 콘키올린을 함유하는 추출물을 고수율로 간단하게 수득할 수 있는 수용성 콘키올린 함유 추출물의 제조 방법에 관한 것이다. 본 발명의 제조 방법에 따라 수득되는 추출물은 인체에 안전하게 적용할 수 있고, 우수한 항염증활성, 항산화활성 및 티로시나제(tyrosinase) 저해활성을 가지므로, 항염증제, 항산화제 및 피부미백제 등의 원료로서 효과적으로 이용될 수 있다. – 특허공개 10-2010-0005861호, 주식회사 서진바이오텍

● 개조개(Veneridal Soxidmus Purpuratus Sowerby)의 소화효소에 대하여(Amylase의 효소적 성질) : 본 논문은 개조개의 소화효소 중 amylase에 대하여 연구한 논문으로 주요 내용으로는 개조개 효소액을 분리하여 효소활성을 측정하여 최적 pH 6.2-6.4를 확인하고 금속이온 중 Mg, Sr, Ca 이온의 순서로 amylase의 활성작용이 이루어지며 효소 활성 중 crystalline style이 가장 크고 gastrointestine과 heptapancreas는 거의 같으며 heptapancreas amylase의 효소활성이 돼지 췌장 amylase보다 현저하게 크다는 것을 확인하는 내용이다. – 부산대학교 약학대학 서석수 외 2, 약학회지(1959. 9)

● 반응표면 분석법을 이용한 개조개(saxidomus purpuratus) 패각으로부터 가용성 칼슘제 제조의 최적조건 : 패류 중 굴 다음으로 생산량 및 소비량이 많아 패각의 발생량이 많은 개조개 패각부터 가용성 개선을 통하여 체내 흡수 효율이 높은 초산칼슘을 제조하고자, 통계학적 기법인 반응표면 분석법을 이용하여 최적 조건을 검토하였다. 개조개 소성 분말 및 초산농도 비율에 따라, 중심합성계획을 통해 제조한 시제 개조개 패각 초산칼슘의 pH, 용해도, 수율 및 browness의 최적조건은 초산농도 2.70 M, 소성 분말의 농도 1.05 M 이였다. 이 조건에서의 예측치는 pH 7.02, 용해도 88.60%, 수율은 281.66%, browness는 2.80 이였고, 실측치는 pH 7.04, 용해도 93.00%, 수율 267.47%로 유의적인 범위에 있었다. 무기질 분석을 통한 결과로 칼슘은 시제 개조개 초산칼슘이 20,671.83-22,769.19㎎/100g 이었고, 시판 초산칼슘은 22,821.86㎎/100g로 나타났다. 칼슘용해도는 시제 개조개 초산칼슘의 경우 97.20-99.57% 범위였으며, 시판 초산칼슘은 97.47% 이었다. 따라서 반응표면 분석법의 중심합성계획을 통해 시제 개조개 초산칼슘 제조의 최적 조건을 구명하였으며, 이를 통하여 가용성을 개선한 초산칼슘은 칼슘강화 식품의 첨가보조제로서 이용 가능할 것으로 사료된다.

– 경상대학교 정남영 석사학위논문(2011)

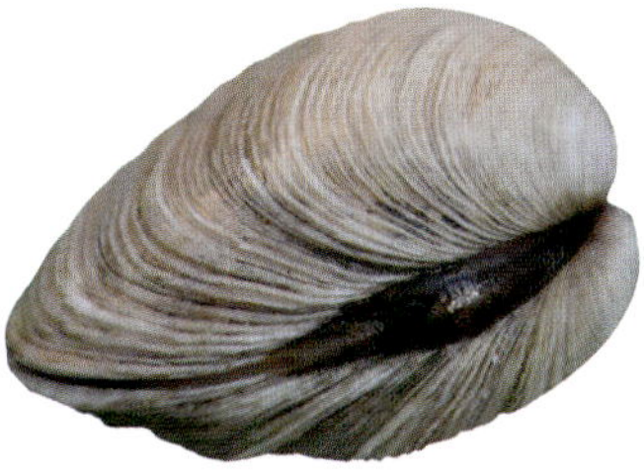

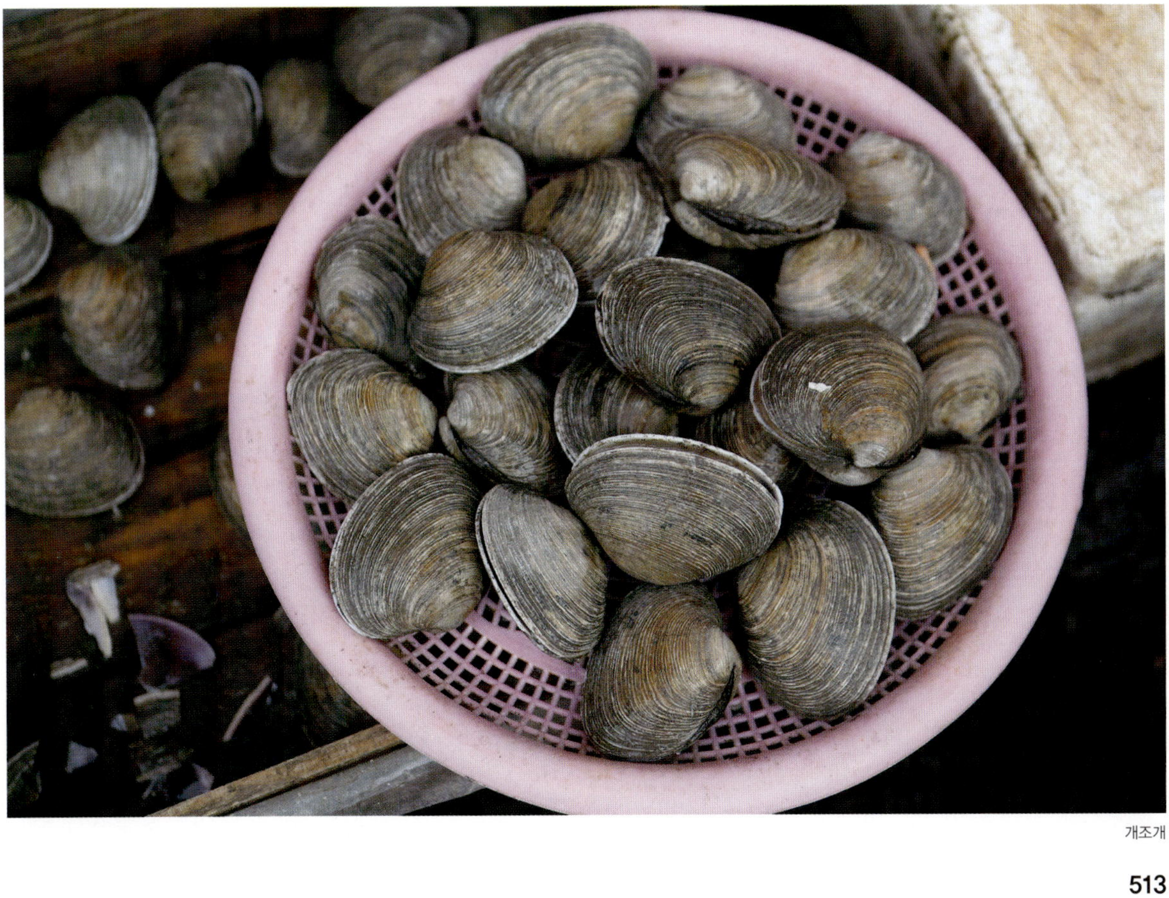

개조개

갯강구

갯강구과 / *Ligia exotica* Roux
이명 개강구, 바다바퀴벌레

화석 기록에 의하면 약 3억 전에 나타난 생물체이다. 절지동물 갑각류에 속하며, 한국과 중국, 일본, 북아메리카에 분포한다. 몸은 최대 길이 6cm 정도로 긴 타원형이고 등 쪽이 약간 융기하였으며, 흑갈색이나 황갈색을 띤다. 몸은 머리, 가슴, 배로 나뉘고 마디로 되어 있다. 머리에는 큰 눈과 2개의 긴 촉각이 있다. 꼬리발은 길게 두 갈래이며, 여러 개의 작은 발이 발달하여 매끄러운 바위를 민첩하게 잘 다닌다. 알은 암컷의 수정관 속에서 정자와 수정되며, 육방(알주머니) 속에서 자란다.

우리나라 전 해안의 바위나 물기가 축축한 부둣가 등에서 흔히 볼 수 있지만 물속에서는 살지 못한다. 주로 수백 마리가 집단생활을 하는데, 밤에는 일정한 곳에 모여 쉬고, 잡식성으로 아침에 무리 지어 나가 연안의 갯바위 등에 있는 음식물 찌꺼기나 죽은 동물, 각종 유기물 등을 먹는다. 오염 물질을 정화하고, 해안가를 깨끗하게 하여 '바닷가의 청소부'라고도 한다. 갯강구란 이름은 바다를 의미하는 '갯'에 바퀴벌레의 경상도 사투리인 '강구'가 붙어서 지어졌다. 지역에 따라 '바다 바퀴벌레'라고도 한다. 낚시 미끼로 이용된다.

특허 · 논문

● 신 항알러지 물질 창출에 관한 연구 : 해양 천연물로부터 약리작용이 있는 뛰어난 유기화합물들이 근년에 많이 발견되고 있는데, 본 연구실에서는 해양동물인 LIGIA EXOTICA로부터 생리작용이 있는 물질중에서도 항알러지물질을 탐색했다. 또한 한약제로 많이 사용되는 오배자에 대해서도 현재의 약품으로 사용되고 있는 TRANILAST와 비교 되는 활성물질이 있는 것이 확인되었다. 갯강구로부터 HISTAMINE 유리 억제 효과가 있는 물질을 탐사하던 중 수용액 추출 물질속에 HISTAMINE 유리 효과가 강한 것으로 나타났다. – 한국과학기술원 김용해(1987)

● 갯강구와 시펜으로부터의 생리활성 물질에 관한 연구 : 갯강구, 시펜, 바다게, 말미잘 등 여러 종류의 해양동물로부터 추출된 용액에 히아루로니데이스 효소 레벨에서 히스타민 저해 효과에 대한 생리활성 실험을 하였다. 실험 결과 갯강구와 시펜의 수용액에서 높은 항히스타민 효과를 나타내는 것을 알았다(갯강구 : 76% 히스타민 저해 효과, 시펜 : 79% 히스타민 저해 효과). 갯강구와 시펜의 수용액층을 겔 컬럼과 저압 분취 액체 크로마토그래피로 분리하고, 분리된 각 분율에 대해 분취 고속 액체 크로마토그래피를 사용하여 순수하게 다시 분리 하였다. 여러 가지 스펙트럼 자료를 이용하여 분리된 구성 성분 중에 베타인, 이노신 과 여러종류의 아미노산이 있음을 확인하였다. 트립토판과 유사한 화합물에서 매우 강한 히스타민 저해 효과를 보였다(94% 히스타민 저해 효과, 비교, 트라니라스트 : 46% 히스타민 저해 효과). 생리활성을 가진 다른 구성 성분에 대한 연구는 진행중에 있다. – 한국과학기술원 박일성 석사학위논문(1990)

● 갯강구로부터 새로운 *O*'-글루코실이노신의 분리 및 구조에 관한 연구 : 갑각류 해양동물인 갯강구로부터 생리활성 물질에 관한 연구를 진행하던 중 새로운 퓨린계 핵산이 분리되었다. ^{1}H NMR, ^{13}NMR, HMQC, HMBC, NOESY, HRFAB-MS, UV 스펙트럼 등 여러 가지 데이터를 분석하여 이 화합물의 구조를 3'-*O*-(*α*-*D*-글루코실)이노신13으로 예상하고, 구조를 확인하기 위하여 전합성을 시도하였다. 글루코실이미데이트 15와 ^{1}N-벤질 2',5'-디-t-부틸디메틸실릴이노신 14을 과량의 BF_3-Et_2O하에서 반응시켜 글리코실이노신16을 합성하였다. 이때 생성물의 입체선택성은 α와 β 아노머를 약 8 : 1의 혼합물로 얻을

수 있었으며, 이후의 탈보호화 반응을 진행시켜 두개의 아노머를 분리할수 있었다. 이중 α아노머의 모든 스펙트럼이 천연물에서 얻은 스펙트럼과 일치하였으며, 따라서 천연물의 구조를 3'-O-(α-D-글루코실)이노신으로 결정할 수 있었다. 13의 여러 유도체를 합성하여 생리활성을 실험한 결과 3'-O-(\alpha -D-글루코실)이노신의 경우 인간의 암세포에 대한 세포독성이 2.31μg/mL으로 나타났다.

새로운 퀴녹살린계 항생제를 합성하기 위하여 Cbz-D-Ser[BOC-Ala-MeCys(Bam)-Me-Val]-OH 72 와 Cbz-D-Ser[H-Ala-MeCys(Bam)-Me-Val]-OPa 73로부터 중요중간체인 사이클릭옥타펩타이드78를 합성하였다. 테트라펩타이드 71의 C-단말보호기인 페닐아실그룹을 Zn을 이용하여 탈보호화시켜 펩타이드 2를 합성하고, N-단말보호기인 Boc그룹을 TFA를 이용하여 탈보호화시켜 펩타이드 73을 합성하였다. DCC-HOBt를 활성제로 하여 72와 73을 단위결합반응을 진행하여 선형옥타펩타이드 74를 얻는다. 74의 페닐아실 탈보호화반응, 디설파이드결합생성반응, Boc 탈보호화반응을 거친 후 EDCI-HOBt을 이용한 고리화반응은 사이클릭옥타펩타이드78을 얻을 수 있다. 합성 퀴녹살린계 항생제는 78로부터 4단계를 거쳐 합성하였다. NaHSe으로 디설파이드을 환원시켜 디타이올을 만들고, TBAF수화합물을 촉매로 타이올사이에 메틸렌을 도입시켜 두 시스테인사이에 $S-CH_2-S$ 결합을 갖게 하였다. Cbz보호기를 탈보호화시킨 후 2-퀴녹살릴클로라이드로 아실레이션시켜 $-CH_2-S-CH_2-S-CH_2-$ 다리를 갖는 새로운 퀴녹살린계 항생제를 합성하였으며, 인간의 암세포에 대한 세포독성이 2.7μg/mL(IC_{50}값)을 갖는다. - 한국과학기술원 김성호 박사학위논문(2001)

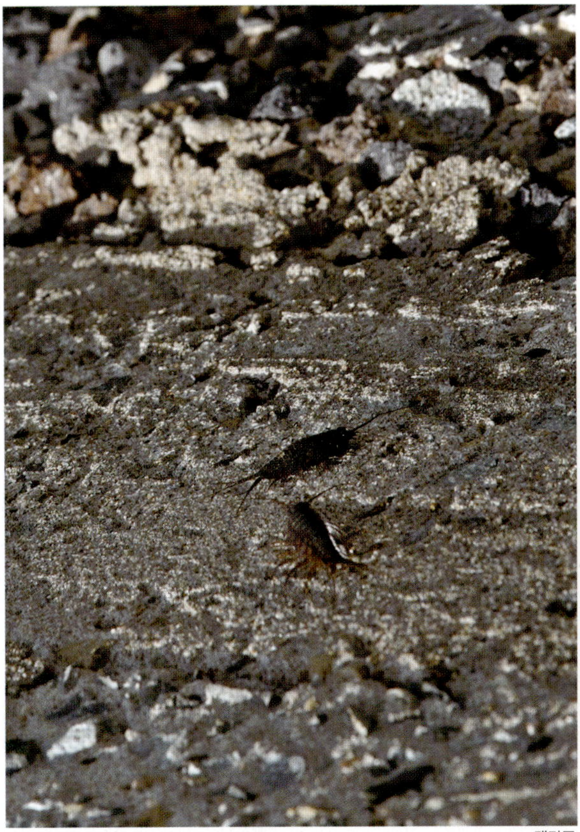
갯강구

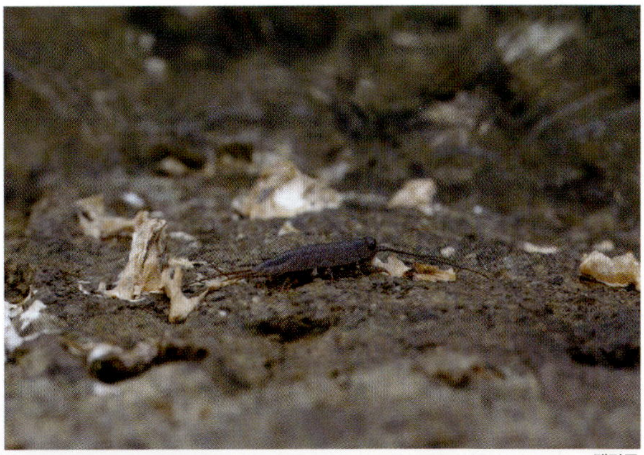
갯강구

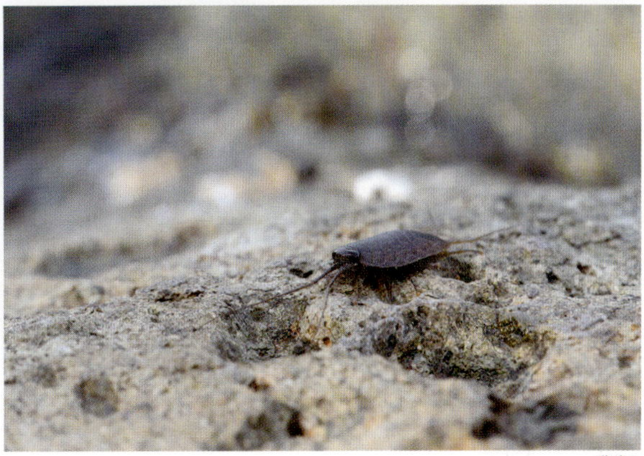
갯강구

게

물맞이게과 / *Portunus trituberculatus*(꽃게) / *Chionoecetes opilio*(대게)
약명 해蟹

갑각류의 총칭이며, 파행아목 중에서 가장 진화된 동물이다. 전 세계에 4,500여 종이 있으며 우리나라에는 183종이 분포한다. 주로 대륙붕 근처에 서식하며, 바닷가에서 흔히 볼 수 있다. 형태는 머리가슴과 배로 구분하며, 머리가슴은 윗면이 1장의 등딱지로 덮여 있고, 7마디의 배가 붙어 있다. 암컷은 등딱지가 넓고 둥글고, 수컷은 좁고 뾰족하다. 가슴다리는 5쌍이며, 1쌍은 집게다리이고 다른 4쌍의 다리는 헤엄치거나 기는 데 쓴다.

게는 아가미로 호흡하는데, 물속에서 호흡할 때는 거품이 나지 않지만 공기 중에서는 입가에 묻어있던 물기가 공기에 의해 방울이 되어 거품을 낸다.

게나 새우 등 갑각류의 껍데기 속에는 붉은색의 클러스터세올빈과 황색의 헤파토크롬, 녹청색의 시아노크립탄이라는 색소가 들어 있는데, 열을 가하면 시아노크립탄이 분해되어 클러스터세올빈으로 변화되고, 클러스터세올빈과 헤파토크롬의 비율이 증가하여 전체적으로 붉은색으로 변하게 된다.

주로 다리 부분을 식용하며, 가열하면 근육 조직이 연해져 발라먹기 쉽고 맛도 좋다. 지방 함량이 낮아 담백하고 달착지근하며 부드럽다. 우리나라에서 주로 어획하는 종류는 대게, 꽃게, 참게 등이 있다.

대게(Chionoecetes opilio)는 동해의 수심 120~350m의 진흙 또는 모래 바닥에 산다. 몸통에 뻗어나간 다리가 대나무처럼 생겨서 '대게'라고 부른다. 몸통의 껍데기는 둥근 삼각형으로, 몸통 가장자리에는 작은 가시들이 늘어서 있고, 윗면에는 납작한 사마귀 모양 돌기가 있다. 다리는 10개이며, 양 집게다리는 대칭으로 비교적 크다. 등은 주황색이고 배는 흰색을 띤다. 크기보다는 살이 얼마나 차 있느냐에 따라 상품가치가 결정되며, 국내산이 가장 상품가치가 높다. 주로 찜, 구이, 샤부샤부 등으로 먹는다.

지방 함량이 적어 맛이 담백하고 소화가 잘 되어 환자나 노인들에게 좋으며, 껍질에 많이 든 키틴chitin 성분이 체내에 지방이 쌓이는 것을 억제하고 콜레스테롤을 낮추는 작용을 하여 다이어트에도 좋다.

꽃게(*Portunus trituberculatus*)는 우리나라 동해 중부 이북을 제외한 전 해역에 분포하며, 특히 서해에 많다. 수심 2~110m의 모래나 모래진흙 바닥에 서식한다. 형태는 옆으로 긴 마름모꼴 모양이고, 양 집게다리는 크고 길며 가시가 있다. 네 쌍의 걷는 다리 가운데 맨 뒤의 것은 납작하게 생겨서 헤엄치기에 알맞게

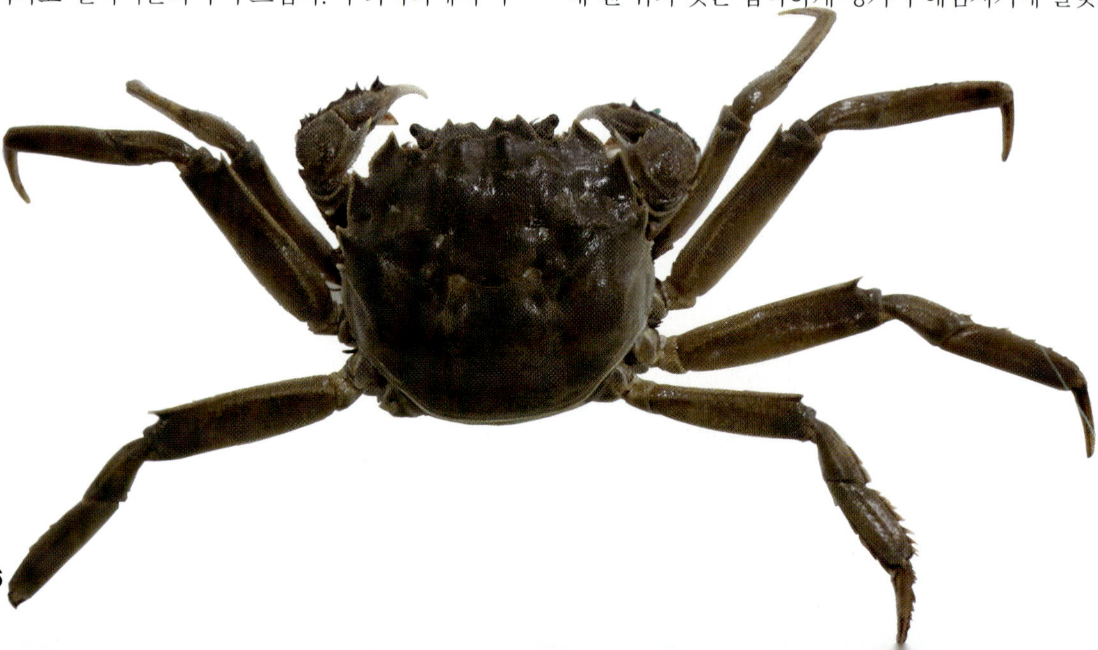

되어 있다. 초록색을 띤 연한 청색 또는 짙은 청색이고, 집게다리는 보라색에 흰점무늬가 있다. 주로 찌거나 찌개를 끓여 먹고, 게장을 담가 먹는다.

한방에서 게는 그 성질이 차가워 해열이나 숙취 해소, 가슴답답증이나 열감이 있을 때 효과적이라고 한다. 몸에 열이 많은 사람, 체격이 마른 사람이 먹으면 열을 내리는 데 도움이 된다. 산후 어혈을 풀어 주는 효능도 있다.

고서古書 · 의서醫書에서 밝히는 효능

방약합편 해蟹는 맛이 짜고 성질이 차다[味鹹 性寒]. 위병胃病과 족병足病을 다스리며, 열을 없애고 음식의 소화를 돕는다[除熱消食]. 서리오기 전의 것은 독毒이 있다. 집게발이 하나인 것, 눈이 하나인 것, 눈이 넷인 것, 발이 여섯인 것 등은 다 독毒이 있다. 형개荊芥 및 감[柿]을 반反한다.

특허 · 논문

- **꽃게추출물을 함유하는 찌개용 항고혈압 천연조미료 및 그의 제조방법** : 본 발명은, 꽃게추출물을 함유하는 찌개용 항고혈압 천연조미료 및 그의 제조방법에 관한 것이다. 이는 특히, 고추분말 1-5중량%, 꽃게추출물 1-10중량%, 다시마분말 10-16중량%, 마늘분말 1-5중량%, 멸치분말 12-20중량%, 바지락분말 10-16중량%, 새우분말 12-20중량%, 쇠고기분말 10-20중량%, 표고버섯분말 10-20중량%, 그리고 황태분말 5-15중량%를 혼합하여 감칠맛이 풍부한 찌개용 천연조미료를 제조하는 방법에 관한 것이다. 이에 따라, 김치찌개, 된장찌개, 꽃게탕, 해물탕, 생선찌개, 두부고추장찌개, 등의 찌개에 천연의 감칠맛을 낼 수 있도록 하는 것이다. – 특허등록 제1136089호, 한국식품연구원
- **해양 게 혈액림프로부터 분리된 만노스 결합 단백질 및 그의 제조방법** : 본 발명은 해양 게로부터 분

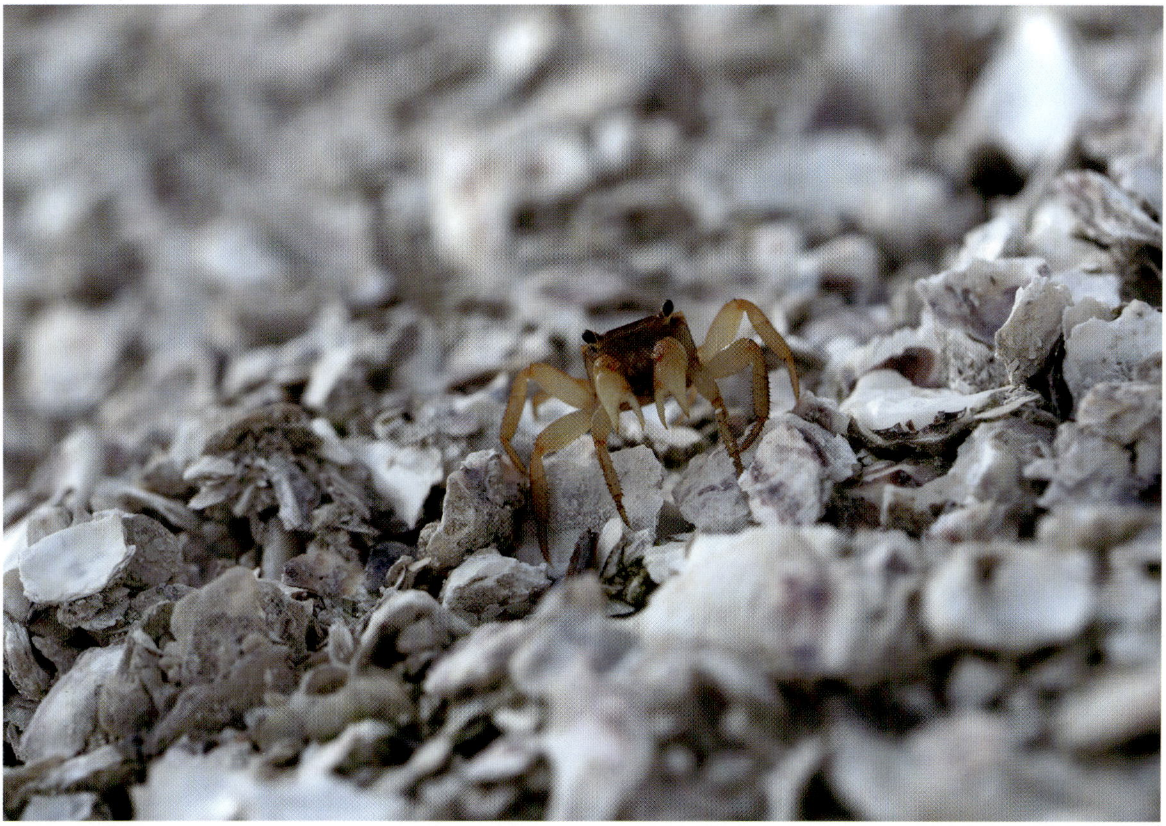

게

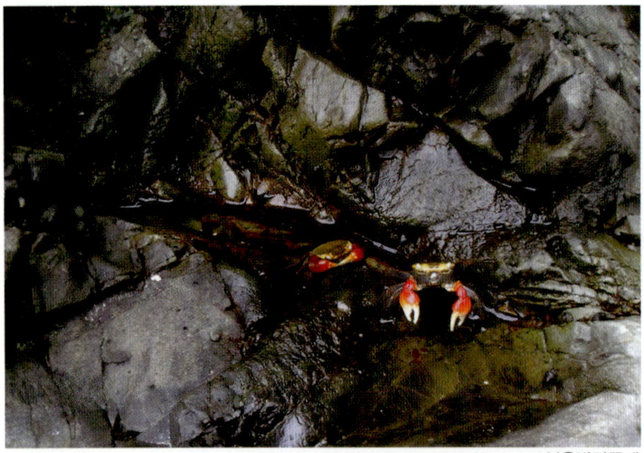
붉은발말똥게

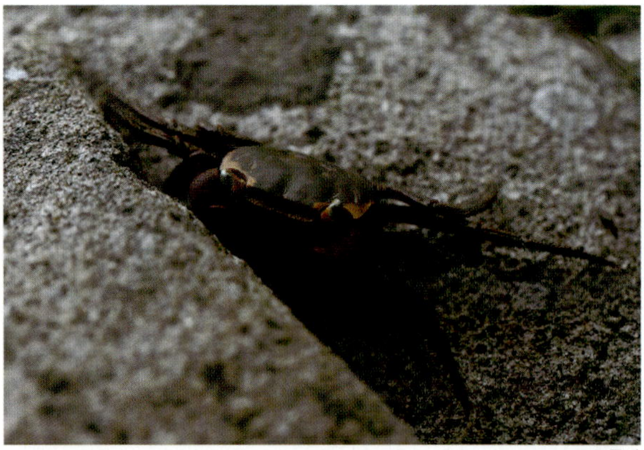
도둑게

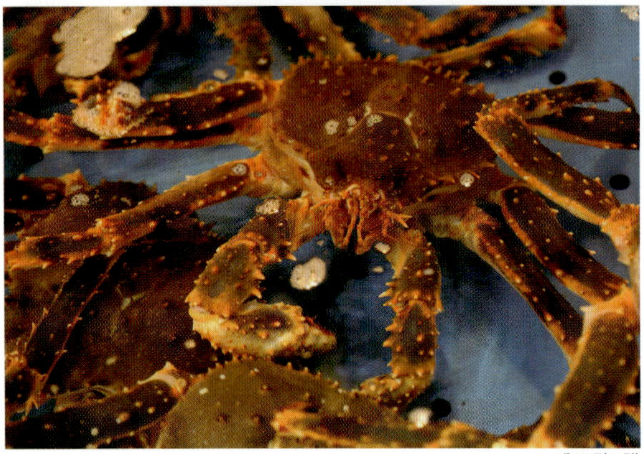
레드 킹크랩

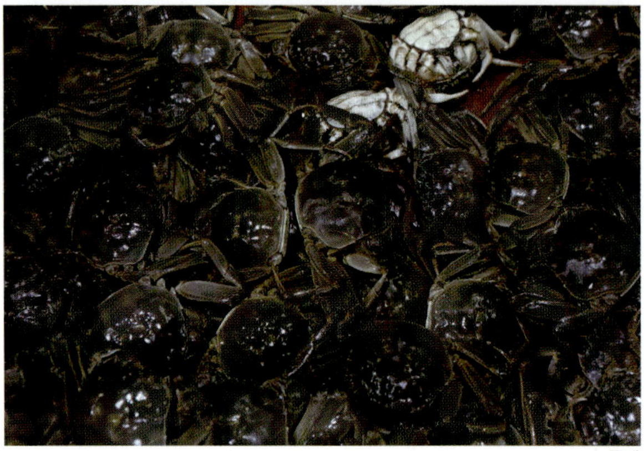
돌게

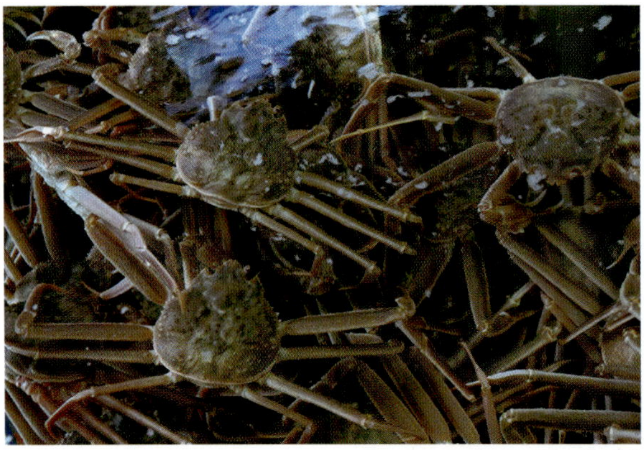
대게

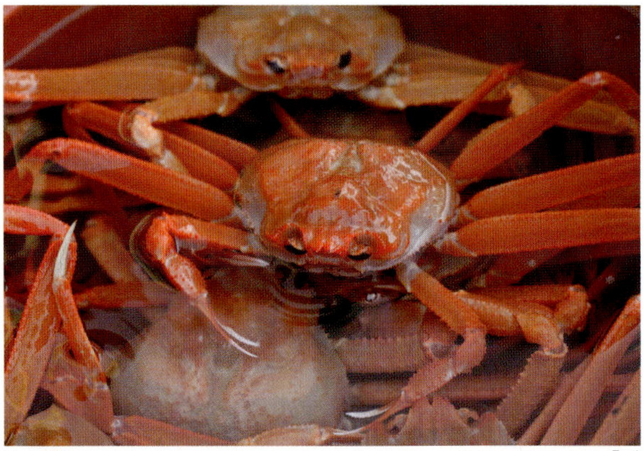
홍게

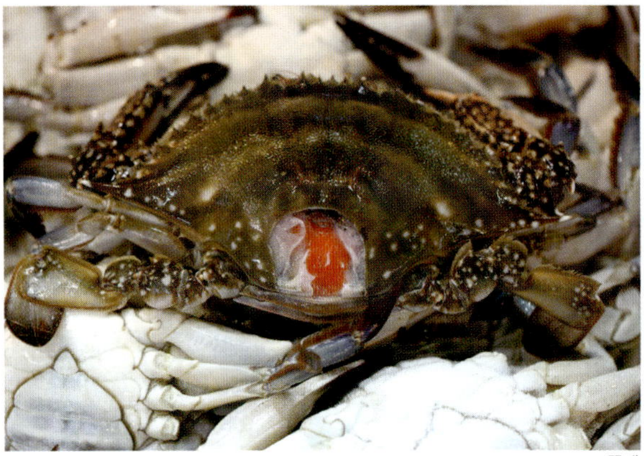
꽃게

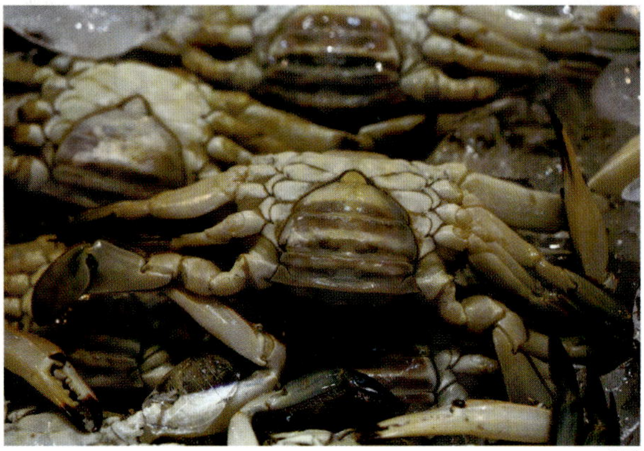
꽃게

리, 정제된 렉틴 성분인 EIL 및 그의 제조 방법 에 관한 것이다. 이 단백질은 만노스 또는 만노스를 포함하는 당단백질을 인식하는 능력에 의해 생화학적 시약으로 활용할 수 있으며 각종 암의 치료에 사용되는 약물과 병용 투여하여 감염증을 억제하는데 효과적이다. – 특허공개 10-2007-0117156호, 중앙대학교 산학협력단

● 게와 옻을 이용하는 조성물 : 본 발명은 무독화 또는 무독화 과정에서의 옻 성분을 게 또는 게를 원료와 혼합하여 식품, 건강보조식품, 식품첨가물, 효소, 주류, 화장료, 염모제, 양모제, 발모제, 천연섬유의 염료 또는 코팅제, 섬유 원료, 제지의 염료 코팅제 또는 이들 원료의 제조에 이용할 수 있는 조성물이 개시된다. 구체적으로는 게 또는 게를 원료로 한 수불용성 키토산, 키토올리고당, 키틴올리고당, 글루코사민 염산염 및 글루코사민 황산염으로 구성되는 그룹에서 선택되는 1종 이상 0.5~99.5%과 옻나무 물질 0.5~99.5%을 혼합 교반 또는 가열하여 게와 옻 성분을 이용한 조성물을 제공함에 그 목적이 있다. 본 발명은 바다의 어족자원인 게, 게 원료의 수불용성 키토산, 키틴올리고당 키토올리고당 및 글루코사민류로 이루어진 군에서 1종 이상을 이용하여 육지의 농업산물인 옻나무의 특성과 융합하여 상호 물성의 보완 성격을 나타내는 것으로 옻나무 약리 성분과 게, 키토산류가 갖고 있는 성분을 합일 상승시켜 식품, 건강식품, 천연섬유, 화장료, 효소, 주류, 염모제, 양모제, 발모제, 천연섬유의 염료 또는 코팅제, 섬유의 원료, 제지의 원료, 염료 또는 코팅제 제조 분야에 적용 가능하게 할 수 있는 조성물을 제공하게 된다.

게의 키틴, 키토산류의 각갑 성분이 옻의 우루시올 중합체에 영향을 미칠 수 있는 요인으로 양전하(+)의 응집역할이다. 즉, 키토산의 활성 분자인 아민은 (+) 이온의 화학적 성질을 띠고 (-) 이온과 결합, 반응하는 특성을 가지고 있는데 수분의 옻 용액과 교합시키면 반응을 보인다. 게와 게의 키틴, 키토산류가 옻 성분에 영향을 미치는 또 다른 요인으로는 탄닌의 침전작용이다. 옻나무의 옻을 오르게 하는 성분 중 3-펜타데실카테콜(3-pentadecylcatechol) 일부는 가수분해형 탄닌으로 분류된다. 탄닌은 쓴 맛을 내는 폴리페놀의 일종으로 식물에 의해 합성되며 단백질과 결합하면 침전되고, 탄닌은 하이드록실 그룹을 가지고 있어서 단백질이나 다른 고분자와 강하게 결합하는 성질을 갖고 있다. 탄닌은 커다란 폴리페놀계 화합물의 총칭이며 분자량은 대략 500~20,000이다. 키토산의 아민(+)은 옻의 이 탄닌 성분을 침전시킨다. 감의 떫은맛을 없애고 단맛을 일으키는데 키토산이 이용되는 유효한 이치와 동일하다. 특이하게도 옻나무와 게의 성분이 내는 효능의 일치 부분은 다양하다. 예를 들어 항암, 해독, 간기능 개선, 중금속 배출, 이뇨작용, 중성지방 배출, 다이어트, 위장병, 장정, 고지혈증, 혈관, 관절염, 혈압, 당뇨, 관절, 신장 기능, 항혈전, 항종양 등이다. – 특허공개 10-2014-0003158호, 고**외 1

● 게껍질이 포함된 토양으로부터 분리한 Lysobacter capsici YS1215를 이용한 식물 생장 촉진제 및 선충 방제제와 그 제조방법 : 본 발명은 게껍질이 풍부하게 포함된 토양으로부터 분리한 Lysobacter capsici YS1215를 이용한 식물 생장 촉진제 및 선충 방제제에 관한 것으로서, 화학적 방제법에 의한 살선충제의 남용으로 인하여 뿌리혹선충의 약제 저항성을 증가시킬 수 있는 부작용이나, 물리적, 시기적, 인적 제약이 있던 종래기술을 대체한 친환경적인 방제제로서, 선충의 유충 치사와 알 부화 억제가 가능할 뿐만 아니라 식물생장 호르몬을 생성하여 작물의 생장을 촉진시킬 수 있는 식물 생장 촉진제 및 선충 방제제를 제공한다. – 특허공개 10-2014-0117221호, 주식회사 푸르네

고등어

고등어과 / *Scomber japonicus*

이명 벽문어碧紋魚, 고등어皐登魚, 고도어古刀魚 · 古道魚 · 古都魚, 고동어(함남), 고망어(강원도), 고도어, 고도리, 열소고도리, 소고도리, 통소고도리(강원도)

고등어는 우리나라를 비롯한 일본, 중국 등지의 연해에 분포한다. '고도어古刀魚'라고도 한다. 길이 20~50㎝ 정도로 방추형이다. 몸 등쪽은 녹색을 띤 검은색 물결무늬가 있고, 배쪽은 은백색을 띤다. 떼를 지어 다니며, 여름철에는 북쪽으로 이동하고 겨울철에는 남쪽으로 이동하여 산란한다. 유사종으로 망치고등어(*Scomber australasicus*)가 있다.

주로 소금구이, 조림, 회 등으로 조리하여 먹는데, 대중적으로 인기가 좋은 생선 중 하나다. 고등어는 쉽게 변질되기 때문에 소금으로 염장 처리를 하는데, 대표적인 것이 안동 지역의 간고등어이다. 현재 지역 특산품으로 유명하며, 미국과 일본 등에 수출하기도 한다.

고등어는 다른 등푸른 생선에 비해 비타민과 무기질이 풍부하고, 지방 및 단백질, EPA, DHA 등의 불포화지방산이 많다. 불포화지방산은 혈소판이 혈관벽에 붙는 것을 막아주고, 혈관 확장과 손상된 혈관을 회복시키는 기능을 하여 동맥경화와 뇌졸중을 예방한다. DHA는 뇌세포 구조를 만드는 데 필요한 인지질의 한 종류인 레시틴lecithin은 혈중 콜레스테롤의 양을 감소시키고 뇌의 기억력과 관계있는 아세틸콜린acetylcholine이라는 물질의 양을 증가시켜 두뇌 기능을 강화한다. 또한 다이어트할 때 지방 섭취용으로도 좋다.

특허 · 논문

● **흑마늘 및 오미자 추출물을 이용한 자반 고등어 가공 방법** : 본 발명은 흑마늘 및 오미자 추출물을 이용한 자반 고등어 가공방법에 관한 것으로, 본 발명에 의한 흑마늘 및 오미자 추출물을 이용한 자반 고등어 가공방법은, 생고등어를 각종 추출물에 침지시켜 가공하는 방법에 있어서, 상기 생고등어를 손질 및 세척하는 제1 단계; 상기 생고등어를 흑마늘 추출물과 오미자 추출물을 희석 및 배합한 후 레몬즙을 첨가한 침지액에 침지시키는 제2 단계; 침지된 상기 생고등어를 건져 내에 수분을 제거하는 제3 단계; 및 수분이 제거된 생고등어를 천일염으로 염장하는 제4 단계를 포함한다. 본 발명에 따르면, 자반 고등어 가공시 생고등어를 흑마늘 및 오미자 등의 추출물에 레몬즙을 첨가한 침지액에 침지시켜 고등어 특유의 비린내가 거의 없고, 약간의 단맛과 흑마늘 및 오미자 추출물에 의한 냄새와 향이 좋고, 맛이 뛰어나면서 마늘 특유의 냄새가 없으며, 순수 한방 원료 사용으로 인체에 유익한 효과가 있다. – 특허등록 제1087042호, 권**

● **고등어 가수분해물을 유효성분으로 포함하는 미백 조성물** : 본 발명은 고등어 아임계 수 가수분해물을 유효성분으로 하는 미백조성물 및 이의 제조방법에 관한 것이다. 특히 본 발명의 제조방법에 의해서 제조된 고등어 아임계 수 가수분해물은 미백효과가 우수할 뿐만 아니라, 천연물질

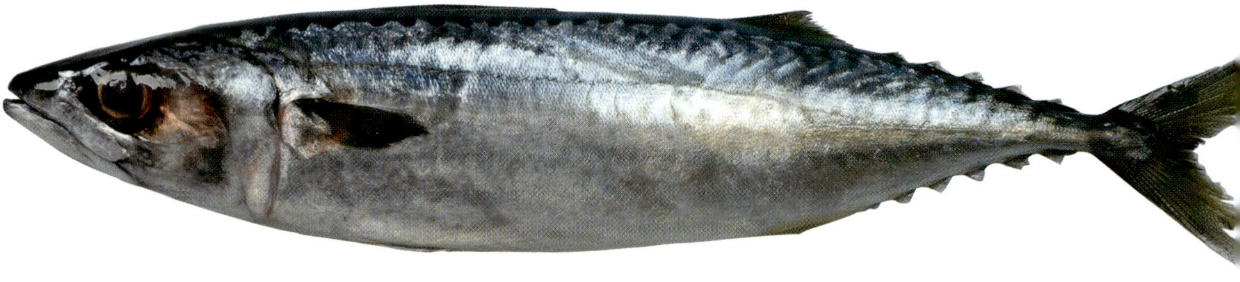

을 유효성분으로 하는 것으로 내성이나 안전성과 관련된 문제가 발생되지 아니하고, 본 발명의 제조방법의 조건은 수율 측면에서도 가장 우수한 효과를 가지므로, 본 발명의 미백조성물 및 본 발명의 미백조성물 제조방법은 미백 화장품을 포함한 미백효과가 요구되는 다양한 용도로 널리 사용될 수 있다. – 특허공개 10-2014-0076461호, 신라대학교 산학협력단

● 고등어 분획 건조 분말 또는 그 추출물을 유효성분으로 함유하는 산화 관련 질환의 예방 및 치료용 조성물 : 본 발명은 고등어 분획 건조 분말 또는 그 추출물을 유효성분으로 함유하는 조성물에 관한 것으로서, 구체적으로 본 발명의 고등어 분획 건조 분말 또는 그 추출물은 산화를 유도한 실험동물모델의 SOD(superoxide dismutase), 카탈라제(catalase) 및 글루타치온 퍼옥시다제(glutathione peroxidase)의 활성효과를 나타냄으로써, 산화 관련 질환의 예방 및 치료용 약학조성물 또는 건강기능식품으로 유용하게 이용될 수 있다. – 특허공개 10-2010-0006601호, 강릉원주대학교 산학협력단

● 고등어 분획 건조 분말 또는 그 추출물을 유효성분으로 함유하는 고혈압의 예방 및 치료용 조성물 : 본 발명은 고등어 분획 건조 분말 또는 그 추출물을 유효성분으로 함유하는 조성물에 관한 것으로서, 구체적으로 본 발명의 고등어 분획 건조 분말 또는 그 추출물은 고혈압 동물모델의 혈중 혈압 저하 및 혈중, 동맥, 심장, 폐, 신장조직의 안지오텐신변환효소(ACE)의 감소 효과를 나타냄으로써, 고혈압의 예방 및 치료용 약학조성물 또는 건강기능식품으로 유용하게 이용될 수 있다. – 특허공개 10-2010-0006600호, 강릉원주대학교 산학협력단

● 건조 고등어 추출물에 의한 항산화 및 암세포주 증식 억제 효과 : 본 연구에서는 건조 고등어를 용매별로 추출하여 세포 내활성산소종 감소 효과와 인체 결장암 및 섬유육종세포에 대한 증식 억제에 대해 검토하고자 하였다. A+M 추출물 및 MeOH 추출물과 각 분획물들을 5㎎/mL 및 10㎎/mL의 농도로 HT1080 섬유육종 세포에 처리하였을 때 blank군과 control군과 비해 측정 시간 120분 동안 계속적으로 세포 내활성산소종 크게 감소시켰다($p<0.05$). 건조 고등어 추출물의 hexane, BuOH, 85% aq. MeOH, water 분획물들도 첨가농도 5㎎/mL에서 측정 시간 120분 동안 계속적으로 세포 내 활성산소종을 감소시키는데 우수한 능력을 나타내었다($p<0.05$). 인체 섬유육종세포(HT1080) 증식 억제 실험에서 A+M 추출물과 MeOH 추출물은 둘 다 가장 낮은 농도인 5㎎/mL에서부터 농도 의존적으로 암세포의 증식을 억제시켰다($p<0.05$). 건조 고등어 추출물을 hexane, BuOH, 85% aq. MeOH, water로 다시 추출하여 얻어진 각 분획물을 20㎎/mL의 농도로 HT1080 세포에 처리했을 때도 우수한 암세포 증식 억제효과($p<0.05$)가 나타나 A+H 추출물 및 MeOH 추출물과 유사한 억제효과를 보였다. 인체 결장암세포(HT-29)에 대한 결과로 A+H 추출물과 MeOH 추출물은 HT1080 섬유육종세포의 결과보다는 다소 암세포 증식 억제 효과가 낮았으나 10㎎/mL 및 20㎎/mL의 첨가농도에서 높은 암세포 증식 억제효과를 보였다($p<0.05$). 건조 고등어 추출물의 85% aq. MeOH, hexane, BuOH, water 분획물을 20㎎/mL의 농도로 인체 결장암세포에 처리했을 때 암세포 증식 억제효과를 나타내어 각각 80%, 88%, 96% 96%의 암세포 증식 억제효과($p<0.05$)를 보였다. 고등어는 고도 불포화지방산을 많이 함유하고 있어 지질 산화의 용이성이라는 단점이 있었으나 본 연구의 결과로부터 고등어 유기용매 추출물은 세포 내 활성산소종 크게 감소시켰으므로 고등어에는 천연 항산화성 물질을 있는 것으로 여겨지며 지질과산화물로 인한 세포 및 조직의 손상을 예방할 것으로 기대된다. – 한국해양대학교 해양환경생명과학부 장주리외 3, 생명과학회지(2008. 5. 30)

군소

군소과 / *Aplysia kurodai*
이명 바다달팽이, 바다의 산삼, 바다의 토끼

군소과의 연체동물로, 우리나라 전 연안의 물이 맑은 수심 10m 이하의 얕은 곳에서 자란다. 몸 길이는 30~40㎝로, 흑갈색을 띠고 회백색 얼룩무늬가 있다. 연체동물인데 몸을 보호하는 단단한 껍질이 없으며 몸이 불룩하고 물렁물렁하다. 생김새가 육지에 사는 민달팽이와 비슷하여 '바다 달팽이'라고도 부른다.

몸 양쪽에는 날개 같은 근육이 있고, 머리에는 촉각과 후각을 느끼는 더듬이가 있다. 더듬이 모양이 토끼의 귀와 비슷하여 영명은 '바다의 토끼(sea hare)'이며, '군소群素'라는 이름은 군청群靑의 색소色素를 보호색으로 뿜는 데서 유래하였다고 한다. 또한 정력을 좋게 한다고 하여 '바다의 산삼'으로도 불린다.

자웅동체로 암수한몸이다. 봄부터 여름까지 해조류가 많은 자갈이나 바위 지역에 산란하며, 한 마리가 한 달 동안 약 1억 개의 알을 낳는다. 암초 지역을 기어다니며 미역이나 다시마 등의 해조류를 갉아 먹는데, 군소는 성장 속도가 매우 빨라서 온도가 높은 철에는 한 달 만에 몸집이 2배 이상 불어난다.

군소는 주로 끓는 물에 살짝 데쳐서 초장을 곁들여 먹거나, 꼬치 · 산적 등을 만들어 잔칫상이나 제사상에 올리기도 한다. 소라 같은 질감과 해초 맛이 약간 난다.

중국에서는 염증 치료제로 약용하고, 외국에서는 선원들이 군소의 체액으로 옷을 염색하기도 했다.

군소는 신경망이 단순하고 신경세포가 매우 커서 학습과 기억 연구를 위한 실험 재료로 많이 쓰인다. 미국 컬럼비아 대학의 에릭 캔덜Eric R. Kendel 교수는 군소를 사용하여 학습과 기억의 메커니즘을 밝혀 지난 2000년에 노벨상을 수상하였다.

특허 · 논문

● 군소의 발효물을 유효 성분으로 함유하는 항산화, 항염, 항알러지 기능성 화장료 조성물 및 그 제조 방법 : 본 발명은 군소(Aplysia kurodai)의 발효물을 유효 성분으로 함유하는 항산화, 항염, 항알러지 기능성 화장료 조성물과 건강기능성 식품조성물을 제공하는 뛰어난 효과가 있다. 본 발명에 따르면, 항산화, 항염증 및 항알러지 기능성이 있는 화장품 원료용 군소(Aplysia kurodai) 육질부의 열수추출물과 그의 바실러스 서브틸리스(B. subtilis) 균주유래의 고체발효물을 제공하는 효과가 있다. 그뿐 아니라, 본 발명은 상기 고체발효물을 유효 성분으로 함유하는 항산화, 항염증 및 항알러지 기능성 주름개선용 화장료 조성물을 제공하는 뛰어난 효과가 있다. – 특허등록 제1173993호, 주식회사 내추럴솔루션

● 군소 추출물을 함유하는 피부 보습 및 주름개선용 화장용 조성물 : 본 발명은 군소 추출물을 함유하는 피부 보습 및 주름개선용 화장품 조성물에 관한 것이다. 본 발명의 피부 보습 및 주름 개선용 화장품 조성물은 군소 추출물을 함유함으로써, 피부 보습 및 주름 개선 효과가 나타나 피부 노화 및 건조 현상을 예방 및 개선시킬 수 있다. 세포 독성이 없고 부작용이 문제되지 않는 천연물 유래의 피부 보습 및 주름개선용 화장용 조성물에 관한 것이다. – 특허등록 제1099665호, 주식회사 지에프씨

● 항암 조성물 : 본 발명은 군소로부터 추출한 글리코사미노글리칸을 유효 성분으로 포함하는 약학 조성물에 관한 것이다. 상기 군소로부터 추출한 글리코사미노글리칸은 암세포를 이용하여 측정한 항암 효과 즉, 암세포에 대한 세포사멸 효과가 있을 뿐만 아니라, 천연물 추출물이므로 부작용과 안전성 관련 문제가 거의 없고 실험결과 세포 독성도 없으므로, 이를 유효 성분으로 포함하는 상기 약학 조성물은 암을 치료, 예방 또는 개선하기 위하여 사용될 수 있다.

- 특허공개 10-2011-0132746호, 경상대학교 산학협력단

● 군소내장 분획물의 in vitro에서의 암세포 성장억제 및 quinone reductase 유도 활성 증가 효과 : 본 연구에서는 군소내장을 각 용매별로 분획하여 암세포 성장 억제 효과와 quinone reductase (QR) 유도 활성 증가 효과를 알아보았다. 간암 세포인 HepG2, 유방암 세포주인 MCF-7, 대장암 세포주인 HT-29 그리고 피부암 세포주인 B16-F10 를 이용하여 암세포 성장 억제 효과를 실험한 결과 모든 세포주에서 AKMM층에서 농도 의존적으로 가장 높은 암세포 성장 억제 효과를 나타내었다. 그리고 다음으로 AKMB층, AKMH층 및 AKMA층의 순이었다. 그리고 4종의 암세포주 중에서 B16-F10 세포주가 가장 높은 암세포 성장 억제 효과를 나타내어 특히 피부암에 대한 예방효과가 기대된다. 또한 암 예방 효과를 알아보기 위하여 4종의 암세포 중 유일하게 quinone reductase를 가지고 있는 인체 간암세포주인 HepG2를 이용하여 QR 유도 활성 증가 효과를 측정한 결과, 암세포 성장 억제 효과에 있어서 가장 높은 효과를 나타낸 AKMM층에서 가장 높은 QR 유도 활성 증가 효과를 나타내었다. 그러나 다른 분획층에서는 QR 유도 활성 증가 효과를 거의 볼 수 없었다. 이상으로 암세포 성장 억제 효과와 QR 유도 활성 효과에서 모두 methanol 분획층인 AKMM층에서 가장 높게 나타났으므로 이 분획층에 유효한 생리활성 물질이 함유되어 있을 가능성이 추정된다. 따라서 폐기되어지는 군소부산물인 내장을 이용한 암 예방 관련 기능성 식품의 개발 가능성이 기대되며, 이를 위한 AKMM분획층에 대한 더욱더 심도 높은 집중적인 연구가 요구된다. - 신라대학교 식품영양학과 신미옥 생명과학회지(2010. 6. 30)

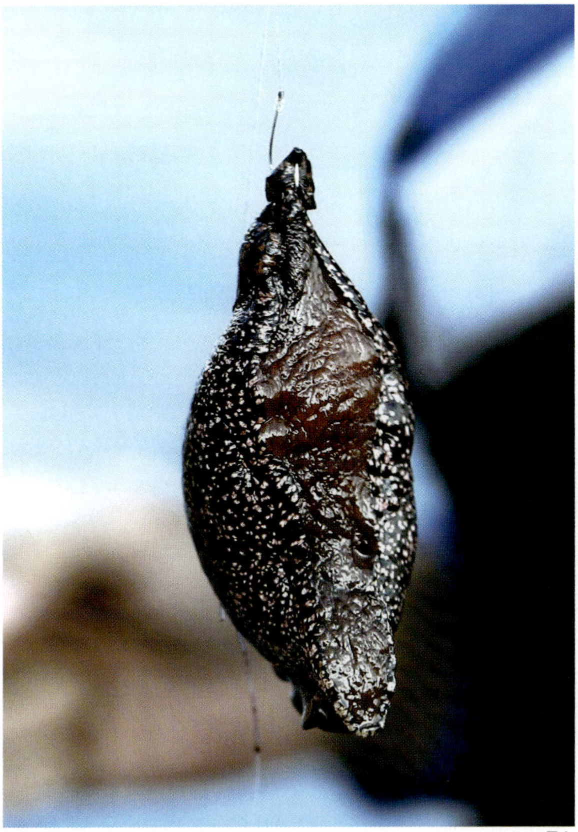
군소

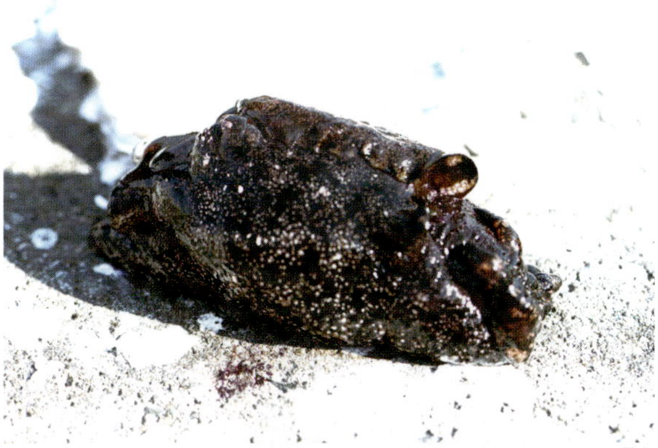
군소

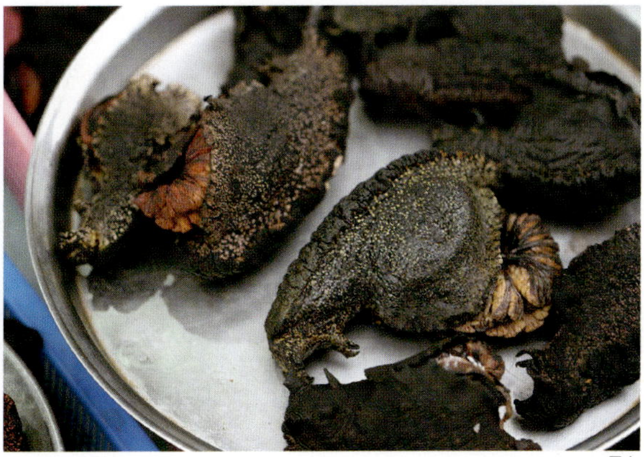
군소

굴

굴과 / *Crassostrea gigas*
약명 모려牡蠣
이명 석화石花, 참굴, 굴조개

굴과에 속하는 조개류로 식용종인 참굴을 일컫는다. 담수의 영향이 있는 곳에서 잘 살고, 중국 연안 · 한국 · 일본 홋카이도 · 캄차카 반도에 분포한다. 바위에 붙어 살아서 '석화石花'라고도 부르고, 한자어로는 모려牡蠣라고 한다.

조개 껍데기는 환경에 따라 모양이 다른데, 조간대 근처는 원추형이고 물살이 센 곳은 가지 모양이다. 위의 껍데기가 아래 껍데기보다 좀 작고, 비늘 모양의 패각이 겹치면서 성장선을 나타내므로 매우 거칠하다. 1년이면 거의 성숙하며, 첫해는 수컷이었다가 2~3년 뒤 암컷으로 성전환을 하는 교대성 자웅동체다. 산란기는 5~9월이다.

비타민 · 단백질 등의 아미노산과 철분 · 요오드 · 칼슘 · 인 등 필수 무기질이 풍부한 완전식품으로, '바다에서 나는 우유'라고도 한다. 아미노산의 한 종류인 타우린을 많이 함유하고 있는데, 혈중 콜레스테롤 수치를 감소시키고, 빈혈과 당뇨병을 예방한다.

신선한 것은 회로 먹고, 어리굴젓 · 굴깍두기 · 굴김치를 담그기도 한다. 주로 국이나 전, 튀김 등으로 요리해서 먹고, 굴소스 재료로도 이용한다. 11월~2월까지가 가장 맛있게 먹을 수 있는 시기이다. 산란기인 5~9월에는 맛이 덜하고 독소가 생기며, 쉽게 상할 수 있으므로 식중독이나 배탈을 일으킬 우려가 있다. 껍데기는 한방에서 '모려牡蠣'라고 부르며 약용한다. 가래를 제거하고 식은땀을 멎게 하며 염증을 없애는 효능이 있다. 대하증, 위산이 많이 분비되어 속이 쓰린 증상에 약용한다.

고서古書 · 의서醫書에서 밝히는 효능

본초강목 담痰을 없애고 단단하게 뭉친 것을 풀어준다. 열熱을 내리고 습濕을 없애고 심心과 비脾비의 기氣로 인한 통증을 그치게 하고 이질痢疾을 치료하며 남녀의 생식기에서 백색 분비물이 나오는 증상을 치료하고 하복부의 심한 통증과

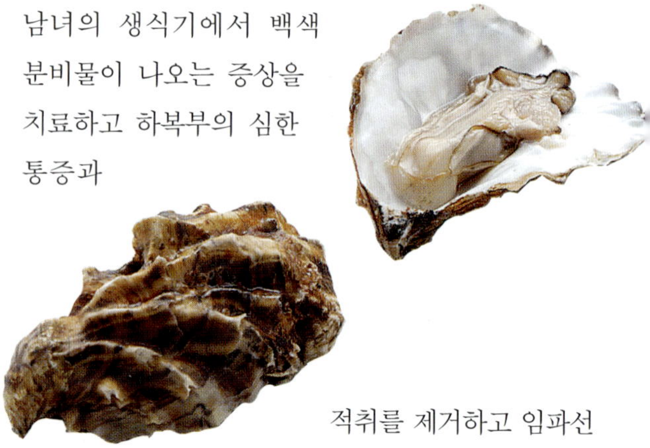

적취를 제거하고 임파선염을 치료한다.

특허 · 논문

● 굴에서 분리한 신규한 항혈액응고 펩타이드 및 그 용도 : 본 발명은 해양 이매패류인 굴(Crassostera gigas)에서 분리한 신규 항혈액응고 펩타이드 및 그 용도에 관한 것으로, 굴에서 분리한 항혈액응고 활성을 갖는 신규한 펩타이드를 제공하는 뛰어난 효과가 있다. 상기 항혈액응고제는 아미노산 서열 내에 EF-hand Ca2+-바인딩 모티프가 있으며, 굴의 항혈액응고제는 APTT와 TT를 연장함으로써 사람의 혈액응고과정 내 내인성 경로와 공통 경로의 특이 인자들을 억제할 수 있었으며, 정맥의 내피세포에 대한 세포 독성 효과는 없었다. 따라서, 본 발명 해양 이매패류인 굴에서 분리한 항혈액응고제는 혈전증의 예방 및 치료에 사용할 수 있다. – 특허등록 제660633호, 부경대학교 산학협력단

● 굴의 추출방법 및 굴 추출물을 함유하는 피부미백용 화장료 조성물 : 본 발명은 잘게 분쇄된 굴에 정제수를 가한 후, 50 ~ 60℃에서 4 ~ 6시간 초음파 추출하는 단계, 상기 추출액을 여과한 후 농축하는 단계, 상기 농축액에 에탄올 함량이 전체 용액에 대하여 50% 되도록 무수에탄올을 첨가한 후, 냉소

에서 3일간 숙성시키는 단계, 상기 숙성물의 침전물을 여과하는 단계를 포함하는 것을 특징으로 하는 굴로부터 유용성분을 추출하는 방법 및 굴 추출물이 함유된 피부 미백용 화장료 조성물에 관한 것으로서, 저온 및 초음파추출을 병행한 추출방법을 사용함으로써 굴 유용성분을 효율적으로 추출해내고, 농축된 굴 추출물을 함유하여 미백 효과를 내는 화장료 조성물을 제공하는 뛰어난 효과가 있다. – 특허공개 10-2008-0003277호, 주식회사 스카이007

● 굴 패각을 이용한 항염증 또는 골관절염 저해 효과를 갖는 분획물의 분리방법 : 본 발명은 굴 생산과정에서 발생되는 굴 패각(貝殼)을 이물질 제거 및 세척과정을 거쳐 건조하여 분말로 한 다음 구연산 수용액과 반응시켜 반응생성물을 얻은 후 이를 원심분리시켜 얻은 상등액을 한 외 여과시켜 분리함으로써 항염증 또는 골관절염의 저해 효과를 갖는 분획물의 분리방법으로서, 비교적 저온에서 반응시키므로 에너지 비용을 절감할 수 있을 뿐만 아니라 항염증 또는 골관절염의 저해 효과를 갖는 분획물을 간단한 방법으로 분리할 수 있는 등 우수한 효과를 갖는 발명에 관한 것이다. – 특허등록 제1357078호, 주식회사 서진바이오텍

● 굴 패각을 활용한 황토벽돌의 조성물 및 그 제조방법 : 본 발명은 해양산업폐기물인 굴패각을 활용화하여 건자재인 황토벽돌 제조에 적용하는 방법에 관한 것이다. 황토의 특성인 원적외선 방출, 온·습도조절, 탈취작용 등의 기능을 유지시키면서, 현재 환경오염의 문제가 되는 폐기물을 전처리 및 가공하여 활용하는 방식으로 이루어진다. 기존의 제조 방법인 황토, 시멘트방수약, 적색산화철 등을 혼합하여 제조된 벽돌은 원적외선 방사율이 미량 방출되며, 탈취 및 온·습도 조절기능이 미약하다. 본 발명은 활성화된 황토와 슬래그, 굴 패각을 활용화한 생석회, 이산화티탄을 적정비율로 혼합하여 혼련한 후 프레

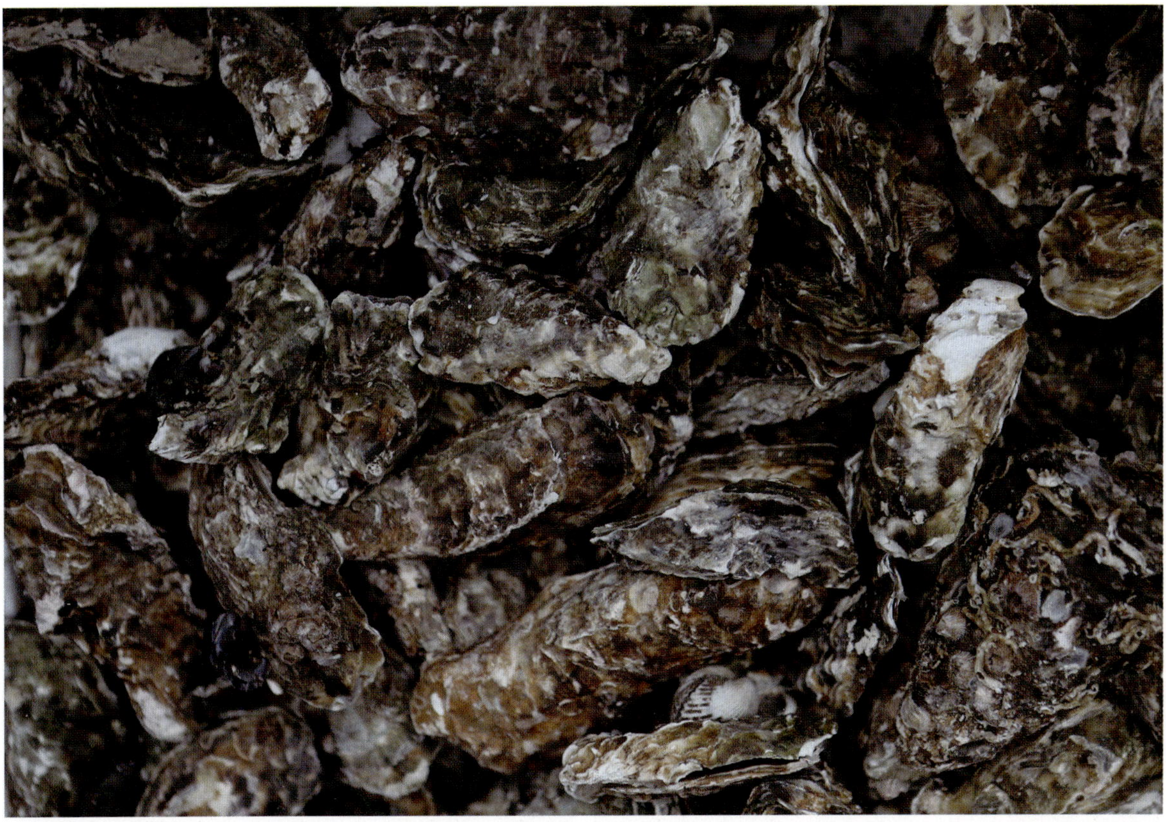

굴

스를 이용, 성형하고 자연건조를 10~100℃로 실시한 후 제조된 황토벽돌은 기존의 시멘트, 유기결합제 등을 이용한 황토벽돌과 비교시 원적외선 방사율이 92%로 높고, 실내공기정화 및 온·습도 조절기능과 탈취율 98%의 특성을 나타낸다. – 특허등록 제415994호, 주식회사 대동그린산업

● 굴 추출물 및 고려 인삼의 추출물을 함유해서 된 남성불임 예방용 또는 치료용의 의약 조성물 및 건강식품 : 본 발명은 간편히 섭취할 수 있고, 남성 불임증을 유효하게 예방 또는 치료할 수 있는 의약 조성물 또는 건강식품을 제공한다. 그 해결수단으로서는 굴(oyster) 추출물 및 인삼 추출물을 배합한다. 발명자들은 천연물에서 유래하는 굴 및 인삼의 혼합물이 의외로 남성 불임의 예방 또는 치료효과에 대해 우수한 효과를 발휘함을 발견하여 본 발명을 완성하였다. – 특허공개 10-2004-0019901호, 가부시키가이샤 도키와 간포 세이야쿠(일본)

● 굴과 해조류의 혼합물을 발효시켜 천연 가바를 함유하는 스트레스 해소 또는 수면장애 개선용 발효소재 및 이의 제조 방법 : 본 발명은 굴과 해조류의 혼합물을 발효시켜 다량의 천연 GABA를 함유하는 스트레스 해소 또는 수면장애 개선용 발효소재 및 이의 제조 방법에 관한 것이다. 본 발명에 따른 굴과 다시마의 혼합물을 발효시켜 제조된 발효소재는 기존의 발효소재와 비교하여 다량의 타우린 및 GABA를 함유하며, 스트레스 억제 효과 및 수면장애 개선효과가 우수하다. – 특허공개 10-2014-0030454호, 주식회사 마린바이오프로세스

● LPS로 자극된 Raw 264.7 세포에 미치는 굴껍질 추출물의 항염증 효과 : 본 논문은 LPS로 자극된 Raw 264.7 세포에 미치는 굴껍질 추출물의 항염증 효과에 관한 연구로서 주요내용은 다음과 같다. LPS로 자극된 Raw 264.7 세포의 전염증성 인자[NO, reactive oxygen species(ROS), nuclear factor-kappa B(NF-kB), inducible nitric oxide synthase(iNOS) 및

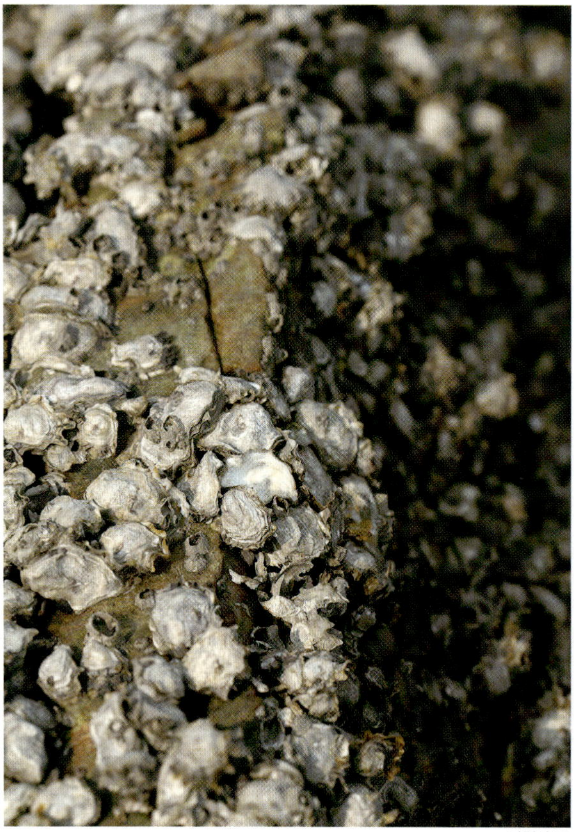
자연산 굴

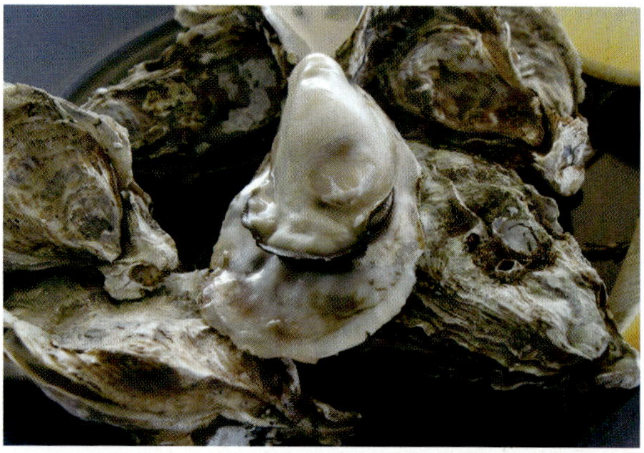
굴

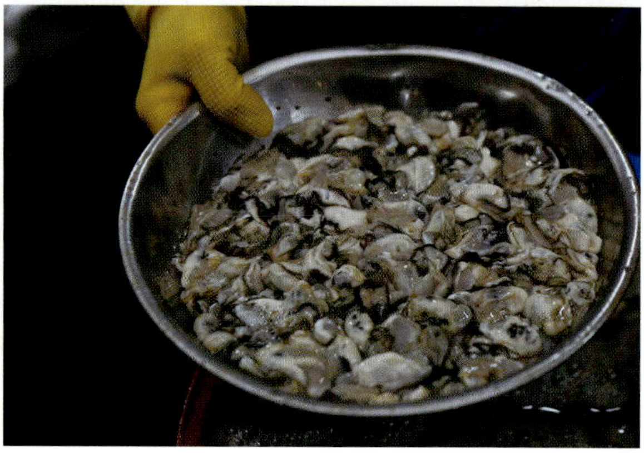
굴

cycloxygenase-2 (COX-2)]와 전염증성 cytokines [Interleukin-1β(IL-1β), Interleukin-6 (IL-6) 및 TNF-α] 생성에 미치는 굴껍질 추출물의 항염증 효과를 조사하였다. MTT 분석으로 세포 생존율을 측정한 결과, 굴 껍질 추출물은 Raw 264.7 세포의 유의한 세포 독성을 보이지 않았다. LPS 자극된 대식세포의 굴껍질 추출물 처리는 용량 의존적으로 세포내 ROS 생성을 감소시켰으며 SOD, 카탈라아제, GSH-px 같은 항산화 효소 활성을 증가시켰다. 굴껍질 추출물은 NO 생성을 유의하게 억제하였으며 iNOS, COX-2와 NF-kB의 발현을 감소시켰다. 또한 굴껍질 추출물은 IL-1β, IL-6와 TNF-α 생성을 유의하게 억제하였다. 결론적으로, 굴껍질 추출물은 LPS로 자극된 Raw 264.7 세포에 대한 항염증 효과가 있다는 내용이다.

– 부산대학교 이세영 외 2, 한국식품영양과학회지(2013. 3. 31)

● 크린으로 유발한 간세포 독성에 대한 효소별 굴 가수분해물의 보호 효과 : 본 연구는 굴 가수분해물의 간 보호 효과를 확인하는 것을 목표로 하였다. 굴은 많은 기능적 요소를 가지고 있다고 알려져 있으며 특히, 효소에 의해 생산된 가수분해물은 우수한 기능적 물질을 포함한다. 타크린으로 유발한 간세포 독성에 대한 효소별 굴 가수분해물의 보호 효과를 확인하기 위하여 HepG2세포를 이용하여 in vitro상에서 확인하였다. 사용한 샘플은 Neutrase, Flavourzyme, Protamex을 이용하여 효소 가수분해한 것이다. 타크린으로 손상을 유발한 간세포에서는 GOT와 LDH가 증가하게 된다. 굴 효소 가수분해물을 처리한 실험군에서는 아무런 처리를 하지 않은 실험군에 비하여 높은 세포 생존율을 확인할 수 있었다. 또한 GOT와 LDH 역시 감소하는 것을 알 수 있었다. 본 연구를 통하여 타크린 독성에 대한 신약, 식품의 기초 자료를 제공할 수 있을 것으로 기대된다. – 신라대학교 대학원 생명공학과 박혜진 외 4, 생명과학회지(2012. 1. 30)

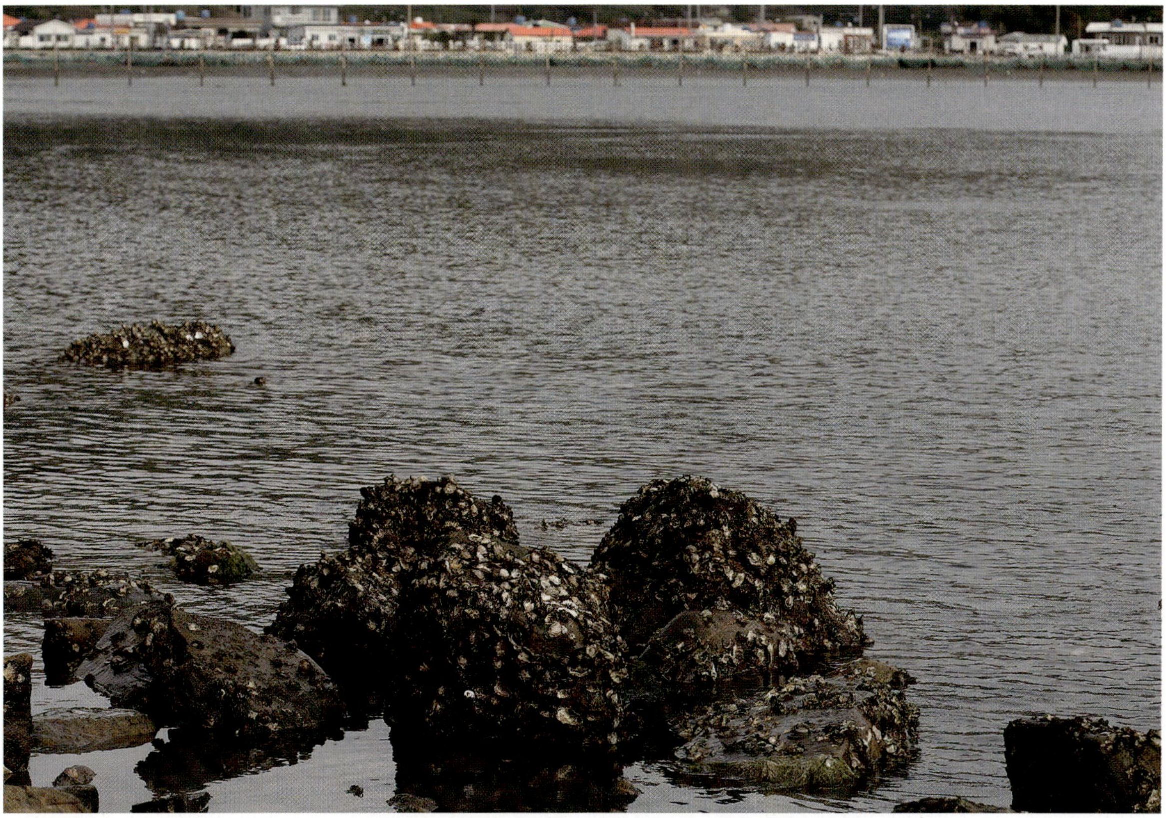

굴

꽁치

꽁치과 / *Cololabis saira*
이명 공어貢魚, 공치어貢侈魚, 공치, 청갈치, 추광어

꽁치과의 난류성 어류로, 우리나라 동해와 남해 · 북태평양 해역에 분포한다. 근해에서 무리 지어 생활하며 계절에 따라 이동한다. 겨울에는 일본의 남부 해역에서 겨울을 보내고, 봄~여름 사이에 북쪽으로 이동하여 동해안 부근에서 알을 낳는다. 몸은 기다랗고 가늘며, 턱은 약간 짧고 단단하며 작은 이빨이 나와 있다. 등쪽은 짙은 푸른색을 띠고, 배쪽은 은백색을 띠는 등푸른 생선이다. 등 쪽에 12~15개, 배 쪽에 18~21개 정도의 투명한 지느러미가 있다.

고등어 · 전갱이 · 정어리와 더불어 우리나라 4대 등푸른 생선이다. '꽁치가 나면 신경통이 들어간다'라는 말이 있을 정도로 영양성분이 풍부하다. 불포화지방산인 DHA와 EPA가 풍부하여 고혈압 · 심근경색 · 동맥경화 등의 생활습관병 예방에 좋다. 또한, 비타민 E가 다량 함유되어 노화 예방 효과가 크고, 비타민 B_{12}가 빈혈을 예방하며, 시력 회복에 좋은 비타민 A가 쇠고기보다 16배나 많은 우수한 식품이다.

꽁치를 과메기로 만들면 생물일 때보다 DHA와 오메가3 지방산의 양이 증가하며, 피부 노화와 체력 저하를 막고 뇌가 쇠퇴하는 것을 방지한다. 또한 열량이 낮아 다이어트에도 효과적이다.

꽁치는 주로 구이로 많이 먹으며, 찌개나 조림으로 먹어도 좋다. 통조림으로 상품화되어 대량 유통되며, 동물의 먹이로도 많이 쓰인다. 포항의 특산물인 '과메기'는 꽁치를 겨울철 바닷바람에 말린 것으로, 김과 미역을 함께 싸서 먹는다. 껍질과 그 주변에 영양분이 많으므로 껍질을 벗기지 않고 조리한다. 몸 전체가 밝은 빛을 띠고 꼬리가 노란색인 것이 싱싱한 것이다.

특허 · 논문

● 꽁치 분획 건조 분말 또는 그 추출물을 유효성분으로 함유하는 산화 관련 질환의 예방 및 치료용 조성물 : 본 발명은 꽁치 분획 건조 분말 또는 그 추출물을 유효성분으로 함유하는 조성물에 관한 것으로서, 구체적으로 본 발명의 꽁치 분획 건조 분말 또는 그 추출물은 산화를 유도한 실험동물모델의 혈중 지질과산화물과 활성산소의 감소 및 SOD(superoxide dismutase)의 활성 효과를 나타냄으로써, 산화 관련 질환의 예방 및 치료용 약학조성물 또는 건강기능식품으로 유용하게 이용될 수 있다. – 특허공개 10-2010-0006895호, 강릉원주대학교 산학협력단

● 꽁치를 생미역에서 추출한 즙에 담가 생미역 성분을 흡착시킨 후 숙성하는 단계를 거쳐 건조하는 미역과메기 가공방법 : 본 발명은 과메기와 음식 궁합이 맞는 생미역을 사용함으로써, 과메기 고유의 비린내를 제거하여 누구나 과메기를 식용하는데 거부감을 덜어 주는데 있다. 제조과정은 생미역에서 추출한 즙에 과메기를 담가 생미역 성분을 흡착시킨 후 과메기를 건조하는 제조방법에 관한 것으로, 기존 과메기의 단점을 개선하여, 맛과 품질 그리고 안전성이 뛰어난 과메기를 가공 생산하는 방법에 관한 것이다. 이러한 본 발명은 냉동 꽁치를 불량품 선별을 거쳐 손질을 하여, 생미역에서 추출한 즙(농도 10%)에 꽁치를 담가 미역성분이 흡착되도록 숙성하는 단계와, 그리고 숙성이

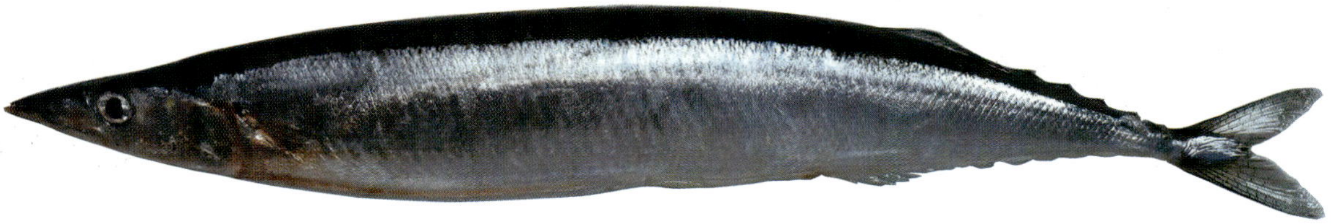

완성되면 건조과정으로 이송하여 자연건조 또는 섭씨 5℃의 저온에서 냉장건조하는 단계를 통하여 건조한 과메기를 진공포장함으로 맛과 품질이 획기적으로 향상되도록 함을 특징으로 하는 것이다. - 특허공개 10-2007-0080682호, 박**

● 꽁치육의 고지혈증 유발 쥐에서의 항고지혈증 및 항동맥경화증 효능 : 본 연구는 일상에서 우리가 쉽게 접할 수 있는 꽁치로 동물실험을 통해 항고지혈증 및 항동맥경화증의 효과를 검증하였다. 실험동물에게 1% cholesterol과 0.5% Na-cholic acid를 첨가하여 인위적으로 고지혈증을 유발시킨 후 꽁치의 전체, 육, 내장, 머리+꼬리+뼈의 4종류로 나눈 분획을 경구투여 하여 항고지혈증 및 항동맥경화증의 효과를 살펴본 결과, 정상군에 비해 poloxamer-407을 투여하여 고지혈증을 유발한 흰쥐의 중성지방의 함량이 현저하게 감소하였다. 또한 poloxamer-407에 의한 고지혈증의 경감효과를 재확인할 목적으로 Triton WR-1339를 투여한 결과도 역시 중성지방의 함량이 현저하게 감소하였다. 이러한 결과를 기초로 4종류의 분획 중 다른 시료보다 육분획에서 대조군에 비해 지방조직, 혈청 지질량, 혈청 콜레스테롤 함량, 동맥경화지수, 간조직중의 지질 및 콜레스테롤의 함량, 분변 중의 지질의 함량 등이 현저하게 감소하였다. 혈중 지질과산화와 활성산소의 양은 현저하게 감소하지 않았지만, 활성산소를 제거하는 SOD의 양은 32.5%만큼 현저하게 증가한 것으로 보아 꽁치 육분획에서 항고지혈증 및 항동맥경화증의 효과가 탁월함을 알 수 있었다. 이상의 결과로부터 꽁치육의 항고지혈증 및 항동맥경화증의 효과를 확인할 수 있었다. 하지만 구체적으로 꽁치육의 어떠한 성분이 항고지혈증 및 항동맥경화증의 효과를 나타내는 지에 대해서는 추가 실험을 해볼 필요가 있다. - 강릉원주대학교 식품가공유통학과 이승주 외 4, 한국식품영양과학회지(2011. 4. 30)

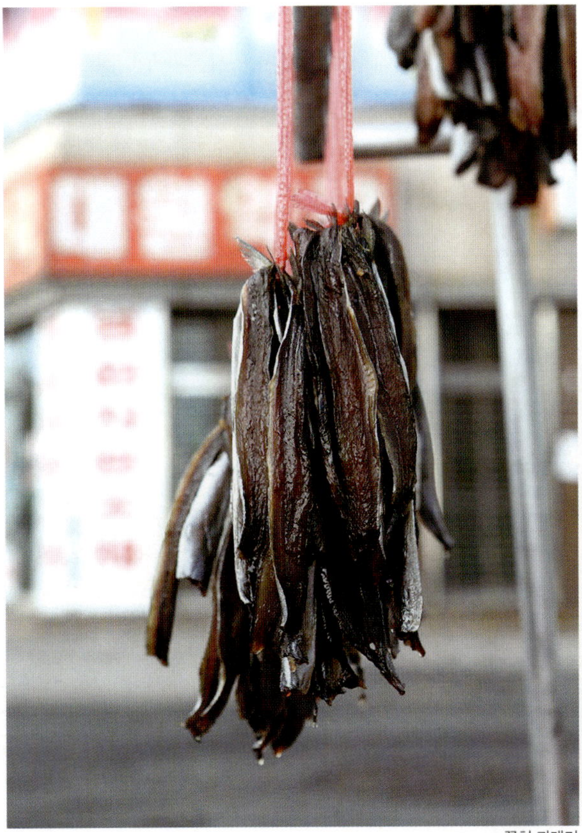

꽁치 과메기

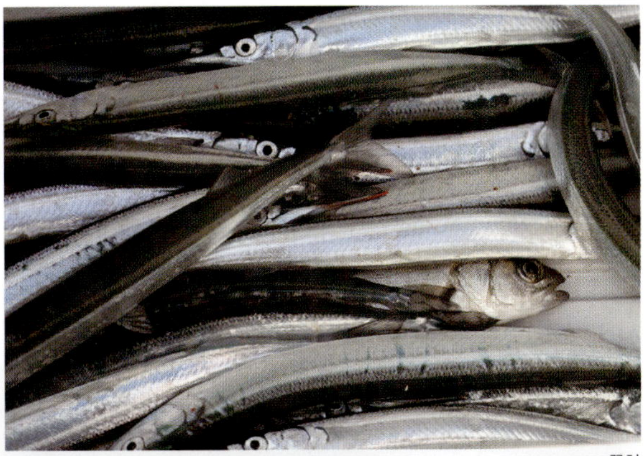

꽁치

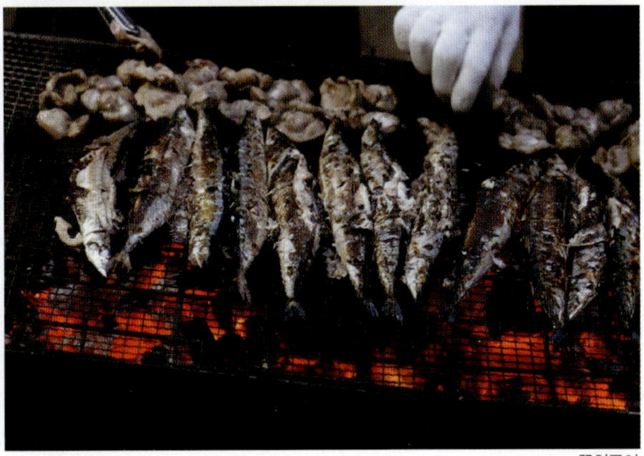

꽁치구이

넙치

넙치과 / *Paralichthys olivaceus*
이명 광어, 넙

넙치과의 바닷물고기로 수심 10~200m 연안의 모래나 갯벌 지역에 서식한다. 우리나라 전 연안에 분포하며, 쿠릴 열도, 일본 등에 분포하고 있다. 몸길이는 60㎝ 정도로, 모양은 위아래로 넓적한 긴 타원형이다. 입이 크고 이빨이 매우 단단하다. 눈은 머리의 왼쪽에 쏠려 있으며, 눈이 있는 쪽은 진한 황갈색 바탕에 흑색 및 백색 반점이 흩어져 있고, 그 반대쪽은 흰색이다. 넓적한 모양 때문에 '광어廣魚'라고 불린다. 비슷하게 생겼으나 두 눈이 오른쪽으로 몰려 있는 가자미 종류와 쉽게 구분 가능하다.

12~3월 사이에 많이 잡히고, 최근에는 양식기술이 발달하여 연중 내내 그 맛을 볼 수 있으며, 특히 가을과 겨울 사이에 가장 맛이 좋다고 알려져 있다.

넙치는 단백질 함량이 높고 저지방, 저칼로리로 열량이 낮아 비만을 방지하고 맛이 담백하고 개운하여 당뇨병 환자에게 좋다. 특히 넙치의 간에는 비타민 B_{12}가 많이 함유되어 있어 빈혈 예방에 효과적이다. 넙치는 쫄깃하고 부드러운 식감이 좋아 주로 횟감으로 이용한다. 또한 비린내가 많이 나지 않아서 찜, 구이, 매운탕, 튀김으로도 조리해서 먹는다.

특허 · 논문

● 넙치 껍질 유래의 젤라틴 및 그 제조방법 : 본 발명은 넙치 껍질 유래의 젤라틴 및 그 제조방법에 관한 것으로, 넙치 껍질로부터 유래되며 겔 강도가 360g · cm 이상으로 높은 젤라틴과, 이와 같이 물리적인 특성이 우수한 젤라틴을 짧은 시간 내에 제조할 수 있는 방법을 제공한다. 이와 같이 얻어진 고강도의 젤라틴은 하드캡슐 제조 등에 유용하게 이용될 수 있을 것으로 기대된다.– 특허등록 제839459호, 경상대학교 산학협력단, 아쿠아그린텍 주식회사

● 광어 어피를 활용한 광어 가죽의 제조방법 : 본 발명은 광어 어피를 활용한 친환경적인 광어 가죽의 제조방법에 관한 것이다. 본 발명의 광어 가죽은 천연색소를 사용함으로써, 인체 건강에 관한 부작용을 최소화 하였으며, 폐기되는 유기성 자원의 재활용 기술 확립과 함께 광어 어피 특유의 문양을 표현하지 못한 기존의 제품과는 다른 판매 단가를 증대시키는 고부가 가치성 광어 가죽(flounder leather) 제품을 얻을 수 있다. – 특허등록 제1235547호, 제주대학교 산학협력단, 한국신발피혁연구원

● 알긴산과 울금을 이용한 넙치사료 제조방법 : 본 발명

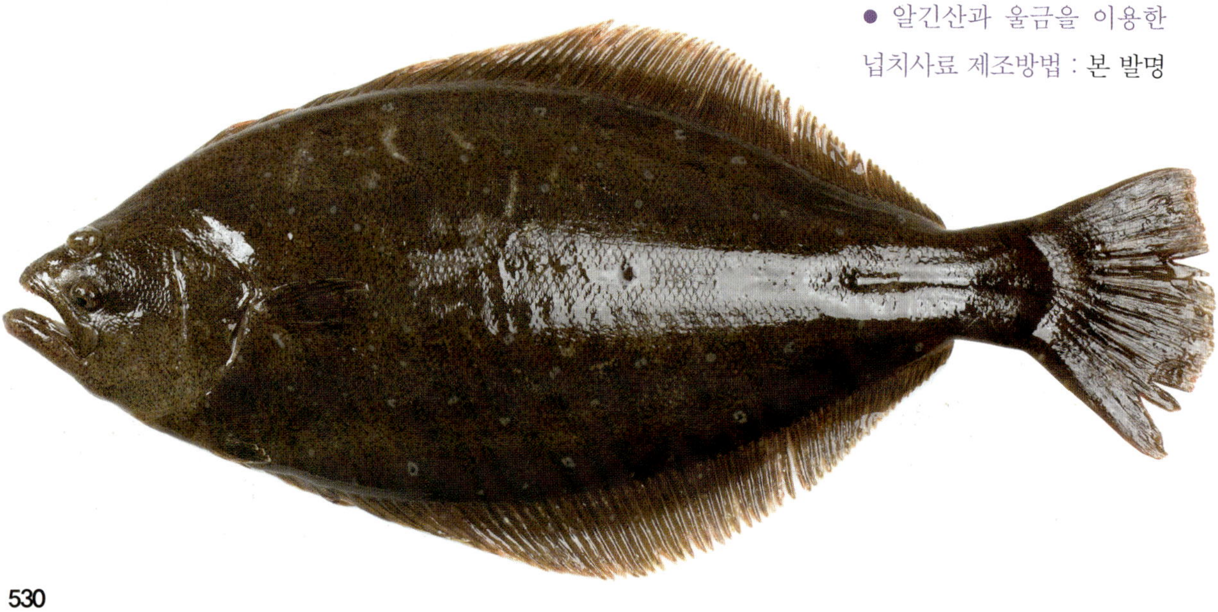

은 정수에 알긴산농도가 1~2%가 되도록 알긴산을 첨가하여 90~150℃서 20~30분 가열 용해하고, 상기 알긴산 용해액에 울금의 농도가 1.25~3.75%가 되도록 울금 분말을 첨가하여 90~150℃에서 5~10분 가열 용해한 다음, 상기 알긴산과 울금 용해액을 넙치사료에 분무하여 코팅하고, 60℃ 항온 열풍건조기에서 15~30분 동안 건조하여 제조되는 알긴산과 울금을 이용한 넙치사료 제조방법을 제공하기 위한 것으로, 이처럼 본 발명은 알긴산과 울금을 농도별로 넙치사료에 코팅함으로써 넙치 증체율 개선 효과뿐만 아니라 친환경 양식기반을 구축할 수 있으며, 넙치 양식업자의 소득증진에 크게 기여할 수 있는 매우 유용한 발명인 것이다. – 특허등록 제1119445호, 완도군

● 백년초 추출물이 함유된 기능성 넙치 조미포 및 그 제조방법 : 본 발명은 선인장인 백년초의 열수 추출물이 함유된 넙치 조미포 및 그의 제조방법에 관한 것으로, 넙치를 주원료로 항산화 활성 및 항균 활성 등이 우수한 백년초의 열수 추출물이 첨가된 조미액에 침지하여 건조함으로서 백년초의 기능성을 부여함과 동시에 맛 및 조직감이 우수한 웰빙형 고급 넙치 조미포를 제조하는 선인장인 백년초의 열수 추출물이 함유된 넙치 조미포 및 그의 제조방법에 관한 것이다. - 특허등록 제1007316호, 제주대학교 산학협력단

● 막걸리 부산물을 함유하는 넙치 양식용 배합사료 조성물 : 본 발명은 막걸리 부산물을 함유하는 넙치 양식용 배합사료조성물을 제공하며, 막걸리 부산물을 배합사료 원료로 사용할 경우 경제성이 향상될 수 있어, 양식원가 절감을 통한 양식경영의 안정 및 어업인소득 증대에 기여할 수 있다. 본 발명에 있어 막걸리 부산물을 소맥분을 대체하여 20% 까지 첨가할 경우, 상품사료 및 대조사료와 비교하여 성장 및 사료이용성에 차이가 없으므로, 넙치용 배합사료 원료로 사용될 수 있을 것으로 판단된다. – 특허공개 10-2014-0125689호, 강릉원주대학교 산학협력단

● 광어(廣魚)의 부위별, 가열시간에 따른 추출액중 아미노산과 무기질 함량에 관한 연구 : 본 논문은 광어(廣魚)의 부위별, 가열시간에 따른 추출액중 아미노산과 무기질 함량에 관한 것을 연구한 논문으로 주요내용으로는 광어를 시료로 하여 부위별로는 살과 뼈, 머리와 뼈로 나누었으며 시간별로는 15분, 30분, 60분, 120분으로 가열하였으며, 실험분석은 국물의 맛을 결정하는 데 중요한 아미노산의 용출양을 분석하였고 총질소 함량, 무기질 Ca, P, Na, Zn성분 분석, 관능평가를 근거로 영양손실을 적게하며 국물의 좋은 맛을 얻고자 할 때는 잠시 끓이는 것이 좋겠고 무기질등을 얻고자 할때는 오래 끓이는 것이 좋다고 생각되며, 전문요리가들이 회를 먹고 난 후 뼈를 이용하여는 노력은 타당하다는 내용이다. – 숙명여자대학교 김은경 외 1, 한국식품조리과학회지(1992. 5. 30)

● 넙치의 바이러스성 출혈성 패혈증 예방방법 및 예방 시스템 : 본 발명은 수온 조절을 통한 넙치의 바이러스성 출혈성 패혈증의 예방 방법 및 시스템에 관한 것으로, 보다 구체적으로는 넙치의 양식을 위한 수온이 18~22℃로 유지되도록 조절함으로써 넙치의 출혈성 패혈 바이러스(Viral Hemorrhagic Septicemia Virus: VHSV)에의 감염을 예방하는 방법 및 시스템에 관한 것이다. 본 발명에 따르면 약물처리나 DNA 백신 처리 등을 하지 않고도 양식 온도의 조절을 통해 넙치의 출혈성 패혈 바이러스(VHSV)에 대한 감염을 예방하는 방법을 제공할 수 있어 넙치의 생산성 향상에 기여할 수 있다. 또한, 또한 본 발명에 따르면 온도 조건의 모니터링을 통해 넙치의 출혈성 패혈 바이러스에의 감염을 예방할 수 있고, 넙치의 출혈성 패혈 바이러스 감염에 관여하는 면역 유전자를 스크리닝하여 넙치의 면역력을 강화하는 물질을 스크리닝할 수 있다. – 특허공개 10-2009-0077303호, 전남대학교산학협력단

낙지

문어과 / *Octopus variabilis* SASAKI.
약명 소팔초어小八梢魚
이명 석거石距, 낙자 · 낙짜 · 낙쭈 · 낙찌 · 낙치

낙지는 문어과에 속한 연체동물로, 우리나라 전 연안에 분포하는데, 우리나라에서는 특히 전라남북도 해안의 진흙 갯벌 조간대 하부에서부터 수심 100m 전후의 깊이에서 잘 잡힌다. 전라남도 영암군에서는 "7~8월 낙지는 묻어서 잡고, 봄 낙지는 파서 잡는다"라고 할 정도로 낙지가 많이 잡혔다고 한다.

낙지는 다리를 포함한 몸통의 길이가 대략 30cm 전후인 중형 문어류이다. 알을 낳는 시기는 5~6월 경이다.

쓰러진 소에게 낙지 2~3마리를 먹이면 벌떡 일어난다는 말이 있을 정도로 낙지는 최고의 보양식으로 인정받고 있는데 못지않게 맛까지 좋아서 인기만점의 수산자원이다. 낙지는 필수아미노산이 풍부하고 먹는 방법도 다양해서 모든 요리에 응용할 수 있다. 싱싱한 것은 주로 산낙지회로 즐겨 먹으며, 낙지볶음이나 겨울 김장의 속재료로도 쓰인다. 전라남도 지역의 낙지호롱, 연포탕, 갈낙탕이 유명하다.

'봄 조개, 가을 낙지'라는 속담도 있듯이 영양성과 맛으로 인기가 높지만 국내산 낙지는 어획량이 극히 적어서 대부분 산지에서 소비되며, 시중에서 거래되는 낙지는 대부분 중국산이다.

고서古書 · 의서醫書에서 밝히는 효능

동의보감 낙지는 성질이 평하고, 맛이 달며, 독이 없고 또한 비늘과 뼈가 없으며 이것 한 마리는 인삼 한 근에 버금간다.

자산어보 살이 희고 맛은 달콤하고 좋으며, 회와 국 및 포를 만들기에 좋다. 피로에 지친 소에게 낙지를 먹이면 강한 힘을 갖게 된다. 이것을 먹으면 사람의 원기를 돋운다.

특허 · 논문

● 오징어, 낙지의 먹물을 이용한 기능성 김치 및 제조방법 : 본 발명은 오징어, 낙지의 먹물을 이용한 기능성 김치 및 제조방법에 관한 것으로, 오징어나 낙지에서 채취한 먹물을 체에 거른 후, 까나리 액젓 500g, 물 2㎏, 체로 거른 먹물 500g을 은은한 불에 30분간 끓여 식힌 먹물소스와, 깍뚝썰기한 800g의 무 2개, 편썰기한 생강 200g, 통마늘 400g에 물 25㎏, 간장 5㎏, 청양고추 500g, 소주 2홉, 설탕 1㎏, 매실액 300 ~ 400g을 넣고 센불에서 20분, 중불에서 20분정도 끓인 후, 상기 무, 생강 등과 같은 건더기를 걸러낸 매실소스와, 배추 1㎏짜리 25포기를 반으로 자르고 천일염에 5시간 절여 물에 헹군 후 물기를 뺀 배추, 상기 먹물소스와 매실소스와 배추를 함께 통에 담고 상온에서 2일 숙성한 후, 2℃ 냉장고에 5일간 숙성시킨 김치로 이루어진다. 본 발명은 일반사람들이 섭취하는 김치에 오징어나 낙지에 함유된 먹물을 첨가하여 김치를 담궈 섭취하게 되면, 오징어의 먹물에는 뮤코다당류 등의 세포를 활성화하는 물질이 함유되어 있어, 항암, 항균효과가 우수하며 천연적인 방부기능에 의해 음식을 장기간 보관할 수 있고, 먹물에 함유된 타우린에 의해 콜레스테롤을 낮출 수 있는 장점이 있다. – 특허등록 제101001722호, 김**

● 즉석 취식 낙지 · 소불고기의 제조 방법 : 본 발명은 주성분으로 가식부 100g당 수분 76.2g,지질 0.7g, 당질 0.1㎎, 비타민 약간, 단백질 21.7g, 100㎎,인 240㎎이 함유되어 있으며, 타우린이 들어있어 고유한 맛을 내고 간의 작용을 돕고 신진대사를 활발히 하므로 정력을 증가시키고 냉감증을 호전시키는 효험이 있는 낙지와 2/3이상이 수분이고 나머지는 단백질이 20%, 지방 2~5%, 기타 소량의 탄수화물,비타민 및 미네랄등의 영양성분을 함유하고 있는 소고

기의 제반 요리과정을 거치지 않고 일반 가정이나 야외취사에서도 유통보관이 편리하게 가공되어 끓는물을 붓고 3~5분 후 즉석취식이 가능하게 하는 건강영양식으로서, 내장을 제거후 세척해 끓는 익혀 2~4cm로 세절한 낙지와 졸인 낙지국물과 소고기를 0.2×2×3cm로 세절해 끓는 물에 3~5분간 삶아 건져 자연 탈수시킨체 삶아낸 국물은 폐기하고 양조간장 250cc,물엿 200cc,카라멜 50g,마늘 50g,파 30g,양파 100g,백설탕 100g,참기름 30cc, 배과즙 50g을 혼합교반해 뚜껑이 열린 가마솥에서 100℃의 열을 가하면서 눌지 않게 저어 30~40%의 수분을 증발시킨 후, 200g들이 용기에 담아 -40~-30℃로 급속동결 후 진공건조실에서 습도 2~4%로 건조 완성하도록 하는 즉석취식낙지 · 소불고기의 제조방법에 관한 것이다. – 특허등록 제 100366812호. 백**

● 간장 낙지 제조방법 : 본 발명은 간장 낙지를 제조방법에 관한 것으로, 더욱 상세하게는 낙지를 간장과 둥굴레,감초,후추,월계수 잎 삶은 물에 일정기간 담궈 숙성시킴으로써 장기간 보관하며 먹을 수 있는 간장 낙지를 만드는 방법에 관한 것이다. 일반적으로 낙지를 먹는 방법에는 살아있는 상태의 낙지를 잘게 잘라 횟감으로 즉시 먹거나 각종 수산물 및 야채와 함께 탕으로 조리하여 먹거나 볶음요리를 하여 먹는다. 이와 같이 먹는 방법이 제한적인 것은 낙지는 포획 후 살아있는 상태를 오래 유지할 수 없기 때문인바, 오랫동안 보관하고 먹을 수 있는 방법으로 간장에 숙성시킨 간장 낙지 제조방법을 개발하게 되었다.

본 발명은 낙지를 장기간 오래 보관하면서 먹을 수 있도록 함과 동시에 낙지의 고유한 맛을 최대한 유지하면서도 바다 생물의 특징인 비린내를 제거하여 먹기에 불편함이 없도록 제조하는 방법을 개발한 것으로서 간장 낙지라는 새로운 개념의 음식을 창조하였다. – 특허공개 10-2008-0080271호, 최**

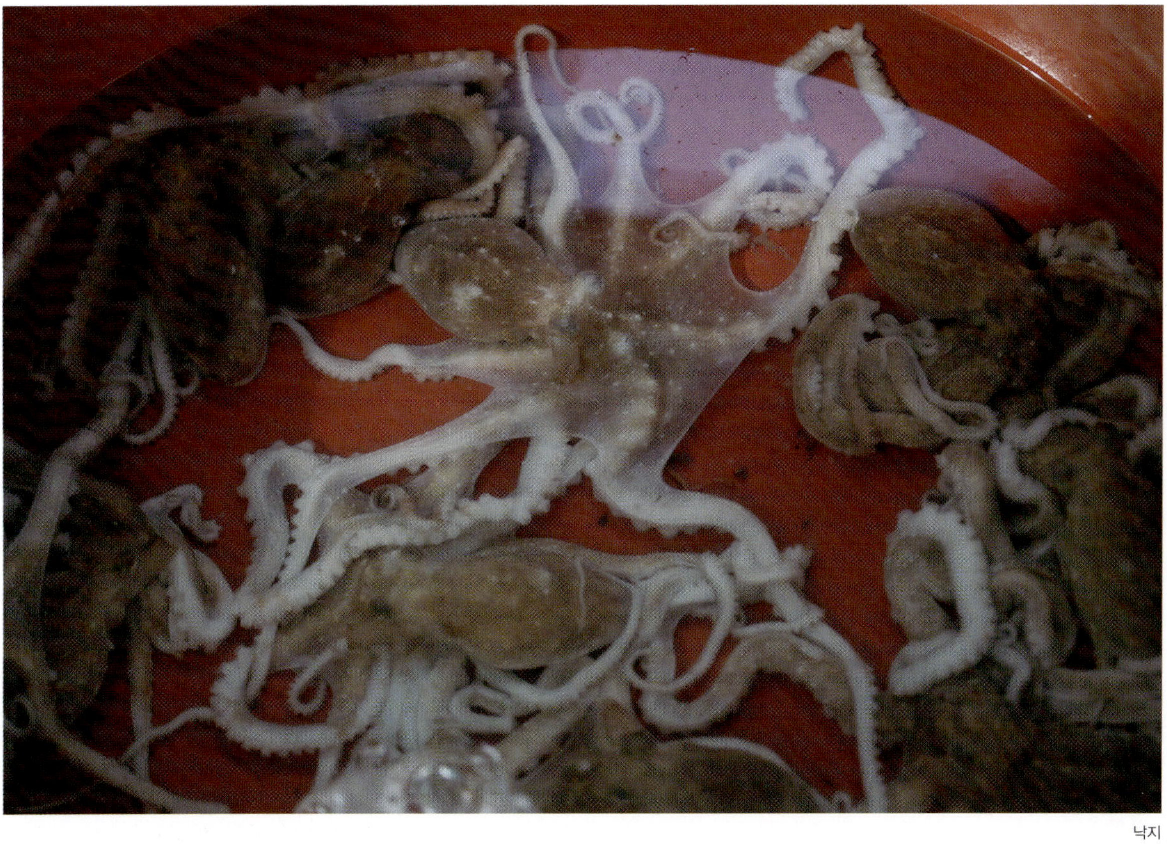

낙지

다랑어[참치]

고등어과 / *Thunnus thynnus*(참다랑어)
영명 튜나tuna, 시치킨sea chicken
이명 참다랭이, 다랭이, 참치, 혼마구로(일명)

고등어과에 속하는 물고기로, 흔히 '참치'라는 이름으로 더 많이 알려져 있다. 쿠릴 열도에서 우리나라·일본·중국을 거쳐 하와이에 이르는 온대 및 열대 해역에 널리 분포한다. 영명으로는 '튜나tuna' 또는 '시치킨sea chicken'이라고도 부른다. 종류로는 참다랑어(*Thunnus thynnus*)·날개다랑어(*Thunnus alalunga*)·눈다랑어(*Thunnus obesus*)·황다랑어(*Thunnus albacares*)·백다랑어(Thunnus tonggol)·가다랑어(*Katsuwonus pelamis*)·점다랑어(*Euthynnus affinis*) 등 다양하다.

다랑어류 중 가장 큰 참다랑어는 길이가 3m에 이르고 400㎏이나 나가는 것도 있다. 몸은 뚱뚱한 방추형이고 머리 부분은 원추형이다. 꼬리자루는 가늘고 몸 전체에 비늘이 있다. 빛깔은 등쪽은 청흑색, 배쪽은 백색을 띤다. 옆구리에는 연한 황색의 가로줄이 여러 개 있다.

단백질이 육류보다도 풍부한 고단백 저열량 식품이다. 불포화지방산인 EPA는 혈액응고를 억제하는 혈전 효과가 있다. 아미노산이 풍부하며, 비타민 B군·칼슘·철분·마그네슘 등이 많아 어린이 성장발육에 도움을 준다. 또한 지방이 적어 비만이나 고혈압 당뇨 환자의 영양식으로도 좋다. 참치 뱃살은 등살에 비해 50배 이상의 지방을 함유하고, 부위에 따라 각종 영양소의 함유량이 다르며 값도 차이 난다.

겨울철이 가장 먹기 좋고 주로 횟감과 통조림으로 이용한다. 횟감용은 살코기 속에 기름기가 많이 들어 있는 것이 좋으며, 참다랑어와 눈다랑어를 이용한다. 통조림용은 너무 크거나 작지 않은 적당한 크기의 다랑어가 좋고, 주로 황다랑어·가다랑어·날개 다랑어를 이용한다.

일본에서는 가다랑어를 이용하여 건조 가공품인 '가쓰오부시'를 만들어 쓴다. 내장을 제거한 가다랑어를 건조·발효하여 단단하게 만든 뒤 대패로 얇게 썬 것으로, 국물을 우려 내어 육수로 사용하거나, 우동이나 볶음 요리에 고명으로 뿌린다.

특허·논문

● 참치 안구 파쇄물을 유효성분으로 포함하는 관절염 예방 또는 치료용 약제학적 조성물 및 식품 조성물 : 본 발명은 참치 안구 파쇄물을 유효성분으로 포함하는 관절염 예방 및 치료용 조성물에 관한 것이다. 본 발명의 조성물은 장관계 면역 시스템에서 일어나는 면역관용을 유도함으로써 부작용 없이 관절에 특이적으로 일어나는 자가 면역반응 및 염증을 효과적으로 제어하여 관절염을 예방 및 치료할 수 있다. 발명자들은 여러 종류의 어류 안구 파쇄물 용도에 대해서 연구한 결과, 어류 안구 파쇄물이 피부 미백 효과, 피부탄력 개선 효과, 세포활성화 효과가 우수하여 피부 재생 및 피부 상처 치유에 유용하게 사용될 수 있음을 밝혀내 특허출원한 바 있다. 그러나 현재까지 관절염의 예방 또는 치료와 관련하여 어류 안구 파쇄물이 사용된 구체적인 보고는 없는 실정이다. 이에 본 발명자들은 참치 안구 파쇄물이 콜라겐으로 유발한 동물 모델에서 발적 및 부종을 감소시키고, 관절염의 원인이 되는 것으로 확인된 사이토카인 분자들의 혈중 수치를 감소시키는 것을 확인하여 관절염의 예방 또는 치료에 유용하게 사용될 수 있음을 밝힘으로써 본 발명을 완성하였다. – 특허등록 제1351978호, 주식회사 코씨드바이오팜

● 참치 껍질을 이용한 어류 젤라틴의 제조방법 : 본 발명은 참치 껍질을 이용한 어류 젤라틴의 제조방법에 관한 것으로서, 보다 구체적으로는 참치 껍질을 원료로 하여 세척, 전처리 및 열수추출을 하여 참치 젤라틴을 제조하는 방법에 있어서, 전처리는 1~3%

의 산 용매에서, 2~18℃, 0.1~4일의 조건하에서 수행하고, 상기 열수추출은 40~70℃에서 3~7시간 동안 수행하는 것을 특징으로 하는 참치 젤라틴의 제조방법에 관한 것이다. 본 발명에 따르면 참치 껍질을 원료로 사용하여 물성이 우수한 젤라틴을 제조할 수 있는 방법을 제공할 수 있고, 다양한 처리를 통하여 참치 젤라틴의 물성을 개선할 수 있는 방법을 제공할 수 있다. 따라서 본 발명에 따르면 물성이 개선된 어류 단백질을 보다 경제적으로 생산할 수 있다. – 특허등록 제805851호, 한국식품연구원

● 참치 정소로부터 추출한 핵산 복합물을 함유하는 항산화 피부노화 억제 및 주름개선용 화장료 조성물, : 본 발명은 참치 정소로부터 추출한 핵산 복합물을 유효성분으로 함유하는 항산화, 피부노화 억제 및 주름개선용 화장료 조성물에 관한 것이다. 일본 등 선진국의 경우, 많은 제품에 해양생물 유래 DNA 원료를 사용 중이다. 국내에서는 연어 회귀수가 적어 연어이리 추출물 제조가 불가능하고 이를 대체할 대상 원료 어종을 확보하지 못하는 문제점이 있었다. 참치는 그 가공량이 매우 많아 정소 부산물의 양 또한 5,000톤이나 되고 필요시 즉시 수거하 기 쉬운 장점이 있다. 참치는 연중 최대 가공 어종으로서 일정한 장소에서 다량의 정소가 나오기 때문에 원료 공급의 안정성이 매우 큰 부산물이다. 본 발명자들은 국내의 최대 가공 어종인 참치 부산물을 화장품에 이용하고자 연구를 계속하였다. 그 결과 참치정소로부터 유용한 핵산 복합물질을 회수하여 화장품 용도에 적합한 핵산복합 물질을 개발하였고, 이를 이용하여 화장료 조성물을 개발하기에 이른 것이다. – 특허공개 10-2010-00127086호, 주식회사 엠에스바이오

● 참치스킨을 이용한 피혁원단 및 그 제조방법 : 본 발명은 기존의 피혁원단과는 차별화된 새로운 소재로서 참치스킨(tuna skin)을 이용한 피혁원단을 제공함을 목적으로 한다. 이를 위해 본 발명은 참치의 일반 부산물로써만 활용되던 참치스킨을 피혁원단의 원료로 사용하는 것을 특징으로 한다. 이와 같이 제조된 참치 피혁원단은 참치 은면 고유의 비늘무늬 또는 할피 공정을 통하여 생성된 빗살무늬를 가지고 있어 일반 피혁원단과는 전혀 다른 심미감을 제공하며 일반 피혁원단에 비하여 인장력과 통풍성 등이 탁월하여 새로운 소재를 갈망하던 소비자의 욕구를 충족시키고, 피혁시장을 확대시키는 데 기여할 수 있다. – 특허등록 제593412호, 김** 외 1

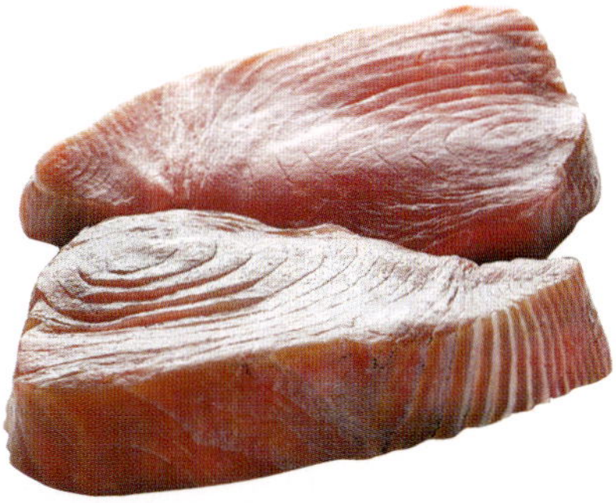

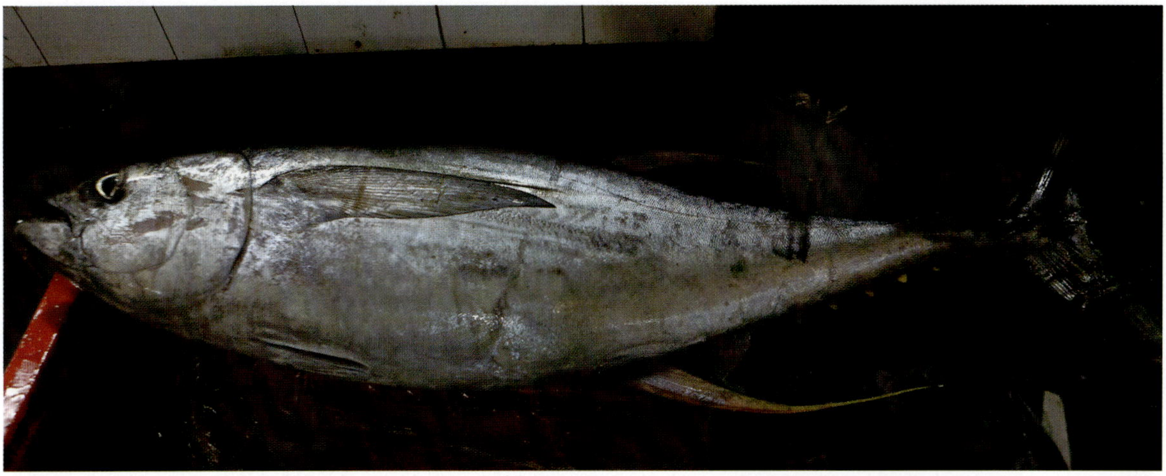

다랑어

다슬기

다슬기과 / *Semisulcospira libertina libertina*
약명 와라蝸蠃
이명 꼴팽이 · 달팽이(강원), 고디(경북), 고둥(경남), 대사리 · 민물고동(전라도), 갈고동(완도), 물비틀이(해남)

우리나라에서는 강, 호수, 계곡 등 민물에서 흔히 볼 수 있는 고둥이다. 다슬기는 지역에 따라 이름이 다른데, 강원도에서는 '달팽이' '꼴팽이', 경남에서는 '고둥', 경북에서는 '고디', 전라도에서는 '대사리', 충청도에서는 '올갱이' 등으로 부른다.

다슬기 껍데기 표면은 황갈색을 띠며 적갈색이나 흑갈색 가로무늬가 있고, 안쪽은 회백색을 띤다. 같은 종류라도 서식지의 바닥 환경과 유속에 따라 모양이 다르다. 유속이 빠른 계곡에 사는 다슬기의 껍데기는 매끄러우며, 유속이 느린 댐 등에 사는 다슬기의 껍데기는 작은 융기가 있어 까끌까끌하다. 껍데기가 약간 둥근 것은 주로 계곡 깊은 곳에 사는데, 최근에는 귀해졌다.

다슬기의 맛은 담백하면서도 독특한데, 껍데기가 매끄러운 것이 맛이 훨씬 좋다. 다슬기는 삶아서 살을 빼어 먹거나 올갱이 해장국, 무침 등으로 요리하여 먹으며, 즙을 내어 바르기도 한다. 날것은 폐디스토마의 중간 숙주이므로 먹으면 안 된다.

다슬기의 성분은 단백질과 비타민이 풍부하고, 무기질로 칼슘 · 마그네슘 · 아연 · 셀레늄도 많이 들어 있다. 특히 아미노산이 풍부하여 간 기능 회복과 숙취 해소를 돕는다. 다슬기를 비롯한 조개류의 피에는 파란 색소가 많아 끓이면 파란 액이 우러나는데, 그 가운데서도 다슬기에 파란 색소가 가장 풍부하다.

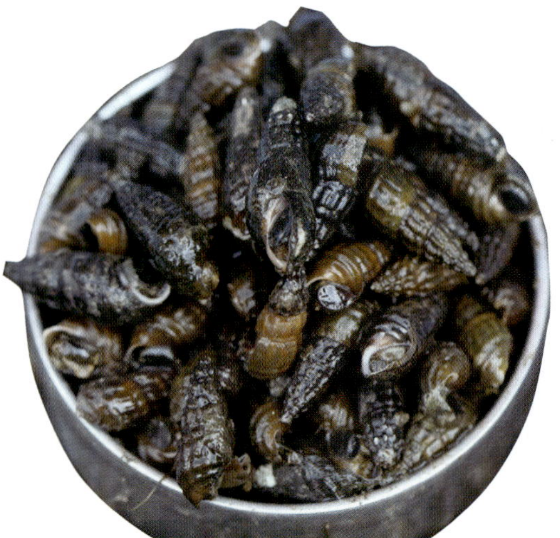

최근 다슬기가 간 건강에 좋다고 알려지면서 다슬기를 삶아서 농축액을 만들거나 다슬기 기름을 만들어 민간요법으로 활용되고 있다. 또 간장과 신장에 작용하여 대소변을 원활하게 하며 위염과 소화불량을 치료하고 열독과 갈증을 해소시키는 데 탁월한 효과가 입증되어 한방 재료로 많이 사용되고 있다(한국식품연구원 등, 특허등록 제517483호 명세서 본문 참조).

고서古書 · 의서醫書에서 밝히는 효능

동의보감 대소변을 잘 나오게 하고 위통과 소화불량을 낫게 하며, 열독과 갈증을 풀어 준다. 다슬기의 살은 달며 독은 없고 간의 열과 눈의 충혈 통증을 다스린다.

특허 · 논문

● 다슬기를 유효 성분으로 하는 생약추출물을 함유하는 간질환 치료용 약제조성물 : 본 발명은 다슬기를 유효 성분으로 하는 생약 추출물을 함유하는 간질환 치료용 약제 조성물에 관한 것이다. 보다 상세하게는, 다슬기를 유효 성분으로 하는 생약추출물이 간섬유화를 감소시키고, 간세포주(HepG2)에서 타크린으로 유발된 세포독성을 개선시키는 작용을 하는 간섬유화 및 간세포 손상치료용 약제 조성물에 관한 것이다. 본 발명의 간질환 치료용 약제 조성물은 다슬기 추출물을 유효 성분으로 함유하는 것을 특징으로 한다. 또한, 상기의 약제조성물은 다슬기 추출물에 인진쑥, 지구자, 백작약, 당귀, 황정, 감초, 대추, 계피, 건강, 치자로 이루어진 군에서 선택된 1종 이상을 더 함유하는 것을 특징으로 한다. 특히, 생약성

분으로 인진쑥을 포함하는 것이 보다 바람직하다. - 특허등록 제563129호, 임실생약 영농조합법인

● 옥수수 수염 추출액과 다슬기 분말을 함유하는 조성물의 제조 방법 : 본 발명은 옥수수 수염 추출액과 다슬기 분말을 함유하는 조성물의 제조 방법에 관한 것으로서, 더욱 상세하게는 옥수수 수염의 건엽을 스티밍(steaming)하거나 블랜칭(blanching)한 후 최적화된 추출 조건 하에서 옥수수 수염 추출액을 제조하고, 이를 여과 및 진공농축한 다음 다슬기 분말을 혼합하는 단계를 포함하는 옥수수 수염 추출액과 다슬기 분말을 함유하는 신장 및 간장에 유용한 조성물의 제조 방법에 대한 것이다. 본 발명에 의하면, 옥수수 수염의 천연의 단맛과 시원한 맛이 부여되어 기호도가 증진되고, 옥수수 수염 고유의 신장 개선 기능과, 다슬기 고유의 간장 건강 증진 기능을 지닌 조성물을 제조할 수 있어, 육체적 활동에 따른 스트레스 등으로 지친 현대인들의 체력 증진에 탁월한 효과를 부여할 수 있다. - 특허등록 제517483호, 주식회사 엔돌핀 에프앤비, 한국식품연구원

● 인진슬기의 간섬유화 억제 효과 : 본 논문은 인진슬기의 간섬유화 억제 효과에 대하여 연구한 논문으로 주요 내용으로는 다슬기를 함유한 식물성 유래생약(인진쑥, 지구자, 마늘, 백작약, 당귀, 황정, 감초, 대추, 계피, 건강 및 치자)으로 조성된 인진슬기가 사염화탄소로 유발된 백서의 간섬유화에 어떠한 영향을 미치는지 조사하였다. 그 결과 인진슬기가 처리된 백서의 간조직은 콜라겐과 간세포 변형을 크게 억제하는 효과가 있었다. 또한 설치류 대식세포주인 RAW 267.7을 대상으로 인진슬기를 처리한 결과 ROS와 NO 생산이 억제되는 효과 있었으며, tacrine으로 유발된 HepG2 세포손상을 보호해 주는 효과가 있었다는 내용이다. - 원광대학교 의과대학 미생물 및 면역학교실 장선일 외 11, 대한한의학방제학회지(2002. 12. 30)

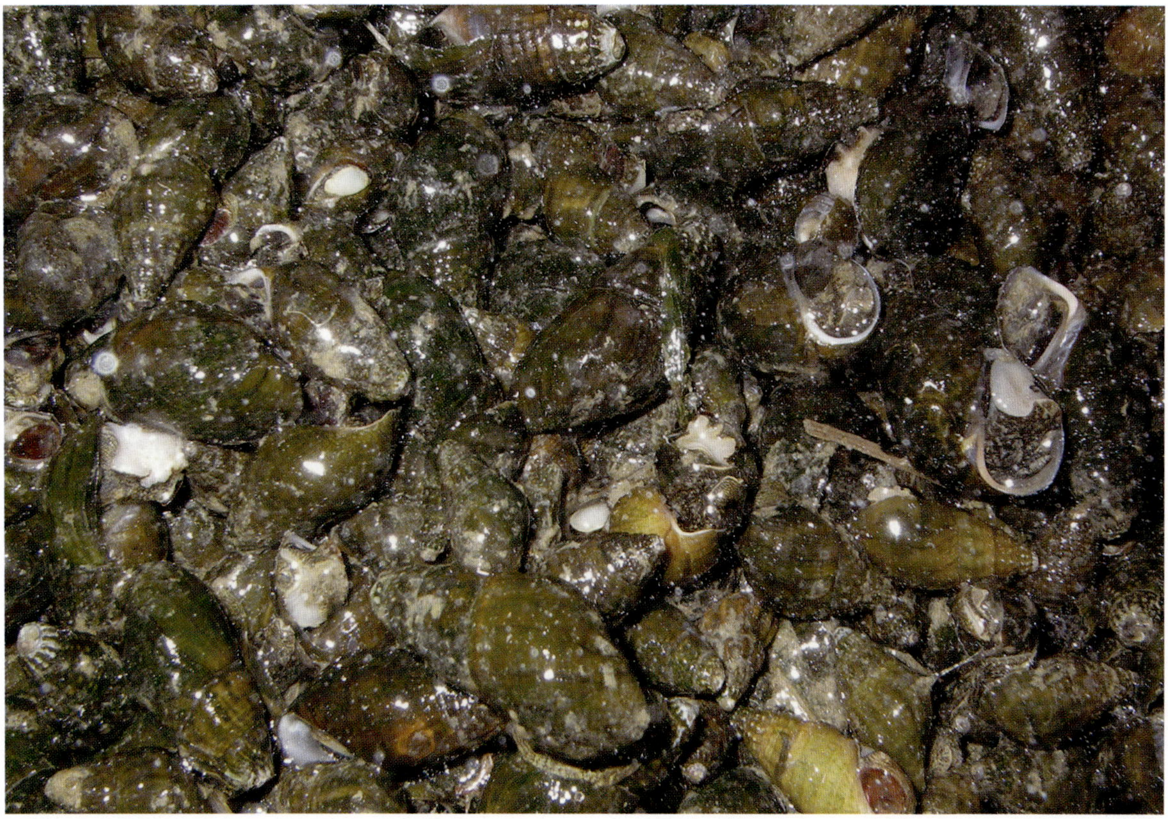

다슬기

달팽이

달팽이과 / *Koreanohadra koreana*(참달팽이)
영명 Land snail
약명 와우蝸牛
이명 달팡이, 골뱅이, 달파니, 달패이, 할마고딩이

세계적으로 2만여 종이 분포하는데, 우리나라에는 민달팽이 · 물달팽이 · 동양달팽이 · 북한산달팽이 · 거문도좀달팽이 등 30여 종이 알려져 있다. 연체동물인 달팽이는 이동력이 약하여 개체군이 지역에 따라 격리되어 있어 유사종이 많은 편이다. 크기는 패각 높이가 1㎜~10㎝로 다양하다.

몸 전체가 신축성이 매우 좋으며, 몸에서 점액을 분비한다. 달팽이의 아랫부분은 발에 해당하는 가늘고 긴 근육질 기관이며, 발 앞쪽에 주요 감각 기관이 있는 머리가 들어 있다. 패각은 장기를 보호하는 석회질의 나선형 껍데기로 달팽이가 몸을 감출 때 패각 속으로 들어간다. 야행성으로 밤이나 비 오는 낮에 패각 속에서 나와 발로 기어다니며 주로 나뭇잎과 풀을 먹는다.

달팽이의 성분은 지질은 적고 단백질과 칼슘이 풍부하여 관절염에 효과가 있다. 달팽이 살에는 뮤신mucin이라는 끈끈한 점액이 있어서 맛이 자극적이다. 뮤신은 조직의 수분을 유지시키고 혈관과 내장 등에 윤기를 주며, 위장을 튼튼하게 하고 설사를 그치게 하며 소화에 도움을 준다. 우리나라에서는 주로 약용하며, 프랑스에서는 에스카르고escargot라는 고급 요리의 식재료로 유명하다. 프랑스 · 중국 · 일본 등지에서 강장식품으로 알려져 있다.

고서古書 · 의서醫書에서 밝히는 효능

동의보감 달팽이는 성질이 한랭하고 맛이 짜고 독이 약간 있으며, 적풍賊風 · 괘벽喎僻 · 원질踠跌 · 탈항脫肛을 고치고 경간驚癎을 다스리며 소갈消渴을 멈춘다.

특허 · 논문

● 달팽이 점액 추출물이 함유된 염모제 및 그 제조 방법 : 본 발명은 달팽이 점액 추출물이 함유된 염모제 및 그 제조 방법에 관한 것으로서, 보다 상세하게는 콘드로이친 등을 포함하는 달팽이 점액 추출물이 포함됨으로써 손상된 모발의 재생에 도움을 주어 염색 후에도 건강한 모발을 유지할 수 있게 하고, 모근의 진피층을 보강하고 두피 조직을 활성화시켜 모근 조직의 재생에 기여할 뿐만 아니라 모발 조직의 수분 유지에 기여하여 모발 보습 효과가 뛰어난 염모제 및 달팽이 점액 추출물과 산화염료 등을 포함하는 제1제를 40 내지 50℃에서 혼합하는 것을 포함하는 이 염모제의 제조 방법에 관한 것이다. 달팽이 점액은 주로 당단백질(glycoprotein)과 뮤코다당(mucopolysaccharide)을 포함하는 세포 분비물로서, 점막의 보호, 세포의 자타 인식, 세포간의 정보전달수단으로서 중요한 역할을 한다. 달팽이는 산, 염, 빛, 열 등의 외부 자극을 받으면 점액을 보다 많이 분비하므로 달팽이 점액 추출물을 다량 얻기 위해서는 달팽이의 점액을 분리하기 전에 일정 기간 달팽이가 외부 자극을 받도록 하는 것이 바람직하다. 달팽이 점액에는 뮤신이 포함되어 있고 뮤신은 콘드로이친을 함유하고 있으므로 세포의 보호, 피부조직의 형성, 조직의 수분 유지 및 유연성의 유지가 가능하여 염색 후에도 모발 손상이 적고 두피 자극이 경감된 염모제의 제조가 가능하다. 또한, 달팽이 점액에는 그 외에 알란토인(allantoin), 글리콜산(glycolic acid), 콜라겐(collagen) 및 엘라스틴(elastin)이 들어 있다. – 특허등록 제1292828호.

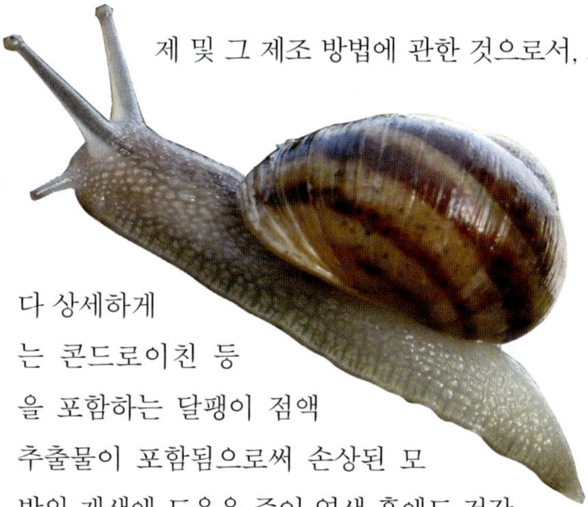

주식회사 가인화장품

● 노령견의 관절염 개선용 기능성 사료 조성물 : 본 발명은 아프리카 산 왕달팽이 추출물과 추출물에서 정제한 글리코사미노글리칸류(GAG)류의 한 종류인 아카란황산을 함유하여 관절장애 예방 및 치료, 혈류장애 및 고지혈증 예방 효과를 가지는 반려견, 특히 노령견을 위한 보조사료 및 치료 보조제를 제공하기 위한 아프리카 산 왕달팽이 추출물을 함유한 노령견의 관절염 개선용 기능성 사료 조성물에 관한 것이다. 전술한 본 발명의 특징은, 아카란황산을 함유한 왕달팽이 추출물 30㎎/㎏/일 내지 5g/㎏/일 또는 왕달팽이에서 추출한 아카란황산 0.1㎎/㎏/일 내지 500㎎/㎏/일을 함유하는 관절장애 예방 및 치료, 혈류장애 및 고지혈증 예방을 위한 아프리카 산 왕달팽이 추출물을 함유한 노령견의 관절염 개선용 기능성 사료 조성물에 의하여 달성될 수 있는 것이다. – 특허등록 제973192호, 씨에이치디메딕스 주식회사, 서울대학교산학협력단

● 달팽이 발효물을 함유한 화장료 조성물 및 그 제조 방법 : 본 발명에 따른 달팽이 발효물을 함유한 화장료 제조 방법은 분쇄된 달팽이 나노분말을 초음파 추출하여 나노입자가 함유된 달팽이 나노추출물을 제조하는 단계(S110), 상기 달팽이 나노추출물을 유산균 배양배지에 혼합하는 단계(S120) 및, 상기 유산균 배양배지에 비피도박테리움 롱검(Bifidobacterium longum), 락토바실러스 애시도필러스(Lactobacillus acidophilus), 락토바실러스 플란타룸(Lactobacillus plantarum)의 혼합균주인 유산균을 접종하고 발효시키는 단계(S130)를 포함하는 것을 특징으로 한다. – 특허등록 제1326346호, 인타글리오 주식회사

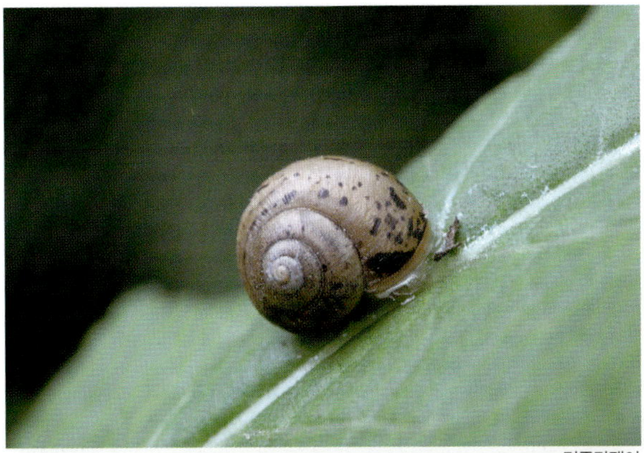
명주달팽이

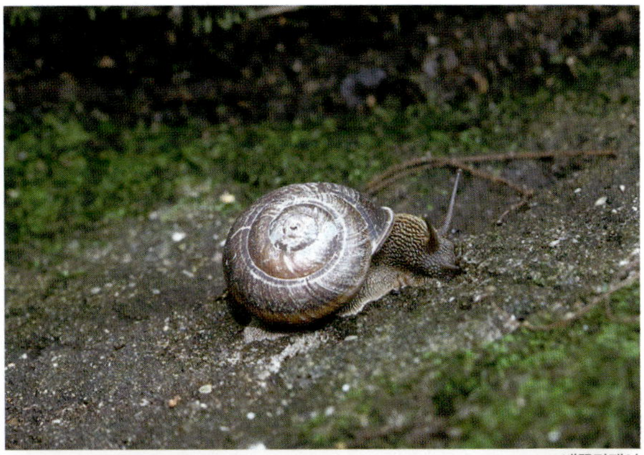
배꼽달팽이

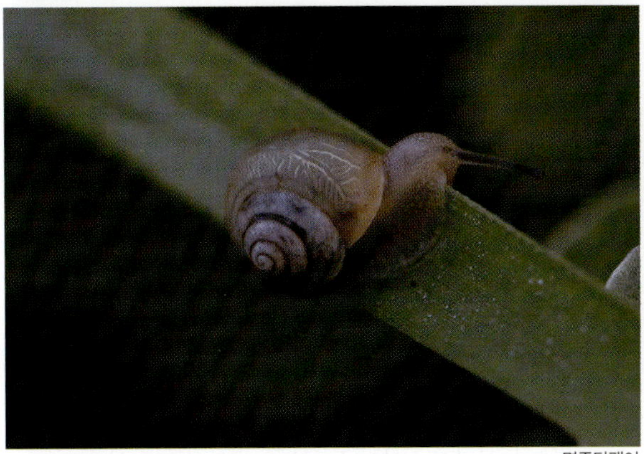
명주달팽이

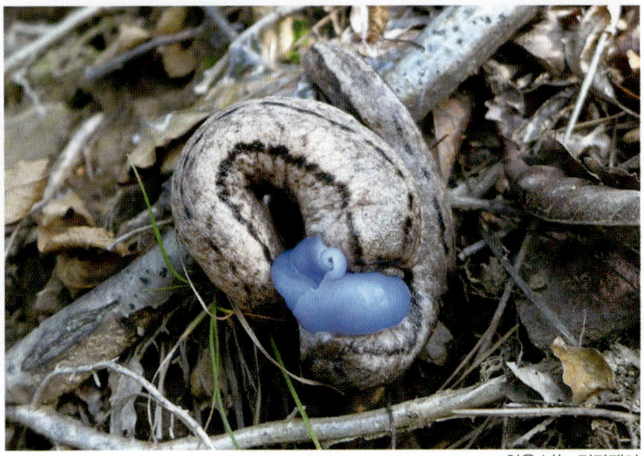
알을 낳는 민달팽이

대구

대구과 / *Gadus macrocephalus*
약명 대구大口
이명 대구어, 대두어(통영), 대기(함남)

대구과에 속하는 바닷물고기로, 한자어로는 대구어大口魚 · 구어 · 화어라고도 한다. 우리나라의 서해와 동해 · 일본 · 베링해 · 미국 남부 등 북태평양 연안에 널리 분포한다. 몸길이는 75~100cm 정도이며 옆으로 편편하고 몸의 앞부분은 둥글다. 입은 크고 턱에는 잘 발달된 수염이 있다. 몸 빛깔은 옅은 회갈색으로 배쪽은 색이 더욱 연하고 옆구리에는 일정하지 않은 반점이 있다. 대구는 북쪽의 한랭한 깊은 바다에 군집하며 산란기인 12~2월 사이에는 연안의 얕은 곳으로 내유한다. 우리나라 연해에서 나는 대구는 동해계와 서해계로 나눌 수 있는데, 서해계는 동해계에 비하여 작아서 왜대구라고 한다.

산란기인 겨울에 맛이 가장 좋으나, 최근 어획량이 많이 줄었다. 신선도를 유지해서 날것으로 유통하거나, 소금에 절이고 훈제를 해서 이용한다. 담백하고 시원한 맛이 일품인 대구는 찜 · 튀김 · 매운탕 등 다양한 조리법으로 요리해서 먹고, 전이나 통으로 말려 포를 떠서 이용한다. 알 · 아가미 · 창자로는 젓갈을 만든다. 예부터 한약재로도 이용하였으며, 마른 대구포는 잔치나 제사 때 쓰였다.

고단백 저열량 식품으로 비타민 A를 많이 함유하고 있어 간유肝油의 원료가 되며, 눈 건강에 좋다. 비타민 B_1 · B_2는 감기를 예방하고 각종 염증을 치료하는 효능이 있으며, 비타민 E 성분이 노화를 방지한다.

고서古書 · 의서醫書에서 밝히는 효능

방약합편 대구大口는 맛이 짜고 성질이 평하다[味鹹性平]. 능能히 기氣를 보補하며, 창자의 기름이 더욱 좋은데, 자양滋養과 맛이 고르다.

특허 · 논문

● 대구 껍질로부터 추출한 펩티드 및 이를 함유하는 항산화 조성물 : 본 발명은 대구 껍질 젤라틴을 효소 가수분해하여 제조한 항산화 펩티드 및 이를 포함하는 항산화 조성물에 관한 것이다. 본 발명은 지금까지 보고되지 않았던 대구 껍질 젤라틴 유래의 펩티드의 항산화 활성을 확인하고 이 펩티드를 포함하는 항산화 조성물을 제공함으로써, 새로운 자원으로부터 용이하게 제조할 수 있는 우수한 항산화 펩티드 및 항산화 조성물을 제공하는 효과가 있다. – 특허등록 제1276070호, 부경대학교 산학협력단

● 고압 가열 추출법을 이용한 국수용 대구 육수의 제조방법 : 본 발명은 대구 육수에 관한 것으로, 고압 가열 추출법을 이용하여 대구, 바지락, 양파, 셀러리, 무 및 물로부터 시원한 맛이 일품인 대구 육수를 추출할 수 있다. 본 발명의 고압 가열 추출법을 이용한 국수용 대구 육수는 0.15~0.25 mPa(10kgf/cm2), 80~100℃로 예열된 고압 가열 추출기에 대구, 바지락, 양파, 셀러리, 무 및 물을 첨가한 다음 50~70분 동안 가열하여 육수를 추출하는 것을 특징으로 하되, 상기 대구는

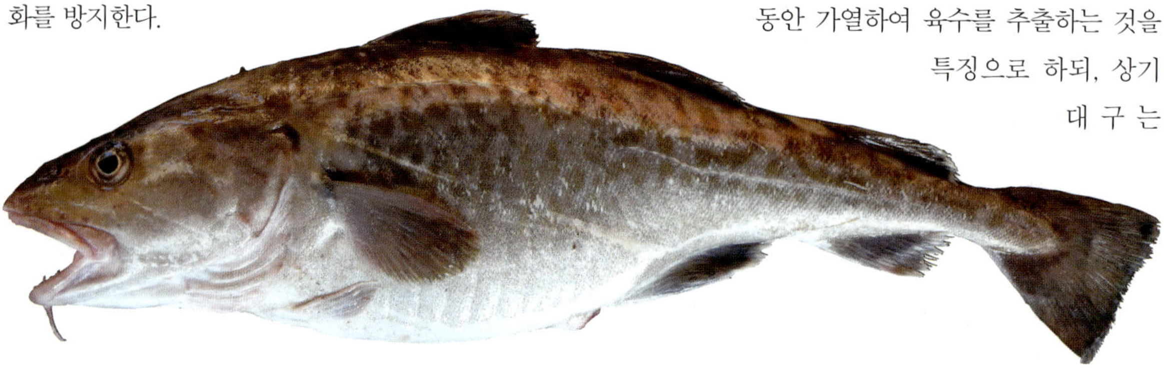

180~220℃로 예열 된 오븐에 15~25분 동안 구워 준비된 것이고; 상기 바지락은 물에 20~40분 동안 담가두어 해감 시켜 준비된 것이며; 상기 양파, 셀러리는 슬라이스 한 후, 기름에 볶아 준비된 것이고; 상기 무는 슬라이스 하여 준비된 것임을 특징으로 한다. – 특허등록 제1443234호, 서원대학교 산학협력단 외 1

● 대구 머리를 이용한 전의 제조방법 : 본 발명은 대구 머리를 이용한 전의 제조방법에 관한 것으로, 영양성분이 우수함에도 불구하고 활용율이 낮은 대구머리를 다짐기를 통과시켜 부드럽게 하고 냉장숙성시키는 단계를 거치고, 냉장 숙성시킨 밀가루와 갈은 감자, 갈은 생홍합살 및 부재료로 구성된 반죽조성물에 함침시켜 꺼낸 후 전으로 조리하는 것을 특징으로 하며 식감이 쫄깃하면서도 대구머리가 부드럽고 여러 가지 부재료의 첨가로 전의 풍미가 우수한 장점이 있다. – 특허공개 10-2014-0018655호, 김**

● 토마토 첨가량을 달리한 대구 육수의 품질 특성 : 본 연구에서는 생선육수제조에 있어 주재료를 대구뼈로 하고 각종 영양성분을 적절하게 이용하기 위하여 토마토를 첨가하여 대구 육수를 제조한 후 품질 특성 검사로 수분, 색도, 당도, 염도, pH, 유리 아미노산, 무기질을 측정하였고, 관능검사로 특성차이검사와 기호도 검사를 실시하여 최적의 토마토 첨가 비율을 밝혀내고자 하였다. 따라서 아미노산의 맛난맛 성분이 가장 높게 용출되었고 관능검사 결과에서도 구수한 냄새, 감칠맛, 후미, 전반적인 기호도에서 S3이 가장 좋다고 나타나 대구육수 제조에 있어 토마토 첨가량 6%가 가장 적절한 것으로 평가된다. 본 연구는 생선육수에 관한 선행연구가 미비한 상황에서 기초자료가 될 수 있는 토대를 마련해 주는데 그 의의가 있으며 추후에 고압 가열 추출기를 이용해 우수한 맛의 품질을 유지하고 보존성을 향상시킬 수 있는 표준화 제품 개발을 통하여 대량생산화, 및 식자재 손실을 줄이고, 폐기물 감소 등에 기여함으로써 식품산업 발전과 외식산업 발전에 도움이 될 것이다.

– 경희대학교 윤학봉 석사학위논문(2013)

● 대구횟대(Gymnocanthus herzensteini)를 이용한 식해 개발 : 본 논문은 대구횟대(Gymnocanthus herzensteini)를 이용한 식해 개발에 관한 연구로서 주요내용은 다음과 같다. 식해는 생선, 무, 마늘, 고추 등의 재료를 혼합하여 만든 우리나라 전통 수산발효식품이다. 동해에서 잡히는 풍부한 대구횟대의 이용을 촉진하고 저염 발효식품으로 상업화하기 위해 횟대 식해를 개발하였다. 저장 중 횟대 식해의 일반성분 조성에는 유의한 변화가 없었다. 발효가 진행됨에 따라 횟대 식해의 pH는 감소한 반면, 산도, 아미노질소와 휘발성 염기질소 함량은 증가하였다. 미생물수는 발효 14일까지 점차 증가하였고 그 다음 감소하였다. 관능평가 결과, -1℃에서 저장된 횟대 식해가 5℃에서 저장한 것보다 우수하였다. 횟대 식해는 새로운 수산발효식품으로 상업화할 수 있다는 내용이다. – 강릉원주대학교 해양식품공학과 조원일 외 1, 한국수산과학회지 (2012. 8. 30)

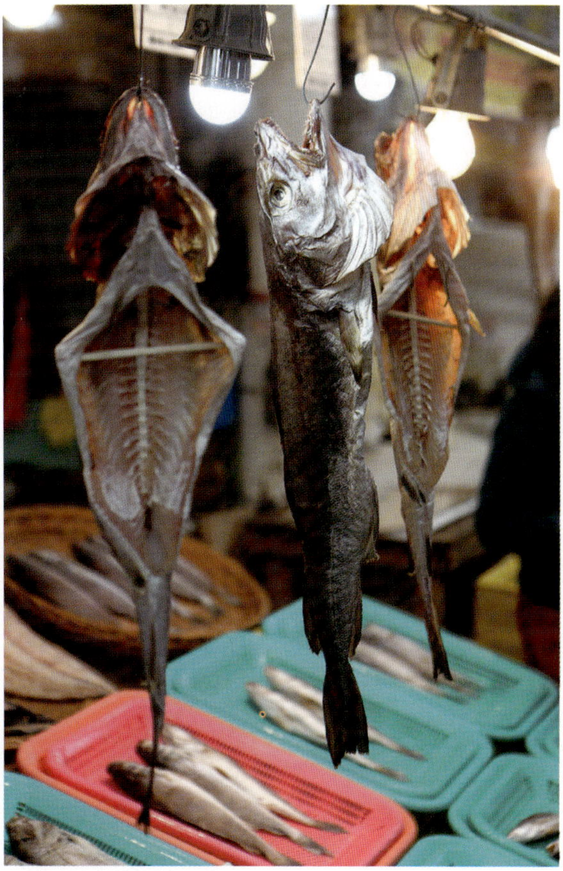

도다리

가자미과 / *Pleuronichthys cornutus*
이명 메이타가레이(일본), 가재미, 담배도다리, 범가자미

가자미과의 바닷물고기로, 우리나라의 부산·여수·군산 연해, 일본 홋카이도 남부 이남, 타이완, 중국 연해에 분포한다. 바다 밑바닥에 납작하게 붙어서 헤엄친다. 몸은 심하게 옆으로 납작하고, 넙치나 가자미류에 비하여 몸이 마름모꼴이며 입이 작고 이빨이 없다. 넙치와 비교하면, 도다리는 눈이 몸의 오른쪽에, 넙치는 왼쪽에 있다. 눈이 있는 쪽은 몸과 지느러미에 걸쳐 불규칙한 형태의 짙은 갈색 무늬가 빽빽하게 덮여 있는 반면에, 눈이 없는 쪽은 희다. 몸은 자잘한 둥근 비늘로 덮여 있다.

도다리는 글루타민산·글리신·알라닌·리신 등의 아미노산이 풍부하며, 지질 함량이 낮아 다이어트에 도움이 된다. 흰살생선에 비교적 풍부한 비타민 A는 감기를 비롯한 감염성 질환을 예방하는 효과가 있으며, 엘라스틴과 콜라겐 성분도 풍부하다.

'봄 도다리, 가을 전어'라는 말처럼 4월에 가장 맛이 좋다. 경상남도 통영, 삼천포 등지에서 도다리쑥국은 숙취 해소 효과가 큰 음식으로 알려져 있다.

고서古書·의서醫書에서 밝히는 효능

동의보감 허虛를 보하고 기력을 더하게 하고, 많이 먹으면 조금 동기動氣한다.

특허·논문

● 도다리 혈액의 생화학분석을 이용한 해양오염의 측정법 : 본 발명은 해양오염의 진단을 위하여 오염이 심각한 서해안의 자연산 도다리(Pleuronichthys cornutus)의 혈청을 분리하여 성인병의 발병의 원인물질로 사용되는 저밀도리포단백(low density lipoprotein: LDL) 콜레스테롤의 생성량과 오염 때문에 증가되는 말론디알데히드(malondialdehyde : MDA)의 함량을 분석하고, 오염으로 인하여 파괴되는 혈액중의 헤모글로빈(hemoglobin : Hb)의 함량과 활성산소(free mdicals)의 제거효소로서 글루타치온 퍼옥시다아제(gluathione peroxidase: GSHPx)의 활성 저하를 분석하여 그 비(LDL-Chl/Hb, MDA/GSHPx)로써 해양오염의 지표로 하는 것이다. – 특허등록 100300103호, 최** 외 1

● 뼈째썰기회의 원료 판별을 위한 도다리와 유사어종과의 식품학적 특성 비교 : 도다리를 이용한 뼈째썰기회는 봄철 대표적인 생선회로 비교적 양식이 어려운 어종이다. 따라서 대부분 자연산 도다리를 이용하여 뼈째썰기회를 만들어야 하지만 최근 자연산 도다리의 수급과 비용의 문제로 인해 유사어종인 양식산 소형넙치 및 중국산 양식 돌가자미를 도다리로 둔갑시켜 판매 되는 실정이다. 양식을 통하여 계절에 관계없이 구입이 가능한 소형넙치와 중국에서 수입되는 양식산 돌가자미는 도다리에 비해 가격이 저렴하고, 회로 만들면 동일한 가자미과에 속해 있어 구별이 어려운 어종이다. 따라서 봄철 소비가 많은 도다리 뼈째썰기회를 저렴한 돌가자미 및 소형넙치로 둔갑시켜 파는 경우가 많으며, 도다리회 전문점의 수조에서 돌가자미 및 소형넙치가 도다리 대신 판매

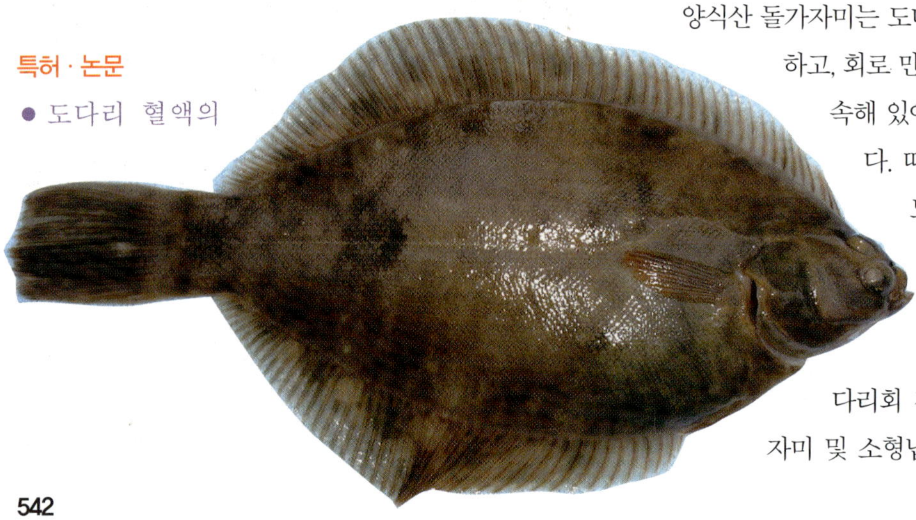

되기 위해 볼 수 있는 경우가 많다. 따라서 이러한 도다리 유사어종에 대한 판별법이 중요하기 때문에 본 연구에서는, 도다리 및 도다리 유사어종의 근육 중 SDS 전기영동과 지방함량을 통해 어종을 판별하였다. 즉, 자연산 도다리와 양식산 소형넙치, 중국산 양식 돌가자미 근육의 식품학적 성분을 분석, 비교를 통해 도다리의 크기에 따른 성분 함량의 차이를 알아보고, 시판 뼈째썰기회를 구입하여 SDS 전기영동 및 지방함량을 이용하여 분석, 비교하였다. 본 연구를 바탕으로 얻어진 결과는 외식산업에 자연산 도다리 뼈째썰기회에 대한 기초지식을 제공할 것으로 사료되지만 분자량과 성분적인 측면에서만 연구된 사항에 대해 좀 더 명확한 결과를 위하여 차후 필수 연구인 정밀 분석적인 측면에서 연구가 필요할 것으로 판단되며 검증을 통한 확실한 방법 확립 등이 추가적으로 필요할 것으로 판단된다. - 김성훈 · 강현우, 한국조리학회지(2013. 12.)

● Oxidative stress by antimicrobial peptide Pleurocidin triggers apoptosis in Candida albicans : 항균 펩타이드 Pleurocidin에 의해 유도되는 산화적 스트레스와 Candida albicans의 세포자가사멸에 대한 연구 : Pleurocidin(GWGSFFKKAAHVGKHVGKAALTHYL-NH2)은 도다리(Pleuronectes americanus)의 피부 점막 분비물에서 발견되며 강력하고 광범위한 항균 활성을 가지고 있을 뿐 아니라 인체 적혈구에는 무해한 영향을 미치는 항균 펩타이드로 알려져 있다. 본 연구에서는 Pleurocidin의 세포자가사멸에 대한 영향을 조사하기 위해 Candida albicans라는 진균을 대상으로 형태학적, 생물학적 변화를 관찰하였다. Pleurocidin에 노출된 세포에서는 세포자가사멸의 중요한 원인이 되는 활성 산소종이 증가함을 관찰하였고 특히나 활성산소종 중에서 수산기가 큰 부분을 차지하는 것을 알 수 있었다. 이러한 활성산소종의 증가는 산화적 스트레스를 유도하였고 미토콘드리아 막 전위의 탈분극을 일으켜 세포자가사멸을 일으키는 인자들의 유출을 유발하였다. FITC-VAD-FMK을 이용한 염색을 통해 우리는 세포자가사멸을 이끄는 진균의 metacaspapse의 활성을 확인하였고 세포자가사멸의 초기에 발생하는 phosphatidylserine의 외부로의 노출을 annexin V-FITC를 이용하여 관찰하였다. 게다가 Pleurocidin에 의한 세포자가사멸 세포들은 세포 크기의 감소, 세포내 밀도의 증가와 같은 형태학적인 변화도 겪음을 유세포 분석기를 통해 확인하였다. 산화적 스트레스의 영향으로 발생되는 DNA와 핵의 단절화와 응집화는 4',6-diamidino-2-phenylindole(DAPI)와 terminal deoxynucleotidyl transferase dUTP nick end labeling(TUNEL) 염색을 통해 확인되었다. 이러한 현상들은 Pleurocidin에 의해 발생된 산화적 스트레스가 C. albicans 내에서 세포자가사멸 과정으로 이끄는 중요한 요소로 작용했음을 나타낸다. - 조재용, 경북대학교 석사학위논문(2012)

● 천연 및 양식산 넙치의 함질소엑스분과 아미노산 조정 : 천연산 및 양식산 어류의 식품성분에 관한 일련의 연구로서, 횟감으로 즐겨 먹는 고급어종인 넙치를 천연산과 양식산으로 구분하고 아울러 유사어종인 도다리의 함질소엑스분 및 아미노산 조성을 분석, 비교하였다. 양식산 넙치는 천연산에 비해 수분함량이 다소 않은 반면 조단백질, 조지방 함량은 약간 적었으나 대체로 성분조성이 비슷하였다. 총 유리아미노산 함량은 천연산 넙치가 305.03mg/100g, 양식 산이 253.42mg/100g, 도다리가 340.10mg/100g이었고, taurine의 함량이 월등히 많고 다음이 alanine, glycine, lysine순이었다. 유리아미노산 조성은 모두 유사하였다. 핵산관련물질 중 IMP 함량은 천연산 넙치가 408.31mg/100g, 양식산이 356.26mg/100g으로 도다리의 178.61mg/100g에 비해 월등히 높았고, TMAO, total creatinine 역시 천연산이 양식산에 비해 함량이 많았다. 시료어의 주요 구성아미노산은 glutamic acid, aspartic acid, leucine, isoleucine, valine 등으로 서로 비슷하였고 전체함량은 천연산 넙치가 21.94g/100g, 양식산이 20.12g/100g, 도다리가 17.63g/100g이었다. 사료의 아미노산 조성과 양식어의 조성 사이에 뚜렷한 상관관계가 없었다. - 오광수 외 3, 한국식품과학회지(2012)

도미[돔]

도미과 / *Pagrus major*(참돔)
영명 sea-breams
이명 돔, 독미어禿尾魚

도미는 '돔'이라고 간단히 줄여서 부르기도 한다. 우리 나라 연해에 분포하는 도미의 종류는 참돔 · 감성돔 · 청돔 · 새눈치 · 황돔 · 붉돔 · 녹줄돔 · 실붉돔 등이 있다. 서양사람들은 도미를 천한 생선으로 여겨 프랑스인들은 '탐욕스런 상놈 생선', 영국인들은 '유태인들이나 먹는 생선', 미국인들은 '낚시하는데 재미있는 고기'라고 말하지만, 우리나라와 일본에서는 '백어白魚의 왕'으로 귀하게 여긴다.

도미류를 대표하는 참돔의 경우를 보면, 빛깔은 크기에 따라 차이가 있으나 일반적으로 아름다운 분홍색이고, 녹색의 광택을 띠고 있으며, 청록색의 반점이 흩어져 있다. 몸길이는 50㎝ 내외인데 1m에 달하는 종류도 있다. 수명은 40년에 달하는 경우도 있으며 우리 나라의 전연해에 분포한다. 산란기를 제외하고는 먼 바다의 수심 30~50m 되는 암초지대에서 산다. 산란기는 5월 경이다.

한편, 감성돔은 몸이 타원형이며 등쪽 외곽이 융기되어 있다. 몸빛은 회흑색인데 배쪽은 조금 연하다. 몸길이는 40㎝ 정도이다. 내만성 어류로서 보통은 40~50m의 얕은 바다에 사는데, 때로는 기수역에도 들어온다. 우리 나라의 동 · 남 · 서부(중부 이남) 연해에 분포하며, 동해에서의 산란기는 4~6월 경이다.

고서古書 · 의서醫書에서 밝히는 효능

증보산림경제 그 맛이 머리에 있는데, 가을의 맛이 봄 · 여름보다 나으며, 순채를 넣어 국으로 끓이면 좋다.

자산어보 강항어(强項魚, 참돔)는 머리뼈가 단단하여 부딪치는 물체는 모두 깨지고, 이빨도 강하여 조개껍질을 부술 수 있으며, 낚시를 물어도 곧잘 이를 부러뜨린다. 살코기는 탄력이 있고 맛이 좋다. 4, 5월에 그물로 잡는데, 흑산도에서는 4, 5월에 처음으로 잡히며 겨울에는 자취를 감춘다.

특허 · 논문

- 어피 유래 콜라겐 함유 화장료 조성물 및 이의 제조방법 : 본 발명은 어피 유래 콜라겐 함유 화장료 조성물 및 이의 제조방법에 관한 것으로서, 더욱 상세하게는 저온상태에서 어피로부터 콜라겐을 추출하여 콜라겐의 열변성을 방지하고 콜라겐의 구조를 그대로 유지함으로써 보습 및 피부보호효과가 증대된 어피 유래 콜라겐 함유 화장료 조성물 및 이의 제조방법에 관한 것이

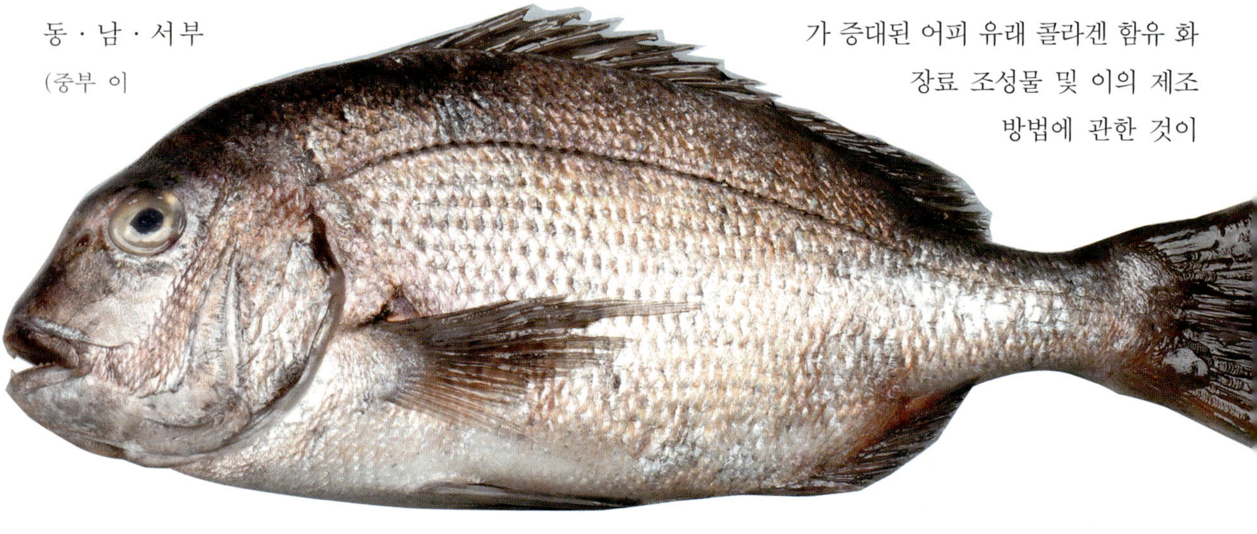

다. 본 발명의 어피 유래 콜라겐 함유 화장료 조성물은 어류의 껍질인 어피로부터 분리된 콜라겐을 함유한다. 어류는 농어, 조피볼락, 넙치, 참돔 중에서 선택된 어느 하나 이상이다. 그리고 본 발명의 어피 유래 콜라겐 함유 화장료 조성물의 제조방법은 어류의 껍질인 어피에 함유된 콜라겐의 열변성을 방지하면서 상기 어피를 건조시키는 건조단계와, 건조된 어피를 분쇄하여 어피분말을 형성하는 분쇄 단계와; 상기 어피분말로부터 콜라겐을 분리하는 분리 단계를 포함한다. – 특허등록 제1339423호, 황** 외 1

● 블랜칭한 껍질이 있는 생선회 및 그의 제조방법 : 본 발명은 블랜칭 처리하여 풍미 및 저장성을 향상시킨 껍질이 있는 생선회 및 그 제조방법에 관한 것이다. 더욱 상세하게는 본 발명은 활어를 즉살, 탈혈, 비늘 제거, 필레, 물기 제거, 천 덮기, 블랜칭, 급냉, 천 및 물기 제거 단계로 제조한 생선회가 일반적인 방법으로 제조한 생선회와 비교해 풍미 및 저장성이 향상되었으며 관능검사에 있어서도 우수한 생선회 및 그 제조방법을 제공하는 매우 뛰어난 효과가 있다. – 특허등록 제728333호, 경상대학교 산학협력단 외 1

● 도미 추출물을 유효성분으로 포함하는 비만, 지방간 또는 대사성 증후군 개선용 약학 조성물 또는 건강기능식품 : 본 발명은 도미 추출물, 바람직하게 참돔 추출물을 유효성분으로 포함하는 비만, 지방간 또는 대사성 증후군 개선용 약학 조성물 또는 건강기능식품에 관한 것으로, 더욱 상세하게 본 발명에 따르는 도미 추출물, 바람직하게 참돔 추출물은 AMPK의 활성화 및 SREBP-1c 및 FAS(Fatty Acid Synthase) 발현을 억제시켜 지방산 합성을 억제 및 중성지방 합성을 억제한다. 본 발명에 따른 도미 추출물 (S1) 도미를 용매로 추출하는 단계; 및 (S2) 상기 얻어진 추출물을 원심분리하여 상등액을 얻는 단계를 거치게 된다. 바람직하게 상기 용매는 에탄올이 가장 적당하다. 따라서 본 발명은 (S1) 도미를 용매로 추출하는 단계; 및 (S2) 얻어진 추출물을 원심분리하여 상등액을 얻는 단계를 포함하는 것을 특징으로 하는 도미 추출물을 통하여, 비만, 지방간 또는 대사성 증후군 개선 방법을 제공한다. – 특허공개 10-2014-0125918호, 한국식품연구원

● 돌돔 양식용 사료 조성물 : 본 발명은 돌돔 양식용 사료 조성물에 관한 것으로, 어분 20~52 중량%, 대두박 10~25 중량%, 콘글루텐밀 3~8 중량%, 소맥분 10~20 중량%, 알파 감자전분 3~10 중량%, 오징어간유 3~17 중량%, 미네랄 혼합물 0.5~5 중량% 및 비타민 혼합물 0.5~3 중량%를 포함한다. 또한, 본 발명의 사료 조성물은 상기 조성성분 외에 크릴 새우분말, 오징어간 분말 및 농축대두단백으로 이루어진 군으로부터 선택된 1종 이상을 추가로 포함할 수 있으며, 이때 함량은 크릴 새우분말 5~35 중량%, 오징어간 분말 5~35 중량%, 농축대두단백 5~35 중량%를 포함한다. – 특허등록 제503966호, 대한민국(국립수산과학원)

● 에탄올해수침지 고밀도 활참돔 수송방법 : 본 발명은 에탄올(ethyl alcohol, C2H5OH)을 이용한 새로운 활참돔수송방법에 관한 것으로, 활참돔을 에탄올이 첨가된 해수에 고밀도로 수용하여 수송하는 것을 특징으로 한다. 본 발명의 활참돔수송 방법에 따르면, 활참돔수송시 참돔치어가 받는 스트레스에 대한 민감도를 저감 시키고 고밀도 환경에서 수송하는 것이 가능해지므로, 스트레스 반응을 최소화하여 수송에 의한 어체의 폐사 및 활력 저하를 줄일 수 있을 뿐 아니라, 고밀도 수송방법으로 활용되어 수송비용의 절감을 기대할 수 있는 에탄올해수침지 고밀도 활참돔수송방법에 관한 것이다. – 특허등록 제1333510, 부경대학교 산학협력단

● 감성돔의 담수양식 방법 : 본 발명은 해수어류인 감성돔의 삼투압 조절능력을 이용한 담수 양식 방법에 관한 것으로, 부화 6 주 이후의 감성돔(Acanthopagrus schlegeli) 종묘를 담수 또는 저염분 해수에 수용하여 통상적인 방법에 따라 사육하는 것을 특징으로 하는 본 발명의 감성돔의 담수 양식 방법에 따르면, 감성돔를 담수에서 양식 생산하는 것

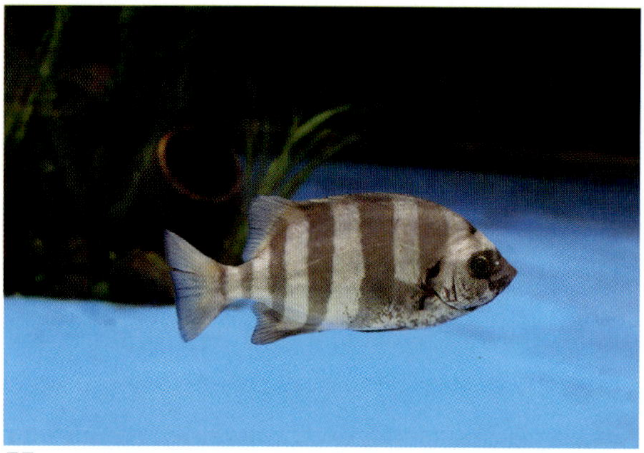
돌돔

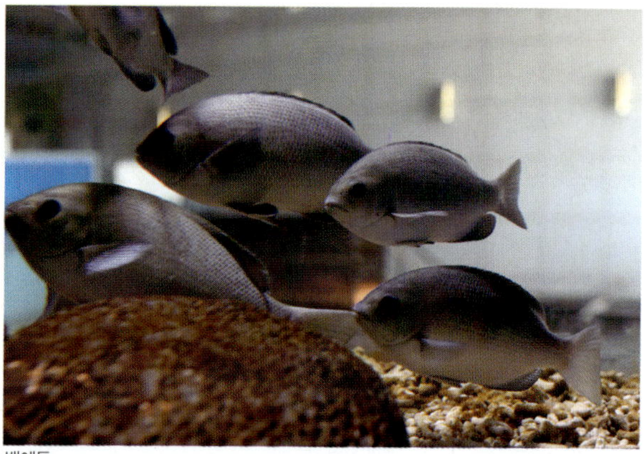
뱅에돔

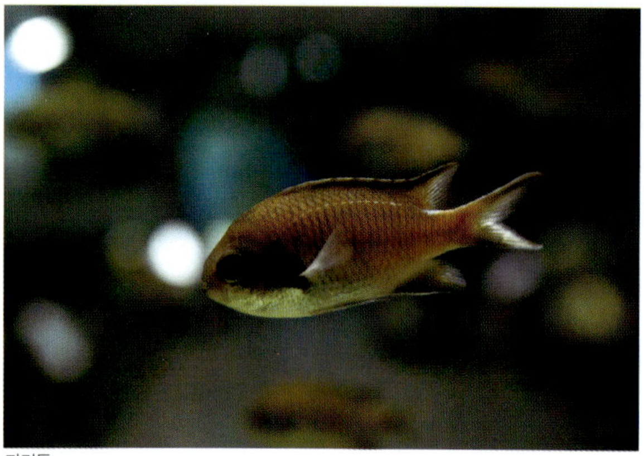
자리돔

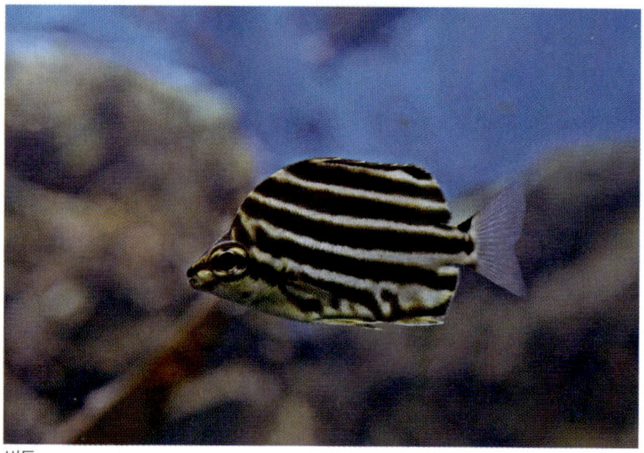
범돔

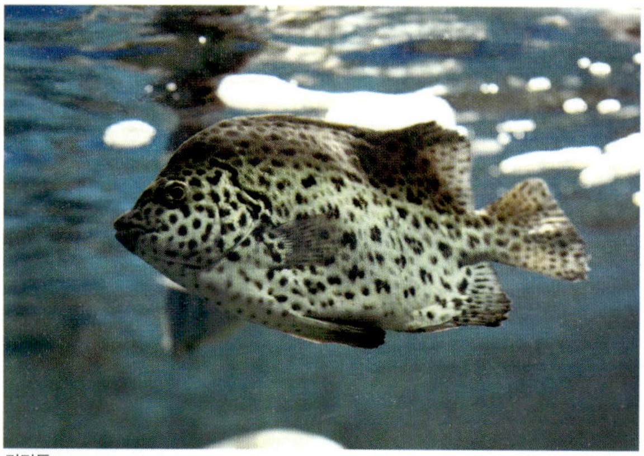
강당돔

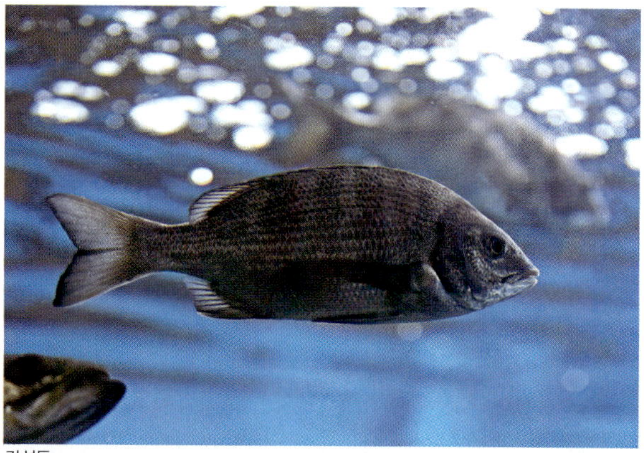
감성돔

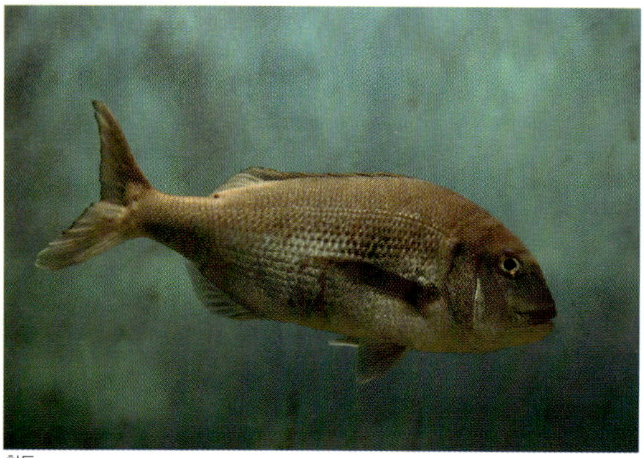
참돔

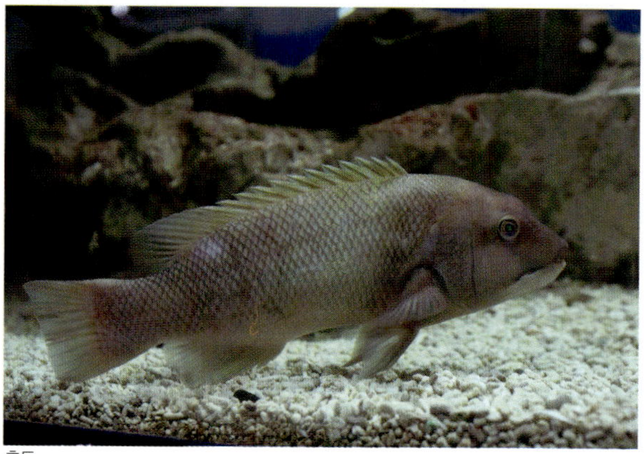
혹돔

이 가능해지므로, 침체되어 있는 내수면 양식산업에 새로운 담수 양식 대상 어류로 활용될 수 있을 뿐 아니라, 새로운 어류 횟감자원으로 등장할 가능성이 높다고 할 수 있다. – 특허등록 제460853호, 부경대학교 산학협력단

● 양념도미찜 및 그 제조방법 : 본 발명은 양념도미찜 및 그 제조방법에 관한 것으로서, 구체적으로는 미리 손질한 도미에 고추장, 물엿, 간장, 마늘 등을 주원료로 하여 제조된 도미찜용 양념과 콩나물, 감자, 무우, 버섯, 양파, 당근, 풋고추 등을 함께 넣어 쪄내어 도미의 비린내와 느끼한 맛은 없애고 도미살 특유의 쫄깃한 식감과 담백하면서도 고소한 맛을 느낄 수 있도록 조리된 양념도미찜 및 그 제조방법에 관한 것이다. 본 발명에 의한 양념도미찜은 도미 특유의 비린내와 느끼한 맛은 제거하되 도미살 특유의 담백한 맛과 쫄깃한 식감과 어울리는 양념장 및 채소들과 혼합하여 조리함으로써 남녀노소 누구나 선호한다는 장점이 있다. – 특허등록 제1302937호, 조**

● 지질 및 콜라겐, Drip 량이 양식 및 자연산 도미와 넙치 육질의 경도에 미치는 영향 : 본 논문은 지질 및 콜라겐, Drip량이 양식 및 자연산 도미와 넙치 육질의 경도에 미치는 영향을 연구한 논문으로 주요내용으로는, 양식 및 자연산 도미와 넙치에 대하여 지질과 콜라겐 함량 및 drip양을 측정하여 생육과 가열육의 경도에 미치는 영향을 검토한 근거로, 도미는 지질의 영향으로 넙치는 콜라겐의 영향으로 생육의 경도 차이가 있었으며, 가열육은 drip량의 영향으로 양식어는 자연어보다 육질이 더 단단하였다는 내용이다. – 이경희 외 1 ,한국식품조리과학회지(2000)

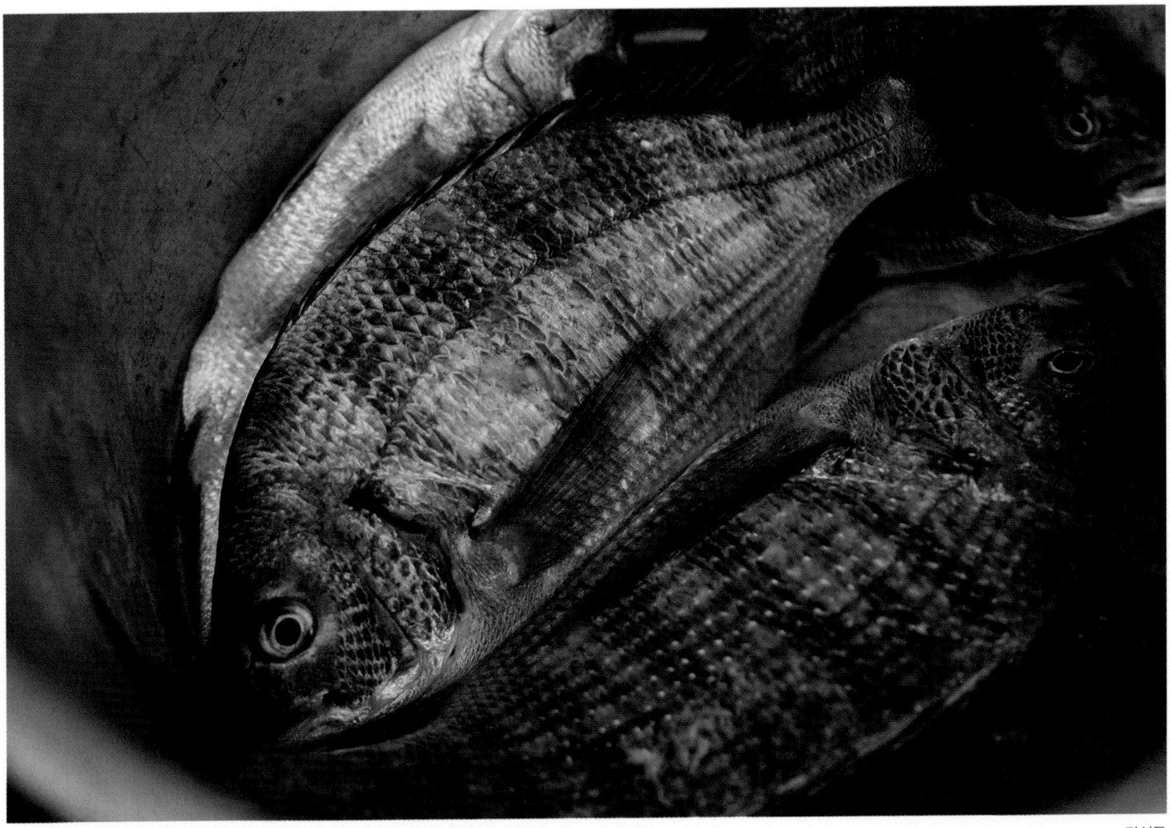

감성돔

따개비

따개비과 / *Balanidae*
이명 삿갓조개, 굴등

고생대부터 존재한 생물체로 세계적으로 약 200여 종이 분포하며, 최근에는 외래종이 발견되기도 한다. 절지동물이며, '굴등'이라고도 한다. 주로 바닷가 바위 표면에 무리지어 사는데, 밀물 때 물에 잠기는 바위 아래쪽에서 거북손, 홍합 등과 함께 서식한다. 부착성이 강해 말뚝이나 선박 밑에 붙어살기도 하며, 생존력이 강해서 바위에 흡착한 채로 약간의 바닷물만 있어도 살 수 있다.

몸길이는 10~40㎜로 종류에 따라 다양하다. 몸은 작은 화산 모양으로 머리와 가슴으로 구성되며, 배는 없고 석회질 껍데기로 덮여 있어 딱딱하고 날카롭다. 머리에는 눈과 촉각이 없고 밀물 때 가슴에 있는 6쌍의 만각을 움직여 플랑크톤을 잡아먹는다. 암수한몸이며 다른 개체와도 교미한다.

식용할 때는 소라처럼 살을 떼어 삶아 먹는다. 남해안 지역에서는 따개비가 전복과 맛이 비슷하여 전복 대신 죽 · 국 · 칼국수 · 비빔밥 등에 이용한다.

울릉도에서는 '삿갓조개'를 '따개비'라고 부르며, 따개비죽, 따개비밥, 따개비칼국수를 만들어 먹는다. 보릿고개 시절 따개비는 살이 통통하게 올라 먹을거리가 부족한 갯마을 사람들의 식량이 되기도 하였다. 손질이 까다로워 내륙에서는 식용으로 잘 활용하지 않는다.

따개비 종류에는 조무래기따개비 · 검은큰따개비 · 청홍따개비 · 흰줄따개비 등이 있다.

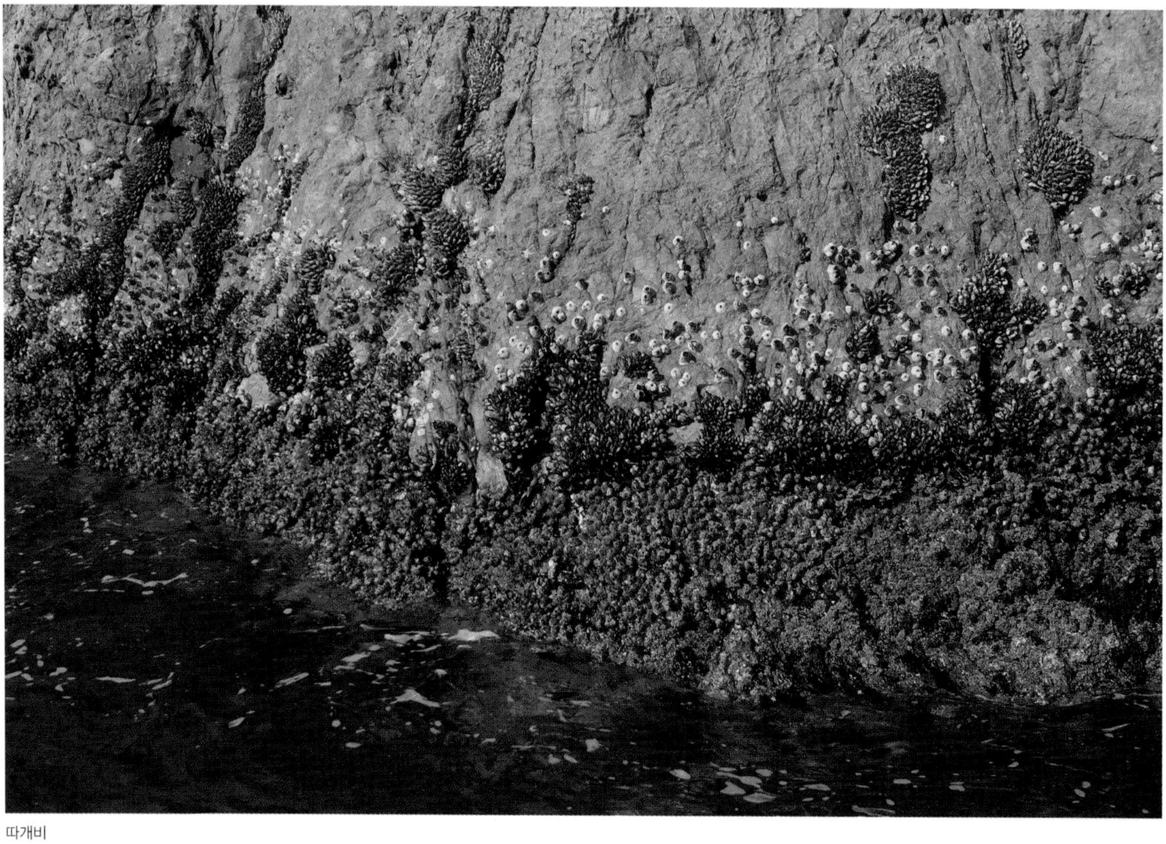

따개비

특허 · 논문

● 따개비 분획물의 항균 및 항암 효과 : 본 연구에서는 갑각류에 속하는 따개비를 각 용매별로 분획하여 항균효과, 암세포 증식 억제 및 QR 유도 활성 효과를 알아보았다. 따개비의 각 분획물 AAMH, AAMB, AAMM 및 AAMA층을 식중독 원인균인 Staphylococcus aureus (ATCC 25923), E.coli (ATCC 21990) 및 Salmonella enteritidis (ATCC 13076)와 단백질 부패 원인균인 Proteus mirabilis (ATCC 25933)의 4가지 균주에 처리하여 항균 활성을 조사한 결과 부탄올 분획층인 AAMB층에서 가장 높은 항균 활성 효과를 나타내었다. 또한 HepG2와 B16-F10 세포주에 대한 암세포 증식 억제효과를 알아 본 결과 메탄올 분획층인 AAMM에서 높은 암세포 성장 억제 효과를 나타내었다. 그리고 quinone reductase를 가지고 있는 간암 세포인 HepG2세포주를 이용한 QR 유도 활성 효과의 결과에서도 암세포 성장 억제 효과의 결과에서와 마찬가지로 메탄올 분획층인 AAMM층에서 가장 높은 QR 유도 활성 효과를 나타내었다. 대조군을 1로 하여 비교한 결과 20, 40, 60, 80 및 100μg/mL의 시료 농도 첨가 시 AAMM층에서 그 효과가 농도 의존적으로 유의성 있게 증가하였으며, 각각 1.20, 1.54, 1.59, 1.82 및 2.04 배의 QR유도 활성 증가 효과를 나타내었다. 따라서 본 연구결과는 앞으로 따개비를 이용한 항균, 항암관련 기능성 식품에 대한 개발 가능성이 보이며, 이를 위한 부탄올 및 메탄올 분획물에 대한 집중적인 연구가 요구된다. 그리고 해양 동물 중의 하나인 갑각류에 속하는 따개비에 대한 활성 연구에 있어 기초자료가 될 것으로 예상되며, 해양생물이 크게 대두되고 있는 요즈음 유사 종의 갑각류인 새우나 게에 비해 그 활용도가 극히 낮은 따개비에 대한 소비촉진에 영향을 끼칠 것으로 기대된다. - 신라대학교 식품영양학과 신혜정 외 1, 생명과학회지 (2010. 10. 30)

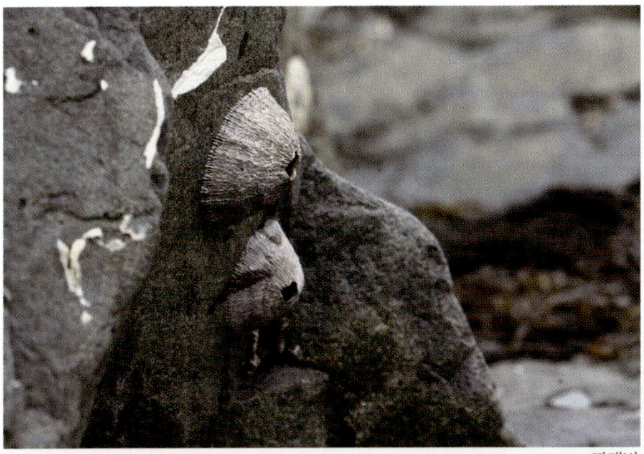
따개비

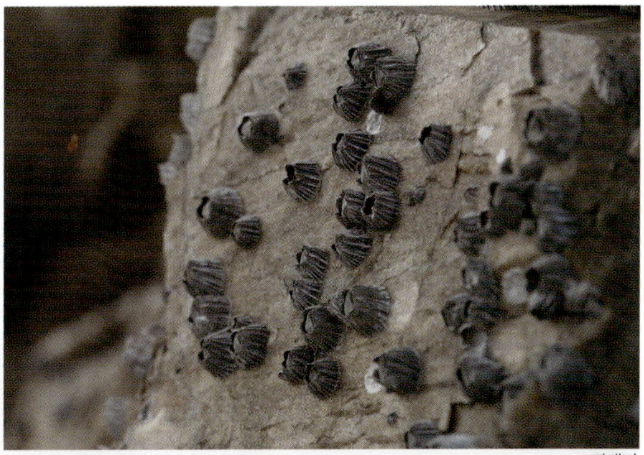
따개비

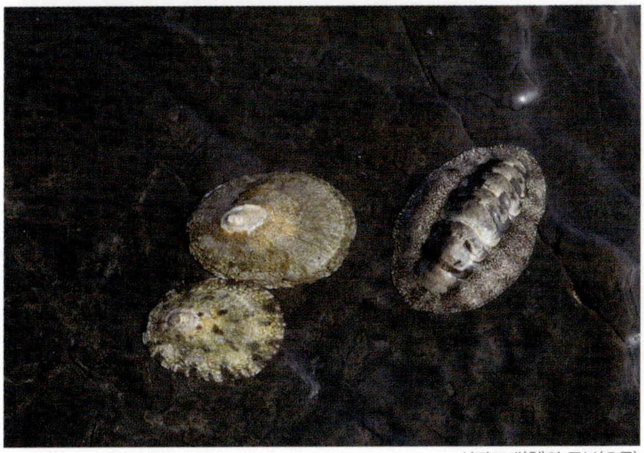
삿갓조개(왼)와 군부(오른)

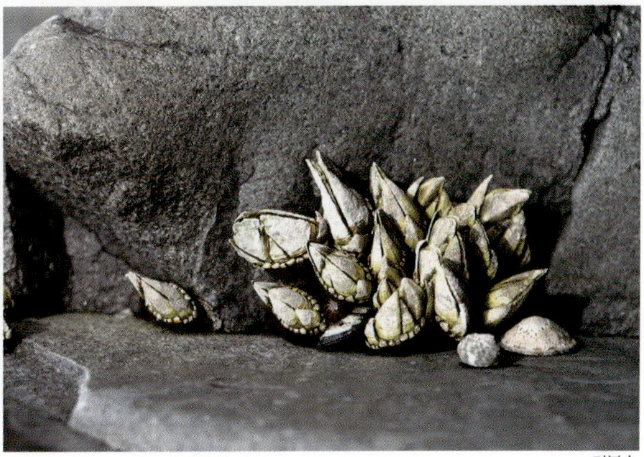
거북손

멍게[우렁쉥이]

멍게과 / *Halocynthia roretzi*
이명 우렁쉥이

주로 얕은 바다의 바위나 해초에 붙어 살며, 수심 2,000m 아래 사는 것도 있다. 흔히 식용하는 멍게는 독립된 개체로 살며, 작은 개체들이 서로 이어져 무리를 이루기도 한다. 붉은색 몸체에 돌기가 많아 '바다의 파인애플'이라고 부른다.

멍게는 특유의 향과 맛이 좋아 생것을 초고추장에 찍어 먹는다. 특유의 맛은 불포화 알코올인 신티올cynthiol 때문인데 이 성분은 숙취 해소 효과가 있다. 다른 수산물에 비해 글리코겐 함량이 높은데 특히 수온이 높은 여름철에 더 많아 맛이 좋다. 글리코겐은 저장된 포도당을 신속히 공급하는 다당류로 피로 해소 효과가 있다. 또한 심장을 강화하고, 감기 · 기침 · 천식을 멎게 한다. 또 타우린taurine이 들어 있어 노화를 방지한다. 멍게는 인슐린 분비를 촉진하여 인체에 유익하다. 멍게 껍데기에는 고농도 천연 식이섬유가 들어 있어 혈당과 콜레스테롤 수치를 감소시켜 변비와 비만을 예방하는 효과가 있다.

특허 · 논문

● 멍게의 비린내가 제거된 멍게 환의 제조 방법 : 본 발명은 멍게를 두께가 1~20㎜가 되도록 절단하는 단계; 상기 절단된 멍게를 1.033~3㎏ f/cm2의 가압상태에서 70~150℃ 온도로 스티밍(Steaming)하는 단계; 상기 스티밍이 끝난 멍게를 건조하는 단계; 상기 건조된 멍게를 30~1000mesh 사이즈로 분쇄하는 단계; 상기 분쇄된 멍게분말 26~66 중량%, 연근 2~22 중량% 및 정제수 27~57 중량%을 혼합하여 반죽하는 단계; 반죽이 완성된 후 제환하는 단계; 상기 제환된 환을 동그랗게 성형하는 단계; 상기 동그랗게 성형된 환을 건조하는 단계;를 포함하는 것을 특징으로 하는 멍게 환의 제조 방법에 관한 것으로, 가압 스티밍(Steaming)을 이용하여 멍게 특유의 비린내를 제거함과 동시에 초미분쇄분말로 환을 성형함으로써 섭취시 거부감이 감소되면서 영양성분의 흡수력을 극대화한 멍게 환을 제조할 수 있다. – 특허등록 제1249464호, 강원대학교 산학협력단 외 1

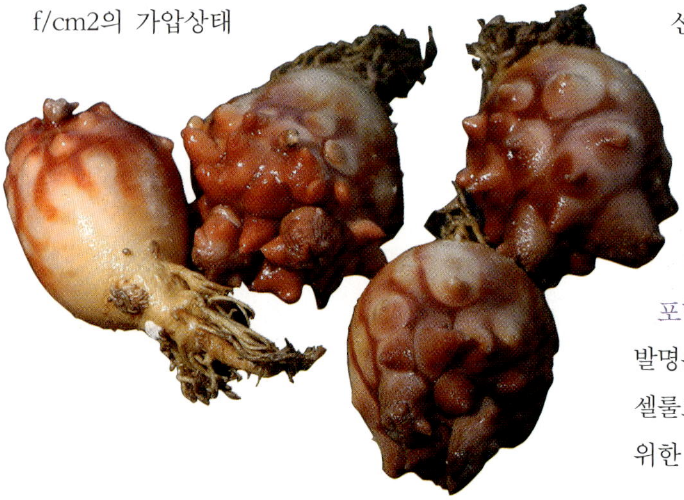

● 멍게껍질 추출물을 유효 성분으로 포함하는 탈모 방지 및 발모 개선용 조성물 : 본 발명은 멍게 껍질 추출물을 유효 성분으로 포함하는 탈모 방지 및 발모 개선용 화장료 조성물에 관한 것이다. 본 발명의 멍게껍질 추출물은 5α-리덕테이즈 활성을 억제시키고, 이로 인해 탈모의 원인이 되는 DHT의 생성을 저해시키는 작용이 우수하므로, 이를 유효 성분으로 포함하는 본 발명의 조성물은 탈모 방지 및 발모 개선에 유용하게 사용될 수 있다. 특히 이러한 멍게 껍질 추출물은 천연물질로서, 식용 가능한 물질에 해당하므로, 이를 유효 성분으로 포함하는 본 발명의 조성물은 장기적 사용에도 안전한 이점을 가진다. – 특허등록 제1274868호, 박**

● 멍게 또는 미더덕-유래 셀룰로오스 막을 포함하는 피부상처 보호막 및 골형성 유도막 :본 발명은 멍게 또는 미더덕의 피부 각질로부터 유래된 셀룰로오스 막을 포함하는 피부 상처 치유 촉진을 위한 피부 상처 보호막 및 골형성 유도막에 관한 것

는 단계와, 상기 콜라겐 수용액을 60-82℃의 온도로 가열하고, 상기 가열된 콜라겐 수용액에 마른 멸치를 침강시킨 후, 상기 침강시간을 30-240초 동안 유지하여 콜라겐 성분이 상기 멸치에 스며들게 하는 단계와, 상기 콜라겐 성분이 스며든 멸치를 콜라겐 수용액으로 부터 꺼내어 약 15-20℃의 온도에서 냉풍건조시키는 단계로 이루어진다. – 특허등록 제614461호, 해강물산 주식회사

● 냉풍건조 멸치의 식품성분 특성 : 냉풍건조 멸치의 품질가치를 검토하기 위하여 냉풍건조 멸치의 식품학적 품질 특성을 천일건조 멸치 및 열풍건조 멸치와 비교하여 살펴보았다. 냉풍건조 멸치의 경우 열풍건조 멸치나 천일건조 멸치 에 비하여 과산화물 값은 낮았고, 고도불포화지방산 잔존율은 높아 건조 중 지질산패가 가장 적게 진행되었다. 냉풍건조 멸치는 천일건조 멸치 및 열풍건조 멸치에 비하여 L값의 경우 높았고, a값 및 b값의 경우 낮아, 냉풍건조 멸치가 기타 건조법으로 제조한 멸치에 비하여 색상이 우수하다고 판단되었다. 색도, 산패취 및 형상에 대한 관능검사 결과 냉풍건조 멸치가 기타 건조법으로 제조한 마른 멸치보다 품질이 우수하였다. 냉풍건조 멸치는 칼슘 및 인과 같은 무기질과 구성 아미노산 함량의 경우 천일건조 멸치 및 열풍건조에 비하여 차이 없이 풍부하면서, 고도불포화지방산의 조성비는 이들 멸치보다 오히려 약간 높아, 천일건조 멸치에 비하여 건강 기능적인 면에서 약간 우수하리라 판단되었다. 맛 및 엑스분 추출정도를 알 수 있는 열수 가용성 질소함량은 냉풍건조 멸치가 가장 많았고, 다음으로 천일건조 멸치, 열풍건조 멸치의 순이었다. 이상의 화학적(지질산패 정도, 맛 및 영양특성) 및 관능적(색도, 산패취, 형상등)검사로 미루어 냉풍건조 멸치가 기존의 천일건조 멸치 및 열풍건조 멸치에 비하여 우수하다고 판단되었다. – 경상대학교 해양생물이용학부 해양산업연구소 김인수 외 7, 한국식품영양학회지(2000. 12. 30)

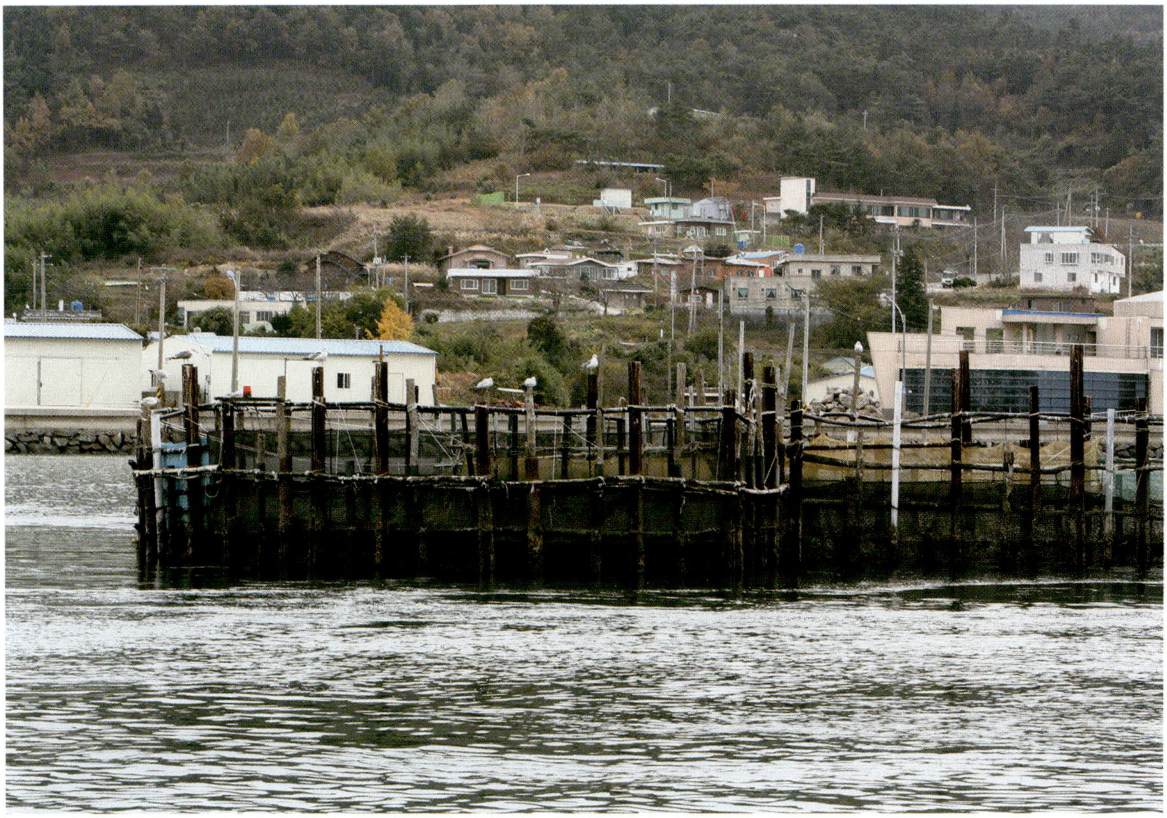

전통 멸치 잡이 방식인 죽방

명태

대구과 / *Theragra chalcogramma*
약명 대구大口
이명 북어, 동태, 선태, 망태, 조태, 왜태, 매태, 애기태, 막물태, 강태, 은어바지, 섣달바지, 더덕북어, 명태어, 황태, 노가리

대구과의 바닷물고기로, 주로 대륙붕과 대륙사면에 서식하며, 우리나라 동해 및 일본 · 오호츠크해 · 베링해 · 북태평양에 분포한다. 몸길이는 40~60cm 정도로 가늘고 길며, 몸 전체에 특이한 무늬가 덮여 있다. 머리가 크고 아래턱이 위턱에 비해 앞으로 튀어나왔으며, 아래턱에 1개의 짧은 수염이 있다. 등지느러미는 3개, 뒷지느러미는 2개이다. 빛깔은 등은 푸른빛이 도는 갈색, 배는 은빛을 띤 백색이다.

무리를 지어 이동하면서 생활하며, 치어기에는 플랑크톤을 먹고 성체가 되면 작은 갑각류나 물고기를 잡아먹고 산다. 암수가 서로 나뉘어 떼를 지어 다니다가 3~5살 사이에 짝짓기를 하며, 암컷이 알을 낳은 뒤 수컷이 정자를 뿌려 수정시키는 체외수정을 한다. 산란기는 12~4월이다.

명태는 상태와 시기에 따라 다양한 이름으로 부르는데, 겨울철에 잡아 얼린 것을 '동태' 또는 '동명태'라고 하고, 말린 것은 '북어(北魚)' 또는 '건태(乾太)', 산란기 중에 잡은 명태를 원료로 동결과 반복하여 만든 것을 '황태' 또는 '더덕북어'라고 한다.

주로 건어물(황태), 냉동식품(동태), 탕 등의 재료로 이용하며, 명태알은 명란젓으로, 창자는 창난젓으로 가공하여 이용한다.

명태는 지방이 적은 고단백 저칼로리 식품으로 소화흡수가 잘되고 간을 보호하여 해독 작용을 한다. 건조한 북어나 황태는 콜레스테롤이 거의 없는 단백질 덩어리로서 아미노산 함유량이 많아 신진대사를 활성화하고 머리를 맑게 하며, 여성의 다이어트와 미용 건강에도 효과가 있다. 또한 간유(肝油 : 간에서 뽑아낸 기름)에 함유된 비타민 A는 눈이 침침하거나 잘 안 보이는 증상을 개선한다.

고서古書 · 의서醫書에서 밝히는 효능

동의보감 명태는 몸속의 찌든 독을 풀어 주고, 과음으로 피곤해진 간을 보호한다.

특허 · 논문

● 효소를 이용한 황태 농축액의 제조방법 : 본 발명은 효소를 이용한 황태 농축액의 제조방법에 관한 것으로, 좀더 상세하게는 세절하여 구운 황태를 단백질분해 효소를 첨가한 온수에 침지시켜 단백질분해를 촉진시킴으로써 황태 물추출물에서 단백질의 추출수율을 향상시킨 황태 농축액의 제조방법에 관한 것이다. 본 발명은 세절하여 구운 황태를 단백질분해 효소가 첨가된 30℃~70℃의 온수에 침지시킨 후, 50~100℃의 온도에서 1~10시간 동안 황태 물추출물을 추출한 다음, 50~100℃의 온도에서 1~10시간 동안 진공농축시킴을 특징으로 하는 황태 농축액의 제조방법을 제공한다. – 특허등록 제466002호, 한국식품연구원

● 전통 명태식해(식해)의 생리기능성 : 본 연구에서는 전통적 명태식해를 제조한 다음 저장 숙성조건에 따른 명태식해의 항균성, 항산화성, 항고혈압성 및 항콜레스테롤성 등의 생리적 기능특성에 대해 조

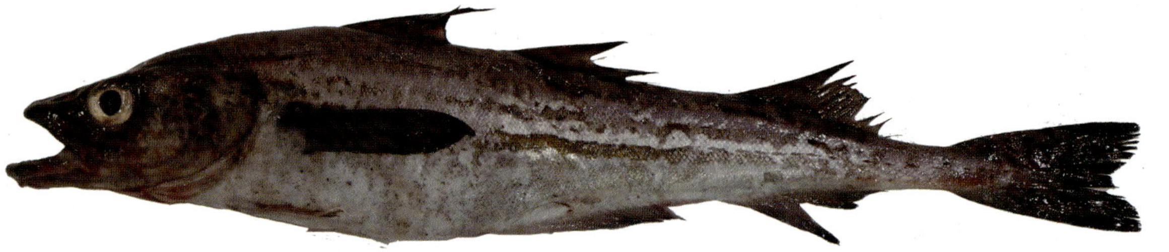

사하였다. 항균성에서는 9종의 균주에 대해 모두 항균작용이 있는 것으로 나타났으며, 이중 gram 양성균에 대해 Listeria monocytogenes를 제외하고 저장 직후에 항균활성이 나타났으며, 모든 gram 양성균에 대해 전 저장기간 동안 항균활성이 확인되었고, Staphylococcus aureus에 대해 강한 항균활성을 나타내었다. 반면에 gram 음성균 및 진균류에 대해서는 항균활성이 gram 양성균에 비해 약하였다. 항산화성은 저장 숙성조건에 따라 모두 관능적으로 맛이 우수한 15~16일 경에 가장 강한 항산화활성을 나타내었으며, 그 후로는 저장기간이 증가함에 따라 감소하는 경향을 나타내었다. 항고혈압성은 명태식해 제조직후를 제외하고는 모든 저장·숙성조건에서 항고혈압활성이 나타났으며, 항콜레스테롤성은 20도C 15일과 변온 16일에서만 항콜레스테롤활성이 검출되었다. 이러한 결과를 바탕으로 할 때 전통적인 방법에 따라 제조된 명태식해는 김치류와 같은 우수한 생리적 기능성을 가지고 있었으며, 명태식해의 유통기간 연장을 위한 변온 조건에서도 그 생리적 기능성이 계속해서 유지됨을 알 수 있었다. – 창원대학교 식품영양학과 차용준 외 4, 한국식품영양과학회지(2002. 8. 31)

● 명태건조방법에 따른 갈변화 관련 물질의 변화 : 건조된 명태들은 전반적으로 다가불포화지방산이 감소하고 단일불포화지방산은 증가하는 경향을 보였다. 특히 주기적인 자연냉동과 해동을 반복하면서 건조된 명태(미숙성 황태)를 장기간 숙성하여 완성한 황태의 지방산 조성은 북어나 미숙성황태와 비교해 볼 때, 원료시료(명태)간의 차이를 감안하더라도 특징적인 차이를 보였다. 총 유리아미노산 함량도 황태가 북어나 미숙성황태보다 낮게 나타나 불포화지방산과 유리아미노산의 반응에 의한 점진적인 갈변화 현상을 설명해 주는 것으로 판단된다. 황태의 수용성 갈변물질은 주로 숙성단계에서 많이 형성되는 것으로 추정되었다. – 최희선 외 2, 한국식품영양과학회지

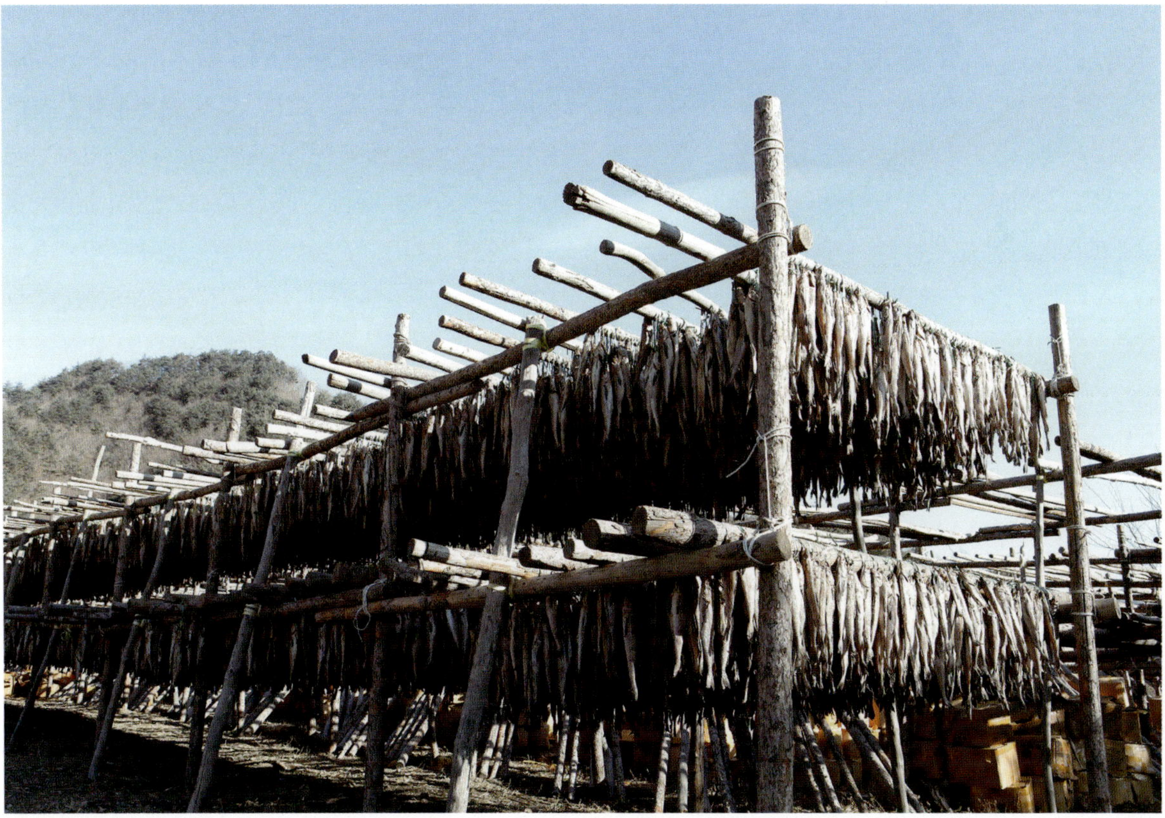

황태덕장

문어

문어과 / *Enteroctopus dofleini*
약명 팔초어八稍魚
이명 대문어, 대팔초어, 팔대어八帶魚, 물낙지, 물꾸럭, 문에

문어과의 연체동물로, 우리나라를 비롯한 일본·알래스카·북아메리카 등 태평양 북부 지역에 널리 분포한다. 바다 밑에 있는 바위동굴에 서식한다.

몸길이는 0.6~3m 정도이며, 무게는 30kg까지 나가는 것도 있다. 다리는 8개이고 빨판이 있으며 다리와 다리 사이에 넓은 막이 있다. 둥글고 민둥민둥한 부분은 몸통이고, 머리는 둥근 몸통과 발의 연결부에 있고 그 속에 뇌가 있다. 색깔은 회색 또는 자갈색을 띠고, 기분이나 주변 환경에 따라 순식간에 몸 색깔을 바꿀 수 있다. 위협을 느끼면 검은 먹물을 뿜으며 도망간다.

주로 살짝 데쳐서 숙회로 먹기도 하고, 튀김이나 볶음, 조림 등 다양한 방법으로 요리하여 먹으며, 육포나 훈제품으로 가공한다.

문어에는 타우린이 풍부하게 함유되어 있어 혈중의 중성지질과 콜레스테롤을 억제하여 혈압을 정상으로 유지하여 동맥경화·고혈압·뇌졸중·신부전 등을 예방한다. 그리고 간의 해독 작용을 도와 피로 해소에도 탁월한 효과가 있다. 또한 비타민 A와 B_{12} 성분은 시력 회복과 빈혈 방지에도 좋다.

고서古書·의서醫書에서 밝히는 효능

방약합편 팔초어八稍魚는 맛이 달고 성질이 평하다. 육체(肉滯: 고기를 먹어서 생긴 체증상)를 다스리며, 알은 보양補陽하고 성태(成胎: 아이를 임신하는 것)시키는 약이다. 현기眩氣를 다스린다.

특허·논문

● **인체의 희귀 난치성 질환 예방 및 치료용 연체동물 추출물** : 본 발명은 인체의 희귀 질환의 예방 및 치료용 추출물로서 문어, 낙지, 꼴뚜기, 오징어 중 하나 이상을 급속냉동시키거나 3배 이상의 정제수(H_2O)에 넣어 60~80℃에서 24~48시간 열수 추출한 것으로 상기 냉동물 또는 열수 추출물을 희귀 질환에 이환된 장애우에게 1일 3회 공복시에 각 150mL 이상 섭취하게 함을 특징으로 하는 인체 희귀 질환의 예방 및 치료용 추출물을 제공하는 뛰어난 효과가 있다. – 특허공개 10–2012–0034536호, 김**

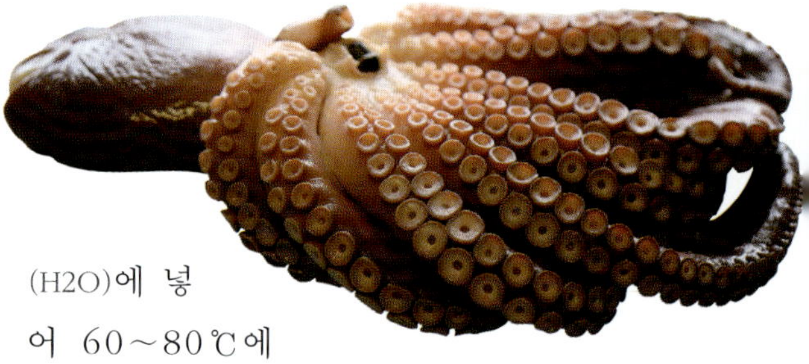

● **문어 내장에서 분리한 단백질 분해 균주를 이용한 콩고기 제조 방법** : 본 발명은 문어내장에서 분리한 단백질 분해 균주인 바실러스 플렉서스(Bacillus flexus)를 이용한 콩고기를 제조하기 위함이다. 보다 상세히는 문어의 내장에서 단백질 분해균주를 분리하여 콩고기의 제조 시 적용하므로 최종 콩고기의 맛, 향 등 품질향상에 도움을 줄 수 있는 기술에 관한 것이다 . 이를 위하여 콩을 수돗물에 3회 세척후 혼합물(소금물(3%)+해양 심층수(97%))에 8시간 수침 후 자연 탈수시키고, 파쇄 된 콩에 문어 내장에서 분리된 단백질 분해 균주인 바실러스 플렉서스(Bacillus flexus)를 원료콩(파쇄)대비 1~5%를 첨가하여 30~35℃에서 48~72시간 혼합 처리 후, 콩 파쇄물 28~35%, 글루텐 23~34%, 물 23~28%, 기타 조미료(설탕, 소금, 간장 등)를 첨가 혼합하여 콩고기를 제조 하는 기술에 관한 것이다. 본 발명의 문어내장에서 분리한 단백질 분해 균주을 이용한 콩고기는 고 품질의 식품으로 식생활의 현대화로 육류중심의 식생활을 식물성 단백질의 식생활로 대처할 수 있어 노화방지, 심장 질환 등의 성인병 예방과 생리 활성기능

효과를 기대할 수 있는 기술을 제공하는 것에 관한 것이다. – 특허등록 제1334343호, 경북대학교 산학협력단

● 문어 정소 등 천연추출물을 활용한 항균 항산화 천연수액의 제조 방법 : 본 발명은 문어 정소 등 천연추출물을 활용한 항균 항산화 천연수액의 제조 방법에 관한 것으로 문어를 할복하여 문어 몸통부 내장 일체를 수거하고 정소 부분을 분리 선별 취합하고 알칼리 전해수에 세척하고 산성 전해수에 살균 소독하는 전처리 공정; 전처리한 문어 정소를 70-95%의 주정 에 20-30분간 침지한 후에 10-20%의 수분율로 건조하는 건조 공정; 건조한 문어 정소를 분쇄하여 효소를 이용하여 가수분해하고 농축하여 동결 건조하는 동결건조 공정; 동결건조된 문어 정소 0.1 내지 1.0 중량%와 해양심층수 92.0 내지 94.9 중량%와 천연 생약재 추출물 5.0 내지 7.0 중량%를 혼합하고 교반하여 수액을 제조하는 교반 제조 공정을 포함하여 구성되는 것을 특징으로 한다. – 특허공개 10-2012-0120569호, 이**

● 천일염과 감식초를 이용한 문어의 자숙방법 및 이 방법에 의해 자숙된 문어 : 본 발명은 천일염과 감식초를 이용한 문어의 자숙방법 및 이 방법에 의해 자숙된 문어에 관한 것으로, 문어를 자숙함에 있어 염도가 낮고 미네랄의 함유량이 높은 천일염을 사용함으로써 취식자의 나트륨 섭취량을 감소시키고 미네랄의 섭취량을 향상시켜, 자숙 문어에 미네랄이 가지고 있는 각종 효능을 부여할 수 있도록 하며, 아울러, 문어를 자숙함에 있어 상기 천일염과 함께 탄닌과 아스코르브산이 풍부해 음식물에 대한 산성도를 저하시키는 감식초를 사용함으로써, 자숙 문어의 보존력을 향상시키고 문어 특유의 비린 맛을 제거할 뿐만 아니라 문어 특유의 부드럽고 담백한 맛과 향을 향상시킬 수 있도록 하는, 천일염과 감식초를 이용한 문어의 자숙방법 및 이 방법에 의해 자숙된 문어에 관한 것이다. – 특허등록 제1378091호, 송**

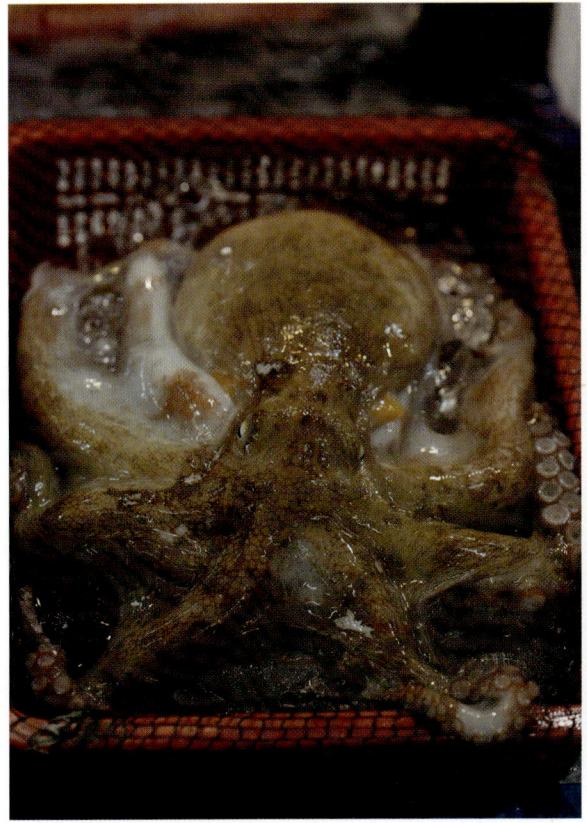

문어

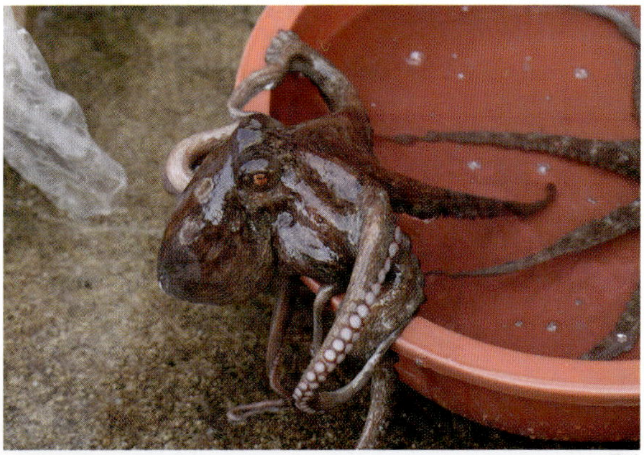

문어

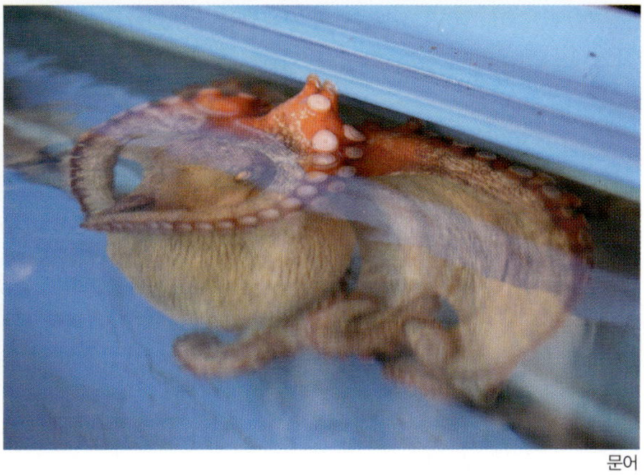

문어

물메기

꼼치과 / *Liparis tessellatus* (GILBERT et BuRKE)
약명 해점어海鮎魚
이명 꼼치, 미역어迷役魚 · 홍점洪鮎, 洪達魚, 포도점葡萄鮎 · 장점長鮎

물메기는 '곰치' 또는 '꼼치'라고도 부르는데, 예전에는 흐물거리는 모양을 흉하게 여겨 그물에 걸리면 바다에 버렸다고 한다. 속초를 비롯한 바닷가에서 묵은 김치를 넣고 끓인 '곰치국'은 담백하고 시원한 맛이 좋아 해장국으로 인기가 많다.

우리나라 부산에서 청진까지의 동해안과 일본의 일부 지역, 수심 100m 내외의 바다에 산다. 몸 길이는 대략 16㎝ 내외로, 반투명하고 몸빛은 연청갈색 바탕에 갈색 반문이 그물 모양으로 나타난다. 몸이 아주 유연하여 일정한 형태를 유지하기 어려울 정도이다. 산란기인 겨울에만 잡히기 때문에, 겨울이 아니면 맛보기 어려운 생선이다.

고서古書 · 의서醫書에서 밝히는 효능

자산어보 살이 아주 연하고 뼈도 연한데 맛은 좋지 않고, 술병[酒病]을 잘 고친다. 상하기 전에 삶으면 살이 모두 풀려 버리므로 그것이 상할 때를 기다려 먹어야 한다.

오주연문장전산고 우리나라 호남 부안현扶安縣 해중에 수점水鮎이 있는데, 살이 타락죽 같아 양로養老에 가장 좋다.

특허 · 논문

● 꼼치 알 유래의 단백분해효소 저해제의 분리방법 : 본 발명은 꼼치 알 유래의 단백분해효소 저해제의 분리방법에 관한 것으로, 꼼치 알의 조추출물을 얻고 이를 이온 교환이나 겔 투과 크로마토그래피를 통해서 여러 단계로 분리하지 않고 CNBr-활성화 세파로즈 4B-파파인 친화 컬럼을 가지고 단일 단계로 분리、정제함으로써 정제에 필요한 시간을 줄이고 더 높은 수율을 가져오는 분리방법을 제공할 수 있을 뿐만 아니라 상기와 같이 분리 및 정제된 단백분해효소 저해제를 이용함으로써 수리미 겔화 과정에서 어육의 품질 저하를 발생시킬 수 있는 내열성 단백분해효소를 효과적으로 저해시킬 수 있는 매우 뛰어난 효과가 있다. – 특허등록 제757354호, 강릉원주대학교 산학협력단

● 물메기 포 제조 방법 : 본 발명은 물메기 포 제조 방법에 관한 것으로, 보다 상세하게는 생 물매기를 갈라 펼치고 불필요한 부분을 제거하여 포와 같이 커팅 단계; 커팅된 상기 물메기를 노지에서 널어 건조하여 상기 물메기의 육을 단단하게 하는 1차 건조 단계; 1차 건조된 상기 물메기를 냉동시켜 수분을 제거함과 동시에 상기 물메기의 육을 보다 단단하게 하는 2차 건조 단계; 2차 건조된 상기 물메기를 물에 담가 해동시키고 상기 물메기의 육 표면을 불리는 단계; 해동된 상기 물메기의 물기를 뺀 후 양념에 버무리는 단계; 양념된 상기 물메기를 조리하는 단계; 및 조리된 상기 물메기를 진공 포장하는 단계를 포함하는 물메기 포

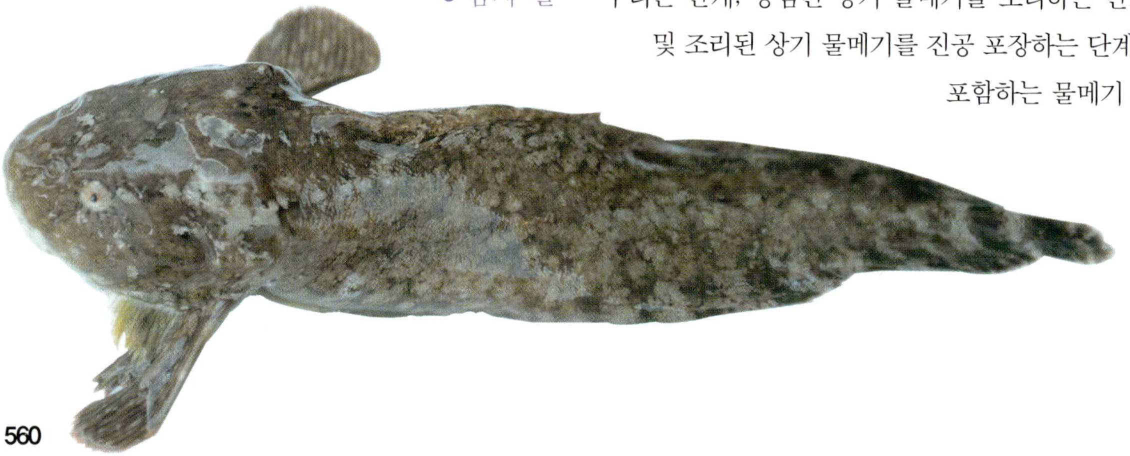

제조 방법에 관한 것이다. – 특허공개 10-2013-0053463호, 이**

● 생선국 제조 방법 : 본 발명은 도다리, 탱수 또는 물메기 등의 신선한 생선을 주재료로 하고, 무, 미나리, 파 및 흔히 몰이라고 불리는 모자반을 적당한 비율로 넣어 끓이는 생선국 및 그 제조 방법에 관한 것이다. 종래의 매운탕 등의 제조 방법은 생선을 주재료로 하며 고추장이나 막장 등을 첨가하거나 고추가루를 넣는 등 주로 매운맛을 내는 제조 방법이 대부분이며, 이러한 제조 방법은 생선의 육질이 물러지고 맛 또한 얼큰한 맛으로 한정되어 있으나, 본 발명은 양은 냄비에 물을 끓인 후 살아 있거나 신선한 생선으로 준비한 주재료를 일시에 넣어(또는 주재료가 든 양은 냄비에 끓는 물을 부어도 큰 차이는 없음) 신선한 생선의 쫄깃쫄깃한 맛을 그대로 유지하고, 특히 미나리와 모자반을 넣고 양조식초, 소금, 마늘 등의 양념을 적당한 비율로 첨가함으로써 일반 매운탕 등에서는 느낄 수 없는 특유의 담백하고 시원한 맛을 낼 수 있으며, 특히 숙취에 그 효능이 뛰어난 생선국 및 그 제조 방법을 제공함에 특징이 있다. – 특허공개 10-2005-0056368호, 감**

● 쥐치 가공 방법 : 본 발명은 쥐치 가공 방법에 관한 것으로, 쥐치, 꽁치, 보리멸, 물메기, 서대, 조기, 장어 및 돔중에서 선택된 적어도 1종의 수산물에 조미성분을 첨가하여 자연 건조 또는 물리적 건조를 통해 수분함량 10-20중량%가 되도록 건조시키는 단계; 건조된 수산물을 진공 포장한 후 90-110℃에서 5-10분간 열처리하는 단계; 및 열처리된 수산물을 -15~-20℃에서 30분~1시간동안 저온숙성시키는 단계로 이루어진 것을 특징으로 하는 쥐치 가공 방법이 제공된다. 본 발명에 의하면, 보관상 위생적일 뿐만 아니라 별도의 열처리 없이 즉시 식용 가능하며, 부드러운 육질 상태가 유지되는 어포를 제조할 수 있다. – 특허등록 제752233호, 서**

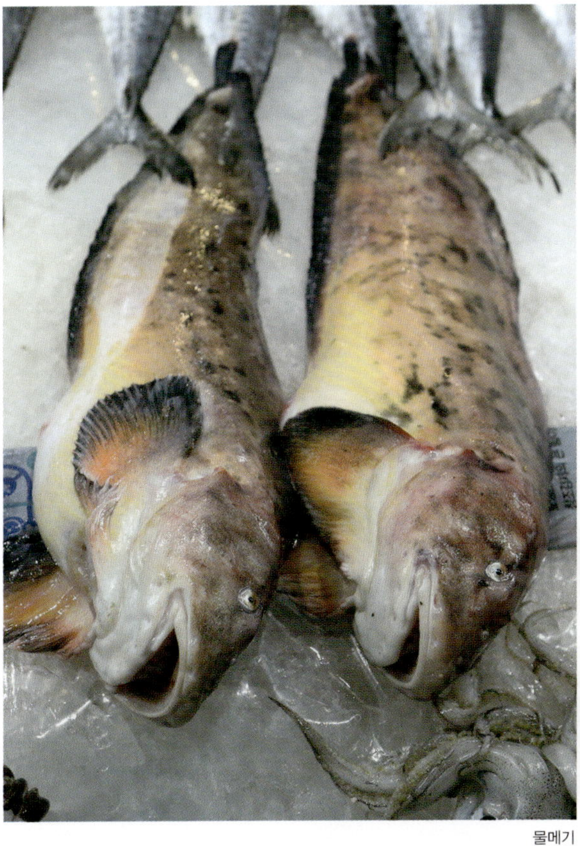
물메기

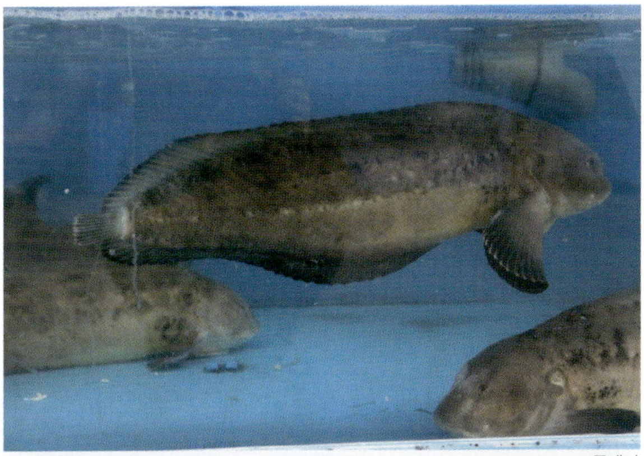
물메기

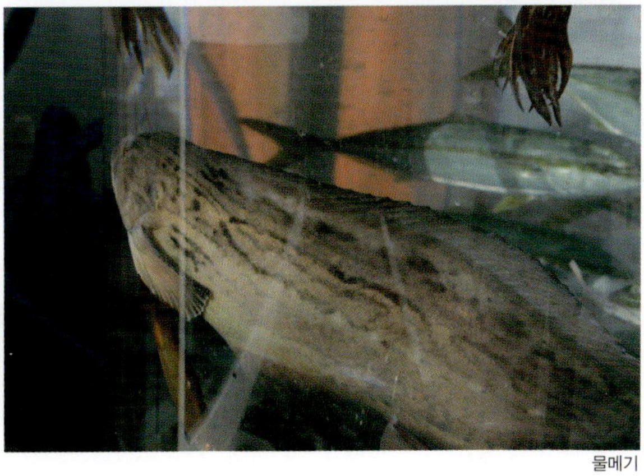
물메기

미꾸라지

기름종개과(미꾸리과) / *Misgurnus mizolepis*
약명 추어鰍魚
이명 당미꾸리

기름종개과의 민물고기로, 서해와 남해로 흐르는 하천의 하류에 분포하며, 중국에도 분포한다. 진흙이나 모래, 해감이 깔린 곳, 물 흐름이 느린 곳이나 고인 물에 살며 3급수에서도 잘 산다. 주로 바닥층에서 활동하고 진흙 속에 자주 들어간다. 가뭄이 들면 진흙 속에서 휴식하고, 물 밖으로 입을 내밀어 산소를 보충한다. 4~6월에 알을 낳아 물풀 줄기나 잎에 붙인다.

몸은 미꾸리보다 옆으로 납작하고 비늘이 크며 꼬리자루가 옆으로 퍼졌다. 입은 반원형으로 입 주변에 수염이 5쌍 있으며, 작은 눈이 머리 위에 붙어 있고 꼬리지느러미 끝이 둥글다. 등쪽은 검은색, 배쪽은 회백색을 띠며, 몸 양옆에 검은 반점이 많고 등과 꼬리지느러미에도 검은 반점이 있다.

단백질과 비타민 A 함량이 높아 추어탕, 구이 · 튀김으로도 먹는다. 겨울보다는 봄에 산란기를 앞두고 먹이를 많이 먹어 살이 통통하게 오른 것이 맛이 좋다. 내장을 제거하지 않고 전체를 먹기 때문에 알과 난소에 함유된 비타민 A · D를 섭취할 수 있으며, 야맹증과 성장기 어린이 뼈 형성에 도움을 준다.

고서古書 · 의서醫書에서 밝히는 효능

동의보감 성질이 따뜻하고 맛이 달며 독이 없다. 비위를 보하고 설사를 멈춘다.

특허 · 논문

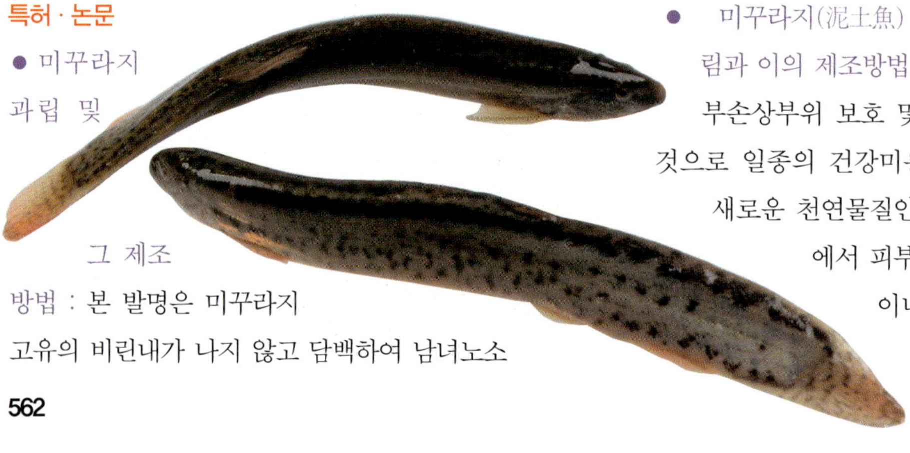

● 미꾸라지 과립 및 그 제조방법 : 본 발명은 미꾸라지 고유의 비린내가 나지 않고 담백하여 남녀노소 누구나 쉽게 즐겨 시식할 수 있는 미꾸라지 과립 및 그 제조방법에 관한 것으로서, 더욱 상세하게는 세척하여 노폐물이 제거된 미꾸라지를 농축한 후 동결건조하여 분쇄하여 이루어진 미꾸라지분말 100중량부에 고추분말 10~15중량부, 마늘분말 20~30중량부, 생강분말 10~15중량부, 깨분말 10~15중량부, 된장분말 50~60중량부가 골고루 혼합된 혼합물을 과립성형하여 이루어지는 것을 특징으로 하는 미꾸라지 과립 및 그 제조방법에 관한 것이다. 이와 같이 제조된 미꾸라지 과립은 보양식품인 미꾸라지를 소비자가 쉽게 시식하여 보양할 수 있고, 특히 미꾸라지의 고유한 비린내가 제거되고 담백하고 구수한 맛은 유지되어 남녀노소 누구든지 쉽게 즐겨 시식할 수 있으며, 추어탕 등의 음식 조리시 첨가물로서 널리 사용할 수 있는 이점이 있다. – 특허등록 제742280호, 남원시 외 2

● 미꾸라지가 함유된 호박 즙액의 제조방법 : 본 발명은 호박과 살아 있는 미꾸라지의 유효성분이 함께 함유된 호박 즙액의 제조방법에 관한 것이다. 본 발명에 의한 호박 즙액은 기존의 호박즙액이 함유하고 있지 않은 단백질 및 아미노산을 미꾸라지를 중탕시켜 보충하여 영양학적으로 균형이 맞춰져 있고 건강에 좋으며 미꾸라지 특유의 비린내도 제거되어 음용하기에 적합하다. – 특허등록 제1019310호, 이**

● 미꾸라지(泥土魚) 분비물함유 피부보호크림과 이의 제조방법 : 본 발명은 미용 겸 피부손상부위 보호 및 재생촉진물질에 관한 것으로 일종의 건강미용화장용액에 사용되는 새로운 천연물질인 것이다. 옛 우리 민속에서 피부에 상처를 입으면 풀잎이나 뿌리에서 추출한 수액을 바르거나 재생력

이 뛰어난 미꾸라지 피부 분비물을 손등에 발라 지혈과 동시에 거칠어진 피부도 다듬고 상처도 치료하는 다각적인 방법과 효능을 활용한 것을 발전시켜 미꾸라지를 죽이지 않고 자극을 주어 피부 외부로 분비시킨 원액을 정제, 가공 가미하여 부드럽고 비린내가 나지 않게 조제하므로 화장용 용품을 제조하는 방법에 관한 발명이다. – 특허공개 10-2005-0093637호, 강**

● 황토를 이용한 미꾸라지 및 뱀장어의 양식방법 : 본 발명은 황토분말과 돼지뼈 분말, 멸치 분말, 콩 분말을 주성분으로 하여 사료환을 제조하고, 상기 사료환을 양식조에 투입하되, 양식조 내부 바닥에는 황토펄을 형성하고 외부 공기를 양식조로 공급하여 물의 와류작용으로 황토펄의 황토가 부상하여 황토물 속에서 양식이 행해지도록 하여 품질이 우수한 미꾸라지 및 뱀장어를 단기일 내에 양식이 가능토록 한 황토를 이용한 미꾸라지 및 뱀장어의 양식방법을 제공코자 하는 것이다. 즉, 본 발명은 미꾸라지 및 뱀장어를 양식하기 위하여 황토분말 70중량%, 돼지뼈 분말 10중량%, 멸치 분말 10중량%, 콩 분말 10중량%를 물과 함께 반죽 상태로 배합후 반죽기에 투입하여 입자경 5㎜로 압출, 커팅 및 건조하여 사료환을 제조하는 과정과, 상기 사료환을 물이 저수되고 미꾸라지 및 뱀장어가 선별 투입된 원형 양식조에 투여하는 과정과, 상기 양식조에 외부 공기를 주입하여 물이 와류를 일으키도록 하여 바닥면의 깔린 황토펄이 바닥에서 수중으로 부상토록 하여 미꾸라지와 뱀장어를 황토물 속에서 사료환을 급이하여 선별 양식토록 한 것을 특징으로 한다. 이와 같은 본 발명의 양식방법은 황토분말과 돼지뼈 분말, 멸치 분말, 콩 분말을 혼합한 사료환을 사용함과 동시에 양식조에 공기를 투입하여 황토펄의 황토가 바닥에서 수중으로 부상토록 하여 황토물에서 미꾸라지 및 뱀장어 등을 양식토록 함으로써, 단시일 내에 품질이 우수한 어종을 양식할 수 있는 것이다. – 특허등록 제991847호, 김**

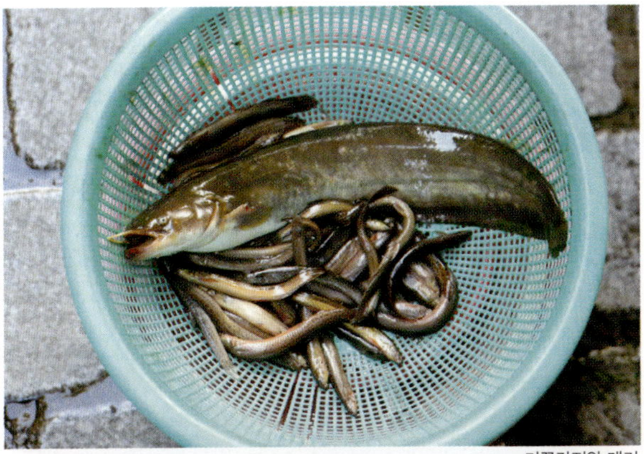
미꾸라지와 메기

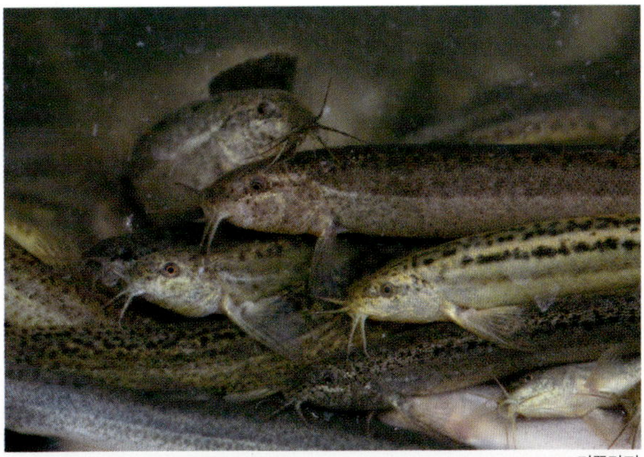
미꾸라지

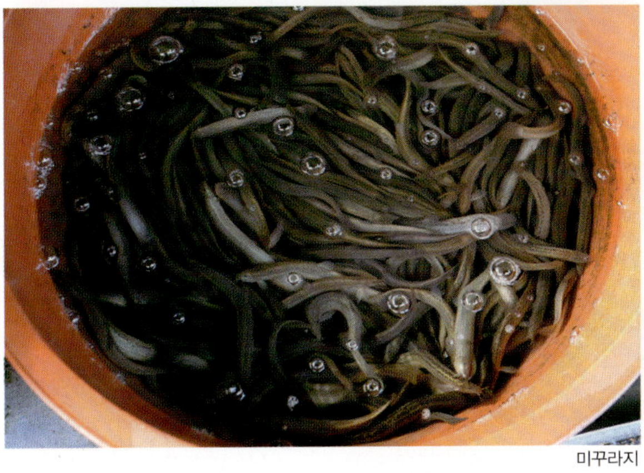
미꾸라지

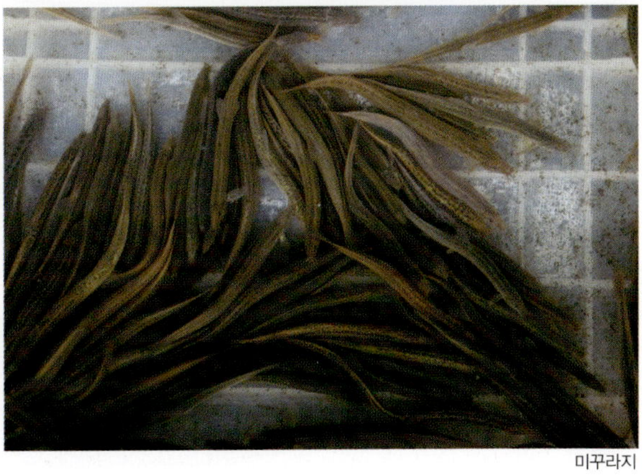
미꾸라지

민어

민어과 / *Nibea imbricata* MATSUBARA
약명 회어, 민어鰵魚, 면어鮸魚
이명 민어民魚, 개우치, 홍치, 어스래기

대표적인 여름 생선인 민어는 서민의 기력을 돋워 주는 대표적인 생선으로, 횟감과 찜, 탕으로 이용된다. 색색의 고명을 얹은 민어찜은 차례상에도 올라간다.

민어는 우리나라 서해와 남해에 분포하며, 여름철에는 수심이 40~120m 되는 바다 밑 뻘밭에서 서식한다. 가을에서 겨울 사이에 제주 근해에서 월동한 뒤 봄이 되면 북쪽으로 이동하며 산란기인 6~9월에 연안으로 접근한다. 인천 앞바다와 목포에서 잡은 것을 최고로 친다. 민어알젓이나 어포는 귀한 식품으로 대접받는다.

얼려서 보관하면 특유의 맛이 사라지므로 싱싱한 민어를 사용해 조리하는 것이 좋다. 다른 흰살생선처럼 지방이 적고 단백질 함량이 풍부해서 맛이 담백하고, 비타민 A, B 등 영양소도 풍부하다.

고서古書 · 의서醫書에서 밝히는 효능

자산어보 큰 것은 길이가 4, 5자이다. 몸은 약간 둥글며 빛깔은 황백색이고 등은 청흑색이다. 비늘이 크고 입이 크다. 맛은 담담하고 좋다. 날 것이나 익힌 것이나 모두 좋고 말린 것은 더욱 몸에 좋다. 부레로는 아교를 만든다.

특허 · 논문

● 민어 부레 젓갈의 제조방법 : 본 발명은 민어 부레 젓갈의 제조방법에 관한 것으로서, 보다 상세하게는 민어의 부레 부분을 식염에서 발효 및 숙성시킨 후 주정용액으로 세척함으로써 인체에 유익한 성분을 다량 함유한 민어의 부레를 일반인이 쉽게 섭취 가능하도록 하는 민어 부레 젓갈의 제조방법에 관한 것이다. 본 발명에 따른 민어 부레 젓갈의 제조방법은, 민어의 부레 부분을 분리하여 이를 2~5% 농도의 식염수에 침지하여 세척하는 세척단계와; 세척된 상기 민어 부레 100중량부를 기준으로 식염 15~30중량부를 첨가하고 혼합하여 밀폐용기에 넣어 5℃~25℃의 온도로 1개월~12개월 동안 발효 및 숙성하는 발효및숙성단계; 숙성 후 농도 25~95%의 주정용액에 침지하여 세척하고 표면의 주정용액을 제거하는 주정처리단계;를 포함하는 것을 특징으로 한다. – 특허등록 제101134150호, 전라남도

● 민어굴비의 제조방법 : 본 발명은 민어의 비늘을 제거하여 육중량 대비 천일염의 양이 20%를 초과하고 30% 미만이 되도록 마른간을 한 다음, 약간 경사진 평지에서 2일간 염지하고, 세척 후 해풍이 잘 통하는 음지에서 2일간 건조시키는 것을 특징으로 하는 민어굴비의 제조방법에 관한 것이다. 본 발명에 따라 제조된 민어굴비는 비린내가 적고 그 맛이 담백해서 수산물을 꺼려하는 젊은 층과 어린아이에게 쉽게 영양이 우수한 어류 단백질을 섭취할 기회를 제공하며, 민어의 생산과 소비를 촉진함은 물론 식품으로 활용도를 높일 수 있다. – 특허공개 10-2002-0066965호, 전라남도

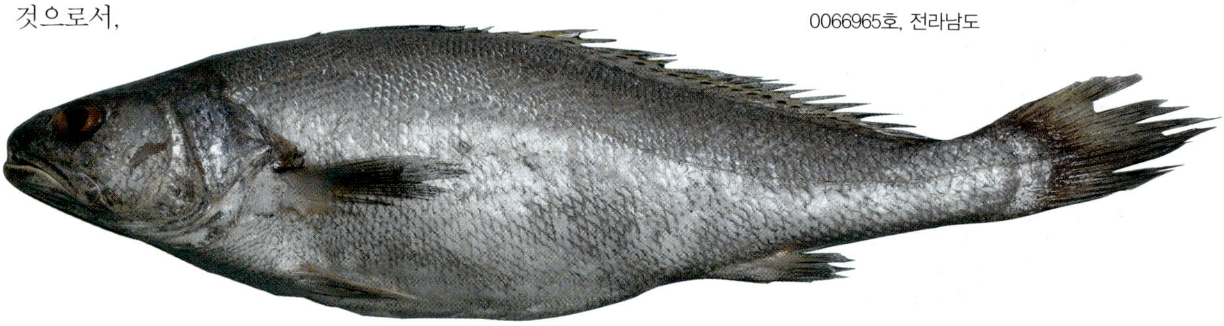

● 해양심층수 소금을 이용한 민어 염장품의 제조방법 : 본 발명은 해양심층수 소금을 이용한 민어 염장품의 제조방법에 관한 것으로, 상세하게는 본 발명의 민어를 수세, 염장 및 건조의 단계를 거쳐 민어 염장품을 제조하는 방법에 관한 것이다. 구체적으로, 본 발명은 해양심층수 소금 및 시판되는 소금으로 제조된 민어 염장품을 비교한 바, 본 발명의 해양심층수 소금을 이용한 제품이 시판 소금 사용 제품에 비해 위생성의 확보 및 고도불포화 지방산의 변성을 막아 제품의 품질을 보존할 수 있음을 확인함으로써 민어 염장품의 제조를 위한 최적조건임을 확인하였다. – 특허등록 제100826868호, – 울릉미네랄(주)

● 해양심층수 소금을 이용한 민어 염건품 제조 및 저장 중 품질변화 : 해양심층수 및 해양심층수 소금을 이용하여 민어 염건품 제조 조건을 확인한 결과, 민어 어체의 전처리 조건이 염건품 품질에 매우 큰 영향을 주는 것으로 나타났으며, 특히 내장만을 제거하고 부레와 복부지방층을 제거하지 않으면 염의 침투도 원활하지 않으며, 가공 중 지방의 산패나 미생물의 성장에 의한 품질 저하가 일어나는 것을 확인하였다. 아울러 어체 중량에 대해 20% 염 농도로 염장하는 것이 적절하였고, 특히 이 염장 농도에서 염장 시간에 따른 제품의 염도나 품질에 영향을 주는 것이 확인되었는데, 염장시간은 상온(20~25℃)에서 12시간이 적절하였다. 한편, 건조온도는 30℃ 조건에서 24시간 건조하는 것이 제품의 품질에 가장 바람직한 조건이었다. 한편, 해양심층수 소금과 시판 소금을 사용하여 동일한 조건에서 제조한 민어 염장품의 저장 중 품질 변화를 관찰한 결과, 시판 소금의 경우 소금에서 유래하는 미생물 등에 의해 가공 중 품질의 저하는 물론이고 저장 중에도 POV나 AV의 증가, 생균수의 증가 정도가 해양심 층수 소금을 사용한 것에 비해 높은 것으로 나타났다. 또한 지방산 변화는 관능검사 결과, 시판 소금에 비해 해양심층수 소금이 민어 염건품 제조에 있어서 가공 공정 중이나 저장 중에도 품질을 유지하는 데 훨씬 효과적이라는 것을 알 수 있었다. 결론적으로 해양심층수는 염장 후 2차 수세 시에 해양심층수를 사용하고, 염장 시에는 어체 중량에 대해 20% 농도로 상온에서 12시간 정도 염장을 행한 다음 30℃ 온도 조건에서 24시간 건조하는 조건이 적절하다는 것을 알 수 있었다. 아울러 민어 염건품의 경우 냉장 유통 과정에서 2주 이상을 경과하지 않는 것이 바람직하다는 것을 알 수 있었다. – 주동식, 한국식품영양과학회지(2011)

● 文化財 保存修復에서 傳統接着劑의 特性과 效果에 關한 硏究 : 민어부레풀을 중심으로 : 문화재 전반에 걸쳐 보존과학, 재료학 등은 문화재의 원형을 그대로 유지하면서 영구 보존을 지향하는 분야이다. 따라서 문화재를 보존수복하기 전에 문화재가 가지고 있는 사료적 가치와 함께 사용되는 재료에 대한 다각적인 정보를 이해하는 과정이 우선되어야 하고, 정확한 데이터를 바탕으로 문화재 보존수복에 활용되어야만 한다. 필자 역시 보존수복에 사용되어지는 전통안료와 접착제의 특성 및 사용방법을 구분하고, '민어부레풀'을 직접 제작하였다. 그리고 그 과정과 전후 보존수복에 올바른 접착제 사용을 제시하여 문화재의 전통적인 맥을 계승하는데 목표를 두고 본 논문을 진행하게 되었다. 이에 본 논문에서는 전통접착제의 특성과 효과를 규명하고 그에 따른 문화재 및 예술품에 사용되어지는 접착제의 적절한 사용방법을 구분하여 실질적인 보존처리 활용에 도움이 되었으면 하는 것에 연구의 목적이 있다. 그러나 아쉽게도 전통접착제중 '민어부레풀'에 대한 선행연구나 정확한 특성 및 사용사례에 관한 연구가 전무한 실정이며 차후 과제로 남아있다. 아울러 이와 같은 연구를 통하여 전통접착제의 특성과 효과를 파악하고 문화재 및 예술품의 보존수복의 재료로서 연구의 선행지표가 될 수 있는 자료를 제시하고자 한다. – 임동수 원광대학교 석사학위 논문(2008)

미더덕 · 오만둥이

미더덕과 / *Styela clava*(미더덕), *Styela plicata*(오만둥이)
영명 warty sea squirt
이명 주름미더덕, 오만디, 오만득이, 만득이

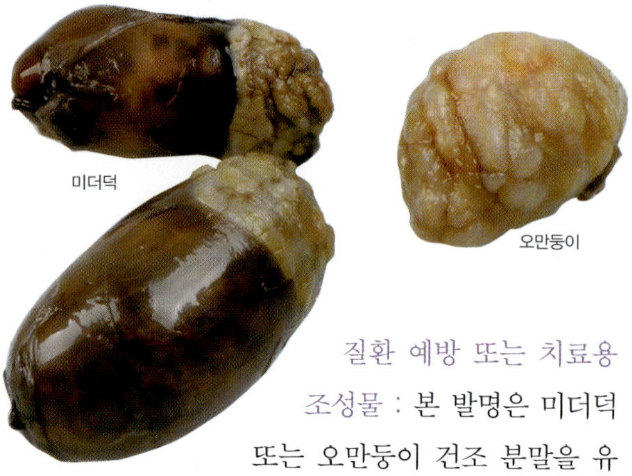

미더덕은 우리나라 전 연안에 분포하며, 암반 아래에 붙어 서식한다. 길이 5~10㎝ 정도로, 긴 타원형으로 굵고 곤봉 모양이다. 몸 앞쪽에 가로 주름 또는 불규칙한 홈이 나 있고, 몸 뒷부분과 자루 표면에는 불규칙한 주름이 나 있다. 몸통 아래쪽에 달린 긴 자루를 바위에 붙이고 바닥에 붙는다. 몸 앞쪽 끝에 물을 빨아들이는 입수공과 물을 내보내는 출수공이 있다. 몸 빛깔은 서식 환경에 따라 다른데, 겉껍질은 황갈색이나 회갈색을 띠고 몸 안쪽은 흰색을 띤다.

자웅동체이지만 자신의 난소와 정소를 수정시키지 않고 서로 생식 세포를 교환하여 생식하며, 산란 시기는 7~9월이다.

향이 향긋하고 씹는 맛이 독특하여 주로 된장국에 넣어 먹거나, 탕 · 찌개 · 찜 등의 재료로 이용한다. 제철은 4~5월이며, 주로 양식을 많이 하는데, 경상남도 마산에서 우리나라 소비량의 약 80%를 생산하고 있다.

미더덕은 불포화지방산인 EPA와 DHA가 들어 있으며, EPA는 동맥경화 · 고혈압 · 뇌출혈 예방에 효과가 있고, DHA는 뇌 기능 향상 · 항암 작용 · 노화 억제 등의 효과가 있다.

유사종으로 '오만둥이(Styela plicata)'가 있다. 오만둥이는 '주름미더덕' 또는 '흰멍게'라고도 한다. 동해와 남해 연안에 분포한다. 형태는 미더덕과 비슷하지만 입수공과 출수공이 몸 밖으로 나와 있다. 표면에는 오돌토돌한 돌기가 있고 불규칙한 홈이나 주름이 있으며 연한 황색 또는 회색을 띤다. 미더덕보다 향은 약하지만, 껍질이 좀더 두껍고 부드러우며 씹는 맛이 좋다. 볶음 · 찜 · 찌개 등으로 조리하여 먹는다.

특허 · 논문

● 미더덕 또는 오만둥이 건조 분말을 포함하는 간질환 예방 또는 치료용 조성물 : 본 발명은 미더덕 또는 오만둥이 건조 분말을 유효 성분으로 함유하는 암예방, 간세포 보호, 간질환 예방 또는 치료용 조성물에 관한 것이다. 미더덕 또는 오만둥이 건조분말은 손상된 간지표인 증가된 혈중 AST, ALT 및 ALP 효소활성의 감소 효과가 있으며, 간세포 및 백혈구의 DNA 손상을 억제하는 효과가 탁월하여 간세포 보호, 간질환 예방, 개선 또는 치료용 의약조성물, 식품첨가제 또는 건강기능식품용 조성물로 사용할 수 있다. – 특허등록 제 904282호, 마산시

● 주름미더덕(Styela plicata) 추출물의 항산화력 및 항암활성 : 주름미더덕(Styela plicata)에 methanol, ethanol, acetone, 물을 가하여 추출물을 제조하여 항산화활성과 항암활성을 조사하였다. 신선 주름 미더덕을 분쇄하여 용매를 가하여 추출물을 제조한 경우 methanol을 이용하였을 때 가장 많이 추출되었으며, 물을 이용한 경우에 가장 추출율이 낮았다. 그러나, 동결건조한 주름 미더덕 분말로부터 추출물을 제조한 경우에는 물을 이용한 경우에서 추출량이 크게 증가하였다. 각 추출물의 라디칼 소거능을 측정한 결과, 신선 주름 미더덕 추출물의 경우에는 acetone추출물이 가장 높은 활성(37.39%)을 보였으며, 동결건조 주름 미더덕 분말로부터 추출한 경우에는 ethanol추출물이 78.40%의 높은 활성을 나타내

었다. 환원력은 신선 주름 미더덕 의 경우 methanol 추출물이 가장 좋은 활성을 나타내었고, 동결건조한 주름 미더덕 추출물은 ethanol에서 가장 높은 활성을 보였다. 대장암 세포주 HT-29에 대한 주름 미더덕 추출물의 암세포 증식억제 효과는 동결건조 주름 미더덕의 acetone 추출물이 500㎍/mL의 농도에서 약 20%이하의 높은 활성을 보였다. 이상의 실험 결과로 주름 미더덕에 항산화력과 항암력을 가지는 성분이 함유되어 있음을 알 수 있었다. – 경남대학교 식품생명공학부 김진주 외 4, 한국식품영양학회지(2005. 8. 30)

● 멍게 또는 미더덕-유래 셀룰로스 막을 포함하는 피부상처 보호막 및 골형성 유도막 : 본 발명은 멍게 또는 미더덕의 피부 각질로부터 유래된 셀룰로오스 막을 포함하는 피부 상처 치유 촉진을 위한 피부 상처 보호막 및 골형성 유도막에 관한 것이다. 본 발명의 피부 상처 보호막 및 골형성 유도막은 상처 치료 및 골형성을 촉진하는 데 매우 유효할 뿐만 아니라, 생체내에서 면역반응을 유도하지 않기 때문에 생체적합성이 우수하다. 또한, 종래에 폐기물로 처리되었던 멍게 또는 미더덕의 피부각질로부터 제조된 셀룰로오스 막을 유효 성분으로 포함하기 때문에, 천연 자원의 효율적 이용에 기여할 수 있다. – 특허등록 제605382호, 메타볼랩 주식회사 외 2

● 미더덕 추출물을 유효 성분으로 함유하는 약제학적 조성물 및 식품 첨가제 : 본 발명은 미더덕 추출물을 유효 성분으로 함유하는 약제학적 조성물 및 식품 첨가제에 관한 것으로, 미더덕 추출물을 유효 성분으로 함유하는 항암 및 항산화용 약제학적 조성물과 항산화용 식품 첨가제를 제공함으로써 향후 의학적 및 식품 산업적으로 부가가치가 매우 높은 중요한 자원으로 미더덕을 활용할 수 있게 된 것이다. 상기 암은 대장암, 자궁 경부암 또는 유방암인 것을 특징으로 한다. – 특허등록 제836569호, 경남대학교 산학협력단

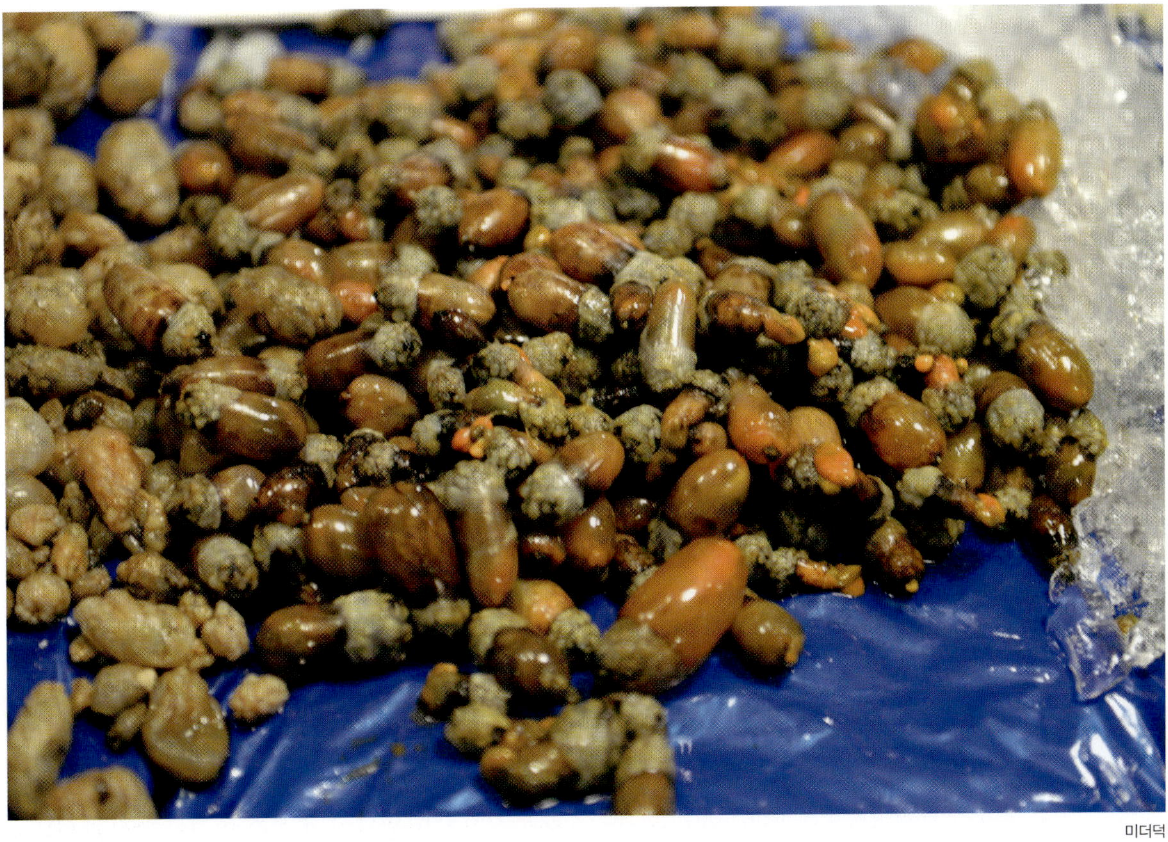

미더덕

바지락

백합과 / *Tapes(Amygdala Philippinarum) (ADAMS et REEVE)*
영명 Japanese littleneck
약명 황합, 소합

조개 하면 바지락이 가장 먼저 떠오를 정도로 우리나라에서 많이 생산되고 맛도 좋다. 백합과의 연체동물로, 우리나라 연안에 널리 분포하는데, 특히 서해안에 많다. 원래 이름인 '바지라기'가 줄어서 바지락이 되었다. 지역에 따라 동해 부근에서는 '빤지락', 인천이나 전라도에서는 '반지락', 통영과 거제에서는 '반지래기'라고 한다.

껍데기는 딱딱하고 타원형으로 부풀어 오른 모양이다. 표면은 거칠고 방사상의 무늬가 있으며, 서식 환경에 따라 형태, 색깔, 무늬 등이 다양하다. 민물이 섞이는 바다의 모래나 진흙 속에 서식하며, 주로 식물성 플랑크톤을 먹는다. 자연산도 많지만, 성장이 빠르고 거의 이동하지 않아 양식하기도 쉽다. 7~8월 산란기를 제외하면 연중 채취가 가능하다. 제철인 3~4월에 맛이 가장 좋으며, 국이나 찌개, 칼국수에 넣거나 젓갈로 만들어 먹으며 무쳐 먹기도 한다. 여름철 산란기에는 중독의 위험이 있다.

바지락은 필수 아미노산과 철분, 아연이 풍부해 노약자나 어린이, 임산부의 영양식으로 좋다. 바지락은 철분을 함유하고 있고 코발트, 비타민 B_2가 풍부하여 빈혈 예방에 중요한 식품이며, 저혈압에도 효과가 있다. 풍부한 단백질 성분은 간 기능을 강화해 주는데, 특히 주목해야 할 성분이 바로 베타인betaine과 타우린이다. 베타인은 단맛이 나는 감칠맛 성분으로 간의 지방 축적을 막아 지방간에 좋고, 타우린 역시 알코올로 인한 숙취와 간의 해독 기능을 촉진하여 과음으로 인해 간에 지방이 축적되는 것을 예방한다. 또한 껍데기가루는 칼슘 보충에 좋다.

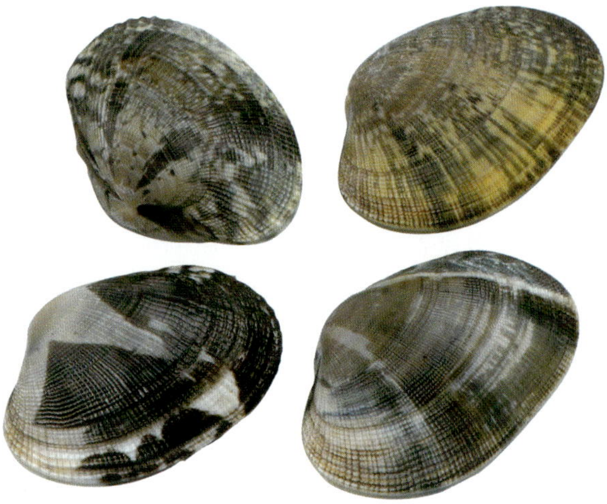

특허 · 논문

● 조개류추출물 함유 간질환 개선 및 예방용 식품 조성물 : 본 발명은 조개류추출물 함유 간질환 개선 및 예방용 식품 조성물에 관한 것으로, 대합(Pseudocardium sachalinensis), 소라(Batillus cornutus), 홍합, 굴, 바지락, 꼬막, 재첩, 고둥, 전복으로부터 간 기능 개선물질을 추출한 뒤 상기 추출물 단독, 또는 혼합물에 식품 첨가물을 첨가하여 기능성 식품을 제조한 다음 이들 식품에 대하여 관능평가를 수행하고 간 기능 개선 및 간질환 치료 효과를 조사함으로써 생리활성유도, 간 기능 개선, 간세포 재생 및 간 질환 치료에 효과가 있는 조개류로부터 추출한 간 기능 개선물질을 포함하는 식품을 제공할 수 있는 매우 뛰어난 효과가 있다. – 특허등록 제841476호, 권** 외 1

● 게르마늄 명품 바지락 : 본 발명은 통상의 바지락 양식어장에서 바지락을 생산하는 방법에 있어서, (a) 바지락 양식어장에 양식장환경을 개선하기 위한 모래인 왕사를 3cm 두께로 골고루 살포하고, 살포한 어장을 형망을 이용하여 10cm 이상 경운작업을 실시하는 단계, (b) 0.7~1.2cm 입도의 모래크기로 분쇄한 천연 게르마늄광석을 헥타르(ha) 당 6~10톤 비율로 골고루 살포하는 단계 및 (c) 양식어장 주위에서 자연적으로 흘러드는 담수를 바지락 양식장으로 인위적으로 물길을 만들어 바지락 양식어장에 지속적으

로 영양염류가 공급토록 하는 단계를 포함하는 것을 특징으로 하는 유기 게르마늄 함유 바지락의 생산방법에 관한 것으로 생산된 바지락에는 게르마늄 성분이 유기화되어 전이되어 있고 보다 신선하고 풍부한 풍미와 특유의 조직감(쫄깃함)이 살아있는 바지락 살을 제공할 수 있다. – 특허등록 제779406호, 태안군 외 1

● 바지락 가수분해물을 유효 성분으로 함유하는 항염증 조성물 : 본 발명은 바지락 가수분해물을 유효 성분으로 함유하는 항염증 조성물에 관한 것으로서, 더욱 상세하게는 바지락 단백질 가수분해물로부터 분리된 펩티드와 약학적으로 허용되는 담체를 포함하는 항염증 조성물 및 바지락 단백질 가수분해물의 제조 방법과 상기 가수분해물로부터 펩티드를 분리 정제하는 방법에 관한 것이다. 상기와 같은 본 발명에 따르면 바지락 단백질 가수분해물, 상기 가수분해물로부터 분리, 정제된 항염증 펩티드 및 상기 가수분해물을 포함하는 조성물은 항염증 활성을 가지므로 기능성 의약품 및 건강기능식품으로 이용될 수 있다. – 특허공개 10-2012-0049046호, 건국대학교 산학협력단

● 바지락 해장국: 본 발명은 미리 분리된 바지락살과 바지락국물을 이용한 바지락 해장국의 제조방법 및 바지락해장국에 관한 것으로서, 바다에서 채취한 바지락을 정제된 해수로 해감하고 탈각단계에서 모아진 바지락살과 바지락국물에 천연 조미료로 만든 양념국물을 혼합하고 부추, 홍고추, 집된장, 벌꿀을 첨가시켜 가열, 살균하여 이전에 맛보지 못한 독특한 풍미의 맛과 영양 및 바지락이 지닌 특유의 영양 성분을 함유한 비린내가 없고 맛이 시원하면서 담백한 새로운 형태의 바지락 해장국에 관한 것이다. – 특허등록 제100715148호, 안승옥

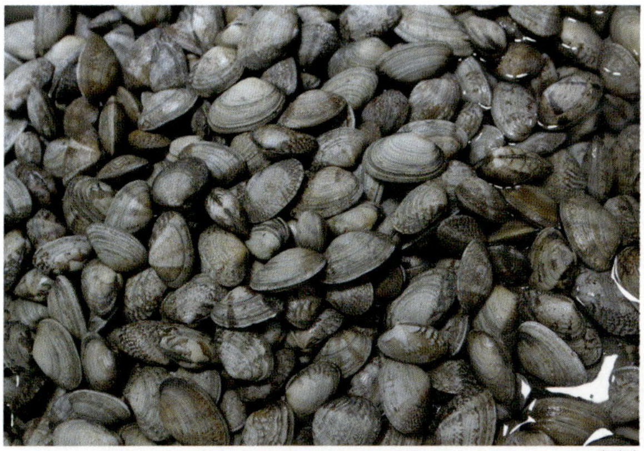
바지락

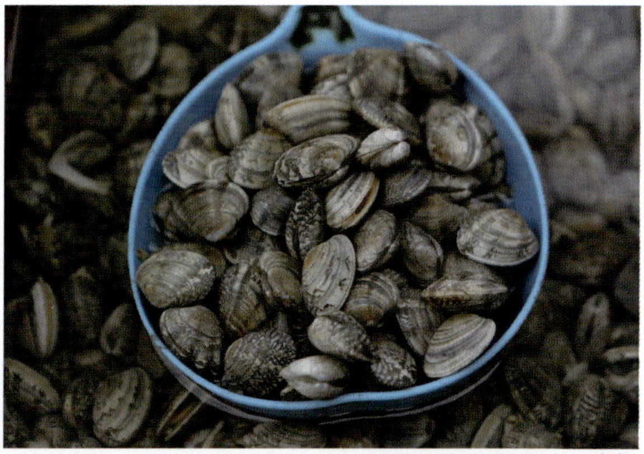
바지락

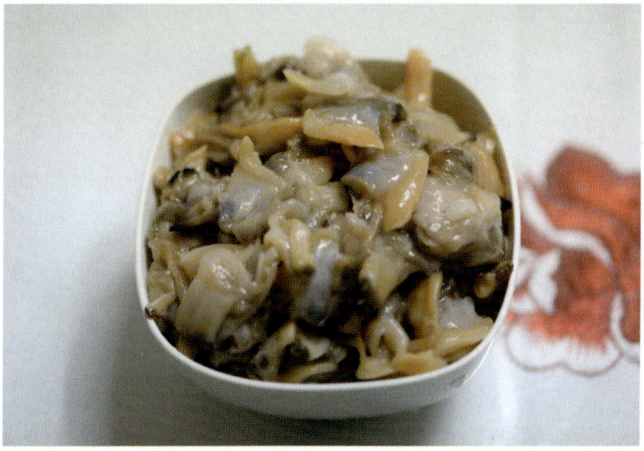
바지락 살

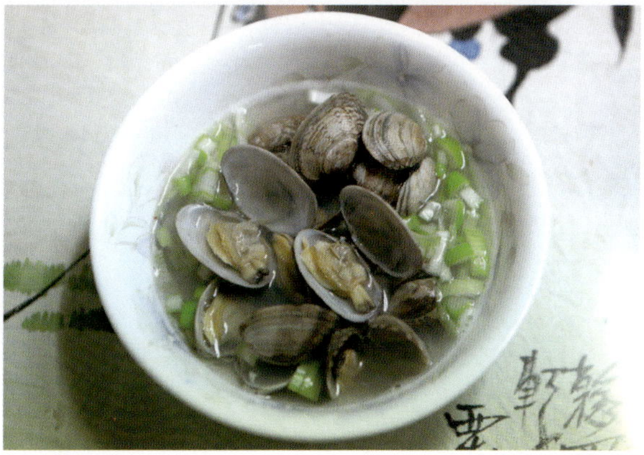
바지락탕

복어

복어과 / *Takifugu chinensis*(참복)
영명 eyespot puffer
이명 점복, 자지복, 가지복, 복복어

복어는 세계적으로는 120여 종으로, 우리나라에는 18종이 있는데, 바깥바다의 중층이나 저층에 주로 서식한다. 몸은 달걀형으로 다소 길고, 등과 배에 작은 가시가 많다. 몸에 비해 지느러미가 작고 움직임이 느려 공격을 받아도 빨리 도망치지 못한다. 위협을 느끼면 위장의 확장낭에 물이나 공기를 흡입하여 몸을 크게 부풀려 적을 쫓는다.

복 중에서 참복·까치복 등 몇 종류를 식용하는데, 제철은 늦가을부터 이른 봄까지이다. 복어는 회·탕, 찜·구이로 조리해 먹으며, 술안주로 인기 있는 복 껍질은 콜라겐 성분이 많다. 특히 복어회는 캐비어, 푸아그라, 송로버섯과 함께 세계 4대 진미 식품으로 꼽히기도 한다. 복어에는 양질의 단백질이 풍부하고 지질이 적으므로 비만·당뇨병·간장질환 환자의 식이요법에 좋다. 양질의 아미노산과 타우린은 담백한 감칠맛을 내고, 알코올을 해독하며 콜레스테롤치를 감소시키는 효과가 있다. 하지만 복어의 내장에는 테트로도톡신tetrodotoxin이라는 맹독이 있으므로 반드시 독을 제거해야 한다.

고서古書·의서醫書에서 밝히는 효능

운곡본초학 복어는 거예祛翳, 명목明目, 자음滋陰, 잠양潛陽, 평간平肝, 통오림通伍淋, 해주산解酒酸, 청내풍간열淸內風肝熱의 효능이 있고, 노열골증勞熱骨蒸, 해수咳嗽, 청맹내장靑盲內障, 월경부조月經不調, 대하帶下, 신허소변빈삭腎虛小便頻數, 대변조결大便燥結을 치료한다.

동의보감(탕액편) 성질이 따뜻하고 맛이 달며 독이 있다(많다). 허한 것을 보하고 습을 없애며 허리와 다리의 병을 치료하고 치질을 낫게 하며 벌레를 죽인다.

특허·논문

● 복어로부터 유래한 폴리펩티드 추출물 및 그를 포함하는 암 예방 또는 치료용 조성물 : 본 발명은 분자량이 1000 Da 내지 3000 Da의 범위에 속하는 폴리펩티드 추출물로서, 물 1L에 대하여 제독된 복어를 50 내지 1500g의 비율로 첨가하고 증류하여 얻어지는 폴리펩티드 추출물을 제공한다. 복어는 저칼로리, 고단백질, 저지방과 각종 무기질 및 비타민이 들어 있는 다이어트 식품으로 유용하며, 대한민국 특허공개 제2002-91641호는 복어 알의 수성 추출액을 이용한 유방암, 위암, 폐암, 간암, 난소암 등의 암을 치료할 수 있는 약학조성물을 개시한 바 있다. 그러나, 이러한 조성물은 복어의 알로부터 추출하는 것이기 때문에, 대량으로 추출하는 데는 문제점이 있다. 또한, 상기 발명은 복어 독이 세포 분열을 억제하는 작용이 있다는 점에 착안하여 복어 독성분을 함유하는 추출액을 제조한 것이다. 따라서, 상기 특허에는 복어 독을 함유하는 부분, 즉 고환, 난소, 간장, 비장, 안구 및 혈액으로부터 암 치료 활성을 갖는 수성 추출액을 제조하는 방법이 개시되어 있을 뿐이다. 따라서, 당업자라면 복어 독을 함유하고 있지 않는 부분에서도 항암 활성을 갖는 수성 추출물을 얻을 수 있을 것이라고는, 예측할 수 없을 것이다. 본 발명자들은 암의 예방 및 치료에 유용한 천연 추출물을 개발하고자 연구하던 중, 복어 독을 포함하고 있지 않는 제독된 복어의 수추출물이 암 세포의 증식을 효과적으로 억제할 수 있을 뿐만 아니라 암세포의 자살을 유도한다는 것을 발견하고 본 발명을 완성하였다. –특허등록 제631890호, 주식회사 피앤아이, 학교법인 포항공과대학교, 학교법인연세대학교, 주식회사 푸드사이언스

● 복어 알 추출물을 함유하는 항암제 조성물 : 본 발명은 복어 알의 수성 추출물을 유방암, 위암, 간암, 난소암 등 다양한 암을 치료할 수 있는 항암제 조성물로 이용하고자 하는 것이다. 이러한 본 발명은 복어 알 1

중량부에 대하여 3 중량부의 물을 가하여 가열 추출한 후 여과 또는 원심 분리하여 얻은 복어 알 추출물을 주성분으로 함유하는 항암제 조성물로서 암환자에게 투여 시 항암 효과를 얻을 수 있고, 암환자의 통증을 제어하는 효과도 탁월하여 통증을 호소하는 암환자에게 투여 시 항암 치료 효과는 물론 진통효과까지도 함께 얻어지는 장점을 가지고 있다. 그 작용 기작은 암세포만을 특이적으로 선별하여 세포고사 기작을 통한 세포사멸로 유도하므로 정상 세포에 대한 독성이 낮은 안전한 항암제로 개발될 수 있는 것이다. 복어 독의 화학적 성분은 극독성의 비단백 신경독소로서, 일종의 아미노산 수산퀴놀린형의 구조를 갖는 화합물이다. 복어독은 활무늬 반점이 있는 복어(궁반동 방동), 벌레무늬가 있는 복어(충문동 방돈) 및 암색동 방돈의 고환, 난소, 간장, 비장, 안구 및 혈액 내에 존재하고, 그 작용으로 《독약본초》에는 복어 독이 대독하며 진통, 항심율실상, 혈압강하 등을 치료하고 문둥병으로 인한 동통을 치료하는 효능이 있다고 적혀 있다. 복어 독의 약리 작용에 대해 많은 연구가 이루어져 있으나 본 발명의 목적에 부합되는 대표적인 약리작용은 다음과 같다. 첫째, 세포분열에 대한 영향으로 복어 독은 작은 쥐의 골수세포 미핵 및 분열지수의 산생에 현저한 영향을 주며, 장춘(長春)(Vincristine Siltate, Vincristine. Leurocristine. On-cavin. Vcr. Nsc-67574. Lcr. Leucicl. Kyocristine)과 비교할 때, 미핵지표상으로는 장춘의 수준에 달하지 못하지만 분열지수상으로는 장춘을 능가하는 효과가 있어 비교적 강한 세포 유사분열을 억제하는 작용이 있다. 둘째, 진통 효과에 관한 것으로, 복어 간 중에서 증류시켜 뽑아낸 복어 독 산(酸) 주사액은 그 진통 효과가 모르핀, 두령정(杜令丁, Pethidine Hydrochoride)에 상당하여 둔통이나 예통에 대하여 완화 작용을 할 수 있다. 셋째, 복어 독은 국소마취약과 함께 사용하였을 때 마취 시간을 연장시키는 작용 등이 알려져 있다. – 특허등록 제537437호, 김**

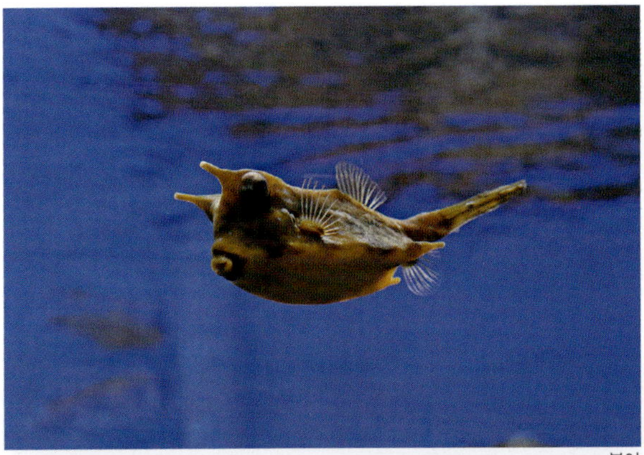
복어

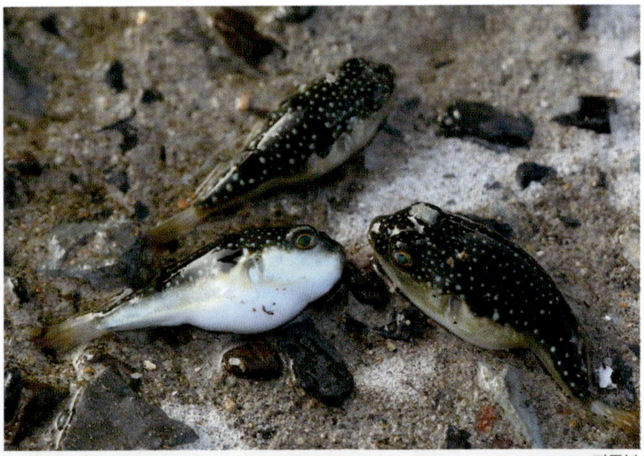
자주복

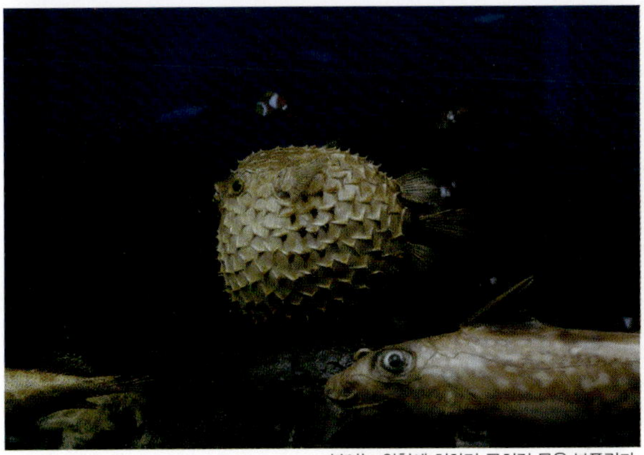
복어는 위험에 처하면 공처럼 몸을 부풀린다.

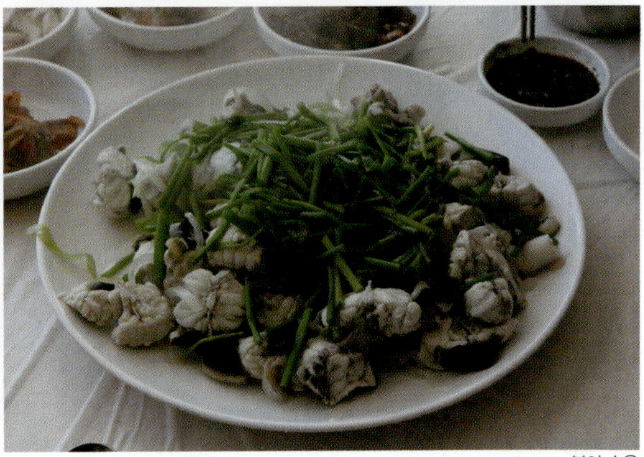
복어 수육

불가사리

불가사리과 / *Asterias amurensis*
영명 starfish, seastar
약명 해성海星
이명 오귀발

우리나라 전 연안에 분포하는 극피동물로, 아무르불가사리와 별불가사리 등을 흔히 볼 수 있다. 연안에서 수심 약 100m에 이르는 모래나 진흙 바닥에서 서식한다. 몸은 별 모양이나 오각형이다. 몸통에 해당하는 체반을 중심으로 5개의 팔이 방사상으로 뻗어 있다. 배 쪽에 입이 있고, 등 쪽에 항문과 천공판이 있다. 몸은 섬포가 난 외피로 덮여 있고, 내부에는 석회질의 골판이 있다. 몸 빛깔은 개체에 따라 다양하다. 주로 조개류를 먹으며, 팔로 바닥을 기어다니거나 몸에 공기를 가득 채우고 조류를 타고 이동한다. 산란기는 6월 무렵이다.

불가사리라는 이름은 '죽일 수 없다'라는 뜻의 한자어인 '불가살이不可殺伊'에서 유래했다고 한다. 불가사리는 몸의 일부가 잘라지면 그 자리에 새롭게 자라고, 잘린 몸은 또 다른 개체로 성장하기 때문이다. 불가사리는 죽은 다른 동물을 먹어치워 바다의 오염을 막지만 최근에는 개체수가 급격히 늘어나 생태계를 파괴하는 해적 생물로 취급되고 있다. 바지락, 꼬막, 대합 등을 먹어 조개류를 황폐화시키고, 생명력이 강한데다 천적도 없기 때문이다.

이렇듯 어민들에게 천덕꾸러기인 불가사리가 과수농가에서 퇴비로 이용되고 있다. 불가사리를 땅에 묻어 두면 석회질 퇴비가 되는데, 이것을 과수원에 뿌리면 수확량이 증가한다고 한다.

불가사리는 햇볕에 말려 한약재로 이용되었는데 생약명은 해성海星이라 하며, 위를 보호하고 통증을 멎게 하고 해독하는 효능이 있다. 위산과다로 인한 통증, 갑상선염, 중이염, 설사를 치료한다. 최근 연구 결과, 별불가사리에서 생리 활성 물질을 추출하여 불가사리를 골다공증 치료제로 개발할 수 있는 길을 제시했다. 특히 이 연구는 양식업에 치명적 피해를 끼치는 해적 생물 불가사리를 고부가가치 생리 활성 물질 개발에 활용하여 바다 환경 생태 문제를 해결하는 측면에서도 그 가치를 인정받고 있다.

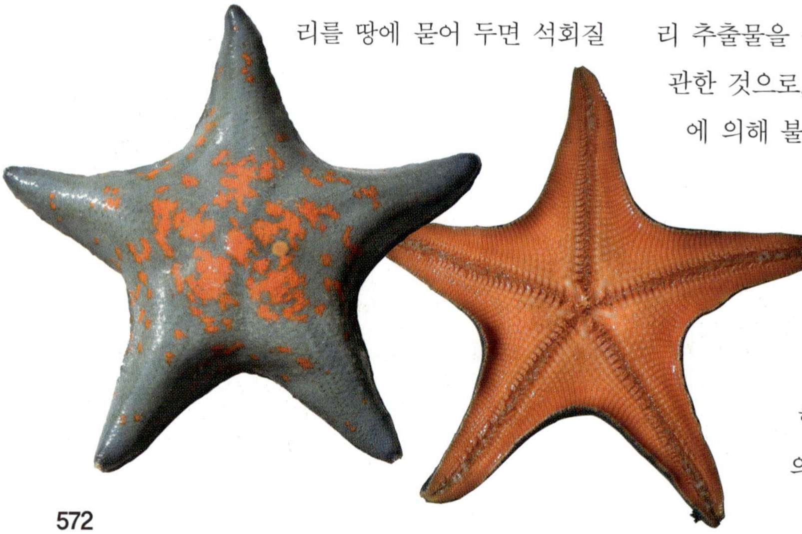

고서古書 · 의서醫書에서 밝히는 효능

운곡본초학 제산制酸, 진鎭, 청열해淸熱解, 해독산결解毒散結, 화위지통和胃止痛의 효능이 있어서 전간癲癎, 위산과다胃酸過多, 위궤양胃潰瘍, 위통胃痛, 복사腹瀉를 치료하는 데 이용한다.

특허 · 논문

● 불가사리 에틸아세테이트 추출물을 포함하는 항혈전 조성물 : 본 발명은 항혈전 활성을 갖는 불가사리 추출물을 유효 성분으로 하는 항혈전 조성물에 관한 것으로, 구체적으로 순차적인 용매추출 방법에 의해 불가사리로부터 분리 · 정제되고 in vitro 및 in vivo에서 우수한 항혈전 활성을 나타내어 혈액 내 혈전의 형성을 효과적으로 저해하는 불가사리의 에틸아세테이트(ethyl acetate) 추출물을 유효 성분으로 하는 항혈전 조성물에 관한 것이다. 본 발명의 불가사리 추출물은 우수한 항혈전

활성을 나타내므로 혈전 및 혈소판 응집으로 인한 고혈압, 심장병, 뇌졸중, 심근경색 등의 질병에 효과적인 항혈전 약학 조성물 및 식품 조성물로서 유용하게 사용될 수 있다. – 특허등록 제408087호, 대한민국(강릉대학교총장)

● 불가사리 아세톤 추출물을 포함하는 항콜레스테롤 조성물 : 본 발명은 항 콜레스테롤 활성을 갖는 불가사리 추출물을 유효 성분으로 하는 항 콜레스테롤 조성물에 관한 것으로, 구체적으로 순차적인 용매추출 방법에 의해 불가사리로부터 분리·정제되고 in vitro 및 in vivo에서 우수한 항 콜레스테롤 활성을 나타내어 혈중 총 콜레스테롤 함량을 효과적으로 저해하는 불가사리의 아세톤 추출물을 유효 성분으로 하는 항 콜레스테롤 조성물에 관한 것이다. 본 발명의 불가사리 추출물은 우수한 항 콜레스테롤 활성을 나타내어 고혈압, 뇌혈관 장애, 심질환 등에 효과적인 항 콜레스테롤 약학 조성물 및 식품 조성물로서 유용하게 사용될 수 있다. – 특허등록 제408089호, 대한민국(강릉대학교총장)

● 생체 해독효과를 갖는 별불가사리 추출물 : 본 발명은 간질환 예방 및 치료 효과를 갖는 별 불가사리(Asterina pectinifera) 추출물에 관한 것으로, 별 불가사리를 열수 추출하고, 에탄올을 가하여 침전물을 얻은 후, 상기 침전물을 증류수에 용해시켜 원심분리 후 상징액을 취하고 동결건조하여 수득한 별 불가사리 추출물은 세포 내의 무독화 효소를 활성화 시켜 독성물질을 불활성화하여 체외로 배출하는 기능을 극대화하고, 독성효과, 돌연변이 유발 또는 발암물질에 의한 발암과정의 개시를 억제하는 효과가 있어, 간질환 예방 및 치료를 위한 식품 및 약리학 분야에 적용가능한 뛰어난 발명이라 할 것이다. – 특허등록 제1003859호, 부경대학교 산학협력단

● 단백질분해효소 처리에 의한 불가사리 유래의 항산화성 추출물 : 본 발명은 서브틸리신 A(Subtilisin A)

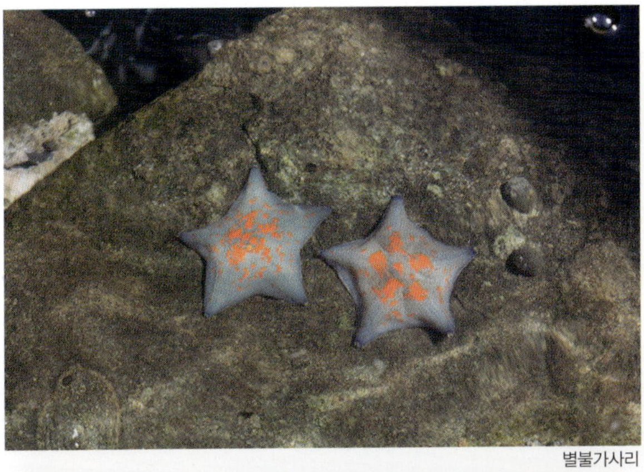

별불가사리

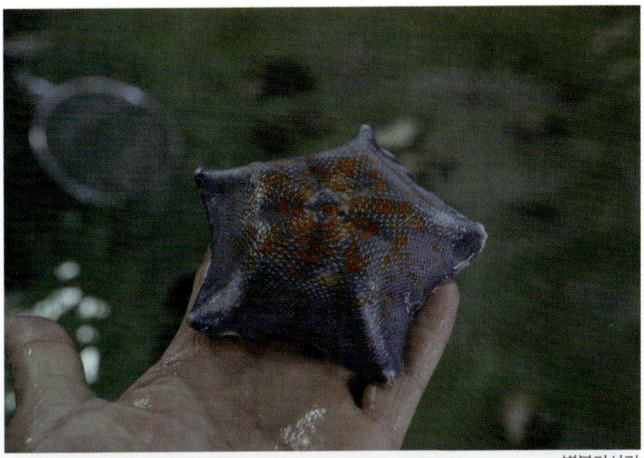

별불가사리

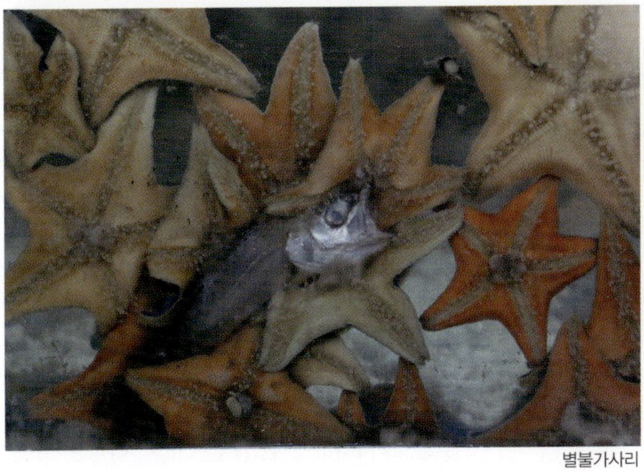

별불가사리

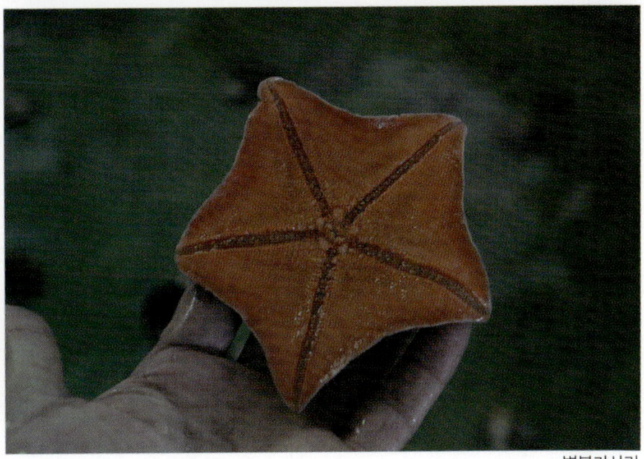

별불가사리

성분이 함유된 단백질분해효소 처리에 의한 불가사리 유래의 노화억제효과를 가진 항산화성 추출물에 관한 것으로, 본 발명은 노화억제효과가 있는 불가사리 추출물을 제공하는 뛰어난 효과가 있다. - 특허등록 제614682호, 창원대학교 산학협력단, 경상남도

● 불가사리 칼슘분말을 함유하는 항균 조성물 : 본 발명은 불가사리를 고온가열 처리하여 제조되는 항균성을 갖는 칼슘분말에 관한 것으로서, 본 발명에 따른 칼슘분말은 광범위한 종류의 세균에 대해 강력한 항균 활성을 나타내므로, 이를 함유하는 항균 조성물은 항균 작용을 갖는 약학 및 식품 조성물로서 유용하게 사용될 수 있다. - 특허등록 제468380호, 강릉원주대학교 산학협력단

● 별불가사리 유래의 직장암 및 암전이 억제용 천연 COX-2 효소저해제 : 본 발명은 직장암 및 암전이 억제용 천연 COX-2효소 저해제에 관한 것으로, 계대보존 중에 있는 사람의 직장암세포주 HT-29를 순수배양한 것을 공시 재료로 하여 TPA를 첨가하여 Cyclooxygenase-2(COX-2)를 유도하고 이를 재차 배양하여 PGE2 생성을 측정한 후 별불가사리 유래의 다당류물질이 COX-2 활성에 미치는 영향을 분석한 결과 상기 다당류물질에 의해 농도의존적으로 억제됨과 동시에 상기 직장암세포주 HT-29의 이동성이 농도의존적으로 감소되고, MMP분비가 농도의존적으로 억제되는 뛰어난 효과가 있으므로 직장암 및 암전이 억제제로서 사용될 수 있다. - 특허공개 10-2011-0054879호, 부경대학교 산학협력단

● 미생물을 이용한 불가사리 추출물의 발효 방법, 및 이에 의해 제조된 불가사리 발효물을 함유하는 숙취해소제 : 본 발명은 해양 생태계를 파괴하는 불가사리의 활용도를 찾기 위해 유용한 미생물을 이용한 발효를 통해 기능성을 높여 포획 후 버려지는 불가사리 이용하는 방법에 관한 것으로써, 식품으로 사용되어지는 고초균 및 효모균을 첨가하여 최적 발효가 일어날 수 있도록 초기 발효 pH를 4.0~6.0 범위로 조절하고, 발효 온도를 30~37℃로 조절하여 발효하고, 이때 최적의 발효가 일어날 수 있도록 고초균 및 호모균의 접종량을 1~3% 첨가하여 24~48시간동안 발효하는 방법이다. 발명된 최적 발효 조건하에서 불가사리를 발효 인체 알콜 대사에 관여하는 알콜탈수소효소 및 알데히드탈수소효소의 활성을 측정, 우수한 효소활성 효과를 나타내었다. - 특허등록 제1121570호, 동국대학교 경주캠퍼스 산학협력단

● 별불가사리 다당체 추출물을 유효 성분으로 하는 간암 예방 및 치료용 조성물 : 본 발명은 별불가사리 다당체 추출물을 유효 성분으로 하는 간암 예방 및 치료용 조성물에 관한 것으로 상기 다당체 추출물은 β-NF에 의해 유도된 CYP1A1효소 활성을 저해할 뿐 아니라, Phenobarbital에 의해 유도된 CYP2B1효소 활성도 억제 하므로 간암예방 효과와 항돌연변이 효과가 있으며, 발암물질 대사에 관여하는 Cytochrome P450 2E1에 농도 의존적으로 저해율이 증가하는 사실에서 간암예방효과가 뛰어난 것으로 나타났다. - 특허등록 제1128436호, 부경대학교 산학협력단

● 불가사리를 이용한 칼슘보충제의 제조 방법 : 본 발명은 수산 양식장의 해적생물이며 해양생태계 파괴의 주범으로 알려진 불가사리를 이용하여 인체흡수율이 양호한 칼슘보충제를 제조하는 방법에 관한 것이다. 더욱 상세하게는 불가사리를 단백질 분해효소를 이용하여 연골과 가수분해물로 분리하고, 칼슘의 인체흡수율을 높이기 위한 방법으로 연골과 수용성 가수분해물을 혼합하여 콜로이드밀(Super Masscolloider)로 파쇄하고 글라스필터에 감압 여과시킨 것을 진공동결건조하여 제조한 불가사리 펩티드와 연골을 주성분으로 하는 칼슘보충제 또는 순수한 불가사리 연골만을 상기와 같은 방법으로 파쇄 건조하여 제조한 불가사리 연골 칼슘보충제 또는 연골로부터 탄산칼슘을 추출하여 정제한 다음 상기와 같이 파쇄 건조하여 제조한 탄산칼슘형 칼슘보충제의 제조 방법에 관한 것이다. - 특허등록 제408086호, 대한민국(국립수산과학원)

● 불가사리(Asterias amurensis) 콜라겐 유래 저분

자 펩타이드의 피부주름 억제활성 : 불가사리 골편의 콜라겐으로부터 활성 펩타이드를 분리하기 위하여 초음파를 처리하여 조직을 단편화시키고 이후 collagnease를 처리하였다. 초음파를 처리할 경우 40kHz의 경우 38.89%의 수율을 나타내었다. 이후 펩타이드의 분자량을 측정하여 12, 20.6, 24, 43, 58a, 100, 116kDa에서 특정 밴드를 보였다. 이후 Sephadex G-75 컬럼을 이용하여 fraction 별로 모아 사용하였다. 세포 독성을 측정하고 시료 처리 후 형태학적 관찰을 동반한 결과 24kDa의 경우 최고 농도인 1.0㎎/mL에서 26.7%를 나타내었으며 4번의 계대 이후에도 형태학적 변화가 나타나지 않아 독성이 없다고 해석할 수 있다. 이후 UVA처리 후 MMP-1의 발현을 탐색한 결과 116 kDa부터 24kDa까지 최고농도인 1.0㎎/mL에서 40, 46.3, 56.8, 57.9, 62.4%의 control 대비 저해율을 보였다. 외부적 스트레스인 UVA에 의한 AP-1의 활성도를 증가시키는 과정을 억제한 것으로 볼 수 있으며 결과적으로 MMP-1의 발현을 효과적으로 조절한 것이라 사료되어 향후 불가사리 콜라겐 유래 펩타이드의 향장소재 활용 가능성이 높다고 할 수 있겠다. – 강원대학교 BT특성화학부대학 권민철 외 8, 한국식품과학회지(2007. 12)

● 별불가사리 렉틴의 복수암에 대한 항암 효과 : 본 논문은 별불가사리 렉틴의 복수암에 대한 항암 효과를 연구한 논문으로 해양동물 별불가사리(Asterina pectinifera)에서 렉틴 APL을 추출하여 이 렉틴의 항암 효과를 구명하고자 쥐의 에를리히 복수종(Ehrlich ascites tumor cell; EATC, ascites carcinoma), L929 세포(fibrosarcoma) 및 사람의 A549(lung carcinoma) 와 헬라(HeLa)세포(epithelioid carcinoma, cervix)에 대한 성장억제효과를 시험관조건(in vitro) 세포독성 실험으로 확인한 후, Ehrlich cells로 쥐에 복수암을 유발시켜 APL의 항암효과를 생체조건(in vivo)에서 살펴본 내용이다. – 영남대학교 이과대학 손윤희 외 3, 약학회지(1998. 8. 31)

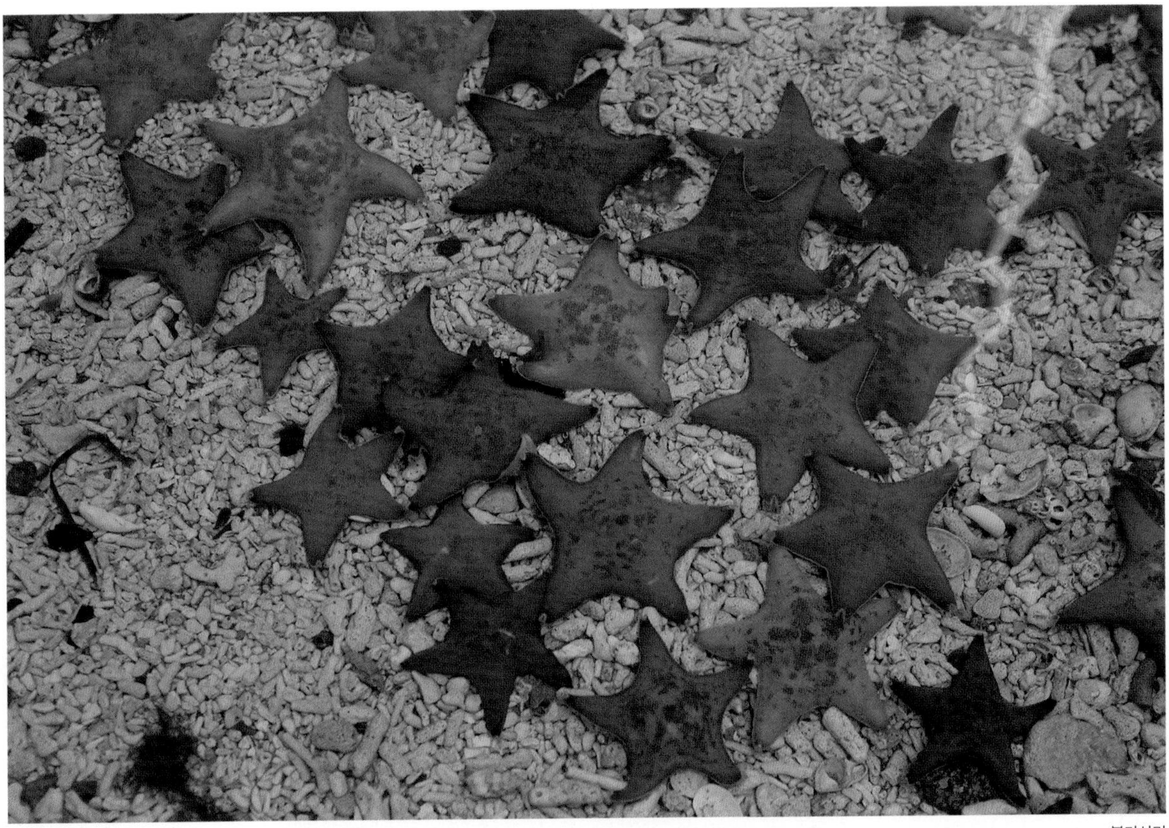

불가사리

붕어

잉어과 / *Carassius auratus*
영명 crucian carp
약명 즉어鯽魚
이명 부어鮒魚

잉어과의 민물고기로, 호수나 늪 · 저수지 · 하천 등 주로 고인 물에 많이 살고, 환경 변화에 잘 견디어 3급수에서도 잘 산다. 우리나라 전국 각지와 전 세계적으로 널리 분포한다.

몸은 5~20㎝ 정도로 옆으로 납작하고, 등지느러미가 길며 꼬리지느러미가 둘로 갈라진다. 입이 작고 입수염이 없다. 주로 은백색을 띠고, 사는 곳에 따라 푸른 갈색, 노란 갈색 등 변화가 심하다. 등지느러미와 꼬리지느러미는 푸른 갈색, 그 밖의 지느러미는 옅은 흰색이다. 4~7월 사이에 산란하며, 물풀 잎이나 줄기에 알을 붙여 낳는다.

주로 매운탕이나 찌개, 조림 등으로 먹고 회로 먹기도 한다. 회로 먹을 때는 간디스토마에 감염될 위험이 있으므로 주의한다. 칼슘과 철분이 많이 함유되어 있어 빈혈을 예방한다.

붕어는 기호식품의 하나로 자리 잡을 정도로 중요한 담수어淡水魚 자원이며, 현재도 많은 어획량을 자랑한다.

고서古書 · 의서醫書에서 밝히는 효능

향약집성방 여러 가지 부스럼을 다스리며, 국을 끓여 먹으면 위가 약하여 음식이 내리지 않는 것을 다스리고, 회를 쳐서 먹으면 오래된 적리赤痢 · 백리白痢를 다스린다.

동의보감 부어鮒魚라고도 하는데, 여러 가지 물고기 가운데서 제일 먹을 만한 고기이다. 비장을 튼튼하게 하고 습을 배출하여 위기를 고르게 하고 장위를 튼튼하게 한다.

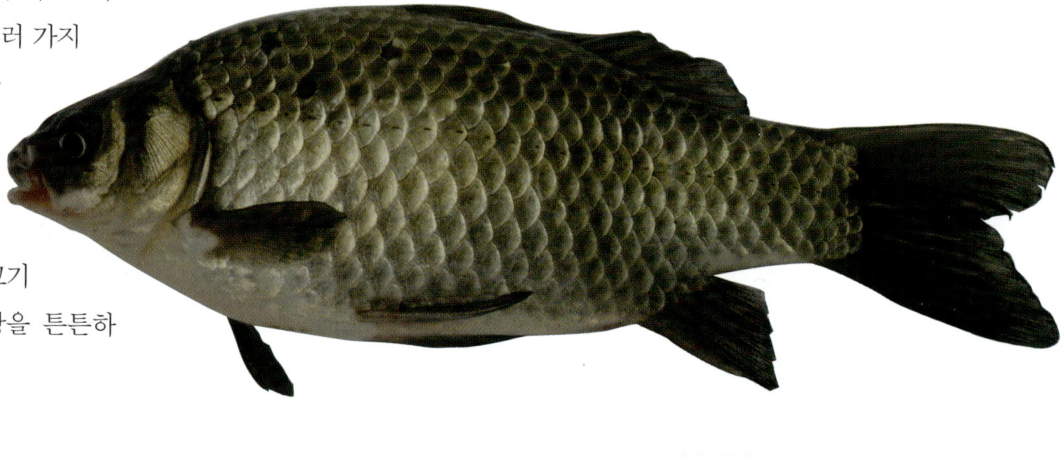

특허 · 논문

● 붕어찜 제조방법 : 본 발명은 일정한 온도와 압력을 유지할 수 있는 압력가열장치에 의한 단계적인 가열과정을 통해, 붕어의 뼈와 가시가 연화된 상태에서 섭취가 가능하도록 하는 것을 특징으로 하는 붕어찜 제조방법에 관한 것이다. 상기 목적을 달성하기 위한 본 발명의 붕어찜 제조방법은, (a) 붕어의 비늘, 지느러미 또는 내장을 포함하는 비가식부위를 제거하고 세척하는 전처리단계(S10); (b) 상기 전처리단계 후, 쌀뜨물 100 중량부에 대해 소금 0.7~1.2 중량부 및 식초 0.5~1 중량부를 골고루 섞은 후 전처리된 붕어 100~150 중량부를 넣고 20~30시간 침지시키는 숙성단계(S20); (c) 물 100 중량부에 대해 고춧가루 5~10 중량부, 후춧가루 0.5~1 중량부, 고추장 10~20 중량부, 글루타민산 나트륨 0.5~1 중량부, 소금 1~2 중량부, 설탕 1~2 중량부 및 들기름 1~3 중량부를 골고루 섞어 양념물을 제조하는 단계(S30); (d) 상기 (b)단계를 통해 숙성된 붕어와 함께, 시래기와 3~5㎝의 길이로 절단된 파를 상기 (c) 단계에서 준비된 양념물에 침지시키는 단계(S40); (e) 밀폐형 압력가열장치의 내부에 받침대

를 배치한 상태에서, 상기 받침대 상부에 두께 2~3㎝로 절단된 직경 10~20㎝의 무 3~4쪽을 얹어 놓고, 상기 (d) 단계를 통해 양념물에 침지되었던 시레기와 파를 상기 무의 상부에 얹은 다음, 상기 (d) 단계를 통해 양념물에 침지되었던 숙성된 붕어를 상기 시레기 상부에 얹은 상태에서 다진 마늘을 상기 숙성된 붕어의 상부에 골고루 뿌린 다음, 상기 (d)단계를 통해 침지되었던 숙성된 붕어, 시레기 및 파를 제외한 나머지 양념물을 상기 숙성된 붕어의 상부로 골고루 뿌린 후 상기 밀폐형 압력가열장치를 밀폐하는 단계(S50); (f) 상기 밀폐형 압력가열장치를 조절하여 80~100 kPa 범위의 증기압에서 120~150℃의 온도로 5~15분 동안 가열하는 1차가열단계(S60); (g) 1차가열단계 후, 상기 밀폐형 압력가열장치를 조절하여 60~80 kPa 범위의 증기압에서 70~90℃의 온도로 15~25분 동안 가열하는 2차가열단계(S70); (h) 2차가열단계 후, 상기 밀폐형 압력가열장치를 조절하여 30~40 kPa 범위의 증기압에서 35~50 ℃의 온도로 35~45분 동안 가열하는 3차가열단계(S80); 및 (i) 3차가열단계 후, 가열을 멈춘 상태에서 상기 밀폐형 압력가열장치를 조절하여 5~15분 동안 압력을 서서히 낮추는 마무리 단계(S90)로 이루어지는 것을 특징으로 한다. – 특허등록 제1353246호, 조**

● 아욱 어죽 제조방법 : 본 발명은 붕어를 이용한 어죽을 만들되 아욱을 함께 투입하여 시원하고 깔끔한 맛을 내는 어죽의 제조 방법에 관한 것으로, 그 주요 구성은, 살아 있는 붕어의 비늘과 내장 머리를 제거하고 핏기를 모두 없앤 후 물에 식초를 넣고 30분 내지 50분 담궈 비린내를 제거하여 준비하는 단계; 냄비에 물 붓고 저민 마늘, 저민 생강을 넣고, 깨끗이 손질한 대파 뿌리를 넣어 끓이는 단계; 물이 끓어 오르면 끓는 물에 붕어를 넣고 붕어살이 풀어질 정도로 끓이는 단계; 삶은 붕어를 망에 건져서 살만 발라 다시 국물에 넣고 끓이는 단계; 된장을 체에 걸러서 풀어 넣는 단계; 멥쌀과 찹쌀을 2 시간 내지 3 시간 불려 체에 건져둔 것을 투입하는 단계; 대의 껍질을 벗기고 주물러서 푸른 풀물을 빼서 풀냄새를 없앤 아욱을 투입하여 죽으로 퍼질 때까지 끓이는 단계; 죽이 퍼지면 발라 놓은 생선살을 넣고 소금으로 간을 맞추는 단계; 재가열하는 단계;를 포함하는 것을 특징으로 하며, 상기한 아욱어죽 제조에 사용되는 재료는, 붕어 100중량부, 마늘 4-7 중량부, 생강 1-2 중량부, 대파뿌리 18-28 중량부, 멥쌀 20-35 중량부, 찹쌀 20-65 중량부, 아욱 30-77 중량부, 된장 8-13 중량부, 소금 1-1.4 중량부, 식초 3-5.2 중량부를 포함하는 것을 특징으로 하며, 상기한 물은 붕어 중량의 10 내지 15배 투입하는 것을 특징으로 한다. – 특허등록 제1227890호, 남양주시

● 알코올 흡수 저해용 조성물 : 본 발명은 알코올 흡수 저해용 조성물에 관한 것으로서, 보다 상세하게는 오가피 추출물, 모과 추출물, 송절 추출물, 앵두 추출물, 노근 추출물, 교맥 추출물, 붕어 추출물 및 콜라겐을 유효성분으로 함유하여 혈액으로의 알코올의 흡수를 저하시켜 음주 후 혈중 알코올 농도의 상승을 억제하는 알코올 흡수 저해용 조성물에 관한 것이다. 따라서, 본 발명에 따른 알코올 흡수 저해용 조성물은 숙취의 예방이나 해소에 적용될 수 있다. – 특허공개 10-2006-0085731호, 주식회사 휴먼웰코리아

● 淡水魚의 食品學的 硏究(Ⅱ) : 붕어, 메기, 가물치 및 미꾸리의 맛成分 : 본 논문은 담수어의 식품학적 연구 두 번째로써 붕어, 메기, 가물치 및 미꾸리의 맛성분을 연구한 논문으로 주요 내용으로는 붕어, 메기, 가물치 및 미꾸리 등근육 내 맛성분에 해당하는 아미노산, 뉴클레오티드 및 관련 화합물을 분석하였다. 붕어, 메기 가물치 배근육 내 뉴클레오티드 물질 중에서는 Hypoxanthine (4.6-30.3 건조중량)이 주된 물질이었으며, 미꾸리에서는 IMP (12.8)이 가장 많은 검출되었다. 아마노산 조성은 위 네 담수어 모두에서 글루탐산과 아스파르타산이 가장 풍부했다. IMP와 hypoxanthine과 함께 alanine, lysine, serine, glycine 및 histidine이 담수어의 맛성분으로 중요한 역할을 한다는 내용이다. – 성낙주 외 2, 한국영양학회지(1981)

새우

영명 Shrimp
약명 하鰕, 하蝦
이명 인충鱗蟲, 개충介蟲

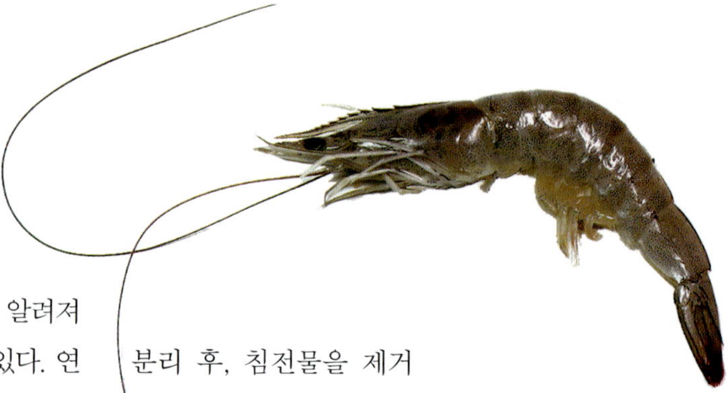

찬바람 부는 늦가을 서해안에서 굵은소금 위에 얹어 놓고 구워 먹는 대하는 맛이 일품이다. 짭조롬하고 감칠맛 나는 새우젓은 우리 민족의 밥상에 빠져서는 안 되는 밑반찬이자 양념이다.

새우류는 전 세계적으로 약 2,900여 종이 알려져 있고, 우리나라에서는 약 90여 종이 알려져 있다. 연안·대륙붕·강어귀에 무리를 지어 서식한다. 그중 민물에서 사는 가재·새뱅이·징거미새우, 바다에 사는 도화새우·보리새우·대하·중하·꽃새우·젓새우 등이 우리에게 익숙하다. 이 중에서 일본 말 '오도리'로도 부르는 보리새우는 새우 중에서도 특히 맛이 좋아 고급 횟감으로 이용된다.

새우 종류는 거의 대부분 먹을 수 있어 요리의 재료, 젓갈 및 말려서 먹거나 가공식품과 닭 사료의 원료로 쓰이는 등 수산자원이다. 영양성분으로 키토산, 칼슘, 타우린 등을 많이 함유하고 있다.

옛 문헌에 따르면 새우류는 한자로는 보통 '하鰕'가 쓰였고 '하蝦'라고도 하였다. 우리말로는 새, 사이, 사요, 새오라 하였다.

고서古書 · 의서醫書에서 밝히는 효능

동의보감(탕액편) 새우는 성질이 평平하고 맛이 달콤하며 약간의 독이 있다. 주로 오치伍痔를 다스리는데, 오래 먹으면 풍을 일으킨다. 강이나 바다에서 나며 큰 것은 달이면 색이 희게 된다. 도랑에서 나며 작은 것은 주로 어린아이의 적백유종赤白遊腫을 다스리는데, 이것을 달이면 붉게 된다.

특허 · 논문

● 새우 발효액 추출 혈중 콜레스테롤 저하 물질 : 본 발명은 새우 발효액을 10,000 rpm에서 10분간 원심분리 후, 침전물을 제거하고 상층액을 회수한 다음 분자량 40,000 Dalton용 한외여과 막으로 4℃에서 18시간 여과한 후, 여액을 회수하고, 동결건조 한 다음 건조 분말을 Tris-HCl 완충액으로 다시 녹이고 이를 분자량 400 Dalton용 한외여과막으로 4℃에서 18시간 여과한 후, 여액을 제거하고 남은 액을 동결건조 한 다음 건조 분말을 증류수로 3회 추출하여 진공 감압 건조하여 콜레스테롤 저하 기능을 갖는 수용성 분획물질을 제조하고, 수불용성 분획을 회수하여 에탄올을 사용하여 3회 추출 한 다음 진공 감압 건조하여 새우 발효액으로부터 에탄올로 추출한 콜레스테롤 저하 기능을 갖는 에탄올 분획물질을 제조한다. 본 발명의 새우 발효액 추출물은 혈중 콜레스테롤을 감소시키므로 각종 심혈관계 질환의 예방 및 치료제로서 또는 건강 식품의 성분으로서 유용하게 사용할 수 있다. – 특허등록 제455653호, 주식회사 제닉스 외 1

● 맑은 새우액젓 : 본 발명은 새우젓을 압착, 여과, 조미 및 가열살균공정을 거쳐 제조되는 저장성과 정미력이 증가된 맑은 타입의 새우액젓에 관한 것이다. 새우젓은 옛부터 밥반찬, 김치류 조미료, 국, 찌게, 찜, 무침 등의 각종 요리의 기초 조미료 등으로 널리 사용되어 왔는데, 멸치액젓과 함께 젓갈류의 대표적 식품이라 할 수 있다. 위와 같이 새우젓이 조미식품으로서 범용적 사용이 가능한 이유는 정미력을 나타내는 다양한 맛 성분에서 기인하는 시원한

단맛과 좋은 감칠맛 때문이다. 새우젓에 함유된 정미 아미노산으로는 프롤린, 아르기닌, 알라닌, 글리신, 라이신 등이 있으며, 독특한 새우맛은 주로 글리신에서 기인된다. 그밖에 베타인, 이노신산 등 갑각류에 풍부한 풍미를 제공해준다. 이러한 맛 특징이외에도 새우젓은 젓갈 중 칼슘이 가장 풍부하여 건강 보조식품으로의 역할도 할 수 있다. 한편 일부 지역에서는 식용 용도외에 민간요법으로 소화제로 사용되어 왔는데 현대에 들어서 고기의 단백질을 분해시키는 효소가 새우 내장내에 풍부하다는 사실이 밝혀지면서 효과가 검증되었다. – 특허등록 제216338호, 씨제이 주식회사

● 바다새우껍질을 이용한 천연조미료의 제조방법 : 본 발명은 건조시킨 바다새우껍질이 일정량 담긴 밀폐 용기를 400 내지 700 ㎪의 고압상태로 가열하고, 순간적으로 감압하여 미세분말화한 후, 이 미세분말에 대하여 키티나아제의 강화제로서의 소맥 배아 및 조미효과 증강제로서의 NaC1을 첨가하여 천연 조미료를 제조하는 방법을 제공한다. 이러한 본 발명의 방법에 따르면, 폐기처리되고 있는 새우껍질을 재활용하여, 식품 기능성을 부여하는 키틴 및 회분의 함량이 월등히 증가된 천연 조미료를 제조할 수 있다. – 특허등록 제191422호, 학교법인 해인학원 외 1

● 새우 양식용 사료 조성물 및 그 제조 방법 : 본 발명은 해수에서 생존할 수 있는 김치 유산균의 배양물을 사용하여 새우 생존율 및 증체율을 향상시키기 위한 방법에 관한 것이다. 본 발명에 따라 제공되는 김치 유산균 배양물의 혼합물은 새우 양식과정에서 전염성 바이러스의 감염 등에 의한 새우 폐사를 효과적으로 방지할 수 있다. – 특허등록 제100887317호, 주식회사 원바이오

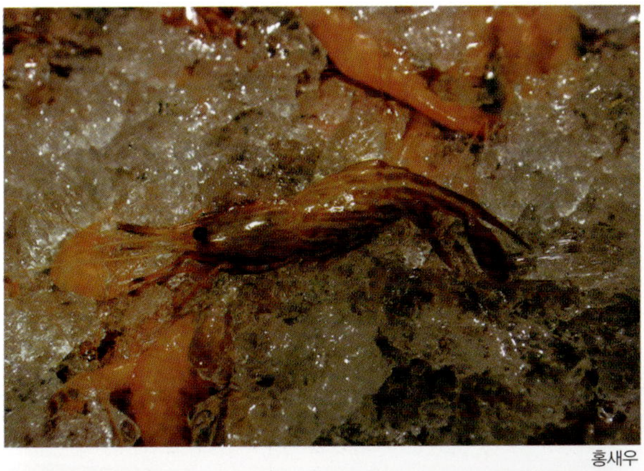
홍새우

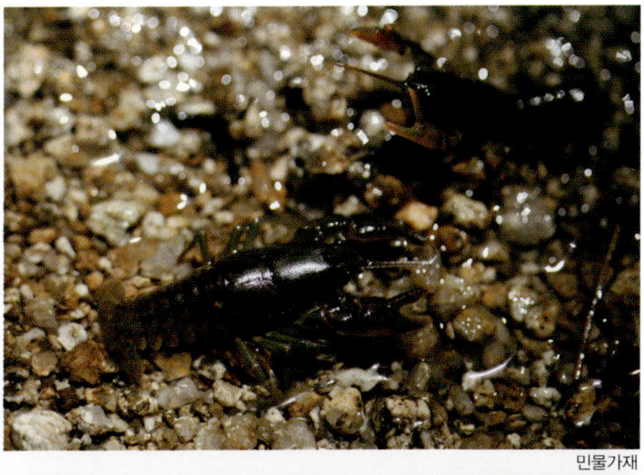
민물가재

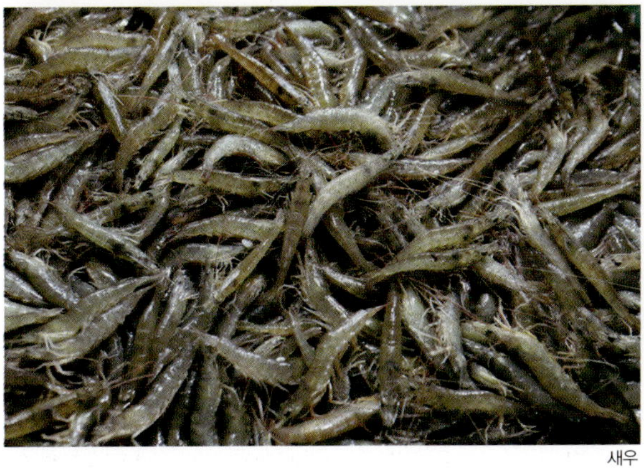
새우

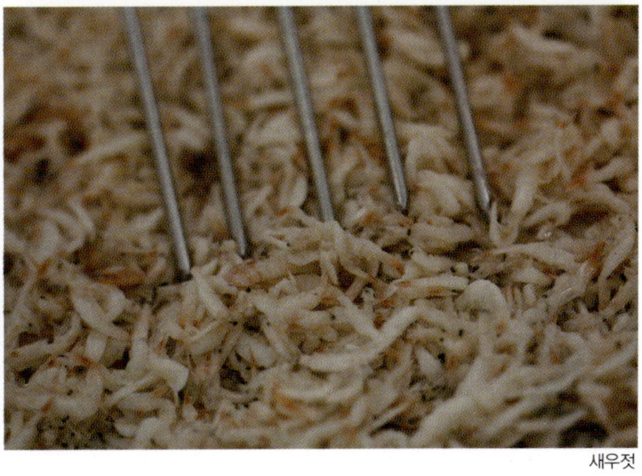
새우젓

성게

만두성게과 / *Anthocidaris crassispina*(보라성게)
영명 sea urchin
약명 율구합栗毬蛤
이명 섬게, 밤송이조개, 구살(제주), 해구海毬, 해위海蝟

성게는 바다의 해저, 특히 대륙사면을 지배하고 있는 동물이라고 한다. 우리나라에는 약 30종 정도 서식하는데 보라성게가 가장 많다. 남·동해안에서 5~6월 사이에 많이 채취된다. 몸은 공 모양이거나 심장 모양으로 팔이 없다. 몸의 앞뒤 방향성은 없으나, 상하의 구별은 있으며, 기관의 배열은 다섯 방향으로 대칭을 이룬다.

가시가 삐죽하게 난 모양 때문에 못 먹는 것으로 생각하는 사람이 많은데, 일본에서는 회로, 초밥이나 덮밥에 얹어 먹기도 하며 죽을 끓여 먹기도 한다. 우리나라에에서는 젓갈이나 술안주(회)로 인기가 좋다. 보라성게·분홍성게·말똥성게 등은 생식선에 독특한 향기가 있어 날것으로 먹거나 젓갈을 담가 술안주나 반찬으로 먹는다. 해안 지방에서는 말려서 먹기도 한다. 맑은 바다에서 잡은 것은 바로 갈라서 먹을 수 있는데, 마치 밤가시처럼 생긴 껍질을 까면 누런색에 짭짤하고 조금은 씁쓸한 맛이 있는 살이 나온다. 바닷가 지방에서는 미역국에 넣어 별미로 먹는다.

성게의 알은 발생학의 실험 재료로 많이 쓰이는데 국을 끓이거나 젓을 담가 먹기도 한다.

고서古書·의서醫書에서 밝히는 효능

자산어보 율구합栗毬蛤은 껍데기는 다섯 판으로 원을 이루고 있으며, 앞으로 갈 때에는 온몸의 털이 모두 움직이고 흔들리며 굼실거린다. 꼭대기에 입이 있고 손가락을 붙이고 있다. 방 속에 알이 있는데 쇠기름이 굳기 전의 상태와 같고 누런빛을 띤다. 또한 다섯 판 사이사이에 시모矢毛를 가지고 있다. 껍데기는 검으며 무르고 연하여 부서지기 쉽다. 맛은 달고 날로 먹거나 국을 끓여서 먹는다.

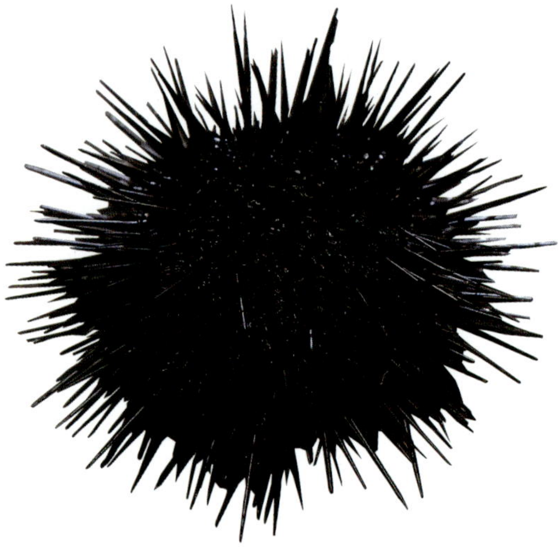

특허·논문

- **혈당 저하능을 가진 성게껍질 분말의 수용성추출물** : 본 발명은 혈당 저하능을 가진 성게껍질 분말의 수용성추출물을 유효성분으로 하는 혈당저하능 조성물에 관한 것이다, 먼저, 성게를 탈각하여, 성게껍질만을 모아 수세하고, 건조시킨 후, 성게껍질을 분말화한 후, 분말화된 성게분말시료를 증류수를 용매로 이용하여 수용성 용매추출방법에 의해 추출한 성게껍질 분말의 수용성추출물은 in vitro 및 in vivo에서 우수한 혈당저하 활성을 나타내어 혈액 내 혈당의 형성을 효과적으로 저해하는 성게 분말의 수용성추출물을 유효성분으로 하는 혈당저하능을 가진 조성물에 관한 것이다. 본 발명인 성게껍질 분말의 수용성 추출물은 우수한 혈당 저하능을 나타내므로 고혈당으로 인한 당뇨와 고혈압, 순환기계 등의 질병에 효과적인 혈당저하능 약학 조성물 및 식품 조성물로서 유용하게 사용될 수 있다. – 특허등록 제101146185호, 재단법인 대구테크노파크 이기동 외 7
- **성게의 건조분말, 이의 극성용매 가용 추출물 및 극성용매 불용성 잔사를 함유하는 간 해독 및 항산화 활성을 나타내는 조성물** : 본 발명은 성게의 건조분말, 이의 극성용매 가용 추출물 및 극성용매 불용

성 잔사 등을 유효성분으로 함유하는 본 발명의 조성물은, 생체이물질(xenobiotics)의 일종인 브로모벤젠(bromobenzene)에 의한 간 손상에 미치는 영향을 통해 간 해독 및 항산화 활성을 갖는 약학조성물 및 건강기능식품으로 유용하게 이용할 수 있다. – 특허등록 제101027604 호, 강릉원주대학교산학협력단

● 성게 껍질의 에틸아세테이트 추출물을 포함하는 항혈전 조성물 : 본 발명은 항 콜레스테롤 활성을 갖는 성게 껍질 추출물을 유효성분으로 하는 항 콜레스테롤 조성물에 관한 것으로, 구체적으로 순차적인 용매추출 방법에 의해 성게 껍질로부터 분리 · 정제되고 in vitro 및 in vivo에서 우수한 항 콜레스테롤 활성을 나타내어 혈중 총 콜레스테롤 함량을 효과적으로 감소시키는 성게 껍질의 아세톤 추출물을 유효성분으로 하는 항 콜레스테롤 조성물에 관한 것이다. 본 발명의 성게 껍질 추출물은 우수한 항 콜레스테롤 활성을 나타내어 고혈압, 뇌혈관 장애, 심질환 등에 효과적인 항 콜레스테롤 약학 조성물 및 식품 조성물로서 유용하게 사용될 수 있다. – 특허등록 제 100408090호, 강릉대학교

● 성게 껍질의 아세톤 추출물을 포함하는 항 콜레스테롤 조성물 : 본 발명은 항 콜레스테롤 활성을 갖는 성게 껍질 추출물을 유효성분으로 하는 항 콜레스테롤 조성물에 관한 것으로, 구체적으로 순차적인 용매추출 방법에 의해 성게 껍질로부터 분리 · 정제되고 in vitro 및 in vivo에서 우수한 항 콜레스테롤 활성을 나타내어 혈중 총 콜레스테롤 함량을 효과적으로 감소시키는 성게 껍질의 아세톤 추출물을 유효성분으로 하는 항 콜레스테롤 조성물에 관한 것이다. 본 발명의 성게 껍질 추출물은 우수한 항 콜레스테롤 활성을 나타내어 고혈압, 뇌혈관 장애, 심질환 등에 효과적인 항 콜레스테롤 약학 조성물 및 식품 조성물로서 유용하게 사용될 수 있다. – 특허등록 제100408088호 강을대학교

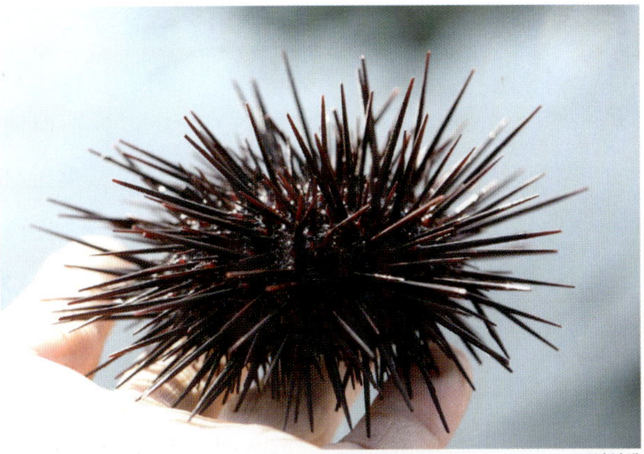
보라성게

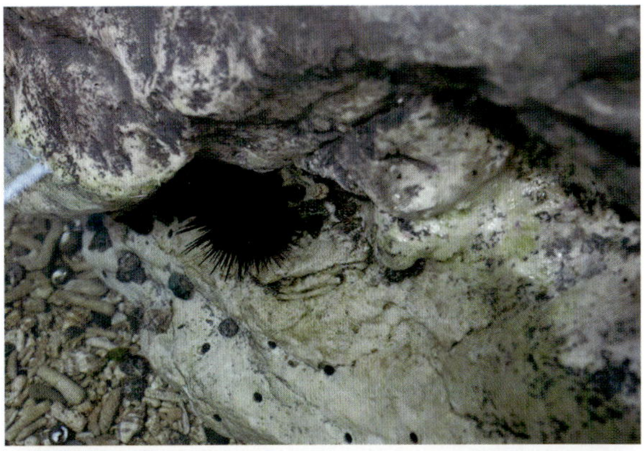
말똥성게

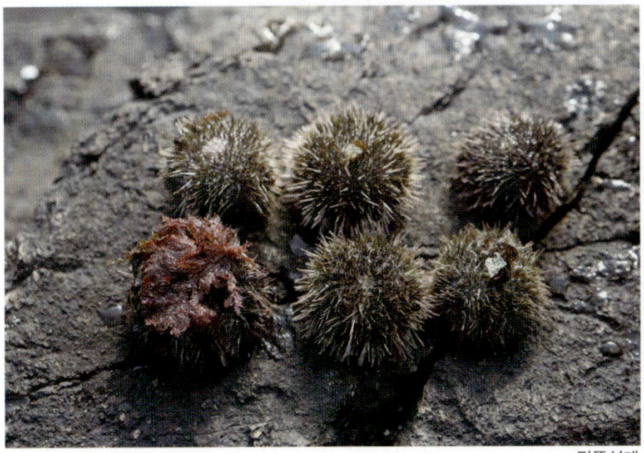
말똥성게

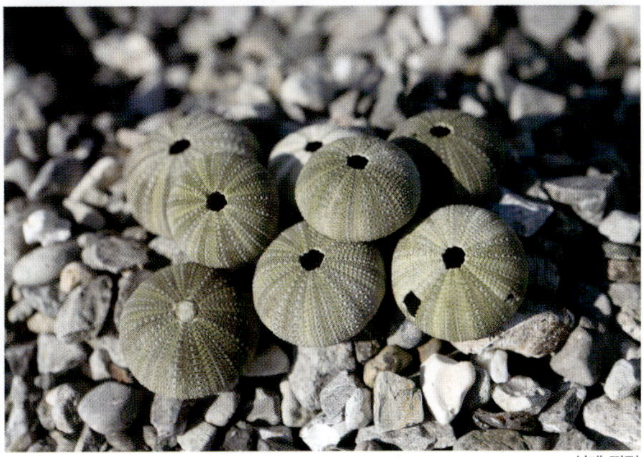
성게 껍질

소라

소라과 / Turbo cornutus
약명 해라海螺
이명 고둥, 골뱅이, 살고둥(통영), 소라고동(부산), 구쟁이(제주)

누구나 한 번쯤은 소라 껍데기를 귀에 대고 파도 소리를 들어 본 추억이 있을 것이다. '소라'라는 말은 권패류를 통칭하기도 하는데, 동해안 지방에서는 모두 '골뱅이'라고 한다.

소라는 우리나라 남해안, 특히 제주도와 울릉도의 조간대로부터 수심 20m 사이의 바위에 붙어 서식한다. 방추형의 소라껍데기[패각]는 매우 두껍고 단단하며, 석회질 뚜껑은 둥글고 두껍다. 주둥이는 둥글고, 연체의 다리는 갈색을 띠는데 좌우로 나뉘어져 있다. 생식선은 암컷이 녹색, 수컷은 유백색을 띤다. 야행성이며, 갈조류를 먹이로 삼는다. 산란기는 6~9월이며, 맛이 가장 좋은 시기는 4월이지만 1년 내내 구할 수 있다.

소라 살은 맛이 좋아 회, 구이 등으로 식용하며, 껍데기는 공예품이나 단추, 바둑돌 등에 이용한다. 영양성분으로 단백질이 아주 풍부하며, 지방이 적고 비타민 A가 많은 것이 특징이다. 단백질 구성 성분인 아르기닌과 히스티딘 및 라이신 등의 필수 아미노산이 많다. 탄수화물 성분은 글리코겐이 많고, 유기산으로 호박산이 많아 감칠맛이 난다. 특히 독특한 성분으로 비타민 B 복합체 가운데 하나인 이노시톨Inositol이 들어 있다. 소라 간에는 빈혈에 좋은 비타민 B_{12}가 들어 있다. 그러나 다른 생선류에 비해 소화·흡수율이 낮으므로 노인이나 병후 회복기에 있는 사람은 단단한 살 대신 소라를 끓여 국물을 마시는 것이 좋다.

한방 의서에, 소라 삶은 국물은 정신을 맑게 하고 기억력을 좋게 하는 데 가장 좋은 약이라고 기록되어 있으며, 비만 예방과 혈압 상승 억제에도 좋은 효능이 있다. 예로부터 소라 물회는 시력감퇴에 효능이 있고, 소라국은 동맥경화 예방에 효능이 있어 즐겨 먹었다. 제주도에서는 큰 병을 앓고 난 뒤 소라국물을 먹고 입맛을 되찾았다는 이야기가 전해오고 있다.

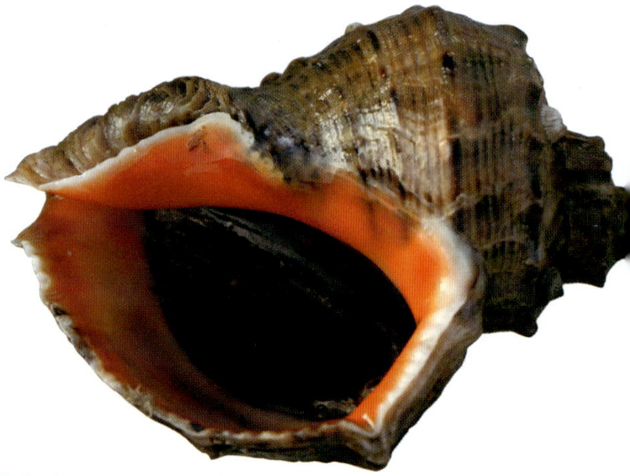

특허 · 논문

- 조개류 추출물 함유 간질환 개선 및 예방용 식품 조성물 : 본 발명은 조개류추출물 함유 간질환 개선 및 예방용 식품 조성물에 관한 것으로, 대합(Pseudocardium sachalinensis), 소라(Batillus cornutus), 홍합, 굴, 바지락, 꼬막, 재첩, 고둥, 전복으로부터 간 기능 개선물질을 추출한 뒤 상기 추출물 단독, 또는 혼합물에 식품 첨가물을 첨가하여 기능성 식품을 제조한 다음 이들 식품에 대하여 관능평가를 수행하고 간 기능 개선 및 간질환 치료 효과를 조사함으로써 생리활성유도, 간 기능 개선, 간세포 재생 및 간 질환 치료에 효과가 있는 조개류로부터 추출한 간 기능 개선물질을 포함하는 식품을 제공할 수 있는 매우 뛰어난 효과가 있다. – 특허등록 제841476호, 권** 외 1
- 전북 해안 지역별 패류의 중금속 함량 : 각 지역별 패류의 납 중금속 함량 범위는 1.28~4.50ppm으로 부안 지역의 우렁이가 가장 낮았으며 군산지역의 새조개가 가장 높았으며, 패류별 평균 납 함량에서 가장 높은 것은 새조개로 4.34ppm, 가장 낮은 것은 1.29ppm의 우렁이로 나타났다. 카드뮴 함량 범위는 0.05~0.25ppm으로 군산지역에서 각각 대합조개가 가장 낮고 바지락이 가장 높았으며, 패류별 평균 함량은 0.11~0.18ppm으로 나타났다. 알

루미늄 함량 범위는 8.76~58.84ppm으로 부안 지역의 소라가 가장 낮고 군산지역 바지락이 가장 높았다. 패류별 평균 함량은 9.44~54.06ppm으로 바지락이 가장 높고 소라가 가장 낮았다. 아연 함량범위는 8.14~15.99ppm으로 군산의 새조개가 가장 낮고 신포의 우렁이가 가장 높았으며 패류별 평균 함량은 9.65~15.13ppm으로 우렁이가 가장 높고 새조개가 9.65ppm으로 가장 낮았다. 구리 함량 범위는 0.22~1.91ppm으로 신포지역의 바지락이 가장 낮고 군산지역의 새조개가 가장 높았으며, 패류별 평균 함량은 0.33~1.63ppm으로 새조개가 가장 높고 대합조개가 0.33ppm으로 가장 낮았다. 본 연구 결과에서 외국의 규제치와 비교해 볼 때 납이나 구리는 식용의 안전범위에 들어가나 카드뮴과 아연은 외국의 규제치와 10년 전의 우리나라와 비교해 볼 때 함량이 증가하여 10년이 지난 지금 오염도가 증가하였음을 알 수 있다. – 원광대학교 식품영양학과 김인숙 외 1, 한국식품영양과학회지 (2000. 10. 30)

● 소라껍질을 이용한 미니화분과 그 제조방법 : 본 발명에 의한 소라껍질을 활용한 미니화분과 그 제조 방법은 폐쓰레기로 버려지던 소라껍질을 재활용하여 환경오염을 사전에 방지할 수 있다. 또한 협소한 공간을 가진 가정이나 실내에서도 식물을 손쉽게 키울 수 있도록 하여 녹색공간을 형성시킴으로써 주거환경이나 실내환경을 개선 시킬 수 있으며, 아울러 식물이 호흡하면서 제공하는 산소나 방향으로 인하여 실내의 공기오염 및 악취발생을 미리 방지할 수 있다는 장점이 있다. 아울러, 미니사이즈로 제작함과 동시에 별도로 부착부를 형성시켜 다양한 형태 및 크기로 조립 또는 부착시킬 수 있도록 함으로써 사용자가 자신이 원하는 장소 및 위치에 따라 새로운 실내인테리어 디자인을 창출할 수 있도록 한다는 또 다른 장점이 있다. – 특허공개 10-2010-0115042호, 김**

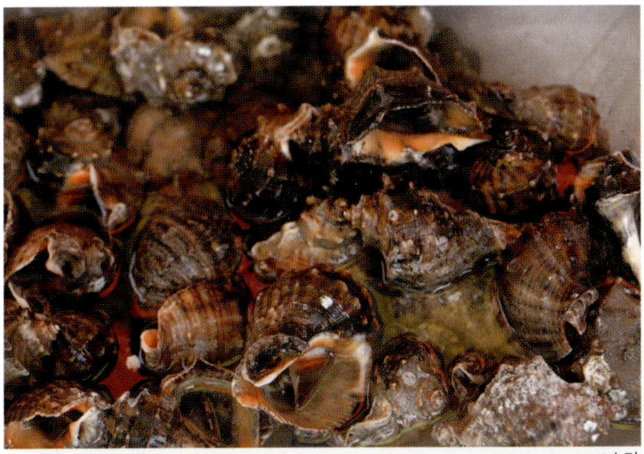
소라

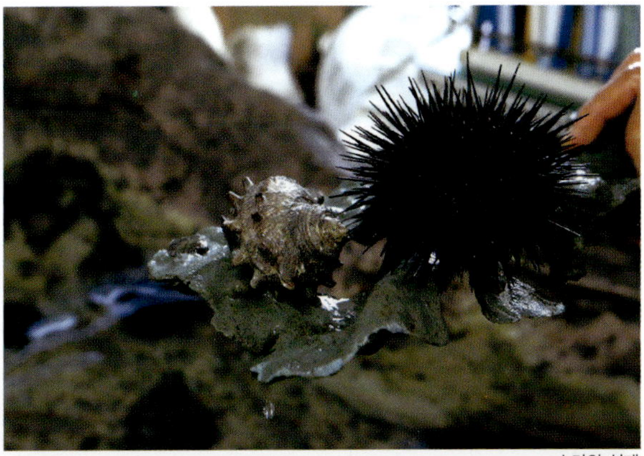
소라와 성게

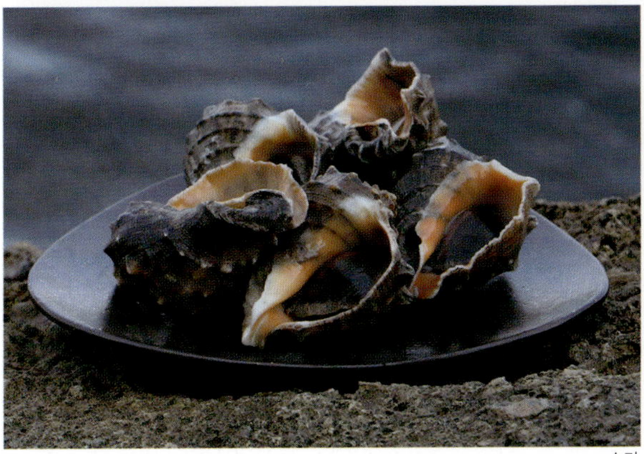
소라

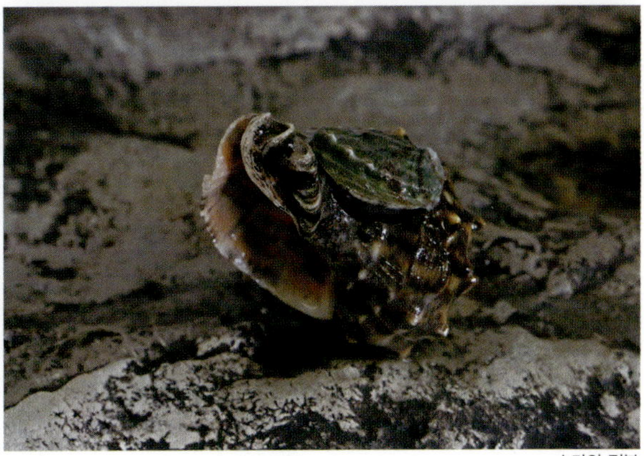
소라와 전복

숭어

숭엇과 / *Mugil cephalus*
영명 flathead mullet
약명 수어水魚, 秀魚 치어鯔魚
이명 은숭어, 모치(어린 개체)

숭어는 원래 바닷물고기이지만 먹이를 구하기 위해 민물에 올라오기도 한다. 떼 지어 생활하며 연안이나 내만에 나타나고 겨울에 바다로 옮겨간다. 10~11월에 먼 바다의 암초 부근에 산란한다. 우리나라 연안 각지에 분포하며, 열대와 온대 지역에 고루 분포하고 있다. 몸은 원통형이며, 옆으로 약간 납작하고 머리 등쪽은 평평하다. 눈은 머리 양쪽의 앞위로 붙고, 기름 눈꺼풀이 있다. 꼬리지느러미는 깊이 갈라지고 위아래 조각이 거의 같으며 끝이 뾰족하다. 등은 짙은 갈색을 띠고, 배는 은백색이다. 몸 양옆에 여러 줄의 진한 세로줄이 있다.

숭어는 예부터 음식뿐 아니라 약재로도 귀하게 여겼다. 단백질이 풍부하고, 비타민 B_1 · B_2가 많은 편이다. 주로 생선회로 먹고, 찌개 · 소금구이 등으로 이용한다. 단백질이 많고 지방이 적어서 다이어트에 효과적이며, 육질의 콜라겐은 피부의 탄력 강화에 도움을 준다.

지방마다 부르는 이름이 많아 100여 가지가 넘을 정도로 서민과 친숙하고 맛도 좋다. 겨울철에서 초봄까지가 제철인데, 맛이 빼어나다 하여 숭어를 '수어秀魚'라고 부르기도 한다.

고서古書 · 의서醫書에서 밝히는 효능

난호어목지 숭어를 먹으면 비장脾臟에 좋고, 알을 말린 것을 건란乾卵이라 하여 진미로 삼는다.

향약집성방 · 동의보감 수어水魚라고 하며, 숭어를 먹으면 위를 편하게 하고 오장을 다스리며, 오래 먹으면 몸에 살이 붙고 튼튼해진다. 이 물고기는 진흙을 먹으므로 백약百藥에 어울린다.

특허 · 논문

- 숭어 뇌 유래의 내장 흥분성 신경펩타이드 및 그 분리방법 : 본 발명은 숭어뇌 유래의 내장 흥분성 신경펩타이드 및 그 분리방법에 관한 것으로, 숭어 뇌 열수추출물을 동결건조한 후 이를 메탄올로 충진된 카트리지에 통과시키면서 메탄올의 농도를 달리하여 세척함으로써 각각의 메탄올추출물을 얻고 이에 대해 숭어 후장 조직에 대한 흥분성 조사를 하여 흥분성을 나타내는 메탄올추출물을 역상 HPLC 하여 정제함으로써 정제된 신경펩타이드를 분리하고 이에 대한 구조분석, 생리분석 및 약학적 효과를 조사함으로써 내장 흥분성 신경펩타이드를 제공할 수 있는 매우 뛰어난 효과가 있다. – 특허등록 제749409호, 부경대학교 산학협력단
- 숭어포 가공방법 및 가공된 숭어포 : 본 발명은 숭어 특유의 흙냄새와 체내에 다량으로 축적된 불포화지방산을 제거하여 소비자들이 거부감을 느끼지 않도록 하는 숭어포 가공방법 및 가공된 숭어포에 관한 것이다. 본 발명에 따른 숭어포 가공방법은 물속에 황토와 참숯이 분산된

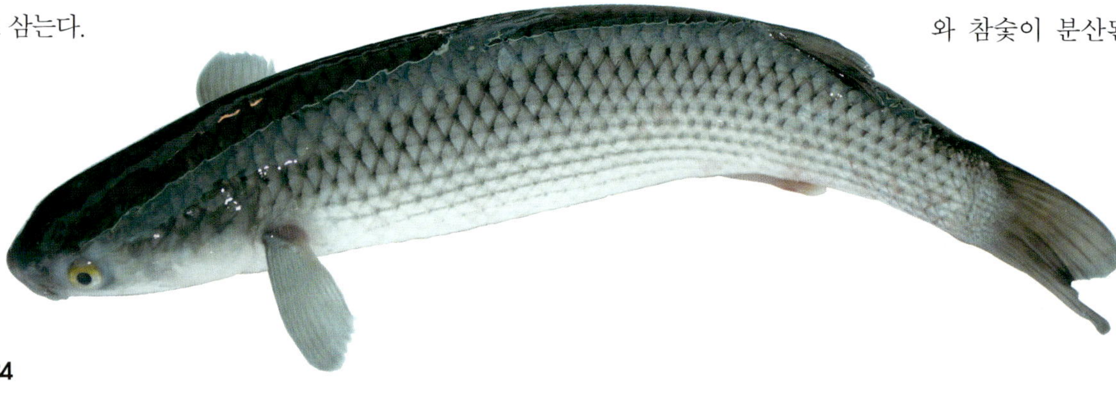

중화수에 살아있는 숭어를 살려두어 숭어가 황토와 참숯을 섭취하도록 하여 숭어의 체내에 내포된 흙을 포함한 불순물을 중화시키는 단계와; 상기 단계를 거친 숭어를 맑은 물속에 살려두어 숭어 체내의 불순물이 토사(吐瀉)되어 제거되도록 하는 단계와; 상기 단계를 거친 숭어를 할복하여 포로 가공될 숭어살(fillet)을 확보하는 단계와; 상기 단계를 통하여 확보된 숭어살을 염장하여 숭어 체내의 불포화지방산과 수분을 제거하는 단계와; 상기 염장된 숭어살을 물 · 식초 · 술 · 파가 포함된 혼합수에 침지하여 숭어 육질을 부드럽게 하고 냄새를 제거하는 단계와; 상기 단계를 거친 숭어살을 건조시킨 후 살균처리하여 포로 가공하는 단계를 포함하여 이루어져, 숭어 특유의 흙냄새와 불포화지방산이 제거된 맛과 영양이 높은 숭어포를 제공할 수 있다. – 특허등록 제 446122호, 신**

● 숭어 순살포의 가공방법 및 이를 이용한 생선까스의 제조방법 : 본 발명은 숭어 순살포의 가공방법 및 이를 이용한 생선까스의 제조방법에 관한 것으로서, 더욱 상세하게는 백년초와 같은 천연추출물을 첨가하여 영양성분을 강화시킴과 동시에 숭어의 비린내를 제거하고 맛을 개선시켜 기호도를 증대시킨 숭어 순살포의 가공방법 및 이를 이용한 생선까스의 제조방법에 관한 것이다. 본 발명의 숭어 순살포의 가공방법은 숭어 살을 얇게 저미어 순살포를 얻는 절단단계와, 순살포를 식물 추출물을 함유하는 침투액을 상기 순살포 내부로 침투시키는 침투단계와, 침투단계 완료 후 상기 순살포 표면에 남아 있는 상기 침투액을 제거하는 후처리단계를 포함한다. – 특허등록 제 1425656호, 주**

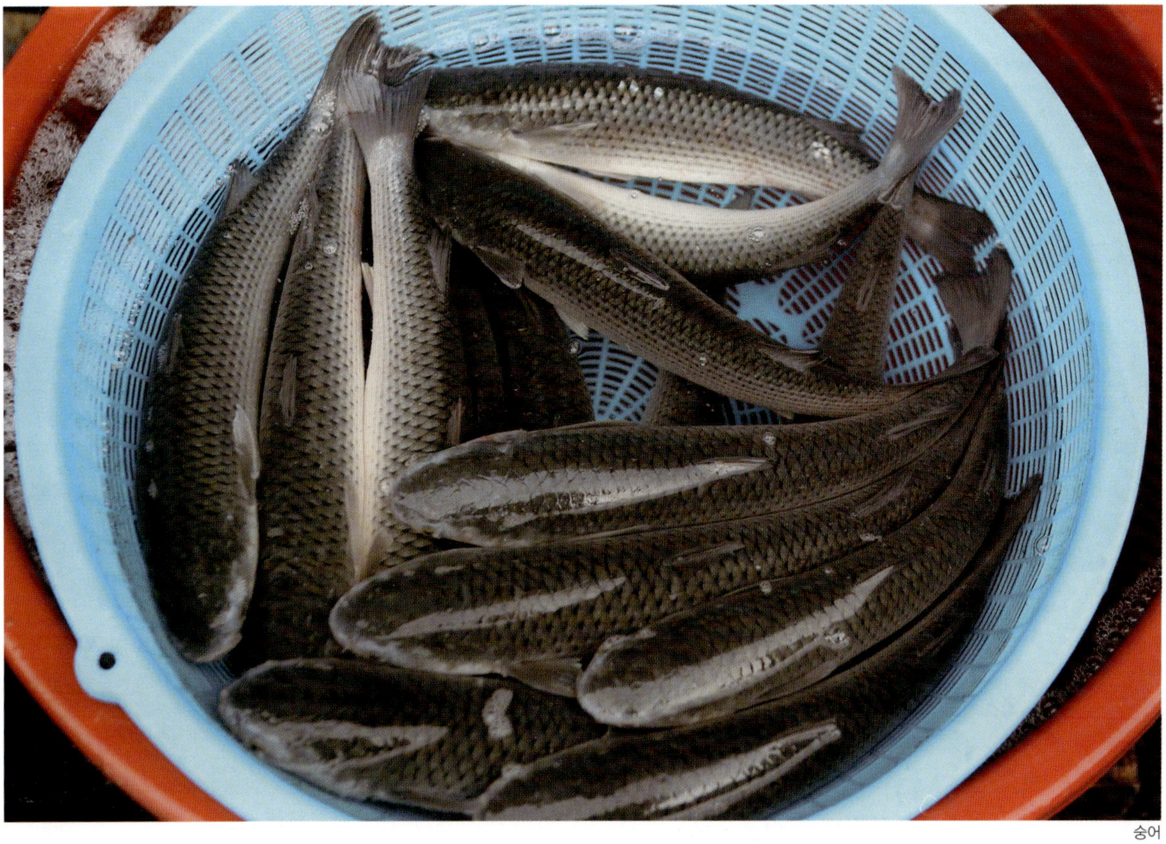

숭어

아귀

아귀과 / Lophiomus setigerus
이명 조사어釣絲魚, 아구어餓口魚, 아꾸

큰 입이 인상적인 아귀는 간 요리와 아귀찜 요리로 유명하다. 아귀의 간은 열량뿐만 아니라 비타민 A의 함량이 매우 높아 세계적인 별미인 집오리의 간에 견주어진다. 찜으로도 해서 먹는데, 마산의 건아귀찜과 부산의 해물생아귀찜 · 찹쌀아귀찜이 유명하다. 한겨울에 가장 맛있다. 큰 입 만큼이나 먹성이 좋아 통째로 삼킨 고급 생선이 들어 있는 경우가 있어서 일거양득의 의미로 '아꾸 먹고 가자미 먹고'라는 속담이 생겼다. '아꾸'는 '아귀'의 방언이다.

아귀는 수심 55~150m의 깊은 바다에 주로 서식하며, 우리나라의 서해와 동해 남부 및 남해 · 일본의 홋카이도 이남 해역 · 동중국해 · 서태평양 등에 분포한다. 수온 17~20℃가 맞고, 산란기는 4~8월이다. 최대 몸 길이는 1m이고, 몸 색깔은 회갈색이며, 몸과 머리가 납작하고, 몸 전체의 2/3가 머리이며, 입이 매우 크다. 아래턱은 위턱보다 길고, 양턱에는 빗 모양을 한 여러 가지 크기의 강한 이빨이 3중으로 나 있다. 로, 동중국해에 분포하는 어군은 4~5월 경 산란하기 위해 중국 연안으로 이동하는 것으로 추정된다.

소화력이 매우 강하여, 조기, 병어, 도미, 오징어, 새우 등을 통째로 삼켜서 완전 용해시켜 소화할 수 있다. '아귀'라는 이름은 불교에서 탐욕이 많은 귀신을 뜻하는 '아귀餓鬼'에서 나온 것으로, 입이 크고 흉하게 생긴 모습과 자신의 크기만 한 물고기도 잡아먹는 식성 때문에 그런 이름이 붙은 듯하다. 입 바로 위쪽에 있는 가느다란 안테나 모양의 촉수를 좌우로 흔들어 먹이를 유인한 뒤 통째로 삼킨다.

특허 · 논문

● 아귀 경골 및 연골 추출물 또는 이로부터 분리된 콘드로이틴황산, 이의 제조방법 및 이를 포함하는 연골관절 보호용 조성물 : 본 발명은 식품으로서의 가치가 높은 아귀 경골 및 연골을 프로테아제와 같은 분해제를 사용하여 아귀 경골 및 연골 추출물을 제조하고, 이로부터 콘드로이틴황산을 분리 및 정제함으로써, 기존의 상어 연골 유래 콘드로이틴황산과 같이 연골 관절 보호용 조성물로 유용하게 사용할 수 있다. – 특허공개 10-2008-0010201호, 서울대학교 산학협력단

● 하얀색아귀찜과 이의 요리방법 : 본 발명은 오랜 전통에 의한 생선 중에서 가장 험악하게 생긴 아귀요리에 대한 것인데, 다른 생선과 달리 모양도 험하고 살이 적어 명태나 고등어류와 같이 생선만으로 요리할 수 없는 품종이라 양념을 푸짐하게 하여 생선보다 양념의 맛으로 먹도록 하는 특색 있는 요리방법의 개발에 관한 것이다. 지금까지는 비린 냄새가 심한 생선이라는 점에서 붉게 하여 비린생선 맛을 감추어주면서 시각적으로 먹음직스럽게 하고자 붉은 고춧가루로 버무렸으며 참기름과 설탕 등을 사용하여 맵고 달게 하여 비린내를 상쇄시키는 방법을 사용해 왔다. 본 발명은 양념재료를 낭비하지 않고 가급적 신선한 유기농재료만을 사용하여 단순하고 저렴하며 실질적인 재료만을 사용하면서 붉은 고춧가루와 참기름 등을 사용하여 생선비린내를 제거하는 방법을 사용하지 않고 붉은 고춧가루 대신에 청량고추, 즉 일명 땡초라 불리는 익기 직전의 매운 새파란 고추와 경상도에서 가장 선호하는 방아를 사용하여 생선비린내를 제거하면서 유기농산물만을 사용하는 저가 아귀찜으로 요리하므로 인해 붉은 빛이 아닌 청색의 땡초, 즉 청량고추와 방아만을 사용하여 하얀색이 되는 요리로 새 시대에 걸맞은 젊은 계층과 외국인에게 알맞은 식품으로 새롭게 태어나 각광 받는 식단으로 정착되는 효과가 기대된다. – 특허공개 10-2011-0127631호, 김**

● 아귀 추출물의 항산화 및 항유전독성 활성 : 생 아귀와 마른 아귀를 부위별로 구분하여 여러 용매를 이

용하여 추출물을 제조한 후 항산화 활성과 항유전독성 활성을 조사하였다. 아귀의 수분함량을 조사한 결과 생 아귀의 껍질, 살, 위 부분은 모두 85%이상의 수분을 함유하였으나, 간은 53.5%이었다. 마른 아귀의 경우 껍질 부위가 생것의 경우보다 21.2%가 낮은 66.7%이었고, 살 부위는 생것의 경우보다 7.9% 낮은 77.7%이었다. 추출수율은 마른 아귀 껍질 분쇄물 100 g으로부터 물을 이용하여 추출하였을 때 6.76g의 추출물이 얻어진 경우로 이 조건이 가장 수율이 높았다. 항산화 활성을 1, 20, 40 ㎎/L의 농도에서 측정하였을 때 라디칼 소거능, 환원력은 각각 농도에 의존하여 결과값이 향상되었으며, 라디칼 소거능에서는 생 아귀의 껍질, 살 및 위 부분과 말린 아귀의 껍질, 살에서는 모두 아세톤 추출물에서 가장 높은 활성을 보였다. 한편, 생 아귀의 간부위에서는 메탄올 추출물과 물 추출물에서 높은 활성을 보였고, 에탄올과 아세톤 추출물에서도 비교적 높은 활성을 보였다. 환원력에서는 껍질, 살 및 위 부분에서 아세톤 추출물에서 가장 높은 활성을 보였다. 생 아귀의 간부위에서는 모든 추출물에서 높은 환원력을 보였다. 그리고 다양한 아귀 추출물을 50㎍/mL 농도로 백혈구에 처리한 후 200uM의 농도로 DNA 손상을 유도한 결과 손상된 DNA tail 부분의 DNA함량을 측정한 % fluorescence in tail이 위의 메탄올, 아세톤 및 물 추출물을 제외하고는 각 부위의 모든 추출물에서 H2O2처리 양성대조구인32.1±6.7%에 비해 유의적으로 감소하였다. 한편, 추출용매별로 아귀 각 부위의 항유전독성 효과를 비교한 결과 메탄올, 에탄올, 물 추출물은 부위에 따른 항유전독성효과의 차이가 없었으나, 아세톤 추출물의 경우 마른 살이 위에 비해 DNA손상정도가 유의적으로 낮았다. 따라서 이번 연구결과는 생리활성 물질을 탐색함에 있어서 해양생물이 중요한 천연자원이 될 수 있다는 가능성을 확인할 수 있었다. – 경남대학교 식품생명학과 이석희 외 7, 한국식품영양과학회지(2007. 10. 30)

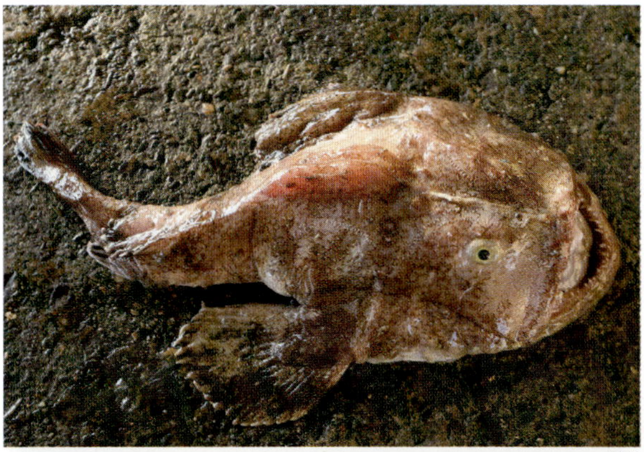
아귀

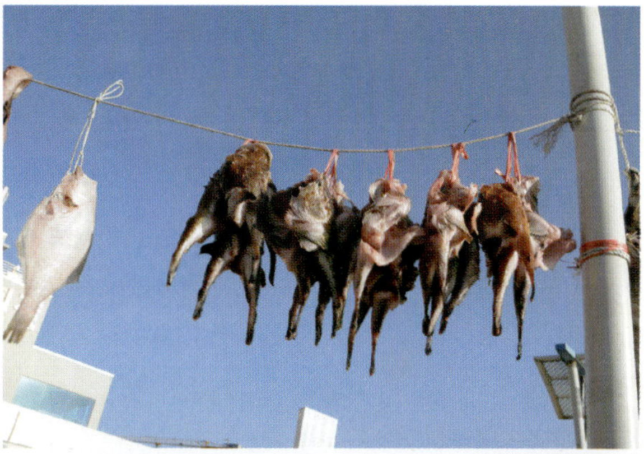
아귀가 말라 가는 풍경

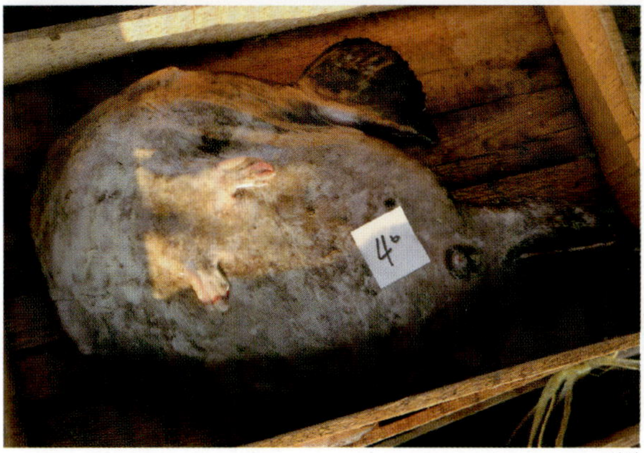

아귀

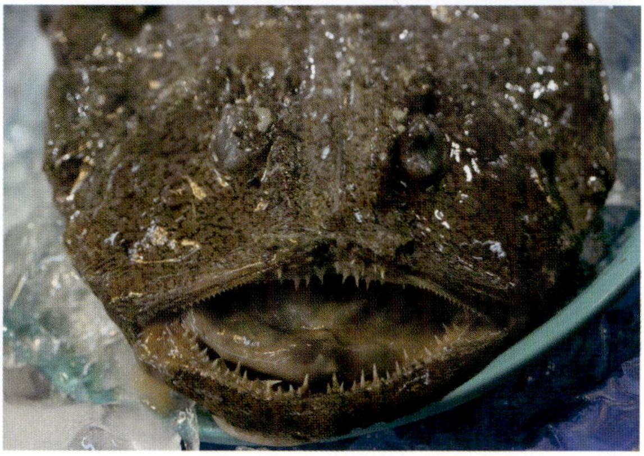
아귀

양미리

양미리과 / *Hypoptychus dybowskii*
이명 야미리, 앵미리

양미리는 강원도 동해안에서 늦가을부터 겨울 사이에 잡히는 대표적인 생선으로, '앵미리' 또는 '야미리'라고도 부른다.

연안의 깊은 곳에서 무리 지어 서식하며, 우리나라 동해 · 일본 · 연해주 · 오호츠크 해 등에 분포한다. 몸은 가늘고 긴 원통형이며, 까나리와 비슷한 모양이나 크기가 더 작다. 주둥이는 뾰족하고 아래턱이 위턱보다 튀어 나와 있으며 양 턱에 이빨이 없다. 등지느러미와 뒷지느러미는 서로 대칭하여 몸 뒤쪽에 있으며, 배지느러미와 비늘이 없다. 몸 빛깔은 등쪽은 황갈색, 배쪽은 은백색을 띠고, 아가미 뚜껑에 흰색 반점이 많다. 산란기는 4~7월로, 깊은 곳에서 연안 가까이로 몰려와 점착성 알을 산란하여 해조류 등에 붙인다.

양미리는 뼈째 먹는다. 소금구이 · 볶음 · 조림 · 찌개 등으로 조리하며, 속초 등의 산지에서는 회로 먹기도 한다. 열량이 낮아 다이어트에 효과적이고, 불포화지방산과 아스파라긴 등의 필수아미노산과 단백질 및 칼슘이 풍부하여 골다공증을 예방하고 뼈의 성장을 촉진하는 작용을 한다.

특허 · 논문

● 양미리 분획 건조 분말 또는 그 추출물을 유효성분으로 함유하는 염증의 예방 및 치료용 조성물 : 본 발명은 양미리 분획 건조 분말 또는 그 추출물을 유효성분으로 함유하는 조성물에 관한 것으로서, 구체적으로 본 발명의 양미리 분획 건조 분말 또는 그 추출물은 세로토닌, 카라기닌, FCA 유발 동물모델에서 염증의 억제 효과 및 초산으로 유발된 동물모델의 혈관투과성 항진의 억제효과가 뛰어나므로, 염증의 예방 및 치료용 약학조성물 또는 건강기능식품으로 유용하게 이용될 수 있다. – 특허공개 10-2010-0006604, 강릉원주대학교 산학협력단

● 양미리 분획 건조 분말 또는 그 추출물을 유효성분으로 함유하는 관절염의 예방 및 치료용 조성물 : 본 발명은 양미리 분획 건조 분말 또는 그 추출물을 유효성분으로 함유하는 조성물에 관한 것으로서, 구체적으로 본 발명의 양미리 분획 건조 분말 또는 그 추출물은 세로토닌, 카라기닌, FCA 유발 동물모델에서 염증의 억제 효과 및 혈청 중 RA 테스트, CRP 테스트에서 관절염의 효과가 뛰어나므로, 관절염의 예방 및 치료용 약학조성물 또는 건강기능식품으로 유용하게 이용될 수 있다. – 특허공개 10-2010-0006603호, 강릉원주대학교 산학협력단

● 어류 폐기물을 이용한 어취 없는 어간장 및 그 제조방법 : 본 발생은 어류 폐기물(머리, 내장 등) 또는 경제성이 없는 어류의 전 어체를 마쇄하고 아스퍼질러스 오리자이(*Aspergillus oryzae*) 코오지와 설탕과 같은 당류를 함께 혼합한 후 운로 일정 농도로 회석한 다음 상온에서 일정 시간 숙성시켜 어취가 전혀 없으며 전통 어간장과 유사한 향미를 지니게 제조한 어간장 및 그 제조 방법에 관한 것이다. 일반적으로 어류는 두루 내장 등의 비윤이 평균 약 50%에 달하여 국내에서 소비되는 어류 중 절반은

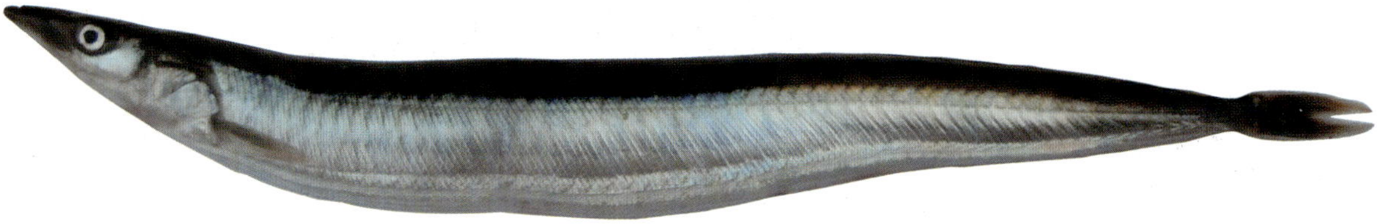

폐기되고 있는 실정이며, 값싼 어종, 특히 정어리, 까나리, 양미리, 소과등어 등은 식용 가치가 없어 훌륭한 단백자원 임에도 불구하고 양어용 사료나 젓갈 또는 폐기되고 있는 실정이다. 또한 기존의 수산가공조미료인 액젓은 어체를 그대로 발효숙성시켜 2년 이상 장기간 숙성기간을 거침에도 불구하고 어취가 강하게 남아 있어 그 이용 범위가 제한되고 있다. 어류 폐기물인 두부와 내장 혹은 전 어체를 사일런트 카터에서 마쇄한 다음 2~3배량의 물을 가하고 염농도가 20%되게 식염을 가하여 발효숙성과정에서의 부패를 방지한다. 이 마쇄 희석물에 아스퍼질러스 오리자이코오지와 설탕을 가가 5~10% 첨가하여 잘 혼합한 후 상온에서 때때로 저어주면서 3개월 이상 숙성시킨다. 이 방법으로 숙성 발효시시켜 숙성 과정에서도 비린내가 나지 않는다. 숙성이 완료되면 끓여서 반응을 종결시키고 여과 조제를 첨가하고 여과한다. 여과 후 다시 한번 끓여서 살균하면 어취가 전혀 없어 다양한 요리에 조미료로 사용할 수 있는 어간장이 얻어진다. – 특허공개 10–1997–0025437호, 대한민국(강릉대학교총장)

● 프로폴리스 및 단호박을 함유하는 양미리연육 튀김어묵의 제조방법 : 본 발명은 프로폴리스 및 단호박을 함유하는 양미리연육 튀김어묵의 제조방법에 관한 것으로, 상세하게는 프로폴리스와 단호박을 첨가하여 제조한 본원 발명의 양미리연육 튀김어묵은 소르빈산 칼륨을 가미한 양미리연육 튀김어묵과 비교하여 탁월한 산패억제를 통하여 저장성향상 효과 및 향기, 맛, 색, 조직감이 우수한 효과를 나타내므로 본 발명의 제조공정으로부터 프로폴리스 및 단호박을 이용하여 우수한 품질의 양미리연육 튀김어묵 제품을 제조할 수 있다. – 특허공개 10–2009–0083118호, 강릉원주대학교 산학협력단

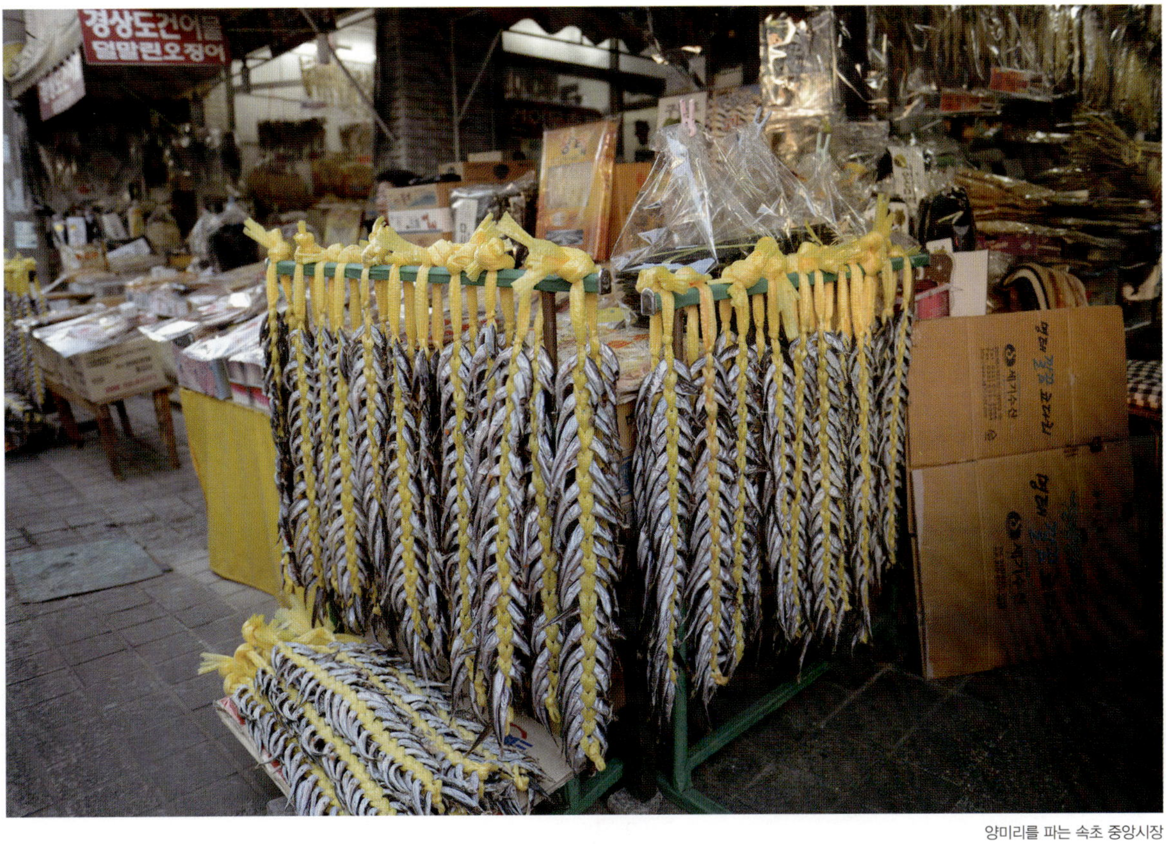

양미리를 파는 속초 중앙시장

연어

연어과 / *Oncorhynchus keta*
약명 연어鰱魚
이명 연어사리, 백연어

우리나라 동해로 흘러드는 하천으로 회귀하며, 일본, 북아메리카 서부에 분포한다. 바다에 살다가 산란기인 9~11월에 태어난 하천으로 올라와 알을 낳는데, 수심 10~25㎝ 되는 곳의 모래나 자갈 바닥을 파서 산란장을 만들고 낳은 알은 자갈로 덮는다. 알을 낳고 나면 암수 모두 죽는다.

몸은 70㎝ 정도로 가늘고 길며 머리 윗부분은 약간 납작하다. 주둥이 끝이 둥글고 입이 크다. 몸 빛깔은 바다에서는 은백색이었다가 알을 낳을 무렵 강으로 올라오면 색깔이 변하는데, 수컷은 등쪽이 흑청색, 나머지는 연한 청색을 띠고, 암컷은 등쪽과 옆쪽 윗부분이 흑청색, 아랫부분은 연한 청색과 은백색을 띤다.

살색은 분홍빛을 띠며 주로 소금구이, 버터구이, 튀김요리로 이용한다. 단백질과 지방, 비타민 $B_2 \cdot B_6$가 풍부하며, 동맥경화나 혈전을 예방하는 EPA와 두뇌 활동을 좋게 하는 DHA가 함유되어 있다. 불포화지방산인 오메가3가 풍부하여 심장병을 예방하고 혈당수치를 낮추는 등 성인병 예방에 좋다. 또한 아미노산인 라이신(Lysine), 아르기닌(arginine)과 감칠맛을 주는 글루타민산이 많다.

고서古書 · 의서醫書에서 밝히는 효능

동의보감 성질이 평하며 맛이 달고 독이 없다. 속을 데워주며 부종에도 사용할 수 있다.

특허 · 논문

● 연어 분획 건조 분말 또는 그 추출물을 유효성분으로 함유하는 동맥경화증의 예방 및 치료용 조성물 : 본 발명은 연어 분획 건조 분말 또는 그 추출물을 유효성분으로 함유하는 조성물에 관한 것으로, 구체적으로는 본 발명의 연어 분획 건조 분말 또는 그 추출물이 총콜레스테롤 함량에 대하여 억제 효과를 나타냄으로써, 이를 함유하는 조성물은 동맥경화증의 치료 및 예방을 위한 약학조성물 및 건강기능식품으로 유용하게 이용될 수 있다. – 특허등록 제1048271호, 강릉원주대학교 산학협력단

● 연어 정소를 이용한 화장품용 항노화 및 항산화 기능성 수액의 제조방법 : 본 발명은 연어 정소를 이용한 화장품용 항노화 및 항산화 기능성 수액의 제조방법에 관한 것으로, 특히 연어를 할복하여 연어 몸통부 내장 일체를 수거하고 정소 부분을 분리 선별 취합하고 알칼리 전해수에 세척하고 산성 전해수에 살균 소독하는 전처리 공정; 전처리한 연어 정소를 70-95%의 주정에 20-30분간 침지한 후에 10-20%의 수분율로 건조하는 건조 공정; 건조한 연어 정소를 분쇄하여 효소를 이용하여 가수분해하고 농축하여 동결 건조하는 동결건조 공정; 동결건조된 연어 정소 0.1 내지 1.0 중량%와 해양심층수 92.0 내지 94.9 중량%와 천연 생약재 추출물 5.0 내지 7.0 중량%를 혼합하

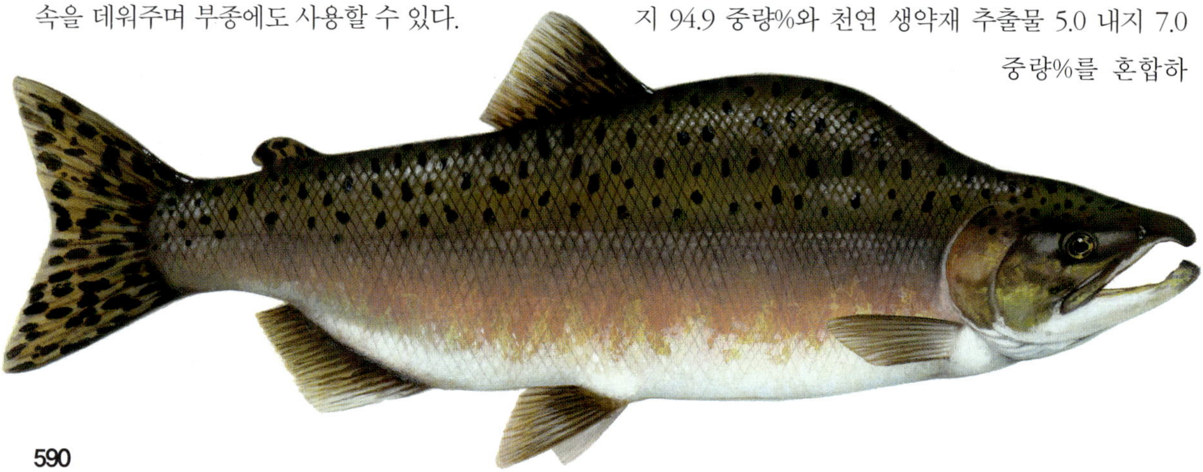

고 교반하여 수액을 제조하는 교반 제조 공정에 의해 화장품용 항노화 및 항산화 기능성 수액을 제공하므로 나이가 들어감에 따라 부족한 피부 윤택과 탄력 및 미백을 보충하고자 하는 노령 연령층은 물론 피부 항균과 보습을 필요로 하는 일반 소비자의 기호에 부합할 수 있음은 물론 대량 생산과 유통 판매가 가능하도록 제공하는 데 그 특징이 있다. – 특허등록 제1279870호, 김**

● 항비만 및 항혈전 효과를 갖는 연어 분획물을 유효성분으로 함유하는 고지혈증 및 동맥경화성 혈관계 질환의 예방 및 치료용 조성물 : 본 발명은 항비만 및 항혈전 효과를 갖는 연어 분획물을 유효성분으로 함유하는 고지혈증 및 동맥경화성 혈관계 질환의 예방 및 치료를 위한 조성물에 관한 것으로, 상세하게는 본 발명의 연어 분획물은 고지혈증을 유발시킨 동물모델에서 분변, 혈청 및 간조직의 지질 함량을 감소시키며, 항산화 효소 활성을 증진시킴을 확인한 바, 고지혈증 및 동맥경화성 혈관계 질환의 예방 및 치료에 유용한 약학조성물 및 건강기능식품에 이용될 수 있다. – 특허공개 10-2010-0137930호, 강릉원주대학교 산학협력단

● 수용성 연어 이리 추출물 및 식물성 유산균을 포함하는 면역 증강용 조성물 : 본 발명은 수용성 연어이리 추출물 및 식물성 유산균을 포함하는 면역 증강용 조성물에 관한 것이다. 또한 본 발명은 수용성 연어이리 추출물 및 식물성 유산균을 포함하는 암 또는 알레르기의 예방, 개선 또는 치료용 식품 조성물 및 약학 조성물에 관한 것이다. 연어이리는 핵산이 풍부하여 각종 기능성 식품 및 화장품의 소재로 활용되고 있다. 예를 들어, 일본등록 특허 제3975448호는 연어이리로부터 얻어진 핵산을 포함하는 갱년기 장애 억제용 건강식품을 제공하고 있으며, 국내공개특허 제2012-0063646호는 연어 정소를 이용한 화장품용 기능성 수액의 제조방법을 제공하고 있다. 본 발명자들은 수용성 연어이리 추출물 및 식물성 유산균을 포함한 조성물이 면역관련 생리활성 물질인 인터페론(INF-γ) 및 인터루킨(IL-12)의 생성을 유도함으로써 면역기능을 증진시키는 효과가 있어, 면역기능 증진용 건강기능식품 및 면역기능 관련 질환들에 대한 의약품으로 활용할 수 있음을 확인하여 본 발명을 완성하였다. – 특허공개 10-2014-0106058호, 주식회사 에이치앤에이치바이오

● 연어 어피를 활용한 친환경적인 연어가죽의 제조방법 및 이 방법에 의해 제조된 연어가죽 : 본 발명은 연어 어피 표면의 독특한 비늘 주머니 문양의 돌기가 자연스러운 문양(Natural effect)으로 표출되도록 비크롬계 탄닝제를 사용하여 가죽을 제조하는 것을 특징으로 하는 연어 어피를 활용한 친환경적 연어가죽의 제조방법 및 이 방법에 의해 제조된 연어가죽에 관한 것으로, 수적 및 석회적 처리에서 비늘 주머니(Scale pocket)의 파괴가 일어나지 않도록 패들에서 처리하고, 석회적 처리 시 석회를 단독으로 사용하며, 건조처리는 진공 건조기에서 실시하여 연어 어피 표면의 비늘 주머니가 고르게 압착되어져 비늘 주머니 문양의 돌기가 형성된 연어가죽(Salmon leather)을 제조함으로써, 상기 형성된 비늘 주머니의 돌기에 의해 미끄럼 방지 및 비틀어짐 방지의 효과가 매우 뛰어나 골프, 등산 등 스포츠용 장갑과 지갑, 핸드백, 의류 등 다양한 분야에 사용될 수 있는 장점이 있다. – 특허등록 제1136547호, 정** 외 2

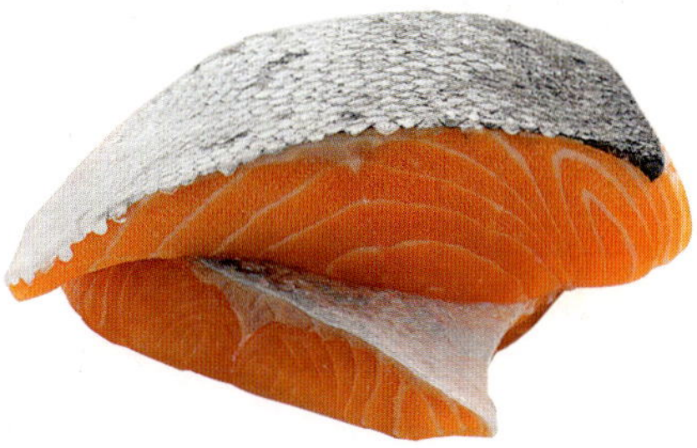

오징어

살오징어과 / *Todarodes pacificus*
영명 Cuttle fish
약명 오적어烏賊魚
이명 피둥어꼴뚜기, 물오징어

전 세계에 450~500여 종이 있고, 우리나라에는 8종이 서식한다. 몸은 머리와 다리, 몸통으로 나눌 수 있는데, 다리가 붙어 있는 부분이 머리이다. 다리는 8개이고, 다리보다 긴 2개의 촉완은 먹이를 잡거나 교미하는 데 쓴다. 끝부분은 가늘고 안쪽에 흡반이 있다. 피부에는 색소세포가 발달하여 몸 색깔을 변화시키고, 먹물주머니가 항문부의 등 쪽에 있어서, 위험이 닥치면 먹물을 뿜는다.

먹물은 오징어나 문어 및 낙지와 같은 두족류에서만 볼 수 있는 특유한 기관인 먹즙낭에서 분비되는 검은색의 액체로서, 주성분은 멜라닌 색소이다. 이 먹물에는 강력한 항종양 활성을 지닌 일렉신 등의 뮤코 다당류가 포함되어 항암작용 이외에도 항균작용, 방부작용 및 위액 분비촉진 작용이 우수하며, 여성의 생리불순 해소에도 탁월한 효능을 지닌 것으로 알려지고 있다. 실제로 두족류의 먹물 추출물을 복수암 세포에 투여한 결과 암세포 성장률이 40~55%까지 억제되었다는 연구 결과도 보고되었다. 또한, 충치균을 없애는 강력한 항균 작용을 지니는 것으로 보고되었으며, 어촌에서는 두족류의 먹물을 치질 치료에 사용하기도 하였다(특허등록 제834891호 참조).

최근 연구 결과, 먹물에는 포식자의 시각을 흐리게 할 뿐만 아니라 후각을 마비시키는 성분도 있다고 한다.

오징어는 회 · 초밥 · 젓갈 · 튀김 · 볶음, 순대 등으로 요리하며, 훈제 · 통조림 등의 원료로 가공한다. 오징어먹물은 과자 · 빵 · 파스타 · 리소토 · 소스 등의 재료로 쓰이며, 염색약 원료로도 이용된다. 마른 오징어도 쓰임새가 매우 크다.

오징어는 타우린이 매우 풍부하여 쇠고기나 우유보다도 많다. 콜레스테롤 또한 많지만 타우린이 콜레스테롤을 분해하여 혈관벽에 달라붙는 것을 예방한다.

고서古書 · 의서醫書에서 밝히는 효능

동의보감 성질이 약간 따뜻하고 맛이 자며 독이 없다. 부인이 하혈을 조금씩 하는 것, 귀머거리와 눈에서 뜨거운 눈물이 나오는 것[眼中熱淚]과 혈붕을 치료하고 충심통蟲心痛을 멎게 한다.

특허 · 논문

● 오징어 분획 건조분말 또는 추출물을 유효 성분으로 함유하는 고지혈증의 예방 및 치료용 조성물 : 본 발명의 오징어 분획 건조분말 또는 추출물은 고지혈증 동물모델의 혈중 중성지질함량을 유의적으로 감소시킴으로써 항고지혈증 효과를 나타내므로, 상기 조성물은 고지혈증의 예방 및 치료용 약학조성물 또는 건강기능식품으로 유용하게 이용할 수 있다. 본 발명자는 오징어를 이용하여 버리는 부분 없이 각 부위를 3부위와 전체, 즉, 4종류(전체 몸통, 육+지느러미, 간장, 머리+다리+뼈)로 나눈 분획 건조분말 또는 추출물이

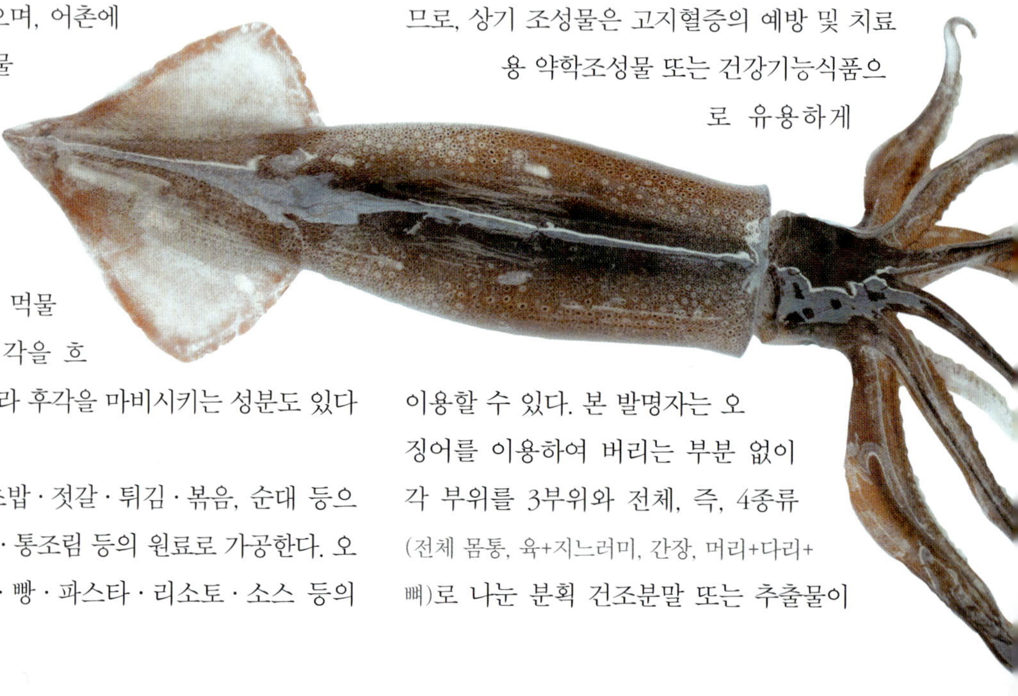

고지혈증 동물모델에서 혈중 지질함량을 유의적으로 감소시킴으로써 항고지혈증 효과를 나타냄을 확인하여 본 발명을 완성하였다. – 특허등록 제1017734호, 강릉원주대학교 산학협력단

● 오징어 콜라겐으로부터 피부주름 억제활성을 갖는 펩타이드를 제조하는 방법 및 그 제조물 : 우리나라의 오징어의 연간 어획량은 세계 2위인 30~40만 톤이며 오징어 껍질의 콜라겐 함량은 15% 이상으로 오징어의 가공 시 발생하는 부산물을 이용할 필요가 있으며 이 오징어 껍질의 콜라겐을 정제한 활용이 최근 들어 증가하는 추세이다. 하지만 정제한 콜라겐의 직접적인 향장 소재로의 활용은 큰 분자량으로 인하여 경피 흡수율이 효율적이지 않고 대부분이 비수 · 지용성 물질로서 보습 이외의 향장 · 생리학적 증진 효과는 높지 않아 이의 개선이 필요한 상황이다. 본 발명은 오징어 콜라겐으로부터 피부주름 억제활성을 갖는 펩타이드를 제조하는 방법에 관한 것으로서, 종래 산 및 염기에 의한 가수분해시 단점인 장치의 부식문제, 폐수 발생 문제, 효소에 의한 가수분해시 단점인 염의 다량 발생 문제 등을 해결하고 또한 간단한 효소 처리 후 초음파를 병행하여 빠른 시간내에 고수율로 주름억제용 향장소재 펩타이드를 제조할 수 있는 방법에 관한 것이다. – 특허등록 제844386호, 강원대학교 산학협력단

● 어류 껍질 유래의 펩타이드를 함유하는 항알츠하이머 활성의 약학 조성물 및 건강기능식품 : 본 발명은 현재 대부분 폐기 처리되고 있는 어류 껍질에서 유래한 펩타이드를 유효 성분으로 함유하는 항알츠하이머 효과를 갖는 약리적 조성물 및 건강기능식품에 관한 것이다. 본 발명에서는 어류의 껍질을 이루는 단백질의 가수분해산물 및 그 일부분인 올리고펩타이드(oligo-peptide)를 유효 성분으로 함유하는 항알츠하이머 약학 조성물 및 건강기능식품을 개시한다. 본 발명에 따른 펩타이드는 알츠하이머 질병을 야기하는 베타-세크레타아제의 활성을 억제하는데, 작게는 디-펩타이드로 구성되어 있기 때문에, 경구 투여시에도 생체내의 가수분해효소에 의한 분해가 일어나지 않을 뿐만 아니라 생체내에서의 쉽게 흡수, 소화되기 때문에 생리적 활성 효과가 양호할 것으로 기대된다. 특히, 생체에서 유래한 성분이기 때문에 부작용의 우려가 없어 안전성도 양호할 뿐만 아니라, 대부분 폐기되었던 어류의 껍질로부터 얻어진 것이므로 수산부산물을 적극적으로 활용할 수 있다. – 특허등록 제1297339호, 강릉원주대학교 산학협력단, 재단법인 강릉고학산업진흥원

● 오징어 외피 유래 콜라겐 및 이를 함유한 미용 마스크 팩 : 본 발명은 오징어의 가공 부산물인 외피에서 알카리 불용성 콜라겐을 추출하는 방법 및 이로부터 제조된 오징어 외피 유래 콜라겐과 이를 미용 마스크 팩 제조의 원료로 첨가하여 제조된 미용 마스크 팩에 관한 것으로, 본 발명에 따라 제조한 오징어 외피 유래 콜라겐은 환경오염의 원인이 되는 오징어 가공 부산물을 효과적인 이용할 수 있고, 상업용 콜라겐을 각종 동물성 질병 전염성의 우려가 없는 해양 생물 유래 콜라겐으로 대체할 수 있으며, 비교적 용이한 알카리 추출 방법으로 콜라겐을 추출함으로써 이를 실제 산업화에 용이하게 사용할 수 있고, 상기의 콜라겐이 첨가된 미용 마스크 팩은 기존의 마스크 팩과 비교하여 동등한 관능성을 나타내었다. – 특허등록 제910120호, 강릉원주대학교 산학협력단

● 두족류의 먹물추출물을 포함한 염모제 조성물 : 본 발명은, 두족류(頭足類)의 먹물추출물을 포함하는 염모제 조성물에 관한 것으로서, 산화염료, 킬레이트제, 산화방지제, 유화제, 증점제, 가용화제, 보존제, 용제, 착향제, PH조절제, 보습제, 안정제, 알칼리제, 모발보호제, 산화제를 포함하는 염모제 조성물에 있어서, 두족류의 먹물추출물을 추가적으로 포함하는 것을 특징으로 한다. 이에 의해, 모발손상이 감소되어 염색 안정성을 향상시키고, 두피에 대한 피부트러블 및 알레르기를 최소화할 수 있다. 또한, 두족류의 먹물추출물을 함유하는 염모제 조성물은 약산성에서 약알칼리성을 띠는 조성물들의 혼합만으로 PH를 중성으로 조절하고, 알칼리제를 사용하지 않거나 사

용하더라도 그 사용량을 최소화할 수 있다. 이에 의해, 높은 PH에 의한 모발의 팽윤현상 없이 염색이 가능하도록 하여 모발의 손상을 감소시켜 모발의 색상을 좀더 자연스럽게 표현할 수 있다. - 특허등록 제755525호, 이**

● 오징어뼈 분말 또는 이의 추출물을 함유하는 위장 질환예방 및 치료용 조성물 : 본 발명은 오징어뼈 분말 또는 이의 추출물을 유효성분으로 함유하는 조성물에 관한 것으로, 상세하게는 오징어뼈 분말 또는 이의 추출물은 위장의 궤양 저해 효과를 나타내므로 위장 질환 예방 및 치료용 약학조성물 및 건강기능식품으로 이용될 수 있다. 본 발명자는 위 질환 치료제로 널리 이용되고 있는 시메티딘 및 오멥라졸 이외의 다른 효과적인 물질을 도출하기 위하여 오징어뼈 분말 또는 이의 추출물을 이용하여 위 손상을 유발시킨 마우스의 위 궤양 저해 효과를 확인하는 실험을 수행한 결과, 오징어뼈 분말 또는 이의 추출물로 위장 질환 예방 및 치료용 약학조성물 및 건강기능식품으로의 사용 가능성을 확인하므로써 본 발명을 완성하였다. - 특허공개 10-2008-0094983호, 강릉원주대학교 산학협력단

● 인체의 희귀 난치성 질환 예방 및 치료용 연체동물 추출물 : 본 발명은 인체의 희귀 질환의 예방 및 치료용 추출물로서 문어, 낙지, 꼴뚜기, 오징어 중 하나 이상을 급속냉동시키거나 3배이상의 정제수(H_2O)에 넣어 60~80℃에서 24~48시간 열수 추출한 것으로 상기 냉동물 또는 열수 추출물을 희귀 질환에 이환된 장애우에게 1일 3회 공복시에 각 150mL 이상 섭취하게 함을 특징으로 하는 인체 희귀 질환의 예방 및 치료용 추출물을 제공하는 뛰어난 효과가 있다. - 특허공개 10-2012-0034536호, 김**

● 오징어 부산물이 혈액 유동성 및 혈중 지질 농도에 미치는 영향 : 폐경과 더불어 시작되는 폐경기의 에스트로겐 변화로 발생되는 건강 문제 중 심혈관계

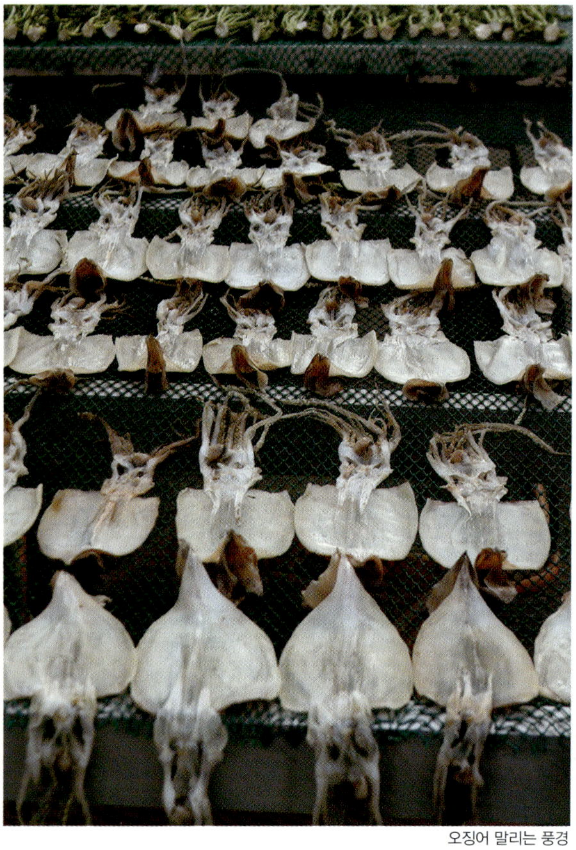
오징어 말리는 풍경

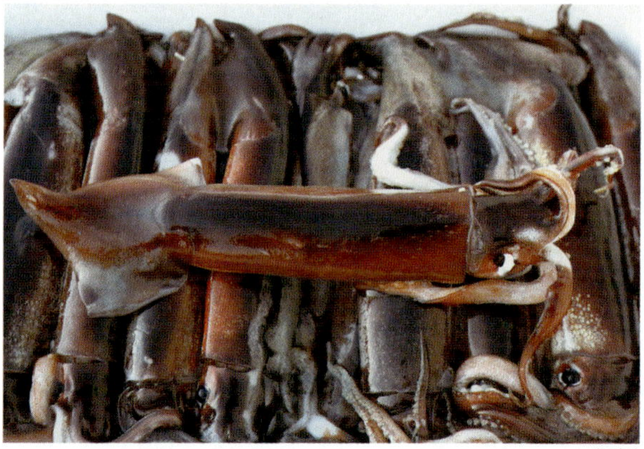
오징어

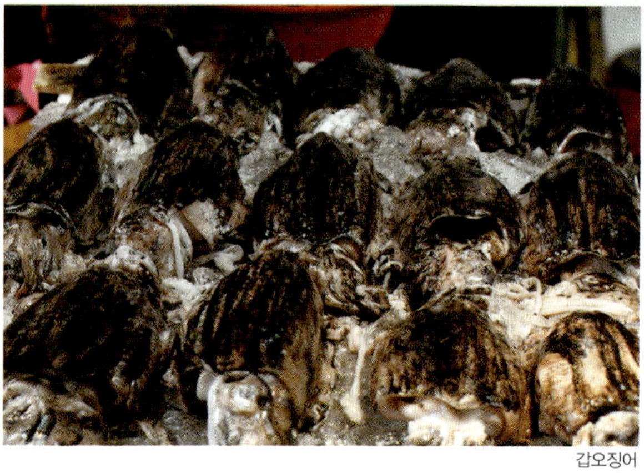
갑오징어

질환이 문제점으로 대두되고 있다. 따라서 본 연구는 갱년기 장애 시 유발되는 체내 지질 함량 증가에 있어서 오징어 부산물의 에탄올 추출물이 미치는 영향을 검토하기 위해 인위적 폐경을 유발시킬 수 있는 난소 절제 암컷 흰쥐에서 오징어 부산물의 혈행개선, 항혈소판 응집능 및 혈중 지질 함량 변화에 미치는 영향을 검토하였다. 그 결과 갱년기를 유도한 CON군은 난소절제 시 에스트로겐 결핍으로 bone turnover이 증가되어 SHAM군에 비해 혈액 중의 ALP 활성이 증가되었으나, 오징어 부산물 투여에 의해 그 활성이 유의적으로 감소하였다. 갱년기 유도로 인한 혈장 내 혈액응고인자(coagulation factors)의 지나친 활성화 및 혈소판 응집 촉진으로 CON군의 모세관 통과 시간은 지연되었으나, 오징어 부산물의 에탄올 추출물 투여로 인해 혈류의 속도가 향상 되었다. 또한 난소를 절제한 CON군의 경우 SHAM군에 비해 혈소판이 빠르게 응집되는 결과가 나타났으며, 오징어 부산물의 에탄올 추출물을 투여한 군은 CON군에 비해 혈소판 응집이 억제되는 것으로 나타났다. 난소 절제하여 갱년기 장애를 유도한 흰쥐에 오징어 부산물의 에탄올 추출물을 투여하였을 때, 혈 중 중성 지방 함량이 낮아지고 HDL-cholesterol 함량이 높아지는 결과로 보아 오징어 부산물의 에탄올 추출물 투여가 난소 절제에 의해 소실된 estrogen의 지질대사 불균형에 유익한 영향을 주어 심혈관계 질환 개선에 영향을 준 것으로 사료된다. 또한 이것은 오징어 부산물 중의 w-3 지방산 및 미지의 펩타이드류 등이 복합적으로 작용하여 난소 절제한 흰쥐의 지질대사에 유익한 효과를 준 것으로 추측되며, 이에 대한 구체적인 내용에 대해서는 앞으로 더 깊은 연구가 필요할 것으로 생각된다. 이상의 결과로부터 갱년기 장애 시 유발 되는 지질 대사 이상으로 오는 심혈관계 질환에 오징어 부산물의 에탄올 추출물이 유익한 결과를 줄 것으로 사료된다.

– 신라대학교 식품영양학과 강성림 외 5, 생명과학회지(2010. 1. 30)

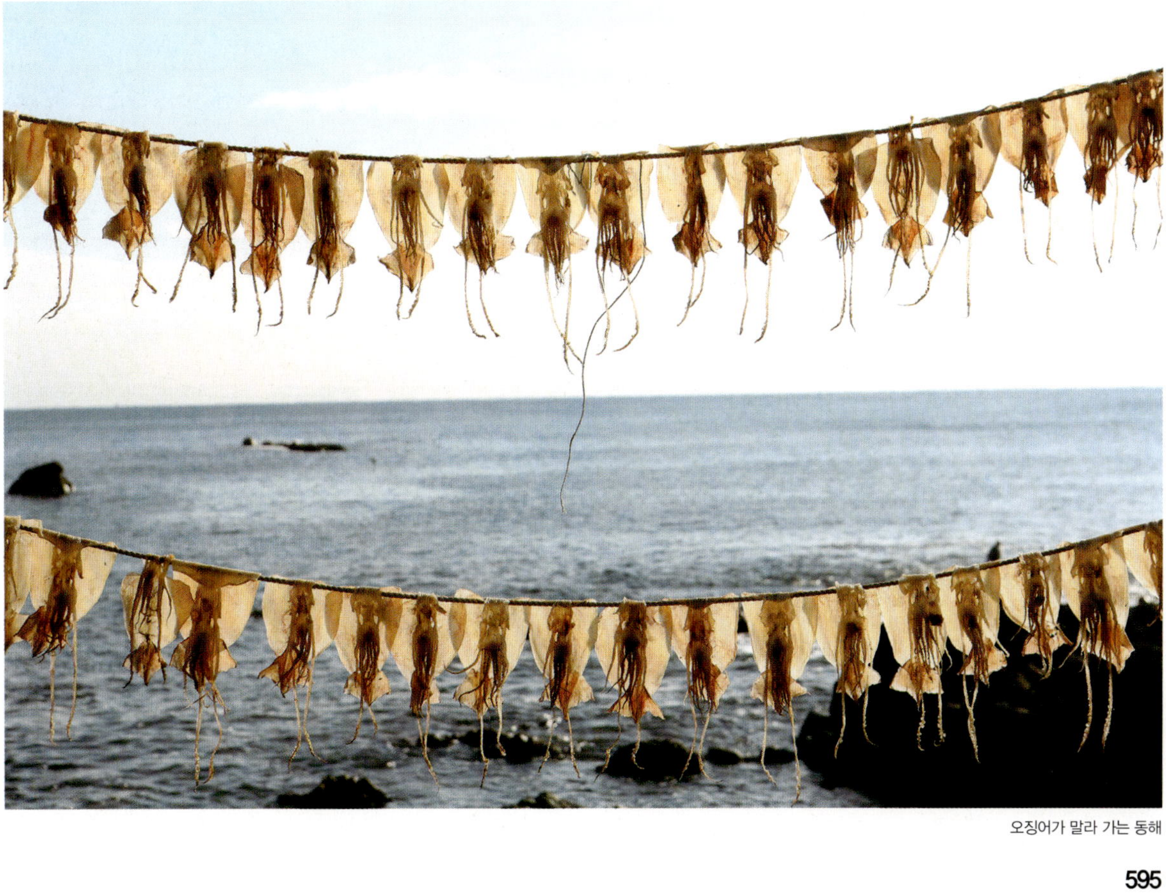

오징어가 말라 가는 동해

우렁이

논우렁이과 / *Cipangopaludina chinensis* GRIFFTH & PIDGEON
영명 river snail
약명 전라田螺, 토라土螺
이명 논우렁이, 논고둥, 강우렁, 골뱅이

논우렁이과의 연체동 물로, 전국의 논과 연못 등의 습한 땅에 서식하며, 흔히 볼 수 있다. 직경 30㎜, 높이 40㎜이며 나층螺層은 6층이다. 껍데기 주둥이는 넓고 둥글며, 뚜껑은 각질로 달걀 모양이고 가운데가 오목하고 반투명한 황갈색을 띤다. 표면은 매끄럽고 녹색을 띤 회색이다. 아가미로 호흡하며 겨울에는 건조한 논바닥에서 동면한다. 생후 1년이면 생식 능력을 가지며, 수명이 6~7년인 것도 있다.

한자어로 '전라田螺', '토라土螺'라고 부르며, 경상도 지역에서는 논고동·골뱅이 등으로도 부른다.

우렁이는 칼슘·철분이 풍부하여 골다공증 예방에 좋고, 지방 함량이 낮고 단백질이 많아 다이어트를 할 때 단백질을 공급하는 역할을 한다. 또한 간의 해독 작용에 좋아 간 기능을 개선하는 데 도움을 주고 숙취에 훌륭한 해장 요리가 된다. 글루타민산과 호박산이 감칠맛을 낸다.

우렁이를 손질할 때는 먼저 물에 담가 해감을 토해 내게 한 뒤 흐르는 물에 씻는다. 살짝 데쳐서 숙회로 먹거나 된장국 등에 넣어 끓이면 감칠맛이 나며 씹히는 질감이 좋다. 한방에서는 약재로 쓰기도 한다.

친환경 농법 중에는 제초제를 사용하는 대신 우렁이를 방사하여 논에서 잡초와 풀을 방제하는 '우렁이 농법'도 있다.

고서古書·의서醫書에서 밝히는 효능

동의보감 여름·가을에 잡아서 쌀뜨물에 담가 진흙을 빼고 달여 복용한다. 우렁이로 만든 전라고田螺膏는 창瘡을 낫게 하고 종기로 인한 통증을 다스리며 껍데기는 반위(反胃 : 위암)와 위냉胃冷을 고치고 담痰을 삭인다.

특허·논문

● 우렁이 추출물의 추출방법 및 그 추출물을 함유하는 화장료 조성 : 본 발명은 우렁이(pond snail, Vivipardae malleatus Reeve) 추출물의 추출방법 및 이를 함유하는 화장료 조성물에 관한 것으로서, 더욱 상세하게는 콘드로이틴 설페이트가 다량 포함된 우렁이 추출물의 추출방법 및 그 추출물을 함유함으로써 피부 보습, 피부장벽 강화, 항염 및 세포증식 효과를 나타내는 화장료 조성물에 관한 것이다. 우렁이는 열을 식혀주고, 갈증을 없애주고 눈을 맑게 해주며, 숙취를 제거하는 효과가 있다고 알려져 있으며(사전식 동의보감, 한국사전연구사), 예로부터 자주 이용되었다. 또한 우렁이는 친환경적인 농법으로 농사를 짓는 곳에서만 서식하는 동물로 환경이 파괴되면 찾기 어려운 동물이다. 이러한 깨끗한 환경에서 서식하는 우렁이로부터 추출한 추출물은 피부의 보습 및 장벽 기능을 강화시켜 피부의 건강함을 유지시킬 수 있다. 본 발명의 우렁이 추출물을 함유하는 화장료 조성물은 염증억제, 피부자극 시험 등에서 피부에 안전하면서 우수한 효과를 나타내어 피부 안전성과 효능성이 탁월한 화장료 조성물이다. – 특허등록 제666718호, 보령메디앙스 주식회사

● 곰취와 우렁이가 함유된 된장 및 그 제조방법 : 본 발명은 곰취와 건조된 우렁이가 함유된 된장 및 그 제조방법에 관한 것으로서, 보다 상세하게는 비타민과 미네랄이 풍부하여 항암 및 면역증강을 시키는 곰취와 각종 영양소가 풍부하면서도 맛도 뛰어나고 아울러 필수아미노산을 보충하는 건조된 우렁이를 우리나라 고유의 전통 된장과 배합하여 된장을 제조한 후 섭취할 수 있도록 하여 인체에 유익하고 맛도 좋은 곰취와 건조된 우렁이가 함유된 된장 및 그 제조방법에 관한 것이다. – 특허등록 제821505

호, 이**

● 벼 친환경재배에서 왕우렁이의 잡초방제효과 및 피해 : 본 연구는 벼 친환경재배에서 왕우렁이의 크기, 투입시기 및 투입량에 따른 잡초방제효과와 벼에 대한 피해율을 구명하여 가장 적합한 잡초관리법을 찾고자 수행하였다. 이앙 후 5, 10 및 15일에 투입한 왕우렁이에 의한 잡초방제 효과는 각각 98%, 89% 및 58%로서 투입시기가 늦어질수록 잡초방제 효과는 낮아지는 경향을 보였다. 또한 왕우렁이 단독처리보다는 쌀겨와 체계처리시 잡초방제 효과는 증가되는 것으로 나타났다. 왕우렁이의 투입시기가 늦어질수록 방제가 어려운 잡초는 여뀌, 피, 올챙이고랭이, 물달개비 등이었다. 효과적인 잡초방제를 위해 적합한 왕우렁이 중패의 투입시기 및 투입량은 이앙 후 5일 이내에는 3kg 10a-1, 이앙 후 10일에는 6~7kg이었고 이앙 후 15일에는 7kg이었다. 따라서 왕우렁이 투입시기가 늦어질수록 투입량을 늘려야 할 것으로 기대된다. 왕우렁이 치패의 투입시기 및 투입량은 써레질 직후에 1kg(2,000개) 10a-1이었으며 피, 물달개비, 여뀌바늘, 알방동사니, 미국외풀, 올챙이고랭이, 올방개, 벗풀 등 모두 100% 방제가 가능하였다. 왕우렁이 중패(3kg 10a-1)에 의한 벼의 하위엽 및 분얼경에 5~7% 정도 피해가 나타났으며, 치패 1kg(2,000개) 10a-1의 경우는 묘령에 관계없이 벼의 하위엽에 1% 정도의 피해를 보였다. 그러나 왕우렁이의 크기나 투입량별로 처리한 후 조사한 벼의 초장과 분얼수에는 유의적인 차이를 보이지 않았다. 따라서 친환경벼 재배지에서 잡초방제 효과, 벼 피해율 및 왕우렁이 비용 등을 고려할 때 왕우렁이 치패 1kg 10a-1(2,000개)를 써레질 직후에 투입하는 것이 가장 적합할 것으로 판단되었다. - 전남농업기술원 쌀연구소 권오도 외 7, 한국잡초학회지 (2010)

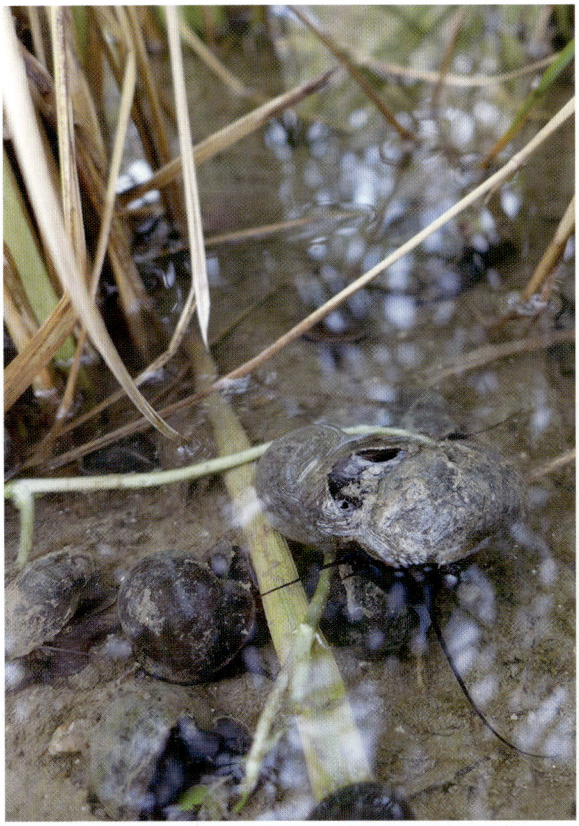

우렁이

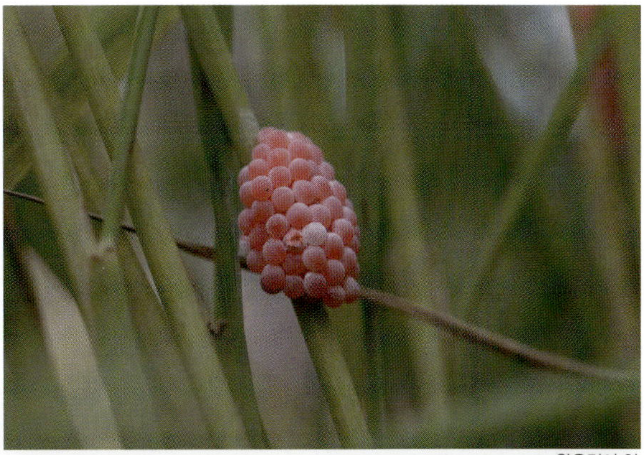

왕우렁이 알

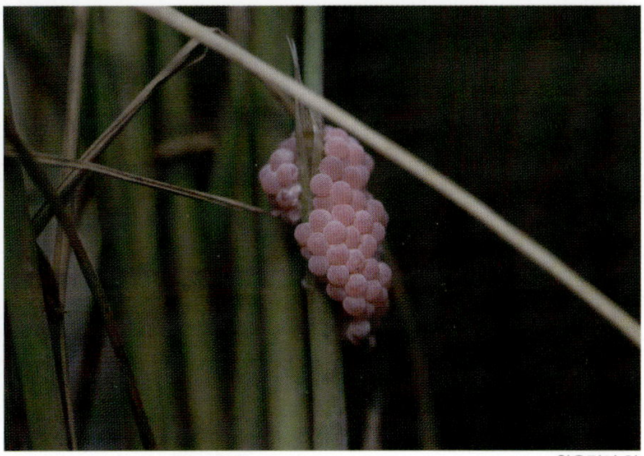

왕우렁이 알

잉어

잉어과 / *Cyprinus carpio*
영명 common carp
약명 이어鯉魚
이명 리어, 골배기, 따그미, 멍짜, 발갱이, 선물치, 잉애, 쥬라기, 추끼

잉어과의 민물고기로, 큰 강이나 호수 · 저수지 · 늪과 같은 물이 많은 곳에서 살며, 전 세계에 분포한다.

몸은 길고 원통형에 가깝고 옆으로 납작하다. 몸통은 길이에 비해 폭이 좁다. 붕어처럼 비늘이 크고 기와 모양으로 배열되어 있다. 입수염은 두 쌍의 입수염이 있고, 입이 작고 아래턱이 위턱보다 조금 짧다. 등은 녹갈색, 배는 은백색을 띠고 검은색부터 흰색까지 색깔 변화가 심하다. 등지느러미와 꼬리지느러미는 색이 진하고 다른 지느러미는 엷은 흰색이다. 닥치는 대로 먹는 잡식성이며, 5~6월에 산란한다.

오래 전부터 식용 또는 약용, 관상용으로 이용하였으며, 특히 보양식으로 알려져 있다. 찜 · 죽 · 탕으로 먹으며, 즙으로도 먹는다. 단백질이 풍부하고 소화가 잘돼서 산모의 기력회복에 도움을 준다.

고서古書 · 의서醫書에서 밝히는 효능

동의보감 잉어는 비를 튼튼하게 하고 위를 열어 주며[健脾開胃], 땀을 내게 하고[發汗], 기침을 멈추고 천식이 안정되게 하며[止咳平喘], 갈증을 그치게 하는 효능[止渴]이 있다.

특허 · 논문

● 민물고기 어탕(魚湯) 및 어탕분말 가공방법 : 본 발명은 민물고기 어탕 및 어탕분말 가공방법에 관한 것으로서, 보다 상세히는 민물에 서식하는 각종 물고기들을 전통 방식대로 조리한 어탕(魚湯)을 통해 민물고기 고유의 맛과 영양소들은 물론 각종 약재들의 풍부한 효능을 부가하여 간편하게 섭취할 수 있도록 하고자, 본 발명의 민물고기 어탕(민물고기를 손질하여 900g~1100g으로 준비하는 단계와; 물 9리터~11리터에 산뽕나무 뿌리껍질 300g~400g, 뽕잎 80g~100g, 가시오가피 껍질 80g~100g, 솔잎 80g~100g, 인진쑥 40g~50g, 대추 45g~55g, 구기자 30g~40g, 황기 80g~100g, 어성초 170g~200g, 미나리 170g~200g, 도라지 80g~100g, 인삼 80g~100g, 생강 45g~55g, 청량고추 50g~60g, 콩 50g~60g, 대파 270g~330g, 양파 270g~330g, 무 350g~450g을 삶아서 약재용액을 조리하는 단계와; 상기의 민물고기를 익힌 후, 약재용액을 사용하여 살과 뼈를 분리한 후, 분리된 뼈를 분쇄하는 단계와; 상기 약재용액에 민물고기의 살과 분쇄된 뼈를 투입하고, 느릅나무 액기스 0.008g~0.012g, 죽조액 0.008g~0.012g, 찹쌀 풀 50g~70g, 된장 30g~40g, 죽염 3g~5g, 마늘 90g~110g, 민물새우 50g~70g, 다슬기 50g~70g을 투입하여 삶는 단계와; 상기와 같이 조리된 어탕의 찌꺼기들을 추출한 후, 개별포장하는 단계로 이루어짐을 특징으로 한다) 및 어탕분말 가공방법은 민물에 서식하는 피라미, 붕어, 꺽지, 잉어, 메기, 누치, 미꾸라지, 동자개, 쏘가리 등의 각종 민물고기들을 깨끗하게 준비한 다음, 상기 민물고기를 익힌 후, 물에 각종 약재 및 재료들을 함께 넣고 삶은 약재용액을 조리

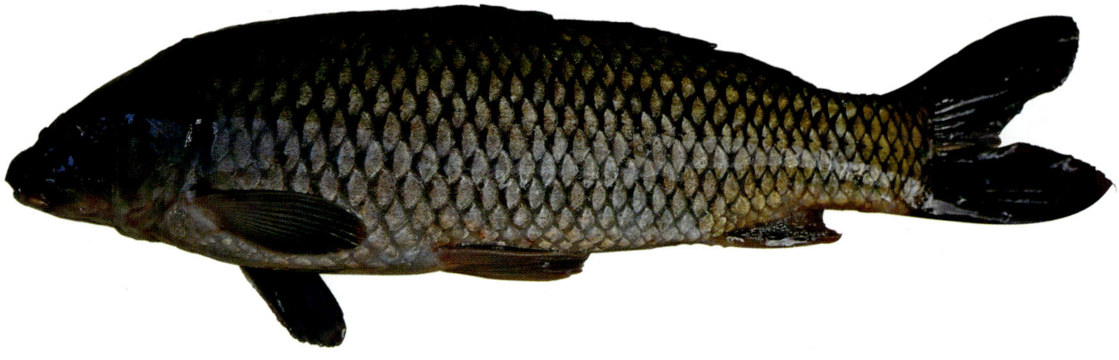

● 장어 추출물을 유효성분으로 함유하는 대사증후군 예방 또는 치료용 조성물 : 본 발명은 장어 추출물을 유효성분으로 함유하는 대사증후군 예방 및 치료용 조성물에 관한 것으로, 상기 장어 추출물은 AMPK(AMP-Activated Protein Kinase)를 활성화시키고, 포도당의 흡수를 촉진시키며, ACC(acetyl-CoA carboxylase) 단백질들을 직접 인산화시키며, AMPK 활성화를 통해 AMPK 의존적 당 흡수를 촉진시키는 효능이 있기 때문에, 비만, 당뇨병 등을 포함한 대사증후군의 예방 및 치료를 위한 조성물 및 기능성 식품으로서 유용하게 이용될 수 있다. – 특허등록 제1297034호, 영남대학교 산학협력단

● 장어 추출물을 유효성분으로 함유하는 염증성 질환 예방 또는 치료용 조성물 :본 발명은 장어 추출물을 유효성분으로 함유하는 염증성 질환 예방 및 치료용 조성물에 관한 것으로, 상기 장어 추출물은 염증 및 알레르기 반응에 관련이 있는 사이클로옥시게나제-2 (cyclooxygenase-2; COX-2) 의존적인 프로스타글란딘 D2 (Prostaglandin D2, PGD2) 생성을 억제하고, 5-리폭시게나제 (5-lipoxygenase; 5-LOX) 의존적인 류코트리엔 C4 (LTC4) 생성을 억제하며, 동시에 비만세포로부터 탈과립 반응을 억제함으로써, 염증 또는 알레르기 질환의 예방 및 치료에 유용하게 사용될 수 있다. – 특허등록 제1316398호, 영남대학교 산학협력단

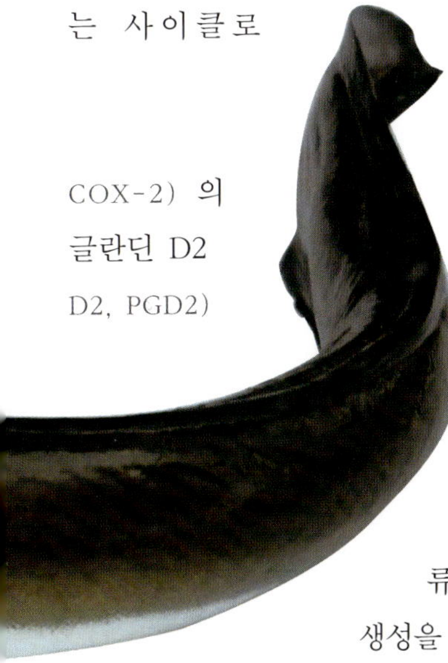

● 유자를 이용한 민물장어 양식용 사료첨가제 및 이의 제조방법 그리고 이를 이용한 민물장어 양식방법 : 본 발명은 유자를 이용한 민물 장어 양식용 사료첨가제 및 이를 이용한 민물 장어 양식방법에 관한 것으로서, 더욱 상세하게는 유자를 이용하여 일반사료만 먹인 장어에 비해 폐사량을 줄일 수 있으며, 육질의 단백질 함량이 높아져 단백하고 고소하며, 비린내가 감소되어 기호도를 향상시킬 수 있는 민물 장어 양식용 사료첨가제 및 이를 이용한 민물 장어 양식방법에 관한 것이다. 본 발명의 민물 장어 양식용 사료첨가제는 유자 100중량부에 대하여 당 10 내지 20중량부를 혼합한 후 숙성시켜 수득한 유자즙을 포함한다. 본 발명에 의하면 유자를 함유함으로써 일반사료만 먹인 장어에 비해 폐사량이 크게 감소시킬 수 있으며, 육질의 단백질 함량이 높아져 단백하고 고소하며, 비린내가 제거되어 기호도를 향상시킬 수 있다. – 특허등록 제955104호, 정** 외 2

● 법제유황과 식물성 유산균을 이용한 민물장어 양식용 사료첨가제 및 이의 제조방법 그리고 이를 이용한 민물장어 양식방법 : 본 발명은 장어 양식용 사료첨가제에 관한 것으로, 더욱 상세하게는 법제유황과 식물성유산균으로 이루어지는 사료첨가제를 제조하고, 이를 일반수산사료에 첨가하여 장어를 양식함으로서, 폐사량을 없애고 무해한 안전성 기준인 중금속, 패류독소, 식중독균, 항생물질 등 유해물질이 없는 민물장어를 양식코자 하는 것이다. – 특허등록 제1298670호, 이**

● 붕장어 엑기스의 풍미 개선 방법 : 본 발명은 붕장어 엑기스의 풍미개선방법에 관한 것으로, 붕장어 엑기스의 종류, 붕장어의 부위, 붕장어의 크기 그리고 농축정도에 따른 붕장어 엑기스의 관능검사를 수행한 다음 본 발명 붕장어 엑기스를 제조하고 당-아미노 반응에 첨가할 아미노산을 선정한 후 붕장어 엑기스의 풍미(Flavor) 개선실험을 수행하고 향신료 첨가에 의한 붕장어 엑기스의 맛 개선효과를 조사함으로써 뛰어난 영양적 가치가 있음에도 불구하고 특유의 비린내와 누린내 등의 풍미로 인하여 소비자의 기호적인 면에서 외면당한 붕장어 엑기스의 풍미

를 월등히 개선시키는 뛰어난 효과가 있으므로 건강식품산업상 매우 유용한 발명인 것이다. – 특허등록 제591388호, 경상남도 외 1

● 갯장어 유래 델타-6 불포화효소 유전자 : 본 발명은 신규한 갯장어 유래 델타-6 불포화효소 유전자, 이 유전자를 포함하는 발현벡터, 이 발현벡터로 형질전환된 형질전환체 및 이 형질전환체의 제조방법에 관한 것이다. 본 발명의 갯장어 유래 델타-6 불포화효소 유전자를 분리하여 그 기능을 확인하고, 리놀레산을 함유하는 들깨 등 유지작물에 이용할 경우, 고부가의 기능성 감마-리놀렌산을 생산하는 유지작물을 제공할 수 있고, 또한 EPA 또는 DHA과 같은 오메가-3의 고도불포화지방산을 생성하기 위한 대사공학기술에 적용될 수 있다. – 특허등록 제1278614호, 대한민국(농촌진흥청장)

● 방수막을 가지는 먹장어 가죽 : 본 고안은, 방수막을 가지는 먹장어 가죽에 관한 것으로서, 먹장어 원피를 탈지, 탈회, 침산, 무두질처리 및 염색 처리 후, 드럼 내에 플루오르(FLUORO), 케미칼 에스테르(CHEMICAL ESTER), 에틸렌 글리콜(ETHYLENE GLYCOL), 아세트산염(ETHYE ACETATE), 톨루엔(TOLUENE) 및 계면 활성제(SURFACTANTS)가 물에 혼합된 실리콘 오일(SILICON OIL)을 먹장어 원피 중량에 대하여 3 내지 5퍼센트중량으로 함께 투입하여 70 내지 100℃의 온도에서 30분 내지 50분 침적하여 꺼낸 후 24시간 이상 건조하여 다림질하는 것에 의하여, 먹장어 가죽의 표면에 실리콘 오일에 의한 방수막이 형성됨으로써 방수 및 발수가 이루어질 수 있고, 따라서, 얇으면서도 부드럽고 미려한 외관이 오랫동안 보존될 수 있어서 각종 피혁 제품에 사용할 시 안정적이고 미려한 외관을 제공하여 소비자들의 욕구를 충족시킬 수 있는 특유의 효과를 제공한다. – 실용신안등록 제290548호, 강**

● 장어의 독소 제거 방법 및 이를 이용한 장어회 조리 방법 : 본 발명은 장어의 독소 제거 방법 및 이를 이용한 장어회 조리 방법에 관한 것이다. 보다 구체적으로, 본 발명은 장어를 방혈시킨 후, 방혈된 장어의 표피를 소금물로 씻는 단계를 포함하는 장어의 독소를 제거하는 방법 및 상기 방법을 이용한 장어회의 조리 방법에 관한 것이다. 본 발명에 따른 장어의 독소 제거 방법은 장어의 혈액을 방혈시킨 후, 방혈된 장어에 소금물을 처리하는 간단한 방법을 통해 장어에 함유된 단백독소인 이크티오헤모톡신을 완전히 제거할 수 있는 효과가 있으며, 따라서 이러한 방법을 이용한 본 발명의 장어회 조리 방법은 장어가 가지고 있는 고유의 맛을 생선회의 형태로 안전하게 섭취할 수 있도록 하는 효과가 있고, 관능 면에서도 우수한 효과가 있으며 나아가 장어가 가지고 있는 각종 영양성분의 손실을 최소화 할 수 있는 효과가 있으므로 장어를 이용한 우리나라의 수산물 산업 및 식품산업의 발전에 기여할 수 있는 효과가 있다.

장어의 혈액과 표피(껍질)의 점액질에는 단백독소인 '이크티오헤모톡신(ichtyohemotoxin)' 성분이 있는데, 이 독소는 사람의 몸속에 들어가면 구역질이나 중독 증상을 일으키며, 눈에 들어가면 결막염을 일으키고 상처에 묻으면 피부가 약한 사람은 염증을 일으키기도 할 뿐만 아니라 많은 양이 체내에 들어올 경우에는 사망할 수도 있는 위험이 있다. 또한, 이 독소는 완전히 제거하기가 어려우며, 단지 60℃ 이상으로 열을 가해야지만 독성이 없어지기 때문에 대부분 장어는 생선회로는 조리하지 않으며, 대신 구이나 국 등의 형태로 조리해서 먹는다. 장어를 이용한 요리의 종류로는 탕 이나 구이 등 많지만, 주로 구이가 일반화되어 있다. 그러나 구이로 장어를 요리하게 될 경우, 각종 구이 소스로 인해 다양하고, 먹음직스러울 수는 있지만 많은 영양소가 파괴된다는 문제점이 있으며, 특히, 장어를 구울 때 장어의 살 속에 단백질과 지방이 분해되면서 기름이 나오게 되면 기름이 타게 되고 이로 인해 연기가 장어 속에 배이게 되어 텁텁한 맛을 나게 하여 그 본래의 맛을 음미할 수 없게 된다. 또한, 장어속의 지방은 불포화 지방이므로 제거하지 않아도 사람의 몸에 이롭지만 구이 요리 시, 이러한 불포화 지방산이 많이 파괴된다는 아쉬운 점이 있다. 또한, 국이나 탕과 같은 요리방법을 이용한 경우에도 많은 영양소가 파괴된다는 문제점이 있다. 따라서 장어속에 함유된 영양소의 파괴 없이 장어의 고유한 맛을 그대로 느낄 수 있는 요리 방법으로는 장어를 생선회 조리하는 방법이 있으나, 앞서 설명한 바와 같이 장어에는 단백독소가 함유되어 있고, 이 독소를 완전히 제거하는 것이 어렵기 때문에 장어회 조리의 경우 많은 주의가 요구되고 있다. 따라서 장어회 조리방법 중에는 단백독소를 제거하기 위해 장어를 잘게 썬 다음, 여러 번 세척하고 탈수시키는 과정이 수행되는데 이러한 과정은 장어 속에 함유된 영양소를 다량 손실시킨다는 문제점이 있다. 그러므로 장어의 영양 손실을 최소할 수 있으면서 동시에 인체에 유해한 단백독소를 완전히 제거할 수 있는 새로운 장어의 조리방법에 대한 개발이 필요한 것이다.

※ 참고 : 장어의 혈액과 표피(껍질)의 점액질에 있는 단백 독소 이크티오헤모톡신ichtyohemotoxin 성분은 사람의 몸에서 구역질이나 중독 증상을 일으키며, 눈에 들어가면 결막염을 일으키고 상처에 묻으면 피부가 약한 사람은 염증을 일으킨다. 많은 양이 몸속에 들어올 경우에는 사망 위험도 있다. 이 독소는 완전히 제거하기 어려우며, 60℃ 이상의 열을 가해야 없어지기 때문에 대부분 장어는 생선회로는 조리하지 않으며, 대신 구이나 국 등의 형태로 조리해서 먹는다.

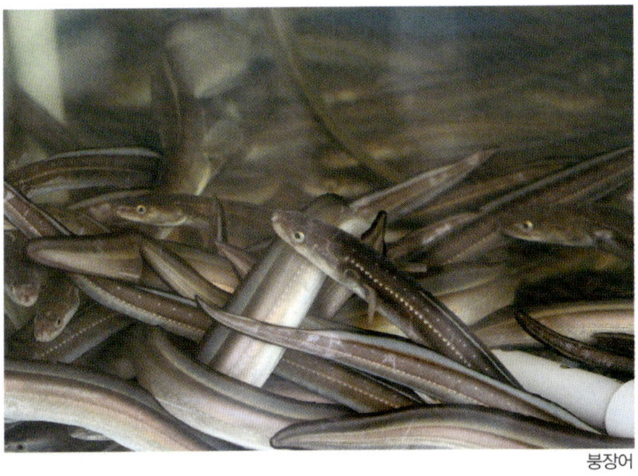
붕장어

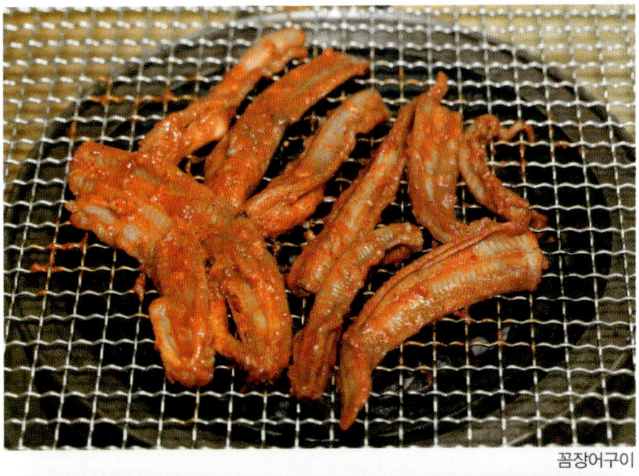
꼼장어구이

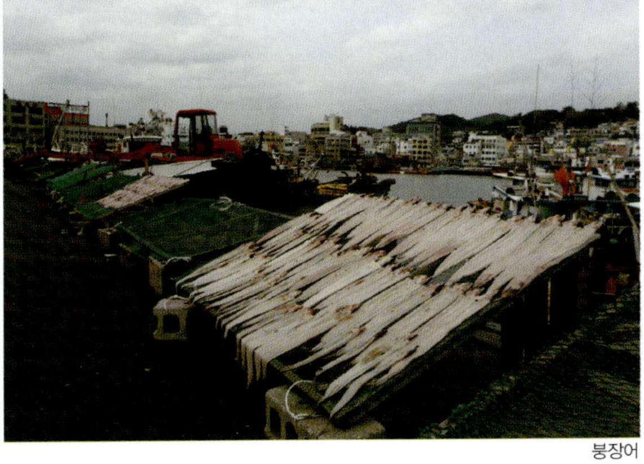
붕장어

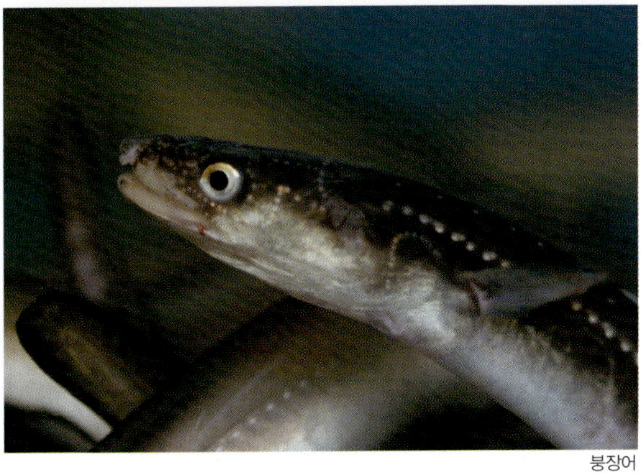
붕장어

재첩

재첩과 / *Corbicula fluminea*
영명 Asian clam
약명 현육蜆肉, 현각蜆殼
이명 가막조개, 갱조개, 강조개, 새조개

바닷물과 민물이 교차하는 섬진강·낙동강, 한강 등의 하류, 주로 모래가 많은 진흙 바닥에 서식한다. 삼각형의 얇은 껍데기는 2~4cm 크기이며, 표면에 성장맥이 뚜렷하고 윤기가 있다. 색깔은 황갈색이나 검은색이지만 서식 환경에 따라 다르며, 껍데기 안쪽은 보라색을 띤다. 성장 속도가 빠르며 7년까지 산다.

제철인 5~6월에 살이 차고 향취가 좋다. 6~8월은 산란기이므로 잘 먹지 않는다. 주로 국을 끓여 먹고, 숙회, 덮밥, 무침, 전 등으로 먹는다. 날것을 먹으면 기생충에 감염될 수 있으므로 주의한다.

재첩은 지질이 적고 단백질이 많으며, 무기질도 많이 들어 있다. 무기질 가운데 특히 철분과 칼슘이 많으며, 비타민 B_2와 비타민 B_{12}도 비교적 많다. 비타민 A 함량은 적은데, 부추를 넣으면 영양 보완이 된다. 타우린 성분은 콜레스테롤 저하 효과와 간 기능 증진 효과가 있다. 이소류신isoleucine, 류신leucine, 라이신lysine, 메티오닌methionine 등 필수 아미노산이 풍부하며, 특히 메티오닌은 간장의 활동을 도와 타우린이 담즙 분비를 촉진시켜 해독작용을 활발하게 하며, 비타민 B_{12}가 간 기능을 좋게 한다. 또한 칼슘 흡수율이 높아 악성빈혈을 다스리는 데 효과적이다.

재첩은 한약재로 이용되는데, 현육蜆肉은 재첩의 육질부로, 열을 제거하고 습濕을 거두며 해독解毒 효능이 있으며, 현각蜆殼은 재첩의 껍데기로, 담痰을 삭이고 습을 제거하는 효능이 있다.

고서古書 · 의서醫書에서 밝히는 효능

동의보감 재첩은 다른 음식과 함께 섭취해도 전혀 부작용이 없으며, 눈을 맑게 하고 피로를 풀어 준다. 특히 간 기능을 향상시키며 황달을 치유한다. 위장을 편안히 하고 소변을 맑게 하여 당을 조절하는 효능이 있으며, 몸의 열을 내리고 기를 북돋우는 효과가 있다.

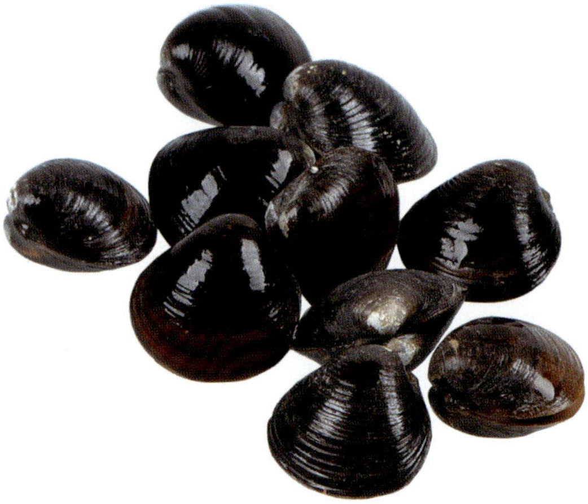

특허 · 논문

● 간 보호 효능을 가진 재첩 추출물 및 그의 제조 방법 : 본 발명은 간 보호 효능을 가진 재첩추출물 및 그의 제조 방법에 관한 것으로, 이를 더욱 상세하게 설명하면, 재첩 추출물의 간기능장애에 대한 간 보호 효능을 검증하기 위하여 랫드(Rat)를 이용하여 사염화탄소에 의한 만성유발모델을 선택하고, 간 손상이 충분히 일어난 선택된 급성 간 손상모델을 통해서 시험물질을 투여하여 그에 대한 효능을 평가하고자 하였으며, 그 평가 결과는 시험항목에서 시험물질투여군은 사염화탄소투여에 의한 변화를 억제하는 경향을 나타내었으며, 특히, 혈액생화학적 검사에서 간 손상의 가장 큰 지표인 ALT를 현저하게 억제시켰으며, LDH와 TG(triglyceride)의 경우는 용량의존적인 억제를 보였다. 또한, 증가된 내인성 antioxidant인 GSH의 함량을 용량 의존적으로 감소시켰으며, 지질과산화물의 생성도 억제하는 경향을 나타내는 것으로, 상기 사용된 재첩추출물은 간세포 독성, 담즙정체, 지질과산화 등을 방어하여 간 손상의 만성적 진행을 억제할 수 있는 것을 특징으로 하는 간 보호 효능을 가진 재첩추출물 및 그의 제조 방법에 관한 것이다. – 특허등록 제892063호, 재단법인 강릉과학산업진흥원, (주)대호물산

● 민물 조개류를 주원료로 한 알콜대사 촉진용 식품 조성물 : 본 발명은 알콜대사 촉진 작용이 우수한 조성물을 제공한다. 이 조성물은 민물조개류 엑기스와 진피, 갈근, 감초, 어성초 및 나복자로 이루어진 군에서 선택된 1종 또는 2종 이상의 생약재 추출물을 4.0~5.0:1의 중량비로 함유함을 특징으로 하며, 우수한 알콜대사 촉진의 상승 효과를 갖기 때문에 음주 전 또는 후에 복용하면 음주에 의한 숙취 또는 주독의 예방 및 처치에 유용하다. 본 발명에서 유용하게 이용되는 민물조개류는 재첩, 콩조개, 칼조개 또는 민물담치로 이루어진 군에서 선택된 1종 또는 2종 이상의 혼합물이다. – 특허등록 제126421호, 주식회사 아모레퍼시픽

● 재첩가공품의 생리학적 특성과 이용(재첩추출물의 항암효과와 면역활성증강 효과) : 본 연구에서는 마우스 진핵세포 실험계인 C3H/10T1/2 cells에서 direct carcinogen의 작용을 저해하는지를 알아보기 위해 in vitro에서 세포독성 억제 효과를 관찰하였으며, in vivo에서 sarcoma-180 cells과 마우스를 이용한 재첩의 세포독성효과와 면역계, 특히 대식세포의 탐식능의 활성증강에 미치는 효과를 중심으로 재첩의 항암기작을 연구하였다. 재첩을 국물과 육으로 분리한 후 메탄올과 핵산추출물로 분리 조제하여 실험에 이용하였다. 이러한 실험결과를 요약하면 다음과 같다. C3H/10T1/2 cells에서 carcinogen인 20-methylcholanthrene(MCA)에 대한 cytotoxicity를 재첩 추출물이 저해하는 효과를 나타내었다. Sarcoma-180 종양세포에 대한 시료의 직접적인 작용에서는 재첩추출물에 의하여 총세포 수가 크게 줄어드는 것을 볼 수 있었다. Phagocytic activity에서는 대조군에 비해 재첩추출물에서 탐식율이 3배정도로 높게 나타 났다. 또한 재첩국물에서는 대식세포 개당 평균 2개정도의 Candida albican을 탐식하고 있음을 알 수 있었다. – 고신대학교 식품영양학과 서재수 외 3, 한국식품영양과학회지(2000. 4. 29)

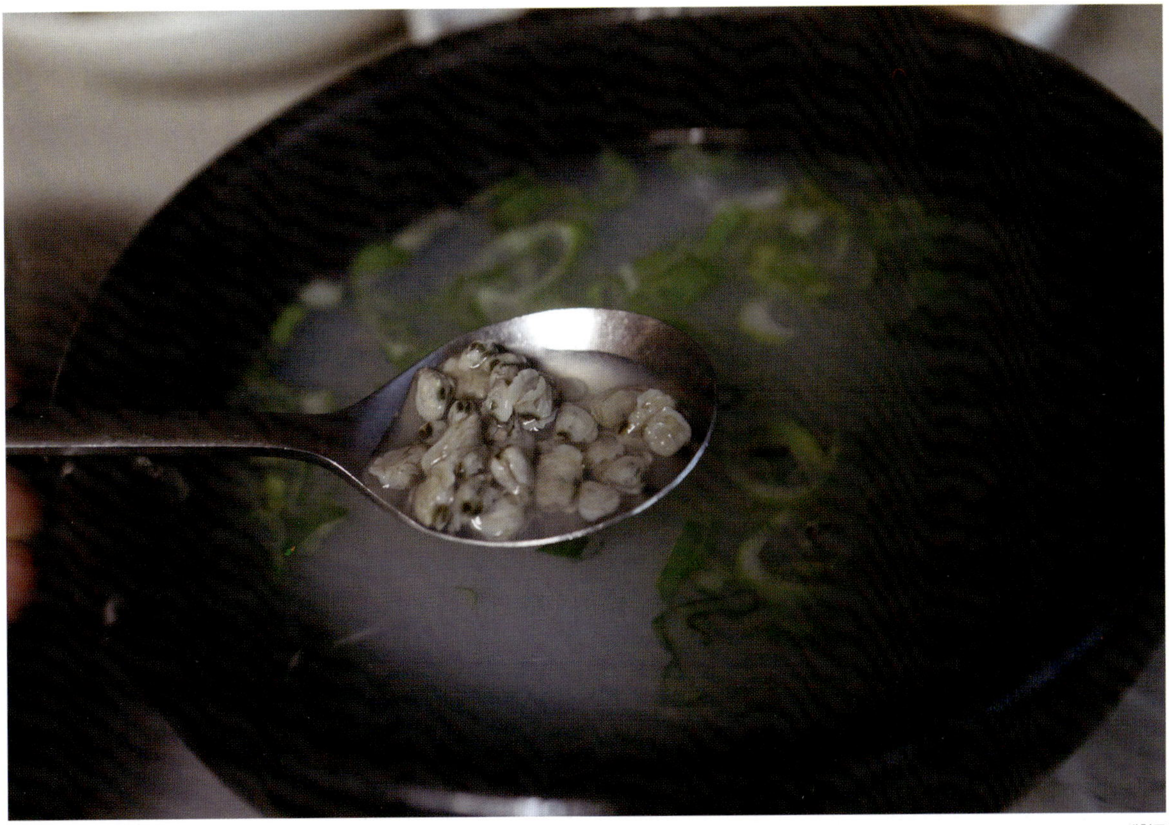

재첩국

전갱이

전갱이과 / *Trachurus japonicus*
약명 죽협어竹筴魚
이명 아지(일본), 각재기(제주), 매가리(유어)

전갱이는 감칠맛이 뛰어나며 생선 특유의 냄새가 거의 없어 초밥 재료로 많이 쓰인다. '아지'라는 별명은 '鰺'의 일본식 발음으로, 일본에서 인기가 많다. 고등어가 우리나라 국민생선이라면 전갱이는 일본의 국민생선쯤 된다. 생김새는 고등어와 비슷하며 맛이 담백하고 육질이 차지다. 제철은 여름으로, 회 · 구이 · 조림으로 먹는다.

중성지방과 콜레스테롤을 감소시켜 주어 생활습관병 예방에 도움이 되고, 칼슘과 비타민 D를 많이 함유하고 있어서 골다공증 예방에 도움이 된다.

전갱이는 우리나라의 전 연해와, 일본 남부 · 동중국해 · 대만 등의 북서태평양에 분포한다. 4~7월의 산란기에 얕은 곳으로 내유來遊한다. 다 자란 전갱이의 몸 길이는 40㎝ 가량 되고, 몸은 방추형이며 머리 길이가 몸높이보다 길고, 등은 암록색, 배는 은백색이다. 옆줄 위에 모비늘이 있는 것이 특징이다.

특허 · 논문

● 전갱이 및 매실을 이용한 젓갈 제조 방법 및 이에 의해 제조된 젓갈 : 본 발명에 따른 전갱이 및 매실을 이용한 젓갈 제조 방법 및 이에 의해 제조된 된장은 세척된 전갱이 100중량부에 대하여 소금 8~10중량부, 매실 8~10중량부를 배합하는 단계, 배합된 전갱이와 매실을 서늘한 곳에서 자연 자연 숙성시켜서 발효하는 단계, 발효 과정에서 생성된 맑은 전갱이 발효액을 여과기에 걸러서 젓갈을 만드는 단계를 포함하며, 이에 의해 젓갈이 제조된다. 이에 의하면 전갱이 액젓 및 전갱이 육젓을 동시에 제조할 수 있으며, 젓갈의 짠맛이 감소되고, 매실향 및 인체에 유익한 무기질 및 식이섬유가 다량 함유되어 독특한 풍미와 맛을 느낄 수 있을 뿐만 아니라, 인체에 유익한 무기질 및 식이섬유를 쉽게 섭취할 수 있다. – 특허공개 10–2009–0094187호, 울진군

● 어간장 제조방법 : 본 발명은 어간장 제조방법에 관한 것으로서, 콩이 아닌 어체 즉 물고기를 원료로 하여 제조되는 어간장은 영양학적으로 우수한 장점이 있는 반면에 어류 특유의 비린내 등의 특이한 향 및 맛이 있었던 문제점을 해결하여 이러한 어취를 제거하고 천연 재료만을 선별하여 영양학적으로도 우수한 어간장을 제조하기 위하여 개발된 것으로; 어간장 제조방법에 있어서; 고등어와 전갱이를 세척하고 잔여 물기를 빼는 과정과, 물기가 빠진 고등어 및 전갱이에 천일염을 배합하는 과정과, 가염된 고등어 및 전갱이를 12개월 이상 장기 숙성시키는 1차 숙성과정과, 1차 숙성된 원료를 마쇄하는 과정과, 잔뼈와 같은 잔여 물질을 걸러 여과하고 농축하는 1차 여과과정을 거쳐 제조된 고등어와 전갱이를 숙성하고 여과 및 농축한 혼합액에 다시마와 무말랭이 및 밀감이 각각 1:1:1의 비율로 혼합된 부재료를 혼합하여 숙성하는 단계를 포함함을 특징으로 하는 어간장 제조방법에 관한 것이다. – 특허등록 제100981815호, 문**

● 전갱이의 알칼리 수리미 겔 제조를 위한 전분 및 비근육 단백질의 최적화 : 전갱이 육으로 제조한 알칼리 수리미의 가열 겔 강도 증강을 위한 최적 전분 및 비근육 단백질의 선정과 이들 성분의 최적 첨가량을 설정하기 위해 2수준 fractional factorial과 mixture design을 실시하였으며, 반응 값은 punch test에 의한 물성과 색차계로 색을 측정하였다. 감자, 옥수수 및 밀전분은 파괴 강도 값을 감소시키지만 변형 값에는 유의적인 영향을 미치지 않는 것으로 나타났다. 소혈청 단백질은 파괴강도 값을 크게 증가시킨 반면 분말 난백 단백질은 다소 효과가 인정되었고 유장단백질과 대두 농축 단백질은 효과가 없었다. 그리고 소 혈청 단백질은 변형값을 다소 증

가시킨 반면 분말 난백 단백질을 크게 감소시켰다. 감자와 옥수수 전분과 비근육 단백질은 백색도를 다소 개선하였다. 파괴강도 110g 이상, 변형 값 4.2mm 이상, 백색도 22.5 이상을 보이는 수리미, 옥수수전분 및 소혈청의 최적 혼합 비율은 각각 89.5~90.0%, 4.6~6.0%, 4.3~5.4%의 범위였다. 전분과 비근육 단백질을 첨가하여 제조한 전갱이 알칼리 수리미의 가열 겔이 수세 수리미 겔에 비하여 균일한 단백질 분포를 보이고 있었다. – 최종덕, 한국식품영양과학회지(2003)

● 소형 갈전갱이를 이용한 풍미소재의 개발 : 소형 갈전갱이를 원료로 천연 조미소재를 가공하기 위한 최적 가공조건, 정미성 및 품질에 대해 실험하였다. 열수추출법, 자가소화법 및 2단계 효소분해법으로 엑스분을 조제하고, 각 엑스분의 특성을 서로 비교 검토한 결과, 시료엑스분의 관능적 특성은 열수추출엑스분에서는 대체로 감칠맛과 단맛이 났으나 맛의 강도가 약하였고, 자가소화엑스분의 경우는 감칠맛 이외에 쓴맛과 부패취가 현저하였다. 2단계 효소분해 엑스분은 감칠맛과 단맛이 월등히 강했고, 특히 엑스분의 투명도와 점도저하 등 엑스분의 품질이 현저히 개선되었다. 2단계 효소분해엑스분의 최적 가공공정은 다음과 같다. 시료를 chopper로써 세절한 다음 약 3배량의 물을 가하고, 98℃에서 5분간 자숙하여 자가소화효소를 불활성화시킨 후, 시료액의 pH를 8.0으로 조정하고 여기에 내알칼리성 단백분해효소(Yakurt Pharma., Aroase AP-10)를 0.3% 가하여 교반하면서 50℃에서 3시간 동안 가수분해시켰다. 이어 자숙처리하여 효소를 불활성화시킨 후 다시 pH를 6.0으로 조정하고, 여기에 중성 단백분해효소(Yakurt Pharma., Pandidase NP-2)를 0.3% 가한 다음 45℃에서 교반하면서 2시간 동안 가수분해시키고, 효소를 불활성화시킨 후 원심분리하여 상등액을 취함으로서 효소분해엑스분을 얻을 수 있었고, 농축 등의 일부 처리를 거친다면 수산가공용 풍미소재로서 충분히 이용 가능하다는 결론을 얻었다. – 오광수 외 2, 한국식품과학회지(1998)

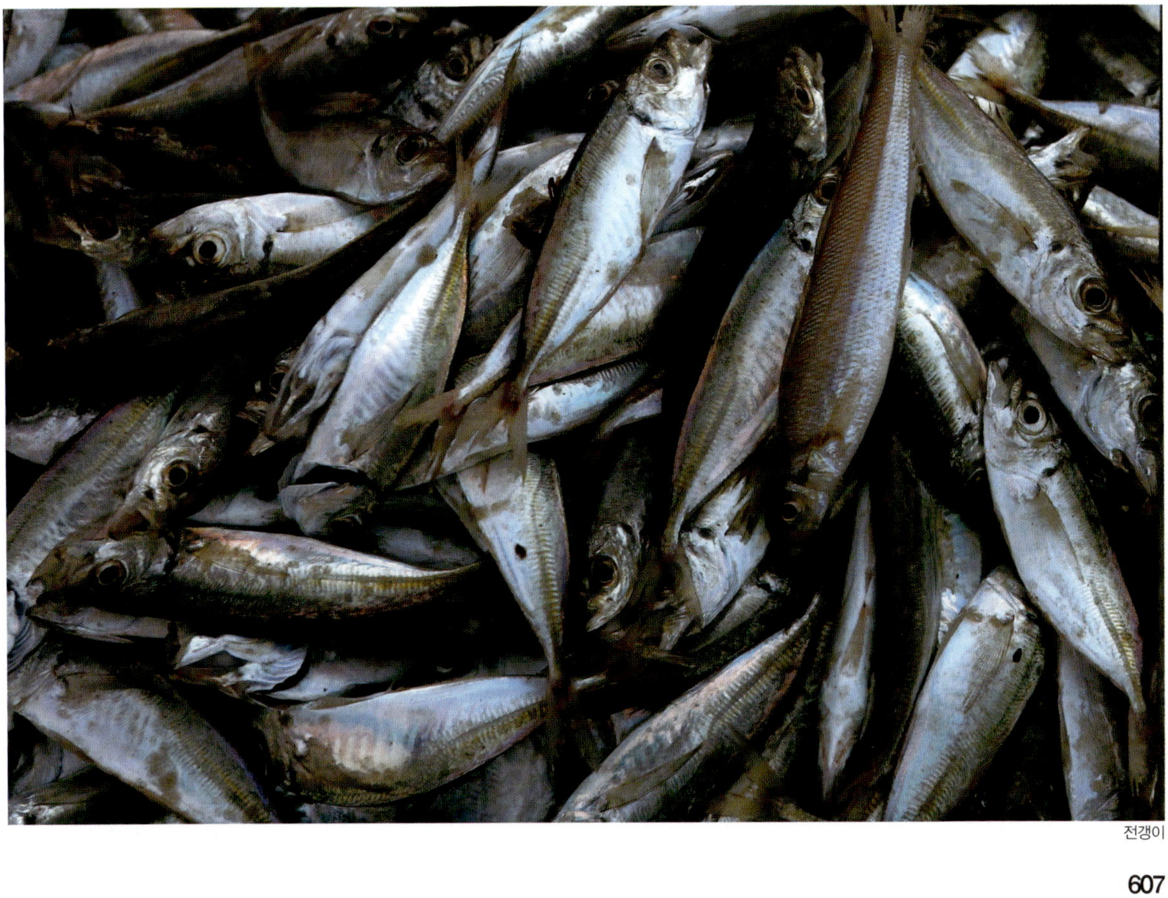
전갱이

전복

전복과 / *Nordotis discus*
영명 Japanese abalone
약명 석결명石決明(껍질)
이명 참전복, 까막전복, 시볼트전복, 오분자기, 마대오분자기

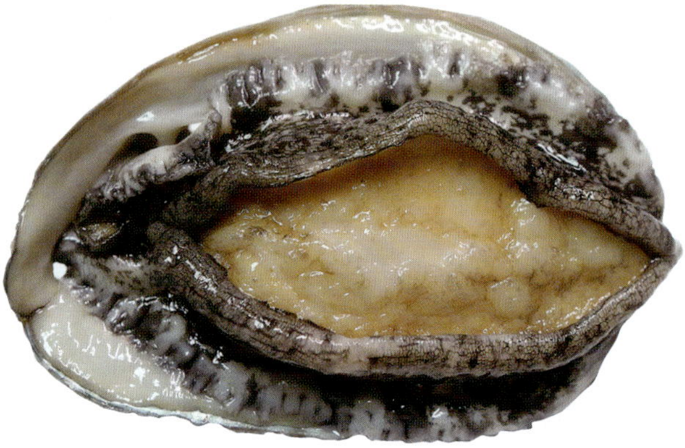

우리나라 전역에 분포한다. 물이 맑고 수심 5~50m의 암초 지역에 서식하며, 다시마·미역·파래 등의 해조류를 먹는다. 껍데기는 타원형이고, 길이 10㎝ 이상이다. 표면은 주름이 줄지어 있고 나선형 무늬가 한쪽으로 치우쳐 있으며, 그 위에 구멍들이 위로 솟아 있다. 껍데기 안쪽은 진주 광택이 나고 껍데기는 연체부를 싸고 있는데, 연체부는 패각근에 의해 껍데기에 붙어 있다. 연체부에는 1쌍의 촉각과 눈, 아가미가 있으며, 발은 크고 넓다.

전복은 살이 연하고 향이 순해 식용한다. 주로 회나 죽으로 먹고 말려서 이용하기도 하고, 통조림 원료로 쓴다. 껍데기는 광택이 좋아 나전칠기나 액세서리 재료로 이용한다. 우리나라에서는 전 연안에서 주요 양식 종으로 각광받고 있으며, 대부분 제주와 완도 등에서 양식한 것이 유통된다.

전복에는 단백질이 풍부하여 구성 아미노산이 다양하고 철·인·요오드 등 무기질과 비타민도 풍부하다. 감칠맛과 달콤한 맛은 아미노산 중 하나인 글리신glycine 성분 때문이다. 풍부하게 함유된 타우린이 간장 해독 기능을 강화하고 콜레스테롤 저하와 심장 기능 향상 등 다양한 효능이 있으며, 말린 전복은 시력 회복에 효과적이다. 예부터 고급 수산물로 취급되었으며, 피부 미용, 자양강장, 산후조리 및 허약 체질 등에 탁월한 효능이 있어 식용뿐만 아니라 약용으로도 널리 사용되었다.

전복 껍질은 한방에서 석결명石決明이라 하여 결막염과 백내장 등에 요긴하게 쓰이고 있고, 목이 타거나 가슴이 저며 오는 증상을 해소하고 간장 기능을 강화하며, 몸이 허약할 때 전복을 끓여 먹으면 기운이 나며, 소변이 잘 나오게 되고, 황달이나 방광염에도 도움이 된다고 알려져 있다. 전복의 배설물은 영양 가치가 뛰어나 당뇨병과 고혈압 치료제로 사용하기도 한다.

고서古書 · 의서醫書에서 밝히는 효능

방약합편 석결명육石決明肉은 맛이 짜다[味鹹]. 양제凉劑이며, 명목明目이 가장 능能하고, 껍데기는 안예眼瞖를 없앤다.

특허 · 논문

● 전복 내장 추출물을 유효 성분으로 하는 항암 증진 또는 암 전이 억제용 조성물 : 본 발명은 전복 내장(abalone viscera) 추출물을 유효 성분으로 포함하는 항암 또는 암 전이 억제용 조성물에 관한 것이다. 전복 내장 추출물을 유효 성분으로 포함하는 본 발명의 조성물은 , Th1 면역반응(즉, 세포성 면역반응) 및 세포 독성 T 세포, 즉 CD8 활성 증대에 의한 암세포 사멸능을 증진시켜 생체 내 전체적으로 항암 또는 암 전이 억제 효능을 크게 개선한다. 또한, 본 발명은 면역력 강화 기능을 가지는 전복 내장 추출물의 의약 및 식품으로서의 기초적인 자료를 제공한다. – 특허등록 제1217565호, 홍** 외 1

● 전복 내장 단백질 추출물, 상기 추출물의 가수분해물, 상기 가수분해물의 분획물 또는 이들의 혼합물을 함유하는, 안지오텐신 전환 효소 저해용, 항고혈

암 또는 항비만 조성물 : 본 발명은 전복 살 추출물, 전복 내장 추출물, 전복 내장 단백질 추출물, 상기 단백질 추출물의 가수분해물, 상기 가수분해물의 분획물 및 이들의 혼합물로 이루어진 군 중에서 선택되는 것을 유효 성분으로 함유하는, 안지오텐신 전환효소 저해용, 항고혈압 또는 항비만 조성물에 관한 것이다. – 특허등록 제1275766호, 조선대학교 산학협력단

● MMP 활성 억제 효과를 갖는 전복 내장 위장관 소화가수분해물 및 이를 유효 성분으로 함유하는 약학 조성물 : 본 발명은 MMP(Matrix metalloproteinases: 이하, 'MMP'라 함) 활성 억제 효과를 갖는 전복 내장 위장관 소화가수분해물(Abalone intestine gastro-intestinal digests: AIGID) 및 이를 유효 성분으로 함유하는 MMP-2, MMP-9 활성 억제용 약학 조성물에 관한 것으로, 이들은 MMP 활성과 관련된 질환, 예컨대 암, 신경퇴행성, 심혈관 및 다양한 종류의 염증 질환을 포함한 질환을 예방 또는 치료할 수 있는 유익한 효과를 갖는다. – 특허등록 제1322478호, 조선대학교 산학협력단

● 전복 유래의 PERLUCIN 단백질, 이를 코딩하는 유전자 및 이의 용도 : 본 발명은 전복(Abalone, Haliotis discus discus)으로부터 분리한 perlucin 유전자, 상기 유전자를 포함하는 발현벡터, 상기 발현벡터가 도입된 형질전환체, 이로부터 생산된 perlucin 단백질 및 상기 단백질의 진주 형성제의 용도 관한 것이다. 본 발명에 의한 전복 유래의 perlucin 단백질은 칼슘 카보네이트 침전 및 아라고나이트 크리스탈 형성에 효과적으로 작용하기 때문에 진주형성 촉진제로 유용하게 사용될 수 있다. – 특허등록 제803094호, 제주대학교 산학협력단

● 전복의 간장 각상부를 이용한 유핵진주 양식방법 : 본 발명은 전복의 간장 각상부를 이용한 유핵진주 양식방법에 관한 것이다. 더욱 구체적으로 전복의 간장 각상부에 진주핵을 삽입하여 진주를 얻는 유핵진주 양식방법에 관한 것이다. 본 발명의 전복의 간장

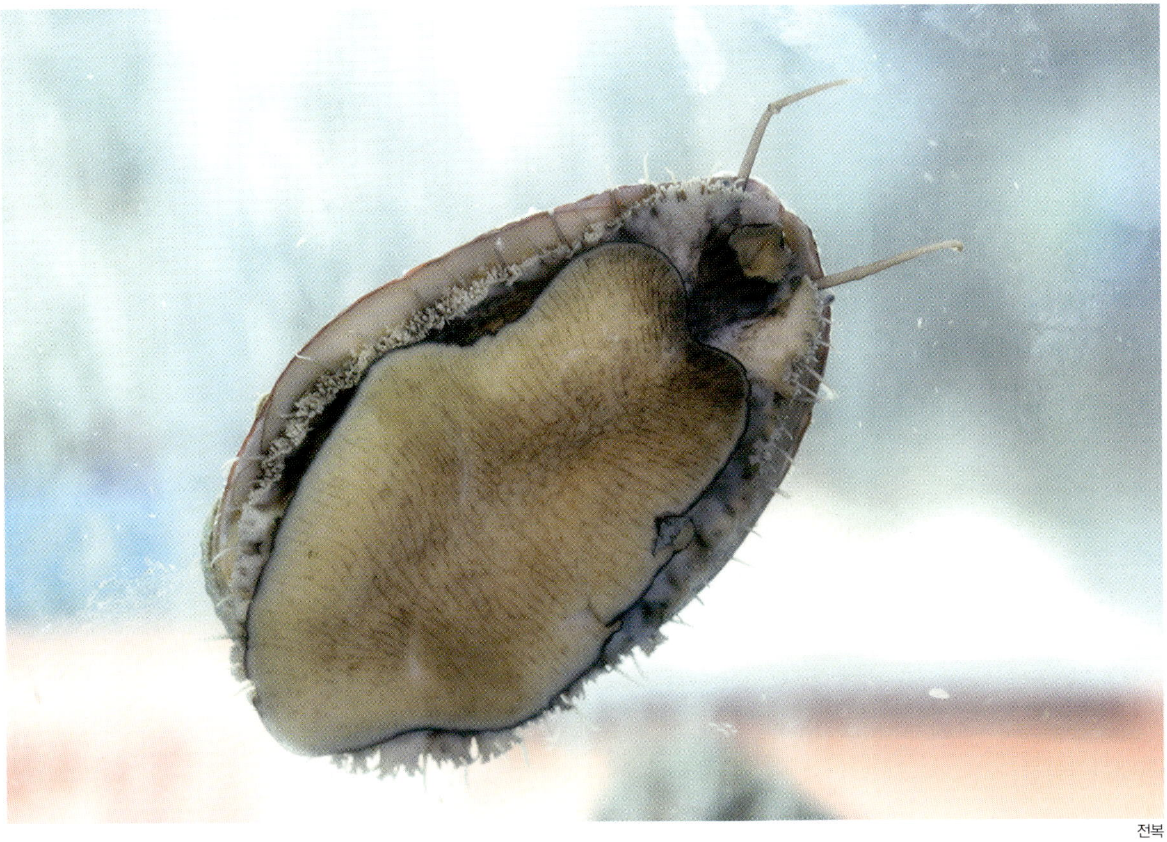

전복

각상부를 이용한 유핵진주 양식방법은 다음과 같다. 전복의 간장 각상부를 아래쪽 내장 나선부로부터 3분의 1가량 되는 위치를 절개한 후, 상기 절개한 간장 각상부의 외투낭으로부터 생식기를 꺼낸다. 이어서 상기 생식기 형태로 만든 독성을 제거한 진주핵을 절개부를 통해 상기 꺼내놓은 생식기가 있던 자리에 삽입시킨다. 상기 꺼내놓은 생식기를 상기 절개부를 통해 다시 삽입시킨다. 상기 진주핵이 삽입된 간장 각상부를 살균한 후 전복을 안정시키면 진주핵의 삽입은 완료된다. - 특허등록 제338690호, 이** 외 4

● 전복(Haliotis discus hannai) 추출물의 혈압강하, 항산화능 및 항혈전능에 대한 in vitro 효과 : 본 연구에서는 전복육질과 내장의 추출방법에 따른 추출물의 혈압강하, 항산화, 항혈전 효과에 대한 in vitro 효과를 구명하고자 하였다. 전복육질(abalone body)과 내장(visceral portion)의 80% ethanol 추출물은 ACE(angiotensin converting enzyme)활성에 대해 높은 억제효과를 나타내었으며, 전복육질 추출물의 경우 농도의 증가에 따라 증가되는 경향을 나타내었다. 그러나 내장추출물은 농도증가에 따라 큰 차이가 없는 것으로 나타났다. 수용성추출물의 ACE활성 억제효과는 농도별에 따라 증가되는 경향을 나타내었으며, 육질과 내장 간에 큰 차이가 있는 것으로 나타났다. 아질산염 소거활성으로 평가한 항산활 효과는 80% ethanol 추출물의 경우, 전복육질에서 농도증가에 따라 증가된 수준을 나타내었으나 그 수치는 낮은 값을 나타내었다. 내장의 경우, 낮은 농도에서는 육질과 비슷한 수준을 유지하였으나 농도가 증가함에 따라 높은 항산화활성을 나타내었다. 수용성추출물의 항산화효과는 농도증가에 따라 증가된 수준을 나타내었으나 육질과 내장에 큰 차이는 보이지 않았다. 항혈전 효과는 80% ethanol 추출물에서 육질의 prothrombin time이 상대적으로 내장의 prothrombin time보다 높게 나타났다. 수용성추출물

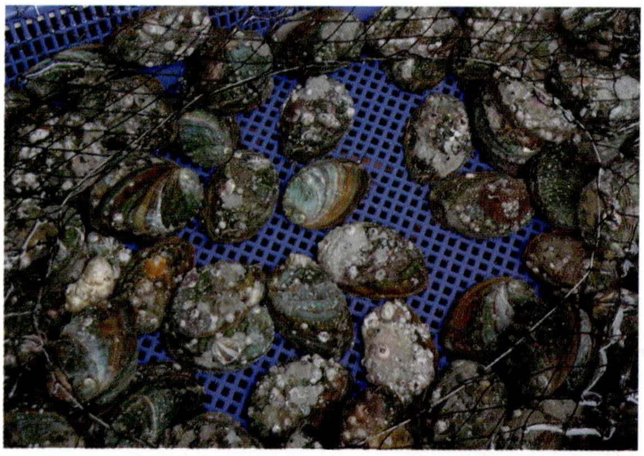
전복

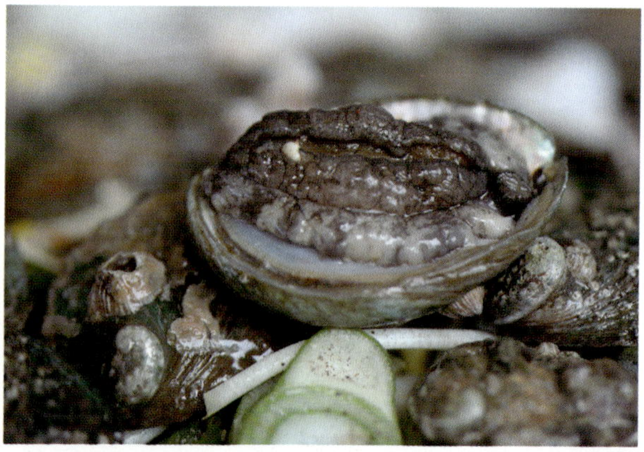
전복

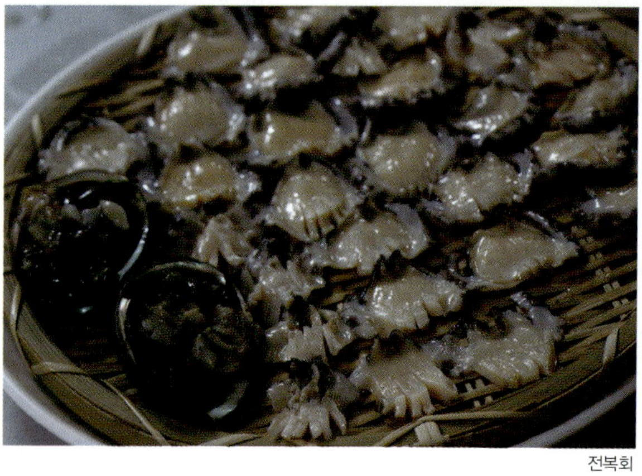
전복회

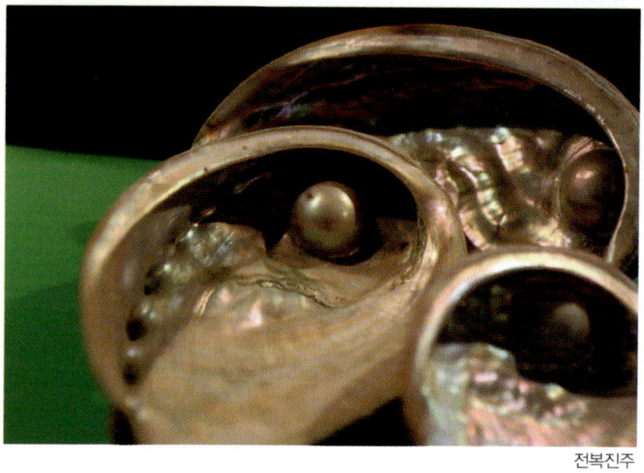
전복진주

의 경우, 항혈전 효과가 거의 없었으며, 전복의 육질이나 내장에 따른 특별한 차이점 또한 없는 것으로 나타났다. 수용성추출물을 48시간 냉장온도에서 저장한 후의 전복육질과 내장의 ACE 활성에 대한 억제 효과는 육질과 내장간에 큰 차이가 있었으나 0 time의 값과 큰 차이를 나타내지 않았다. 항산화 효과는 육질과 내장의 경우 농도증가에 따라 직선적인 증가 경향을 나타내었으나, 육질에 비해 내장에서 높은 항산화능이 있는 것으로 나타났다. 전복육질과 내장의 prothrombin time은 큰 차이가 없었으며, activated partial thromboplastin time 또한 큰 차이가 없는 것으로 나타났다. – 목포대학교 식품공학과 및 천일염생명과학연구소 김학렬 외 10, 한국식품영양과학회지(2006. 8. 30)

● 전복 내장 추출물을 유효 성분으로 하는 면역 강화 조성물 : 본 발명은 전복 내장(abalone viscera) 추출물을 유효 성분으로 포함하는 면역강화 조성물에 관한 것이다. 전복 내장 추출물을 유효 성분으로 포함하는 본 발명의 조성물은 Th1 면역반응(즉, 세포성 면역반응) 및 Th2 면역반응(즉, 체액면역반응)을 증진시켜 생체 내 전체적으로 면역 활성을 크게 개선한다. 또한, 본 발명은 면역력 강화 기능을 가지는 전복 내장 추출물의 의약 및 식품으로서의 기초적인 자료를 제공한다. – 특허공개 10-2010-0011580호, 진도군

● 게르마늄 명품 전복 : 본 발명은 통상의 전복 양식용 쉘터 경사면에서 전복을 생산하는 방법에 있어서, 가로 90~120㎝, 세로 2~10㎝, 두께 2~10㎜ 크기의 천연 게르마늄 원석판을 상기 쉘터에 고정되어 천연게르마늄 원석판으로부터 전이되어 전복의 내장에 유기 게르마늄이 함유되도록 하는 것을 특징로 하는 기능성 전복의 생산방법에 관한 것으로 생산된 전복 내장에는 게르마늄 성분이 유기화되어 전이되어 있고 보다 신선하고 풍부한 풍미와 특유의 조직감이 살아있는 전복살과 전복 내장을 제공할 수 있다. – 특허등록 제781898호, 김**

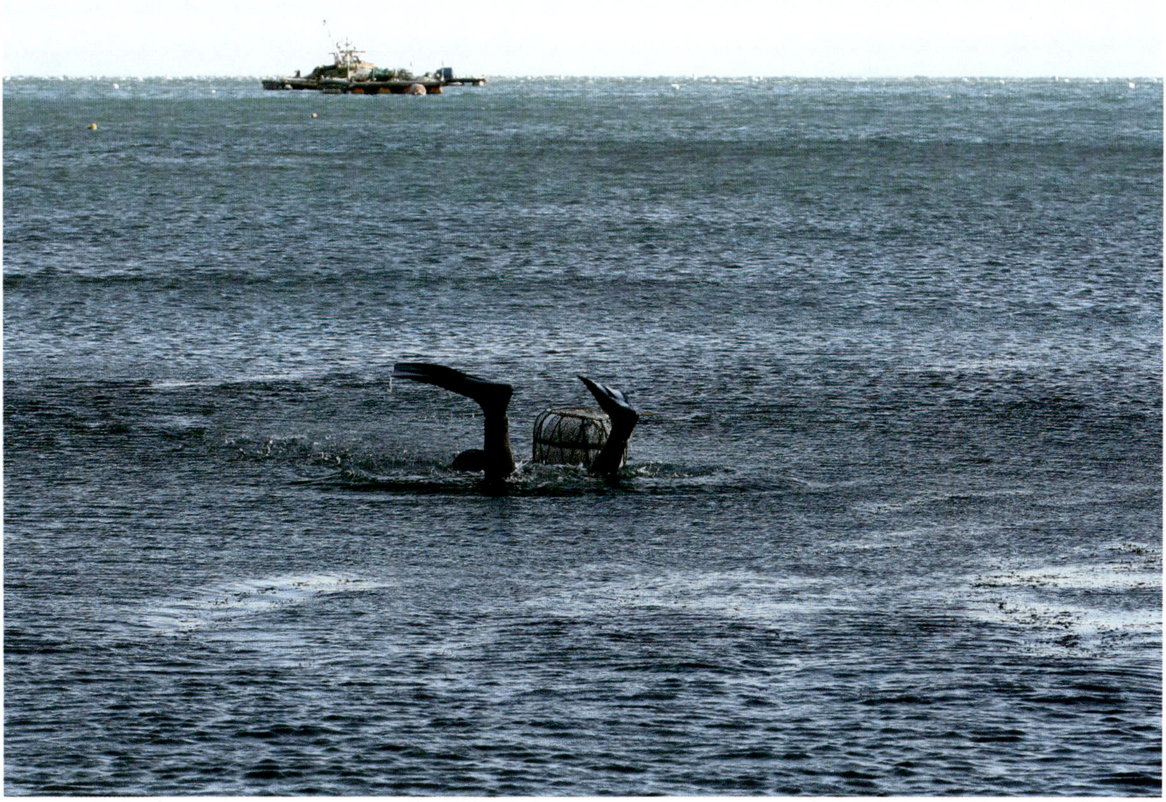

전복 따는 해녀

정어리

청어과 / *Sardinops melanostictus*
이명 눈치, 순봉이, 징어리, 증울, 대추大鯫

정어리는 고등어, 꽁치와 함께 등푸른 생선의 대표적인 물고기이다. 청어과의 바닷물고기로, 우리나라 남해와 동해, 일본 등에 분포한다. 몸 길이는 25㎝ 정도로, 옆으로 납작하고 등쪽은 약간 둥글며 뒤로 갈수록 가늘어진다. 빛깔은 등쪽은 어두운 푸른색이고 배쪽은 은백색을 띤다. 멸치와 비슷하게 생겼으나 더 크고 둥글다. 수십만 또는 수백만 마리가 떼를 지어 다니며, 방어력이 매우 약하여 없어 대형 물고기의 먹이가 된다.

제주도에서 겨울을 나고 봄이 되면 북쪽으로 이동하여 여름에 동해 전역에 걸쳐 서식한다. 12~6월에 산란한다. 강원도에서는 '눈치', 경북에서는 '순봉이', 여수에서는 '징어리'라고 부른다. 전라도에서는 생멸치 큰 것을 정어리고 부르기도 한다.

정어리는 주로 조림·구이·튀김·탕 등으로 조리해 먹는데, 알을 낳기 직전인 9~10월에 살이 오르고 지방이 풍부해져서 가장 맛이 좋다.

영양성분으로 단백질, 비타민 A, 칼슘, 오메가-3, 핵산, EPA, DHA 성분이 풍부하다. EPA 성분은 혈전이 생기는 것을 막아 혈액이 잘 돌게 하고, DHA 성분은 뇌를 건강하게 하고 시력을 개선하며, 생활습관병 예방에 좋다. 특히 핵산과 DHA는 암 예방 효과가 있는 것으로 알려졌다. 따라서 정어리는 고혈압이나 심·뇌혈관 질환을 앓는 중·노년층 환자에게 도움이 되는 식품이다. 몸이 허약하고 기혈이 부족하거나 영양 결핍인 사람도 적절히 섭취하면 좋을 것이다.

한방에서는 정어리의 성질이 평이하고 단맛과 짠맛이 나며 간과 신장의 기능을 왕성하게 한다고 본다.

특허 · 논문

● 아이코사펜타엔산을 주제로 한 건강보조식품 : 본 발명은 성인병 예방 및 치료에서 혈액중의 콜레스테롤, 중성지질 및 저밀도리포단백(LDL)-콜레스테롤의 함량을 감소시키어 정상적인 함량을 유지시킬 수 있는 인삼엑기스와 퓨리이피에이(PurEPA)의 혼합제인 지네파(GINEPA) 연질캡슐을 제조하는 방법이다. 주원료는 에탄올추출의 인삼엑기스의 정어리기름의 정제된 퓨리이피에이와 부원료인 천연토코페롤과 아스코르빈산, 식음유인 쇼오트링유를 배합비율에 따라 잘 혼합하고 균질화 시키어 조제성형화한 것으로서 혈액중의 콜레스테롤, 중성지질 및 저밀도 리포단백-콜레스테롤의 함량을 감소시키는 효과가 있어 성인병 예방에 다대한 효과가 있는 지네파(GINEPA)의 연질캡슐 제조방법에 관한 것이다. - 특허등록 제93172호, 최** 외 1

● 모발 성장촉진제 : 본 발명은 정어리와 같은 어육(魚肉)을 열-변성(heat-denaturing)하여 자기분해 효소(autolysis

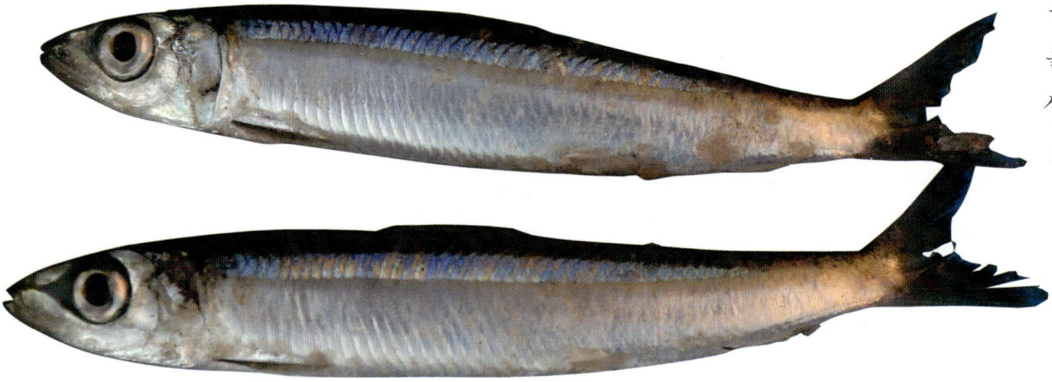

enzyme)를 비활성화(deactivate)하고, 이어서 수득된 생산물을 프로테아제(protease)로 처리하여(필요하다면 다시마(tangle) 및/또는 굴(oyster meat)의 효소 분해산물(enzymolysis product)을 첨가하여) 얻어지는 펩티드를 유효성분으로 함유하는 모발 성장 촉진제(hair growth accelerator)에 관한 것이다; 상기 모발 성장 촉진제는 외용(external use)뿐만 아니라 내복(internal admisistration)을 통해 우수한 모발 성장 가속 효과를 낳는다. – 특허등록 제523432호, 센미에끼스 가부시키가이샤(일본)

● 어묵가스 제조 방법 : 본 발명은 음식물 제조 방법에 관한 것으로써, 더욱 구체적으로는 천연 재료를 이용하여 어묵을 제조함과 더불어 이렇게 제조된 어묵을 이용하여 어묵가스를 제조하는 어묵가스 제조 방법에 관한 것이다. 이를 위해, 본 발명은 자연산 정어리의 뼈와 껍질 및 내장을 제거 분쇄한 후 수차례 수세(水洗)한 다음 탈수하여 정어리 연육을 제조하는 제1단계; 상기 제조된 정어리 연육을 잡생선의 연육에 혼합하고 식염을 섞은 후 갈아서 고기풀을 제조하는 제2단계; 상기 제조된 고기풀에 여타 첨가물을 혼합한 후 원하는 형상으로 성형하는 제3단계; 상기 제3단계에서 제조된 어묵을 설정된 온도 범위에서 설정된 시간 동안 스와리(suwari)하는 제4단계; 상기 제4단계가 완료된 각 연육 및 첨가물 간의 혼합물을 증숙시킨 다음 냉각시켜 어묵을 완성하는 제5단계; 상기 제5단계에서 완성된 어묵에 달걀을 적신 후 빵분을 묻혀 튀기는 제6단계; 그리고, 상기 제6단계를 통해 튀겨진 어묵을 3~13℃ 범위의 온도에 이르기까지 냉각한 후 포장하는 제7단계;를 포함하여 순차적으로 진행됨을 특징으로 하는 어묵가스 제조 방법이 제공된다. – 특허등록 제938267호, 박**

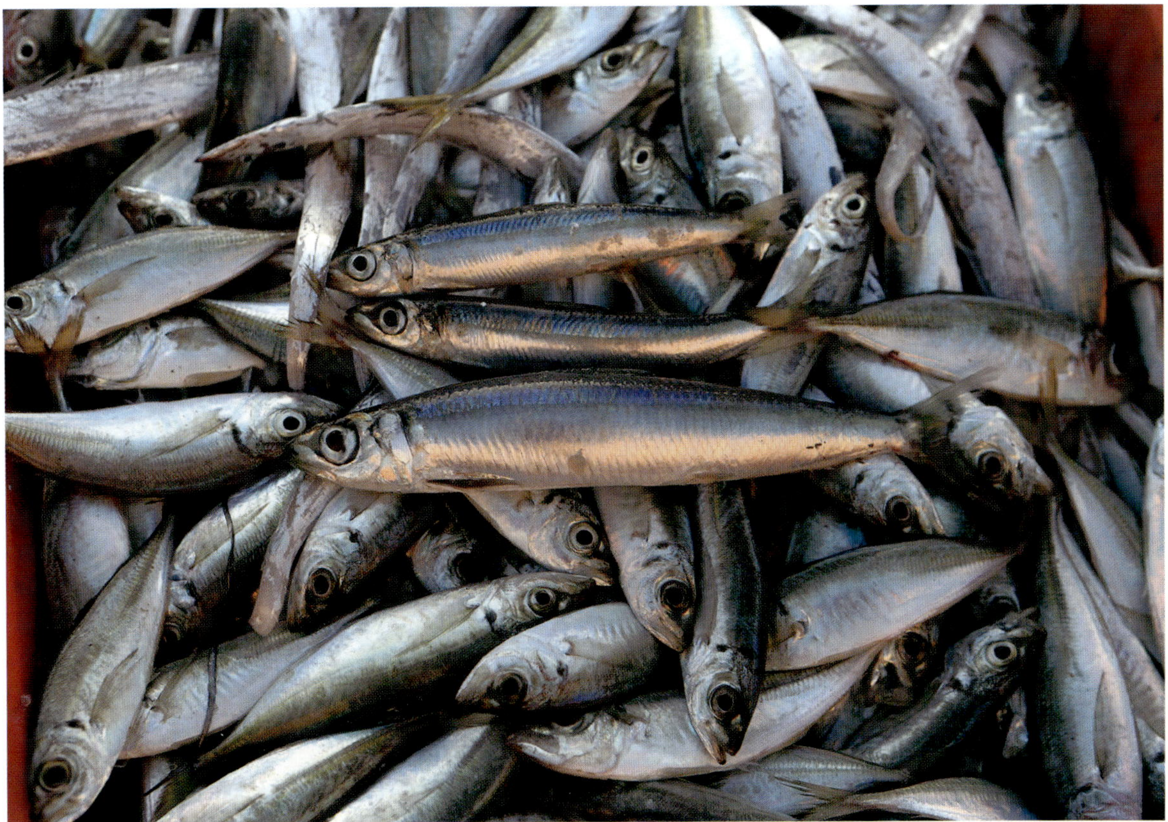

정어리

조피볼락[우럭]

양볼락과 / *Sebastes schlegelii*
이명 우레기, 우럭

'우럭'이라는 이름으로 더 많이 알려져 있다. 우리나라 전 연안 · 일본 · 중국 등의 온대 해역에 분포하는데, 수심 10~100m인 연안의 암초 지대에서 주로 서식하고, 4~6월에 연안의 암초지대에서 산란한다.

다 자라면 70~80㎝ 정도 되며, 몸과 머리 모두 옆으로 납작하고 머리는 크다. 전체적으로 흑갈색을 띠고 배 쪽은 회색을 띤다. 흑갈색 지느러미를 따라 3~4줄의 불분명한 가로띠가 있다. 게 · 새우 등 갑각류와 어류를 잡아먹는 육식성이다.

조피볼락은 수요가 많아 대량으로 양식하며 주로 회나 매운탕으로 많이 먹고, 구이 · 건어물 등으로도 이용한다. 유사종으로 '볼락(*Sebastes inermis*)', '불볼락(*Sebastes thompsoni*)' 등이 있다.

조피볼락에는 비타민 A, B, C와 니아신, 칼슘, 인, 철분 등의 영양성분이 풍부하다. 세포 형성에 도움을 주는 비타민 B_2가 풍부하여 신경을 안정시키는 작용을 하고, 비타민은 체내에 그대로 흡수되어 영양 공급의 효율성이 뛰어나다. 또한 단백질에는 메티오닌Methionine, 시스틴cystine과 같은 함황 아미노산 함량이 다른 어류보다 풍부하므로 간 기능 향상과 피로 해소를 돕고, 시력 회복과 당뇨병 예방 등의 효과가 있다.

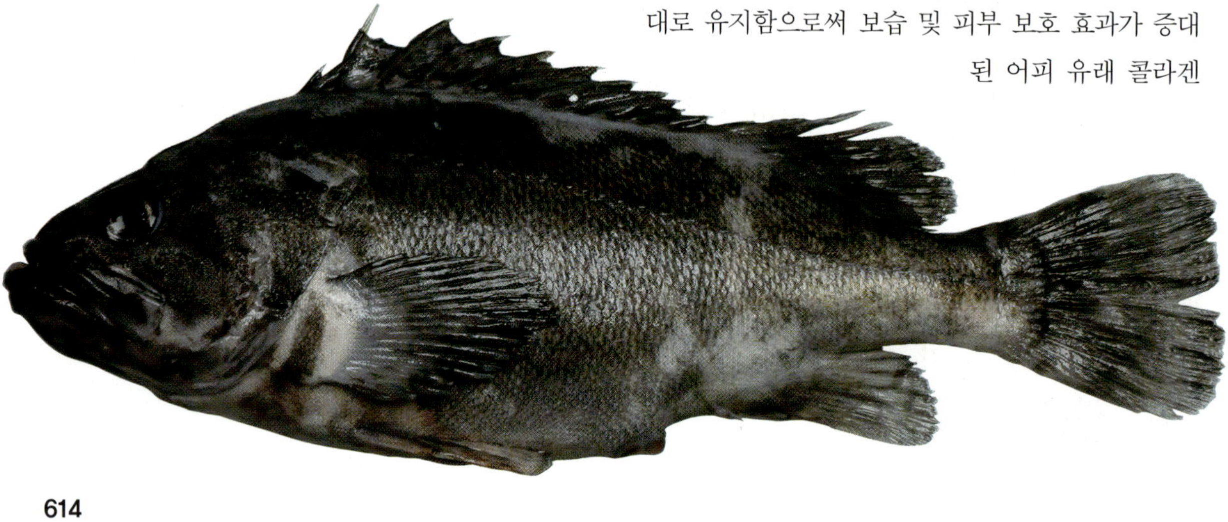

특허 · 논문

● 우럭 껍질로부터 추출한 젤라틴을 이용한 식품 보존용 조성물 및 이의 제조방법 : 본 발명은 우럭 껍질로부터 추출한 젤라틴을 이용한 식품 보존용 조성물 및 이의 제조방법에 관한 것으로서, 구체적으로 본 발명은 우럭 껍질로부터 추출한 젤라틴을 효소 가수분해시킨 가수분해물을 포함하는 식품 보존용 조성물을 제공한다. 또한 우럭 껍질로부터 젤라틴을 추출하는 단계; 및 상기 추출한 젤라틴을 효소 가수분해시키는 단계를 포함하는 우럭 껍질로부터 추출한 젤라틴을 이용한 식품 보존용 조성물의 제조방법 및 상기 방법을 이용한 식품 저장방법을 제공한다. 본 발명에 따른 식품 보존용 조성물 또는 식품 코팅용 필름은 항산화 효과가 우수하여 수산물 등의 저장안정성을 높여 주며, 노화 및 고혈압 억제 등의 건강기능성을 갖는다. – 특허등록 제1211326호, 경상대학교 산학협력단

● 어피 유래 콜라겐 함유 화장료 조성물 및 이의 제조방법 : 본 발명은 어피 유래 콜라겐 함유 화장료 조성물 및 이의 제조방법에 관한 것으로서, 더욱 상세하게는 저온상태에서 어피로부터 콜라겐을 추출하여 콜라겐의 열변성을 방지하고 콜라겐의 구조를 그대로 유지함으로써 보습 및 피부 보호 효과가 증대된 어피 유래 콜라겐

함유 화장료 조성물 및 이의 제조방법에 관한 것이다. 본 발명의 어피 유래 콜라겐 함유 화장료 조성물은 어류의 껍질인 어피로부터 분리된 콜라겐을 함유한다. 어류는 농어, 조피볼락, 넙치, 참돔 중에서 선택된 어느 하나 이상이다. 그리고 본 발명의 어피 유래 콜라겐 함유 화장료 조성물의 제조방법은 어류의 껍질인 어피에 함유된 콜라겐의 열변성을 방지하면서 상기 어피를 건조시키는 건조단계와, 건조된 어피를 분쇄하여 어피분말을 형성하는 분쇄단계와; 상기 어피분말로부터 콜라겐을 분리하는 분리단계를 포함한다. - 특허등록 제1339423호, 황**

● 무화과 잎 추출물 첨가 사료를 급이한 조피볼락(Sebastes schlegeli) 치어의 영양학적 특성 : 본 논문은 무화과 잎 추출물 첨가 사료를 급이한 조피볼락(Sebastes schlegeli)치어의 영양학적 특성에 관한 연구로서 주요내용은 다음과 같다. 무화과잎 에탄올 추출물을 함량을 달리하여 첨가(0, 1, 3과 5 %)한 사료가 조피볼락의 영양학적 조성에 미치는 효과를 조사하였다. 치어()에 8주 동안 하루 2번 만복급이하였다. 무화과잎 추출물 첨가는 조지질 함량을 감소시켰으며 조단백질과 회분을 증가시켰다. 조피볼락의 유기산 중에서 젖산이 우세하였으며 그 다음이 구연산과 옥살산 순이었다. 모든 실험군에서 5종의 유리당이 발견되었으며, 무화과잎 추출물 첨가군에서는 과당과 포도당이 우세하였다. 무화과잎 추출물 첨가군의 지방산은 C16:0, C18:1-cis (n9)와 C22:6n-3가 풍부하였다. 시료 중에 들어있는 주요 아미노산은 글루탐산, 아스파라긴산, 글리신, 류신, 알라닌, 리신과 아르기닌이었다. 무화과잎 추출물 첨가군 중에 들어있는 유리 아미노산은 타우린, 글루탐산, 알라닌, 류신과 아르기닌이 풍부하였다는 내용이다. - 전남대학교 해양기술학부 황재호 외 4, 한국수산과학회지(2012.12.31)

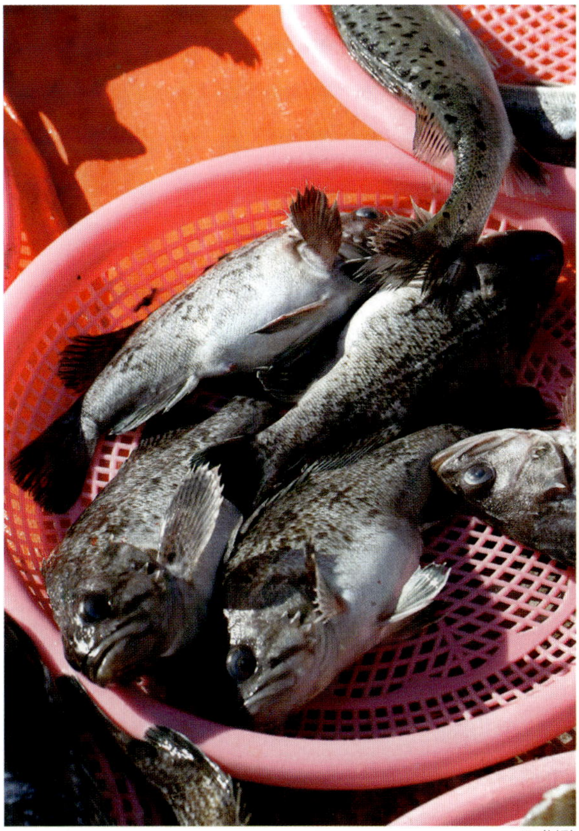
조피볼락

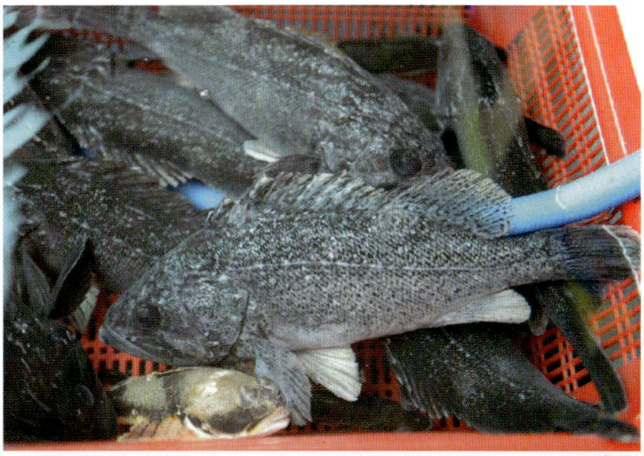
조피볼락

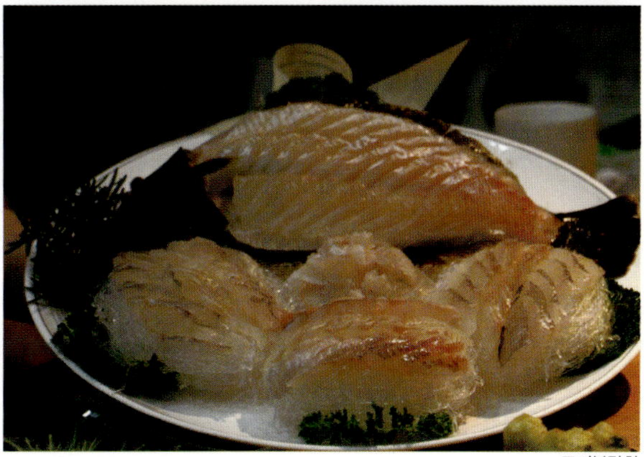
조피볼락회

참꼬막

꼬막조개과 / *Tegillarca granosa*
약명 감, 복로伏老, 괴합魁蛤
이명 고막, 고막조개, 안다미조개

참꼬막은 꼬막조개과의 연체동물로, 일본·인도양·서태평양 등에 분포하며 우리나라는 서해안과 남해안의 뻘에 분포한다. 꼬막류는 크게 참꼬막·새꼬막·피조개로 분류한다. 꼬막 중 진짜 꼬막이란 의미의 '참'자가 붙은 참꼬막은 표면에 털이 없고 쫄깃쫄깃한 맛이 나는데, 벌교 꼬막이 이에 속한다. 껍데기 골의 폭이 좁고 털이 난 새꼬막은 조갯살이 미끈하고 다소 맛이 떨어져 하급품으로 취급한다. 피조개는 철을 함유한 헤모글로빈이 다른 꼬막보다 월등히 우수하여 조갯살이 다른 종보다 붉은색을 띤다.

껍데기 길이는 대략 5cm, 높이 약 4cm 정도로, 매우 두껍다. 껍데기 표면에 17줄의 굵은 방사륵(放射肋 : 조개의 껍데기 겉면에 있는 부챗살처럼 도드라진 줄기)이 있고 흰색을 띤다. 각피는 회백색이고 살은 붉은 편이다. 자웅이체로 산란기는 8~10월이다.

꼬막류에는 단백질과 비타민 및 필수 아미노산이 함유되어 있어 어린이 성장발육에 좋고, 소화가 잘되어 병후 회복식으로 좋다. 철분과 각종 무기질이 많아 출산과 생리 등으로 인한 빈혈 증상을 개선하는 데 도움을 준다. 한방에서는 열을 내리고 독을 풀며 혈액을 보충해 주는 효과가 있다고 본다. 당뇨·대하증 개선, 숙취 해소에 효과적이다.

꼬막은 가을 찬바람이 불어올 때 쫄깃한 맛이 들기 시작하며, 설을 전후해서 속이 꽉 찰 정도로 탱탱해져서 산란기인 봄까지 좋은 맛을 유지한다.

꼬막은 살짝 삶아서 그냥 먹거나, 양념장에 찍어 먹는다. 전라도 보성 지방에서는 회무침, 양념꼬막, 꼬막전 등으로 조리해서 먹기도 한다. 속살이 붉을수록 신선하며, 오래 삶으면 살이 질기고 덜 삶으면 비린내가 많이 난다. 봄나물을 데치듯 핏기가 살짝 가실 정도로만 슬쩍 삶아야 풍미가 유지된다.

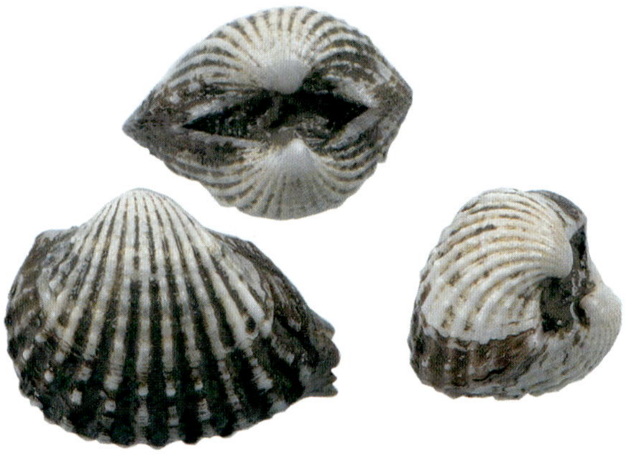

특허·논문

● 꼬막 종묘의 생산방법 : 본 발명은 꼬막 종묘의 생산방법에 관한 것으로서, 더욱 상세하게는 점차 자원이 고갈되어 가는 자연산 종패의 대안으로 인공적으로 꼬막 종묘를 대량으로 생산할 수 있는 꼬막 종묘의 생산방법에 관한 것이다. 본 발명의 꼬막 종묘의 생산방법은 실내 수조에 수용된 모패로부터 수정란을 얻는 수정란 준비단계와, 수정란을 부화조에 수용하여 부화시키는 부화단계와, 부화조에서 부화된 부화유생을 유생 사육조에서 사육하는 유생사육단계와, 유생 사육조에서 사육된 유생을 채묘기에 부착하여 사육하는 채묘단계를 구비한다. – 특허등록 제 100953994호, 김** 외 3

● 꼬막 패각으로 제조한 젖산칼슘과 구연산칼슘의 순도 향상에 대한 연구 : 꼬막 패각 회화분을 이용하여 칼슘 보조제로서 사용할 수 있는 젖산칼슘과 구연산칼슘을 제조하였으며, ammonium chloride process(ACP) ammonium nitrate process(ANP)법을 적용하여 이들의 순도를 높이기 위한 실험을 하였다. 꼬막 패각 회화분을 젖산용액과 구연산용액과 반응시켜 얻은 젖산칼슘과 구연산칼슘의 순도는 각 용액의 농도에 따라 각각 94.35-96.72%와 87.58-

93.06%이었다. 꼬막 패각 회화분에 ACP법 혹은 ANP법을 적용하여 정제한 탄산칼슘으로 제조한 젖산칼슘과 구연산칼슘의 순도는 각 용액의 농도에 따라 각각 99.53-100.34%와 99.32-99.88%를 나타내어 꼬막 패각 회화분을 직접 이용하여 제조한 것보다 순도가 상당히 높아졌으며, 식품첨가물공전의 규격 기준에 적합한 칼슘제제를 얻을 수 있었다 꼬막 패각 회화분으로 제조한 젖산칼슘과 구연산칼슘의 백색도는 각각 91.8과 92.9이었으나 ACP법 혹은 ANP법을 적용한 경우는 각각 94.8-98.5와 99.4-101.5로서 높은 값을 나타내었다. 따라서 폐기물로 버려지는 꼬막 패각 회화분에 ACP법과 ANP법을 적용하여 정제한 탄산칼슘으로 제조한 젖산칼슘과 구연산칼슘은 순도와 백색도에서 우수한 것으로 판단되었다. - 전북대학교 응용생물학과 강미숙 외 2, 한국식품위생안전성학회지(2005. 9. 28)

● 토탄을 이용한 저질개선제가 꼬막 Tegillarca granosa의 혈액학적 성상에 미치는 영향 : 토탄과 같은 자연소재를 이용한 자연친화적인 연안 저질개선제 살포가 꼬막의 혈액학적 성상 및 근육 글리코겐 함량에 미치는 영향에 대하여 알아보기 위하여 실내 실험을 실시하였다. 저질개선제를 단위면적(㎡)당 0, 100, 300, 800g의 양을 살포 후 10일 동안 숙성시킨 꼬막을 수조에 수용하여 14일 동안 사육 실험한 결과 저질개선제를 단위면적(㎡)당 800g 살포한 구에서 48시간 후에 1개체가 폐사한 것 이외에 실험종료까지 폐사가 일어나지 않아 자연 소재로 구성된 저질개선제가 생물 자체에는 직접적인 독성을 나타내지 않는 것으로 판단된다. 꼬막 혈액의 전혈량, 헤마토크리트값, 헤모글로빈량에 있어서는 저질개선제 살포 농도별 큰 차이를 보이지 않았으나 혈액 글루코스량 및 근육 글리코겐량은 대조구와 비교하여 증가하는 경향이었다. - 목포해양대학교 해양시스템공학부 이경선, 해양환경안전학회지(2010. 3. 31)

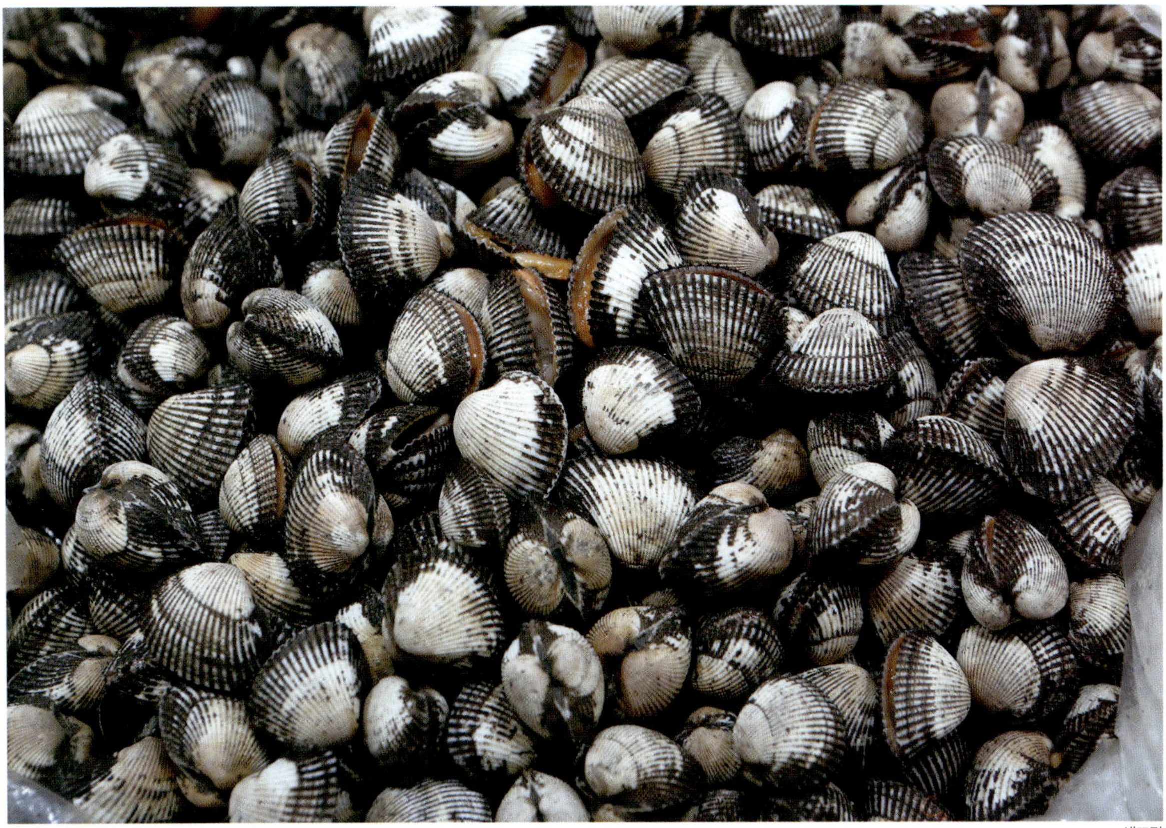

새꼬막

참조기

민어과 / *Larimichthys polyactis*
약명 석어石魚
이명 조기, 노랑조기, 황조기

'조기'라고 부르는 참조기는 우리나라 사람들이 특히 좋아하는 생선으로, 노인이나 어린이들의 기운을 돕는다는 의미에서 '조기助氣' 또는 '조기朝起'라고 했다. 석수어石首魚란 별명은 머리에 2개의 돌 같은 뼈가 있기 때문에 붙여졌다. 주로 구이 · 조림 · 찌개로 이용되며, 꾸덕하게 말린 것을 '굴비'라고 한다.

몸 길이는 30㎝ 정도로, 꼬리자루는 가늘고 길며 몸빛은 회색을 띤 노란색이다. 수심 150m 정도의 대륙붕에서 새우를 먹고 산다.

우리나라 서해와 남해에 분포하는데, 산란장인 연평도, 영광 부근 해역에서 많이 잡히던 것이 남획과 중국 어선의 싹쓸이 조업으로 어획량은 물론 개체수가 급격히 줄었을 뿐 아니라 크기도 작아졌다. 옛날부터 산란기 때 잡아 말린 참조기는 굴비라 하여 귀하게 여겼다. 3월 중순경 산란을 위해 전라남도 영광군 법성포 칠산 앞바다를 지나는 참조기로 만든 영광굴비가 유명하다.

고서古書 · 의서醫書에서 밝히는 효능

자산어보 추수어追水魚 큰 것은 한 자 남짓 되고 모양이 민어를 닮았으며 몸이 작고 맛은 담담하며 알은 젓을 담글 때 좋다.

특허 · 논문

● 연잎과 황토용기를 이용한 참조기의 가공 방법 : 본 발명은 연잎과 황토용기를 이용한 참조기의 가공 방법에 관한 것으로, 채취한 연잎을 세척후 채를 썰어 연잎을 준비 단계; 소금과 식초를 혼합한 물에 상기한 연잎과 참조기 그리고 나룻배 모양으로 성형된 구운 황토용기를 넣고 3시간 동안 침지 시키는 단계; 상기한 후 연잎은 음건하고 황토용기는 양건시켜 놓은후 참조기는 선택된 하나의 액상화한 추출물 용액을 바늘이 제거된 주사기를 이용하여 양쪽 아가미를 벌려 깊숙히 발사시켜 어체에 흡수시키는 단계; 상기한 참조기를 수세한 후 그물망에 담아 탈수기로 탈수시켜 수분함량이 70%에 이르도록 하는 수분제거 단계; 상기한 참조기를 선택된 하나의 액상화한 추출물 용액을 분무기로 분사시켜 개별 진공 포장한 후 5시간 동안 영하 18℃로 냉풍 건조시키는 단계; 상기한 황토용기 안에 건조된 연잎을 1cm 높이로 깔고 그 위에 진공 포장된 참조기를 놓아 최종 포장하는 단계;를 포함하는 것을 특징으로 하며, 상기한 혼합물은 수돗물 75중량%, 식초 5중량%, 소금 20중량%인 것을 특징으로 하며, 상기한 흡수, 분사 단계에서의 선택할 하나의 액상화한 추출물 용액은 솔잎, 녹차, 허브, 인삼의 추출물인 것을 특징으로 한다. – 특허등록 제100601032호, 강**

● 저염 굴비 제조 시 열풍건조 온도에 따른 화학적 특성 변화 : 열풍건조 온도를 달리한 생조기와 냉동조기의 내장의 유무에 따른 각각의 처리구별로 건조온도를 달리하여(30, 35, 40℃) 건조기간 동안 화학적 품질 특성에 대해 알아보았다. 산도, pH, 염농도, 휘발성 염기질소, TBARS를 분석한 결과를 요약하면 다음과 같다. 일반적인 전통굴비의 염도는 22-23%정도를 나타내는데 본 연구에서 30, 35℃에서 건조하여 제조한 굴비의 염도는 17-20% 정도로 염도가 더 낮아 저염 굴비의 제조 가능성을 보였다. 또한 35℃ 건조 처리구의 염도가 40℃ 건조 처

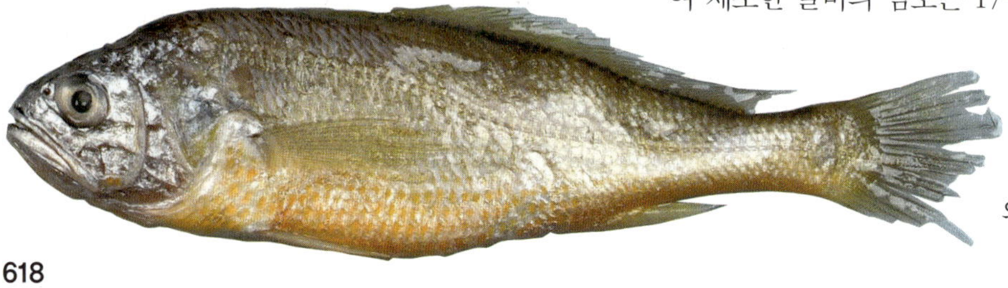

리구에 비해 2-4% 이상 낮은 염도를 나타내어 저염 굴비를 제조하는데 적합한 온도로 결정 할 수 있었다. VBN 함량에서는 30, 35, 40℃ 건조에서 유의적인 차이를 보이지는 않았으나 건조 시간이 경과함에 따라 VBN의 수치가 점차 증가하는 것을 볼 수 있었으며, 이는 굴비의 건조중 변패가 많이 일어난 것으로 여겨진다. 그 외 TBARS 함량 역시 건조기간이 경과할수록 점차 증가하는 경향을 보였으나 제품의 내장 유무에 대한 산패도 측정결과에서는 유의적인 차이는 없었다. 결론적으로, 전통적인 굴비 제조 방법에 비해 35℃에서 15일 동안 건조하는 것이 품질이 우수한 저염굴비를 빠르게 제조할 수 있을 것으로 생각되며 물리적 특성 및 관능적 특성에 대한 연구가 필요하다고 생각된다. – 곽현정 외 1, 한국식품과학회지(2010. 4. 30)

● 홍삼추출액과 솔잎추출액을 함유하는 굴비 제조방법 : 본 발명은 홍삼추출액과 솔잎추출액을 함유하는 굴비 제조방법에 관한 것으로서, 좀더 상세하게는 인삼을 증숙하여 홍삼을 제조하고, 상기 홍삼에 주정을 혼합하고 가열 및 농축하여 홍삼추출액을 얻는 단계; 솔잎에 물을 혼합한 후 가열 및 농축하여 솔잎추출액을 얻는 단계; 상기 홍삼추출액 10중량부에 물 180~220중량부를 혼합하여 홍삼추출액 희석액을 제조하고, 상기 솔잎추출액 10중량부에 물 180~220중량부를 혼합하여 솔잎추출액 희석액을 제조한 후, 상기 홍삼추출액 희석액과 상기 솔잎추출액 희석액을 동일 중량비로 혼합하여 혼합액을 제조하는 단계; 및 조기에 상기 혼합액을 첨가한 후 건조하여 굴비를 제조하는 단계;를 포함하는, 홍삼추출액과 솔잎추출액을 함유하는 굴비 제조방법을 제공한다. 본 발명에 따라 제조된 굴비는 홍삼과 솔잎의 유효한 성분을 함유하고 있어, 굴비를 섭취함으로서 인체에 유익한 홍삼 및 솔잎성분도 동시에 섭취하는 효과가 있으며, 또한 솔잎성분에 의해 굴비의 저장성이 향상된다.
– 특허등록 제101098494호, 제일수산영어조합법인

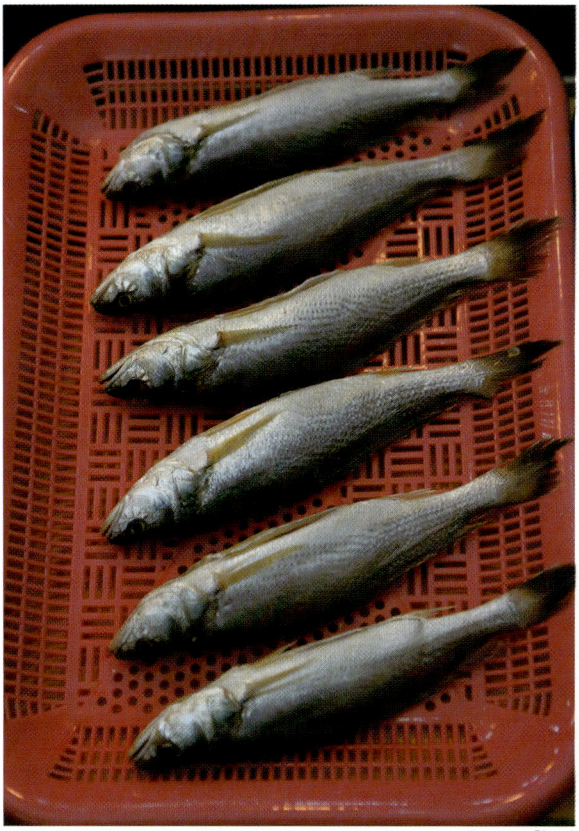

참조기

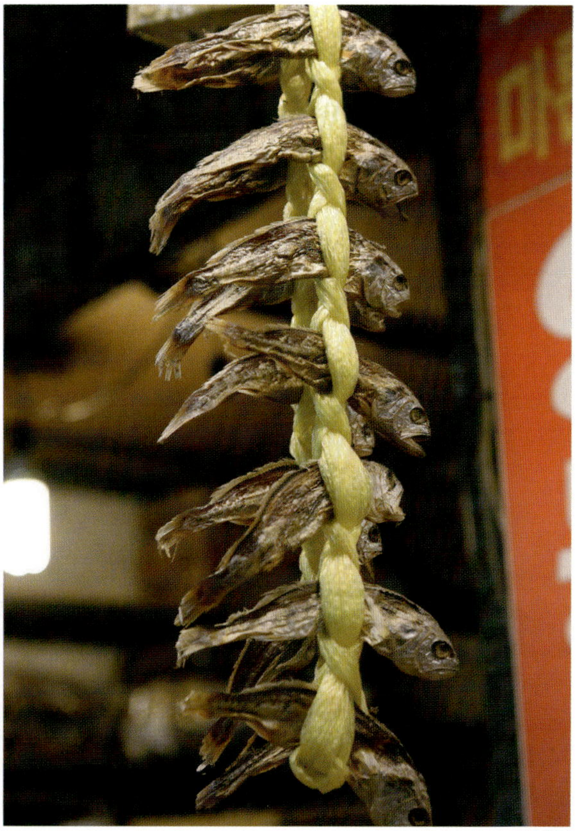

굴비

청어

청어과 / *Clupea pallasii*
약명
이명 등어, 비웃, 구구대, 고심청어, 푸주치, 눈검쟁이, 갈청어, 울산치, 과목숙구기

청어과의 한류성 바닷물고기로, 우리나라 동해 · 일본 · 북태평양 등에 분포한다. 정어리와 비슷한 모양이지만 몸높이가 높고 옆으로 납작하다. 아래턱은 돌출되어 있고, 양쪽 턱에 작은 이빨이 있다. 눈 주위에 지방질로 된 기름눈꺼풀이 있다. 몸 빛깔은 등쪽은 짙은 청색, 옆구리와 배 부분은 은백색을 띤다.

한류가 흐르는 연안에서 무리를 이루어 서식하며, 민물에 사는 것도 있다. 성숙하면 해안 가까운 곳으로 이동하고 수온 2~10℃의 바다 밑 부분에 흩어져 서식하다가, 산란기인 3~4월이 되면 큰 무리를 이루어 북쪽으로 이동하여 해조류 등에 산란한다.

제철은 2~3월이며, 무침 · 구이 · 찜 · 회 · 조림 등 다양한 방법으로 요리하여 먹는다. 대표적인 가공품으로는 겨울에 잡은 청어를 그대로 엮어 그늘진 곳에서 겨우내 얼리고 말리기를 반복해 만든 과메기가 있다. 과메기는 원래 청어로 만든 것이나, 최근 어획량이 감소하면서 꽁치를 사용하게 되었으며, DHA · EPA 성분 등 오메가-3 지방 함량이 생꽁치보다 많은 것으로 알려져 있다.

단백질과 필수 아미노산이 풍부하여 소화흡수가 잘되고, 동맥경화와 심장병을 예방하는 효능이 탁월하다. 특히 메티오닌methionine 성분은 α-아미노산의 일종으로 간장에 쌓인 독을 해독하는 효능이 있다. 비타민 B_1 · B_2 성분은 보혈제 작용을 하여 빈혈을 예방한다.

고서古書 · 의서醫書에서 밝히는 효능

동의보감 동습비로 다리가 약해지는 데 쓴다.

특허 · 논문

- **청어 분획 건조분말 또는 추출물을 유효성분으로 함유하는 동맥경화증의 예방 및 치료용 조성물** : 본 발명은 청어 분획 건조분말 또는 추출물을 유효성분으로 함유하는 동맥경화증의 예방 및 치료용 조성물에 관한 것으로, 상세하게는 본 발명의 청어 분획 건조분말 또는 추출물이 고지혈증 동물모델의 혈중 총콜레스테롤 함량을 유의적으로 감소시킴으로써 항동맥경화증 효과를 나타내므로, 상기 조성물은 동맥경화증의 예방 및 치료용 약학조성물 또는 건강기능식품으로 유용하게 이용할 수 있다. - 특허공개 10-2010-0056142호, 강릉원주대학교 산학협력단
- **키토산을 이용한 과메기의 가공방법** : 본 발명은 키토산을 이용한 과메기의 가공방법에 관한 것으로, 특히 수분함량이 30~60%인 미건 꽁치(또는 청어)를 선별하여 고분자 수용성 키토산 용액으로 코팅시킨 후 건조시키고, 건조된 과메기를 3~10마리씩 진공포장하고, 이를 5~15분 동안 95 내지 100℃ 온도의 열수에서 찌거나, 또는 증기에서 처리하여 과메기를 찌는 동시에 살균한 후, 상기 찐 과메기를 강제 송풍, 또는 냉각수로 급속 냉각하는 키토산을 이용하는 과메기의 가공방법에 관

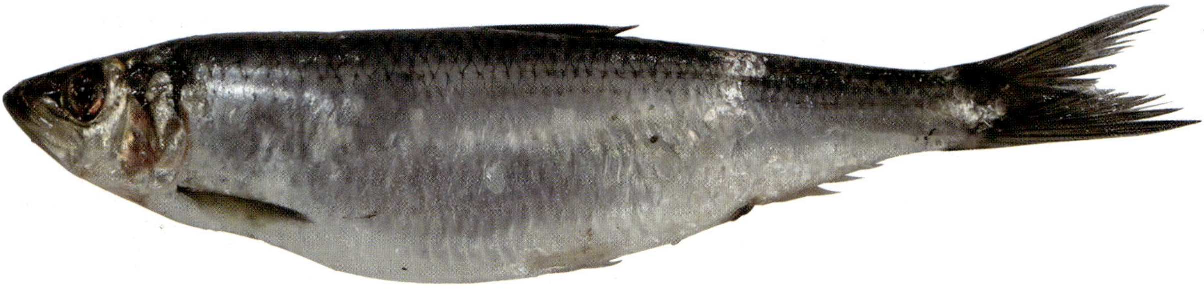

한 것이다. 본 발명의 방법으로 제조된 과메기는 고분자 수용성 키토산 용액으로 처리하여 미건 꽁치(또는 청어)의 표면에 고분자 수용성 키토산 용액을 고르게 코팅함으로써 우수한 식품 보존 효과, 소취 효과, 및 영양 공급 효과가 현저히 향상될 뿐만 아니라, 위생적인 제조과정으로 유통과정 중 변질이 없으며, 고품질·고영양가를 가지는 과메기의 비린내를 감소시키고, 육질이 쫀득쫀득하며 고소한 맛을 향상시켜 과메기를 대중화시킬 수 있을 뿐만 아니라, 동시에 계절에 관계없이 과메기를 섭취할 수 있는 효과가 있다. – 특허등록 제473766호, 영일만농수산 주식회사

● 청어 과메기 및 그 가공방법 : 본 발명은 청어 과메기 및 그 가공방법에 관한 것으로, 청어를 할복처리하고 내장을 제거하며 세척한 후 원심분리기로 탈수한 피처리물을 키토산 원액 0.2%와 아스코르브산 1,000ppm을 첨가하여 5분간 침지하고 통풍이 잘되는 그늘에서 4일간 자연건조시킨 후 비닐팩에 진공포장하여 0℃ 이하에서 냉장유통하도록 함을 특징으로 하는 것으로, 비린내가 없고, 보습효과와 저장성이 뛰어난 효과가 있다. – 특허공개 10-2009-0087311호, 김**

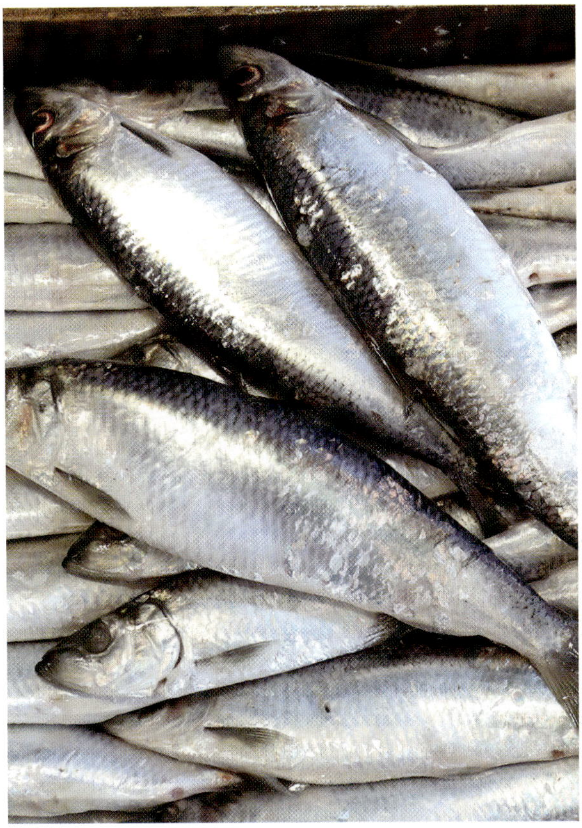
청어

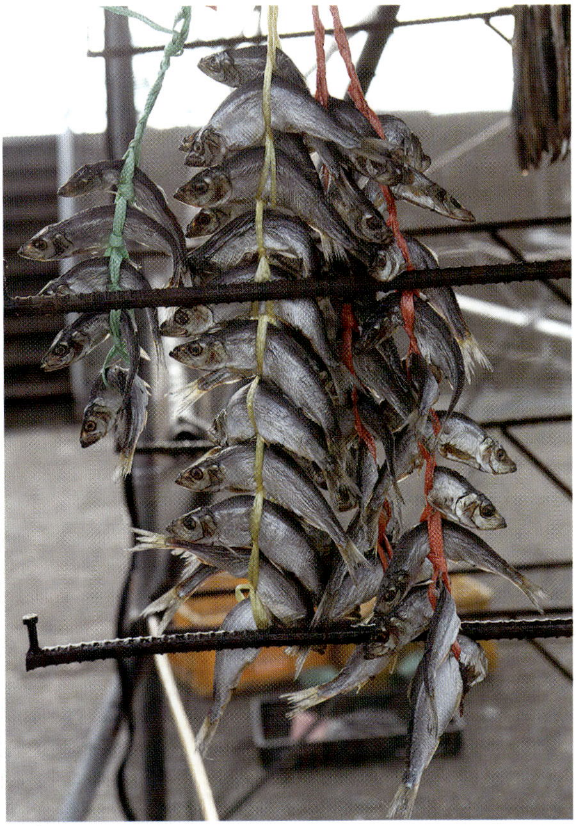
청어 과메기

키조개

키조개과 / Atrina(Servatrina) pectinata japonica (REEVE)
영명 comb pen shell
이명 부채조개, 채이조개, 챙이조개

키조개과에 딸린 조개로, 곡식을 까부는 키를 닮아 '키조개'라는 이름이 붙었다. 길이가 20~30㎝ 정도로 크며, 패각근貝殼筋을 횟감으로 이용하는 고급 패류로, 대부분이 일본으로 수출되고 있다. 부산에서는 채이조개라고 부른다. 연근해 수심 20~50m의 뻘에서 서식하며, 남해안의 진해만, 득량만, 여자만과, 서해안의 보령 연안, 전북 고군산군도 인근 도서 해역이 주산지이다.

전체적으로 삼각형 형태를 하고 있는 대형 패류로, 생김새는 부채 모양 또는 직각삼각형이고 어두운 녹색을 띤다. 껍데기에는 부챗살 모양의 줄이 있으며, 길이 22cm, 높이 11cm 가량이다. 조갯살은 작으나 조개 관자는 크며 살이 쫄깃하고 맛이 좋아 관자전, 구이, 회로 먹는다.

키조개에는 단백질과 혈액 속의 콜레스테롤을 떨어뜨리는 타우린이 풍부하여 임산부의 산후 조리나 피로 해소에 도움이 되며, 숙취 해소 및 황달 치료 효능이 있다. 지방이 적어서 열량은 100g당 57칼로리로 낮아 다이어트에 효과적인 것으로 알려졌다.

특허 · 논문

● 키조개를 이용한 흑진주의 양식방법 : 본 발명은 키조개를 모패로 하여 진주핵을 삽입하여 흑진주를 얻는 흑진주의 양식방법에 관한 것으로, 모패처리, 삽핵, 중간양성 및 본 양성으로 구성되는 진주의 양식 방법에 있어서, 그 모패로서 사새목 키조개과의 연체동물인 키조개를 사용하며, 본 양성 시에 각정부를 아래로 하여 저질(개펄)에 직접 삽입하여 행하는 것을 특징으로 하며, 흑진주의 대량 양식을 가능하게 함과 동시에 선명한 색상과 강도 높은 흑진주의 생산 가능이라는 효과를 얻을 수 있다. –특허등록 제100595605호, 장흥키조개영어조합법인

● 키조개 패주를 이용한 분말 가공품 제조방법 : 본 발명은 키조개 패주를 이용한 분말 가공품 제조방법에 관한 것으로, 더욱 상세하게는 성인병 예방 등 수요자의 욕구를 충족시킬 수 있도록 스프 등으로 활용가능한 키조개 패주를 이용한 분말 가공품 제조방법을 제공하는데 그 목적이 있다. 이를 위하여, 본 발명은 세척한 쌀을 100~130℃ 고온 고압의 레트르트 장치를 이용하여 7~20분 호화시킨 호화쌀을 100~130℃에서 1~5시간 건조시켜, 상기 호화쌀을 $\frac{1}{2}$~$\frac{1}{8}$로 파쇄한 다음 거름망(체망)을 이용하여 일정하게 분리된 상기 호화쌀을 확보하고, 키조개로부터 확보한 패주를 3~7조각으로 자른 후 녹차 추출물에 소금 2~10% 녹인 물에 1~4시간 침지한 다음 꺼내어 탈수기를 이용하여 탈수 후 40~100℃를 유지하는 건조기에 넣고 30분~5시간 건조시켜 크기가 3~15㎜가 되도록 절단한

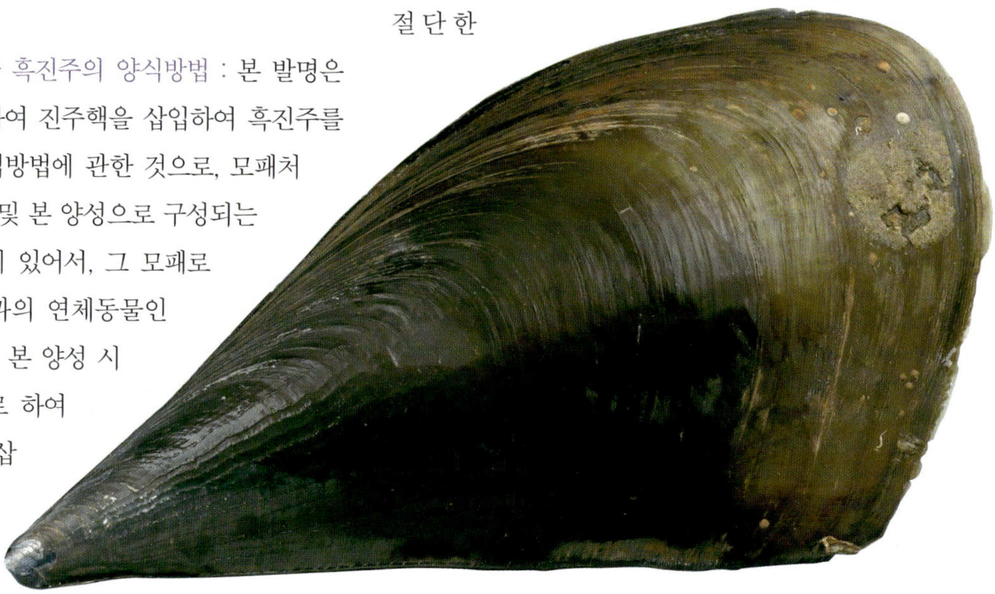

다음 딱딱한 부분이 부드러워지도록 회전하는 회전통에서 믹서 시켜 패주를 확보한다. 최종 제품의 조성물 비율이 호화쌀 70~90%, 패주 10~30%, 전분 1~7%, 식염 1~7%, 탈지분유 1.5~2%, 조미료(MSG)0.1~0.5%, 설탕 0.5~4%, 참깨 0.5~3%, 마늘가루 0.5~3%, 구연산 0.05~2%, 생강가루 0.1~3%가 되도록 한다. – 특허공개 10-2005-0097265호, 장흥군

● 암세포주 성장 억제에 미치는 키조개 분획물의 영향 : 본 연구에서는 해양생물 중 대표적 패류에 속하며 게두라고 불리우는 키조개를 추출, 각 용매별로 분획하여 암세포 성장억제 효과와 QR 유도활성 효과 등 각 생리활성효과에 대해 살펴보았다. 단백질이 많은 저칼로리 식품으로, 필수 아미노산과 철분이 많아 동맥경화와 빈혈예방에 좋다고 알려진 키조개의 암세포 성장억제에 대한 실험 결과, 4종의 인체 암세포주 HepG2, HeLa, MCF-7 및 HT-29에서 모두 시료첨가 농도에 의존적으로 성장 저지 효과가 나타났고, methanol 분획층인 APMM에서 괄목할 만한 높은 효과를 나타냈다. 특히 HeLa 세포주에서는 저첨가농도인 120㎍/mL에서 이미 90.45%의 높은 세포독성 효과를 보였고, 다른 세포주들에서도 첨가농도별 효과의 차이는 있었으나 거의 유사한 세포성장 억제효과를 볼 수 있었다. 한편, 사용한 4가지 암세포주중 유일하게 quinone reductase를 가지고 있는 HepG2를 이용하여 quinone reductase 효소유도 활성여부를 측정한 결과 분획물 첨가농도를 20, 40, 60 및 80㎍/mL로 소량을 첨가하였음에도 40㎍/mL에서 이미 1.5배의 높은 QR 유도효과가 나타났으며, 농도를 증가시킬수록 그 효과가 증가하여 최종 농도인 80㎍/mL에서는 약 2.0배의 QR 유도활성을 나타내었다. 이와 같은 실험결과에서, 패류인 키조개의 생리활성을 이용한 여러 유용한 기능성 식품의 개발이 기대되어진다. – 신라대학교 식품영양학과 · 생명공학과 학사논문, 한국영양학회지(2005. 5)

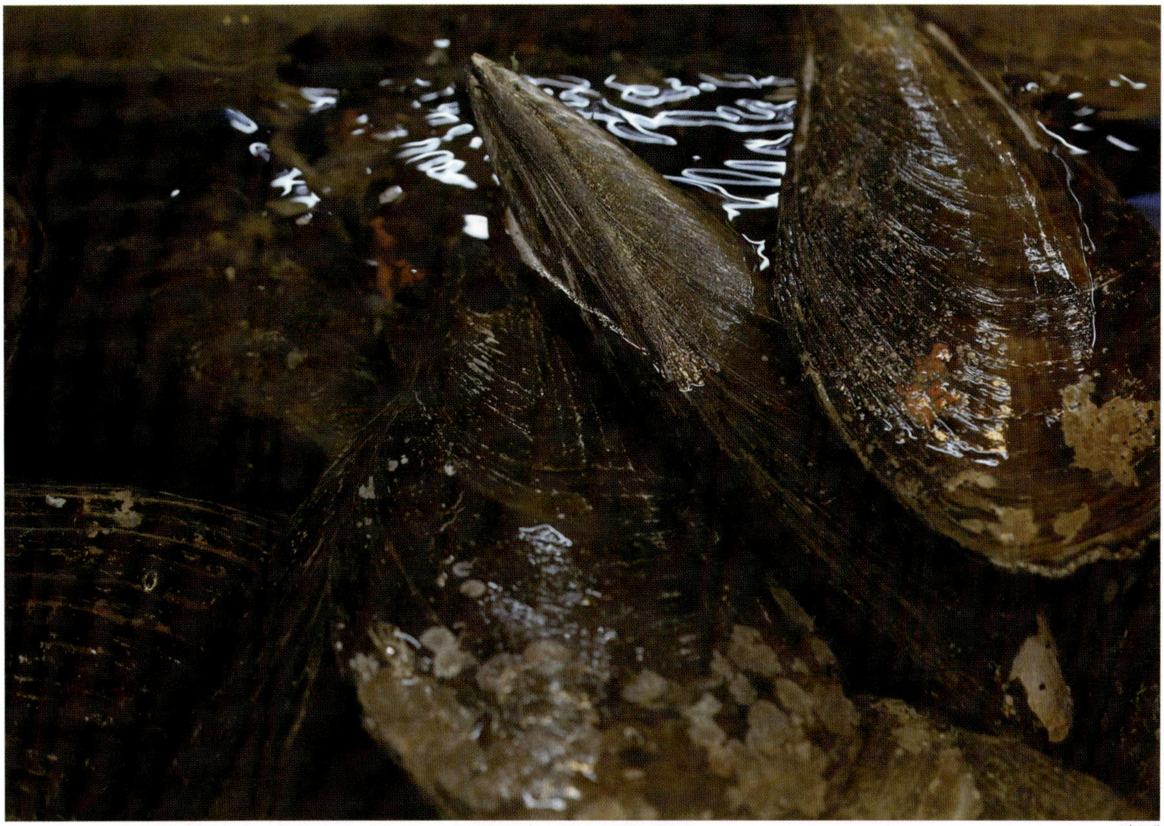

키조개

피조개

돌조갯과 / *Scapharca broughtonii*
이명 꼬막 , 털꼬막 , 새꼬막

피조개는 우리나라에서는 동해안 북부에서 남해안과 서해안 일대에 분포하고 있으며, 특히 진해만 연안의 수심 3~50m에 파도가 잔잔하고 조류가 심하지 않은 뻘이나 모래흙질에 많이 서식한다. 대체로 6월~10월 사이 수온 20℃ 이상에서 산란하는데 7~8월이 생식기이다.

껍데기는 흑갈색의 달걀 모양이며, 표면에는 42~43개의 부챗살맥이 있다. 살은 붉은색이며 단맛이 있다. 육질이 가장 통통하게 올라있는 겨울철에서 이른 봄까지 사이에 채취한다. 육질 속에 풍부한 혈액은 인체의 혈액 농도와 비슷한 종류의 헤모글로빈을 함유하고 있어서 보혈 작용을 한다. 주로 양념하여 석쇠에 얹어 구워서 먹으며, 신선한 육질은 초밥용으로도 많이 쓰인다. 최근에는 통조림 원료로도 이용되고 있다. 생 피조개 100g당 열량이 81㎈이며, 구성 성분은 수분 79.8g, 단백질 15.5g, 지방 0.5g, 탄수화물 3.5g 및 회분 0.7g이며, 그 밖에 비타민 A · B_1 · B_2 · C 및 나이아신 등을 함유하고 있다.

꼬막류 중에서 가장 크고, 육질이 연하며, 색깔도 가장 붉어서 살아 있는 채로 일본으로 수출하고 있다.

특허 · 논문

● 피조개 추출물을 포함하는 약제학적 조성물 : 본 발명은 피조개로 부터 유기용매 및 활성탄을 처리하여 수득한 피조개 추출물, 상기 추출물의 제조방법, 상기 추출물을 유효성분으로 포함하는 전골수구성 백혈병 치료제 및 면역-매개 질환의 치료제에 관한 것이다. 본 발명의 피조개 추출물은 전골수구성 백혈병의 유발을 억제시킬 수 있고, 자가면역질환의 유발을 억제시킬 수 있으므로, 항암제 또는 다양한 면역질환의 치료에 널리 활용될 수 있다. – 특허등록 제807196호, 조선대학교 산학협력단

● 피조개의 항산화 활성과 Acetylcholinesterase 저해 활성 : 피조개(Scapharca broughtonii)는 연체동물, 이매패강, 돌조개목, 꼬막조개과에 속하며 우리나라 남해안을 중심으로 전 연안 수심 5~50m(대개 3~20m)정도의 비교적 파도가 적고 조류가 심하지 않는 내만의 고운 모래펄에서 식물성 플랑크톤과 유기물을 먹이로 하여 살아가며 고막류 가운데 가장 중요한 산업종으로 한국, 일본, 중국 연안에 주로 서식하며 우리나라에서는 남해안, 특히 진해만을 중심으로 양식하고 있는 종이다. 근래 여러 수산 식품 소재에 대한 생리적 활성이 주목을 받고 있다. 피조개에 함유된 주요 성분을 보면, 먼저 28종의 유리 아미노산이 1,966㎎/100g 함유되어 있으며, 특히 타우린(628㎎/100g)과 글루탐산(205㎎/100g)이 높은 비율로 함유되어 있어 응용 가치가 매우 높다. 피조개의 붉은 피는 혈색소로서 헤모글로빈을 함유하고 있으며, 이로 인해 철분 함량이 다른 식품에 비해 비교적 높다(7.4㎎%)(6). 또한 아연(1.5㎎%)과 마그네슘(55㎎%)의 함량이 높아 인체의 생리활성 유지에 매우 도움이 된

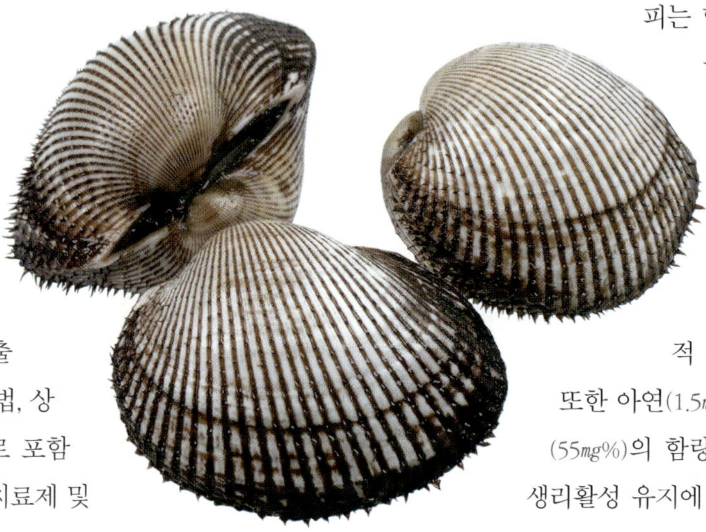

다. 한편 피조개에는 전체 지방산 중 다가 불포화 지방산이 35.7%를 차지하며, 그중에서 DHA와 EPA가 각각 13.5%와 14.3%를 차지하고 있다. 그리고 간기능 보호와 시력회복 기능이 있으며 동맥경화와 고혈압예방 기능이 있다고 알려진 베타인류의 일종인 글리신 베타인과 호마린이 각각 824.4㎎/100g, 22.8 ㎎/100g 함유되어 있다.

그러나 생리적 기능성의 경우에는 피조개의 아가미에서 SOD, CAT(catalase)의 활성이 발표된 바 있으나, 그 이외에는 자료가 거의 없는 실정으로, 본 논문에서는 피조개의 생리적 기능성에 대한 기초 연구로서 피조개의 메탄올 추출물로부터 분획물을 제조하여 항산화능과 acetylcholinesterase 저해능을 측정하였다. 피조개 분말로부터 메탄올 추출물을 제조하고, 이로부터 극성에 따라 hexane, diethyl ether, ethyl acetate, 그리고 물 분획물을 얻었다. DPPH 라디칼 소거능, ABTS 라디칼 소거능, 환원력으로 항산화능을 분석한 결과, 각 활성은 한 분획물에 치중되지 않았지만 물 분획물에서 비교적 높았다. 그러나 acetylcholinesterase 저해능은 diethyl ether 분획물에서 높게 측정되었다. 이로서 항산화능과 acetylcholinesterase 저해능에 관여하는 다양한 물질들이 피조개에 함유되어 있음을 확인하였다. – 경남대학교 백인석 석사학위논문(2014)

● 국내자생 피조개의 국내자생 피조개의 암세포 분화유도 및 면역조절 기능 연구 : 피조개의 ethanol 분획(SⅢ)은 1,25(OH)2D3와 all-trans retinoic acid로 유도된 HL-60 cell의 분화를 강화시켜 준다. 이 결과는 피조개의 ethanol 분획(SⅢ) 등 활성물질들이 anti-carcinogenic 효과를 갖는다는 것을 설명할 수 있고 신생물질환(종양)의 치료에 피조개의 ethanol 분획(SⅢ)을 사용할 수 있음을 의미한다. – 조선대학교 박래수 박사학위논문(2008)

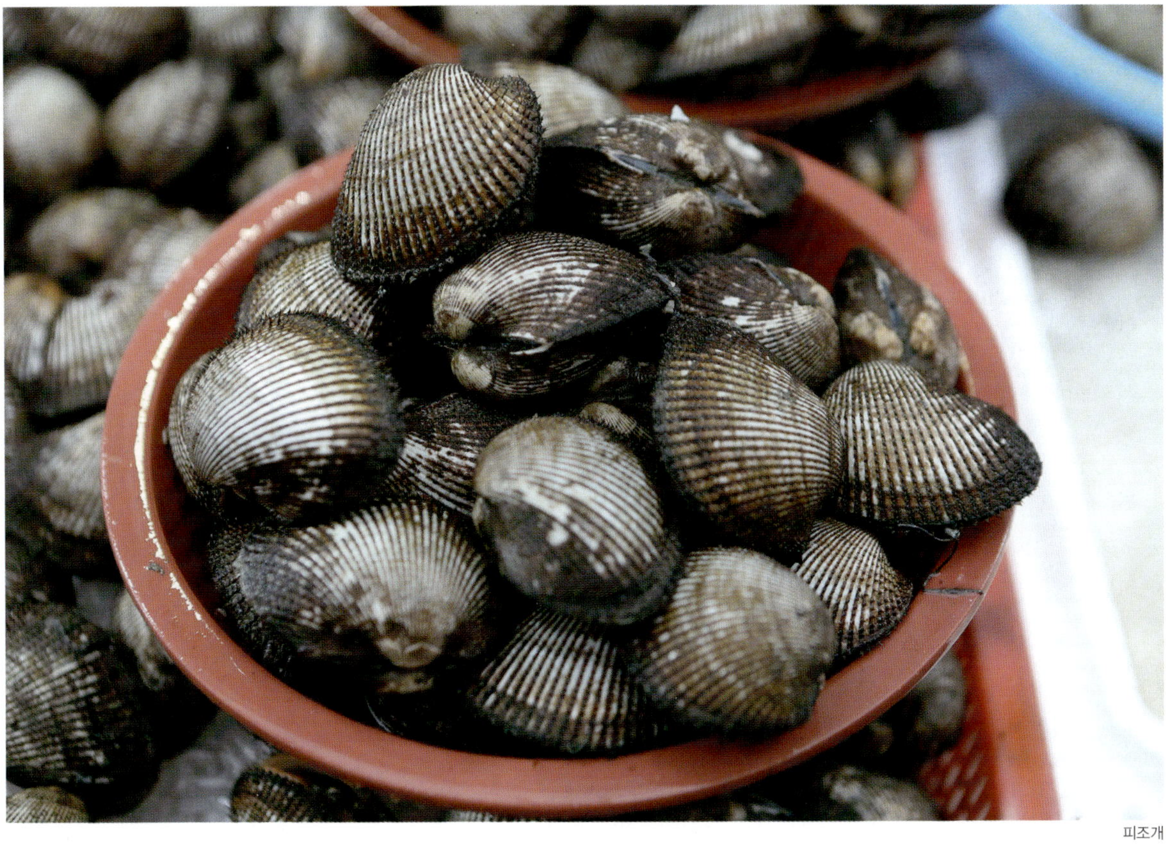

피조개

해마

실고기과 / *Hippocampus coronatus*
영명 Sea horse
약명 해마海馬
이명 수마, 수안, 해저, 용락자, 마두어

해마는 몸길이 10cm 미만의 작은 물고기이다. 아열대, 온난대 청정해역의 얕은 수심대에 서식하는데, 최근에는 동해안에서도 발견된다. 먹이는 긴 주둥이로 물을 흡입하여 그 속의 동물성 플랑크톤이나 작은 새우 등을 섭취한다. 머리 모양이 말을 닮아서 '해마海馬'라고 하며, 수마水馬라고도 한다. 영어로는 'Sea horse'이다. 세계적으로 해마속(Hippocampus)에는 54종이 있으며, 속명의 'hippos'는 그리스어로 말(horse), 'campus'는 바다괴물(sea monster)이란 뜻이다. 등쪽에 작은 지느러미(Fin)로 느리게 이동하고, 평시에는 꼬리를 해조류 등에 감아서 매달려 있다.

해마는 일부일처제를 지킨다고 하며, 교미를 하면 암컷이 수컷의 육아낭育兒囊에 알을 낳고, 수컷이 부화를 시켜서 꼬리 배쪽에 있는 육아낭에서 키우므로 수컷이 새끼를 낳는 것처럼 보이지만 암수의 역할을 잘 분담하고 있는 것이다. 해마는 건강한 새끼를 100여마리까지 낳는 습성 때문에 민간에서는 임산부의 난산을 치료하는 약으로 이용하기도 한다.

해마와 가장 비슷한 종류는 호주 해역에 서식하는 해룡(海龍, Sea Dragon)이 있는데, 성체의 크기는 45cm 정도로 해마보다 크다. 해룡은 관상용으로 키우는데 워낙 귀해서 마리당 1,000만 원을 호가한다.

사람의 뇌에도 해마를 닮은 해마(Hippocampus)라는 조직이 있는데 기억이나 감정 및 인식 등의 기능을 수행하는데, 노화와 함께 크기가 줄어들어 그 기능을 잃어버리면 치매로 연결된다. 생약 중에는 알츠하이머성 치매의 예방과 치료에 노루궁뎅이버섯이 도움이 된다고 알려져 있는데, 어류 해마가 인간의 알츠하이머성 치매를 예방하는 데 도움이 된다는 내용의 특허도 있다.

해마는 중국을 비롯한 중화 문화권 국가에서 호흡기 질환과 발기부전, 난산 등을 치료하는 약재로 이용되어 왔는데, 해마술은 신경통에 쓰이기도 한다. 최근에는 페루 등지에서 아시아로 수출되는 건조해마가 압수되었다는 뉴스가 보도되기도 하였다. 건 해마 가루도 *kg*당 6,000$ 정도의 가격으로 암거래된다고 한다. 해마는 미래형 양식어종으로 독특한 외형 때문에 관상용으로도 가치가 높고, 약용 등으로 이용될 가능성이 높다.

차이니즈 해마(Hippocampus kuda Bleeker)는 전통 중국 의약(traditional Chinese medicine; TCM)에서 가장 유명하고 값비싼 재료 중 하나로 이용되고 있다. 현재, 차이니즈 해마의 천연 공급원은 남획으로 인해 현저하게 감소하고 있다. 따라서 이러한 귀중한 종을 효율적으로 보호하고 적절하게 이용하기 위하여 이들에 대한 생리학적 및 약리학적 연구가 시급한 실정이다.

해마는 척추동물 문의 Steichthyes 중 실고기목(Syngnathiformes)의 실고기과(Syngnathidae)에 속한다. 실고기과 동물 대부분이 TCM 재료로 사용할 수 있고, 양조 시대(A.D. 502-557) 이래로 모든 유형의 중국 약전에 잘 기록되어 있다. TCM 서적에 기록되어 있는 인 양 이론(Yin Yang theory)에 따르면, 해마는 신장을 강화시키고 양기를 활성화시키는 효과가 있다. 전자의 작용은 본질적으로 비뇨생식기, 생식, 신경, 내분비 및 면역시스템의 조절과 관련이 있고, 후자는 남성의 성적 기능의 증진을 의미한다. 최근의 약제학적 연구들은 차이니즈 해마가 호르몬-유사 활성을 가져 조혈작용 기능을 증진시킬 뿐만 아니라 항-종양, 항-노화, 항-피로 및 Ca2+ 채널 차단 활성을 보여준다고 제시하고 있다.(Zhang et al., 2001; Hu et al., 2000), (특허등록 제1373180호 명세서 참조)

고서古書 · 의서醫書에서 밝히는 효능

운곡본초학 난산難産, 불면不眠, 외상출혈外傷出血, 요각산연腰脚酸軟, 음위陰痿, 질타손상跌打損傷, 천식喘息, 풍한요통風寒腰痛, 어체복통瘀滯腹痛을 치료한다. 주침酒浸 또는 유구乳灸하여 사용하거나 혹은 소존성燒存性으로 도말搗末하여 사용한다.

동의보감 해마는 보신장양補腎壯陽, 조기활혈調氣活血, 지갈止渴의 효능이 있어서 난산難産, 양위陽痿, 유뇨遺尿, 정창종독疔瘡腫毒, 징하적취癥瘕積聚, 허천虛喘을 치료한다.

특허 · 논문

● 해마 추출물을 함유한 항산화용 조성물 : 본 발명은 해마(Hippocampus kuda) 추출물을 함유한 항산화용 조성물에 관한 것으로, 해마(Hippocampus kuda)로부터 추출물을 제조하고 이들 추출물의 DPPH 라디칼, 히드록실 라디칼, 슈퍼옥사이드 라디칼 및 페록실 라디칼 제거 활성을 측정함으로써 해마(Hippocampus kuda) 추출물을 함유한 항산화제용 조성물을 제공할 수 있는 뛰어난 효과가 있다. – 특허공개 10–2009–0043656호, 부경대학교 산학협력단

● 바이오활성 펩타이드를 유효성분으로 포함하는 퇴행성 신경질환 예방 또는 치료용 조성물 : 본 발명은 해마(seahorse)로부터 유래된 단백질 가수분해물 및 펩타이드의 퇴행성 신경질환 예방 또는 치료의 신규 용도에 관한 것으로, 자세하게는 해마(seahorse) 단백질 가수분해물 또는 이로부터 분리 정제된 펩타이드를 유효성분으로 포함하는 퇴행성 신경질환 예방 또는 치료용 조성물, 건강기능식품에 관한 것이다. 본 발명의 해마(seahorse) 유래 바이오 기능성 펩타이드는 신경독소 물질 및 산화적 스트레스로부터 뇌세포를 보호할 수 있으며, 염증 매개인자 발현을 억제시키고 항염증 사이토카인의 발현을 증대시킴으로서 우수한 항염증 활성을 가질 뿐만 아니라, 신

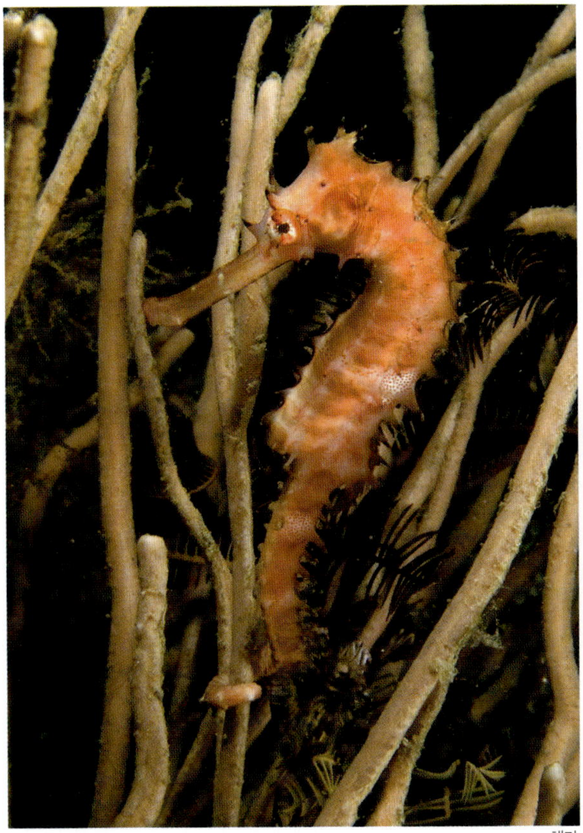

해마

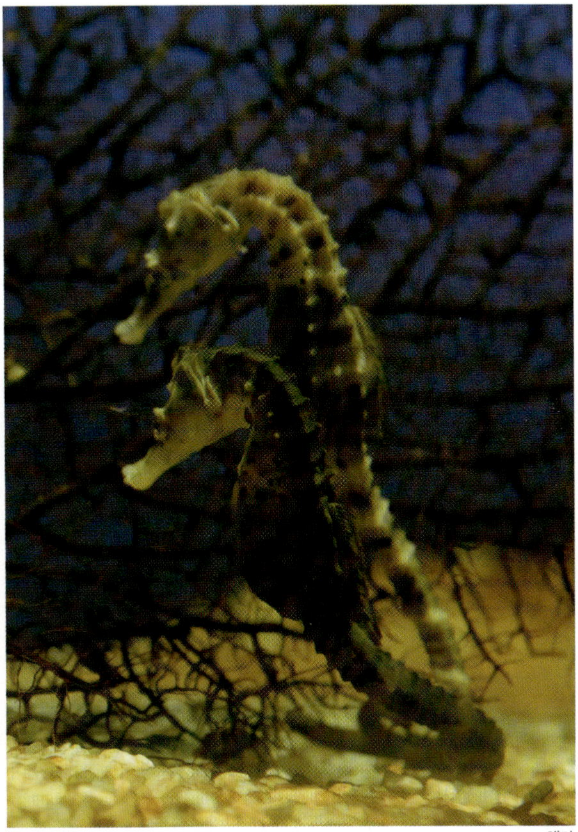

해마

경독소 물질인 Aβ42의 생성 과정에 관여하는 카텝신 B 및 카텝신 D의 발현을 억제할 수 있다. 따라서 이를 유효성분으로 포함하는 본 발명의 조성물은 뇌세포 보호활성, 산화적 스트레스 완화 활성, 항염증 활성 및 프로테아제 억제 활성을 통해 우수한 퇴행성 신경질환 예방 또는 치료/개선 효과를 나타낼 수 있어 기능성 의약품 조성물 및 식품 조성물로서 유용하게 사용될 수 있다. 특히 본 발명의 펩타이드는 독성이 없고 약제로도 사용되는 해마(seahorse)로부터 유래된 물질로서, 세포독성 없이 안정성을 가지므로, 이를 유효성분으로 포함하는 본 발명의 조성물은 장기적 사용에도 안전한 이점을 가진다. - 특허공개 10-2014-0042148호, 부경대학교 산학협력단

● 관절염 치료용 해마 가수분해물 유래 펩타이드 : 본 발명은 해마 단백질 유래 효소 가수분해물로부터 분리한 아미노산 서열 LEDPFDKDDWDNWK를 갖는 관절염 치료 또는 예방용 펩타이드, 및 이를 유효성분으로 함유하는 약제학적 및 건강기능식품 조성물에 관한 것으로, 본 발명에 따른 해마 가수분해물 유래 펩타이드는 골형성 MG-63 및 연골흡수 SW-1353 세포의 분화를 유도하고, NO 생산을 저해하며, MG-63 세포에서 p38 kinase/NF-κB와 SW-1353 세포에서 MAP Ks/NF-κB를 유의적으로 감소시킬 수 있어 관절염의 분화 및 염증 활성을 조절할 수 있는 치료적으로 유효한 작용제로서 사용할 수 있는 효과가 있다. - 특허공개 10-2011-0036415호, 부경대학교 산학협력단

● 해마 유래 2-에틸데실 2-에틸운데실 프탈레이트 화합물 및 그의 제약학적 용도 : 본 발명은 2-에틸데실 2-에틸운데실 프탈레이트 화합물에 관한 것이다. 본 발명에 따른 2-에틸데실 2-에틸운데실 프탈레이트 화합물은 DPPH, 하이드록시, 수퍼옥사이드, 알킬라디칼 및 DCF-DA 소거능이 우수하여 항산화 활성이 있으며, 베타-시크리타제 저해 활성을 가져 알즈하이머성 치매 질환 저해 효과가 있고, 티로시나제 저해 활성을 가져 고혈압 저해 효과가 있으며, 세포독성을 지니지 않기 때문에 제약산업상 매우 유용한 발명이다. - 특허등록 제1373180호, 부경대학교 산학협력단

● B16 멜라닌 세포에서 해양소재 추출물의 멜라닌 생성 저해 효과 : 본 연구에서는 B16 마우스 흑색종 세포에서 α-MSH와 자외선 B로 유도된 멜라닌 생성에 대한 천연 해양소재의 열수 및 에탄올 추출물과 그 분획물의 억제 활성을 검토하여 미백제로서의 개발 가능성을 검토하고자 하였으며 다음과 같은 결론을 얻었다. 1. 모려 열수 추출물(OCW/E), 김(PTE/E), 다시마(LTE/E), 모자반(STE/E), 미역(UTE/E), 청각(CTE/E), 해룡(SBE/E), 해마(HcE/E) 에탄올 추출물, 다시마 에탄올 추출물의 에틸아세테이트 분획(LJE/EEt)이 유의적으로 멜라닌 생성을 감소시킴을 확인하였다. 2. 특히, 모려 열수 추출물(OCW/E)과 다시마 에틸아세테이트 분획(LJE/EEt)로 인한 멜라닌 생성 감소는 멜라닌 합성에 관여하는 효소인 tyrosinase 및 TRP-1의 발현 억제에 의한 것으로 사료된다. 이상의 결과는 해양소재 모려, 김, 다시마, 모자반, 미역, 청각, 해룡, 해마가 피부의 미백에 도움을 주는 기능성 화장품의 천연 소재로서의 활용 가능성을 시사하는 것으로 사료되며 해양 소재의 미백 효능 메커니즘을 심도있게 규명하기 위해서는 지속적인 연구가 필요할 것으로 사료된다. - 계명대학교 의과대학 약리학교실 이찬외 3, 대한본초학회지(2012. 7)

● 해마치어용 사육수조 : 본 발명은 해마치어의 생존율을 향상시킬 수 있는 해마치어용 사육수조를 개시한다. 해마치어가 사육될 수 있도록 해수가 채워진 수조와, 주광성 특징을 갖는 해마치어의 먹이생물이 수조에 채워진 해수의 중앙영역에 모일 수 있도록 상기 수조에 채워지는 해수 내부에 위치하며 빛을 발산하는 등으로 구성됨으로써, 해마치어의 먹이생물이 해수 중앙영역에 모이도록 하여 해마치어가 섭식 중에 수면의 기포를 들이마셔 폐사되는 것을 방지할 수 있도록 한 것이다. - 특허등록 제1054365호, 한국해양연구원

● 한국산 해마, Hippocampus coronatus의 출산과

초기성장 : 체색의 변화가 다양하여 관상용으로 가치가 높은 Hippocampus coronatus의 안정적인 번식기술을 개발하기 위하여 가막만과 여자만 부근해역의 잘피밭에서 채집 한 후 실험실에서 사육하면서 어미의 출산특성, 자치어의 성장 및 초기자어사육에 알맞은 먹이조건을 조사하였다. 7~11월에 가막만과 여자만에서 출현한 체장(SL) 53.91~87.31㎜(평균 77.76~9.84㎜, n=12) 범위의 개체들이 실험실내에서 6~75 개체(평균 39 ind./male/time)를 출산하였다. 출산 직후 자어의 크기는 11.69~15.81㎜(평균 13.7~1.3㎜, n=15)였고 몸통과 꼬리의 체륜수는 10 그리고 39개였으며 가슴지느러미, 등지느러미 그리고 뒷지느러미 줄기수는 각각 12, 14 그리고 4개였다. 출산 후 60일에는 23.48~25.29㎜ (평균, 24.65~0.83㎜, n=4)로 성장하였고 일간성장률은 0.18㎜/day였다. Copepod와 Artemia를 혼합 공급하여 포식량을 조사한 결과 출산 후 5일째에 copepod nauplii의 포식량은 평균 21 ind./larva/hour였고 Artemia napulii의 포식량은 평균 3 ind./larva/hour로 copepod nauplii에 대한 선호도가 높았고 출산 후 30일째에는 copepod nauplii에 대한 포식량이 평균 5 ind./larva/hour, 그리고 Artemia napulii의 포식량이 평균 9 ind./larva/hour로 성장함에 따라 Artemia napulii에 대한 포식량이 증가하였다. 생존율을 고려한 먹이 공급방법에 있어서 Artemia nauplii와 copepod nauplii를 혼합 공급할 경우 생존율은 출산 후 50일에 48.9%로 향상된 결과를 얻을 수 있었다. - 제주대학교 해양생산과학부 최영웅 외 4, 한국양식학회지(2006. 5)

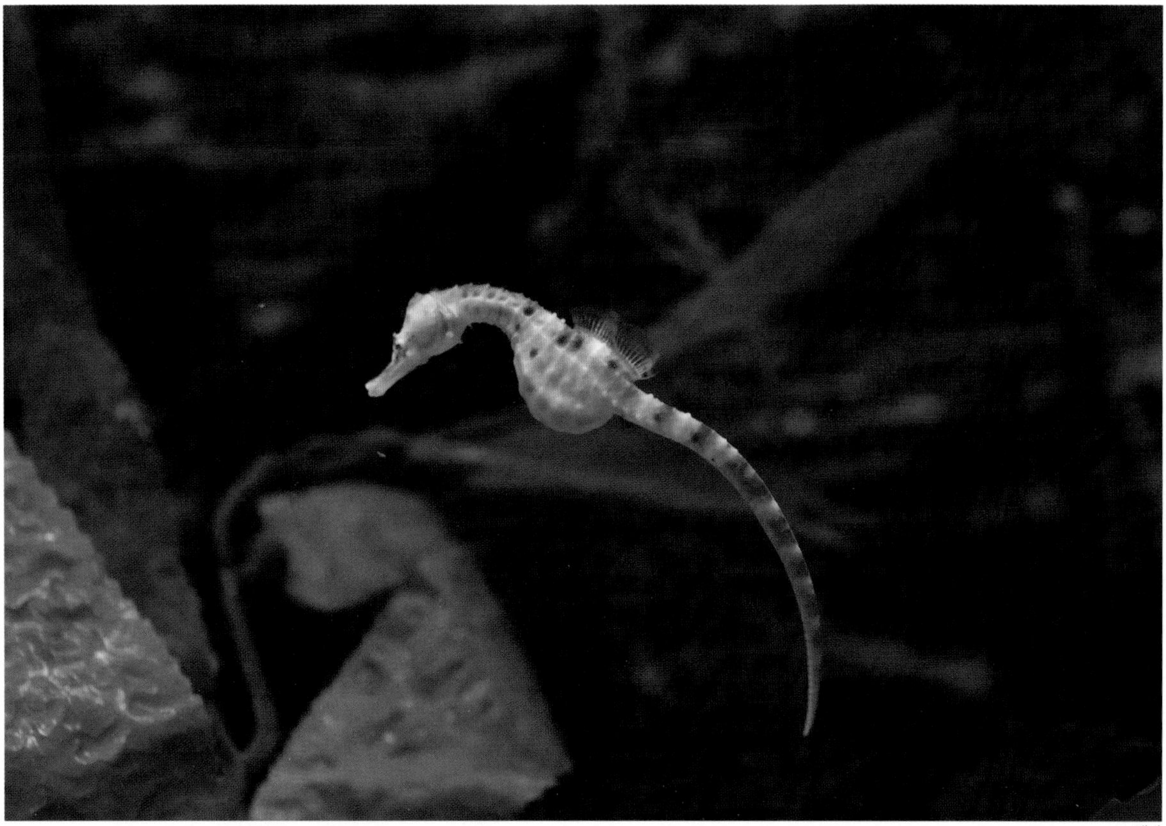

해마

해삼

해삼과 / *Stichopus japonicus*
영명 sea cucumber
약명 해삼海蔘, 지삼
이명 홍삼, 목삼

우리나라 전 해역에 분포하며, 양식도 한다. 몸은 긴 원통형이며, 등 쪽은 돌기가 여러 개 있고 볼록하며, 배 쪽은 납작하다. 전체적으로 갈색 또는 녹색을 띠며, 몸 앞에 입과 촉수가 있고, 뒤에 항문이 있다. 아랫부분에는 관족이 많아 이것으로 바닥을 기어 다닌다. 피부에는 석회질의 골편이 있다. 수온 17℃ 이하에서 왕성하게 활동하며, 25℃가 넘으면 먹이를 먹지 않고 여름잠을 잔다. 먹이 활동을 할 때는 입 주위에 있는 촉수로 개펄을 빨아들여 그 속에 있는 작은 생물을 먹고 나머지는 배출한다. '홍삼', '목삼'이라고도 부른다. '해삼海蔘'이라는 이름은 인삼과 약효가 비슷하다고 하여 지어졌다.

해삼의 육질은 결체 조직으로 되어 있어 전복과는 달리 날것을 먹으면 소화 흡수율이 매우 떨어진다. 가을부터 맛이 좋아지기 시작하여 동지 무렵에 맛이 가장 좋다. 주로 볶음·찜·탕 등으로 요리하여 먹는다.

해삼의 영양 성분은 칼슘, 요오드, 알긴산이 많이 들어 있어 신진대사를 촉진하고 혈액을 정화한다. 칼슘과 인의 함량이 풍부하여 골격 형성과 혈액 응고 작용을 도와 성장기 어린이나 임산부에게 좋고, 혈압을 내리고 혈관을 부드럽게 해 주어 동맥경화를 예방한다. 또한 칼로리가 적어 비만인 사람에게 좋다. 식욕을 돋우고 신진대사를 활발하게 하여 신장이 튼튼해지는 등 훌륭한 자양식품이다.

한방에서 보는 해삼의 성질은 평하며 맛은 달고 짜다. 신장과 위장을 보하고 혈액 생성의 효능이 있다. 성 기능 저하·변비·위궤양·빈혈 등의 증상을 개선하는 데 도움이 다.

해삼을 다른 어류와 함께 기르면 다른 어류가 죽는데, 이것은 해삼에 들어 있는 사포닌의 일종인 홀로톡신holotoxin 성분이 어류의 아가미를 통해 혈관에 들어가 혈구를 파괴하는 용해 작용을 하기 때문이다.

해삼은 재생력이 좋아 절단 부분이 3개월 정도가 지나면 재생된다. 해삼의 이러한 특성 때문에 수산물 중에서는 가장 뛰어난 식품으로 취급된다.

고서古書 · 의서醫書에서 밝히는 효능

방약합편 해삼海蔘은 맛이 짜고 성질이 평平하다. 진액[津]을 청윤淸潤하게 하며 능히 비脾와 신腎을 보補하는데, 부인에게 좋다.

동의보감 성질이 활活하니 설사나 이질을 앓는 사람은 먹지 말라.

특허 · 논문

● 해삼 추출물을 포함하는 대장암 예방 또는 치료용 조성물 : 본 발명은 해삼 추출물 또는 이의 분획물을 포함하는 대장암 예방 또는 치료용 약학 조성물 및 식품 조성물에 관한 것이다. 본 발명의 해삼 추출물을 포함하는 약학 조성물은 β-glucuronidase 저해활성을 갖고 있으므로 대장암 치료 또는 예방 효과가 있을 뿐만 아니라, 기존의 합성 대장암 치료물질과는 달리 천연물질인 해삼 추출물을 유효 성분으로 포함하고 있으므로, 부

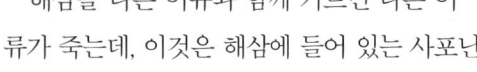

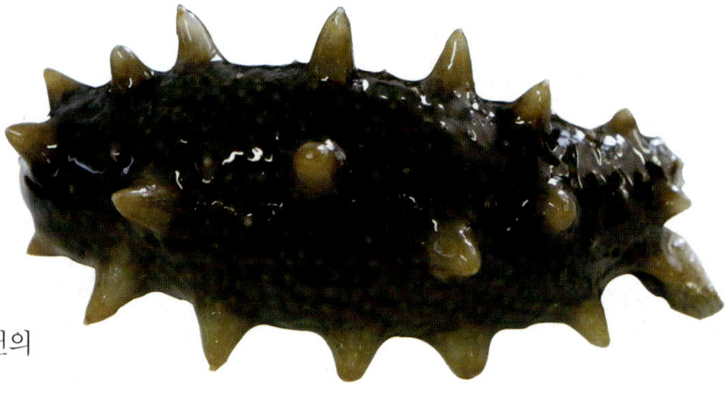

작용 등이 문제되지 않는다. – 특허등록 제1338532호, 강릉원주대학교 산학협력단

● 해삼 추출물을 유효 성분으로 포함하는 면역 증진용 조성물 : 본 발명은 면역활성을 가지는 해삼 추출물에 관한 것으로, 구체적으로 해삼의 주산지인 해남에서 양식 및 생산되는 해삼을 에탄올로 추출한 다음, 이를 농축하여 다시 헥산, 클로로포름, 에틸아세테이트 및 부탄올을 사용하여 순차적으로 분획을 진행하였고 이 중 클로로포름 추출물에서 탁월한 면역활성을 확인하였으며 이는 식품첨가물, 음료첨가물 및 건강 보조식품 등 기능성 식품 및 의약품에 유용하게 사용될 수 있다. – 특허등록 제1289290호, 재단법인 전주생물소재연구소, 유한회사 해원

● 해삼 추출물을 함유하는 비만 치료 또는 예방용 조성물 : 본 발명은 해삼 추출물을 유효 성분으로 포함하는 비만 치료 또는 예방용 조성물에 관한 것이다. 특히, 본 발명의 유효 성분인 해삼 추출물은 지방전구세포(3T3-L1)의 분화를 저해하여, 지방세포의 증식 억제능이 있고, 지방대사물질의 축정을 억제하여 비만의 치료 및 예방 효과 우수할 뿐만 아니라, 세포독성이 없고, 천연물질을 유효 성분으로 하는 것으로 부작용의 문제가 발생되지 아니하여 비만을 치료 또는 예방하기 위하여 널리 사용할 수 있다. – 특허등록 제1257329호, 재단법인 전남생물산업진흥원

● 해삼 추출물을 함유하는 전립선 비대증 예방을 위한 기능성 식이조성물 : 본 발명의 해삼 추출물을 포함하는 기능성 식이조성물은 전립선 비대를 유의적으로 억제시키고, 양성 전립선 조직의 성장을 현저하게 억제함으로써 전립선 비대증을 효과적으로 예방 및 치료할 수 있으므로 이러한 결과를 토대로 전립선 비대증의 예방을 위한 기능성 식이조성물 및 분말류, 음료류, 가공 식품류 등과 같은 기능성 건강식품에 유용하게 사용될 수 있고, 또한, 건강식품을 제조하는 원료 및 첨가제로서도 이용 가능하다. – 특허등

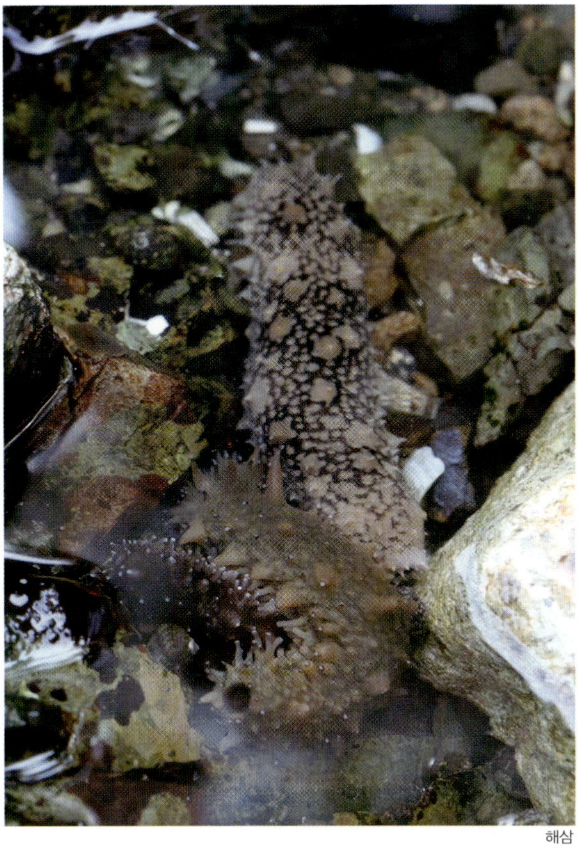
해삼

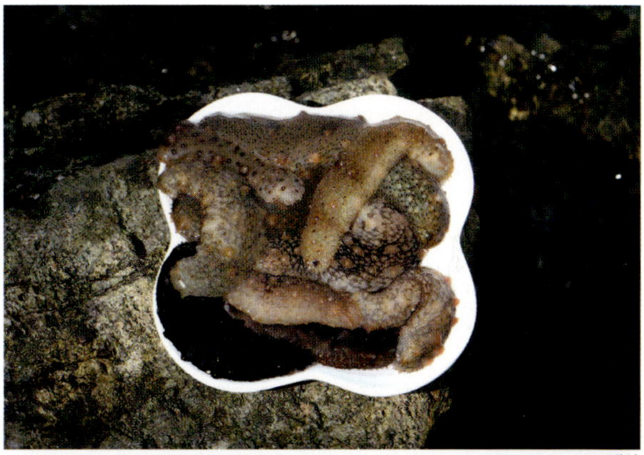
해삼

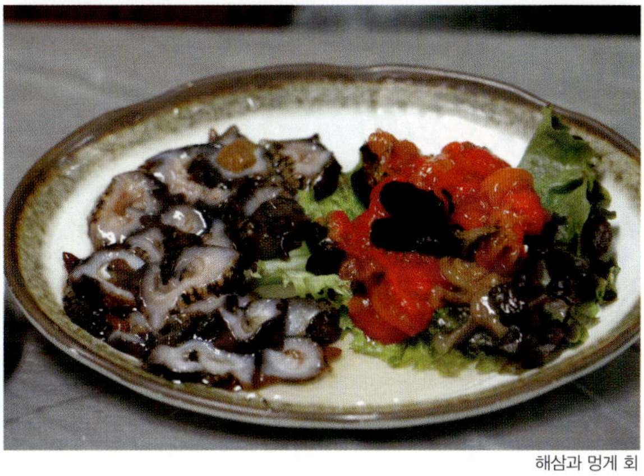
해삼과 멍게 회

록 제1401740호, 재단법인 전남생물산업진흥원

● 콘드로이틴황산을 함유하는 해삼추출물의 제조 방법 : 본 발명은 해삼(sea cucumber, Stichopus japonicus)의 결체조직으로부터 콘드로이틴황산 함유소재를 추출하는 방법에 관한 것으로, 해삼을 물 중에서 균질화시킨 후, 5 내지 70% 수용액으로 하여 저온 또는 고온에서 추출한 후 여과하거나, 해삼의 균질화물에 단백질 분해효소를 가하여 최적조건에서 가수분해시키고 여과하여 알코올로 분별 침전시켜 수득된 콘드로이틴황산 함유소재는 식품, 화장품, 의약품 등의 분야에 유용하게 이용될 수 있다. – 특허등록 제167831호, 김**

● 해삼추출물을 이용하여 주름개선 효과를 가지는 기초화장용 영양크림의 제조 방법 : 최근의 육상천연물을 이용한 기능성 화장품 연구개발이 많은 비중을 차지하고 있으나, 자원의 한계 및 자원 채취의 한계 등으로 인하여 해양천연물에 관한 연구는 아직 미흡한 상태이다. 그러나, 해외 선진국에서는 이미 해양천연물을 이용한 연구가 상당 수준 진행되고 있으며 이미 기능성 화장품의 제품에 이용되는 예가 많이 있다. 본 발명은 해양천연자원 소재를 이용하여 피부노화를 개선해 주는 화장품의 제조 방법이며, 본 발명에서의 해양천연자원이라 함은 해삼추출물이다. 해삼으로부터 얻어진 해삼추출물에는 뮤코다당체의 한 형태인 콘드로이틴이 함유되어 있다. 이 콘드로이틴은 피부의 수분과 영양분을 축적해 주는 역할을 하기 때문에 나이가 들어감에 따라 감소하여 피부노화에 관계한다. 그러므로 주름개선 기능성 화장품의 레티놀성분과 함께 해삼추출물의 콘드로이틴 성분을 피부에 공급해 줌으로서 피부의 수분과 영양분을 축적해 준다는 것을 알게 되었으며 또한 기존의 주름개선 기능성 화장품의 효과보다 더욱 우수한 주름개선 효과를 보여주는 화장품을 개발하였다. 따라서, 본 발명은 기존의 육상 천연물과는 다른 구조의 생리활성물질을 함유한 해양천연물자원을 이용함으로써 기존의 제품과는 차별화는 물론 피부노화 이론에 근거한 기능성 화장품의 제조 방법에 관한 것이다. – 특허공개 10-2006-0066151호, 주식회사 로힐

● 해삼의 건조분말 또는 추출물을 유효 성분으로 함유하는 고지혈증의 예방 및 치료용 조성물 : 본 발명은 해삼(Stichpus japonicus)의 건조분말 또는 추출물을 유효 성분으로 함유하는 고지혈증의 예방 및 치료용 조성물에 관한 것으로, 상세하게는 본 발명의 해삼 건조분말 또는 추출물은 고지혈증 동물모델의 혈중지질함량을 유의적으로 감소시킴으로써 항고지혈증 효과를 나타내므로, 상기 조성물은 고지혈증의 예방 및 치료용 약학조성물 또는 건강기능식품으로 유용하게 이용할 수 있다. – 특허등록 제979887호, 강릉원주대학교 산학협력단

● 해삼의 추출물을 포함하는 당뇨병 예방 또는 치료용 조성물 : 본 발명은 해삼 유래 유효 성분으로 포함하는 당뇨병 예방 또는 치료용 약학 조성물, 식품조성물 및 이의 제조 방법에 관한 것이다. 본 발명의 해삼 추출물 또는 분획물은 α-glucosidase 저해활성을 갖고 있으므로 당뇨병 치료 또는 예방 효과가 있을 뿐만 아니라, 천연물질인 해삼 추출물을 포함하고 있으므로, 부작용 등이 문제되지 않는다. – 특허등록 제1262743호, 강릉원주대학교 산학협력단

● 해삼의 건조분말 또는 추출물을 유효 성분으로 함유하는 당뇨병의 예방 및 치료용 조성물 : 본 발명은 해삼(Stichpus japonicus)의 건조분말 또는 추출물을 유효 성분으로 함유하는 당뇨병의 예방 및 치료용 조성물에 관한 것으로, 상세하게는 본 발명의 해삼 건조분말 또는 추출물은 스트렙토조토신(STZ)으로 유발된 당뇨 동물모델의 혈당을 유의적으로 감소시킴으로써 항당뇨 효과를 나타내므로, 상기 조성물은 당뇨병의 예방 및 치료용 약학조성물 또는 건강기능식품으로 유용하게 이용할 수 있다. – 특허등록 제974433호, 강릉원주대학교 산학협력단

● 탈모 방지 기능을 갖는 해삼 조성물 및 이를 이용한 친환경 화장품 : 본 발명은 해삼, 야생초, 한약

재 등의 친환경원재료를 이용하여 두피나 피부에 부작용 없이 흡수되어 남녀노소 누구나 사용할 수 있도록 하기 위한 것으로, 본 발명에 의하면, 해삼 5~10%, 야생초 20~30%, 한약재 10~20%, 발효첨가제 0.01~2%, 정제수 40~50%중량으로 발효되어, 액체성분이 30~40% 중량을 가지며 고체 성분이 60~70% 중량을 가지는 것을 특징으로 하는 탈모와 피부노화 방지 기능을 갖는 해삼 조성물 및 이를 이용한 친환경 화장품을 제공한다. - 특허공개 10-2013-0123626호, 임**

● 해삼의 항위염, 항위궤양 및 항헬리코박터 효과 : 이 연구에서는 SD rat과 Mongolian gerbil에서 실험적으로 HCl-ethanol(150mM HCl+60% ethanol)을 투여하여 급성 위염을 유발하고, H. pylori 감염시켜 만성 위염, 위궤양을 유발한 후, 건해삼을 투여하여 건해삼에 의한 항위염, 항위궤양 효과 및 H. pylori 감염 경향성 및 치료율을 검토하였던 바 다음과 같은 결과를 얻었다. 7주령 SD rats와 H. pylori에 감염시킨 7주령 Mogolian gerbils를 정상군(Nor, n=6)과 대조군(Con, 60% HCl-ethanol+증류수(vehicle), n=6)에 비하여 실험군 I(DSD I, 60% HCl-ethanol+건해삼 30mg/kg, n=6), 실험군 II(DSD II, 60% HCl-ethanol+건해삼 100mg/kg, n=6), 실험군 III(DSD III, 60% HCl-ethanol+건 해삼 300mg/kg, n=6)에서는 건해삼 투여 용량에 따른 항위염, 항위궤양 및 항헬리코박터 효과를 육안적 소견, CLO test 및 병리조직학적 검사를 통해 확인할 수 있었다. 이상의 결과를 종합해 볼 때 건해삼이 새로운 위염 및 위손상 치료제와 기능성식품의 개발에 활용할 수 있음을 확인하였다. - 한국식품영양과학회지 (2012. 5. 31)

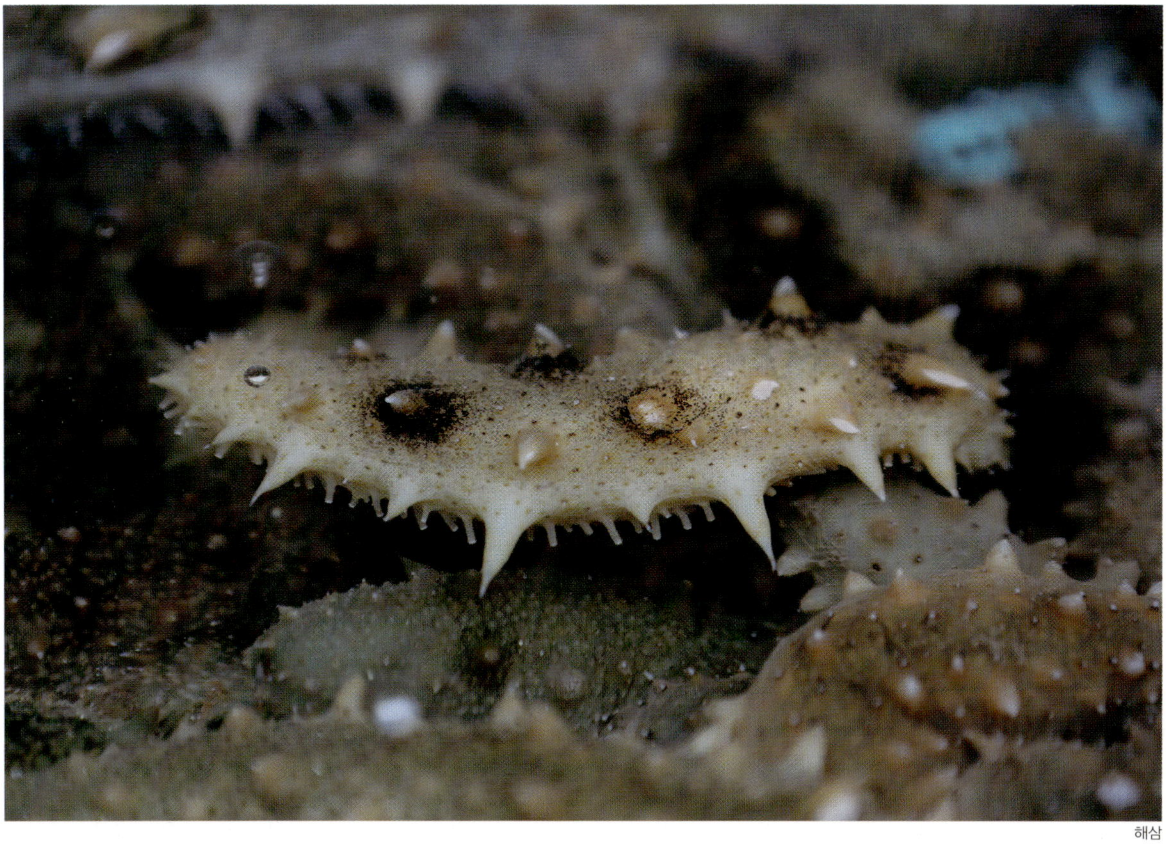
해삼

해파리

해파리강 / *Rhopilema esculenta*
영명 jellyfish
약명 수모水母, 해타海鮀, 해차海-
이명 숲뿌리해파리, 한천어, 물알, 저포어樗蒲魚 · 석경石鏡

해파리는 해파리강에 속하는 동물을 총칭하는 것으로, 대부분 바다에 살지만 드물게 민물에 사는 것도 있다. 해파리는 헤엄치는 힘이 약해 물속을 떠다니고, 해류를 따라 이동하므로 동물 플랑크톤에 속한다. 해파리의 형태는 대부분 우산 모양으로 지름은 2~40㎝이며, 한천질로 되어 있다. 우산 가장자리에 촉수가 있으며, 독으로 먹이를 잡거나 포식자를 막는다.

우리나라 연안에 출현하는 것으로는 노무라입깃해파리(Nemopilema nomurai), 작은부레관해파리(Physalia physalis), 보름달물해파리(Aurelia aurita) 등이 있는데, 보름달물해파리가 대부분이다. 밤에는 수심 10m 정도, 낮에는 수심 2m 이내에서 무리를 볼 수 있다. 4~12월까지 꾸준히 출현하지만 수온이 높아지는 여름철에 대량으로 발견되며, 다른 수산물 어획에 방해가 된다. 해파리로 인한 피해는 쏘임 사고(피부 발진), 수산물 생산성 저하, 어류 자원 감소, 발전소 설비 가동 중단, 어구와 어망 손상 등이 있다.

해파리의 종류는 200여 종이나 되지만 이 가운데 식용할 수 있는 것은 4종 정도이다. 오돌오돌한 식감이 좋아 냉채 재료로 쓰이며, 움직이는 모습이 아름다워 관상용으로도 인기있다. 주성분이 물과 단백질이며, 지질이 거의 없고 콜레스테롤 함량도 낮은 저칼로리 식품이다.

우리나라에서 식용하는 것으로 숲뿌리해파리(Rhopilema esculentum)가 있다. 최근 중국에서는 숲뿌리해파리가 중국 3대 진미인 샥스핀 요리의 재료로 각광 받고 있어 어업인의 새로운 소득원으로 급부상하고 있다. 약독성인 숲뿌리해파리는 바닷물과 강물이 만나는 해역에서 서식하며 전남 연안에서 6~9월까지 잡힌다. 데쳐 먹는 등 식용하기도 하지만 대부분은 고기잡이를 방해하는 귀찮은 존재로 여겼다.

고서古書 · 의서醫書에서 밝히는 효능

본초강목 목의 염증, 소화 불량, 천식 · 가래 등에 효능이 있다.

특허 · 논문

● 해파리 제거제 : 본 발명은 하절기 우리나라 해역에 급격히 증가하는 유해성 해파리류의 제거를 위한 제거제에 관한 것으로, 더욱 상세하게는 황산제일철, 황산제이철 및 그 수화물과 수용액을 이용하여 유해성 해파리류를 제거하는 해파리 제거제를 제공하는 것이다. 이에 따라, 본 발명은 유해성 해파리류를 효과적으로 제거할 뿐만 아니라 농도를 제어함으로써 타 생물의 생존을 위해하지 않고, 침적 혹은 기타 환경 피해 없이 사용할 수 있는 효과가 있다. 아울러, 본 발명의 해파리 제거제를 황토와 함께 사용하는 경우 적조제거효과도 얻을 수 있다. – 특허등록 제650213호, 코스모화학 주식회사

● 보름달물해파리 추출물의 항노화 효과 : 지구온난화의 폐해 중 하나인 해파리의 대량증식은 환경 생태계에 좋지 않은 영향을 미치고 있고, 또한 과도한 개체수는 원활한 처리가 곤란해 많은 문제점을 초래하고 있는 실정이다. 이러한 해파리의 생산적이고 효율적인 개선방안으로 단순 가공식품 뿐만 아니라 해파리의 추출을 통해 산업적으로 활용가능한 기능성 화장품원료로의 응용가능성도 고려해 볼 수 있을 것이다. 따라서 본 연구는 보름달물 해파리 유래 추출물의 기능성 화장품 원료로서의 안전성 및 유효성을 규명하였다. 인간피부섬유아세포에서의 세포독성, 주름 개선 효과와 관련된 procollagen 발현양의 증가 및 노화로 증가되는 SA-β-Gal 효소의 활성을 염색을 통하여 확인하였고, 항노화 화장품 신소재로서의 사업화 가능성을 확인할 수 있었다. – BIO-FD&C 서효현 외

● 해양추출물(카르복실화알긴산과 해파리콜라겐)을 함유한 화장료 제품개발연구 : 해파리는 어업에 심각한 영향을 초래하고 있다. 하지만 이러한 해파리가 화장품 원료로써 고부가 가치를 가진 해파리 콜라겐 추출물로 개발되었다. 해파리 콜라겐 추출물과 중금속의 제거 기능이 있는 카르복실화 알긴산을 함유한 화장품은 피부의 진정 및 노폐물 제거, 피부보습, 피부탄력에 효과가 있다. 그러나 해파리콜라겐의 특이한 냄새와 제품의 안정화 및 사용감 개선의 문제점은 상품화하는 데 어려움이 발생하였지만, 이것을 해결하기 위해 마스킹 향을 개발하였으며, 제품 생산을 위해 공정 시험이 개선되었다. 그리하여 고객이 원하는 6개의 품목(자빈 프린세스 마린 콜라겐 스킨토너, 울트라 로션, 인텐시브 세럼, 마스크시트, 아이크림, 비비 크림)이 제품의 안정성실험 및 패널 품평시험을 거친 후 개발되었다. 위 제품들은 현재 국내에서 판매 중이며 2010년 7월과 9월에 베트남으로 수출 된 제품들이 현지에서 좋은 반응을 보이고 있다. 향후 카르복실화 알긴산과 해파리 콜라겐을 함유한 화장품들은 해외의 추가적인 수출이 전망되지만, 글로벌 시장선점을 위해서는 현지에 맞는 화장품을 지속적으로 연구해야 하며,제품의 품목도 고객의 요구에 맞게 늘려야 할 것으로 예상된다. – 주식회사 해피코스메틱 홍성돈(2010)

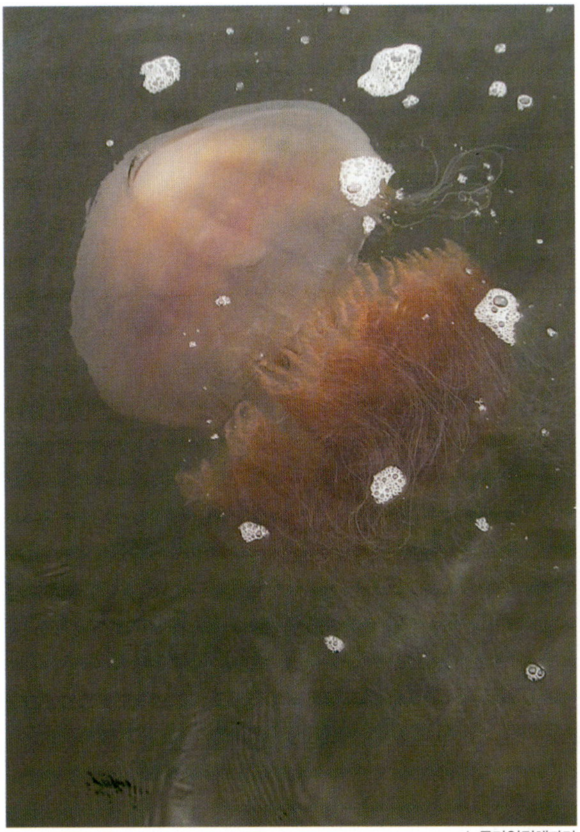

노무라입깃해파리

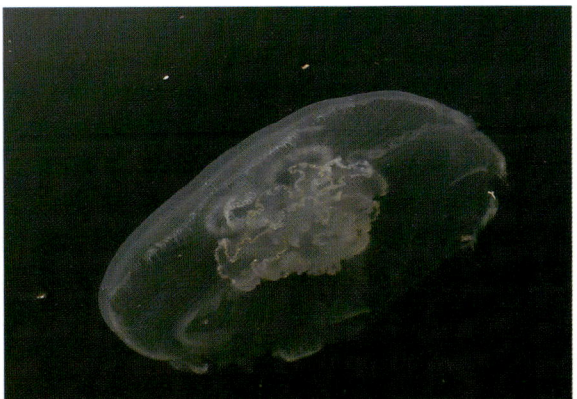

보름달물해파리

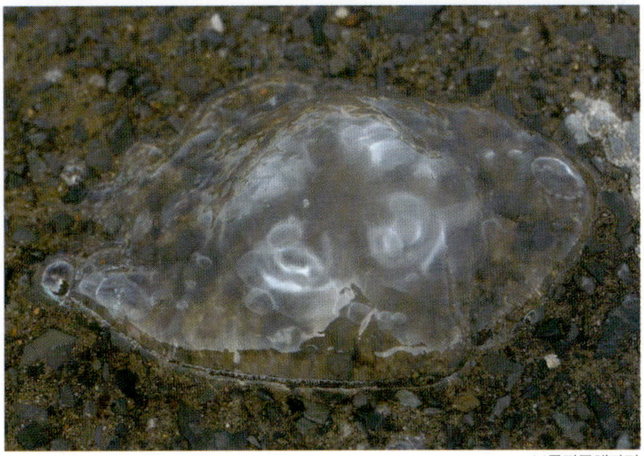

보름달물해파리

홍어

가오리과 / *Okamejei kenojei* (Muller et Henle)
이명 태양어, 하어, 해음어, 분어, 소양어, 간재미(전북), 가부리(경북), 나무가부리(경북), 홍해(전남), 홍에(전남), 고동무치(전남), 물개미(함경남도), 간쟁이(신미도)

우리나라의 흑산도 근해, 동중국해, 일본 중부 이남 해역에 많이 분포하는 연골어류로, 몸길이는 1.5m 정도이다. 몸의 형태는 수평으로 납작한 마름모꼴로 가오리와 비슷하지만, 가로로 더 퍼져 있고 둥글며 주둥이가 뾰족하다. 등 쪽은 암갈색을 띠고 황갈색의 둥근 점이 흩어져 있으며, 배 쪽은 흰색을 띤다. 수심 20~100m 내외의 모래 개펄 바닥에 서식하며, 주로 새우류, 게류, 오징어류를 먹는다. 제철은 늦가을부터 초봄까지로 이때가 산란기이며, 단단한 껍질에 쌓인 알을 낳는다.

홍어를 이르는 말은 지역에 따라 다양한데, 경북에서는 '가부리 · 나무가부리', 전북에서는 '간재미', 전남에서는 '홍해 · 고동무치', 함경남도에서는 '물개미'라고 한다. 《자산어보》에는 분어鱝魚라 하였고 속명을 홍어洪魚라 하여 생태와 나주 지역의 홍어에 대한 기호를 소개하고 있다. 《본초강목》에는 태양어邰陽魚라 하였고, 모양이 연잎과 비슷하여 하어荷魚, 생식이 괴이하여 해음어海淫魚라고도 하였다.

흑산도 근해에서 어획한 홍어가 품질이 가장 좋으며, 전라도 지역에서는 잔치 음식으로 삭힌 홍어를 먹는다. 홍어는 탕이나 찜, 무침, 회로 이용되며, 큰 것은 암모니아 냄새가 강할 정도로 삭혀서 막걸리와 곁들여 먹는 홍탁洪濁이 유명하다. 삭힌 홍어는 전라도 서해안 지역의 특산 요리이지만, 삼합(삭힌 홍어 · 삶은 돼지고기 · 묵은 김치)으로 전국에 알려졌다.

홍어의 육질에는 요소(urea)와 트리메틸아민옥사이드(trimethylamine oxide : TMAO) 성분이 다량 함유되어 있어 발효할 때 강한 암모니아 냄새가 나는데, 이것은 요소와 TMAO가 미생물에 의해 분해되어 생긴 암모니아 요소이며, 이때 생성된 암모니아는 위산을 중화하고, 장의 잡균을 제거하며, 체내에서 유해한 세균의 증식을 억제한다. 그리고 휘발성 지방산과 휘발성 카르보닐도 들어 있어 독특한 향취가 난다(특허등록 제1134554호 명세서 참조).

홍어의 영양적 가치는 홍어의 맛과 밀접한 관계가 있으며, 함질소 엑스 성분과 유리아미노산의 함량, 지방산 함량이 영양적 우수성을 입증한다. 또 글루탐산과 뉴클레오티드(IMP · ATP · AMP)의 조화가 맛의 중추를 이루며, 유리아미노산, 유기산, 베타인 등의 정미 성분이 감칠맛을 더욱 좋게 한다.

홍어의 연골에는 관절염 치료제로 많이 쓰이는 황산콘드로이친이 다량 함유되어 있어 관절기능을 개선해준다. 단백질이 풍부하고 열량과 지방이 적어 다이어트에 도움을 준다.

뇌 조직의 주요성분인 EPA · DHA와 유리아미노산을 함유해 뇌졸중과 혈관 질환, 심부전증을 예방하는 효과가 있다. 또한 엽산 성분이 많아 산모의 양수막을 튼튼하게 해 주어 태아의 건강을 지켜주고, 철분 성분이 빈혈을 예방하고 개선한다.

효능으로 세포막 안정화 작용, 콜레스테롤 조절 작용을 하여 혈관 질환, 심부전증의 예방 효과가 높고, 성장 발달에 중요한 기능을 수행하는 타우린taurine, 감칠맛을 증가시키고 근육의 완충 역할을 하는 안세린anserine, 혈청 콜레스테롤 수치를 감소하고 두뇌 성장 발달과 인지 기능을 향상하는 리놀레산, 리놀렌산, 아라키돈산인 필수 지방산이 다량 함유되어 있으며, 관상동맥 질환과 혈전증 예방 및 두뇌 발달과 시각 기능에 도움이 되는 EPA, DHA가 다량 함유되어 있다. 특히 홍어 껍질에는 콜라겐과 단백질, 칼슘이 다량 함유되어 있으며, 홍어 뼈에는 뮤코다당(mucopolysaccharide)단백질인 콘드로이틴chondroitin이 다량 함유되어 건강 및 강장 식품으로 알려져 있으며, 항균 효과의 가능성이 밝혀지고 있다.

● 홍어 껍질 유래의 알츠하이머 질병의 억제 또는 예방을 위한 조성물 : 본 발명에서는 홍어 껍질에서 유래한 단백질 가수분해 산물을 유효 성분으로 함유하는, 알츠하이머 질환과 같은 퇴행성 뇌질환에 관여하는 베타-세크레타제의 활성을 억제할 수 있는 약리학적, 식품공학적 조성물 및 이들을 제조하는 방법을 제안한다. 본 발명에 따라 얻어지는 홍어 껍질 유래의 펩타이드 추출물은 베타-세크레타제의 활성을 크게 억제할 수 있어, 종래 식용으로도 활용되지 못하고 폐기되었던 홍어 껍질로부터 전술한 약리학적 기능을 갖는 조성물을 의약품 또는 건강 보조 식품으로 응용될 수 있을 것으로 기대된다. - 특허등록 제1230650호, 강릉원주대학교 산학협력단

● 항고혈압 활성을 갖는 홍어 내장 추출물 : 본 발명은 항고혈압 활성을 갖는 홍어 내장 추출물에 관한 것으로, 본태성고혈압의 원인인 안지오텐신 전환효소를 억제함으로써 항고혈압 활성을 갖는 홍어 내장의 열수추출물을 제공하는 뛰어난 효과가 있다. 또한, 본 발명은 홍어 발효 시 폐기되는 홍어 내장의 열수추출물이 항고혈압 활성을 가지고 있음을 규명함으로써 홍어 부산물의 재활용 가능성을 제시하는 뛰어난 효과가 있다. - 특허공개 10-2005-0093477호, 대한민국(여수대학교)

● 홍어 추출물의 용도 : 본 발명은 홍어의 가식부, 내장, 뇌 및 연골 부위 열수추출물의 발효 온도 및 과정에 따른 성분, pH 및 암모니움 이온의 변화를 조사하고, 이들의 항균성, 항암성 및 항산화성의 생리기능성을 평가하여 홍어 추출물의 용도를 제공함에 관한 것으로, 항균성, 항암성 및 항산화성 활성을 갖는 10℃에서 0~10일 동안 발효시킨 홍어의 부위별 열수추출물을 제공하는 뛰어난 효과가 있다. - 특허등록 제607371호, 전남대학교 산학협력단

● 홍어 껍질 유래 젤라틴 추출물 및 상기 추출물로

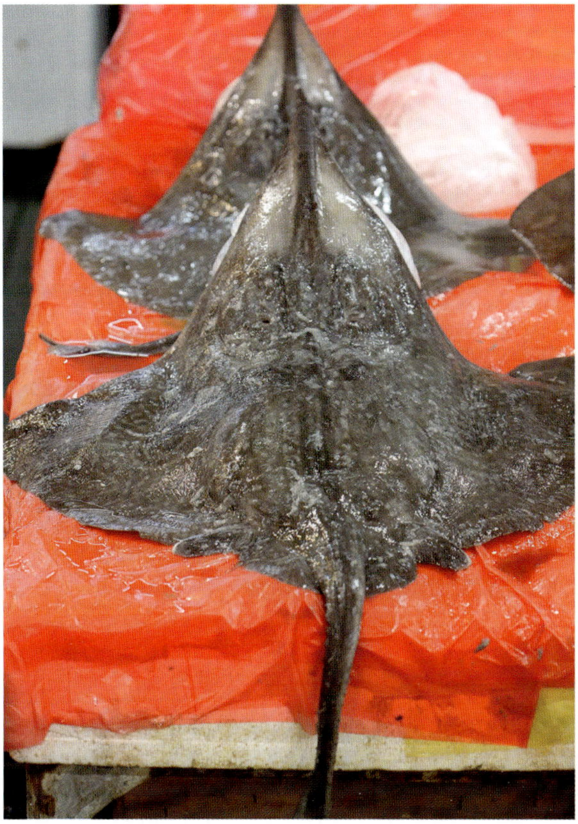

홍어

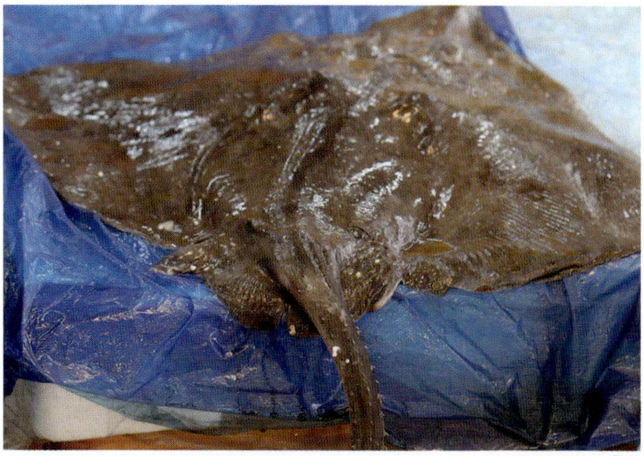

홍어

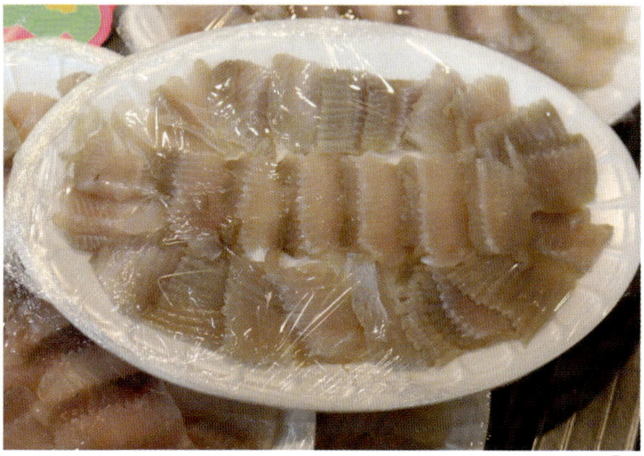

홍어

부터 분리한 펩타이드를 유효 성분으로 포함하는 항고혈압 조성물 : 본 발명은 홍어 껍질 유래 젤라틴 추출물 및 상기 추출물로부터 분리한 펩타이드를 유효 성분으로 포함하는 항고혈압 조성물에 관한 것으로서, 홍어 껍질로부터 분리한 젤라틴 추출물의 가수분해물을 유효 성분으로 포함하는 고혈압 예방 및 치료용 약학적 조성물, 항고혈압 활성을 갖는 홍어 껍질 유래 젤라틴 추출물의 가수분해물 제조 방법 및 상기 가수분해물로부터 분리 및 정제한 항고혈압 활성을 갖는 신규 펩타이드의 용도에 관한 것이다. - 특허공개 10-2014-0034436호, 부경대학교 산학협력단

● 홍어 가공 방법 및 가공된 홍어를 이용한 음식물 부패 지연방법 : 본 발명은 홍어 가공 방법 및 가공된 홍어를 이용한 음식물 부패 지연 방법에 관한 것이다. 본 발명은 (a) 발효된 홍어를 액상 발효식품과 항산화물질을 포함하는 채소를 2:8~9:1의 혼합비로 혼합한 혼합물에 0~1℃의 온도에서 10분~2시간 동안 침전시키는 단계; (b) 상기 (a) 단계에서 침전된 침전물만 거르고 수분을 제거하는 단계; 및 (c) 상기 (b) 단계에서 수분을 제거한 침전물을 -5~0℃의 온도에서 30분~5시간동안 보관시키는 단계를 포함하는 것을 특징으로 하는 홍어 가공 방법을 제공하는 것을 특징으로 한다. 본 발명에 의하면, 암모니아를 제거하여 발효된 홍어의 독특한 향을 제거하게 되는 결과 거부감이 사라져 누구나 애용하여 발효된 홍어의 풍부한 영향을 섭취할 수 있게 된다. 음식물에 홍어를 첨가함으로써 부패를 지연할 수 있는 효과를 제공한다. 또한, 홍어를 처리 후 송풍동결법을 이용하여 제조한 분쇄물을 다양한 음식에 첨가할 수 있어 홍어의 풍부한 영양소 및 음식물 부패 효과를 널리 사용할 수 있는 효과를 제공한다. - 특허등록 제844077호, 강**

● 상황버섯으로 숙성한 홍어의 제조 방법 및 이에 따른 생산품 : 본 발명은 상황버섯으로 숙성한 홍어의 제조 방법 및 이에 따른 생산품에 관한 것으로서, (a) 상황버섯을 수분함유율 5% 이내로 건조하여 2 마이크로미터 내지 10 마이크로미터로 분쇄하여 준비하는 단계; (b) 상기의 분쇄된 상황버섯분말 : 설탕 : 식용수를 10:2:30 중량비로 혼합하는 단계; (c) 상기의 혼합된 재료 : 염도 1%내지 3% 해양심층수를 100:1 내지 100:10의 중량비로 혼합하여 19℃ 내지 28℃에서 5일 내지 10일간 발효하는 단계; (d) 상기의 발효된 재료를 여과하여 준비하는 단계; (e) 홍어의 내장을 제거한 다음 세척하여 물기를 제거하는 단계;(f) 상기 (c)단계의 상황버섯발효액에 홍어를 30분 내지 3시간동안 담가두었다가 건져내어 물기를 제거하는 단계; (g) 상기의 홍어를 옹기에 넣어 15℃ 내지 25℃에서 3일 내지 9일간 숙성하여 제품화하는 단계; 를 포함한다. 본 발명의 제조 방법에 따라 숙성한 홍어는 발효 시 발생되는 역한 부패취를 제거하고, 발효취만 남도록 하여 기호도를 향상시킨다. 홍어의 살속까지 전체적으로 발효되어 육질이 부드럽고 맛이 향상된다. 또한 상황버섯 유효 성분인 각종 미네랄, 아미노산을 홍어에 첨가하여 건강에 도움을 주는 식품이다. - 특허등록 제1089389호, 박**

● 홍어의 숙성 방법 및 이를 이용한 홍어회 : 본 발명은 홍어의 숙성 방법 및 이를 이용한 홍어회에 관한 것으로서, 더욱 상세하게는 홍어 고유의 맛은 유지시키면서 숙성 시 또는 숙성 후에 발생되는 불쾌한 냄새를 감소시키고 살이 분홍빛을 띠게 하여 관능감을 향상시킬 수 있는 홍어의 숙성 방법 및 이를 이용한 홍어회에 관한 것이다. 본 발명의 홍어의 숙성방법은 홍어를 세척하는 세척 단계와, 세척된 홍어에 황토가루와 숯가루가 혼합된 파우더 조성물을 도포하여 숙성시키는 숙성 단계를 포함한다. - 특허등록 제1419028호, 최**

● 홍어의 항고혈압 활성물질 : 홍어를 발효하여 발효기간에 따른 항고혈압 효과를 조사하고 그에 따른 항고혈압성 물질을 분리하기 위해 GPC system을 사용하여 항고혈압 물질을 조 분리하였다. 항고혈압성 물질을 농축하기 위해 홍어 내장 및 가식부 열수 추출물을 대량 포집 하였다. 그리고 그에 따른 ACE

억제효과를 검색하였다. 즉, 홍어 가식부의 ACE 저해 작용은 2% 첨가 시 29%로, 다소 낮으나 상시 섭취될 수 있는 식품이란 측면에서 볼 때 그 유용성이 기대된다고 할 수 있으며 홍어 내장 열수 추출물의 ACE 저해 효과는 시료 2% 첨가의 경우 발효 0일째에 71.0%로 가장 높게 나타났다. 발효가 진행되면서 ACE 저해 효과는 감소하는 것으로 나타났다. 이러한 ACE 억제효과를 나타내는 성분을 추정하기 위하여 홍어 내장 열수 추출물의 일반성분과 원소분석을 실시한 결과 일반성분 중 순단백질이 58.7%로 가장 높게 나타났으며, 원소분석 결과 C, H, O, N의 성분비가 당류라기보다는 peptide계인 것으로 나타났다. 또한, 질소화합물의 분석결과 ACE를 억제하는 기능성 peptide의 성분인 Tyr, Phe, Val, His 등이 가식부보다 많아서 ACE를 억제하는 peptide를 함유하리라 예상되었다. ACE억제 물질을 조 분리하기 위하여 Sephadex G-25 column chromatography에 의해 분자량별로 분획한 결과, 분획물 들의 ACE 저해 효과는 분획물 B(111-160)의 농도 0.2%에서 67.8%로 가장 높은 ACE저해 효과를 나타내었다. 이상의 결과로 미루어 보아 홍어 내장 열수 추출물의 ACE 저해인자는 가열에 대하여 안정한 비교적 저분자의 peptide와 같은 물질이라고 추정할 수 있었다. - 여수대학교 생명공학과 임현수, 생명과학회지(2003. 10. 30)

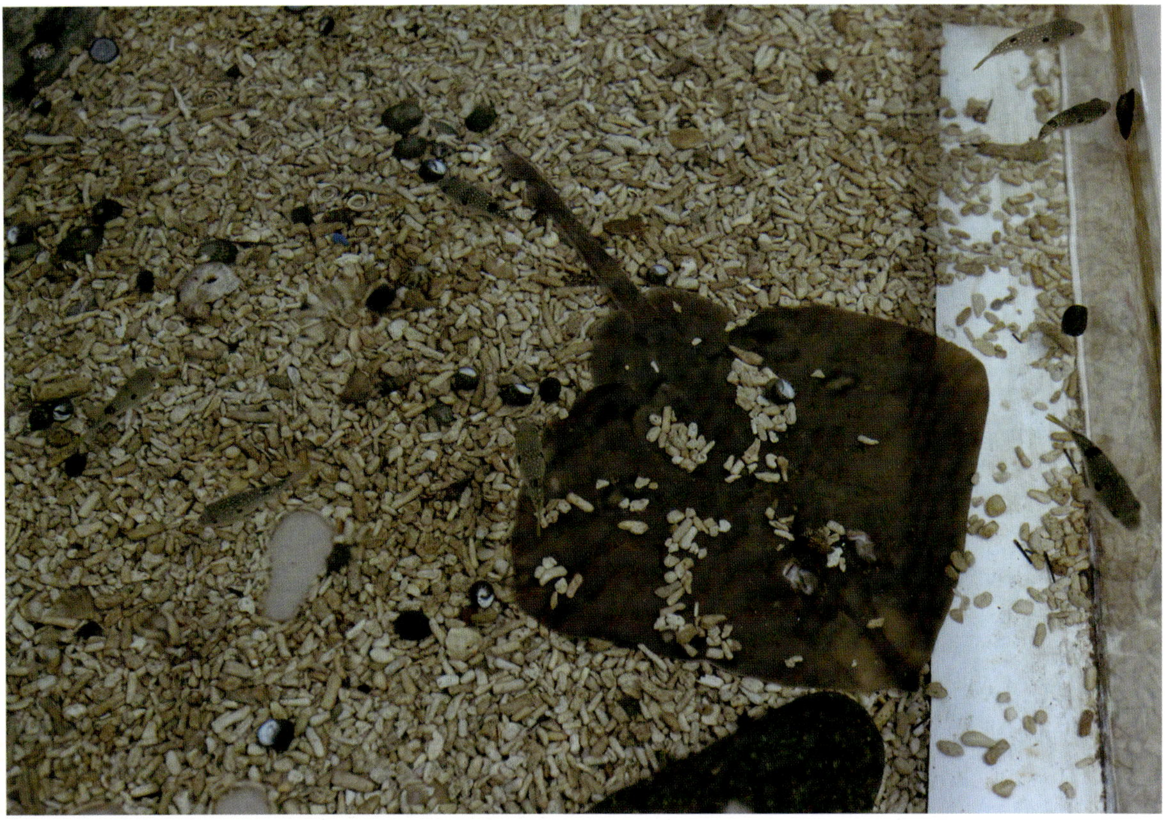

홍어

홍합

홍합과 / *Mytilus coruscus*
약명 담채淡菜
이명 합자, 열합, 섭, 동해부인, 각채殼菜, 주채珠菜, 참담치, 담치, 해폐海蜌

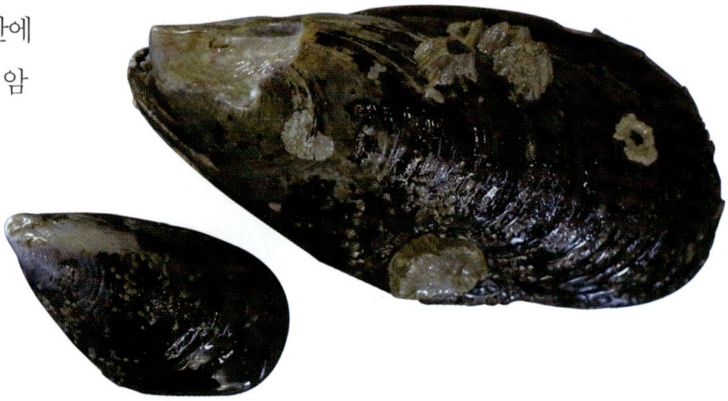

우리나라의 전 해안에 분포하는데 주로 남해안에 많다. 조간대에서 수심 20m 사이의 물이 맑은 암초 지역에 무리 지어 서식하는데, 배 앞쪽에 있는 접착성이 강한 단백질 섬유인 족사足絲로 바위에 붙어산다. 껍데기는 두껍고 단단하며, 표면은 뚜렷한 성장선이 있고 광택이 나는 검은색을 띤다. 안쪽은 진주광택이 있다. 3~9월이 산란기이며, 여름에는 독소가 있어 중독될 위험이 있으므로 주의한다. 10~12월에 많이 출하된다.

홍합은 우리나라 사람들이 즐겨 먹는 식품으로, 주로 탕으로 끓여 먹거나 찌개 · 찜 · 면 요리 · 샐러드 재료로 쓰인다. 삶아 말린 것은 담채淡菜라고 한다.

영양 성분으로 지질 함량이 적고 단백질이 많아 다이어트식으로 좋으며, 비타민이 골고루 들어 있으며, 무기질로 칼슘과 철, 인이 풍부하다. 타우린 성분도 풍부해 숙취 해소에도 좋다.

홍합은 수요에 비해 생산량이 적어 중국에서 양식 홍합을 수입하는 실정이다. 일반적으로 홍합과 비슷하게 생긴 외래종 진주담치(Mytilus edulis Linne)도 홍합이라 통칭되는데, 시장에 유통되는 국내산 홍합은 대부분 양식 진주담치이다. 홍합은 진주담치에 비해 크기도 크고 맛도 더 좋다. 해양수산연구원은 지난 2013년에 추자도산 홍합 인공 종자를 생산하여 바다 양식을 추진하였으나 조류가 강해 성공하지 못하였다. 추자 해역에 적합한 바다 양식 방법을 개발하여 홍합을 대량 생산할 계획이다.

고서古書 · 의서醫書에서 밝히는 효능

방약합편 담채淡菜는 성질은 따뜻하고 맛은 달다. 오래된 이질을 다스리며, 허를 보하고 음식을 소화시키고, 부인에게 아주 유익하다. 붕루, 대하, 징가, 산후혈결, 냉통 등을 다스린다(본초).

동의보감 담채는 성질이 따뜻하고 맛이 달며 독이 없다. 오장을 보하고 허리와 다리를 든든하게 하며 음경이 일어서게 하고 허손되어 여위는 것과 몸푼 뒤에 피가 뭉쳐서 배가 아픈 것, 징가(癥瘕 : 뱃속에 덩어리가 생기는 병), 붕루(崩漏: 불규칙적인 질 출혈), 대하 등을 치료한다.

자산어보 음부에 상처가 났을 경우 홍합 수염을 불로 따뜻하게 해서 바르면 효험이 있다.

특허 · 논문

● 홍합을 이용한 적조 예방 및 제거 방법 : 본 발명은 어류 양식장으로 공급되는 해수에 홍합을 양식하여 홍합의 섭식에 의해 적조 유발 미생물을 제거토록 함으로써 경제적이고도 친환경적으로 적조 발생을 예방, 제거할 수 있도록 한 것이다. 현재 적조의 해소를 위하여 시행되고 있는 방안으로는, 해양에 화학물질을 살포하여 적조생물을 사멸하거나 미세한 황토를 살포하여 적조생물를 침전시켜 제거토록 하고 있는 것으로, 화학물질 살포 방식은 해양생태계 파괴의 문제점이 있고, 황토의 살포 방식은 많은 작업 인력과 시간이 소요되어 비경제적일 뿐 아니라 침전된 적조생물의 부활 가능성과 저서생물 군집이

황폐화 될 가능성이 있다. 따라서 본 발명은 적조 현상이 주로 여름철 해양의 표층부에서 발생한다는 점과, 홍합이 주로 해양의 상층부에서 양식되고, 적조생물(식물성 플랑크톤)의 섭식 능력이 뛰어나다는 점에 착안하여, 홍합을 어류 양식장으로의 공급되는 해수에 양식하여 홍합에 의하여 적조생물이 섭식되어 적조 현상을 예방 및 제거할 수 있도록 홍합에 의한 적조 여과층을 형성토록 함으로써 경제적이면서 친환경적인 적조의 예방 및 제거가 가능하도록 한 것이다. - 특허등록 제886512호, 임** 외 2

● 홍합 접착 단백질을 포함하는 브러사이트 골이식 대체제 : 골이식 대체제 시장은 연간 0% 가까이 성장하고 있으며, 골이식 대체제 시장에서 합성재료는 단지 약 15%를 차지하고 있지만, 성장률은 매년 약 15%로 가장 높다. 다양한 재료가 골 대체제로 사용되고 있는데, 철 합금, 마그네슘 합금, 티타늄과 같은 금속과 폴리락타이드, 폴리우레탄, 폴리카프롤락톤 등의 폴리머, 실리케이트 기반의 유리, 황산칼슘수화물, 인산칼슘과 같은 세라믹이 제안되었다. 실제 골의 약 60%가 인산칼슘이기 때문에, 그 조성의 유사성에 근거하여 인산칼슘을 기반으로 한 재료들이 가장 각광받고 있으며, 많은 연구에서 인산칼슘이 매우 생체적합하며 골전도성을 가진다고 보고되어 골 대체제로서 다양하게 연구되어 왔다. 본 발명은 홍합접착단백질을 이용한 β-TCP/MCPM 기반의 브러사이트 골이식 대체제에 관한 것이다. 또한 본 발명은 홍합접착단백질 fp-151을 제조하는 단계; 상기 홍합접착단백질 fp-151을 이용하여 경화액을 만드는 단계; 상기 경화액과 β-TCP/MCPM(β-tricalcium phosphate/monocalcium phosphate monohydrate)을 혼합하는 단계; 및 혼합 후 형태를 주조(molding)하는 단계를 포함하는 골이식 대체제 제조 방법에 관한 것이다.- 특허등록 제1351119호, 포항공과대학교 산학협력단

● 홍합 바이오접착제 : 본 발명은 홍합유래 바이오-

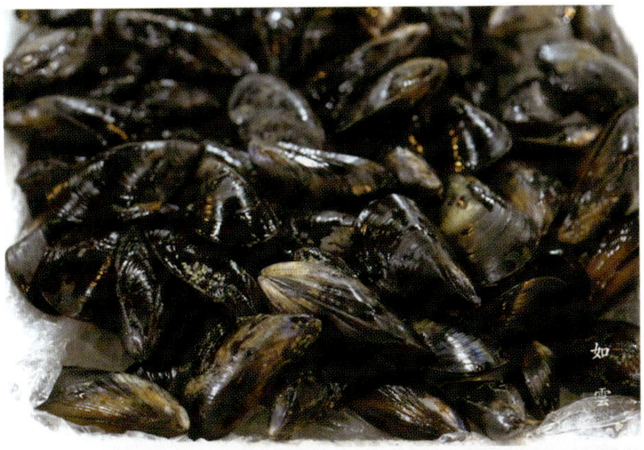
지중해홍합

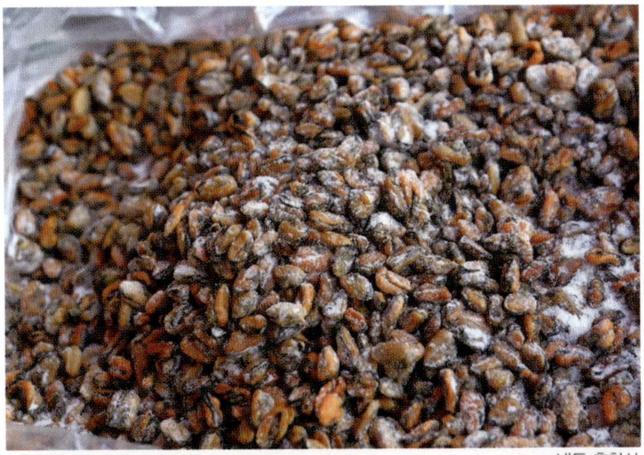
냉동 홍합살

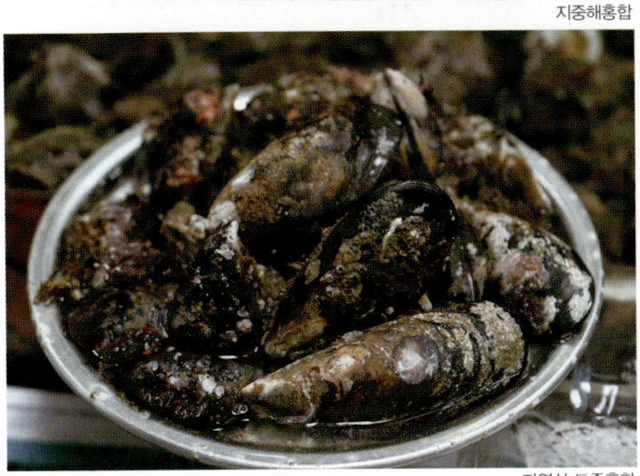
자연산 토종홍합

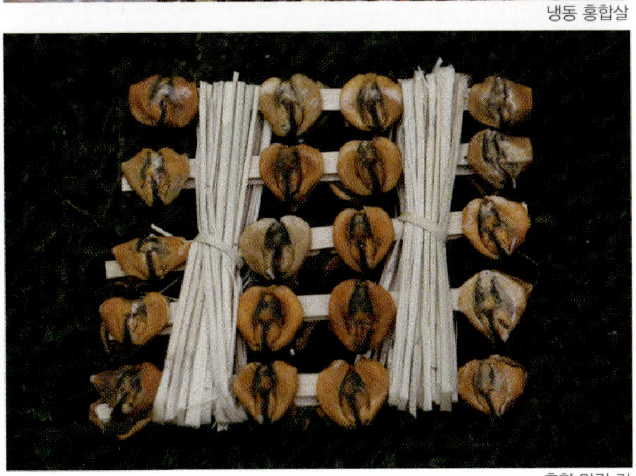
홍합 말린 것

접착제에 관한 것이다. 특히 본 발명은 본 신규한 MGFP-5(Mytilus galloprovincialis foot protein-5) 단백질 및 MGFP-5과 FP(Foot Protein)-1간의 조합형 단백질에 관한 것으로, 본 발명을 통하여 접착 활성을 가지는 접착 단백질을 경제적이면서도 대량으로 생산하여 화학 접착제 대용으로 사용할 수 있다.

홍합은 특별한 비수용성 접착제를 생산 및 분비하므로, 효과적인 내수성 바이오-접착제에 대한 잠재적 원료로써 연구되어오고 있다. 홍합은 발에서 뻗어 나오는 족사를 통하여 수중 표면에 단단히 부착한다. 각 족사의 끝부분에는 내수성 접착제를 포함하고 있어 접착 플라크(plague)는 젖은 고체 표면에 고정할 수 있다(Waite, J. H., Biology Review. 58:209-231(1983). 이러한 강력하고 유연한 내수성 접착제는 바이오테크놀러지 분야에서의 잠재적 이용 가능성에 주목을 받고 있다. 홍합 유래 접착 단백질은 또한 인체에 무해하고 면역반응을 일으키지 않아, 의약용도의 접착제로 사용 가능성이 있다(Dove et al., Journal of American Dental Association. 112:879(1986)). 더욱이 상기 홍합 유래 접착 단백질은 생분해 가능하므로 환경친화적인 장점도 갖고 있다. – 특허등록 제872847호, 주식회사 포스코, 학교법인 포항공과대학교

● 홍합본드를 이용한 인공 치아 형성 방법 : 본 발명은 홍합본드를 이용한 인공치아 형성방법에 관한 것으로, 더욱 상세하게는 발치한 후에 생체접합성이 우수한 홍합본드를 도포하고, 홍합본드가 혼합된 본시멘트를 이용하여 심지가 형성된 인공치근을 형성한 후, 상기 심지에 크라운을 부착할 수 있도록 한 인공치아 형성 방법에 관한 것이다. 본 발명은 발치하여 생긴 공간부에 홍합본드를 바르는 접착제도포단계와; 상기 도포된 홍합본드 위에 겔상태의 골시멘트 조성물을 쌓으면서 상단이 돌출된 심지가 삽입되도록 형성하는 인공치근생성단계와; 상기 인공치근이 형성된 후에 본을 떠서 크라운을 형성하고, 상기 크라운을 심지에 일반 치과용 접착제를 이용하여 부착하는 완성단계로 구성된다. 본 발명의 인공치아 형성 방법에 의하면 인공치근을 삽입하기 위해서 하악골이나 상악골에 구멍을 내지 않고, 인공치아를 형성하는 시간이 상대적으로 짧아서 환자의 고통이 줄어들 뿐만 아니라, 주변의 치아에 전혀 영향을 주지 않는 효과가 발생한다. – 특허등록 제916722호, 민**

● 홍합유래 고분자를 이용한 폴리올레핀 분리막의 열수축 방지방법, 이에 의하여 열 수축 특성이 향상된 폴리올레핀 분리막과 이를 포함하는 리튬이차전지 : 홍합유래 고분자를 이용한 폴리올레핀 분리막의 열수축 방지방법, 이에 의하여 열 수축 특성이 향상된 폴리올레핀 분리막과 이를 포함하는 리튬이차전지가 제공된다. 본 발명에 따른 홍합유래 고분자를 이용한 폴리올레핀 분리막의 열수축 방지방법은 리폴리올레핀 분리막에 하기 식 1의 화합물이 중합된 고분자를 코팅시키는 단계를 포함하는 것을 특징으로 하며, 본 발명에 따르면, 폴리올레핀 분리막에 홍합유래 고분자인 폴리도파민을 간단한 공정으로 코팅시킴으로써, 고온 환경에서 발생하는 폴리올레핀 분리막의 열 수축을 효과적으로 방지할 수 있다. 또한, 열 수축 방지효과와 함께 감쇠되던 출력 특성을 그대로 유지함으로써, 안정한 고효율의 리튬이차전지의 제조가 가능하다. – 특허등록 제1198493호, 한국과학기술원

● 홍합을 모패로 사용하는 무핵진주 양식 방법 : 본 발명은 홍합을 모패로 사용하는 무핵진주 양식방법에 관한 것이다. 더욱 구체적으로 홍합에 인공적으로 만든 진주핵을 사용하지 않고 외투막 세포를 삽입하여 진주를 얻는 무핵진주 양식방법에 관한 것이다. 본 발명의 홍합을 모패로 사용하는 무핵진주 양식방법은 다음과 같다. 먼저 족사를 자른 홍합의 상하 두 개의 패각을 벌려놓는다. 상기 패각을 벌려놓은 홍합의 생식기로부터 정자 또는 난자를 방출시킨 후, 준비된 다른 홍합의 패각 내면의 단부에 위치하고 있는 성장세포인 외투막 세포를 약 2㎜의 크기로 잘라낸다. 잘라낸 상기 외투막 세포를 상기 패각을 벌려논 홍합의 생식기 또는 패각 내면의 외투막 부근으

로 메스나 주사기를 이용하여 밀어 넣어 정착시킨다. – 특허등록 제328293호, 이** 외 4

● 홍합 두부 및 그 제조 방법 : 본 발명은 홍합 두부 및 그 제조 방법에 관한 것으로, 보다 구체적으로는 홍합의 액상 엑기스를 함유하여 두부 자체에 함유된 영양성분 외에 홍합 내에 함유된 아미노산, 유기산, 비타민, 미네랄, 및 타우린 등의 함량이 풍부해져 영양학적으로 완전식품에 가까운 홍합 두부 및 그 홍합두부를 제조하는 방법에 관한 것이다. 발명자들은 두부의 부족한 영양성분을 획기적으로 보충할 수 있는 식품을 첨가하고, 두부를 균질하게 제조하여 두부의 품질을 높이면서도, 첨가되는 식품 원료의 영양성분의 파괴를 최소화할 수 있는 방식으로 영양두부를 제조하는 방법에 대해 연구한 결과, 비교적 가격이 저렴하면서도 타우린, 아미노산, 비타민, 무기질 및 유기산 등의 영양성분이 풍부한 홍합을 영양소의 파괴를 최소화하는 방식으로 엑기스를 제조하고, 그 엑기스를 포함하는 새로운 개념의 영양두부를 제조하게 되어 본 발명을 완성하게 되었다. – 특허등록 제853520호, 문**

● 홍합 가수분해물을 유효 성분으로 함유하는 항암제 조성물 : 본 발명은 홍합 가수분해물을 유효 성분으로 함유하는 항암제 조성물에 관한 것으로서, 더욱 상세하게는 홍합 단백질 가수분해물로부터 분리된 펩티드와 약학적으로 허용되는 담체를 포함하는 항암제 조성물 및 홍합 단백질 가수분해물의 제조 방법과 상기 가수분해물로부터 펩티드를 분리 정제하는 방법에 관한 것이다. 상기와 같은 본 발명에 따르면 홍합 단백질 가수분해물, 상기 가수분해물로부터 분리, 정제된 항염 펩티드 및 상기 가수분해물을 포함하는 조성물은 항암제 활성을 가지므로 기능성 의약품 및 건강기능식품으로 이용될 수 있다. – 특허공개 10-2012-0049044호, 건국대학교 산학협력단

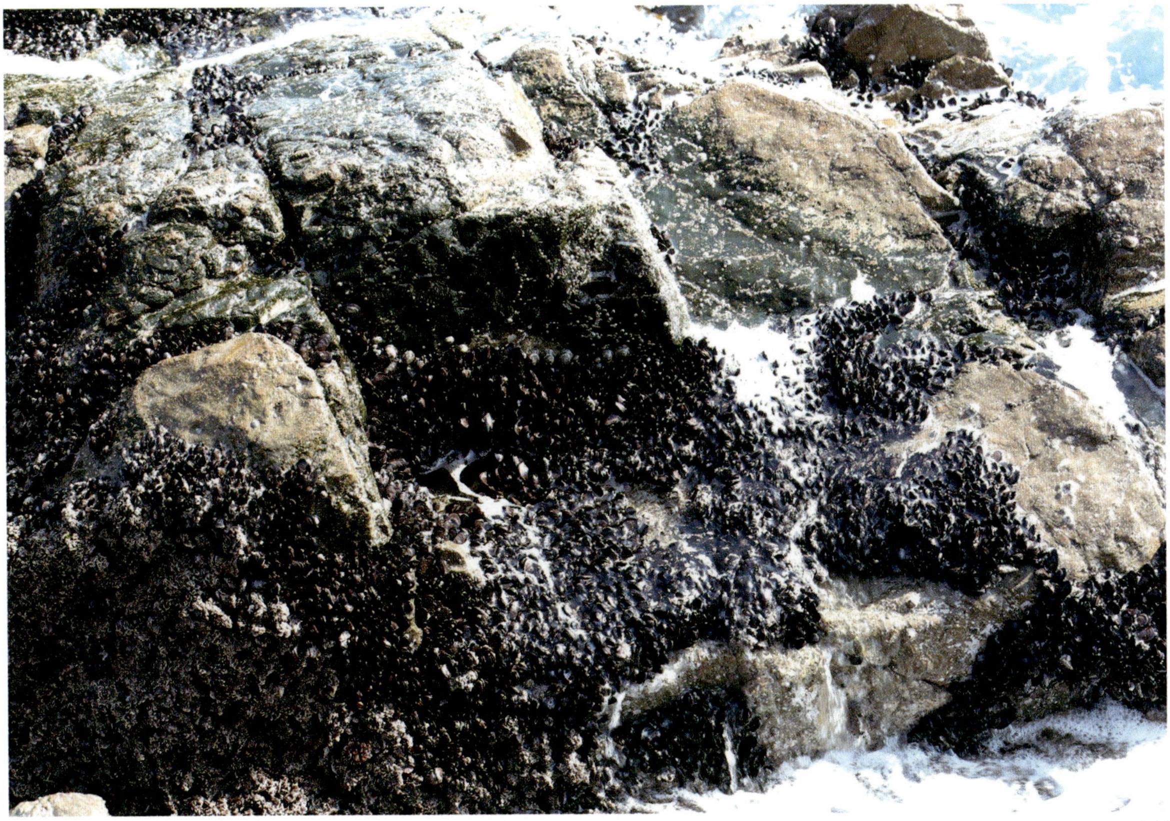

홍합

누에

누에나방과 / *Bombyx mori*, Linee

약명 백강잠白殭蠶, 원잠아原蚕蛾, 잠사蠶砂, 조사탕繰絲湯

이명 견繭, 원잠아, 비단벌레, 제강잠, 적강잠, 제강충, 강잠, 제천충, 잠통자蠶蛹子,

누에나방의 애벌레로, 한자로는 잠蠶 · 천충天蟲 · 마두랑馬頭娘이라고 한다. 몸통은 원통형이며, 머리 · 가슴 · 배의 세 부분으로 나뉜다. 13개의 마디로 이루어져 있고 몸에는 검은 무늬가 있다. 알에서 부화되어 나왔을 때의 크기는 3mm 정도이며, 털이 많고 검은색 빛깔을 띠어서 '털누에' 또는 '개미누에'라고도 한다. 뽕잎을 먹으면서 성장하고, 4령잠을 자고 5령이 되면 8cm 정도로 급속하게 자란다. 약 20일 동안 자라서 5령 말이 되면 뽕 먹기를 멈추고 60시간에 걸쳐 2.5g 정도의 타원형의 고치를 짓는다. 고치를 완성한 뒤 70시간이 지나면 번데기가 되고, 12~16일이 지난 뒤 나방이 되어 고치의 한쪽을 뚫고 밖으로 나온다.

예전에는 농가에서 명주실을 얻기 위해 많이 길러 왔으며, 그 과정에서 나오는 부산물도 적지 않다. 누에똥은 가축의 사료, 식물의 발근 촉진제, 녹색 염료, 활성탄 제조 및 연필심 제조 등에 쓰이고, 실을 뽑아내는 과정에서 나오는 번데기는 사람이 먹기도 하고 가축과 양어의 사료, 고급 비누 원료 및 식용유의 원료로 쓰이기도 한다.

한방에서는 누에가 죽어서 마른 것[白殭蠶] · 누에 고치 번데기[蠶蛹子] · 누에똥[蠶砂] 등을 약으로 쓴다.

고서古書 · 의서醫書에서 밝히는 효능

동의보감 누에똥[蠶屎]을 잠사蠶砂라고 한다. 성질은 따뜻하고 독이 없다. 풍비風痹로 몸을 잘 쓰지 못하는 것과 배가 끓는 것을 치료한다(탕액편). / 백강잠白殭蠶 : 성질이 평하고 맛이 짜면서 매우며 독이 없다. 어린이의 경간驚癎을 치료하고 3가지 충을 죽이며 주근깨와 여러 가지 헌데의 흠집과 모든 풍병, 피부가 가렵고 마비된 것을 낫게 하며 부인이 붕루崩漏로 아래로 피를 쏟는 것을 멎게 한다.

특허 · 논문

● 누에 분말을 함유한 남성호르몬 분비 촉진용 조성물 및 이의 용도 : 본 발명은 상족과정 중에 있는 누에의 건조분말을 활성성분으로 함유하는 남성호르몬 분비 촉진용 조성물에 관한 것으로 본 발명에 따른 조성물은 천연소재를 이용하여 부작용이 없으며 혈액내 테스토스테론의 분비를 촉진시켜 남성의 생식능력을 증진시키는 식품조성물 내지 약제학적 조성물로서 이용될 수 있다. – 특허등록 제1219736호, 대한민국(농촌진흥청장)

● 발효 누에 분말의 제조방법 및 발효 누에 분말을 포함하는 고지혈증 및 지방간 예방 또는 치료용 조성물 : 본 발명은 누에 분말에 Bacillus subtilis(바실러스 서브틸리스) 또는 Aspergillus kawachii(아스페르길루스 카와치)균주를 첨가하여 발효시킨 발효 누에 분말 제조방법 및 발효 누에 분말을 포함하는 고지혈증 및 지방간 예방 또는 치료용 조성물에 관한 것으로, 균주에 의해 누에 분말을 발효시킴으로써 비발효 누에 분말에 비해 뛰어난 고지혈증 및 지방간과 같은 각종 성인질환의 예방 및 치료 효과를 나타낸다. – 특허등록 제1246266호, 동아대학교 산학협력단

● 누에 유래 Dpp 단백질을 포함하는 뼈 관련 질환 예방 및 개선용 식품 조성물 : 본 발명은 누에 유래 Dpp 단백질을 유효성분으로 함유하는 뼈 관련 질환의 예방 및 개선용 식품 조성물에 관한 것이다. 본 발명은 서열번호 2의 아미노산 서열을 갖는 누에 유래 Dpp단백질 또는 상기 아미노산 서열을 코딩하는 서열번호 1의 염기서열을 포함하는 뼈 관련 질환의 예방 또는 개선용 식품 조성물을 제공한다. 본 발명에 의해, Dpp 유전자를 누에에서 분리해 내고, 이를 통해 뼈 형성에 필요한 조골세포 분화를 증가시켜 뼈 형성을 유도하는 누에 유래 Dpp 단백질을 포함하는

뼈 관련 질환의 예방 및 개선용 식품 조성물이 제공된다. – 특허등록 제1374683호, 대한민국(농촌진흥청장)

● 강정효과를 갖는 누에 수 번데기 추출물, 이의 제조방법 및 이를 함유하는 식품 및 약제학적 조성물 : 본 발명은 누에 수 번데기를 고치의 색 또는 누에 유충의 무늬 유무에 의해 암수 구분이 가능한 누에품종을 사용하여 암수 번데기를 분리함으로써 수 번데기를 선별하는 단계를 포함함을 특징으로 하는 강정효과를 갖는 교미하지 않은 수 번데기의 추출물을 제조하는 방법, 및 이 제조 방법에 의해 수거된 수 번데기의 동결건조 추출물, 이 수 번데기 추출물을 포함함을 특징으로 하는 강정효과를 갖는 식품 및 약제학적 조성물에 관한 것이다. – 특허등록 제462166호, 대한민국(농촌진흥청장)

● 잠사 추출물 또는 누에 추출물을 이용한 피부 미백제 조성물 : 본 발명은 티로시나아제 억제 활성과 멜라닌 생성 억제 활성을 지니는 잠사 추출물 또는 누에 추출물을 이용한 피부 미백제 조성물을 개시한다. 본 발명은 잠사 열수 추출물, 잠사의 70% 에탄올 추출물, 누에의 물 추출물 및 누에의 70% 에탄올 추출물이 B16F10 멜라노마 세포에 처리되었을 때, 이들 추출물 모두 티로시나아제 저해 활성과 멜라닌 생성 억제 활성을 가짐을 확인함으로써 완성된 것이다. – 특허등록 제1229927호, 농업회사법인 상상팜랜드 주식회사 외 1

● 누에 분재를 포함한 도자기용 유약 조성물 및 이의 제조방법 : 본 발명은 누에 분을 태운 재의 분말인 누에 분재 및 통상의 유약 원료를 포함하는 누에 분재를 포함한 도자기용 유약 조성물 및 이의 제조방법에 관한 것이다. 본 발명에 따른 누에 분재를 포함한 도자기용 유약 조성물을 사용하는 경우 부드럽고, 따듯한 느낌을 발현시켜 고급스러운 자연미가 발현된 도자기를 제조할 수 있다. – 특허등록 제1238266호, 명지대학교 산학협력단, 경기도

● 누에오줌으로부터 알파-글리코시다제 억제물

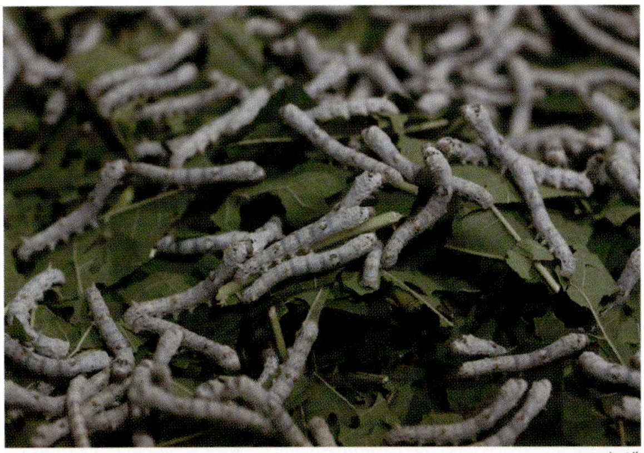

누에

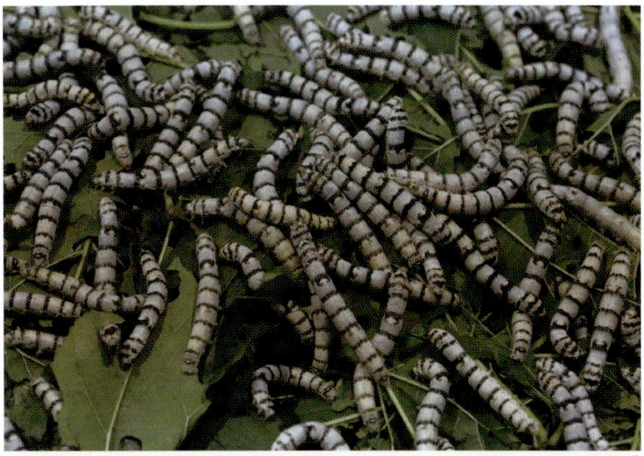

누에

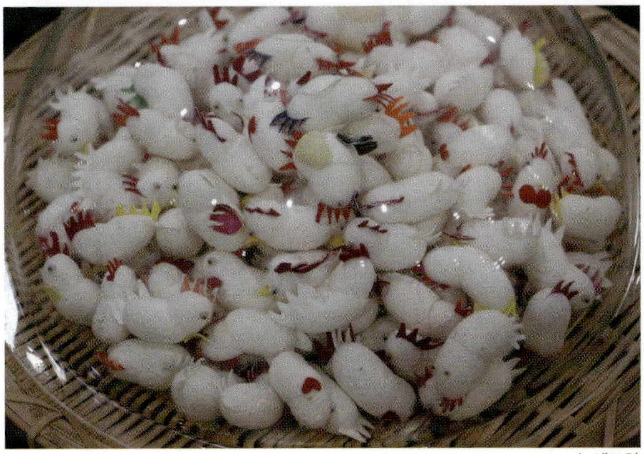

누에고치

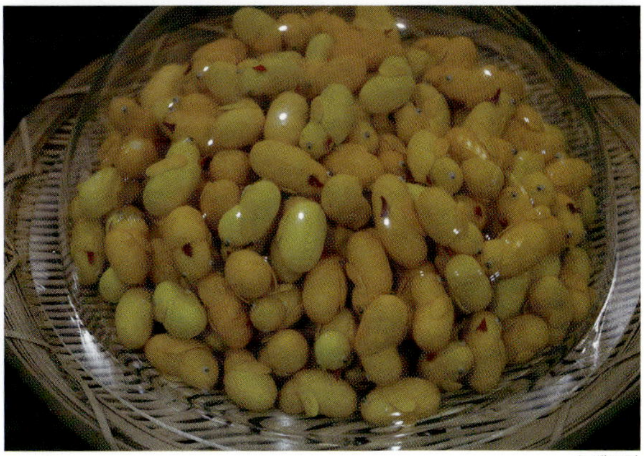

누에고치

질의 제조방법 : 본 발명은 누에오줌으로부터 식후 혈당상승에 대한 억제효과가 탁월한 α-글리코시다제(glycosidase) 억제물질의 제조방법을 제공한다. 본 발명의 누에오줌으로부터 α-글리코시다제 억제물질의 제조방법에 의하면, 누에오줌을 여과한 후 동결건조하고, 계속하여 알코올 침전과 일련의 이온 교환 컬럼 크로마토그래피를 수행하여 α-글리코시다제(glycosidase) 억제작용이 탁월한 물질들인 1-디옥시노지리마이신(deoxynojirimycin), 파고민(fagomine), 1,4-다이디옥시-1,4-이미노-디-아라비노톨(1,4-dideoxy-1,4-imino-D-araviniton)을 분리한다. 본 발명의 제조방법에 의해 분리된 α-글리코시다제 억제물질을 종래의 당뇨 치료제인 아카보즈와 거의 동일한 α-글리코시다제 억제활성을 갖고 있는 것이 확인되었다. 따라서, 본 발명에 의해 제조된 물질을 당뇨병 치료제로 개발하는 경우 농가의 소득증대 및 국민건강의 증진에 기여할 것으로 기대된다. - 특허등록 제260612호, 대한민국(농촌진흥청장)외 2

● 누에분, 누에 및 뽕잎을 포함하는 미용비누용 조성물 : 본 발명은 누에분 분말, 누에 분말 및 뽕잎 분말을 포함하는 미용비누용 조성물 및 그 제조방법에 관한 것으로, 보다 구체적으로 누에분 분말, 누에 분말 및 뽕잎 분말을 포함하는 미용비누용 조성물 중에 함유된 누에분, 누에 및 뽕잎 성분들을 피부에 공급함으로 피부로부터 생성되는 노폐물과 피부에 증착 잔존하는 화장품 및 각종 이물질 등을 제거하여 피부의 청결을 유지할 뿐만 아니라, 환경 공해와 함께 점차 증가하는 모든 유형의 피부질환 환자에게도 거부감없이 장기간 사용할 수 있으며 미백, 노화방지 및 보습효과 면에서도 탁월하여 피부 건강에도 도움을 줄 수 있다. - 특허공개 10-2013-0072971호, 전**

● 뽕잎과 누에가루 혼합환의 Streptozotocin유발 당뇨쥐에서의 혈당강하 효과 : 본 연구에서는 뽕잎과 누에가루의 함량 비를 달리하여 제조한 환의 혈당강하 효과를 in vitro및 동물실험을 통해 검정하고자 하였다. 실험동물은 체중 100 g내외 의 Sprague-Dawley종 수컷 흰쥐를 이용하였으며, 제조환은 식이내에 0.4%(4 g/kg)씩 공급하였다. 실험군은 제조환의 종류에 따라 제조환을 공급하지 않은 당뇨 대조군(DM group), 뽕잎 100%로 제조한 군(M group), 뽕잎에 누에가루를 각각 25%(25SM group), 50%(50SM group), 75%(75SM group) 및 100%(100S group)씩 혼합하여 제조한 군으로 나누었다. 식이와 식수는 자유섭식시켰으며, 3주 간 사육한 후 STZ로 당뇨를 유발시켰으며, 9일 만에 희생시켰다. 제조된 혼합 환의 DNJ의 함량은 누에가루의 혼합 비율이 높을수록 증가되었다. GABA및 rutin의 함량은 뽕잎의 혼합 비율이 증가함에 따라 함유량이 증가되었다. in vitro에서 소장 점막의 α-glucosidase의 활성 저해 효과도 뽕잎에 누에가루를 50% 이상 혼합시켰을 때 혼합하지 않은 환과 25SM 환보다 유의적으로 증가되었다. 혈당강하 효과는 DM군과 M군에 비해 누에가루를 혼합한 군에서 더 높았으며 특히 50%, 75% 및 100% 혼합한 군들에서는 유의적인 혈당강하 효과를 나타내었다. 소장 점막 maltase 활성은 proximal 부분에서 DM군에 비하여 제조환 공급군 모두가 유의적으로 감소되었으며, 제조환 공급군 간에는 유의적인 차이는 없었다. Middle부분에서는 실험군 간에 유의적인 차이가 없었다. Distal 부분에서는 DM군에 비하여 제조환 공급군에서 감소되었으며, 특히 50SM군, 75SM군 및 100S군에서 현저하게 감소하였다. Sucrase와 lactase의 경우에는 proximal부분에서 DM군에 비하여 제조환 공급군에서 유의적으로 감소되었으며, middle 및 distal부분에서는 실험군 간에 유의적인 차이가 없었다. 결론적으로 뽕잎과 누에가루를 혼합하여 제조한 환은 in vitro실험 에서 -glucosidase 활성 저해효과를 증가시켰으며, STZ 유발 당뇨 쥐의 소장 proximal 부분의 이당류 분해 효소 활성을 억제함으로써 급속한 혈당상승을 억제하는 효과가 있었다. 이러한 효과는 뽕잎과 누에가루를 50 : 50의 동량으로 혼합시켰을 때 가장 좋은 것으로 관찰되었다. - 대구가톨릭대학교 식품영양학과 장미진 외 1, 한국식품영양과학회지(2004. 12.

30)

● 누에 및 뽕나무 유래 물질의 인간 암세포주에 대한 세포독성 : 동결건조한 누에 유래(4령유충(齡幼蟲), 암 수 번데기, 암 수 성충(成蟲)) 및 건조 뽕나무 유래 재료(잎, 오디, 상백피(桑白皮))의 메탄올 추출물, 백강잠(白殭蠶) 및 누에 4령유충(齡幼蟲) 잠분(蠶糞)의 메탄올 추출물의 5종 인간(人間) 암세포주(癌細胞株)(A549 lung, SK-OV-2 ovarian, SK-MEL-2 melanoma, XF-498 CNS, HCT-15 colon tumor cell lines)에 대한 세포독성(細胞毒性)을 sulforhodamine B법을 이용하여 in vitro 검정하였다. 공시시료중 잠분(蠶糞)의 70% 메탄올 열탕추출물(熱湯抽出物)은 이들 암세포주(癌細胞株)에 대하여 강한 세포독성(細胞毒性)을 나타내었으나, 잠분(蠶糞)의 메탄올 추출물 및 오디와 상백피(桑白皮)의 메탄올 추출물은 중간 정도의 활성을 보였다. 기타 물질들은 이들 암세포주(癌細胞株)에 거의 독성을 보이지 않았다. 70% 메탄올 열탕추출물(熱湯抽出物)이 강한 세포독성(細胞毒性)을 나타내어, 용매 분획한 결과 클로로포름과 에틸아세테이트 획분이 암세포주(癌細胞株)에 대하여 가장 강한 세포독성(細胞毒性)을 보였다. 결론적으로, 잠분(蠶糞), 상백피(桑白皮) 및 오디의 항암활성(抗癌活性)은 이들의 약리작용의 일부를 설명할 수 있을 것으로 생각된다. - 서울대 응용생물화학부 및 농업생물신소재연구센터 한국응용생명화학회지 (1998. 4. 30)

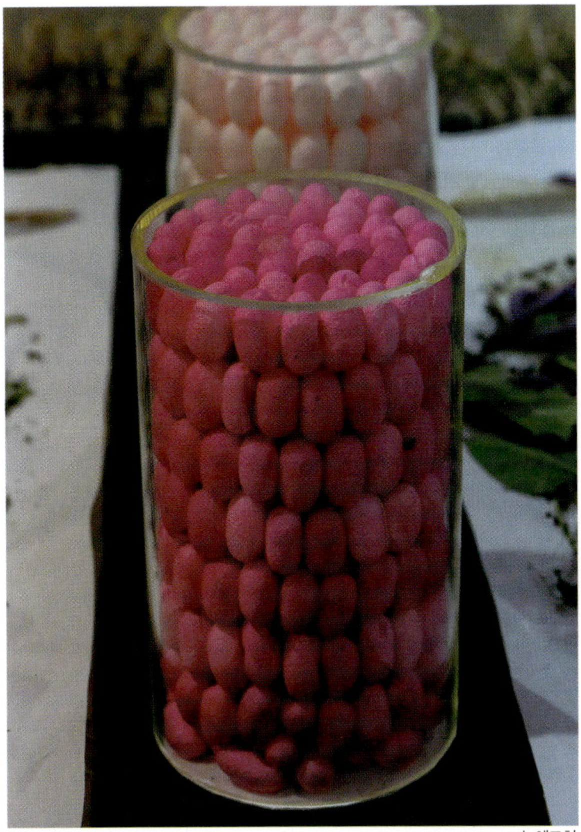

누에고치

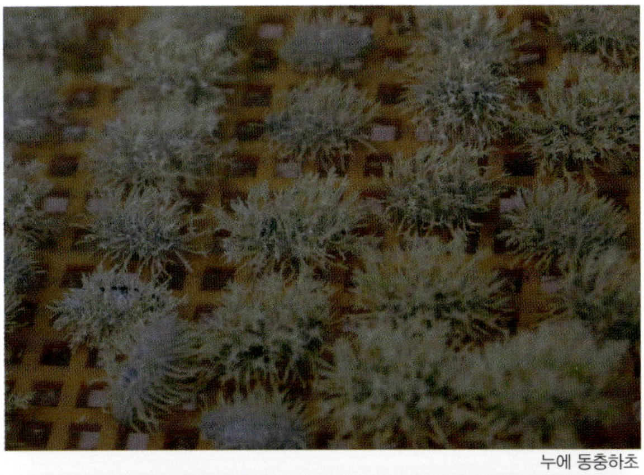

누에 동충하초

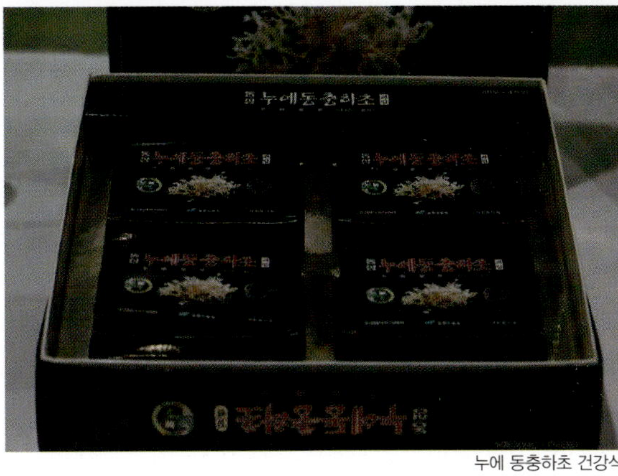

누에 동충하초 건강식품

벌꿀

약명 밀蜜, 석밀石蜜
이명 봉밀蜂蜜

꿀은 꿀벌이 꽃의 밀선에서 빨아내어 축적한 감미료이다. 빛깔, 향기, 맛, 성분 등은 벌이나 꽃의 종류에 따라 다르다. 주성분은 당분이며, 과당과 포도당으로 되어 있다. 밀원 식물로는 유채·메밀·싸리나무·아카시아·밤나무·감나무·밀감나무·클로버·자주개자리 등이 있다. 봄에 꽃이 만발하고 벌의 활동이 왕성할 때 꿀을 채취하는데, 1kg의 꿀을 얻기 위해서 560만 개의 꽃을 찾으며, 여왕벌을 중심으로 벌 1통에서 10~13kg의 꿀을 얻을 수 있다.

꿀은 벌의 종류에 따라 토종꿀과 양봉꿀로 나뉜다. 꽃에 따라 아카시아꿀·밤꿀·유채꿀 등으로 불리며, 밤꿀은 쓴맛이 돌고 검은 빛깔을 띠고, 아카시아꿀은 고유의 향이 있고 흰 빛깔이다.

꿀은 식용과 약용으로 널리 이용하는데, 특유의 풍미가 있어 약식·다식 등의 감미료로 쓰거나, 꿀을 물에 타서 마시는 꿀물로도 이용한다. 한방에서는 몸을 보하는 기운이 있는 환약을 만들 때 꿀을 이용해 반죽하여 빚기도 한다. 또한 과자, 음료, 화장품 제조에도 쓰인다. 비타민 B_6가 많아서 피부가 거칠어지는 것을 방지하는 효과가 있다. 벌꿀은 소화기의 기운을 돕고 설사와 입 안이 헌 것을 멎게 하고 귀와 눈을 밝아지게 한다.

고서古書·의서醫書에서 밝히는 효능

동의보감 맛이 달고 성질은 평하며, 끓이면 성질이 따뜻해져 오장을 편안하게 하고 기를 돋우며 중초를 보하고 아픈 것을 멎게 하며 독을 풀어 준다. 비위부실脾胃不實, 신기허활腎氣虛滑, 습열담체濕熱痰滯, 장활설사腸滑泄瀉 등의 증상이 있으면 복용하지 말 것. 소아에게 많이 먹여서는 안 된다.

방약합편 벌[蜂]은 차가운데[寒] 꿀은 따뜻하다[溫]. 꿀[蠟]은 하리下痢·농혈膿血·태동胎動·하혈下血을 다스리는데, 계란 크기 만하게 만들어 3~5비沸쯤 끓여서 술 반半 되[升]에 넣어 먹으면 당장 효력效力이 난다.

특허·논문

● **꿀벌 화분 발효액, 프로폴리스, 벌꿀 및 로얄 제리를 함유하는 건강식품의 제조 방법** : 본 발명은 꿀벌 화분 발효액, 프로폴리스, 벌꿀 및 로얄 제리를 함유하는 건강식품의 제조 방법에 관한 것으로, 상기 방법에 의해 제조된 건강식품은 항균 효과, 성장 촉진 작용, 시력 증진 효과를 비롯해 혈당과 콜레스테롤 수치를 낮춰 주며, 낮은 혈압을 정상 수준으로 올려 주는 효과가 있다. – 특허등록 제1177786호, 서원대학교 산학협력단 외 1

● **유효 성분으로서 마누카 벌꿀을 포함하는 피부 보호용 화장품 조성물** : 본 발명은 마누카 벌꿀을 유효 성분으로서 포함하는 피부 보호용 화장품 조성물에 관한 것으로서, 보다 상세하게는 유효 성분으로서 마누카 벌꿀 0.001-10.0 중량%를 포함하는 피부 보호용 화장품 조성물에 관한 것으로서, 본 발명의 화장품 조성물은 종래의 피부 보호용 화장품 조성물과 비교하여 피부 보습 효과 및 주름 개선 효과가 크게 증대되며, 과일산에 의한 피부 자극도 크게 완화시키는 효과를 나타낸다. – 특허공개 10-2003-0027482호, 주식회사 코리아나화장품

※ 마누카 나무는 남태평양 주변의 국가에서 흔히 자라고 있는 차나무의 일종이다. 마누카 나무는 뉴질랜드에서 많이 볼 수 있는 식물로서 특히 그 나라의 깨끗하고 오염되지 않은 청정 지역에서 잘 성장하는 것으로 알려져 있다. 뉴질랜드의 원주민들은 전통적으로 마누카 나무를 약용으로 이용하여 왔는데, 그 잎은 짜서 해열이나 감기치료에 사용하고 그 껍질은 진정제로, 또한 잎에서 추출한 정

유는 살균제로서 이용해 왔다고 전해진다. 또한, 양봉업자들은 오래 전부터 상기 마누카 벌꿀의 치료 효과를 경험적으로 인정하고 있었다. 마누카 벌꿀은 다른 벌꿀에 비해서 수분, 전화당, 자당, 효소, 미네랄 및 비타민 등이 풍부할 뿐만 아니라 독특한 항균 활성 성분이 함유되어 있기 때문에, 마누카 벌꿀을 함유하는 건강 보조 식품의 개발이 활발하게 되고 있다.

● 다양한 벌꿀과 효모를 이용한 벌꿀와인의 제조 및 품질 특성 : 품질이 우수한 벌꿀 와인을 개발하고자, 아카시아꿀, 밤꿀, 유자꿀, 잡화꿀을 이용하여 시판 효모 종류별로 발효 중 품질 변화를 조사한 결과 에탄올 함량은 잡화꿀 와인과 밤꿀 와인 모두 효모종류와 상관없이 11.3-11.9%를 보였고 아카시아꿀 와인과 유자꿀 와인은 5.0-8.2%의 에탄올을 생성하였다. 관능을 향상시키기 위해 아카시아꿀과 잡화꿀을 혼합하여 발효한 혼합 와인은 10.9%의 에탄올이 생성되었으며 관능특성이 가장 우수하였고 유자꿀과 잡화꿀 혼합 와인은 11.1%의 에탄올을 생성하였으나 관능특성은 낮았다. 아카시아꿀과 잡화꿀을 혼합 발효한 곳에 진피를 첨가하여 발효시켰을 때 에탄올 함량은 첨가량에 따라 차이를 보이지 않았으며 관능결과에서는 진피 0.2% 첨가 시에 기호도가 가장 좋았다. 청징조건을 확인하기위해 발효가 끝난 허니와인에 벤토나이트 0.6% 처리 후 여과하여 저장 기간별로 탁도를 살펴본 결과 10도C 보관에서 15일 동안 보관 시에 0.24 NTU로 침전에 안전한 결과를 얻었다. - 경기도농업기술원 이대형 외 6, 한국식품과학회지(2012. 12. 31)

● 벌꿀을 이용한 고액분리 숙성 탁주의 주질 향상과 고형분의 조절에 따른 품질유지기간 증대 : 우리 나라 전통술인 탁주의 주질 개선을 위한 목적으로 천연성과 기능성을 가진 벌꿀을 사용하였고 저장기간의 연장을 위하여 술액의 침전물 양을 조절할 목적으로 본 연구를 진행하였다. 발효방식은 주모발효 후 3단담금 방식으로 하였고, 입국균은 Aspergillus

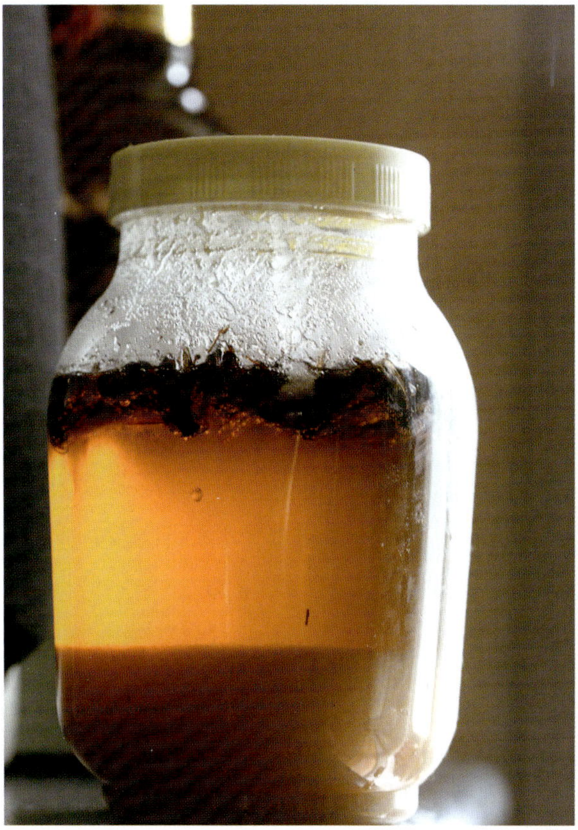
토종꿀

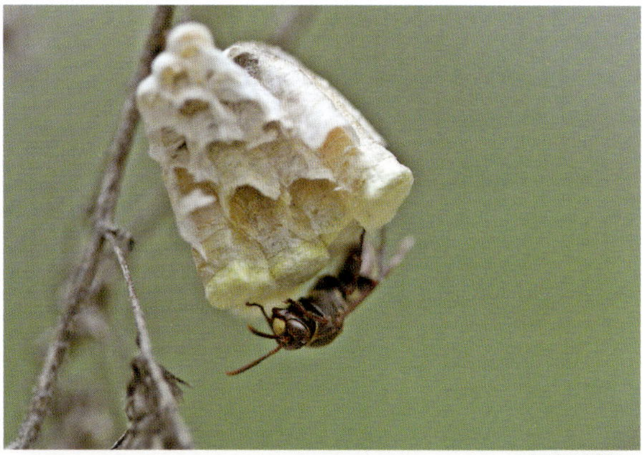
두눈박이쌍살벌집

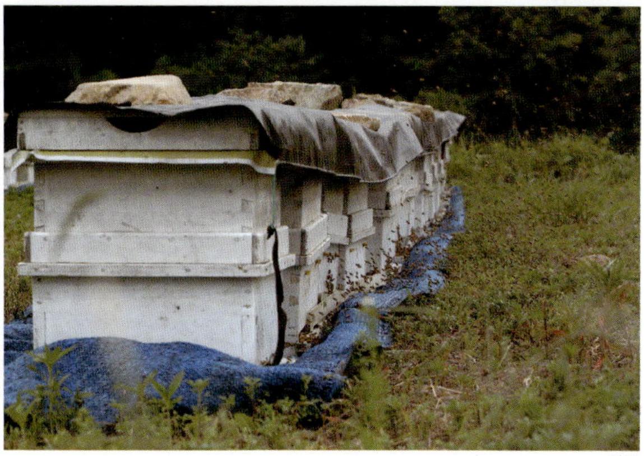
양봉

awamori var. kawachi, 원료는 100% 백미, 알코올 발효 효모는 Saccharomyces cerevisiae를 사용하였다. 제성액의 고형분과 술액을 분리하여 벌꿀을 최종 농도 5%(w/v) 첨가하여 5, 10, 15℃에서 23일간 숙성하였을 때 온도에 따른 유의한 차이는 보이지 않았으며 숙성기간 동안 알코올이 미소하게 감소했을 뿐 pH, 산도 및 총당량은 거의 일정하였다. 이와 같이 특징적인 술액의 차이는 없었지만 벌꿀숙성으로 제조한 탁주가 벌꿀 첨가 직후의 미숙성 탁주와 비교할 때 우수한 관능 테스트 결과를 보여주었다. 추가적으로 냉동 보관한 고형분을 100%, 50% 및 25% 비율로 벌꿀첨가 숙성된 술액과 혼합한 후 물을 보충하여 알코올 8%의 탁주를 제조하고 37일간 10도C에서 날짜 별로 분석하였다. pH는 모든 탁주에서 4.5~4.8 사이를 큰 차이 없이 유지하였으며 고형분 첨가량이 많을수록 효모 세포수, 산도 및 알코올 함량은 상대적으로 증가하였고 총당량은 감소함을 보여 주었다. 즉 고형분의 양이 소량일수록 탁주의 주질이 안정하였다. 결론적으로 발효 후 고액 분리하여 상층액에 벌꿀을 첨가함으로써 저온 숙성기간 동안 주질의 큰 변화를 주지 않고 관능적으로 우수한 술액을 만들 수 있었으며, 고형분의 재혼합 비율을 조절할 경우 저장기간이 증대된 탁주를 제조할 수 있을 것이다. - 주식회사 청산녹수 정승진 외 2, 생명과학회지(2012. 1. 30)

● Staphylococcus aureus에 대한 벌꿀의 항균 활성 : 본 실험은 벌꿀이 항균활성에 미치는 영향을 규명하기 위해 국내산 벌꿀인 밤꿀, 잡화, 아카시아, 재래종 벌꿀과 외국산 벌꿀인 마누카, 클로버, 캐놀라 벌꿀 그리고 인공벌꿀을 각각 12.5%, 25.0%, 50%의 희석액으로 조제하여 catalase무첨가 또는 첨가한 경우에 있어서 벌꿀의 Staphylococcus aureus에 대한 항균활성을 agar well diffusion assay로 비교한 바 다음과 같은 결과를 얻었다. Catalase 무첨가의 경우 12.5%희석한 벌꿀은 마누카꿀 〉 밤꿀이, 25.0%로 희석한 벌꿀은 마누카 꿀 〉 밤꿀 〉 잡화꿀 〉 재래종꿀 〉 클로버 꿀 〉 아카시아꿀이, 50.0%로 희석한 벌꿀은 마누카꿀 〉 밤꿀 〉 캐롤라꿀 〉 재래종꿀 〉 잡화꿀〉 클로버꿀 〉 아카시아꿀 순으로 항균활성이 인정되었다(p〉0.01). Catalase 무첨가의 경우 12.5%, 25.0%, 50.0%로 희석한 벌꿀의 생육억제환은 각각 5.85~6.60㎜, 4.26~8.27㎜, 5.24~11.49㎜ 범위였다. Catalase 첨가의 경우 12.5%로 희석한 벌꿀은 마누카꿀에서 만 항균활성을 나타냈다. 25.0%로 희석한 벌꿀은 마누카꿀이 밤꿀보다 항균활성이 더 높게 나타냈다.(p 〉 0.01). 50.0%로 희석한 벌꿀은 마누카꿀 〉 밤꿀〉 클로버꿀 〉 캐롤라꿀 〉 재래종꿀 순으로 항균활성이 높았으며 마누카꿀, 밤꿀, 클로버꿀, 캐롤라꿀, 재래종꿀 사이에서 유의성이 인정되었다(p 〉 0.01). Catalase 첨가의 경우 12. 5%, 25.0%, 50.0%로 희석한 벌꿀의 생육억제환은 각각 5.89㎜, 5.01~6.84㎜, 3.10~8.28㎜ 범위였다. - 한국양봉농업협동조합 정동현 외 1, 한국식품영양학회지(2002. 6. 30)

● 알로에, 녹차(綠茶), 꿀(蜂蜜)의 미백효과에 관한 연구 : 알로에, 녹차 및 꿀의 미백효과를 알아보기 위해 tyrosinase 활성 억제효과, melanoma cell에서의 멜라닌 생성률과 세포 생존률에 미치는 효과, 자외선 차단효과, hydrogen peroxide에 의해 유도된 PCl2 cell 손상에 대한 항산화 효과에 관해 실험연구한 결과 다음과 같은 결론을 얻었다. 1. 알로에는 모든 농도(5, 50, 500㎍/mL)에서 농도 의존적인 tyrosinase 활성 억제효과가 있었으며, 녹차는 5㎍/mL 농도에서만 tyrosinase 활성 억제효과가 있었고, 꿀은 모든 농도에서 tyrosinase 활성 억제효과를 나타내지 않았다. 2. 알로에, 녹차, 꿀은 모두 농도 의존적인(1, 10, 100ppm) melanin 생성 억제효과를 나타내지 않았다. 3. 알로에, 녹차는 UVB(280~320nm)에서 미약한 자외선 차단효과가 있었으며 꿀은 없었다. 4. 알로에, 녹차, 꿀은 모든 농도(1, 10, 100㎍/mL)에서 항산화효과를 나타내지 않았다. 이상의 결과를 요약하면 알로에는 농도의존적으로 tyrosinase 활성억제효과와 약간의 자외선 차단효과가 있었으며, 녹차는 약간의 자

외선 차단효과만 인정되었고, 꿀은 모든 항목에서 미백효과가 나타나지 않았다. – 경희대학교 한의과대학 한은정 외 3, 한방안이비인후피부과학회지(2003. 12. 31)

● K/Na Ratio를 이용한 토종꿀과 양봉꿀의 품질 특성 비교 : 토종꿀과 양봉꿀의 이화학적 특성을 비교, 분석하였고 벌꿀에 함유되어 있는 무기성분 중 K/Na ratio를 이용하여 토종꿀의 판별가능성을 고찰하였다. 벌꿀의 이화학적 특성을 살펴 본 결과, 토종꿀과 양봉꿀의 일반성분 중에서 가장 차이가 두드러진 항목이 회분과 조 단백질이었는데 토종꿀의 함량은 평균 0.31% 및 0.28%, 양봉꿀의 평균 함량은 0.11%및 0.13%로서 토종꿀이 훨씬 높게 나타났다. 벌꿀 중의 proline과 diastase activity는 토종꿀이 평균 13.6 mg%, 31.7unit, 양봉꿀은 평균 16.4mg%, 17.0unit로서 proline 함량은 양봉꿀이 높았으며, diastase activity는 토종꿀이 더 높았다. 무기성분은 토종꿀이 양봉꿀에 비해 월등히 많이 함유하고 있는 성분이었는데, 주요 무기성 분은 Ca, Mg, Na, K, Cl 등으로 토종꿀에서는 K가 가장 높은 함량을 보인 반면 양봉꿀에서는 Cl이 가장 높은 함량을 보였다. 본 실험에서 분석하였던 무기성분 중 K와 Na의 조성비를 이용하였더니 토종꿀과 양봉꿀의 특성이 분명하게 구분되었다. 토종꿀의 K/Na ratio는 실험 에 사용하였던 6점 모두 10 이상으로 나타난 반면 양봉꿀은 3점 모두 1.5 이하로 나타나 토종꿀을 판별할 수 있는 하나의 지표로서의 가능성이 있는 것으로 판단되었다. – 전남대학교 식품공학과 김은선 외 1, 한국식품영양과학회지(1996. 8. 30)

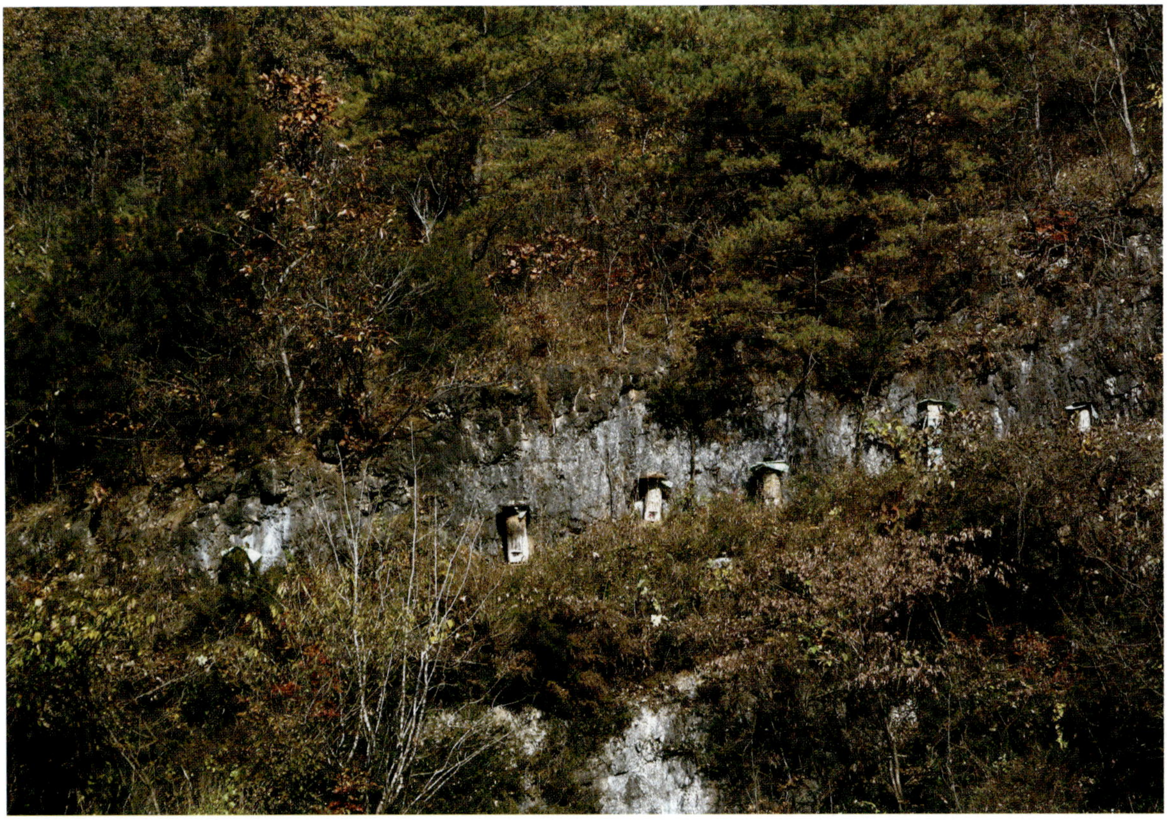

토종꿀

숯

약명 목탄木炭

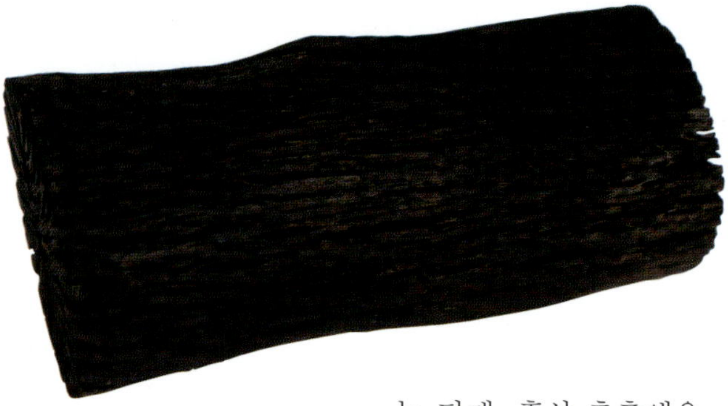

숯은 나무를 숯가마에 넣고 공기를 차단하고 가열하거나, 또는 공기를 매우 적게 하고 가열하여 구워 낸 것을 말한다. 보통 단단한 나무를 재료로 하며, 우리나라에서는 참나무류(갈참나무·굴참나무·물참나무·졸참나무 등)를 주로 사용하여 참숯을 얻는다. '목탄木炭'이라고도 한다. 참숯은 질이 낮은 검탄黔炭과 질이 좋은 백탄白炭으로 분류된다. 목재 외에 다른 성분이 들어간 폐자재나 광물, 플라스틱 등으로 만드는 활성탄도 있다.

온돌 문화인 우리나라는 많은 땔감을 사용함으로써 부수적으로 숯을 얻을 수 있었으며, 숯을 모아 저장해 두고 다리미질이나 취사 및 난방용 등 가정용 연료로 이용했다. 그러나 최근 연탄·석유·전기·가스 등의 이용률이 높아지면서 가정용으로는 거의 사용하지 않고 있다.

숯은 수분을 흡수하고 방출하는 성질이 있어 제습·습도 조절하는 효능이 있다. 냄새 제거·공해물질 흡수·정수 효과·방부 효과가 있어 신발장이나 싱크대 등에 두면 좋다. 또한 음이온을 방출하여 신진대사를 촉진하고 신체의 노화를 막아 주며 심리적 안정감을 준다.

설사, 소화불량, 이질, 장염에 효과가 있어 숯을 가루로 내어 먹기도 한다.

특허·논문

● 참나무 숯을 이용한 홍삼 엑스의 제조방법 : 본 발명은 이미, 이취, 이물이 없고 깨끗하며 부드러운 맛을 갖고 있으며, 천연 미네랄을 풍부하게 함유하는 홍삼 엑스의 제조방법에 관한 것이다. 이 방법은 수삼을 세척하고 이물을 제거하는 단계, 세척된 수삼을 증숙 건조하여 홍삼을 생성하는 단계, 제조된 홍삼을 80% 발효 주정으로 세 차례에 걸쳐서 추출하는 단계, 홍삼 추출액을 20㎛ 필터를 이용하여 여과하는 1차 여과 단계, 여액을 참나무 숯이 적층된 여과 탑을 통과시켜 여과하는 2차 여과 단계, 2차 여과 단계를 거친 추출액을 0.5㎛ 필터를 이용하여 여과하는 3차 여과 단계, 3차 여과 단계를 거친 추출액을 농축하는 농축 단계 및 농축된 홍삼 엑스를 포장하는 단계로 구성되는 참나무 숯을 이용한 홍삼 엑스의 제조방법으로 구성된다. 본 발명에 의하면 생산 원가의 상승이 없이 미네랄이 풍부하게 함유되고 이미, 이취가 없는 홍삼 엑스가 얻어지는 효과가 있다. – 특허등록 제1206840호, 고려인삼연구 주식회사

● 바이오 게르마늄 숯 및 이의 제조방법 : 본 발명은 바이오 게르마늄 숯 및 이의 제조방법에 관한 것으로, 좀 더 구체적으로는 나무를 250 내지 350℃에서 1 내지 3일 동안 연소시켜 숯을 얻는 단계와, 상기 숯 1g에 게르마늄 분말 60 내지 80중량%와 자바사이트 분말 20 내지 40중량%를 포함하는 철분과 비금속이 제거된 바이오 게르마늄 분말 0.2 내지 0.5g를 뿌리고, 1 내지 4일 동안 방치하는 단계를 포함하는 바이오 게르마늄 숯의 제조방법, 및 이에 의한 바이오 게르마늄 숯에 관한 것이다. 본 발명에 따른 바이오 게르마늄 숯은 산소의 공급을 원활하게 하여 화력을 좋게 하며, 유해가스 방출 양을 감소시킬 뿐만 아니라, 중금속 등의 발암 유해물질을 억제

시켜 고기나 음식물을 안전하게 섭취할 수 있도록 한다. - 특허등록 제487227호, 김**

● 숯을 이용한 가축의 설사 예방 및 치료용 조성물 : 본 발명은 물 100중량부에 대하여 숯가루 15 내지 45 중량부, 및 정장제 3 내지 20중량부로 이루어진 것을 특징으로 하는 가축의 설사 예방 및 치료용 조성물 및 이를 이용한 가축의 설사 예방 및 치료 방법에 관한 것이다. 본 발명의 조성물을 이용하는 경우 항생제를 사용하지 않고도 가축의 설사를 예방 또는 치료하므로 항생제의 과다 사용으로 인한 동물 및 인간의 내성 문제를 해결할 수 있고, 가축의 설사를 멈추게 하여 설사로 인한 가축의 폐사 또는 성장 지연을 예방할 수 있으며, 다양한 사료를 공급할 수 있게 하여 농가의 부담을 덜어줄 뿐만 아니라 환경 친화적이고 안전하며, 설사 예방 및 치료 외에도 숯 고유의 탈취 작용으로 인하여 축사 내의 악취를 저감시킬 수 있다. - 특허등록 제1303925호, 김**

● 참나무숯을 이용한 주류의 제조방법 : 개시된 내용은 이미, 이취가 없고 깨끗하며 부드러운 맛과 풍부한 천연 미네랄을 함유한 주류를 제조하기 위한 참나무숯을 이용한 주류의 제조방법에 관한 것이다. 이러한 본 발명은 일반적인 주조용수를 참나무숯이 충전된 충전탑 SV 1~50의 속도로 통과시키거나, 주조용수에 참나무숯을 침지한 후 여과함으로써 참나무숯으로부터 천연 미네랄성분이 1차 용출되게 하여 주류 제조용 주조용수를 제조하고, 상기 제조된 주류 제조용 주조용수를 주류 원액에 알코올 농도 10~45%(V/V)로 희석하며, 상기 희석된 주류 희석액을 참나무숯이 충전된 충전탑 SV 1~50의 속도로 통과시키거나, 주류 희석액에 참나무숯을 침지한 후 여과하여 참나무숯으로부터 천연 미네랄성분이 2차로 용출되게 하고, 상기 여과된 주류 희석액에 활성탄소 50~200ppm을 가하여 3시간 교반 후 규조토를 통과시켜 1차 탈취하며, 상기 1차 탈취된 주류 희석액

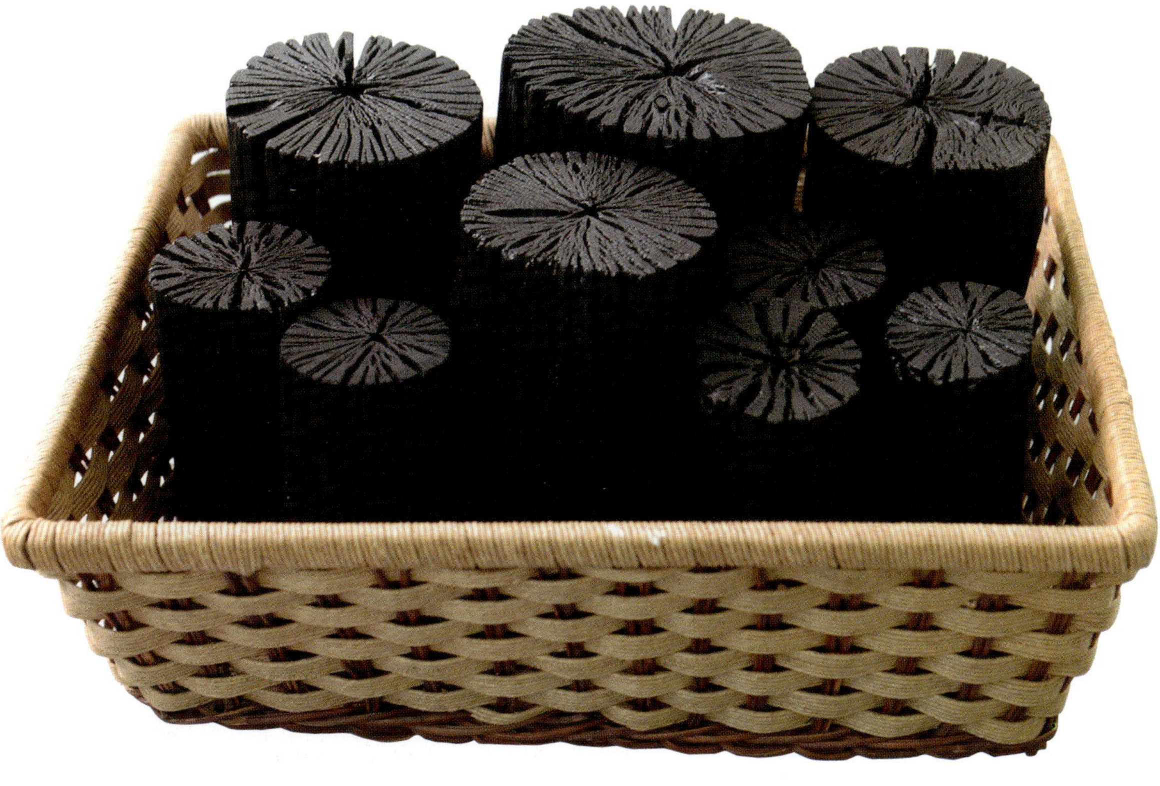

참숯

에 첨가물료를 가하여 블렌딩하고, 상기 블렌딩된 주류 희석액에 참나무숯을 사용한 주류 제조용 주조용수를 주류의 제품 규격에 맞게 가하여 최종 농도를 맞추며, 최종 농도를 맞춘 주류 희석액에 활성탄소 10~30ppm을 가하여 2시간 교반하고, 0.3~0.8㎛ 여지로 정밀 여과하여 최종 탈취하여 제조하는 것이다. – 특허등록 제401277호, 금복홀딩스 주식회사

● 참숯 숙성실과 참 숯을 이용한 홍어 숙성방법 : 본 발명은 숯이 가진 효능을 홍어 숙성과정에 적용시킴으로써 현재까지 일반적으로 사용되어온 숙성법과는 달리 홍어 숙성시 생기는 문제점을 숯이 가진 효능을 이용하여 새로운 숙성법 및 우수한 보관 유지를 가능하도록 한다. 숙성 방법은 저온의 저장실에 숯을 이용하여 내벽을 설치 후 옹기 내에 홍어를 숙성시키는 단계에서 참숯을 함께 넣어 숯이 가진 소취 기능으로 홍어 숙성시 생기는 냄새 제거의 효과를 내며, 수분을 흡수하는 효과와 알칼리성을 더욱 강화시켜 육질을 더욱 단단하게 만들어 내며, 숯을 이용하여 선도를 유지시킴으로써 홍어의 보관 유지에 탁월한 효과를 갖게 된다. – 특허등록 제985999호, 최**

● 입자상 대나무 숯 제조 방법 : 본 발명은 입자상 대나무 숯 제조방법에 관한 것으로, 원재료로 사용되는 대나무를 대략 90~100㎝ 정도의 길이가 되도록 절단목을 형성하는 단계를 거친 후에 이 절단목을 종방향으로 쪼개어 활죽을 형성하며, 이렇게 형성된 활죽을 수집하여 각 활죽의 마디를 제거하고, 이렇게 하여 마디가 제거된 활죽을 입자상의 조각으로 절단하며, 이 절단단계를 거쳐 형성된 조각들을 수집하여 탄화용 로에서 소성가공하여 입자상 대나무 숯을 제공하기 위한 것이다. 이 입자상 대나무 숯은, 그 자체에서 자연방사되는 원적외선과 항균, 제습기능을 가지고 있어 방석, 메트리스 또는 베개 등의 내장제로 사용된다. – 특허등록 제315942호, 권**

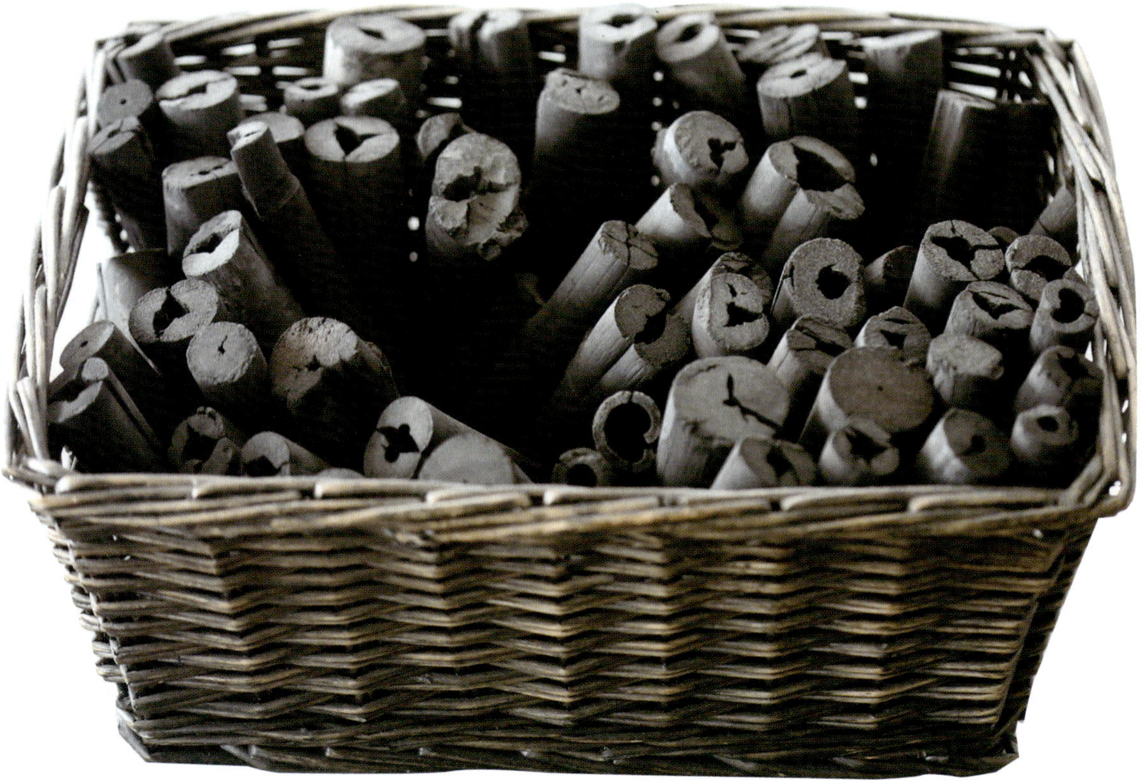

대나무숯

본문에 수록하지 않은

특허 · 논문 정보

〈채소〉

가지

논문

- 가지 추출물의 향장학적 효과 및 응용에 관한 연구, 을지대학교 박선희 석사학위 논문(2013)
- 절임 농도와 건조 시간에 따른 가지장아찌의 저장 중 품질 특성 변화, 이화여자대학교 최상아 외 1, 한국식생활문화학회지(2012. 4. 30)
- 가지 외피 에탄올 추출물의 피부보호효과, 경상대학교 농업생명과학대학 식품공학과 조유나 외 3, 한국식품과학회지(2012. 2. 29)
- 가지(Solanum melongena L.) 활성물질의 라디칼 소거능과 산화적 스트레스에 대한 세포 보호 효과, 경남과학기술대학교 식품과학부 김현영 외 3, 농업과학연구(2011)
- 가지 물추출물의 3T3-L1 지방전구세포 분화 억제효능, 충북대학 약학대학 이미경 외 4, 약학회지(2011. 8. 31)
- 가지의 절임 방법에 따른 성분 변화, 영남대학교 식품영양학과 윤경영 외 2, 한국식품영양과학회지(2006. 7. 31)
- 국내 자생식물 추출물의 항산화 활성 및 항균효과, 충남농업기술원 한승호 외 3, 한국약용작물학회지(2005. 2)
- 노랑가지 물추출물에 의한 생쥐 발바닥 부종의 억제 효과, 전북대학교 의과대학 면역학교실 김대기 외 3, 약학회지(2003. 10. 31)
- 비만 개선 효과를 지닌 탄수화물 및 지방 흡수 억제 기능성 식이 조성물 개발, 한국한의학연구원 의료연구부, 윤유식 외 5, 한국식품조리과학회지(2002. 6. 30)

감자

특허

- 감자 부산물을 이용한 고순도 감자 식이섬유의 제조방법, 특허등록 제1183746호, 씨제이제일제당 주식회사
- 보라밸리 감자의 생즙 또는 전분을 유효 성분으로 함유하는 위염, 위궤양 및 십이지장궤양 예방 및 치료용 약학조성물, 특허등록 제930804호, 주식회사 메디트론바이오,강원대학교산학협력단
- 신품종 고구밸리 감자를 이용한 암 예방을 위한 건강기능식품, 특허등록 제883566호, 주식회사 메디트론바이오, 조선대학교산학협력단, 강원대학교산학협력단
- 감자식초 및 그 제조방법, 특허등록 제341284호, 태백시
- 감자김치의 제조방법, 특허등록 제682399호, 주식회사 태서식품
- 분말감자를 이용한 감자 증류식소주 및 그 제조방법, 특허등록 제474113호, 대한민국(관리부서: 국세청주류면허지원센터장)
- 감자로부터 분리한 신규한 항진균 펩타이드 및 이의 용도, 특허등록 제1350405호, 조선대학교 산학협력단
- 유색감자로부터 분리한 신규 안토시아닌 화합물 및 그의 제조방법, 특허등록 제1162511호, 강원대학교 산학협력단
- 컬러감자 외피 추출물 또는 이의 활성 분획물을 포함하는 항염 조성물, 특허등록 제1341819호, 대한민국(관리 부서:농촌진흥청장)
- 감자 추출물을 포함하는 대사증후군 예방 또는 치료용 조성물, 특허공개 10-2008-0076599호, 학교법인 일송학원, 주식회사 파마코제네칩스

논문

- 추출방법에 따른 돼지감자 잎의 항산화 및 생리활성 비교, 대구가톨릭대학교 식품공학과 김재원 외 4, 한국식품영양과학회지(2013. 1. 31)
- 일반감자와 유색감자 에탄올 추출물의 생리활성 및 폴리페놀 함량, 유색감자의 식품학 영남대학교 식품영양학과 장혜림 외 1, 한국식품영양과학회지(2012. 8. 31)
- 돼지감자로부터 이눌린의 추출 및 분석 방법 연구, 성균관대학교 식품생명공학과 신소향 외 4,한국식품과학회지(2012. 12)
- 강원도 고랭지 지역에서 재배하는 감자의 당, 아미노산과 지방산 조성, 허온숙 외 5, 한국자원식물학회지(2011. 12. 31)
- 국내산 신품종 감자의 영양성분 및 이화학적 특성, 한국식품연구원 최희돈 외 5, 한국식품과학회지(2008. 8. 1)
- 감자 껍질 분획성분의 항발암 효과, 신라대학교 식품영양학과 배송자, 한국식품영양과학회지(2002. 10. 31)
- 돼지감자(Helianthus tuberosus) 잎으로부터의 플라본글루코사이드, 서울대학교 천연물과학연구소 및 서울대학교 약학대학 최성욱 외 3, 생약학회지(2002. 12)

갓

특허

- 나노칼슘 콜로이드 농축액에 의한 기능성 돌산갓 김치의 제조방법 및 이를 이용한 기능성 돌산갓 캔 김치, 특허등록 제1034626호, 여수시
- 갓김치 추출물을 이용한 육제품의 저장성 증대 방법, 특허등록 제1070724호, 건국대학교 산학협력단
- 함초를 이용한 갓 김치의 제조방법 및 이를 이용한 갓 김치, 특허등록 제1153437호, 주식회사 전라도백김치
- 갓을 이용한 흰민들레김치 제조방법, 특허등록 제908140호, 백** 외 2
- 강황을 함유하는 갓김치의 제조방법 및 이를 이용한 갓김치, 특허등록 제923799호, 백**
- 통풍 개선 효과가 있는 기능성 고추장 및 그 제조방법, 특허등록 제1114408호, 권**
- 식욕 억제제 조성물, 특허등록 제1122123호, 경희대학교 산학협력단
- 갓 비누 제조방법 및 그 방법에 의해 제조된 갓 비누, 특허등록 제1222743호, 송**
- 갓과 유자를 이용한 천연식물 비누 제조방법 및 조성물, 특허등록 제1138417호, 전남대학교 산학협력단

논문

- 패모와 갓 추출 혼합물의 항 인플루엔자 효능 연구, 건국대학교 이진수 석사 학위 논문(2013)
- 청갓과 적갓에 함유된 Glucosinolates의 항암 활성 및 정량 분석, 경기북과학고등학교 김활 외 7, 한국식품영양학회지(2011. 9. 30)
- 돌산 갓의 부위별 생리활성 작용의 비교, 여수대학교 생물공학과 최명락 외 5, 한국식품영양과학회지(2001. 8. 30)
- 비장세포 내 종양세포와 인터루킨-6의 활성화 대식세포, 변형성장인자 $\beta 1$에 의한 산화질소의 생산에 미치는 김치추출물의 효과, 고신의대 미생물학과 김광혁 외 2, 한국식품영양과학회지(2001. 6)
- 갓의 급이(給餌)가 흰쥐의 Cholesterol 대사(代謝)에 미치는 영향(影響), 순천대학교 식품영양학과 조영숙 외 5, 한국영양학회지(1993. 1. 30)

경수채

특허

- 구강용 조성물, 특허공개 10-2014-0062123호, 가부시키가이샤 롯데(일본)

고구마

특허

- 고구마 배양세포 유래의 퍼옥시다제 유전자 및 이를 이용한 퍼옥시다제의 대량생산 방법, 특허등록 제176420호, 한국과학기술연구원
- 자색고구마 추출물을 유효 성분으로 하는 숙취 해독 및 알코올성 위궤양 개선용 식품 조성물, 특허등록 제1136059호, 농업회사법인 주식회사 무안황토명품고구마클러스터사업단
- 동충하초 분말과 고구마 안토시아닌의 혼합물 제조방법 및 그 방법에서 얻어진 혼합물, 특허등록 제562085호, 백**
- 고구마 줄기로부터 페루릭산을 추출하는 방법, 특허등록 제625469호, 경상대학교 산학협력단
- 고구마를 이용하여 고구마 맥주를 제조하는 방법, 특허등록 제 제925890호, 대한민국(관리부서: 국세청주류면허지원센터장)
- 자색고구마를 이용한 생리기능성 발효주와 그 제조방법, 특허등록 제426562호, 충청남도
- 자색고구마 함유 요구르트를 제조하는 방법 및 이에 의해 제조된 자색고구마 함유 요구르트, 특허등록 제1192033호, 농업협동조합중앙회
- 갈변이 저해된 고구마 분말의 제조방법 및 그에 의해 조된 고구마 분말, 특허등록 제776289호, 전남대학교 산학협력단
- 고구마 장아찌를 제조하는 방법 및 이 방법에 의해 제조된 고구마 장아찌, 특허등록 제1067751호, 옹진군
- 머위 대 또는 고구마 순을 이용한 산채 블록의 제조방법, 특허등록 제1111535호, 강원에프비앤비 영농조합법인
- 유기게르마늄을 함유한 고구마의 재배방법, 특허등록 제1334586호, 주식회사 그린드림
- 자색고구마 색소를 이용한 섬유의 염색방법, 특허등록 제402293호, 대한민국(관리부서:농촌진흥청장)
- 돈나무 열매 추출물 또는 그것으로 분리한 사포닌 Ⅲ A3를 이용한 감귤 또는 고구마 저장병 방제제 조성물 및 감귤 또는 고구마 저장병 방제 방법, 특허등록 제1249850호, 재단법인 제주테크노파크
- 고구마 전분 박을 이용한 생분해성 플라스틱 몰딩제품 제조방법, 특허등록 제353306호, 차** 외
- 고구마 추출물을 유효 성분으로 함유하는 염증 또는 알러지 질환의 예방 또는 치료용 조성물, 특허공개 10-2013-0138577호, 영남대학교 산학협력단
- 자색고구마 추출물을 함유한 아토피용 화장품, 특허공개 10-2011-0131855호, 청운대학교 산학협력단
- 블루베리 및 자색고구마를 포함하는 차 조성물, 특허공개 10-2013-0071050호, 박**

- 고구마 잎차의 제조방법, 특허공개 10-2013-0098648호, 치악산 유기영농조합법인

논문

- 한국산 고구마잎과 고구마줄기 에탄올 추출물의 in vitro 항산화, 항알레르기 및 항염증 효과, 서울대학교 노화고령사회연구소 곽충실 외 7, 한국식품영양과학회지(2013. 3. 13)
- 홍국고구마가 고지방식이를 급여한 흰쥐의 배변량 및 지질대사에 미치는 영향, 한국식품연구원 박주헌 외 5, 한국식품영양과학회지(2012. 4. 30)
- 고구마 네 가지 품종의 조리방법에 따른 생리활성 변화, 농촌진흥청 기능성식품과 이영민 외 8, 한국영양학회지(2012. 2. 29)
- 자색 고구마 추출물의 기능성 화장품 활성, 경북대학교 식품과학부 최재홍 외 7, 한국식품저장유통학회지(2011. 6. 30)
- 고구마 잎에서 추출한 Caffeoylquinic Acid 유도체와 플라보노이드의 분리와 항산화 활성, 한국응용약물학회지(2007. 3. 30)

고사리

특허

- 개선된 보습 및 항균 작용의 윤활 조성물, 특허등록 제872481호, 정** 외 2
- 대식세포 활성화능을 갖는 식용식물 추출물, 특허등록 제338521호, 롯데제과 주식회사
- 약선 고사리 및 이의 제조방법, 특허등록 제1240252호, 김**
- 고사리 폐부산액(열수추출물)을 이용한 친환경 세정제 조성물 및 이의 제조방법, 특허공개 10-2014-0065134호, 강** 외 1
- 고사리 열수추출물 발효액을 함유하는 화장료 조성물 및 이의 제조방법, 특허공개 10-2014-0080095호, 강** 외 1
- 레토르트 파우치를 이용한 양념한 고사리의 제조방법, 특허공개 10-2011-0038865호, 전남대학교 산학협력단
- 동결건조를 이용한 즉석 건조 고사리와 취나물의 제조공정 및 포장, 특허공개 10-2009-0102109호, 전남대학교 산학협력단
- 복합 추출물을 함유하는 뇌졸중 또는 퇴행성 뇌질환의 예방 또는 치료용 조성물, 특허등록 제1423875호, 경희대학교 산학협력단
- 고사리삼 추출물을 함유하는 피부 외용제 조성물, 특허공개 10-2013-0099610호, 주식회사 아모레 퍼시픽

고수

특허

- 고수 현탁배양 세포로부터 GABA의 대량생산방법, 특허등록 제631847호, 한국생명공학연구원
- 고수를 함유하는 고추장 조성물, 특허등록 제1159204호, 경희대학교 산학협력단
- 아실 코에이:콜레스테롤 아실트랜스퍼라제 저해활성을 갖는 고수씨 추출물 또는 이로부터 분리된 리나로올을 포함하는 조성물, 특허공개 10-2012-0103317호, 한국생명공학연구원

논문

- 고수 잎 분말과 브로콜리 줄기 분말을 혼합한 파운드케이크의 항산화 활성과 품질 특성, 가천대학교 식품영양학과 이혜정, 한국식품영양학회지(2012. 9. 30)
- 고수(Coriandrum sativum L.) 필수유와 항생제 결합에서 칸디다와 백선균속 종에 대한 항진균 활성의 상승작용, 덕성여자대학교 약학대학 임숙 외 2, 생약학회지(2007. 3)
- 고수의 가열처리에 따른 향미 성분의 변화, 순천대학교 고리과학과 최옥자 외 2, 한국생활과학회지(2002)
- 식이내 고수(Coriandrum sativum L.)의 첨가가 당뇨성 흰쥐의 혈장과 간의 지질함량에 미치는 영향, 동강대학 식품영양과 황금희 외 5, 한국식품영양과학회지(2001. 8. 30)
- 고수(Coriandrum sativum L.) 추출물의 항균활성, 순천대학교 식품과학부 김용두 외 2, 한국식품영양과학회지(2001. 8. 30)
- 향신료 고수(Coriandrum sativum L.)를 첨가한 식빵의 품질 특성, 순천대학교 자연과학대학 식품학부 김옥희 외 5, 한국식품조리과학회지(2001. 6. 30)

고추

특허

- 고추 추출물을 발효공법에 의해 변형시킨 변형고추펙틴과 그 제조방법 및 용도, 특허등록 제945717호, 주식회사 에스앤디
- 캡사이신 함유 러버 마스크 분말조성물, 특허등록 제1178368호, 학교법인 경덕학원
- 고추 발효액의 제조방법, 특허등록 제1065294호, 충청북도(관리부서 충청북도 농업기술원)
- 강황과 캡사이신을 사과부산물과 함께 발효하여 항바이러스와 항균력이 있는 항생제 대체용 기능성 사료첨가제의 제조방법, 특허등록 제1335081호, 문**
- 울금을 첨가한 고추기름 조성물 및 그 제조방법, 특허등록 제893715호, 심**
- 생 홍고추를 이용한 고추장 제조방법, 특허등록 제93039호, 한국식품연구원
- 고추씨를 이용한 식초의 제조방법, 특허등록 제1071271호, 영농조합법인 선한농부마을
- 캡사이신을 함유한 입욕제 조성물, 특허등록 제1020161호, 주식회사 신성석재무역
- 마늘고추장의 제조방법 및 그 조성물, 특허등록 제495986호, 송** 외 1
- 스팀고압방식을 이용한 양파고추장의 제조방법 및 그 양파고추장, 특허등록 제619238호, 아이비식품 주식회사
- 치자를 가미한 고추혼합 조미료 및 그 제조방법, 특허등록 제822405호, 김**
- 천마고추장의 제조방법 및 그 고추장, 특허등록 제1204028호, 경상북도 상주시
- 대나무 수액이 함유된 죽염고추장과 그 제조방법, 특허등록 제1188262호, 청학동삼선당주식회사, 경상남도 하동군
- 고추와 고추씨를 이용한 분말소스 및 그 제조방법, 특허등록 제1256728호, 경상북도 영양군
- 고추씨 페이스트의 제조방법 및 동 방법에 의해 제조한 고추씨 페이스트를 이용한 제과류의 제조방법, 특허등록 제1150867호, 한국식품연구원
- 고추를 이용한 아이스크림 및 그의 제조방법, 특허등록 제775895호, 전라남도
- 고추의 뿌리 특이 방어유전자에 의해 형질전환된 스트레스저항성 식물체 및 그 제조방법, 특허등록 제528492호, 고려대학교 산학협력단
- 괴산 청결고추를 이용한 고추술 생산, 특허등록 제917478호, 괴산군
- 고추성분이 함유된 동동주 및 이의 제조방법, 특허등록 제777627호, 김** 외 1
- 고칼슘 고추 재배방법 및 그를 이용하여 재배된 고칼슘 고추, 특허등록 제1172481호, 뉴카리온 주식회사, 씨지영농조합법인
- 알긴산, 고추틴크, 석고를 이용하여 보습, 다이어트효과를 갖는 온열 팩의 제조방법, 특허공개 10-2003-0039953호, 주식회사 굿모닝크리닉
- 해양심층수를 이용한 고기능성 고추의 생산방법, 특허공개 10-2009-0108333호, 한국해양연구원
- 고추 추출물인 캡사이신이 함유된 졸음 방지 및 해소 츄잉껌, 특허공개 10-2006-0027008호, 문**
- 인삼 및 산삼 고추양념의 제조방법, 특허공개 10-2013-0124872호, 농업회사법인 주식회사 선농
- 캡사이신 수용체 리간드, 특허공개 10-2003-0024799호, 뉴로젠 코포레이션(미국)
- 캡사이신을 이용한 만성 전립선염, 전립선 비대증, 치질 및 발기부전 치료제, 특허공개 10-2001-0089975호, 안**
- 캡사이신을 이용한 빈뇨증상 및 배뇨근 과반사치료제, 특허공개 10-1999-0018238호, 한국유나이티드제약 주식회사
- 캡사이신 또는 캡사이신 유사 화합물을 유효 성분으로 함유하는 항비만용 피부 외용제 조성물, 특허공개 10-2010-0120082호, 울산대학교 산학협력단
- 청양고추 추출물을 이용한 비만억제 조성물, 특허공개 10-2008-0114454호, 한국국제대학교 산학협력단
- 고추, 검정깨, 치자, 백급, 쪽풀을 함유하는 발모촉진용 조성물, 특허공개 10-2012-0121272호, 노** 외 1
- 상황버섯 추출물과 캡사이신을 함유한 샴푸 조성물, 특허공개 10-2007-0103341호, 주식회사 지피에이코리아
- 붉은 고추를 이용한 고추음료 제조방법, 특허공개 10-2012-0058066호, 임** 외 1
- 옻 고추장의 제조방법, 특허공개 10-2009-0121868호, 홍**
- 피티티나이카라 원단에 캡사이신을 특수가공한 발열 혈류 헬스복, 실용신안등록 제395945호, 장**

논문

- 품종별 청고추의 항산화 효과 및 유방암 세포주에서의 세포 사멸 연구, 서울대학교 식품영양학과 윤효진 외 2, 한국식품과학회지(2012. 12. 31)
- 복숭아, 앵두, 고추의 교차반응성 및 소화효소 안정성, 경상대학교 응용생명과학부 김은정 외 5, 생명과학회지(2012. 11. 30)
- 고추 에탄올 추출물의 항산화 효과 및 생리활성에 관한 연구, 고려대학교 생명과학대학 식품공학부 김헌중 외 4, 한국식품영양과학회지(2012. 6. 30)
- 전통사회에서 외래종 작물인 고추의 효능 인식(한국 전통의서를 중심으로), 한국한의학연구원 문헌연구그룹 오준호 외 3, 한국식생활문화학회지(2012. 2. 29)
- 더덕 분말 첨가량을 달리한 고추장의 효소력 변화 및 관능적 특성, 한국식품연구원 성정민 외 2, 한국식품영양과학회지(2011. 8. 31)
- 고추잎의 Quinone Reductase 유도적 활성 및 활성성분의 분리, 경북대학교 구강모 외 1 한국응용생명화학회지(2010. 12. 31)
- 고지방 고콜레스테롤식이 흰쥐의 지질 조성에 미치는 고추씨 분말의 효과, 한국국제대학교 식품공학과 송원영 외 3, 한국식품영양과학회지(2010. 9. 30)
- 고추 추출물의 경구 투여에 의한 피어스판 면역세포 활성화 작용, 대전대학교 한의과대학 병리학교실 박민영 외 2, 동의생리병리학회지(2010. 6.25)

- 고추 부위별 chlorothalonil, kresoxim-methyl 및 procymidone 농약성분의 잔류 분포, 안동대학교 자연과학대학 생명자원학부 이미경 외 1, 한국식품과학회지(2009. 12. 31)
- 마늘죽 첨가 고추장의 항산화 및 항암효과, 부경대학교 식품생명공학부 송호수 외 2, 생명과학회지(2008. 8. 30)
- 고추 추출물과 Capsaicin이 지방세포 대사에 미치는 영향, 상지대학교 한의과대학 침구학교실 곽경승 외 3, 대한약침학회지(2008. 3. 30)
- 빨간 고추씨와 빨간 고추과피(Capsicum annuum L.)의 항돌연변이성과 항산화 효과, 숙명여자대학교 심기연 외 1, 식품영양과학회지(2007. 12)
- 생육시기 및 부위별 고추의 항산화력 및 항암 Lunasin peptide의 동정, 생명과학회지(2005. 8. 30)
- 생체 외 쥐 지방세포 내 고-자극성 고추 추출물(var. Chungyang)에 의한 증가된 지질분해활성, 한동글로벌대학교 생명식품과학부 도명술 외 6, 식품영양과학회지(2004. 3)
- 고지방 식이를 섭취시킨 흰쥐에서 고추장의 항비만효과, 군산대학교 자연과학대학 식품영양학과 한국영양학회지(2000. 12. 30)

고추냉이

특허

- 고추냉이 추출물을 포함하는 신경질환 예방용 조성물과 식품, 특허등록 제803385호, 롯데쇼핑 주식회사
- 고추냉이 추출물이 봉입된 알긴산염 마이크로캡슐 및 그 제조방법, 특허등록 제666830호, 바이오코트 주식회사
- 고추냉이무로부터 증류추출법으로 추출한 천연 항균성 성분인 이소티오시아네이트류를 포함하는 마이크로캡슐을 함유하는 천연 항균 치약, 특허등록 제1178099호, 강릉원주대학교 산학협력단

논문

- 고추냉이 추출액의 항산화 효과, 성덕대학 전통건강자원개발학과 이영선, 대한예방한의학회지(2008. 4. 30)

국화

특허

- 국화를 이용한 침구류 충전체, 실용신안등록 제335327호, 정** 외 1
- 한약재를 이용한 국화무차의 제조방법 및 그 국화무차 티백, 특허등록 제1310147호, 조** 외 1
- 항바이러스 활성을 가지는 화합물 및 이를 포함하는 국화 추출물, 특허등록 제512096호, 한국과학기술연구원
- 국화막걸리 및 이의 제조방법, 특허등록 제13254010, 주식회사 국심
- 화란국화(타나세텀 파르테니움) 추출물을 포함하는 국소 조성물과 이 조성물을 사용해서 염증 질환을 치료 및 예방하는 방법, 특허등록 제755798호, 존슨 앤 존슨 컨슈머 프랑스 에스에이에스(미국)
- 항스트레스 국화요구르트의 제조방법, 특허등록 제379904호, 최** 외 1
- 국화과식물의 꽃부위를 이용한 기능성 분말차의 제조방법, 특허등록 제1125125호, 충북대학교 산학협력단
- 국화를 이용한 된장 및 그 제조방법, 특허공개 10-2014-0087519호, 장수군 외 1
- 건강 기능성 국화 식초 및 그 제조방법, 특허공개 10-2009-0061114호, 김**
- 국화추출물을 포함하는 항산화 또는 항염증 조성물 및 이의 제조방법, 특허공개 10-2010-0033573호, 성균관대학교 산학협력단
- 국화 추출물을 포함하는 탈모방지 또는 발모촉진용 조성물, 특허공개 10-2014-0091376호, 이태후생명과학 주식회사

논문

- 국화추출물이 산화적 스트레스에 의해 유발되는 세포와 DNA 손상에 미치는 영향, 안동대학교 자연과학대학 생명과학과 박영미 외 4, 생명과학회지(2011. 12. 31)
- 국화차를 포함하는 허브차의 CCl4로 유도된 간세포손상 보호 및 항유전독성 효과, 경남대학교 식품영양학과 이현정 외 3, 한국식품영양과학회지(2011. 1. 31)
- 국화과 추출물의 암세포 증식 억제 효과, 공주대학교 특수동물학과 안인정 외 8, 한국식품영양과학회지(2012. 5. 31)
- 국화분말을 첨가한 빵의 특성과 저장중의 품질 변화, 경남대학교 식품생명학과 정상인 외 2, 생명과학회지(2010. 2. 28)

근대

특허

- 야채 쌈 만두 제조방법, 특허등록 제1229943호, 주식회사 청류동

논문

- 근대(Beta vulgaris var. cicla) 지상부로부터 노르이소프레노이드와 간보호성 플라본 글리코사이드, 서울대학교 약학대학 김인겸 외 4, 약학회지(2004. 6)
- 근대, 사탕무우, seabeet(Betavulgarissubsp.)의 환경내성기구에 관한 연구, 경북대학교 송승달
- 염 환경하에서 근대(Beta vulgaris var. cicla)의 생장과 항산화효소(SOD, APX, GR)의 활성변화, 경북대학교 자연과학대학 생물학과 배정진 외 2, 생명과학회지(2003. 10. 30)

당근

특허

- 당근모상근을 이용한 과산화효소의 제조방법, 특허등록 제96690호, 재단법인 서울대학교 공과대학 교육연구재단
- 발포 건조 당근 및 이의 제조방법, 특허등록 제587586호, 태경농산 주식회사
- 자색 당근의 유효 성분 추출방법, 특허공개 10-2013-0133386호, 주식회사 한국생명과학기술

논문

- 야채스프의 RAW 264.7 세포에서 항염증 효과, 남부대학교 한방자원개발학과 심재근 외 7, 한국식품영양과학회지(2010. 8. 31)
- 당근과 무의 단세포물 섭취가 흰쥐의 배변 특성, 무기질 흡수율 및 소장과 대장의 구조에 미치는 영향, 한국식품개발연구원 박용곤 외 1, 한국식품영양과학회지(2004. 3. 30)
- 당근 추출물이 난소를 절제한 흰쥐의 혈중지질 및 항산화효소 활성에 미치는 영향, 신라대학교 식품영양학과 김미향 외 2, 생명과학회지(2000. 2. 29)
- 당근 첨가가 채소즙(녹즙)에서 비타민 C의 안정성에 미치는 영향, 부산대학교 식품영양학과 이선미 외 3, 한국식품영양과학회지(1997. 8. 30)
- 당근의 심장혈관 작용, Gilani, A.H 외 2, 약학회지(1994. 6)

마늘

특허

- 마늘추출물의 전립선암 및 방광암 예방 및 치료제로서의 용도, 특허등록 제412424호, 학교법인 고려중앙학원
- 마늘에서 기능성물질인 티아크레모논의 함량증가 방법, 특허등록 제900453호, 충북대학교 산학협력단
- 가열된 마늘 추출액을 함유하는 항진균용 천연 보존료, 특허등록 제499827호, 학교법인 대양학원
- 유산균을 이용한 마늘 발효액을 함유하는 천연 항균제, 특허등록 제860785호, 주식회사 리스나, 한국생명공학연구원
- 마늘 추출물을 함유하는 피부 노화방지용 조성물, 특허등록 제1141343호, 경희대학교 산학협력단
- 마늘과 쑥을 이용한 항균, 미백, 항산화 활성을 가지는 피부개선용 화장수의 제조방법, 특허등록 제1038516호, 재단법인 남해마늘연구소
- 무취 마늘 추출물을 함유하는 화장료 조성물, 특허등록 제205498호, 주식회사 아모레퍼시픽
- 피부노화 억제 효과를 갖는 무취 마늘추출물 및/또는 가시오갈피추출물을 함유하는 화장료 조성물 및 그의 제조방법, 특허등록 제372360호, 주식회사 바이오랜드, 로제화장품 주식회사
- 맛과 향이 보존된 마늘죽염 또는 마늘소금 복합 조미소재의 제조방법, 특허등록 제584782호, 경상대학교 산학협력단 외 3
- 마늘취가 감소된 마늘제재 및 마늘 음료, 특허등록 제763491호, 주식회사 인산가
- 제초제 저항성 마늘의 제조방법 및 상기 방법에 의해 제조된 제초제 저항성 마늘, 특허등록 제960886호, 대한민국(농촌진흥청장)
- 다시마 마늘 고추장 제조방법 및 이에 의해 제조된 다시마 마늘 고추장, 특허등록 제1066395호, 부경대학교 산학협력단, 주식회사 마린바이오프로세스
- 칼슘이 함유된 기능성 마늘 식품 소재 및 이를 이용해 제조된 기능성 식품, 특허등록 제865113호, 충남대학교 산학협력단
- 냄새를 없앤 마늘과 솔잎을 이용하여 제조한 식초 및 그 제조방법, 특허등록 제998329호, 이**
- 마늘을 이용한 기능성 팽이버섯의 재배용 배지 조성물 및 팽이버섯 재배방법, 특허등록 제472897호, 조**
- 마늘 및 양파의 발효추출액을 포함하는 천연 주방세제 조성물 및 이를 제조하는 방법, 특허등록 제1269647호, 권**
- 인진쑥, 오가피 및 마늘의 추출물들을 포함하는 동물의 성장촉진용 조성물 및 이를 포함하는 사료 조성물, 특허등록 제528313호, 알앤엘생명과학 주식회사
- 솔잎과 마늘에 의한 오리 사육방법 및 그 오리고기, 특허등록 제585970호, 최**
- 마늘을 이용한 접착제 및 제조방법, 특허등록 제949148호, 이진화
- 고지혈증 및 복부비만을 예방하는 마늘, 대두단백 및 타우린을 유효 성분으로 함유하는 혼합 조성물, 특허등록 제667038호, 인하대학교 산학협력단
- 암 세포의 활성 억제용 단호박 마늘 고추장 및 그 제조방법, 특허공개 10-2010-0081459호, 부경대학교 산학협력단

- 마늘추출물을 함유하는 활성산소 억제제 및 그 용도, 특허공개 10-2006-0039042호, 앨트웰 주식회사
- 효모로 발효된 마늘의 헥산 추출물을 포함하는 혈액종양의 예방 또는 치료용 의약 조성물, 특허공개 10-2013-0118140호, 부산대학교 산학협력단
- 도라지 및 마늘 추출물을 함유하는 호흡기질환의 예방 및 개선용 건강기능식품 조성물, 특허공개 10-2011-0075590호, 주식회사 젠셀
- 엘디엘 산화를 억제시키기 위한 마늘과 라이코펜의 상승작용성 혼합물, 특허공개 10-2001-0024883호, 라이코드 내츄럴 프로덕츠 인더스트리즈 리미티드(이스라엘)
- 마늘로부터 분리 정제한 셀레늄 강화 마늘 추출물 및 그의 이용, 특허공개 10-2005-0020084호, 주식회사 케어젠
- 함초를 함유한 마늘의 제조방법, 특허공개 10-2005-0096650호, 주식회사 선인장나라와통영제망

논문

- 이소플라본의 항산화능에 대한 마늘 추출물의 영향, 고신대학교 식품영양학과 강진훈, 한국식품영양과학회지(2013. 6. 30)
- 광 조사에 의한 마늘의 알리신 함량 변화, 농촌진흥청 국립농업과학원 농업공학부 정훈 외 3, 한국식품저장유통학회지(2013. 2. 28)
- 구운 마늘 분말이 고지방-고콜레스테롤 식이를 급여한 흰쥐의 체내 지질대사에 미치는 효과, 한경대학교 영양조리학과 이은주 외 3, 한국식품영양과학회지(2012. 1. 31)
- 흰쥐에서 흑마늘 추출물과 그 성분들에 의한 혈소판 응집억제 효과, 전남대학 약학대학 최유희 외 4, 생명과학회지(2011. 10. 30)
- 복합균주에 대한 부추와 마늘 생즙 및 가루성분의 항균특성, 한양대학교 교육대학원 영양교육과 이은희 외 3, 한국식품과학회지(2011. 8. 31)
- 수영부하 피로에 대한 마늘추출물 및 비타민 B군 강화 급이의 회복 효과, 재단법인 남해마늘연구소 강민정 외 2, 생명과학회지(2011. 6. 30)
- 마늘추출물에 의한 암세포의 이동 저하, 허혈조직재생연구센터, 부산대학교 의학전문대학원 약리학교실 김은경 외 10, 생명과학회지(2011. 6. 30)
- 탈진적 운동과 마늘진액 섭취가 고지방식이로 비만이 유도된 흰쥐에 체중, 지방량, 혈중지질 및 산화적 스트레스에 미치는 영향, 부산대학교 대학원 체육학과 이현미 외 3, 생명과학회지(2010. 12. 30)
- 마늘의 조리방법에 따른 DNA 손상 보호 효과의 비교, 경남대학교 식품영양학과 김정미 외 2, 한국식품영양과학회지(2010. 6. 30)
- 추출조건에 따른 마늘 추출물의 항산화 및 항암활성 효과, 원광대학교 한의학전문대학원 김혜자 외 7, 동의생리병리학회지(2010. 2. 25)
- 단기 알코올 투여 시 마늘과 한약재 복합물이 체내 지질 조성 및 간기능 회복에 미치는 영향, 재단법인 남해마늘연구소 외 4, 생명과학회지(2009. 7. 30)
- 제2형 당뇨병 동물 모델에서 고혈당증과 이상지질혈증에 대한 마늘과 숙성 흑마늘의 효과, 인제대학교 서영주 외 5, 한국식품영양과학회지(2009. 3. 31)
- 마늘추출물이 운동부하 흰쥐의 심장내 MAPK signaling 활성에 미치는 영향, 특허청 화학생명공학심사국 이준혁 외 4, 동의생리병리학회지(2008. 10. 25)
- 산지별 국내산 마늘종의 항산화 성분과 항산화 활성 비교, 창원전문대학 정지영 외 1, 한국식품영양과학회지(2008. 8. 30)
- 숙성에 의해 제조된 흑 마늘 추출물의 생리학적 활성 및 항산화 효과, 경북대학교 농화학과 장은경 외 2, 한국식품과학회지(2008. 8. 1)
- 껍질 유무에 따른 마늘장아찌의 품질특성, 대구한의대학교 한방식품조리영양학부 정현아 외 2, 한국식품조리과학회지(2007. 12. 31)
- 운동으로 유발된 산화 스트레스와 마늘의 항산화 작용, 동의대학교 생활과학대학 식품영양학과 윤군애, 한국영양학회지(2007. 12. 30)
- 마늘 열수 추출물의 활성산소종 생성을 통한 인체백혈병세포의 apoptosis 유발, 동의대학교 한의과대학 생화학교실 최우영 외 7, 생명과학회지(2007. 12. 30)
- 납중독 흰쥐에서 식이 마늘 즙의 해독효과에 관한 연구, 조선대학교 식품영양학과 서화중 외 1, 한국식품영양과학회지(2005. 3. 30)
- 고지방식을 섭취한 쥐에서 주요 한국 양념 (고추가루, 마늘 및 생강)의 항비만 효과, 부산대학교 식품영양학과 윤지영 외 3, 한국식품영양과학회지(2005. 3)
- 소음으로 인한 청력소실에 대한 마늘 추출물 diallyl disulfide(DADS)의 효과, 원광대학교 부속익산한방병원 윤민영 외 3, 대한침구학회지(2002. 4. 20)
- 고콜레스테롤 식이 섭취시 1% 마늘가루 첨가가 혈액 및 간조직 중 지질과 혈중 유리 아미노산 농도에 미치는 영향, 계명대학교 식품영양학과 조현주 외 1, 한국식품영양과학회지(2002. 2. 28)
- 감기바이러스(인플루엔자) 감염에 대한 마늘의 방어효과, 일본 Nagai생명과학연구소 Katsuzi Nagai 외 3, 한국식품영양과학회지(2000. 2. 28)
- 처리법을 달리한 마늘 첨가식이가 자발성 고혈압쥐의 혈액에 미치는 영향, 숙명여자대학교 식품영양학과 전희정 외 1, 한국식품영양과학회지(1997. 2. 28)
- 마늘즙액의 대장균 생육 저해 작용, 조선대학교 가정교육학과 김연순 외 4, 한국식품과학회지(1996. 8. 31)
- 사염화탄소에 의해 유발된 급성간장해에 대한 마늘의 간장 보호 효과, 한국식품개발연구원 박무현 외 2, 자원식물학회지(1995. 12. 30)
- 흰쥐 위점막 손상에 대한 가공마늘의 효과, 배화여자전문대학 식품영양과 서광희, 한국식품영양학회지(1994. 9)
- Copper-Phenanthroline 복합체에 의해 유도되는 DNA 손상에 대한 양파와 마늘의 억제효과, 조선대학교 식품영양학과 박평심 외 1, 한국식품영양과학회지(1992. 9. 20)
- Purine 대사과정에 미치는 마늘 수침액의 영향, 영남대학교 약학대학 허근 외 3, 약학회지(1986. 4. 30)

마시멜로

특허

- 자연상태의 생허브를 이용한 허브 추출 조성물, 그 제조방법 및 이를 이용한 아토피성 피부염 완화를 위한 화장료 조성물, 특허등록 제1202393호, 콜마비앤에이치 주식회사
- 알로에 베라 추출물 및 마쉬멜로우 뿌리 추출물을 함유하는 피부 보습용 또는 진정용 인체 세정제 조성물, 특허등록 제1114161호, 주식회사 아모레퍼시픽
- 캔디 및 그 제조방법, 특허등록 제195880호, 사꾸마세이야꾸 가부시끼가이샤
- 입술의 보습효과를 갖는 입술용 화장료 조성물, 특허공개 10-0006241호, 주식회사 아모레퍼시픽

논문

- 복합 초콜렛제품에서의 수분이동에 의한 곰팡이의 발생, 동양제과 주식회사 기술개발연구소 김상용 외 2, 한국식품과학회지(1997. 10. 30)

마카

특허

- 마카 추출물을 포함하며 항산화 작용 및 기억력 증진 효과가 있는 음료, 이의 제조방법, 특허등록 제1143516호, 대진대학교 산학협력단 외 2
- 능이버섯 및 마카 추출물을 포함하는 미백 및 항산화용 화장료 조성물, 특허등록 제1074649호, 주식회사 더마랩
- 마카 추출물 함유 알코올 음료, 특허등록 제1187237호, 산토리 홀딩스 가부시키가이샤
- 마카 추출액을 포함하는 음료의 제조방법, 특허등록 제1270956호, 대진대학교 산학협력단 외 2
- 발효 마카를 함유하는 발효유 조성물 및 이의 제조방법, 특허공개 10-2012-0115736호, 주식회사 이스터비앤에프
- 폴리페놀이 풍부한 마카 지상부위 추출물 및 이를 포함한 조성물, 특허공개 10-2014-0012964호, 라보라토이레즈 익스펜사이언스(프랑스)
- 논문
- 초임계 유체 추출을 이용한 마카(Lepidium meyenii Walp.) 추출 공정 최적화 및 추출물의 지구력 증진 효과, 연세대학교 강정일 박사학위논문(2013)
- 마카(Lepidium meyenii) 보충이 생쥐에서 Scopolamine으로 손상된 기억력 회복에 미치는 효과, 대진대학교 식품영양학과 이홍미 외 5, 한국식품영양학회지(2010. 12. 1)
- 물추출복합발효물(MP119)이 성기능에 미치는 영향 및 카드뮴 독성에 대한 효과, 주식회사 벤스랩 중앙연구소 장영선 외 1, 한국식품영양과학회지(2009. 12. 31)
- 마카 추출액의 생리활성 효과, 유진종합식품 권윤숙 외 5, 한국식품영양과학회지(2009. 7. 31)
- 마카 추출액을 첨가한 음료의 품질특성 및 저장 중 항산화성 평가, 대진대학교 식품영양학과 전인숙 외 2

머위

특허

- 항알레르기 또는 항염증 물질로서의 머위 발효물, 특허등록 제990975호, 대한민국(농촌진흥청장), 구안산업 주식회사, 경희대학교 산학협력단
- 염증성 피부 질환 치료용 조성물, 특허등록 제820343호, 주식회사 바이오플러스 외 1
- 항비만용 조성물, 특허등록 제898832호, 강원대학교산학협력단, 주식회사 엔자임바이오
- 머위 및 돼지감자가 함유된 차 및 그 제조방법, 특허등록 제1234304호, 바랑산 영농조합법인
- 머위, 매실 및 함초를 함유하는 침출차와 액상추출차의 제조방법 및 그로부터 제조한 침출차와 액상추출차, 특허등록 제894284호, 전** 외 2
- 머위줄기의 조미방법, 특허공개 10-2001-0105904호, 이**
- 머위 약초차, 특허공개 10-2009-0101689호, 충북대학교 산학협력단

논문

- 머위(Petasites japonicus)와 여주(Momordica charantia L.) 추출물의 MC3T3-E1 조골

세포 증식 및 분화에 미치는 효과, 동아대학교 식품영양학과 지숙희 외 2, 한국식품영양과학회지(2010. 2. 27)
- 머위(Petasites japonicus) 엽병으로부터 항산화 물질의 분리 및 동정, 동아대학교 식품과학부 김민영 외 4, 한국식품영양과학회지(2008. 8. 30)
- 국내자생식물자원인 머위추출물(MK-104)로부터 뇌질환 예방 식품 신소재 개발, 충남대학교 김미리 보건복지부 보건의료연구개발사업 최종보고서(2007. 5)
- 머위 추출물이 알코올 투여한 흰쥐의 간조직 내 항산화 체계에 미치는 영향, 광주광역시 보건환경연구원 조배식 외 2, 한국식품영양과학회지(2007. 3. 30)
- 머위(Petasites japonicus S. et Z. Max.)의 이화학적 성분, 광주광역시 보건환경연구원 조배식 외 3 한국식품저장유통학회지(2006. 10)
- 머위(Petasites japonicum) 추출물의 항알레르기 효과, 정인대학 호텔조리영양과 최옥범, 한국식품영양학회지(2002. 9. 30)

몰로키아

특허
- 몰로키아가 함유된 생김 제조방법 및 그에 의해 제조된 생김, 특허등록 제1315327호, 주식회사 에스씨해미
- 기능성 식초의 제조방법, 특허등록 제1327810호, 박**
- 몰로키아를 재료로 사용한 냉면의 제조방법과 이에 의해 제조한 음식, 특허등록 제474936호, 박**
- 사료첨가제 및 이를 포함하는 사료, 특허등록 제643596호, 계명대학교 산학협력단 외 2

논문
- 몰로키아의 항염증 활성과 항동맥 경화 효과, 계명대학교 황보미향 박사학위논문(2008)
- 몰로키아(Corchorus olitorius) 잎에서 추출한 mucilage의 이화학적 특성, 한국식품개발연구원 정창화 외 3, 한국식품과학회지(2002. 10. 30)

모링가

특허
- 현미 및 모링가를 주재로 하여 복합유산균 발효에 의해 발효식품을 제조하는 방법 및 그 제조방법에 의해 제조된 복합유산균 발효식품, 특허등록 제1386879호, 주식회사 로드바이오
- 비타민과 모링가 잎 추출물을 포함하는 음료 조성물 및 그 제조방법, 특허등록 제1408837호, 웅진식품 주식회사
- 모링가 종의 통 시드 추출물, 및 화장품 또는 피부학적 조성물에서의 이의 용도, 특허공개 10-2012-0108916호, 삐에르화브르데르모-코스메띠끄

논문
- 모링가 뿌리 추출물에 대한 신장섬유화 억제 효과, 대구가톨릭대학교 의용생체공학연구소 박수현 외 1, 생명과학회지(2012. 10. 30)

모시풀

특허
- 왕모시풀 추출물 및 이를 함유하는 항암제, 특허등록 제873372호, 주식회사 비씨월드제약
- 모시풀 추출물을 유효 성분으로 함유하는 콜레스테롤 저감, 체중조절 및 비알코올성 지방간 개선용 건강기능식품, 특허등록 제1419016호, 한국식품연구원, 서천군
- 모시풀 추출물 및 이를 함유하는 항균조성물, 특허등록 제10-2013-0044475호, 이**
- 모시풀을 이용한 탈모방지용 한방추출물 및 이를 이용한 탈모방지 샴푸, 특허등록 제1090593호, 이**
- 모시풀잎 부각 조성물과 그 제조방법, 특허등록 제947666호, 전** 외 2
- 새콤달콤한 콜라겐 모시풀잎 티백 조성물과 그 제조방법, 특허등록 제974357호, 전** 외 2
- 모시풀을 이용한 전통주의 양조 방법, 특허공개 10-2006-0128235호, 김**
- 모시풀잎과 쌀,찰보리쌀을 이용하여 제조된 생면의 제조방법, 특허공개 10-2003-0048709호, 조**
- 모시풀 추출물을 유효 성분으로 함유하는 신생혈관형성 억제용 조성물, 특허공개 10-2014-0043263호, 한국식품연구원

논문
- 한국약용식물의 최종당화산물 생성저해활성 검색, 한국한의학연구원 한약연구본부 한의신약연구그룹, 최소진 외 5, 생약학회지(2012. 12. 31)
- 모시풀 분말로 만든 식빵의 최적화 및 저장 중 감마선조사 처리된 최적화된 식빵의 보존, 숙명여자대학교 이희정 외 1, 한국식품영양과학회지(2012. 3. 31)
- 모시풀의 이화학적 특성과 항균활성, 순천대학교 손미화 석사학위논문(2007)
- 송피 및 모시풀 첨가에 의한 떡의 관능적, 기계적 텍스처 특성 변화, 부산수산대학교 식품영양학과 김순임 외 3, 한국식품영양과학회지(1993. 11. 16)

무

특허
- 보르도 무 마쇄액을 함유하는 항산화 및 혈전증 예방 또는 치료용 식품 및 약학 조성물, 특허등록 제133819호, 안동대학교 산학협력단 외 1
- 세균성 장질환 예방 및 치료용 생약조성물, 특허등록 제545156호, 주식회사 케이티앤지
- 장기능 및 변비 질환 개선용 생약조성물, 특허등록 제506824호, 주식회사 케이티앤지
- 호흡기질환 개선을 위한 기능성 건강음료, 특허등록 제847217호, 추**
- 무우 쥬스의 제조방법, 특허등록 제478460호, 한국식품연구원
- 무 신품종 보르도 및 그것의 육종 방법, 특허등록 제1193320호, 신젠타종묘 주식회사
- 한국산 무로부터 분리한 이소퍼록시데이즈 유전자 및 그를 발현하는 재조합 미생물, 특허등록 제183528호, 김**
- 가압 볶음 무말랭이 및 이의 용도, 특허등록 제976619호, 주식회사 세전
- 무청 블록 제조방법, 특허등록 제936799호, 강원에프앤비 영농조합법인, 강원대학교 산학협력단
- 항산화능이 우수한 무정과 및 그 제조방법, 특허등록 제1300602호, 충남대학교 산학협력단
- 무청과 무를 이용한 국수의 제조방법, 특허등록 제1254196호, 주식회사 정담원
- 무로부터 설포라펜을 분리하는 방법 및 이의 용도, 특허등록 제1028865호, 중앙대학교 산학협력단
- 새싹 복합 추출물을 함유하는 화장료 조성물, 특허등록 제794519호, 주식회사 더페이스샵
- 나복자 추출물 또는 피니톨을 유효 성분으로 함유하는 고혈압의 예방 및 치료용 조성물 , 특허공개 10-2009-0000535호, 인제대학교 산학협력단
- 상처 치유용 조성물, 특허공개 10-2013-107411호, 주식회사 오비엠랩
- 주름 개선용 조성물, 특허공개 10-2013-0069034호, 주식회사 오비엠랩
- 무로부터 분리된 자가불화합성 유전자, 특허공개 10-2001-0054971호, 대한민국(서울대학교) 외 1
- 항히스타민제 조성물, 특허공개 10-2013-0042537호, 재단법인 제주테크노파크, 재단법인 경기과학기술진흥원
- 갯무 유래의 RsERF1 유전자 및 이의 용도, 특허공개 10-2013-0082255호, 동아대학교 산학협력단

논문
- 무와 비교한 콜라비의 성분분석, 전남대 최승현 외 5, 원예과학회지(2010)
- 야채스프의 RAW 264.7 세포에서 항염증 효과, 남부대학교 한방자원개발학과 심재근 외 7, 한국식품영양과학회지(2010. 8. 31)
- 가압볶음 무말랭이 열수 추출물의 항산화 효과, 주식회사 세전식품연구소 송영복 외 6, 한국식품영양과학회지(2010)
- HMC-1 세포에서 나복근(Raphanus sativus Linn.)의 성분인 phenethyl isothiocyanate에 의한 인터루킨-6 생성 조절 기전, 경희대학교 한나라 석사학위논문(2009)
- 무의 α-Amylase 활성 및 가공 안정성, 호서대학교 식품생물공학과 및 식품기능안전연구센터 조은혜 외 6, 한국식품영양과학회지(2009. 6. 30)
- 고지방 식이를 한 생쥐 내에서 내복자 물 추출물의 항비만 효과와 지방저하효과, 대구한의대학교 한의과대학 이종록 외 7, 한국응용생명화학회 농화학회지(2009. 2. 28)
- 무청 분말이 콜레스테롤식이를 공급한 흰쥐의 장기능 및 분변 중 중성지질 및 Sterol 배설에 미치는 영향, 한국생명공학연구원 장현서 외 5, 한국식품영양과학회지(2008. 10. 31)
- Helicobacter pylori에 의한 위세포독성 및 interleukin-8 생성에 미치는 무의 억제효과, 동국대학교 의과대학 약리학교실 및 난치병한양방치료연구소 손윤희 외 5, 생명과학회지(2005. 8. 30)
- 무 물 추출물로부터 장기능 및 변비질환 개선을 위한 활성 분획의 제조, KT&G 중앙연구원 백순옥 외 4, 한국응용생명화학회 농화학회지(2004. 9. 30)
- HeLa세포에서 Helicobacter pylori 독소에 의한 공포형성에 미치는 무의 효과, 동국대학교 의과대학 약리학교실 및 난치병한양방치료연구소 손윤희 외 7, 생약학회지(2004. 9. 30)
- 무에 대한 사상의학적 고찰, 한국한의학연구원 김종덕 외 2, 한국한의학연구원논문집(2004. 6. 30)
- 무 에탄올 추출물의 in vitro 생리활성 분석, 호서대학교 벤처전문대학원 및 식품생물공학과 정민숙 외 2, 한국응용생명화학회 농화학회지(2004. 3. 31)
- 한국산 무 추출물의 곰팡이 병균에 대한 항진균성, 한동대학교 생명공학연구소 황철원 생명과학회지(2003. 4. 30)

- 김치에 있어서의 amylolytic enzyme과 protease 활성에 관한 연구, 성신여자대학교 식품영양학과 한영숙 외 2, 한국식품과학회지(2002. 4)
- 무, 양파의 시료제조방법에 따른 흰쥐의 지방대사와 항산화능에 관한 연구, 이화여자대학교 식품영양학과 안소진 외 1, 한국영양학회지(2001. 7. 31)
- 재배한 무순의 향미성분, 전주기전여자대학 식품영양학과 송미란, 한국식품영양과학회지(2001)
- In vivo와 in vitro에서 김치 및 김치재료의 피브린 분해활성, 부산대학교 식품영양학과 및 김치연구소 김미정 외 2, 한국식품영양과학회지(1998. 9. 15)
- 무의 젖산균 증식 촉진물질과 촉진작용, 세종대학교 식품공학과 박경숙 외 1, 한국식품과학회지(1992. 12. 29)
- 동치미의 발효 중 화학적 및 관능적 성질의 변화, 국립안성농업전문대학 생활교양과 강근옥 외 2, 한국식품과학회지(1991. 6. 29)
- 간절임이 무우 Cube의 Ascorbic Acid 함량, α-Amylase 활성, 양념류 침투성, 생균수에 미치는 영향, 원광대학교 농과대학 농화학과 김중만 외 3, 한국식품과학회지(1990. 8. 31)
- 한국산 무우 Peroxidase의 열변성 및 재활성화에 미치는 요인, 동아대학교 식품영양학과 이경아 외 3, 한국식품영양과학회지(1990. 8. 25)

무-열무

특허

- 열무 물김치 제조방법 및 그 방법으로 제조된 열무 물김치, 특허등록 제1274361호, 이**
- 열무김치로부터 분리된 감마-아미노뷰티르산을 생산하는 락토바실러스 브레비스 균주 및 이의 용도,특허공개 10-2013-0068864호, 대한민국(농촌진흥청장)

논문

- 함초 분말 첨가 열무 물김치의 품질특성, 우송대학교 외식조리학부 박정은 외 2, 한국식품영양과학회지(2011. 7. 31)
- 톳가루의 첨가가 열무김치의 품질에 미치는 영향, 영동대학교 호텔외식조리학과 문성원 외 1, 한국식품영양과학회지(2011. 3. 31)
- 유황처리 열무로 제조한 열무김치의 특성과 인체 위암세포의 성장억제효과, 부산대학교 식품영양학과 및 김치연구소 공창숙 외 6, 한국식품영양과학회지(2006. 2. 28)
- 문헌에 나타난 열무김치 및 열무물김치 제조방법의 표준화, 부산대학교 식품영양학과 및 김치연구소 공창숙 외 6, 한국식품영양과학회지(2005. 1. 29)
- 시설 열무 중 diazinon 및 endosulfan에 대한 잔류농약 분해특성, 국립농산물품질관리원 전남지원 최근영 외 6, 한국응용생명화학회지(2004. 6. 30)

미나리

특허

- 미나리와 개다래 추출물을 유효 성분으로 함유하는 여성용 음료조성물 및 그 제조방법, 특허등록 제1354911호, 재단법인 대구테크노파크
- 미나리 추출물을 유효 성분으로 함유하는 학습능력 또는 기억력 장애 예방 또는 치료용 조성물 및 그 제조방법, 특허등록 제1280421호, 주식회사 브레인트로피아, 재단법인 전남생물산업진흥원
- 미나리 유기산 추출물을 유효 성분으로 함유하는 항염증용 조성물, 특허등록 제1325825호, 동국대학교 경주캠퍼스 산학협력단
- 미나리 추출물을 함유하는 폐암예방 및 전이억제용 식이조성물, 특허등록 제395214호, 이**
- 미나리로부터 페루릭산을 추출하는 방법, 특허등록 제339155호, 주식회사 엘지
- 미나리 염장 발효 효소수 제조방법 및 미나리 숙성 방법, 특허등록 제880028호, 박**
- 셀레늄이 함유된 고칼슘 미나리의 재배방법, 특허등록 제444653호, 박**
- 미나리 성분이 함유된 화장비누의 조성물, 특허등록 제413298호, 박**
- 스포츠 음료용 미나리 추출물의 제조방법 및 이를 유효 성분으로 함유하는 운동능력증진용 스포츠 음료 조성물, 특허공개 10-2014-0081132호, 재단법인 대구테크노파크, 농업회사법인 새얼바이오푸드주식회사, 유**
- 미나리 추출물을 이용한 발효식초 제조방법, 특허공개 10-2011-0045294호, 서**

논문

- 미나리 분말을 첨가한 청국장의 발효 및 품질특성, 대구가톨릭대학교 식품가공학과 이신호 외 1, 한국식품영양과학회지(2013. 7. 31)
- 미나리 발효액과 미나리 발효액을 이용한 식초의 특성 분석 및 glioma C6 세포에서 산화적 손상에 대한 보호 효과, 계명대학교 식품가공학과 김민주 외 6, 한국식품과학회지(2013. 6. 30)
- 미나리에서 추출한 Isorhamnetin의 ERK 신호 Pathway의 억제를 통한 생쥐 Hepatic Stellate 세포에서의 섬유증 약화, 서울대학교 이미경 외 4, 생약학회지(2008. 6)
- 미나리 즙이 과산화 지질과 알코올을 투여한 흰쥐의 체지질 구성, 간장기능 및 항산화능에 미치는 영향, 상지대학교 화학과 박영훈 외 2, 자원식물학회지(2005. 6. 28)
- 재배방법이 다른 미나리의 항세균 활성, 동아인재대학 식품영양과 이홍렬 외 2, 한국식생활문화학회지(2001. 7. 30)
- 미나리즙이 고지방식이를 급여한 흰쥐의 혈청지질구성에 미치는 영향, 상지대학교 식품영양학과 최무영 외 3, 자원식물학회지(2000. 3)
- 미나리의 중금속 흡수량 측정 및 중금속 결합단백질의 동정, 경북대학교 자연과학대학 유전공학과 박영일 외 3, 한국응용생명화학회 농화학회지(1996. 12. 31)
- 미나리추출물이 사염화탄소에 의한 마우스 간손상에 미치는 영향, 계명전문대학 식품영양과 이상일 외 2, 한국식품영양과학회지(1993. 9. 16)

바질

특허

- 담배 가향용 바질 추출물 제조방법, 특허등록 제318303호, 재단법인 한국인삼연초연구원
- 즉석 파스타용 소스 및 그 제조방법, 특허등록 제343478호, 씨제이 주식회사
- 바질의 첨가량을 달리한 토마토 소스의 품질특성, 특허공개 10-2012-0110247호, 김**

논문

- 바질의 항산화 물질 측정과 항산화성 식품 개발에 관한 연구, 위덕대학교 박명희 박사학위논문(2009)
- 바질을 첨가한 데미글라스 소스의 품질 특성에 관한 연구, 영남대학교 식품외식학부 외식산업학과 최수근 외 2, 한국식생활문화학회지(2006. 2. 28)

박

특허

- 박 바가지를 이용한 청국장 제조방법, 특허등록 제679700호, 나**

배추

특허

- 체중 감량 및 지질 저하 효과를 갖는 다시마 첨가 배추김치, 특허등록 제661088호, 부산대학교 산학협력단
- 식중독균 제어 배추김치 및 그 제조방법, 특허등록 제757870호, 한국식품연구원
- 자연산 개복숭아를 함유한 배추김치 및 그 제조방법, 특허등록 제1307561호, 왕**
- 전분이 도포된 동결건조 송이버섯 및 이를 이용한 송이버섯 김치, 특허등록 제454662호, 원**
- 백련잎을 이용한 김치의 제조방법 및 그로 제조된 김치, 특허등록 제458914호, 주식회사 농천가
- 해양심층수 및 상황버섯을 이용한 절임배추의 제조방법, 특허공개 10-2007-0051815호, 웰리네사람들 주식회사
- 곰취장아찌를 이용한 곰취배추김치 및 그 제조방법, 특허공개 10-2011-0078643호, 이**
- 댓잎분말 제조방법 및 그 댓잎분말을 첨가한 댓잎김치와 그 제조방법, 특허공개 10-2005-0117619호, 담양군 외 1

논문

- 배추 폐기물로부터 분리한 불용성 식이섬유가 고지방 식이를 급여한 쥐의 혈중 지질농도에 미치는 영향, 목포대학교 식품공학과 유문려 외 3, 한국식품영양과학회지(2012. 1. 31)
- 백련초 분말 첨가 배추김치의 저장 중 품질특성 변화, 전북대학교 식품영양학과 이영숙 외 2, 한국식품조리과학회지(2011. 6. 30)
- 배추의 조리방법에 따른 항산화 활성 및 카로티노이드와 토코페롤 함량 변화, 한경대학교 영양조리학과 황은선 외 1, 한국식품조리과학회지(2011. 12. 30)
- 배추와 양배추 추출물의 생리활성 물질 및 암세포 증식 억제효과 분석, 한경대학교 영영조리학과 황은선 외 2, 한국식품영양과학회지(2010. 6. 30)
- 배추김치의 제조 및 발효과정 중 Bifenthrin과 Metalaxyl 농약의 제거 효과, 부산대학교 김치연구소 및 부산대학교 식품영양학과 정지강 외 7, 한국식품영양과학회지(2009. 9. 30)
- 김치종류별 식이가 Hairless Mouse 피부의 형태학적 변화에 미치는 영향, 부산대학교 식품영양학과 및 김치연구소 류복미 외 5, 한국식품영양과학회지(2004. 11. 30)
- 배추김치 즙 투여가 고 열량 섭취 흰쥐의 지질대사 및 체중변화에 미치는 영향, 조선대학교 서화중 외 1, 한국식품영양과학회지(2004. 1. 30)
- 배추김치의 활성성분인 3-(4-hydroxyl-3′,5′-dimethoxyphenyl)propionic acid의 고지혈증 치료 효과, 부산대학교 식품영양학과 및 김치연구소 김현주 외 6, 한국식품영양과학회지(2004. 1. 30)
- 배추 γ-Aminobutyric Acid의 탐색 및 배추 첨가 식이가 알콜 투여 흰쥐의 지방대

사와 간기능에 미치는 영향, 전북대학교 식품영양학과 유전공학연구소 차연수 외 1, 한국식품영양과학회지(2000. 6. 30)
- 김치가 노화촉진쥐 뇌의 유리기 생성 및 항산화효소 활성에 미치는 영향, 마산대학 식품영양과 김종현 외 6, 한국식품영양과학회지(2002. 2. 28)
- 비장세포 내 종양세포와 인터루킨-6의 활성화 대식세포, 변형성장인자 $\beta 1$에 의한 산화질소의 생산에 미치는 김치추출물의 효과, 고신의대 미생물학과 김광혁 외 2, 한국식품영양과학회지(2001. 6)

부추

특허
- 부추로부터 분리된 신규 화합물 및 그 화합물의 항바이러스제로서의 용도, 특허등록 제1306956호, 건국대학교 산학협력단
- 부추 추출물을 함유하는 통풍의 예방 및 치료용 약학조성물, 특허등록 제527109호, 학교법인 인제학원 외 2
- 부추 추출물을 함유하는 당뇨병에 의한 합병증 예방 및 치료를 위한 약학조성물, 특허등록 제535322호, 학교법인 인제학원 외 3
- 방부활성과 항염 활성을 가지는 카프릴릴 글라이콜 에칠헥실글리세린과 노간주나무 추출물 부추 추출물과 산들깨 추출물 및 이를 유효 성분으로 함유하는 화장료 조성물, 특허등록 제941133호, 주식회사 코스메카코리아
- 매운맛을 제거한 부추 추출액의 제조방법, 특허등록 제332274호, 양주시
- 부추 추출물을 이용한 항균 토시 및 그 제조방법, 특허등록 제1357168호, 양주시
- 부추를 첨가한 양돈 사료 조성물, 특허등록 제893155호, 파주연천축산업협동조합
- 부추 추출물로부터 분리한 단백질을 유효 성분으로 함유하는 혈전 관련 질환의 예방 및 치료용 조성물, 특허공개 10-2009-0119397호, 한국생명공학연구원
- 항암효과를 가지는 부추추출물 및 항암 활성성분의 추출방법, 특허공개 10-2002-0086336호, 주식회사 제노바이오텍
- 인체 병원성 미생물에 대한 항균효과를 가지는 부추추출물 및 항균 활성성분의 추출방법, 특허공개 10-2002-0048347호, 주식회사 제노바이오텍
- 미나리와 부추를 이용한 간 지질대사 개선용 또는 간기능 개선용 복합 조성물, 특허공개 10-2013-0133475호, 한국국제대학교 산학협력단 외 1

논문
- 부추의 성장과 잡초제어에 미치는 멀칭 재료의 영향, 충북대학교 김진한 자원식물학회지(2010. 6. 30)
- 신결석(腎結石) 치료에 사용되는 단방요법에 대한 결석성분의 용해 실험, 상지대학교 한의과대학 최성모, 동의생리병리학회지(2004. 8. 25)
- 장기간의 부추식이가 ICR 마우스의 간과 피부조직의 활성산소종 생성에 미치는 영향, 인제대학교 식품생명과학부 문갑순 외 1, 한국식품영양과학회지(2003. 4. 30)
- 장기간의 부추식이가 ICR 마우스의 항산화시스템에 미치는 영향, 인제대학교 식품영양학과 이민자 외 3, 한국식품영양과학회지(2002. 10. 31)
- 부추 추출물에 의한 Escherichia coli 및 Staphylococcus aureus의 생육 저해효과, 동아대학교 식품영양학과 이민경 외 2, 한국식품영양과학회지(2001. 2. 28)
- 부추와 식이지방이 고지혈증 흰쥐의 혈액성상 및 혈소판 응집에 미치는 영향, 대전대학교 식품영양학과 홍서아 외 1, 한국영양학회지(2000. 6. 30)
- 부추김치의 발효숙성에 들깨가루 첨가량이 미치는 영향, 단국대학교 식품영양학과 장명숙 외 1, 한국식품조리과학회지(1998. 8. 30)

부추 – 두메부추 · 산부추

논문
- 약용식물의 Angiotensin Converting Enzyme 저해활성 탐색, 강원도립대학 식품생명과학과 최근표 외 5, 한국약용작물학회지(2002. 12. 31.)
- 두메부추의 휘발성 향기성분 분석, 덕성여자대학교 식품영양학과 이미순 외 1, 한국식품조리과학회지(2001. 2. 28)

상추

특허
- 치약 조성물, 특허등록 제256999호, 양**
- 매실을 함유하는 구강구취용 치약 조성물, 특허등록 제1210896호, 노**
- 토코페롤 함량이 증가한 형질전환 상추, 특허등록 제901116호, 서울대학교 산학협력단

논문
- 작물과 잡초의 실생 생육에 미치는 상추 (Lactuca sativa L.) 잎 추출물의 식물독성효과, 동신대학교 전상욱 외 1, 한국자원식물학회지(2004. 4)
- 식용 식물자원으로부터 활성물질의 탐색(상추(Lactuca sativa L.)의 ACAT 억제 Diterpenoid, Phytol), 경희대학교 생명공학원 및 식물대사연구센터 장태오 외 11, 한국응용생명화학회지(2003. 2. 28)
- 상추에 대한 四象醫學的 考察 - 백거, 황거, 고거, 苦菜를 중심으로, 경희대학교 한의과 대학 김종덕 외 1, 사상체질의학회지(1999. 12. 31)

브로콜리

특허
- 항균성 성분이 함유된 간장의 제조방법 및 이에 의하여 제조된 간장, 특허등록 제874785호, 부경대학교 산학협력단
- 항당뇨 활성이 우수한 식재를 이용한 비빔밥의 제조방법, 특허등록 제1331199호, 재단법인 전주생물소재연구소, 사단법인 비빔밥세계화사업단
- 브로콜리의 체세포배 배양 방법 및 그를 이용한 브로콜리식물체 싹의 대량 생산방법, 특허등록 제497717호, 주식회사 동부하이텍
- 고도의 신규한 화학보호제인 십자화과 식물의 생식질 개발방법, 특허등록 제775925호(PCT/US1999/015001), 존스 홉킨스 스쿨 오브 메디슨
- 원적외선 음이온수 장치를 이용하여 브로콜리 새싹을 생산하는 방법, 특허등록 제1314885호, 호서대학교 산학협력단
- 팔미트산에 특이적으로 결합하는 지질운반 단백질, 특허등록 제1008696호, 단국대학교 산학협력단
- 슬리밍 화장료 조성물, 특허등록 제1105542호, 주식회사 바이오에프디앤씨 외 1
- 유기농 식물추출물을 함유하는 피부 외용제 조성물, 특허등록 제1040392호, 주식회사 아모레퍼시픽
- 브로콜리 나노입자 제조방법 및 브로콜리 나노입자를 함유하는 식용가능 조성물, 특허등록 제1000470호, 강원대학교 산학협력단 외 1
- 브로콜리 새싹 추출물을 이용하여 헬리코박터 파이로리균 저해능을 가진 유산균 발효유의 제조방법 및 상기 방법으로 제조된 유산균 발효유, 특허등록 제773901호, 경기도 농업기술원
- 헬리코박터 파일로리 저해능을 가진 브로콜리 새싹 정제추출물 및 이의 제조방법, 특허공개 10-2013-0125070호, 주식회사 미스바알텍
- 건망증 개선용 건강식품 조성물, 특허공개 10-2013-0029285호, 애경산업 주식회사
- 브로콜리김치 제조방법, 특허공개 10-2001-0105626호, 주식회사 한성식품
- 천연 발효물을 이용한 집중력향상 또는 성장발육촉진을 위한 건강기능식품 및 이의 제조방법, 특허공개 10-2014-0000464호, 주식회사 젠셀
- 브로콜리 추출물을 유효 성분으로 함유하는 피부노화 방지용 화장료 조성물, 10-2008-0060380호, 주식회사 코리아나화장품
- 브로콜리 종자 추출물을 함유하는 피부미백용 화장료 조성물, 특허공개 10-2012-0036516호, 주식회사 바이오랜드
- 콩깍지 잿물로 제조되는 브로콜리비누, 특허공개 10-2008-0060214호, 서**
- 브로콜리 부산물 재활용 조사료, 특허공개 10-2013-0001885호, 정** 외 2
- 브로콜리 수확 운반기, 실용신안등록 제459780호, 제주특별자치도

논문
- 인체암세포증식에 있어 십자화과 채소의 억제효과, 부산대학교 식품영양학과 이선미 외 1, 생명과학회지
- 브로콜리 싹 에탄올 추출물이 고지방식이를 급여한 흰쥐의 콜레스테롤 저하 및 비만 억제효과에 미치는 영향, 조선대학교 식품영양학과 이재준 외 4, 한국식품영양과학회지
- 브로콜리와 양배추 추출물의 항산화와 항균 활성, 신라대학교 장민우 석사학위논문(2013)
- 광원별 브로콜리 추출물의 화장품약리활성 검증, 생명과학회지(2012. 3. 30), 호서대학교 한방화장품과학과 이수연 외 7
- 브로콜리 싹의 이화학적 성분, 조선대학교 식품영양학과 이재준 외 3, 생명과학회지(2009. 2. 28)
- 케일 및 브로콜리 잎즙의 함황 향기성분, 일반성분, 무기질, Vitamin C 함량 및 관능적 특성, 충남대학교 식품영양학과 김미리 외 4, 한국식품영양과학회지(1999. 12. 30)

비트

특허
- 레드비트의 모상근 배양에 의한 베타라인의 생산방법, 특허등록 제12907호, 일양약품 주식회사
- 방사선을 이용한 레드비트 추출물의 색소를 제거하는 방법, 특허등록 제1256222호, 한국원자력연구원
- 과일 및 채소-유래 조성물, 특허공개 10-2011-0122133호, 시크릿 오브 유쓰 리미티드(이스라엘)
- 레드비트 식이섬유의 제조방법, 특허공개 10-2005-0088801호, 유**
- 건강 레드비트 적 단무지 및 제조방법, 특허공개 10-2000-0023980호, 권**

논문

- 식물유래 천연색소의 항산화 활성, 조선대학교 자연과학대학 생물학과 부희옥 외 4, 자원식물학회지(2011. 2. 28)
- 강황과 비트를 첨가한 젤리의 품질특성, 한국방송통신대학교 가정학과 조영 외 1, 한국식품조리과학회지(2010. 8. 31)
- 건조 비트(Beta vulgaris) 추출물의 Cell System에서 항산화 및 항암 효과, 한국해양대학교 해양환경생명과학부 장주리 외 2, 한국식품영양과학회지(2009. 7. 31)
- 비트 첨가가 미국인 선호 김치의 숙성 중 품질에 미치는 영향, 부산대학교 식품영양학과 및 김치연구소 양유진 외 1, 한국식품영양과학회지(2005. 4. 30)

생강

특허

- 생강 추출물을 이용한 소취제, 특허등록 제122474호, 롯데제과 주식회사
- 생강 추출물 또는 이로부터 분리된 진저롤을 포함하는 치주질환의 예방 또는 치료용 조성물, 특허등록 제835899호, 한국생명공학연구원
- 생강 추출물의 제조방법, 이로부터 제조된 생강 추출물을 포함하는 구강용 조성물 및 그 제조방법, 특허등록 제1195527호, 이**
- 꿀의 효소발효를 이용한 생강추출액의 제조방법, 특허등록 제882084호, 김**
- 초란과 생강추출물을 주원료로 하는 초란 음료 및 그 제조방법, 특허등록 제913292호, 주식회사 오뚜기
- 생강 및 그 복합생약의 알코올 발효추출물을 함유하는 내복용 농조시럽 제조방법, 특허등록 제902679호, 우석대학교 산학협력단 외 1
- 분말 생강을 이용한 튜브형 생강 다대기 및 그 제조방법, 특허등록 제1240201호, 한국식품연구원
- 생강으로부터 나트륨 치환 트립토판을 추출하는 방법, 특허등록 제339163호, 주식회사 엘지
- 생강으로부터 추출된 콜레스테릴 에스터 전이 단백질 활성저해용 화합물, 특허등록 제240199호, 한국과학기술연구원
- 검은 생강으로부터 분리된 신규 화합물 및 그 화합물의 항바이러스제로서의 용도, 특허등록 제1295010호, 건국대학교 산학협력단
- 생강의 유효 성분을 함유한 식초 및 그 제조방법, 특허등록 제1318646호, 농업회사법인 서산생강클러스터사업단 주식회사
- 식도 역류 및 과민성 장 증후군의 예방 및 치료에 유용한, 생강의 친유성 추출물 및 시나라 스콜리무스의 추출물을 포함하는 조성물, 특허공개 10-2011-0107340호(PCT/EP2010/000205), 인데나에스피에이(이탈리아)
- 염증 및 말초 통증 감소에 유용한, 에키네시아 안구스티폴리아 및 생강 추출물을 포함하는 제제, 특허공개 10-2013-0041137호(PCT/EP2011/062421), 인데나에스피에이(이탈리아)
- 생강 추출물 또는 이의 분획물을 유효 성분으로 포함하는 톡소플라즈마증의 예방 및 치료용 조성물, 특허공개 10-2012-0017971호, 최**
- 숙성 생강 추출물을 포함하는 간질환 예방 및 치료용 조성물, 특허공개 10-2013-0115945호, 한국식품연구원
- 피부 탄력을 증가시키는 생강 추출물 및 레몬 추출물을 유효 성분으로 포함하는 화장료 조성물, 특허공개 10-2007-0008832호, 주식회사 엘지생활건강
- 산초, 솔잎의 저온증열 압착추출물과 마늘, 생강의 발효효소를 첨가한 간장 및 그 제조방법, 특허공개 10-2011-0093352호, 윤** 외 1
- 돼지 항산화력 및 면역력 개선을 위한 생강추출물 사료조성물 및 그 급여방법, 특허공개 10-2011-0033684호, 대한민국(농촌진흥청장)

논문

- 두피와 모발개선을 위한 생강정유 샴푸의 효과, 한양대학교 김선희 박사학위논문(2013)
- 생강오일 아로마요법이 복부수술환자의 오심 구토와 불안에 미치는 효과, 경희대학교 간호학화 이유리 석사학위논문(2013)
- 지골피와 생강 정제 추출물이 고지방식이 흰쥐의 체내 지질과 혈청 Cytokine 수준에 미치는 영향, 대구가톨릭대학교 식품영양학과 박은정 외 2, 한국영양학회지(2012. 10. 31)
- 6-Shogaol이 풍부한 생강(Zingiber officinale Roscoe) 추출물의 추출조건 최적화, 인제대학교 옥선 외 1, 한국식품영양과학회지(2012. 6. 30)
- L6 근육 세포에서 산화적 손상에 대한 생강 초임계 추출물의 보호 효과, 한국식품연구원 이연미 외 4, 한국응용생명화학회 농화학회지(2011. 10. 30)
- 발효생강의 품질 특성, 한경대학교 식품생물공학과 및 식품생물산업연구소 천용기 외 1, 한국식품과학회지(2011. 6. 30)
- 생강(生薑)과 건강(乾薑)의 정유성분에 대한 GC 분석 실험, 상지대학교 한의과대학 생화학교실 최성모, 동의생리병리학회지(2008. 10. 25)
- 생강 클로로포름 분획의 활성화된 뇌신경교세포(腦神經膠細胞)에서 염증반응 억제효과, 동국대학교 분당한방병원 내과 서운교 외 2, 대한본초학회지(2008. 9. 30)
- 흰쥐의 실험적으로 유도된 고혈압에서 생강과 인삼의 항-고혈압 활성, 경희대한의학연구소 Moha M 외 2, Oriental Pharmacy and Experimental Medicine(2007. 9. 30)
- 생강 분획에 따른 추출물이 마우스 비장세포와 Cytokine (IL-1β, IL-6, TNF-α)의 생성량에 미치는 영향, 상지대학교 보건과학대학 식품영양학과 류혜숙, 한국식품영양학회지(2007. 6. 30)
- 생강약침이 중풍후유증으로 인한 견비통에 미치는 효과, 동의대학교 한의과대학 침구경혈학교실 허성웅 외 9, 대한침구학회지(2006. 10. 20)
- 생강과 톳 추출물이 마우스의 대식 세포에서 Nitric Oxide(NO) 생성에 미치는 영향, 상지대학교 보건과학대학 식품영양학과 류혜숙 외 1, 한국식품영양학회지(2006. 9. 30)
- 생쥐에서 상승 T-미로를 이용한 만성 생강 처리의 불안제거효과, 경희대한의학연구소 Mohan M 외 1, Oriental Pharmacy and Experimental Medicine(2006. 9. 30)
- 스트렙토조토신 유발 NIDDM 백쥐에서 생강 메탄올 추출물의 다른 분획들의 항당뇨병성 작용 비교, 경희대한의학연구소 Kadnur Sanjav 외 1, Oriental Pharmacy and Experimental Medicine(2005. 9. 30)
- 생강이 혈압과 뇌혈류량에 미치는 영향 및 이를 이용한 건강음료의 개발, 충북과학대학 식품생명과학과 백승화 외 2, 한국식생활문화학회지(2004. 4. 30)
- 양하, 양하근경 및 생강분말이 고지혈증 유발 흰쥐의 지질성분에 미치는 영향, 경상대학교 식품영양학과 신정혜 외 2, 한국식품영양과학회지(2002. 8. 31)
- 마늘 및 생강추출물의 DNA 손상억제작용, 부산수산대학 식품공학과 강진훈 외 5, 한국식품과학회지(1988. 6. 30)

섬쑥부쟁이

특허

- 울릉도산 섬쑥부쟁이 잎을 이용한 차 및 이의 제조방법, 특허등록 제1088950호, 강**
- 산채추출물을 함유하는 산채음료, 산채음료의 제조방법 및 산채추출물을 분말화한 것을 유효 성분으로 함유하는 타블렛의 제조방법, 특허공개 10-2002-0067171호, 한국식품연구원

논문

- 고지방 식이 흰쥐에서 섬쑥부쟁이 Caffeoylquinic Acid 고함유 추출물의 동맥경화 위험지수, 산화적 스트레스 및 체중에 대한 효과, 생약학회지(2011. 3. 31)
- 숙성온도를 달리한 섬쑥부쟁이 김치의 이화학적 및 관능적 특성, 한국식품조리과학회지(2004. 2. 28)

샤프란

특허

- 스페인인용 김치 조성물, 특허등록 제1049164호, 한국식품연구원
- 건축물용 세제, 특허등록 제1010565호, 김**

셀러리

특허

- 야채활성성분 조성물, 추출방법 및 이들로 된 항산화활성 및 프리라디칼 소거작용제, 특허등록 제168722호, 김** 외 1

논문

- 녹즙의 항산화 영양성분 분석, 한국식품과학회지(1999. 8. 31)

수세미오이

특허

- 수세미오이를 함유하는 구강용 조성물, 특허공개 10-2009-0091898호, 주식회사 엘지생활건강
- 수세미오이를 이용한 수세미식초의 제조방법, 특허공개 10-2010-0081625호, 박** 외 5
- 천연 수세미오이를 이용한 소음 · 진동 저감재, 특허공개 10-2011-0049176호, 학교법인 동의학원

논문

- 분화된 3T3-L1 세포에서 수세미오이 메탄올 추출물의 지방분해 효과, 경희대학교 의학영양학과 차승완 외 8, 한국식품영양과학회지(2010. 6. 30)
- 수세미오이의 부위별 유효 성분 조사 및 사과락의 육질제거에 관한 연구, 충남대학교 약학대학 배기환 외 2, 생약학회지(1991. 12. 31)

순무

특허

- 순무를 이용한 건강보조제 및 이를 이용한 식품의 제조방법, 특허등록 제514112

호, 주식회사 강화명품 외 1
- 헬리코박터 파이로리 억제 효능을 가지는 강화순무 추출물의 제조방법, 특허등록 제1284718호, 주식회사 한국야쿠르트
- 순무 추출물로부터 분리된 4-메톡시인돌-3-아세토니트릴을 유효성분으로 함유하는 염증성 질환의 예방 및 치료용 조성물, 특허등록 제1072288호, 강화군
- 순무 발효음료의 제조방법, 특허등록 제1156162호, 대한민국(농촌진흥청장)
- 순무 탁주 및 그 제조방법, 특허등록 제815198호, 최**
- 순무와 감을 이용한 순무 감식초의 제조방법, 특허등록 제531687호, 주식회사 강화명품 외 1
- 순무 종자유를 함유하는 순무 세제 조성물, 특허등록 제1140728호, 김포시(농업기술센터)

논문
- 순무 싹의 화학성분과 생리기능성, 조선대학교 식품영양학과 하진옥, 한국식품영양과학회지(2009. 10. 31)
- 난백알부민-자극 실험용 천식 생쥐에서 순무의 억제 효과, 경희대학교 약학대학 배은아 외 7, 약학회지(2007. 6)
- 순무의 d-galactosamine 유발 간장해 보호효과, 경희대학교 동서의학연구소 최혁재 외 5, 생약학회지(2006. 12. 30)
- 순무와 β-sitosterol 의 고지혈증 억제에 대한 연구, 경희대학교 동서의학대학원 종양학교실 이연희 외 6, 동의생리병리학회지(2005. 12. 25)
- 순무(Brassica campestris ssp. rapa) 뿌리의 화학성분, 화학연구원 김정숙 외 8, 생약학회지(2004. 9. 30)
- 키토산 첨가 순무피클 저장 중 이화학적.관능적 특성, 충남대학교 식품영양학과 손은정 외 3, 한국식품영양과학회지(2003. 12. 30)
- 품종별 순무 김치의 이화학적.관능적 특성, 충남대학교 식품영양학과 김미리, 한국식품조리과학회지(2000. 12. 30)

순채

논문
- 영산강집수역의 수생식물과 특정식물분포, 나주대학 한약자원개발과, 김하송 외 2, 자원식물학회지(1999. 12. 30)
- 고려시대의 원예식품류에 관한 연구, 서강전문대학 식품영양과 강춘기, 한국식품영양학회지(1990. 6. 30)

스테비아

특허
- 스테비아로부터 다이옥신 분해제를 제조하는 방법, 이에 따라 제조된 다이옥신 분해제 및 이를 이용한 다이옥신 분해 방법, 특허등록 제304314호, 주식회사 스테비아 바이오텍
- 해양 심층수 및 스테비아 생초를 이용한 친환경 액상 유기질 비료의 제조방법 및 그로부터 제조된 고효율 액상 유기질 비료, 특허등록 제979130호, 주식회사 코스템
- 울금 추출물 및 스테비아 추출물 또는 스테비오사이드의 혼합물을 유효 성분으로 포함하는 흰점 증후군 바이러스에 대한 내성 증강용 사료 첨가제 조성물 및 이를 포함하는 사료 조성물, 특허등록 제1345366호, 한국생명공학연구원
- 스테비아 감미료의 정제방법, 특허등록 제113497호, 주식회사 대상
- 쌀겨 및 스테비아 잎 분말을 첨가한 단무지 및 그 제조방법, 특허등록 제807733호, 전북대학교 산학협력단
- 스테비아 추출물 또는 스테비아 추출물 구성성분을 함유하는 신규한 기능식품 조성물 및 이의 용도, 특허공개 10-2010-0099243호, 디에스엠 아이피 어셋츠 비.브이. (네덜란드)
- 쓴맛 화합물, 향료, 스테비아의 추출물 및 염을 포함하는 화장품 조성물, 특허공개 10-2013-00286672호, 엘브이엠에이취 러쉐르쉐(프랑스)
- 모발 관리용 스테비아 추출물 또는 스테비올, 특허공개 10-2012-0051016호, 디에스엠 아이피 어셋츠 비.브이.(네덜란드)

논문
- C57BL/6J Mice에서 스테비아(Stevia rebaudiana bertoni) 잎 추출물의 항비만 효과, 전북대학교 식품영양학과 박정은 외 2, 한국식품과학회지(2010. 10. 31)
- 다양한 추출방법으로 조제된 스테비아 잎 추출물의 항산화 활성, 한국원자력연구원 정읍방사선과학연구소 김재훈 외 9, 한국식품영양과학회지(2010. 2. 27)
- 스테비아 추출액을 엽면시비 하여 재배한 딸기의 품질특성, 전북대학교 바이오식품소재개발 및 산업화연구센터 홍선표 외 5, 한국식품과학회지(2005. 12. 31)

시금치

특허
- 시금치 추출물의 효모발효액을 함유하는 주름 예방 및 노화방지용 피부외용제 조성물, 특허등록 제1177915호, 경희대학교 산학협력단
- 시금치음료 조성물 및 이를 이용한 시금치음료의 제조방법, 특허등록 제1217180호, 보물섬남해클러스터 조합공동사업법인, 한국국제대학교 산학협력단
- DNA 손상의 예방과 수복을 위한 시금치의 수용성 추출물, 특허공개 10-2009-0088880(PCT/US2007/073194)호, 액세스 비지니스 그룹 인터내셔널 엘엘씨
- 시금치 추출물을 함유한 카티지 치즈 및 그 제조방법, 특허공개 10-2013-0100035호, 재단법인 임실치즈과학연구소

논문
- 신안 섬초(시금치)의 이화학적 특성, 전라남도 보건환경연구원 나환식 외 6, 한국식품저장유통학회지(2010)
- 시금치 추출물에 의한 뇌세포 사멸 보호 효과, 경북대학교 식품생물산업연구소 및 식품공학과 박자영 외 7, 한국식품저장유통학회지(2007)

신선초

특허
- 신선초 뿌리로부터 칼콘 고함유 추출물 제조방법, 특허공개 10-2012-0068557호, 주식회사 풀무원홀딩스
- 신선초 추출물 또는 이로부터 분리된 화합물을 유효 성분으로 함유하는 혈관계 질환의 예방 및 치료용 조성물, 특허공개 10-2009-0107159호, 주식회사 청맥
- 티로시나아제 활성 및 멜라닌 생성 억제 기능을 갖는 명일엽 추출분말 함유 피부미백제, 특허공개 10-2012-0076706호, 주식회사 풀무원홀딩스

논문
- 명일엽에서 Monoamine Oxidase에 대한 억제활성의 주요 활성성분인 Xanthoangelol과 4-Hydroxyderricin, 주식회사 대웅 김지호 외 3, 한국응용약물학회지(2013. 5. 31)
- 신선초 추출물의 아토피 억제활성, 경북대학교 식품공학부 김민아 외 6, 유통학회지(2012. 10. 30)
- 신선초와 신선초박에 배양한 노루궁뎅이버섯 균사체 에탄올 추출물의 생리활성효과, 한국식품공업협회 권상철, 한국식품영양과학회지(2011. 12. 31)
- 신선초 추출물의 멜라닌 생성 억제활성, 경북대학교 식품공학과 손형우 외 6, 한국식품저장유통학회지(2011. 12. 30)
- 신선초 추출물이 인체 유방암 세포 MDA-MB-231의 세포 사멸에 미치는 영향, 덕성여자대학교 자연과학대학 식품영양학과 정유진 외 1, 한국식품영양과학회지(2011. 12)
- 물의 항암효과, 경희대학교 한의과대학 기초한의학과 병리학교실 강윤묵 외 8, 대한암한의학회지(2010. 12. 28)
- 신선초의 물 추출물에 의한 천식 증상의 감소, 경북대학교 식품생물산업연구소 및 식품공학과 허진철 외 1, 생명과학회지(2008. 10. 30)
- 명일엽과 울금 추출물의 투여가 고콜레스테롤식이와 P-407로 유도한 고지혈증 쥐의 혈중 지질 함량에 미치는 영향, DNP 천연물연구소 김태현 외 3, 한국식품영양과학회지(2008. 6. 30)
- 백서에서 신선초 8주 투여에 의한 quercetin, isoquercitrin 및 hyperoside의 체내 농도 및 혈중 지질함량 변화, 군산대학교 해양과학대학 식품공학과 최규홍 외 8, 한국식품과학회지(2007. 12)
- 신선초 녹즙섭취가 흡연자의 지질 수준 및 혈장 항산화 비타민 영양상태에 미치는 영향, 한남대학교 이과대학 식품영양학과 김정신 외 4, 한국영양학회지(2003. 11. 30)
- 신선초의 식용부위별 향기성분, 조선대학교 식품영양학과 박은령 외 3, 한국식품과학회지(2000. 8. 30)
- 신선초(Agngelica Keiskei Koidz)의 일반성분, 유리당, 아미노산, 식이 섬유 및 사포닌 조성, 순천대학교 식품공학과 강성구 외 2, 자원식물학회지(1999. 3)
- 신선초 녹즙이 사염화탄소 투여에 의한 흰쥐의 간 손상에 미치는 영향, 조선대학교 식품영양학과 정희경 외 5, 한국식품영양과학회지(1998. 6. 28)
- 명일엽(明日葉)과 일당귀(日當歸)의 Germanium 함량 증대를 위한 기초연구, 원광대학교 농과대학 이만상 외 3, 한국약용작물학회지(1995. 3. 31)

쑥갓

특허
- 쑥갓의 에스 아데노실 엘 메티오닌 합성에 관여하는 에스아데노실 엘 메티오닌 합성효소를 코딩하는 유전자 및 그 분리방법, 특허등록 제805376호, 경희대학교 산학협력단
- 구강 조성물, 특허등록 제1154500호, 주식회사 엘지생활건강
- 쑥갓 추출물을 함유하는 미백조성물, 특허공개 10-2003-0086849호, 메디코룩스

논문
- Alloxan에 의한 HIT-T15 세포 손상에 대한 쑥갓주정추출물의 세포보호효과, 농촌진흥청 국립농업과학원 농식품자원부 김인혜 외 4, 한국식품영양과학회지(2012. 3. 31)

- 쑥갓세포의 현탁배양에 의한 β-sitosterol 생산, 경희대학교 생명공학원 및 식물연구센터 김현철 외 11, 한국응용생명화학회지(2005. 12. 31)
- 쑥갓의 꽃에서 분리한 sesquiterpene lactones의 항균활성, 경상대학교 농업생명과학원 하태정 외 6, 한국응용생명화학회지(2003. 8. 30)
- 쑥갓 잎에서 터펜노이드계 화합물의 분리 및 동정, 경상대학교 농업생명과학원 하태정 외 8, 한국응용생명화학회지(2003. 2. 28)
- 쑥갓의 간독성 보호작용, 서울산업대학교 식품공학과 강현정 외 6, 한국식품과학회지(2003. 2)
- 쑥갓 꽃에서 Eudesmanolide 유도체 분리, 경상대학교 응용생명과학부 이경동 외 3, 한국약용작물학회지(2001. 12. 31)

아마란스

특허

- 아마란스 종자로부터 콜레스테롤 저하능을 갖는 식물성 스쿠알렌의 제조방법, 특허등록 제207931호, 대한민국(농촌진흥청장)
- 아마란스 오일 함유 매실 음료 및 그 제조방법, 특허공개 10-2012-0052663호, 영농조합법인 대산
- 볶은 아마란스를 함유하는 과자조성물, 특허공개 10-1999-0003772호, 주식회사 크라운제과

논문

- 안데스 작물 '아마란스'의 재배지역과 품종에 따른 생육특성, 항산화활성 및 총페놀함량 변화, 농촌진흥청 국립식량과학원 고령지농업연구센터 홍수영 외 8, 한국작물학회지(2014)
- 아마란스 종자 추출물의 라디칼 저해활성, 서울과학기술대학교 식품공학과 조현주 외 4, 산업식품공학(2014)
- 아마란스 분말 첨가가 국수 품질에 미치는 영향, 신안산대학교 식품생명과학과 최희숙, 한국식품영양학회지(2011)
- 활성탄에 의한 아마란스 염료의 흡착동력학에 관한 연구, 공주대학교 화학공학부 이종집 청정기술(2011)
- 다양한 방법으로 가공 처리한 아마란스 가루의 특성, 전남대학교 식품영양학과 최차란, 한국식품과학회지(2004. 4)
- 아마란스유 추출공정에서 초음파 에너지의 효과 분석, 단국대학교 화학공학과 김원일 외 4, 공업화학(2001)
- 국내산 아마란스로부터 분리한 전분의 특성 비교, 전남대학교 식품영양학과 최차란, 한국식품과학회지(2000. 4. 30)

아스파라거스

특허

- 아스파라거스 암수판별용 프라이머 및 아스파라거스 암수판별 방법, 특허등록 제685518호, 대한민국(농촌진흥청장)
- 숙취 예방 및 해소를 위한 식품조성물, 특허등록 제751047호, 이** 외 1
- 아스파라가스의 뿌리 또는 싹으로부터의 추출물, 이의 제조방법 및 이의 용도, 특허공개 10-2007-0065400(PCT/EP2005/010282호)
- 아스파라거스 장아치 제조방법, 특허공개 10-2010-0009138호, 최**

논문

- 남해군 특용작물 열수 추출분말이 콜레스테롤 급이 흰쥐의 혈청 및 장기 중 지질성분에 미치는 영향, 재단법인 남해마늘연구소 신정혜 외 4, 한국식품조리과학회지(2011. 10. 31)
- Asparagus acutifolius 추출물의 항산화, 항염증 및 강장 활성, Kasture, Sanjay 외 3, Oriental Pharmacy and Experimental Medicine(2009. 3. 31)
- Asparagus racemosus Willd.(인디안 아스파라거스) 뿌리 추출물의 소염작용의 평가, Mandal, Subhash C. 외 3, 생약학회지(1998. 12)

아욱

특허

- 동규자를 주원료로 하는 차 및 음료의 제조방법, 특허등록 제104130호, 주식회사 아모레퍼시픽
- 아욱 어죽 제조방법, 특허등록 제1227890호, 남양주시
- 동규자 추출물을 유효 성분으로 함유하는 호르몬 대체치료용 조성물, 특허공개 10-2002-0084876호, 알앤엘생명과학 주식회사 외 1

논문

- 동규자(冬葵子)의 독성(毒性)에 관한 문헌적 고찰, 대구한의대학교 제한동의학술원 서부일, 제한동의학술원논문집(2012)
- HPLC-UV를 이용한 농산물의 질산염 함량분석, 서울시 보건환경연구원 강남농수산물검사소 농산물검사팀 조성애 외 5, 한국식품영양과학회지(2010)
- 양송이버섯과 동규자의 AMP-activated Protein Kinase의 활성 효과를 이용한 항당뇨 효과, 대구대학교 정용태 박사학위논문(2009)
- 冬葵子와 莔麻子의 抗高脂血症 및 抗酸化 效能 硏究, 가천대학교 최정운 박사학위논문(2006)
- 활성산소에 의해 유도된 흰쥐 뇌조직의 지질산화에 대한 식물체 추출물의 효과, 대구가톨릭대학교 식품공학과 김석종 외 1, 한국식품과학회지(2005. 12)
- 아욱(葵菜), 접시꽃(蜀葵), 닥풀(黃蜀葵), 해바라기(向日葵)에 대한 문헌고찰, 우석대학교 한의과대학 금정희 외 1, 사상체질의학회지(1999. 12)
- 아욱잎(冬葵葉)의 성분 연구, 이화여자대학교 노선정 석사학위논문(1999)
- 동규자차 복용과 대장암에 동반된 대장흑피증 3예, 한림대학교 의과대학 내과학교실 이자영 외 9, 대한소화기학회지(1999)

아티초크

특허

- 알파-아밀라제 억제제와 패스트 당의 장내 흡수를 저감시킬 수 있는 1종 이상의 생리학적으로 허용되는 화합물을 포함하는 조성물, 특허등록 제594520호, 메-에크 아에스(영국)
- 화분매개곤충용 영양제 조성물, 특허등록 제1226462호, 농업회사법인 합자회사 거성
- 프로테아제를 이용한 복어 추출물을 유효 성분으로 함유하는 조성물 및 이의 제조방법, 특허등록 제839586호, 이**
- 사이토킨 조절물질 및 관련된 용도, 특허등록 제1245440호, 액세스 비지니스 그룹 인터내셔날 엘엘씨(미국)
- 비만 치료에 유용한 시나라 스콜리무스 및 파세올루스 불가리스 추출물을 포함하는 제제, 특허공개 10-2009-0118051호, 인데스 에스피아(이탈리아)

논문

- 제주지역에서 무가온 하우스재배시 아티초크 정식시기가 생육 및 수량에 미치는 영향, 국립원예특작과학원 성기철 외 3, 한국생물환경조절학회 논집 제19권(2010)
- 베트남의 엉겅퀴(Cynara scolymus L.)에 함유된 페놀 화합물과 flavonoids, 대구한의대학교 BUI THI THU HA 석사학위논문(2008)

아피오스

논문

- 아피오스(Apios americana M.) 도입 생산을 위한 기초 연구, 제주대학교 농생대 류기중 외 6, 자원식물학회지(2005. 10. 31)
- 국산 아피오스(Apios americana Medikus) 감자의 식품학적 성분분석, 강원대학교 김영현 외 4, 생명환경연구(2014)

알로에

특허

- 알로인, 알로에-에모딘 및 알로에-에모딘 안트론을 유효 성분으로 하는 알콜성 간장질환 예방 치료제 조성물, 특허등록 제115791호, 정**
- 알로에 베라 추출물, 알로에 베라 추출물의 제조방법 및 고혈당 개선제, 특허등록 제897492호, 모리나가 뉴교 가부시키가이샤
- 꿀풀잎 추출물 및 알로에 베라 추출물을 함유하는 피부보습용 화장료 조성물, 특허등록 제904200호, 주식회사 아모레퍼시픽
- 알로에 겔을 포함하는 김치의 제조방법, 특허등록 제390095호, 주식회사 엔티케이코리아
- 알로에 청국장 및 그 제조방법, 특허등록 제679145호, 라**
- 알로에가 함침된 화장료용 실리카조성물과 그를 함유한 화장료 및 알로에를 이용한 화장료 제조방법, 특허등록 제434854호, 주식회사 마임
- 간 질환 예방 또는 치료용 가공된 알로에 베라 추출물 및 가공된 알로에 베라 추출물과 밀크씨슬의 배합요법, 특허등록 제1072247호, 주식회사 유니베라, 성균관대학교산학협력단
- 알로에신을 함유하는 허혈성 질환의 예방 및 치료용조성물 및 이를 포함하는 제제, 특허등록 제408928호, 한국과학기술연구원
- 알로에로부터 면역조절성 다당류를 제조하는 방법, 특허등록 제678238호, 유니젠 인크(미국)
- 알로에 추출물을 유효 성분으로 하는 패혈증 및 패혈증성 쇼크 치료용 약학 조성물, 특허등록 제876979호, 성균관대학교 산학협력단
- 방사선 조사를 이용한 알로에 추출물의 항산화 활성 증진 방법, 특허공개 10-2012-0044583호, 한국원자력연구원
- 알로에베라와 알로에아보레센스를 주성분으로 함유하는 변비개선 및 예방기능을 갖는 겔상 식품조성물, 특허공개 10-2010-0064120호, 주식회사 엘지생활건강
- 알로에 엑스를 포함하는 눈의 피로 개선 및 예방용 조성물, 특허공개 10-2003-

0087451호, 주식회사 바이오라딕스
- 알로에 베라 추출물을 이용한 섬유의 천연 염색 방법, 특허공개 10-2005-0070961호, 계명문화대학 산학협력단

논문
- 항당뇨 물질 Aloe QDM complex의 세포내 포도당 흡수촉진 효능, 충북대학 약학대학 임선아 외 6, 생약학회지(2013. 3. 31)
- 비만쥐에서 Aloe QDM의 지방생성과 고혈당의 저하 효과, 삼육대학교 약학과 공현석 외 9, 학국응용약물학회지(2010. 7. 31)
- 노회(蘆薈), 자화지정(紫花地丁)의 항산화, 항염증, 주름, 미백에 미치는 영향, 한방안이비인후피부과학회지(2010. 4. 25)
- 천연물(알로에, 계피, 감초) 첨가 청국장의 관능평가와 아토피 환자에서의 임상적 효능 평가, 한양대학교 생활과학대학 식품영양학과 윤성하 외 3, 한국영양학회지(2004. 10. 31)
- 알로에 베라 및 프로폴리스 혼합 추출물의 구강내 병원균에 대한 항균활성, 서울여자대학교 자연과학부 임지영 외 6, 한국식품영양과학회지(2002. 10. 31)

야콘

특허
- 야콘 경엽부와 괴근부를 원료로 한 혼합분말, 그 제조방법 및 이로부터 얻어진 환약 또는 정제, 특허등록 제663590호, 미츠이헤루프 주식회사 대표 와타나베 요시아키(일본) 외 2
- 혈당조절 및 지방대사 촉진 작용이 있는 야콘 괴근 추출물을 포함하는 요구르트 조성물, 특허등록 제1331310호, 박**
- 중금속의 체내 흡수 억제 및 체 외 배출에 효과가 있는 식물성 식품조성물 및 이를 포함하는 건강식품, 특허등록 제945462호, 주식회사 하이리빙
- 야콘을 이용한 곶감 제조방법, 특허등록 제554446호, 한**
- 폴리페놀 함량이 높은 농가형 야콘식초 제조방법, 특허등록 제1298877호, 충청북도(관리부서:충청북도 농업기술원) 외 1
- 야콘과 돼지감자를 함유하는 기능성 면 및 그 제조방법, 특허등록 제1283976호, 신**
- 야콘, 차가버섯 및 보리새싹 추출액 함유 기능성 쌀, 특허등록 제1007825호, 류**
- 야콘을 이용한 고추장 및 이를 이용한 기능성 야콘 장아찌의 제조방법, 특허등록 제1187438호, 곽**
- 야콘을 이용한 돼지 갈비용 양념 제조방법, 특허등록 제1345758호, 농업회사법인 일오삼식품 주식회사
- 야콘분말을 이용한 기능성 발효주의 제조방법, 특허등록 제868581호, 대한민국(관리부서: 국세청주류면허지원센터장)
- 동물용 사료 첨가제, 특허등록 제921620호, 주식회사 서우
- 냄새 기호성이 향상된 야콘 첨가 청국장, 특허공개 10-2009-0029945호, 계명대학교 산학협력단
- 야콘 발효식초 제조방법 및 이를 이용한 야콘 초음료, 특허공개 10-2011-0023401호, 중앙대학교 산학협력단, 영농조합법인 가을향기
- 비만증 예방 및 치료용 약학조성물 및 개선용 건강기능식품, 특허공개 10-2010-0132873호, 장**

논문
- 야콘 추출물과 그 구성성분의 정자형성 효과 및 테스토스테론 대사의 억제효과, 충북대학교 박정숙 외 1, 한국응용약물학회지(2013. 3. 31)
- 야콘 유전자원의 영양성분 비교 분석, 농촌진흥청 국립식량과학원 고령지농업연구센터 김수정 외 8, 자원식물학회지(2013. 2. 28)
- 야콘(Smallanthus sonchifolius) 추출물이 흰쥐의 췌장 섬유화에 미치는 영향, 동국대학교 한의과대학 해부학교실 최난희 외 3, 생명과학회지(2012. 7. 30)
- 주박을 이용한 저염 야콘 장아찌의 저장 중 품질특성, 순천대학교 생명산업과학대학 조리과학과 정희남 외 4, 한국식품영양과학회지(2012. 3. 31)
- 야콘이 고콜레스테롤혈증 집토끼의 혈소판 기능에 미치는 효과, 동의대학교 임용 외 5, 한국응용약물학회지(2011. 10. 30)
- 야콘잎 발효차가 고지방식이와 스트렙토조토신으로 유도한 제2형 당뇨마우스의 혈당 및 당대사에 미치는 영향, 순천대학교 교육대학원 영양교육 김인숙 외 5, 한국영양학회지(2010. 8. 30)
- 야콘 분말이 고지방-고콜레스테롤 식이를 급여한 흰쥐의 콜레스테롤 저하 및 비만 억제효과에 미치는 영향, 조선대학교 식품영양학과 김아라 외 4, 한국식품영양과학회지(2010. 2. 27)
- 야콘의 이화학적 성분과 항산화 효과, 조선대학교 식품영양학과 김아라 외 3, 생명과학회지(2010. 1. 30)
- 야콘 50% 에탄올 추출물의 성인 남성의 정자 수 증가효과, 충북대학교 약학대학 박정숙 외 2, 약학회지(2009. 10. 31)
- 야콘 K-23의 항균성 및 기능성 야콘잼의 제조, 아시아대학교 한방식품영양학과 김영숙, 한국식품과학회지(2005. 12)

양배추

특허
- 양배추 포스포리파아제 D에 의한 난황 인지질로부터 포스파티딜세린의 생합성 방법, 특허등록 제1055094호, 주식회사 고센바이오텍
- 양배추와 파래류를 이용한 전복 사료 조성물, 특허등록 제758934호, 전라남도

논문
- 양배추즙 및 양배추 혼합즙의 인체위암세포(AGS) 성장 억제효과와 HCl-Ethanol로 유발된 흰쥐의 항위염 효과, 부산대학교 식품영양학과 홍예지 외 4, 한국식품영양과학회지(2013. 5. 31)
- 적양배추 추출물이 인체 유방암 세포 MDA-MB-231의 세포사멸에 미치는 영향, 덕성여자대학교 자연과학대학 식품영양학과 남미경 외 1, 한국식품영양과학회지(2013. 1)
- 양파, 사과, 미나리, 양배추가 당뇨 환자의 혈당조절에 미치는 효과, 경기대학교 송미경 석사학위논문(2012)

양파

특허
- 양파 추출물을 함유하는 슬리밍 화장품 조성물, 특허등록 제525841호, 주식회사 엘지생활건강
- 양파 발효주의 제조방법, 특허등록 제256772호, 대한민국(농촌진흥청장), 경상남도
- 해수를 이용한 양파 재배 방법, 특허등록 제1128017호, 정**
- 양파조청의 제조방법, 특허등록 제366607호, 창녕군
- 양파식초 및 그 제조방법, 특허등록 제517062호, 현대영농조합법인
- 양파 담근 먹이사료 조제방법 및 한우 육질개선을 위한 사료 급여방법, 특허등록 제252001호, 무안군
- 양파와 생약제를 함유한 사료첨가제 조성물 및 이의 제조방법, 특허등록 제730291호, 이**
- 체중감소 또는 체중유지용 양파껍질 추출물 및 그 제조방법, 특허등록 제498512호, 한국식품연구원
- 신규 바실러스 속 9-4 균주를 이용한 양파된장, 특허등록 제861468호, 창원대학교 산학협력단 외 2
- 항균성, 혈전용해능 및 항고혈압성 효능을 지닌 양파 해물된장 및 그의 제조방법, 특허등록 제748218호, 창원대학교 산학협력단 외 1
- 양파 및 그 복합생약 엑스의 항산화 가수분해물을 함유하는 외용겔제의 제조방법, 특허등록 제 1011676호, 우석대학교 산학협력단
- 양파껍질 추출물을 유효 성분으로 함유하는 간 질환의 예방 및 치료용 조성물, 특허공개 10-2010-0096565호, 인제대학교 산학협력단
- 양파 외피 추출물을 이용한 여드름 피부용 조성물, 특허공개 10-2010-0063162호, 윤**
- 양파 추출물을 함유하는 지방(오일) 함유 약품, 이의 생산및 손상된 피부 조직, 특히 흉터 조직을 관리, 예방 또는 치료하기 위한 이의 용도, 특허공개 10-2004-0012913호, 메르츠 파마 게엠베하 운트 코. 카가아(독일)
- 양파껍질을 함유한 산란계 사료 및 이의 급여를 통해 제조된 기능성 계란, 특허공개 10-2011-0078674호, 나주시 농업기술센터

논문
- 건강기능성식품 기능성원료로서 양파껍질 추출물의 품질특성, 창원대학교 식품영양학과 전선영 외 3, 생명과학회지(2012. 9. 30)
- 흑양파로부터 항산화 활성 물질인 3,4-Dihydroxybenzoic acid의 분리 및 동정, 목포대학교 식품공학과 양아여 외 2, 한국식품저장유통학회지(2012. 4. 30)
- 고지방 섭취 흰쥐에서 양파 껍질 추출물의 보충 섭취가 혈중 지질농도와 혈행 개선에 미치는 효과, 연세대학교 의과대학 강남세브란스병원 영양팀 정혜경 외 3, 한국식품영양학회지(2011. 9. 30)
- 양파와 가시오가피 혼합 추출액이 비만 흰쥐에 미치는 영향, 동신대학교 한의과대학 생리학교실 최찬헌 외 4, 동의생리병리학회지(2011. 8. 25)
- 지역별 생산 양파종의 휘발성 향기성분 비교분석, 국립산림과학원 환경소재공학과 이희영 외 6, 한국식품영양과학회지(2008. 12. 31)
- 높은 콜레스테롤을 먹인 SD 쥐에서 양파 가루 보충이 지질 대사에 미치는 효과, 창원대학교 식품영양학과 이경희 외 3, 한국식품영양과학회지(2008. 6. 30)
- 양파의 알코올 추출물이 고콜레스테롤혈증 환자의 지질 성상에 미치는 영향, 서울대학교 보건대학원 남경희 외 5, 한국영양학회지(2007. 4. 30)
- 황색과 자색 양파의 화학성분, 경상대학교 대학원 응용생명과학부 정창호 외 2, 한국식품영양과학회지(2006. 7. 31)

- 양파(Allium cepa) 추출물의 간보호 및 항산화 효과, 상지대학교 생명자원과학대학 환경바이오시스템학부 임상철 외 1, 자원식물학회지(2005. 10. 31)
- 양파김치 메탄올 추출물의 항암 및 면역활성, 순천대학교 식품영양학과 박경욱 외 6, 한국식품영양과학회지(2004. 11. 30)
- 양파(Allium cepa L.) 추출물이 Tyrosinase 유전자 발현에 미치는 효과, 동강대학교 식품영양과 조남철 외 9, 한국식품영양학회지(2001. 6. 25)
- 인체 폐암세포주에 대한 마늘과 양파 메탄올 추출물의 세포독성, 중앙대학교 식품영양학과 노숙령 외 1, 한국식품영양과학회지(2000. 10. 30)
- 비상품 양파 추출물의 Mouse 피부암 및 위장암 억제효과, 경남농업기술원 양파 시험장 이찬중 외 5, 한국식품영양과학회지(2000. 6. 30)

양하

특허

- 양하에서 분리정제한 라브다-12-엔-15,16-디알 화합물, 특허등록 제552617호, 대한민국(농촌진흥청장)
- 아토피 피부용 화장료 조성물, 특허등록 제719761호, 보령메디앙스 주식회사, 주식회사 바이오랜드

논문

- 양하분말을 이용한 녹두묵 제조 및 품질 평가, 경기대학교 대체의학대학원 김현순 외 4, 한국식품영양과학회지(2012. 9. 30)
- 양하의 근경에서 항균성 물질 분리 및 구조동정, 농촌진흥청 제주농업시험장 김성철 외 7, 한국응용생명화학회지(2003. 8. 30)
- 양하, 양하근경 및 생강분말이 고지혈증 유발 흰쥐의 지질성분에 미치는 영향, 경상대학교 식품영양학과 농업생명과학연구원 신정혜 외 2, 한국식품영양과학회지(2002. 8. 31)

오이

특허

- 항산화 활성을 갖는 오이 초본 추출물, 특허등록 제829596호, 한국화학연구원
- 포도와 오이 혼합액을 이용한 동충하초 균사체 액상배양액을 포함하는 피부 미백용 화장료 조성물, 특허등록 제519695호, 갈**
- 기능성 오이 음료의 제조방법 및 기능성 오이 음료 조성물, 특허등록 제1081730호, 전라남도

논문

- 천연 오이팩과 일반 오이팩이 안면 피부의 유 · 수분에 미치는 영향에 대한 연구, 한성대학교 서경숙 석사학위논문(2012)
- 오이 발효음료가 만성적으로 에탄올을 급여한 흰쥐의 에탄올 대사와 항산화방어계에 미치는 영향, 순천대학교 식품영양학과 이해인 외 7, 한국식품영양과학회지(2011)
- 한국의 알로에(Aloe vera L.), 오이(Cucumis sativus L. var. tuberculatus Gabaj.) 그리고 수세미(Luffa cylindrica L.)에 들어 있는 미량 금속과 비율, 충남대학교 농업생명과학대학 농화학과 이창준 외 3, 자원식물학회지(2009. 12. 31)
- 마라톤 동호인의 오이음료 섭취가 체액조절호르몬과 C-반응단백에 미치는 영향, 부산대학교 체육교육과 김지호 외 2, 생명과학회지(2009)
- 포도와 오이즙액을 이용한 동충하초(Paecilomyces japonica) 균사체 배양액의 미백효과, 진주산업대학교 미생물공학과 이영훈 외 6, 생명과학회지(2006. 8. 31)
- 오이(Cucumis sativus)에 함유된 Hydroperoxide Lyase와 Lipoxygenase 효소 활성 및 특성, 퍼킨엘머 코리아 장미진 외 2, 한국식품과학회지(1997. 4. 30)

오크라

논문

- Controlled Dr Delivery에서 새로운 식물 고무질의 기질 특성, Kalu, V.D. 외 2, 약학회지(2007. 7)

왜당귀

논문

- 허혈 · 재관류 유도 신경세포사멸에 대한 일당귀 물추출물의 신경보호효과 연구, 동국대학교 한의과대학 본초학교실 오태우 외 4, 대한본초학회지(2011. 12. 30)
- 참당귀, 중국당귀, 일당귀 및 그 구성 생화합물의 약리작용에 대한 고찰, 부산대학교 한의학전문대학원 임상의학부 김선애 외 4, 대한한의학회지(2011. 7. 30)
- 일당귀 에탄올 추출물의 항산화 효과, 조선대학교 식품영양학과 김아라 외 2, 생명과학회지(2009. 1. 30)
- 당귀의 종별 생육특성 및 생산성 비교, 작물과학원 유홍섭 외 5, 한국약용작물학회지(2004. 3. 31)

우엉

특허

- 우엉 추출물을 유효 성분으로 함유하는 수렴 화장료 조성물, 특허등록 제874113호, 주식회사 코리아나화장품
- 우엉 고추장의 제조방법, 특허등록 제719965호, 순창군
- 우엉 뿌리를 유효 성분으로 함유하는 지혈용 조성물, 특허등록 제628429호, 이**
- 충치균 생육을 억제하는 우엉발효물, 특허등록 제1198914호, 경운대학교 산학협력단
- 악티게닌 고함유 우엉열매 엑기스 및 그 제조방법, 특허공개 10-2012-0022748호, 구라시에제약 주식회사, 행정법인 국립암연구센터, 내셔날 유니버시티 코포레이션 유니버시티 오브 토야마(일본)
- 우엉 발효추출물을 포함하는 세제용 조성물, 특허공개 10-2013-0013950호, 경운대학교 산학협력단 외 1
- 우엉 추출물을 함유한 항비듬 모발화장품 조성물, 특허공개 10-2011-0131850호, 청운대학교 산학협력단

논문

- 우엉뿌리추출물이 ICAM-1과 NO조절에 미치는 항염증 효과, 강원대학교 생약자원개발학과 김예진 외 4, 자원식물학회지(2012. 2. 29)
- 야채스프의 RAW 264.7 세포에서 항염증 효과, 남부대학교 한방자원개발학과 심재근 외 7, 한국식품영양과학회지(2010. 8. 31)
- 국화류 추출물의 항산화 및 멜라닌 생성 억제 활성, 건국대학교 대학원 생물공학과 강정란 외 2, 한국응용생명화학회 농화학회지(2008. 12. 31)
- 대상포진을 동반한 삼차신경통 환자 2례에 대한 증례 보고, 대전대학교 한의과대학 남세현 외 1, 대전대학교 한의학연구소 논문집(2004. 12. 30)
- 우방자 추출물 및 분획층이 항알레르기에 미치는 실험적 연구, 동신대학교 김홍진 외 2, 한방안이비인후피부과학회지(2002. 12. 19)

죽순

특허

- 맹종죽순 전통약주 및 그의 제조방법, 특허등록 제1212469호, 거제시 농업기술센타
- 죽순 청국장의 제조방법, 특허등록 제1282587호, 담양군 외 1
- 죽엽 죽순을 주원료로 한 냉면육수의 제조방법, 특허등록 제229911호, 오**
- 죽순이 혼합된 죽순김치 제조방법, 특허공개 10-2005-0048700호, 임**
- 죽력 소금 및 이의 제조방법 그리고 이를 함유한 기능성 식품 조성물, 특허공개 10-2012-0000382호, 주식회사 에코덤
- 죽순발효 식초를 이용한 기능성 식품 및 그의 제조방법, 특허공개 10-2013-0077911호, 담양군, 사단법인 담양죽순생산자단체협의회

논문

- Bacillus subtilis 균주로 발효한 죽순음료의 품질특성, 광주여자대학교 백병기 석사학위논문(2013)
- 맹종죽 죽순 장아찌 숙성 중 품질 특성 변화, 오철환 외 4, 산업식품공학지(2013)
- 맹종죽, 왕대, 솜대 죽순 추출물의 생리활성에 관한 연구, 영남대학교 김혜진 석사학위논문(2012)
- 죽순의 화학적 특성 및 염장 죽순 제조과정 중 성분 변화, 송원대학 식품영양과 유맹자 외 1, 한국식품영양학회지(1999. 12. 31)

치커리

특허

- 올리고 과당이 함유된 치커리 가공액 및 그 제조방법, 특허등록 제326976호, 주식회사 삼배 외 1
- 저칼로리 저혈당 감미료 조성물 및 그 제조방법, 특허등록 제956428호, 대한제당 주식회사
- 셀프 태닝 효과를 부여한 자외선 차단 화장료 조성물, 특허등록 제848880호, 엔프라니 주식회사
- 치커리 과립차의 제조방법, 특허등록 제132608호, 대한민국(농촌진흥청청장)
- 식이섬유를 함유하는 비만 예방용 감자라면 및 비만예방용 건면의 제조를 위한 분말 조성물, 특허공개 10-2004-0091960호, 프로코바이오텍 주식회사, 주식회사 이지클럽
- 돼지감자를 함유하는 음료 및 그 제조방법, 특허공개 10-2013-0064316호, 주식회사 에이치씨바이오텍
- 항당뇨, 항노화 및 항암 강화 기능성 엽채류의 재배방법, 특허공개 10-2014-0006461호, 주식회사 신일

논문

- 흰쥐의 중성지질 대사에 미치는 치커리 추출물의 영향, 동아대학교 응용생명공학

부 차재영 외 3, 생명과학회지(2005. 8. 30)
- 고콜레스테롤 식이 섭취 흰쥐에서 치커리 이눌린과 올리고당이 지질대사에 미치는 영향, 대구대학교 식품영양학과 성혜영 외 4, 한국식품영양과학회지(2004. 2. 28)
- LDL(저밀도지단백) 산화에 미치는 치커리 뿌리 추출물의 항산화작용, 강원대학교 생화학교실 김태웅 외 1, 약학회지(2001. 10)

캐모마일

특허
- 독일붓꽃, 병풀, 캐모마일, 달맞이꽃 및 어성초 추출물을 함유하는 여드름 피부 개선을 위한 피부 외용제 조성물, 특허등록 제795225호, 주식회사 에스티씨나라
- 다이어스 캐모마일 추출물을 포함하는 당뇨합병증 치료 또는 예방용 조성물, 특허공개 10-2011-0087420호, 한림대학교 산학협력단
- 캐모마일 추출물을 함유하는 김치의 냄새제거제 및 냄새가 저감된 김치의 제조방법, 특허공개 10-2014-0088921, 한국식품연구원

논문
- 국화과 허브류인 수입산 캐모마일차와 국내산 국화차의 향기성분 비교, 동의대학교 생활과학연구소 임성임 외 2, 한국식품조리과학회지(2006. 12. 31)
- 캐모마일(Matricaria chamomilla L.)의 생리활성, 상주대학교 식품공학과 조영제 외 3, 한국식품영양학회지(2005. 4. 30)
- 캐모마일, 세이지, 녹차 건분의 섭취가 노령흰쥐의 항산화능에 미치는 영향, 이화여자대학교 식품영양학과 정세원 외 1, 한국영양학회지(2003. 9. 30)
- 캐모마일(Matricaria chamomile)을 이용한 전통 민속주의 제조 및 생리기능성, 배재대학교 유전공학과 바이오의약연구센타 이대형 외 3, 한국식품과학회지(2002. 2)

컴프리

특허
- 녹즙분말을 포함하는 기능성 인스턴트 식품 및 그 제조방법, 특허등록 제415529호, 영동기능식품 주식회사 외 1
- 컴프리 영양선식의 제조방법, 특허공개 10-1995-0005201호, 정**

논문
- 국내산 컴프리의 형태학적 특성 및 Pyrrolizidine Alkaloids 분석, 식품의약안전청 김희연 외 14, 한국식품영양과학회지(2003. 8. 30)

케나프

특허
- 자동차 내장재 소재인 케나프의 발수처리 방법 및 그에 의하여 제조된 자동차 내장재인 케나프 소재, 특허등록 제1266981호, 강**

케일

특허
- 케일을 주원료로 하는 과립의 제조방법, 특허등록 제62203호, 손** 외 1
- 항균성 성분이 함유된 간장의 제조방법 및 이에 의하여 제조된 간장, 특허등록 제874785호, 부경대학교 산학협력단
- 크산토필을 함유한 가축사료첨가제의 제조방법, 특허등록 제928016호, 대한민국(농촌진흥청장)
- 사극의 과즙 또는 추출물을 함유하는 음료 조성물, 특허등록 제180886호, 한솔제지 주식회사
- 식물의 새싹 추출물을 함유한 피부 노화 억제용 조성물 , 특허등록 제1082272호, 주식회사 아모레퍼시픽
- 골다공증 예방 및 치료용 약제 조성물, 특허공개 10-2003-0002377호, 동화약품 주식회사
- 유기농 식물의 복합추출물을 함유하는 미백화장료 조성물, 특허공개 10-2006-0007876호, 한국콜마홀딩 주식회사

논문
- 케일녹즙이 고콜레스테롤혈증 성인남자의 혈청 지질수준 및 인지질 지방산 조성에 미치는 영향, 강남대학교 교양학부 정은정, 생명과학회지(2012. 11. 30)
- UV 조사한 신립초 및 케일 녹즙의 항산화 활성 및 아질산염 소거작용의 변화, 충주대학교 식품공학과 최구희 외 2, 한국식품영양과학회지(2010. 8. 31)
- Salmonella실험계에서 케일즙액의 항돌연변이의 효과와 활성획분, 부산대학교 식품영양학과 이선미, 한국식품영양과학회지(1997. 10. 30)

콜라비

특허
- 된장콜라비장아찌의 제조방법, 특허등록 제1074735호, 농업회사법인 주식회사 승화푸드
- 동결건조를 이용한 콜라비 스낵의 제조방법 및 상기 방법으로 제조된 콜라비 스낵, 특허등록 제1217456호, 충남대학교 산학협력단
- 된장콜라비장아찌의 제조방법, 특허등록 제1074735호, 농업회사법인 주식회사 승화푸드
- 터키형 물김치 조성물 및 이의 제조방법, 특허등록 제1145428호, 한국식품연구원
- 화이트 콜라비, 특허공개 10-2011-0053972호, 리즈크 즈완 자드틸트 엔 자드한델 비.브이.
- 콜라비와 발아현미를 함유하는 된장 및 그의 제조방법, 특허공개 10-2013-0076924호, 황**

논문
- 콜라비 가식부와 껍질의 이화학적 성분 비교, 조선대학교 식품영양학과 차선숙 외 2, 한국식품저장유통학회지(2013. 2. 28)
- 콜라비와 산사가 돼지지방전구세포와 T_3-L$_1$ 세포의 증식과 분화에 미치는 영향, 충북대학교 송미연 석사학위논문(2013)
- 말토덱스트린 첨가로 건조된 콜라비 슬라이스의 물리화학적 특성, 충남대학교 Wang, Shu-Mei 외 2, 한국식품영양과학회지(2011. 6. 30)
- 피클 제조에 적합한 콜라비 품종의 결정, 한국식품개발연구소 이명기 외 4, 한국식품영양과학회지(2010. 6. 30)
- 적콜라비(Brassica oleracea var. gongylodes)새싹의 flavonoid 및 sterol 화합물의 분석, 경희대학교 이재웅 석사학위논문(2010),

털여뀌

논문
- 털여뀌 全草의 flavonoid 成分, 우석대학교 김은정 석사학위논문(2006)

토란

특허
- 설사 예방 또는 치료용 조성물, 특허등록 제920713호, 고**
- 토란을 포함하는 식품 조성물 및 이의 제조방법, 특허등록 제1269624호, 한국식품연구원
- 알토란을 함유한 고추장 및 이의 제조방법, 특허등록 제1094569호, 광주시 농업기술센터

논문
- 토란에서 분리한 Galactomannan 다당의 선천면역계 자극활성 및 구조적 특성, 경기대학교 박혜령 석사학위논문(2011)

토마토

특허
- 토마토 추출물을 함유하는 화장료 조성물, 특허등록 제604244호, 나드리화장품 주식회사
- 방울토마토 꼭지 추출물을 유효 성분으로 하는 화장료 조성물, 특허등록 제997448호, 주식회사 지에프씨
- 토마토를 포함한 천연색소 물비누 제조방법, 특허등록 제825267호, 전라남도
- 토마토 전초 추출물을 유효 성분으로 하는 지방간 개선용 식품조성물, 특허등록 제1092197호, 남**
- 항비만 효능이 있는 토마토 발효식초의 제조방법 , 특허등록 제1326323호, 순천대학교 산학협력단
- 토마토 추출물을 포함하는 비만 또는 말초 신경병증에 의한 청각 장애의 예방 또는 치료용 조성물, 특허등록 제1265543호, 이**
- 토마토 전초 추출물을 유효 성분으로 하는 흡연독성 해독용 식품조성물, 특허공개 10-2011-0051876호, 남**
- 토마토 유래 라이코펜 추출방법에 따른 토마토 유래 라이코펜 및 이를 함유한 탈모 방지 및 모발 성장 촉진 효과를 갖는 화장료 조성물, 특허공개 10-2013-0060487호, 주식회사 에코마인 외 1

논문
- LED 광처리가 토마토의 저장기간에 따른 품질 및 항산화 성분에 미치는 영향, 이화여자대학교 여지윤 석사학위논문(2013)
- 토마토와 토마토 페이스트 급여가 고지방식이를 급여한 Mongolian gerbil의 지질대사와 형태적 변화에 미치는 영향, 영남대학교 전예원 석사학위논문(2013)
- 유산균 발효에 의한 GABA 함유 토마토 페이스트의 생산, 서원대학교 식품영양학과 조석철 외 5, 한국식품영양과학회지(2012)
- 토마토를 첨가한 닭갈비 소스의 품질특성, 경희대학교 조리 서비스경영학과 김기쁨 외 2, 한국조리학회지(2011)
- 방울토마토 열매 locular fluid lectin의 항균성과 생화학적 특성, 계명대학교 생물학과 노광수, 한국생물2공학회(2010)

- 토마토의 기능성물질 검출과 항종양 활성에 관한 연구, 위덕대학교 김현룡 박사 학위논문(2010)
- 토마토 과실주의 알코올 발효조건에 따른 이화학적 특성 변화, 계명대학교 식품가공학과 김옥미 외 5, 한국식품영양과학회지(2010)
- 스트레스에 반응하는 토마토 유래 2종의 Dehydroascorbate Reductase 유전자 발현 방식, 강원대학교 Mohammad Humayun Kabir 외 1, 한국응용생명화학회지(2010. 12. 31)
- 토마토 추출물의 흰쥐 건성피부에 미치는 효과, 선린대학교 나현숙 외 1, 생명과학회지(2008. 4. 30)
- 방울토마토가 쥐의 스코폴라민에 의해 유발된 기억상실증을 개선한다, 한국식품연구원 최원희 외 3, 식품과학영양학회지(2008. 12. 31)
- 토마토 추출액 복합제가 전립선 암 세포와 전립선 비대증에 미치는 영향, 주식회사 이코바이오 강한샘 외 7, 생약학회지(2007. 6. 30)
- 토마토 과실의 성숙중 경도 및 무기성분의 변화, 효성여자대학교 원예학과 류복희 외 3, 한국식품영양과학회지(1990. 4. 25)

파

특허

- 파 음료 및 이의 제조방법, 특허등록 제542265호, 한국식품연구원
- 물 없이 대파만을 이용하여 고기 삶는 방법 및 이 방법에 의해 제조된 고기, 특허등록 제817354호, 김**
- 마늘, 양파, 파, 산초, 매실, 고추엑기스와 후라보노이드를 이용한 기피성 천연농약 제조방법, 특허등록 제471111호, 항보*

논문

- Lipopolysaccharide에 의한 BV2 세포의 염증 반응에 대한 파 추출물의 저해 활성, 동의대학교 한의과대학 병리학교실 박신형 외 3, 생명과학회지(2011. 6. 30)
- GC-MS에 의한 대파의 항산화 물질 동정, 전남대학교 식품공학과 및 농업과학기술연구소 서지우 외 6, 한국식품영양과학회지(2003. 10)
- 키틴과 파추출액 반응물의 항암 작용, 서울대학교 천연물과학연구소 김영식 외 5, 약학회지(1994. 10. 30)

파슬리

특허

- 식욕억제제 조성물, 특허등록 제1122123호, 경희대학교 산학협력단
- 구취 제거 음료 조성물, 특허공개 10-1998-0040318호, 씨제이 주식회사

논문

- 파슬리의 잎과 씨의 휘발성 성분, 한국인삼연초연구소 김영회 외 2, 한국응용생명화학회지(1990. 3. 31)

파프리카

특허

- 파프리카 과피의 제거방법, 특허등록 제1191884호, 강원도
- 삼투건조를 이용하여 색소 퇴색 및 비효소적 갈변이 적은 파프리카 분말의 제조방법, 특허등록 제1146136호, 강원도
- 파프리카 김치 및 이의 제조방법, 특허등록 제476419호, 유**
- 파프리카 소스, 특허등록 제455515호, 경상남도
- 콜로이드 밀 공법을 이용하여 습식 분쇄한 파프리카 퓨레를 이용한 파프리카 잼의 제조방법, 특허등록 제1297723호, 강원대학교산학협력단, 주식회사 웰빙테이블
- 파프리카고추장을 이용한 매실청 더덕장아찌 제조방법, 특허등록 제935119호, 화순향토음식연구 영농조합법인
- 퀴논 리덕타아제의 활성을 유도하는 파프리카 추출물 및 이를 함유하는 건강기능식품, 특허공개 10-2008-0047071호, 계명대학교 산학협력단 외 1
- 파프리카 잎 또는 이의 추출물을 함유하는 항산화제, 식품첨가제, 식품 조성물 및 화장료 조성물, 특허공개 10-2011-0080815호, 한국식품연구원
- 파프리카를 이용한 발효주 제조방법, 특허공개 10-2010-0040715호, 대한민국(국세청주류면허지원센터장)
- 파프리카를 이용한 쌀 막걸리의 제조방법 및 그 제조된 쌀 막걸리, 특허공개 10-2012-0083819호, 경상대학교 산학협력단

논문

- 광펄스 처리에 의한 파프리카의 이화학적 변화, 전주대학교 전통식품산업학과 홍희정 외 3, 한국식품과학회지(2013. 6. 30)
- 파프리카 급여가 고콜레스테롤 식이 흰쥐의 혈청 지질과 α-Tocopherol 농도 변화에 미치는 영향, 경남대학교 식품영양학과 박재희 외 2, 한국식품영양과학회지(2010.9. 30)

피망

특허

- 고농도의 천연 비타민 C를 함유한 채소를 이용한 콜로이드 입자형 김치 소스의 제조방법, 특허등록 제1080348호, 유**
- 항산화 기능성이 증대된 생선 및 그 가공방법, 특허등록 제827612호, 한**
- 고추증편 및 이의 제조방법, 특허공개 10-2010-0023460호, 경기도 광명시
- 육수와 가마보꼬를 주원료로 한 라면국물 제조방법 및 이를 이용한 라면의 조리방법, 특허공개 10-210-0035255호, 김**
- 해양심층수를 이용한 고기능성 피망의 생산방법, 특허공개 10-2009-0108332호, 한국해양연구원
- 매실 발효액으로 숙성되는 양파물김치의 제조방법 및 그 제조물, 특허공개 10-2011-0004837호, 장**

논문

- 피망고추(Capsicum annuun Lin.) 중의 조(粗) Lipase Activator 의 분리와 그 특성, 중앙대학교 식품가공학과 김병묵
- 냉장 저장 중 신선편이 농산물의 품질특성 변화, 경희대학교 식품영양학과 손시혜 외 4, 식품과학회지(2011. 8. 31)
- 고추를 붉은 피망으로 대체한 깍두기의 생리화학적 특성과 관능 특성, 충남대학교 식품영양학과 김진희 외 1, 한국식품영양과학회지(2004. 6)

해바라기

특허

- 해바라기를 이용한 유화제 및 유화보조제 제조방법, 특허등록 제1167494호, 곽**
- 해바라기 줄기를 이용한 흡착력이 증진된 중금속 이온흡착제의 제조방법, 특허등록 제1282042호, 전** 외 1
- 양념기름의 제조방법, 특허등록 제1073630호, 씨제이 주식회사
- 해바라기씨유와 막걸리박 식이섬유를 첨가한 저지방 계육 소시지의 제조방법, 특허등록 제1260487호, 건국대학교 산학협력단
- 해바라기씨 나물생산방법 및 그 물건, 특허등록 제495950호, 김**
- 해바라기를 이용한 된장 및 그 제조방법, 특허등록 제625056호, 강**
- 해바라기를 이용한 생면 칼국수 분말 및 그 제조방법, 특허등록 제672741호, 강**
- 해바라기 씨 추출물을 함유한 자유라디칼 소거용 화장료 조성물, 특허공개 10-20000-0061483호, 주식회사 코리아나화장품

논문

- 해바라기(向日葵, 向日化)의 語源에 대하여, 한국한의학연구원 김종덕 외 1, 한국한의학연구원논문집(2001. 12. 31)
- 들깨, 참깨, 해바라기씨 기름의 라디칼 소거능 비교 연구, 부산대학교 식품영양학과 및 김치개발연구소 김선희 외 4, 한국식품영양과학회지(2010. 3. 31)
- 종자 추출물의 RAW 264.7 세포에 대한 면역증강 효과, 한국식품연구원 유아름 외 5, 한국식품영양과학회지(2012. 12. 31)

호박

특허

- 꿀 추출물 및 호박 추출물을 함유하는 피부 보습용 화장료조성물, 특허등록 제795877호, 주식회사 아모레퍼시픽
- 호박 추출물 및 밤 추출물을 유효 성분으로 함유하는 각질박리 촉진용 화장료 조성물, 특허등록 제1334274호, 주식회사 코리아나화장품
- 호박식초의 제조방법, 특허등록 제428479호, 화천군
- 호박 해조주의 제조방법, 특허등록 제1039557호, 대한민국(관리부서: 국세청주류면허지원센터장)
- 호박을 주원료로 하는 약선죽의 제조방법 및 그 약선죽, 특허등록 제988546호, 경북대학교 산학협력단
- 호박 농축물을 이용한 호박차 및 호박음료의 제조방법, 특허등록 제814671호, 한국식품연구원
- 해양심층수를 포함하는 호박음료 조성물의 제조방법, 특허공개 10-2009-0120821호, 동국대학교 경주캠퍼스 산학협력단
- 호박과 생약재료를 이용한 한방 건강음료 호박대보탕 및 그의 제조방법, 특허공개 10-2002-0008727호, 전라북도
- 늙은 호박으로부터 엔지오텐신전환효소 저해제의 제조방법, 특허공개 10-2000-0722215호, 재단법인 한국인삼연초연구원
- 도인 발효추출물, 호박씨 발효추출물 및 강화약쑥 추출물을 포함하는 피부 보습용 화장료 조성물, 특허공개 10-2013-0125969호, 한국콜마 주식회사
- 오가피와 호박을 이용한 한방 건강음료 오가피력 및 그의 제조방법, 특허공개 10-2002-0008724호, 전라북도

호박– 단호박

특허

- 단호박 퓨레의 제조방법 및 단호박 퓨레를 함유한 식품, 특허등록 제317525호, 배**
- 단호박 퓨레를 이용한 단호박 음료 조성물 및 그 제조방법, 특허등록 제1350130호, 웅진식품주식회사
- 단호박 영양밥의 제조방법, 특허등록 제458443호, 주식회사 놀부 외 1
- 단호박을 이용한 오리훈제 및 그 제조방법, 특허등록 제438198호, 주식회사 주원오리
- 단호박 고추장의 제조방법, 특허등록 제472625호, 박**
- 단호박 퍼핑스낵의 제조방법, 특허등록 제1151683호, 주식회사 다손
- 단호박의 저장성 향상방법, 특허등록 제1388054호, 농업협동조합중앙회
- 증숙건조 단호박 과립의 제조방법, 특허공개 10-2014-0076695호, 홍천군
- 단호박 식혜의 제조방법 및 이에 의해 제조된 단호박 식혜, 특허공개 10-2014-0075313호, 올리고마을 영농조합법인

논문

- 단호박 된장소스 제조조건의 최적화 및 품질 특성, 중부대학교 호텔외식산업학과 장경호 외 2, 한국식품저장유통학회지(2012. 8. 30)
- 단호박 첨가수준을 달리한 식혜의 저장 중 품질특성, 충북대학교 식품영양학과 안연화 외 2, 한국식품조리과학회지(2011. 12. 30)
- 단호박 가루를 첨가한 호상요구르트의 품질 특성, 대구한의대학교 한방식품조리영양학부 정현아 외 6, 한국식품저장유통학회지(2011. 10. 30)
- 호박분말 효소가수분해물의 항산화활성, 제주산업정보대학 관광호텔조리과 오창경 외 5, 한국식품영양과학회지(2010. 2. 27)
- 건조방법에 따른 삼투처리 단호박의 품질 특성, 경북대학교 식품공학과 홍주헌 외 1, 한국식품영양과학회지(2004. 11. 30)

〈과일〉

구아바

특허

- 구아바로부터 얻은 단백질 타이로신 탈인산화 효소 1B 저해용 활성분획 추출물, 특허등록 제443264호, 한국생명공학연구원
- 구아바 발효 조성물 및 그 용도, 특허등록 제847103호, 재단법인 제주테크노파크 외 1
- 구아바 잎차의 제조방법, 특허등록 제939976호, 백**
- 구아바 추출액의 제조방법 및 이를 이용한 구아바가 첨가된 술, 특허등록 제1001292호, 송**
- 구아바 및 울금을 함유하는 양계 사료 조성물 및 그로부터 생산된 계란, 특허등록 제1031363호, 송**
- 구아바 성분으로 포함하는 경피흡수용 패치제 및 그 제조방법, 특허등록 제1006455호, 양**
- 구아바를 이용한 양념소스, 특허등록 제1167643호, 박**
- 구아바 발효물을 이용한 사과의 폴리페놀과 유산균 함량 증대 방법 및 이를 이용한 사과 혼합 농축액, 특허등록 제1273946호, 김** 외 1
- 현미 구아바 잎 발효소재의 제조방법과 그 현미 구아바 잎 발효소재를 이용한 현미 구아바 잎 발효분말차 제조방법, 특허등록 제1373252호, 한국국제대학교 산학협력단
- 구아바 잎 추출물의 헥산 분획물을 유효 성분으로 포함하는 전립선암 치료용 조성물, 특허등록 제1320946호, 제주대학교 산학협력단, 경희대학교 산학협력단
- 구아바 잎 추출물을 유효 성분으로 포함하는 암의 전이 또는 침윤 억제용 조성물, 특허등록 제1320947호, 제주대학교 산학협력단, 경희대학교 산학협력단
- 구아바 잎 추출물을 유효 성분으로 포함하는 항암용 조성물, 특허공개 10-2012-0008351호, 중앙대학교 산학협력단, 제주대학교 산학협력단, 이화여자대학교 산학협력단

논문

- 구아바 잎 분말을 첨가한 쿠키의 품질 특성, 을지대학교 식품영양학과 정은자 외 2, 한국식품영양학회지(2012. 6. 30)
- 구아바 잎 열수추출물의 당류분해효소 저해 효과 및 OGTT에 미치는 효과, 주식회사 이롬생명과학연구원 최수민 외 6, 한국약용작물학회지(2012. 4. 30)
- db/db mice에 대한 약용 식물추출 혼합물의 항당뇨 상승효과, 생명과학회지(2011. 2. 28)
- 구아바 열매와 잎 열수 추출물의 신경세포 보호효과, 경희대학교 식품공학과 정창호 외 9, 한국심품저장유통학회지(2011. 2. 28)
- 식중독 세균에 대한 구아바 부위별 추출물의 항균 특성, 경남대학교 식품생명과 조영홍 외 2, 한국식품영양과학회지(2009. 12. 31)
- 저용량 Streptozotocin으로 유도된 당뇨모델 생쥐에서 발효 구아바 잎 추출물의 고혈당 억제 효과, 제주대학교 생명과학과 생명과학기술혁신센터 진영준 외 7, 한국식품과학회지(2006. 10)

귤

특허

- 귤 껍질을 이용한 하이드록시메틸푸르푸랄의 제조방법, 특허등록 제1375247호, 동아대학교 산학협력단, 대한민국(농촌진흥청장)
- 카프릴릴 글라이콜, 에칠헥실글리세린 및 한라봉 껍질 추출물을 함유하는 화장료 조성물, 특허등록 제1297724호, 서원대학교산학협력단, 주식회사 코씨드바이오팜
- 사료 첨가제용 귤 및 마늘 혼합 발효액의 제조방법, 특허등록 제1389870호, 주식회사 창조바이오텍
- 신규 아세토박터 속 SEA623-2 균주, 귤 식초 및 이의 제조방법, 특허등록 제1451706, 대한민국(농촌진흥청장)
- 당절임 건조 귤의 제조방법, 특허공개 10-2014-0029567호, 농업회사법인 위앤미주식회사

논문

- 제주산 감귤과 한라봉 껍질추출물의 3T3-L1 지방전구세포에서의 항비만 효과, 명지대학교 임희진, 석사학위논문(2013)
- 미숙한 귤 중에 함유된 활성 성분 Quercetagetin이 HaCaT 사람 각질세포에 미치는 항염증 효과, 제주대학교 강경진 외 4, 한국응용약물학회지(2013. 3. 31)
- 과일 껍질의 비타민 C, 폴리페놀, 플라보노이드 함량과 항산화 활성, 성신여자대학교 식품영양학과 이민영 외 5, 한국식품과학회지(2012. 10. 31)
- 진피(陳皮)의 저장기간에 따른 항알러지효과 비교, 경남과학기술대학교 농학 한약자원학부 신용욱, 대한본초학회지(2012. 9. 30)
- 진피(陳皮) 에탄올추출물의 콜라겐 유도 관절염 마우스에서의 항관절염 효과 연구, 동국대학교 한의과대학 본초학교실 정진기 외 3, 대한본초학회지(2011. 9. 30)
- 진피첨가량을 달리한 진피주의 발효특성, 송호대학교 호텔외식조리학과 김나영 외 3, 한국식생활문화학회지(2011. 4. 30)
- 5종 생약(진피, 청피, 귤핵, 지실, 지각)의 Flavanone Glycoside 함량분석과 Peroxynitrite 소거효과, 상지대학교 제약공학과 누그로호 아궁 외 4, 생약학회지(2009. 12. 31)
- 게르빌루스쥐의 일과성 전뇌허혈에 미치는 진피(陳皮)의 신경보호 효과, 경희대학교 동서의학대 김지애 외 1, 동의생리병리학회지(2002. 6. 25)
- 감귤과피로부터 분리한 식이섬유가 흰쥐의 지방 및 Cadmium 대사에 미치는 영향, 이화여자대학교 식품영양학과 김미경 외 1, 한국영양학회지(1997. 4. 30)
- 제주산 진피를 이용한 단일 침출차의 가공 특성 및 항산화성, 서울대학교 식품영양학과 유경미 외 4, 한국조리과학회지

귤–한라봉

- 한라봉과 찰보리쌀을 주재료로 하는 고추장의 제조방법, 특허등록 제1040646호, 정**
- 한라봉을 함유한 맛김의 제조방법 및 그 방법으로 제조된 맛김, 특허등록 제1116417호, 지**
- 한라봉 꽃 추출물을 이용한 항염증제 조성물, 특허등록 제1396572호, 주식회사 제주사랑농수산
- 항산화 활성 및 아세틸콜린에스트라아제 저해능을 가지는 한라봉 추출물의 용도, 특허공개 10-2013-0113164호, 순천대학교 산학협력단

논문

- 한라봉 분말을 첨가한 식빵의 제빵 특성과 소비자 검사, 순천대학교 식품영양학과 빙동주 외 1, 한국식품영양과학회지(2013. 2)

그레이프프루트[자몽]

특허

- 항균활성을 갖는 키토산, 키토산올리고당 및 자몽종자 추출물을 함유한 약학조성물, 특허등록 제530578호, 주식회사 벤스랩 외 1
- 글루코사민올리고당과 자몽추출물을 함유한 식물성장촉진조성물 및 그 이용 방법, 특허등록 제756301호, 전라남도, 주식회사 바이오리쏘스
- 젓산과 자몽종자추출물을 이용한 항균제 조성물 및 이를 이용한 전복의 가공 방법, 특허등록 제1124700호, 전라남도
- 자몽추출물을 함유하는 인지기능장애 예방 및 개선용 식품 조성물 및 이를 포함하는 건강보조식품, 특허등록 제1201449호, 대한민국(농촌진흥청장)
- 양파 자몽 음료의 제조방법 및 그 제조방법으로 제조된 음료, 특허등록 제1299113호, 초당대학교 산학협력단, 황토랑양파즙 영농조합법인

- 두충과 자몽 혼합물을 함유하는 신경퇴행성 질환 예방용 조성물, 특허등록 제1397605호, 동의대학교 산학협력단
- 자몽 원액 및 자몽 퓨레 제조방법, 특허공개 10-2010-0130492호, 정**
- 방부제로서 글리세릴 카프릴레이트와, 자몽종자, 대나무 및 솔잎의 혼합 추출물을 함유하는 화장료 조성물, 특허공개 10-2010-0077693호, 주식회사 코리아나화장품

논문
- HPLC-PDA를 이용한 자몽과 당유자의 플라바논 배당체의 동시분석, Institute of Chinese Minority Traditional Medicine Piao, Xiang-Lan 외 4, 생약학회지(2011. 12. 30)
- 자몽 종자 추출물의 항균성, 동남대학교 식품영양과 박헌국 외 1, 한국식품영양학회지(2006. 12. 31)
- 자몽씨 추출물을 함유한 Eudragit E100 미세캡슐의 제조 및 김치에 대한 영향, 경남대학교 생명과학부 식품생물공학과 김한수 외 4, 한국식품영양과학회지(2003. 12. 30)

년출월귤

특허
- 기호성이 우수한 스트로베리향 홍차 및 이의 제조방법, 특허공개 10-2009-0044194호, 주식회사 아모레퍼시픽

노니

특허
- 노니가 함유된 원적외선 방사 노니 소금 및 이의 제조방법, 특허등록 제790555호, 김** 외 1
- 조직 배양한 노니 배양세포 추출물을 포함하는 화장료 조성물 및 상기 조직 배양한 노니 배양세포 추출물의 제조방법, 특허등록 제1093863호, 주식회사 한국화장품제조
- 노니 추출물을 함유하는 세정제 조성물의 제조방법, 특허등록 제1123146호, 박**
- 항알러지 활성을 갖는 조직 배양한 노니 부정근 추출물 및 이를 함유한 알러지 예방 및 완화용 화장료 조성물, 특허등록 제1257313호, 한국콜마주식회사, 농업회사법인 주식회사 청솔바이오텍
- 노니추출물을 이용한 기능성 음료, 특허공개 10-2006-0135113호, 김포대학교 산학협력단
- 노니가 함유된 청국장 제조방법 및 이로부터 제조된 청국장, 특허공개 10-2012-0045928호, 조** 외

논문
- 파극천 추출물이 펜틸렌테트라졸로 유도된 실험동물에서 항 뇌전증 작용, 아이케이사이언스 주식회사 허진선 외 1, 자원식물학회지(2013. 2. 28)
- 6-propyl, 2-thiouracil로 유발된 갑상선 기능저하증 동물 모델에서 파극천이 갑상선 호르몬 및 갑상선 조직에 미치는 효능, 경희대학교 한의과대학 신계내과학교실 김영석 외 3, 대한한방내과학회지(2011. 9. 30)
- 노니 과실에 함유된 항산화물의 추출 공정, 자혜식품 주식회사 곽미경 외 2, 학국약용작물학회지(2011. 2. 28)
- 단기 파극 투여가 생쥐의 근 피로(筋疲勞) 및 혈액 성분에 미치는 영향, 경희대학교 한의과대학 부인과학교실 이진무 외 5, 대한한방부인과학회지(2007. 5. 29)
- 염산과 트립신으로 처리한 노니(Morinda citrifolia) 추출물의 항산화 효과, 중앙대학교 약학대학 최혜영(2005. 10. 31)
- 노니(Morinda citrifolia) 메타놀 추출물의 Phospholipase 억제와 항염증 활성, 중앙대학교 약학대학 최병철 외 1, 약학회지(2005. 10. 31)
- 농도별 파극 투약이 숫컷 생쥐의 생식능력에 미치는 영향, 경희대학교 한의과대학 부인과학교실 조정훈 외 3, 대한한방부인과학회지(2005. 8. 31)
- 파극천(巴戟天)이 치매 병태 모델에 미치는 영향, 대전대학교 한의과대학 신경정신과학교실 정인철 외 2, 동의신경정신과학회지(2003. 6. 30)
- 노니(Morinda citrifolia Linn) 줄기의 화학적 성분, Karachi University Bina S. Siddiqui 외 4, 약학회지

대추

특허
- 대추퓨레 제조방법 및 대추퓨레를 이용한 대추음료 제조방법, 특허등록 제174811호, 주식회사 해우
- 대추 추출물을 포함하는 콜레스테롤 강하 및 콜레스테롤 에스테르 전이단백질 저해용 조성물, 특허등록 제254528호, 한국생명공학연구원
- 파골세포 분화억제 효과를 갖는 대추 추출물 및 이를 포함하는 건강기능식품 조성물, 특허등록 제718490호, 계명대학교 산학협력단
- 초고압 대추 추출물을 함유하는 화장료 조성물, 특허등록 제1274606호, 서원대학교산학협력단, 주식회사 코씨드바이오팜
- 대추분말 및 대추씨 추출액을 이용한 면류 및 제조방법, 특허등록 제922606호, 김**
- 유산균, 효모 혼합발효 대추잎차, 특허등록 제971078호, 김**
- 대추잎차 제조방법 및 이 방법에 의해 제조된 대추잎차, 특허등록 제1012064호, 충청대학 산학협력단 외 1
- 기능성 발효 대추 제조방법 및 그의 발효 대추, 특허등록 제1012555호, 충청대학 산학협력단 외 2
- 대추 천연 조미료 및 그 제조방법, 특허등록 제1030367호, 충청대학 산학협력단, 대보영농조합법인
- 대추 경옥고, 특허등록 제1060309호, 충청대학 산학협력단, 보은군농업기술센터 외 1
- 대추를 이용한 무기오염물 처리 담체 및 그 제조방법, 특허등록 제1065716호, 한국과학기술연구원
- 대추를 이용한 가축용 고체발효 생균제 조성물 및 이의 제조방법, 특허등록 제1115306호, 주식회사 오비티, 보은군
- 대추 추출물 및 호두 추출물을 함유하는 피부 보습용화장료 조성물, 특허등록 제1154772호, 아모레퍼시픽
- 슬라이스 양념 대추 제조방법 및 슬라이스 양념 대추, 특허등록 제1229965호, 알알이물산 주식회사
- 대추의 발효액을 유효 성분으로 함유하는 항산화 및 주름개선용 조성물, 특허등록 제1293007호, 재단법인 한국한방산업진흥원, 영동대학교 산학협력단
- 대추추출물을 이용한 안정성이 개선된 생균제, 특허등록 제1357118호, 주식회사 한국바이오케미칼
- 대추 발효액을 함유하는 미백 화장료 조성물, 특허공개 10-2009-0111719호, 주식회사 더페이스샵
- 대추를 이용한 숙취해소 음료 및 이의 제조방법, 특허공개 10-2010-0026487호, 충청대학 산학협력단, 보은제약 주식회사
- 대추가 함유된 기능성 치약, 특허공개 10-2010-0094112호, 충청대학 산학협력단, 보은제약 주식회사
- 대추의 cAMP에 의해 제조되는 항우울제, 특허공개 10-2010-0106324호, 츠 유-펀, 장 주오구앙(중국)
- 해양심층수, 발효 흑생강 추출물 및 대추농축액을 주성분으로 하는 기능성 음료 조성물, 특허공개 10-2011-0013685호, 김**
- 음나무 잎과 대추 잎을 이용한 돈피튀김의 제조방법, 특허공개 10-2012-0114652호, 주식회사 정성푸드올

논문
- 성숙도에 따른 대추(Ziziphus jujube Miller) 추출물의 항산화 활성의 변화, 대구한의대학교 한방식품조리영양학부 홍주연 외 2, 한국식품저장유통학회지(2010)
- 대추과육과 잎의 발효추출물이 고지혈증과 당뇨에 미치는 효과, 원광대학교 최윤희 박사학위논문(2009)
- 대추나무 껍질 유래 Betulinic acid의 in vitro rotavirus 감염억제 효과, 코오롱생명과학 주식회사 이경호 외 2, 생약학회지(2008. 6. 30)
- 대추, 양파 혼합추출물이 흰쥐의 혈청조성에 미치는 영향, 목포대학교 생활과학부 조영자 외 3, 한국식생활문화학회지(2006. 2. 28)
- 고지혈증 환자에서 의학영양치료와 병행하여 섭취한 기능성차(상엽, 구기자, 국화, 대추, 참깨, 나복자)의 혈중 지질 농도 저하 및 항산화 효과, 경희대학교 동서의학대학원 의학영양학과 임현정 외 2, 한국식품영양과학회지(2005. 1. 29)
- 대추씨(Zizyphus jujuba Seed) 추출액이 Streptozotocin 유발 당뇨성 흰쥐의 혈당 및 지질성분에 미치는 영향, 밀양대학교 생물공학과 김한수, 생명과학회지(2002. 2. 28)
- 대추의 장내세균 유해효소 β-Glucuronidase와 Tryptophanase 저해효과, 경희대학교 식품영양학과 이영경 외 2, 한국식품과학회지(1998. 2. 28)
- 대추 메타올 추출액이 Benzo(a)pyrene에 의해 유도된 간기능 장해에 미치는 영향, 영남대학교 식품영양학과 이윤경 외 1, 한국식품영양과학회지(1995. 2. 28)
- 감 과피와 대추로부터 분리한 식이섬유의 포도당, 담즙산, 카드뮴 투과 억제에 관한 in vitro 연구, 이화여자대학교 식품영양학과 이혜진 외 1, 한국영양학회지(1988. 5. 30)

도토리

특허
- 도토리 전분 폐수를 이용한 폐수처리제 및 그것의 제조방법, 특허등록 제99010호, 김*
- 도토리 고추장 및 그 제조방법, 특허등록 제167025호, 송** 외 1
- 도토리 폐비지를 주재로 한 숯 제조법, 특허등록 제345247호, 김*

- 도토리 식초 및 이의 제조방법, 특허등록 제454227호, 한국식품연구원
- 도토리 성분이 함유된 가공식품 및 그 제조방법, 특허등록 제543790호, 박**
- 다공성 도토리겔 마스크 팩의 제조방법, 특허등록 제787413호, 강**
- 도토리 또는 정향을 이용한 소취 기능을 갖는 주류의 제조방법, 특허등록 제802907호, 하이트진로 주식회사
- 도토리 또는 상수리의 색소를 이용한 음료 등의 착색방법, 특허등록 제81974호, 이**
- 식용 도토리분말 제조방법 및 이 방법으로 제조된 도토리분말 그리고 이 도토리분말을 함유한 음식, 특허등록 제830414호, 주식회사 도톨왐
- 도토리 전분을 이용한 콜로이드성 이온물질의 제조방법 및 상기 이온물질을 함유하는 제품, 특허등록 제1268530호, 주식회사 도미니언코리아
- 도토리를 포함한 식물성고기 및 그의 제조방법, 특허등록 제1451635호, 재단법인 전라북도생물산업진흥원, 지리산맑은물춘향골 영농조합법인, 서남대학교 산학협력단
- 도토리 장아찌의 제조방법 및 이에 의해 얻어진 도토리 장아찌, 특허공개 10-2014-0048598호, 이**

논문

- 도토리 분말이 선충의 산화성 스트레스 저항성과 수명에 미치는 효과, 순천향대학교 의료과학대학 의료생명공학과 이순영 외 2, 한국식품영양과학회지(2013. 5. 31)
- 도토리묵가루 및 추출물을 첨가한 머핀의 품질특성, 농촌진흥청 농식품자원부 기능성식품과 김승희 외 3, 한국식품영양과학회지(2012. 3. 31)
- 스피루리나와 대두단백을 첨가한 도토리묵의 품질특성 및 항산화성, 충남대학교 식품영양학과 오혜림 외 6, 한국식품영양과학회지(2012. 11. 30)
- 도토리 추출물의 경구 투여가 마우스 면역 세포 활성에 미치는 효과, 상지대학교 보건과학대학 식품영양학과 류혜숙, 한국식품영양학회지(2010. 6. 30)
- 도토리 급여가 치매모델 마우스 뇌조직의 아세틸콜린 및 관련효소 활성에 미치는 영향, 농촌진흥청 농업과학기술원 농촌자원개발연구소 이성현 외 5, 한국식품영양과학회지(2005. 6. 30)
- 도토리 가루의 성분분석과 항산화능 평가, 강원도보건환경연구원 식의약품분석과 심태흠 외 5, 한국식품과학회지(2004. 10)
- 수침조건이 도토리 묵의 저장에 미치는 영향, 전라남도보건환경연구원 식품약품분석과 나환식 외 1, 한국식품영양과학회지(2002. 4. 30)
- 교 식품영양학과 육근정 외 2, 한국영양학회지(2002. 3. 30)
- 도토리추출물이 흰쥐의 체내 항산화효소계에 미치는 영향, 영남대학교 식품영양학과 성인숙 외 5, 한국식품영양과학회지(1997. 6. 30)
- 도토리추출물이 흰쥐의 체내 지질대사에 미치는 영향, 영남대학교 식품영양학과 성인숙 외 2, 한국식품영양과학회지(1997. 4. 30)

두리안

특허

- 열대산 Durian과실 종자전분의 이화학적 특성에 관한 연구, 한경대학교 김경수 석사학위논문(1998)
- 잭푸르트나무, 빵나무 접 붙이기, 특허공개 10-2012-0089163호, 이**

레몬

특허

- 감, 사과, 오렌지, 레몬 등의 껍질로부터 펙틴을 제조하는 방법, 특허등록 제359244호, 주식회사 한국신과학기술센타
- 레몬 및 레몬버베나를 함유하는 침출차와 액상추출차의 제조방법 및 그로부터 제조한 침출차와 액상추출차, 특허등록 제899890호, 전** 외 2
- 프로폴리스, 라벤더 에센셜 오일 및 레몬 에센셜 오일을 함유하는 천연방부제 조성물, 특허공개 10-2011-0018166호, 주식회사 누가코스메틱 외 1
- 계란껍질과 레몬을 이용한 무공해 세탁방법, 특허공개 10-0-2012-0113445호, 김**

논문

- 라벤더, 레몬, 유칼립투스 혼합 에센셜오일이 아토피 피부염 동물 모델의 Th2 관련인자에 미치는 영향, 대전대학교 뷰티건강관리학과 김현아 외 4, 대한약침학회지(2010. 3. 31)
- 신경교(神經膠) 성상세포(星狀細胞)에서 레몬오일에 의한 세포자멸사(細胞自滅死)의 억제효과, 원광대학교 한의과대학 신경정신과교실 김준한 외 1, 동의신경정신과학회지(2000. 9. 30)
- 저장,시 마늘즙과 레몬즙 처리가 꽁치의 품질특성에 미치는 영향, 중앙대학교 가정학과 식생활학과 김경희 외 1, 한국식품조리과학회지(1992. 8. 31)

딸기

특허

- 딸기 발효주 또는 딸기 발효음료의 제조방법, 특허등록 제1349098호, 한국식품연구원 외 1
- 딸기 잎자의 세조방법 및 싱기 방법으로 제조된 딸기 잎차, 특허공개 10-2013-0048430호, 논산시(관리부서:논산시농업기술센터) 외 2
- 제조방법, 특허공개 10-2014-0028485호, 경상대학교 산학협력단

논문

- 딸기 꽃받침 생리활성 물질로부터 항산화 화장품 소재 개발, 아주대학교 서승연 석사학위논문(2012)
- 딸기의 휘발성 향기 성분의 초임계 유체 추출, 한국식품연구원 이해창 외 6, 한국식품과학회지(2009. 12)

망고

특허

- 프로폴리스 추출물이 함유된 과일주의 제조방법, 특허등록 제430434호, 김**
- 기호성이 우수한 열대과일향 혼합차 및 그 제조방법, 특허공개 10-2009-0037155호, 주식회사 아모레퍼시픽
- 망고를 주원료로 하는 망고케첩, 특허공개 10-2013-0012340호, 김**
- 망고 과즙의 처리 방법, 특허공개 10-2013-0143565호, 산토리 홀딩스 가부시키가이샤

논문

- 망고에 의한 알레르기 접촉피부염 1예, 서의근 외 4, 천식 및 알레르기 제29권(2009. 6)
- Raji 세포의 면역블로팅 분석에 의한 몇 가지 말레이지아 전통야채(Ulam) 추출물의 항종양 촉진 활성, Ali, A.M. 외 8, 생약학회지(2000. 9)

망고스틴

특허

- IκB 키나아제 저해용 식품첨가제 및 이를 포함하는 식품, 특허등록 제729436호, 롯데제과 주식회사
- 근육 장애의 치료를 위한 잔톤 유도체, 특허공개 10-2009-0034803호, 디에스엠 아이피 어셋츠 비.브이.(네덜란드)
- 항균 활성을 갖는 망고스틴 추출물의 추출방법, 특허공개 10-2010-0093378호, 건국대학교 산학협력단
- 아토피성 피부염 예방제 및/또는 치료제, 특허공개 10-2011-0010797호, 가부시키가이샤 롯데, 롯데제과 주식회사
- 피부 장해의 치료 및/또는 예방을 위한 조성물, 특허공개 10-2012-0027172호, 가부시키가이샤 롯데, 롯데제과 주식회사

논문

- 인체 유방암 세포주에서 α-mangostin의 ERα 조절에 의한 apoptosis 유도 효과, 순천대학교 원영선 석사학위논문(2013)

멜론

논문

- 머스크멜론의 저장온도별 저장 중 품질변화, 한국식품연구원 윤예리 외 5, 한국식품과학회지(2009. 6. 30)
- 수박과 멜론의 부위별 유리당 함량 분포에 관한 연구, 고려대학교 자연자원대학 식량자원학과 손주용 외 3, 한국응용생명화학회(1996. 6. 30)

모과

특허

- 항균력을 갖는 모과엑기스의 제조방법, 특허등록 제412914호, 송** 외 2
- 도라지, 감초, 맥문동 및 모과 추출물을 함유한 호흡기질환 예방용 건강음료 조성물, 특허등록 제674603호, 주식회사 티제이네츄럴
- 원발성 생리통 완화 및 치료용 한약조성물, 특허등록 제912912호, 강**
- 약선재를 이용한 연육제의 제조방법, 특허등록 제1105860호, 정읍시
- 노근, 모과 및 미강 추출물을 함유하는 피로 회복 또는 스트레스 억제용 식품 조성물, 특허등록 제1151339호, 손**
- 애엽 및 모과 혼합물을 유효 성분으로 함유하는 해충 기피용 조성물, 특허등록 제1288334호, 주식회사 제노레버코리아, (주)솔빛피앤에프
- 카테콜 탄닌 색소를 포함하는 염액에 자외선을 조사하여 직물을 염색하는 방법, 특허등록 제1339508호, 충남대학교 산학협력단
- 구취 억제 및 제거용 필름 및 이를 제조하기 위한 필름형성용 조성물, 특허공개 10-2005-0029905호, 주식회사 엘지생활건강
- 연골 재생, 통증 억제 및 부종 억제용 생약조성물, 특허공개 10-2011-0038631호(PCT/KR2009/003403), 주식회사 바이로메드

- 모과 추출물을 함유하는 미백조성물, 특허공개 10-2013-0090126호, 메디코룩스 주식회사
- 타액 분비 촉진제, 특허공개 10-2013-0105831호(PCT/JP2011/004582), 가부시키가이샤 롯데, 롯데제과주식회사
- 입자 잎과 모과 추출물을 포함한 피부 가려움증 개선용 조성물, 특허공개 10-2013-0131094호, 전주대학교 산학협력단, 참살이 모악골 영농조합법인

논문
- 모과(木瓜) 물추출물의 항염증 효능에 관한 실험적 연구, 대한한방부인과학회지(2012. 8. 31)
- 입자잎과 모과 에탄올 추출물의 피부 가려움증 억제 효과, 전주대학교 보건관리학과 김현수 외 4, 동의생리병리학회지(2012. 6. 25)
- 모과나무 줄기의 화학성분, 조선대학교 약학대학 신지은 외 3, 생약학회지(2011. 9.30)
- 약용식물의 Tyrosinase, Hyaluronidase 저해효과 및 항산화 활성, 상지대학교 보건과학대학 제약공학과 차배천, 생약학회지(2011. 3. 31)
- 목과(木瓜) 추출물이 항알레르기 및 항산화 작용에 미치는 영향, 동의대학교 한의과대학 소아과학교실 이승연, 대한한방소아과학회지(2010. 8. 31)
- Alzheimer성 치매 유발 생쥐의 뇌조직 손상에 대한 인삼, 목과 혼합추출액의 치료 효과, 중부대학교 한방건강관리학과 한신희 외 1, 자원식물학회지(2007. 8. 30)
- 목과(木瓜) 약침(藥鍼)이 Collagen-induced Arthritis 억제 및 면역조절에 미치는 영향, 대전대학교 한의과대학 침구학교실 신동수 외 2, 대한침구학회지(2007. 6. 20)
- 에탄올에 의해 유발된 간독성에 대한 모과 추출물의 보호효과, 조선대학교 식품영양학과 이유미 외 3, 한국식품영양과학회지(2006.12. 29)
- 목과(木瓜), 호장근(虎杖根) 및 유향(乳香) 추출물이 Raw 264.7 cell에서 LPS로 유도된 MMP-9 의 활성에 미치는 영향, 계명대학교 의과대학 면역학교실 이태진 외 7, 동의생리병리학회지(2006. 2. 25)
- 관절염 백서의 염증과 간기능에 대한 목과, 백굴채, 위령선의 효능 연구, 경원대학교 한의과대학 해부경혈학 박재석 외 1, 동의생리병리학회지(2005. 12. 25)
- 목과(木瓜)가 CT105와 βA로 유도된 Alzheimer's Disease 병태 모델에 미치는 영향, 대전대학교 의과대학 신경정신과교실 김명진 외 2, 동의신경정신과학회지(2005. 6. 30)

무화과

논문
- 무화과 잎 추출물 첨가에 의한 조피볼락(Sebastes schlegeli)의 성장 및 면역력 개선에 관한 연구, 전남대학교 하송하 석사학위논문(2011)
- 국내산 무화과에서 추출한 protease 조효소액의 안정성과 최적화에 관한 연구, 한국식품연구원 김미현 외 2, 한국식품조리과학회지(2011. 6. 30)
- 인체 피지선세포주(SZ95)에서 무화과 잎 추출물의 피지생성 억제 효과, 원광대학교 한의학전문대학원 한약자원개발학과 박시준 외 4, 동의생리병리학회지(2006. 8. 25)
- 무화과를 이용한 속성발효 멸치액젓의 품질, 목포대학교 식품공학과 및 식품산업기술연구센터 강성국 외 4, 한국식품영양과학회지(2001. 12. 29)
- 무화과 콘서브 처리에 의한 품종별 쇠고기의 이화학적 특성 변화, 목포대학교 식품영양학과 박복희 외 4, 한국식품영양과학회지(1999. 6. 30)
- 무화과(Ficus carica L.) 잎의 메탄올 추출물과 그 분획물의 살충활성, 조선대학교 창업보육센터 주식회사 이파리넷 천상욱 외 2

미라클베리

특허
- 감미-유도물질인 미라쿨린의 제조방법, 특허공개 10-1993-0702907호, 미쯔비시 세키유 가부시키가이샤

바나나

특허
- 바나나 농축액을 배지로 한 버섯균사체의 생산방법, 특허등록 제384150호, 박**
- 바나나 막걸리 및 그의 제조방법, 특허등록 제1257559호, 박**
- 바나나 껍질을 포함하는 천연 수면 드링크 및 제조방법, 특허공개 10-2013-0130669호, 배**
- 혈압상승 억제 바나나두부, 특허공개 10-2013-030125호, 주**

논문
- 바나나 첨가량을 달리한 당화 바나나죽의 품질 특성 및 항산화효과, 농촌진흥청 국립농업과학원 농식품자원부 김진숙 외 4, 한국식품영양과학회지(2013. 7. 31)
- db/db mice에 대한 약용 식물추출 혼합물의 항당뇨 상승효과, 부산대학교 생물학과 노상근 외 1, 생명과학회지(2011. 2. 28)
- 바나나 과실 함유 탄닌이 소화효소 작용에 미치는 영향, 동아대학교 농화학과 정한 외 2, 한국응용생명화학회지(1996. 12. 31)

박

특허
- 연체동물과 박을 이용한 음식물 제조방법 , 특허등록 제491475호, 박**
- 박을 주원료로 하는 술의 제조방법, 특허등록 제545674호, 김*
- 박 바가지를 이용한 청국장 제조방법, 특허등록 제679700호, 나**
- 항지방화 및 항비만 활성을 갖는 박과 식물 추출물로부터분리된 화합물을 포함하는 조성물, 특허등록 798004호, 주식회사 헬릭서
- 5α-리덕타아제 활성의 억제를 위한 박과의 오일의 사용, 특허등록 제901056호, 라보라토이레즈 익스펜사이언스(프랑스)
- 항산화효과를 가지는 박추출물 및 이를 함유하는 피부노화방지용 화장료 조성물, 특허공개 10-1998-0069516호, 한불화장품 주식회사

배

특허
- 배를 주재로 한 발효음료의 제조방법, 특허등록 제529845호, 한국식품연구원
- 배 유래 활성성분을 포함하는 숙취예방 및 해소용 조성물, 특허등록 1104427호, 숙명여자대학교 산학협력단
- 배 가공 부산물 슬러지를 이용한 배 페이스트 및 그의 제조방법, 특허등록 제1265984호, 전남대학교 산학협력단
- 석류 과즙과 배 퓨레를 이용한 석류주 및 그 제조방법, 특허등록 제1329452호, 롯데칠성음료 주식회사
- 배의 폴리페놀계 화합물의 추출방법, 그 추출물 및 그 추출물을 함유한 기능성 음료, 특허공개 10-2006-0112524호, 안** 외 3
- 활성 시럽을 함침시켜 건조시킨 배 건과의 제조방법, 특허공개 10-2011-0124191호, 전남대학교 산학협력단
- 배 추출물과 한약재 추출물을 배합한 항 비만 조성물 및 그 제조방법, 특허공개 10-2014-0002917호, 동신대학교 산학협력단

논문
- 헛개 열매와 배 추출물을 첨가한 항신간장 소스의 관능평가, 광주보건대학교 식품영양과 오경희 외 1, 한국식품영양학회지(2013. 6. 30)
- 사과와 배 껍질의 항산화 활성에 관한 비교 연구, 김경순 자원식물학회지(2013. 6. 30)
- 배추출물과 구기자, 의이인, 택사, 황기 추출물 배합이 고지방식이로 유발된 비만 백서의 체중, 지질대사, 염증 및 면역기능에 미치는 영향, 동신대학교 한의과대학 경혈학교실 김왕인 외 3, 대한본초학회지(2012. 9. 30)
- 배를 이용한 과실주로부터 분리한 항보체 활성화 다당의 특성, 경기대학교 식품생물공학과 최정호 외 1, 한국식품영양과학회지(2011. 1. 31)
- 배의 씨방 및 과피의 알콜 발효 추출물이 피부에 미치는 영향, 부산대학교 한의학전문대학원 김형우 외 8, 대한본초학회지(2009. 3. 30)
- 배 추출물과 길경, 행인 배합제제의 용량 및 기간별 투여가 Ovalbumin으로 유발된 천식 생쥐에 미치는 영향, 동신대학교 한의과대학 생리학교실 최찬헌 외 4, 대한본초학회지(2008. 12. 30)
- 생장단계별 배 과육에서 추출된 펙틴의 이화학 특성 및 포도당 흡수 저해 효과, 연변대학교 농학원 식품과학계 식품과학연구소 장선 외 2, 식품과학회지(2008. 10. 31)
- 친환경 배 및 관행재배 배 추출물이 간세포 성장에 미치는 효과, 전남대학교 친환경 농업연구사업단 윤병철 외 2, 한국응용생명화학회지(2006. 9. 30)
- 배(梨)의 메탄올 추출물이 마우스의 비장세포 증식능과 Cytokine 생성능에 미치는 영향, 숙명여자대학교 약학대학 황유경 외 1, 약학회지(2005. 2. 28)
- 한국산 배로부터 분리한 Polyphenol 분획물이 지질대사에 미치는 영향, 영남대학교 생물산업공학부 최희진 외 6, 한국식품영양과학회지(2004. 2. 28)
- 한국산 배의 Polyphenol 화합물군이 쥐의 면역기능에 미치는 영향, 영남대학교 생물산업공학부 최희진 외 8, 한국식생활문화학회지(2003. 8. 30)
- 배에서 추출된 Pectin과 Phenolic compound가 흰쥐의 국소뇌혈류 및 심혈관계에 미치는 영향, 동신대학교 나창수 외 5, 대한본초학회지(2003. 6. 30)
- 배 추출 Phenolic compound 투여가 흰쥐의 혈압 변화, 혈장 Renin, ANP 및 Cardiac hypertrophy에 미치는 영향, 동신대학교 나창수 외 5, 동의생리병리학회지(2003. 4. 25)
- 배에서 추출한 Phenolic Compound가 Streptozotocin으로 유발된 고혈당 생쥐에 미치는 영향, 동신대학교 한의과대학 김정상 외 1, 한국식품영양과학회지(2002. 12. 31)

블랙베리

특허
- 블랙베리 발효주의 제조방법, 특허등록 제668994호, 전북대학교 산학협력단

- 항인플루엔자 바이러스제 및 그것을 포함하는 조성물과 음식물, 특허등록 제1254168호, 가부시키가이샤 롯데
- 타액 분비 감퇴 완화 및 구강 안위감 제공을 위한 조성물 및 방법, 특허공개 10-2011-0094303호, 브이디에프 퓨쳐슈티컬스 인코포레이티드, 제로스 파마슈티컬스, 엘엘씨(미국)

논문

- 딸기종 잎 내 플라보노이드, 탄닌 및 엘라그산의 정량, 폴란드 Medica University of Bialystok Jan Gudej 외 1약학회지(2004. 11)

사과

특허

- 정제 상백피,사과 추출물 및 코지산을 함유하는 미백화장료, 특허등록 제147412호, 주식회사 아모레퍼시픽
- 엑소-폴리갈락트유로네이스를 이용한 사과박의 펙틴 추출방법, 특허등록 제282018호, 한국식품연구원
- 폴리페놀의 추출율과 저장성을 향상시킨 미숙 사과 농축물의 제조방법 및 그 용도, 특허등록 제331578호, 주식회사 한국야쿠르트
- 항산화능이 우수한 블루베리와 사과 혼합과즙 발효식초의 제조방법 및 이를 이용한 음료조성물, 특허등록 제911108호, 씨제이제일제당 주식회사
- 사과꽃차 조성물 및 그 제조방법, 특허등록 제1069526호, 한국식품연구원, 예산군
- 초미세 사과를 이용한 고품질 사과식초 및 그 제조방법, 특허등록 제1137833호, 영농조합법인 가람솔
- 사과껍질을 이용한 맥주의 제조방법, 특허등록 제1254877호, 주식회사 장앤크래프트브루어리
- 사과농축액을 포함하는 간장조림소스 및 이의 제조방법, 특허등록 제1304097호, 경희대학교 산학협력단
- 사과 및 불가사리 성분 함유 영양제를 이용한 사과 재배방법, 특허등록 제1323623호, 김**
- 사과추출물을 함유하는 유아용품 살균 세정제 조성물, 특허공개 10-2003-0075245호, 대한뉴팜 주식회사
- 아임계수에 의한 사과껍질 추출물 및 이를 유효 성분으로 함유하는 항산화 기능성 조성물, 특허공개 10-2012-0098071호, 건국대학교 산학협력단
- 사과 산물을 이용한 이유식 제조방법, 특허공개 10-2014-0004342호, 농업회사법인 주식회사 충주신선편이사과사업단

논문

- 사과씨 에탄올 추출물의 대식세포 면역 조절 활성, 변명우, 한국식품영양과학회지(2013)
- 사과와 배 껍질의 항산화 활성에 관한 비교 연구, 계명대학교 김경순 외 1, 자원식물학회지(2013. 6. 30)
- 사과꽃잎 용매 추출물 분획으로부터의 기능성 소재 탐색, 호서대학교 최선주 석사학위논문(2011)
- 사과막걸리의 만성적 섭취가 흰쥐 간 조직의 항산화계 효소활성과 알코올대사에 미치는 영향, 대구가톨릭대학교 김도균 석사학위논문(2011)
- 사과에서 분리된 페놀 화합물이 산화 손상과 염증에 미치는 저해효과, 심장섭 외 5, 자원식물학회지(2010. 12. 31)
- 사과나무 과실과 잎에 살포된 칼슘의 과실로의 축적, 배재대학교 최종승, 배재대학 첨단과학연구소 논문집(2007)
- 사과가 콜레스테롤을 급여한 흰쥐의 콜레스테롤 대사 및 항산화 보호인자에 미치는 효과, 김은미, 한국식품연구원 식품기술(2002)
- 사과 추출물의 구취억제효과에 대한 Polyphenol Oxidase의 영향, 부경대학교 식품생명공학부 조상원 외 8, 한국식품영양과학회지(2001. 12. 29)
- 2단계 발효에 의한 사과식초와 시판 사과식초의 품질비교, 경북과학대학 전통발효식품과 정용진 외 4, 한국식품영양과학회지(1999. 4. 30)
- Bacillus subtilis IFO 12113 유래 Protopectinase 를 이용산 사과박의 펙틴 추출, 경남대학교 식품공학과 육현균 외 4, 한국응용생명화학회지(1999. 2. 28)
- 사과의 식이섬유질이 장내세균의 in vitro 생육에 미치는 영향, 한양대학교 식품영양학과 이현아 외 2, 한국식품과학회지(1997. 2. 28)

살구

특허

- 살구씨를 포함하는 미생물 배양 배지, 특허등록 제392853호, 주식회사 한국바이오케미칼
- 피부 필링용 티슈, 특허등록 제418972호, 주식회사 태평양
- 담배용 살구 가향료 및 그 제조방법, 특허등록 제473372호, 서울향료 주식회사
- 살구씨에 포함된 아미그달린 제거방법, 특허등록 제741704호, 조아미네랄 주식회사
- 살구씨, 포도씨, 들깨 혼합 추출물을 함유하는 각질 제거 화장료 조성물, 특허공개 10-2003-0017300호, 수식회사 나우코스 외 1
- 모발 성장 촉진제 조성물, 특허공개 10-2004-0092755호, 주식회사 엘지생활건강
- 토끼풀, 살구씨 및 홍삼추추물을 함유하는 모발개선용 조성물, 특허공개 10-2008-0073458호, 주식회사 웰메이드생활건강
- 천년초 추출물을 함유한 탈모 방지 및 모발 성장 촉진용 조성물, 특허공개 10-2009-0002674, 오**
- 살구를 이용한 와인의 제조방법, 특허공개 10-2010-0080877호, 경상북도(농업기술원)

논문

- 살구의 어원과 효능에 대한 문헌연구, 김종덕, 농업사연구(2008)
- 杏仁 추출 amygdalin의 인간 위암세포에 대한 항암 효과, 가천대학교 김수미 박사학위논문(2008)
- 杏仁 약침이 항알레르기에 미치는 영향, 동의대학교 한의과대학 경혈학교실 김유승 외 1, 대한경락경혈학회지(2007. 12. 27)
- 가열조리방법을 통한 행인 내 시안화합물의 저감화, 서울대학교 식품영양학과 도병경 외 5, 한국식품위생안전성학회지(2007)
- 살구 추출물의 항산화성, 항돌연변이성 및 세포독성 효과, 강원대학교 바이오산업공학부 식품공학과 유수정 외 5, 한국식품저장유통학회지(2007)
- 杏仁이 천식관련 chemokine 분비와 호산구 chemotaxis에 미치는 영향, 경희대학교 한의과대학 폐계내과학 교실 정희재 외 3, 대한한방내과학회지(2006)
- 행인(杏仁)으로부터 추출한 아미그달린의 인간 COLO 201 대장암세포에서의 세포자멸사(Apoptosis) 유발효과, 경원대학한의학과 김경남 외 2, 대한한의학회지(2005. 12. 30)
- 행인(Armeniacae Semen,杏仁)으로부터 추출된 아미그달린(Amygdalin)이 Bax-dependent caspase-3 활성, 경원대학교 대학원 한의학과 최성범 외 3, 대한한의학회지(2005. 12. 30)
- 행인의 알레르기 천식 효과에 대한 연구, 원광대학교 한의과대학 황대룡 외 5, 대한본초학회지(2003)
- 행인 과루인 추출물이 마우스 대식세포주인 RAW264.7 세포주의 iNOS 발현 및 Superoxide 형성에 미치는 영향, 원광대학교 한의과대학 비계내과학교실 박정운 외 3, 대한암한의학회지(1999. 12. 30)
- 황기와 행인이 면역세포의 Apoptosis 및 Nitric Oxide에 미치는 효과, 동신대학교 한의과대학 병리학교실 정현우 외 1, 대한한의학방제학회지(1998. 11. 30)

석류

특허

- 탈모방지용 석류 추출물 및 상기 석류 추출물을 포함하는 탈모방지용 화장료 조성물, 특허등록 제451885호, 우민무역 주식회사
- 소장내 포도당 흡수 저해용 석류추출물 및 그 정제방법, 학교법인 고려중앙학원, 특허등록 제515563호
- 대두배아 이소플라본 어글리콘, 석류추출물 및 세코이소라리시레시놀로 이루어진 IB complex를 함유하는 피부 주름 개선 및 탄력 증진용 외용제 조성물, 특허등록 제868904호, 주식회사 아모레퍼시픽
- 관중추출물, 솔잎추출물 및 석류추출물을 함유하는 치아우식 및 치주질환 억제용 조성물, 특허등록 제1068210호, 이화여자대학교 산학협력단
- 석류 추출물을 함유한 구강 위생 증진용 조성물, 특허공개 10-2002-0066042호, 주식회사 엘지생활건강
- 고함량의 엘라그산을 포함하는 석류 추출물, 및 석류 추출물의 갱년기 증상 관련 효과를 향상시키는 방법, 특허공개 10-2012-0137335호, 주식회사 건강사랑 외 1
- 석류 추출물을 유효 성분으로 포함하는 스트레스성 질환의 치료 및 예방용 조성물, 특허공개 10-2013-0122589호, 재단법인 전남생물산업진흥원

논문

- 국내산과 이란산 석류 부위별 추출물의 항산화 활성, 숙명여자대학교 전통문화예술대학원 전통식생활문화전공 진소연, 한국식품영양과학회지(2011)
- LC/MS/MS를 이용한 석류추출물 중의 에스트로겐 분석, 한일양행 중앙연구소 금은주 외 2, 한국식품안전성학회지(2010)
- 석류 추출물에 의한 인간호염구(KU812F 세포)의 탈과립 억제효과, 가야대학교 호텔조리영양학과 박경태 외 2, 한국식품과학회지(2008)
- 석류가 뇌혈류 및 비만에 미치는 실험적 효과, 동신대학교 한의과대학 정현우 외 1, 한국식품영양학회지(2007. 6. 30)
- 유방암 세포주에서 여성호르몬 수용체 상태에 따른 ellagic acid의 영향, 이화여자대학교 김현아 박사학위논문(2007)
- 난소 절제술을 실시한 암컷 쥐에서 석류 단일과 석류 복합 시료의 갱년기 증상 개선 효과, 경희대학교 약학대학 이용혁 외 2, 약학회지(2006. 6. 30)

- 사염화탄소를 처리한 생쥐에서 석류종자기름의 간보호 효과, 연세대학교 원주의과대학 기초과학교실 김동희 외 7, 한국전자현미경학회지(2006)
- 석류 추출성분이 암세포 증식 억제와 Quinone Reductase 유도활성에 미치는 효과, 신라대학교 식품영양학과 심선미 외 2, 한국식품영양과학회지(2001. 2. 28)

수박

특허

- 사카로마이세스 속 KWS 06을 이용한 수박 발효주 및 그 제조방법, 특허등록 제424043호, 전라북도(농업기술원)
- 초임계 이산화탄소를 이용한 라이코펜 추출, 특허등록 제849156호, 한국식품연구원, 주식회사 에스에프씨바이오
- 수박씨차 및 그 제조방법, 특허등록 제852517호, 전라북도 외 1
- 수박 과피로부터 수용성 식이섬유 및 시투룰린을 추출하는 방법, 특허등록 제1038433호, 한국식품연구원, 주식회사 에스에프씨바이오
- 수박식초의 제조방법 및 이의 방법으로 제조된 수박식초를 함유하는 음료조성물, 특허등록 제1070294호, 부여군
- 수박 내피 추출물을 유효 성분으로 포함하는 피부 미백 또는 주름 개선용 화장료 조성물, 특허등록 제1325464호, 이**
- 한통 수박즙 제조방법 및 한통 수박즙이 함유된 수박음료 제조방법, 특허등록 제1408053호, 충청북도(충청북도 농업기술원)
- 게르마늄이 함유된 수박의 재배방법, 특허공개 10-2004-0052744호, 김**
- 수박으로부터 자외선차단 효과를 갖는 기능성 물질의 분리, 특허공개 10-2009-0043018호, 황**

논문

- 수박외피 추출물이 인체 난소암 세포주에 미치는 영향, 조선대학교 강재국 석사학위논문(2012)
- 수박과 멜론의 부위별 유리당 함량 분포에 관한 연구, 고려대학교 자연자원대학 식량자원과 손주용 외 3, 한국응용생명화학회지(1996)

아로니아

특허

- 아로니아 블랙 쵸크베리 잎사귀를 함유한 티백차 조성물 및 이의 제조방법, 특허등록 제1060083호, 노**
- 초크베리 생물활성분획물 C3G 복합체를 유효 성분으로 함유하는 동맥경화 및 고혈압 예방 및 치료용 약학적 조성물, 특허등록 제1246694호, 주식회사 제이비케이자연의학연구소
- 아로니아 열매 추출물을 이용한 사과의 재배방법, 특허등록 제1418222호, 박**
- 식물 혼합추출물을 함유하는 면역증강용 조성물, 특허공개 10-2012-0007275호, 주식회사 면역과학연구소
- 구절초 및 아로니아로 구성되는 혼합 추출물을 함유하는 화장료 조성물, 특허공개 10-2013-0076114호, 유**
- 아로니아 열매 추출물의 정제 및 분말화 방법, 특허등록 제1163072호, 주식회사 코리아팜

논문

- 아로니아(Aronia melancocarpa) 유래 안토시아닌 색소의 안정성, 한경대학교 영양조리과학과 황은선 외 1, 한국식품과학회지(2013. 8. 31)
- 아로니아즙 첨가 양갱의 품질특성 및 항산화활성, 한국식품영양과학회지(2013. 8. 31)
- 아로니아(Aronia melanocarpa)로부터 유래한 추출물의 항산화 및 항알레르기 효능, 수원대학교 생명과학과 정종문, 한국식품영양과학회지(2008. 9. 30)

앵두

특허

- 미백 화장료 조성물, 특허등록 제898306호, 주식회사 리오엘리

논문

- 복숭아, 앵두, 고추의 교차반응성 및 소화효소 안정성, 경상대학교 응용생명과학부(BK 21 프로그램) 농업생명과학연구원 김은정 외 5, 생명과학회지(2012. 11. 30)
- 옥천앵두(Solanum pseudocapsicum) 미숙과의 총 알칼로이드 분획의 항암 성질, 인도 J.S.S. 대학 Badami, Shrishailappa 외 4, Oriental Pharmacy and Experimental Medicine(2004. 3)
- 앵두의 미백 기능성 성분 탐색과 그의 음료제품의 기능성, 원광대학교 황호선 박사학위논문(2003)
- 앵두과즙과 Ethanol 추출액의 In vitro에서 Tyrosinase 활성 저해효과, 원광대학교 생명자원과학대학 농화학과 황호선 외 3, 한국식품과학회지(2001. 12)

엘더베리

특허

- 요로 감염을 예방, 조절 및 개선하기 위한 크랜베리 유도체 및 D-만노즈 조성물의 용도, 특허등록 제1369538호, 유.에스. 뉴트라수티칼스, 엘.엘.씨.(미국)
- 샴푸의 조성물 및 이의 제조방법, 특허공개 10-2009-0120726호, 최**

논문

- 5종의 베리류, 빌베리, 블루베리, 크렌베리, 엘더베리, 그리고 라즈베리의 in vitro 및 in vivo에서 UGTs 활성 억제능 평가 연구, 카톨릭대학교 최유진 석사학위논문(2013)
- Elderberry 이용에 관한 연구, 농어촌개발공사 식품연구소 신응태 외 3, 한국식품과학회지(1978. 12. 30)

여지

특허

- 인간 피부에서 카스파제-14 발현을 활성화시키는 방법, 특허공개 10-2013-0137210호, 이엘씨 매니지먼트 엘엘씨(미국)

논문

- 리치 과피의 영양화학 성분 및 항산화성 신경세포 보호효과, 경상대학교 농업생명과학대학 식품공학과 정희록, 한국식품과학회지(2010. 8. 31)

오렌지

특허

- 오렌지 추출물을 함유한 의류용 세제 제조방법, 특허등록 제383539호, 이**

올리브

특허

- 올리브 분말의 제조방법 및 올리브 분말용 조성물, 특허등록 제449670호, 존* 외 2
- 생리활성을 갖는 올리브 잎 추출물의 제조방법, 특허등록 제740416호, 이**
- 올리브잎을 이용한 가축류의 사육방법, 특허등록 제1027385호, 박**
- 올리브잎 추출물을 함유한 폴리올레핀계 단섬유 및 이를 이용한 부직포와 이의 제조방법, 특허등록 제1089681호, 코오롱글로텍 주식회사
- 백련초 추출물, 자작나무 수액, 엑스트라 버진 올리브 오일및 폴리올을 함유하는 피부 보습용 화장료 조성물, 특허등록 제1189991호, 주식회사 아모레퍼시픽
- 연잎과 올리브잎의 혼합 추출물을 포함하는 육류 조리용 기능성 소스 및 이를 포함하는 육류 가공 식품, 특허등록 제1200307호, 동국대학교기술지주 주식회사
- 올리브 오일이 첨가된 마늘분말 조성물, 특허등록 제1296435호, 농업회사법인 주식회사 제이앤푸드
- 올리브 잎을 이용한 국수의 제조방법, 특허공개 10-2005-0116357호, 전**
- 동백 오일과 올리브 오일이 함유된 염모제 및 그 제조방법, 특허공개 10-2009-0012647호, 이**
- 통증 경감용 올리브 오일 배합물, 특허공개 10-2010-0099112호, 킴벌리-클라크 월드와이드, 인크.(미국)
- 하이드록시타이로솔 및 이를 함유하는 올리브 추출물/농축물의 신규 용도, 특허공개 10-2010-0015610호, 디에스엠 아이피 어셋츠 비.브이.(네덜란드)

논문

- 올리브잎 추출액의 기능성 화장품 소재로서의 유용성 탐색, 중앙대학교 김선용 석사학위논문(2011)
- 참기름, 흑참기름, 들기름 및 올리브유 추출물의 생리활성, 한경대학교 식품생물공학과 식품생물산업연구소 김은주 외 2, 한국식품영양과학회지(2009. 3. 31)
- 올리브잎 분획물의 항산화기능과 아질산염 소거능력 평가, 동국대학교 식품공학과 및 Lotus 기능성식품소재연구소 최남영 외 2, 한국식품과학회지(2008. 6. 30)
- 오존화 올리브유의 항균성 및 변이원성 평가, 우석대학교 식품생명공학과 장일웅 외 5, 한국식품과학회지(2006. 12)

용과

논문

- Microvascular protective activity in rabbits of triterpenes from Hylocereus undatus(피타야 잎의 토끼 미세혈관 보호작용), Rosa Martha Perez Gutierrez 외 3, Journal of Natural Medicines(2007)

유자

특허

- 유자를 이용한 무공해 세제 및 그 제조방법, 특허등록 제389142호, 우**
- 초임계 또는 아임계 유체를 이용하여 유자로부터 기능성물질 추출 및 산화성물질 제거하기 위한 방법, 특허등록 제452467호, 주식회사 고센바이오텍 외 1

- 유자김치 제조방법, 특허등록 제457133호, 순천농업협동조합
- 돌산갓 물김치 및 유자를 이용한 건강음료 및 그 제조방법, 특허등로 제457815호, 여수시
- 유자를 첨가한 기능성 아이스크림 제조방법, 특허등록 제463077호, 경남도립남해대학 산학협력단
- 유자로부터 나린제닌을 정제하는 방법 및 그 용도, 특허등록 제500840호, 학교법인 고려중앙학원
- 유자과즙을 이용한 식초의 제조방법, 특허등록 제516359호, 수원여자산업대학교 산학협력단
- 유자 추출물을 함유하는 피부 외용제 조성물, 특허등록 제543122호, 주식회사 아모레퍼시픽
- 유자과피 분말을 함유하는 식육가공품 및 이의 제조방법, 특허등록 제601291호, 경상남도
- 유자 및 상황버섯, 동충하초를 이용한 기능성 화장품, 특허등록 제863449호, 주식회사 시로텍코리아
- 유자 또는 지실의 염장 발효 추출물을 유효 성분으로 하는 화장료 조성물, 특허등록 제883773호, 주식회사 아모레퍼시픽
- 유자 및 인삼 쓴맛 제거를 위한 미생물 배양액 제조와 이를 이용한 유자 및 인삼 발효 주스 제조방법, 특허등록 제933914호, 우**
- 유자와 결명자 혼합물의 발효 방법과 이 방법에 의하여 제조된 발효물, 특허등록 제1299882호, 박충석 외 2
- 유자착즙액이 첨가된 유자간장 및 유자간장소스, 특허공개 10-2001-0107386호, 몽고식품주식회사
- 유자추출물을 함유한 사료첨가제 및 그 제조방법, 특허공개 10-2003-0039730호, 주식회사 바이어드
- 무공해 유자 샴푸 조성물 및 이의 제조방법, 특허공개 10-2003-0075283호, 주식회사 거송 외 3
- 유자 유래 펙틴을 포함하는 팽창 보조제, 이를 포함하는 반죽물 및 이로부터 제조되는 빵, 특허공개 10-2013-0057769호, 세종대학교 산학협력단

논문

- 표면 세척 시스템에 의한 유자의 미생물 및 잔류농약의 제거효과, 한국식품연구원 성정민 외 3, 한국식품저장유통학회지(2011. 10. 30)
- 유자잎 가루를 첨가한 절편의 기호도 및 품질특성, 단국대학교 식품영양학과 주행숙 외 2, 한국식품조리과학회지(2010. 4. 30)
- 산지별 유자의 이화학적 특성, 유리당 및 향기성분, 경상대학교 식품영양학과 이수정 외 5, 한국식품영양과학회지(2010. 1. 30)
- 유자(Citrus junos SIEB ex TANAKA)종실 에탄올추출물의 항산화효과, 남해전문대학 호텔조리제빵과 권오천 외 5, 한국식품영양과학회지(2006. 3. 30)
- 자이리톨과 에리스리톨을 이용한 유자차의 품질 특성, 안산1대학 식품영양학과 윤재영 외 1, 한국식품조리과학회지(2003. 12. 31)
- 유자의 항 Influenza 바이러스 A형 활성에 관한 연구, 한국한의학연구원 검사사업팀 김호경 외 2, 생약학회지(2000. 3. 30)

자두

특허

- 자두추출물을 함유하는 화장비누 및 그 추출방법, 특허등록 제642939호, 학교법인 신천학원
- 아토피성 피부염을 치료하기 위한 약학 조성물, 특허등록 제986975호, 대한민국(농촌진흥청장), 주식회사 성균바이오텍
- 항염, 자극완화 및 면역증강 효과를 갖는 복숭아 뿌리, 자두 뿌리, 매화 뿌리 및 호두 껍질 혼합추출물을 함유하는 화장료 조성물, 특허등록 제1131073호, 주식회사 바이오랜드
- 자두 초콜릿 제조방법 및 그의 제조방법으로 제조된 자두 초콜릿, 특허등록 제1280877호, 경상북도 김천시(김천시농업기술센터장)
- 변비치료용 약제조성물, 특허공개 10-2003-0009739호, 유진팜 주식회사

논문

- 자두 와인의 섭취가 흰쥐의 지질대사 및 지질과산화에 미치는 영향, 김천대 향토식품개발원 윤옥현 외 3, 한국식품영양과학회지(2008. 4. 30)
- 자두의 화학적 특성 및 생리활성, 전북농업기술원 정기태 외 6, 한국식품과학회지(2005. 10)
- 생육시기별 피자두 추출물의 암세포 증식 억제 효과 및 Quinone Reductase 유도 활성에 미치는 영향, 계명대학교 전통 미생물자원 개발 및 산업화 연구센터 김현정 외 5, 한국식품영양과학회지(2004. 11. 30)

참외

특허

- 한약탕제 찌꺼기를 이용한 참외재배용 영양제의 제조방법, 특허등록 제283959호, 채**
- 참외를 이용한 식초 제조방법, 특허등록 제347256호, 경상북도(경상북도농업기술원)
- 다량의 토코페롤이 함유된 참외씨 가공식품, 특허등록 제716757호, 월항농업협동조합
- 참외씨 오일을 주성분으로 하는 미용 팩 제조방법, 특허등록 제1334827호, 박**
- 와송 성분이 다량 포함된 고기능성 참외의 재배방법, 특허등록 제1345597호, 문**
- 고추장 또는 된장 참외장아찌의 제조방법, 특허공개 10-2007-0072592호, 주식회사 대성식품, 성주군 외 2
- 참외씨 열수 추출물과 D-소르비톨을 배합한 배합물을 유효 성분으로 함유하는 변비 개선용 조성물, 특허공개 10-2010-0046642호, 동국대학교 경주캠퍼스 산학협력단, 성주군

논문

- 참외(Cucumis melo L. var makuwa Makino) 종자 추출물의 항암 활성, 경북대학교 농업생명과학대학 원예과학과 김정현 외 2, 자원식물학회지(2012. 10. 29)
- 참외 비식용부위(꼭지, 줄기, 잎, 씨) 에탄올추출물의 항산화 활성, 경북대학교 농업생명과학대학 원예학과 김혜숙 외 1, 자원식물학회지(2010. 10. 30)
- 참외 추출물이 스코폴라민 유도 기억상실 흰쥐의 인지능 회복에 미치는 효과, 동국대학교 경주캠퍼스 과학기술대학 바이오학부 박상신 외 4, 생명과학회지(2009. 5. 30)
- 참외(Cucumis melo L. var makuwa Makino)의 물과 에탄올 추출물의 항산화 및 항균효과, 경북농업기술원 성주과채류시험장 신용습 외 9, 한국응용생명화학회지(2008. 9. 30)
- 참외 추출물의 항산화 효과 및 tyrosinase 저해활성, 경북농업기술원 성주과채류시험장 신용습 외 9, 생명과학회지(2008. 7. 31)
- 참외 추출물의 Quinone Reductase 유도활성 및 간암세포 증식 억제효과, 경북대학교 농업생명과학

버찌[체리]

특허

- 체리 단리물을 포함하는 뉴트라슈티컬 또는 파이토슈티컬의 잇점을 제공하는 배합물, 특허등록 제441927호, 미시간 스테이트 유니버시티(미국)
- 세포 재생 가속 조성물, 특허등록 제585544호, 액세스 비지니스 그룹 인터내셔날 엘엘씨(미국)
- 버찌음료, 특허등록 제1132896호, 경상남도
- 천연 생약추출물을 유효 성분으로 포함하는 골 관절염 예방 또는 치료용 조성물, 특허등록 제1373245호, 충북대학교 산학협력단
- 체리 함유 고기제품 및 그 제조방법 , 특허공개 10-2000-029686호, 플리버 레이몬드 엠.(미국)
- 벚나무에 체리나무 접붙이기, 특허공개 10-2010-0057556호, 원**

커피콩

특허

- 향신료와 니코틴과 카페인을 첨가한 금단현상 치료보조용 건조 커피 원두 권련, 실용신안등록 제231203호, 김**
- 커피가 가미된 막걸리의 제조방법, 특허등록 제332376호, 송**
- 커피유래 3-메틸-1,2-사이클로펜탄다이온을 유효 성분으로 하는 항산화제 및 항노화제, 특허등록 제484434호, 부산대학교 산학협력단
- 매운맛 원두커피의 제조방법 및 매운맛 원두커피, 특허등록 제837631호 김** 외 1
- 수국차잎을 첨가한 커피조성물의 제조방법 및 상기방법으로 제조된 커피조성물, 특허등록 제918433호, 주식회사 쓰리에스커머스
- 들깨를 이용한 오메가-3 인스턴트 커피 및 이의 제조방법, 특허등록 제999440호, 주식회사 두바이오
- 김치 유산균으로 발효된 숙면 발효커피 및 그 제조방법, 특허등록 제1014871호, 두두원발효 주식회사
- 유산균 발효 커피추출물을 함유하는 화장료 조성물 제조방법, 특허등록 제1045310호, 주식회사 에이씨티
- 헛개나무 추출물을 함유하는 커피 원두 및 이의 제조방법 그리고 이를 이용한 기능성 커피 및 기능성 커피의 제조방법, 특허등록 제1097427호, 김** 외 1
- 인삼커피 및 이의 제조방법, 특허등록 제1171456호, 한국식품연구원
- 커피 체리 화장품 조성물 및 방법, 특허등록 제1196043호, 브이디에프 퓨쳐슈티컬스 인코포레이티드(미국)
- 조릿대를 이용한 커피 및 그 제조방법, 특허등록 제1228462호, 농업회사법인 주

식회사 도담
- 커피찌꺼기를 이용한 친환경 탈취 · 탈습제 조성물, 특허등록 제1247146호, 주식회사 모모파트너즈
- 옻나무 추출액을 함유하는 커피 조성물, 특허등록 제1290725호, 주식회사 제이유에이치
- 기능성 커피 추출물의 제조방법 및 이를 함유하는 커피음료, 특허등록 제1335883호, 웅진식품 주식회사
- 커피 폐기물을 재활용한 고품질 활성탄의 제조, 특허등록 제259546호, 김**
- 강산성 커피를 이용한 장내 세척법, 특허공개 10-2004-0001586호, 우에노, 데쯔지(일본)
- 경구 투여로 피부의 피지 기능을 자극하기 위한 조성물제조에서의 카페인 제거 커피 원두 추출물의 용도, 특허공개 10-2005-0094403호, 로레알(프랑스)
- 발효 커피박을 함유하는 유기 토양개량제, 특허공개 10-2006-0009689호, 주식회사 인비트로플랜트
- 커피 추출물 찌꺼기를 이용하여 피엘에이 섬유를 제조하는 방법, 특허공개 10-2010-0035032호, 이**
- 커피 찌꺼기를 이용한 유용성 추출물 및 그 제조방법, 특허공개 10-2011-0077722호, 주식회사 엔엘피
- 상황버섯을 함유하는 커피 및 그 제조방법, 특허공개 10-2012-0127561호, 농업회사법인 주식회사 도담
- 식품, 약물, 화장품, 식이 보충제 및 생물제제의 성분으로서의 커피 추출물, 특허공개 10-2013-0102605호, 인터컨티넨탈 그레이트 브랜즈 엘엘씨(미국)
- 커피에서 추출된 카페스톨(cafestol) 또는 카와웰(kahweol)을 유효 성분으로 하는 악성 중피종 치료용 조성물, 특허공개 10-2013-0119032호, 전북대학교산학협력단, 순천향대학교 산학협력단
- 천연 계피가루와 커피 원두를 이용한 방향 및 모기퇴치 장치, 특허공개 10-2013-0122854호, 심**
- 민들레 커피, 특허공개 10-2014-0001521호, 재단법인 전라북도생물산업진흥원, 우석대학교 산학협력단, 민들레동산영농조합법인

논문
- 커피박에 의한 구름버섯 균사체의 생장 촉진, 대구카톨릭대학교 생명공학과 이민구 외 2, 한국균학회지(2012. 12. 31)
- 로스팅 커피와 홍삼 혼합추출물의 항균 및 항산화 효과, 주식회사 에이치씨글로벌 기술연구소 최유현 외 4, 한국식품영양과학회지(2012. 3. 31)
- 녹차 및 커피 음용과 혈중 지질 성상과의 관계, 이화여자대학교 임상보건과학대학원 최소영 외 한국식품영양과학회지(2010. 9. 30)
- 커피박 추출물이 간고등어의 저장성과 품질에 미치는 영향, 부경대학교 식품공학과 송유진 외 8, 한국식품영양과학회지(2009. 6. 30)
- 커피관장을 겸한 절식요법 치험 1례, 상지대학교 한의과대학 차윤엽 외 2, 대한한방비만학회지(2006. 12. 30)

코코넛

특허
- 코코넛 크림 대체품, 특허등록 제184645호, 유니레버 엔.브이(네덜란드)
- 청국장 가루와 코코넛 가루를 포함하는 흑임자 다식 및 이의 제조방법, 특허등록 제1068033호, 중앙대학교 산학협력단
- 말굽버섯을 이용한 고품질 코코넛오일의 제조방법, 특허공개 10-2013-0098961호, 박**

논문
- 이유자돈에 있어 대두유, 우지 및 코코넛 오일의 첨가가 생산성, 혈청 지질변화 및 영양소 소화율에 미치는 영향, 단국대학교 동물자원과학과 조진호 외 6, 한국동물자원과학회지(2007)

키위

특허
- 키위 및 무화과를 이용한 천연연육제의 제조방법, 특허등록 제455003호, 한국식품연구원

논문
- 키위를 첨가한 막걸리의 품질 특성, 김은경 외 3, 한국식품영양과학회지(2013)
- 제주산 참다래가 Loperamide로 유도된 변비에 미치는 영향, 제주대학교 수의과대학 김동건 외 6, 자원식물학회지(2011. 2. 28)
- 국내산 키위에서 추출한 protease 조효소액의 안정성과 최적화에 관한 연구, 한국식품연구원 김미현 외 2, 한국식품과학회지(2010. 10.31)
- 키위(Apteryx australis) 추출물 처리에 의한 두피 · 모발의 품질개선 효과와 만족도에 관한 연구, 건국대학교 최원준 박사학위논문(2010)
- 과실 유래 단백질 조효소액과 과육의 근원섬유 분해 효과에 관한 연구, 한국식품연구원 김미현 외 2, 한국식품조리과학회지(2010. 6. 30)
- 국내산 참다래 추출물의 신경독성 방어효과, 제주대학교 수의과대학 김정희 외 8, 자원식물학회지(2010. 4. 30)
- 참다래와 대추가 흰쥐 복강 비만세포에서의 히스타민 방출에 미치는 억제 효과, 서울대학교 식품영양학과 양수옥 외 1, 한국식품영양과학회지(2006. 6)

파인애플

특허
- 효소 추출물을 이용한 토양환경 개선제의 제조방법, 특허등록 제229160호, 강** 외 1
- 파인애플박을 함유한 옥수수 사일리지와 그 제조방법, 특허등록 제416157호, 권**
- 항산화에 유효한 조성물 및 그의 제조방법, 특허등록 제590167호, 주식회사 한국야쿠르트
- 생효모균을 성분으로 하는 액제의 제조방법 및 그 액제, 특허등록 제769871호, 가부시키가이샤 미나키 아도반스
- 파인애플 및 코코넛을 주원료로 하는 기능성 화장품용 원료의 제조방법, 특허공개 10-1999-0086812호, 김**
- 당 비함유 파인애플 추출물과 그 제조방법 및 그 용도, 특허공개 10-2012-0046064호, 마루젠세이야쿠 가부시키가이샤
- 파인애플을 함유하는 고기 숙성용 양념조성물 및 이 고기숙성용 양념 조성물로 숙성된 고기, 특허공개 10-2013-0106472호, 이**

논문
- 첨가당의 종류가 파인애플로 제조한 와인의 발효에 미치는 영향, 건국대학교 윤재윤 석사학위논문(2013)
- 과실유래 단백질 조효소액과 과육의 근원섬유 분해 효과에 관한 연구, 한국식품연구원 김미현 외 2, 한국식품조리과학회지(2010. 6. 30)
- 배, 키위, 무화과, 파인애플, 파파야에 존재하는 단백질 분해효소의 특성 비교, 오산대학 식품조리과 배영희 외 1, 한국식품조리과학회지(2000. 8. 30)

파파야

특허
- 파파인의 추출 정제방법, 특허등록 제229357호, 주식회사 삼아벤처
- 파파인과 노팔추출물을 함유하는 피부 각질 박리용 화장료 조성물, 특허등록 제1009767호, 주식회사 더페이스샵
- 천연 항생물질을 포함하는 여드름 예방 또는 치료용 조성물, 특허등록 제1094220호, 주식회사 에스디생명공학
- 피클 파파야와 그 제조방법, 특허공개 10-1995-0030859호, 에스케이케미컬주식회사 외 1

논문
- 파파야씨 추출물 및 분획물의 항산화, QR 활성, 계명대학교 식품가공학과 유미희 외 6, 생명과학회지(2011. 6. 30)
- Raji 세포의 면역블로팅 분석에 의한 몇 가지 말레이지아 전통야채 (Ulam) 추출물의 항종양 촉진 활성, Ali, A.M. 외 7, 생약학회지(2000. 9)
- 배, 키위, 무화과, 파인애플, 파파야에 존재하는 단백질 분해효소의 특성 비교, 오산대학 식품조리과 배영희 외 1, 한국식품조리과학회지(2000. 8. 30)

패션푸르트

특허
- 피세아탄놀 함유 조성물 및 피세아탄놀 함유 조성물의 제조방법, 특허등록 제1305846호, 모리나가 세이카 가부시키가이샤
- 미백제 및 항노화제, 그리고 피부 화장료, 특허공개 10-2011-0054022호, 마루젠 세이야쿠 가부시키가이샤

포도

특허
- 병해(病害) 방제효과를 가지는 비료용 포도 잔여 발효추출물의 제조방법, 특허등록 제373319호, 주식회사 빠니스안젤리쿠스
- 알파 글루코시다제 저해활성을 갖는 포도씨 추출물을 함유하는 조성물, 제조방법 및 이의 용도, 특허등록 제448447호, 주식회사 비엔디 외 2
- 포도로부터의 레스베라트롤 추출 방법, 특허등록 제511802호, 한국식품연구원
- 포도 껍질에서 추출한 천연염색염료, 특허등록 제512384호, 정**
- 포도씨로부터 추출하는 항산화물질 추출방법 및 그 항산화물질, 특허등록 제533869호, 충청북도(충청북도농업기술원)
- 포도 추출물의 인지질 착체화합물의 아테롬성 동맥경화치료제로서의 용도, 특허등록 제567867호, 인데나 에스피아(이탈리아)

- 헤이네아놀 에이의 암치료제 및 암예방제로서의 신규한 용도 및 왕머루포도의 뿌리에서 헤이네아놀 에이를 분리하는 방법, 특허등록 제597839호, 학교법인 경희학원
- 포도씨 및 함초의 추출혼합물을 포함하는 혈당강하 및 비만의 치료 및 예방용 조성물, 특허등록 제610565호, 네추럴에프앤피
- 유기농 포도를 이용한 고품질의 포도씨유 및 포도씨차의 제조방법, 특허등록 제682622호, 중모포도영농조합 외 1
- 천연 항산화 기능성 배-포도 혼합식초 및 그 제조방법, 특허등록 제746591호, 한국원자력연구원
- 가시오가피와 참나무 우드칩을 함유하는 포도 발효증류주의 제조방법, 특허등록 제831319호, 가평군
- 포도씨 추출물 함유 항-헬리코박터 파이로리 조성물, 특허등록 제851962호, 주식회사 케이씨에프코리아
- 포도부산물의 효율을 증대시킨 사료첨가제, 특허등록 제872617호, 대전충남양돈축산업협동조합 외 1
- 포도 추출물을 유효 성분으로 함유하는 항암용 조성물, 특허등록 제913437호, 경북대학교 산학협력단
- 포도 과피를 이용한 안토시아닌 추출방법, 특허등록 제978140호, 옥천농업협동조합
- 유럽종 포도의 씨 추출물을 함유하는 점안용 액제 또는 겔제 형태의 약학 조성물, 특허등록 제1047356호, 한림제약 주식회사
- 유럽종 포도의 씨 추출물의 제조방법 및 이를 함유하는 류마티스 관절염 예방 또는 치료용 약학 조성물, 특허등록 제 1044433호, 가톨릭대학교 산학협력단, 에이치 엘 지노믹스
- 유럽종 포도의 씨 추출물을 함유하는 위장관 궤양의 예방 또는 치료용 약학 조성물, 특허등록 제1187195호, 가톨릭대학교 산학협력단, 에이치 엘 지노믹스
- 화상치료제용 포도 잔여 발효추출물의 제조방법, 특허등록 제385455호, 주식회사 유니에르스테
- 분말 상의 포도 발효액 추출물을 함유하고 미백 및 주름방지 효과를 갖는 화장료 조성물, 특허등록 제371504호, 나드리화장품 주식회사
- 포도씨 추출 천연 항충치제, 특허등록 제339271호, 해태제과 주식회사
- 원적외선 건조를 이용한 항산화 활성이 증가된 포도주스, 특허등록 제1014204호, 강원대학교 산학협력단
- 포도를 첨가한 감 발효주 및 그 제조방법, 특허등록 제1101229호, 영동군
- 포도 추출물을 함유한 미백화장료 조성물, 특허공개 10-1999-0085941호, 주식회사 아모레퍼시픽
- 상황버섯 추출물과 포도발효액 추출물을 함유하는 주름방지용 화장료 조성물, 특허공개 10-2002-0084619호, 나드리화장품 주식회사
- 포도 갈색화 추출물을 이용한 한약 보존제 및 한약 보존방법, 특허공개 10-2002-0090732호, 건강오천년 주식회사
- 포도씨 또는 포도과피 성분을 함유하는 혈소판응집억제제용 조성물 및 이를 이용한 혈소판 응집억제제, 특허공개 10-2005-0090656호, 강** 외 1
- 석류 추출물, 토마토 추출물 및 포도발효 추출물을 유효 성분으로 포함하는 조성물 및 이의 용도, 특허공개 10-2007-0008150호, 주식회사 엘지생활건강
- 유럽종 포도의 씨 추출물을 함유하는 섬유근통 증후군 치료용 또는 증상완화용 약학 조성물, 특허공개 10-2010-0053029호, 에이치 엘 지노믹스 주식회사
- 포도씨 프로안토시아니딘 추출물을 유효 성분으로 함유하는 염증성 또는 폐쇄성 기도 질환의 치료 및 예방용 약학조성물, 특허공개 10-2011-0071587호, 울산대학교 산학협력단
- 유럽종 포도의 씨 추출물을 함유하는 비만의 예방 또는 치료용 약학 조성물, 특허공개 10-2011-0137588호, 가톨릭대학교 산학협력단, 에이치 엘 지노믹스
- 동맥경화증과 같은 심혈관 장애의 치료용 피크노제놀 또는 포도씨와 같은 프로안토시아니딘 및 병풀의 조합, 특허공개 10-2012-0103758호(PCT/IB2010/053637호), 호르파그 리서치 아이피 (피와이씨) 리미티드(이탈리아)
- 포도 유래의 천연 항암물질인 레스베라트롤의 함량을 증폭시킨 레스베라트롤 강화 포도 및 그 생산방법, 특허공개 10-2013-0021976호, 경북대학교 산학협력단

논문

- 생육단계별 포도 잎의 생리활성 성분 및 항산화능, 영남대학교 식품영양학과 김정현 외 4, 한국식품과학회지(2012. 12. 31)
- 담배연기 응축물의 DNA 손상작용과 야채 및 과일추출물의 보호효과, 강원대학교 약학대학 이형주 외 3, 약학회지(2011. 6. 30)
- 포도박이 고지방식이를 섭취한 흰쥐의 지질 산화와 항산화 효소 활성에 미치는 영향, 영남대학교 식품영양학과 장선화 외 2, 한국영양학회지(2009. 7. 31)
- 포도씨 추출물과 분획물의 Tyrosinase 저해활성, 충북대학교 식품공학과 한지영 외 4, 한국식품영양과학회지(2008. 12. 31)
- 한국에서 시판되는 레드와인에서 추출한 아로마의 노화방지 효과, 농촌진흥청 국립식량과학원 우관식 외 4, 한국식품영양과학회지(2008. 9. 30)
- 포도 송이가지를 이용한 레스베라트롤의 추출 및 항산화 활성, 호서대학교 식품생물공학과, 식품기능안전연구센터 및 기초과학연구소 조철희 외 7, 한국응용생명화학회지(2008. 3. 31)
- 왕머루포도 뿌리에서 분리한 heyneanol A의 신경보호효과, 경희대학교 동서의학대학원 황화수 외 5, 동의생리병리학회지(2007. 12. 25)
- 홍삼(紅蔘) 포도(葡萄) 병용투여가 면역반응에 미치는 영향, 우석대학교 약학대학 박훈 외 8, 동의생리병리학회지(2006. 4. 25)
- 포도의 부위별 섭취가 흰쥐의 노화 과정 중 Cadmium의 대사 및 중독에 미치는 영향, 이화여자대학교 식품영양학과 최서진 외 1, 한국영양학회지(2003. 12. 31)
- 국내산 포도의 부위별 레스베라트롤 함량, 한국식품개발연구원 조용진 외 5, 한국식품과학회지(2003. 4)
- 포도 송이 가지의 추출액으로부터 레스베라트롤을 고순도로 정제하는 방법, 서원대학교 산학협력단 외 1
- 포도 가지로부터 폴리페놀을 추출하여 농축하는 방법, 한국식품연구원, 영천시

호두

특허

- 매실을 첨가한 호두 고추장 장아찌의 제조방법, 특허등록 제869408호, 백석문화대학 산학협력단
- 발효 포도즙 첨가 호두과자 및 그 제조방법, 특허등록 제1019058호, 학교법인 한별학숙
- 호두껍질 분말을 함유하는 인조 목재와 그 제조방법, 특허등록 제1100405호, 벽진산업 주식회사
- 항염, 자극완화 및 면역증강 효과를 갖는 복숭아 뿌리, 자두 뿌리, 매화 뿌리 및 호두 껍질 혼합추출물을 함유하는 화장료 조성물, 특허등록 제1131073호, 주식회사 바이오랜드
- 호두 함유 식물성 고기 조성물 및 이를 이용한 식물성 고기의 제조방법, 특허등록 제1233979호, 사단법인 무주호두가공육성사업단
- 호두 추출물을 함유하는 모발 성장 촉진용 화장료 조성물, 특허등록 제1243697호, 서원대학교 산학협력단, 두리화장품 주식회사
- 호두의 분리 추출물, 이의 수득방법 및 이의 용도, 특허공개 10-2009-00182호, 해링턴 비지니스 에스엘(스페인)
- 호도나무 잎과 잔가지의 추출물 또는 그로부터 분리된 화합물을 포함하는 간섬유화 억제용 조성물, 특허공개 10-2013-0001622호, 주식회사 엘컴사이언스

논문

- 호두의 화장품 기능성, 영동대학교 고령친화산업기업지원센터 김미경 외 6, 생명과학회지(2011)
- 호도 약침이 견비통에 미치는 임상적 연구, 삼세한방병원 최한나 외 4, 대한약침학회지(2011. 12. 30)
- 호두추출물이 아토피 피부염에 미치는 영향, 대구가톨릭대학교 윤미숙 박사학위논문(2009)
- 호두(Juglans regia L.)로부터 항치매성 아세틸콜린에스터라아제(Acetylcholinesterase) 저해제의 추출, 정제 및 특성, 배재대학교 이은나 석사학위논문(2009)
- 호두 속껍질 없는 것과 있는 것의 물 추출물 투여가 생쥐의 비장세포 및 대식세포의 활성에 미치는 영향, 우석대학교 약학대학 박훈 외 4, 동의생리병리학회지(2006. 10. 25)
- 과산화수소로 유발된 사람 신경아세포종의 아폽토시스에서 호도 약침액의 신경보호효과, 경희대학교 의과대학 약리학교실 김학재 외 8, 대한경락경혈학회지(2006. 9. 27)
- 호도(胡桃)의 활성산소 및 활성질소 제거 기전, 동국대학교 한의과대학 내과학교실 정지천 외 2, 동의생리병리학회지(2005. 12. 25)
- 호도(胡桃) 물추출물이 Ovalbumin으로 유도된 천식동물모델에 미치는 영향, 대구한의대학교 한의과대학 방제학교실 김상찬 외 1, 대한한의학방제학회지(2005. 6. 30)
- 호두나무 잎으로부터 자유라디칼 소거와 간보호 성분, 원광대학교 안렌보 외 3, 약학회지(2005. 5)
- 호두 추출물의 비만세포 활성화 억제 효과, 전북대학교 홍현주 박사학위논문(2004)
- 호도죽의 개발에 관한 연구, 수원대학교 식품영양학과 전정희 외 2, 한국식생활문화학회지(1998. 12. 30)

후추

특허

- 혈소판 응집 억제활성이 우수한 알카로이드계 화합물, 특허등록 제543180호, 주식회사 티지 아이오텍
- 피페린을 유효성분으로 포함하는 인삼 사포닌 흡수 촉진용 조성물, 특허등록 제

1281827호, 주식회사 풀무원
- 알레르기 증상의 예방 및 개선용 기능성 식품조성물 및 약학조성물, 특허등록 제1141191호, 한국식품연구원
- 후추 추출물을 유효성분으로 하는 살충 및 살균성 조성물, 특허등록 제492309호, 대한민국(산림청 국립산림과학원장)
- 후추에서 추출한 피페린유도체가 함유된 천연보존료의 제조방법, 특허등록 제363182호, 지**
- 브라질후추나무 추출물 또는 이의 분획물을 유효성분으로 함유하는 신경세포 보호용 약학적 조성물, 특허공개 10-2014-0060118호, 한국생명공학연구원
- 생약 조성물 및 그 제조방법, 특허공개 10-2009-0092331호, 피라말 라이프 사이언시스 리미티드(인도)
- 탈모 예방 또는 개선용 조성물, 특허공개 10-2011-0060660호, 주식회사 아모레퍼시픽
- 석류피추출물을 함유한 질세정제 조성물 및 그 제조방법, 특허공개 10-2006-0036168호, 백**

논문
- 후춧가루의 위생화를 위한 감마선, 전자선 및 X-선 조사 효과 비교, 한국원자력연구원 첨단방사선연구소 방사선식품생명공학연구팀 박재남외 6, 한국식품저장유통학회지(2014. 6. 30)
- 식물추출물 후추, 클로브버드, 로즈마리 및 오리가눔오일의 급성독성평가, 농촌진흥청 국립농업과학원 농산물안전성부 농자재평가과 정미혜외 6, 한국농약과학회지(2011)
- 향신료 메탄올 추출물의 항산화 및 항균효과, 한경대학교 식품생물공학과 식품생물산업연구소 손종연, 한국식품영양과학회지(2010. 5. 31)
- 체내 이용률 촉진제인 후추의 분자 표적, Department of Pharmacology, LM College of Pharmacy Priyanshee Gohil and Anita Mehta, Oriental Pharmacy and Experimental Medicine(2009. 12. 31)
- 5종의 향신료 에탄올 추출물의 항산화 효과, 한남대학교 식품영양학과 김진외 5, 한국식품영양과학회지(2004. 11. 30)
- 후추(필발) 알칼로이드 성분의 염증 및 혈전과 동맥경화 예방효과와 작용기전에 대한 분자영양학적 연구, 순천향대학 손동주 박사학위논문(2004)
- 몇 가지 아유르베다 약용식물의 신경약리학적 연구, Hannan, JMA외 5, Oriental Pharmacy and Experimental Medicine(2003. 2)

〈곡물〉

귀리

특허
- 자일라나제를 생산하는 신규한 스트렙토마이세스 속 WL-2 균주, 특허등록 제411771호, 주식회사 씨티바이오
- 세포 재생 가속 조성물, 특허등록 제585544호, 액세스 비지니스 그룹 인터내셔날 엘엘씨(미국)
- 피의 발아억제능을 보유한 타감물질 함유 식물체 분쇄물 또는 추출물, 특허등록 제654677호, 권**
- 당뇨 환자용 즉석죽 및 그 제조방법, 즉석죽용 프리믹스, 특허등록 제1301926호, 농업회사법인 청맥 주식회사
- 실란-처리된 실리카 필터 매체를 이용하여 음료에서 이취를 방지 또는 감소시키는 방법, 특허등록 제1324499호, 다우 코닝 코포레이션(미국)
- 귀리 청국장의 제조방법, 특허등록 제1376033호, 이**
- 식이섬유를 포함하는 환자용 영양식, 특허등록 제1383155호, 대상 주식회사
- 귀리 유래의 베타-글루코시다제를 이용한 제니스테인 또는 다이드제인의 제조방법, 특허공개 10-2001-0007901호, 주식회사 비엔씨바이오팜
- 식물 건초를 포함하는 베개, 실용신안공개 20-2003-070000호, 이**
- 혈당 강하 효과를 갖는 귀리겨 추출물, 특허공개 10-2005-0112222호, 주식회사 보락
- 피부 보습 효과를 가지는 올리브 추출물, 귀리 추출물 및꿀을 유효 성분으로 포함하는 화장료 조성물, 특허공개 10-2007-0008831호, 주식회사 엘지생활건강
- 귀리를 이용한 두텁떡의 제조방법, 특허공개 10-2014-0056453호, 재단법인 전주생물소재연구소, 재단법인 전라북도생물산업진흥원, 전라북도 정읍시, 농업회사법인 주식회사 솔티
- 바이오 리액션을 이용한 귀리를 원료로 하는 사료곡물의 가공방법, 특허공개 10-2014-0056585호, 주식회사 지나이오텍

논문
- 유색보리와 귀리를 이용한 당뇨환자용 즉석죽의 당뇨 개선효과, 우석대학교 한의예과 이창현 외 4, 한국식품영양과학회지(2013. 6. 30)
- 귀리 분말의 수화와 호화특성, 식량과학원 최인덕 외9, 한국식품영양과학회지(2012. 3. 31)
- 발아에 따른 몇 가지 맥류의 화학성분 변화, 충북대학교 식품공학과 김현영 외7, 한국식품영양과학회지(2010. 11. 30)
- 추출조건에 따른 귀리 추출물의 면역활성, 한국식품과학회지(2005. 2)
- 보리와 귀리의 품종 및 입도 분획별 함량, 충북과학대학 식품생명과학과 정헌상 외 4, 한국식품과학회지(2003. 8)

기장

특허
- 기장 추출물을 유효성분으로 함유하는 당뇨병 예방 및 치료용 약학조성물, 특허등록 제1226881호, 경북대학교 산학협력단

논문
- 고지방식이로 유도한 지방간 마우스에서 기장 첨가식이가 지방간 및 인슐린 저항성에 미치는 영향, 국립농업과학원 농식품자원부 기능성식품과 박미영 외 6, 한국식품영양과학회지(2012. 4. 30)
- 품종 및 재배시기에 따른 조와 기장의 항산화성분 및 항산화활성, 농촌진흥청 국립식량과학원 기능성작물부 우관식 외 10, 한국식품영양과학회지(2012. 3. 31)
- 재배지역이 기장(Panicum miliaceum L.)의 항산화성분 및 활성에 미치는 영향, 농촌진흥청 국립식량과학원 기능성작물부 이재생 외 8, 한국작물학회지(2011. 12. 30)
- 발아에 따른 조, 기장, 수수의 화학적 성분 변화, 농촌진흥청 국립식량과학원 기능성작물부 고지연 외9, 한국식품영양과학회지(2011. 8. 31)
- 대식세포에서 IRAK-4신호조절을 통한 기장(Panicum miliaceum L.)의 항염증능에 관한 연구, 국립농업과학원 농식품자원부 기능성식품과 박미영 외 2, 한국식품영양과학회지(2011. 6. 30)
- 분쇄방법에 따른 조, 기장, 수수의 항산화성분 및 항산화활성, 농촌진흥청 국립식량과학원 기능성작물부 서명철 외 10, 한국식품영양과학회지(2011. 6.25)
- 한국산 메밀, 수수, 기장, 율무의 항산화효과 및 돌연변이 억제효과, 서울대학교 체력과학노화연구소 곽충실 외 4, 한국식품영양학회지(2004. 7. 30)

녹두

특허
- 청국장(발효콩)과 녹두를 함유한 아이스크림 및 이의 제조방법, 특허등록 제496902호, 정** 외 2
- 이소플라본 강화 발아 녹두 및 그 제조방법, 특허등록 제553522호, 학교법인 건국대학교
- 녹두 추출물을 유효 성분으로 함유하는 비듬증 치료용 모발화장료 조성물, 특허등록 제681699호, 주식회사 코리아나화장품
- 녹두 추출물을 함유하는 자외선 차단 및 광노화 방지용 화장료 조성물, 특허등록 제858630호, 주식회사 코리아나화장품
- 녹두 추출물을 함유하는 면역세포 증식 억제제, 특허등록 제1153395호, 고려대학교 산학협력단
- 녹두에 균주로서 아스퍼질러스 오리제를 접종하여 누룩 및 상기 누룩을 이용한 발효주의 제조방법, 특허등록 제1284605호, 한국식품연구원
- 녹두단백질과 녹두플라보노이드를 함유하는 세안용 화장료 조성물, 특허등록 제177277호, 주식회사 코리아나화장품 외 2

논문
- 녹두 가수분해물의 항산화활성에 미치는 열처리 효과, 충북대학교 식품공학과 김민영 외7, 한국식품과학회지(2013. 2. 28)
- 국내산 품종의 녹두껍질 추출물의 산화방지활성에 미치는 추출방법의 영향, 전남대학교 식품영양학과 노준희 외 3, 한국식품조리과학회지(2012. 10. 31)
- 녹두의 Vitexin이 비만전구세포에서 세포분화 및 아디포사이토카인 분비능에 미치는 영향, 성신여자대학교 식품영양학과 위해리 외 4, 한국식품영양과학회지(2012. 8. 31)
- 재배방식에 따른 녹두 종실과 나물의 품질변화, 전라남도 농업기술원 김동관 외7, 한국작물학회지(2011. 9. 30)
- 녹두 첨가로 인한 탈지대두 Grits(Defatted Soybean Grits) 발효물의 in vitro 상에서의 콜레스테롤 개선능 상승효과, 계명대학교 식품가공학과 이성규 외 5, 한국식품영양과학회지(2010. 7. 31)
- 팥과 녹두의 이소플라빈 함량과 항산화 및 혈전용해 활성, 상지대학교 식품영양학과 오혜숙 외 2, 한국식품조리과학회지(2003. 6. 30)
- 사람 말초혈액 단핵세포에서 녹두 렉틴의 사이토카인 생성효과, 영남대학 이과대학 전경희 외 5, 생약학회지(1999. 12. 30)
- 녹두 전탕액(煎湯液)의 Rat의 장기 조직내 카드뮴 독성 해독에 관한 연구, 원광대학교 한의과대학 예방의학교실 지정옥 외 3, 대한예방의학회지(1998. 12. 20)

- 급성 알콜 투여 흰쥐에서 녹두 함유 복합생약제제의 간 중성지방 축적억제 및 알콜대사 촉진 효과, 두산기술원 김문회 외 2, 약학회지(1996. 2. 29)

들깨

특허

- α-토코페롤 고 함유 들깨를 생산하는 방법 및 이 방법에 의해 생산된 들깨, 특허등록 제614517호, 대한민국(농촌진흥청장)
- 들깨 유래 마이크로좀 리놀레산 불포화효소 유전자로 형질전환된 형질전환 식물체 및 이 유전자를 이용하여 형질전환 식물체의 종자 오일에서 지방산 조성을 조절하는 방법, 특허등록 제914454호, 전남대학교 산학협력단
- 들깨잎과 들깨를 이용한 오메가-3 들깨차 및 이의 제조방법, 특허등록 제1036609호, 주식회사 두바이오
- 들깨 아귀찜의 조리방법, 특허등록 제1314767호, 임**
- 볏짚 및 들깨꼬투리 추출액을 유효 성분으로 함유하는 발모제 조성물 및 이의 제조방법, 특허공개 10-2011-0056156호, 주식회사 믹스앤매치 외 1
- 발아 들깨유의 제조방법, 특허공개 10-2012-0086919호, 주식회사 농심
- 쇠비름 유래 초임계 이산화탄소 추출물과 들깨를 이용한 기능성 식품 소재, 특허공개 10-2012-0124190호, 주식회사 한국바이오엔지니어링

논문

- 들깨 및 들기름의 자외선 조사 중 지방질 산화와 산화방지제의 변화, 인하대학교 생활과학대학 식품영양학과 왕선영 외 1, 한국식품과학회지(2012. 2. 29)
- 들깨(Perilla frutescens) 추출물과 로즈마린산이 유리 라디칼과 지질과산화에 미치는 소거효과, 부산대학교 Wu, Ting Ting 외 2, 한국식품영양과학회지(2011. 9. 30)
- 들깨의 발아가 들깨지방질의 특성에 미치는 영향, 인하대학교 식품영양학과 최은옥 외 1, 한국식품조리과학회지(2011. 6. 30)
- 들깨, 참깨, 해바라기씨 기름의 라디칼 소거능 비교 연구, 부산대학교 식품영양학과 및 김치개발연구소 홍선희 외 4, 한국식품영양과학회지(2010. 3. 31)
- 들깨 잎 추출물의 항산화 및 신경세포 보호작용, 동국대학교 의과대학 이종임 외 3, 약학회지(2008. 4. 30)
- 노화촉진마우스에 있어서 참깨박 및 들깨박의 메탄올 추출물이 인지기능 및 항산화능에 미치는 영향, 한국식품개발연구원 식품기능연구본부 엄민영 외 4, 한국식품과학회지(2004. 8)
- 들깨기름을 다량 투여한 흰쥐에서 대사에 미치는 역작용에 관하여, 조선대학교 식품영양학과 서화중 외 1, 한국식품영양과학회지(2002. 4. 30)
- 들깨의 식이 섬유소 함량분석과 들깨 추출물의 항돌연변이 효과, 부산대학교 식품영양학과 및 김치연구소 박동숙 외 2, 한국식품영양과학회지(2001. 10. 30)

땅콩

특허

- 3-메톡시-4-하이드록시벤조산,3-메톡시-4-하이드록시시나믹산, 4-하이드록시벤조산,3,4-디하이드록시벤조산, 4-하이드록시시나믹산 등을 포함한 땅콩껍질을 이용한 천연보존제, 특허등록 제424932호, 박**
- 레스베라트롤을 대량 함유한 땅콩 싹나물의 재배방법, 특허등록 제1212028호, 대한민국(농촌진흥청장)
- 새싹땅콩 추출물 및 이를 함유한 식품 조성물, 화장품 조성물, 의약품 조성물, 특허공개 10-2009-0078203, 신**
- 땅콩껍질 성분 함유 친환경 포장용기 제조방법 및 이에 의하여 제조된 땅콩껍질 성분 함유 친환경 포장용기, 특허공개 10-2013-0072889호, 한**
- 열풍건조형 땅콩새싹 및 땅콩새싹 레스베라트롤 함량 증가방법, 특허공개 10-2013-0125687호, 주식회사 복순로하스
- 새싹땅콩 추출물을 유효 성분으로 함유하는 자외선에 의한 피부손상 예방 또는 치료용 약학조성물, 특허공개 10-2014-0000030호, 전남대학교 산학협력단

논문

- 3세 미만의 아토피 피부염 환자에서 땅콩 항원 감작과 임상양상, 아주대학교 권덕근 석사학위논문(2009)
- 땅콩의 뿌리로부터 Oleanane Triterpenes과 trans-Resveratrol의 분리, 농촌진흥청 이유영 외 9, 한국응용화학회 농화학회지(2009. 2. 28)

메밀

특허

- 메밀 등겨로부터 수용성섬유소 및 파고피리톨의 저온 및 연속추출 방법, 특허등록 제695322호, 주식회사 에스앤디
- 메밀 추출물 함유 기능성 화장료 조성물, 특허등록 제711007호, 재단법인 춘천바이오산업진흥원
- 메밀추출물을 함유하는 피부알러지 완화 및 예방용 조성물, 특허등록 제787363호, 주식회사 엘지생활건강
- 메밀추출물 함유 항-헬리코박터 파이로리 조성물, 특허등록 제845243호, 주식회사 케이씨에프코리아
- 메밀을 이용한 차가버섯 균사체의 제조방법, 특허등록 제1254503호, 동성제약 주식회사
- 카텝신 케이의 활성을 저해하는 메밀 추출물, 특허공개 10-2004-0101621호, 주식회사 한국야쿠르트

논문

- 시판 메밀차 열수 추출물의 항산화 및 신경세포 보호효과, 경희대학교 식품공학과 정창호 외 4, 한국식품저장유통학회지(2011. 6. 30)
- 메밀(Fagopyrum esculentum) 꽃, 잎 추출건조물의 α-Amylase 효소활성 저해, 한림성심대학 식품영양과 이명헌 외 2, 한국식품영양과학회지(2008. 1. 31)
- 메밀국수 추출물의 항돌연변이원성 및 세포독성 효과, 강원대학교 바이오산업공학부 유광하 외 5, 한국식품영양과학회지(2006. 12. 29)
- 메밀 종자의 항트롬빈 활성과 혈전증 예방효과, 안동대학교 식품영양학과 손호용 외 5, 한국식품영양과학회지(2006. 2. 28)
- 메밀종자와 메밀나물의 화학적 성분비교, 세종대학교 생활과학과 김윤선 외 3, 한국식품영양과학회지(2005. 1. 29)
- 발아메밀이 본태성 고혈압쥐의 혈압, 혈당 및 혈중 지질수준에 미치는 영향, 한림정보산업대학 건강식품가공과 이정선 외 6, 한국식품과학회지(2000. 2. 29)
- 메밀급여가 Streptozotocin 유발 당뇨쥐의 장기무게 및 당질과 지질대사에 미치는 영향, 한림대학교 한국영양연구소 이정선 외 4, 한국영양학회지(1994. 10. 30)

밀

특허

- 옥수수 및 소맥의 글루텐을 이용한 펩타이드의 제조방법, 특허등록 제149277호, 주식회사 삼양제넥스
- 소맥 배아를 첨가한 키틴질의 숙성 토하젓 제조방법, 특허등록 제173106호, 박**
- 소맥을 이용한 조미주의 제조방법, 특허등록 제531609호, 대한민국(관리부서: 국세청주류면허지원센터장)
- 밀기울을 이용한 폴리유산 제조방법, 특허등록 제987099호, 지엠지엠지엠 주식회사
- 밀기울과 곤약의 효소가수 분해물 함유 미생물 배양용 배지, 특허등록 제1034467호, 이**
- 전기발열체와 밀기울을 이용한 토양 소독방법, 특허등록 제1329106호, 이**
- 감초, 소맥 및 대조의 혼합 생약 추출물(감맥대조탕?)을 유효 성분으로 함유하는 뇌신경 보호 효과를 나타내는 식품첨가제, 특허공개 10-2007-0095485호, 대구한의대학교 산학협력단
- 소맥 냉수 추출물을 이용한 건강 기능성 식품의 제조방법, 특허공개 10-2011-0075658호, 주식회사 하이폭시
- 밀기울 유래 당단백 분획 및 이의 제조방법, 특허공개 10-2014-0066826호, 한국식품연구원

논문

- Leptin 결핍 ob/ob 마우스에서 소맥엽 추출물의 혈당 강하 및 혈중 콜레스테롤에 미치는 효과, 전북대학교 의과대학 및 의과학연구소 이선희 외 7, 한국식품영양과학회지(2011. 3. 31)
- 한국산 소맥과 수입 소맥의 무기질 특성과 phytate 비교, 계명대학교 식품영양학과 고봉경 외 2, 한국식품과학회지(2000. 4. 30)
- 누룩 또는 밀기울 첨가식이로 성장시킨 흰쥐의 혈중 Cholesterol 및 간조직 유해산소 대사효소 활성 변동, 한국식품영양과학회지(1999. 2. 27)

보리

특허

- 보리 발효물 및 이를 이용한 김치 품질 및 보존성 향상방법, 특허등록 제252793호, 이삭식품 주식회사 외 1
- 보리등겨를 주재로한 신규한 보리간장 및 그 제조방법, 특허등록 제281306호, 손** 외 1
- 보리 배지 및 이를 이용하여 시조필륨 코뮨으로부터 베타-글루칸을 생산하는 방법, 특허등록 제442149호, 학교법인 동서학원
- 보리 겨를 이용한 아라비녹실란의 제조방법, 특허등록 제450048호, 동서생명과학 주식회사
- 상황보리의 제조방법, 특허등록 제523800호, 제주특별자치도(농업기술원) 외 1
- 콩과 보리로부터 루나신 펩타이드의 분리, 정제 및 피부노화방지, 항암,알러지 예방과 치료 및 고기능성 식품으로의 이용성, 특허등록 제817700호, 안동대학교 산학협력단, 필젠 바이오사이언시스, 인크(미국)
- 원적외선 방사율과 식이섬유 함유량이 향상된 보리순차의 제조방법 및 이에 의해

제조된 보리순차, 특허등록 제923907호, 세명제다 영농조합법인
- 발아보리를 이용한 홍주 제조방법 및 그 홍주, 특허등록 제1031194호, 진도군
- 보리고추장의 제조방법 및 이에 의하여 제조되는 보리고추장, 특허등록 제1285502호, 이**
- 새싹보리 추출물을 포함하는 뉴라미니데이즈 활성 억제용 조성물 및 인플루엔자 바이러스 감염 질환의 예방 및 치료용 약학적 조성물, 특허공개 10-2012-0102473호, 대한민국(관리부서:농촌진흥청장)
- 새싹보리 추출물 및 이로부터 분리된 폴리코사놀계 화합물을 포함하는 대사성 질환 예방 및 치료용 약학 조성물, 특허공개 10-2013-0051181호, 대한민국(관리부서 : 농촌진흥청장)
- 민들레 및 보리 혼합 추출물을 함유하는 피부 질환의 예방, 또는 치료용 약학적 조성물, 특허공개 10-2013-0127731호, 한국원자력연구원

논문
- 만성 알코올 급여 흰쥐에서 보리 추출물 섭취가 Cytochrome P450 효소 조절 및 항산화계에 미치는 영향, 수원대학교 식품영양학과 이유현 외 4, 한국식품영양과학회지(2009. 10. 31)
- 보리순이 고지방을 급여한 마우스의 지질 함량과 간조직의 지질대사 관련 효소활성에 미치는 영향, 순천대학교 교육대학원 영양교육과 양은주 외 6, 한국영양학회지(2009. 1. 31)
- 상황보리 추출물에 의한 p21 및 Bax 발현 증가와 caspase 활성화를 통한 U937 인체백혈병 세포의 apoptosis 유발, 동의대학교 한의과대학 한의학과 박철 외 7, 동의생리병리학회지(2007. 10. 25)
- 보리 β-glucan 농축획분 섭취가 흰쥐 혈장과 변의 지질 및 콜레스테롤 함량에 미치는 영향, 한국식품개발연구원 식품가공연구본부 석호문 외 3, 한국식품과학회지(2002. 8)

서리태(검정콩)

특허
- 면역 활성이 강화된 검은콩 단백 가수 분해물의 제조방법, 특허등록 제560064호, 주식회사 농심
- 항비만 활성을 갖는 검정콩 된장 및 그 제조방법, 특허등록 제964587호, 부산대학교 산학협력단 외
- 취반 시 쌀과 혼합되는 서리태나 백태 가공방법, 특허등록 제1094417호, 주식회사 정원산업
- 기침, 가래 예방 효과를 갖는 기능성 조성물 및 이를 이용한 건강식품, 특허등록 제1247611호, 주식회사 벤스랩
- 두아 청국장 제조방법, 특허등록 제1254852호, 박**
- 수크라아제와 말타아제 및 글루코아밀라아제에 대한 검은콩 추출물의 저해활성 및 이를 이용한 혈당 조절용 조성물, 특허공개 10-2004-0110962호, 주식회사 행복한농장
- 검은콩, 흑미 및 검은깨 혼합 추출물을 유효 성분으로 함유하는 피부 미백용 화장료 조성물, 특허공개 10-2005-0108541호, 주식회사 코리아나화장품
- 병원성 세균의 증식 억제용 조성물, 특허공개 10-2013-0054539호, 호서대학교 산학협력단

논문
- AAPH에 의해 유도된 세포의 산화적 스트레스에 대한 녹차 첨가 서리태 청국장의 보호 효과, 부산대학교 박현영 외 1, 한국식품영양과학회지(2009. 3. 31)
- 다양한 콩종류가 흰쥐의 체내지질과 지질과산화에 미치는 영향, 용인대학교 식품영양학과 김혜영 외 3, 한국영양학회지(2007. 4. 30)

쥐눈이콩

특허
- 쥐눈이콩 추출물을 함유하는 알츠하이머씨병을 비롯한 노인성 치매, 중증 근무력증, 위장관 및 방광평활근의 무력증, 및 녹내장 질환에 유효한 식품 및 사료, 특허등록 제550358호, 임** 외 3
- 발아 쥐눈이콩 추출물을 유효 성분으로 함유하는 골다공증 예방 또는 치료용 조성물, 특허등록 제777351호, 주식회사 헬릭스팜스
- 혈당조절 및 생리활성 작용을 하는 서목태(쥐눈이콩) 엑기스와 그 제조방법, 특허등록 제1166907호, 최** 외 2
- 쥐눈이콩 물추출물을 포함하는 알레르기성 질환의 예방 및 치료용 약학조성물, 특허공개 10-2009-0019396호, 우석대학교 산학협력단
- 증범 포제 처리된 서목태 추출물을 함유하는 피부 주름 개선용 화장료 조성물, 특허공개 10-2014-0082274호, (주)아모레퍼시픽, (주)뉴메드

논문
- 발아(發芽) 서목태(鼠目太)의 추출방법별 인중합체 함량과 골형성 관련 유전자(HOS-TE85)의 활성화 연구, 상지대학교 한의과대학 한방재활의학과 이석원 외 1, 동의생리병리학회지(2005. 10. 25)
- 발아(發芽)한 서목태(鼠目太)가 난소적출 흰쥐의 Interleukin-6에 미치는 영향, 상지대학교 한의과대학 한방재활의학과 정호룡 외 1
- 서목태(Rhynchosia nulubilis) 추출물이 고지방 및 고콜레스테롤 식이 급여 흰쥐의 혈청 지질 농도에 미치는 영향, 원광보건대학 식품과학과 한성희 외 1

수수

특허
- 수수기장 섬유로 만든 패널과 그 제조방법, 특허등록 제341168호, 가부시기가이샤 다치에스, 호화 센이 코교 가부시기가이샤(일본)
- 수수에서 폴리코사놀 또는 옥타코사놀 함량이 높은 긴사슬지방을 제조하는 방법, 특허등록 제685681호, 전북대학교 산학협력단
- 수수가 포함된 고기능성 두부 제조방법, 특허등록 제1121331호, 김**
- 도정하지 않은 붉은 계열 수수가루 함유 건강빵의 제조방법, 특허등록 제1267449호, 대한민국(관리부서:농촌진흥청장), 창원대학교 산학협력단, 경북대학교 산학협력단
- 수수 색소추출물 및 기능성 고분자를 함유하는 나노 섬유 및 그의 제조방법, 특허등록 제1296208호, 경북대학교 산학협력단, 대한민국(관리부서:농촌진흥청장)
- 수수누룩을 이용한 녹두주와 그 제조방법, 특허공개 10-2004-0037308호, 학교법인 배재학당
- 항균 활성을 갖는 수수 추출물 및 이의 용도, 특허공개 10-2010-00122543호, 강원대학교 산학협력단
- 수수팥빵 제조방법 및 수수팥빵, 특허공개 10-2011-0096732호, 단양군
- 소장 지방흡수율 억제 효능이 있는 수수 추출물, 특허공개 10-2013-0038737호, 대한민국(관리부서:농촌진흥청장), 창원대학교 산학협력단
- 수수 부산물로부터 추출한 천연색소를 함유한 플라스틱의 제조방법, 특허공개 10-2013-0100589호, 재단법인대구경북과학기술원, 대한민국(농촌진흥청장)
- 수수 및 수수 부산물 유래 폴리페놀계 화합물을 함유하는 추출물과 이의 제조방법 및 이를 유효 성분으로 함유하는 화장료 조성물, 특허공개 10-2013-0138557호, 대한민국(농촌진흥청장)
- 항산화활성이 우수한 볶음수수의 제조방법과 이를 유효 성분으로 하는 기능성 볶음수수 티백 및 기능성 볶음수수 음료, 특허공개 10-2014-0015966호, 대한민국(농촌진흥청장)

논문
- 수수 추출물에 의한 견직물의 염색, 경북대학교 바이오섬유소재학과 이성은 외 2, 한국염색가공학회 학술발표자료(2012)
- 수수의 항산화성분 및 항산화활성에 미치는 재배지역의 영향, 농촌진흥청 국립식량과학원 기능성작물부 우관식 외 8, 한국식품영양과학회지(2011. 11. 30)
- 수수 도정부위별 메탄올 추출물의 항산화성분 및 항산화활성, 농촌진흥청 국립식량과학원 우관식 외 10, 한국식품영양과학회지(2010. 11. 30)
- 국내산 수수(Sorghum bicolor) 품종에 따른 전자공여능, 환원력, 항균활성 및 α-glucosidase 저해활성의 비교, 강원대학교 식물자원응용공학과 사여진 외 6, 한국식품과학회지(2010. 10. 31)
- 항치매성 아세틸콜린에스터레이즈 저해 물질을 함유한 수수(Sorghum bicolor) 메탄올 추출물의 영양학적 특성과 생리 기능성, 배재대학교 생명유전공학과 송정은 외 4, 한국식품영양학회지(2010. 6.30)
- 한국산 메밀, 수수, 기장, 율무의 항산화효과 및 돌연변이억제효과, 서울대학교 체력과학노화연구소 곽충실 외 4, 한국식품영양과학회지(2004. 7. 30)
- 수수 입국과 두류 첨가가 전통주의 품질과 엔지오텐신전환효소 저해활성에 미치는 영향, 배재대학교 유전공학과 바이오의약연구센타 김재호 외 3, 한국식품과학회지(2003. 8)
- 곡류 및 두류 에탄올 추출물의 in vitro 발암 억제 효과 비교, 경북대학교 사범대학 가정교육과 최영희 외 2, 한국식품과학회지(1998. 8. 31)

옥수수

특허
- 옥수수 생지의 제조방법 및 이를 이용한 옥수수 초콜릿, 특허등록 제631179호, 롯데제과 주식회사
- 한방 옥수수 가공 방법 및 이로부터 제조된 한방 옥수수, 특허등록 제750222호, 김**
- 옥수수를 이용한 초고비표면적 활성탄 및 이의 제조방법, 특허등록 제886365호, 전남대학교 산학협력단
- 옥수수 겨에서 폴리아민컨쥬게이트의 분리방법 및 이의 용도, 특허등록 제912431호, 학교법인 선목학원, 주식회사 사임당화장품
- 내화학성이 강화된, 옥수수 전분이 함유된 벽지, 특허등록 제975002호, 삼성토탈

주식회사
- 검정옥수수 추출물을 함유하는 당뇨합병성 신장섬유증 억제용 조성물, 특허등록 제1063524호, 한림대학교 산학협력단
- 수수 박, 옥수수 수염 및 게 껍질을 첨가한 단무지 및 그 제조방법, 특허등록 제1077454호, 문**
- 가용성 옥수수 섬유사를 이용한 한지복합사 및 이를 이용한 한지사 원단의 제조방법, 특허등록 제1158516호, 주식회사 세올, (재) 한국섬유소재연구소
- 찰옥수수 전분을 함유하는 초산비닐계 접착제 조성물 및 그의 제조방법, 특허등록 제1162610호, 주식회사 오공
- 옥수수수염 추출물, 표고버섯 추출물, 청고추 추출물 및 팥싹 추출물을 함유하는 항비만용 조성물, 특허등록 제1177380호, 강원대학교산학협력단, 주식회사 엔자임바이오
- 구절초와 옥수수를 이용한 고추장의 제조방법, 특허등록 제1180442호, 박**
- 옥수수 유래의 액상포도당을 이용한 발효시간, 발효수율 및 관능성이 향상된 식초 및 식초음료 제조방법, 특허등록 제1182145호, 대상 주식회사
- 옥수수수염 침출주 및 그 제조방법, 특허등록 제1315406호, 보해양조주식회사
- 옥수수 대 펄프 및 옥수수 대 펄프로부터의 종이 제품의 제조방법, 특허공개 10-2006-0008222, 콘 펄프 앤드 페이퍼 인코포레이티드(미국)

논문
- 자색 옥수수 잎과 줄기를 이용한 직물의 천연염색, 김정태 외 7, 한국작물학회지(2013)
- 버리는 옥수수 줄기를 활용한 친환경 종이 제작 탐구, 안성현 외 3, 한국환경교육학회 학술대회 자료집(2013)
- 옥수수 추출물의 경구 투여가 사이토카인 IL-2 생성과 IFN-γ와 IL-10 Ratio에 미치는 영향, 상지대학교 보건과학대학 식품영양학과 류혜숙, 한국식품영양과학회지(2012. 6. 30)
- 3T3-L1 지방세포와 db/db 마우스에서 옥수수 수염 물 추출물의 지방생성 억제 및 혈당 저하효과, 목포대학교 한약자원학과 민오진 외 3, 생약학회지(2011. 6. 30)
- 멜라닌 생성 단백질 발현에 영향을 미치는 옥수수 겨의 hydroxycinnamic acid 유도체 효과, 주식회사 사임당화장품 김미진 외 3, 한국응용생명화학회지(2010. 8. 31)
- 옥수수를 이용한 친환경 고체연료에 관한 연구, 서울과학기술대학교 봉상욱 석사학위논문(2010)
- 옥수수유, 들깨유, 정어리유의 급여가 발암물질의 투여한 쥐 간의 Glutathione S-transferase(GST-P) 양성결절과 Glutathione 관련 효소계에 미치는 영향, 배화여자대학교 김경민, 한국식품영양학회지(2010. 6. 30)
- 옥수수 수염의 항산화 활성과 기능성분 분석, 경북대학교 농업생명과학대학 식물생명과학부 구강모 외 2, 자원식물학회지(2009. 8. 30)
- 옥수수 펩타이드가 흰쥐의 지질 대사에 미치는 영향, 연세대학교 식품영양학과 이해미, 한국식생활문화학회지(2001. 12. 31)
- 알코올성 간 손상을 유발한 흰쥐에 대한 고 분지아미노산 함유 옥수수 단백가수물의 간 기능 보호효과, 한양대학교 식품영양학과 정용일 외 4, 한국식품과학회

율무

특허
- 율무 알맹이로부터 추출된 중성지질 및 이것을 함유한 제약 조성물, 특허등록 제263680호, 체지앙 프로빈셜 호스피탈 오브 트러디셔널 챠이니스 메디신 지아오루웨이(중국)
- 발효현미와 발효율무를 주성분으로 한 발효생식의 제조방법, 특허등록 제443880호, 한국식품연구원, 라이프스 주식회사
- 웰빙 건강식품 율무국수의 조성물 및 이의 제조방법, 특허등록 제752695호, 연천군
- 율무에서 유래된 SSR 프라이머 및 이의 용도, 특허등록 제803392호, 대한민국(농촌진흥청장)
- 무의 발아방법과 그 방법에 의해 제조된 발아 율무, 특허등록 제1036412호, 박**
- 산사 추출물, 율무 추출물, 청고추 추출물 및 팥싹 추출물을 함유하는 항비만용 조성물, 특허등록 제1177379호, 강원대학교산학협력단, 주식회사 엔자임바이오
- 오디 추출물과 율무 종자 추출물을 이용한 피부 미백제 조성물, 특허등록 제1186925호, 농업회사법인 상상팜랜드 주식회사
- 율무 청국장을 함유하는 쿠키바 조성물 및 그 제조방법, 특허등록 제1245401호, 한국식품연구원
- 율무 전처리방법 개량에 의한 율무 발효주 및 율무 발효주의 제조방법, 특허등록 제1262959호, 경기도
- 율무에 균주로서 아스퍼질러스 오리제를 접종하여 누룩 및 상기 누룩을 이용한 발효주의 제조방법, 특허등록 제1284612호, 한국식품연구원
- 류마티스 관절염의 예방 및 치료용 발효 율무 추출물 및 이의 제조방법, 특허등록 제1354961호, 주식회사 엔유씨전자, (주) 엔유씨생활과건강
- 아밀라아제에 대한 저해활성이 있는 율무 추출물과 리파아제에 대한 저해활성이 있는 호박추출물의 분리 및 이를 이용한 비만 및 당뇨에 효과적인 식이 조성물, 특허공개 10-2004-0100789호, 주식회사 운택
- 율무 청국장을 포함하는 기능성 식품 및 이의 제조방법, 특허공개 10-2010-0116787호, 가천의과대학교 산학협력단

논문
- 냄새저감형 율무청국장 제조에 관한 연구, 한국식품영양과학회지(2011. 2. 28)
- 율무로부터 항치매성 Acetylcholinesterase 저해물질의 최적추출 조건 및 특성, 배재대학교 생명유전공학과 서동수 외 3, 한국약용작물학회지(2009. 12. 30)
- 율무 추출물의 마우스 비장세포와 대식세포 활성 효과, 상지대학교 보건과학대학 식품영양학과 류혜숙, 한국식품영양학회지(2008. 3. 31)
- 율무 추출액이 비만쥐의 지질강하 및 혈당치에 미치는 영향, 상지대학교 생명자원대학 임상철, 자원식물학회지(2006. 2. 28)
- 율무가 백혈병세포주인 L1210 세포의 증식에 미치는 영향, 우석대학교 약학대학 이동희 외 2, 동의생리학회지(2005. 6. 25)
- 보리 · 현미 · 율무의 미백효과에 관한 연구, 경희대학교 한의과대학 이태헌 외 2, 한방안이비인후피부과학회지(2003. 11. 18)
- 압출성형된 율무 시리얼 식이가 고지방섭취 흰쥐의 지질대사에 미치는 영향, 경희대학교 식품공학과 강병선 외 4, 한국식품영양과학회지(2000. 4. 29)
- 율무 겨 급여가 고지혈증 및 당뇨유발 백서의 지질대사와 당내성에 미치는 영향, 한서대학교 식품생물공학과 김혜경 외 2, 한국식품영양과학회지(2000. 2. 28)

조

특허
- 좁쌀을 이용한 고추장의 제조방법, 특허등록 제511209호, 최**
- 좁쌀을 이용한 발효곡주의 제조방법, 특허등록 제925889호, 대한민국(관리부서: 국세청주류면허지원센터장)
- 차조를 이용한 무설탕 감주의 표준조리법, 특허등록 제159143호, 김**

논문
- 메조 및 차조 첨가가 white layer cake의 품질특성과 저장에 미치는 영향, 신흥대학 호텔조리과 이명호 외 2, 한국식품영양과학회지(2005. 3. 30)
- 조 분말의 첨가가 sponge cake의 품질특성에 미치는 영향, 경원대학교 장학길, 한국식품과학회지(2004. 12)
- 아마란스와 차조 및 찰수수전분의 특성, 전남대학교 최훈재 석사학위논문(2000)

참깨

특허
- 물을 이용한 참기름 제조방법 및 그 참기름, 특허등록 제570331호, 이**
- 벤조피렌의 함량을 최소화한 참기름 제조방법, 특허등록 제891566호, 새싹종합식품 주식회사
- 참깨의 원산지 판별이 가능한 참기름 제조 시스템, 특허등록 제1038179호, 경북대학교 산학협력단
- 참깨에 함유되어 있는 천연항산화성 성분의 분리방법, 특허등록 제109461호, 대한민국(농촌진흥청장)
- 검은콩, 검은깨 및 두유를 포함하는 비유지방 아이스크림의 제조방법, 특허등록 제1272799호, 주식회사 자연과사람들
- 이소프로필 알코올, 참깨오일, 알로에, 레몬 오일이 함유된 무독성 점막의 살균제, 특허공개 10-2006-0037390호, 비아몬테 마뉴엘 주니어, 샨레이 로렌스 엠(미국)
- 참깨 단백 펩타이드 및 그의 제조방법, 특허공개 10-2009-0022656호, 주식회사 이이에스푸드 외 1

논문
- 볶음 및 참기름용 참깨 가공방법 개선에 관한 연구, 농촌진흥청 국립식량과학원 기능성작물부 박장환 외 8, 한국작물학회지(2011. 9. 30)
- 참깨 탈지박을 첨가하여 제조한 청국장의 생리활성 및 리그난 성분 탐색, 호서대학교 식품영양학과 김태수 외 4, 한국식품영양과학회지(2009. 11. 30)
- 원산지가 다른 참깨로 제조한 참기름에서의 polycyclic aromatic hydrocarbons 함량 분석, 동국대학교 식품공학과 및 Lotus 기능성식품소재연구소 서일원 외 2, 한국식품과학회지(2009. 2. 28)
- 산지에 따른 참깨종자의 이화학적 특성 비교, 오뚜기 중앙연구소 이민정 외 1, 한국응용생명화학회지(2005. 6. 30)
- 고지혈증 환자에서 의학영양치료와 병행하여 섭취한 기능성차(상엽, 구기자, 국화, 대추, 참깨, 나복자)의 혈중 지질 농도 저하 및 항산화 효과, 경희대학교 동서의학대학원 의학영양학과 임현정 외 2, 한국식품영양과학회지(2005. 1. 29)
- 노화촉진 마우스에 있어서 참깨박 및 들깨박의 메탄올 추출물이 인지기능 및 항산화능에 미치는 영향, 한국식품개발연구원 식품기능연구본부 엄민영 외 4, 한국

식품과학회지(2004. 8)
- 참깨에서 분리된 세사몰린의 백혈병 세포주 HL-60 생장억제 효과, 목포대학교 생물산업부 김관수 외 2, 생약학회지(2003. 9. 30)
- 근적 외 분석법에 의한 참깨의 원산지 판별, 경북대학교 농화학과 권영길 외 1, 한국응용생명화학회지(1998. 6. 30)
- 참깨의 아세틸콜린-형 물질 존재, Gilani, Anwar-Ul Hassan와 1, 약학회지(1992. 3)

콩 - 메주콩

특허
- 콩을 함유하는 탈모방지 및 모발재생용 조성물, 특허등록 제664991호,
- 콩으로부터 트립신 억제제 및 헤마글루티닌을 제거하는 방법, 특허등록 제839180호, 충남대학교 산학협력단
- 김치유산균으로 발효한 콩 요구르트를 유효 성분으로 함유하는 조류독감, 독감 및 사스의 호흡기성 급성전염질환바이러스에 대한 항바이러스 조성물, 특허등록 제872910호, 두두원발효 주식회사 외 1
- 검정콩에서 추출한 단백질과 안토시아닌 추출액을 이용한 콩소시지 및 그의 제조방법, 특허등록 제936514호, 전북대학교산학협력단, 완주군
- 김치유산균으로 발효한 콩 요구르트를 유효 성분으로 함유하는 우울증 예방 및 치료용 조성물, 특허등록 제942290호, 두두원발효 주식회사
- 콩 다당체를 포함하는 속효성이 향상된 약제학적 조성물, 특허등록 제944121호, 대원제약 주식회사
- 김치유산균으로 발효된 콩 발효물과 상기 발효된 콩 발효물, 한약 조성물, 및 오곡분말을 함유한 숙취해소용 라면, 그리고 이들의 제조방법, 특허등록 제1014867호, 두두원발효 주식회사
- 친환경 소재를 이용한 신발 내피용 콩 섬유 원단 및 이를 적용한 인솔, 특허등록 제1015819호, 주식회사 핼릭스케어
- 복합 김치유산균으로 발효한 콩 발효물을 유효 성분으로 함유하는 피부 미백 및 주름제거용 화장료 조성물, 특허등록 제1068815호, 두두원발효 주식회사
- 항알러지 콩 품종의 판별방법, 특허등록 제1071702호, 경상대학교 산학협력단
- 콩 추출물 또는 콩술에 의한 일산화질소와 종양괴사인자-알파의 유도 방법, 특허등록 제1304246호, 차**
- 혈당강하효과를 지닌 콩나물 추출물을 함유하는 당뇨병 또는 당뇨병성 질환의 예방 및 치료용 약학조성물, 특허공개 10-2005-0005923호, 학교법인 인제학원
- 동물의 면역능을 증강시키는 메주콩 렉틴, 특허공개 10-2009-0012575호, 대한민국(관리부서 : 농림축산식품부 농림축산검역본부)
- 콩 단백질 가수분해물을 포함하는 제대혈 유래 중간엽줄기세포의 체 외 증식에 필요한 배지 조성물, 특허공개 10-2009-0090850호, 주식회사 히스토스템
- 콩 추출물을 함유하는 혈액순환 개선 및 혈관 건강 증진용 조성물, 특허공개 10-2010-00127728호, 주식회사 아모레퍼시픽
- 감초를 이용하여 포제된 서목태 추출물을 함유하는 피부 미백용 화장료 조성물, 특허공개 10-2014-0082276호, 주식회사 아모레퍼시픽 외 1

논문
- 콩 코오지의 최적 제조조건 설정, 강릉원주대학교 생명과학대학 식품가공유통학과 김도윤 외 4, 한국식품저장유통학회비(2013. 6. 30)
- 콩나물 추출 이소플라본이 난소적출로 유발된 골다공증 백서의 골대사에 미치는 영향, 동신대학교 물리치료학과 김계엽 외 5, 동의생리병리학회지(2009. 4. 25)
- 게르마늄 수용액으로 재배한 콩나물의 항돌연변이 효과, 부산대학교 식품영양학과 및 김치연구소 김은정 외 2, 한국식품영양과학회지(2004. 7. 30)
- 게르마늄 및 게르마늄 분말 용해수로 재배한 콩나물의 위암세포 성장억제 작용, 부산대학교 식품영양학과 및 김치연구소 김은정 외 2, 한국식품조리과학회지(2004. 6. 30)

퀴노아

특허
- 슬리밍 화장료 조성물, 특허공개 10-2012-0086436호, 주식회사 코스메카코리아

팥

특허
- 동과, 팥, 다엽 및 상지의 추출물을 함유하는 비만조절용 건강식품, 특허등록 제237168호, 한국식품연구원
- 팥 음료용 조성물 및 팥 음료 제조방법, 특허등록 제493366호, 웅진식품 주식회사
- 팥을 원료로 하는 건강 음료 및 그의 제조방법, 특허등록 제672141호, 가부시끼가이샤 엔도세이안
- 알파-글루코시데이즈 억제 활성을 갖는 팥 근연종 추출물, 특허등록 제1166698호, 대한민국(관리부서:농촌진흥청장)
- 팥에 균주로서 아스퍼질러스 오리제를 접종하여 누룩 및 상기 누룩을 이용한 발효주의 제조방법, 특허등록 제1284580호, 한국식품연구원.
- 팥 추출물을 함유하는 화장비누 조성물, 특허공개 1998-049572호, 씨제이 주식회사
- 무좀 치료제, 특허공개 10-2002-0095818호, 김**
- 팥 추출물을 함유하여 슬리밍에 효과가 있는 화장료 조성물, 특허공개 10-2007-0067542호, 주식회사 엘지생활건강
- 팥과 서목태를 이용한 두유 발효 음료 조성물 및 이를 이용한 두유 발효 음료 제조방법, 특허공개 10-2013-0079173호, 웅진식품주식회사

논문
- 팥 추출물의 항노화 활성 연구, 중앙대학교 백지원 석사학위논문(2012)
- 팥과 녹두의 이소플라빈 함량과 항산화 및 혈전용해 활성, 상지대학교 식품영양학과 오혜숙 외 2, 한국식품조리과학회지(2003. 6.30)

벼, 현미

특허
- 인스턴트 현미녹차 추출분말의 제조방법, 특허등록 제322209호, 주식회사 동서
- 현미를 이용한 차가버섯균사체 배양방법, 특허등록 제431327호, 김** 외 1
- 발아현미 또는 발아현미 함유 혼합곡류를 배지로 한홍국의 제조방법 및 이를 이용한 식품의 제조방법, 특허등록 제435267호, 박**
- 발효 현미와 발효 율무를 주성분으로 한 발효 생식의 제조방법, 특허등록 제443880호, 한국식품연구원 외 1
- 현미 추출물을 함유하는 피부주름 개선 화장료 조성물, 특허등록 제467501호, 주식회사 코리아나화장품
- 조직감, 취반성 및 안전성이 우수한 발아 현미의 제조방법 및 이로부터 얻은 발아현미, 특허등록 제472988호, 씨제이 주식회사
- 현미, 녹차, 포공영에 유효 미생물을 접종하여 발효시켜 얻은 항산화력이 증진된 화장료 조성물, 특허등록 제479665호, 주식회사 나우코스
- 뽕잎 추출물에 의한 기능성 발아현미 재배방법, 특허등록 제533441호, 김**
- 철분이 강화된 발아현미의 제조방법, 특허등록 제608163호, 전라남도
- 현미상황버섯추출물을 이용한 식혜음료제조방법, 특허등록 제690506호, 에프이엔바이오텍 주식회사 외 1
- 항산화 효능이 있는 현미 흑초의 제조방법, 특허등록 제1110277호, 농업회사법인 주식회사 생생초
- 비만억제용 발아현미 및 그 제조방법, 특허등록 제1245345호, 전남대학교 산학협력단 외 2
- 당뇨식 현미 연잎밥 제조방법과 연잎밥용 연잎 가공방법, 특허등록 제1254291호, 강**
- 토마토와 현미 및 찹쌀을 이용한 토마토죽 제조방법, 특허등록 제1260578호, 최**
- 현미식혜의 제조방법 및 현미식혜를 이용한 현미조청, 현미엿 및 현미당, 특허등록 제1336776호, 주식회사 죽암에프앤씨
- 현미 및 모링가를 주재로 하여 복합유산균 발효에 의해 발효식품을 제조하는 방법 및 그 제조방법에 의해 제조된 복합유산균 발효식품, 특허등록 제1386879호, 주식회사 로드바이오
- 현미 누룽지 스낵의 제조방법 및 현미 누룽지 스낵, 특허등록 제1436987호, 전라북도 김제시(김제시농업기술센터장), 전주기전대학 산학협력단, 재단법인 전라북도생물산업진흥원, 농업회사법인 유한회사 한푸드
- 발아현미 유래의 신규 화합물 및 그것을 유효 성분으로 하는 신경 장해의 예방 또는 개선제, 특허공개 10-2010-0120714호, 가부시키가이샤 환케루(일본)
- 발아현미 추출물을 포함하는 항당뇨 조성물, 특허공개 10-2011-0053141호, 고려대학교 산학협력단
- 상황버섯 배양현미를 유효 성분으로 함유하는 항암치료 후 기력회복을 위한 식품조성물 및 그의 제조방법, 특허공개 10-2013-0071202호, 주식회사 네츄로바이오 외 2
- 현미 발효용 락토바실러스 속 신균주 및 이를 이용한 발효 현미 제조방법, 특허공개 10-2014-0092740호, 경상대학교산학협력단, 농업회사법인 거창한쌀

논문
- 현미와 흑미의 발아 과정 중 amylolytic activity, 가천대학교 식품생물공학과 이향미 외 5, 한국식품과학회지(2013. 6. 30)
- 본태성 고혈압쥐(SHR)에서 현미 식물성스테롤의 혈압 및 지질 대사 개선 효과, 배화여자대학교 식품영양과 홍경희 외 4, 한국식생활문화학회지(2012. 10. 30)
- 발아에 따른 현미의 품질 변화, 농촌진흥청 국립식량과학원 김대중 외 6, 한국식품과학회지(2012. 6. 30)
- 항염증 및 항당뇨 활성에 미치는 현미 추출물의 영향, 신라대학교 의생명과학대학 식품영양학과 조은경 외 2, 생명과학회지(2012. 1. 30)
- Streptozotocin으로 유도된 당뇨병 흰쥐에서 발아현미 추출물의 혈당강하효과, Daejeon Health Science College Youn Ri Le 외 8, 한국식품영양과학회지(2011. 9. 30)

- 품종별 현미 발아 전후의 생리활성물질 변화, 농촌진흥청 국립식량과학원 김대중 외 8, 한국식품영양과학회지(2011. 6. 25)
- 현미 및 백미의 저장기간에 따른 지방산가 및 향기 패턴 분석, 한국식품연구원 성지혜 외 3, 한국식품영양과학회지(2011. 4. 30)
- 발아현미, 배양산삼 및 용안육 혼합 제제가 Pentobarbital로 유도된 수면시간에 미치는 영향, 우석대학교 식품고학대학 오석흥 외 3, 동의생리병리학회지(2010. 8. 25)
- 상황버섯균사체배양액에 침지한 발아현미의 항산화 및 nitric oxide 합성저해에 관한 연구, 신라대학교 의생명과학대학 식품영양학과 정일선 외 6, 생명과학회지(2007. 8. 30)
- 전처리 조건이 현미 및 발아현미의 γ-aminobutyric acid 함량에 미치는 영향, 한국식품개발연구원 최희돈 외 4, 한국식품과학회지(2004. 10)

〈해초〉

갈파래

특허

- 면역 활성이 증진된 구멍갈파래 추출물의 제조방법, 특허등록 제1097799호, 강원대학교 산학협력단 외 1
- 고압 액화 공정을 이용한 유채대 보릿대 구멍갈파래로부터 알코올발효용 당화액 추출 방법 및 에탄올 제조방법, 특허등록 제1020162호, 강원대학교 산학협력단
- 갈파래 해장국 및 그 가공방법, 특허공개 10-1999-0018494호, 송도개발 주식회사
- 해조류 구멍갈파래를 발효하여 액체 비료 제조방법, 특허공개 10-2009-0057539호, 주식회사 큐젠바이오텍, 한국생산기술연구원

논문

- 효모 Pichia stipitis를 이용한 구멍갈파래 가수분해 추출물로부터 바이오 에탄올 생산, 충주대학교 생명공학과 이지은 외 5, 한국균학회지(2011. 12. 1)
- 구멍갈파래(Ulva pertusa Kjellman)와 감태(Ecklonia cava Kjellman)의 질산환원효소 활성에 미치는 질소원 형태와 빛의 효과, 한국수산과학회지(2011. 2. 28)
- 갈파래(Ulva lactuca) 용매별 분획의 항산화 활성, 신라대학교 제약공학과 이화월 외 8, 생명과학회지(2007. 1. 29)
- 갈파래 분획, LPS, 효소활성의 상관성과 수층분획의 가치평가, 신라대학교 의생명과학대학 제약공학과 남천석 외 8, 생명과학회지(2006. 10. 31)

감태

- 검은콩, 하수오, 감태 및 다시마 추출물을 함유하는 항산화 효능 및 발모 효능이 증진된 탈모방지 또는 발모촉진용 조성물의 제조방법, 특허등록 제1424175호, 대구가톨릭대학교산학협력단
- 감태를 이용한 김치 제조방법 및 이로부터 제조된 김치, 특허등록 제1443517호, 부산대학교 산학협력단
- 감태 분말이 함유된 웰빙식품 및 이의 제조방법, 특허등록 제1050896호, 김**
- 감태 효소 추출물이 함유된 기능성 넙치 어묵 및 그 제조방법, 특허등록 제1007317호, 제주대학교 산학협력단
- 감태효소추출물을 이용한 간고등어 제조방법, 특허등록 제1243640호, 손**
- 항-HIV 저해 활성을 갖는 감태 유래 플로로글루시놀 유도체, 특허등록 제1079042호, 부경대학교 산학협력단
- 감태발효 사료첨가물, 이의 제조방법 및 이를 포함하는 사료, 특허등록 제1088442호, 아쿠아그린텍 주식회사
- 감태를 이용한 샤브샤브 육수 제조방법 및 이를 이용한 샤브샤브 제조방법, 특허등록 제1299703호, 강**
- 감태의 효소가수분해물 제조방법 , 이를 이용한 감태 유래 후코이단의 제조방법 및 감태 유래 후코이단, 특허공개 10-2011-0075541호, 아쿠아그린텍 주식회사
- 감태 유래 마이톨과 fucoidand의 혼합물을 유효성분으로 함유하는 아토피 피부염 개선용 화장료 조성물, 특허공개 10-2012-0138308호, 강릉원주대학교 산학협력단
- 갈조류 감태의 n-부탄올 추출물을 유효성분으로 함유하는 암전이 억제 치료용 약학 조성물, 특허공개 10-2013-0024563호, 한국해양대학교 산학협력단
- 감태 추출물을 유효성분으로 포함하는 제1형 당뇨병 치료제 조성물, 특허공개 10-2011-0103517호, 경상대학교 산학협력단
- 감태 추출물을 포함하는 로타바이러스 감염의 예방 또는 치료용 조성물, 특허공개 10-2011-0086474호, 한국생명공학연구원
- 갈조류 감태의 n-부탄올 추출물을 유효성분으로 함유하는 비만억제 치료용 약학 조성물, 특허공개 10-2013-0024539호, 한국해양대학교 산학협력단
- 감태추출물을 함유하는 알레르기성 피부질환증상 개선용 조성물, 특허공개 10-2012-0116763호, 부경대학교 산학협력단
- 피부세포에서 멜라닌 생합성 억제 효과를 갖는 곰피 또는 감태 주정 추출물 또는 그로부터 분리된 플로로탄닌류를 함유하는 피부미백용 조성물, 특허공개 10-2012-0111813호, 부경대학교 산학협력단
- 감태 추출물을 이용하여 신경퇴행성 질병을 치료하거나 그 증상을 완화 또는 방지하기 위한 조성물, 특허공개 10-2010-0065913호, 부경대학교 산학협력단
- 감태를 이용한 절임 방법, 특허공개 10-2013-0123056호, 박**

곰피

특허

- 타크린 유도에 의한 HepG2 세포의 세포독성에 대한 간보호 활성을 지닌 곰피 추출물 또는 그로부터 분리한 플로로탄닌류를 함유하는 조성물, 특허등록 제703597호, 부경대학교 산학협력단
- 티로시나제 저해활성을 지닌 곰피 추출물 또는 그로부터 분리한 플로로탄닌류를 함유하는 조성물, 특허등록 제542751호, 부경대학교 산학협력단
- 퍼머약 조성물 및 그 제조방법, 특허등록 제861431호, 계**
- 곰피, 상백피 및 강황 첨가 카스테라 제조방법 및 이로부터 얻어진 저장성과 기호성이 개선된 카스테라, 특허등록 제1042597호, 경남정보대학교 산학협력단
- 닭의 면역 사료의 제조방법, 특허등록 제608288호, 장**
- 곰피의 양식방법, 특허등록 제898416호, 목포대학교 산학협력단

논문

- 곰피가 갱년기 장애 유도 흰쥐의 골 대사 지표물질의 변화에 미치는 영향, 신라대학교 의생명과학대학 식품영양학과 김영경 외 1, 한국식품영양과학회지(2010. 12. 31)
- 곰피 추출물이 난소를 절제한 흰쥐의 혈액 유동성 및 혈중 지질함량에 미치는 영향, 신라대학교 의생명과학대학 식품영양학과 김영경 외 7, 생명과학회지(2010. 12. 30)
- 35종 해조류 추출물의 in-vitro 항혈전 활성 평가, 안동대학교 식품영양학과 안선미 외 3, 생명과학회지(2010. 11. 30)
- Hep G2 세포 내 타쿠린-유도 세포독성에 대한 식용 갈조류 곰피 (Ecklonia stolonifera)의 간보호 성분, 약학회지(2005. 12)
- 전 활성산소종 (ROS) 생성에 미치는 식용 갈조류 곰피 (Ecklonia stolonifera)에서 분리된 억제성 플로로탄닌, 부경대학교 강혜숙 외 5, 약학회지(2004. 2)
- 해조류 곰피로부터 분리한 Phloroglucinol이 흰쥐의 아세트아미노펜 대사효소활성에 미치는 영향, 순천대학교 한약자원학과 박종철 외 6, 한국식품영양과학회지(2000. 6. 30)
- 해조류 중의 Anti-Tumor Initiator 및 Promoter의 해석-4: 발암성 Heterocyclic Amine에 대한 곰피 추출물 중의 돌연변이원성 억제인자, 부경대학교 식품공학과 박영범 외 6, 한국식품영양과학회지(1998. 6. 28)

김

특허

- 김으로부터 분리한 안지오텐신 전환효소의 활성저해용 펩타이드의 제조방법, 특허등록 제367782호, 학교법인 중앙학원
- 김 정유 추출물을 유효 성분으로 함유하는 항균 조성물, 특허등록 제1248741호, 강릉원주대학교 산학협력단
- 김을 원료로 한 건강식품 및 이의 제조방법, 특허등록 제478252호, 이**
- 김 또는 파래를 이용한 식초 제조방법 및 그 방법에 의해 제조된 식초, 특허등록 제729639호, 주식회사 완도해조생약마을
- 비파나무를 이용한 조미 김 및 이의 제조방법, 특허등록 제1220483호, 주식회사 홍일식품
- 통통마디 추출액이 함유된 김 및 이의 제조방법, 특허등록 제470191호, 전라남도
- 후쿠이단 혼합 조성물을 이용한 마른 김 및 이를 이용한 김 제조방법, 특허등록 제1343843호, 전**
- 김 추출물을 유효 성분으로 함유하는 미백 또는 주름 개선용 화장료 조성물, 특허공개 10-2014-0097865호, 한**

논문

- 해양 유래 한약재의 여드름균에 대한 항균 효능 연구, 대구한의대학교 한의과대학 박숙자 외 2, 대한본초학회지(2010. 6. 30)
- Porphyran-청국장 추출물의 암세포 성장 억제효과, 조선대학교 식품영양학과 민현경 외 2, 한국식품영양과학회지(2008. 7. 31)
- 김의 에탄올 추출물의 생쥐 대식세포주 RAW 264.7 세포에서의 산화질소와 종양 괴사 인자 -알파 생성 작용에 관한 연구, 제주대학교 안미정 외 7, Oriental Pharmacy and Experimental Medicine(2007. 12. 31)
- 일반 김과 기능성 김의 식품성분과 관능평가 비교 분석에 관한 연구, 전남대학교 수산해양대학 영양식품학과 서희영 외 1, 한국식품영양과학회지(2007. 10. 30)
- 김 다당류 porphyran의 급이가 흰쥐의 혈청과 간의 효소활성 및 마우스의 면역에 미치는 영향, 남도대학 해양식품산업과 정규진 외 2, 한국식품과학회지(2002. 4)
- 김(Porphyra yezoensis)에서 분리한 porphyran이 고지혈증 및 고콜레스테롤혈증을 유발한 흰쥐의 지질대사에 미치는 영향, 남도대학 해양식품산업과 정규진 외 2,

한국식품과학회지(2001. 10)
- 다섯 가지 해조류 에탄올 추출물의 항돌연변이 활성 및 암세포 성장억제 효과, 한남대학교 식품영양학과 김성애 외 3, 한국식품영양과학회지(2005. 4. 30)
- 해조류 효소가수분해물질로부터 정제한 저분자 Peptide의 기능성, 강릉대학교 해양생명공학부 이정민 외 2, 한국식품영양과학회지(2005. 10. 29)
- 김 추출물이 갱년기장애 유도 흰쥐의 혈 중 지질 변화에 미치는 영향, 신라대학교 식품영양학과 및 마린-바이오기능성소재산업화지원센터 한희선 외 2, 생명과학회지(2004. 4. 30)
- 김 추출물이 갱년기 유도 흰쥐의 Collagen 가교형성에 미치는 영향, 신라대학교 식품영양학과 및 마린 바이오 기능성 소재 산업화 지원센터 한희선 외 2, 한국식품영양과학회지(2004. 2. 28)

다시마

특허
- 다시마 다당 및 올리고당 추출물을 함유하는 혈액 지질산화 및 혈장 응고 억제용 기능성 식품 조성물, 특허-0053070호, 대한민국(강릉대학교총장)
- 다시마 유래 당단백질을 함유한 항암용 조성물, 특허등록 제1080758호, 부경대학교 산학협력단
- 다시마 및 부티르산 나트륨을 유효 성분으로 함유하는 비만 치료 또는 예방용 약학조성물, 특허등록 제1293032호, 사단법인 미역다시마전략식품사업단
- 체중 감량 및 지질 저하 효과를 갖는 다시마 첨가 배추김치, 특허등록 제661088호, 부산대학교 산학협력단
- 다시마의 발효에 의한 다량의 GABA를 함유한 발효산물 및 이를 이용한 기능성 천연 발효조미료와 다시마 발효분말의 제조방법, 특허등록 제1025286호, 주식회사 마린 바이오프로세스
- 다시마 및 미역을 분해하는 미생물 및 이를 이용한 다시마 및 미역 분해 방법, 특허등록 제625299호, 배**
- 다시마 엑기스를 이용한 산패 현상의 억제기능을 지닌 간 고등어의 제조방법 및 다시마 엑기스가 함유된 간 고등어, 특허등록 1320690호, 주식회사 안동간고등어
- 다시마와 후코이단을 함유한 스트레스 해소음료의 제법, 특허등록 제356747호, 최** 외 1
- 다시마 마늘 고추장 제조방법 및 이에 의해 제조된 다시마 마늘 고추장, 특허등록 제1066395호, 부경대학교 산학협력단, 주식회사 마린바이오프로세스
- 다시마를 원료로 한 엽록소 함유 건강보조식품 및 그 제조방법, 특허등록 제312547호, 대한민국(강릉대학교총장)
- 다시마 추출물을 함유하는 백내장 예방 및 치료용 약학적 조성물 및 다시마 추출물을 함유하는 백내장 예방 및 개선용 식품 조성물, 특허등록 제1081813호, 인하대학교 산학협력단
- 다시마 엽체를 이용한 미용 마스크 팩의 제조방법, 특허등록 제879822호, 대한민국(관리부서:국립수산과학원)
- 다시마 추출물 또는 이로부터 분리한 폴리페놀계 화합물을 유효 성분으로 함유하는 당뇨성 합병증의 예방 치료용 약학 조성물, 특허공개 10-2010-0103236호, 부경대학교 산학협력단
- 다시마를 유효 성분으로 함유하는 비만 또는 고지혈증 및 동맥경화성 혈관계 질환의 예방 및 치료용 조성물, 특허공개 10-2012-0016960호, 강릉원주대학교 산학협력단
- 다시마 다당 및 올리고당 추출물을 함유하는 변비 개선 및 예방용 기능성 식품 조성물, 특허공개 10-2005-0053071호, 대한민국(강릉대학교총장)
- 다시마 뿌리 추출물의 추출방법 및 다시마 뿌리 추출물을 함유하는 변비 개선용 조성물, 특허공개 10-2013-0017964호, 순천대학교 산학협력단, 주식회사 해림후코이단
- 다시마 추출물을 추출하는 방법 및 다시마 추출물, 특허공개 10-2009-0043202, 목포대학교 산학협력단
- 다시마 유래의 올리고당과 식이섬유를 함유한 다시마 식초의 제조방법, 특허공개 10-2005-0065964호, 한국식품연구원

논문
- 다시마 뿌리로부터 유기산을 이용한 다당과 미네랄 추출, 순천대학교 화학공학과 천지연 외 4, 한국화학공학회(2012)
- 다시마 추출물이 갱년기 유도 흰쥐의 collagen 및 collagen 가교물질의 형성에 미치는 영향, 신라대학교 의생명과학대학 식품영양학과 이영애 외 1, 생명과학회지(2008. 11. 30)
- 식이 다시마의 섭취가 당뇨 쥐 신장의 산화적 스트레스 및 당뇨성 병변에 미치는 영향, 목포대학교 생활과학부 식품영양학과 박민영 외 3, 한국식생활문화학회지(2007. 2. 28)
- 다시마 추출물이 제2형 당뇨병 환자의 혈당, 지질 및 항산화 체계에 미치는 영향, 부산대학교 식품영양학과 박민정 외 2, 한국식품영양과학회지(2007. 11. 30)
- 애기참다시마의 Fucoidan 추출물에 의한 Gerbils 해마에서의 허혈-유발 세포자멸과 세포 증식의 억제, 경원대학교 한의과대학 이종진 외 2, 대한한의학회지(2006. 12. 30)
- 다시마 푸코이단 추출물의 간독성에서 효소 조절 효능에 관한 연구, 신라대학교 의생명과학대학 제약공학과 강금석 외 3, 생명과학회지(2006. 12. 29)
- B16 Melanoma 세포에서 다시마 열수추출물이 멜라닌 생성에 미치는 영향, 중앙대학교 약학대학 박연종 외 5, 약학회지(2004. 12. 31)
- Alloxan 처리 당뇨병 마우스의 췌장 glucokinase 및 hexokinase에 대한 다시마 열수추출물의 효과, 경성대학교 식품공학과 김동수 외 1, 생명과학회지(2001. 10. 30)

매생이

특허
- 매생이 효소 처리 추출물, 이의 분획물 또는 이들의 혼합물을 함유하는, 안지오텐신 전환 효소 저해용, 항고혈압 또는 항당뇨 조성물, 특허등록 제1324652호, 조선대학교 산학협력단
- 매생이 추출물을 유효 성분으로 함유하는 당뇨병 및 당뇨합병증 예방 또는 치료용 조성물, 특허등록 제1310597호, 고려대학교 산학협력단
- 매생이를 이용한 천연조미료 및 그 제조방법, 특허등록 제867436호, 전남대학교 산학협력단
- 매생이 추출물을 주요 활성성분으로 하는 화장료 조성물, 특허등록 제542446호, 한불화장품 주식회사
- 매생이 추출물을 이용한 항숙취음료의 제법, 특허등록 제502742호, 최** 외 1
- 항혈전 및 면역 활성 효과를 갖는 매생이 유래의 다당류, 이를 포함하는 조성물 및 그 제조방법, 특허공개 10-2011-0014820호, 가톨릭대학교 산학협력단
- 간 보호 효과를 갖는 매생이 추출분말 및 이를 함유하는 조성물, 특허공개 10-2013-0046187호, 주영엔에스 주식회사

논문
- 매생이에서 분리된 콜린에스테라아제 억제 성분, 개구 가톨릭대학 Fang, Zhe 외 5, 생약학회지(2012. 12. 31)
- 건조방법에 따른 매생이의 이화학적 성분, 호서대학교 식품생물공학과 손석민 외 2, 한국식품영양과학회지(2011. 11. 30)
- 매생이소스 개발에 관한 선호도 조사와 개발된 매생이소스별 선호도 비교분석, 호남대학교 이선호, 한국조리과학회지(2011. 9)
- 매생이 추출물의 angiotensin converting enzyme 및 α-glucosidase 활성 저해 효과, 신라대학교 의생명과학대학 식품공학과 조은경 외 2, 생명과학회지(2011. 6. 30)
- 갱년기 장애 시 매생이 및 청각의 항 혈전 및 콜라겐 합성에 대한 영향, 신라대학교 박미화 석사학위논문(2007)
- 매생이 추출물이 난소를 절제한 흰쥐 결합조직의 collagen 함량에 미치는 영향, 신라대학교 식품영양학과 박미화 외 1, 생명과학회지(2006. 12. 29)
- 매생이 열수추출물의 면역 및 항암 활성, 국립수산과학원 생명공학연구단 박희연 외 4, 한국응용생명화학회 농화학회지(2006. 12. 31)
- 매생이가 사염화탄소로 유발된 흰쥐의 간손상에 미치는 영향, 부경대학교 식품생명공학부 권미진 외 1, 생명과학회지(2006. 8. 31)
- 매생이 추출물이 고콜레스테롤 식이를 급여한 흰쥐의 지질대사에 미치는 영향, 조선대학교 식품영양학과 이정화 외 3, 한국식품영양과학회지(2006. 4)
- 매생이 추출물의 멜라닌 생성 억제 효과, 원광대학교 한의학전문대학원 문연자 외 5, 약학회지(2005. 10. 31)

미역

특허
- 구멍쇠미역(Agarumclathratum) 추출물을 포함하는 치매 예방 또는 치료 및 인지능 개선용 약학적 조성물 또는 기능성 식품 조성물, 특허등록 제1095034호, 한림대학교 산학협력단
- 미역 포자엽에서 분리한 신규한 항산화 물질과 분리 정제방법, 특허등록 제740208호, 부경대학교 산학협력단
- 미역폐기물을 이용한 지렁이 먹이, 특허등록 제318288호, 바** 외 1
- 미역 유기산 추출물을 함유하는 음료 및 이의 제조방법, 특허공개 10-2003-0020065호, 대한민국(강릉대학교총장)
- 미역 유래의 유효 성분을 포함하는 미역 폐기물을 활용한 기능성 사료 첨가제의 제조방법 및 그 제조방법에 의한 기능성 사료첨가제, 특허공개 10-2003-0021877호, 주식회사 씨바이오
- 미역 포자 유래의 혈전 용해용 푸코이단, 특허공개 10-2012-0086533호, 대구가톨릭대학교 산학협력단
- 미역으로부터 분리한 생리활성 물질, 특허공개 10-2009-0116248호, 주식회사 알엔에이, 경희대학교 산학협력단

논문

- 구멍쇠 미역 에탄올 추출물의 섭취가 비만유도 흰쥐의 지질농도에 미치는 영향, 한림성심대학교 관광외식조리과 박성진 외 3, 한국식품조리과학회지(2013. 8. 30)
- 구멍쇠 미역의 변비 완화 효과 및 혈액지방에 미치는 영향, 한림성심대학교 관광외식조리과 박성진 외 5, 한국식품조리과학회지(2013. 4. 29)
- 미역으로부터 후코산틴 추출 및 후코산틴 안정성, 순천대학교 화학공학과 신수철 외 4, 한국화학공학회지(2013. 2)
- 미역 에탄올 추출물이 지방세포 형성과정에 미치는 영향, 부경대학교 수산과학대학 생물공학과 김혜진 외 2, 생명과학회지(2012. 8. 30)
- 갈조류로부터 에스트로젠 고활성 분획의 검증, 신라대학교 의생명과학대학 제약공학과 이승우 외 9, 생명과학회지(2010. 12. 30)
- 미역과 매생이의 총 페놀함량 및 항산화성, 한국식품조리과학회지(2010. 10. 31)
- 미역 추출물로부터 충치 원인균, Streptococcus mutans에 대한 항균물질의 분리 및 동정, 한국식품영양과학회지(2007. 2. 28)
- 미역첨가 식이가 당뇨 유발쥐의 혈청지질과 혈당 및 항산화 효소에 미치는 영향, 목포대학교 생활과학부 식품영양학과 조영자 외 1, 한국식품영양과학회지(2004. 7. 30)
- 다시마와 미역의 섭취가 발암물질에 의한 DNA 손상과 칼슘 및 철 흡수에 미치는 영향, 숙명여자대학교 식품영양학과 성미경 외 4, 한국영양학회지(2000. 10. 30)
- 미역의 자궁수축에 관한 연구, 영남대학교 약학대학 약품개발연구소 허근 외 2, 생약학회지(1992. 9. 30)

우뭇가사리

특허

- 수용성 이쑤시개 및 젓가락 제조방법, 특허등록 제317861호, 신**
- 해조묵의 제조방법, 특허등록 제367221호, 강원도 고성군(농업기술센터)
- 다시마, 우뭇가사리 및 지누아리 추출물이 함유된 건강음료 조성물, 특허등록 제789399호, 한일인삼산업 주식회사
- 해양 홍조류 추출 혼합물 및 이를 함유하는 화장료 조성물, 특허등록 제1128591호, 보령메디앙스 주식회사 외 1
- 홍조류를 이용한 당화합물 및 바이오에탄올의 생산방법, 특허등록 제1010183호, 전남대학교 산학협력단
- 우뭇가사리로부터 분리한 장관면역 활성화 추출물 및 그의 제조방법, 특허공개 10-2005-0034904호, 학교법인 고려중앙학원
- 신경세포구축의 발달 및 복잡성을 촉진하는 해양 조류 우뭇가사리의 에탄올 추출물 및 이의 제조방법, 특허공개 10-2013-0112201호, 부경대학교 산학협력단
- 모자반, 우뭇가사리, 톳으로 구성된 해조류 추출물을 함유하는 항알러지, 진정 및 보습 효과가 우수한 화장료 조성물, 특허공개 10-2013-0023326호, 주식회사 내추럴솔루션 외 1
- 우뭇가사리 추출물을 주성분으로 하는 미용 습포제를 이용한 신체 부착용 스티커, 실용신안등록 제263915호, 주식회사 에이티진
- 우뭇가사리를 이용한 세라믹스 성형, 특허공개 10-2001-0077622호, 주식회사 나노 외 1

논문

- 우뭇가사리로부터 레불린산 생산공정을 위한 2단 산 가수분해, 화학공학회지(2013), 김준석
- UVB로 손상이 유도된 피부세포에 해양소재 추출물의 항노화 효능, 계명대학교 의과대학 약리학교실 이찬 외 3, 대한화장품학회지(2012)
- 3T3-L1 세포의 분화 중 지질축적과 ROS 생성을 억제하는 식용 홍조류(우뭇가사리) 추출물, 차대학교 서민정 외 3, 한국식품영양과학회지(2012. 6. 30)
- 3T3-L1과 RAW 264.7 세포에서 우뭇가사리의 건조와 추출조건에 따른 반응산소종과 산화질소에 대한 억제, 차대학교 전희전 외 4, 한국식품영양과학회지(2012. 6. 30)
- 한천 올리고당의 제조 및 특성, 조석형 외 2, 한국산학기술학회(2010)
- 제주도 토착 우뭇가사리의 항산화활성 및 HaCaT 세포 재생효과, 대한피부미용과학회지(2010)
- RAW 264.7 대식세포에서 Gelidium amansii의 항염증 효과, 순천향대학교 생명공학과 최원식 외 4, 동의생리병리학회지(2009. 6. 25)
- 바이오 에탄올 생산을 위한 우뭇가사리 전처리에 관한 연구, 전남대학교 채석원 석사학위논문(2009)
- 한천 유기산 가수분해물의 생리활성, 한중대학교 외식산업학과 주동식 외 2, 한국식품영양과학회지(2008. 12. 31)
- 한천 분해 효소를 생산하는 해양 세균 Thalassomonas sp. SL-5의 분리 및 특성, 신라대학교 의생명과학대학 제약공학과 이동근 외 4, 한국생명과학회지(2007)
- 한천을 이용한 립 메이크업 제품의 보습 및 투명도 평가 시험법, 숭실대학교 정정희 박사학위논문

- 해조 다당류의 추출에 미치는 방사선 조사(照射)의 효과, 한국원자력연구소 농업생화학연구실 조한옥 외 1, 한국식품과학회지(1974. 2. 28)

참도박

논문

- 상황버섯과 참도박으로부터의 항산화 물질에 대한 연구, 한밭대학교 이수영 석사학위논문(2003)
- Pachymeniopsis elliptica의 열수 추출물로부터 분리한 함황 다당류의 정제 및 특성, 고려대학교 자연자원대학원 이선희 외 7, 한국식품과학회지(2000. 10. 31)

청각

특허

- 청각김치 제조방법, 제789180호, 김**
- 기능성 장의 제조방법, 특허등록 제575051호, 김**
- 항노화 화장료 조성물, 특허등록 제1252149호, 주식회사 더마랩
- PPAR 활성을 지닌 자생 청각 추출물을 함유하는 조성물, 특허공개 10-2011-0108916호, 고려대학교 산학협력단
- 제주산 청각을 유효 성분으로 항암활성을 가지는 셀루클라스트 소화물, 특허공개 10-2009-0071061호, 부경대학교 산학협력단
- 청각 추출물을 함유하는 의약 조성물, 특허공개 10-2012-0077267호, 대구한의대학교 산학협력단

논문

- Peptidoglycan 유도 대식세포에 대한 청각 (Codium fragile)의 항염증 활성, 농촌진흥청 한신희 외 10, 생약학회지(2010. 9. 30)
- 청각 추출물이 난소를 절제한 흰쥐의 collagen 함량 및 collagen 가교형성에 미치는 영향, 신라대학교 의생명과학대학 식품영양학과 박미화 외 2, 생명과학회지(2007. 7. 30)
- 청각의 지질강하 및 항산화효과, 상지대학교 생명자원과학대학 이은, 자원식물학회지(2006. 10. 30)
- 청각추출물의 항산화 및 일산화질소 합성 저해 연구, 신라대학교 의생명과학대학 식품영양학과 김유정 외 4, 생명과학회지(2006. 8. 31)
- 청각 산추출물에서 정제한 함황다당류의 항응고활성, 고려대학교 생명공학원 박미경 외 3, 한국응용생명화학회지(1999. 5. 31)

톳

특허

- 톳을 주원료로 하는 후리가케 조성물, 특허등록 제1258739호, 전남대학교 산학협력단 외 1
- 톳을 사료첨가제로 이용한 돼지 사육방법, 특허등록 제526819호, 여수시
- 식용갈조류 톳 유래의 티로시나아제 억제 활성플라보노이드 글리코시드 화합물, 특허등록 제739871호, 부경대학교 산학협력단
- 상황버섯과 톳 추출물을 이용한 육고기 양념첨가제 및 그 제조방법, 특허등록 제806292호, 김**
- 유산균 톳 발효 산물을 포함하는 식품 및 항균제, 특허공개 10-2012-0111146호, 부경대학교 산학협력단
- 톳을 이용한 후코이단 함유 소금제조 기술개발, 특허공개 10-2013-0099631호, 류**
- TRAIL 내성 암 세포 저해 활성을 갖는 톳 추출물, 특허공개 10-2010-0050188호, 부경대학교 산학협력단
- 톳 유래 수용성 다당류를 이용한 비만 예방 및 치료용 약학 조성물 그리고 식품 조성물, 특허공개 10-2013-0097519호, 재단법인 전남생물산업진흥원, 가천의과학대학교 산학협력단
- 인삼 및 톳 추출물을 함유하는 탈모방지 또는 발모촉진용 조성물, 특허공개 10-2013-0039145호, 경희대학교 산학협력단

논문

- 톳(Hizikia fusiformis) 에탄올 추출물 및 분획물의 미백활성, 신라대학교 일반대학원 생명공학과 전명제 외 6, 생명과학회지(2012. 7. 30)
- 톳 추출물의 경구투여가 흰쥐의 항산화효소 활성과 비타민 E 농도에 미치는 영향, 동의대학교 식품영양학과 김향숙 외 5, 한국식품영양과학회지(2011. 11. 30)
- 톳가루의 첨가가 열무김치의 품질에 미치는 영향, 영동대학교 호텔외식조리학과 문성원 외 1, 한국식품영양과학회지(2011. 3. 31)
- 톳 분획물이 조골세포의 증식 및 분화에 미치는 영향, 신라대학교 식품영양학과 전민희 외 1, 생명과학회지(2011. 2. 28)
- HPLC-ICP-MS를 이용한 톳의 비소 화학종 분석 및 위해성 평가, 조선대학교 식품영양학과 류근영 외 10, 한국식품과학회지(2009. 2. 28)
- 톳 유래 저분자 푸코이단의 면역활성 증진, 강원대학교 BT특성화학부대학 하지

혜 외 8, 한국식품과학회지(2008. 10. 31)
- 생강과 톳 추출물이 마우스의 대식 세포에서 Nitric Oxide(NO) 생성에 미치는 영향, 상지대학교 이공대학 식품영양학과 류혜숙 외 1, 한국식품영양학회지(2006. 9. 30)
- 톳이 난소를 절제한 흰쥐의 지질 농도 변화에 미치는 영향, 신라대학교 식품영양학과 김정엽 외 1, 생명과학회지(2005. 4. 30)
- 톳 에탄올 추출물이 알코올을 투여한 흰쥐의 항산화효소 활성에 미치는 영향, 전남대학교 가정교육과 고무석 외 2, 한국식품영양과학회지(2002. 2. 28)
- 톳(Hijikia fusiforme) 추출물이 고지혈증 흰쥐의 지질대사 및 간 효소활성에 미치는 영향, 여수대학교 식품영양학과 정복미 외 4, 한국식품영양과학회지(2001. 12. 29)

파래

특허
- 김 또는 파래를 이용한 식초 제조방법 및 그 방법에 의해 제조된 식초, 특허등록 제729639호, 주식회사 완도해조생약마을 외 1
- 구멍갈파래를 포함하는 사료 조성물 및 이의 제조방법, 특허등록 제1270690호, 대한민국(농촌진흥청장)
- 파래가 함유된 금연 보조형 치약 조성물 및 그 제조방법, 특허등록 제1195618호, 황**
- 파래의 포자 방출을 이용하여 독성을 진단하기 위한 키트 및 방법, 특허등록 제1037960호, 인천대학교 산학협력단
- 파래를 포함하는 한지 및 이를 이용한 공예품, 특허등록 제1020747호, 김** 외 1
- 파래추출 염료를 이용한 염색 방법, 특허등록 제1239350호, 전라남도
- 면역활성이 증진된 구멍갈파래 추출물의 제조방법, 특허등록 제1097799호, 강원대학교 산학협력단 외 1
- 구멍갈파래 추출물을 포함하는 항균 조성물 및 이를 포함하는 질염 치료용 조성물, 특허등록 제899639호, 신라대학교 산학협력단, 주식회사 리오엘리
- 구멍갈파래 추출물과 그것의 항염증제로서의 용도, 특허등록 제1102829호, 제주테크노파크
- 매생이, 파래 및 모자반 추출물을 함유한 피부 진정 및 자극완화 효과를 갖는 화장료 조성물, 특허공개 10-2012-0123869호, 주식회사 웰바이코리아
- 발효균주를 이용한 파래로부터 에탄올을 생산하는 방법, 특허공개 10-2014-0018757호, 부경대학교 산학협력단
- 항당뇨 기능성 가시파래 추출물, 그 추출물을 포함하는 기능성 식이식품 및 가시파래의 사용방법, 특허공개 10-2010-0001635호, 목포대학교 산학협력단
- 띠갈파래 추출물을 유효 성분으로 포함하는 항암용 조성물, 특허공개 10-2013-0139035호, 재단법인 제주테크노파크, 제주대학교 산학협력단

논문
- 파래 또는 다시마를 포함한 홍삼-청국장의 항당뇨 효과, 신성대학교 김미정 외 2, 한국식품영양과학회지(2010. 9. 30)
- 파래 추출물의 멜라닌 생성 억제 효과, 건양대학교 제약공학과 조영호, 생약학회지(2008. 9. 30)
- 파래와 곤피에서 추출한 당단백질의 Sarcoma-180 cell에 대한 항암효과 및 면역활성, 부산시 보건환경연구원 이영숙 외 3, 한국식품영양과학회지(1992. 11. 15)

〈어패류〉

가리비

특허
- 저콜레스테롤 고칼슘 계란 및 그 생산방법, 특허등록 제1401194호, 윤**
- 가리비를 이용한 섬유의 제조방법, 특허등록 제502160호, 김** 외 1
- 패각을 이용한 기능성 건축 내장재 및 그 제조방법, 특허등록 제471110호, 주식회사 창대종합건축사사무소
- 패각 분말을 이용한 과립형 고형 비료, 특허등록 제411479호, 강**
- 가리비 내장 유래 라이소자임, 특허공개 10-2007-0101924호, 강릉원주대학교 산학협력단
- 가리비를 주원료로 한 천연 복합 조미 원료의 제조방법, 특허공개 10-2014-0046640호, 강원대학교 산학협력단

논문
- 시판 중인 패류의 마비성 패류독 특성, 경상대학교 해양생물이용학부 장준호 외 2, 한국식품영양과학회지(2005. 7. 30)

가무락[모시조개]

논문
- 한국 남해안에 서식하는 백합과 5종의 근육 및 내장의 일반성분 조성, 윤호섭 외 3, 한국양식학회지(2007)

가물치

특허
- 건조 가물치와 건조 해산물을 이용한 건강강화식품의 제조방법, 특허등록 제425832호, 이**

논문
- 가물치(Channa argus)로부터 평활근 수축활성 펩타이드의 정제, 부경대학교 생물공학과 고혜진 외 1, 한국수산과학회지(2012. 4. 30)
- 전통 산후 회복식과 한방 생화탕이 산모의 회복 정도에 미치는 효과, 원광대학교 한의학전문대학원 한약자원개발학과 박성혜, 한국식품영양과학회지(2005. 6. 30)

가자미

특허
- 솔잎가자미의 제조방법, 특허등록 제693469호, 영광수산 영어영농조합법인
- 해양심층수 소금을 첨가한 가자미식해의 제조방법, 특허공개 10-2012-0001130호, 강릉원주대학교 산학협력단

논문
- 각시가자미 껍질로부터 젤라틴 제조를 위한 조건의 검토, 한국식품과학회지(1993. 12. 31)

갈치

특허
- 비린내가 제거된 즉석취식용 갈치조림 또는 고등어조림과 그 제조방법, 특허등록 제1364441호, 영어조합법인 숨비소리
- 상황버섯으로 숙성한 각종 생선의 제조방법, 특허등록 제1147903호, 심**
- 흰살 생선과 등푸른 생선을 이용한 해장국, 특허등록 제482527호(소멸), 금**

개불

특허
- 구운 개불 제조방법 및 이 방법에 의하여 제조된 구운 개불, 특허등록 제1068036호, 누리 영어조합법인
- 개불을 이용한 조미료용 농축액 및 분말과 그 제조방법, 특허등록 제1258596호, 주식회사 두원식품

논문
- 개불(Urechis unicinctus)을 이용한 약리활성 검증 및 화장품개발에 관한 연구, 대구한의대학교 강정수 석사학위논문(2012)
- 개불(Urechis unicinctus)에서 추출한 당단백질의 항암효과 및 면역활성, 한국식품영양과학회지(1999. 8. 30)
- 개불 건조 중의 지방질성분의 변화, 부산수산대학 식품공학과 오광수 외 4, 한국식품과학회지(1986. 4. 30)

게

특허
- 꽃게장용 간장수 제조방법, 특허등록 제771259호, 주식회사 대일리더스
- 인삼 및 버섯을 이용한 기능성 꽃게 액젓의 제조방법, 특허등록 제1094147호, 인천대학교 산학협력단 외 3
- 꽃게와 오징어를 이용한 기능성 김치 및 그것의 제조방법, 특허등록 제1229261호, 주식회사 대복
- 새우, 꽃게 및 멸치를 함유한 면류의 제조방법, 특허등록 제1294640호, 김**
- 옥수수박, 옥수수수염 및 게껍질을 첨가한 단무지 및 그 제조방법, 특허등록 제1077454호, 문**
- 산세수 및 게껍질을 포함하는 돼지 사료용 조성물 및 이의 제조방법, 특허등록 제1321080호, 포항공과대학 산학협력단
- 게껍질과 조개껍질 조성물을 이용한 김양식장 파래 제거제 제조방법, 특허등록 제1125197호, 김**
- 폐기 꽃게와 한약재를 이용한 농업용 비료의 제조방법, 특허등록 제1176401호, 인천광역시(인천광역시 수산자원연구소장)
- 게껍질 분말을 응고제로 이용한 두부제조방법 및 그 두부, 특허공개 10-2002-0067204호, 임**

논문
- 질산을 이용한 게껍질에 흡착된 은 이온의 탈착 및 재생 특성, 유기물자원화 제21권 제4호(2013)
- 게 껍질로부터 미생물을 이용한 키틴의 추출, 전남대학교 조경현 박사학위논문(2011)
- 게껍질 첨가배지가 큰느타리(pleurotus eryngii)의 균사생장과 자실체에 미치는 영향, 경상북도 농업기술원 환경농업연구과 조우식 외 5, 한국균학회지(2008. 6)

- 게 페이스트 첨가 연제품의 제조 및 특성, 경상대학교 해양생물이용학부 해양사업연구소 김혜숙 외 8, 한국식품영양과학회지(2005. 8. 30)
- 게 껍질분말 첨가식이가 고지혈증 흰쥐의 지질대사에 미치는 영향, 창원대학교 식품영양학과 이경혜 외 2, 한국식품영양과학회지(2000. 6. 30)

고등어

특허

- 다시마 엑기스를 이용한 산패 현상의 억제기능을 지닌 간 고등어의 제조방법 및 다시마 엑기스가 함유된 간 고등어, 특허등록 제1320690호, 주식회사 안동간고등어
- 고등어를 이용한 김치의 제조방법, 특허등록 제1287792호, 송**
- 포도와인을 이용한 고등어의 염장방법, 특허등록 제734591호, 김**
- 화산재를 이용한 고품질 고등어 반건품의 가공방법, 특허등록 제604472호, 경상대학교 산학협력단 외 2
- 즉석조리용 고등어의 제조방법 및 이에 의한 즉석조리용 고등어, 특허등록 제1212609호, 주식회사 로가닉
- 고등어 젓갈의 제조방법 및 그에 의하여 제조된 고등어 젓갈, 특허등록 제1114473호, 우석대학교 산학협력단
- 고등어 불고기 제조방법 및 고등어 불고기, 특허등록 제536819호(소멸, 등록료 불납), 정**
- 초임계 처리를 이용한 오징어 및 고등어 내장에서의 단당류를 수득하는 방법, 특허등록 제1074238호, 부경대학교 산학협력단
- 솔잎순 고등어의 제조방법, 특허등록 제1151752호, 유**
- 생약재를 이용한 고등어 과메기 및 그 제조방법, 특허등록 제1236364호, 김** 외 1
- 산야초 발효액을 이용한 발효고등어의 제조방법 및 이를 이용하여 제조된 발효고등어, 특허공개 10-2012-0118134호, 해선씨푸드 주식회사
- 고등어를 주원료로 하는 어묵의 제조방법 및 그에 따른 어묵, 특허공개 10-2012-0120634호, 주식회사 안동간고등어

논문

- 녹차 및 연잎 열수추출물 처리가 염장고등어의 저장 중 품질특성에 미치는 영향, 국립수산과학원 식품안전과 남기호 외 4, 한국식품저장유통학회지(2011. 10. 30)
- 커피박 추출물이 간고등어의 저장성과 품질에 미치는 영향, 한국식품영양과학회지(2009. 6. 30)
- 건조 고등어 추출물에 의한 항산화 및 암세포주 증식 억제 효과, 한국해양대학교 해양환경생명과학부 장주리 외 3, 생명과학회지(2008. 5. 30)
- 어육 단백질로부터 분리된 항고혈압 펩타이드가 ACE 저해활성과 본태성 고혈압쥐의 혈압에 미치는 영향, 한국식품연구원 도정룡 외 6, 한국식품과학회지(2006. 8. 30)

꼼치, 물메기

특허

- 쥐치 가공 방법, 특허등록 제752233호, 서**
- 꼼치 알 유래의 단백분해효소 저해제의 분리방법, 특허등록 제757354호, 강릉원주대학교 산학협력단
- 물메기 포 제조방법, 특허공개 10-2013-0053463호, 이**
- 생선국 제조방법, 특허공개 10-2005-0056368호, 감**

꽁치

특허

- 꽁치 액젓을 이용한 장류 및 이의 제조방법, 특허등록 제1275750호, 신** 외 1
- 천연 비누 소지를 이용한 과메기 비누의 제조방법, 특허등록 제1136272호, 김**
- 꽁치 및 매실을 이용한 젓갈 제조방법 및 이에 의해 제조된 젓갈, 특허등록 제926158호, 울진군
- 키토산을 이용한 과메기의 가공방법, 특허등록 제473766호, 주식회사 해처럼
- 초피를 이용한 과메기 제조방법, 특허등록 제762509호, 학교법인 선목학원
- 저장 안전성이 확보된 과메기의 제조방법, 특허등록 제399154호, 한국원자력연구원 외 1
- 김치가 가미된 꽁치 통조림의 제법, 특허등록 제503165호, 이**

논문

- 꽁치(Cololabis saira) 과메기의 품질에 세척수가 미치는 영향, 국립수산과학과 식품안전과 이소정 외 5, 한국수산과학회지(2012. 6. 30)
- 산초(Zanthoxylum schinifolium) 추출물과 초피(Zanthoxylum piperitum) 정유의 꽁치 과메기 산패 억제 효과, 대구 가톨릭대학교 식품영양학과 조성희 외 3, 한국식품영양과학회지(2009. 12. 31)
- 과메기에서 histamine 분해능을 나타내는 세균의 분리 동정, 동의대학교 식품영양학과 김민 외 1, 생명과학회지(2006. 2. 28)
- 이산화염소 처리가 꽁치의 저장 기간 중 미생물학적 안전성 및 품질변화에 미치는 영향, 충남대학교 식품공학과 김선경 외 5, 한국식품영양과학회지(2005. 10.29)
- 포항지역 주민의 꽁치 과메기 기호도 조사, 포항과메기연구소 조영대 외 2, 한국식품영양학회지(2000. 6. 30)
- 꽁치 저장시 마늘즙과 레몬즙 처리가 어육의 지질산패 및 색에 미치는 영향, 중앙대학교 가정대학 식생활과 김경희 외 1, 한국식품조리학회지(1993. 5. 30)

꼬막

특허

- 생약초 다슬기 꼬막 된장의 제조방법, 특허등록 제1088159호, 김** 외 1
- 저콜레스테롤 고칼슘 계란 및 그 생산방법, 특허등록 제1401194호, 윤**
- 패각을 이용한 수중의 인 제거방법, 특허등록 제232578호, 왕**
- 패류 추출물을 유효성분으로 포함하는 불안 완화, 경련 개선, 진정 작용, 또는 수면 유도 또는 개선용 조성물, 특허공개 10-2014-0119236호, 부경대학교 산학협력단

군소

특허

- 신경돌기 성장촉진용 MDGF 및 헤모림프 유래 단백질분획물, 특허등록 제486792호, 재단법인 서울대학교 산학협력재단
- 과산화수소를 포함하는 군소 신경세포의 막전위 변화제 및 사멸 유도 조성물, 특허공개 10-2004-0020225호, 재단법인 서울대학교 산학협력재단
- 군소 추출물을 유효 성분으로 포함하는 두피 개선 및 탈모 방지용 조성물, 특허공개 10-2013-0123616호, 박**

논문

- 군소(Aplysia kurodai)에서 추출한 다당 분획물의 면역 조절 효과, 경상대학교 해양식품공학과 해양산업연구소 박시향 외 2, 한국식품영양과학회지(2011. 3. 31)
- 세포주를 이용한 군소 다당류와 Glycosaminoglycan의 기능성 검색, 경상대학교 해양식품공학과 해양산업연구소 홍유미 외 4, 한국식품영양과학회지(2011. 1. 31)
- 군소내장 분획물의 항산화 및 항균효과, 신라대학교 신미옥 한국식품영양과학회지(2010. 10. 31)

군소(Aplysia kurodai)에 분포하는 글루코사미노글리칸의 추출과 기능특성 1. 다당류 추출의 최적화와 글루코사미노글리칸의 정제, 경상대학교 해양식품공학과 해양산업연구소 윤보영 2, 한국식품영양과학회지(2010. 11. 30)

굴

특허

- 트랜스 글루타미나제를 이용한 기능성 굴 효소 가수분해물 및 그의 제조방법, 특허등록 제904631호, 경상대학교 산학협력단 외 1
- 굴 패각을 이용한 단열재의 제조방법 및 굴 패각 단열재, 특허등록 제1187497호, 정**
- 굴 소스의 제조방법, 특허등록 제377541호, 한국식품연구원
- 굴 패각 및 알루미나를 이용한 비누 조성물, 특허등록 제572559호, 박** 외 1
- 굴 껍질과 젖산을 이용한 젖산칼슘 제조방법, 특허등록 제502513호, 박**
- 굴 패각을 이용한 항염증 또는 골관절염 저해 효과를 갖는 분획물의 분리방법, 특허등록 제1357078호, 주식회사 서진바이오텍
- 굴 가수분해물을 유효 성분으로 함유하는 항암제 조성물, 특허공개 10-2012-0079971호, 건국대학교 산학협력단
- 굴 가수분해물을 유효 성분으로 함유하는 항염증 조성물, 특허공개 10-2012-0049047호, 건국대학교 산학협력단
- 저분자 굴 엑기스를 이용한 지질대사 활성화 식품의 제조방법, 특허공개 10-2008-0008794호, 경남유화 주식회사
- 콜라게나제의 활성 저해 효과를 갖는 굴 가수분해물 유래 신규 펩타이드 및 그의 용도, 특허공개 10-2014-0026275호, 경상대학교 산학협력단
- 키토산 올리고당을 함유하는 굴 껍질 유래의 칼슘 제제, 특허공개 10-1999-0015741호, 김**
- 굴 유래 펩타이드를 유효 성분으로 포함하는 주름 개선용 화장료 조성물, 특허공개 10-2013-0015603호, 박**
- 알칼리도를 개선시킨 굴 패각과 제강슬래그를 이용한 중금속 오염토양의 복원용 토양개량제 제조와 이를 이용한 중금속 오염토양의 복원방법, 특허공개 10-2010-0013782호, 경상대학교 산학협력단
- 굴 패각을 활용한 폐 PVC의 분해처리 방법, 특허공개 10-2013-0070217호, 재단법인 포항산업과학연구원
- 오징어 뼈와 굴 패각을 이용한 전자파 차폐제 제조 및 그 용도, 특허공개 10-

2009-0038996호, 원광대학교 산학협력단

논문

- 굴 패각 추출물이 Papain으로 유도된 골관절염 C57BL/6J Mice에 미치는 영향, 한국식품영양과학회지(2013. 8. 31)
- Lactobacillus brevis BJ20를 이용한 굴(Crassostrea gigas), 다시마(Saccharina japonica) 발효 분말의 항산화 및 항염증 활성 효과, 주식회사 마린바이오프로세스 강영미 외 2, 한국수산과학회지(2013. 8. 31)
- 김치의 숙성과 칼슘함량에 미치는 조개류 껍질 물 추출물 첨가효과, 이세영 외 2, 한국식품영양과학회지(2003. 3. 29)

넙치

특허

- 제주산 광어를 이용하여 파우치형 광어고음 및 그의 제조방법, 특허등록 제1201432호, 제주광어 주식회사 외 2
- 광어 어묵 및 이의 제조방법, 특허등록 제1368194호, 제주대학교 산학협력단, 한국식품연구원, 제주어류양식수산업협동조합
- 숙성된 광어를 포함하는 된장 및 이의 제조방법, 특허등록 제1087935호, 황**
- 생선뼈 분상물을 주성분으로 하는 스낵 및 그 제조방법, 특허등록 제169533호, 주식회사 사조대림
- 대장균에서 발현된 유전자 재조합 광어 성장호르몬의 정제방법, 특허등록 제184769호, 주식회사 엘지
- 고부가가치성 넙치 생산을 위한 다양한 녹차의 사료첨가제, 특허공개 10-2008-0111230호, 한국해양대학교 산학협력단

다랑어

특허

- 참치와 참치가공 부산물을 이용한 참치액젓 및 그 속성 제조방법, 특허등록 제357993호, 이**
- 참치불고기용 참치 및 참치불고기의 제조방법, 특허등록 제640245호, 박**
- 상황버섯을 이용한 참치의 숙성방법, 특허등록 제1446900호, 박**
- 참치내장 사일리지 첨가물 및 사일리지의 제조방법, 특허등록 제186685호, 동원산업 주식회사
- 참치 부산물을 이용한 참치 천연 향료의 제조방법, 특허등록 제1443864호, 부경대학교 산학협력단
- 참치 뼈 유래 수산화인회의 제조방법, 특허등록 제1193386호, 부경대학교 산학협력단
- 참치 자숙액으로 부터 분리한 안지오텐신 전환효소의 활성저해 펩타이드 및 그의 정제방법, 특허등록 제204112호, 동원산업 주식회사 외 3
- 참치의 정소로부터 프로타민황산염의 분리방법, 특허등록 제69609호, 주식회사 오뚜기
- 참치 해장국 및 그 제조방법, 특허등록 제829022호, 김**
- 참치 비타민 주먹밥 제조방법 및 이에 의해 제조된 참치 비타민 주먹밥, 특허공개 10-2013-0094562호, 임**
- 참치를 이용한 전주비빔밥 전용 고추장의 제조방법, 특허공개 10-2014-0129657호, 전주시 외 1
- 수산폐기물인 참치골분을 이용한 고품질의 식품소재개발 및이를 이용한 건강식품의 제조방법, 특허공개 10-2006-0097509호, 김**

논문

- 헬스케어용 가다랑어(Katsuwonus pelamis) 통조림의 제조 및 특성, 경상대학교 해양식품공학과 김현정 외 8, 한국수산과학회지(2012. 6. 30)
- 참치 추출물의 일산화질소 및 사이토카인 생성에 미치는 영향, 고신대학교 의과대학 미생물학교실 김광혁 외 3, 한국식품과학회지(2012. 6. 30)
- 냉동 참치의 해동시간에 따른 기호성 및 품질특성, 세종대학교 류시주 석사학위논문(2010)
- 참치 간 효소 가수분해물 및 분자량 분획물의 항산화활성, 전남대학교 이미현 석사학위논문(2010)
- 양파즙 첨가가 참치스프레드의 지질 산화에 미치는 영향, 목포대학교 생활과학부 식품영양과 조희숙 외 1
- 저온진공건조 참치추출물의 in vitro 항암 및 항산화 효과, 한국해양대학교 해양환경생명과학부 장주리 외 3, 생명과학회지(2009. 5. 30)
- 국내 참치 부산물 내 히스타민 생성 주요 세균의 특성 구명, 순천대학교 동물자원과학과 방민우 외 5, 생명과학회지(2009. 2. 28)
- 참치 자숙액 가수분해물을 이용한 건강 기능성 조미 소스의 제조, 경상대학교 식품과학과 오현석 외 2, 한국식품영양과학회지(2007. 6. 30)
- 참치지느러미 추출물에 의한 암세포 독성 및 Quinone Reductase 활성 증가 효과, 신라대학교 식품영양과 신미옥 외 2, 한국영양학회지(2007. 3. 31)
- 쥐 간세포암화과정에서 옥수수기름과 참치기름의 수준에 따른 전암성 병변의 변화, 혜천대학 호텔조리계열 김숙희 외 2, 한국영양학회지(2005. 1. 31)
- 국내 주요 알레르기 원인 식품에 대한 조사, 성균관대학교 의과대학 손대열 외 2, 한국식품과학회지(2002. 10. 30)
- 들기름과 참치유의 섭취가 흰쥐의 지방대사에 Eicosanoids 생성에 미치는 영향, 단국대학교 식품영양학과 김우경 외 2, 한국영양학회지(1996. 9. 30)

다슬기

특허

- 다슬기 채집용 투시구, 실용신안등록 제292862호, 서**
- 다슬기의 농축액을 추출하는 방법, 특허등록 제128216호, 김**
- 다슬기를 이용한 순두부의 제조방법, 특허등록 제517046호, 박** 외 2
- 다슬기를 이용한 천연양조식초의 제조방법, 특허등록 제393682호, 구**
- 기능성 다슬기 음료 및 그 제조방법, 특허등록 제1149354호, 재단법인 남해마늘연구소
- 다슬기 발효액 및 그 제조방법, 특허등록 제1327803호, 박** 외 1
- 들기름 찹쌀 다슬기 영양죽 및 그 제조방법, 특허등록 제920491호, 주식회사 배교
- 다슬기로부터 젖산칼슘을 제조하는 방법, 특허등록 제506542호, 아하 농축산물가공영농조합
- 다슬기패각 회화분말을 주재로 한 다슬기 성장촉진사료와 그 제조방법 및 사용방법, 특허등록 제1011253호, 삽다리수산 영어조합법인
- 다슬기의 출산유도 및 종묘생산 방법, 특허등록 제443530호, 평창군 외 3
- 다슬기, 유황오리, 유근피, 송화가루, 산청목, 죽염,인진쑥, 도라지 및 흑두로 구성되는 복합제 추출물을 포함하는 비만 및 고콜레스테롤증 예방 및 치료를 위한 조성물, 특허공개 10-2007-0070311호, 주식회사 에스앤비 외 1
- 다슬기 젓갈 및 그 제조방법, 특허공개 10-2011-0017481호, 김**
- 다슬기를 이용한 김치용 육수 조성물과 이를 이용한 김치 및 그 제조방법, 특허공개 10-2010-0016665호, 주식회사 유환기업

논문

- 고지방식으로 유도된 비만 흰쥐의 지질 및 항산화 대사에 미치는 다슬기의 섭취 효과, 경남대학교 이현정 외 3, 기초과학지(2013)
- 다슬기에서 추출한 Lipoxygenase의 정제와 특성, 부경대학교 식품공학과 신의철 외 4, 한국식품영양과학회지(1998. 11. 14)

달팽이

특허

- 달팽이 생진액을 함유한 미용비누의 제조방법, 특허등록 제357220호, 황**

논문

- 달팽이 엑스분이 Streptozotocin 유발 당뇨성 쥐의 혈중지질 성분에 미치는 영향, 경성대학교 식품공학과 류병호 외 1, 한국식품영양과학회지(1994. 10. 30)
- 글루코사민을 포함하는 퇴행성관절염 예방 및 개선을 위한 조성물 및 그 제조 방법, 특허공개 10-2005-0101143호, 주식회사 케어메딕스
- 달팽이 점액이 아토피 피부염 환자의 피부장벽 회복에 미치는 영향 , 세명대학교 한의과대학 안이비인후피부과학교실 오민지 외 2, 한방안이비인후피부과학회지(2010. 12. 25)

대구

논문

- 해동어육의 저온저장중 선도 변화, 경산대학교 생명자원과학부 박찬성 외 1, 한국식품영양과학회지(1997)

따개비

논문

- 따개비 분획물의 항균 및 항암 효과, 신라대학교 식품영양학과 신혜정 외 1, 생명과학회지(2010. 10. 30)
- 따개비의 Angiotensin-I Converting Enzyme 저해효과 및 항발암 효과에 관한 연구, 신라대학교 신혜정 석사학위논문(2009)

멍게

특허

- 멍게 껍질 추출물을 포함하는 피부 주름 개선용 화장료 조성물, 1392194호, 경상대학교 산학협력단
- 멍게 막걸리 제조방법, 특허등록 제1254432호, 강**

- 우렁쉥이(멍게) 유래의 시알산 전이효소 및 이를 이용한 시알화 복합당질 합성 방법, 특허공개 10-2013-0055894호, 한국생명공학연구원, 한국해양과학기술원
- 미더덕 또는 멍게 외피에서 추출한 콘드로이틴 황산을 유효 성분으로 함유하는 염증질환의 예방 또는 치료용 약학적 조성물, 특허공개 10-2008-0111787호, 재단법인서울대학교산학협력재단, 경상대학교산학협력단
- 미역귀와 멍게껍질의 혼합물 추출액을 포함하는 아토피성 피부염 개선용 조성물, 특허공개 10-2013-0130573호, 경상대학교 산학협력단

논문

- 멍게(Halocynthia roretzi) 식해의 개발 및 특성, 경상대학교 해양식품공학과/해양산업연구소 김지혜 외 6, 한국수산과학회지(2013. 2. 28)
- 우렁쉥이 추출물의 항산화 및 리파아제 저해활성 효과, 경북해양바이오산업연구원 권태형 외 9,한국식품과학회지(2011. 8. 31)
- 멍게껍질 추출색소 및 CLS (Conjugated Linoleic Acid)가 함유된 사료를 섭취한 고등어 (Scomber japonicus)의 항산화 활성, 경상대학교 해양식품공학과/해양산업연구소 박은정 외 5, 한국수산과학회지(2011. 6. 30)
- 우렁쉥이와 붉은멍게의 품질특성 및 항산화활성 연구, 충남대학교 식품영양학과 조지은 외 5, 한국식품영양과학회지(2010. 10. 31)
- 우렁쉥이 껍질로부터 정제한 식이섬유 급여 Rat의 영양학적 특성 및 혈청지질함량의 변화, 충남대학교 식품영양학과 육홍선 외 5, 한국식품영양과학회지(2003. 4. 30)
- 우렁쉥이(멍게) 껍질로부터 정제된 섬유소 첨가 기능성 딸기잼의 품질평가, 한국원자력연구소 방사선식품. 생명공학연구팀 변명우 외 4,한국식품과학회지(2000. 10. 31)
- 멍게껍질로부터 정제된 섬유소 첨가 빵반죽의 물리적 및 제빵의 품질특성, 한국원자력연구소 방사선식품. 생명공학기술개발팀 육홍선 외 5, 한국식품과학회지(2000. 4. 30)

메기

특허

- 메기를 주재료로 하는 어묵 및 그 제조방법, 특허등록 제1148708호, 주**
- 메기를 주재료로 하는 생선튀김요리 및 그 제조방법, 특허등록 제1448710호, 주**

멸치

특허

- 대나무잎 추출물과 죽염의 혼합액을 이용한 마른멸치와 그 제조방법, 특허등록 제1179746호, 청학동삼선당주식회사, 경남과학기술대학교 산학협력단, 경상남도 하동군
- 딸기맛 조미멸치 및 그 제조방법, 특허등록 제1036273호, 백경물산 주식회사
- 멸치 액기스를 이용한 멸치분말 제조방법, 특허등록 제479464호, 가와노 겐이치
- 복분자를 함유하는 멸치 액젓의 제조방법 및 이에 의해 제조된 복분자 함유 멸치액젓, 특허등록 제1118065호, 장**
- 간장 및 멸치액젓 가공 부산물로부터 효소분해간장 제조방법, 특허등록 제426404호, 경상남도 외 1
- 멸치를 함유한 고추장 및 이의 제조방법, 특허등록 제774539호, 한국식품연구원
- 멸치 추출액을 이용한 콩나물 재배 방법, 특허등록 제443823호, 송**

논문

- 천연 숙성 멸치액젓 Peptide의 생리활성, 강릉원주대학교 해양생명공학부 박종혁 외 1, 한국식품영양과학회지(2003. 10. 30)
- 멸치액젓으로부터 분리한 Bacillus subtilis JM-3의 단백질 분해활성과 혈전 용해 활성에 관한 연구, 강릉대학교 이상수 외 4, 한국식품과학회지(2002. 4)
- 멸치젓갈추출물이 돌연변이 유발에 미치는 영향, 부산대학교 식품영양학과 및 김치연구소 정근옥 외 2, 한국식품과학회지(2000. 12. 31)
- 멸치 첨가 김치의 숙성 중 펙틴 함량, 효소 활성, 조직감과 미세구조의 변화, 부산대학교 식품영양학과 및 김치연구소 류복미 외 3, 한국식품영양과학회지(1996. 6. 29)

명태

특허

- 고혈압 억제기능이 있는 황태분말 및 황태국수의 제조방법, 특허등록 제864324호, 최**
- 황태 부각을 제조하는 방법, 특허등록 제1344079호, 주식회사 대양식품
- 황태추출물을 이용한 냉면육수의 제조방법, 특허등록 제1173384호, 임**
- 황태갈비전골 조리방법, 특허등록 제958579호, 이**
- 상온유통이 가능한 황태양념구이의 제조방법 및 황태양념구이제품, 특허등록 제509893호, 재단법인 강릉해양바이오진흥원
- 명태살 수축 방지를 위한 명태양념조림의 제조방법 및 명태양념조림, 특허등록 제666604호, 최**
- 건조명태를 주원료로 한 음식물과 그 제조방법, 특허등록 제377987호, 오**
- 품질수명 연장을 위한 명태식해의 제조방법, 특허등록 제501977호, 차**
- 명태 가공부산물을 이용한 천연 조미 소재의 제조방법, 특허등록 제1387415호, 동림푸드 주식회사, 재단법인 강릉과학산업진흥원
- 명태 배합육과 오징어 혼합 만두소를 이용한 만두 및 그 제조방법, 특허등록 제777832호, 주식회사 동진에이치앤에프
- 오징어껍질 및 명태껍질 유래의 콜라겐 및 그 제조방법, 특허공개 10-2013-0094989호, 주식회사 바다누리
- 천연물을 이용한 고품질 황태의 제조방법, 특허공개 10-2014-0028088호, 박**
- 황태분말의 제조방법과 그 황태분말이 포함된 황태만두피 및 황태국수의 제조방법, 특허공개 10-2013-0072776호, 주식회사 일오삼에이치엔에프
- 갈화추출물로서 알코올 분해기능을 향상시킨 황태제조법, 특허공개 10-2002-0036805호, 주식회사 미가원
- 황태분말이 첨가된 라면 제조방법 및 그 제조방법에 의하여 제조되는 라면, 특허공개 10-2012-0118896호, 인제군

논문

- 상업적 효소를 이용한 명태(Theragra chalcogramma) 두부 및 정형 다시마(Laminaria japonica) 부산물 유래 고압 추출물의 수율개선 및 이의 식품성분 특성, 경상대학교 해양식품공학과 노윤이 외 8, 한국수산과학회지(2013. 2. 28)
- 명태 건조과정에서 일어나는 수분과 수분활성도 변화가 명태건조품의 물성에 미치는 영향, 인제대학교 식의약생명공학과 하주엽 외 4, 한국식품영양과학회지(2010. 12. 31)
- 황태 단백질 가수분해물로부터 생물학적 펩티드의 분리 및 특성화, 공주대학교 식품공학과 조산순 외 8, 한국식품영양과학회지(2008. 9. 30)
- 프로폴리스 첨가 명태 연육 튀김어묵의 품질 특성, 강릉대학교 식품영양학과 김광우 외 7, 한국식품영양과학회지(2008. 4. 30)
- 어육단백질로부터 분리된 항고혈압 펩타이드가 ACE 저해활성과 본태성 고혈압쥐의 혈압에 미치는 영향, 한국식품연구원 도정룡 외 6, 한국식품과학회지(2006. 8. 30)
- Pepsinolytic Hydrolysis에 의한 명태 생선등뼈 부산물로부터 생물유용성 칼슘의 회수, 제주대학교 해양생산과학부 Karawita Rohan 외 5, 한국식품영양과학회지(2006. 6)

문어

특허

- 연체동물과 박을 이용한 음식물 제조방법, 특허등록 제491475호, 박**
- 문어 먹물 조림 및 그 제조방법, 특허등록 제1203984호, 영어조합법인 정원에프앤에프

논문

- Aroase AP10에 의한 문어 가수분해물의 Angiotensin Converting Enzyme 저해 Peptide의 특성, 강원도립대학 식품가공제과제빵과 박영범, 한국식품영양과학회지(2009. 2. 28)
- 방사선 조사에 의한 문어 자숙액의 항산화 활성 증가 원인 규명, 한국원자력연구원 정읍방사선과학연구소 최종일 외 8, 한국식품영양과학회지(2009. 1. 31)
- 수산 자숙액의 식품성분 특성, 경상대학교 식품과학과/해양산업연구소 오현석 외 7, 한국식품영양과학회지(2007. 5. 30)

미꾸라지

특허

- 고밀도 리포프로테인-콜레스테롤을 과생산하는 미꾸라지아포리포프로테인 에이원 유전자가 이식된 형질전환 미꾸라지, 특허등록 제506582호, 부경대학교 산학협력단

논문

- 가열 처리한 미꾸라지 단백질의 품질, 동주대학 식품영양과 문숙임 외 3, 한국식품영양과학회지(1999. 2. 27)
- 미꾸라지의 영양성분에 대한 연구, 부산산업대학교 식품공학과 김희숙 외 1, 한국식품영양과학회지(1985. 8. 31)

미더덕

특허

- 미더덕 유래 항균 펩타이드의 신규한 유사체 및 이의 용도, 특허등록 제1379318호, 조선대학교 산학협력단
- 항균성, 혈전용해능 및 항고혈압성 효능을 지닌 미더덕(오만둥이) 첨가 해물 된장 및 그의 제조방법, 특허등록 제743569호, 창원대학교 산학협력단, 몽고식품 주식회사
- 미더덕 유래의 혈압조절용 조성물, 특허등록 제1150425호, 제주대학교 산학협력단

- 주름 미더덕 어묵 및 그 제조방법, 특허등록 제1415595호, 배**
- 미더덕 육의 갈변억제 방법, 갈변억제 미더덕 육 및 이를 이용한 제품, 특허등록 제639236호, 경상대학교 산학협력단
- 미더덕 저장방법, 특허등록 제684498호, 마산시
- 식품 가공용 미더덕의 내장 적출방법 및 이를 이용한 미더덕 덮밥, 특허등록 제971614호, 양**
- 오만둥이에서 추출한 글리코사미노글리칸 복합물을 함유하는 피부재생 화장료 조성물, 특허공개 10-2011-0090443호, 경상대학교 산학협력단 외 1
- 미더덕 또는 오만둥이를 이용한 항염증 효과가 있는 약학 조성물 및 분말 제조방법, 특허공개 10-2010-0127601호, 공**

논문

- 미더덕 껍질 추출물을 함유한 곤약의 제조 및 품질 분석, 경남대학교 식품생명학과 김시경 외 5, 한국식품영양과학회지(2013. 3. 31)
- 채취시기에 따른 미더덕의 부위별 항산화 활성 및 ACE 저해 활성, 경남대학교 식품생명학과 이동원 외 7, 한국식품영양과학회지(2010. 3. 31)
- 조리에 따른 미더덕의 생리기능성 효과 변화, 창원대학교 식품영양학과 차용준 외 2, 생명과학회지(2008. 1. 30)
- 미더덕과 오만둥이를 이용한 술의 제조 및 특성, 경남대학교 식품생명학과 정은실 외 1, 한국식품영양과학회지(2007. 8. 30)
- 미더덕 아세톤 추출물이 산화적 DNA 손상억제 및 암세포 독성에 미치는 영향, 경남대학교 식품영양학과 서보영 외 5, 한국응용생명화학회지(2006. 9. 30)
- In vivo에 의한 미색류 콘드로이틴황산의 기능성 화장품 소재로서의 가능성, 태평양화학기술연구원 김배환 외 7, 한국식품영양과학회지(2004. 4. 30)
- 미더덕젓갈, 한국의 전통향토음식-경상남도(2008), 마산시농업기술센터, 지역특산물을 이용한 마산의 새로운 맛, 2004

바지락

특허

- 패류 유래 기능성 펩티드의 분리 정제 방법 및 기능성 펩티드의 용도, 특허등록 제1147847호, 건국대학교 산학협력단
- 항고혈압 기능을 포함하는 천연조미료의 제조방법, 특허등록 제1150866호, 한국식품연구원
- 패각을 이용한 갯벌 양식장의 조성방법, 특허등록 제1361919호, 전라남도
- 바지락 분말과 바지락 껍데기 분말을 함유한 배추김치 및 그 제조방법, 특허등록 제1307562호, 왕**
- 바지락을 이용한 만두의 제조방법, 특허등록 제606865호, 안**
- 바지락 영양밥의 제조방법, 특허등록 제693800호, 안**
- 뽕나무 육수 및 뽕잎이 함유된 바지락 죽의 제조방법, 특허등록 제905171호, 김**

복어

특허

- 프로테아제를 이용한 복어 추출물을 유효 성분으로 함유하는 조성물 및 이의 제조방법, 특허등록 제839586호, 이**
- 평활근세포 증식억제 효능을 가진 복어간유 및 그의 제조방법, 특허등록 제891493호, 경성대학교 산학협력단
- 복어 추출물을 포함하는 비만 또는 당뇨성 질환의 예방 또는 치료용 약학 조성물, 특허등록 제732614호, 학교법인 포항공과대학교, 주식회사 푸드사이언스
- 치질환 치료 활성을 가지는 조성물과 이의 제조방법 및 이를 이용한 치질환 치료제, 특허공개 10-2008-0105857호, 주식회사 비앤씨엘
- 복어의 독성 제거방법, 특허등록 제67015호, 백**

논문

- 복어 육과 껍질 농축물의 이화학적 특성에 관한 연구, 창신대학 호텔조리제빵과 김래영 외 5, 한국식품영양과학회지(2010. 2. 27)
- 제독 처리한 복어 간유의 생리활성, 경성대학교 약학대학 최종원 외 2, 한국식품영양과학회지(2003. 10. 30)
- 복어추출물이 Alcohol성 고요산혈증에 미치는 영향, 동아대학교 식품영양학과 김석환 외 4, 한국식품영양과학회지(1996. 2.28)
- 흰쥐에서 Acetaldehyde대사에 미치는 복어추출물의 영향, 경성대학교 약학과 김동훈 외 2, 한국식품영양과학회지(1994. 5. 16)

불가사리

특허

- 한국산 불가사리 유래의 면역증강용 추출물, 그 추출방법 및 이를 함유하는 약제, 특허등록 제531114호, 주식회사 바이어드
- 불가사리 추출 분획물을 유효 성분으로 함유하는 염증 또는 알러지 질환의 예방 및 치료용 조성물, 특허등록 제1059308호, 영남대학교 산학협력단
- 불가사리로부터 콜라겐을 제조하는 방법, 특허등록 제679712호, 대한민국(국립수산과학원)
- 단백질 분해효소 처리에 의한 불가사리 유래의 피부 미백용 추출물, 특허등록 제606499호, 창원대학교 산학협력단, 경상남도
- 칼슘강화 콩나물 및 불가사리를 이용한 칼슘강화 콩나물의 재배방법, 특허등록 제586804호, 제주특별자치도(농업기술원)
- 원적외선 방사 불가사리 소금의 제조방법 및 그 방법에 의하여 제조된 원적외선 방사 불가사리 소금, 특허등록 제794325호, 김**
- 불가사리 추출물을 포함하는 식물영양제 및 유기질 비료 및 이들의 제조방법, 특허등록 제433785호, 정** 외 1
- 불가사리를 이용한 액체비료의 제조방법, 특허등록 제346927호, 이** 외 1
- 효소 처리된 불가사리 추출물을 이용한 중금속 흡착용 칼럼, 특허등록 제706764호, 한국기초과학지원연구원
- 철코팅 불가사리의 제조방법, 상기 제조방법으로 제조된 철코팅 불가사리 및 상기 철코팅 불가사리를 중금속제거제로 사용하는 방법, 특허등록 제646369호, 학교법인 명지학원 관동대학교
- 폐불가사리를 이용한 바이오디젤의 합성 방법, 특허등록 제1309306호, 서울시립대학교 산학협력단
- 불가사리를 이용한 산성폐수 처리용 다공성 세라믹과 이의 제조방법 그리고 산성폐수 처리장치, 특허등록 제1254714호, 주식회사 이엠 인더스
- 불가사리 분말을 포함하는 토양 물리-화학성 개량 효과를가지는 환경친화형 식물성 육묘 포트 및 이의 제조방법, 특허등록 제620428호, 한국원자력연구원
- 불가사리 추출물을 포함하는 항 비만용 조성물, 특허공개 10-2011-0101103호, 성균관대학교 산학협력단

논문

- 불가사리 부타놀 분획의 항알러지 활성, 영남대학 약학대학 양주혜 외 2, 약학회지(2011. 8. 31)
- 불가사리 유래 콜라겐 펩타이드의 피부 면역 증진 효과, 강원대학교 BT특성화학부대학 생물소재공학과 정향숙 외 8, 한국식품과학회지(2008. 10. 31)
- 불가사리(Asterias amurensis) 추출물을 첨가한 사료의 급이가 조피볼락(Sebastes schlegeli)의 성장, 혈액성상 및 식세포 활성산소 생산에 미치는 효과, 국립수산과학원 생명공학연구소 박희연 외 8, 한국응용생명화학회(2007. 12. 31)
- 불가사리 Certonardoa semiregularis로부터의 새로운 세포독성 황산화 사포닌, 부산대학교 약학대학 Wang, Wei-Hong 외 6, 약학회지(2005. 3)
- Brittle Star Ophioplocus japonicus(거미불가사리)로부터의 생리활성 대사물질, 부산대학교 약학대학 Wang, Wei-Hong 외 6, 생약학회지(2004. 12. 30)

붕어

논문

- 붕어(Carassius auratus) 간 조직 젖산탈수소효소의 특성 및 Monocarboxylate transporter 수송체(MCT) 1, 2, 4의 발현, 청주대학교 연준희 석사학위논문(2011)
- SK-N-MC 신경세포주의 과산화수소로 유발된 細胞死에서 붕어 추출물의 보호효과, 상지대학교 윤여민 석사학위논문(2006)
- 붕어고음 잔사분말을 첨가한 Cookies의 품질특성, 부경대학교 산학협력단 김오순 외 3, 한국식품영양과학회지(2001. 6. 30)
- 붕어육의 단백질 열수추출물이 흰쥐의 혈청중 Insulin-like Growth Factor-I(IGF-I)과 IGF-Binding Proteins에 미치는 영향, 부경대학교 식품공학과 권미진 외 4, 한국식품영양과학회지(1999. 6. 30)
- 붕어 고음추출물의 생리활성, 부경대학교 생물공학과 김찬희 외 6, 한국수산과학회지(1999)

새우

특허

- 새우젓 분말, 새우젓 극성용매 가용 추출물 및 극성용매 불용성 추출 잔여물을 유효성분으로 함유하는 비만 또는 고지혈증 및 동맥경화성 혈관계 질환의 예방 및 치료용 조성물, 특허등록 제1224685호, 강릉원주대학교 산학협력단
- 새우 가공부산물을 사용한 발효 액젓과 그 제조방법, 특허등록 제440491호, 김** 외 2
- 새우젓케첩 조성물 및 그 제조방법, 특허등록 제1281138호, 박** 외 1
- 새우육수를 함유한 배추김치 제조방법, 특허등록 제725015호, 순천농업협동조합
- 새우엑기스 (원액) 추출방법 및 그로부터 얻어진 새우엑기스, 특허등록 제181766호, 강**
- 새우가공폐기물 유래 저염 발효 새우 소스 및 그 제조방법, 특허등록 제495455호,

경상대학교 산학협력단
- 멸치, 새우, 조개의 생엑기스나 이들의 분말이 첨가된 어묵, 특허등록 제124037호, 고**
- 조미 훈제 새우의 제조방법 및 그에 의하여 제조한 조미 훈제 새우, 특허등록 제9127682호, 한국식품연구원 외 1
- 새우액젓 폐기물을 이용하여 키틴올리고당을 함유하는액상 수용성 칼슘의 제조, 특허공개 10-2005-0021394호, 김**
- 새우젓 추출물, 이의 제조방법 및 이를 함유하는 조성물, 특허공개 10-2014-0006750호, 순천향대학교 산학협력단

논문
- 새우 분말을 첨가한 어묵의 품질 특성, 초당대학교 조리과학부 서재실 외 1, 한국식품저장유통학회지(2012. 8. 30)
- 새우가공부산물을 이용한 속성 멸치액젓의 품질특성, 경상대학교 해양생물이용학부 김진수 외 7, 한국식품영양과학회지(2006. 1. 31)
- 국내 주요 알레르기 원인 식품에 대한 조사, 성균관대학교 의과대학 손대열 외 2, 한국식품과학회지(2002. 10. 30)
- 새우(Penaeus aztecus)의 알러지 억제를 위한 감마선 조사, 한국원자력연구소 방사선식품 생명공학기술개발팀 김재훈 외 4, 한국 식품영양과학회지(2000. 6. 30)
- 새우 껍질에서 추출한 키토산의 항암 및 면역활성, 경성대학교 식품공학과 류병호, 한국식품영양과학회지(1992. 5. 9)
- 가열 및 건조방법이 새우의 지방질 함량과 중성지방질 조성에 미치는 영향, 한국식품개발연구원 김현구 외 2, 한국식품과학회지(1989. 2. 28)

숭어

특허
- 고품질 숭어 반염건품의 제조방법 및 이에 의해 제조된 숭어 반염건품, 특허등록 제1347277호, 경상대학교 산학협력단 외 1
- 블랜칭한 껍질이 있는 생선회 및 그의 제조방법, 특허등록 제728333호, 경상대학교 산학협력단 외 1

논문
- 어육장 발효 시 생성되는 효소의 활성 변화, 서울산업대학교 함수남 외 3, 한국식품과학회지()
- 어육장과 시판 소스의 휘발성 향기 성분 비교, 서울여자대학교 식품공학과 임채란 외 5, 한국식생활문화학회지(2007. 8. 31)
- 등줄숭어의 알, 근육 및 내장의 지질조성에 관한 연구, 동아대학교 식품영양학과 조용계 외 2, 한국식품과학회지(1988. 10. 31)

소라

특허
- 눈알고둥의 뚜껑을 이용한 보석체의 제조방법, 특허등록 제1225152호, 우**
- 현미와 잡곡을 주재료로 한 한방보양 전복죽 제조방법, 특허등록 제437666호, 조**
- 소라 및 핑크새우를 포함하는 디에이치에이 및 키토산이 첨가된 해물 냉동식품 및 그 제조방법, 특허등록 제512136호, 제일모직 주식회사
- 패각류를 이용한 안약제조방법, 특허공개 10-2002-0035200호, 유**
- 전복 젓갈 또는 소라 젓갈의 제조방법, 특허공개 10-2010-0083512호, 김**
- 눈알고둥을 이용한 건강보조식품, 특허공개 10-2013-0142526호, 오** 외 1
- 나팔고둥을 이용한 불가사리의 퇴치방법, 특허공개 10-2004-100413호, 강**

논문
- 김치의 숙성과 칼슘함량에 미치는 조개류 껍질 물 추출물 첨가효과, 신성대학교 호텔식품계열 김미정 외 2, 한국식품영양과학회지(2003)
- 해양동물 눈알고둥으로부터 새로운 렉틴 성분의 분리 및 정제, 영남대학교 부설 약품개발연구소 소명숙 외 3, 대한약학회지(1992. 6. 29)

아귀

특허
- 아귀 강정의 제조방법, 특허등록 제1258787호, 오**
- 양념 아귀프라이드 제조방법, 특허등록 제982603호, 오**
- 아귀추어탕, 특허등록 제927066호, 강**
- 아귀바비큐 제조방법, 특허등록 제1054179호, 오**

연어

특허
- 반건조 연어 또는 연어 굴비의 제조방법, 특허등록 제1372562호, 전라남도

논문
- 연어의 후각기억 관련 유전자의 동정, 강릉원주대학교 진덕희, 한국연구재단(2011)
- 연어 Fillet 부산물인 가슴지느러미 부근 근육의 식품성분 특성, 경상대학교 해양생명과학부 허민수 외 6, 한국식품영양학회지(2009. 1)
- 열수추출 연어 Frame 엑스분의 곰탕 유사 제품 베이스로서의 특성, 한성수산식품 주식회사 한병욱 외 8, 한국식품영양학회지(2007. 10. 30)
- 연어정자로부터 제조된 프로타민의 항균성 및 항산화성, 한국식품과학회지(2000. 8. 31)

오징어

특허
- 어류 껍질 유래의 펩타이드를 함유하는 항알츠하이머 활성의 약학 조성물 및 건강기능식품, 특허등록 제1297339호, 강릉원주대학교 산학협력단, 재단법인 강릉고학산업진흥원
- 참나무 숯을 이용한 홍삼 엑스의 제조방법, 특허등록 제1206840호, 고려인삼연구주식회사
- 오징어 분획 건조분말 또는 추출물을 유효 성분으로함유하는 고지혈증의 예방 및 치료용 조성물, 특허등록 제1017734호, 강릉원주대학교 산학협력단
- 오징어 연골을 이용한 베타-키토산의 제조방법, 특허등록 제415813호, 강릉대학교 산학협력단
- 오징어 연골로부터의 효소분해에 의한 N-아세틸-D-글루코사민의 추출방법, 특허등록 제1058285호, 강원도립대학산학협력단, 주식회사 아라바이오
- 칼슘흡수율을 높이는 오징어 껍질의 콜라겐 조성물을 추출하는 방법 및 상기 콜라겐 조성물을 함유하는 전두부, 특허등록 제1229783호, 재단법인 강릉과학산업진흥원
- 오징어 외피 유래 콜라겐 및 이를 함유한 미용 마스크 팩, 특허등록 제910120호, 강릉원주대학교 산학협력단
- 오징어껍질을 이용한 묵 유사제품 제조, 특허등록 제630865호, 강릉원주대학교 산학협력단
- 오징어 탈피액 및 자숙액을 이용한 타우린 함유식품의 제조방법, 특허등록 제384523호, 주식회사 씨바이오텍
- 오징어젓 또는 오징어를 유효 성분으로 함유하는 비만 또는 고지혈증 및 동맥경화성 혈관계 질환의 예방 및 치료용 조성물, 특허등록 제1182046호, 강릉원주대학교 산학협력단
- 오징어 먹물을 함유하는 기능성 당면 및 그 제조방법, 특허등록 제922516호, 주식회사 우정식품, 주식회사 더블유앤티
- 오징어 먹물 함유 정제의 제조방법, 특허등록 제1318789호, 농업회사법인 주식회사 헬스페이스
- 오징어먹물국수, 특허등록 제801170호, 변**
- 두족류의 먹물추출물을 포함한 염모제 조성물, 특허등록 제755525호, 이**
- 오징어, 낙지의 먹물을 이용한 기능성 김치 및 제조방법, 특허등록 제1001722호, 김**
- 당절임을 포함하는 두족류 연체동물의 가공방법, 특허등록 제1359224호, 임**
- 순두부나 두부찌개에 첨가되는 먹물간장소스 및 그 제조방법, 특허등록 제1042340호, 김**
- 효소 발효기술을 이용한 발효 어류 제조방법, 특허등록 제1276994호, 주식회사 대대푸드원
- 연체동물과 박을 이용한 음식물 제조방법, 특허등록 제491475호, 박**
- 두족류 추출물 및 발효추출물을 함유하는 피부 화장료, 특허공개 10-2013-0115566호, 주식회사 유로코스텍
- 오징어 연골에서의 콘드로뮤코단백질의 추출방법 및 콘드로뮤코단백질을 이용한 콘드로이친황산의 제조방법, 특허공개 10-2011-0055149호, 주식회사 노니원 외 1
- 오징어껍질 및 명태껍질 유래의 콜라겐 및 그 제조방법, 특허공개 10-2013-0094989호, 주식회사 바다누리
- 오징어 뼈와 굴 패각을 이용한 전자파 차폐제 제조 및 그 용도, 특허공개 10-2009-0038996호, 원광대학교 산학협력단

논문
- 오징어뼈 추출물 유래 키틴이 급성 염증 유도 및 MMP1 발현 강화에 미치는 효과, 이기만 외 6, 한국응용약물학회지(2013. 5. 31)
- 오징어간 분말이 마우스의 혈청, 신장과 간 중 카드뮴 축적에 미치는 영향, 한국식품연구원 김병목 외 2, 한국식품영양과학회지(2013. 3. 31)
- 오징어 및 명태껍질 유래 콜라겐의 추출 및 물리화학적 특성, 한국식품조리과학회지(2012. 12. 31)
- 오징어 간 액젓으로부터 분리된 Angiotensin Converting Enzyme 저해 Peptide의 특성, 강원도립대학 식품가공제과제빵과 박영범, 한국식품영양과학회지(2010. 11. 30)

- 가공오징어의 섭취가 쥐의 혈중 지질 조성 및 항체 형성 농도에 미치는 영향, 강원대학교 BT특성화학부대학 정향숙 외 8, 한국식품영양과학회지(2010. 3. 31)
- 오징어내장 분획물의 in vitro에서의 암세포 성장억제 및 quinone reductase유도 활성 증가 효과, 신라대학교 식품영양학과 신미옥 외 1, 생명과학회지(2009. 9. 30)
- Iatroscan에 의한 한국산 오징어의 부위별 콜레스테롤 함량 측정, 강릉대학교 동해안해양생물자원연구센터 조순영 외 5, 생명과학회지(2004. 4. 30)

우렁이

특허

- 우렁이를 이용한 된장 제조방법, 특허등록 제586446호, 정**
- 한방발효 우렁이 장아찌, 특허등록 제1178456호, 충청북도 청원군(청원군농업기술센터장)
- 민물 우렁이 젓갈 제조방법, 특허등록 제876232호, 주식회사 개양
- 달팽이 또는 우렁이를 이용한 동충하초 재배방법, 특허등록 제404333호, 주식회사 코시스바이오 외 1
- 논우렁이를 이용한 부유성 조류 제어 방법, 특허공개 10-2009-0049758호, 건국대학교 산학협력단

잉어

특허

- 장어가죽 또는 잉어가죽으로 이루어진 골프장갑 제조방법, 특허등록 제992642호, 하**

논문

- 정제 잉어 Vitellogenin과 합성 Vitellogenin 펩타이드에 대한 항체의 반응성, 중앙대학교 산업과학대학 생명공학과 문대경 외 2, 한국응용생명화학회지(2006. 9. 30)
- 담수어 열수추출물 및 효소가수분해물의 Angiotensin I 전환효소 저해작용, 국립수산진흥원 이용가공연구실 김태진 외 5, 한국식품영양과학회지(1996. 12. 28)

장어

특허

- 방수막을 가지는 먹장어 가죽, 실용신안등록 제290548호, 강**
- 먹장어 피부로부터 분리한 새로운 항균활성 펩타이드들 및 그것들의 유사체들, 특허등록 제465588호, 주식회사 필켐
- 항산화활성을 가진 저온진공으로 추출한 장어 뼈-가공부산물의 추출물 및 그의 제조방법, 특허등록 제1401911호, 경성대학교 산학협력단
- 닭과 장어를 주재료로 하는 요리의 제조방법, 특허등록 제495953호, 차**
- 닭육수와 장어육수를 이용한 장어탕 제조방법, 특허등록 제692970호, 한춘옥
- 전복장어조림 제조방법, 특허등록 제1184793호, 서**
- 장어 육수 김치 칼국수 또는 수제비 및 그 제조방법, 특허등록 제689880호, 김**
- 다목적 장어소스 및 그의 제조방법, 특허등록 제446006호, 한국식품연구원
- 홍삼 장어 엑기스 조성물, 특허등록 제912122호, 오**
- 장어 발효액 및 그 제조방법, 특허등록 제1327802호, 박** 외 1
- 장어와 한방생약을 주재료로 하는 강정음료 및 이의 제조방법, 특허등록 제584888호, 한국식품연구원 외 1
- 장어생약재 복분자 혼합액 및 그 제조방법, 특허등록 제1249544호, 이**
- 몰로키아와 장어를 혼합하여 추출한 농축액의 제조방법과 이에 의해 제조한 농축액, 특허공개 10-2010-0023558호, 김**
- 민물장어 추출 식품의 제조방법, 특허공개 10-2012-0066165호, 전라남도

재첩

특허

- 분말형 재첩국 및 그 제조방법, 특허등록 제485666호, 한국식품연구원, 강원도 고성군(관리부서 농업기술센터)
- 재첩과 효모엑기스를 주재료로 하는 천연 조미료 및 그 제조방법, 특허등록 제528568호, 김** 외 2
- 재첩 분해액의 제조방법, 특허등록 제345618호, 주식회사 농심
- 재첩을 이용한 건강식품 제조방법, 특허등록 제1114365호, 정**
- 맥반석을 이용한 기능성 재첩국 및 그 제조방법, 특허등록 제435913호, 최** 외 1
- 단백질 분해 효소를 이용한 재첩 정미성분들의 추출 촉진과 이를 이용한 음료의 가공방법, 특허공개 10-2002-0076363호, 강**

논문

- 미색동물 및 패류의 Carotenoids 색소성분과 돌연변이 및 종양세포 증식의 억제효과, 경상대학교 식품영양학과 하봉석 외 2, 한국식품영양과학회지(2000. 10. 30)
- 재첩국 제조 시 가열 시간에 따른 맛 성분의 변화, 순천대학교 식품영양학과 전순실 외 2, 한국식품영양학회지(2000. 12. 31)

전복

특허

- 전복 소화 가수분해물을 함유하는 면역계 염증성 질환 예방 및 치료용 조성물, 특허등록 제1257494호, 조선대학교 산학협력단
- 항산화 및 안지오텐신전환효소 억제 효과를 갖는 전복 추출물 및 이를 함유하는 기능성 조성물, 특허등록 제1322477호, 조선대학교 산학협력단
- 전복 유래의 새로운 항미생물성 펩타이드 및 이의 용도, 특허등록 제1384578호, 부경대학교 산학협력단
- 전복 동결건조 육을 함유한 숙취해소음료 및 그 제조방법, 특허등록 제1122586호, 주식회사 전복미가
- 버섯을 이용한 전복 버섯 발효물의 제조방법 및 이를 포함하는 화장품 조성물, 특허등록 제1336804호, 주식회사 유로코스텍
- 전복껍질을 이용한 건강보조식품 및 이의 제조방법, 특허등록 제1316090호, 농업회사법인 주식회사 헬스페이스
- 전복껍질을 이용한 한방삼계탕과 흑미전복삼계탕 및 녹차전복삼계탕 조리방법, 특허등록 제897947호, 장**
- 능이버섯 전복 삼계탕 제조방법, 특허등록 제1389138호, 김**
- 전복 고추장 장아찌 및 그 제조방법, 특허등록 제854912호, 김**
- 전복 내장 젓갈의 제조방법 및 그에 의해 제조된 전복 내장젓갈, 특허등록 제696887호, 목포대학교 산학협력단
- 전복 막걸리 및 그 제조방법, 특허등록 제1296506호, 임**
- 양배추와 파래류를 이용한 전복 사료 조성물, 특허등록 제758934호, 전라남도
- 전복 껍질을 이용한 자개의 제조방법, 특허등록 제726191호, 육**
- 전복 추출물을 유효 성분으로 함유하는 피부 주름 개선용 화장료 조성물, 특허공개 10-2010-0132245호, 주식회사 메디플랜
- 전복껍질 가공에 의한 건강보조식품 첨가제의 제조방법, 특허공개 10-2004-0036097호, 이**
- 전복 내장을 이용한 음료의 제조방법 및 그에 의한 음료, 특허공개 10-2014-0086354호, 목포대학교 산학협력단
- 활성 산소종 소거 활성을 갖는 전복 소화 가수분해물, 특허공개 10-2010-0125915호, 전라남도
- 생산성 향상과 스트레스에 강한(항스트레스성) 전복생산을 위한 전복용 배합사료 개발, 특허공개 10-2008-0068960호, 한국해양대학교 산학협력단 외 1

논문

- 전복내장추출물의 항산화 및 human dermal fibroblasts에 대한 항피부노화 효과, 목포대학교 식품공학과 이정뢰 외 6, 한국식품저장유통학회지
- 전복과 다시마 추출물을 첨가한 김치의 발효 특성, 한국식품연구원 임정호 외 5, 한국식품영양과학회지(2013. 3. 31)
- 북어국물과 감초국물을 사용한 전복물김치의 발효특성 및 영양성분의 변화, 국립수산과학원 식품안전과 장미순 외 2, 한국식품과학회지(2012. 10. 31)
- 전복과 천연 식물류 복합물의 항산화 및 알코올대사 효소 활성, 남해대학 호텔조리제빵과 신정혜 외 4, 한국식품조리과학회지(2008. 4. 30)

정어리

특허

- 생선의 갈변 또는 흑화 방지법 및 갈변 또는 흑화된 생선의 처리방법, 특허등록 제762499호, 재팬-테크노 인코포레이티드(일본)

논문

- 쥐의 간 발암과정에서 N-3, N-6 지방산 섭취 및 d-Limonene 투여가 생체막 지질조성 및 Protein Kinase C 활성도에 미치는 영향, 서울여자대학교 영양학과 김미정 외 1, 한국식품영양학회지(2003. 12. 30)
- 정어리유 섭취시 몇가지 산화방지제의 첨가가 혈장과 간의 Tocopherol 함량에 미치는 영향, 동덕여자대학교 식품영양학과 최임순, 한국영양학회지(1990. 2. 28)
- 정어리유의 식용유지 대체가 흰쥐의 혈청 지질에 미치는 영향, 동덕여자대학교 식품영양학과 최임순 외 1, 한국영양학회지(1987. 8. 31)

조피볼락[우럭]

특허

- 한방 반건조 우럭 제조방법, 특허등록 제1282169호, 주식회사 해돌박이
- 우럭 보양탕 제조방법, 특허등록 제1143925호, 이**
- 우럭으로부터 정제된 면역글로불린에 대한 단클론항체 및 이의 생성방법, 특허공개 10-2008-0008802호, 경상대학교 산학협력단
- 야콘을 이용한 우럭의 염장 방법, 특허공개 10-2010-0115442호, 김**
- 우럭을 이용한 동태 육수의 제조방법, 특허공개 10-2012-0084621호, 김**

논문
- 염건 조피볼락(Sebastes schlegeli) 제조 중 ADH 및 ALDH의 활성변화, 국립수산과학원 식품안전과 심길보 외 5, 한국수산과학회지(2012. 12. 31)
- 훈연처리에 의한 조피볼락의 저장성 및 기호도, 조선대학교 식품영양학과 이인성 외 3, 한국식품영양과학회지(2007. 11. 30)

청어

특허
- 흰살 생선과 등푸른 생선을 이용한 해장국, 특허등록 제482527호, 금**
- 항균 및 항산화력을 가진 목재 판을 이용한 생선 포장재의 제조방법, 특허등록 제1105090호, 이**

피조개

특허
- 피조개 추출물을 포함하는 약제학적 조성물, 특허등록 제807196호, 조선대학교 산학협력단

논문
- 피조개의 항산화 활성과 Acetylcholinesterase 저해 활성, 경남대학교 백인석 석사학위논문(2014)
- 국내자생 피조개의 국내자생 피조개의 암세포 분화유도 및 면역조절 기능 연구, 조선대학교 박래수 박사학위논문(2008)
- 생쥐 대식세포 인터루킨-12의 억제- 피조개(Scapharca broughtonii)에서 분리된 특수인자에 의한 핵인자-kB 결합 활성의 억제, 고려대학교 김성현 외 6, 약학회지(2007)

해삼

특허
- 해삼추출물을 함유한 미용비누의 제조방법 및 그 미용비누, 특허등록 제1153287호, 이**
- 해삼을 이용한 경옥고의 제조방법, 특허등록 제1198211호, 유한회사 해원
- 해삼을 이용한 전통주 및 천연 양조식초 제조방법, 특허등록 제1263258호, 구**
- 인삼 및 해삼을 포함하는 양삼계탕의 제조방법 및 그 양삼계탕, 특허등록 제1148006호, 강**
- 해삼의 무수운반방법, 특허등록 제1166697호, 대한민국(국립수산과학원)
- 해삼 펩타이드 제조방법, 특허등록 제311903호, 주식회사 유제바이오
- 해삼 카로티노이드 리피드 분획 생성물 및 그 사용법, 특허등록 제573423호, 콜린 피터 도날드(미국)
- 항-염증 활성을 갖는 해삼 추출물 및 이를 포함하는 항-염증 조성물, 특허공개 10-2012-0028153호, 부경대학교 산학협력단
- 뇌졸중 치료를 위하여 제공되는 식용 해삼 및 그 이용방법, 특허공개 10-1999-0057561호, 윤**
- 해삼 추출물 또는 이의 분획물을 유효 성분으로 함유하는 항암용 약학조성물, 특허공개 10-2013-0060475호, 유한회사 해원
- 해삼으로부터 타이로시네이스 억제능이 있는 추출물을 회수하는 방법 및 그로부터 회수된 해삼 추출물, 특허공개 10-2008-0111812호, 강릉원대학교 산학협력단

논문
- 초계탕의 시대적 변천에 대한 연구, 경민대학교 호텔외식조리과 장소영 외 1, 한국식생활문화학회지(2012. 10. 30)
- TNBS 동물 모델과 loperamide 동물 모델에서 해삼 건조 분말의 대장염 및 변비 개선 효과, 주식회사 휴벳 김정훈 외 17, 동의생리병리학회지(2012. 10. 25)
- 해삼 당단백질의 물리화학적 특성과 식이효과, 부산수산대학교 식품생명과학과 문정혜 외 3, 한국식품영양학회지(1996. 4. 30)

해파리

특허
- 해파리 분쇄물을 포함하는 배양용 배지, 특허등록 제459265호, 주식회사 바이오케미칼
- 하수슬러지 및 해파리건조물을 이용한 경량골재 조성물, 특허등록 제1422202호, 천호산업 주식회사
- 해파리를 이용한 발효 조성물 및 그의 제조방법, 특허등록 제1004539호, 이** 외 1
- 해파리를 이용한 토양비료 및 식물대사활성 비료와 제조방법, 특허등록 제878903호, 이**
- 조미된 해파리 가공식품의 제조방법 및 그에 따라 제조된 해파리 가공식품, 특허공개 10-2011- 0085190호, 주식회사 동림수산
- 인조 샥스핀과 해파리를 이용한 샥스핀 풍미의 해파리 가공식품의 제조방법, 특허공개 10-2011-0094636호, 주식회사 동림수산
- 보름달물해파리 추출물을 함유하는 피부 외용제 조성물, 특허공개 10-2014-0015756호, 주식회사 바이오에프엔씨
- 해파리 콜라겐 펩티드 혼합물, 특허공개 10-2013-0048164호, 닛카 가가쿠 가부시키가이샤(일본)
- 해파리를 이용한 바이오가스의 생산방법, 특허공개 10-2012-0010360호, 신라대학교 산학협력단

논문
- 방사선을 이용하여 해파리로부터 콜라겐 분리방법, 한국원자력연구원 임윤묵(2014)
- 한반도 인근해역에서 출현한 해파리의 음향학적 특성, 전남대학교 윤은아 박사학위논문(2013)
- 해파리에서 유래된 진균의 Viriditoxin이 어류 병원균에 미치는 항생제 효과, 부산대학교 약학대학 Liu, Ju an 외 4, 생약학회지(2013. 3. 31)
- 노무라입깃해파리(Nemopilema nomurai)로부터 항균활성물질의 분리 및 정제, 국립수산과학원 식품안전과 문호성 외 7, 한국수산과학회지(2011. 10. 31)
- 해파리 분말의 상토 첨가물로서의 효과 및 상토의 미생물 군집 변화에 대한 연구, 한동대학교 생명과학부 백보람 외 5, 한국토양비료학회지(2012)
- 노무라입깃해파리(Nemopilema nomurai)에서 추출한 새로운 Alkoxyglycerol, 부산대학교 약학대학 Liu, Ju an 외 7, 생약학회지(2009. 6. 30)
- 돌해파리의 성분 및 혈청 콜레스테롤 저하작용에 관한 연구, 경상대학교 식품영양학과 강문선 외 2, 한국식품영양과학회지(1997)

홍어

특허
- 홍어의 내장을 이용한 젓갈의 제조방법, 특허등록 제1021246호, 양**
- 홍어 부산물 함유 죽 조성물, 특허등록 제1134554호, 목포대학교 산학협력단
- 홍어 삼합 소시지 및 그 제조방법, 특허등록 제930084호, 동신대학교 산학협력단, 영산홍어 주식회사

논문
- 홍어류(Dipturus chilensis) 껍질로부터 분리 정제된 collagenase-1 저해 펩타이드의 특성, 강릉원주대학교 해양생물공학과 박성하 외 3, 한국수산과학회지(2011. 10. 31)
- 유기산 처리 숙성홍어의 저장 중 이화학적 특성, 전남대학교 식품공학과.농업과학기술연구소 김형주 외 3, 한국식품과학회지(2010. 8. 31)
- 홍어 숙성과 기능성, 여수대학교 생명공학과 최명락 외 3, 생명과학회지(2003. 10. 30)

홍합

특허
- 위-소장 소화분해 시스템을 이용한 가수분해물로부터 홍합항산화 펩타이드 분리방법, 특허등록 제680066호, 부경대학교 산학협력단
- 홍합 소스 및 이의 제조방법, 특허등록 제1236939호, 주식회사 지앤에프
- 홍합통조림의 제조방법 및 이에 의하여 제조된 홍합통조림, 특허등록 제1094638호, 경상대학교 산학협력단
- 홍합의 족사분 및 패각분을 포함하는 오염물질 흡착용 조성물, 특허공개 10-2014-0104786호, 주식회사 이노테라피

〈기타〉

누에

특허
- 에이파토시스를 억제하는 누에 체액의 분획 및 그 분리정제 방법, 특허등록 제530506호, 주식회사 핸슨바이오텍
- 누에추출물을 함유한 항당뇨용 건강보조식품 조성물, 특허등록 제361085호, 근화제약 주식회사
- 에리트로포이에틴 형질전환 누에고치로부터 에리트로포이에틴을 생산하는 방법 및 그 형질전환 누에, 특허등록 제993162호, 알카진 주식회사
- 누에 가루 및 누에분 첨가 뽕잎차 및 그 제조방법, 특허등록 제355043호, 상주시
- 뽕잎과 누에를 이용한 청국장 제조방법 및 그 제조방법에 의해 제조된 청국장, 특허등록 제856568호, 이**
- 누에 번데기 열수추출물을 함유한 에스트로젠 활성화 작용을 갖는 기능성 식품, 특허등록 제764401호, 주식회사 보고신약 외 1
- 누에 탈지번데기 가수분해물을 포함하는 항비만 조성물 및 이를 제조하는 방법, 특허등록 제1173546호, 월드웨이 주식회사, 충북대학교 산학협력단
- 셀레늄을 함유한 누에의 추출물과 실샘 용해물을 함유하는 하이드로겔 실크마스크팩용 조성물 및 이를 포함하는 하이드로겔 실크마스크팩의 제조방법, 특허등록

제1315588호, 주식회사 케이피엠테크 외 1

- 누에 동충하초(Paecilomyces japonica)균사체를 뽕잎 분말을 함유하는 배지에서 배양하여 얻은 배양액을 포함하는 것을 특징으로 하고 여드름 원인균인 프로피오니박테리움 아크네스(Propionibacterium acnes)에 대해 생장 억제효과를 나타내는 항여드름 화장료 조성물, 특허등록 제955563호, 갈** 외 2
- 누에번데기로부터 기름의 추출, 분리 및 정제방법, 특허등록 제573466호, 대한민국(농촌진흥청장) 외 1
- 누에번데기 기름을 유효성분으로 함유하는 피부 개선용화장료 조성물, 특허등록 제764928호, 근화제약주식회사
- 녹색 형광실크를 생산하기 위한 형질전환용 누에알, 그 누에알로부터 제조된 누에 형질전환체 및 이를 통해 생산된 형질전환 누에, 특허등록 제1236322호, 대한민국(농촌진흥청장)
- 누에배지 또는 누에번데기 배지를 사용한 코디셉스시넨시스의 배양방법, 특허등록 제459869호, 주식회사 엔에스케이텍
- 누에산물을 이용한 항치매환자식의 조성물, 특허공개 10-2003-0077902호, 부경대학교 산학협력단
- 누에 수번데기 추출물을 주재로한 기능성 발기촉진제 및 그의 제조방법 및 그의 강화보조식품, 특허공개 10-2006-0014684호, 최** 외 1
- 누에 체액 추출물을 포함하는 건강보조식품 및 이의 제조방법, 특허공개 10-2010-0101988호, 주식회사 차바이오텍

논문

- 발효누에분말 투여가 orotic acid 유발 흰쥐에 미치는 지방간 개선 효과, 동아대학교 대학원 의생명과학과 안희영 외 4, 생명과학회지(2013. 6. 30)
- 누에 유래 실크 세리신이 당뇨성 흰쥐의 혈당 및 지질 농도 개선에 미치는 영향, 부산대학교 식품공학과 김한수 외 4, 한국식품영양학회지(2010. 9. 30)
- Heme Oxygenase-1(HO-1)에 미치는 누에똥 유래 Lignans의 활성효과, 박지혜 외 5, 한국응용생명화학회(2010. 12. 31)
- 알코올성 간독성에 미치는 누에배설물의 영향, todaudrhkgkrghlwl(2008. 10. 30)
- 미성숙 흰쥐에서 누에 번데기 및 한약재 혼합물의 여성호르몬 대체효과, 경희대학교 식품영양학과 양지원 외 3, 한국식품조리과학회지(2005. 12. 31)
- 누에번데기 및 누에애벌레 밀리타리스동충하초(Cordyceps militaris) 열수추출물의 투여가 고형암이 유발된 마우스의 종양성장 억제 및 면역기능에 미치는 영향, 연세대학교 식품영양학과 이혜미 외 2, 한국식품영양과학회지(2004. 1. 30)
- 5행으로 분류한 음악이 누에의 형질변화에 미치는 영향(한방 음악치료를 중심으로), 경희대학교 한의과대학 이승현 외 1, 대한한의학원전학회지(2003. 8. 25)
- 뇌조직의 리포푸신, 아세틸콜린 및 그 관련효소 활성에 미치는 누에분말의 영향, 부경대학교 식품생명공학부 생화학교실 최진호 외 6, 생명과학회지(2000. 10. 31)
- 인슐린 비의존형(Type II) 당뇨환자에서 누에분말 섭취가 혈당 및 혈중지질농도에 미치는 영향, 경희대학교 식품영양학과 조미란 외 3, 한국영양학회지(1998. 9)

벌꿀

특허

- 꿀벌에 인삼 추출액을 투여하여 친환경 벌꿀을 생산하는 방법 및 상기 방법으로 생산된 친환경 벌꿀, 특허등록 제1043589호, 서원대학교 산학협력단 외 1
- 키토산 함유 벌꿀의 제조방법 및 그 방법에 의하여 얻어진 벌꿀, 특허등록 제1190575호, 제주대학교 산학협력단
- 봉독을 함유하는 기능성 벌꿀의 제조방법, 특허등록 제1376920호, 황*
- 사용자가 원하는 용기에 천연 벌집과 천연벌꿀을 얻는 방법 및 그로 인하여 얻은 벌집, 특허등록 제384544호, 김**
- 벌꿀 향기성분의 회수 및 재투입 방법, 특허등록 제86812호, 동서식품 주식회사
- 벌꿀와인의 제조방법 및 상기 방법으로 제조된 벌꿀와인, 특허등록 제1409464호, 문**
- 이사첸키아 오리엔탈리스 M S 1을 이용하여 발효시킨 관능성이 우수한 벌꿀 발효주 및 이의 제조방법, 특허등록 제1422252호, 재단법인 경북바이오산업연구원
- 오미자와 벌꿀을 이용한 기능성 및 관능성이 강화된 멜로멜 제조방법 및 이로부터 제조되는 오미자 멜로멜, 특허등록 제1422247호, 안동대학교 산학협력단, 사단법인 경북청정약용작물클러스터사업단
- 벌꿀을 이용한 식초의 제조방법 및 그로부터 수득되는 식초, 특허등록 제915446호, 동아대학교 산학협력단
- 벌꿀과 생강을 주원료로 하는 벌꿀생강차용 과립의 제조방법, 특허등록 제1126379호, 손**
- 벌꿀과 펩티드의 조합을 포함하는 화장품 또는 피부병치료 조성물, 특허공개 10-2011-0102189호, 엘브이엠에이취 러쉐르쉐(프랑스)
- 유효 성분으로서 마누카 벌꿀을 포함하는 피부 보호용화장품 조성물, 특허공개 10-2003-0027482호, 주식회사 코리아나화장품

논문

- 근적외선 분광분석법을 이용한 벌꿀의 품질평가, 농협중앙회 식품연구소 조현종 외 1, 한국식품과학회지(2002. 6. 30)
- 벌꿀 발효주의 청징과 숙성, 목포대학교 식품영양학과 김동한 외 2, 한국식품과학회지(1999. 10. 31)
- Saccharomyces bayanus를 이용한 벌꿀 발효7주의 양조 특성, 목포대학교 식품공학과 정순택 외 2, 한국식품과학회지(1999. 8. 31)
- 벌꿀 섭취가 흰쥐의 당 대사 변화에 끼치는 영향, 축산협동조합 중앙회 한국양봉인천공장 정동현 외 3, 한국식품영양과학회지(1996. 6. 29)
- 벌꿀의 밀원별(蜜源別) 품질관련성분(品質關聯成分)의 비교연구(比較研究) -불포화(不飽和) 고급지방산(高級脂肪酸)의 함량(含量)에 대하여-, 부산시 보건환경연구원 이영근 외 2, 한국응용생명화학회지(1991. 6. 30)

숯

특허

- 숯을 사용하여 보존 기간을 연장시키는 단무지 및 그 제조방법, 특허등록 제371945호, 장** 외
- 도토리 폐비지를 주재로 한 숯 제조법, 특허등록 제345247호, 김**
- 숯 성형물을 이용한 숯 구이판 및 그 제조방법, 특허등록 제581668호, 우석대학교 산학협력단 외 1
- 참숯 발효 숙성실을 이용한 숙성마늘의 제조방법 , 특허등록 제100908460호, 김**
- 숯을 이용한 숯 코팅 조미구이계란 및 그 제조방법, 특허등록 제332929호, 조**
- 솔잎 엑기스 함침 참숯 및 그 제조방법, 특허등록 제101012144호, 김**
- 목초액 및 숯 분말을 함유하는 풋케어 화장료 조성물, 특허공개 10-2006-0112839호, 이** 외 1
- 목초액과 숯을 사용한 청정김 제조방법, 특허공개 10-2004-0035327호, 김**
- 숯 술잔 제조방법 및 그 방법에 의한 숯 술잔, 특허공개 10-20004-0015468호
- 참숯백탄을 이용한 친환경 기능성 휴대폰 케이스와 그 제조방법, 특허공개 1020100018395호, (주)참테크글로벌

논문

- 대나무 숯과 대나무 잎의 급여가 육계의 생산성과 육질에 미치는 영향, 전남대학교 수의과대학 김성환 외 8, 생명과학회지(2011. 6. 30)
- 스테비아와 숯이 급여된 비육돈의 육질 및 저장 특성, 충북대학교 축산학과 이재준 외 4, 한국축산식품학회지(2011. 4)
- Pristane로 유도된 루푸스 생쥐 내에서 대나무 숯 추출물의 NKT-세포와 B-세포의 활성화 와 IL-6 부산물의 억제 효과, 우석대학 약학대학 최병석 외 1, 생약학회지(2009. 12. 31)
- 된장 제조방법의 표준화 연구-문헌에 의한 된장 제조방법의 표준화, 부산대학교 식품영양학과 박건영 외 3, 한국식품영양과학회지(2002. 4. 30)
- 폐 활성탄을 이용한 약초의 생산성 향상에 관한 연구, 주식회사 동양탄소 박영태 외 2, 한국자원식물학회지(2002. 2)
- 숯에 대한 考察, 대전대학교 한의과대학 오영선 외 1, 대전대학교 한의학연구소 논문집(2000. 8. 25)
- 간장 및 모델시스템에서 간장 갈색물질과 숯이 Aflatoxin B1의 파괴에 미치는 영향, 부산대학교 식품영양학과 박건영 외 3, 한국식품과학회지(1989. 6. 30)

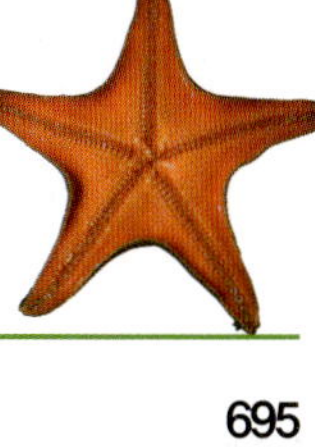

특허로 만나는 우리 약초 3
- 채소 · 과일 · 곡물 · 해산물

지은이 조식제
펴낸이 양동현
펴낸곳 도서출판 아카데미북
출판등록 제13-493호
136-034, 서울 성북구 동소문로13가길 27번지
전화 02-927-2345 팩스 02-927-3199

초판 1쇄 인쇄 2015년 3월 15일
초판 1쇄 발행 2015년 3월 20일

ISBN 978-89-5681-155-0 14480
978-89-5681-151-2 (세트)

www.iacademybook.com

이 도서의 국립중앙도서관 출판시도서목록(CIP)은
e-CIP홈페이지(http://www.nl.go.kr/ecip)와 국가자료공동목록시스템(http://www.nl.go.kr/kolisnet)에서
이용하실 수 있습니다. CIP제어번호 : CIP2015008062